湖南省少数民族古籍整理研究中心规划

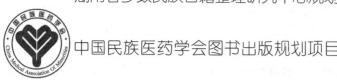中国民族医药学会图书出版规划项目

中国侗医药丛书

◎总主编　张在其　何清湖

中国侗药学

主　编　汪　冶　张在其

全国百佳图书出版单位

中国中医药出版社

·北　京·

图书在版编目（CIP）数据

中国侗药学 / 汪冶，张在其主编 .—北京：中国中医药出版社，2023.12

ISBN 978 – 7 – 5132 – 7910 – 9

（中国侗医药丛书）

Ⅰ.①中⋯　Ⅱ.①汪⋯ ②张⋯　Ⅲ.①侗族—民族医学—中国

Ⅳ.① R297.2

中国版本图书馆 CIP 数据核字（2022）第 214387 号

融合出版说明

本书为融合出版物，微信扫描右侧二维码，关注"悦医
家中医书院"微信公众号，即可访问相关数字化资源和
服务。

中国中医药出版社出版

北京经济技术开发区科创十三街 31 号院二区 8 号楼

邮政编码　100176

传真　010-64405721

河北品睿印刷有限公司印刷

各地新华书店经销

开本 880×1230　1/16　印张 52.5　字数 1565 千字

2023 年 12 月第 1 版　2023 年 12 月第 1 次印刷

书号　ISBN 978 – 7 – 5132 – 7910 – 9

定价　398.00 元

网址　www.cptcm.com

服 务 热 线　010-64405510

购 书 热 线　010-89535836

维 权 打 假　010-64405753

微信服务号　zgzyycbs

微商城网址　https://kdt.im/LIdUGr

官 方 微 博　http://e.weibo.com/cptcm

天猫旗舰店网址　https://zgzyycbs.tmall.com

如有印装质量问题请与本社出版部联系（010-64405510）

金红婷	金鸣昌	周　波	周欣欣	庞宗然
郑　海	郑钦方	单乐天	封　敏	赵　卫
赵　雷	钟国跃	洪宗国	贺　凯	袁　玲
袁涛忠	袁端红	钱风华	郭伟伟	唐仕欢
黄乾元	黄雪霜	曹　阳	曹　亮	隋　宏
彭　进	蒋力生	粟万成	程志红	焦仰苗
焦志海	谢　波	谢　菁	蔡　伟	黎祖琼
薛春苗

《中国侗药学》编委会

内容简介

《中国侗药学》由总论与各论共 20 章组成。总论 9 章，介绍了侗族医药的基本情况，侗药的基本概念、起源与发展沿革、命名方法、采收与加工、炮制、性味功能、分类、用药组方、毒性与减毒方法；各论共 11 章，依次为根及根茎类、茎木树脂类、皮类、叶类、果实种子类、花类、草类、菌类、动物类、矿物类与其他类侗药。收载侗药 432 种。

序 一

侗族医药历史源远流长，医药特色鲜明，是当今临床活力恢复较好的民族医药之一，不仅为本民族的繁衍发展做出了重要贡献，而且至今仍是当地的重要卫生资源，为维护人民健康发挥着重要作用。

侗族是我国历史悠久的古老民族，创造了丰富灿烂的传统文化，侗族主要居住在湖南省、贵州省和广西壮族自治区三省区交界的山区之中，侗族300余万人口分散在多个省份，又如此集中于一个区域，这种现象在世界范围内实属罕见。由于是山区，故侗药资源异常丰富，值得我们去研究开发。侗药在侗族地区已经传承数千年，侗药在侗医理论指导下治疗和保健了数以万计的人们，为维护侗族人民的身体健康、促进侗族繁衍做出了不可磨灭的贡献，其科学性、有效性得到了社会的认可。

侗药，是侗族人民在长期的生活及生产实践中积累起来的用于保健身体、预防和治疗疾病的物质，是侗族文化的重要组成部分。随着侗族社会的不断进步，侗族人民经过长期的生产、生活实践，保健身体、预防与医治疾患的实践，对自然界的药用物质长时期地不断发现、不断应用、不断更新、不断总结提高，形成了侗族特色鲜明的侗药理论体系。侗族在历史上是有语言而无文字的民族，直到1958年才有了自己的文字。侗药在史书上记载较少，主要靠口耳相传、世代承袭的方式流传至今，以故事记载、民歌俗语等形式世代流传。

目前全国有藏族、蒙古族、维吾尔族、壮族、朝鲜族、傣族和哈萨克族等7个少数民族开展了民族医药的执业资格考试，众多民族编著了本民族的民族药学教材，开展了本民族的药学教育。但是侗族目前未开展民族医药的执业资格考试，还没有系统的侗药学教材，也未开展侗药学教育。

湖南医药学院侗医药研究湖南省重点实验室，是全国少有的民族医药研究省级重点实验室，该实验室汪冶、张在其教授等人编写的《中国侗药学》的出版，将为侗族药学教材编写奠定坚实的基础，以丰富和完善侗药学理论体系，为侗药的临床、科研和教学服务。

是以为序。

中国民族医药学会会长　许志仁
2022 年 11 月

序　二

　　侗族是一个富有智慧、善于创新而又勤劳奋斗的民族。在漫长的历史岁月中，侗族人民用自己的双手，积累了丰富的生产、生活实践经验，为人类的进步和社会发展做出了巨大的贡献，创造了绚丽多姿的民族特色文化，如鼓楼、风雨桥、侗族大歌、侗族医药等。历史上虽未见到侗族医药的文献记载，但近40年来侗族医药研究人员为侗族医药的发展做出了重大贡献，写下了众多的灿烂的不朽篇章，如陆科闽的《侗族医学》、刘玉衡的《中国侗族医药研究》、龙运光的《中国侗族医药》《侗族医药基础》《侗族药物方剂学》、袁涛忠的《侗族医药文化及侗族药物》、萧成纹的《侗族医药探秘》等一系列专著，为保护、继承侗族医药做出了突出的贡献。

　　侗族医、药在历史上是一家，行医者既是医生，又是药师。医生既行医，又要经常带人上山采药与加工药物，诊所为"前店后厂"，即前面为诊所药店，后面为药物加工场所，即使发展到现代，众多乡村的中医、民族医诊所仍然是"前店后厂"。由于个体行医规模有限，随着社会的进步与发展，现在民族医经营规模逐渐扩大，藏、蒙、维、壮、朝等民族都建立了本民族的省、地、县级医院，现在侗族也开始有了自己本民族的医院。医院形成一定规模后，医学也分了内、外、妇、儿等学科，单个医生在个体诊所单打独斗、想在医院包揽所有医药专业显然是行不通的，医学和药学必然要分开，侗药学科必须要建立，侗药学方面的著作、教材必须要编写。今天我们有幸见到湖南医药学院侗医药研究湖南省重点实验室汪冶、张在其教授等编写的《中国侗药学》，其将为侗族药学专业教材编写、为侗药学科专业教学、为侗药专业的执业考试、为侗药学专业发展奠定坚实的基础。

　　愿侗药学事业与产业健康快速发展，祝侗医药为人类健康事业做出应有的贡献。

中国民族医药学会侗医药分会会长　石光汉

2022 年 11 月

前　言

　　侗族医药历史悠久，资源丰富，特色鲜明，是侗区当地重要的卫生资源。数千年来，侗医药为本民族的健康及繁衍生息做出了重要贡献，开展侗药研究意义重大。侗族医药研究工作始于20世纪70年代末。1978年3月，第一次全国民族药调查整理工作在全国16个省、自治区全面开展，拉开了我国侗族医药研究工作的序幕，侗族医药研究工作伴随着我国改革开放的春风走过了40多年。40多年来，我国侗族医药研究工作从"一药一方""一技一法"的收集、文献资料的整理，到侗医药的临床应用，侗医院与侗医专科专病的建设，侗医药学术体系的构建等，均取得显著的成就。2006年12月5日，国家中医药管理局发布通告，将藏医、蒙医、维医、傣医、壮医、土家医、苗医、侗医等15种民族医定为"已经设置民族医医院的民族医"，从而确立了侗医在我国民族医药学中的地位，成为祖国传统医学的重要组成部分。

　　近40年来，国内有关专家学者对侗族医药的临床、文献等方面进行了系统的研究，取得了不少科研成果，发表了系列论文，收集整理出版了一批侗医药专著，如《侗族医学》《侗医吴定元小儿推拿经验》《侗族医药探秘》《侗医大观》《侗药大观》《侗乡药膳》《侗族常用药物图鉴》《侗族药物方剂学》《中国侗族医药研究》《侗族常用药物图鉴》《中国侗族医学》《侗族药物方剂学》《草木春秋考释》《中国侗族医药学基础》《侗族医药文化与侗族药物》《中国侗医药史》等。

　　目前全国有7个少数民族开展了民族医的执业资格考试，众多民族编著了本民族的医学教材，开展了本民族的医学教育。但是侗族目前还未开展民族医的执业资格考试，还没有系统的侗医学教材，也未开展侗医的医学教育。湖南医药学院是湘黔桂三省交界处唯一的医学本科院校，是侗医药研究湖南省重点实验室的依托单位，我们有责任为侗族地区开展民族医的执业资格考试、侗医的医学教材编著，为开展侗族医学教育做出应有的贡献，故我们组织编写了一套共5册的侗医药丛书：《中国侗医学》《中国侗药学》《中国侗医名方》《中国侗药图谱》《中国侗医特色诊疗技术》，以期为侗族医学教材编写奠定坚实的基础，以丰富和完善侗医学理论体系，为侗医药的临床、科研和教学服务。

　　本书得到湖南医药学院的大力支持；得到中国民族医药学会侗医药分会的支持；得到湘黔桂三省侗区所在13个县中医院的支持，这些医院分别是湖南省通道侗族自治县民族中医院、新晃侗族自治县中医院、芷江侗族自治县中医院、靖州苗族侗族自治县中医院、广西壮族自治区三江侗族自治县中医院、贵州省玉屏侗族自治县中医院、从江县中医院、榕江县中医院、天柱县中医院、锦屏县中医院、黎平县中医院、剑河县中医院、三穗县中医院；得到国家社科基金项目"湘黔桂边区侗医药古籍文献收集、整理及数字化研究（17CTQ017）"、湖南省社科基金项目"武陵山片区侗族医养文化的挖掘与整理研究（17YBX015）"的资助。

本书由总论与各论共 20 章组成。总论 9 章，介绍了侗族的基本情况，侗药的基本概念、起源与发展沿革、命名方法、采收与加工、炮制、性味功能、分类、用药组方、毒性与减毒方法；各论共 11 章，依次为根及根茎类、茎木树脂类、皮类、叶类、果实种子类、花类、草类、菌类、动物类、矿物类与其他类侗药。收载侗药 432 种。

本书在编写中参考引用了国内外发表的学术论文和著作四千余篇（部），在此对作者一并致谢。

限于编者的学识，本书错误难免，敬请读者指正，以便再版时修订完善。

编 者
2022 年 10 月

凡　例

1. 侗药品种

侗药是侗医用于治疗疾病的物质。据不完全统计，目前国内有侗药 2000 多种，常用侗药数量在 300 ～ 400 种之间。据目前国内报道，侗族药物来源清楚的有 3922 种。其中，《中国民族药志》（第 1 ～ 3 卷）收载侗药 53 种，《湖南省苗土家侗民族药名录表》中收载侗药 51 种，《湖南侗族医药研究》中收载侗药 689 种。萧成纹编著的《侗族医药探秘》一书中收载侗药 238 种；陆科闵主编的《侗族医学》一书，收载侗药 294 种；龙运光在《侗族药用物种》一文中报道侗药 347 种；龙运光、袁涛忠主编的《侗族常用药物图鉴》一书，收载侗族常用药物 348 种；龙运光、袁涛忠主编的《侗族药物方剂学》一书，收载常用侗药 151 种；龙运光、萧成纹、吴国勇等人主编的《中国侗族医药》一书，收载侗药 566 种；邓星煌、萧成纹、刘逢吉等人主编的《湖南世居少数民族医药宝典》一书，收载侗药 262 种；奇玲等主编的《中国少数民族传统医药大系》一书，收载侗药 69 种；《侗药大观》收载侗药 354 种；还有部分内部资料，如通道侗族自治县的《湖南侗药谱》689 种、芷江侗族自治县的《湖南省芷江侗族自治县中草药资源资料汇编》收载药品 800 余种，共计 3922 种。对各地报道的 3922 种侗药，经反复核对药物拉丁学名，其中相同的 3013 种，各地不同的侗药 909 种。在 909 种侗族药物中，其中植物药 814 种，占 89.55%，动物药 82 种，占 9.02%，矿物药 13 种，占 1.43%。

根据侗医药学有关文献，对 909 种侗药进行筛选，选择其中较常用侗药品种 432 种进行编写。

2. 侗文

中国科学院少数民族语言调查第一工作队遵照国务院批准的"关于少数民族文字方案中设计字母的五项原则"，于 1958 年 8 月印发了《侗族文字方案（草案）》，规定：字母形式采用拉丁字母，侗语和汉语相同的语音在侗文中用和汉语拼音方案相同的字母来表示。本文侗药名依照《侗族文字方案（草案）》的规定，根据侗语进行标注记录为侗文。

3. 汉字记音

侗文后面的汉字为侗文汉字记音，采用与侗文发音相近的汉字进行记音。由于汉语只有阴平、阳平、上声、去声4个声调，而侗语则有9个声调，辅音字母 l、p、c、s、t、x、k、h 除作声母外，还兼作调号，v 在汉语拼音中没有，在侗语中 v 可用来表示声调；汉语拼音中只有23声母，而侗文共有32个声母；汉语拼音中有24个韵母，侗文共有51个韵母，由于上述原因，所以汉字记音并不能准确代表侗文。在汉语拼音中有些声、韵母是不能搭配的，如 bia，在侗文中是可以的，代表岩石、石壁的意思。侗文每个音节后面空一字符，如果不空一字符，像英文一样连写就会出现错误的读音。

4. 药名

属中药的用中药名，是草药的用草药名，不是中药或草药的用植物名。

5. 中药名的汉语拼音

每个药名下面标汉语拼音。

6. 异名

收录的中药或草药，在各种书刊上有别名的，作为异名收载。

7. 来源

分别为原植物、动物、矿物基源，写出科名、种名、拉丁文与药用部位。

8. 采收加工

收录采收季节与加工方法。主要参考侗医药著作及相关文献。

9. 性味

收录药物的性味，内容主要参考相关文献记载，并写出相关医药著作记载的性味。

10. 功能主治

收录药物的功能主治，内容主要参考相关文献与侗医药著作。有的品种收录了该品种在侗医药文献中的功能主治。功能主治主要用中医的名词术语，尽量少用西医学的名词术语。

11. 用法用量

收录药物的用法用量，内容主要参考相关文献与侗医药著作。有的品种收录了该品种在侗医药文献中的用法与用量及配方。

12. 现代临床研究

大部分侗药品种有现代临床研究，主要参考现代中药学著作及相关资料、期刊。

13. 化学成分

化学成分主要参考现代中药学著作及相关资料、期刊。

14. 药理作用

药理作用主要参考现代中药学著作及相关资料、期刊。

15. 原植物、原动物、原矿物

主要参考现代中药学著作及相关资料。药材的产地一般只写侗区的 4 个省份，即湖南、贵州、广西、湖北。

16. 注意

主要为该品种的用药注意事项。

目　录

总　论

第一章　侗药与侗药学相关概念 ………………………………………… 3

第二章　侗药的起源与发展沿革 ………………………………………… 4

第一节　侗药的起源 …………………………………………………… 4

第二节　侗药的发展沿革 ……………………………………………… 4

一、古代 ……………………………………………………………… 5

二、近代 ……………………………………………………………… 5

三、新中国成立后 …………………………………………………… 6

第三章　侗药常用命名方法 ……………………………………………… 8

一、单纯词命名 ……………………………………………………… 8

二、组词命名 ………………………………………………………… 8

三、借词命名 ………………………………………………………… 13

第四章　侗药的采收加工 ………………………………………………… 14

第一节　侗药的采收 …………………………………………………… 14

第二节　侗药的产地加工 ……………………………………………… 14

一、根茎类药材 ……………………………………………………… 15

二、皮类药材 ………………………………………………………… 15

三、花类药材 ………………………………………………………… 15

四、叶、草类药材 …………………………………………………… 15

五、果实、种仁类药材 ……………………………………………… 15

六、动物类药材 ……………………………………………………… 15

第五章　侗药的炮制 ……………………………………………………… 16

第一节　炮制辅料 ……………………………………………………… 16

一、液体辅料 ………………………………………………………… 16

二、固体辅料 ………………………………………………………… 17

　　第二节　侗药常用炮制方法 ·· 18
　　　　一、炒法 ··· 18
　　　　二、煨法 ··· 18
　　　　三、炙法 ··· 18
　　　　四、焙法 ··· 19
　　　　五、煅法 ··· 19
　　　　六、蒸法 ··· 19
　　　　七、煮法 ··· 19
　　　　八、制霜法 ·· 19
　　　　九、水飞法 ·· 19
　　　　十、发酵法 ·· 19
　　　　十一、其他炮制方法 ·· 20

第六章　侗药的性味及功能特点 ·· 21
　　第一节　侗药的六性六味 ·· 21
　　第二节　寒热药 ·· 22
　　第三节　滑塞药 ·· 23
　　第四节　盈亏药 ·· 24

第七章　侗药的分类 ··· 26

第八章　侗医用药组方 ··· 28
　　第一节　侗医用药方法 ··· 28
　　第二节　侗医方剂现状 ··· 28
　　第三节　侗医方剂的配伍原则与组方变化 ··· 29
　　第四节　侗医方剂剂型与特色 ·· 29
　　　　一、侗医方剂剂型 ··· 29
　　　　二、侗医方剂特色 ··· 30

第九章　侗药毒性与减毒方法 ·· 32

各　论

第十章　根及根茎类 ··· 36
　　Aiv dinl mant 介丁蛮 ··· 36

Anl 谙 …… 37

Bac goc lieenc 八各莲 …… 38

Bac goc naemx 八各嫩 …… 40

Baenl yanc 笨然 …… 42

Bagc nugs pap 榜奴帕 …… 43

Bagx soc yoc 白锁药 …… 45

Bav jas 巴觉 …… 46

Bav sup geel kuenp 巴素借困 …… 48

Biaenl liees dac 病烈打 …… 49

Buc dongl 布冬 …… 50

Buil los senp 比罗寸 …… 51

Dangh guih 当归 …… 52

Demh aems 登挨 …… 55

Demh aiv yaenl 登介应 …… 56

Demh sui samL bav 登随三罢 …… 57

Dih eex not 堆给挪 …… 59

Dimv suic 定随 …… 61

Dimv suic beev 定隋币 …… 62

Dimv suic das 定随嗒 …… 62

Dimv suic nuil 定隋类 …… 64

Gaos laol 高劳 …… 65

Jaol biins jenc 教炳近 …… 67

Jaol bogl paodt bienl 教播盘宾 …… 68

Jaol dangl niv 教荡丽 …… 69

Jaol demh gangc 教东杠 …… 70

Jaol menc jenc 教门近 …… 71

Jaol naol 教闹 …… 74

Jaol saov nyox 教少虐 …… 75

Jaol sul dangl 教素荡 …… 76

Jaol sup bav yaop ngox 教素巴号俄给 …… 77

Jaol sup kuedp 教素昆 …… 79

Jaol yak bav 叫亚把 …… 82

Jus liongc banc 九龙盘 …… 84

Jus senc bic 九辰比 …… 85

Kaok dinl max 靠登马 ······ 86

Kaok kgaiv nanx nueml 靠介朗浓 ······ 87

Kaok maemx 靠懵 ······ 89

Kaok munh 靠扪 ······ 90

Kaok nungx aiv seit 靠浓盖隋 ······ 91

Kapc mas qic 客妈七 ······ 92

Kebp naemx 扣嫩 ······ 93

Kiut jenc 格近 ······ 95

Kiut jenc 构岑 ······ 96

Kiut naeml 宽嫩 ······ 97

Kiut naemx 格嫩 ······ 99

Lagx ludt yak 腊茹亚 ······ 100

Maemx luih jenc 猛吕岑 ······ 101

Maenc aox mant 门高蛮 ······ 102

Maenc bagx 门巴 ······ 104

Maenc giv nguap mant 门给刮蛮 ······ 105

Maenc liagc yeec 门亮野 ······ 106

Maenc suic 门隋 ······ 108

Mal beec caip wul bial 骂百菜悟坝 ······ 109

Mal demh ous 骂登殴 ······ 111

Mal demh ous uns 骂登偶温 ······ 113

Mal dinl max 骂的马 ······ 114

Mal diuc haoc 骂丢好 ······ 115

Mal guaov doc 骂告夺 ······ 118

Mal guaov gueex 骂告胭 ······ 120

Mal jil 马继 ······ 122

Mal kap max semt 骂卡马辰 ······ 126

Mal kouk houp 骂可偶 ······ 129

Mal nganh jenc 骂庵近 ······ 130

Mal nugs mant naemx 骂奴蛮冷 ······ 131

Mal nyibs 骂聂 ······ 132

Meix bangs 美庞 ······ 133

Meix biags 美岜 ······ 134

Meix bic wangc bav laox 美比王巴老 ······ 136

Meix dongl zeex 美冬者 ………………………………………………… 137

Meix gaos jugx yak 美高九亚 ………………………………………… 141

Meix liemc xuh 美林休 ………………………………………………… 142

Meix liuuc liic 美榴藜 ………………………………………………… 143

Meix luh jigs 美芦己 …………………………………………………… 144

Meix nyox aemc 美虐哽 ……………………………………………… 146

Meix sangp naemp 美尚农 …………………………………………… 151

Meix siik wangp 美岁放 ……………………………………………… 153

Meix siul bial jenc 美绣邑近 ………………………………………… 154

Meix sonp ponc 美算盘 ……………………………………………… 156

Meix sunl bav 美钻把 ………………………………………………… 157

Meix sunl bav 美钻巴 ………………………………………………… 158

Meix xap haic 美下孩 ………………………………………………… 159

Meix yaop sane 美尧禅 ……………………………………………… 162

Naos soup 闹秀 ………………………………………………………… 163

Ngoc guadl jenc 娥怪近 ……………………………………………… 164

Nugs cuix fenx 奴水粉 ………………………………………………… 165

Nugs miinc yeec 奴民野 ……………………………………………… 166

Nugs padt bens 奴盼奔 ……………………………………………… 167

Nyangt dal meenx 娘大扪 …………………………………………… 168

Nyangt dongc reec 娘东惹 …………………………………………… 171

Nyangt liuuc naemx 娘柳冷 ………………………………………… 172

Nyangt mac yoc 娘麻药 ……………………………………………… 173

Nyangt meeuc 娘矛 …………………………………………………… 176

Nyangt naemx padt 娘嫩帕 ………………………………………… 178

Nyangt siip bial 娘岁帕 ……………………………………………… 179

Nyangt yac sangp 娘鸭尚 …………………………………………… 181

Nyingv 吝 ……………………………………………………………… 182

Ongv kuaot 翁括 ……………………………………………………… 184

Oux jiuc jenc 藕臼近 ………………………………………………… 185

Sac jas 杀觉 …………………………………………………………… 187

Samp begs sangp laox 三百尚老 …………………………………… 190

Samp begs sangp niv 三百尚里 …………………………………… 192

Samp jamgs biiul 三将标 …………………………………………… 194

Samp muic qemp 散梅尽 ··· 197

Sang jaol dangl bogl padt 尚教荡播盘 ···························· 198

Sangl miinc jenc 伞民芹 ··· 199

Sangp juc saengc 尚九牛 ·· 201

Sangp maenc yak 尚扚亚 ·· 204

Sangp meix kguemc 尚美哽 ··· 206

Sangp nugs yangc suis 尚怒阳虽 ···································· 207

Sangp nyangt jal 尚娘架 ··· 209

Sangp sunl kgaos 尚专高 ·· 212

Saop 绍 ·· 213

Saov nyox siik bav 照虐四把 ··· 213

Saov nyox wul xingc 照虐务行 ······································ 215

Sedp bav il jagc nugs 寸巴一贾奴 ··································· 217

Senp mieengc 圣蓂 ·· 220

Siik bav ngueex wul dees 岁把额悟得 ····························· 221

Sinl mant 罪蛮 ·· 222

Sonk bial 蒜岜 ·· 224

Sonk dogc 蒜躲 ··· 225

Suic maenc 隋焖 ·· 227

Sunl bagx 专帕 ·· 228

Sunl demh sent 政登顺 ··· 229

Sunl gaems 钻更 ··· 230

Taip zix senh 太子参 ··· 232

Tianh mac 天麻 ·· 234

unl aems 政摁 ··· 237

Weeh nyinc sup 弯宁素 ··· 240

Wul sup dees yak bav niv 务素得亚把类 ·························· 242

Xingp bial 迅坝 ··· 244

Xingp jenl 信近 ·· 245

Xingp jox 信觉 ·· 245

Xingp jox bial 迅九坝 ·· 247

Xingp mant 信蛮 ··· 249

Xingp mant jenc 信蛮近 ·· 252

Xoh kuedp 削昆 ·· 254

Xongk 送 ··· 255

Yax guail yal 雅怪亚 ································· 259

Yeel hanc suh 夜寒苏 ······························· 260

Yil zuc 玉竹 ··· 262

第十一章 茎木树脂类 ······························· 264

Gueel nyanl bads 国盼白 ···························· 264

Jaol bogl padt yak mags 教播盘亚麻 ············· 265

Jaol dangl bogl padt 教荡播盼 ···················· 268

Jaol jus liongc kuc 教九龙官 ······················ 269

Jaol maenc jenc 教焖近 ····························· 271

Jaol suic lanc yangc 教蜥南哽 ···················· 272

Jaol sup 教素 ··· 275

Jaol xuc jenl 教蓄惊 ································· 276

Meix kouk houp jaengl 美喀呕犟 ················· 280

Meix ladx niv 美蜡利 ································· 281

Meix oul doc 美奥夺 ································· 283

Meix pagt not 美盼挪 ································· 286

Meix qeenc nyeenc sas 美千年啥 ················· 288

Meix sax loc il 美杀罗一 ···························· 289

Meix siik wangp 美岁放 ···························· 291

Meix zaol goc 美皂阁 ································· 293

Nyangt biiv doll aox 娘闭多老 ···················· 295

Sangp beix sedp 尚婢顺 ····························· 297

Weenh nyinc sangl 弯年刺 ························· 299

Ynagc uic naenx 杨梅冷 ····························· 300

第十二章 皮类 ······································· 304

Bav janl liees 把讲劣 ································· 304

Buil sap mogc 比啥猛 ································· 306

Lagx yaop 朗枵 ··· 309

Meix gul 美固 ··· 312

Meix aos 美袄 ··· 314

Meix bic mant 美比蛮 ································· 318

Meix jubs naemx 美球冷 ···························· 321

Meix lagx miegs 美腊免 ·· 322

Meix liangc liuux 美样柳 ·· 323

Meix pagt 美盼 ·· 324

Meix sabt enl 美茶恩 ·· 326

Meix wangc bagx 美黄吧 ·· 331

Meix yaemx 美引 ·· 333

Meix yangc muic 美杨梅 ·· 335

Meix yaop sanc 美尧禅 ·· 338

Nugs zix jenh 奴紫金 ·· 340

第十三章 叶类 ·· 343

Bav baenl 把笨 ·· 343

Bav dongl naenl 巴冬仑 ·· 345

Kaok mac senc 靠麻辰 ·· 346

Meix demh saoh 美登超 ·· 350

Lagx ngoc seit 腊俄虽 ·· 351

Meix bic bac 美枇杷 ·· 353

Meix labx nix 美朗利 ·· 354

Meix songc begs 美丛百 ·· 355

Naos yak 闹亚 ·· 357

Nuge jebl jingl 奴机金 ·· 361

第十四章 果实种子类 ·· 363

Bagc jenc 贝近 ·· 363

Demh daoc siis 登桃岁 ·· 364

Demh nyox senc 登虐辰 ·· 365

Demh ongv 登瓮 ·· 367

Doh sebt 多则 ·· 369

Duil bagx 蒂榜 ·· 371

Feuc siul jenc 胡罪岑 ·· 374

Guangl sedl kuedp 晃正棍 ·· 375

Gueel meix 国美 ·· 378

Jaol bongh kgal 教乓架 ·· 380

Jaol enl mas 教应骂 ·· 382

Jedl senc 救成 ·· 385

Kuaik 快 ··· 387

Lagx siis 朗西 ··· 389

Lanx ngoc 腊莪 ··· 393

Mal huic xangh 骂茴香 ··· 397

Mal kap gueec 骂卡国 ··· 402

Meix bac goc 美八各 ··· 403

Meix duil baengl 美蒂榜 ······································· 406

Meix hol haip 美贺旱 ··· 410

Meix jaol dongl 美叫冬 ··· 412

Meix labx 美蜡 ··· 413

Meix lagx ludt 美蜡鲁 ··· 416

Meix lagx sangl 美蜡仗 ··· 419

Meix pagt demh yak ous 美盼登哑呕 ··························· 420

Meix sal haic 美榨垴 ··· 423

Meix sunl demh yak 美钻登哑 ··································· 425

Meix sangp denv 美尚吨 ··· 427

Meix xeec liuh 美夕榴 ··· 428

Mix nugs naeml 没奴嫩 ··· 430

Nyuil duil baengl 牛蒂棒 ······································· 431

Ongv kuaot 翁括 ··· 433

Oux xul dal 偶秀大 ··· 436

Piudt doux 邦团 ··· 439

Sangp duil yuk kgaox 尚蒂亚稿 ································· 441

Sangp lagx sangl 尚郎丈 ··· 442

Siip 岁 ··· 444

Sinl yanc 罪然 ··· 445

Xul munh 秀满 ··· 447

第十五章 花类 ·· 451

Bav jac juis 巴茄居 ··· 451

Jal meeuc sedl 架麦涩 ··· 454

Jic fah jenc 菊花近 ··· 455

Kebp bens menl 扣崩闷 ··· 457

Meix aos nugs bags 美袄怒巴 ··································· 458

Meix bav bens 美巴笨 ··· 459

Meix fuc yongc 美芙蓉 ·· 460

Meix yil lanc 美玉兰 ·· 462

Nugs jaenv aiv yak 奴尽介亚 ·· 464

Nugs jeml nyaenc 奴金银 ··· 465

Nugs nyanl nyanl yak 奴蔓蔓亚 ·· 467

第十六章　草类 ·· 469

Bav baenl sangp 把来尚 ··· 469

Bav maenc dinl max dangl bagx 巴门登马荡白 ·· 471

Bav xeec mux 把邪母 ·· 472

Biaeml gaos nyuds 并高吝 ··· 474

Bov liongc 波龙 ·· 477

Dah kuenp mant 达坑蛮 ·· 478

Demh bens kgaos 登奔高 ··· 480

Demh suic 登隋 ·· 481

Dongc sinc bav siik 铜辰把系 ·· 483

Dongc sinc lav 铜钱哪 ·· 485

Dongl sinc dinl max 铜辰迪马 ·· 487

Eenv xenc donc 嗯信团 ··· 488

Jaol jenc liees 教进列 ·· 490

Guox sangp yeec 果上叶 ·· 492

Il jinv nugs mant 一尽怒蛮 ·· 494

Il mangv wap 一漫花 ·· 496

Jac jenc 夹近 ··· 498

Jaol demh xeens 教登鲜 ·· 499

Jaol dangc 教糖 ··· 502

Jaol dangl jenc 教荡岑 ·· 505

Jaol jingv guac 教应挂 ·· 506

Jaol lags naeml 教朗农 ·· 508

Jaol nungc bagx 教浓罢 ·· 510

Jaol send mas 教任麻 ·· 512

Jaol siik lemh 教瑞林 ·· 514

Jaol yais nyaoh enl 教月辽嗯 ··· 516

Jeml jods kap 金却卡 ·· 518

Jeml naenl kuic fuah 金嫩葵花 ··· 519

Jil yat bagx 煮牙八 ……………………………………………………………… 521

Jus 鹫 ……………………………………………………………………………… 522

Kaok bial 靠坝 ………………………………………………………………… 523

Kaok bial bav daml yais 靠坝把答夜 ……………………………………… 524

Kaok did 靠堆 …………………………………………………………………… 525

Kaok dinl nganh 靠蹬雁 ……………………………………………………… 526

Kaok doge 靠朵 ………………………………………………………………… 527

Kaok mac nguap 靠麻侉 ……………………………………………………… 529

Kaok naeml 靠弄 ……………………………………………………………… 530

Kaok sangp ids 靠尚唉 ……………………………………………………… 532

Kaok sedl inv 靠寸嗯 ………………………………………………………… 533

Kap not liix 卡罗丽 …………………………………………………………… 533

Lamc bav siik yanc 兰巴细然 ……………………………………………… 535

Mac senc 麻成 ………………………………………………………………… 537

Mal aenl 骂哽 ………………………………………………………………… 538

Mal babl 骂播 ………………………………………………………………… 540

Mal bagx liangp 骂巴亮 ……………………………………………………… 541

Mal bav baenl siik 骂巴笨丽 ……………………………………………… 543

Mal bav beens 骂巴变 ………………………………………………………… 544

Mal begx kgags 骂比康 ……………………………………………………… 545

Mal biaenl max 骂病马 ……………………………………………………… 547

Mal biuenl jov 骂兵坐 ………………………………………………………… 549

Mal bongh kgal 骂兵架 ……………………………………………………… 550

Mal bongc xeep 骂硼泻 ……………………………………………………… 551

Mal buil guh 骂菩姑 …………………………………………………………… 552

Mal dabl nguap 骂大化 ……………………………………………………… 554

Mal dac senc 骂达辰 ………………………………………………………… 555

Mal dangl gueel 骂荡括 ……………………………………………………… 556

Mal debl senc 骂歹辰 ………………………………………………………… 558

Mal demh semt 骂登辰 ……………………………………………………… 559

Mal demh xeens 骂登鲜 ……………………………………………………… 563

Mal dinl al 骂的鸦 …………………………………………………………… 566

Mal dongc sinc bav laox 骂洞辰把老 ……………………………………… 567

Mal dongc sine 骂洞辰 ……………………………………………………… 569

Mal dongh hanp caip 骂冬宽菜 ·· 570

Mal duv pant 骂杜盼 ·· 572

Mal eex sene 骂给辰 ·· 574

Mal inv 骂应 ··· 574

Mal jagl bav dongc 骂架把同 ·· 576

Mal kap gov 骂卡胳 ·· 577

Mal kap max semt uns 骂卡马辰温 ··· 578

Mal kap menx 骂卡猛 ··· 579

Mal kap nguk 骂嘎库 ·· 581

Mal kgoux lail 骂够赖 ··· 584

Mal lait 骂来 ··· 584

Mal langx 骂聂 ··· 586

Mal liongc 骂龙 ·· 588

Mal mac keip 骂麻退 ··· 590

Mal naov yak 骂闹哑 ··· 591

Mal ngaemc yeex 骂恩野 ·· 592

Mal nganh gueec jil 骂安咯饥 ··· 593

Mal ngeenx liuih 骂淹力 ·· 595

Mal nyenl 骂吝 ··· 596

Mal piap nanh 骂叭安 ·· 598

Mal sanc xih 骂散希 ··· 599

Mal saop lees 骂少灵 ·· 599

Mal saov naos 骂少劳 ·· 601

Mal saov nyox niv 骂少虐内 ··· 601

Mal sax bah bav laox 骂耍巴把老 ·· 602

Mal sax bav niv 骂耍把丽 ··· 604

Mal sedp bav lax 骂寸巴老 ·· 605

Mal semp beengc 骂寸旁 ·· 606

Mal suic 骂隋 ··· 607

Mal xedp suic 骂辛隋 ·· 609

Mal yangc yw 骂杨游 ·· 610

Meix demh xeec 美登屑 ··· 611

Meix deus aiv 美兜介 ·· 614

Meix donc suic 美董蜥 ··· 617

Meix emh baengh 美瓮苯 ··· 618

Miac munh 孖焖 ·· 620

Naenl dongl bav 仑冬巴 ·· 622

Naos dangl nugs ebl 闹荡奴吾 ···································· 623

Naos sup 闹素 ··· 624

Neit 乃 ·· 626

Ngeit yak 雷哑 ··· 627

Nugs bail mangv 奴拜慢 ··· 628

Nugs bav bial yak 奴把拜亚 ······································· 631

Nugs laemp yav 奴仑亚 ··· 632

Nugs mant bail jangl 奴蛮败酱 ··································· 634

Nugs qemk gaos yuil zans 奴灰高意山 ························· 635

Nugs wangsweep 奴王或 ·· 636

Nyanc 敛 ··· 639

Nyangt baos donc 娘宝团 ·· 640

Nyangt biedc suic 娘鳖隋 ·· 641

Nyangt ganh sibt 娘竿锡 ··· 642

Nyangt gonh genh 娘观音 ·· 644

Nyangt gugx 娘满 ·· 645

Nyangt kap not 娘卡挪 ··· 647

Nyangt kcbp naemx 娘更冷 ······································· 648

Nyangt liins bagx 娘柠北 ··· 650

Nyangt mac suic 娘麻隋 ·· 652

Nyangt mant 娘蛮 ··· 655

Nyangt menl xoac 娘闷乔 ·· 657

Nyangt mudx jenc 娘满近 ·· 659

Nyangt mudx niv 娘满类 ··· 660

Nyangt penc padt 娘盆盼 ··· 662

Nyangt piudt 娘囚 ··· 663

Nyangt qink laol 娘欠劳 ·· 666

Nyangt sanh sedp nunh 娘三寸乱 ································ 668

Nyangt sanp begs 娘善百 ··· 670

Nyangt senp bal 娘顺坝 ··· 672

Nyangt yeenl suit 娘印虽 ··· 674

Nyil jeengx padt 里尽盼 ·· 675

Nyil jeengx yak 里尽亚 ·· 676

Ongv muic gaos 翁门告 ·· 678

Piudt bangh 求邦 ·· 679

Saeml not 甚络 ·· 680

Sangl laol mens 尚闹蛮 ·· 681

Sangp seit taemc 尚岁滕 ·· 682

Sangp wadc 尚吻 ·· 684

Sank xuip lemc 伞虚伦 ··· 687

Sanv maenc naemx 占门冷 ·· 688

Siik bav ngueex done 岁把额团 ·· 690

Sinp cenc tac 顺层塔 ·· 692

Snagp tux send mac 尚土升麻 ·· 694

Sugs dui lbaengl dih 奴豆棒堆 ·· 695

Sumx yak 省亚 ··· 698

Tux sanh qic 土三七 ·· 699

Wangc lieenc naemx 王连嫩 ·· 700

Weeh nyinc sup 弯宁素 ··· 701

Yaemt sup 仁素 ·· 702

Yaemt yit 仁野 ··· 705

Yangc luux naemx 梁柳冷 ··· 708

Zaol goc naemx 皂阁冷 ··· 710

第十七章　菌类 ··· 712

Lac dinl guas 腊丁挂 ··· 712

Lacdinlguasyak 腊丁挂亚 ·· 713

Meix songc sangp lac fuc lienc 美从尚腊茯苓 ······································ 714

第十八章　动物类 ··· 717

Aens geiv aiv 哽给盖 ··· 717

Aens lemc leengh 哽叻昵 ·· 718

Aens louv 哽蒌 ·· 720

Bal bigx 罢比 ·· 721

Bal miix 罢米 ·· 722

Baol guic 报奎 ··· 723

Baol liees 报咧 …… 724
Baol duc 报独 …… 725
Bax 罢 …… 726
Bic aox yaeml aiv 枇咬应盖 …… 726
Bouc 播 …… 728
Dangc laol medc 糖闹每 …… 729
Gabs 挂 …… 730
Geiv aiv 盖给 …… 730
Geiv bax jais 给霸界 …… 731
Geiv lieit kuap 给擂挂 …… 733
Labx mant 蜡门 …… 733
Meeux biaemL 谬乒 …… 734
Miingc 螟 …… 736
Miungc 猕 …… 738
Naemx bov nguk 嫩播库 …… 740
Ngoh 诺 …… 743
Nguedc 稳 …… 744
Nuic jogcinp 雷角应 …… 746
Padt nganh 盼鹌 …… 747
Qink laol 檎闹 …… 747
Sui laol 随尕 …… 749
Suic lol jigx 隋咯季 …… 752
Suic sup 隋素 …… 753
Suic wangc houp 隋王侯 …… 755

第十九章 矿物类 …… 757
Hoip 会 …… 757
Jul xap 朱砂 …… 758
Liuc huangc 硫黄 …… 761
Magx mant 蛮瞒 …… 763
Sic gaoh 石膏 …… 765
Siup 硝 …… 768
Weenc 刎 …… 770
Xiongc fuangc 雄黄 …… 772
Zhongh rux sic 钟乳石 …… 775

第二十章　其他类 ……………………………………………………………… 777

　　Meix yebc 美彦 ……………………………………………………………… 777

药物侗文索引 …………………………………………………………………… 780

药物侗文汉字注音索引 ………………………………………………………… 787

植物、动物来源拉丁名索引 …………………………………………………… 794

中药名索引 ……………………………………………………………………… 803

参考文献 ………………………………………………………………………… 810

总 论

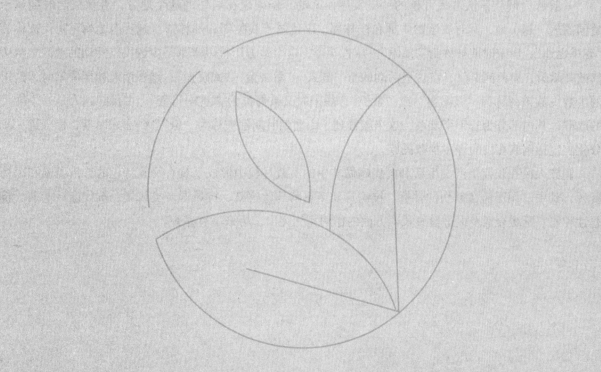

侗族是我国历史悠久的古老民族，截至 2021 年（见《中国统计年鉴（2021）》），中国境内侗族的人口数为 3495993 人，是我国少数民族大家庭中人口总数排第 10 位的民族，居住地主要位于湖南省、贵州省和广西壮族自治区的交界处，还有少部分于清代迁往湖北西部，多居住在恩施市、宣恩县、咸丰县、利川市交界处。侗族人口分散在多个省份，又如此集中一个区域，这种现象在世界范围内实属罕见。

侗族，是我国南方山地世居少数民族。侗族历史悠久，是古越人的后裔，明代典籍文献中多称为"峒（民）"或"洞（人）"。侗族有本民族语言无文字，是通行汉文字的少数民族，侗语是世界上声调最多的语言，属汉藏语系壮侗语族侗水语支。

侗族自称为 gaeml。由于方言发音的变化，有的地方又称为 jaeml 或 jongl，从词源来看，各地的自称是一致的。在侗族内部，相互之间有称为 jaeml laox、jaeml jaox 或 jaeml danx，但是他们的语言大体相同，风俗习惯也相一致。

对于侗族的历史源流，史学界有不同的看法。主要观点有四种：一种认为侗族是土著民族，自古以来就劳动生息在这块土地上，是在这块土地上形成的人类共同体；第二种认为，侗族是从都柳江下游的梧州一带溯河而上迁徙到今日侗乡的，因为南部方言的侗族中都流传有"祖公上河"的迁徙歌谣；第三种认为，侗族是从长江下游的温州一带经过洞庭湖沿沅江迁徙来的，因为北部方言的侗族中流传的"祖公进寨"歌有这样的传说；第四种认为，侗族的主体成分是原住民，在长期的历史发展过程中融合了从外地迁来的其他民族成分。

一般认为侗族是从古代百越的一支发展而来的。侗族现在居住的这个地方，春秋战国时期属于楚国商於（越）地，秦时属于黔中郡和桂林郡，汉代属于武陵郡和郁林郡，魏晋南北朝至隋代被称为"五溪之地"，唐宋时期被称为"溪峒"。从古至今，这个地方历代以来都是少数民族活动的地区。从历代的文献看，春秋到秦汉，在这里活动的有"越人""黔中蛮""武陵蛮"；魏晋南北朝至唐宋时，这里的少数民族被侮称为"五溪蛮"或"蛮僚"，唐宋时又被侮称为"溪峒州蛮"。古代的越人是一个庞大的族群，其内部分为若干个支系，这个族群到了南北朝时期都被称为"僚"。到唐宋时期，僚人进一步分化出包括侗族在内的许多少数民族。

侗族人民在长期生产、生活和同疾病做斗争的实践过程中形成了具有民族特色的诊治经验和医药资源，其中，侗医药在创伤性骨折、抗病毒及多重耐药菌感染、抗风湿及类风湿、抗代谢性疾病、抗恶性肿瘤、延缓衰老及促进健康长寿方面的作用尤为突出，历来享有盛誉。

第一章　侗药与侗药学相关概念

侗药，是侗族人民在长期的生活及生产实践中积累起来的用于保健身体、预防和治疗疾病的物质，是侗族文化的重要组成部分。随着侗族社会的不断进步，侗族人民经过长期的生产、生活实践，保健身体、预防与医治疾患的实践，对自然界的药用物质长时期的不断发现、不断应用、不断更新、不断总结提高，形成了侗族特色鲜明的侗药体系。

侗药，是指具有侗语词汇名称，在侗族医药理论指导下，用于保健身体、预防和治疗疾病的天然药用物质及其制剂。

侗药大部分产自侗族居住地区，也可以使用外地区产的药物。本地产的侗药都有侗语词汇，并且这些词汇和拉丁文一样都是有一定的含义，而外来药物则一般借用外来词表示。

侗药学，是在侗族医学基础理论指导下认识和应用天然药物而形成的药学理论。侗药学的基本理论包括侗药的命名、侗药的性味与功能、侗药分类、药物加工炮制、药物用法用量、药物剂型、药物配伍法则及用药禁忌等内容。

（田华咏　汪冶　何清湖　张在其）

第二章 侗药的起源与发展沿革

第一节 侗药的起源

苏联著名生理学家巴甫洛夫认为"有了人类，就有了医疗活动"，这是对人类医学起源的精辟论述，说明了医疗活动是伴随人类从远古走到今天的。侗族医学也不例外，峒（侗）人在长期的生产生活实践中，在与疾病做斗争中积累了丰富的防病治病经验。这些医疗活动经验包括药草防病、治病与保健身体。侗族先民用火将食物由生变熟，在改善饮食生活条件的同时，还用火取暖、防潮湿，还能预防疾病的发生。后来侗医的一些传统疗法很多与火有关，如侗医的爆灸法、熨烫法、熏蒸疗法、灼疗法、拔火罐等外治法。这些传统外治疗法就是侗族先民学会使用火以后，在医疗实践中探索出来的治疗方法。侗族原始医药知识就是侗人的原始先民创造的。

医药的起源、形成与发展伴随着人类起源与发展一同从远古走到今天。侗药是侗族人民在生活、生产及其与大自然做斗争中逐渐积累起来的自身防病治病经验总结。侗药是伴随着侗医的存在而存在，伴随着侗医的发展而发展，先有了侗医才有侗药。事实是侗药是早就存在，只是有待侗医药研究人员去发现、证实它的功效。其实侗医与侗药是一家，大多从业者是集侗医与侗药于一身。

侗族无文字，所以侗药的起源历史上没有记录，虽然有些侗歌与谚语或多或少有些医学活动记载，但应该和中药的神农尝本草一样，肯定是无数侗族先辈们在寻觅食物和寻觅治疗疾病的植物、动物时，逐渐有了可食、有毒、药用的辨别能力和选择能力，在生产、生活和医治疾病的过程中，有意或无意地记下了与治疗疾病相关的药物，认识和积累了能够医治疾病的药物知识，于是慢慢地就有了侗药。

第二节 侗药的发展沿革

中国侗药文化源远流长，历史悠久。侗药发展历史是从远古侗族先民的原始医药知识积累，到巫傩文化盛行的"巫医一家"时代，再到医药文献史料见于侗区地方史志书籍中，经历了几千年的历史。侗药文化传承，主要通过"口碑"传承形式世代相传，具有鲜明的"口碑"文化特点。

侗族是有语言而无文字的民族，其医药知识是靠口耳相传，以世代承袭的方式流传至今。历史上的许多医药知识都是经过故事、神话世代流传，这种口碑文献是侗族医药历史的缩影。在我国侗族医药学发展史上，大约经历从原始先民的识药防治疾病、巫傩文化对侗族医学的影响与传衍，到近现代侗族医学理论体系的形成与发展这么几个大的历史发展时期。关于我国侗药发展历史，有学者将中国侗药分为古代侗药（包含早期巫傩侗药）、近代侗药与现代侗药学三个历史发展时期。

一、古代

古代侗药主要是指上古时期至 1840 年这一阶段的侗药。侗族是有语言，没有通行文字的民族，早期侗药知识或侗医药的传承是靠传说，特别是神话传说等形式世代流传，故很多有关人类生存、疾病发生、疾病防治等认识都是通过神话传说而传承下来的。古代侗药虽然没有侗文记载，但是在中药文献中却有部分记载。

1. 出蛮峒及侗（峒）人应用的药物 "桂，其木俱高三四丈，多生深山蛮洞中……"（《本草图经·本部上品卷第十·桂》）；"丹砂，辰州朱砂，多出蛮峒。"（《证类本草·卷第三·丹砂》）；"丹砂今人谓之朱砂。辰州砂多出蛮峒锦州界猎獠峒老鸦井"（《本草纲目》之金石部第九卷）。

2. 出溪峒及侗（峒）人应用的药物 "山獭，阴茎主阳虚阴痿精寒而清者，酒磨少许服之，獠人以为补助要药。骨主解药箭毒研少许敷之立消" "山獭出广之宜州峒及南丹州" "峒獠甚珍重之，私货出界者罪至死"（《本草品汇精要·兽部·毛虫·山獭》）；还有载于《本草纲目》书中的 "水银" "蚁" 等药物出之溪峒之地。

3. 出番峒及侗（峒）人应用药物 "三七，主止血散血，定痛，金刃箭伤、跌仆杖疮，血出不止者，嚼烂涂或为末掺之，其血即止，亦主吐血、衄血、下血、血痢、崩中经水不止、产后恶血不下、血晕血痛、赤目痈肿、虎咬蛇伤诸病。叶主折伤跌仆出血，敷之即止、青肿经夜即散" "生广西南丹诸州番峒深山中"（《本草品汇精要·续集卷之二·草部·三七》）。

4. 出黎洞及侗（峒）人应用的药物 崖香，"黎峒出者名土沉香，或曰崖香。虽薄如纸者，入水亦沉"（《本草纲目·木部第三十四卷·木之一·沉香》）。

5. 出诸峒中及侗（峒）人应用的药物

（1）"生金，生岭南夷獠峒穴山中，如赤黑碎石、金铁屎之类。"（《本草纲目》之金石部第八卷）。

（2）"丹砂石，以五溪山峒中产者，得正南之气为上。麻阳诸山与五溪相接者，次之。"（《本草纲目》之金石部第九卷）。

（3）"滑石，广之桂林各邑及瑶峒中皆出之，即古之始安也。白黑二种，功皆相似。"（《本草纲目》之石部第九卷）。

（4）橄榄，"又有一种方榄，出广西两江峒中，似橄榄而有三角或四角，即是波斯橄榄之类也"（《本草纲目》之果部第三十一卷）。

（5）"杉木叶硬，微扁如刺，结实如枫实。江南人以惊蛰前后取枝插种，出倭国者谓之倭木，并不及蜀、黔诸峒所产者尤良。"（《本草纲目》之木部第三十四卷）。

二、近代

侗族医药在近代有了较大的发展。其特点主要体现在以下 2 个方面：一是侗族医药的传承方式开始从 "口碑" 文献向 "文传" 过渡，出现了用汉文字抄写的侗族医籍，以及侗族地区的地方志书中有了医药文字的记载；二是在侗族民间出现了侗医坐堂行医或开设药铺药摊的医药合一的医疗活动。

清末到民国的百余年间，我国侗族地区的侗医人员在医疗实践活动中，收集整理前人防病治病的经验，民间出现了有关医药知识的手抄本医籍或石刻（碑）文字医籍资料。这些手抄本记录了侗医药人员临床经验、药物、方剂、疾病防治、养生保健等医药知识，使我国侗医药有了较快的发展。这一期间的主要侗族医籍包括：贵州省黔东南州剑河县柳荫堡侗医吴定元所著的《草木春秋》。吴氏所著的《草木春秋》，是一部较为系统的侗医专著，从病因病理、疾病的分类、疾病的诊疗、侗族药物及方剂等方面进行了论述，是独具侗医药特色的一部好医书。还有清末侗医林文志、柯进敏等人传抄或转抄的《民药秘方集》；通道县坪坦侗医吴万清于1902年所著的《灵丹草药》；通道县播阳侗医粟代保于1917年所著的《民药传书》；通道县独坡乡杨柳香等人传抄的《救世药方》等手抄本；通道县坪坦组龙儒恩转抄的《药要须知》；通道县双江侗医转抄的《家用草药》，该书收载侗药397种，464个药方，365种疾病的治法等；通道县侗医龙治忠等转抄的《家用草药集》，该书收载侗医方876个，侗药612种。

同时，侗族地区的地方志书、史书中也记载有部分侗医药内容。如贵州省《黎平府志》载："黎平治妇男大小病，山中所采叶，俗名草药，亦颇有效。"广西《三江县志》载："蛮溪獠洞，草木蔚荟，虺蛇出没，江水有毒、瘴气浸。""南方凡病皆谓之瘴……治瘴，其药用青蒿石膏及草药服之。"在湖南侗区的地方志书也有众多医药史料的记载。

三、新中国成立后

新中国成立以来，在20世纪50年代中期我国侗族地区开展了民间医药人员的献方献技活动，开展中草药、民族民间医药防病治病。这一时期，湖南省、贵州省、广西壮族自治区等地还同时开展了中草医、民族民间医药的调查工作。如湖南侗族地区，特别是中国侗族第一县——湖南省通道侗族自治县从1956年就开始对侗医药进行调查与普查。1956年，召开了全县名老草医（当时对民族医统称草医）代表座谈会。之后又相继召开了两次草医药人员代表会。在几次代表会议上，草医药人员积极献方献药献技，还有的民族医献了许多草药标本。会后编写了《通道民间草药验方集》（油印本），发给乡村医生学习和应用。1959年1月，怀化市新晃侗族自治县除害灭病办公室组织编写了《中草医单方验方秘方集》（第一辑），收载当地民族民间方药823个，分内科、外科（包括皮肤科）、妇产科、小儿科、五官科、其他科共六大类疾病的单验方，收录新晃侗族民间疾病证疾184种。

侗族药学在20世纪80年代以后得到快速发展，这是我国侗药发展的重要时期。

在这一时期，各地开展了深入细致的调查研究，广泛收集侗族医药资料。在摸清本地侗族医药本底情况的前提下，开展了对侗医药文献的整理研究、临床验证和侗药的研究与开发等系列研究工作，各地取得了一批学术成果。

1. 基本掌握了侗药本底情况 对民间收集和采集的侗族药物进行整理和研究，各地公开报道了侗族药物2443种（为各地公开报道统计数）。另外，在侗族民间收集到有关侗族医药手抄本40余册（本）；侗族民间单方、验方、秘方4000余首，其中湖南省通道县2456首，黔东南自治州整理侗医药方剂1002个。

2. 对侗族民间医药文献资料进行收集整理 湖南省中医药研究所谌铁民、唐承安、刘育衡，湖南省通道县杨德忠、吴永徐、黄建山等人在湖南侗医药调研的基础上，研究完成"湖南侗族医药研究"科研项目，整理出侗医单验方1420个，侗医病名453种，侗医非药物疗法7种，考证侗药689种。此后，湖南中医药研究院刘育衡、蔡光先等人又对我国侗族医药进行调研，研究完成"中国侗族医药研究"，以上两项成果先后获湖南省科技进步二、三等奖。贵州省黔东南自治州民族医药研究所在侗医药研究中也取得多项成果，其中陆科闵、王政等人研究完成的"侗医药搜集整理"成果，获1989年贵州省科技进步四等奖；该所科技人员还整理出版两部侗医专著。陆科闵在侗族医药文献收集整理的基础上，编著并出版了《侗族医学》一书，是我国第一部公开出版的侗医药专著。怀化市通道侗族自治县第一人民医院萧成纹编著出版《侗医药探秘》一书。怀化市通道侗族自治县陆中午、吴炳升、吴国生编写出版《侗药大观》。怀化市芷江侗族自治县民族民间医药学会张祥福、张果果、曾尚东等人对侗族民间食疗保健方药进行收集，县民族民间医药学会、县民族宗教事务编写并公开出版了《侗乡药膳》一书。湖南医药学院汪冶等出版了《中国侗医药史》，贵州省黔东南自治州民族医药研究所龙运光等人对侗族方剂进行系统的整理与研究，编著出版了《侗族常用药物图鉴》《中国侗族医学》《侗族药物方剂学》《草木春秋考释》《中国侗族医药学基础》等侗医药学术专著，袁涛忠等出版了《侗族医药文化与侗族药物》等。

3. 开展侗药学术活动　经中国民族医药学会批准，于2004年在通道成立中国民族医药学会侗医药专家委员会，并进行侗医药学术研讨，此后在湖南、贵州、广西三地每隔一年轮流举办侗医药学术研讨会；至2014年，经中国民族医药学会批准，在贵州黎平县成立中国民族医药学会侗医药分会，并举办学术年会。从2004年至2021年的18年间，全国侗医药学术研讨会共举办8次，通过学术交流，大大提高了广大会员的学术水平和科研能力。

4. 成立科研机构，开展侗药科研工作　我国现代侗药发展的另一个重要标志，就是在贵州、湖南侗族自治地区建立了侗医药科研机构和学术团体，科研机构有贵州省黔东南苗族侗族自治州民族医药研究所、湖南省怀化医学高等专科学校中医药现代化研究中心、怀化学院的民族药用植物资源研究与利用湖南省重点实验室、湘西药用植物与民族植物学湖南省普通高校重点实验室、湖南省怀化市通道侗族自治县民族医药研究所、湖南医药学院侗药研究所、侗医药研究怀化市重点实验室、侗医药研究湖南省重点实验室。学术团体有中国民族医药学会侗族医药专家委员会、贵州省黔东南自治州医学会民族医药分会、广西民族医药协会侗族医药专业委员会、怀化市通道侗族自治县民族医药学会、怀化市芷江侗族自治县民族民间医药学会、怀化市民族民间医药学会、中国民族医药学会侗医药分会等。

5. 科研成就　近20年来，广大侗药学科技工作者积极申报科研项目，获得众多国家、省（自治区）、市级科研奖励，如科技进步奖、自然奖、发明奖等，获得了众多的发明专利，建立了众多的侗药、中药栽培基地，在不同的期刊上发表了众多的论文。下面我们列举侗医药研究湖南省重点实验室近3年的科研成就：获各级各类科研项目共95项，经费1408.9万元，发表论文210篇，其中SCI120篇，出版著作22部，获奖6项，获批发明专利18项。

（田华咏　汪冶　何清湖　张在其）

第三章　侗药常用命名方法

侗药品种较多，有关对侗药命名的方法及侗药名称也较复杂，在国内公开出版的侗医专著中，如《侗族医学》《侗族医药探秘》对侗族药物的命名未见专题论述。湖南刘育衡教授等人在《中国侗族医药研究》中介绍了侗药命名方法及特点。贵州龙运光教授等人在《侗族药物方剂学》《侗族常用药物图鉴》《中国侗族医药》等专著中对侗药的命名有专论。现将国内报道的侗药命名方法及特点作简要介绍。

《中国侗族医药研究》书中对侗药的命名方法：一是按植物的形态命名，如马蹄草，因叶形似马蹄，故名马蹄草；二是按生长习性命名，如巴壁风、过墙风等，因这类藤本植物攀缘墙壁而生；三是按药物的功效命名，对祛风祛湿、止痒类药物，侗医称为"风"药，如走马风、箭杆风等药物；四是按植物的颜色命名，如黄花倒水莲、红花倒水莲。贵州著名侗医专家龙运光教授等人对侗族药物进行系统研究，用汉语对药物的侗语名称进行释义，对侗族药物进行命名，梳理了侗族药物的类别和命名方法及其特点。

从语言学的角度来说，药物命名，就是按一定规则给某一特定药物取一个名称。侗族有自己本民族的语言，侗语有自己独特的语音系统和语法规则。而侗药名，就是用侗族语言，按照侗语的语法规则给特定的药物命名。

药物命名，实质上就是名词的构词和组合。侗药的命名可分为单纯词命名、组词命名和借词命名三种。

一、单纯词命名

单纯词命名就是给药物规定一个只有一个意义的、区别于其他药物的独特名字，不重复，不混淆，简单明了。

nyeengv（nyingv）——葛根，为豆科植物葛 *Pueraria lobata*（Willd.）Ohwi 的块根。

wadc——鱼腥草，为三白草科植物蕺菜 *Houttuynia cordata* Thunb 的全草。

wangc jiv——包谷，为禾本科植物玉蜀黍 *Zea mays* L. 的全株、果实。

ngeis——浮萍的总称，为浮萍科植物浮萍 *Lemna minor* L. 的全称。

miingc——蚂蟥，为水蛭科动物蚂蟥 *Whitmania pigra* Whitman 的全称。

biins——甲鱼，为鳖科动物鳖 *Trionyx sinensis* Wiegmann. 的全称。

jaov——乌龟，为龟科动物乌龟 *Mauremys reevesii* 的全称。

mians——水獭，为鼬科动物水獭 *Larta latra* L. 的全称。

weemc——明矾，为矿物明矾石 Alunite 经加工而成的结晶。

二、组词命名

又分为一次修饰组词命名和多次修饰组词命名两种。

（一）一次修饰组词命名

一次修饰组词命名即在原有药名的基础上增加一个限制词语，使之具体化并与别的药物区别开来。

这实际上就是偏正结构名词的构词。这里有一点要说明的是，侗语的偏正名词构词同汉语的偏正名词构词，词序上是截然相反的。汉语的偏正名词构词，一般为"偏—正"式结构，即修饰词在前，中心词在后；而侗语的构词相对于汉语来说，则为"正—偏"式结构，是中心词在前、修饰词在后。这一构词规则，首先点明事物的普遍性属性，然后才是事物的具体属性作为补充，从而形成"普遍性概念＋补充修饰"的侗药命名方式。

"普遍性概念"也可以说是"类别名"。侗药类别可分为"meix（树、植物总称）""jaol（藤、蔓）""kaok（蕨）""mal（菜）""nyangt（草）"等大类；还有根据药物的药用部分，分为"wap（花）""bav（叶）""sangl（根）""demh（浆果）""naenl块根""jongs种仁"等类别；大类里面又分许多小类。"补充修饰词"根据其词性，又可分为该药物的特征（包括形态、性状、气味、颜色、功用、性别）、生长环境等。

有以下几种命名方式：

1. 类别名＋专指名

meix yaop sanc——树＋枫荷——枫荷树，为金缕梅科植物半荷枫 *Semiliquidambar cothayensis* H.T.Chang. 的全株。

meix ungp——树＋樟——樟树，为樟科樟属植物香樟 *Cinnamomum camphora*（Linn）Presl 的全株。

jaol nyeengv——藤＋葛——葛藤，为豆科植物葛 *Pueraria lobata*（Willd.）Ohwi 的藤。

kaok memx——蕨＋老虎——虎蕨，为铁角蕨科铁角蕨植物虎尾铁角蕨 *Asplenium incisum* Thunb 的全株。

2. 类别名＋颜色特征〔颜色特征分为：bagx 白、yak 红、mant 黄、pap 灰（紫）、naeml 黑、sul 绿（青）等〕

mal bagx——（菜＋白色），意为白色的菜，为十字花科植物白菜 *Brassica pekinensis*（Lour.）Rupr. 的全株。

ngeis yak——（浮萍＋红色），意为红色的浮萍，为浮萍科植物紫萍 *Spirodela polyrrhiza*（L.）Schleid. 的全草。

naos sul——（鱼香菜＋绿色），意为绿色的鱼香菜，为唇形科植物薄荷 *Mentha haplcalyx* Briq. 的全草。

nyangt mant——（草＋黄色），意为黄色的草，为兰科植物迭鞘石斛 *Dendrobium denneanum* Kerr 的全草。

kaok naeml——（蕨＋黑色），意为黑色蕨杆的蕨类植物，为铁线蕨科植物铁线蕨 *Adiantum capillus-veneris* L. 的全草。

3. 类别名＋气味特征（气味特征分为：semt 酸、kuanp 甜、aemc 苦、lianh 辣、nyenl 臭、singl 醒、dangl 香等）

jaol kuanp——（藤＋甜味），意为有甜味的藤，为茜草科植物鸡矢藤 *Paedena scandens*（Lour）Merr 的藤。

mal dangl gueel——（菜＋黄瓜香味），意为有黄瓜香味的菜，为堇菜科植物七星莲 *Viola diffusa* Ging 的全草。

ems nyenl——（药＋臭味），意为有臭味的药株，为马鞭草科植物臭牡丹 *Clerodendrum bungei* Steud. 的全株。

4. 类别名 + 形态特征（形态特征主要有：类似物、高、矮、大、小、长、短、棱、角、裂开、圆、方、光滑、皱纹、绒毛等）

oux jul——（米 + 珠子），意为像珠子样的米粒，为禾本科植物薏苡 *Coix lacryma* JobiL. 的种仁。

mal kap uk——（菜 + 猪耳），意为叶子像猪耳朵的菜，为车前科植物车前 *Plantago asiatica* L. 的全草。

nyangt dongc biedl——（草 + 笔筒），意为像笔筒的草，为木贼科植物木贼 *Equisetum hyemale* L. 或节节草 *Equisetum ramosissimum* Desf. 的全草。

jaol siiv liemh——（藤蔓 + 四棱），意为藤蔓有四棱的植物，为茜草科植物金剑草 *Rubia alata* Roxb. 的全草。

5. 植物名 + 生长环境（生长环境主要有：**jenc** 山野、**longl** 深山、**naemx** 水、**yav** 田、**yanp** 菜园、**bial** 岩石、**xeel** 沙地、**nanh** 滩涂等）

bagc jenc——（萝卜 + 山野），意为生长在山野的块根像萝卜的植物，为商陆科植物商陆 *Phytolacca acinosa* Roxb. 的根。

Wangc ngac jenc——（高粱 + 山野），意为生长在野地里的高粱，为禾本科植物拟高粱 *Sorghum propinquum*（Kunth）Hitch. 的全草。

xil liuuc bial——（菖蒲 + 岩石），意为生长在岩石上的菖蒲，为天南星科植物石菖蒲 *Acorus tatarinowii* Schott. 全株。

6. 药用部分 + 具体药名（植物药用部分有：**wap** 花、**bav** 叶、**sangl** 根、**jongs** 种仁、**bic** 皮、**biongc** 须、**naenl** 块根、**jaol** 藤等）

bav lagx liank——（叶 + 丝瓜），意为丝瓜的叶片，为葫芦科植物丝瓜 *Luffa cylindrica*（L.）M.Roem. 的叶。

biongc wangc jiv——（须 + 包谷），意为包谷的须，为禾本科植物玉蜀黍 *Zea mays* L. 的果实的须。

sangl mal pap——（根 + 紫花菜），意为紫花菜的根，为桔梗科植物桔梗 *Platycodon grandiflorus*（Jacq.）A.DC. 的根。

Aems minx——（盖子 + 柿子），意为柿子的盖，为柿树科植物柿 *Diospyros kaki* Thunb. 的宿存花萼。

7. 动物器官 + 具体动物

Dinl uk——（脚 + 猪），意为猪的脚，为猪科动物家猪 *Susscrofa domestica* Brisson 的脚。

dabl mians——（肝 + 水獭），意为水獭的肝，为鼬科动物水獭 *Larta latra* L. 的肝脏。

lagt yongp jaov——（胸骨 + 龟），意为龟的胸骨，龟板，为龟科动物乌龟 *Mauremys reevesii* 的胸骨。

8. 类别名 + 药物功用

meix sibs lagx——树 + 接儿子（妇科用药），意为可以为妇女治病从而怀孕的药物，即卫矛，为卫矛科植物卫矛 *Euonymus alatus*（Thunb.）Siebold 全株。

nyangt jal——草 + 遮盖（jal xenl，遮身辟邪），意为可以用来遮身辟邪的草，即丝茅草，为禾本科植物丝茅草 *Imperata koenigii*（Retz.）P.Beauv. 全株。

meix sabt enl——（树 + 接筋），意为可以治疗筋受损的药物，为杜仲科植物杜仲 *Eucommia ulmoides* Oliver 的全株。

mal sanv padt——（菜 + 散血），意为可以散瘀血的菜，为蓼科植物钝叶酸模 *Rumex obtusifolius* L. 的全草。

9. 药物名＋性别（注：这并非是对药物性别进行鉴定，而是对相似药物的一种区别方法。一般情况下，相似药物在植株上有胖瘦之分，果实的大小、饱满程度有不同，药师习惯上把瘦小的、果实不饱满的植株定为雄性"**seit**"，以示区别）

xongv nganh seit——（虎杖＋雄性），意为公虎杖，为蓼科植物火炭母 *Polygonum chinense* L. 的全草。

lagx nyaenc seit——（金樱子树＋雄性），意为雄性的金樱子树，为蔷薇科植物粉团蔷薇 *Rosa multiflora var. cathayensis* Rehd.et Wils. 的全株。

meix tedp seit——（漆树＋雄性），意为雄性的漆树，为芸香科植物岭南花椒 *Zanthoxylum austrosinense* Huang 的全株。

（二）多次修饰组词命名

即对药物进行二次及以上补充性修饰形成的药名。

经过长期的实践，人们为了更好地识别各种侗药，便对一些侗药在原有药名基础上再次或多次对其特征（包括形态、性状、气味、颜色、功用、性别）、生长环境等进行补充说明，从而形成"普遍性概念＋补充修饰＋补充修饰＋……"的侗药命名方式。

1. 类别名＋形态特征＋形态特征

mal dongc sinc siiv——（菜＋铜钱＋小），意为小株的叶子像铜钱的菜，称为小铜钱菜，为伞形科植物天胡荽 *Hydrocotyle sibthorpioides* Lam 的全草。

mal dongc sinc bav laox——（菜＋铜钱＋大叶），意为大叶的叶子像铜钱的菜，称为大叶铜钱菜，为伞形科植物积雪草 *Centella asiatica*（L.）Urb. 的全草。

mal kap liees bienl——（菜＋羊耳＋绒毛），意为有绒毛的叶子像羊耳的菜，即毛秀才，为菊科植物显脉旋覆花 *Inula nervosa* Wall. 全草。

nyangt liemh siiv bav——（草＋棱＋四叶），意为四片叶子的有棱的草，为茜草科植物四叶葎 *Galium bungei* Steud. 的全株。

2. 类别名＋形态特征＋颜色特征

mal kap uk yak——（菜＋猪耳＋红），意为叶柄为红色的叶子像猪耳的菜，称为红车前草，为车前科植物车前 *Plantago asiatica* L. 的全草。（注：车前草变红为干旱所致，不是另外一个物种）

mal mac keip yak——（菜＋犁头＋红色），意为红色的犁头草，为堇菜科植物斑叶堇菜 *Viola variegate* Fisch ex Link 的全草。

maenc giv kuap mamt——（薯＋狗蛋＋黄色），意为黄色的像狗卵蛋的薯，为薯蓣科植物黄独 *Dioscorea bulbifera* L. 的块茎。

3. 类别名＋颜色特征＋形态特征

naos yak bav nyouv——（鱼香菜＋红色＋皱叶），意为皱叶的红色的鱼香菜，为唇形科植物皱紫苏 *Perllia frutescens*（L.）Britt.Var.crispa（Tnunb.）Hand Mazz. 的全株。

4. 类别名＋颜色特征＋生长环境

mal bagx jenc——（菜＋白＋山野），意为生长在野地里的白菜，为菊科植物大丁草 *Gerbera anandria*（L.）Sch.-Bip. 的全草。

xingp mant jenc——（姜＋黄色＋山野），意为生长在山上的黄色的姜，为百合科植物多花黄精 *Polygonatum cyrtonema* Hua 或卷叶黄精 *Polygonatum cirrhifolium*（Wall.）Royle 的全称。

5. 类别名＋具体药名＋生长环境

mal aenl naenx——（菜＋芹＋水），意为生长在水边的芹菜，为伞形科植物水芹 *Oenanthe javanica*

（Bl.）DC. 全株。

  mal suih longl——（菜＋鸭舌草＋深山），意为生长在深山的像鸭舌草的菜，为马兜铃科植物杜衡 *Asarum forbesii* Maxim. 的全株。

  meix eengl daoc jenc——（树＋樱桃＋山野），意为生长在山野的樱桃树，为蔷薇科植物山樱桃 *Cerasus serrulata*（Lindl.）G.Don ex London 的全株。

6. 类别名＋具体药名＋颜色特征

  jaol idspap——（藤＋葡萄＋灰色），意为灰色的葡萄藤，为葡萄科植物葛蕌葡萄 *Vitis flexuosa* Thunb. 的全株。

  meix yangc kagt pap——（树＋杜鹃＋紫红色），意为开紫红色花朵的杜鹃树，为杜鹃花科植物鹿角杜鹃 *Rhododendron latoucheae* Franch. 的全株。

7. 类别名＋形态特征＋气味特征

  mal kap max semt——（菜＋马耳＋酸味），意为有酸味的叶子像马耳的菜，为蓼科植物皱叶酸模 *Rumex crispus* L. 的全草。

  Jaol suic namc aemc——（藤＋南蛇＋苦味），意为有苦味的南蛇藤，为卫矛科植物粉背南蛇藤 *Celastrus hypoleucus*（Oliv.）Warb.ex Loes. 的全株。

8. 药用部分＋类别名＋药物功用

  Sangl nyangt jal——根＋草＋遮盖（jal xenl，辟邪），意为可以遮身辟邪的草的根，即茅草根，为禾本科植物丝茅 *Imperata koenigii*（Retz.）P.Beauv. 的根。

  naenl mal sanv padt——（块根＋菜＋散血），意为散血菜的块根，为蓼科植物钝叶酸模 *Rumex obtusifolius* L. 的块根。

9. 类别名＋植物器官＋药物功用

  mei wap ais mongh——（树＋花＋解梦），意为可以解梦安神且开花的植物，为瑞香科植物结香 *Edgeworthia chrysantha* Lindl. 的花。

10. 三次及以上补充修饰

  jaolidsngoxbavqakbial——（藤＋葡萄＋五叶＋爬岩），意为爬于岩石上的每枝长有五片叶子的像葡萄的藤，即五匹风，为葡萄科植物崖爬藤 *Tetrastigma obtectum*（Wall.ex M.A.Lawson）Planch.ex Franch. 的全株。

  sangl mal kap liees bienl——（根＋菜＋羊耳＋绒毛），意为有绒毛的叶子像羊耳的菜的根，即毛秀才的根，为菊科植物显脉旋覆花 *Inula nervosa* Wall. 的根。

  meix sunl demh yak——（树＋刺＋果＋红），意为结红色果子的树身有刺的树，即火棘，为蔷薇科植物火棘 *Pyracantha fortuneana*（Maxim.）H.L.Li 全株。

  mal naemx mis yak siiv——（菜＋奶水＋红色＋小），意为叶小的叶子为红色的有奶汁的菜，为大戟科植物地锦 *Euphorbia humifusa* Willd. 的全草。

  jaol meix kuk nungc bagx——（藤＋母猪＋绒毛＋白色），意为有白色绒毛的母猪藤，为葡萄科植物白毛乌蔹莓 *Cayratia japonica*（Thunb.）Gagnep 的全草。

  mal sanv padt ius yak——（菜＋散血＋花柄＋红色），意为红色花柄的散血菜，为秋海棠科植物中华秋海棠 *Begonia grandis* subsp.sinensis（A.DC.）Irmsch. 的全草。

  meix bic wangc bav laox——（树＋皮＋黄色＋叶子＋大），意为大叶子的黄色树皮的树，为小檗科植物阔叶十大功劳 *Mahonia bealei*（Fort.）Carr. 的全株。

三、借词命名

随着交流的不断扩大，侗族人学会了一些其他民族药物的使用方法，同时也接受了该药物的名称；有些从外面引进培植的药物，为便于继续交流而使用原来的名称。于是，侗药中便有了借词药名。借词药名较多的是汉语的中药名，其次是新引进的植物药名。

如：jul xal——朱砂，为天然辰砂矿石辰砂 Cinnabar。

Tiant mac——天麻，为兰科植物天麻 *Gastrodi aelata* Bl. 的块茎。

Dangh guih——当归，为伞形科植物当归 *Angelica sinensis*（Oliv.）Diels。

Banx lanc genh——板蓝根，为爵床科植物板蓝 *Baphicacanthus cusia*（Nees）Bremek. 的叶加工制成的成品。

综上，由于长期以来，侗族只有本民族的语言而没有形成本民族的文字，其文化传承只能通过口传心授来进行，因而在药物的命名上遭遇很大的限制。然而，侗族人民在长期的生产生活实践中，充分发挥自己的主动性和创造性，他们遵循侗语的语法规则，从而形成了自己独特的药物命名方法。这种方法对药物的命名简单明了、易懂易记，内涵、外延约定俗成，还可以触类旁通、举一反三，适应了特定的人群和特定的社会发展阶段的需要，具有鲜明的民族文化特色，是侗族乃至整个中华民族不可多得的文化遗产。而借词药名的产生，对于丰富和发展侗民族医药文化具有十分重要的意义，是社会发展的必然要求。

（石愿兵　郑钦方　汪冶　张在其）

第四章　侗药的采收加工

侗药，是我国侗族民间广为应用的土生土长的民族药材。侗药主产于我国贵州、湖南、广西，以及湖北鄂西等侗族地区，具体包括贵州省黔东南苗族侗族自治州内各县市，贵州省铜仁市碧江区、乃山区、玉屏侗族自治县、石阡县、江口县、松桃自治县，以及黔南州侗族山区；湖南省怀化市通道侗族自治县、新晃侗族自治县、芷江侗族自治县、靖州苗族侗族自治县、会同县、中方县，以及鹤城区；广西壮族自治区柳州市三江侗族自治县，桂林市龙胜各族自治县；湖北省恩族自治州宣恩县、恩施市、咸丰县、来凤县。中国侗药产地大致区域为：东至湖南省邵阳市洞口县，西至贵州省都匀市，南至广西壮族自治区罗城仫佬族自治县，北至湖北省恩施自治州恩施市。其地理位置大约在东经108°～110°，北纬25°～31°之间。

第一节　侗药的采收

侗族有丰富的药物资源，侗医药用品种较多。侗药一般生长在崇山峻岭、深山峡谷之中，要跋山涉水，不辞辛劳才能采集到侗医所用的药材。侗医药人员采药多遵循药物生长规律而采集，如按生长季节采集。

春季采集的侗药有一支箭、一朵云、蒲公英、茵陈、半边莲、半支莲、虎杖、何首乌、三颗针、夜交藤、茶叶、枇杷叶、牡丹皮等。

夏季采集的侗药有一支蒿、一口血、九里光、马齿苋、九头狮子草、荆芥、紫苏、泽兰、穿心莲、活血莲、红辣蓼、灯盏细辛、千年老鼠屎、天葵子、野菊花、山乌龟、半截烂、接骨草、月月红、鸡矢藤、杜仲皮、枳壳、吴萸子、山姜子、石榴皮等。

秋季采集的侗药有满山香、马蹄香、龙葵、泽兰、八角莲、九龙盘、血三七、麦冬、金荞麦、岩丸子、百合、百部、大血藤、鸡屎藤、野菊花、白果叶、桑叶、八月瓜、木瓜、凤仙花籽、苍耳子、决明子、合欢皮、五加皮、柚子皮、陈皮。

冬季采集的侗药有一枝黄花、土牛七、土茯苓、玉竹、姜黄、山苦瓜、女贞子、桑叶、柚子叶、杜仲、五加皮等侗药。

另外，还有一年四季均可采集的侗药：四匹瓦、仙人掌、南天竹、岩五加、水蜈蚣、矮地茶、葛根、铁灯台、穿破石、飞龙掌血、桑寄生、香椿皮、樟树皮、杉树皮、灶心土、钟乳石等侗药材。

第二节　侗药的产地加工

侗药采挖后，除了供新鲜药用外，大部分种类都要进行产地加工。产地加工可防止药材霉烂变质和有效成分散失，便于仓储、调拨、运输。侗药材种类繁多，加工方法有差异。

一、根茎类药材

此类药材采挖后，一般洗净泥土，除去非药用部分，如须根、芦头等，然后大小分档，趁鲜切片、切块、切段、晒干或烘干即可，如前胡、葛根、防己、虎杖、射干等。

对肉质、含水量大的药材，如天冬、薤白等，干燥前先用沸水略烫，然后切片、干燥。有些侗药材要趁鲜刮去外皮再晒干，如桔梗、半夏。对于含浆汁多、淀粉多的药材，采收后洗净，趁鲜蒸制，然后切片晒干或烘干，如何首乌、黄精、天麻等。有些药材需进行特殊产地加工，如"发汗"法。

二、皮类药材

一般在采集后，趁鲜切成适合配方大小的块片，晒干即可。但有些品种采收后应先除去栓皮，如黄柏等。有的药材要"发汗"，如厚朴。

三、花类药材

为了保持花类药材颜色鲜艳，花朵完整，此类药材采摘后，应置通风处摊开阴干，或高温杀青后，低温迅速烘干，如金银花、野菊花等。价值高的花类用冻干法。

四、叶、草类药材

此类药材采收后，可趁鲜切成丝、段或扎成一定重量及大小的捆把晒干，如枇杷叶、石楠叶、仙鹤草、老鹳草、凤尾草等。对含芳香挥发性成分的药材，如荆芥、薄荷、藿香等，宜阴干，忌晒，以避免有效成分损失。

五、果实、种仁类药材

一般采摘后，直接干燥即可，但也有的需经过烘烤、烟熏等加工过程。如乌梅，采摘后分档，用火烘或焙干，然后闷 2 ~ 3 天，使其色变黑。杏仁应先除去果肉及果核，取出籽仁，晒干。山茱萸采摘后，放入沸水中煮 5 ~ 10 分钟，捞出，捏出籽仁，然后将果肉洗净晒干。宣木瓜采摘后，趁鲜纵剖两瓣，置笼屉蒸 10 ~ 20 分钟取出，切面向上反复晾晒至干。

六、动物类药材

此类药材多数捕捉后，用沸水烫死，然后晒干即可，如斑蝥、蝼蛄、土鳖虫等。全蝎用 10% 食盐水煮几分钟，捞起阴干。蜈蚣用两端较尖的竹片插入头尾部晒干，或用沸水烫死晒干或烘干。蛤蚧捕获后，击毙，剖开腹部，除去内脏，擦净血（勿用水洗），用竹片将身体及四肢撑开，然后用白纸条缠尾并用其血粘贴在竹片上，以防尾部干后脱落，然后用微火烘干，两只合成一对。

总而言之，药材采收后，应迅速加工，干燥，避免霉烂变质。对植物类药材，采收后尽可能趁鲜加工成饮片，以减少重复加工时浪费药材和损失有效成分。药材干燥应掌握适宜的温度，一般含苷类和生物碱类药物应在 50 ~ 60℃ 的温度下干燥，含维生素 C 的多汁果实类应在 70 ~ 90℃ 的温度下干燥，含挥发性成分的药材，干燥温度一般不宜超过 35℃，过高易造成挥发油散失。

（田华咏　汪冶　何清湖　张在其）

第五章　侗药的炮制

第一节　炮制辅料

侗药在炮制中加辅料，炮制后，使药物的药性和功效发生改变。民族药炮制辅料品种多，常用辅料一般分为两大类。一是液体辅料，常用的有蜜、动物及人乳、动物及人尿、醋及陈醋、酒及陈白酒、动物胆汁、动物脂肪及脂肪提炼的动物油、米泔水、用药物加工的药水、盐水、黑豆汁、雪及冰溶化的水、石灰水、用鲜葡萄发酵而制成的醋汁、植物果实提炼的油、动物肉煮熬的汤等 16 大类液体辅料。二是固体辅料，有黄土及灶心土、白矾、河砂、麦麸、大米、豆腐、生姜及干姜、白糖及红糖、艾叶、火硝、面粉、苋菜籽、绿豆、红枣、白蜡等二十余种固体辅料。

一、液体辅料

1. 尿　一般为儿童尿，如尿制仙鹤草，能增加其止血功能。童尿淬龙骨能增加滋阴降火与消肿之功。童尿制大黄，能增加大黄的止血作用。黄牛尿制大戟，能降低毒性，增强疗效。

2. 醋　一般用米醋。米醋性温味苦，具有止血散瘀、理气止痛、矫正异味及嗅的作用。

醋制三棵针，能提高药物的清热解毒作用。醋炒黄叶，其药物温而不燥，增强温经止痛作用，用于治疗痛经。醋制仙鹤草，有降低苦涩作用。醋煮甘遂、醋制黄豆能增强降脂降压作用。

3. 酒　酒作为辅料最为常用，一般用白酒或黄酒，也有用啤酒作辅料，酒味甘性温（大热），具有通络活血、散寒行药势和矫味矫嗅等功效。

酒制七星剑，酒炒后能加强活血散瘀作用，外敷用于治疗外伤肿痛、骨折等病症。酒煨七叶莲，将七叶莲用酒炒后，再用酒糟与七叶莲一同煨暖，外用。酒蒸仙茅，酒蒸后的药物能增加其暖精散寒、壮筋骨作用。黄酒炙夏枯草，能增强其清热、消肿、散结之功。

4. 蜜　一般用提炼后的蜂蜜。蜂蜜性温味甘，具有补中益气、解毒、调和药性等功效。蜜制山药，能增加其润肺止咳、补脾益精作用。蜜制马兜铃能缓和药物的苦寒之性，增强润肺止咳功能。蜜炙天门冬，能增强润肺止咳功效，用于肺痨干咳、肠燥便秘。蜜制升麻，能减轻散风作用，用于阴虚下陷。

5. 胆汁　用新鲜的猪胆汁或羊胆汁。胆汁性大寒，味极苦，具有清肝明目、利胆通肠、解毒消肿、润燥的功效。

猪胆汁制白矾：将白矾放入鲜猪胆内，让胆汁浸炙 5 天，取出晾干，研末备用。胆汁炙后能增强燥湿止痛、止血、收敛作用。用于治疗中耳炎、牙痛等。胆汁炙绿豆能增强清热解毒、利胆之功效。

6. 动物油　羊脂油：为羊脂肪加热后溶化的液体。性热味甘，具有湿散寒邪、益肾补阳的功效。

鸡油制三七，用鸡油炸酥脆三七片，能消除三七的散血作用，增强其补益生新作用，主要用于补品使用。白面油制五谷虫，能增加药物健脾消食作用。

另外，还用猪油、狗油、蛇油等动物油作为辅料用于民族药的炮制。

7. 米泔水　指第二遍淘米水。米泔水性寒味甘，具有清热凉血、利尿的功效。用米泔水作辅料炮制药材能降低药物的辛燥之性。米泔水制石菖蒲，用米泔水炮制的石菖蒲能降低药物辛燥之药性，增加健脾功能。

8. 药水　用某些药物加工成水剂作辅料炮制民族药。

甘草水：是指甘草加水煮制的液体。甘草水性平味甘，具有补脾和中、缓急、润肺、解毒、调和药物等功效。甘草水制甘遂，炮制后能降低甘遂寒性，缓和泻下作用。柏叶汁制大麦，能增加健脾消食功能，具有延年益寿的作用。

9. 盐水　用食盐加水溶化的液体。盐水性寒，味咸，具有清热凉血、强筋骨、软坚散结、防腐、解毒、矫味矫嗅的功效。盐水渍余甘子（壮族），盐水制的余甘子能增强清热解毒、生津止痛之功。用于喉炎、牙痛等症。

盐水制补骨脂，能缓和温燥之性，并引药入肾，增强补肾纳气作用。

10. 黑豆汁　用黑豆加水煮制的液体。黑豆汁性平味甘，具有活血、利水、滋补肝肾、养血、解毒祛风等功效。黑豆汁制何首乌，能增加滋阴补肾、养肝益血、乌须黑发之功效。

11. 雪水　用腊月干净的雪水。雪水制一枝黄花，能增强清热解毒作用。

12. 石灰水　石灰浸泡在水中，拌混让石灰沉淀，用其清水，本品性温、味辛、有毒。具有燥湿、杀虫、止血、止痛、蚀恶肉之功效。石灰水制半夏，能降低半夏毒性，增强其镇咳化痰功效。

13. 植物油　指菜籽、花生、芝麻、核桃仁、桐籽等植物果实榨的油。除桐油外，其他几种均可食用。如花生油制小茴香，可增强其祛寒止痛、理气和胃功效。芝麻油制白花蛇，研末兑酒冲服，主治骨节疼痛。

二、固体辅料

1. 土　一般用灶心土。本品性温、味辛，是具有温中和胃，止血、止呕、止泻等功效。土炒药物的目的是增强补脾止泻的作用。如灶心土炒白术。

2. 白矾　指用明矾矿石经提炼而成的白色晶体。白矾性寒味酸，具有收剑、解毒、祛痰、杀虫、燥湿、防腐的功效。白矾制生姜，主治牙痛，疮痿久不结痂，外用。

3. 滑石粉　用含水硅酸盐矿石碾成的粉末。其性寒味甘，具有利尿、清热、解暑等功效。滑石粉炒制药物的目的是降低药物毒性，矫正不良嗅味，利于制剂。如滑石粉炒鱼鳔胶、水蛭及刺猬皮等。

4. 麦麸　即小麦的种皮。麦麸甘淡，具有和中益脾之功效。用麸作辅料炮制药物，其目的是增强健脾燥湿的作用，以及缓和药性，矫正气味。麸炒石龙子，降低或矫正其异味和毒性。麸炒石菖蒲，能增强和中开胃，化痰燥湿作用。

5. 米　一般用大米或糯米。米性平味甘，具有补中益气、健脾和胃、除烦止渴、止泻等功效。米炒药材其目的是增强健脾止泻的作用，还能降低毒性和矫正异味。糯米炒水蛭，能降低毒性，矫正异味，使质地酥脆便于粉碎。米炒乌桕皮，能降低其毒性，减轻其药物的苦味。米糠也可作为辅料，如米糠炒马陆，能降低马陆的毒性，增强消肿散结功能。

6. 豆腐　用大豆制成的乳白色凝块。豆腐性凉，味甘，具有益气和中，生津润燥，清热解毒等功效。

豆腐制砒石，豆腐煮制的砒石，毒性减低，能增强其杀虫、止腐、生肌作用。民间主要用于皮肤病。豆腐制甘遂，能降低甘遂寒性和毒性，缓和泻下作用。

7. 姜　为姜科植物姜的根茎。姜性温味辛，具有解表散寒，温中止呕、化痰、止咳功效。姜制石菖蒲能降低辛燥之药性，增强开窍散痰作用，用于治疗痰迷心窍。

8. 糖　用甘蔗加工而成。民族药炮制常用红糖。红糖炒豆豉草，能增加其温中健胃之功。白糖炙肺形草，改变其药物寒性，主治功能性子宫出血。

9. 艾叶　为菊种植物艾的干燥叶。艾叶制水草蒲，能增强其散寒止痛作用。

10. 面粉　为大麦经磨碎去掉麸皮的粉。性凉味甘咸，具有和胃滞、利水通淋功效。面煨木香，能去燥性，缓和行气和止泻作用。

11. 绿豆　为豆科植物绿豆的种子。本品性凉味甘。具有清热解毒、凉血消肿功效。绿豆制砒石能降低砒石的毒性，增强其杀虫、止腐作用。

12. 红枣　为鼠李科植物枣树的干燥成熟果实。本品性温味甘，具有补脾和胃、益气生津、调营卫、解药毒之功效。

13. 白蜡　如白蜡制龟板，经蜡制的龟板便于粉碎，有效成分易于煎出。

第二节　侗药常用炮制方法

侗族民间常用炮制方法有以下几种：①炒法：有清炒、加辅料炒。②煨法：有加辅料煨及药材直接煨制法。③炙法：一般都加辅料制。④焙法：一般是将药材直接用火焙制。⑤煅法：分明煅法、煅淬法和闷煅法三种。⑥蒸法：分加辅料蒸和不加辅料蒸制法。⑦煮法：将药材用水直接加热煮或加辅料煮制法。⑧制霜法：制成松散粉末或加工成结晶性粉末两种霜制法。⑨水飞法：对某些矿物药采用水飞法炮制。⑩发酵法：主要是发酵动物乳制品。⑪干馏法：用火加热药材使其药液馏出。还有埋制法、熏制法、汗渍法、佩干法、磨制法、炮制法、烧灰法、榨油法、腌制法、露制法、制酱法、晒制法等多种炮制方法。

一、炒法

清炒即把药材直接放在锅里炒，加辅料炒则是加上各种辅料拌在一起炒。米粉炒仙人掌：内服，主治水肿病。石灰炒大黄：用石灰炒制能增加大黄的收剑止血作用。糖炒山楂：用红糖炒山楂能降低其酸性，增强健脾开胃之功能。酒麸炒升麻，蜜麸炒天麻：用蜜麸炙的天麻片能增强温中散寒，平肝息风，镇惊等作用。灶心土炒白术：土炒的白术能增强其健脾止泻作用。糠炒白药子：用糠炒的白药子片能增强燥湿功效，降低不良反应。滑石粉炒地龙：用滑石粉炮制的地龙能除去腥臭味，增强清热祛风功效。盐炒独脚莲：能降低毒性和不良反应。童尿炒当归：能增加止血活血之功效。

二、煨法

1. 加辅料煨制法　姜汁醋面煨肉豆蔻，主治脾虚久痢。面煨木香，煨制后的木香，能去其燥性，有缓和行气止泻作用，用于泄泻腹痛。

2. 药材直接煨制法　煨车前草，炮制后减少寒性，用于水肿症。还有煨甘草、煨冬瓜等。

三、炙法

炙法即是把药物通过加热手段使液体辅料（包括药物汁、盐水、脂溶液等）渗入药材内部，或与药材发生作用，再加热至一定程度的方法，称为炙法。

1. 蜜炙法　蜜炙石膏。

2. 姜炙法　姜汁炙灶心土。

3.油炙法　油炸穿山甲，油炸三七。

4.盐炙法　盐炙补骨脂，盐制补骨脂能缓和药物温燥之性，引药入肾，能增强补肾纳气之功效。

5.醋炙法　醋炙艾绒，醋炙药物的目的是引药入肝，增强活血止痛的效果，降低毒性，缓和药性，矫味矫嗅。

6.酒炙法　酒炙的目的是改变或缓和药性，引药上行，增强活血通络的作用，矫味矫嗅。酒炙艾叶可增强温经散寒、调经止痛作用。

四、焙法

瓦片焙大鹅儿草，用黄酒调药粉外敷，主治疥疮。

五、煅法

煅法分明煅、煅淬、闷煅或扣锅煅等多种煅制法。

1.明煅法　即是将药材直接置于无烟火中煅烧，或将药材置于耐火容器内煅烧的方法。

2.煅淬法　即是将药材按明煅法加热至红透，趁热投入定量淬液或冷水中，使之骤然冷却而变疏脆的方法。醋淬无名异，用醋淬的无名异易于粉碎和煎出有效成分。民间用于治疗跌打损伤、痈疖、疮疡等。醋煅陈砂罐，民间用醋制砂罐粉与其他药物合制成丸剂，治乙型肝炎有疗效。

3.闷煅法　即是将药材置于一大锅内，上面扣一较小的锅，连接处用泥或黄泥封严，然后加热将药材制成炭状的方法，也称扣锅煅。如闷煅人指甲、闷煅大蒜，用煅制的蒜炭兑红糖，主治菌痢。

六、蒸法

药材或加辅料，以水蒸气加热处理的炮制方法，称为蒸法。蒸法的目的是降低或消除药物毒性、缓和药性，增强疗效。

1.加辅料蒸法　糯米蒸天麻、西瓜蒸独蒜、糯米蒸仙茅、酒蒸仙茅等。

2.不加辅料蒸　九蒸九晒仙人桃，能加强滋补作用，用于治疗痨咳、咯血等。

七、煮法

将民族药材加水或加辅料共同加热一定时间的方法，称为煮法。白酒煮鸡蛋，用包谷酒或其他白酒将鸡蛋煮熟，去壳内服，主治由龋齿引起的牙痛。生地白糖煮鸡蛋，将生地洗净切片同鸡蛋同煮熟，蛋去壳加白糖连同汤内服，主治虚火牙痛。

八、制霜法

将药材脱去油脂加工制成松散粉末，或加工成结晶性粉末的方法，称为制霜法。大风子仁霜，霜制的大风子除去了大部分脂肪，降低其毒性。

九、水飞法

水飞法在侗药炮制中不常用，如对某些矿物药采用水飞方法，如水飞朱砂、雄黄、滑石等。侗族民间还用水飞法炮制百草霜，能降低其辛燥之性，使其变为凉性。用于治疗喉蛾等症。

十、发酵法

将不同的药按比例配合，置于一定湿度和温度下，使其发酵的方法，称为发酵法。侗族习惯用发酵法制苦酒，味甘微苦即可，饮用。

十一、其他炮制方法

1. 埋制法 雪水埋制一枝黄花。

2. 熏制法 硫黄熏陈皮，炮制时忌用火烘。

3. 汗渍法 汗渍了哥王，汗渍后的药材，能降低毒性，缓和药性，增强清热解毒功效。

4. 佩干法 佩干竹节三七，佩干法特点是不易遭虫蛀，增强止痛功效。

5. 磨制法 醋磨铁灯台，铁灯台反复在碗中磨擦取汁，外涂患部，主治疮疱、皮肤病等。

6. 烤制法 烤法是直接将药材放于火上烤制，与焙制的区别是间接将药材焙干。用火直接烤干，使药材质地酥脆，研末备用。

7. 烧灰法 火烧一味药，能增加其收敛作用。用青油调药灰外敷，主治脚气。

8. 腌制法 盐花椒腌牛肉。

9. 露制法 是将药材放置于室外令其日晒夜露的方法。如露制冬瓜子。

（田华咏　汪冶　何清湖　张在其）

第六章 侗药的性味及功能特点

第一节 侗药的六性六味

侗药是在侗医理论指导下治疗疾病保障健康时使用的药物。

侗歌"古闷冬庚系韭梭，得地长庚系冷垠"，意为"天上生人是股气，地下养人是水和土"。古歌说天上生人是股气。这里的气首先指的是元气。元气学说是中国古人关于构成自然与生命的基本物质的认识，是他们对整个物质世界的总体认识，或认识自然的世界观。中医的元气学说还对人类生命的起源以及有关生理现象提出了朴素的见解。侗医药关于气的论述与中医药的元气学说概念一致，即气是构成世界与生命的物质基础。

气生万物以气、水、土三种形态存在。气为气态物质，水为液态物质，土为固态物质。气、水、土三种物质构成了自然世界。气主升构成天，土主降构成地，水在天地之间流动，孕育了万千生命，也孕育了人。

天地人都由气产生，是一个整体，人是这个整体的一部分。人的活动必须顺应天地的变化，逆天而行必然致病。人的内部也是一个整体，各器官具有各自功能，组合在一起共同完成人的生命功能。

一气生三态，三态成万物可用两个三角形套成一个六角形来表示。见图6-1。

侗歌"索拱索晕庚喂病，庚对董梭转变冷"，意为"气多气少人遭病，人死断气精化水"。人体内气、水、土三因素失调，是造成疾病的内因。气有正邪，正邪斗争在人体中产生热效应，故气失调多引起寒热病。水主流动，流速有快慢，故水失调多引起塞滑病。土主人体的结构与功能，故土失调多引起盈亏病。

侗医将常见疾病分为热病与寒病，滑病与塞病，盈病与亏病。其中热、滑、盈病属阳性病，寒、塞、亏属阴性病。热者寒之，寒者热之，滑者收之，塞者散之，盈者退之，亏者补之。由此形成侗医药六大治法：寒、热、收、散、退、补。见图6-2。

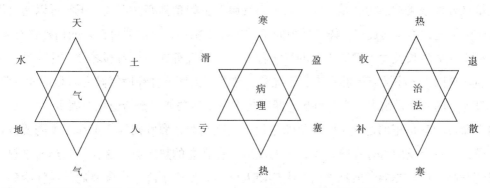

图6-1 侗医药的世界观与生命观　　　　图6-2 侗医药的病理与治法

侗族古歌《玛麻妹与贯贡》记载：玛麻妹能识别很多药，能治许多病，她教贯贡"翁哽将退，翁嘎将杜给，翁荡将退播赛耿，消腌欲用巴当同"。意为药苦能退热，药涩能止泻，药香能消肿止痛，关节痛要用叶对生。

侗医将药物按性味分成六性与六味。六性通过临床用药逐步体现出来，与侗医治法一致，分别为寒、热、收、散、退、补。六味是通过人的味觉识别出来的，性味之间相互关联，辣药具有热性可治寒病，御寒；苦药具有寒性可治热病，退热；酸涩药具有收性可治滑病，提升、止泻；香药具有散性可治塞病，消肿止痛；淡药具有退性可治盈病，退水、退气、止血；甜药具有补性可治虚病，补血、补气。于是形成六味：辣、苦、酸涩、香、淡、甜。见图6-3。

六味与六性具有药物内在的对应关系。味苦，性凉，退热；味辣，性热，除寒；味香，性散，消肿止痛；味淡，性退、性平，退水、退气、止血；味甜，性补，补血、补气；味酸涩，性收，提升、止泻。

侗药的六性六味理论，给侗医临床用药提供了依据。用药先要掌握六性六味，再根据疾病的临床表现确定用药。如寒病用热药，热病用寒药，用药对症，方能治病，否则将会出现不良后果。

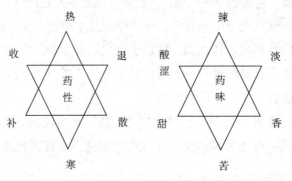

图6-3　侗医的药性与药味

第二节　寒热药

气是一种肉眼看不到但又能被人感觉到存在的微小物质。天由气聚集而成，人也由气所生。人的生命过程中时刻与环境进行气的交换，如吸收新鲜空气，排出浊气。能否呼吸空气是侗医判断人是否死亡的标准。古歌有"气多气少人皆病，人死断气转为水"。气与力常连用，力气是能量的说法。能量既能使人做事做功，也是人体内部器官功能发挥的动力。气甚至也指功能本身，如心的功能就是心气，肺的功能就是肺气等。

气有正邪，凡有利于人体生长发育与健康生存的气统称正气，人体内各器官的正常功能均为正气，人体整体抵抗外邪侵袭的能力也是正气，人体内健康向上的精神亦为正气，正气可以通过汲取环境中有益的物质来补充，可以通过在人体与环境间筑起屏障来维护，可以通过良好的精神状态来保养。

凡不利于人体生长发育与健康生存的气统称邪气。邪气有外邪与内邪之分。外邪是一切引起疾病危害健康的外来因素，主要有风邪、热邪、湿邪、寒邪、火邪五种环境气候之邪和饮食、劳损、房事、外伤、虫兽等。内邪则是情志、衰老引起的器官与人体整体功能损伤与退化的因素。

人的生命过程就是正邪之气不断斗争的过程。正胜则健，邪胜则病。正邪斗争需要进行一系列生物化学反应，每一个反应都存在热效应，总的反应也存在总的热效应，这就是放热与吸热。放热使人体体表温度升高，产生热病，或称烫病。吸热使人体体表温度下降，产生寒病，或称冷病。寒热或冷烫是人体正邪斗争热效应的结果，也是侗医诊断、辨证、治疗、用药的一对阴阳纲领。

侗医对寒（冷）热（烫）病的治疗原则为寒（冷）者热之，热（烫）者寒之。侗医寒病起因为正气不足或邪气所伤，导致机体功能活动衰退所表现的具有冷、凉特点的证候。凡有怕冷喜热、手脚发凉、脉迟紧的寒（冷）病使用热法。侗医热病起自热邪，导致机体功能活动亢进所表现的具有温、热特点的证候。多因外感火热之邪，或寒邪化热入里；或因七情过激，郁而化热；或饮食不节，积蓄为热；或房事劳伤，劫夺阴精，阴虚阳亢所致。凡面色红，身体发热，怕热喜冷，脉数的热（烫）病使用寒法。

侗医治疗寒性病的药物有发散风寒药、祛寒药以及部分祛风湿药与清导药等，多为性温味辛之品。常用的发散风寒药有闹亚（紫苏）、马洋油（土荆芥）、兵挡（香薷）、把细（细辛）、应（生姜）、钟痛（葱白）、苍耳、登龙（薄荷）8种。常用的祛寒药有应梭（干姜）、肉桂、罢哀（艾叶）、茴香、美登埋（滇白珠）5种。

侗医治疗热性病的药物分为清热降火药、清热凉血药、清热解毒药和部分驱虫杀虫药、泻下药等，大多性寒味苦。

常用的清热降火药有王连（黄连）、梅懒俄（栀子）、石膏、舍能（夏枯草）、苦参、骂屯（穿心莲）、马娘柳龙（柳叶白前）、娘满丽（谷精草）、马八芹（大丁草）、马黄味（千里明）、美比蛮（秃叶黄皮树）11种。

常用的清热凉血药有地黄、牡丹、马帕（紫草）、青蒿、尚交盖八（白头翁）、梅杀（枸杞）、马呢略（马兰）、马钟神（积雪草）、务素得亚（百两金）、马仁素（黄花蒿）、娘闷乔（小连翘）11种。

常用的清热解毒药有奴金奴银（忍冬）、马恪铁（水紫花地丁）、板蓝根、骂华晰（白花蛇舌草）、一满花（半枝莲）、骂菩姑（蒲公英）、马滑（鱼腥草）、七把一化（七叶一枝花）、马婢（马齿苋）、株牙亚（朱莎根）、叫甲（地枇杷）、八角莲、梅穴（茶）、娘囚（马鞭草）、黄荆条（牡荆）、登表八（白灯笼泡）、马黄味把亚（一点红）、凶松（虎杖）、马绍（四季菜）、舍跨（金色狗尾草）、梅爽盘（算盘子）、良闹（毛发唐松草）、嘘堆（天葵）、教荡丽（粉背轮环藤）、马茂扯（犁头尖）、沟坨（九牛胆）、梅挡兔（蔓茎堇菜）、马朗改冷（裂果薯）、美灼虽（地胆草）、美兜界（白马骨）、散兔栱（苦瓜根）、梅铜铃（假地蓝）、散送纠（云实根）、煮牙八（鼠曲草）、梅呆鸟（了歌王）、散兰（木兰）、孟华夺（半边莲）、巴邪母（草珊瑚）、骂巴亮（九头狮子草）、王柏牢（十大功劳）、马呢略（马兰）、把芙蓉（木芙蓉）共42种。

第三节　滑塞药

人体的生理功能可以分为静态的组织器官的功能与动态的气血津液的传导两个方面，而传导需要气（宗气）的推动与水的承载，这就是侗医水病理论的精髓。按照人体正常的生理要求进行传导，人体就健康，传导速度的过快与过慢都会引起疾病。传导过快导致消化系统不能充分吸收食物的营养，循环系统负担过重而出血，泌尿系统的尿频、尿急、尿不净，神经活动过快而失去控制，侗医将它们归结为滑病。传导速度过慢导致消化道的停食、肠梗阻与便秘，循环系统的血瘀、梗阻与中风，泌尿系统的阻塞与尿无力，神经系统的思维障碍等，侗医将它们归结为塞病。

传导需要载体。侗医认为水与血不分，所有的血液病都称为水病。传导需要动力推动，侗医认为气是推动物质、能量与信息传导的动力。故影响滑塞病的内在病因是水的多少与气的强弱。侗医辨滑塞病，需要关注气、水。

侗医滑塞病主要涉及内科病中与消化、呼吸、泌尿、神经、循环系统有关的传导速度过与不及的病理表现，妇人病与小儿病中也有涉及这类病理表现的疾病。痛则不通，28种痛病多是瘀积不通造成的。七十二风也有涉及神经传导异常和脑血管供血异常引起的病症。二十四"症"中多涉及血液循环系统疾病。痢是由痢疾志贺菌引起的腹泻病，临床表现为腹痛、腹泻、里急后重、排脓血便，伴全身中毒等症状，故二十四痢均为滑病。十痧是外感瘴气、疠气、霉气、暑气、湿气等毒邪，内伤肠胃，导致气机阻滞，血运不畅，阴阳失调而体弱气虚，以痧点和胀累感为主症的一类病症，刮痧在皮肤上显示出的痧点是血液在毛细血管中的瘀积，也可归结为塞病。

滑塞病的临床表现为瘀积阻塞和泄泻、出血。治则为塞者散之，滑者收之。滑塞病内在病因在于承载传导物的水的多少与推动传导物运动的气的强弱，故侗医对于滑塞病的治疗多从调理气血入手。治则为血则和之，气则理之。对于气血亏虚引起瘀塞者，需要补气补血。对于气血过旺，引起传导过速者，则需弱之。

侗医根据病症病因选用不同的方法。对于塞病以散为主，如消化道的隔食以增强脾胃消化功能为主，便秘则以补水滑肠为法，循环系统的血瘀或血栓以活血化瘀为主，水湿病则以利尿排汗为法。对于滑病以收为主，如消化系统的呕吐需要理气，腹泻需要涩肠。循环系统出血需要止血，心悸需要降压，尿频尿急与自汗盗汗需要收涩。神经传导紊乱需要安神。

侗医药治疗滑塞病多选用散性药物治疗塞病，收性药物治疗滑病。侗医认为芳香性的药物具有散性，故多用于治疗塞病，如活血化瘀。酸涩味的药物具有收性，故多用于治疗滑病，如止泻。同时甘味药物具有补性，能补气补血，可提高机体的抗病能力、促进人体的血液循环、增加传导速度，淡味药物具有退性，降低气血，从而降低传导速度。

侗医滑塞病用药占侗药的近50%。其中散塞药有泻下药2种，止咳化痰药16种，清导药8种，润下药4种，利尿药12种，理气药7种，活血药7种，破血药12种，祛风湿药24种，芳香开窍药6种，安神镇静药5种，共103种。涩滑药有止血药22种，固涩药6种，共28种。另外还有20种补血滋阴药与14种补气壮阳药也可促进人体的血液循环。

第四节　盈亏药

人体由各部分构成，每一部分都有自己的功能。人体是一个整体，在整体层面具有整体的功能。西医有组织、器官、功能系统、整体四大层次的功能，中医的脏腑系统既有器官的含义，也有功能系统的内涵，其特色是更强调各功能系统间的关联性与平衡调节。侗医对人体组成部分的认知，从功能上取法于中医。但不讲阴阳，不分五行，不讲脏腑功能系统，每一个组织器官彼此独立，故功能仅限于器官的功能，系统的功能与整体的功能比较模糊。

维持好每个器官的功能，调节好人体整体的功能，就能保证人的健康。功能疾病主要表现为过与不及：凡功能亢进引起的疾病侗医称之为盈病，凡功能衰弱引起的疾病侗医称之为亏病。盈亏既有某一器官功能的盈亏，亦有整体功能的盈亏。盈亏是对正常功能的两种相反方向的偏离，治疗的目的就是把偏离的倾向纠正过来。

盈亏既有器质的病因，也有能力的病因。盈症气质的病因在于先天性遗传，后天的病因在于生活起居，营养过剩、劳动过少、进多出少，故盈症多为富贵病。主要有各器官组织的过度发育与增殖，如癌症、肥胖等；各器官功能或整体功能的亢进，如消化功能亢进、性功能亢进等。亏症器质的病因来源于先天发育不良，或者后天的内外损害，还有自然衰老的因素。能力的病因既有能量动力（宗气）的不足，或称阳气不足，也有营养物质（营血）的缺乏，或称阴气缺乏。先天性疾病多为先天不足，外科疾病可全部归结为组织损害，老年性疾病多由衰老引起，大部分内科疾病属于各内脏功能衰弱与紊乱，摄入不足与消化不良还可导致气虚与血虚，影响人体各部分功能的发挥。

盈亏病的治疗原则是盈者退之，亏者补之。由于盈亏分器质的盈亏与功能的盈亏两个方面，治疗盈亏病应采用不同的方法。器质的盈实需要减少营养供应，降低营养吸收，阻断过量的发育或代谢沉积。功能的亢进则需要消弱清退，消减阳实或阴实。而器质的亏虚多为发育不良与内外伤害引起，治疗需强化发育与修复损伤。功能的亏虚则应补气补血，增强各系统功能发挥的能力。

侗医治疗盈病多采用退法。一方面减少食物供应，降低营养摄取与吸收，管住进口。另一方面，增加排泄，包括大便、小便与排汗，尽量排除多余的营养物质与代谢产物。如食物控制与胃肠消化功能的抑制有利于控制营养吸收，轻度便秘有利于减少营养吸收，多喝水，多排尿有利于降低血液中糖、脂和其他营养物质含量，也有利于排除代谢产物。排汗也有利于排除人体代谢产物，清除毒素。为此，侗医发展出清肠疗法、利尿疗法、药浴排汗疗法。

侗医治疗亏病多采用补法。器质性的亏病根据病因的不同采取不同的方法。如先天不足导致的器官发育不全需要有针对性地促进发育，后天器质性组织损伤则需要不同的修复，如正骨疗法、艾灸疗法、针刺疗法、推拿按摩疗法等。衰老引起的器质性疾病则需要抗衰老治疗。功能性的亏病一般通过食疗与药疗，通过补气壮阳健全各器官功能（元气），补充功能发挥所需要的能量（宗气）。通过补血滋阴来丰富体内的营养储存（营气），加速营养物质的输送，满足功能发挥的营养需求。营养的充盈才能保证卫气的亢盛，抵御外来邪气的侵袭，保证人体健康。

侗医治疗盈病使用的药物主要为具有退性的淡（平）味药物。常见的淡味药多有淡淡的甜味，常与甜味药混淆。

侗医常用的平性淡味药有娘皮隋段（截叶铁扫帚），甜、微苦、平；退热，退水，止咳。娘满丽（谷精草），辛、甘、凉；退热，明目，治火眼。务素得亚（百两金），苦、平；凉血清肿，退热解毒。孟华夺（半边莲），辣、微苦、平；清热解毒，退水消肿。巴邪母（草珊瑚），苦、辣、平，有小毒；退热，去毒，接骨接筋。把翁仁（过路黄），微咸、平；利水散结，清热消肿。明黄丸（玉米须），甘、平；利尿消肿，降血压。弯年刺（铁海棠），苦涩、平，有毒；排毒，消肿。交者神（牛膝），苦、酸、平；活血通经，散瘀消肿。高奴巴（木槿），甜、平；退热，退水，止血。救成（蓖麻），甘、辛、平，有小毒；拔毒排胀，退水消肿。美骂媛（马蹄金），辛、平；清热利湿，解毒消肿。桔梗，苦辛、平；开宣肺气，祛痰排脓。瓜子金，辛、苦、平；祛痰止咳，活血消肿，解毒止痛。抱石莲，性平，微苦味甜，无毒；清热解毒，利湿消瘀。蜈蚣草，性平，味淡；治疥疮，辟疫，消肿，退热。活血丹，苦辛，凉，味涩，气香，性平；清热，利尿，镇咳，消肿，解毒。筋骨草，苦甘，寒；止咳化痰，清热，凉血，消肿，解毒。

侗医药补多使用具有补性的甜味药。《中国侗族医药》中收集 20 种补血滋阴药与 14 种补气壮阳药，基本都为甜味药。如补血滋阴药中地黄、当归（骂当难）、何首乌（教门野）、龙眼、天门冬（散白棒）、麦冬（娘塔卵）、黄精、枸杞（散花穴）、玉竹（笨然）等全是甜味药，补气壮阳药中土党参（登钩优）、山药（门灭）、黄芪、白术、枣（骚）、杜仲（美茶恩）等全为甜味药。

补法有药补与食补。侗医大量使用动物入药，种类繁多。龙运光《中国侗族医药》记载的动物药计 37 种。各地侗区药膳花样繁多，丰富多彩。上书收集有内科药膳 215 个，外科药膳 14 个，妇科药膳 45 个，儿科药膳 37 个，五官科药膳 19 个，共计 330 个。这些药膳多通过食物的补性促进药物的功能发挥，从而治疗疾病。

（洪宗国　汪冶　张在其）

第七章　侗药的分类

人们首先是通过口尝侗药辨别其味道，共分六种味道：辣、苦、酸涩、香、淡、甜，构成侗药第一种也是最基本的分类方法。

六味分别具有各自的性，即热、寒、收、散、退、补。六性与六味是高度契合关联的，知味即知性。通过六性构成六种治法，六性与六治完全一致。六种治法针对六类疾病，分别是寒、热、滑、塞、盈、亏，这六类疾病分属三对阴阳：与气相关的寒热，与水相关的滑塞，与土相关的盈亏。于是构成了第二种分类：气病用药、水病用药、土病用药。

气病的寒热两个方向又可以细分成清热凉血药、清热降火药、清热解毒药、发散风寒药、祛寒药五类功能用药。水病的滑塞两个方向可以细分为止咳化痰药、泻下药、芳香开窍药、安神镇静药、清导药、润下药、利尿药、理气药、活血药、破血药、止血药、固涩药、祛风湿药十三类功能用药。土病的盈亏两个方向可以细分为补气壮阳药、补血滋阴药两类功能用药。另有外用药与杀虫驱虫两类。共计二十二类功能用药。其中部分滑塞药也可以作为盈亏药使用，如清导药、泻下药也可以用来治疗盈病。于是构成了第三类药物分类方法：功能分类。

功能药的辨别除了六味辨别外，还与功能治疗的药效相关。只有在治疗某些功能疾病显示其确切疗效时才能将其归类于某类药。

《中国侗族医药》记载的具有侗文名称的侗医药物有138科510种，常用药物类型见表7-1。表中收录的药物共267种，其中治疗热病与寒病的药物有77种。治疗滑病与塞病的药物131种，治疗盈病与亏病的药物34种，其他药物25种。

表 7-1　常用侗药的类型

寒热药		塞滑药		盈亏药		其他药	
清热凉血药	11	止咳化痰药	16	补气壮阳药	14	外用药	20
清热降火药	11	泻下药	2	补血滋阴药	20	驱虫杀虫药	5
清热解毒药	42	芳香开窍药	6				
发散风寒药	8	安神镇静药	5				
祛寒药	5	清导药	8				
		润下药	4				
		利尿药	12				
		理气药	7				
		活血药	7				
		破血药	12				
		止血药	22				
		固涩药	6				
		祛风湿药	24				
合计	77		131		34		25

（洪宗国　汪冶　张在其）

第八章　侗医用药组方

第一节　侗医用药方法

侗医用药，首先诊断病症，分清寒、热、滑、塞、盈、亏诸症，分别采取热、寒、收、散、退、补诸法，再分别寻找具有热、寒、收、散、补、退药性的药物，或具有辣、苦、酸涩、香、淡、甜味的药物进行治疗。性味之间相互关联，辣药具有热性可治寒病，御寒；苦药具有寒性可治热病，退热；酸涩药具有收性可治滑病，提升、止泻；香药具有散性可治塞病，消肿止痛；淡药具有退性可治盈病，退水、退气、止血；甜药具有补性可治虚病，补血、补气。经过多次用药实践，最终确定相对有效的治疗药物。

第二节　侗医方剂现状

清雍正改土归流前，由于侗族土司统治，侗民交流较少，医药发展较慢，加之没有文字记录工具，侗医用药多停留在单方用药阶段。经历了"一根一汤""一草一方"治疗一症，到多个单方治疗一症，再到多味药复方治疗一症的发展历程。单方用药，简单直接，但并非任意为之。除了按性味选药外，还有按照颜色选药，如以红治红，以黄治黄，以白治白，以黑治黑。此外还可以按照药物生长环境、药物形态、药物部位选药等。"文革"期间，地方医药管理部门广泛收集民间单方验方，龙运光主编的《中国侗族医药》中收集有贵州省常用侗药单方150个，湖南省常用侗药单方239个，广西壮族自治区常用侗药单方85个，单方总计474个，这里还没有统计湖北侗族地区的数据。由此可见，单方是构成侗医用药的一个重要方面。

改土归流后，各民族交流日益频繁，中医药在侗族地区广泛流传，侗医开始尝试按照中医的方法复方用药，并将有效的复方用汉字记录下来。此后侗族地区出现大量侗药方剂著作。如《本草医方》（1694，无名氏。湖南通道），《医方济世》《药品总簿》（1767，吴田禄，湖南通道），《本草医方》（1826，姜彦儒，贵州剑河），《民间医药验方》（1882，龙怀仁，湖南通道），《医药传书》（1917，贾代保，湖南通道），《小儿推拿医学》《世传医理妙方》《二十四惊风图解》《救世医书》《救世药方》（1929，湖南通道）等。新中国成立后，侗族地区更是出现了大量的侗医方剂学著作，复方侗药得到广泛应用。龙运光主编的《中国侗族医药》中收集有贵州省常用验方490个，湖南省常用验方1692个，广西壮族自治区常用验方276个，另摘录侗医医方《药品总簿》验方322个，总计收集验方2780个，同样缺少湖北侗医的相关数据。

第三节　侗医方剂的配伍原则与组方变化

侗医"讲病用方"，尊"方从师立"，早期根据"相克相畏"原则组方，如"老鼠症"应用"猫毛"作为主药治疗，因为老鼠畏猫。这种组方更多适用于单方，后来在复方组方过程中也经常得到运用，反映了侗医用药的经验性。

侗医组方遵循主、帮、配原则。其中"主药"是针对主证选用的药物，是对主病或主证起主要治疗作用的药物，大多为一味药，也有多味药，在方剂中不可缺少，处于中心地位，相当于中医的君药。"帮药"是针对兼证选用的药物，由于兼证可能较多，故"帮药"数量较多，它是帮助治疗主病的药物，在组方中处于从属的地位，相当于中医中的臣药与佐药。"配药"多为药引子，如以酒为引，以糖为引，在组方中处于配合的作用，相当于中医的使药。相对于中医的君臣佐使原则，侗医做了大的简化，主药负责主证，帮药负责兼证，佐药归于帮药，使药转化为配药，尽管用药数量很少。相较中医，侗医配伍理论虽然失去一些成熟度，但更加明快，更易操作。

如治乳痈方，主药用蒲公英、雷公藤，抗菌消炎。帮药用当归、夏枯草、白芍，增强免疫力。配药甜酒，药引子。治小儿百日咳方，主药用百部、射干、黄精，抗菌消炎。帮药用前胡、杏仁、紫菀，祛痰镇咳。

侗医治病讲究临证开方，根据病情变化而改变处方，按照变化程度由小到大，可增减药量，组方中各味药物的用量需根据患者病情的轻重、年龄的老少、体质的强弱、性别的区别以及地域的不同而变化。如相对成年人而言，小儿用药往往用量减半甚至减为四分之一。可改变药用部位，如以鹰爪风、淫羊藿、三角枫组成的治风湿性关节炎方，淫羊藿一般用全草，如疼痛加剧，可减少淫羊藿茎叶用量，增加其根部用量。可转换剂型，如以鹿角、甘草组治乳腺炎方，轻者外敷，重者水煎内服，或者两者同时施用。可增减药味而变化处方，一般主病不变情况下，主药不变，但随着症状的变化，兼证变化，可增减帮药。如以苍术、羌活、川乌、大黄组治痢疾方，若患水泻用原方，若患红痢疾加灯草，若患白痢疾加生姜。

第四节　侗医方剂剂型与特色

一、侗医方剂剂型

侗医方剂剂型花样繁多，丰富多彩。有常规的汤剂、散剂、丸剂、酒剂、油剂、敷剂、膏剂、洗剂、熏剂、佩剂、喷剂、含剂、塞剂等。也有特色的药鱼、药衣、活物、阴阳水、打刀烟等。

汤剂：把配好的药物加水在罐内熬制成汤服用，是侗医最常用的剂型。

散剂：把药物焙干碾成细粉，筛除粗渣，内服用开水、米汤、酒、茶冲调服用，外用或将药粉撒于病患处，或用酒、醋、水调成糊状敷于患处。

丸剂：将散剂药粉用井水或米酒、米醋、米汤、蜂蜜、鸡蛋清、植物油、油烟调制成丸状服用。大小重量根据用药量而定，多用于治疗慢性病。

酒剂：将药物加入酒坛中浸泡一定时间后取出饮用或外搽用。

油剂：将药物放入食用油中浸泡三周以上，用棉签蘸油药涂于患处，或滴于耳中、眼中、肛门、肚脐。

敷剂：将鲜药锤烂直接敷于患处，或加酒、酒糟一起外敷，称外包药。

膏剂：有浸膏与油膏两种。浸膏是将药加水熬制两次后，去除药渣再用小火慢慢煨熬浓缩而成。

油膏则是将药物细粉加入加热的动物或者植物油中调制而成。

洗剂：将药物煨熬出药水，浸泡或搽洗全身。

熏剂：将药物燃烧产生烟雾熏患处，或将药物加水熬煮，产生水蒸气熏患处。

佩剂：将具有挥发性的药物装入布袋中佩戴身上，利用挥发的药物治疗或预防疾病。

喷剂：将新鲜药物洗净后用木锤锤烂，放入碗中或杯中，加井水或淘米的二道水搅匀，由医生口含药水喷向患处。多用于激发性的病症，如跌打损伤。

含剂：将新鲜药物洗净后用木锤锤烂，或用手撕烂后放入碗中或杯中，加井水或淘米的二道水搅拌出药汁，即可用于含漱，热后吐出，再含再吐。也可将药物煎出药汁，用于含漱。多治疗牙痛等口腔疾病。

塞剂：一种是将新鲜药搓烂后直接塞入耳朵内或鼻孔中。另一种是将药物焙干碾粉，加入动植物油脂制成膏状，搓成药条塞入肛门、阴道或病疮的烂口等腔体中。

药鱼：如取鲜茵岩草（鸢尾科植物鸢尾）适量，捣烂后置于一盆清水中喂养鲫鱼，取鱼食之，治疗肚子痛。

药衣：取鸡婆刺根（菊科植物大蓟）、枣树根（鼠李科植物枣）各适量，与患儿衣服同蒸，晾干，令小儿穿戴，可治"小儿走胎"。

活物：如将活物鼻涕虫（蜗牛科动物）置于蜈蚣叮咬处，可解蜈蚣毒素。

阴阳水：将所用药物放入木炭火中烧煅成灰，置于大碗中，加入井水、凉开水或配合治疗的药水，倒扣一个较小的碗。双手握住上下倒扣的碗摇动，使药物成分溶化于水中。沉淀冷却后可服用药水。多用于急发症，如吐泻、出血、腹绞痛等。

打刀烟：将植物鲜枝燃烧，靠近未加热的铁器，让其水蒸气直接凝结于铁器上，收集其药液供药用。如将鲜八角风（茜草科植物风霜树）茎枝燃烧，靠近未加热的切菜刀，使蒸汽凝结在刀上，收集油液装入瓶中药用，可治疗毒蛇咬伤。

二、侗医方剂特色

侗医方剂用药方法具有以下特色：

1. 善用鲜药　侗医采药，随采随用。春药春用，夏药夏用，秋药秋用，冬药冬用。一般不囤积药物，因而少有保存问题。鲜药炮制简单，捣烂、撕烂、嚼烂即可。鲜药现采现用，能保持生物酶的活性，往往能收奇效。

2. 善用动物药　侗族生活地区往往山高林密，环境恶劣，先民历史上多营养不良，表现为虚证。不同疾病病后、产后转为虚证，补虚多受侗医关注。由于人类与动物器官相似，侗医信奉吃什么补什么，用动物入药，能收补虚之效。

牛：常用水牛与黄牛的角、蹄、鞭、睾丸、牛黄入药。牛角是制备火罐、刮痧板、牛角针的材料，将水牛角切成细丝配清热解毒药物可治热毒疮肿、热毒迫血妄行之症；将牛蹄烧存性研粉调油，可治疗疮疡流脓流水久不收口之症；牛黄退热；牛鞭睾丸洗净去油烘干，配以补肾壮阳药物泡酒，饮用可治疗老年肾虚所致的尿无力、尿不尽、尿清长、腰冷痛等症。

羊：常用野山羊角、蹄治疗小儿发热；用羊肉炖阳雀花根、红当归、土党参治疗人体久虚、自汗气虚、常易感冒等症；用羊鞭与睾丸补肾壮阳，治疗阳痿、见花射、四肢欠温、腰腿冷痛等症；用羊肝治疗鸡蒙眼病（夜盲症）。

猪：猪胆可治疗便秘；猪心炖三七内服可治疗胸闷、心前区疼痛、心悸；猪尿泡炖山药、芡实、小茴香，可治遗尿症；猪肝粘鸽子干粪粉或楠木树皮细粉烤熟内服，可治疗小儿厌食与疳积症；猪肠炖阳雀花根、红当归、土党参内服治疗脱肛症。

也有将猫、狗、鸡、鸭、鹅、蛇、黄鳝、甲鱼、乌龟、螃蟹、麻雀、老鹰、田螺、鲫鱼、鲤鱼、穿山甲、黄鼠狼、癞蛤蟆等入药。还有将蜘蛛、蚯蚓、蚂蟥、螳螂蛋、蜈蚣、打屁虫、口袋虫、蝗虫、土鳖虫、蜂巢、蝉壳入药；更有将人尿、人发、人乳、人口水入药。

3. 药食同用 侗族先民喜欢将药物与食物一起做成药膳食用，既解决饥饿问题，又能治病。一些药食两用药物，可直接制成药膳食用，更多的药物与食物一起调制成药膳用于治疗与预防疾病。《中国侗族医药》中收集了大量的侗医药膳，计有内科药膳 215 个，外科药膳 14 个，妇科药膳 45 个，儿科药膳 37 个，五官科药膳 19 个，共计 310 个药膳配方，形成侗医用药方法的一个重要领域和鲜明特色。

（洪宗国 汪冶 张在其）

第九章 侗药毒性与减毒方法

毒性，中西医学有不同的定义。中医药的毒性是一种相对的性质，西医药的毒性则具有绝对的性质。

中医认为毒性有广义与狭义之分。广义毒性是把毒药作为药物的代称。如《淮南子·修务训》说：神农尝百草之滋味，一日而遇七十毒。《国礼》云：医师掌医之令政，聚毒药以供医事。这是基于药物的偏性，中医治病，辨证施药，以偏纠偏。以药物的偏性纠正疾病的偏性，如寒者热之，热者寒之。偏性越强，毒性越大。无偏无以纠偏，故是药皆有毒。故张子和云：凡药皆有毒，非止大毒、中毒、小毒。张景岳云：药以治病，因毒为能。所谓毒药，是以气味之有偏也。盖气味之正者，谷食之属也，所以养人之正气。气味之偏者，药饵之属也，所以去人之邪气。狭义毒性则专指有毒之毒，无毒合用之毒。有毒之毒指本草中明确指明有毒之物。无毒合用之毒是指无毒或小毒之物因配伍不当而产生的机体损害。如十八反、十九畏等用药禁忌，以及不对证的配伍用药。

侗医药是中华医药共同体的一员，其毒性遵循中医相对毒性的定义，但毒性程度的衡量与检测可以按照西医的方法。侗药毒性也有广义与狭义之分。相对于寒热病、滑塞病、盈亏病，寒者热之，热者寒之，滑者收涩之，塞者散之，盈者退之，亏者补之，就是利用了热药、寒药、收涩药、散药、退药、补药的偏性来以偏纠偏。偏性越大毒性越强，药性也越强。从这个意义上说，侗药无毒不治病，是药都有毒。

侗族属于南方少数民族，善于利用药物之毒，历史上侗族有大量用于军事上的毒药制剂。侗族先民能识别大量有毒动植物，并记载于古歌与后世文献中。无毒合用之毒则是用药不当造成的毒性。主要有三个方面：单方用药药味辨识不当不对证产生的毒性，一药多味主味对证但其他味不对证产生的毒性，复方侗药由于配伍不当产生毒性。正确辨认药味可以减少单方药物不对证毒性，深入细致辨认一药多味可以避免次味不对证产生的毒性，正确配伍则可以减少复方侗药毒性。

侗医治病既有辨证也有辨病。民间更善于辨病，并针对具体病症，用单方与验方治疗。经过千百年实践，这些单方与验方多具有较好的疗效。但药味辨识不准不细，配伍不精确，也会产生不良反应，影响疾病的治疗。基于六偏证对六治，选六性，辨六味的对证用药，历史较短，应用不多，但代表侗医药的发展方向，其毒性的产生有以下几个方面：

药物品种：每一品种代表一定的单一药味与复合药味，针对确定的偏性疾病纠偏，若药物品种识别有误，或选药错误，当然会产生毒性不良反应。

配伍：相较中医的君臣佐使配伍原则，侗医简化为主帮配，其主药相当于中医的君药，针对主要疾病症状的主要方面，帮药相当于中医的臣药与佐药，只承担次要症状的纠偏任务，但臣药中针对主要症状的次要方面以及佐药的诸多功能均被简化，使药也被简化为引药，这些简化实际上还需要帮药来承担。对证的配伍是良药，不对证的配伍是毒药。配伍包括药味与药量两个方面，药味可以根据病情的变化而增减，药量也可以根据病情的变化而变化。

炮制：侗医善用鲜药，无须复杂炮制。但多样的制剂类型对药物的处理方法不同，利用药物的成分也不同，其药味会发生相应的改变。如水剂与酒剂，水剂浸取的是药物的水溶性成分，酒剂浸取的是药物的醇溶性成分，成分不同，药味必然发生变化，针对性也不一样。用法不当也会产生不良反应。

因此侗医用药，要产生药效，减少或避免不良反应，首先需要选准药物品种，精确配伍，根据病情变化改变配伍用药品种与用药量，还需要选用正确的炮制方法与用药方法、用药部位。

（洪宗国　汪冶　张在其）

各 论

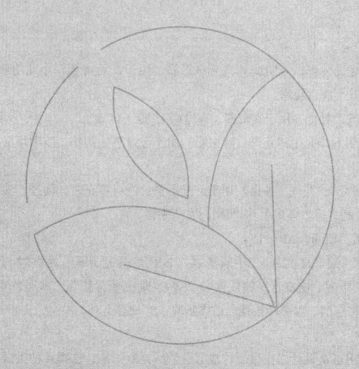

第十章　根及根茎类

Aiv dinl mant 介丁蛮

深裂竹根七 Shenliezhugenqi

【异名】玉竹、尾参、铃铛菜、黄脚鸡。

【来源】本品为百合科植物深裂竹根七 *Disporopsis pernyi*（Hua）Diels 的干燥根茎。

【采收加工】秋、冬季可采，洗净去须根，晒干。

【性味】甘，平。

《侗族医学》：甜，补。

《侗药大观》：甘，微寒。

《中国侗族医药研究》：甘，补。

【功能与主治】益气健脾，养阴润肺，活血舒筋。用于产后虚弱，小儿疳积，阴虚咳嗽，多汗，口干，跌打肿痛，风湿疼痛，腰痛。

《侗族医学》：补气，补血。用于宾夯卯（猫鬼病），瘟（体虚）。

《侗药大观》：养阴润燥，生津止渴，降血脂。用于治疗热病阴伤，咳嗽烦渴，虚劳发热，内热消渴，小便频赤，高血脂等。

《中国侗族医药研究》：补气，补血。用于月经不调，洗身不正常，痛经，洗身肚痛，腰疼，妇男摆白（遗精症），猫鬼病，瘟（体虚），虚弱病，农药中毒。

【用法用量】内服：煎汤，10～15g。

【化学成分】反式 - 细辛醚、2,6- 二甲氧基 -4-（2- 丙烯基）- 苯酚、香豆酸、(-)- 丁香脂素、(+)- 松脂酚、(+)- 落叶松脂醇、槲皮素、槲皮素 -3-*O*-β-D- 吡喃葡萄糖苷、木犀草素、芦丁、β- 谷甾醇、白桦脂酸、水杨酸、香草酸、腺嘌呤核苷、白桦脂醇、β- 胡萝卜苷。

【药理作用】

1. 抗菌活性　使用正交设计优化深裂竹根七总酚酸提取工艺，选择 4 种供试菌考察提取物的抑菌活性。结果深裂竹根七总酚酸的最佳工艺为：20 倍量 80% 乙醇，提取 3 次，每次 1.5h。抗菌活性测试显示总酚酸提取物对金黄色葡萄球菌的生长有较强的抑制作用。说明深裂竹根七总酚酸提取物具有一定抗菌活性。

2. 抗肿瘤活性　采用系统溶剂法和柱色谱法提取分离深裂竹根七乙酸乙酯提取物中的化合物，用核磁共振、质谱和薄层方法鉴别其分子结构。采用 MTT 法测定提取物对人源乳腺癌瘤株 MCF-7 的抑制活性，用 AO-EB 荧光双染法观察细胞形态学变化。从深裂竹根七乙酸乙酯提取物中分离并鉴别了 3 种成分，分别为白桦脂醇、β- 胡萝卜苷和木犀草素，其中白桦脂醇为首次从深裂竹根七中分离得到。提取物对 MCF-7 细胞增殖有较强的抑制作用。

【原植物】深裂竹根七 *Disporopsi spernyi*（Hua）Diels

多年生草本。根茎横走，圆柱形，直径 0.5 ～ 1cm。茎高 20 ～ 50cm，具紫色斑点。叶互生，披针形，先端渐尖或近尾尖，基部圆形或钝，具柄。花腋生，1 ～ 2 朵，白色，花梗长约 1 ～ 1.5cm，花被钟状，白色，长 1.2 ～ 2cm，花被筒长约为花被的 1/3 或略长，裂片近长圆形，副花冠膜质，与花被裂片对生，披针形或条状披针形，长 0.3 ～ 0.4cm，顶端 2 深裂，花药长 1.5 ～ 2mm，花丝极短，着生于副花冠裂片顶端凹缺处。浆果球形，直径 7 ～ 10mm，成熟时暗紫色。花期 4 ～ 5 月，果期 11 ～ 12 月。

产湖南、贵州、广西。生山坡林下、山谷溪边草丛中。

（刘建新　汪治　张在其）

Anl 谙

苎麻 Zhuma

【异名】野麻、野苎麻、家麻、苎仔、青麻、白麻。

【来源】本品为荨麻科植物苎麻 *Boehmeria nivea*（L.）Gaudich. 的干燥根。

【采收加工】冬、春二季采挖，除去地上茎、细根及泥土，干燥。

【性味】甘，寒。

《侗药大观》：甘，寒。

【功能与主治】清热解毒，止痛消肿，安胎。用于治疗跌打损伤，陈旧性骨折，胎动不安，坠胎，血尿等。

《侗药大观》：清热解毒，止痛消肿，安胎。用于治疗跌打损伤，陈旧性骨折，胎动不安，先兆流产，血尿等。

【用法用量】内服：煎汤，10 ～ 20g；外用鲜品适量捣烂外敷患处。

【化学成分】大黄素、大黄素 -8-*O*-β-D- 吡喃葡萄糖苷、大黄素甲醚、白藜芦醇苷、儿茶素、表儿茶素、β- 谷甾醇、委陵菜酸、常春藤皂苷元、马斯里酸、2α- 羟基乌苏酸、反式对羟基桂皮酸、2,4,4′- 三羟基查耳酮、芦丁、胡萝卜苷 -10,13- 二十碳二烯酸酯、胡萝卜苷、三油酸甘油酯、白桦酸、齐墩果酸、19α- 羟基乌苏酸、苎麻根甲素。

【药理作用】

1. 止血作用　苎麻根有轻度的促血小板聚集功能，并随药物浓度的增加而轻度增加，体外实验表明它还不能代替凝血酶和血小板，苎麻叶有机酸盐能明显缩短畜禽的血液凝固时间，体外实验也证明能缩短凝血时间。

2. 抗炎作用　苎麻叶乙酸乙酯部位具有较强的抗炎活性，其活性成分主要是酚酸类，其作用机制主要是通过抑制 p38 和 JNK 磷酸化，降低 COX-2 表达，减少 NO、TNF-α、IL-6、IL-1β、PGE$_2$ 等炎性介质释放。

3. 子宫平滑肌调节作用　离体子宫实验证明苎麻根黄酮苷对怀孕子宫有抑制作用，对未怀孕子宫的功能活动则具有兴奋性。对孕兔和未孕兔尿中孕二醇葡萄糖醛酸钠含量测定的结果，证明苎麻根黄酮苷可使孕兔尿中孕二醇葡萄糖醛酸钠含量升高，但对未孕兔尿中孕二醇葡萄糖醛酸钠的含量则无明显影响。

4. 抑菌作用　体外抑菌试验证明，苎麻根有机酸、生物碱对革兰阳性菌和阴性菌均有抑制作用。苎麻根有机酸盐对小白鼠和家兔人工感染肺炎球菌致病有较好的治疗效果。体外实验证明其具有抗真菌活性。

5. 抗病毒作用　苎麻根提取物能有效地减少乙型肝炎病毒（HBV）的数量，并且其抗病毒机理可能不同于核苷类似物。在人肝癌细胞中，乙型肝炎抗原（HBeAg）与上清液粒径相关的分泌物可被显著抑制，而乙型肝炎病毒表面抗原（HBeAg）未被抑制。其机制可能是通过减少葡萄糖调节蛋白 78（GRP78）来抑制组装病毒的分泌。苎麻根提取物对病毒血症动物模型表现出潜在的治疗作用。通过口与腹膜内给药都能有效地抑制 HBsAg 与 HBV-DNA 的数量。苎麻叶水相萃取物具有较好的体外抗甲型流感病毒（H1N1）作用。

6. 保肝与抗氧化作用　对于 CCl_4 引起的肝损伤，苎麻水提物表现出保肝作用。在 $FeCl_2$ 抗坏血酸盐诱导的鼠肝匀浆中的脂质过氧化反应中，苎麻显示出抗氧化作用。其保肝与抗氧化作用可能涉及与自由基清除相关的机制。苎麻叶提取物对 DPPH（1,1- 二苯基 -2- 三硝基苯肼）、羟基以及超氧化自由基清除的 IC_{50} 值分别是 688μg/mL、424μg/mL 及 596μg/mL，而通过丁基羟基茴香醚（BHA）测定的自由基清除 IC_{50} 值分别是 92μg/mL、58μg/mL 及 98μg/mL。

7. 降糖作用　苎麻根正丁醇部分表现出高度的 α- 葡萄糖苷酶抑制作用。苎麻叶提取物显示有 β-半乳糖苷酶抑制活性。苎麻叶提取物还能通过激活 PPARγ 促进葡萄糖摄取，改善葡萄糖耐受。

8. 其他　苎麻叶提取物还具有抗过敏、导泻、降脂、抑制胆碱酯酶等作用。

【原植物】苎麻 *Boehmeria nivea*（L.）Gaudich.

亚灌木或灌木，高 0.5 ～ 1.5m；茎上部与叶柄均密被开展的长硬毛和近开展和贴伏的短糙毛。叶互生；叶片草质，通常圆卵形或宽卵形，少数卵形，长 6 ～ 15cm，宽 4 ～ 11cm，顶端骤尖，基部近截形或宽楔形，边缘在基部之上有齿，上面稍粗糙，疏被短伏毛，下面密被雪白色毡毛，侧脉约 3 对；叶柄长 2.5 ～ 9.5cm；托叶分生，钻状披针形，长 7 ～ 11mm，背面被毛。圆锥花序腋生，或植株上部的为雌性，其下的为雄性，或同一植株的全为雌性，长 2 ～ 9cm；雄团伞花序直径 1 ～ 3mm，有少数雄花；雌团伞花序直径 0.5 ～ 2mm，有多数密集的雌花。雄花：花被片 4，狭椭圆形，长约 1.5mm，合生至中部，顶端急尖，外面有疏柔毛；雄蕊 4，长约 2mm，花药长约 0.6mm；退化雌蕊狭倒卵球形，长约 0.7mm，顶端有短柱头。雌花：花被椭圆形，长 0.6 ～ 1mm，顶端有 2 ～ 3 小齿，外面有短柔毛，果期菱状倒披针形，长 0.8 ～ 1.2mm；柱头丝形，长 0.5 ～ 0.6mm。瘦果近球形，长约 0.6mm，光滑，基部突缩成细柄。花期 8 ～ 10 月。

产湖南、贵州、广西、湖北。生于山谷林边或草坡，海拔 200 ～ 1700m。

现在我国秦岭以南地区栽培苎麻甚广。我国苎麻产量占世界总产量的 75% ～ 80%。

【备注】本品叶也可药用。

（吴卫华　汪冶）

Bac goc lieenc 八各莲

八角莲 Bajiaolian

【异名】八角鸟、一把伞、鬼臼、江边一碗水、八角七、独脚莲。

【来源】本品为小檗科植物八角莲 *Dysosma versipellis*（Hance）M. Cheng ex Ying 或贵州八角莲

Dysosma majoensis（Gagnepain）M. Hiroe 的干燥根茎。

【采收加工】秋、冬季采挖，洗净，晒干。

【性味】苦、辛，平。有毒。

《侗药大观》：苦、辛，平。有毒。

【功能与主治】清热解毒，化痰散结，祛瘀消肿。用于治疗痈肿疔毒，咽喉肿痛，跌打损伤，毒蛇咬伤，蝗蜂刺伤。

《侗药大观》：清热解毒，化痰散结，祛瘀消肿。用于治疗痈肿疔毒，咽喉肿痛，跌打损伤，毒蛇咬伤，蝗蜂刺伤等。

【用法用量】内服：煎汤，5～10g。外用：适量捣烂敷患处或用冷水磨取汁内服。

【现代临床研究】

1. 用于治疗流行性乙型脑炎　用八角莲注射液（每100mL含40g生药提取物）治疗乙型脑炎，成人取注射液40mL加入10%葡萄糖液250mL静脉滴注，疗程5～7天，儿童用量酌减。临床观察表明，该药治疗乙型脑炎具有明显的退热作用，一般3天高热可降至正常，同时昏迷时间缩短。后遗症明显减少，经临床观察未发现明显不良反应。

2. 用于治疗病毒性脑炎　将以小儿为主的病毒性脑炎患者136例中症状明显79例分组，给药组采用八角莲注射液（生药40g/100mL，每支20mL）治疗，3岁及以下儿童，每日20mL加入10%葡萄糖液500mL静脉滴注，3岁以上每日用量40mL，用法同前，体温正常3天后停药。阳性对照组给利巴韦林，每日10mL/kg，静脉滴注。两组均辅以对症治疗，呕吐剧烈者用1～2剂甘露醇。如体温高，适量使用退热剂。两组均不使用皮质激素。以体温降至37.5℃以下所需时间为指标，八角莲组平均退热时间为36h，最短6h，最长282h。利巴韦林组平均为59.17h，最短为12h，最长144h。

3. 用于治疗带状疱疹　应用八角莲注射液（每毫升含生药250mL）治疗带状疱疹，成人每次2mL，儿童减半，肌内注射，每日2次，直至痊愈。26例患者有效率99%，平均2.2天显效，平均痊愈时间5天，无后遗性神经痛。治疗中2例出现过敏性血小板减少，停药后恢复。

4. 用于治疗各种疣　从八角莲根部提取八角莲脂，以安息香酊为溶液，制成25%八角莲酊外涂治疗各种疣。疗效观察：八角莲酊对尖锐湿疣疗效好，而对寻常疣、扁平疣至少2周才见效。本药涂于柔嫩皮肤或黏膜产生局部刺激，甚至发生浅溃疡，要特别注意。

5. 用于治疗流行性腮腺炎　将流行性腮腺炎患者67例随机分组，给药组采用八角莲注射液（生药40g/mL，每支20mL）治疗，成人每日40mL，儿童每日20mL，加入10%葡萄糖液250mL静脉滴注，体温超过39.5℃，应用1次阿司匹林口服，疗程5天。阳性对照组采用板蓝根注射液、ABOB、泼尼松三药联合应用，体温超过39.5℃，应用地塞米松5mg加入10%葡萄糖注射液静脉滴注，两组均不用抗生素。结果表明，中药组治疗前后比较有明显的退热效果（$P < 0.01$），对照组治疗前后比较未见明显的退热效果，中药组体温下降幅度超过对照组。

6. 用于治疗流行性出血热　使用八角莲注射液40mL（含生药16g）溶于10%葡萄糖溶液500mL，每日静脉滴注1次，连续5天。结果显示治疗组发热期平均体温较对照组低，发热平均天数及退热平均天数，治疗组较对照组短，还可以提高越期率，但是对特异性循环免疫复合物的形成无明显阻断作用。

【化学成分】鬼臼毒素、山荷叶素、去氧鬼臼毒素、4′-去甲基鬼臼毒素、鬼臼毒酮、异苦鬼臼苦酮、苦鬼臼毒素、dysoverine D、dysoverine F、dysoverine A、podoverine A、α-足叶草脂素、奈黄素-3-*O-β*-D-吡喃葡萄糖、槲皮素、异槲皮苷、山柰酚、芦丁、槲皮素-3-*O-β*-D-吡喃葡萄糖苷、大黄素甲醚、八角莲蒽醌、4′-甲基八角莲蒽醌、羟基谷甾醇、β-谷甾醇。

【药理作用】

1. 抗肿瘤作用 鬼臼毒素是八角莲的主要活性成分，研究发现其对大多数癌症细胞都具有很强的细胞毒作用，作用机制是抑制细胞有丝分裂装置中的微管组装以及促进细胞凋亡。但由于其严重的不良反应而不能直接用于癌症治疗。

2. 抗病毒作用 八角莲黄酮类化合物大都具有一定的抗病毒活性（IC_{50} 为 30 ～ 100μmol/L）。山奈酚、苦鬼臼毒素对柯萨齐 B 病毒（CBV）、单纯疱疹病毒有抑制作用，槲皮素 -3-*O*-*β*- 呋喃葡萄糖苷仅对单纯疱疹病毒有抑制作用。

3. 抗菌作用 八角莲中发现了很多内生真菌，如牵连青霉（*Penicillium implication*），这些内生真菌的代谢产物表现出广泛的抗菌作用，对金黄色葡萄球菌、大肠埃希菌和白色念珠菌均有抑制作用。

4. 其他 八角莲根中提取的结晶性物质对离体蛙心有兴奋作用，能使其停于收缩状态。对兔耳血管有扩张作用；对蛙后肢血管、家兔小肠及肾血管则有轻度的收缩作用。对平滑肌有直接作用，抑制离体兔肠收缩，兴奋兔及豚鼠的离体子宫。

【原植物】

1. 八角莲 *Dysosma versipellis*（Hance）M. Cheng ex Ying 多年生草本，植株高 40 ～ 150cm。根状茎粗壮，横生，多须根；茎直立，不分枝，无毛，淡绿色。茎生叶 2 枚，薄纸质，互生，盾状，近圆形，直径达 30cm，4 ～ 9 掌状浅裂，裂片阔三角形，卵形或卵状长圆形，长 2.5 ～ 4cm，基部宽 5 ～ 7cm，先端锐尖，不分裂，上面无毛，背面被柔毛，叶脉明显隆起，边缘具细齿；下部叶的柄长 12 ～ 25cm，上部叶柄长 1 ～ 3cm。花梗纤细、下弯、被柔毛；花深红色，5 ～ 8 朵簇生于离叶基部不远处，下垂；萼片 6，长圆状椭圆形，长 0.6 ～ 1.8cm，宽 6 ～ 8mm，先端急尖，外面被短柔毛，内面无毛；花瓣 6，勺状倒卵形，长约 2.5cm，宽约 8mm，无毛；雄蕊 6，长约 1.8cm，花丝短于花药，药隔先端急尖，无毛；子房椭圆形，无毛，花柱短，柱头盾状。浆果椭圆形，长约 4cm，直径约 3.5cm。种子多数。花期 3 ～ 6 月，果期 5 ～ 9 月。

产湖南、湖北、广西、贵州。生于山坡林下、灌丛中、溪旁阴湿处、竹林下或石灰山常绿林下。海拔 300 ～ 2400m。

2. 贵州八角莲 *Dysosma majoensis*（Gagnepain）M. Hiroe 多年生草本，植株高约 50cm。根状茎粗壮，横生，结节状，棕褐色，多须根；茎直立，具纵条棱，被细柔毛。叶薄纸质，二叶互生，盾状着生，叶片轮廓近扁圆形，长 10 ～ 20cm，宽约 20cm，4 ～ 6 掌状深裂，裂片顶部 3 小裂，上面暗绿色或有紫色云晕，背面带灰紫色，被细柔毛，边缘具极稀疏刺齿；叶柄长 4 ～ 20cm。花 2 ～ 5 朵排成伞形状，着生于近叶基处；花梗长 1 ～ 3cm，被灰白色细柔毛；花紫色；萼片 6，不等大，椭圆形，长 7 ～ 15mm，淡绿色，无毛；花瓣 6，椭圆状披针形，长达 9cm，宽约 1.5cm；雄蕊 6，长约 1.8cm，花丝与花药近等长，有时花丝短于花药，药隔先端延伸，呈尖头状；子房长圆形，基部和顶部缢缩，柱头盾状，半球形，直径约 1.5mm。浆果长圆形，成熟时红色。花期 4 ～ 6 月，果期 6 ～ 9 月。

产湖南、贵州、广西、湖北。生于密林下、竹林下。海拔 1300 ～ 1800m。

（吴卫华 汪冶）

Bac goc naemx 八各嫩

掌裂叶秋海棠 Zhanglieyeqiuhaitang

【异名】水八角、水蜈蚣、酸猴儿、一口血、水黄连。

【来源】本品为秋海棠科植物掌裂叶秋海棠 *Begonia pedatifida* lévl. 的根茎。

【采收加工】秋、冬采挖，洗净切片晒干。

【性味】酸，平。

【功能与主治】散瘀，止血消肿，止痛。用于吐血，崩漏，胃脘痛，痹证；外用治跌打损伤肿痛，毒蛇咬伤。

【用法用量】内服：煎汤，9～15g；外用：适量，鲜品捣烂敷患处。

【化学成分】原儿茶酸、原儿茶醛、儿茶素、槲皮素、槲皮素 -3-*O*- 鼠李糖 - 鼠李糖苷、胡萝卜苷、豆甾醇 -3-*O*-*β*-D- 吡喃葡萄糖苷、豆甾醇、芦丁、4- 烯丙基苯甲醚、香豆素、角鲨烯。

【药理作用】

1. 抗炎镇痛作用 掌裂叶秋海棠水煎液（1g/mL）灌胃 100mL/kg 连续 3 天，能明显抑制二甲苯致小鼠耳廓肿胀。掌裂叶秋海棠醇提液（1g/mL）腹腔注射 2mL/kg，对角叉菜胶致大鼠足跖肿胀有非常明显的抑制作用；水煎液腹腔注射 2mL/kg 连续 5 天，对棉球埋藏大鼠皮下引起的慢性肉芽肿有明显的抑制作用。水煎液腹腔注射 2mL/kg 在 60min 时，对热板致小鼠痛阈有明显提高；水煎液皮下注射 2mL/kg，0.5mL/kg，对醋酸致小鼠扭体反应有明显的抑制作用。

2. 抗凝血作用 体外研究显示掌裂叶秋海棠的乙醇部位及正丁醇部位可延长凝血时间。

【原植物】掌裂叶秋海棠 *Begonia pedatifida* lévl.

草本。根状茎粗，长圆柱状，扭曲，直径 6～9mm，节密，有残存褐色的鳞片和纤维状之根。叶自根状茎抽出，偶在花葶中部有 1 小叶，具长柄；叶片轮廓扁圆形至宽卵形，长 10～17cm，基部截形至心形，（4～）5～6 深裂，几达基部，中间 3 裂片再中裂，偶深裂，裂片均披针形，稀三角披针形，先端渐尖，两侧裂片再浅裂，披针形至三角形，先端急尖至渐尖，全边缘有浅而疏三角形之齿，上面深绿色，散生短硬毛，下面淡绿色，沿脉有短硬毛，掌状 6～7 条脉；叶柄长 12～20（～30）cm，密被或疏被褐色卷曲长毛；托叶膜质，卵形，长约 10mm，宽约 8mm，先端钝，早落。花葶高 7～15cm，疏被或密被长毛，偶在中部有 1 小叶，和基生叶近似，但很小；花白色或带粉红，4～8 朵，呈二歧聚伞状，首次分枝长约 1cm，被毛或近无毛；苞片早落；雄花：花梗长 1～2cm，被毛或近无毛，花被片 4，外面 2 枚宽卵形，长 1.8～2.5cm，宽 1.2～1.8cm，先端钝或圆，外面有疏毛，内面 2 枚长圆形，长 14～16mm，宽 7～8mm，先端钝或圆，无毛；雄蕊多数，花丝长 1.5～2mm，花药倒卵长圆形，长 1～1.2mm，先端凹或微钝；雌花：花梗长 1～2.5cm，被毛或近无毛；花被片 5，不等大，外面的宽卵形，长 18～20mm，宽 10～20mm，先端钝，内面的小，长圆形，长 9～10mm，宽 5～6mm；子房倒卵球形，长约 8mm，直径 4～6mm，外面无毛，2 室，每室胎座具裂片，具不等 3 翅；花柱 2，约 1/2 处分枝，柱头外向增厚，扭曲呈环状，并带刺状乳突。蒴果下垂，果梗长 2～2.5cm，无毛；轮廓倒卵球形，长约 1.5cm，直径约 1cm，无毛，具不等 3 翅，大的三角形或斜舌状，长约 1.2cm，宽约 1cm，上方的边斜，先端圆钝，其余 2 翅短，三角形，长 4～5mm，先端钝，均无毛；种子极多数，小，长圆形，淡褐色，光滑。花期 6～7 月，果期 10 月开始。

产湖南、贵州、湖北。生于林下潮湿处、常绿林山坡沟谷、阴湿林下石壁上、山坡阴处密林下或林缘。海拔 350～1700m。

（吴卫华　郑钦方　汪冶）

Baenl yanc 笨然

万寿竹 Wanshouzhu

【异名】百尾参、白味参、百尾笋、白龙须。

【来源】本品为百合科植物万寿竹 *Disporum cantoniense*（Lour.）Merr. 的干燥根及根茎。

【采收加工】春、夏、秋采挖，洗净，干燥。

【性味】甘，凉。

【功能与主治】益气养阴，润肺止咳，养血活络。用于肺燥咳嗽，阴虚潮热，盗汗，痛经，产后体虚，风湿痹痛。

【用法用量】内服：煎汤，10～30g；外用：取适量，捣烂外敷，或根熬膏涂。

【化学成分】邻羟基苯甲醇、对羟基苯甲醛、对羟基苯乙酮、丁香醛、覆盆子酮、3-羟基-1-（4-羟基-3,5-二甲氧基苯基）-1-丙酮、2,3,5,4'-四羟基二苯乙烯-2-*O*-β-D-葡萄糖苷、反式-1-（4'-羟基苯基）-丁-1-烯-3-酮、neoechinulin A、异槲皮苷、蜕皮激素、marmesinin、2'-β-D-glucopyranosyloxybenzyl6-α-L-rhamnopyranosyloxy-2-hydroxy-3-methoxybenzoate、4'-*O*-β-D-glucosyl-5-*O*-methylvisamminol、glansreginic acid、橙皮苷、芒柄花苷、nodakenetin、6-（2-hydroxybenzylamino）-9-beta-D-ribofuranosylpurine、异鼠李素-3-*O*-葡萄糖苷、槲皮素、2-氨基吡啶、（E）-4-（4-hydroxy-3-methoxyphenyl）but-3-en-2-on、远志寡糖酯A、（-）-secoisolariciresinol、7-*O*-［2"-*O*-β-D-galactopyranosyl］-α-Larabinofuranosid、neosakuranin、小檗碱、2'-β-D-glucopyranosyloxybenzyl6-α-L-（4'-*O*-acetyl）rhamnopyranosyloxy-2-hydroxy-3-methoxybenzoat、dihydroxyisoechinulin A、淫羊藿苷、torachrysone-8-*O*-β-D-glucoside、木犀草素、4',7-dihydroxyflavone、朝藿定 C、霉酚酸、大黄素-8-*O*-β-D-吡喃葡萄糖苷、（2S）-2,3-dihydroxypropyl-1,6,8-tridihydroxy-3-methyl-9,10-dioxoanthracene-2-carboxylate、川陈皮素、7,8-dehydro-2-hydroxy-calamenene-14-ol、邻苯二甲酸二丁酯、2"-鼠李糖基淫羊藿次苷Ⅱ、淫羊藿次苷Ⅱ、芹菜素、金圣草黄素、麦黄酮、芦丁、木犀草素-7-*O*-β-D-吡喃葡萄糖苷、槲皮素-3-*O*-β-D-吡喃葡萄糖苷、obtucarbamate A、obtucarbamate B、neotigogenin、2'-β-D-吡喃葡萄糖氧苄基-6-α-L-（4'-*O*-乙酰基）-吡喃鼠李糖氧基-2-羟基-3-甲氧基苯甲酸酯、4',7-二羟基黄酮、巴马汀、异紫花前胡苷、4'-*O*-β-D-葡萄糖基-5-*O*-甲维阿斯米醇、紫花前胡苷元、2-氨基吡啶、远志寡糖酯A、新野樱苷、2"-鼠李糖基淫羊藿次苷Ⅱ、宝藿苷Ⅰ、N6-（2-hydroxybenzyl）adenosine、chrysoeriol-7-*O*-β-D-apiofuranosyl（1→2）-β-D-glucopyranoside、2'-β-D-glucopyranosyloxybenzyl-6-α-L-rhamnopyranosyloxy-2-hydroxy-3-methoxybenzoate、dihydroxyisoechinulin A、torachrysone-8-*O*-β-D-glucoside。

【药理作用】

1. 抗炎作用 百尾参乙酸乙酯提取物、水提物和丙酮提取物中高剂量显著降低醋酸扭体法的小鼠扭体次数，抑制二甲苯所致的小鼠耳廓肿胀度，抑制棉球所引起的肉芽肿，显示了良好的镇痛消炎作用。万寿竹水组分、70% 乙醇组分和90% 乙醇组分均显著提升细胞存活率、显著抑制 LPS 诱导的 RAW264.7 细胞中 NO 和 TNF-α 的生成，其中 70% 乙醇组分的抑制率分别为 34.17% 和 33.38%。万寿竹中的多种成分，如小檗碱、川陈皮素、木犀草素等均证明有抗炎活性。

2. 止咳作用 万寿竹乙醇提取物及水提物均有延长小鼠咳嗽潜伏期和减少小鼠咳嗽次数的作用。有效成分中 obtucarbamate A，obtucarbamate B，偶氮-2,2'-双［Z-（2,3-二羟基-4-甲基-5-甲氧基）苯基乙烯〕止咳活性较高。

3. 抑菌作用 万寿竹乙酸乙酯萃取物对枯草芽孢杆菌和金黄色葡萄球菌有抑制作用。

【原植物】万寿竹 *Disporum cantoniense*（Lour.）Merr.

多年生草本植物。根状茎横出，质地硬，呈结节状；根粗长，肉质。茎高 50 ～ 150cm，直径约 1cm，上部有较多的叉状分枝。叶纸质，披针形至狭椭圆状披针形，长 5 ～ 12cm，宽 1 ～ 5cm，先端渐尖至长渐尖，基部近圆形，有明显的 3 ～ 7 脉，下面脉上和边缘有乳头状突起，叶柄短。伞形花序有花 3 ～ 10 朵，着生在与上部叶对生的短枝顶端；花梗长（1 ～）2 ～ 4cm，稍粗糙；花紫色；花被片斜出，倒披针形，长 1.5 ～ 2.8cm，宽 4 ～ 5mm，先端尖，边缘有乳头状突起，基部有长 2 ～ 3mm 的距；雄蕊内藏，花药长 3 ～ 4mm，花丝长 8 ～ 11mm；子房长约 3mm，花柱连同柱头长为子房的 3 ～ 4 倍。浆果直径 8 ～ 10mm，具 2 ～ 3（～ 5）颗种子。种子暗棕色，直径约 5mm。花期 5 ～ 7 月，果期 8 ～ 10 月。

产湖北、湖南、广西、贵州。生灌丛中或林下，海拔 700 ～ 3000m。

【备注】在贵州、湖南民间用本品补肾壮阳。取本品适量切段，炖鸡、肉或骨头。

（吴卫华 汪治）

Bagc nugs pap 榜奴帕

桔梗 Jiegeng

【异名】兰花根、白药、铃铛花、包袱花。

【来源】本品为桔梗科植物桔梗 *Platycodon grandiflorus*（Jacq.）A. DC. 的干燥根。

【采收加工】春、秋二季采挖，洗净，除去须根，趁鲜剥去外皮或不去外皮，干燥。

【性味】苦，平。

《侗药大观》：苦，平。

【功能与主治】宣肺，利咽，祛痰，排脓。用于咳嗽痰多，胸闷不畅，咽痛喑哑，肺痈吐脓。

《侗药大观》：宣肺，利咽，祛痰，排脓。用于咳嗽痰多，胸闷不畅，咽喉肿痛，支气管炎，肺脓疡，胸膜炎，阑尾炎等。

【用法用量】内服：煎汤，5 ～ 10g。

【现代临床研究】

1. 桔梗煎剂联合莫西沙星治疗社区获得性肺炎 结果表明联合治疗组总有效率及咳嗽评分均显著高于对照组。

2. 用于温病初起 配连翘、金银花、薄荷、竹叶、生甘草、荆芥穗、淡豆豉、牛蒡子、芦根。

3. 用于风温初起 配桑叶、菊花、杏仁、连翘、薄荷、甘草、芦苇根。

4. 用于风邪犯肺证 配荆芥、紫菀、百部、白前、甘草、陈皮。

【化学成分】Platicodigenin、platycodin A-F、platycodins J、platycodins K、platycodins L、polygalacin D、platycoside D、platycoside H-J、platycoside N、platycogenicacid A、platyconicacid A-E、platycosaponin A、platycogenicacid B、platycogenicacid C、platycodonoids A、platycodonoids B、芹菜素、木犀草素、蜜橘素、槲皮素 -7-O- 葡萄糖苷、槲皮素 -7-O- 芸香苷、飞燕草苷 -3- 芸香苷 -7- 葡萄糖苷、油酸松柏酯、棕榈酸松柏酯、绿原酸、阿魏酸、咖啡酸、α- 菠菜甾醇，β- 谷甾醇。

【药理作用】

1. 抗肿瘤作用 桔梗茎叶皂苷通过促进肿瘤细胞凋亡及提高机体免疫力而对 H22 移植瘤具有显著的抑制作用。桔梗总黄酮和总皂苷对肺癌细胞 A549 的抑制作用较强。桔梗及桔梗配伍中药对乳腺癌高转移潜能细胞 4T1 的增殖及侵袭有抑制作用，且桔梗配伍其他中药的抑制增殖、侵袭的效果比单用桔梗的效果好。研究表明，桔梗与顺铂联用能显著提高顺铂的抗非小细胞肺癌疗效。桔梗皂苷 D 能通过降低 MMP-2 和 MMP-9 的表达而抑制人肝癌 HCCLM3 细胞的迁移与侵袭。

2. 抗氧化作用 桔梗中的皂苷、黄酮、多糖、酚类等成分都有较好的抗氧化活性。桔梗皂苷 D 通过改善线粒体的生物合成来减轻内源性氧化损伤，而阻止 H_2O_2 诱导的体外早衰。文献报道溶剂极性大的桔梗提取物其抗氧化效果优于极性小的，传统桔梗水煮剂中起主要抗氧化作用的除皂苷类外还有酚类等物质。桔梗多酚对超氧阴离子与羟基自由基的清除率与桔梗多酚浓度成正比。桔梗多糖通过抑制 NADPH 氧化酶 2（NOX_2）过度表达而对 H_2O_2 诱导的 PC12 细胞的氧化损伤有保护作用。桔梗总黄酮粗提物具有较强的清除 DPPH 与总还原能力。

3. 抗菌作用 桔梗多酚对大肠埃希菌、金黄色葡萄球菌与沙门菌有较强的抑制作用。桔梗多糖对细菌无抑制效果，但对真菌有良好效应。研究表明，桔梗提取物对口腔微生物有良好的抑菌效果，所以对口腔疾病与牙龈疾病有治疗作用。

4. 抗炎作用 桔梗提取物通过降低炎症因子的 IL-8、CRP、TNF-α 的水平而抑制炎症反应，从而对类痹证大鼠关节肿胀程度有一定的减轻作用。桔梗皂苷 D 通过抑制 NF-κB 和 MAPK 信号通路的激活，抑制白介素 13 诱导的鼻上皮细胞炎性细胞因子与黏液的表达而有助于过敏性鼻炎的治疗。

5. 免疫调节作用 研究表明，桔梗提取物可以改善由环磷酰胺诱导的免疫抑制小鼠的免疫调节。桔梗多糖有较好的刺激淋巴细胞增殖的能力，有较强的体外免疫活性。桔梗皂苷 D 能够促进淋巴细胞增殖，增强巨噬细胞的吞噬功能，并可刺激淋巴细胞 IL-2 与巨噬细胞 TNF-α、IL-12 的分泌；桔梗皂苷 D 能提高小鼠淋巴细胞与巨噬细胞的免疫调节活性。

6. 对心血管系统的影响 桔梗皂苷通过扩血管、改善心功能、减轻心肌氧化应激反应等机制使得桔梗皂苷预处理能减少心肌缺血、再灌注损伤。桔梗皂苷 D 能通过减轻高血压引起的心肌纤维化、肥厚的损害反应而保护心肌。

7. 其他 桔梗皂苷通过上调 Nrf2 介导的抗氧化酶与过氧化物酶体增殖物激活受体 α 调节的脂肪酸氧化来减轻高脂肪饮食诱导的非酒精性脂肪性肝炎。桔梗皂苷通过抑制 NF-κB 的活化，调节 PI3K/Akt/ 凋亡信号通路，对顺铂导致的肾损伤有肾脏保护作用。桔梗多糖通过改善空腹胰岛素水平（FINS）、提高抗氧化能力而发挥降血糖作用。以桔梗皂苷 D 为主要成分的桔梗皂苷饮食可增加骨密度，桔梗皂苷可明显减少卵巢切除诱导的骨丢失，桔梗皂苷 D 抑制 NF-κB、ERK 与 p38 MAPK 的活化而抑制破骨细胞分化。桔梗多糖能有效提高小鼠的抗疲劳能力。

【原植物】 桔梗 *Platycodon grandifloras*（Jacq.）A.DC.

茎高 20～120cm，通常无毛，偶密被短毛，不分枝，极少上部分枝。叶全部轮生，部分轮生至全部互生，无柄或有极短的柄，叶片卵形，卵状椭圆形至披针形，长 2～7cm，宽 0.5～3.5cm，基部宽楔形至圆钝，顶端急尖，上面无毛而绿色，下面常无毛而有白粉，有时脉上有短毛或瘤突状毛，边缘具细锯齿。花单朵顶生，或数朵集成假总状花序，或有花序分枝而集成圆锥花序；花萼筒部半圆球状或圆球状倒锥形，被白粉，裂片三角形，或狭三角形，有时齿状；花冠大，长 1.5～4.0cm，蓝色或紫色。蒴果球状，或球状倒圆锥形，或倒卵状，长 1～2.5cm，直径约 1cm。花期 7～9 月。

产湖南、湖北、广西、贵州。生于阳处草丛、灌丛中，少生于林下。

（吴卫华 李志 汪冶）

Bagx soc yoc 白锁药

芍药 Shaoyao

【异名】野芍药、土白芍、芍药花、山芍药、山赤芍、金芍药、将离、红芍药、含巴高、殿春、川白药、川白芍、赤芍、赤芍药、草芍药、白药、白苕、白芍药、白芍、毛果芍药。

【来源】本品为毛茛科植物芍药 *Paeonia lactiflora* Pall. 的干燥根。

【采收加工】夏、秋二季采挖，洗净，除去头尾和细根，置沸水中煮后除去外皮或去皮后再煮，晒干。

【性味】酸、苦，微寒。

【功能与主治】清血热，祛瘀血，止痛。用于瘀血性疼痛，闭经，月经不调，子宫瘤，关节肿胀。

【用法用量】内服：煎汤，6～15g。

【化学成分】芍药苷、芍药内酯苷、苯甲酰芍药苷、脱苯甲酰芍药苷、氧化芍药苷、氧化芍药苷亚硫酸酯、芍药苷磺酸酯、芍药苷亚硫酸酯、4″-羟基-芍药内酯苷 3-羟基-香茅酸 3-O-β-D-吡喃葡萄糖苷、芍药苷亚硫酸酯、2′-O-苯甲酰芍药苷、11α,12α-环氧-3β、23-二羟基油酸-28、齐墩果酸、常春藤皂苷、4β-二羟基-24-去油酸-28-甲酸、槲皮素 3-O（-6″-没食子酰基）-葡萄糖苷、山奈酚 3,7-二 -O-β-D-吡喃葡萄糖苷、山奈酚 3-O-β-D-葡聚糖 -7-O-α-L-吡喃鼠李糖苷、山奈酚、山奈酚 3-O-β-D-半乳糖甲酰基 -7-O-β-D-葡萄糖苷、异烟酰胺 -3-O-β-D-葡萄糖 caudatin-3-O-（4-O-甲基-β-D-环吡喃糖基）-（1→4）-α-D-烯雄吡喃糖基（-1→4）-β-D-吡喃葡萄糖基（1→4）-α-L-鼠李糖基吡喃糖、caudatin-3-O-β-D-地高辛 ranosyl-（1→4）-α-D-烯雄吡喃基 -（1→4）-β-D-二氨基吡喃基 -（1→4）-β-D-吡喃葡萄糖苷、没食子酸乙酯、没食子酸、间 -二加拉酸乙酯、对 -二加拉酸乙酯、2-苯乙酰［α-L-吡喃鼠李聚糖 -（1→6）]-β-D-葡萄糖苷、2-苯乙酰 -β-D-葡萄糖苷。

【药理作用】

1. 抗炎镇痛作用　白芍具有柔肝止痛之功，临床常取其止痛作用应用于各种胁痛、腹痛、四肢挛痛，可见白芍具有抗炎镇痛作用，而且其不同炮制品的抗炎镇痛作用不同。在醋酸扭体法致小鼠疼痛研究中，赤芍、白芍、芍药苷和芍药内酯苷均有镇痛作用，芍药苷为赤芍、白芍镇痛作用的共有成分；芍药内酯苷作为白芍的特征成分亦具有镇痛作用。芍药苷和芍药内酯苷镇痛作用的机制可能与升高血清和大脑皮层中 β-EP 水平、减少大脑皮层 PGE_2 生成或释放有关。白芍总苷还有抗骨关节炎作用，白芍总苷可以改善软骨细胞的功能，其机制可能是通过抑制骨关节炎软骨细胞中 NF-κB 的表达，促进细胞增殖、抑制细胞凋亡、降低 MMP-13/TIMP-1 的活性及炎症因子的表达。

2. 改善心肌肥厚作用　现代研究发现白芍具有改善心肌肥厚的作用，具有强心的功能。在异丙肾上腺素所致的大鼠心肌肥厚模型中，白芍总苷呈剂量依赖性降低心脏质量指数、心肌细胞横截面积、心肌间质胶原容积分数及血管周围胶原面积，减少心肌 Wnt3a、p-GSK-3β 和 β-catenin 蛋白表达。

3. 抗血栓作用　芍药总苷具有非常明显的抗血栓作用，可以降低血小板的聚集，缩短纤维蛋白原形成的时间。在荧光转基因斑马鱼模型中观察到白芍苷、白芍石油醚萃取物、白芍水层样品、芍药苷、白芍苷和芍药苷代谢素 -I 均可抑制血栓生成、促进血液流动；白芍正丁醇相、白芍乙酸乙酯相和芍药苷代谢素 -I 能够明显增加具有血流的节间血管数量。

4. 通便作用　白芍可以降低小鼠结肠血管活性肠肽及水通道蛋白4水平，增加肠道内水分并降低肠道平滑肌张力，减少粪便下行阻力，实现通便的作用。

5. 降糖作用　白芍多糖可增加糖尿病大鼠模型体质量，改善葡萄糖耐量，降低 FBG，提高 FINS 及 ISI 并能降低糖尿病大鼠模型肝组织 MDA 含量，升高肝组织 GSH-Px、SOD 及 CAT 活性。

6. 保肝作用　白芍总苷能显著降低非酒精性脂肪肝模型 SD 大鼠血清 ALT、AST、TC、TG 和 LDL 水平，升高 HDL 水平。白芍总苷能有效防治放射性肝损伤，其作用机制可能与抑制 TGF-β_1 表达、减少胶原纤维合成有关。

7. 降血脂作用　白芍总苷能够减轻大鼠动脉硬化的病变程度，镜下可见血管壁完整、基本光滑，高倍镜下可见脂肪沉积现象，并降低 TC、LDL-C 和 TG 的水平。

8. 对缺血再灌注的影响　白芍总苷可改善脑缺血再灌注损伤，给药后神经功能评分、脑组织含水量、梗死体积、MDA 含量均显著下降，全血黏度（低、中、高切）、血浆黏度、红细胞聚集指数、刚性指数、红细胞压积及血沉均显著降低，脑组织 SOD、CAT 活性显著升高，红细胞变形指数显著升高。白芍总苷能改善缺血再灌注的心功能、心肌梗死及凋亡，其机制可能与抑制心肌内质网应激相关蛋白 GRP78 表达，下调 CHOP、Caspase-12、Caspase-3 水平有关。

9. 其他　白芍还具有减毒增效和抗口腔扁平苔藓的作用。白芍提取物还可治疗高泌乳素血症。白芍可以改善斜视性弱视。

【原植物】芍药 *Paeonia lactiflora* Pall.

多年生草本。根粗壮，分枝黑褐色。茎高 40～70cm，无毛。下部茎生叶为二回三出复叶，上部茎生叶为三出复叶；小叶狭卵形、椭圆形或披针形，顶端渐尖，基部楔形或偏斜，边缘具白色骨质细齿，两面无毛，背面沿叶脉疏生短柔毛。花数朵，生茎顶和叶腋，有时仅顶端一朵开放，而近顶端叶腋处有发育不好的花芽，直径 8～11.5cm；苞片 4～5，披针形，大小不等；萼片 4，宽卵形或近圆形，长 1～1.5cm，宽 1～1.7cm；花瓣 9～13，倒卵形，长 3.5～6cm，宽 1.5～4.5cm，白色，有时基部具深紫色斑块；花丝长 0.7～1.2cm，黄色；花盘浅杯状，包裹心皮基部，顶端裂片钝圆；心皮 4～5（～2），无毛。菁葖长 2.5～3cm，直径 1.2～1.5cm，顶端具喙。花期 5～6 月；果期 8 月。

产于湖南、贵州、广西。生于山坡草地及林下。各地多有栽培。

（吴卫华　李志　汪治）

Bav jas 巴觉

了哥王 Liaogewang

【异名】巴哽、桐皮子、地棉根、小金腰带、赤坡、玻子、别南根、白纸皮、个熟路、大黄头树、蒲仑、野草纸皮、岩麻、泻叶、地棉根树、南岭尧花、对口箭、薄仑、了哥麻、消山药、金腰带。

【来源】本品为瑞香科植物了哥王 *Wikstroemia indica*（L.）C. A. Mey. 的干燥根。

【采收加工】秋季采根，洗净，晒干。

【性味】苦、微辣，凉。有毒。

《侗族医学》：苦、微辣，凉。有毒。

《侗药大观》：苦，寒。

【功能与主治】清热解毒，息风定惊。用于痈肿疮毒，咽肿喉痹，乳痈，蛇虫咬伤，跌仆伤痛，惊风抽搐。

《侗族医学》：退热，排毒，退水，消肿。用于胎胲（葡萄胎）。

《侗药大观》：清热解毒，散结，排脓，消肿止痛。用于咽喉肿痛，疾疮肿结，无名肿毒，淋巴结炎，肝硬化腹水，急、慢性支气管炎等。

【用法用量】内服：煎汤，10～15g。外用：鲜品适量，捣烂敷患处。

【附方】

1. 咽喉肿痛　配金银花、千里光、朱砂根等。（《侗药大观》）

2. 肝硬化腹水　配柴胡、车前草、虎杖等。（《侗药大观》）

3. 胎膙　巴觉、骂顺（鹅不食草）、巴门登马荡白（苔叶细辛）、闲亚（紫苏）、教糖（鸡矢藤）、铜钱哪（破铜钱），煎水内服。（《侗族医学》）

【现代临床研究】

1. 治疗急性扁桃体炎　用了哥王片治疗急性扁桃体炎 150 例，显效率 62%，总有效率 92%。服法：每次 3 片，每日 3 次，疗程 7 天。未见明显不良反应。

2. 慢性支气管炎　用了哥王片治疗热痰型老年慢性支气管炎 52 例，并与双黄连口服液治疗 46 例做对照观察。了哥王组：口服了哥王片，1 次 3 片，每日 3 次；双黄连组：口服双黄连口服液 20mL，每日 3 次。1 个月后评定疗效。了哥王组总有效率为 90.4%，双黄连组总有效率为 71.7%。了哥王组优于双黄连组，在统计学上有显著性差异（$P < 0.05$）。

3. 慢性肝炎　用了哥王片治疗慢性乙型肝炎 27 例、肝炎后肝硬化 8 例。在用一般常规护肝药的基础上加服了哥王片，1 次 3 片，每日 3 次，1 个月为 1 个疗程，疗效满意，尤其是肝胆湿热型，肝功能恢复明显，退黄作用较好。用其治疗 50 例，与常规疗法 50 例做对照，前者总有效率 72%，后者总有效率 40%。

4. 皮肤病　用了哥王片治疗化脓性皮肤病 200 例，服法同上，疗程 3～10 天，平均 7 天。治愈率 59%，有效率 86%。对表层组织感染如脓疱疮、毛囊炎等疗效较好，对疔、痈、丹毒等疗效稍差，有时需加用抗生素加强治疗。用了哥王片治疗小儿早期头面部疱 25 例，与 25 例应用青霉素和氨苄青霉素的患儿做对照，前者治愈率 60%，有效率 100%；后者治愈率 20%，有效率 56%。

【化学成分】根皮含黄酮、多糖、树脂、挥发油、酸性成分。种子含皂苷、黄酮。

【药理作用】

1. 抗菌作用　对溶血性链球菌、金黄色葡萄球菌、伤寒杆菌、卡他球菌、白喉杆菌、铜绿假单胞菌均有抑制作用。了哥王水煎液对藤黄八叠球菌、枯草芽孢杆菌及金黄色葡萄球菌均有很强的抑制作用，且浓度越高抑菌作用越强，尤其对藤黄八叠球菌抑菌作用最强。对大肠埃希菌的抑菌作用较弱，仅在高浓度时才表现出来。

2. 抗炎、镇痛作用　对二甲苯所致的大鼠耳部炎症及 5-HT 引起的大鼠足肿胀有明显的抑制作用。对大鼠蛋清性、角叉菜胶与甲醛性足肿胀，以及对大鼠的巴豆油气囊肿肉芽组织增生，也显示明显的抑制作用。了哥王片 3.6g/kg 和 7.2g/kg 对大鼠有明显抗炎作用，15.0g/kg 对小鼠有明显抗炎作用。此外，南荛素能抑制醋酸引起的小鼠扭体反应，表明了哥王有镇痛作用。

3. 抗病毒作用　了哥王对流感病毒、乙型肝炎病毒、艾滋病病毒等均有明显的抑制作用。了哥王提取物有抗甲 3 型流感病毒作用。了哥王所含的牛蒡苷元有抗艾滋病病毒作用。据国外文献报道，西瑞香素能抑制乙型肝炎病毒在人类肝细胞内的基因表达。

4. 对心血管系统的影响　了哥王素（daphnoretin）有改善小鼠心肌营养性血流量的作用，使心肌对铷 -80 的摄取率明显增加。

5. 抗肿瘤作用　动物实验表明，了哥王水煎剂对小白鼠淋巴肉瘤 -1 号腹水型抑制率达 45.4%，对小鼠艾氏腹水瘤生长抑制率达 97%。对小鼠子宫颈癌、Psa 淋巴细胞性白血病有明显抑制作用。印度了哥王乙酸乙酯可溶部分有抑制肿瘤的作用。了哥王所含西瑞香素可抑制艾氏腹水癌细胞的核酸与蛋白质合成，3mg/kg 对艾氏腹水癌有 97% 的抑制作用。其所含南莸素类多种化合物、牛蒡苷元、罗红松脂酚均有抗白血病的作用。另外，了哥王含有的两种黄酮类化合物和山柰酚 -3-*O*-β-D 吡喃葡萄糖苷能抗淋巴细胞性白血病。从了哥王根及根皮分离纯化得到的了哥王多糖体 -1（WIP-1）对小鼠辐射损伤显示明显的保护作用。对正常及荷瘤小鼠的造血组织有显著的刺激作用，表现在使骨髓粒 - 巨噬祖细胞数目增加。

【原植物】了哥王 *Wikstroemia indica*（L.）C. A. Mey.

小灌木，高达 1m，全株光滑。茎红褐色，皮部富纤维。叶对生，纸质，长椭圆形或倒卵形，长 2 ～ 5cm，宽 8 ～ 15mm；几无柄。花黄绿色，数朵排成顶生的短总状花序；花被筒状，顶端 4 裂；雄蕊 8，2 轮；子房椭圆形，顶部被毛，柱头大，近球形。浆果卵形，长约 6mm，熟时鲜红色。花期 5 ～ 9 月，果期 6 ～ 12 月。

产湖南、贵州、广西。生开旷林下或石山上。

（刘建新　汪冶　张在其）

Bav sup geel kuenp 巴素借困

大青木 Daqingmu

【异名】路边青、臭叶树、羊咪青、青心草、臭大青、鸭公青、淡婆婆、大叶青、木本大青。

【来源】本品为马鞭草科植物大青 *Clerodendrum cyrtophyllum* Turcz. 的干燥根。

【采收加工】全年可采，根切片晒干（叶阴干或鲜用）。

【性味】苦，凉。

《侗族医学》：苦，凉。

【功能与主治】清热解毒，凉血止血。用于外感热病热盛烦渴，咽喉肿痛，口疮，黄疸，热毒痢，急性肠炎，痈疽肿毒，衄血，血淋，外伤出血。

《侗族医学》：退热，退水，去毒。用于烧热病，生疮疱。

【用法用量】内服：煎汤，10 ～ 15g。外用：适量，捣敷；或煎水洗。

【附方】

1. 烧热病　巴素借困（大青木）、娘囚（马鞭草）、骂卡马辰（土大黄）、娘大卯（麦冬），煎水内服。（《侗族医学》）

2. 生疮疱　巴素借困（大青木）、娘囚（马鞭草）、尚九长（九牛胆）、尚虐更（苦参），煎水内服。（《侗族医学》）

3. 红痧　巴素借困（大青木）、栀子、酸汤杆各 10g，芦根 30g，车前草 6g，豨莶草 15g。（《中国侗族医药研究》）

4. 睾丸肿痛　大青木、紫花地丁各 9g，酸汤杆、骂麻蜥各 9g，蜘蛛香 6g，枸杞 20g，煎水内服。（《中国侗族医药研究》）

【化学成分】从大青木中共发现近 100 个化合物，包括萜类、黄酮类、苯乙醇苷类、甾体等类型化合物。

【药理作用】

1. 抗病毒　单纯用鲜大青叶汁内服治疗乙型脑炎（重型）取得了很好的疗效，患者几天即可出院且无后遗症。大青、火炭母、盘上芫茜组成的肝康复方剂用于急性黄疸型肝炎的治疗。

2. 抗肿瘤　从大青木中分离得到的部分萜类、甾体和叶绿素类型化合物具有一定的抗肿瘤活性。从大青茎部水提取物中分离得到的二萜化合物（10、11）对 HL-60 和 A549 两种肿瘤细胞均有较好的抑制活性，化合物 10 对 HL-60 和 A549 的 IC_{50} 为（16.18±0.54）μmol/L、（23.32±2.11）μmol/L，化合物 11 的 IC_{50} 为（9.08±0.44）μmol/L、（9.98±1.21）μmol/L，其中化合物 11 表现出更强的抑制活性。

3. 抗菌作用　大青叶水煎剂对多种痢疾杆菌均有杀灭作用，即使是对合霉素、磺胺噻唑、小檗碱、呋喃西林不敏感或耐药的痢疾杆菌，对大青叶水煎剂都很敏感；对脑膜炎球菌、钩端螺旋体波蒙那群、黄疸出血群沃尔登型、七日热型等也有杀灭作用，且对金黄色葡萄球菌也有较强的抑菌作用。

【原植物】大青 *Clerodendrum cyrtophyllum* Turcz.

灌木或小乔木，高 1 ~ 10m；幼枝被短柔毛，枝黄褐色，髓坚实；冬芽圆锥状，芽鳞褐色，被毛。叶片纸质，椭圆形、卵状椭圆形、长圆形或长圆状披针形，长 6 ~ 20cm，宽 3 ~ 9cm，顶端渐尖或急尖，基部圆形或宽楔形，通常全缘，两面无毛或沿脉疏生短柔毛，背面常有腺点，侧脉 6 ~ 10 对；叶柄长 1 ~ 8cm。伞房状聚伞花序，生于枝顶或叶腋，长 10 ~ 16cm，宽 20 ~ 25cm；苞片线形，长 3 ~ 7mm；花小，有桔香味；萼杯状，外面被黄褐色短绒毛和不明显的腺点，长 3 ~ 4mm，顶端 5 裂，裂片三角状卵形，长约 1mm；花冠白色，外面疏生细毛和腺点，花冠管细长，长约 1cm，顶端 5 裂，裂片卵形，长约 5mm；雄蕊 4，花丝长约 1.6cm，与花柱同伸出花冠外；子房 4 室，每室 1 胚珠，常不完全发育；柱头 2 浅裂。果实球形或倒卵形，径 5 ~ 10mm，绿色，成熟时蓝紫色，为红色的宿萼所托。花果期 6 月至次年 2 月。

产湖南、贵州、广西、湖北。生在海拔 1700m 以下的平原、丘陵、山地林下或溪谷旁。

（刘建新　汪冶　张在其）

Biaenl liees dac 病烈打

羊齿天门冬 Yangchitianmendong

【异名】峡州百部、百部、千打锤、土百部、七姐妹、天门冬、假天冬、飞天蜈蚣、铁松、岩鸡、九斤子、山天冬、土寸冬、干朵莲、滇百部、小百部、滇天冬、月牙一枝蒿、儿多线苦、一窝鸡、一窝羊。

【来源】百合科植物羊齿天门冬 *Asparagus filicinus* D. Don 的干燥块根。

【采收加工】春、秋两季采挖，除去茎，洗净，煮沸约 30min，捞出，剥除外皮，晒干。

【性味】甘、苦，平。

【功能与主治】润肺止咳，杀虫止痒。用于阴虚肺燥，肺痨久咳，咯痰不爽，痰中带血，疥癣瘙痒。

【用法用量】内服：煎汤，6 ~ 15g。外用：适量，煎汤洗；或研末调敷。

【附方】

1. 咳嗽　人参、天门冬（去心）、熟干地黄各等分。为细末，炼蜜为丸如樱桃大，含化服之。

2. 吐血咯血　天门冬一两（水泡，去心）、甘草（炙）、杏仁（去皮、尖，炒熟）、贝母（去心，炒）、白茯苓（去皮）、阿胶（碎之，蛤粉炒成珠子）各半两。上为细末，炼蜜丸如弹子大，含化一丸咽津，日夜可十丸。

3. 用于妇人喘，手足烦热，骨蒸寝汗，口干引饮，面目浮肿　天门冬十两、麦门冬（去心）八两、生地黄三斤（取汁为膏）。上二味为末，膏子和丸如梧子大。每服五十丸，煎逍遥散送下。

4. 用于咳嗽，吐涎沫，心中温温，咽燥而不渴者　生天冬捣取汁一斗，酒一斗，饴一升，紫菀四合，入铜器煎至可丸，服如杏子大一丸，日可三服。

5. 用于血虚肺燥，皮肤拆裂，及肺痿咳脓血证　天门冬，新掘者不拘多少，净洗，去心、皮，细捣，绞取汁澄清，以布滤去粗滓，用银锅或砂锅慢火熬成膏，每用一二匙，空心温酒调服。

6. 用于扁桃体炎、咽喉肿痛　天冬、麦冬、板蓝根、桔梗、山豆根各三钱，甘草二钱，水煎服。

7. 用于老人大便燥结不通　天门冬八两，麦门冬、当归、麻子仁、生地黄各四两。熬膏，炼蜜收。每早晚白汤调服十茶匙。

【化学成分】Stachysterone B、calonysterone、syringaresino-l4′-*O*-β-D-glucopyranoside、(+)-nyasol、1-*O*-feruloylglycerol、3′-methoxynyasin、(+)-nyasol、(+)-4′-*O*-methyl-nyasol、iso-agatharesinol、gobicusin A、4-［5-（4-hydroxyphenoxy）-3-penten-1-ynyl］phenol、1-methoxy-2-hydroxyl-4-［5-（4-hydroxyphenoxy）-3-penten-1-ynyl］phenol、gobicusin B、1-*O*-p-coumaroyl-3-*O*-feruloyl-glycerol、1,3-di-*O*-feruloylglycerol、丁香酸、对羟基苯甲酸、阿魏酸、咖啡酸、反式松柏醇、香草酸、小百部苷A、天冬苷 A、小百部皂苷丙、小百部苷 B、asparagusin A、小百部苷 C、小百部苷 D、calonysterone、5-deoxykaladasterone、25-hydroxydacryhainansterone、stachysterone C、stachysterone B、aspafiliosides E、aspafiliosides F、filicinosides C、filicinosides D、filicinins A、filicinins B、蜕皮甾酮、β- 蜕皮甾酮、β-谷甾醇、β- 胡萝卜苷。

【药理作用】抗肿瘤作用　羊齿天门冬根茎醇提物乙酸乙酯部位对人骨肉瘤 Saos-2 细胞具有抑制作用，使其细胞周期阻滞在 S 期，进一步研究显示其可抑制 COX-2 的蛋白表达。小百部苷 B 通过上调 H-Ras 和 N-Ras，促进 c-Raf 磷酸化以及 ERK、p38 激活，具有促进肝癌 HepG-2 细胞凋亡作用。

【原植物】羊齿天门冬 *Asparagus filicinus* D. Don

直立草本，通常高 50 ～ 70cm。根成簇，从基部开始或在距基部几厘米处成纺锤状膨大，膨大部分长短不一，一般长 2 ～ 4cm，宽 5 ～ 10mm。茎近平滑，分枝通常有棱，有时稍具软骨质齿。叶状枝每 5 ～ 8 枚成簇，扁平，镰刀状，长 3 ～ 15mm，宽 0.8 ～ 2mm，有中脉；鳞片状叶基部无刺。花每 1 ～ 2 朵腋生，淡绿色，有时稍带紫色；花梗纤细，长 12 ～ 20mm，关节位于近中部；雄花：花被长约 2.5mm，花丝不贴生于花被片上；花药卵形，长约 0.8mm；雌花和雄花近等大或略小。浆果直径 5 ～ 6mm，有 2 ～ 3 颗种子。花期 5 ～ 7 月，果期 8 ～ 9 月。

产湖南、贵州、湖北。生于丛林下或山谷阴湿处。

（吴卫华　李志　汪冶）

Buc dongl 布冬

毛冬瓜根 Maodongguagen

【异名】羊桃、鬼桃、羊肠、细子、猕猴桃根。

【来源】本品为猕猴桃科植物毛花猕猴桃 *Actinidia eriantha* Benth. 的干燥根。

【采收加工】一年四季可采，洗净去杂质，切片晒干。

【性味】微辣，凉。

《侗族医学》：微辣，凉。

《中国侗族医药研究》：微辣，凉。

【功能与主治】去毒消肿，清热解毒，消肿止痛。用于黄疸，水蛊病，尿血。

《侗族医学》：去毒消肿。用于黄疸，水蛊病，尿血。

《中国侗族医药研究》：去毒消肿。用于黄疸，水蛊病，尿血。

【用法用量】内服：煎汤，10 ～ 20g。外用适量。

【附方】

1. 黄疸　布冬（羊桃根）、骂同辰巴老（崩大碗）、骂莘蜥（蛇倒退），煎水内服。（《侗族医学》）

2. 水蛊病　布冬（羊桃根）、孜糖（鸡矢藤）、薏仁（候秀大）、尚娘架（白茅根）、糯米，煮稀饭加蜂蜜内服。（《侗族医学》）

3. 尿血　布冬（羊桃根）、骂耎巴丽（小蓟）、徐蓬刹（墨旱莲）、尚娘架（白桨根）、奴拜坝亚（四季红），前水内服。（《侗族医学》）

【现代临床研究】治疗癌症　猕猴桃根糖浆，每 100mL 内的含药量相当于猕猴桃生药 200g。另有复方糖浆，由猕猴桃与虎杖等中草药经提取制成。口服，每次 10 ～ 20mL，每日 3 次。主治胃癌、肠癌、食道癌。对肺癌、肝癌、乳腺癌亦有一定效果。曾治 130 多例，获较好疗效，但认为主要是改变症状。杭州某肿瘤医院，以猕猴桃根糖浆治疗食道癌、胃癌等共 74 例，随访结果表明胃癌 15 例、食道癌 18 例，短期疗效均较好，少数人服后有皮疹、呕吐等反应。

【化学成分】β- 谷甾醇、熊果酸、胡萝卜苷、$2\alpha,3\alpha,24$- 三 - 羟基 -12- 烯 -28- 乌索酸、毛花猕猴桃酸 A。

【药理作用】

1. 抗肿瘤作用　现代药理研究表明，猕猴桃根提取物在体外治疗胃癌、肝癌、食道癌等肿瘤细胞株具有显著的效果。以紫杉醇为阳性对照药，通过 MTT 法检测毛花猕猴桃根甲醇提取物的氯仿萃取活性部位对肝癌细胞株 BEL-7404 增殖的抑制作用。结果表明，毛花猕猴桃氯仿萃取物的主要成分可能为生物碱类物质。氯仿萃取物对 BEL-7404 有明显的增殖抑制作用并呈剂量依赖关系。

2. 抗畸变、突变作用　据报道，已探究出猕猴桃根提取物对环磷酰胺诱变导致的 DNA 损伤具有保护作用，为藤梨根在临床患者化疗期间减毒作用提供动物实验依据。

【原植物】毛花猕猴桃 *Actinidia eriantha* Benth.

大型落叶藤本；小枝往往在当年一再分枝，大枝可达 40mm 以上；小枝、叶柄、花序和萼片密被乳白色或淡污黄色直展的绒毛或交织压紧的绵毛；叶片软纸质，卵形至阔卵形，顶端短尖至短渐尖，基部圆形、截形或浅心形，边缘具硬尖小齿，腹面草绿色，背面粉绿色，横脉发达，显著可见，网状小脉较疏，较难观察；叶柄短且粗，聚伞花序简单，花序柄长苞片钻形，萼片淡绿色，瓢状阔卵形，花瓣顶端和边缘橙黄色，中央和基部桃红色，倒卵形，花丝纤细，浅红色，花药黄色，长圆形，子房球形，果柱状卵珠形，5 月上旬 ～ 6 月上旬开花，11 月结果。

产湖南、贵州、广西。生于海拔 250 ～ 1000m 山地上的高草灌木丛或灌木丛林中。

（刘建新　汪冶　张在其）

Buil los senp 比罗寸

光叶绣线菊 Guangyexiuxianju

【异名】强盗九杆子、绣线菊。

【来源】本品为蔷薇科植物光叶绣线菊 *Spiraea japonica* L. *f. var. fortunei*（Planch.）Rehd. 的干燥根。

【采收加工】全年可采，洗净晒干备用。

【性味】苦，凉。

《侗族医学》：苦，凉。

《中国侗族医药研究》：苦，凉。

【功能与主治】清热解毒。用于目赤肿痛，头痛，牙痛，肺热咳嗽；外用治创伤出血。

《侗族医学》：退热。用于降万（外伤），降呓（内伤），挡朗（断骨），命刀（扭伤）。

《中国侗族医药研究》：退热。用于外伤，内伤，断骨，扭伤。

【用法用量】内服：煎汤，20 ～ 40g。

【附方】

1. 降万　比罗寸（强盗九杆子根），捣烂加白酒外擦伤处和内服。(《侗族医学》)

2. 降呓、挡朗、命刀　比罗寸（强盗九杆子根），骂聂（泥鳅串），泡酒内服。(《侗族医学》)

【药理作用】

1. 抗氧化作用　研究发现 spiramine T（一种从粉花绣线菊急尖变种中分离的二萜生物碱）在大脑缺血 - 再灌注损伤中具有神经保护作用，并且具有抗氧化物酶活性和降低 NO 活性的作用。研究发现，光叶绣线菊根的甲醇提取物具有解热作用，这种作用源于甲醇提取物对 NO 的直接抑制和减少过氧化物的生成。

2. 抗血小板聚集　采用 Born 氏比浊法观察 spiramine N-6 在体外和体内对兔血小板聚集功能的影响，应用荧光分光光度法测定其对血小板 5-HT 释放反应的作用。结果：spiramine N-6 在体外选择性抑制血小板活化因子（PAF）诱导的血小板聚集，并呈量效关系，表明 spiramine N-6 是一种较强的抗血小板聚集剂。

【原植物】光叶绣线菊（粉花绣线菊光叶变种）*Spiraea japonica* L. f. var. *fortunei*（Planch.）Rehd.

落叶灌木，高 1 ～ 1.5m。茎带紫红色。叶互生，卵状长椭圆形至长椭圆状披针形，长 6 ～ 11cm，先端尖，基部楔形，边缘有重锯齿，下面有短柔毛；叶柄长 1 ～ 3mm；复伞房花序；花瓣 5，卵形，淡红色；雄蕊多数，长于花瓣。

产于湖北、贵州等地。生于山坡、田野及林下。

（刘建新　汪治　张在其）

Dangh guih 当归

当归 Danggui

【异名】干归、马尾当归、秦哪、马尾归、秦归、云归、西当归、岷当归。

【来源】本品为伞形科植物当归 *Angelica sinensis*（Oliv.）Diels. 的干燥根。

【采收加工】秋末采挖，除去须根和泥沙，待水分稍蒸发后，捆成小把，上棚，用烟火慢慢熏干。

【性味】甘、辛，温。

《侗药大观》：甘、辛，温。

【功能与主治】补血活血，化瘀，调经止痛，润肠通便。用于血虚乏力，眩晕心悸，月经不调，痛经，闭经，虚寒腹痛，风湿痹痛，中风，跌打肿痛。

《侗药大观》：补血活血，化瘀，调经止痛，润肠通便。用于治疗血虚乏力，眩晕心悸，月经不调，妇女痛经，闭经，虚寒腹痛，湿痹痛，四肢麻木，脑血栓，跌打肿痛等。

【用法用量】内服：煎汤，10 ～ 20g。外用：适量捣烂敷患处。

【现代临床研究】

1. 痛经　用当归精油（藁本内酯）丸，每丸 50mg，每次 150mg，每日 3 次，于痛经发作期服用，连服 3 ～ 7 天为 1 个疗程。观察痛经 112 例，总有效率 76.79%，服药 2h 后疼痛开始缓解。本品气味很浓，用药后少数患者有恶心、头晕不良反应，停药后即消失。

2. 急性缺血性脑中风　用 25% 当归注射液 200mL，静脉点滴，每日 1 次，20 天为 1 个疗程。共治疗 50 例，结果对头痛头昏、恶心、呕吐等主要症状有明显的缓解作用，对偏瘫、一侧肢体感觉障碍、失语以及出现病理反射阳性者的控制亦获满意效果，对椎基底动脉系统脑血栓而致眩晕者疗效尤为明显，总有效率可达 94%（47/50）。对其中 24 例在给药前后做了血液流变学指标检测，结果血浆纤维蛋白原浓度较治疗前降低，凝血酶原时间较治疗前延长。红细胞电泳时间、血小板电泳时间、ATP 诱导血小板电泳减缓率、血沉、血沉方程 K 值和血小板黏附率六项指标测定值较治疗前降低，而全血比黏度、血浆比黏度和全血还原黏度亦同时明显降低。临床结果均可证明当归有明显促进细胞解聚和降低血液黏度的作用，总好转率达 94.8%。

3. 突发性耳聋　每次用 200% 当归注射液 20mL，加 30% 葡萄糖 20mL，静脉注射，每日 1 次，连用 15 ～ 20 天。治疗早期突发性耳聋 105 例，治疗后 500Hz、1000Hz、2000Hz、3000Hz 听力水平均恢复到 25dB 以内，耳鸣减轻以至消失，或听力曲线较治疗前提高 30dB 以上，总有效率 75%。以听力曲线呈平坦型，不伴发眩晕者疗效较好。

4. 血栓闭塞性脉管炎　Ⅰ 期患者以敏感点注射为主，可加神经节（干）注射，每次每点注射 5% 当归注射液 5 ～ 20mL。Ⅱ 期患者除敏感点、神经节（干）注射外（用量同上），可加动脉或静脉注射。动脉推注，每次 10% 当归注射液 10 ～ 20mL 或 25% 当归注射液 5 ～ 10mL。静脉注射或滴入，每次 10% 当归注射液 80 ～ 150mL 或 25% 当归注射液 80 ～ 100mL。Ⅲ 期患者以静脉注射或滴入为主，可加动脉或敏感点、神经节（干）注射。每日 1 次，每星期 6 次，4 星期为 1 个疗程。共观察 52 例，总有效率达 88.5%。用当归注射液后对肢体血流图有明显好转，有效率为 60%，并与患者症状、体征改善基本吻合。

【化学成分】Z-藁本内酯、E-藁本内酯、洋川芎内酯 A、E-丁烯基苯酞、Z-丁烯基苯酞、Z-3′,8′,3′a,7′a-四氢-6,3′,7,7′a-二聚藁本内酯-8′-酮、Z,Z′-6,6′,7,3′a-二聚藁本内酯、evistolideA、（3Z,3Z′）-6,8′,7,3′-双藁本内酯、当归双藁苯内酯 A、α-蒎烯、p-雪松烯、氧化石竹烯、丁烯基苯酚、丁香油酚、对-乙烯基愈创木酚、十四烷、壬烷、正十一烷、阿魏酸、丁二酸、烟酸、十六烷羧酸、香荚兰酸、邻二苯酸、茴香酸、壬二酸、棕榈酸、亚油酸、硬脂酸、当归多糖。

【药理作用】

1. 对子宫平滑肌的作用　当归挥发油对兔、豚鼠、小鼠、大鼠、狗等动物未孕、早孕、晚孕、产后的离体子宫均有直接抑制作用，使节律性收缩逐渐变小至消失，并对抗垂体后叶素、组胺、肾上腺素及乙酰胆碱等引起的子宫收缩。当归煎剂、酊剂、石油醚浸液、水浸液等各种制剂对麻醉狗、猫、兔等动物的未孕、早孕、晚孕和产后各种在体子宫主要呈兴奋作用。而慢速静脉注射煎剂，则少数呈抑制作用，当去除挥发油后再慢速静脉注射仍呈明显兴奋作用。由此说明，当归挥发油具有抑制在体子宫肌的作用。研究还表明，当归在宫腔内压高时加强子宫肌收缩，而在宫腔内压不高时则无此作用，故孕妇禁用本品。当归对子宫平滑肌的双相反应，说明当归的作用与子宫的功能状态有密切关系，它具有调节子宫平滑肌收缩，解除痉挛而达到调经止痛功效。

2. 扩血管作用　当归对外周血管具有扩张作用，且不受心得安或酚妥拉明的影响，但阿托品及苯海拉明可减弱其扩血管作用。提示本品扩血管作用与 α 或 β 受体无关，而与 M 受体及组胺 H_1 受体兴奋有关。挥发油可能是当归降压有效部位之一。当归注射液静脉注射可使部分麻醉狗因反复短暂阻断冠脉血流造成实验性心肌缺血程度减轻、心率减慢；但对清醒狗则使心肌缺血程度加重，心率加快。另据报道，当归煎剂、水提物及其有效成分阿魏酸钠均能使心肌毛细血管开放增多。静脉注射当归注射液能减少实验性心肌梗死范围。

3. 抗心律失常作用　当归水提取物和乙醇提取物，对肾上腺素、强心苷和氯化钡等诱发的多种动物心律失常都具有明显的对抗作用。离体豚鼠心室肌实验表明，当归醇提取物及阿魏酸钠注射液能对抗羊角拗苷及毒毛花苷中毒所致的心律失常，使之转为正常节律；当归还可减慢洋金花引起的大鼠心跳加快作用。当归醇提取物的抗心律失常作用可能是减慢传导，延长有效不应期，消除折返，延长平台期，抑制异位节律点与提高颤阈等多方面作用的结果。当归总酸对氯仿 - 肾上腺素、乌头碱、氯化钡等诱发的动物药物型心律失常有明显的保护作用，其机制可能与降低心脏兴奋性、延长心肌不应期有关。

4. 降血脂及抗动脉粥样硬化作用　当归粉 1.5g/kg 对大鼠及家兔实验性高脂血症有降低血脂作用，其降血脂作用与阻碍胆固醇的吸收无关。含 5% 当归粉的食物及相当于此量的当归油及其他提取物，对实验性动脉硬化大白鼠的主动脉病变有一定保护作用。

5. 抑制血小板聚集作用　当归水剂在浓度为 200 ～ 500mg/mL 时抑制 ADP 和胶原诱导的大鼠血小板聚集，抑制率为 38% ～ 88%，其机制可能是抑制 PIP 生成而导致 PIP2 生成减少，最后导致 IP3 和 DG 等第二信使的减少，从而抑制血小板聚集。当归提取物中的藁本内酯有抑制胶原诱发和血小板聚集活性。急性缺血性脑中风患者经当归治疗后，血液黏滞性降低，血浆纤维蛋白原减少，凝血酶原时间延长，红细胞和血小板电泳时间缩短。血液流变学研究表明，当归可能通过降低血浆纤维蛋白原浓度，增加细胞表面电荷，从而促进细胞解聚，降低血液黏度。藁本内酯可能是其有效成分之一。

6. 对造血系统的影响　当归是中医补血、活血要药。实验研究证明，当归多糖能增加外周血红细胞、白细胞、血红蛋白及骨髓有核细胞数，这种作用特别是在外周血细胞减少和骨髓受到抑制时尤为明显。研究观察了当归多糖对正常和注射苯肼、钴 -60γ 射线辐射所致骨髓抑制 - 贫血小鼠外周血和股骨有核细胞总数的影响，结果表明，当归多糖对正常小鼠的红细胞、血红蛋白和股骨有核细胞总数无明显影响，但可使白细胞和网织红细胞增加。对贫血小鼠的红细胞、血红蛋白、白细胞和股骨有核细胞数恢复有显著促进作用。若给小鼠注射当归多糖可防止强的松龙引起的小鼠外周血白细胞减少。体外研究证明，当归多糖能显著刺激正常和骨髓抑制贫血小鼠的粒、单系祖细胞（CFU-GM）的增殖，其机理可能与促进机体分泌粒、单系集落刺激因子（GM-CSF）有关。

7. 对免疫系统的影响　当归煎剂能显著增强动物腹腔巨噬细胞的吞噬功能，提高网状内皮系统对染料的廓清速度。当归去挥发油后制成的 20% 和 40%（g/mL）水浸出液（每只每天 0.5mL）给小鼠灌胃 16 天，均可显著增强小鼠腹腔巨噬细胞吞噬功能，并可加快小鼠体重增长速度。文献报道给小鼠静脉注射当归 16g/kg 能显著地促进单核吞噬细胞系统对刚果红的清除率。当归多糖能显著提高小鼠对牛血清蛋白诱导的迟发性超敏反应。当归多糖使小鼠胸腺重量降低，皮质变薄和萎缩。当归多糖亦能提高小鼠对刚果红的清除率，对皮质激素所致的抑制作用具有免疫增强作用。

8. 保肝作用　当归对小白鼠急性四氯化碳中毒引起的肝损伤具有保护作用。当归注射液能防止 D- 氨基半乳糖引起的大鼠肝糖原减少，能保护细胞 ATP 酶、葡萄糖 -6- 磷酸酶，5- 核苷酸酶的活性。另有报道，对正常动物，当归并不影响肝糖原含量，也不影响肝脏对葡萄糖的利用，但可使其内源性呼吸增强。研究还表明，当归对慢性肝损害有一定减轻纤维化和促进肝细胞功能恢复作用。对实验性肝叶切除也有一定促进肝再生作用。

9. 抗肿瘤作用　当归多糖样品对大鼠移植性肿瘤 EC、Hep、S180、Lewis、B16 等瘤株具有一定程度的抑制作用，其肿瘤生长抑制率可达 39%，不良反应较少，且可长期用药。如将当归多糖与某些化学药联合应用，可起到协同作用，并能减轻化疗药物的不良反应。

10. 抗辐射作用　预防性给予当归多糖对受照小鼠的造血组织有一定的辐射防护作用。可显著促进骨髓和脾脏造血功能恢复，能防止胸腺继发性萎缩，也能提高照射小鼠 30 天的存活率。当归多糖对受照小鼠的造血细胞亦有辐射防护作用。

11. 镇痛作用　当归水煎液（含生药 1g/mL）对 1% 角叉菜胶、2.5% 甲醛和新鲜鸡蛋清引起的急、慢性炎症均有显著的抑制作用，摘除双侧肾上腺后其抗炎作用仍然存在；并能降低大鼠炎症组织 PGE_2 的释放量，降低豚鼠补体旁路溶血活性，但不能拮抗组织胺的致炎作用。

12. 中枢神经系统抑制作用　当归挥发油有镇静、催眠、镇痛、麻醉等作用。藁本内酯可能是其主要有效成分，其机制可能涉及大脑边缘系统。

13. 抗菌作用　当归对体外痢疾、伤寒、副伤寒、大肠埃希菌、白喉杆菌、霍乱弧菌，以及 A、B 溶血性链球菌等均有抗菌作用。

14. 其他作用　当归成分正丁烯夫内酯和藁本内酯对气管平滑肌具有松弛作用；并能对抗组胺 - 乙酰胆碱引起的支气管哮喘。当归能改善兔肾缺血 60min 后肾小球过滤功能及肾小管重吸收功能，减轻肾损害，促进肾小管病变的恢复，对肾脏有一定保护作用。当归对脑缺氧、缺血后再灌注脑组织脂质过氧化物增高有明显的抑制作用。

【原植物】当归 *Angelica sinensis*（Oliv.）Diels.

多年生草本，高 0.4 ～ 1m。根圆柱状，分枝，有多数肉质须根，黄棕色，有浓郁香气。茎直立，绿白色或带紫色，有纵深沟纹，光滑无毛。叶三出式二至三回羽状分裂，叶柄长 3 ～ 11cm，基部膨大成管状的薄膜质鞘，紫色或绿色，基生叶及茎下部叶轮廓为卵形，长 8 ～ 18cm，宽 15 ～ 20cm，小叶片 3 对，下部的 1 对小叶柄长 0.5 ～ 1.5cm，近顶端的 1 对无柄，末回裂片卵形或卵状披针形，长 1 ～ 2cm，宽 5 ～ 15mm，2 ～ 3 浅裂，边缘有缺刻状锯齿，齿端有尖头；叶下表面及边缘被稀疏的乳头状白色细毛；茎上部叶简化成囊状的鞘和羽状分裂的叶片。复伞形花序，花序梗长 4 ～ 7cm，密被细柔毛；伞辐 9 ～ 30；总苞片 2，线形，或无；小伞形花序有花 13 ～ 36；小总苞片 2 ～ 4，线形；花白色，花柄密被细柔毛；萼齿 5，卵形；花瓣长卵形，顶端狭尖，内折；花柱短，花柱基圆锥形。果实椭圆至卵形，长 4 ～ 6mm，宽 3 ～ 4mm，背棱线形，隆起，侧棱成宽而薄的翅，与果体等宽或略宽，翅边缘淡紫色，棱槽内有油管 1，合生面油管 2。花期 6 ～ 7 月，果期 7 ～ 9 月。

产湖南、湖北、贵州。均为栽培品。

（吴卫华　李显龙　汪冶）

Demh aems 登挨

山莓 Shanmei

【异名】高脚波、馒头菠、刺葫芦、泡儿刺、大麦泡、龙船泡、四月泡、三月泡、撒秧泡、牛奶泡、山抛子、树莓、山莓根、悬钩根、苦梅根。

【来源】本品为蔷薇科植物山莓 *Rubus corchorifolius* L. f. 的干燥根。

【采收加工】秋季采挖，洗净，切片晒干。

【性味】苦，涩，平。

【功能与主治】凉血止血，活血调经，清热利湿，解毒敛疮。用于咳血，崩漏，痔病，痢疾，泄泻，闭经，痛经，铁打损伤，毒蛇咬伤，疮疡肿毒，湿疹。

【用法用量】内服：煎汤，10～30g。外用：适量，捣敷。

【现代临床研究】治疗烧伤　4% 根干皮水煎液，局部外擦。用 2 种方法：①暴露疗法：先用 1‰ 新洁尔灭做创面处理，稍干后涂上本药液，每日 6～8 次，约 3～4 天。②半暴露疗法：1‰ 新洁尔灭处理创面后，覆盖浸透本药液的纱布，每日 4～6 次，持续 3～4 天。共 25 例病例，其中 23 例在烧伤 24h 内使用本药，一般均不用抗生素和输液，结果创面全部 I 期愈合，无一例感染。治愈时间 6～18 天，平均 9.4 天。临床观察：用药 6～8h 局部开始结痂，创面渗液很快减少，24h 后肿胀开始消退。另外 2 例因治疗较晚，创面已有感染，清创的基础上经用本法治疗，也能很好地结痂，但痂下感染不易消除。

【化学成分】赤芍素、儿茶素、ellagicacid 2-O-β-xylopyranoside、鞣花酸、悬钩子皂苷 F1、barrinicacid28-O-β-D-glucopyranosylester、2α,3β,19α-Trihydroxy-12-ursene-23,28-dioicacid、23-Hydroxytormentiacid。

【药理作用】

1. 止泻作用　山莓根提取液对家兔离体十二指肠运动具有抑制作用，能减小其张力，但对频率无明显影响，使肠管内容物停留时间延长，发挥抗腹泻作用。

2. 抗肿瘤作用　山莓根总多酚部位对人肝癌 SMMC-7721 细胞、人肺癌 H460 细胞、人结肠癌 SW480 细胞和人宫颈癌 Hela 细胞的增殖均有抑制作用，其 IC_{50} 分别为 116.96μg/mL、249.28μg/mL、284.97μg/mL、682.96μg/mL。

3. 抗氧化作用　山莓根总多酚具有较强的自由基清除能力，呈现出良好的体外抗氧化活性。山莓根总多酚浓度为 3mg/mL 时其总抗氧化能力为 128.87U/mL，对 DPPH 自由基清除率为 76.29%，对超氧阴离子自由基的清除率为 70.23%，对羟自由基的清除率为 86.83%。

【原植物】山莓 *Rubus corchorifolius* L.f.

直立灌木，高 1～3m；枝具皮刺，幼时被柔毛。单叶，卵形至卵状披针形，长 5～12cm，宽 2.5～5cm，顶端渐尖，基部微心形，有时近截形或近圆形，上面色较浅，沿叶脉有细柔毛，下面色稍深，幼时密被细柔毛，逐渐脱落至老时近无毛，沿中脉疏生小皮刺，边缘不分裂或 3 裂，通常不育枝上的叶 3 裂，有不规则锐锯齿或重锯齿，基部具 3 脉；叶柄长 1～2cm，疏生小皮刺，幼时密生细柔毛；托叶线状披针形，具柔毛。花单生或少数生于短枝上；花梗长 0.6～2cm，具细柔毛；花直径可达 3cm；花萼外密被细柔毛，无刺；萼片卵形或三角状卵形，长 5～8mm，顶端急尖至短渐尖；花瓣长圆形或椭圆形，白色，顶端圆钝，长 9～12mm，宽 6～8mm，长于萼片；雄蕊多数，花丝宽扁；雌蕊多数，子房有柔毛。果实由很多小核果组成，近球形或卵球形，直径 1～1.2cm，红色，密被细柔毛；核具皱纹。花期 2～3 月，果期 4～6 月。

产湖南、贵州、广西、湖北。生于向阳山坡、溪边、山谷、荒地和疏密灌丛中潮湿处。

（吴卫华　李显龙　汪冶）

Demh aiv yaenl 登介应

朝天罐 Chaotianguan

【异名】盅盅花、痢疾罐、罐罐花、茶罐花、张天师、小尾光叶、九果根、阿不答石。

【来源】本品为野牡丹科植物朝天罐（星毛金锦香）*Osbeckia opipara* C. Y. Wu et C. Chen. 的干燥根。

【采收加工】秋季采收，鲜用或切段，晒干。

【性味】涩，凉。

【功能与主治】补虚益肾，收敛止血。用于痨伤咳嗽吐血，痢疾，下肢酸软，筋骨拘挛，小便失禁，白浊白带。

【用法用量】内服：煎汤，用量 9 ～ 15g。

【化学成分】主要有鞣质、黄酮、氨基酸、脂肪族、甾体及萜等化合物。

【药理作用】

1. 抗炎作用　培养小鼠 RAW 264.7 巨噬细胞，以 LPS 诱导构建细胞炎症模型，采用 MTT 法测定不同浓度朝天罐总酚对细胞增殖的影响，中性红吞噬实验检测朝天罐总酚对 RAW 264.7 细胞吞噬能力的影响。结果：朝天罐总酚浓度 ≤15μg/mL 时，其对 RAW 264.7 细胞存活率无显著影响（$P > 0.05$）。与空白对照组比较，3.75 ～ 15μg/mL 朝天罐总酚可增强 RAW264.7 细胞的吞噬能力（$P < 0.01$）。与空白对照组比较，模型组 NO、TNF-α、IL-6 水平升高（$P < 0.01$）；与模型组比较，朝天罐总酚中、高剂量组 NO、TNF-α 水平降低，朝天罐总酚各剂量组 IL-6 水平降低（均 $P < 0.01$）。表明朝天罐总酚可能通过抑制炎症因子产生、增强细胞吞噬功能对 LPS 诱导的 RAW 264.7 巨噬细胞发挥抗炎作用。

2. 抗肿瘤作用　用倒置显微镜观察到在朝天罐总酚的作用下肺癌细胞生长均受到不同程度的抑制，细胞数量减少；CCK-8 实验表明朝天罐总酚能显著抑制 NCI-H1299、A549、NCI-H460 细胞的增殖活性，台盼蓝拒染结果显示随着朝天罐总酚能显著降低三种肺癌细胞活力；Hoechst 33342 检测 NCI-H460 细胞凋亡发现细胞核染色质明显改变；流式细胞术结果显示朝天罐总酚促进 NCI-H460 细胞凋亡；Real-time PCR 显示在朝天罐总酚的作用下 NCI-H460 细胞 Bcl-2 mRNA 表达显著降低，Bax、Fas、Caspase-3、Caspase-9 mRNA 表达显著升高。表明朝天罐总酚能抑制肺癌细胞增殖并诱导其凋亡，为进一步研究朝天罐总酚在肺癌防治中的作用提供实验依据。

【原植物】朝天罐 *Osbeckia opipara* C. Y. Wu et C. Chen.

植物志学名已修订，学名为星毛金锦香，接受名为 *Osbeckia stellata*。

灌木，高 0.3 ～ 1（～ 1.2）m；茎四棱形或稀六棱形，被平贴的糙伏毛或上升的糙伏毛。叶对生或有时 3 枚轮生，叶片坚纸质，卵形至卵状披针形，顶端渐尖，基部钝或圆形，长 5.5 ～ 11.5cm，宽 2.3 ～ 3cm，全缘，具缘毛，两面除被糙伏毛外，尚密被微柔毛及透明腺点，5 基出脉；叶柄长 0.5 ～ 1cm，密被平贴糙伏毛。稀疏的聚伞花序组成圆锥花序，顶生，长 7 ～ 22cm 或更长；花萼长约 2.3cm，外面除被多轮的刺毛状有柄星状毛外，尚密被微柔毛，裂片 4，长三角形或卵状三角形，长约 1.1cm；花瓣深红色至紫色，卵形，长约 2cm；雄蕊 8，花药具长喙，药隔基部微膨大，末端具刺毛 2；子房顶端具 1 圈短刚毛，上半部被疏微柔毛。蒴果长卵形，为宿存萼所包，宿存萼长坛状，中部略上缢缩，长 1.4（～ 2）cm，被刺毛状有柄星状毛。花果期 7 ～ 9 月。

产湖南、贵州、广西、湖北。生于山坡、林下。

（蔡伟　郑钦方　汪冶）

Demh sui samL bav 登随三罢

三叶委陵菜 Sanyeweilingcai

【异名】劳岑、铁枕头、三爪伞、蜂子芪、铁秤砣、山蜂子、单兵救主、古日存 - 陶来音 - 汤乃、大花假蛇莓、白里金梅、地蜂子、地骨造、地丸子、独脚委陵菜、大救驾、独脚伞、三爪金地蜘蛛、蜂子七、三张叶、陀参、散血丹、三出叶委陵菜、凤子七、地葫芦、地大苦子、金凤头、三叶翻白草、毛猴子、软梗蛇扭、三片风、三叶蛇莓、老鼠屎、委陵菜、乌豆。

【来源】本品为蔷薇科植物三叶委陵菜 Potentilla freyniana Borum. 的干燥根。

【采收加工】夏秋采集，洗净晒干或鲜用。

【性味】苦、涩，凉。

《侗族医学》：苦、涩，凉。

《中国侗族医药研究》：苦，凉。

《侗族医药探秘》：苦、涩，凉。

《中国侗族医药》：苦、涩，凉。

【功能与主治】退热，去毒，止血，止痛。用于腹泻，白痢，牙龈疼痛，胃痛，烫伤，无名肿痛，跌打损伤，疮疡湿疹，痔疮。

《侗族医学》：退热，去毒，止血，止痛。用于啰给捞亮（着凉泻肚），啰给冻榜（白痢）。

《中国侗族医药研究》：清热解毒，散瘀止血。用于痢疾，着凉泻肚，白痢。

《侗族医药探秘》：退热去毒，止血止痛。用于病毒性肠炎。

《中国侗族医药》：止血止痛，退热去毒。

【用法用量】内服：煎汤，9～15g。

1.9～15g。(《侗族医学》)

2.9～15g。(《中国侗族医药研究》)

3. 根 9～15g，研末，温开水 1 次吞服，每日 2～3 次，连服 3 日。(《侗族医药探秘》)

4.9～15g，研末冲服。(《中国侗族医药》)

【附方】

1. 着凉泻肚　劳岑（地蜂子）鲜根洗净生嚼。(《侗族医学》)

2. 白痢　劳岑（地蜂子）研末吞服。(《侗族医学》)

3. 绞肠痧　劳岑、天葵、美骂恩、小青藤香、橘皮各 6g，野藿香 10g，姜 3 片。煎水内服，每日 3 次。(《中国侗族医药研究》)

【现代临床研究】

1. 取活血化瘀之效，用于瘀血肿痛　多单用，使用方法为用该药磨汁擦患处。临床观察发现其消除红、肿、热、痛等症状的效果比较明显。

2. 用于牙龈疼痛及腮肿　常单用。用该药磨汁擦患处或用该药焙干后粉碎，用少量粉末放进疼痛的牙缝中，5min 后清洗掉。临床发现其消肿效果比较好，但用药要早，否则没有效果。

3. 肠炎痢疾　单用或配伍使用。单用时用该药 20g 煎水内服，每日 3～4 次。

4. 水火烫伤　单用或配伍使用，外敷。临床发现该药对未感染和已经感染的烫伤均有治疗作用。

5. 疮疡湿疹　单用。用该药焙干后粉碎，直接涂患处。

6. 痔疮　单用此药，内服外洗。

7. 无名肿毒　单用该药磨汁擦患处或配伍鲜紫花地丁外敷患处，效果明显。

8. 胃痛　单用此药粉末吞服。

【化学成分】7,3′,4′,5′- 四羟基黄酮醇 -5- 鼠李糖苷、儿茶素、phloridzosid、eriodictyol、6-C-methylaromadendrin7-O-β-D-glucoside、4′-O- 乙基儿茶素、（＋)- 儿茶素、1β,19α,24β 三羟基 -2,12- 二烯 -28- 羧基 - 乌苏烷 -β-D- 葡萄糖苷、齐墩果酸、野蔷薇苷、2α,3β- 二羟基 -12 烯 -28- 羧基 -（28→1）-β-D- 葡萄糖苷、methylhyptadienate、19-hydroxy-2,3-secours-12-ene-2,3,28-trioicacid3-methyl-β-D-gluester。

【药理作用】

1. 肝保护作用　通过给小鼠灌胃三叶委陵菜醇提物，以联苯双酯作为阳性对照，发现该药物可显著降低四氯化碳致肝损伤小鼠的血清转氨酶、肝线粒体脂质过氧化物含量，使 ALT/AST（谷草转氨酶／谷丙转氨酶）值回升，说明该药对小鼠四氯化碳急性肝损伤模型具有一定的保护作用；以 ALT/AST 值作为参考，联苯双酯的治疗效果优于三叶委陵菜，但三叶委陵菜具有毒性低、临床应用安全等特点。

2. 抗炎作用　据文献报道三叶委陵菜根部水提液对二甲苯和巴豆油分别所致小鼠耳廓肿胀、醋酸所致小鼠腹腔毛细血管通透性亢进、角叉菜胶致大鼠胸膜炎、角叉菜胶致大鼠足肿胀、新鲜鸡蛋清所致小鼠足跖炎症等早期急性渗出性炎症均有抑制作用，对于炎症后期大鼠无菌棉球植入所致的肉芽组织增生的慢性炎症也有抑制作用。

3. 抗病毒作用　文献记载通过药物体外抗病毒实验以及用 MTT 法对细胞活性进行检测，发现三叶委陵菜一定程度上可直接杀死柯萨奇病毒 B_3（CVB_3），并且在 $2.0\mu g/mL$ 时可完全抑制 CVB_3 病毒的增殖。

4. 镇痛作用　研究表明三叶委陵菜乙醇提取物可延长小鼠痛阈，并且对 0.7% 醋酸引起的扭体反应具有明显的抑制反应，为民间使用三叶委陵菜治疗牙痛、胃痛等疼痛问题提供了科学依据。

【原植物】三叶委陵菜 *Potentilla freyniana* Bornm.

多年生草本，高约 30cm。主根短而粗，状如蜂子，须根多数。茎细长柔软，有时呈葡匐状；有柔毛。3 出复叶；基生叶的小叶椭圆形、矩圆形或斜卵形，长 1.5 ～ 5cm，宽 1 ～ 2cm，基部楔形，边缘有钝锯齿，近基部全缘，下面沿叶脉处有较密的柔毛；叶柄细长，有柔毛；茎生叶小叶片较小，叶柄短或无；托叶卵形，被毛。总状聚伞花序，顶生；总花梗和花梗有柔毛；花梗上有小苞片；花小，少数，直径 10 ～ 15mm，黄色；副萼 5，线状披针形，萼 5，卵状披针形，外面均被毛；花瓣 5，倒卵形，顶端微凹；雄蕊多数，雌蕊多数，花柱侧生；花托稍有毛。瘦果小，黄色，卵形，无毛，有小皱纹。花期 4 ～ 5 月。

产湖南、贵州、湖北。生山坡草地、溪边及疏林下阴湿处。

（刘建新　曹亮　汪冶）

Dih eex not 堆给挪

天葵 Tiankui

【异名】紫背天葵、雷丸草、夏无踪、小乌头、老鼠屎草、旱铜钱草。

【来源】本品为毛茛科植物天葵 *Semiaquilegia adoxoides*（DC.）Makino 的干燥块根。

【采收加工】初夏采挖。洗净，干燥，除去须根。

【性味】甘，寒。

《中国侗族医药学基础》：甘，寒。

【功能与主治】清热解毒，消肿散结，利尿止痛。用于痈肿，瘰疬，疝气，小便不利。

《中国侗族医药学基础》：清热解毒，利尿。用于瘰疬，肿毒，蛇咬伤，尿路结石。

【用法用量】内服：煎汤，10 ～ 15g。外用：适量，煎水洗，或捣烂敷。（《中国侗族医药学基础》）

【现代临床研究】

1. 脑梗死　据报道紫背天葵联合复方丹参注射液治疗脑梗死的疗效及对患者血液流变学的影响。脑梗死患者 88 例随机均分为对照组与观察组，对照组给予复方丹参注射液（20mL，静脉滴注）治疗；观察组在对照组基础上给予紫背天葵（150mL）治疗，两组疗程均为 28 天。观察两组患者的临床疗效、血液流变学指标变化及不良反应发生情况。观察组患者的总有效率为 93.18%，显著高于对照组的 77.27%（$P < 0.05$）；两组患者治疗后的各血液流变学指标均显著低于治疗前（$P < 0.05$），且观察组显著低于对照组（$P < 0.05$）。两组均未见严重不良反应发生。结论：紫背天葵联合复方丹参注射液治疗脑梗死具有良好的临床疗效，可显著提高总有效率，并有效改善患者的血液流变学指标，且安全性较好。

2. 带状疱疹　据文献报道，对带状疱疹患者采用外敷本院制剂金黄膏联合口服紫背天葵颗粒及阿昔洛韦软膏外敷治疗观察 36 例患者，疱疹无任何变化 5 例，其中金黄膏联合紫背天葵颗粒治疗组 16 例，阿昔洛韦软膏外敷组（对照组）15 例。治疗 4 周后，治疗组总有效率（100%）比对照组（86%）高。金黄膏联合紫背天葵颗粒治疗带状疱疹疗效优于阿昔洛韦软膏。

【化学成分】β- 谷甾醇、对羟基苯甲酸、对羟基苯甲醛、红景天苷、2- 丙烯酸 -3（4′- 羟基苯基 -（4″- 羧基苯基）酯、对羟基苯乙醇、3- 羟基 -4- 甲氧基 - 苯甲酸，1-（3,4- 二甲氧基）苯基 -1,2- 乙二醇、木兰碱、格列风内酯、红景天苷、阿魏酸、染料木素、2,4- 二羟基苯甲酸、绿原酸、咖啡酸、4- 羟基香豆酸、棕榈酸、胡萝卜苷。

【药理作用】

1. 抑菌作用　天葵水提取物对六种试验菌的抑菌效果进行了研究，结果显示天葵提取物对金黄色葡萄球菌、白色念珠菌有较强的抑菌作用（$P < 0.01$）；对大肠埃希菌有一定抑菌作用（$P < 0.05$）。

2. 抗炎活性　天葵化学成分中的格列风内酯和紫草氰苷，对二甲苯致小鼠耳肿胀的抑制率分别为 64% 和 20%，表明这两个成分均有很好的抗炎活性。

3. 细胞毒活性　采用 MTT 法对天葵部分化学成分的细胞毒活性进行实验，结果表明天葵子素 A 对于宫颈癌、胃癌和乳腺癌三个肿瘤细胞株的细胞毒活性都要优于紫杉醇，且对白血病和肝癌肿瘤细胞株也有明显的细胞毒活性，但紫草氰苷抑瘤率仅为 2.12%。

4. 抗氧化活性　据文献报道，对天葵提取物治疗白内障的作用进行了相关的药学验证工作，结果发现天葵提取物能明显抑制 D- 半乳糖所致白内障大鼠晶状体混浊的发生与发展，同时能明显提高 D- 半乳糖所致白内障大鼠晶状体及血清中 SOD 的活性，降低 MDA 的含量，与阳性对照吡诺克辛钠比较 $P < 0.001$，具有明显的抗氧化作用。

【原植物】天葵 *Semiaquilegia adoxoides*（DC.）Makino

块根长 1 ~ 2cm，粗 3 ~ 6mm，外皮棕黑色。茎 1 ~ 5 条，高 10 ~ 32cm，直径 1 ~ 2mm，被稀疏的白色柔毛，分歧。基生叶多数，为掌状三出复叶；叶片轮廓卵圆形至肾形，长 1.2 ~ 3cm；小叶扇状菱形或倒卵状菱形，长 0.6 ~ 2.5cm，宽 1 ~ 2.8cm，三深裂，深裂片又有 2 ~ 3 个小裂片，两面均无毛；叶柄长 3 ~ 12cm，基部扩大呈鞘状。茎生叶与基生叶相似，惟较小。花小，直径 4 ~ 6mm；苞片小，倒披针形至倒卵圆形，不裂或三深裂；花梗纤细，长 1 ~ 2.5cm，被伸展的白色短柔毛；萼片白色，常带淡紫色，狭椭圆形，长 4 ~ 6mm，宽 1.2 ~ 2.5mm，顶端急尖；花瓣匙形，长 2.5 ~ 3.5mm，顶端近截形，基部凸起呈囊状；雄蕊退化，雄蕊约 2 枚，线状披针形，白膜质，与花丝近等长；心皮无毛。蓇葖卵状长椭圆形，长 6 ~ 7mm，宽约 2mm，表面具凸起的横向脉纹，种子卵状椭圆形，褐色至黑褐色，长约 1mm，表面有许多小瘤状突起。3 ~ 4 月开花，4 ~ 5 月结果。

产于湖南、贵州、湖北广西北部。生海拔 100 ~ 1050m 间的疏林下、路旁或山谷地的较阴处。

（马洁瑶　汪冶）

Dimv suic 定随

天南星 Tiannanxing

【异名】不求人、逢人不见面、双隆芋、蛇棒头、天凉伞、蛇六谷、青杆独叶一枝枪、独叶一枝枪、蛇包谷、独脚莲、蛇草头、锁喉莲、蛇头蒜、虎掌、山磨芋、独足伞、大半夏、麻芋子、虎掌半夏、狗爪半夏、半边莲、南星、多裂南星、短檐南星。

【来源】本品为天南星科植物天南星 *Arisaema erubescens* Schott 的干燥块茎。

【采收加工】秋、冬二季茎叶枯萎时采挖，除去须根及外皮，干燥。

【性味】苦、辛，温。有毒。

【功能与主治】散结消肿。外用于痈肿，蛇虫咬伤。

【用法用量】内服：要用炮制品。外用：生品适量，研末以醋或酒调敷患处。

【现代临床研究】治疗蛇毒　用生鲜或干天南星约 5g 磨食醋 10mL 搽患处及周围。每日 2～3 次，直至肿胀全部消失为止。治疗 3 例，均获痊愈。

【化学成分】十八酸单甘酯，β-谷甾醇，胡萝卜苷，琥珀酸。

【药理作用】

1. 抗肿瘤作用　氯仿萃取物可以抑制 HepG-2 细胞的增殖促进其凋亡，其抑制作用随着给药时间的延长和药物浓度的增加而明显增强，当药物浓度为 100μg/mL，作用时间为 48h 时，对 HepG-2 细胞的抑制率为 54.33%。其机制与 Bcl-2 表达下降及 P53、Bax、Caspase-3 表达升高有关。

2. 抗菌作用　天南星根、茎、叶各组织中分离得到 26 株内生细菌。初筛结果显示：26 株内生细菌对甲氧西林金黄色葡萄球菌（MRSA）均有抗菌活性，其中平均抑菌圈直径超过 12mm 的有 12 株。

3. 治疗外伤瘀血　天南星酒糊、天南星醋糊均可降低血瘀模型症状积分，天南星醋糊还能降低红细胞刚性指数、全血高切还原黏度、全血低切还原黏度、全血高切相对黏度、全血低切相对黏度等指标。

【原植物】天南星 *Arisaema erubescens* Schott

块茎扁球形，直径 2～4cm，顶部扁平，周围生根，常有若干侧生芽眼。鳞芽 4～5，膜质。叶常单 1，叶柄圆柱形，粉绿色，长 30～50cm，下部 3/4 鞘筒状，鞘端斜截形；叶片鸟足状分裂，裂片 13～19，有时更少或更多，倒披针形、长圆形、线状长圆形，基部楔形，先端骤狭渐尖，全缘，暗绿色，背面淡绿色，中裂片无柄或具长 15mm 的短柄，长 3～15cm，宽 0.7～5.8cm，比侧裂片短 1/2；侧裂片长 7.7～24.2（～31）cm，宽（0.7～）2～6.5cm，向外渐小，排列成蝎尾状，间距 0.5～1.5cm。花序柄长 30～55cm，从叶柄鞘筒内抽出。佛焰苞管部圆柱形，长 3.2～8cm，粗 1～2.5cm，粉绿色，内面绿白色，喉部截形，外缘稍外卷；檐部卵形或卵状披针形，宽 2.5～8cm，长 4～9cm，下弯几成盔状，背面深绿色、淡绿色至淡黄色，先端骤狭渐尖。肉穗花序两性和雄花序单性。两性花序：下部雌花序长 1～2.2cm，上部雄花序长 1.5～3.2cm，此中雄花疏，大部分不育，有的退化为钻形中性花，稀为仅有钻形中性花的雌花序。单性雄花序长 3～5cm，粗 3～5mm，各种花序附属器基部粗 5～11mm，苍白色，向上细狭，长 10～20cm，至佛焰苞喉部以外之字形上升（稀下弯）。雌花球形，花柱明显，柱头小，胚珠 3～4，直立于基底胎座上。雄花具柄，花药 2～4，白色，顶孔横裂。浆果黄红色、红色，圆柱形，长约 5mm，内有棒头状种子 1 枚，不育胚珠 2～3 枚，种子黄色，具红色斑点。花期 4～5 月，果期 7～9 月。

产湖南、贵州、广西。生于林下、灌丛或草地。

（吴卫华　杜俊峰　汪冶）

Dimv suic beev 定隋币

瑶山南星 Yaoshannanxing

【异名】三角条、独角莲。

【来源】本品为天南星科植物瑶山南星 *Arisaema sinii* Krause 的干燥块茎。

【采收加工】秋、冬二季茎叶枯萎时采挖，除去须根及外皮，干燥。

【性味】苦、辛，温。有毒。

【功能与主治】散结消肿。用于口眼歪斜，破伤风，跌打损伤，半身不遂，蛇虫咬伤。

【用法用量】外用生品适量，研末以醋或酒调敷患处。

【化学成分】3,6,8- 三甲基癸 -1- 烯 -1- 基 3,6- 二氧代 -5-（4,8,10,13- 四甲基十四碳 -2,6- 二烯酰基）- 哌嗪 -2- 羧酸甲酯。

【药理作用】抗结核作用　3,6,8- 三甲基癸 -1- 烯 -1- 基 3,6- 二氧代 -5-（4,8,10,13- 四甲基十四碳 -2,6- 二烯酰基）- 哌嗪 -2- 羧酸甲酯在浓度为 $4\mu g/mL$ 时能抑制结核杆菌生物膜形成，$8\mu g/mL$ 时生物膜基本不能形成。扫描电子显微镜观察到在活性单体药物浓度为 $32\mu g/mL$ 时，可破坏已经形成的结核杆菌生物膜。其与一线抗结核药物异烟肼（1/2MIC）、利福平（1/2MIC）和吡嗪酰胺（1/2MIC）联用后，均表现出良好的协同作用。其抗结核作用机制可能与上调 Pks1 基因的表达有关。

【原植物】瑶山南星 *Arisaema sinii* Krause

块茎小，扁球形，直径 1.5 ～ 2cm，具多数细根。叶 2 或 1，叶柄长 25 ～ 30cm，粗 4 ～ 6mm，有不规则的绿色斑块，基部具薄鞘；叶片薄纸质，绿色，无毛，3 裂，中裂片卵形或卵状长圆形，先端狭长渐尖，基部渐狭，具短柄，长 12 ～ 15cm，宽 7 ～ 7.5cm；侧裂片斜卵形或卵状长圆形，先端长渐尖，基部不等侧，上侧斜钝，下侧圆形并稍下延，具短柄，长 10 ～ 14cm，宽 6.5 ～ 7.5cm；各裂片侧脉 10 ～ 12 对，与中肋成 70 ～ 75 度锐角，近边缘弧曲上升，然后连成细弱的集合脉。佛焰苞绿白色、白色，全长约 10cm，管部席卷，粗 1.2 ～ 1.4cm，喉部具浅耳，稍外卷；檐部与管部近等长，先端狭渐尖。肉穗花序单性，雄花序狭圆锥形，长 2 ～ 2.5cm，雄花无柄，花药 1 ～ 4，药室顶孔开裂；雌花序短圆柱形，长 1 ～ 1.5cm，粗 8 ～ 12mm，子房无花柱，柱头圆形；各附属器棒状或圆柱形，近直立，先端钝，基部狭，长 3 ～ 3.5cm，粗约 2mm，雌花序上常较长，基部散生少数线形中性花，有时夹杂少数雄花，雄花序上的附属器光滑或下部具少数钻形中性花。花期 5 ～ 6 月，果期 7 ～ 8 月。

我国特有，产湖南、广西、贵州，海拔 1000 ～ 2300m，生于山谷密林中。

（吴卫华　汪冶）

Dimv suic das 定随嗒

异叶天南星 Yiyetiannanxing

【异名】洱海南星、溪南山南星、台南星、基隆南星、短柄南星、半夏精、鬼南星、虎膏、蛇芋、野芋头、蛇木芋、山苞米、蛇包谷、山棒子。

【来源】本品为天南星科植物异叶天南星 *Arisaema heterophyllum* Bl. 的块茎。

【采收加工】秋、冬二季茎叶枯萎时采挖，除去须根及外皮，干燥。

【性味】苦、辛，温。有毒。

【功能与主治】散结消肿。外用于痈肿，蛇虫咬伤。

【用法用量】外用生品适量，研末以醋或酒调敷患处。

【化学成分】三十烷酸、没食子酸乙酯、四十烷烃没食子酸、二十六烷酸、β-谷甾醇、胡萝卜苷、（3S）-（-）-3-Hydroxybutanolide、3，4-二羟基苯甲酸、对羟基苯甲酸、5-羟甲基糠醛、nocotinamide、5-羟基-2-羟甲基吡啶、核糖核苷、sachaliside、glucoseesterof（E）-ferulicacid、evergreenglycosides、3-（4-Hydroxy-3-methoxyphenyl）propyl-β-D-glucopyranoside、aitchisonidesB、（-）-phaseicacid、（6R,9R）-3-oxo-α-ionol β-D-glucopyranoside、roseoside、（9S），（12S），（13S）-Trihydroxy-10（E）-octadecenoicacid、（9S），（12R），（13S）-Trihydroxyoctadeca-10(E),15（Z）-dienoicacid、（9S,12S,13S）-2,3-dihydroxypropyl9,12,13-trihydroxyoctadec-10（E）-anoate、acortatarin A、schaftoside、isoschaftoside、丹皮酚、橙黄胡椒酰胺乙酸酯。

【药理作用】

1. 抗菌作用　一把伞南星生药及饮片的醇提取物部分、乙酸乙酯提取物部分、水提取物部分对金黄色葡萄球菌（*S. aureas*）、白色葡萄球菌（*S. albus*）、大肠埃希菌（*E. coli*）、痢疾志贺菌（*S. dysenteriae*）、铜绿假单胞菌（*P. aeruginosa*）、枯草芽孢杆菌（*B. subtilis*）、伤寒杆菌（*S. typhi*）、甲型副伤寒杆菌（*S. paratyphi* A）、乙型副伤寒杆菌（*S. paratyphi* B）、金黄色葡萄球菌 ATCC25923、大肠埃希菌 ATCC25922 有抑制作用。结果显示：以上部分均有抑菌活性，抑菌活性为乙酸乙酯提取物＞醇提取物≥水提取物。天南星饮片提取物较天南星生药提取物 MIC 有所降低，提示天南星饮片抑菌活性较强。

2. 对血液系统的影响　研究观察了一把伞南星对大鼠水液代谢和血液流变学的影响，结果显示其醇提液，高剂量组均使大鼠排便量、大便含水量和肾脏中水通道蛋白 2 表达明显降低，颌下腺组织中腺泡萎缩，排尿指数、cAMP/cGMP 和 Na^+-K^+-ATP 酶含量明显升高，全血黏度和红细胞聚集指数升高。

3. 抗寄生虫作用　其全株均具有较强的灭螺效果，其中块茎灭螺效果最好，其机制可能是导致钉螺肝细胞的过氧化损伤。一把伞南星的粗提物及其中的 schaftoside 和 isoschaftoside 均具有死灭南方根结线虫 *Meloidogyneincognita* 作用，LC_{50} 分别为 258.11μg/mL，114.66μg/mL 和 323.09μg/mL。

【原植物】异叶天南星 *Arisaema heterophyllum* Bl.

多年生草本。块茎扁球形，直径可达 6cm，表皮黄色，有时淡红紫色。鳞叶绿白色、粉红色，有紫褐色斑纹。叶 1，极稀 2，叶柄长 40～80cm，中部以下具鞘，鞘部粉绿色，上部绿色，有时具褐色斑块；叶片放射状分裂，裂片无定数；幼株少则 3～4 枚，多年生植株有多至 20 枚的，常 1 枚上举，余放射状平展，披针形、长圆形至椭圆形，无柄，长（6～）8～24cm，宽 6～35mm，长渐尖，具线形长尾（长可达 7cm）或否。花序柄比叶柄短，直立，果时下弯或否。佛焰苞绿色，背面有清晰的白色条纹，或淡紫色至深紫色而无条纹，管部圆筒形，长 4～8mm，粗 9～20mm；喉部边缘截形或稍外卷；檐部通常颜色较深，三角状卵形至长圆状卵形，有时为倒卵形，长 4～7cm，宽 2.2～6cm，先端渐狭，略下弯，有长 5～15cm 的线形尾尖或否。肉穗花序单性，雄序长 2～2.5cm，花密；雌花序长约 2cm，粗 6～7mm；各附属器棒状、圆柱形，中部稍膨大或否，直立，长 2～4.5cm，中部粗 2.5～5mm，先端钝，光滑，基部渐狭；雄花序的附属器下部光滑或有少数中性花；雌花序上的具多数中性花。雄花具短柄，淡绿色、紫色至暗褐色，雄蕊 2～4，药室近球形，顶孔开裂成圆形。雌花：子房卵圆形，柱头无柄。果序柄下弯或直立，浆果红色，种子 1～2，球形，淡褐色。花期 5～7

月，果9月成熟。

产湖南、贵州、广西。生于林下、灌丛、草坡、荒地。

【备注】制天南星可内服，燥湿化痰、祛风止疼、散结消肿。用于顽痰咳嗽，风痰眩晕，中风痰壅，口眼歪斜，半身不遂，癫痫，惊风，破伤风；外用治肿痛，蛇虫咬伤。

（吴卫华　李显龙　汪冶）

Dimv suic nuil 定隋类

奇异南星 Qiyinanxing

【异名】雪里见、野包谷、半截烂、躲雷草、大半夏、独角莲、麻醉药、大麻药、蛇包谷、花脸、铁灯台。

【来源】本品为天南星科植物奇异南星 *Arisaema decipiens* Schott 的块茎。

【采收加工】夏、秋季采挖。洗净，鲜用或切片晒干。

【性味】辛，温。有毒。

《中华本草》：辛，温。有毒。

【功能与主治】祛风除湿，散瘀止痛，解毒消肿。用于风湿痹痛，肢体麻木，劳伤疼痛，跌打损伤，瘰疬溃疡，疮痈肿毒，毒蛇咬伤。

【用法用量】内服：煎汤，0.9 ～ 1.8g。外用适量，研末或抹酒涂敷患处。

【化学成分】β- 谷甾醇、β- 胡萝卜苷、芹菜素 -7-O-β-D- 葡萄糖醛酸苷、新橄榄脂素、α- 细辛醚、（R）-bgugaine、5,7,4′- 三羟基 -3′- 甲氧基黄酮、芹菜素 -6-C- 半乳糖 -8-C- 阿拉伯糖苷、异夏佛托苷、十五碳烯酸等化合物，豆甾醇、雪胆甲素、psiguanin A、木栓酮、胸苷、环阿尔廷醇。

【药理作用】

1. 抗炎作用　雪里见提取物明显提高小鼠的痛阈，同时明显降低 CCl_4 所致肝损伤小鼠血清 GPT、GOT 含量，增加肝组织 GSH-Px 活力。雪里见各种提取物除了石油醚部位均显示较好的抑制耳肿胀的作用，其中以正丁醇部位萃取物作用较为明显，低浓度即表现出较好抗炎作用；乙酸乙酯部位萃取物和水部位萃取物中浓度及高浓度也有较明显的抗炎作用；甲醇总膏只有高浓度组才有显著的抗炎作用。雪里见甲醇提取物、乙酸乙酯萃取物和正丁醇萃取物还可显著抑制模型关节炎小鼠足趾和关节的肿胀程度，降低小鼠脾脏指数。

2. 毒性　雪里见醇提液用量达到 30g/kg（生药量），均未出现明显的毒性反应，而生药粉组用量达到 5.92g/kg 时，小鼠出现较严重的毒性反应，表现为胃部痉挛，呼吸急促，呕吐，体重、进食量、进水量明显下降等现象，甚至死亡。

【原植物】奇异南星 *Arisaema decipiens* Schott

根茎横卧，圆锥形或圆柱形，长 5 ～ 9cm，粗 2 ～ 3cm，具节，节上生长达 10cm 的圆柱形根。鳞叶 2 ～ 3，披针形，锐尖，长 4 ～ 15cm。叶 2，叶柄纤细，长 15 ～ 35cm，下部 1/2 ～ 1/3 具鞘，暗褐色或绿色，散布紫色或白色斑块；叶片鸟足状分裂，裂片 5，表面绿色，背面常有紫色斑块，长椭圆形至长圆披针形，渐尖，有时具长 2 ～ 3cm 的尾尖，基部狭，中裂片具长 5mm 的柄，长 8 ～ 20cm，宽 3 ～ 7cm；侧裂片具短柄或无柄至基部联合，较小，外侧的长 5 ～ 17cm，宽 1.5 ～ 3.5cm；各裂片侧脉细弱，斜伸，集合脉距边缘 2 ～ 5mm。花序柄远短于叶柄，长 5 ～ 21cm。佛焰苞黄绿色、黄色、淡红色，具暗紫色或黑色斑点，管部圆柱形，长 4 ～ 6cm，直径 1.5 ～ 2cm，喉部斜截形，略外卷，不具耳；檐部披针形至卵状披针形，长 4 ～ 9.5cm，宽 3 ～ 3.5cm，渐尖，先端具长 6 ～ 10cm 的线形长尾。肉穗花序单性，雄花序长 2 ～ 2.5cm，粗 3 ～ 4mm，雌花序狭圆锥形，长 1.5 ～ 2cm，下部粗 7mm；附属器稍伸出喉外，暗紫色，有黑斑，长 2 ～ 3.5cm，具长 5mm 的细柄，圆柱形，基部截形，粗 7mm，中部以上缢缩为颈状，粗 3mm，先端棒状，顶部有肉质钻形凸起，雄花较疏，下部的具柄，上部的无柄，花药 2 ～ 3，纵裂。雌花密集，子房近球形，花柱明显，柱头小，近盾状。浆果倒卵形，内有倒卵形种子 1 枚。花期 8 ～ 11 月，果 1 ～ 2 月成熟。

我国特有，产广西、湖南。生于常绿阔叶林和苔藓林下，多见于石缝、石上、石洞旁。

（吴卫华　杜俊峰　汪治）

Gaos laol 高劳

蜘蛛香 Zhizhuxiang

【异名】土细辛、心叶缬草、养心莲、养血莲、臭药、老君须、大救贺、马蹄香、豆豉草、心叶缬草、马蹄香、鬼见愁、豆菜根、九转香、雷公七、小马蹄香、臭狗药、磨脚花、老龙须、香草子、养血莲、臭药、乌参、老虎七、骂氏告荡。

【来源】本品为败酱科植物蜘蛛香 *Valeriana jatamansi* Jones 的干燥根及根茎。

【采收加工】秋季采挖，除去泥沙，晒干。

【性味】微苦、辛，温。

【功能与主治】理气止痛，消食止泻，祛风除湿，镇惊安神。用于脘腹胀痛，食积不化，腹泻痢疾，风湿痹痛，腰膝酸软，失眠。

【用法用量】内服：煎汤，3 ～ 6g。

【附方】

1. 马蹄惊　高劳（蜘蛛香）、迅蛮（姜黄）、皮汗（橘皮）、葱、鸡内金，煎水内服。

2. 虾蟆痧　高劳（蜘蛛香）、教荡丽（小青藤香）、巴笨尚（徐长卿）、尚娘仑（香附）、闹亚（紫苏），煎水内服。

【现代临床研究】治疗抑郁症伴失眠　选取 120 例抑郁症伴有失眠症状的患者作为研究对象，采用随机数字表分为针药组（苗药解郁安神汤＋针刺治疗）、针刺组（针刺治疗）、西药组（盐酸帕罗西汀合并小剂量奥氮平治疗）各 40 例，疗程均为 6 周；对比三组患者治疗前后的汉密尔顿抑郁量表（HAMD）评分、匹兹堡睡眠质量指数（PSQI）、主观失眠症状评分、血清 5- 羟色胺（5-HT）、神经肽 Y（NPY）含量的变化。结果：治疗前，针药组、针刺组和西药组的 HAMD 评分、PSQI 评分、5-HT 及 NPY 水平、入睡困难、多梦、睡不实、早醒、醒后疲倦评分差异无统计学意义（$P > 0.05$）；治疗后，三组患者的 HAMD 评分、PSQI 评分较治疗前均明显降低，5-HT、NPY 水平均明显增高，入睡困难、多梦、睡不实、早醒、醒后疲倦评分明显降低（$P < 0.05$），与针刺组比较，针药组、西药组的 HAMD 评分、PSQI 评分明显降低，5-HT、NPY 水平明显增高，入睡困难、多梦、睡不实、早醒、醒后疲倦评分明显降低（$P < 0.05$）；针药组的总有效率 97.37%，明显高于西药组 80.00%，针刺组总有效率 79.48%（$P < 0.05$），西药组、针刺组总有效率比较差异无统计学意义（$P > 0.05$）。研究结论：苗药解郁安神汤治疗抑郁症伴失眠患者能显著改善患者的抑郁症状及失眠症状。

【化学成分】蜂菜内酯 B、蜂斗菜内酯 D、jatamanvaltrate E、jatamanvaltrate A、valtratehydrine B、valeriotetrate C、valtral C、chlorovaltrate A、β- 谷甾醇、β- 谷甾醇乙酸酯、棕榈酸、8-acetoxylpatchoulialcohol、8-hydroxyl-pathoulialcohol、jatamanin A、11-ethoxyviburtinal、baldrinal、11-methoxyviburtinal、deacylbaldrinal、prinsepoil、8- 羟 基 松 脂 醇、 松 脂 醇、2,5-methanocyclopenta-1,3-dioxin-7-ol、松柏醛、vibutinal、缬草醛、11-ethoxyviburtinal、5- 羟甲基糠醛、松脂素 -4′-*O*-*β*-D- 吡喃葡萄糖苷、（7S,8R）-dehydroconiferylalcohol-8,5′-dehydroconiferylaldehyde-4-*O*-*β*-D-glucopyranoside、厚朴酚、胡萝卜苷、紫花前胡次素、decursitin B、decursitin A、3′（S）-acetoxy-4′（R）-angeloyloxy-3′,4′-dihydroxanthyletin、8- 乙酰广藿香醇、邻苯二甲酸二丁酯、（3S,4R, 5S,7S,8S,9S）-3,8-epoxy-7-hydroxy-4,8-dimethylper-hydrocyclopenta［c］pyran、（3S,4S,5S,7S,8S,9S）-3,8-ethoxy-7-hydroxy-4,8-dimethylperhydrocyclopenta［c］pyran、4-*β*-hydroxy-8-*β*-methoxy-10-methylene-2,9-dioxatricyclo［4.3.1.03.7］decan、6-hydroxy-7-（hydroxymethyl）-4-methyl-enehexahydrocyclopenta［c］pyran-1-（3H）-one、jatamansi A、jatamansi G,8-hydroxypinoresinol、2,5-di（4-hydroxy-3-methoxyphenyl）-1,4-dioxan、pinoresinol、（＋）-2-（3,4-dimethoxyphenyl）-6-（3,4-dihydroxyphenyl）-2,7-dioxabi-cyclo［3,3,0］octane、pinoresinolmonomethylether、prinsepoil、（-）-massoniresinol、cinnamolide、valeriananoid A、valeriananoid C、volvatrate A。

【药理作用】

1. 抗焦虑和抗抑郁作用　采用戊四氮（PTZ）致小鼠惊厥模型和高架十字迷宫大鼠焦虑模型，证明蜘蛛香乙醇提取物具有抗焦虑作用，可延长小鼠惊厥潜伏期，降低惊厥小鼠死亡率，提高大鼠在迷宫中的开臂次数和开臂时间。

2. 镇静、催眠及镇痛作用　采用小鼠热板法、辐射热刺激法、举双前肢法发现蜘蛛香水提液具有显著的镇痛、镇静作用。蜘蛛香水提液可延长戊巴比妥钠小鼠睡眠时间，减少小鼠醋酸扭体反应次数，具有一定的催眠、镇痛作用。通过小鼠醋酸扭体和甩尾实验来讨论蜘蛛香的挥发油成分是否具有镇静活性。结果证明，蜘蛛香的挥发油成分可以通过抑制前列腺素合成从而产生镇痛作用，减少小鼠的甩尾次数。实验发现蜘蛛香中的黄酮类化合物 6-methylapigenin 可以与 GABA 受体上的苯二氮䓬类结合，从而对小鼠脑部造成刺激，使得大脑释放抑制 GABA 的神经递质，使大脑皮质细胞呈现抑制状态，从而证明蜘蛛香具有潜在的镇静活性。通过研究蜘蛛香水提物对豚鼠的镇静安神作用。结果发现：蜘蛛香中的缬草素可以抑制豚鼠回肠节律性的收缩，由此可以说明缬草素具有镇静的活性，可以减轻刺激产生的痉挛。

3. 心脏抑制作用　蜘蛛香水提物能抑制强心苷引起的离体蛙心收缩作用，抑制由氯仿引起的心律失常，它对心脏的作用表现为心率减慢。蜘蛛香的乙酸乙酯提取物可显著降低离体家兔心脏的心肌收缩力、心肌频率，减少冠脉流出液，表现出一定的心脏抑制活性。

4. 对胃肠道的作用　蜘蛛香提取物和环烯醚萜类对实验大鼠肠易激综合征（IBS）具有明显改善作用，可抑制 IBS 鼠胃肠功能亢进，降低内脏敏感性，改善精神状态，其改善机制涉及外周和中枢的5- 羟色胺（5-HT）系统、胃肠系统激素 P 物质（SP）和血管活性肠肽。

5. 抗肿瘤作用　采用小鼠 H22 肝癌和小鼠 S180 纤维肉瘤模型，证实了蜘蛛香总黄酮的抗肿瘤作用。烯醚萜类化合物、黄酮类和木脂素类化合物具有明显的抑制肿瘤细胞生长的作用。研究者通过用蜘蛛香中的缬草素、二氢缬草素、缬草醚醛处理大鼠肝癌细胞株来研究蜘蛛香中的化合物是否具有抗肿瘤作用。实验结果表明，处理后的肝癌细胞的增殖能力大大减弱、细胞活力降低，证明以上成分对肿瘤有良好的治疗效果。

6. 抗菌及抗病毒作用　有学者通过对家兔进行抗菌抗病毒实验，让患有细菌性引起的肠炎问题的家兔服用蜘蛛香煎剂，结果发现服药后家兔的肠胃蠕动减弱，腹泻情况变轻。由此得出蜘蛛香煎剂可以抑制肠蠕动，减轻腹泻等肠胃问题，具有抗菌抗病毒作用。

7. 对循环系统的作用　现代药理研究表明，蜘蛛香提取物可以降低小鼠、兔子等动物的血压，抑制心律失常，可以加快循环系统的运作等。从而证明蜘蛛香可以加快循环系统的运作。但有实验表明在治疗误食乌头碱引起的中毒时，蜘蛛香不会起到调节心律失常、调节心脏律动的作用。

【原植物】蜘蛛香 *Valeriana jatamansi* Jones

植株高 20 ～ 70cm；根茎粗厚，块柱状，节密，有浓烈香味；茎 1 至数株丛生。基生叶发达，叶片心状圆形至卵状心形，长 2 ～ 9cm，宽 3 ～ 8cm，边缘具疏浅波齿，被短毛或有时无毛，叶柄长为叶片的 2 ～ 3 倍；茎生叶不发达，每茎 2 对，有时 3 对，下部的心状圆形，近无柄，上部的常羽裂，无柄。花序为顶生的聚伞花序，苞片和小苞片长钻形，中肋明显，最上部的小苞片常与果实等长。花白色或微红色，杂性；雌花小，长 1.5mm，不育花药着生在极短的花丝上，位于花冠喉部；雌蕊伸长于花冠之外，柱头深 3 裂；两性花较大，长 3 ～ 4mm，雌雄蕊与花冠等长。瘦果长卵形，两面被毛。花期 5 ～ 7 月，果期 6 ～ 9 月。

产湖南、贵州、湖北。生长于海拔 2500m 以下的山顶草地、林中或溪边。

【备注】孕妇慎用。

（蔡伟　肖玉波　汪冶）

Jaol biins jenc 教炳近

金线吊乌龟 Jinxiandiaowugui

【异名】玉关葛藤、白药、铁秤砣、独脚乌桕、金线吊蛤蟆、山乌龟、盘花地不容、头花千金藤。

【来源】本品为防己科植物金线吊乌龟 *Stephania cephalantha* Hayata 的块根。

【采收加工】秋、冬两季采挖，除去次根，洗净，切片，干燥。

【性味】苦，寒。

【功能与主治】散瘀消肿，止痛。用于痈疽肿毒，毒蛇咬伤，跌打肿痛。

【用法用量】内服：煎汤，9 ～ 15g，或入丸、散。外用：适量捣敷或研末敷。

【附方】

1. 胃及十二指肠溃疡　山乌龟根二斤，甘草一斤，研末，每日三次，每次一钱，开水送服。（《湖南药物志》）

2. 肺脓疡　山乌龟根磨酒服，每次服二至三匙。（《湖南药物志》）

【化学成分】小檗胺、千金藤素、轮环藤宁、左旋四氢帕马丁、光千金藤啶碱、异可利定、sinococuline、cephamorphinanine、衡州乌药碱、coclaurine-12-*O*-β-D-glucopyranoside、轮环藤酚碱、木兰花碱、cepharanoline、isotetrandrine、cephamonine、cephamuline、cepharatines A-D、cepharantha、stecepharine、tetradehydroreticuline、magnoflorine、menisperine、steponine、cyclanoline、oblongine、cis-N-methylcapaurine、stephaoxocanine、cephasamine、cephakicine、tannagine、14-episinomenine、sinoacutine、cephatonine、cepharamine、aknadinine、aknadicine、aknadilactam、stephaoxocanine、stephaoxocanidine、romorphinane、cepharanthine、cepharanoline、steponine、isotetrandrine、stecepharine、dehydroreticuline、magnoflorine、menisperine、oblongine、cyclanoline、cis-N-methylcapaurine、sinomenine、cephamerphinanine、D-glucopyranoside、2′-N-methylisotetrandrine、N-methylstesakinechloride、stesakine9-*O*-β-D-glucoside、N-methylasimilobine-2-*O*-β-D-glucopyranoside、aromoline、zippelianine、aknadicine、(-)-cycleanine、obamegine、berbamine、isocorydine、anolobine、 cotypalline、stepharine、(＋)-reticuline、obaberine、homoaromoline、fangchinoline、tetrandrine、(6S,7S,9R,13S)-6,7-di-*O*-acetyl-N-formylsinococuline、(6S,7S,9R,13S)-N-formylsinococuline、sinoraculine。

【药理作用】

1. 抗病毒作用 125mg/kg 和 250mg/kg 的甲醇提取物及 25mg/kg 和 50mg/kg 氯仿（生物碱）部分显著延迟了单纯疱疹病毒（HSV-1）引起的皮肤病变，并延长了 HSV-1 感染小鼠的平均存活时间。千金藤素对 HCoV-OC43、SARS-CoV、SARS-CoV-2、HIV-1、人类嗜 T 淋巴细胞病毒 1 型（HTLV-1）、乙型肝炎病毒（HBV）病毒有抑制作用。

2. 抗肿瘤作用 千金藤素对众多肿瘤细胞如肝癌细胞、树突状细胞、白血病细胞、黑色素瘤细胞、卵巢癌细胞、骨髓瘤细胞、骨肉瘤细胞、乳腺癌细胞、结直肠癌细胞均具有抑制作用，其机制与激活 AMPK、JNK1/2、MAPKp38、ERK，抑制 STAT3、NF-κB 通路促进细胞凋亡有关。

3. 毒性 金线吊乌龟的干湿块茎水提物口服给药显示急性毒性，LD_{50} 值分别是 41.4g/kg 和 22.9g/kg。

4. 其他 双苄基异喹啉生物碱证明有多种作用：抑制组胺释放、抑制骨重吸收、抗炎、抗氧化、抗寄生虫、抗过敏、舒张血管、防脱发等。

【原植物】金线吊乌龟 *Stephania cephalantha* Hayata

草质、落叶、无毛藤本，高通常 1～2m 或过之；块根团块状或近圆锥状，有时不规则，褐色，生有许多突起的皮孔；小枝紫红色，纤细。叶纸质，三角状扁圆形至近圆形，长通常 2～6cm，宽 2.5～6.5cm，顶端具小凸尖，基部圆或近截平，边全缘或多少浅波状；掌状脉 7～9 条，向下的很纤细；叶柄长 1.5～7cm，纤细。雌雄花序同形，均为头状花序，具盘状花托，雄花序总梗丝状，常于腋生、具小型叶的小枝上作总状花序式排列，雌花序总梗粗壮，单个腋生。雄花：萼片 6，较少 8（或偶有 4），匙形或近楔形，长 1～1.5mm；花瓣 3 或 4（很少 6），近圆形或阔倒卵形，长约 0.5mm；聚药雄蕊很短。雌花：萼片 1，偶有 2～3（～5），长约 0.8mm 或过之；花瓣 2(～4)，肉质，比萼片小。核果阔倒卵圆形，长约 6.5mm，成熟时红色；果核背部两侧各有 10～12 条小横肋状雕纹，胎座迹通常不穿孔。花期 4～5 月，果期 6～7 月。

产湖南、贵州、广西。本品适应性较大，既见于村边、旷野、林缘等处土层深厚肥沃的地方（块根常入土很深），又见于石灰岩地区的石缝或石砾中（块根浮露地面）。

（吴卫华　杨大根　汪冶）

Jaol bogl paodt bienl 教播盘宾

毛血藤 Maoxueteng

【异名】胖血藤、牛皮消蓼、荞麦蔓、云扣莲、荞叶细辛、白前蓼、百解药、黄姜蔓、黄腰子蔓、何首乌蔓。

【来源】本品为蓼科植物毛血藤 *Polygonum cynanchoides* Hemsl. 的干燥根。

【采收加工】夏秋采集，洗净晒干。

【性味】辛、涩，凉、收。

《侗族医学》：辣、微苦。

【功能与主治】敛肺止咳，行气化湿，镇痛清热，搜风，退热，止咳。用于肺结核咳血，百日咳，胃气痛，风湿关节痛。

《侗族医学》：搜风，退热，止咳。用于月经不调。

【用法用量】内服：煎汤，10～15g；或浸酒。外用：适量，捣敷。

【附方】

1. 月经不调　教播盘宾（胖血藤）、笨然（玉竹）、骂巴亮（九头狮子草）、骂告夺（牛膝）、教荡播盘（五香血藤）、奴盼奴亚（月月红），煎水内服。（《侗族医学》）

2. 肺痨咳嗽、吐血　生胖血藤（去粗皮和木心）二两，炖猪肉吃。（《贵阳民间药草》）

3. 劳弱咳嗽　胖血藤五两，冰糖四两，胡椒四钱。泡酒一斤。每日早晚各服10g。（《贵阳民间药草》）

【化学成分】含大黄素和大黄素甲醚。

【原植物】毛血藤 *Polygonum cynanchoides* Hemsl.

多年生缠绕草本，根十数条丛生，渐下逐渐粗壮。干后变棕色，茎圆柱形。长约1m，被浅棕色柔毛。单叶互生；具长柄，柄长达10cm。被短柔毛；托叶鞘膜质，浅棕色，叶片戟状心形，长5～11cm，宽4～9cm，先端短尖，基部心形，两侧耳状，上面深绿色。仅脉上稍被毛，下面色浅。密被灰黄色及灰白色柔毛，叶脉于下面凸出。夏季开小白花，窄圆锥花序腋生；花被5裂，裂片圆形，内弯。雄蕊8个，较萼短；雌蕊1，花柱甚短，3裂。瘦果黑色，三棱形，表面光滑无毛，其外为宿萼所包围。花、果期8～10月。

产贵州、湖北。生湿草地、沙地及山野、路旁。

（刘建新　汪治　张在其）

Jaol dangl niv 教荡丽

小青藤香 Xiaoqingtengxiang

【异名】青藤、滚天龙、青藤细辛、山豆根、小苔、小解药。

【来源】本品为防己科植物轮环藤 *Cyclea racemosa* Oliv. 的干燥根。

【采收加工】秋季采挖，除去须根，洗净，切段，鲜用或晒干。

【性味】辛、苦，微温。

【功能与主治】理气止痛，除湿解毒。用于脘腹胀痛，腹痛吐泻，风湿疼痛，咽喉肿痛，毒蛇咬伤，狗咬伤，痈疽肿毒，外伤出血。

【用法用量】内服：煎汤，用量9～15g。

【附方】

1. 耿胧寸　教荡丽（小青藤香）、巴门登马荡白（苕叶细辛），研末吞服。

2. 兜隋啃　教荡丽（小青藤香）鲜叶捣烂外敷伤口周围，根茎细嚼吞服。

【化学成分】含生物碱类成分，具有毒性。

【药理作用】具有降压及抗菌活性，临床用于肠炎腹痛、腹泻、消化不良、毒蛇咬伤、胃痛、疔疮。

【原植物】轮环藤 *Cyclea racemosa* Oliv.

藤本。老茎木质化，枝稍纤细，有条纹，被柔毛或近无毛。叶盾状或近盾状，纸质，卵状三角形或三角状近圆形，长4～9cm或稍过之，宽约3.5～8cm，顶端短尖至尾状渐尖，基部近截平至心形，全缘，上面被疏柔毛或近无毛，下面通常密被柔毛，有时被疏柔毛；掌状脉9～11条，向下的4～5

条很纤细，有时不明显，连同网状小脉均在下面凸起；叶柄较纤细，比叶片短或与之近等长，被柔毛。聚伞圆锥花序狭窄，总状花序状，密花，长 3 ～ 10cm 或稍过之，花序轴较纤细，密被柔毛，分枝长通常不超过 1cm，斜升；苞片卵状披针形，长约 2mm，顶端尾状渐尖，背面被柔毛；雄花：萼钟形，4 深裂几达基部，2 片阔卵形，长 2.5 ～ 4mm，宽 2 ～ 2.5mm，2 片近长圆形，宽约 1.8 ～ 2mm，均顶部反折；花冠碟状或浅杯状，全缘或 2 ～ 6 深裂几达基部；聚药雄蕊长约 1.5mm，花药 4 个；雌花：萼片 2 或 1（很可能是另一片脱落），基部囊状，中部缢缩，上部稍扩大而反折，长 1.8 ～ 2.2mm；花瓣 2 或 1，微小，常近圆形，直径约 0.6mm；子房密被刚毛，柱头 3 裂。核果扁球形，疏被刚毛，果核直径约 3.5 ～ 4mm，背部中肋两侧各有 3 行圆锥状小凸体，胎座迹明显球形。花期 4 ～ 5 月，果期 8 月。

产湖北、广西、贵州。生于路旁、林下、灌丛中。

（蔡伟　杨大根　汪冶）

Jaol demh gangc 教东杠

铁箍散 Tiegusan

【异名】狭叶五味子、小血藤、香巴戟、血糊藤、钻骨风、八仙草、钻石风、五香血藤、滑藤、爬岩香、满山香、香血藤、天青地红、血糊藤、钻岩尖、香巴戟、土巴戟、川巴戟、秤蛇根、老蛇斑、野五味子。

【来源】本品为木兰科植物铁箍散 Schisandra propinqua subsp. sinensis（Oliver）R. M. K. Saunders 的干燥根。

【采收加工】10 ～ 11 月采收，晒干或鲜用。

【性味】辛，温。

【功能与主治】祛风活血，解毒消肿，止血。用于风湿痹证，筋骨疼痛，跌打损伤，月经不调，胃脘痛，腹胀，痈肿疮毒，劳伤吐血。

【用法用量】内服：煎汤，10 ～ 15g，或浸酒；外用：适量，捣敷或煎水洗。

【化学成分】表恩施辛、异五味子酸、去氧五味子素、五味子酯 I、五味子酯 F、propinquanin A、propinquanin D、β- 谷甾醇、4- 萜烯醇、γ- 杜松烯、T- 依兰油醇、龙脑、泽泻醇、匙叶桉油烯醇、sinensisins A–C、tiegusanins A-N。

【药理作用】表恩施辛、schisantherin F 对白血病细胞及黑色素瘤细胞具有抑制作用。Tiegusanin G 具有抗 HIV-1 病毒作用，EC_{50} 为 7.9μm。

【原植物】铁箍散 Schisandra propinqua subsp. sinensis（Oliver）R. M. K. Saunders

落叶木质藤本，全株无毛。本变种与原变种［合蕊五味子 Schisandra propinqua（Wall.）Baill.］不同处在于花被片椭圆形，雄蕊较少，6 ～ 9 枚；成熟心皮亦较小，10 ～ 30 枚。种子较小，肾形，近圆形，长 4 ～ 4.5mm，种皮灰白色，种脐狭 V 形，约为宽的 1/3。花期 6 ～ 8 月，果期 8 ～ 9 月。

产湖南、贵州、湖北。生于沟谷、岩石山坡林中。

（吴卫华　汪冶）

Jaol menc jenc 教门近

何首乌 Heshouwu

【异名】首乌、地精、赤敛、陈知白、红内消、马肝石、疮帚、山奴、山哥、山伯、山翁、山精、夜交藤根、黄花污根、血娃娃、小独根、田猪头、铁称陀、赤首乌、山首乌、药首乌、何相公、夜交藤、紫乌藤、多花蓼、桃柳藤、九真藤。

【来源】本品为蓼科植物何首乌 *Polygonum multiflorus* Thunb. 的干燥块根。

【采收加工】秋、冬二季叶枯萎时采挖，削去两端，洗净，个大的切成块，干燥。

【性味】苦、甘，温。

《侗药大观》：苦、甘，温。

【功能与主治】补肝，益肾，养血，祛风。用于肝肾阴亏，发须早白，血虚头晕，腰膝软弱，筋骨酸痛，遗精，崩漏，久疟，久痢，肝瘟，痈肿，瘰疬，肠风，痔症。

《侗药大观》：解毒，消肿，润肠通便。用于治疗风疹，肠燥便秘，高血脂，高血压，动脉粥样硬化等。

【用法用量】内服：煎汤，用干品 10～15g，水煎内服。

【现代临床研究】

1. 治疗高脂血症 用首乌片（内含 70% 浸膏及 30% 制首乌粉），口服，每次 5 片，每日 3 次，连服 4 个月为 1 个疗程。治疗高脂血症 40 例，其中高 β- 脂蛋白的总有效率为 88.57%；高胆固醇血症的总有效率为 94.44%，服药后大部分降至正常范围或下降幅度较大，对三酰甘油增高的疗效不明显，总有效率为 28%，大部分病例服首乌片后三酰甘油有不同程度的升高，故对单纯高三酰甘油血症的患者，不宜单独服用首乌片。

2. 治疗失眠症 用 20% 何首乌注射液，肌注，每次 4mL，每日 1～2 次，15～30 天为 1 个疗程，隔 15～30 天，可进行第二个疗程；或服复方何首乌片（每片 0.5g，内含何首乌、丹参、五味子、黄连）每次 5～7 片，每日 2～3 次，或每晚睡前服 6～10 片；或先以注射液治疗 20～30 天，后服片剂。治疗失眠症 141 例，治愈率为 53.9%，好转率为 44.7%，总有效率为 98.6%。

3. 治疗女阴白色病变 40% 何首乌注射液，在病变部位与上髎穴交替注射，病变部位每次 2mL，上髎穴有针感后注射，每穴 1mL。每日 1 次，10 天为 1 个疗程，每疗程间隔 7 天，连续 3 个疗程。治疗女阴白色病变 29 例，痊愈 20 例，有效 8 例，无效 1 例，对硬化性萎缩性苔藓型效果最好。

4. 治疗糖尿病性骨质疏松 随机选取临床 50 例糖尿病性骨质疏松患者，分为 2 组，每组 25 例患者，对 A 组行基础治疗结合胰岛素控制血糖治疗，B 组在基础治疗和胰岛素控制血糖的基础上加用何首乌口服治疗。分别在第 0 周、4 周、8 周、12 周观察其血清钙、血清磷、碱性磷酸酶、骨钙素、骨密度变化及临床 VAS、QOL、SF-MPQ、麻木评分。B 组上述指标均较 A 组有改善。

【化学成分】何首乌辛素、大黄素、大黄酚、大黄素甲醚、大黄酸、大黄酚蒽酮、白藜芦醇、云杉新苷、2,3,5,4'- 四羟基芪 -2-*O*-D- 葡萄糖苷、2,3,5,4'- 四羟基二苯乙烯 -2-*O*-β-D- 葡萄糖苷 -2″-*O*- 没食子酸酯、2,3,5,4'- 四羟基芪 -2-*O*- 葡萄糖苷 -3″-*O*- 没食子酸酯、没食子酸、右旋儿茶精、右旋表儿茶精、3-*O*- 没食子酰 (-)- 儿茶精、3-*O*- 没食子酰 (-)- 表儿茶精、决明酮、掌叶二蒽酮 A、β- 谷甾醇、卵磷脂、槲皮素、芦丁、槲皮素苷、木樨草素、山奈酚、异红草素、苜蓿素、五味子素、胡萝卜苷、对羟基苯甲醛。

【药理作用】

1. 抗衰老作用 何首乌水煎剂给老年小鼠和青年小鼠喂服，能显著增加脑和肝中蛋白质含量；降低脑和肝丙二醛的含量，增加脑组织中 5- 羟色胺、NE 和 DA 的含量，且对老年小鼠的作用更为明显，提示何首乌对老年小鼠有抗衰老作用。实验表明：何首乌水提取液灌胃给药，可显著对抗老龄小鼠脑、肝、血等组织中超氧化物歧化酶（SOD）活性的降低，增加老年及青年小鼠组织中超氧化物歧化酶的含量；并对柴胡和氢化可的松所引起的小鼠血中超氧化物歧化酶含量降低有显著对抗作用。何首乌对老年和青年小鼠脑和肝组织中的 B 型单胺氧化酶（MAO-B）活性有显著抑制作用；并能使小鼠的胸腺不致萎缩，甚至保持年轻时的水平，说明何首乌是通过多种途径发挥抗衰老作用的。用含有 0.4%、2% 首乌粉的饲料喂饲老年鹌鹑，能明显延长其平均生存时间。

2. 降血脂和抗动脉粥样硬化作用 实验表明首乌能使急性高脂血症模型家兔的高胆固醇较快下降至近正常水平；在给兔喂饲胆固醇以造成高脂血症模型的同时喂以何首乌，其血清中胆固醇水平较低，所形成的动脉粥样硬化亦比较轻。首乌延寿丹对实验性动脉粥样硬化的鸽，无论是药物与胆甾醇同时应用，或是用胆甾醇形成高胆甾醇血症后给药，均能显著降低血清胆甾醇，但对动脉内膜病变无明显影响。首乌延寿丹对实验性动脉粥样硬化兔的动脉内膜斑块形成及脂质沉积有减轻作用。但亦有报告认为其对血脂质及主动脉病理变化无显著影响。用鹌鹑快速动脉粥样硬化模型，发现首乌 95% 乙醇提取物能显著抑制其血浆中总胆固醇、甘油三酯、游离胆固醇和胆固醇酯的升高，提高血浆中高密度脂蛋白胆固醇的比值，即增加冠心病的负危险因子，并可显著延缓鹌鹑动脉粥样硬化的形成和发展，降低病变率，减少主动脉病变的严重程度。大剂量首乌粉能使鹌鹑动脉粥样硬化保护因子血浆 HDL-C 和 HDL-C/TC 水平显著提高，改善了脂质代谢；并使血浆 LPO 水平显著降低，提高了机体的抗氧化能力。关于何首乌降血脂和防治动脉粥样硬化的机制，有研究表明：首乌在体外能与胆固醇结合，在兔肠道可减少胆固醇的吸收。其所含蒽醌化合物还能促进肠蠕动，抑制胆固醇在肠道的再吸收，并能促进胆固醇代谢。何首乌所含之卵磷脂尚能阻止胆固醇在肝内沉积，阻止类脂质在血清滞留或渗透到动脉内膜，而减轻动脉硬化。卵磷脂的作用机制可能与其在体内转换为有较强抑制血小板聚集活性的溶血卵磷脂和多价不饱和脂肪酸的卵磷脂（EPL），增强血管壁胆固醇脂酶活力及抑制使胆固醇酯化的乙酰辅酶 A 胆固醇酰基转移酶活力有关。亦有报告指出何首乌还能抑制 ADP 所致高脂血症动物的血小板聚集，并具有纤溶活性，能促进纤维蛋白裂解。由此可见，何首乌能从胆固醇的吸收、代谢等多方面防治高脂血症及动脉硬化症，并能降低血液的高凝状态。

3. 对血糖和肝糖原的影响 家兔口服何首乌煎剂 30 ～ 60min 内，其血糖值上升达最高峰，以后逐渐降低，6h 后血糖值比正常低 30%。制首乌有使去甲肾上腺素饥饿小鼠肝糖原积累升高的作用。

4. 对肾上腺皮质功能的影响 首乌浸出液中可能有肾上腺皮质激素类似物。首乌有兴奋肾上腺皮质功能的作用。对于摘除双侧肾上腺的小鼠，制首乌能使肝糖原大为增高，而生首乌则无效。首乌能显著减少冷冻所致小鼠的死亡率；亦能使 11 周龄小鼠肾上腺显著增重；并能对抗柴胡、氢化可的松所致肾上腺的反馈性抑制收缩。

5. 对心脏的作用 何首乌对离体蛙心有兴奋作用，特别是对疲劳的心脏，强心作用更显著。有报告指出，20% 何首乌注射液对离体蛙心有减慢心率的作用；并且随剂量的增加其心率减慢更明显；何首乌还能对抗异丙肾上腺素引起的心率加快的作用。何首乌对在位蛙心亦有减慢其心率的作用，但比利多卡因缓和。首乌能轻度增加离体兔心的冠脉流量；对垂体后叶素所致家兔的急性心肌缺血有一定的保护作用。何首乌能使高耸的 T 波显著降低，并能显著对抗垂体后叶素所致心率减慢，但对 ST 段变化及心律失常无拮抗效果。

6. 对肝脏的作用 生首乌和制首乌均可降低醋酸强的松引起的肝脂肪蓄积；亦能减缓四氯化碳中

毒所引起小鼠肝肿大的症状使肝重系数降低。实验证明：何首乌所含二苯烯对过氧化玉米油引起的大鼠的脂肪肝和肝功能损害、肝脏过氧化脂质含量上升、血清谷丙转氨酶升高等均有显著对抗作用，亦能使血清游离脂肪酸及肝脏过氧化脂质显著下降。体外实验表明：何首乌对因 ADP 及 NADPH 所致大鼠肝微粒体脂质过氧化有抑制作用，提示何首乌保肝作用的机制是在于抑制过氧化脂质的产生及其对肝细胞的破坏。前者是抗机体衰老的内在原因，而后者则提示首乌可从膜机制上稳定肝细胞。另外，何首乌增加肝糖原的作用亦有利于对肝脏的保护。

7. 对肠道功能的影响　首乌浸膏及从首乌中提取的大黄酚均有促进肠管运动的作用。用制首乌治疗高脂血症的患者，部分患者服药后，有大便次数增加或腹泻现象，说明制首乌亦有一定的致泻作用。但制首乌的泻下作用较生首乌为弱，因为生首乌炮制后结合蒽醌衍生物含量降低，游离蒽醌衍生物含量显著增加。蒽醌类本身有致泻作用，但游离蒽醌口服未到大肠前，大部分被氧化破坏；而结合蒽醌，由于其分子中糖的保护，可使苷元不被氧化而运输到大肠，再经酶水解而放出游离蒽醌以发挥泻下作用。

8. 对免疫系统的作用　何首乌能显著增加小鼠胸腺、腹腔淋巴结、肾上腺的重量，脾脏有增重趋势。同时亦能增加正常白细胞总数、对抗强的松龙免疫抑制作用及所致白细胞下降作用；提高小鼠腹腔巨噬细胞的吞噬能力；并能显著对抗柴胡煎剂或氢化可的松引起的小鼠胸腺萎缩和血清 γ- 球蛋白下降。实验证明制首乌水煎液给小鼠灌胃，有明显延缓老年小鼠胸腺萎缩退化的作用；并可使胸腺重量和体积明显增大，提示何首乌有促使老龄小鼠胸腺呈明显的逆转变化的作用。何首乌水煎醇提沉淀部分 25mg/kg 给小鼠腹腔注射能使其脾重增加；6.25 ～ 100mg/kg 腹腔注射可提高脾脏空斑形成细胞数量，并显著增强刀豆素 A 诱导的胸腺和脾脏 T 淋巴细胞增殖反应，但对 LPS 诱导的脾脏 B 淋巴细胞增殖反应仅轻度增加。从何首乌中分离出的两种酸性多糖具有激活网状内皮系统的作用。有报告指出，制首乌给小鼠口服，可增加小鼠腹腔巨噬细胞的吞噬功能，提示其有提高机体非特异性免疫功能的作用。制首乌亦能增强机体 T、B 淋巴细胞功能，使机体特异性免疫功能增强，但以增强 T 淋巴细胞为主，对 B 淋巴细胞也有一定的作用。首乌尚能增加正常小鼠脾脏针对胸腺依赖抗原 SRBC 抗体形成细胞（PFC）数，推测这种 PFC 功能的增强作用，主要是由于增强了 T 细胞功能，其次是 B 细胞也参与了反应的共同协调的作用所致。但亦有报道何首乌对正常动物的体液免疫有显著抑制作用。

9. 其他作用　体外实验表明首乌对人型结核杆菌、弗氏痢疾杆菌有抑制作用；对流感病毒亦有抑制作用。有报告指出，生首乌、酒蒸首乌、黑豆汁蒸首乌、清蒸首乌对金黄色葡萄球菌、白色葡萄球菌、福氏痢疾杆菌、宋氏痢疾杆菌、伤寒杆菌、副伤寒杆菌、奈氏卡他菌、白喉杆菌及乙型溶血性链球菌等的最小抑菌浓度（MIC）均在 0.03 ～ 0.5g/mL 之间，其中生首乌对金黄色葡萄球菌（MIC 0.06g/mL）、黑豆汁蒸首乌对白色念珠菌（MIC 0.06g/mL）、酒蒸首乌对白喉杆菌（MIC 0.03g/mL）的作用最强。

实验表明何首乌可提高小鼠粒 - 单系祖细胞（CFU-GM）生成率，对造血干细胞 CFU-S 虽有明显的促进作用，但不及对分化幼稚的红系祖细胞（BFU-E）和分化较成熟的红系祖细胞（CFU-E）的增殖作用突出。何首乌亦能使外周血网织红细胞比例上升。

10. 毒性　何首乌的毒性与其炮制关系密切，制何首乌毒性甚小，生何首乌则有一定毒性。生何首乌醇冷浸液腹腔注射，对小鼠的 LD_{50} 为 5.5g/kg。制何首乌醇冷浸液腹腔注射 300g/kg，小鼠无死亡。生何首乌醇渗滤液灌胃，对小鼠的 LD_{50} 为 50g/kg，制何首乌醇渗滤液灌胃 1000g/kg，小鼠无死亡。

【原植物】何首乌 *Polygonum multiflorus* Thunb.

多年生草本。块根肥厚，长椭圆形，黑褐色。茎缠绕，长 2 ～ 4m，多分枝，具纵棱，无毛，微粗糙，下部木质化。叶卵形或长卵形，长 3 ～ 7cm，宽 2 ～ 5cm，顶端渐尖，基部心形或近心形，两面粗糙，边缘全缘；叶柄长 1.5 ～ 3cm；托叶鞘膜质，偏斜，无毛，长 3 ～ 5mm。花序圆锥状，顶生或腋生，长 10 ～ 20cm，分枝开展，具细纵棱，沿棱密被小突起；苞片三角状卵形，具小突起，顶端尖，每苞内具 2 ～ 4 花；花梗细弱，长 2 ～ 3mm，下部具关节，果时延长；花被 5 深裂，白色或淡绿色，花被片椭圆形，大小不相等，外面 3 片较大背部具翅，果时增大，花被果时外形近圆形，直径 6 ～ 7mm；雄蕊 8，花丝下部较宽；花柱 3，极短，柱头头状。瘦果卵形，具 3 棱，长 2.5 ～ 3mm，黑褐色，有光泽，包于宿存花被内。花期 8 ～ 9 月，果期 9 ～ 10 月。

产湖南、贵州、广西、湖北。生山谷灌丛、山坡林下、沟边石隙。

【备注】大便溏泄及有湿痰者慎服。忌铁器。

（吴卫华　蔡伟　汪冶）

Jaol naol 教闹

薯莨 Shuliang

【异名】赭魁、薯良、鸡血莲、血母、朱砂七、红药子、金花果、红孩儿、孩儿血、牛血莲、染布薯。

【来源】本品为薯蓣科植物薯莨 *Dioscorea cirrhosa* Lour. 的干燥块茎。

【采收加工】5 ～ 8 月采挖，洗净，捣碎鲜用或切片晒干。

【性味】苦，凉。小毒。

【功能与主治】活血止血，理气止痛，清热解毒。用于咯血，衄血，尿血，便血，崩漏，月经不调，痛经，经闭，产后腹痛，脘腹胀痛，痧胀腹痛，热毒血痢，泄泻，痹痛，跌打肿痛，疮疖，蛇串疮，外伤出血。

【用法用量】内服：煎汤，3 ～ 9g。外用：适量，研末调敷或磨汁涂搽。

【现代临床研究】止血　对妇科出血（主要是产后恶露不净、月经过多）、上消化道出血、咯血等均有一定疗效。用法：用块根每日 3 ～ 5 钱，水煎分两次服。有报道，用红孩儿以水或丙酮提取制成片剂，日服 3 次，每次 4 粒（相当于生药 12g），治疗妇科出血 213 例，有效率为 84%，疗效显著者（出血量减少一半以上至完全停止）占比达 53%。服药后间有轻微反应，如胃部不适、腹部胀满、头昏胀等，一般不需特殊处理。

【化学成分】3,4 二羟基苯乙醇葡萄糖苷、根皮酚葡萄糖苷、右旋儿茶精、左旋表儿茶精、原矢车菊素 B-1、原矢车菊素 B-2、原矢车菊素 B-5、原矢车菊素 C-1、儿茶精（4α-6）- 表儿茶精 -（4β-8）- 表儿茶精、表儿茶精 -（4β-6）- 表儿茶精 -（4β-8）- 儿茶精、表儿茶精 -（4β-8）- 表儿茶精 -（4β-8）- 表儿茶精 -（4β-8）- 表儿茶精、β- 谷甾醇、棕榈酸、硬脂酸、香草酸、丁香酸、原儿茶酸、2- 呋喃甲酸。

【药理作用】

1. 止血作用　家兔灌服薯莨煎剂 1.5g/kg，其出血时间与凝血时间均显著缩短。测定试管内草酸血浆除去血小板后重新钙化凝固时间，提示薯莨提取液有类似血小板的促凝作用。

2. 对子宫的作用　薯莨酊剂或煎剂对离体小鼠子宫有明显的兴奋作用，张力、振幅及频率均有增强，提取液则未现作用。

3. 抗菌作用　酊剂或煎剂在试管内对金黄色葡萄球菌有中等度抑菌作用，对甲型副伤寒杆菌与宋氏痢疾杆菌有较弱的抗菌作用。抗菌作用可能与其中所含鞣质有关。40% 乙醇浸液或 100% 煎剂用平板打洞法，对金黄色葡萄球菌和志贺痢疾杆菌等有抑制作用。

5. 镇痛作用　薯莨水提物 30g/kg 对冰醋酸致小鼠疼痛有明显缓解作用。

6. 降压作用　静脉注射薯莨乙醇总浸膏（40mg/kg）和正丁醇部位（30mg/kg）可使大鼠收缩压、舒张压及平均压显著降低。

7. 毒性　20% 乙醇浸液 0.15 ～ 0.2mL 使小鼠心跳抑制，最后心室停跳，但心房跳动仍能维持一段时间。煎剂小鼠皮下注射的半数致死量为 99.9g/kg。

【原植物】薯莨 *Dioscorea cirrhosa* Lour.

藤本，粗壮，长可达 20m 左右。块茎一般生长在表土层，为卵形、球形、长圆形或葫芦状，外皮黑褐色，凹凸不平，断面新鲜时红色，干后紫黑色，直径大的甚至可达 20cm。茎绿色，无毛，右旋，有分枝，下部有刺。单叶，在茎下部的互生，中部以上的对生；叶片革质或近革质，长椭圆状卵形至卵圆形，或为卵状披针形至狭披针形，长 5 ～ 20cm，宽（1 ～）2 ～ 14cm，顶端渐尖或骤尖，基部圆形，有时呈三角状缺刻，全缘，两面无毛，表面深绿色，背面粉绿色，基出脉 3 ～ 5，网脉明显；叶柄长 2 ～ 6cm。雌雄异株。雄花序为穗状花序，长 2 ～ 10cm，通常排列呈圆锥花序，圆锥花序长 2 ～ 14cm 或更长，有时穗状花序腋生；雄花的外轮花被片为宽卵形或卵圆形，长约 2mm，内轮倒卵形，小；雄蕊 6，稍短于花被片。雌花序为穗状花序，单生于叶腋，长达 12cm；雌花的外轮花被片为卵形，厚，较内轮大。蒴果不反折，近三棱状扁圆形，长 1.8 ～ 3.5cm，宽 2.5 ～ 5.5cm；种子着生于每室中轴中部，四周有膜质翅。花期 4 ～ 6 月，果期 7 月至翌年 1 月仍不脱落。

产湖南、广西、贵州。生于山坡、路旁、河谷边的杂木林中、阔叶林中、灌丛中或林边。

（吴卫华　杨大根　汪冶）

Jaol saov nyox 教少虐

金钱豹 Jinqianbao

【异名】土党参、野党参果、算盘果、土人参

【来源】本品为桔梗科植物金钱豹 *Campanumoea javanica* Bl. 的干燥根。

【采收加工】秋冬季采挖，洗净，晒干或切片晒干。

【性味】甘、淡，凉。

【功能与主治】健脾胃，补肺气，祛痰止咳。用于虚劳内伤，肺虚咳嗽，脾虚泄泻，缺乳，疳疾，遗尿。

【用法用量】内服：煎汤，15 ～ 50g。

【现代临床研究】金钱豹具有良好的调整阳虚体质的作用，可明显改善阳虚质的偏颇程度。其作用机理与整体调节功能有关。

【化学成分】金钱豹苷、lobetyol、4E,8E,12E- 三烯 -10- 炔 -1,6,7- 十四烷三醇、9-（2- 四氢吡喃）-8E- 烯 -4,6- 二炔 -3- 壬醇、9-（2- 四氢吡喃）-2E,8E- 二烯 -4,6- 二炔 -1- 壬醇、lobetyolinin、（Z）-3- 己烯 -*O*-α-L- 吡喃阿拉伯糖基 -（1→6）-β-D- 吡喃葡萄糖苷、3,4- 二羟基苯甲酸、党参苷 II、zanthocapensol、蛇葡萄素、贝壳杉双芹素、β- 脱皮甾酮、α- 托可醌。

【原植物】金钱豹 *Campanumoea javanica* Bl.

草质缠绕藤本，具乳汁，具胡萝卜状根。茎无毛，多分枝。叶对生，极少互生的，具长柄，叶片心形或心状卵形，边缘有浅锯齿，极少全缘的，长 3 ～ 11cm，宽 2 ～ 9cm，无毛或有时背面疏生长毛。花单朵生叶腋，各部无毛，花萼与子房分离，5 裂至近基部，裂片卵状披针形或披针形，长 1 ～ 1.8cm；

花冠上位，白色或黄绿色，内面紫色，钟状，裂至中部；雄蕊 5 枚；柱头 4～5 裂，子房和蒴果 5 室。浆果黑紫色或紫红色，球状。种子不规则，常为短柱状，表面有网状纹饰。

产湖南、贵州、广西。生于灌丛及疏林中。

（吴卫华　汪冶）

Jaol sul dangl 教素荡

青木香 Qingmuxiang

【异名】马兜铃根、兜铃根、土青木香、土木香、蛇参根、铁扁担、痧药、野木香根、水木香根、白青木香、天仙藤根。

【来源】本品为马兜铃科植物马兜铃 *Aristolochia debilis* Sieb. et Zucc. 的干燥根。

【采收加工】春、秋二季采挖，除去须根及泥沙，晒干。

【性味】苦，凉。

《侗族医学》：辣、苦，凉。

《中国侗族医药研究》：辛、苦，寒。

【功能与主治】平肝止痛，解毒消肿。用于眩晕头痛，胸腹胀痛，痈肿疔疮，蛇虫咬伤。

《侗族医学》：祛毒，消肿，止痛。用于毒蛇咬伤，急性胃炎。

《中国侗族医药研究》：行气，解毒，消肿，止痛。用于肚痛泄泻，隔肚风，毒蛇咬伤，急性胃炎。

【用法用量】内服：煎汤，3～9g。外用：适量，研末敷患处。

【附方】

1. 毒蛇咬伤　教素荡（青木香）、一向一挡（一支箭），煎水服。（《侗族医学》）

2. 急性胃炎　教素荡（青木香）研末吞服；或教素荡（青藤香）、高劳（蜘蛛香）。（《侗族医学》）

3. 腰腿痛　青藤香、威灵仙、野鸭椿、岩马桑、四块瓦、白薇、九节茶、蜘蛛香各 30g，茗叶细辛 15g，煎水内服，每日 3 次。或泡酒内服。（《中国侗族医药研究》）

4. 大气胖　苦楝 10g，青藤香 8g，气桃子 3 个。煎水内服，每日 3 次。（《中国侗族医药研究》）

【现代临床研究】治疗高血压　流浸膏每 1mL 含生药 1g，每服 5～10mL，每日 4 次，病情好转后逐渐减少剂量及服药次数，2 个月为 1 个疗程。治疗 50 例。治疗后舒张压下降 20mmHg 以上者 20 例，下降 10～19mmHg 者 17 例，效差者 13 例。临床症状亦有不同程度的改善。本品降压效果一般在用药后 21 天左右开始显效；血压降低后停药，仍可维持一段时间不回升；减少用药量或减少服药次数，可起到维持量的作用。

【化学成分】马兜铃根含挥发油，其主要成分为马兜铃酮，并含马兜铃酸、尿囊素、青木香酸、木兰花碱、土青木香甲素及丙素等。

【药理作用】

1. 降压作用　青木香粗制剂给多种动物静脉注射或口服均有一定的降压作用。一般煎剂作用较强。麻醉动物静脉注射常引起血压骤降，肌内注射血压下降较慢，口服则更慢。青木香精制浸膏静脉注射，可使麻醉犬、切断减压神经和封闭颈动脉窦的高血压犬血压显著下降；正常不麻醉犬口服后，血压下降较轻微，在已形成防御性条件反射之大鼠，再促使其高级神经活动发生紊乱，并同时肌内注射垂体后叶素 2IU/kg，在血压升高 30～40mmHg 后，以青木香灌胃，亦有降压作用。切断迷走神经或注入阿托品，对青木香的降压作用无影响，青木香也不能对抗肾上腺素的升压作用。青木香对血管有直接的收缩作用，对心脏也有一定的抑制作用。青木香粗制剂或精制浸膏降压作用并非直接抑制心脏或扩张血管，与迷走神经无关，而与交感神经系统的完整性有关，对血管运动中枢也无直接作用，青木香降压有效成分木兰花碱，静脉注射或口服，对麻醉猫、不麻醉大鼠和高血压犬，均有明显的降压作用，对舒张压的作用尤为明显。木兰花碱不具毒蕈碱样作用，而有烟碱样作用，特别是对神经节有显著的阻断作用，但较六甲双胺为弱，有微弱的箭毒样作用；对肾上腺素的升压反应无影响。因此，木兰花碱的降压作用主要与神经节阻断作用密切相关。

2. 对平滑肌的作用　青木香提取液对兔离体肠管和子宫的运动无影响。对麻醉犬在位肠管及慢性肠瘘狗的肠运动，静脉注射时有轻度抑制现象，但即使口服 10 倍剂量亦不引起抑制。

3. 抗癌作用　小鼠肉瘤 37 细胞与马兜铃酸 100 ～ 200mcg 保温 3h，受到完全抑制。小鼠移植肉瘤 37 细胞后，马兜铃酸 2.5 ～ 5mg/kg/d，共 30 天，生长抑制率为 40% ～ 50%，小鼠肉瘤 37，用马兜铃酸皮下注射 5 天，明显延长小鼠生存期。马兜铃酸对小鼠腺癌 775 亦有抑制作用，另其茎的丙酮提取物，对小鼠艾氏腹水癌实体型有抑制作用。

4. 抗菌及增强机体免疫功能　体外实验证明，青木香总生物碱对金黄色葡萄球菌、铜绿假单胞菌、大肠埃希菌及变形杆菌有不同程度的抑制作用。马兜铃酸对感染金黄色葡萄球菌、肺炎双球菌和化脓性链球菌的小鼠有保护作用。在小鼠感染伤寒沙门杆菌或哥伦比亚 SK 病毒前，灌胃马兜铃酸能提高非特异性抗体。马兜铃酸给冷血动物腹腔注射或小鼠皮下注射，能明显增强腹腔巨噬细胞的吞噬活性，从而增强机体的防御功能，但对环磷酰胺引起的白细胞减少无效。

5. 对胃肠道的作用　民间有用青木香治腹痛者，临床上用其粗制剂，亦引起恶心、呕吐及头晕等不良反应。青木香的催吐作用主要由于其中所含的醚溶性酸性成分所引起，精油亦能致吐，但作用较弱。此两种成分皆不降压，故精制后可消除此种不良反应。精制浸膏对离体家兔肠管的运动无甚影响，对在位肠管（麻醉）、慢性肠瘘（未麻醉）的肠运动，在静脉注射时有轻度抑制现象；口服即使增加 10 倍的剂量，亦不引起抑制。

【原植物】马兜铃 *Aristolochia debilis* Sieb. et Zucc.

草质藤本；根圆柱形，径达 1.5cm；茎有腐肉味；叶卵状三角形、长圆状卵形或戟形，长 3 ～ 6cm，先端钝圆或短尖，基部宽 1.5 ～ 3.5cm，心形，两面无毛；叶柄长 1 ～ 2cm；花单生或 2 朵并生叶腋；花梗长 1 ～ 1.5cm；花被筒长 3 ～ 3.5cm，基部球形，与子房连接处具关节，径 3 ～ 6mm，向上骤缢缩成长管，管长 2 ～ 2.5cm，径 2 ～ 3mm，口部漏斗状，黄绿色，具紫斑，檐部一侧延伸成卵状披针形舌片，长 2 ～ 3cm，先端钝；花药卵圆形，合蕊柱 6 裂；蒴果近球形，长约 6cm；种子扁平，纯三角形，长约 6mm，具白色膜质宽翅。

产于湖南、贵州、广西、湖北。生于山坡地草丛、灌木丛或疏林中。

（刘建新　汪冶　张在其）

Jaol sup bav yaop ngox 教素巴号俄给

木防己 Mufangji

【异名】青藤、土木香、牛木香、金锁匙、紫背金锁匙、百解薯、青藤根、钻龙骨、青檀香、白木香、银锁匙、板南根、白山蕃薯、青藤仔、千斤坠、圆藤根、倒地铃、穿山龙、盘古风、乌龙、大防己、蓝田防己。

【来源】本品为防己科植物木防己 *Cocculus orbiculatus*（L.）DC. 的干燥根。

【采收加工】全年采收，洗净，切片，晒干。

【性味】苦、辣，凉。

【功能与主治】祛风止痛，利水消肿。用于风湿痹痛，水肿脚气，小便不利，湿疹疮毒。

【用法用量】内服：煎汤，用量 6～15g。

【附方】宾耿腌老　教素巴号俄格（木防己）、美登埋（透骨香）、美兜介（六月雪）、美下孩（八角风）、岁巴同（四块瓦）、教播盘亚林（大血藤）、教寸尽（山乌龟），泡酒服。（《侗族医学》）

教素巴号俄格（木防己）、美登埋（透骨香）、尚郎丈（木姜子），煎水熏洗。（《侗族医学》）

【现代临床研究】治疗类风湿关节炎　选择类风湿关节炎急性发作期患者 70 例，以随机数字表法将其分为观察组（n=35）和对照组（n=35）。对照组患者应用甲氨蝶呤治疗，观察组患者应用加味木防己汤联合甲氨蝶呤治疗，2 组均持续治疗 2 个月。比较 2 组患者临床疗效、中医证候疗效，治疗前后 DAS28 评分、红细胞沉降率（ESR）、C 反应蛋白（CRP）、类风湿因子（RF）水平及不良反应。结果：观察组患者临床总有效率和中医证候总有效率均高于对照组，差异均有统计学意义（$P < 0.05$）。治疗 2 个月后 2 组患者 DAS28 评分均高于治疗前，ESR、CRP 及 RF 水平均低于治疗前，且观察组升高／降低幅度高于对照组（$P < 0.01$）。观察组患者不良反应总发生率为 2.9%，低于对照组的 20.0%，差异有统计学意义。结论：加味木防己汤联合甲氨蝶呤治疗类风湿关节炎急性发作期的疗效显著，能改善患者症状及相关指标，降低不良反应发生率，具有很高的应用价值。

【化学成分】木兰碱、木防己碱、异木防己碱、高木防己碱、木防己胺碱、去甲毛木防己碱、木防己新碱、木兰花碱、高防己碱、木防己胺。

【药理作用】

1. 镇痛作用　用小鼠热板法、扭体法和大鼠光热甩尾法测试，均证实木防己碱有镇痛作用。5～40mg/kg 腹腔注射，30min 后明显延长小鼠热板痛反应时间，且随剂量提高而增强，作用维持 180min 以上，ED_{50} 为 13mg/kg。连续应用不产生耐受性，对吗啡成瘾动物停吗啡后的戒断症状无取消替代作用，为非麻醉性镇痛药。

2. 解热作用　木防己碱 80mg/kg、100mg/kg 腹腔注射对酵母致发热大鼠有明显的退热作用。

3. 抗炎作用　木防己碱对早期渗出性炎症及晚期增殖性炎症都有明显的抑制作用。10～40mg/kg 腹腔注射或皮下注射，对蛋清、甲醛和角叉菜胶性大鼠足跖肿胀，棉球肉芽肿增生及小鼠腹腔毛细血管通透性增加和耳壳肿胀均有明显抑制作用。木防己碱不延长去肾上腺幼年大鼠生存时间，说明其没有肾上腺皮质激素样作用。摘除大鼠双侧肾上腺后作用仍存在。木防己碱使大鼠炎性组织释放的前列腺素 E（PGE）明显降低，血浆皮质醇浓度升高，胸腺萎缩，肾上腺重量增加。

4. 肌肉松弛作用　碘化二甲基木防己碱（DTI）对大鼠、家兔、猫均有明显的肌松作用。麻醉兔、猫、大鼠静脉注射 DTI（0.55～4.0mg/kg）均能使间接刺激坐骨神经产生的胫前肌最大颤搐完全阻断。DTI 对肌肉本身无直接作用，其作用部位在突触后膜，与乙酰胆碱竞争 N_2 受体。

5. 降压作用　猫静脉注射木防己碱 1.25～20mg/kg 呈降压效应，并有剂量依赖关系；阿托品、普萘洛尔、溴化六甲双胺或切断迷走神经均不能阻断其降压效应。给麻醉动物（猫、犬、兔、大鼠）静脉注射 DTI（0.00625～1.0mg/kg）可引起血压显著下降，下降率为 24.3%～61.5%，并有剂量依赖关系。

6. 抗心律失常作用　盐酸木防己碱 5mg/kg、10mg/kg 静脉注射或腹腔注射，对氯仿、毒毛花苷 G，氯仿 - 肾上腺素、氯化钙乙酰胆碱、氯化钡所诱发的心律失常均有对抗作用。盐酸木防己碱 0.5mg/kg 脑室注射或 5mg/kg 静脉注射均能对抗脑室注射印防己毒素性心律失常，说明其抗心律失常作用，除了直接对心肌作用外，还具有中枢作用。

7. 抑制血小板聚集作用 木防己碱无论体内还是体外给药，均能抑制 ADP 诱导的大鼠血小板聚集。

8. 阻断交感神经节传递作用 DTI 注入犬颈上神经节可明显抑制瞬膜收缩，静脉注射可抑制电刺激内脏大神经引起的升压效应。在 5 ～ 40μg 时可降低兔颈上交感神经节动作电位的幅度，减慢颈上交感神经节突触传递的速度，提高颈上交感神经节动作电位的刺激阈值。表明 DTI 具有阻断交感神经节作用。

9. 对血脂及血液流变学的影响 DTI 0.5mg/kg 腹腔注射可升高正常大鼠总胆固醇，降低正常大鼠和高脂饲养大鼠的高密度脂蛋白胆固醇以及高密度脂蛋白胆固醇与低密度脂蛋白胆固醇的比值。

【原植物】木防己 *Cocculus orbiculatus*（L.）DC.

木质藤本。小枝被绒毛至疏柔毛，或有时近无毛，有条纹。叶片纸质至近革质，形状变异极大，自线状披针形至阔卵状近圆形、狭椭圆形至近圆形、倒披针形至倒心形，有时卵状心形，顶端短尖或钝而有小凸尖，有时微缺或 2 裂，边全缘或 3 裂，有时掌状 5 裂，长通常 3 ～ 8cm，很少超过 10cm，宽不等，两面被密柔毛至疏柔毛，有时除下面中脉外两面近无毛；掌状脉 3 条，很少 5 条，在下面微凸起；叶柄长 1 ～ 3cm，很少超过 5cm，被稍密的白色柔毛。聚伞花序少花，腋生，或排成多花，狭窄聚伞圆锥花序，顶生或腋生，长可达 10cm 或更长，被柔毛；雄花：小苞片 2 或 1，长约 0.5mm，紧贴花萼，被柔毛；萼片 6，外轮卵形或椭圆状卵形，长 1 ～ 1.8mm，内轮阔椭圆形至近圆形，有时阔倒卵形，长达 2.5mm 或稍过之；花瓣 6，长 1 ～ 2mm，下部边缘内折，抱着花丝，顶端 2 裂，裂片叉开，渐尖或短尖；雄蕊 6，比花瓣短；雌花：萼片和花瓣与雄花相同；退化雄蕊 6，微小；心皮 6，无毛。核果近球形，红色至紫红色，径通常 7 ～ 8mm；果核骨质，径 5 ～ 6mm，背部有小横肋状雕纹。

产于湖南、广西、贵州。生于山坡、丘陵及路旁。

（蔡伟 吴明伟 汪冶）

Jaol sup kuedp 教素昆

威灵仙 Weilingxian

【异名】移星草、九里火、乌头力刚、白钱草、青风藤、铁脚威灵仙、粉威仙、龙虎须、龙须。

【来源】本品为毛茛科植物威灵仙 *Clematis chinensis* Osbeck 的干燥根和根茎。

【采收加工】秋季采挖，除去泥沙，晒干。

【性味】辛、咸，温。

《中国侗族医药学基础》：辛、咸，温。

《中国侗族医药研究》：辛，温。

《侗族医学》：辣，热。

【功能与主治】祛风湿，通经络，消痰水，治骨鲠。用于风寒湿痹，肢体拘挛，瘫痪，痹痛，痰饮积聚，诸骨鲠喉。

《中国侗族医药学基础》：祛风除湿，通络止痛。用于风湿痹痛，肢体麻木，筋脉拘挛，屈伸不利，骨鲠咽喉。

《中国侗族医药研究》：退水除寒，通筋止痛。

《侗族医学》：退水除寒，通筋止痛。用于宾罢米 - 现癸（咽炎），风湿骨痛，鱼骨刺喉。

【用法用量】内服：煎汤，10～15g，治骨鲠咽喉可用到30g；或入丸、散；或浸酒。外用：适量，捣烂敷；或煎水熏洗；或作发疱剂。（《中国侗族医药学基础》）

【附方】

1.风湿骨痛 教素昆（威灵仙）、削昆（岩马桑）、巴笨尚（徐长卿）、务素得亚（八爪金龙）、岁巴同（四块瓦）、罪蛮（见血飞）、教播盘亚麻（大血藤）。泡酒内服。（《侗族医学》）

2.鱼骨刺喉 鲜品捣烂，取汁缓慢咽下。（《侗族医学》）

【现代临床研究】

1.治疗脊柱肥大症 用威灵仙注射液注射于肥大椎体左右两侧之华佗夹脊穴，一般取2～4个穴，得气后注药，每穴注射1～2mL，每日或隔日1次，10次为1个疗程。治疗颈、胸、腰椎等椎体肥大100例，有效率为87%。另设生地注射液组83例，有效率为83%。二组疗效无显著差异。有效治疗次数最短5次，最长40次，平均治疗1.5个疗程。

2.治疗偏头痛 威灵仙2g泡茶饮，每日2次。30天为1个疗程。疗效不明显者可进行第二个疗程治疗。仍无效则终止此疗法。共治疗30例，结果第一个疗程结束后痊愈18例，第二个疗程结束后痊愈5例，4例头痛有不同程度好转，3例无效。

3.治疗足跟痛症 威灵仙5～10g，捣烂，用陈醋调呈膏状备用。先将患足浸泡热水中5～10min，擦干后将药膏敷于足跟，外用纱布绷带包扎。晚间休息时可将患足放在热水袋上热敷。每日换药1次。共治89例，痊愈76例，平均治疗6.5次；好转11例，平均治疗3次；无效2例，平均治疗5次。

4.治疗胆石症 威灵仙60g，每日分2次煎服，共治120例。结果：治疗后临床症状消失，大便能找到结石，且1年以上无复发者共60例；临床症状消失，但B超检查胆囊内仍有较大结石者共44例；临床症状无好转或中转手术者共16例。总有效率为87%。治疗结果表明，对于结石直径在15mm以上者仅可使临床症状缓解或为手术创造条件，而对结石直径小于15mm，特别是肝胆管泥沙样结石疗效显著。在120例中，肝胆管泥沙样结石26例，临床治愈23例，好转3例。从动物实验和临床疗效看，威灵仙治疗胆石症的作用可能是促进肝内胆汁分泌，同时也能使奥狄括约肌张力明显松弛，从而为排石创造良好条件。

5.治疗淋病尿道狭窄 单味威灵仙20～30g，水煎，每日3次空腹服用。治62例痊愈50例，好转12例。疗程最短者7天，最长者25天。

6.中期妊娠引产 取威灵仙鲜根，洗净后用碘酊和75%乙醇消毒，然后沿孕妇子宫壁徐徐送入宫腔，直至有阻力为止。通过149例各种月份孕妇的临床使用，引产有效率为95.6%，其中不全产14.6%。多数在上药后24～48h内流产。但有高热、寒战等不良反应。

7.治疗骨性关节炎 有研究用威灵仙1000g加60%白酒5000mL密封浸泡15天，药液是透明藻黄色，倒入瓶内保存；药渣再浸入60%白酒5000mL密封浸泡15天，将两次药液混合备用。经年瓶装陈醋备用，取药液20mL和陈醋适量均匀洒在纱布药垫上，置膝部前后。用直流感应电疗机正、负极覆盖，绷带固定，每次20min，每日1次，10次1个疗程，做3个疗程，有效率为97.5%。

8.治疗肿瘤 把威灵仙与醋、蜜混匀后用水煎服可以有效防治食道癌，并对胃癌、肠癌、皮肤癌有一定的疗效；威灵仙与不同佐料相配构成的各种复方对脑垂体瘤、双侧输卵管不通合并多发性子宫肌瘤、乳腺增生、乳腺纤维腺瘤有显著疗效。

9.治疗腮腺炎 用鲜威灵仙500g，洗净切细捣烂，加米醋250g浸于玻璃瓶内，盖紧不要泄气，3天后取醋溶液用棉签蘸涂患处，每2～3h涂1次。治疗腮腺炎32例，除4例效果不明显外，其余均在1～3天内症状消失。

10. 治疗泌尿系统结石　威灵仙每日 100g，煎水代茶饮，或根据证候辨证施治，方中加入威灵仙，剂量 50 ～ 100g，15 天为 1 疗程，治疗 1 ～ 2 个疗程。肖霞等用该法治疗 126 例，结石在 1cm 以内，总有效率为 92.1%，威灵仙大剂量水煎服，或在辨证方中加入本品治疗泌尿系统结石，屡用屡效，且无不良反应，其不仅具有较强的化石排石之功，还有很好的镇痛之效。

11. 治疗颈椎病　采用威灵化刺膏：取威灵仙 300g，北细辛、番木鳖、生草乌、骨碎补、穿山甲、血竭各 100g，白芥子 150g，樟脑 60g。将上药碾为细末装瓶密封备用。用医用纱布裁剪折叠成 6 层宽 70mm、长 90mm 长方形膏药布块，底层加一同形状塑料薄膜，穿上系带，缝扎成口罩状；每次取药粉 30g，用蜂蜜汁调成稀膏状，均匀涂于纱布块上即成。每晚睡前将药膏敷于颈椎段。将系带于颈前打结，次晨取下清洗颈部即可。药膏每晚更换 1 次，配合牵引或矫形 10 天为 1 个疗程，间隔 3 天，行第 2 疗程。轻者 2 个疗程，重者 3 ～ 4 个疗程。有研究报道临床观察 120 例，总有效率 93.3%。

【化学成分】原白头翁素、常春藤皂苷元、表常春藤皂苷元、齐墩果酸、威灵仙 -23-*O*- 阿拉伯糖皂苷、威灵仙单糖皂苷、威灵仙二糖皂苷、威灵仙三糖皂苷、威灵仙四糖皂苷、威灵仙五糖皂苷、威灵仙 -23-*O*- 葡萄糖皂苷、威灵仙表二糖皂苷、clematochinenosides A-G, clematochinenosides H-J、epipinoresinol、matairesinol、salicifoliol、clemaphenol A、香草酸、棕榈酸、亚油酸、异阿魏酸、胡萝卜苷、*β*- 谷甾醇。

【药理作用】

1. 镇痛作用　复方威灵仙合剂，威灵仙的水提液、注射液和大剂量煎剂都能减少冰醋酸引起的小鼠扭体次数，表现出显著的镇痛作用。对热刺激引起的疼痛反应，煎剂能明显提高小鼠的痛阈值，酒炙品的镇痛作用较强且持久。这几种溶液都能明显减轻二甲苯导致的小鼠耳廓肿胀值，降低毛细血管的通透性，明显抑制炎症早期引起的组织水肿和渗出。大剂量灌服对 10% 蛋清所致的大鼠足跖致炎模型有明显的保护作用，作用强且持续时间长。抗炎作用依赖于剂量的大小和所含皂苷的种类。

2. 抗肿瘤作用　研究报道，威灵仙不同部位提取物具抗癌活性。发现其总皂苷（CCS）的抗癌活性较好。CCS 能够杀伤体外培养的移植性肿瘤细胞 S180A（肉瘤腹水型）、EAC（艾氏腹水型）和 Hepa（肝癌腹水型），且给药浓度越大，杀伤力越强。CCS 也不会减轻实验小鼠的体重。用东北铁线莲进行实验，结果表明能明显地抑制 S180A 肿瘤细胞。用铁线莲皂苷进行小鼠的体内抗肿瘤研究，皂苷显示了良好的抗肿瘤活性。这些实验都显示，抗瘤作用随浓度增强有一定的剂量依赖关系，由此说明皂苷是抗肿瘤的活性物质。

3. 利胆作用　100% 威灵仙煎剂和 200% 醇提取物 3 ～ 4mL/kg 灌胃，均能促进大鼠胆汁分泌。200% 醇提取物 0.5 ～ 1mL/kg 静脉注射能迅速促进麻醉犬胆汁分泌及松弛胆总管末端的括约肌，更有利于胆汁分泌。

4. 对平滑肌的作用　麻醉犬灌服威灵仙煎剂，可使食管蠕动节律增强、频率加快、幅度增大。对离体兔肠平滑肌，有对抗组胺的兴奋作用。本品醇提物能直接松弛豚鼠离体回肠平滑肌，并可对抗乙酰胆碱和组胺引起的回肠收缩。威灵仙注射剂亦能松弛豚鼠离体回肠平滑肌，可对抗组织胺或乙酰胆碱引起的回肠收缩反应。

5. 引产作用　烯醇提取物 15g（生药）/kg，肌内注射，连续 5 天，对小鼠中期妊娠有引产作用，完全产出者占 80% 以上。

6. 抗微生物作用　本品 100% 煎剂对金黄色葡萄球菌、志贺痢疾杆菌有抑制作用。抗菌有效成分可能是原白头翁素及其聚合物白头翁素。原白头翁素对革兰阳性及阴性菌和真菌都具有较强的抑制作用，对链球菌的有效浓度为 1：60000；对大肠埃希菌为 1：83000 ～ 1：33000；对白色念珠菌为 1：10000。威灵仙水浸剂（1：3）体外对奥杜益小芽孢癣菌有抑制作用。威灵仙提取液对感染拘氏鼠症小鼠的原虫有抑制作用，灌胃时可使小鼠红细胞症原虫感染率明显降低。

7. 抗炎作用 威灵仙注射剂能显著抑制二甲苯引起的小鼠耳廓肿胀，能显著抑制纸片引起的大鼠肉芽组织生长。威灵仙水提液在小鼠毛细血管通透性方面也有作用，其能降低毛细血管的通透性，从而抑制醋酸所致的小鼠腹腔炎症渗出。威灵仙水提物通过抑制 NO 和环氧化酶 COX-2，减轻脂多糖（LPS）刺激小鼠 BV2 小胶质细胞引起的炎症反应。此外，植物威灵仙的石油醚部分、乙酸乙酯部分、正丁醇部分和水提部分对 LPS 诱导 RAW 264.7 巨噬细胞所产生的 NO、iNOS、TNF-α 炎症因子都有不同程度的抑制作用，其中乙酸乙酯部分作用最强，而水提部分最弱。

8. 降血糖作用 威灵仙浸剂对正常大鼠有显著增强葡萄糖同化的作用（即给予大鼠以大量葡萄糖后，尿糖试验仍为阴性），故可能有降血糖作用。

9. 其他作用 威灵仙大剂量组（20% 煎剂 0.5mL）给金黄地鼠灌胃，能降低血清胆固醇的水平。威灵仙对离体蟾蜍心脏有先抑制后兴奋作用，浸剂的药效比煎剂大 3 ~ 5 倍。煎剂可使麻醉狗的血压下降，肾容积缩小，其煎剂药效比浸剂弱 1/2。威灵仙浸剂与煎剂对小鼠、大鼠和豚鼠均有显著抗利尿作用，浸剂与煎剂的作用大致相似。50% 威灵仙煎剂 0.2mL 其效价相当于垂体后叶素 0.1U 的抗利尿效果，但作用时间较后者为长。

【原植物】威灵仙 *Clematis chinensis* Osbeck

木质藤本。干后变黑色。茎、小枝近无毛或疏生短柔毛。一回羽状复叶有 5 小叶，有时 3 或 7，偶尔基部一对以至第二对 2 ~ 3 裂至 2 ~ 3 小叶；小叶片纸质，卵形至卵状披针形，或为线状披针形、卵圆形，长 1.5 ~ 10cm，宽 1 ~ 7cm，顶端锐尖至渐尖，偶有微凹，基部圆形、宽楔形至浅心形，全缘，两面近无毛，或疏生短柔毛。常为圆锥状聚伞花序，多花，腋生或顶生；花直径 1 ~ 2cm；萼片 4（~ 5），开展，白色，长圆形或长圆状倒卵形，长 0.5 ~ 1（~ 1.5）cm，顶端常凸尖，外面边缘密生绒毛或中间有短柔毛，雄蕊无毛。瘦果扁，3 ~ 7 个，卵形至宽椭圆形，长 5 ~ 7mm，有柔毛，宿存花柱长 2 ~ 5cm。花期 6 ~ 9 月，果期 8 ~ 11 月。

产于湖南、贵州、广西、湖北。生于山坡、山谷灌丛中或沟边、路旁草丛中。

（邱飞　吴卫华　汪治）

Jaol yak bav 叫亚把

龙胆 Longdan

【异名】陵游、草龙胆、龙胆草、苦龙胆草、山龙胆、水龙胆、四叶胆、胆草。

【来源】本品为龙胆草科植物龙胆 *Gentiana scabra* Bunge 的干燥根和根茎。

【采收加工】春、秋二季采挖，洗净，干燥。

【性味】苦，寒。

《侗药大观》：苦，寒。

【功能与主治】清热燥湿，泻肝火，止泻，消肿。用于治疗湿热黄疸，阴肿阴痒，带下，湿疹瘙痒，目赤，耳聋，口苦，咽喉肿痛，筋痛，惊风抽搐。

《侗药大观》：清热燥湿，泻肝火，止泻，消肿。用于治疗湿热黄疸，阴肿阴痒，带下，湿疹瘙痒，目赤，耳聋，口苦，咽喉肿痛，筋痛，惊风抽搐。

【用法用量】内服：煎汤，5 ~ 10g。

【现代临床研究】治疗急性眼结膜炎 用龙胆草 15g，加水 250mL，煮成 150mL，加微量食盐，冷后洗眼。每日 3～4 次，每次 5～10min。共治疗急性眼结膜炎 94 例，结果痊愈 85 例，一般用药 2～3 天痊愈，显效 5 例，无效 4 例。

【化学成分】龙胆苦苷、獐牙菜苦苷、当药苷、马钱苷酸、6'-O-葡萄糖龙胆苦苷、断氧化马钱子苷、2'-（2,3-二羟基苯甲酰)-当药苷、2'-（2,3-二羟基苯甲酰)-龙胆苦苷、8-表马钱子酸、6'-O-β-D-吡喃葡萄糖基龙胆苦苷、天目地黄苷 A、大花木巴戟苷 C、地黄新苷 C、6-酮基-8-乙酰钩果草苷、天目地黄苷 E、齿叶玄参苷 A、6,7-去氢-8-乙酰钩果草苷、地黄新苷 B、3'-O-β-D-吡喃葡萄糖基獐牙菜苷、异荭草素、7-O-葡萄糖-异荭草素、4'-O-葡萄糖-异荭草素、异牡荆素、3'-O-葡萄糖-异牡荆素、山奈酚、三叶苷、槲皮素、1,3,7,8-四羟基𠮷酮、1,3,6,7-四羟基𠮷酮、1,3,7-三羟基-4,8-二甲氧基𠮷酮、1-O-β-D-吡喃葡萄糖-3,7,8-三羟基𠮷酮、3-O-棕榈酸酯高根二醇、2α-羟基-熊果酸、α-香树素、3-O-乙酰氧基熊果醇、3-O-棕榈酸酯高根二醇、熊果醛、没食子酸乙酯、水杨酸、豆甾醇、熊果酸、齐墩果酸、龙胆黄碱、龙胆三糖、秦艽乙素、秦艽丙素等。

【药理作用】

1. 对消化道的影响　龙胆或龙胆苦苷能促进胃液和胃酸分泌，用龙胆苦苷给予造成胃瘘管的狗口服，能促进胃液分泌，并可使游离盐酸增加，食欲增进。而舌下涂抹或静脉注射则无效，故认为龙胆苦苷可直接促进胃液分泌和使游离酸增加。

2. 利胆和保肝作用　取健康及肝脏损害小白鼠，十二指肠给予 50g/kg 龙胆注射液或健康犬静脉注射 4.5g/kg，均能显著增加胆汁流量。从犬的胆汁分泌流量曲线可见在给药 5min 和 20min 时出现两个高峰。龙胆苦苷对四氯化碳和 D-氨基半乳糖（Galn）造成的小鼠肝脏急性损伤模型有保护作用，能减轻给药组动物肝坏死和肝细胞病变程度，对抗四氯化碳所致的肝细胞糖原合成障碍。龙胆注射液 25g/kg 皮下注射，对 α-萘异硫氰酸所致小鼠实验性黄疸模型（高胆红素血症和胆汁淤积），可明显降低血清胆红素含量。

3. 利尿作用　龙胆注射液 10g/kg，耳静脉注射，可使 5 只家兔由给药前每 30min 平均排尿量 0.76mL 增加至 2.64mL，提示龙胆有明显的利尿作用。

4. 抗菌作用　龙胆草水浸剂在试管内对石膏样毛癣菌星形奴卡菌等皮肤真菌有不同程度的抑制作用。试管法证明龙胆煎剂对铜绿假单胞菌、变形杆菌、伤寒杆菌、痢疾杆菌、金黄色葡萄球菌等有不同程度的抑制作用。龙胆草水提物对大鼠细菌性和霉菌性阴道炎具有改善作用。

5. 对中枢神经系统的作用　龙胆碱对小鼠中枢神经系统呈兴奋作用，但较大剂量时则出现麻醉作用。另有报道，龙胆碱 25～200mg/kg 腹腔注射或灌胃，有中枢抑制作用，能减少小鼠自发活动和定向反射，延长戊巴比妥钠和水合氯醛的睡眠时间，降低体温，松弛肌肉，以及降低士的宁的毒性等；200～400mg/kg 对小鼠有镇静作用，可降低小鼠的活动能力。獐牙菜苦苷能抑制中枢神经系统，具有镇痛和镇静作用。对肠及子宫平滑肌有解痉作用。

6. 抗病毒作用　龙胆水提液的半数中毒浓度为 15.25g/L，抑制呼吸道合胞病毒的半数有效浓度为 1.07g/L，治疗指数为 14.25，且对呼吸道合胞病毒的抑制作用存在明显的量效关系。

7. 其他作用　大量服用时，可妨碍消化，时有头痛，颜面潮红，陷于昏眩。龙胆酊大剂量对麻醉动物有降压作用，并能抑制心脏，使心率减慢。龙胆碱对猫有降压作用，对大鼠甲醛实验性关节炎肿有抗炎作用。龙胆水提物对小鼠迟发型变态反应有抑制作用。龙胆苦苷对 SMMC-7721 人肝癌细胞及 A549 人肺癌细胞具有抑制作用。

【原植物】龙胆草科植物龙胆 *Gentiana scabra* Bunge

多年生草本，高 30～60cm。根茎平卧或直立，短缩或长达 5cm，具多数粗壮、略肉质的须根。花枝单生，直立，黄绿色或紫红色，中空，近圆形，具条棱，棱上具乳突，稀光滑。枝下部叶膜质，

中国侗药学

淡紫红色，鳞片形，长 4～6mm，先端分离，中部以下连合成筒状抱茎；中、上部叶近革质，无柄，卵形或卵状披针形至线状披针形，长 2～7cm，宽 2～3cm，有时宽仅约 0.4cm，愈向茎上部叶愈小，先端急尖，基部心形或圆形，边缘微外卷，粗糙，上面密生极细乳突，下面光滑，叶脉 3～5条，上面不明显，下面突起、粗糙。花多数，簇生枝顶和叶腋；无花梗；每朵花下具 2 个苞片，苞片披针形或线状披针形，与花萼近等长，长 2～2.5cm；花萼筒倒锥状筒形或宽筒形，长 10～12mm，裂片常外反或开展，不整齐，线形或线状披针形，长 8～10mm，先端急尖，边缘粗糙，中脉在背面突起，弯缺截形；花冠蓝紫色，有时喉部具多数黄绿色斑点，筒状钟形，长 4～5cm，裂片卵形或卵圆形，长 7～9mm，先端有尾尖，全缘，褶偏斜，狭三角形，长 3～4mm，先端急尖或 2 浅裂；雄蕊着生冠筒中部，整齐，花丝钻形，长 9～12mm，花药狭矩圆形，长 3.5～4.5mm；子房狭椭圆形或披针形，长 1.2～1.4cm，两端渐狭或基部钝，柄粗，长 0.9～1.1cm，花柱短连柱头长 3～4mm，柱头 2裂，裂片矩圆形。蒴果内藏，宽椭圆形，长 2～2.5cm，两端钝，柄长至 1.5cm；种子褐色，有光泽，线形或纺锤形，长 1.8～2.5mm，表面具增粗的网纹，两端具宽翅。花果期 5～11 月。

产于湖南、广西、贵州、湖北。生于山坡草地、路边、河滩、灌丛中、林缘及林下、草甸。

（吴卫华　吴明伟　汪冶）

Jus liongc banc 九龙盘

九龙盘 Jiulongpan

【异名】蜈蚣草、水蜈蚣。

【来源】本品为百合科植物九龙盘 *Aspidistra lurida* Ker-Gawl. 的干燥根茎。

【采收加工】全年均可采，洗净，鲜用或切片晒干。

【性味】微苦，寒。

《侗药大观》：苦，寒。

【功能与主治】活血祛瘀，祛风利湿，止痛，收敛止泻。用于腰脊劳伤，风湿痹痛，跌打损伤，咽喉肿痛。

《侗药大观》：活血祛瘀，祛风利湿，止痛，收敛止泻。用于腰脊劳伤，风湿关节疼痛，跌打损伤，咽喉肿痛，坐骨神经痛等。

【用法用量】内服：煎汤，5～10g。

【附方】治疗跌打损伤　九龙盘煎水服，可止痛；捣烂后包伤处，能接骨。

【化学成分】没食子酸、原儿茶酸、异槲皮苷、鞣花酸、槲皮素、木犀草素、2-甲基蒽醌、表木栓醇、羽扇豆醇乙酸酯、大黄素、大黄素甲醚、熊果酸、咖啡酸、香草酸、表儿茶素、芹菜素、山奈酚、芦丁、鼠李糖、川陈皮素、2-十五烷酮、木栓酮、三十烷醇、二十八烷酸、β-谷甾醇、豆甾醇、邻苯二酚、对甲氧基肉桂酸、3β-angeloyloxy-7-epifutronolide、6-羟基己酸、柠檬黄素、芥酸、3,3'-O-二甲基鞣花酸、β-胡萝卜苷、3-甲氧基槲皮素、4'-甲基-棉花素、圣草酚、没食子酸乙酯、没食子酸甲酯、阿福豆苷。

【药理作用】

1. 对离体胸管平滑肌的影响　九龙盘小剂量对豚鼠小肠无影响，大剂量呈抑制作用；九龙盘对乙酸胆碱和氨化钡引起的大鼠肠管紧张性、强直性收缩均有部分拮抗作用；九龙盘的挥发性部位可使兔肠管轻度兴奋，然后转入明显抑制，张力降低，收缩频率减慢，振幅减少，并随着浓度不同能部分或

84

完全拮抗乙酰胆碱、氯化钡引起的肠管兴奋和痉挛。

2. 抗溃疡作用　九龙盘水煎剂灌胃对幽门结扎型、应激型及利血平型大鼠实验性胃溃疡均有不同程度的抑制作用，但对吲哚美辛型胃溃疡作用不明显。它能增加胃液及胃蛋白酶活性，降低总酸度与游离酸度，对离体胃条有短暂收缩兴奋作用，随即转入抑制，降低胃张力并拮抗乙酰胆碱引起的胃收缩。

3. 抗菌作用体外实验　九龙盘煎剂对结肠炎耶尔森菌和摩根变形杆菌的最低抑菌浓度（MIC）是1/160（抑菌力达中度），最低杀菌浓度（MBC）是1/80（杀菌力为低度），对福氏痢疾杆菌的抑菌、杀菌作用分别是1/40和1/10，属低度有效，对肠毒素型大肠埃希菌均不表现抑菌、杀菌作用。

【原植物】九龙盘 *Aspidistra lurida* Ker-Gawl.

根状茎圆柱形，直径4～10mm，具节和鳞片。叶单生，彼此相距0.5～3.5cm，矩圆状披针形、近椭圆形、披针形、矩圆状倒披针形或带形，长13～46cm，宽2.5～11cm，先端渐尖，基部多数近楔形，少数近圆形，两面绿色，有时多少具黄白色斑点；叶柄明显，长10～30cm。总花梗长2.5～5cm；苞片3～6枚，其中1～3枚位于花基部，宽卵形，向上渐大，长7～9mm，宽6.5～8mm，先端钝或急尖，有时带褐紫色；花被近钟状，长8～15mm，直径10～15mm；花被筒长5～8mm，内面褐紫色，上部6～8（～9）裂，裂片矩圆状三角形，长5～7mm，基部宽2～4mm，先端钝，向外扩展，内面淡橙绿色或带紫色，具2～4条不明显或明显的脊状隆起和多数小乳突；雄蕊6～8（～9）枚，生于花被筒基部，花丝不明显；花药卵形，长2mm，宽1.5mm；雌蕊长9mm，高于雄蕊；子房基部膨大；花柱无关节；柱头盾状膨大，圆形，直径4～9mm，中部微凸，上面通常有3～4条微凸的棱，边缘波状浅裂，裂片边缘不向上反卷。

产于湖南、贵州、广西、湖北。生于海拔600～1700m的山坡林下或沟旁。

（吴卫华　汪冶）

Jus senc bic 九辰比

梧桐 Wutong

【异名】青皮树、青桐、桐麻、国桐、桐麻碗、飘儿果树、麦桐皮、九层皮、地坡皮、麦皮树、耳桐、麻桐、翠果子、飘儿树、桐麻树、麦桐、樣梧、羹树、白梧桐、苍桐、春麻。

【来源】本品为梧桐科植物梧桐 *Firmiana platanifolia*（L.f.）Marsigli 的干燥根。

【采收加工】全年可采，晒干或鲜用。

【性味】苦，凉。

【功能与主治】祛风湿，杀虫。用于风湿性关节痛，肺结核咳血，跌打损伤，白带，血丝虫病，蛔虫病。

【用法用量】内服：煎汤。

【附方】

1. 耿胧忖　溜九辰比（梧桐子）、甜酒药，炒焦，泡开水内服。

2. 挡朗　尚九辰比（梧桐树根皮）、教唉隋（蛇葡萄根）、兰芭细然（泽兰）、麻龙（文殊兰）、修八岑（蜘蛛抱蛋）、教素荡（青箨香）、骂卡马辰（土大黄），均用鲜品捣烂，外敷骨折处。

【化学成分】根的化学成分未见报道。种子含咖啡酸、树胶；树皮含黏液质；叶含黄酮苷、香豆素。主要成分为脂肪油，含有锦葵酸、黄酮以及生物碱等，此外挥发性成分涵盖了酮类、萜类、萜烯类、烷烃、酯类、烯烃、醛类、呋喃类、醇类以及脂肪醇类等。

【药理作用】本品有较明显的降低血清胆固醇的作用，具有降压、止血以及抗氧化等生物活性。

【原植物】梧桐 *Firmiana platanifolia*（L.f.）Marsigli

落叶乔木，高达 16m；树皮青绿色，平滑。叶心形，掌状 3～5 裂，直径 15～30cm，裂片三角形，顶端渐尖，基部心形，两面均无毛或略被短柔毛，基生脉 7 条，叶柄与叶片等长。圆锥花序顶生，长 20～50cm，下部分枝长达 12cm，花淡黄绿色；萼 5 深裂几至基部，萼片条形，向外卷曲，长 7～9mm，外面被淡黄色短柔毛，内面仅在基部被柔毛；花梗与花几等长；雄花的雌雄蕊柄与萼等长，下半部较粗，无毛，花药 15 个不规则地聚集在雌雄蕊柄的顶端，退化子房梨形且甚小；雌花的子房圆球形，被毛。蓇葖果膜质，有柄，成熟前开裂成叶状，长 6～11cm，宽 1.5～2.5cm，外面被短茸毛或几无毛，每蓇葖果有种子 2～4 个；种子圆球形，表面有皱纹，直径约 7mm。花期 6 月。

产于湖南、贵州。各地多有栽培。生于村边、宅旁、山坡、石灰岩山坡等处。

【备注】本品茎皮、种子与叶也可入药。

茎皮：用于痔疮，脱肛。

子：顺气和胃，补肾。用于胃痛，伤食腹泻，小儿口疮，须发早白。

叶：镇静，降压，祛风，解毒。用于冠心病，高血压，风湿性关节痛，阳痿，遗精，神经衰弱，银屑病，痈疮肿毒。

（蔡伟　汪冶）

Kaok dinl max 靠登马

福建观音座莲 Fujianguanyinzoulian

【异名】马蹄风、马蹄蕨、地莲花、牛蹄劳、马蹄萁、黑薮筋、广西观音座莲、定心散观音座莲、林氏观音座莲、中华观音座莲、心脏形观音座莲、狭羽观音座莲、有柄观音座莲、长柄观音座莲、刺柄观音座莲、三元观音座莲、小果观音座莲、长头观音座莲、峨眉观音座莲。

【来源】本品为座莲蕨科植物福建观音座莲 *Angiopteris fokiensis* Hieron. 的干燥根茎

【采收加工】全年均可采收，洗净，去须根，切片用。

【性味】辛、苦、咸，温。

《侗药大观》：辛、苦、咸，温。

《中国侗族医药研究》：苦，寒。

《侗族医学》：淡，凉。

【功能与主治】活血祛湿，止痛，活血通经。用于跌打损伤，风湿骨痛、骨痹，咯血，瘰疬，痈疮肿毒，枪炮伤，毒蛇毒虫咬伤。

《中国侗族医药研究》：祛风，清热，解毒，止咳。用于咳嗽，小儿惊风，小儿观音风，跌打损伤，疖肿。

《侗族医学》：退水，解毒。用于跌打损伤，耿甚（疖肿）。

《侗药大观》：活血祛湿、止痛、活血通经。用于治疗跌打损伤、风湿骨痛、骨质增生等。

【用法用量】内服：煎汤，10～20g。外用：鲜品捣烂敷患处。

【附方】

1. 跌打损伤　靠登马、娘观音（吉祥草）、美查恩（杜仲）、教唉我巴恰帕（岩五加）、削昆（岩马

桑）、教晰南哽（南蛇藤）、教昆素（威灵仙），煎水内服。（《侗族医学》）

2. 耿甚 靠登马、骂菩姑（蒲公英）、骂麻剃（紫花地丁），煎水内服；药渣外敷患处。（《侗族医学》）

【化学成分】β-谷甾醇、二十烷酸、7β-hydroxysitosterol-3-O-β-D-glucoside、胡萝卜苷、sitosteryl-6′-O-undecanoate-D-glucoside、紫其内酯苷、金色酰胺醇乙酸酯、棕榈酸、亚油酸、菜油甾醇、油酸、豆甾醇。

【药理作用】**抗氧化作用** 有报道马蹄蕨黄铜具有较强的抗氧化作用，具有清除羟自由基及 DPPH 的能力。

【原植物】福建观音座莲 *Angiopteris fokiensis* Hieron.

植株高大，高 1.5m 以上。根状茎块状，直立，下面簇生有圆柱状的粗根。叶柄粗壮，干后褐色，长约 50cm，粗 1～2.5cm。叶片宽广，宽卵形，长与阔各 60cm 以上；羽片 5～7 对，互生，长 50～60cm，宽 14～18cm，狭长圆形，基部不变狭，羽柄长 2～4cm，奇数羽状；小羽片 35～40 对，对生或互生，平展，上部的稍斜向上，具短柄，相距 1.5～2.8cm，长 7～9cm，宽 1～1.7cm，披针形，渐尖头，基部近截形或几圆形，顶部向上微弯，下部小羽片较短，近基部的小羽片长仅 3cm 或过之，顶生小羽片分离，有柄，和下面的同形，叶缘全部具有规则的浅三角形锯齿。叶脉开展，下面明显，相距不到 1mm，一般分叉，无倒行假脉。叶为草质，上面绿色，下面淡绿色，两面光滑。叶轴干后淡褐色，光滑，腹部具纵沟，羽轴基部粗约 3.5mm，顶部粗约 1mm，向顶端具狭翅，宽不到 1mm。孢子囊群棕色，长圆形，长约 1mm，距叶缘 0.5～1mm，彼此接近，由 8～10 个孢子囊组成。

产于湖南、湖北、贵州、广西。生于林下溪沟边。

（吴卫华　邱飞　汪治）

Kaok kgaiv nanx nueml 靠介朗浓

贯众 Guanzhong

【异名】靠贯众、绵马鳞毛蕨、贯节、贯渠。

【来源】本品为水龙骨科植物贯众 *Cyrtomium fortunei* J. Sm. 带叶柄残基的干燥根茎。

【采收加工】春末至冬初采挖，削去叶及须根，洗净泥沙，干燥。

【性味】苦，微寒。

《侗族医学》：苦，微凉。有小毒。

《中国侗族医药研究》：苦，微凉。有小毒。

【功能与主治】清热解毒，杀虫止血。用于瘟疫，斑疹，吐血，衄血，肠风便血，血痢，血崩，带下。

《侗族医学》：用于逗亮燔焜（着寒着热），代喉老（老年咳嗽）。

《中国侗族医药研究》：退热，解毒。用于着寒着热，代喉老（老年咳嗽）。

【用法用量】内服：煎汤，10～30g。

【附方】

1. 逗亮燔焜 靠介朗浓（贯众）、奴金奴银（金银花）、骂菩姑（南公英）、闹亚、刺阎王（阎王刺根皮）、尚美上邓（黄荆），美奉虽（羊耳菊），煎水内服。（《侗族医学》）

2. 代喉老 靠介朗浓（贯众）、巴登马（假紫菀）、骂莘蜥（蛇倒退）、雅怪西（花蝴蝶）、辛奴罢（栏梗），前水内服。（《侗族医学》）

3. 打摆子（疟疾） 梧桐根皮、徐长卿、黄荆、土荆芥、贯众、马齿苋、淡竹叶各 9g，青蒿 6g。用法：煎水内服，每日 3 次。(《中国侗族医药研究》)

4. 水痘 尚九牛 6g，紫花地丁、蒲公英、野菊花、黄芩、虎耳草、天葵各 5g，贯众 3g。用法：煎水内服，每日数次。(《中国侗族医药研究》)

5. 小儿烧热 贯众、蒲公英、金银花、大青木、一枝黄花、野藿香各 9g，鬼箭羽 6g，野薄荷、白英、白茅根、黄荆各 6g。用法：煎水内服，每日 3 次。(《中国侗族医药研究》)

6. 小儿烧热 鱼腥草、贯众、野菊花各 9g，马鞭草、大青木、翻白草各 6g。用法：煎水，分 3 次服。(《中国侗族医药研究》)

7. 寸耳癀 贯众、地耳草、丁香蓼、南天竹各 9g，大青叶、车前草、白茅根各 6g，青藤香 3g。用法：煎水内服，每日 3 次。(《中国侗族医药研究》)

8. 火牙 土党参 15g，十大功劳叶、土升麻各 10g，骨碎补 9g，天花粉、白芷、金银花、红旱莲、贯众、车前草、威灵仙各 6g。用法：煎水内服，每日 3 次。(《中国侗族医药研究》)

9. 妇人崩漏 贯众 100g，红蔓菜 50g，紫苏根块 25g 煮水服，每日 1 剂，分 3 次服，连服 5 ～ 7 天。(《侗族医药探秘》)

10. 胃肠型流感 贯众 10g，虎杖、桎木树叶、马齿苋、鱼腥草各 15g，甘草 5g，金银花 10g，白茅根 10g。用法：将上述药兑水 300mL，煎熬至 200mL，为成人每日量，2 次分服，小儿酌减。(《侗族医药探秘》)

【现代临床研究】 治疗腮腺炎 将贯众嫩草鲜品适量捣烂敷患处，每日换药 1 次，如药泥干燥可加冷开水调匀后再敷，连敷 2 ～ 3 天即愈。治疗 86 例，结果：痊愈（局部肿胀消退、触痛消失、活动自如、体温正常）70 例，好转（局部肿胀减轻、触痛缓解、活动轻度受限、体温降至 38℃ 以下）8 例，无效 8 例。(《侗族医药探秘》)

【化学成分】 绵马素、三叉蕨酸、三叉蕨酚、绵马次酸、挥发油、绵马鞣质等。

【药理作用】 本品煎剂 16% 浓度时对猪蛔虫段有不同程度的抑制作用。本品制备的注射液在临床中显示良好的宫缩作用，一般于注射后 3min 即显效。(《侗族医学》)

【原植物】 贯众 *Cyrtomium fortunei* J. Sm.

植株高 20 ～ 35cm。根茎直立，密被卵状披针形棕色鳞片。叶簇生，叶柄长 8 ～ 10cm，基部直径约 2mm，禾秆色，腹面有浅纵沟，下部密生卵形及披针形棕色鳞片，鳞片边缘流苏状，向上秃净；叶片矩圆披针形，长 18 ～ 30cm，宽 6 ～ 8cm，先端渐狭，基部略宽狭，奇数羽状复叶；侧生羽片 8 ～ 15 对，互生，略斜向上，柄极短，镰状披针形，中部的长 3 ～ 4cm，宽 1 ～ 1.5cm，先端渐尖，基部偏斜，上侧近截形，下侧楔形，边缘有前倾的小齿；具羽状脉，小脉联结成 2 行网眼，两面不明显；顶生羽片狭卵形，下部有 1 或 2 个浅裂片，长 3 ～ 5cm，宽 2 ～ 3cm；叶为纸质，两面光滑；叶轴腹面有浅纵沟，疏生披针形及线形棕色鳞片。孢子囊群靠近叶边，两侧各有 1 ～ 2 行；囊群盖圆形，盾状，边缘流苏状或有小齿。

产于湖南、贵州、广西、湖北。生于路旁石上及阴湿处石灰岩上。

（肖聪颖　吴明伟　汪冶）

Kaok maemx 靠懵

紫萁 Ziqi

【异名】紫萁贯众、大贯众、薇贯众，綦、月尔、紫綦、綦蕨、此萁、紫蕨、迷蕨、蕨基、毛老鼠、毛狗子、贯众。

【来源】本品为紫萁科植物紫萁 *Osmunda japonica* Thunb. 的干燥根茎和叶柄残基。

【采收加工】春、秋二季采挖，洗净，除净须根，晒干。

【性味】苦，微寒。有小毒。

【功能与主治】清热解毒，止血。用于鼻衄，痢疾，崩漏，白带，创伤出血。

《侗药大观》：清热解毒，止血，防辐射，抗癌。用于鼻衄，头晕，痢疾，崩漏；防治流感等。

【用法用量】内服：煎汤，10 ～ 15g。

【现代临床研究】治疗烧伤 18 例烧烫伤患者，清除创面的积脓及脓性分泌物，然后用生理盐水冲洗创面，用 1% 的新洁尔灭溶液擦洗创面，待感染创面彻底清除干净后，用无菌纱布或棉花将紫萁多糖浓缩物涂抹患处，有水泡或残皮处只需往水泡上涂抹药液，每隔 1 ～ 2h 涂抹患处。结果显示 18 例烧烫伤患者中治愈 13 例，好转 5 例，总有效率为 100%。其中浅Ⅱ度和深Ⅱ度患者全部治愈（共 13 例），Ⅲ度烧伤患者均明显好转。

【化学成分】紫萁内酯、5- 羟基己酸 -4- 内酯、葡萄糖基紫萁内酯、二氢异葡萄糖基紫萁内酯、2-去氧 -2- 吡喃核糖内酯、类花楸酸苷、5- 羟基 -3-（β-D- 吡喃葡萄糖氧基）己酸甲酯、麦芽酚 -β-D-吡喃葡萄糖苷、5- 羟甲基 -2- 糠醛、甘油、琥珀酸、尖叶土杉甾酮 A、蜕皮甾酮、蜕皮素、紫萁酮、$2\beta,16\beta,17,18$- 四羟基 - 对映贝壳杉烷 -19- 羧酸、suavioside E、inoscavin A、5- 羟甲基 -2- 糠醛、β- 谷甾醇、菜油甾醇、原儿茶酸、异银杏双黄酮、芦丁、鞣质。

【药理作用】

1. 驱虫作用 紫萁的根茎及叶柄基部的煎剂稀释到 16% 浓度时，体外对猪蛔虫头段有不同程度的抑制和松弛作用，50% ～ 60% 的煎剂对整体猪蛔虫作用 2 ～ 6h 后，猪蛔虫的活动呈不同程度的抑制。紫萁提取物对驱除人体肠蠕虫有较好疗效。

2. 抗病毒作用 1g/mL 的紫萁水提取液稀释 320 倍后能抵抗腺病毒 3 型（Ad3）对培养的 Hela 单层细胞的攻击，有较强抗 Ad3 活性；能抵抗单纯疱疹病毒Ⅰ型对肝癌细胞（Hep-2 细胞）的攻击。紫萁水提物具有抗肠道病毒 71 型的活性，其抑毒指数为 64，并且水提煮过的效果优于冷处理者；丙酮提取物实验细胞全部脱落，说明丙酮提取物能显著抑制乙肝病毒复制。

3. 抗凝血影响 给家兔口服紫萁水提取液 11.1g/kg，每日 1 次，共 4 次，能缩短家兔凝血酶原时间。100% 紫萁煎剂能明显缩短兔的凝血时间。紫萁提取物有显著抑制凝血的作用。

4. 抗炎作用 紫萁各极性部位对二甲苯致小鼠耳肿胀的影响均具抑制作用，乙酸乙酯低剂量及正丁醇高剂量与地塞米松的抗炎效果相近。

5. 抗菌作用 从紫萁中分离到的紫萁多糖，对金黄色葡萄球菌和藤黄色八叠球菌均有一定的抑制作用。

【原植物】紫萁 *Osmunda japonica* Thunb.

植株高 50 ～ 80cm 或更高。根状茎短粗，或成短树干状而稍弯。叶簇生，直立，柄长 20 ～ 30cm，禾秆色，幼时被密绒毛，不久脱落；叶片为三角广卵形，长 30 ～ 50cm，宽 25 ～ 40cm，顶部一回羽状，其下为二回羽状；羽片 3 ～ 5 对，对生，长圆形，长 15 ～ 25cm，基部宽 8 ～ 11cm，基部一对稍大，有柄（柄长 1 ～ 1.5cm），斜向上，奇数羽状；小羽片 5 ～ 9 对，对生或近对生，无柄，分离，长4 ～ 7cm，宽 1.5 ～ 1.8cm，长圆形或长圆披针形，先端稍钝或急尖，向基部稍宽，圆形，或近截形，相距 1.5 ～ 2cm，向上部稍小，顶生的同形，有柄，基部往往有 1 ～ 2 片的合生圆裂片，或阔披形的短裂片，边缘有均匀的细锯齿。叶脉两面明显，自中肋斜向上，二回分歧，小脉平行，达于锯齿。叶为纸质，成长后光滑无毛，干后为棕绿色。孢子叶（能育叶）同营养叶等高，或经常稍高，羽片和小羽片均短缩，小羽片变成线形，长 1.5 ～ 2cm，沿中肋两侧背面密生孢子囊。

产于湖南、贵州、广西、湖北。生于林下或溪边酸性土中。

（吴卫华　汪冶）

Kaok munh 靠扪

金毛狗 Jinmaogou

【异名】金毛狗脊、黄狗脊、金狗脊、金毛狮子、猴毛头、黄狗头。

【来源】本品为蚌壳蕨科植物金毛狗脊 *Cibotium barometz*（L.）J. Sm. 的干燥根茎。

【采收加工】秋、冬二季采挖。除去金毛及须根，洗净，切片，蒸后晒干或炒至微黄备用。

【性味】苦、甘，温。

《侗药大观》：苦、甘，温。

【功能与主治】补肝肾，强筋骨，祛风湿，止血。用于肾虚，腰膝酸痛，白带，四肢无力，风寒湿痹，外伤出血。

《侗药大观》：补肝肾、强筋骨、祛风湿、止血。用于治疗肾虚、腰膝酸痛、妇女带下、下肢无力、痹证、外伤出血等。

【用法用量】内服：煎汤，10 ～ 20g。外用：止血用本品絮毛适量，敷伤口出血处。

【化学成分】绵马酚、香草醛、丁香醛、对羟基苯甲酸、香荚兰乙酮、原儿茶酸、原儿茶醛、金粉蕨亭、去甲基麦芽酚、麦芽酚、曲酸、5-羟基麦芽酚、白藜芦醇、对羟基肉桂酸、对羟基肉桂醛、C-藜芦酰乙二醇、4-甲基邻苯二酚、原儿茶醛、对羟基苯甲酸、咖啡酸、山奈酚、芒柄花黄素、黄芪苷 IV、异羟基洋地黄毒苷元、樱草苷、金毛狗脊皂苷、金粉蕨素、金粉蕨素-2'-O-β-D-葡萄糖苷、金粉蕨素-2'-O-β-D-阿罗糖苷、蕨素 R、蕨素 Y、异组织蕨素 A。

【药理作用】

1. 抗骨质疏松　金毛狗提取物可以降低大鼠去势引起的股骨骨量丢失，在骨重建过程中骨转换指标骨钙素、碱性磷酸酶、脱氧吡啶啉降低，尿钙、磷排泄减少。狗脊提取物也可以提高骨强度，防止骨小梁微结构恶化。研究者通过筛选狗脊炮制品正丁醇萃取物中促进成骨细胞增殖及 ALP 活性的组分，认为狗脊能够显著促进成骨细胞增殖及 ALP 活性的有效成分可能存在于极性较大的组分里，并且推测可能通过促进成骨细胞增殖及分化的机制来发挥抗骨质疏松作用。

2. 抗血小板聚集　狗脊及其不同炮制品均有抑制血小板聚集作用，抗血小板聚集作用从高到低依次为砂烫品＞盐制品＞酒蒸品＞单蒸品＞生品。

3. 镇痛　采用热板法、扭体法、毛细玻管法、断尾法研究狗脊及其炮制品和狗脊毛（根茎上的细柔毛，有收敛止血的作用）的镇痛、止血作用。结果表明：狗脊毛镇痛作用不明显，低剂量生狗脊、砂烫狗脊未表现显著镇痛作用，高剂量生狗脊、砂烫狗脊具有显著镇痛作用。

4. 抗炎抗风湿　生狗脊、烫狗脊、酒狗脊、盐狗脊、蒸狗脊对 LPS 诱导的巨噬细胞各细胞因子和炎性介质的生成均有一定影响，作用由高到低依次为生狗脊＞烫狗脊＞酒狗脊＞盐狗脊＞蒸狗脊。狗脊生品的正丁醇提取物组和醋酸乙酯提取物组明显抑制二甲苯所致的小鼠耳肿胀，炮制品正丁醇组和醋酸乙酯组的作用不明显。狗脊生品的醋酸乙酯提取物组明显抑制大鼠的肉芽组织增生，生品正丁醇提取物组、炮制品正丁醇组和醋酸乙酯组的作用不明显。

【原植物】金毛狗脊 *Cibotium barometz*（L.）J. Sm.

根状茎卧生，粗大，顶端生出一丛大叶，柄长达 120cm，粗约 2～3cm，棕褐色，基部被有一大丛垫状的金黄色茸毛，长逾 10cm，有光泽，上部光滑；叶片大，长达 180cm，宽约相等，广卵状三角形，三回羽状分裂；下部羽片为长圆形，长达 80cm，宽 20～30cm，有柄（长 3～4cm），互生，远离；一回小羽片长约 15cm，宽 2.5cm，互生，开展，接近，有小柄（长 2～3mm），线状披针形，长渐尖，基部圆截形，羽状深裂几达小羽轴；末回裂片线形略呈镰刀形，长 1～1.4cm，宽 3mm，尖头，开展，上部的向上斜出，边缘有浅锯齿，向先端较尖，中脉两面凸出，侧脉两面隆起，斜出，单一，但在不育羽片上分为二叉。叶几为革质或厚纸质，干后上面褐色，有光泽，下面为灰白或灰蓝色，两面光滑，或小羽轴上下两面略有短褐毛疏生；孢子囊群在每一末回能育裂片 1～5 对，生于下部的小脉顶端，囊群盖坚硬，棕褐色，横长圆形，两瓣状，内瓣较外瓣小，成熟时张开如蚌壳，露出孢子囊群；孢子为三角状的四面形，透明。

产于湖南、贵州、广西。生于山麓沟边及林下阴处酸性土中。

（吴卫华　吴秀武　汪冶）

Kaok nungx aiv seit 靠浓盖隋

蜈蚣草 Wugongcao

【异名】百足草、百叶尖、蜈蚣蕨、贯众、小贯众、牛肋巴、筐子草、狗脊、长叶甘草蕨、肺筋草、小牛肋巴、蜈蚣连、斩草剑、梳子草、黑舒筋草。

【来源】本品为凤尾蕨科植物蜈蚣凤尾蕨 *Pteris vittata* L. 的干燥根茎。

【采收加工】全年均可采收，洗净，鲜用或晒干。

【性味】淡、苦，凉。

【功能与主治】祛风除湿，舒筋活络，解毒杀虫。用于风湿骨痛，跌打损伤，感冒，痢疾，乳痈，疮毒，疥疮，蛇虫咬伤。

【用法用量】内服：煎汤，6～12g。外用：适量，捣敷；或煎水熏洗。

【化学成分】木脂素苷、顺 - 二氢 - 去氢二松柏醇 -9-*O*-β-D 葡萄糖苷、落叶松脂醇 -9-*O*-β-D- 葡萄糖苷、二脂三甲基高丝氨酸、芦丁、山柰酚 -3-*O*-β-D- 葡萄糖苷、山柰酚 -3-*O*- 芸香糖苷、山柰酚 -3-*O*-β-D- 葡萄糖醛酸苷、淫羊藿次苷、ethyl-β-D-xylopyranoside、苯乙烯 -4-*O*-β-D- 吡喃葡萄糖苷、苯丙氨酸、phenyl-β-D-glucopyranoside、4- 羟基 -2- 甲氧基 - 苯基 -β-D- 葡萄糖苷、松脂醇 -4″- 吡喃葡萄糖苷、（2R）-acetylpterosin B、棕榈酸、何帕 -22（29）- 烯、表木栓醇、羽扇豆酮、齐墩果 -18- 烯 -3- 酮、豆甾醇、β- 谷甾醇、22- 羟基何帕烷、麦角甾醇、β- 谷甾醇乙酸酯、芹菜素、木犀草素、木犀草素 -7,3',4'- 三甲醚、3'- 甲氧基木犀草素、7- 羟基 -8- 甲氧基香豆素、芹菜素 -7-*O*-β-D- 葡萄糖醛酸、木犀草素 -7-*O*-β-D- 吡喃葡萄糖苷、柯伊利素 -7-*O*-β-D- 吡喃葡萄糖苷、紫云英苷、对羟基苯甲酸、β- 胡萝卜苷、山柰酚、槲皮素、越南巴豆素 C、越南巴豆素 D。

【药理作用】

1.抗氧化 蜈蚣草提取物对DPPH自由基具有较强的清除作用，半数效应浓度（EC_{50}）为0.15mg/mL，对脂质过氧化抑制作用、超氧阴离子、羟基自由基和过氧化氢清除作用的EC_{50}分别为6.55mg/mL、0.09mg/mL、4.11mg/mL、0.45 mg/mL。

2.排砷作用 大鼠50只，随机分成对照组、模型组、阳性对照组及蜈蚣草低、高剂量组；每组10只；除对照组外，各组动物每日腹腔注射亚砷酸钠溶液（2mg/kg），每周连续注射5天，共4周；蜈蚣草组连续6周，阳性对照组肌内注射二巯基丙磺酸钠（DMPS）。结果显示：高剂量蜈蚣草组大鼠尿砷含量明显升高，其排砷作用与DMPS相近；各组大鼠血红蛋白、肌酐、尿素氮、ALT及肝肾等脏器系数无明显改变；高剂量蜈蚣草对砷所致的大鼠骨髓嗜多染红细胞微核发生率增高具有明显抑制作用。

【原植物】蜈蚣凤尾蕨 *Pteris vittata* L.

植株高0.2～1.5m；根茎短而直立，密被疏散黄褐色鳞片；叶簇生，一型；叶柄深禾秆色或浅褐色，幼时密被鳞片；叶片倒披针状长圆形，长尾头，基部渐窄，奇数一回羽状；不育的叶缘有细锯齿；叶干后纸质或薄革质，绿色；侧生羽片向顶部为多回二叉分枝，成为密集的鸡冠形；孢子囊群线形，着生羽片边缘的边脉；囊群盖同形，全缘，膜质，灰白色。

产于湖南、贵州、广西。生于山坡、路旁草丛中。

（吴卫华　汪治）

Kapc mas qic 客妈七

裂果薯 Lieguoshu

【异名】水田七、箭根薯、囫头鸡、广西裂果薯、土三七、屈头鸡、水鸡头、水鸡仔、水虾公、山大黄、田螺七、马老头、小田螺七、水狗仔、水槟榔、水萝卜。

【来源】本品为裂薯科植物裂果薯 *Schizocapsa plantaginea* Hance 的干燥块茎。

【采收加工】全年可采挖，洗净，除去杂质，切片，晒干。

【性味】苦、微甘，凉。有小毒。

【功能与主治】清热解毒，止咳祛痰，理气止痛，散瘀止血。用于痰热咳嗽，脘腹胀痛，泻痢腹痛，小儿疳积，咽喉肿痛，牙痛，痄腮，瘰疬，疮肿，烧烫伤，蛇串疮，跌打损伤，外伤出血。

【用法用量】内服：煎汤，9～15g，或研末，每次2g。外用：适量捣敷；或研粉调敷。

【化学成分】箭根薯酮内酯A、箭根薯酮内酯B、箭根薯酮内酯C、箭根薯酮内酯D、箭根薯酮内酯E、箭根薯酮内酯F、裂果薯皂苷A、裂果薯皂苷B、豆甾醇3-O-β-D-吡喃葡萄糖苷、plantagiolides I、plantagiolides J。

【药理作用】

1.抗肿瘤作用 裂果薯醇提物对人肝细胞SMMC-7721裸鼠移植瘤生长具有抑制作用，且能明显降低肿瘤微血管密度、降低肿瘤组织中VEGF的表达。裂果薯总皂苷可抑制SMMC-7721细胞增殖与迁移，诱导其凋亡，阻滞其细胞周期。裂果薯总皂苷在24、48、72h时的IC_{50}值分别为3.75μg/mL、1.56μg/mL、0.95μg/mL。裂果薯总皂苷连续给药15d后，H22荷瘤小鼠的抑瘤率为61.70%，且明显提高荷瘤小鼠的胸腺指数以及血清中白细胞介素（IL）-2、肿瘤坏死因子（TNF）-α水平，降低IL-10水平，降低肝脏指数。裂果薯中的多种皂苷单体对肝癌细胞、非小细胞肺癌具有抑制增殖、抑制转移的作用。

2. 抗大鼠肝纤维化作用　裂果薯总皂苷连续给药 4 周后能明显抑制四氯化碳诱导的肝纤维化程度，肝纤维化模型组 AST、ALT 及 C Ⅳ、PC Ⅲ、LN、HA、Hyp 反映肝损伤和纤维化进程的指标，均明显升高。裂果薯总皂苷明显抑制模型组 TGF-β_1、Smad4、α-SMA mRNA 的表达，升高 Smad7 的表达，提示其抗纤维化作用可能是通过抑制 TGF-β_1/Smad 信号通路实现的。

【原植物】裂果薯 *Schizocapsa plantaginea* Hance

多年生草本，高 20 ～ 30cm。根状茎粗短，常弯曲。叶片狭椭圆形或狭椭圆状披针形，长 10 ～ 15（～ 25）cm，宽 4 ～ 6（～ 8）cm，顶端渐尖，基部下延，沿叶柄两侧成狭翅；叶柄长（5 ～）7 ～ 11（～ 16）cm，基部有鞘。花葶长 6 ～ 13cm；总苞片 4，卵形或三角状卵形，长 1 ～ 2（～ 3）cm，宽 0.5 ～ 1.8cm，内轮 2 枚常较小；小苞片线形，长 5 ～ 7（～ 20）cm；伞形花序有花 8 ～ 15（～ 20）朵；花被裂片 6，淡绿色、青绿色、淡紫色、暗色，外轮 3 片披针形，长约 6mm，宽约 3mm，内轮 3 片卵圆形，较外轮短而宽，长约 4mm，宽约 5mm，顶端具小尖头；雄蕊 6，花丝极短，顶端兜状，两侧向下突出呈耳状；柱头 3 裂，每裂又 2 浅裂。蒴果近倒卵形，3 瓣裂，长 0.6 ～ 0.8cm；种子多数，半月形、长圆形或为不规则长圆形，长约 2mm，有条纹。叶的上表皮细胞无气孔。花果期 4 ～ 11 月。

产于湖南、广西、贵州。生于海拔 200 ～ 600m 的水边、沟边、山谷、林下、路边、田边潮湿地方。

（吴卫华　汪冶）

Kebp naemx 扣嫩

香附 Xiangfu

【异名】香头草、梭梭草、金门莎草、雀头香、莎草根、香附子、雷公头、香附米、三棱草、苦羌头。

【来源】本品为莎草科植物莎草 *Cyperus rotundus* L. 的干燥根茎。

【采收加工】秋季采挖，燎去毛须，置沸水中略煮或蒸透后晒干，或燎后直接晒干。

【性味】辛、微甘、微苦，平。

《侗药大观》：辛、甘、微苦，平。

【功能与主治】疏肝解郁，理气宽中，调经止痛。用于肝郁气滞，胸腹胁痛，消化不良，痛经，乳痈，崩漏带下。

《侗药大观》：疏肝解郁，理气宽中，调经止痛。用于肝郁气滞，胸腹胁肋胀痛，消化不良，痛经，乳房胀痛，崩漏带下等。

【用法用量】内服：煎汤，5 ～ 10g。

【现代临床研究】

1. 治疗急性膀胱炎　香附 30g，加水 300mL，煎至 200mL，1 剂煎 2 次，两煎兑匀，1 次顿服，当日再如法服 2 剂，一般不超过 3 天。依此共治疗 98 例，服药后 92 例在 3 天内尿痛、尿频、尿急等症状消失，尿常规正常，随访 1 个月内未复发。

2. 治疗原发性痛经　香附、当归各 10g，共研细末，制成止痛散，加红糖 5 ～ 10g 开水冲服，用于治疗原发性痛经 56 例，治愈率 97.14%，无不良反应。

3. 治疗子宫肌瘤　采用七制香附丸，每次 6g，2 次 / 天，口服。2 星期为 1 个疗程。治疗期间，停用其他药物，并注意忌食生冷、辛辣刺激性食物，保持精神舒畅，避免情志刺激。治疗 32 例，显效 20 例，好转 8 例，无效 4 例，总有效率 87.5%。

4. 治疗扁平疣 香附注射液（每 1mL 相当于原生药 3g），成人每日或隔日肌注 4mL，儿童酌减，孕妇忌用。一般以 10 ～ 15 天为 1 个疗程，观察 4 ～ 6 个月以上。共治疗 15 例，结果：痊愈（皮损完全消退）11 例，减轻（部分皮损消退或变平）2 例，无效（皮损无改变）2 例，有效率为 86.67%。疗效出现时间一般在 1 个月之内，其中注射 5 ～ 9 次痊愈 4 例，10 ～ 15 次痊愈或减轻 9 例。

【化学成分】β- 蒎烯、樟烯、桉叶素、柠檬烯、对 - 聚伞花素、香附子烯、芹子三烯、β- 芹子烯、α- 香附酮、β- 香附酮、绿叶萜烯酮、α- 莎草醇、β- 莎草醇、香附醇、异香附醇、古巴二烯、环氧莎草奥、香附醇酮、莎草奥酮、考布松、异考布松、4α,5α- 环氧 -11- 烯 -3α- 桉叶醇、香附子烯 -2,5,8- 三醇、古巴烯、香附子烯、β- 榄香烯、丁香烯、广藿香烯醇乙酸酯、香附子烯 -2- 酮 -8- 醇乙酸酯、含鼠李素 -3-O- 鼠李糖基（1-4)- 吡喃鼠李糖苷、香附酮 A、山奈酚、槲皮素、木犀草素、假蒟亭碱、几内亚胡椒酰胺、墙草碱、己内酰胺、rotundine A、rotundine B、rotundine C、蒲公英萜酮、达玛二烯醇乙酸酯、泽屋萜、β- 谷甾醇、豆甾醇、胡萝卜苷、大黄素甲醚、catenarin、鹅掌楸苦素、cyprotuoside C。

【药理作用】

1. 麻醉作用 给家兔分别缓慢静脉注射不同剂量的香附挥发油 0.050mg/kg、0.075mg/kg 及 0.100mg/kg，平均麻醉时间依次为 9.0min、15.0min、28.5min。各组动物给药后翻正反射迅速消失，在 0.050mg/kg 剂量组，家兔痛反应及角膜反射迟钝，听反应存在；其余两个剂量组家兔痛反应及角膜反射完全消失，听反应存在。各组家兔在给药后均有四肢强直现象，约 3min 后消失。

2. 镇痛作用 给小鼠皮下注射 20% 香附醇提取物，能明显提高小鼠的痛阈。另有报道，香附醇提取物中所含的三萜类化合物 5mg/kg 灌服的镇痛效果与 30mg/kg 阿司匹林相当。

3. 对心脏的作用 香附总生物碱、苷类、黄酮类和酚类化合物的水溶液亦有强心和减慢心率作用，并且有明显的降压作用。

4. 降压作用 给麻醉猫静脉注射香附挥发油 0.1mL/kg 后 15s，猫血压开始下降，150s 后比正常血压降低 10.7 ～ 13.3kPa，5min 后血压开始回升，8min 后血压基本恢复正常水平。故认为短暂的血压下降与其局部作用有关。用香附乙醇提取物 20mg/kg 静脉注射于麻醉犬，血压缓缓下降，持续 0.5 ～ 1h。乙醇提取物不影响肾上腺素和乙酰胆碱对血压的作用，但能部分阻断组织胺的作用。

5. 雌激素样作用 去卵巢大鼠试验表明，香附挥发油有轻度雌激素样活性。阴道内给药时，挥发油、香附烯Ⅰ和香附酮可致上皮角质化，而香附醇和香附烯Ⅱ则全无作用。有效成分全身给药的有效量不超过局部用药量一倍。故认为，这些成分可能属于雌激素原一类，在体内转化后活性增强。香附的这一作用是其治疗月经不调的主要依据之一。

6. 对子宫的作用 5% 香附流浸膏对豚鼠、兔、猫和犬等动物的离体子宫，无论已孕或未孕，都有抑制作用，使其收缩力减弱、肌张力降低。其作用性质与当归素颇相似，但较弱。

7. 抗炎作用 腹腔注射 100mg/kg 的香附醇提取物对角叉菜胶和甲醛引起的大鼠脚肿有明显的抑制作用。其抗炎成分为三萜类化合物。灌胃和腹腔注射的效力之比为 1∶3，说明可能在消化道内只部分吸收。

8. 对肠管的作用 5μg/mL 的香附挥发油可抑制肠管的收缩，当浓度增加至 20μg/mL 时，有明显的抑制作用，使肠管收缩幅度降低、张力下降。

9. 抗菌作用 体外实验证明香附挥发油对金黄色葡萄球菌有抑制作用，对其他细菌无效。香附烯Ⅰ和Ⅱ的抑菌作用比挥发油强，且对宋内痢疾杆菌亦有效。香附提取物对某些真菌亦有抑制作用。

10. 抗肿瘤作用 有研究者使用 MTT 比色法研究了香附的超临界 CO_2 萃取物对人肝癌细胞的杀伤作用，证明香附挥发油诱导细胞钙超载、增加氧化损伤，抑制能量代谢致线粒体结构和功能受损，最终使线粒体凋亡通路激活诱导肺癌细胞 A549 凋亡。另有研究表明，香附提取物可显著抑制胃癌细胞的增殖，且具有剂量效应关系，随着剂量增大，抗肿瘤效果增强。

11. 其他作用　香附醇提取物对组织胺喷雾所致豚鼠支气管痉挛有保护作用。

【原植物】莎草 *Cyperus rotundus* L.

匍匐根状茎长，具椭圆形块茎。秆稍细弱，高 15 ～ 95cm，锐三棱形，平滑，基部呈块茎状。叶较多，短于秆，宽 2 ～ 5mm，平张；鞘棕色，常裂成纤维状。叶状苞片 2 ～ 3（～ 5）枚，常长于花序，或有时短于花序；长侧枝聚散花序简单或复出，具（2 ～）3 ～ 10 个辐射枝；辐射枝最长达 12cm。穗状花序轮廓为陀螺形，稍疏松，具 3 ～ 10 个小穗；小穗斜展开，线形，长 1 ～ 3cm，宽约 1.5mm，具8 ～ 28 朵花；小穗轴具较宽的、白色透明的翅；鳞片稍密，复瓦状排列，膜质，卵形或长圆状卵形，长约 3mm，顶端急尖或钝，无短尖，中间绿色，两侧紫红色或红棕色，具 5 ～ 7 条脉。雄蕊 3，花药长，线形，暗血红色，药隔突出于花药顶端；花柱长，柱头 3，细长，伸出鳞片外。小坚果长圆状倒卵形，三棱形，长为鳞片的 1/3 ～ 2/5，具细点。花果期 5 ～ 11 月。

产于湖南、贵州、广西。生长于山坡荒地草丛中或水边潮湿处。

（吴卫华　吴秀武　汪冶）

Kiut jenc 格近

野百合 Yebaihe

【异名】喇叭筒、白百合、布朗百合、岩百合、百合、淡紫百合、老鸦蒜、山百合、山丹、檀香百合、白花百合、药百合、野蒜花、水百合、家百合。

【来源】本品为百合科植物野百合 *Lilium brownii* F. E. Brown ex Miellez 的干燥鳞茎。

【采收加工】秋季采挖，洗净，剥取鳞叶，置沸水中略烫，干燥。

【性味】甘、淡，平。

【功能与主治】清热，利湿，解毒，消积。用于痢疾，热淋，喘咳，风湿痹痛，疔疮疖肿，毒蛇咬伤，小儿疳积，恶性肿瘤。

《中国侗族医药研究》：用于治疗小儿疳积，疖肿，毒蛇咬伤。

【用法用量】内服：煎汤，15 ～ 30g。外用：适量，研末调敷或撒敷；或鲜品捣敷；或煎水洗。

【化学成分】甾体皂苷、甾醇、酚酸甘油酯、黄酮、苯丙素、生物碱和百合多糖类等。

【药理作用】

1. 止咳祛痰作用　百合具有明显的止咳、祛痰作用。对小白鼠采用 SO_2 引咳法证实 20g/kg 百合能够很好地缓解该实验性咳嗽，且百合蜜炙后可增强其止咳作用。采用小鼠呼吸道酚红排痰量法、大鼠毛细管排痰量法研究百合的排痰作用，结果显示：20g/kg 百合水提物可促进呼吸道分泌物外排，具有明显的祛痰作用，说明其祛痰的机制为增强呼吸道的排泌功能。中医认为，百合具有养阴润肺的功效，常用于阴虚燥咳、劳嗽咳血及咳嗽气逆等多种类型咳嗽的治疗，百合止咳祛痰药理作用与中医理论相符合。

2. 镇静催眠作用　百合具有清心安神的功效，中医理论的"安神"与镇静催眠的药理作用相吻合，通过现代药理学实验也证实百合具有镇静催眠的作用。研究显示卷丹、百合、川百合水提液可显著增加小鼠戊巴比妥钠灌胃后的睡眠时间以及阈下剂量的睡眠率，且其效果均强于剂量相当的阳性对照药酸枣仁。百合还能够显著缩短戊巴比妥钠及氯苯丙氨酸致失眠模型动物的睡眠潜伏期，表明百合具有较好的镇静催眠作用。此外，用含生药 10g/kg 的百合不同提取部位的药液按 20mL/kg 给小鼠灌胃，发现正丁醇提取部位能明显减少小鼠的自发活动次数；百合皂苷能够延长戊巴比妥钠引起的小鼠睡眠时间；百合的镇静催眠作用与其总皂苷及薯蓣皂苷具有明显的相关性，表明百合皂苷可能是百合发挥镇静催眠作用的主要药效物质基础。

【原植物】野百合 *Lilium brownii* F. E. Brown ex Miellez

鳞茎球形，径 2 ～ 4.5cm；鳞片披针形，长 1.8 ～ 4cm，无节；茎高达 2m，有的有紫纹，有的下部有小乳头状突起；叶散生，披针形、窄披针形或线形，长 7 ～ 15cm，宽 0.6 ～ 2cm，全缘，无毛；花单生或几朵成近伞形；花梗长 3 ～ 10cm；苞片披针形，长 3 ～ 9cm，花喇叭形，有香气，乳白色，外面稍紫色，向外张开或先端外弯，长 13 ～ 18cm；外轮花被片宽 2 ～ 4.3cm，内轮花被片宽 3.4 ～ 5cm，蜜腺两侧具小乳头状突起；雄蕊上弯，花丝长 10 ～ 13cm，中部以下密被柔毛，稀疏生毛或无毛，花药长 1.1 ～ 1.6cm；子房长 3.2 ～ 3.6cm，径约 4mm，花柱长 8.5 ～ 11cm；蒴果长 4.5 ～ 6cm，径约 3.5cm，有棱；花期 5 ～ 6 月，果期 9 ～ 10 月。

产于贵州。生于山坡、灌木林下、路边、溪旁或石缝中。

（肖玉波　汪冶）

Kiut jenc 构岑

独蒜兰 Dusuanlan

【异名】山慈菇、毛菇、毛慈菇。

【来源】本品为兰科植物云南独蒜兰 *Pleione yunnanensis* Rolfe 的干燥假球茎。

【采收加工】春季采挖，去杂质，洗净煮透，晒干。

【性味】苦、辛，寒，有小毒。

《侗族医学》：甜、微辣，凉。

《中国侗族医药研究》：甘、微辣，凉。有小毒。

【功能与主治】清热解毒，消肿散结。用于痈肿疔毒，瘰疬，喉痹疼痛，蛇虫咬伤，狂犬咬伤，肺痨，咳嗽痰喘，外伤出血，跌打损伤。

《中国侗族医药研究》：骨痛，内伤。用于退热退水，排毒消肿。

【用法用量】内服：煎汤，3 ～ 6g。外用：适量，鲜品捣烂敷患处。

【附方】

1. 癀稿朗　构岑（山慈菇）、教唉我巴恰怕（岩五加）、美隋楼（化香木叶）均用鲜品捣烂，外敷患处。（《侗族医学》）

2. 降吆　构岑（山慈菇）、凹邪母（九节茶）、尚布冬（猕猴桃根）、骂脊（陆英）、正连冷（水黄连）、骂朗介冷（水三七），煎水内服。（《侗族医学》）

【现代临床研究】

1. 化脓性指头炎　鲜山慈菇 25g，洗净捣烂，米醋调敷。

2. 老年性阴道炎　山慈菇、大戟、朱砂、麝香、千金子霜共研细末，外敷阴道中。

3. 甲状腺囊肿　山慈菇与猫抓草、海藻、黄药子、木蝴蝶同用。

【化学成分】4,7- 二羟基 -2- 甲氧基 -9,10- 二氢菲、4,7- 二羟基 -1-（*p*- 羟苄基）-2- 甲氧基 -9,10- 二氢菲、pleionesin B、blestriarene A、山药素Ⅲ、3,3′- 二羟基 -2-（*p*- 羟苄基）-5- 甲氧基联苄、3′,5- 二羟基 -2-（*p*- 羟苄基）-3- 甲氧基联苄、3,3′- 二羟基 -2,6- 二（*p*- 羟苄基）-5- 甲氧基联苄、triphyllol、pholidotin、对羟基反式桂皮酸、反式阿魏酸、反式阿魏酸二十六烷基酯。

【药理作用】

1. 抗肿瘤作用　水煎液能有效抑制人乳腺癌 MDA-MB-231 和小鼠乳腺癌 4T1 细胞的增殖和转移能力，其作用机制可能是通过抑制上皮间充质转化（EMT）和下调体外缺氧诱导因子 1α/ 血管内皮生长因子（HIF-1α/VEGF）信号通路而抑制乳腺癌细胞的增殖、侵袭和转移，最终发挥抗肿瘤作用。

2. 机体免疫调节作用　正丁醇提取物对大鼠肺泡巨噬细胞（NR8383 细胞）肿瘤坏死因子 α（TNF-α）和白细胞介素 1β（IL-1β）的分泌具有显著下调作用，进而发挥对肺部相关疾病的免疫调节功能。

3. 降压作用　全草中提取的 Cremastosine Ⅰ 和 Cremastosine Ⅱ 具有显著的降压作用。

4. 神经保护作用　分离得到的化合物 2,6,2′,6′- 四甲基 -4,4- 双（2,3- 环氧基 -1- 羟基丙基）联苯和双［4-（β-D- 吡喃葡萄糖氧）苄基]-2- 异丁基苹果酸酯可剂量依赖性地抑制 H_2O_2 诱导的神经细胞凋亡。

【原植物】云南独蒜兰 *Pleione yunnanensis* Rolfe

地生或附生草本。假鳞茎卵形、狭卵形或圆锥形，上端有明显的长颈，绿色，顶端具 1 枚叶。叶在花期极幼嫩或未长出，长成后披针形至狭椭圆形，纸质。花葶从无叶的老假鳞茎基部发出，直立，顶端具 1 花；花淡紫色、粉红色或有时近白色，唇瓣上具有紫色或深红色斑；花瓣倒披针形，展开，长 3.5 ～ 4cm，宽 5 ～ 7mm，先端钝，基部明显楔形；唇瓣近宽倒卵形，长 3 ～ 4cm，宽 2.5 ～ 3cm，明显或不明显 3 裂。蒴果纺锤状圆柱形。花期 4 ～ 5 月，果期 9 ～ 10 月。

产于贵州等地。生于林下和林缘多石地上或苔藓覆盖的岩石上，也见于草坡稍荫蔽的砾石地上。

（刘建新　汪冶　张在其）

Kiut naeml 宽嫩

小升麻 Xiaoshengma

【异名】金龟草五角连、金丝三七、茶七、开喉箭、拐枣七、伏毛紫花小升麻、紫花小升麻、硬毛小升麻、帽辫七、三面刀、茶七、白升麻、米升麻、万年根、拐枣七、棉花七、熊掌七。

【来源】本品为毛茛科植物金龟草 *Cimicifuga acerina*（Sieb.et Zucc.）Tanaka 的干燥根茎。

【采收加工】夏、秋季采挖，洗净，晒干。

【性味】甘、苦，寒。

【功能与主治】清热解毒，疏风透疹，活血止痛，降血压之。用于咽痛，疖肿，斑疹不透，劳伤，腰腿痛及跌打损伤。

【用法用量】内服：煎汤，9 ～ 15g，或 3g 嚼含口中，逐渐咽下。外用：适量。

【附方】

1. 劳伤内损　鲜小升麻（切片）60 ～ 90g，加白糖炖汁。分次服。

2. 劳伤、腰腿痛　小升麻、四块瓦各 6g，红三七、钮子七各 3g，红毛七 9g。白酒 500g，浸泡成酒剂。每日早、晚各服 1 酒盅。

3. 疖毒　鲜小升麻，加盐捣烂敷患处。

【现代临床研究】小升麻主要成分升麻醇在非毒剂量下可显著提高 ABCB1 高表达的肝癌多药耐药细胞 HepG-2/ADM 和乳腺癌多药耐药细胞 MCF-7/ADR 对多柔比星、长春新碱和紫杉醇的敏感性，但是对抗肿瘤药物在其相应的敏感细胞株 HepG-2 和 MCF-7 上的毒性无明显影响。

然而，升麻醇对非 ABCB1 的底物顺铂在耐药细胞和敏感细胞上的毒性无明显影响。进一步研究发现，升麻醇可显著促进 ABCB1 的底物多柔比星在 HepG-2/ADM 和 MCF-7/ADR 细胞中的累积；而在 HepG-2 和 MCF-7 上，多柔比星的累积无明显差异。此外，升麻醇也能促进 ABCB1 的特异性底物罗丹明 -123（Rhm-123）在耐药细胞中的累积，而对敏感细胞中 Rhm-123 的累积无明显影响。肿瘤多药耐药逆转作用机制研究发现，升麻醇不影响 ABCB1 在 mRNA 和蛋白水平上的表达，但是在非毒剂量下可刺激 ABCB1 ATPase 的活性，提示其可能作为 ABCB1 的底物竞争性抑制 ABCB1 的转运功能。此外，ABCB1 siRNA 干扰 ABCB1 的表达后，升麻醇逆转作用明显减弱，说明其逆转作用依赖于 ABCB1。持续性实验表明，升麻醇的逆转作用不可持续，显示出 ABCB1 竞争性底物特性。模拟分子对接发现，升麻醇和 ABCB1 的结合位点与维拉帕米部分重叠，进一步说明结合于 ABCB1 的底物结合位点，作为 ABCB1 的底物。

【化学成分】β- 谷甾醇、异阿魏酸、升麻醇、acerinol、25-O- 乙酰升麻醇、25- 脱水升麻醇 -3-O-β-D- 吡喃木糖苷、22- 羟基升麻醇木糖苷。

【药理作用】

1. 抗肿瘤　分离得到的环菠萝蜜烷三萜类成分对人肝癌细胞 HepG-2 和 Hep3B、人乳腺癌细胞 MDA-MB-A231 和 MDA-MB-453、人肝癌耐药性细胞株 R-HepG-2、人口腔鳞状细胞癌 HSC 等都有较好的细胞毒作用，可以抑制癌细胞增殖和诱导癌细胞凋亡。

2. 抗骨质疏松　环菠萝蜜烷三萜类化合物可通过促进成骨肉瘤细胞、骨原细胞增殖，抑制破骨细胞活性及提高骨密度和骨矿物质含量，发挥骨保护效应。

3. 抗炎　环菠萝蜜烷型三萜类化合物能抑制 IL-6、IL-23 及 TNF-α 等细胞炎性因子的释放，具有显著的抗炎活性。

4. 抗菌　体外抑菌活性试验发现环菠萝蜜烷型三萜类化合物对变形菌、链球菌、沙门菌及大肠埃希菌等具有明显的抑制活性。

5. 神经保护　环菠萝蜜烷三萜类化合物可增加脑缺血时兴奋性氨基酸的浓度，同时促进抑制性氨基酸的释放，对缺血脑组织神经元具有一定的保护作用。

【原植物】金龟草 *Cimicifuga acerina*（Sieb.et Zucc.）Tanaka。名称已修订，正名是小升麻 *Actaea japonica*。

多年生草本，高 25 ～ 110cm。根茎横生，近黑色，有的多数细根。茎直立，上部密被灰色短柔毛。叶 1 ～ 2，近基生，一回三出复叶；叶柄长达 32cm，被疏柔毛或近无毛；中央小叶卵状心形，长 5 ～ 20cm，宽 4 ～ 18cm，7 ～ 9 掌状浅裂，边缘具锯齿，侧生小叶较小，上面近叶缘被短糙伏毛，下面沿脉被白色柔毛。总状花序细长，长 10 ～ 25cm，具多数花；花序轴密被灰色短柔毛；花小，直径约 4mm，近无梗；萼片 5，花瓣状，白色，椭圆形或倒卵状椭圆形，长 3 ～ 5mm，早落；花瓣无；退化雄蕊圆卵形，长约 4.5mm，基部有蜜腺；雄蕊多数，花丝狭线形，长 4 ～ 7mm，花药椭圆形，长 1 ～ 1.5mm；心皮 1 ～ 2，无毛。蓇葖果，长约 10mm，宽约 3mm，宿存花柱向外方伸展。种子 8 ～ 12，椭圆状卵球形，长约 2.5mm，浅褐色，有多数横向短鳞翅，四周无翅。花期 8 ～ 9 月，果期 9 ～ 10 月。

产于湖南、贵州、湖北。生于山地林下或林缘。

（肖玉波　吴秀武　汪冶）

Kiut naemx 格嫩

大百合 Dabaihe

【异名】观音莲、百合、白瓦、雷百合、叫果七、白瓦杆、水草蒙、獐牙七、百洼、合叶七、大叶百合、百合七、荞麦叶百合、山芋头、云南大百合、荞麦叶大百合、山菠罗根、百合莲、山丹、水百合、心叶大百合、号筒花、荞麦叶贝母、心叶百合、喇叭淀粉、假贝母、海百合、兜铃、山菠萝根。

【来源】本品为百合科植物大百合 *Cardiocrinum giganteum*（Wall.）Makino 的干燥鳞茎。

【采收加工】秋季采挖，洗净，剥取鳞叶，置沸水中略烫，干燥。

【性味】甘，平。

【功能与主治】清热止咳，宽胸利气。用于肺痨咯血，咳嗽痰喘，小儿高热，呕吐。

《中国侗族医药研究》：耳疖，耳胀，鼻息。

【用法用量】内服：煎汤，10～15g。外用：适量。

【化学成分】主要化学成分为黄酮、多糖、皂苷、生物碱等。

【药理作用】

1. 止咳祛痰　水煎剂对氨水引起的小鼠咳嗽有止咳作用，可使小鼠肺灌流流量增加。此外，还有镇咳、平喘、祛痰作用。

2. 抗肿瘤　其分离得到的生物碱对白细胞减少症有预防作用，可增加免疫系统对肿瘤细胞的免疫力，增加巨噬细胞对肿瘤细胞的吞噬能力，具有一定的抗癌作用。

3. 抗氧化　其分离得到的黄酮类化合物具有抗氧化剂活性，可减少自由基的形成，清除自由基的抗氧化活性，还具有抗脂质过氧化作用。

4. 美容养颜　鲜品富含丰富的 B 族维生素，对皮肤细胞新陈代谢有益，具有一定的美容养颜功效。

5. 镇静催眠　水煎剂含有百合苷，具有一定的镇静和催眠作用。

6. 辅助痛风治疗　其分离得到的秋水仙碱可减少尿酸形成的尿酸盐沉积，起到迅速减轻炎症和有效止痛的作用，对痛风发作所致的急性关节炎症有辅助治疗的作用。

【原植物】大百合 *Cardiocrinum giganteum*（Wall.）Makino

小鳞茎卵形，高 3.5～4cm，直径 1.2～2cm，干时淡褐色。茎直立，中空，高 1～2m，直径 2～3cm，无毛。叶纸质，网状脉；基生叶卵状心形或近宽矩圆状心形，茎生叶卵状心形，下面的长 15～20cm，宽 12～15cm，叶柄长 15～20cm，向上渐小，靠近花序的几枚为船形。总状花序有花 10～16 朵，无苞片；花狭喇叭形，白色，里面具淡紫红色条纹；花被片条状倒披针形，长 12～15cm，宽 1.5～2cm；雄蕊长 6.5～7.5cm，长约为花被片的 1/2；花丝向下渐扩大，扁平；花药长椭圆形，长约 8mm，宽约 2mm；子房圆柱形，长 2.5～3cm，宽 4～5mm；花柱长 5～6cm，柱头膨大，微 3 裂。蒴果近球形，长 3.5～4cm，宽 3.5～4cm，顶端有 1 小尖突，基部有粗短果柄，红褐色，具 6 钝棱和多数细横纹，3 瓣裂。种子呈扁钝三角形，红棕色，长 4～5mm，宽 2～3mm，周围具淡红棕色半透明的膜质翅。花期 6～7 月，果期 9～10 月。

产于湖南、贵州。生于林下草丛中。

（肖玉波　汪冶）

Lagx ludt yak 腊茹亚

地榆 Diyu

【异名】尚朗如亚、枣儿红、黄瓜香、玉札、山枣子。

【来源】本品为蔷薇科植物地榆 *Sanguisorba officinalis* L. 的干燥根。

【采收加工】春季将发芽时或秋季植株枯萎后采挖，除去须根，洗净，干燥，或趁鲜切片，干燥。

【性味】苦、酸、涩，微寒。

【功能与主治】凉血止血，解毒敛疮。用于便血，痔血，血痢，崩漏，水火烫伤，痈肿疮毒。

【用法用量】内服：煎汤，9～15g。外用：适量，研末涂敷患处。

【附方】

1. 吓谬吕·崩形　粮茹亚（枣儿红）煎水内服。

2. 给冻亚　粮茹亚（枣儿红）、散梅尽（三棵针）、许蓬刹（墨旱莲）、虐更（苦参）、骂少虐亚丽（地锦草）、尚专翁括（刺梨根）、登桃岁（山楂），煎水内服。

【现代临床研究】治疗可显著改善高龄晚期胃癌患者口服化疗诱导的中性粒细胞减少。

收集 70～80 岁晚期胃癌患者 100 例，随机分为观察组和对照组，各 50 例，观察组口服化疗期间同步服用地榆升白片，对照组单纯口服化疗，比较分析两组患者的首次中性粒细胞减少时间、中性粒细胞减少程度、中性粒细胞减少致化疗中断时间以及治疗前后两组内源性粒细胞集落刺激因子水平、免疫功能指标 $CD4^+/CD8^+$ 变化。结果与对照组比较，观察组化疗后首次中性粒细胞减少时间明显延长，中性粒细胞减少致化疗中断天数明显缩短，差异均有统计学意义。首次中性粒细胞减少患者中，观察组 I 度患者比例明显高于对照组，治疗后观察组内源性 G-CSF 水平、$CD4^+/CD8^+$ 水平显著高于对照组。结论：地榆升白片治疗可显著改善高龄晚期胃癌患者口服化疗诱导的中性粒细胞减少，疗效安全，值得大力推广。

【化学成分】没食子酸、没食子酸甲酯、没食子酸乙酯、原儿茶酸、3,4-二羟基苯甲醛、3,4-二羟基苯甲酸乙酯、鞣花酸、地榆酸双内酯、地榆素 H-1、地榆素 H-2、地榆素 H-3、地榆素 H-4、地榆素 H-5、地榆素 H-6、地榆素 H-7、地榆素 H-8、地榆素 H-9、地榆素 H-10、地榆素 H-11、赤芍素、棕儿茶素 A-1、棕儿茶素 B-3、原花青素 B-3、原花青素 C-2、熊果酸、地榆皂苷 I、地榆皂苷 II、坡模酸、委陵菜酸、覆盆子酸、地榆皂苷 A、地榆皂苷 B、地榆皂苷 C、地榆皂苷 D、樱桃苷、槲皮素、矢车菊苷、花色素苷。

【药理作用】

1. 止血作用　发现地榆对家兔血小板的促聚作用与鞣质有关，而对小鼠的促凝血作用则与钙离子有关；并表示地榆缩短出、凝血时间及促进血小板聚集作用和其传统的凉血止血功用是相吻合的。通过对比地榆炒炭前后的止血作用，发现地榆炭的止血作用优于生地榆，推断其止血作用的增强与炒炭后鞣质和钙离子含量的大幅增加有关。

2. 抗炎作用　地榆的抗炎消肿作用已较为公认，多种动物实验表明，地榆对大鼠棉球肉芽肿增生模型、二硝基氟苯致小鼠接触性皮炎模型、巴豆油和二甲苯致小鼠耳肿胀模型、醋酸扭体试验和腹腔毛细管通透性亢进试验，均具有明显的治疗作用。

3. 抗菌作用　地榆具有抗菌活性，主要是鞣质类成分起作用，尤其对革兰阳性菌有较强的抑菌效果。研究发现，地榆水煎剂对 6 种细菌均有抑菌作用，且抑菌作用为金黄色葡萄球菌＞表皮葡萄球菌

＞枯草杆菌＞变形杆菌＞甲型链球菌＞铜绿假单胞菌。

4. 抗氧化作用　我们身体在自然或病理状态下产生的有害自由基的积累是非常严重的医学问题，近年的研究发现各种植物化学物质和草药中含有高效的抗氧化活性成分，它们将是未来开发新的抗氧化药物的主要研究方向，地榆具有显著的抗氧化活性，且与鞣质类、黄酮类化合物密切相关，能够清除人体内正常新陈代谢的活性氧及 2,2- 二苯基 -1- 苦基肼自由基。

5. 抗肿瘤作用　地榆的鞣质、三萜类成分及地榆多糖等，对肿瘤生长的各个阶段均有抑制作用，是一种极具潜力的天然抗肿瘤药物。其主要通过激活细胞凋亡通路来抑制肿瘤细胞的增殖，促进肿瘤细胞的凋亡。

6. 抗过敏作用　发现当地榆根的水提物用于全身免疫反应实验时，血浆组胺浓度呈剂量依赖性降低；还可以浓度依赖性抑制由抗二硝基苯基刺激的被动皮肤过敏反应及大鼠腹腔肥大细胞的组胺释放。

7. 降血糖作用　研究发现地榆具有显著的降血糖作用。地榆多糖对 α- 葡萄糖苷酶具有很强的抑制活性，地榆皂苷 I 可以降低 2 型糖尿病小鼠模型的血糖、糖化血红蛋白和胰岛素水平，达到降低血糖的作用；经过结构修饰的地榆皂苷 II 甲酯不仅具有更好的抗糖尿病活性，还对 2 型糖尿病有肝肾保护作用。

8. 护肤作用　地榆 50% 乙醇提取物能显著降低内皮素转化酶活性，抑制角质形成层细胞分泌内皮素 -1，显著减轻由紫外线 B 照射引起的色素沉着，具有良好的美白作用。研究表明，地榆 50%1,3- 丁烯乙二醇提取物能明显抑制紫外线 B 照射后大鼠皮肤皱纹的形成、保持皮肤弹性，可用来改善紫外线 B 照射引起的慢性光损伤。

9. 抗溃疡作用　发现地榆鞣质能改善小鼠急性胃溃疡情况，且剂量为 260mg/kg 时，抗溃疡效果与云南白药效果相当。研究表明，地榆七柏汤能改善溃疡结肠炎大鼠的疾病活动性，降低血清 TNF-α、IL-8 水平，促进结肠组织创面修复。

【原植物】地榆 *Sanguisorba officinalis* L.

多年生草本，高 30 ～ 120cm。根粗壮，多呈纺锤形，稀圆柱形，表面棕褐色或紫褐色，有纵皱及横裂纹，横切面黄白或紫红色，较平正。茎直立，有棱，无毛或基部有稀疏腺毛。基生叶为羽状复叶，有小叶 4 ～ 6 对，叶柄无毛或基部有稀疏腺毛；小叶片有短柄，卵形或长圆状卵形，长 1 ～ 7cm，宽 0.5 ～ 3cm，顶端圆钝稀急尖，基部心形至浅心形，边缘有多数粗大圆钝稀急尖的锯齿，两面绿色，无毛；茎生叶较少，小叶片有短柄至几无柄，长圆形至长圆披针形，狭长，基部微心形至圆形，顶端急尖；基生叶托叶膜质，褐色，外面无，毛或被稀疏腺毛，茎生叶托叶大，草质，半卵形，外侧边缘有尖锐锯齿。穗状花序椭圆形，圆柱形或卵球形，直立，通常长 1 ～ 3（4）cm，横径 0.5 ～ 1cm，从花序顶端向下开放，花序梗光滑或偶有稀疏腺毛；苞片膜质，披针形，顶端渐尖至尾尖，比萼片短或近等长，背面及边缘有柔毛；萼片 4 枚，紫红色，椭圆形至宽卵形，背面被疏柔毛，中央微有纵棱脊，顶端常具短尖头；雄蕊 4 枚，花丝丝状，不扩大，与萼片近等长或稍短；子房外面无毛或基部微被毛，柱头顶端扩大，盘形，边缘具流苏状乳头。果实包藏在宿存萼筒内，外面有斗棱。花果期 7 ～ 10 月。

产于湖南、贵州、广西、湖北。生于山地、草坡及田边。

（蔡伟　汪志梅　汪冶）

Maemx luih jenc 猛吕岑

鸢尾 Yuanwei

【异名】茵岩草、老君扇、猛吕岑、骂省笨、蜞马七、搜山狗、冷水丹、豆豉叶、扁竹叶、燕子花、中搜山虎、乌鸢、扁竹花、屋顶鸢尾、蓝蝴蝶、紫蝴蝶、蛤蟆七、蝴蝶花。

【来源】本品为鸢尾科植物鸢尾 *Iris tectorum* Maxim. 的干燥根茎。

【采收加工】四季可采，洗净晒干。

【性味】辣，热。

《侗族医学》：辣，热。

《中国侗族医药研究》：苦、辛，寒。有小毒。

【功能与主治】除湿，祛寒。用于便秘，水蛊病。

《侗族医学》：除湿，祛寒。用于便秘，水蛊病。

《中国侗族医药研究》：消积，破瘀，行水，解毒。用于泥鳅症，小儿起风，肚腹痛，痘风，便秘，水病。

【用法用量】内服：煎汤，9～15g。

【化学成分】鸢尾苷元、鸢尾甲黄素 A、野鸢尾苷元、鸢尾苷、鸢尾新苷 B、野鸢尾苷、鸢尾苷元 -7-*O*- 葡萄糖 -4-*O*- 葡萄糖苷、鸢尾甲苷 A、二甲基鸢尾苷元、野鸢尾黄素、鼠李柠檬素、茶叶花宁、Belamean-dones A-D、十四酸甲酯、十四酸、5- 庚基 - 二氢呋喃酮、6- 庚基 - 四氢吡喃 -2- 酮、二十 - 烷、3- 羟基 - 苯甲醛肟、B- 谷甾醇、胡萝卜苷、草夹竹桃苷、正丁基 -B-D- 吡喃甲糖苷。

【药理作用】

1. 消炎作用 鸢尾黄酮苷在试管中有抗透明质酸酶的作用，而且不为半胱氨酸所阻断，还能抑制大鼠的透明质酸性的浮肿而不抑制角叉菜胶性浮肿，对鼠因腹腔注射氮芥引起的腹水渗出亦有抑制作用。

2. 其他作用 鸢尾黄酮苷，能促进家兔唾液分泌，注射较口服的作用更快而强。

【原植物】鸢尾 *Iris tectorum* Maxim.

多年生草本，植株基部包有老叶残留叶鞘及纤维；根状茎粗壮，二歧分枝，径约 1cm；叶基生，黄绿色，宽剑形，无明显中脉，长 15～50cm，宽 1.5～3.5cm；花茎高 20～40cm，顶部常有 1～2 侧枝；苞片 2～3，绿色，草质，披针形，长 5～7.5cm，包 1～2 花；花蓝紫色，径约 10cm：花被筒细长，上端喇叭形；外花被裂片圆形或圆卵形，长 5～6cm，有紫褐色花斑，中脉有白色鸡冠状附属物，内花被裂片椭圆形，长 4～4.5cm，爪部细；雄蕊长约 2.5cm，花药鲜黄色；花柱分枝扁平，淡蓝色，长约 3.5cm，顶端裂片四方形，子房纺锤状柱形，长 1.8～2cm；蒴果长椭圆形或倒卵圆形，长 5～6cm；种子梨形，黑褐色。

产于湖南、广西、贵州、湖北。生于海拔 800～1800m 的灌木林缘，阳坡地、林缘及水边湿地。

（刘建新　汪冶　张在其）

Maenc aox mant 门高蛮

黄山药 Huangshanyao

【异名】姜黄草、老虎姜、黄姜、小哨黄姜。

【来源】本品为薯蓣科植物黄山药 *Dioscorea panthaica* Prain et Burkill 的干燥根茎。

【采收加工】秋季采收根茎，洗净晒干。

【性味】甘、微辛，平。

【功能与主治】理气止痛，解毒消肿。用于胃痛，吐泻腹痛，跌打损伤；外治疮痈肿毒，瘰疬痰核。

【用法用量】内服：煎汤，用量 15 ～ 30g。外用：适量，捣烂敷患处。

【附方】

1. 惊啰给　门高蜜（黄山药）、鸡内金，研末吞服。

2. 挫缝刀任、挡朗　门高蛮（黄山药）、教素荡（青藤香）、教播盘亚麻（大血藤）、教唉我已恰帕（岩五加）、教唉隋（蛇葡萄）、兰芭细然（泽兰），均用鲜品捣烂，外敷患处。

【现代临床研究】**治疗心肌缺血**　68 例无症状性心肌缺血患者连续服用 1 年黄山药提取物制成的胶囊，该胶囊包括 8 种甾体皂苷。结果显示远期疗效良好，且随着服药时间的推移，心电图上心肌缺血的总有效率稳步升高，从 54.4% 上升到 64.7%，心血管功能 6 项主要指标心脏指数（Cl）、左心室舒张末期压力（LVEDP）、射血分数（EF）、收缩间期（STI）、冠状动脉灌注压（CAP）和总外周阻力（TRP）等异常例数逐步减少，说明心血管功能逐步改善。患者胸闷、气短、心悸、头痛、乏力和失眠等主要症状例数逐步下降。

【化学成分】主要是甾体皂苷类化合物，有薯蓣皂苷元、延龄草次苷、薯蓣皂苷、纤细皂苷、伪原薯蓣皂苷、伪原纤细皂苷、黄山药皂苷 C、黄山药皂苷 D 等化学成分，总皂苷水解过后生成薯蓣皂苷元约 2.3%。

【药理作用】

1. 对心血管系统作用　研究原薯蓣皂苷等 8 种甾体皂苷对心肌缺血再灌注损伤的保护机制：这些化合物通过减少过氧化脂质（LPO）含量，增加超氧化物歧化酶（SOD）活力，抑制钙超载，降血脂，减小血液黏稠度及血小板的聚集率来改善血循环；同时可以通过扩张冠状动脉血管，减小前、后阻力；减小心肌细胞的耗氧量，增强心肌细胞抗缺氧的能力和改善缺氧心肌的代谢能力；抑制 TXA_2 的升高，提高红细胞的变形能力，保护心肌。

2. 降血脂作用　给小鼠灌胃黄山药总皂苷（TSDP）和薯蓣皂苷元（Dio），Dio 对高脂血症有明显预防和治疗作用，而 TSDP 只有大剂量才有一定预防作用。小鼠腹腔注射 Dio 仍然有效，TSDP 无效。大鼠灌胃 Dio 的预防效果明显优于 TSDP。Dio 体外对胆固醇微胶粒形成的抑制作用明显强于 TSDP，说明对于抗高胆固醇血症作用，薯蓣皂苷元优于黄山药总皂苷。

3. 抗肿瘤作用　从黄山药中选择了代表性的甾体皂苷类化合物 20 种，进行了体外抗肿瘤活性测试。结果发现螺甾类化合物有较高的体外抗肿瘤活性，而呋甾类化合物的抗肿瘤活性明显降低。

【原植物】黄山药 *Dioscorea panthaica* Prain et Burkill

缠绕草质藤本。根状茎横生，圆柱形，不规则分枝，表面着生稀疏须根。茎左旋，光滑无毛，草黄色，有时带紫色。单叶互生，叶片三角状心形，顶端渐尖，基部深心形或宽心形，全缘或边缘呈微波状，干后表面栗褐色或黑色，背面灰白色，两面近于无毛。花单性，雌雄异株。雄花无梗，新鲜时黄绿色，单生或 2 ～ 3 朵簇生组成穗状花序，花序通常又分枝而呈圆锥花序，单生或 2 ～ 3 个簇生于叶腋；苞片舟形，小苞片与苞片同形而较小；花被碟形，顶端 6 裂，裂片卵圆形，内有黄褐色斑点，开放时平展；雄蕊 6，着生于花被管的基部，花药背着。雌花序与雄花序基本相似；雌花花被 6 裂，具 6 枚退化雄蕊，花药不全或仅花丝存在。蒴果三棱形，顶端截形或微凹，基部狭圆，每棱翅状，半月形，表面棕黄色或栗褐色，有光泽，密生紫褐色斑点，成熟时果反曲下垂；种子每室通常 2 枚，着生于中轴的中部。花期 5 ～ 7 月，果期 7 ～ 9 月。

产于湖南、贵州。生于山坡灌木林下。

（蔡伟　宋志军　汪冶）

Maenc bagx 门巴

白蔹 Bailian

【异名】山地瓜、山葡萄秧、白根、五爪藤。

【来源】本品为葡萄科植物白蔹 *Ampelopsis japonica*（Thunb.）Makino 的干燥块根。

【采收加工】春、秋二季采挖，除去泥沙及细根，切成纵瓣或斜片，晒干。

【性味】苦，微寒。

《侗族医学》：苦，平。

《中国侗族医药研究》：苦，平。

【功能与主治】清热解毒，消痈散结，敛疮生肌。用于痈疽发背，疔疮，瘰疬，烧烫伤。

《侗族医学》：退热，去毒，止痛。宾罢米·担汕（蛾子），逗亮（着寒、感冒）。

《中国侗族医药研究》：退热，祛毒，止痛。用于蛾子，蝴蝶巴喉，逗亮（着寒、感冒）。

【用法用量】内服：煎汤，5～10g。外用：适量，煎洗或研成极细粉敷患处。

【附方】

1. 宾罢米·担汕

（1）门巴（白蔹）：磨水内服。

（2）门巴（白蔹）、岁巴同（四块瓦）、奴拜坝亚（四季红）、蚁金奴银（金银花）、娘闷乔（小连翘）、教素昆（威灵仙）、尚务素得哑（八爪金龙）：煎水内服。（《侗族医学》）。

2. 逗亮（着寒、感冒） 门巴（白蔹）、尚美上邓（黄荆）、美奉虽（羊耳菊）、骂聂（泥鳅串）、骂顺（鹅不食草）、娘岁帕（白花前胡）、闹亚（紫苏）、骂挡仑（防风），煎水内服。（《侗族医学》）

【现代临床研究】

1. 治疗痤疮 白石脂 30g，白蔹 30g，苦杏仁 30g。碾碎，用鸡蛋清调药外用。治疗痤疮，酒糟鼻。

2. 治疗痔疮 肛肠安胶囊由苦参、胡黄连、马齿苋、蒲公英、白蔹、生地黄、地榆、仙鹤草、槐米、枳壳、白芍药、大黄、猪胆汁等组成，口服，每次 4 粒，每日 3 次，5 天为 1 个疗程，连服 2 个疗程。治疗Ⅰ期内痔有效率达 100%，治疗内痔有效率达 96%，治疗所有痔疮总有效率达 91%。

3. 治疗烧伤 白蔹粉末 500g，麻油 100mL 加水适量搅拌成糊状，消毒后备用。采用暴露涂布法，每日涂药 2～3 次，直至创面无分泌物渗出，长出新鲜上皮为止，治疗烧伤 300 例，治愈率为 100%，治疗效果好，疗程短。

4. 治疗黄褐斑 中药面膜治疗黄褐斑 41 例，将白芷、白蔹、白及、薄荷各 100g，红花、细辛、珍珠粉各 30g，石膏 300g 共研细末，取 1/10 加维生素 C 0.5g，维生素 E 0.2g 热水调匀后敷于面部，结果基本治愈 17 例，显效 20 例，好转 3 例，无效 1 例，有效率为 90.2%。

【化学成分】含有 α- 菠甾醇、豆甾醇、豆甾醇 -β-D- 葡萄糖苷；腺苷（adenosine）、尿苷（uridine）、β-D- 呋喃果糖（β-D-frucofuranose）、甲基 -β-D- 吡喃果糖苷（methyl-β-D-frucofuranoside）、甲基 -α-D- 呋喃果糖苷（methyl-α-D-frucofuranoside）、α- 生育酚（α-tocopherol）、香草醛（vanillin）、botcinins、bungein A、lasiodiplodin、α- 生育醌（α-eutro-phyl）、4- 酮松脂醇、5α,8α- 过氧化麦角甾 -6,22- 二烯 -3β- 醇、α- 甲基吡咯酮、4-p- 樟烷 -1,8- 二醇等。

【药理作用】

1. 抗肿瘤作用　在人胃腺癌细胞 SGC-7901 的实验中，应用白蔹和乌头两种药物进行治疗，可有效抑制该细胞的增长，在实验过程中还发现其细胞凋亡情况显著。

2. 促进伤口愈合作用　研究发现烫伤大鼠伤口可通过白蔹乙醇提取物加快愈合，20% 的白蔹物组对皮肤恢复能起到良好的效果；第二天和 14 天完成血清样本检测，白蔹组 TNF-α 表达水平则呈现下降趋势，且 IL-10 表达和之前相比较高，由此可看出，白蔹具有一定的抗炎作用；在大鼠烫伤模型中提取白蔹，并做出相应处理后，TGF-β_1 水平于 7 天后降低，VEGF 水平 14 天后也呈现下降趋势。

3. 抗菌作用　金黄色葡萄球菌、大肠埃希菌以及串珠镰孢菌在白蔹正丁醇萃取物的作用，其抑菌活性较为明显，并且依赖性较高。

【原植物】白蔹 *Ampelopsis japonica*（Thunb.）Makino

藤本，以卷须攀援他物上升。块根纺锤形或块状，深红色，根皮木质化。小枝棕褐色，具纵纹。叶互生，掌状复叶，小叶片通常 5 枚，有小柄或无柄，最终裂片披针形或菱形，先端尖，基部楔形，边缘有不规则缺刻状粗齿；叶轴及小叶柄有翅。聚伞花序与叶对生，总花梗长达 9cm，常缠绕；花小，淡黄色；花萼 5 枚，卵圆形；雄蕊 5 枚，花丝短；花盘杯状，明显；子房着生花盘中央，2 室，花柱 1 枚。浆果球形，蓝色或蓝紫色。

产于湖南、湖北、广西、贵州。生于荒山的灌木丛中。

（刘建新　汪治　张在其）

Maenc giv nguap mant 门给刮蛮

黄药子 Huangyaozi

【异名】门蛮野、黄独、黄药、零余子薯蓣，零余薯、红药子、苦药子、黄狗子、黄独根、山慈菇。

【来源】本品为薯蓣科植物黄独 *Dioscorea bulbifera* L. 的干燥块茎。

【采收加工】秋冬两季采挖。切片，晒干，生用。

【性味】寒，苦。有毒。

【功能与主治】清热解毒，凉血消肿。用于清泻肺肝实火、化痰软坚而散结消瘿，治痰火凝结的瘿瘤，治热毒诸证及血热出血。

【用法用量】内服：煎汤，用量 6 ～ 12g。

【附方】

1. 份候舍　门给刮蛮（黄药子）、门隋（蛇莲）、娘介劳（夏枯草），泡酒内服。

2. 降呹　门给刮蛮（黄药子）、教索昆（威灵仙）、削昆（岩马桑）、骂聂（泥鳅串）、教素荡（青木香）、巴邪母（九节茶）、务素得哑（八爪金龙）、教播盘亚麻（大血藤），煎水或泡白酒内服。

【现代临床研究】治疗甲状腺功能亢进症　自拟四甲丸 2 号（制龟甲、醋制鳖甲、生牡蛎、生珍珠母、浙贝母、刺蒺藜、玄参各 150g，黄药子 5g）联合西药甲硫咪唑片治疗阴虚火旺型的甲状腺功能亢进症，发现联合治疗组的临床有效率为 87.8%，高于对照组（单用甲硫咪唑片，75.6%）。研究结论：表现为联合治疗组能更好地改善患者的临床症状、体征，更有利于游离 T3、T4、TSH 恢复至正常水平，复发率较低，同时未出现肝损害。

【化学成分】含有皂苷、鞣质、黄酮类、甾体、二萜内酯类以及其他等多种化合物，蔗糖约为

22.5%，还原糖 0.69%，淀粉 2.5%，并有黄独素 B、8- 表黄药子素 E 乙酸酯、6- 羟基 -2,10,10- 三甲氧基 -9- 蒽酮、薯蓣皂苷元、黄独素 B、黄独素 F 等化学成分。

【药理作用】具有抗病毒、抗肿瘤、抗炎、抗氧化、抗菌和抗疟疾及调节免疫等药理活性，对甲状腺肿具有一定的疗效，其水煎剂对常见致病性皮肤真菌有不同程度的抑制作用。

1. 抗肿瘤作用　通过体外活性筛选实验证实黄药子提取物的抗肿瘤活性作用。结果表明黄药子提取物对人源宫颈癌细胞株 Siha、HeLa，肝癌细胞株 HepG-2 的生长均有明显的抑制作用，且具有明显的剂量和时间依赖性，并对不同的细胞株表现出不同的敏感性，说明黄药子抗肿瘤活性呈现出一定的特异性。

2. 抗炎作用　应用黄药子的甲醇提取物治疗二甲苯导致的耳肿胀模型小鼠与角叉菜胶导致的足趾肿胀模型大鼠，并检测黄药子对小鼠的急性毒性作用，结果表明黄药子甲醇提取物具有良好的抗炎作用，并呈现出一定的剂量依赖性；实验还显示在抗炎剂量内不良反应小。

3. 调节免疫作用　研究了不同浓度黄药子水煎剂对小鼠免疫功能的影响。用高、中、低剂量黄药子水煎剂对小鼠进行灌胃后，发现中剂量组的 B 细胞数量增多，淋巴细胞增殖能力明显增强。这意味着中等剂量的黄药子水煎剂能提高小鼠的非特异性免疫功能和特异性免疫功能。

4. 抗菌作用　发现黄药子的水提物、醇提物、丙酮提取物对鸡大肠埃希菌、金黄色葡萄球菌有抑制作用。

【原植物】黄独 *Dioscorea bulbifera* L.

缠绕草质藤本。块茎卵圆形或梨形，直径 4 ～ 10cm，通常单生，每年由去年的块茎顶端抽出，很少分枝，外皮棕黑色，表面密生须根。茎左旋，浅绿色稍带红紫色，光滑无毛。叶腋内有紫棕色，球形或卵圆形珠芽，大小不一，最重者可达 300g，表面有圆形斑点。单叶互生；叶片宽卵状心形或卵状心形，长 15（～ 26）cm，宽 2 ～ 14（～ 26）cm，顶端尾状渐尖，边缘全缘或微波状，两面无毛。雄花序穗状，下垂，常数个丛生于叶腋，有时分枝呈圆锥状；雄花单生，密集，基部有卵形苞片 2 枚；花被片披针形，新鲜时紫色；雄蕊 6 枚，着生于花被基部，花丝与花药近等长。雌花序与雄花序相似，常 2 至数个丛生叶腋，长 20 ～ 50cm；退化雄蕊 6 枚，长仅为花被片 1/4。蒴果反折下垂，三棱状长圆形，长 1.5 ～ 3cm，宽 0.5 ～ 1.5cm，两端浑圆，成熟时草黄色，表面密被紫色小斑点，无毛；种子深褐色，扁卵形，通常两两着生于每室中轴顶部，种翅栗褐色，向种子基部延伸呈长圆形。花期 7 ～ 10 月，果期 8 ～ 11 月。

产于湖南、贵州、广西、湖北。生于山谷林缘、杂木灌丛中。

（蔡伟　宋志军　汪冶）

Maenc liagc yeec 门亮野

土圞儿 Tuluaner

【异名】土鸡蛋、尚奴阳虽、九牛子、九子羊、土子、土蛋、地栗子、野凉薯、土凉薯、金线吊葫芦。

【来源】本品为豆科植物土圞儿 *Apios fortunei* Maxim. 的干燥块根。

【采收加工】秋季采挖，晒干。

【性味】甜、微苦，平。

《侗族医学》：甜、微苦，平。

《中国侗族医药研究》：甘、微苦，平。

【功能与主治】清热解毒，止咳祛痰。用于感冒咳嗽，咽喉肿痛，百日咳，乳痈，瘰疬，无名肿毒，毒蛇咬伤，带状疱疹。

《侗族医学》：退热，祛毒，止咳。用于蛇咬伤、停经。

《中国侗族医药研究》：清热解毒，散结消肿。用于月经不调，洗身不正常。

【用法用量】内服：煎汤，9～15g。外用：适量，捣烂敷；或酒、醋磨汁涂。

【附方】

1. 蛇咬伤　门亮野（土蛋）、三百尚老（天门冬）、闹素（野薄荷）、兵岑（小乌龟），煎水内服。（《侗族医学》）

2. 停经　门亮野（金雀花）、教盘介（鸿血藤）、骂寸旁（益母草）、骂告夺（牛膝）、娘岁帕（姨妈菜）、尚娘架（香附），前水内服。（《侗族医学》）

3. 治小儿感冒，百日咳　土圞儿12g，鸡胆汁2只。水煎取汤加蜂蜜适量温服。（《中国民间生草药原色图谱》）

4. 治疖毒　（土圞儿）块根煨熟，加食盐捣烂外敷；或用鲜块根，磨白酒外涂，随干随涂。（《浙江药用植物志》）

【现代临床研究】

1. 治疗百日咳　鲜土圞儿10g，洗净切碎，放入碗中，加糖或蜂蜜15～20g，水适量，放锅中蒸半小时左右，取汁或连渣分3次服完（3岁以下幼儿减半）。或预先配制成糖浆备用。治疗141例，痊愈（痉咳停止，逐渐由轻度干咳而终止）68例（47.3%），好转（痉咳次数减少2/3左右或明显减轻）63例（43.7%），无效13例（占9%）。最早在服药后3天见效，最迟约需8天左右。服药期间未见不良反应。

2. 治疗上呼吸道感染　鲜土圞儿洗净，焙干磨粉，或加糖蒸成33%溶液，加入防腐剂。未满周岁者，每日服粉剂4.5g，或33%糖浆15mL（含鲜药5g），3次分服；满周岁后剂量加倍。治疗小儿上呼吸道感染22例，体温隔日降至正常，咳嗽明显减轻，咽部充血现象较前减轻者17例，次日体温下降，改用其他治疗者5例。平均疗程为4天，未见毒性反应。

【化学成分】Pentadecanoic、14-甲基-15酸甲酯、9,11-二烯十八酸甲酯、Benzene、1,1′-（3-methyl-1-propene-1,3-diyl）bis、arjunicacid、二十七烷酸甘油酯、β-谷甾醇、西瑞香素、胡萝卜苷。

【药理作用】

1. 抗氧化作用　据文献报道，发现美洲土圞儿不同地上部位均有不同程度的自由基清除能力，且发现不同部位的自由基清除能力与黄酮的含量呈正相关。据报道美洲土圞儿块茎提取物对氧化损伤细胞模型中 ROS 和 O^{2-} 的产生有抑制作用。

2. 降血压、降血脂作用　文献记载过以美洲土圞儿为原料制备的低聚肽对 ACE 具有较强的抑制活性，抑制率达66.65%，表明其具有降血压的活性。

3. 抗癌作用　据文献报道高、中剂量的土圞儿根乙醇提取物对小鼠S180肉瘤均具有较好的抑制作用，抑制率分别为41.04%、34.10%，从土圞儿中分离得到的西瑞香素对人肠癌细胞HT-2、人胃癌细胞SGC-7901、白血病细胞HL-60均具有较好的抑制活性，且有浓度依赖性，其抑制率分别为35.3%、36.8%、37.5%，但是对于人宫颈癌细胞HeLa及人乳腺癌细胞MCF-7无明显的抑制活性。

【原植物】土圞儿 *Apios fortunei* Maxim.

多年生缠绕草本。有球状块根，茎有稀疏白色短毛。奇数羽状复叶，总叶柄长6～8cm，有毛；托叶及小托叶早落；小叶3～7枚，卵形或宽披针形，长3～7cm，宽1.5～4cm，先端急尖，有短尖头，基部圆形。总状花序腋生，长 6 ～ 26cm，苞片及小苞片线形，有白色短毛；花萼为二唇形，无毛；花冠蝶形，绿白色，龙骨瓣最长，卷成半圆形，旗瓣圆形，翼瓣最短，长圆形；雄蕊 10，二体；子房无柄，疏被短柔毛，花柱卷曲成半圆形。荚果线形，扁平，长 8 ～ 15cm，宽约 0.6cm。种子多数。花期 6 ～ 8 月，果期 9 ～ 10 月。

产于湖南、贵州、湖北、广西。生于海拔 300 ～ 1000m 山坡灌丛中，缠绕在树上。

（刘建新　汪冶　张在其）

Maenc suic 门隋

苦金盆 Kujinpen

【异名】雪胆、翁蜥莲、蛇莲、曲莲、罗锅底、苦金盆、金盆、赛金刚、金腰莲、金龟莲。

【来源】本品为葫芦科植物蛇莲 *Hemsleya sphaerocarpa* Kuang et A. M. Lu 的干燥块根。

【采收加工】秋季采挖，洗净，晒干。

【性味】涩、微苦，平。

【功能与主治】清热，解毒，收敛，生肌。治痢疾，腹泻，痈肿，痔疮，烫伤。

【用法用量】内服：煎汤，6 ～ 12g。外用：捣敷。

【附方】

1. 耿胧忖　①门隋（苦金盆），研末内服。②门隋（苦金盆）、教素荡（青藤香）、教素昆（威灵仙）、拜亚（辣蓼）、尚郎丈（木姜叶）、高劳（蜘蛛香），煎水内服。

2. 莽牛瘀　门隋（苦金盆）、教瑞林（小青藤香）、巴笨尚（徐长卿）、美兜介（六月雪），煎水内服。

【现代临床研究】**治疗糖尿病**　选取 210 名 2 型糖尿病患者，随机分为观察组和对照组各 105 例，对照组患者接受降糖药物治疗，观察组患者接受复方蛇莲合剂治疗，8 周后对两组患者的空腹血糖、餐后两小时血糖、糖化血红蛋白含量、临床疗效评分进行比较。结果：接受治疗后，对照组和观察组患者的血糖水平以及糖化血红蛋白含量显著降低，同时接受复方蛇莲合剂治疗的观察组患者血糖水平、糖化血红蛋白含量明显低于对照组、临床疗效明显优于对照组，差异有统计学意义（$P < 0.05$）。研究结论：复方蛇莲合剂可以有效控制患者血糖水平，减轻患者多饮、尿频等糖尿病症状，对 2 型糖尿病具有明显的治疗作用。

【化学成分】主要含有葫芦烷三萜类、木脂素类、有机酸类等成分。含四环三萜类苦味素，并含雪胆皂苷，其皂苷元为齐墩果酸。

【药理作用】**抗肿瘤、抗 HIV、抗菌消炎、治疗胃溃疡等生理活性**　主要用于治疗肠炎、上呼吸道感染、支气管炎、细菌性痢疾、尿路感染等病。其雪胆素和雪胆皂苷有显著而广泛的抗菌作用。对福氏痢疾杆菌、乙线链球菌有明显抑制作用；对金黄色葡萄球菌、大肠埃希菌、伤寒杆菌等均有不同程度的抑制作用。

【原植物】蛇莲 *Hemsleya sphaerocarpa* Kuang et A. M. Lu

草质藤本。茎和小枝纤细，疏被短柔毛，茎节处被毛较密。卷须纤细，长 8 ～ 18cm，疏被短柔毛，老时近无毛，先端 2 歧。趾状复叶多为 7 小叶，叶柄长 2 ～ 7cm，被短柔毛；小叶片长圆状披针形或宽披针形，上面深绿色，背面灰绿色，被极短的疏柔毛，先端渐尖，基部渐狭，边缘圆锯齿状，中央小叶生长 7 ～ 16cm，宽 2 ～ 3.5cm，两侧渐小，外侧的略歪斜。花雌雄异株，稀疏聚伞总状或圆锥花序；花序梗通常纤细，花梗发状，长 10 ～ 15mm。雄花：花萼筒短，长约 1.5mm；花萼裂片 5，卵状三角形，先端渐尖，约长 4mm，宽 2.5mm；花冠幅状，裂片平展，宽卵形，先端渐尖，约长 8mm，宽 6mm；雄蕊 5，长约 1mm，花丝极短，花药近圆形。雌花：子房近球形，无毛，径 2～3mm；花柱 3，长约 0.6mm，柱头 2 裂。果圆球状，径 2.5～3cm，具 10 条纵纹，顶端 3 片裂。种子近圆形，双凸透镜状，径 8～9mm，周生宽约 2mm 的木栓质翅，具皱褶，边缘密生细瘤突，中间部分较疏。花期 5～9 月，果期 7～11 月。

产于贵州、广西等地。生于山沟灌丛中林下。

（蔡伟　汪冶）

Mal beec caip wul bial 骂百菜悟坝

岩白菜 Yanbaicai

【异名】岩七、蓝花岩陀、岩菖蒲、呆白菜、滇岩白菜、紫虎耳草、岩壁菜、猫耳朵、骂帕狼芭。

【来源】本品为虎耳草科植物岩白菜 *Bergenia purpurascens*（Hook. f. et Thoms.）Engl. 的干燥根茎。

【采收加工】栽后 2 年，每年挖大留小，全年可采，洗去泥沙，除去靠近根头的枯朽叶片，晒干或鲜用。

【性味】苦、涩，平。

《侗药大观》：苦、涩，平。

《中国侗族医药学基础》：甘，平。

《侗族医药探秘》：苦、涩，平。

《中国侗族医药研究》：苦、涩，平。

【功能与主治】滋补强壮，止咳止血。用于虚弱头晕，吐血，咯血，便血，外伤出血，腹泻，痢疾，淋浊，赤白带下。

《中国侗族医药研究》：用于治疗咳嗽咯血，阴虚咳嗽、气喘，红崩、白带，支气管炎。

《侗药大观》：平喘镇咳，舒经活络，收敛止泻、止血。用于治疗慢性支气管炎，哮喘，肺结核咳嗽，腹泻，内外伤出血。

《中国侗族医药学基础》：滋补强壮，止咳止血。用于治疗虚弱头晕，劳伤咯血，气喘，阴虚咳嗽，白带，崩漏。

《侗族医药探秘》：散风开窍，止血生津，滋补虚损。主治发热。

【用法用量】内服：煎汤，10～15g。外用：适量，鲜品捣烂敷；或研末调敷。

【附方】

1. 慢性支气管炎　岩白菜、枇杷叶、桑叶、沙参，水煎内服。（《侗药大观》）

2. 哮喘　岩白菜、麻黄、杏仁、黄芩、半夏，水煎内服。（《侗药大观》）

3. 发热　用米泔水煎服。（《侗族医药探秘》）

【现代临床研究】根茎含岩白菜素，岩白菜素作为天然的次生代谢产物，来源于多种植物，而盐白菜素属二氢异香豆素类化合物，有研究证实岩白菜素具有抗炎、抗肿瘤、抗心律失常等活性。

【化学成分】蒲公英赛醇、β-谷甾醇、白桦脂酸、ocimol、岩白菜素、胡萝卜苷、熊果苷、山奈酚、$3\beta,5\alpha$-dihydroxy-15-cinnamoyloxy-14-oxolathyra-6Z，12E-diene、乌苏酸、对苯二酚、齐墩果酸、阿魏酸、2α-羟基乌苏酸、对羟基苯甲酸、原儿茶酸、没食子酸、11-O-没食子酰岩白菜素、11-O-（4'-羟基苯甲酰基）岩白菜素、槲皮素、ardimerin、1-O-β-D-glucopyranosyl-2-methoxy-3-hydroxyl-phenylethene、葡萄糖、蔗糖、芦丁。

【药理作用】

1. 祛痰止咳作用　祛痰止咳作用是岩白菜最重要、研究最为深入的药理作用。对豚鼠腹腔注射岩白菜素，并在 30min 后喷入 17.5% 枸橼酸溶液，记录豚鼠的咳嗽潜伏期、咳嗽次数，结果发现，岩白菜素可明显延长枸橼酸喷雾致豚鼠咳嗽潜伏期，并明显减少咳嗽次数。研究发现，岩白菜素对恒压氢氧化铵喷雾法引起咳嗽的小鼠有良好的止咳作用。采用氨水引咳法及气管酚红排泌法观察熊果苷对致病小鼠的镇咳及祛痰作用，分别对小鼠灌胃 50mg/kg、100mg/kg、200mg/kg 熊果苷。结果显示，与空白对照组比较，给药组小鼠咳嗽潜伏期明显延长（$P < 0.05$），咳嗽次数减少（$P < 0.01$），气管酚红排泌量明显增多（$P < 0.01$）。此外，该研究还发现，与空白对照组比较，20mg/mL 熊果苷能显著对抗 1μg/mL 磷酸组胺引起的豚鼠离体气管收缩（$P < 0.01$）。

2. 抗菌抗炎作用　将岩白菜 50% 乙醇提取物过 D101 大孔树脂，收集 20% 乙醇洗脱物，并采用二甲苯致小鼠耳肿胀实验、大鼠棉球肉芽肿实验及醋酸引起的小鼠腹腔毛细血管渗透实验研究岩白菜的抗炎作用。结果表明，岩白菜 20% 乙醇洗脱物能明显抑制二甲苯所致小鼠耳肿胀、棉球肉芽组织增生，使毛细血管通透性增加，该作用机制可能与其抑制组胺和血清素等炎性细胞因子相关。在观察岩白菜 20% 乙醇洗脱物对金黄色葡萄球菌、耐甲氧西林金黄色葡萄球菌和产 β- 内酰胺酶金黄色葡萄球菌的体外作用时发现，该洗脱物对上述菌种均有一定抑菌和杀菌作用，可能与其干扰细菌的代谢过程有关。研究发现，灌胃岩白菜素 120mg/kg、240mg/kg 对二甲苯引起的小鼠耳肿胀和肉芽肿均有良好的抑制作用，对醋酸引起的小鼠扭体反应及甲醛致痛反应均有明显的抑制作用，表明岩白菜素具有镇痛、抗炎作用。用纸片扩散法对岩白菜素粗提物的抑菌活性进行初筛，并用微稀释法测定其最小抑菌浓度。结果显示，岩白菜素粗提物对须发癣菌、絮状表皮癣菌、红色毛癣菌、黑曲霉和灰霉病均显示出一定程度的抑菌活性，最小抑菌浓度分别为 250μg/mL、500μg/mL、500μg/mL、500μg/mL、250μg/mL。

3. 抗消化道溃疡作用　消化道溃疡是由于保护因子和攻击因子之间不平衡而引起的，保护因子包括胃黏膜、黏膜抗氧化剂、前列腺素生长因子和胃血流量，而胃液分泌增加、活性氧的产生、促炎性细胞因子的增加及幽门螺杆菌感染等引起黏膜损伤的因素则为攻击因子。岩白菜素可抑制幽门结扎大鼠的胃酸分泌，且抑制作用呈剂量依赖性。对大鼠静脉注射岩白菜素 30mg/kg 时，可有效防止压力诱导的胃溃疡，表明其具有一定的抗溃疡活性，该活性可能与其抑制乙酰胆碱的释放有关。对大鼠灌胃岩白菜素，发现其对幽门结扎所致胃溃疡、阿司匹林诱发胃溃疡及冷束缚应激性胃溃疡均有显著改善作用。此外，该研究还考察了结肠黏膜的前列腺素释放，发现岩白菜素的抗溃疡效应在 $1 \sim 10$μg/mL 范围内呈剂量依赖性，推测岩白菜素的胃保护作用可能与增加前列腺素的生成有关。

4. 免疫增强作用　迟发型超敏反应（DTH）是特异性 T 细胞介导的细胞免疫反应，对于很多微生物感染疾病，尤其是微生物感染的慢性疾病而言，DTH 是机体免疫反应的一部分。DTH 需要被 T 淋巴细胞活化的抗原特异性识别，然后增殖，释放细胞因子，以增加血管通透性，诱发血管舒张和炎症细胞的聚集。研究发现，熊果苷和岩白菜素均可提高机体免疫能力，熊果苷浓度在 $100 \sim 500$μmol/L 范围内呈剂量依赖性地抑制脂多糖诱导的一氧化氮的产生及诱导一氧化氮合酶、环氧化酶 2 的表达。同时，该研究还发现熊果苷能显著减少促炎细胞因子［包括白细胞介素 1β（IL-1β）和肿瘤坏死因子 α］和其他炎症相关因子（如单核细胞趋化因子 1 和 IL-6）的产生。给予小鼠 2mg/mL 的岩白菜素溶液，3 周后发现对聚合卵清蛋白诱导的 DTH 作用增加。同时，体外巨噬细胞试验发现，100μg/mL 岩白菜素可增强人嗜中性粒细胞的摄取能力。体内 DTH 和体外吞噬试验表明，岩白菜素具有免疫刺激活性。采用溶血素分光光度法、足跖肿胀法和同位素掺入法研究岩白菜素对小鼠免疫功能的影响，发现岩白菜素可促进血清溶血素的产生，增强绵羊红细胞诱发的小鼠 DTH，提高血清溶菌酶的含量，增强全血白细胞的吞噬功能，增强小鼠足跖 DTH 和植物凝血素诱导的 T 淋巴细胞转化，促进小鼠脾细胞产生 IL-2。

5. 其他药理作用　将岩白菜鲜品嚼烂，外敷患处，发现其具有止血、止痛的功效。这表明岩白菜对外伤性出血治疗应急性强，可就地取材。此外，岩白菜素还有保肝、抗糖尿病等作用。研究发现，岩白菜素可减少四氯化碳所致肝损伤大鼠的谷丙转氨酶和山梨醇脱氢酶的释放，100μmol/L 岩白菜素可降低谷丙转氨酶和山梨醇脱氢酶含量，提高谷胱甘肽含量及谷胱甘肽转移酶和谷胱甘肽还原酶活性。研究表明，给葡萄糖耐量大鼠灌胃岩白菜素 10mg/kg，与空白对照组比较，给药组可显著降低大鼠的血糖水平，差异有统计学意义（$P < 0.01$）；治疗 14 天后，与空白对照组比较，给药组可显著降低链脲佐菌素 - 烟酰胺诱导的糖尿病大鼠的空腹血糖水平，差异有统计学意义（$P < 0.05$）。

【原植物】岩白菜 *Bergenia purpurascens*（Hook. f. et Thoms.）Engl.

多年生常绿草本，高达 30cm。根茎粗而大，紫红色，节间短。叶基生，厚肉质，倒卵形或长椭圆形，先端钝圆，基部楔形，全缘或有细齿，上面红绿色有光泽，下面淡绿色。花茎长约 25cm，带红色，聚伞花序，花萼钟状，先端 5 裂；花瓣 5，白色；雄蕊 10，雌蕊由 2 心皮组成。蒴果，种子多数。产于湖南、贵州、湖北、广西。生长于高山阴湿石壁上。

【备注】虚弱有外感发热者慎用。

（肖玉波　宋志军　汪冶）

Mal demh ous 骂登殴

商陆 Shanglu

【异名】见肿消、胖婆娘、山萝卜、水萝卜、走马风、牛大黄、十大补药、花商陆、土冬瓜、抱母鸡、土母鸡、地萝卜、章柳、金七娘、莐羊菜。

【来源】本品为商陆科植物商陆 *Phytolacca acinosa* Roxh 的干燥根。

【采收加工】秋季至次春采挖，除去须根和泥沙，切成块或片，晒干或阴干。

【性味】苦，寒。有毒。

《侗族医学》：苦，凉。有毒。

《侗药大观》：苦，凉。有毒。

《中国侗族医药学基础》：苦，寒。有毒。

《侗族医药探秘》：苦，寒。有毒。

《中国侗族医药研究》：苦，寒。有毒。

【功能与主治】逐水消肿，通利二便，解毒散结。用于水肿胀满，二便不通，痈肿疮毒。

《中国侗族医药研究》：用于治疗水肿胀满，脚气，黄疸，痈肿疮毒，瘰疬喉痹。

《侗族医学》：退热，退水，消肿。用于治疗小产流血。

《侗药大观》：逐水消肿、通利二便、解毒散结。用于治疗水肿、胀满、脚气、恶疮。

《中国侗族医药学基础》：逐水消肿，通利二便，解毒散结功能。用于治疗水肿胀满，二便不通，痈肿疮毒。

《侗族医药探秘》：行气活血、退热退水、消肿、除肠热。用于治疗小产流血。

【用法用量】内服：煎汤，5～15g，或入散剂。外用：适量，鲜品捣烂或干品研末涂敷。

【附方】

1. 小产流血 商陆鲜品捣烂外敷头顶。（《侗族医学》）

商陆鲜品配三百尚老（天冬）、如亚（地榆）、娘矛（仙茅），炖鸡或猪脚内服，可用于治疗小产出血（《侗族医学》）

商陆鲜品捣烂外敷孕妇头顶，并用本品鲜品炖鸡或猪脚内服。（《侗族医药探秘》《中国侗族医药研究》）

2. 肝硬化腹水 商陆、淡附片、白茯苓、车前子、木瓜、怀山药、熟地黄、山萸肉、泽泻、鸡内金、党参、炒香干蟾蜍、干姜，水煎服。（《中国侗族医药研究》）

【现代临床研究】

1. 大便不通 鲜品或干品磨水服，每次一小酒杯，便通后停药。

2. 水肿 商陆皂苷小剂量可兴奋血管运动神经中枢、舒张肾脏微血管，增加肾脏血流量而利尿；商陆皂元及钾盐均有利尿作用，临床用于治疗肾病性水肿、心源性水肿及肝硬化腹水。早期用药 2 周后均有显著的利尿消肿作用。商陆对患者免疫力及胃肠道消化吸收功能有增强作用，对肝病患者有较强的降脂、保肝、降低内静脉压、补钾及提高食欲等临床效果。

3. 虚弱病 土党参、淫羊藿、夜寒苏、制商陆各 15g，半边月、鼠曲草、玉竹、仙茅各 10g。煎水内服，每日 3 次。

【化学成分】商陆酸、商陆酸 -30 甲酯、美商陆皂苷元、加利果酸和商陆酸 G、商陆皂苷 T、美商陆皂苷、co-chliophilin B 和 6- 甲氧基 -7- 羟基黄酮（6-methoxy-7-hydroxyflavone）、对羟基苯甲酸、香草酸、芥子酸、香豆酸、阿魏酸、咖啡酸、齐墩果酸、β- 谷甾醇、β- 胡萝卜素、豆甾烯醇、α- 菠菜甾醇、麦角甾醇。

【药理作用】

1. 增加尿量 提取物小量灌注蟾蜍肾，能明显增加尿流量，可使血管扩张，血流量增加；大剂量反而使尿量减少。

2. 祛痰作用 其分离得到的皂苷元具有祛痰、止咳、平喘作用，可通过提高肾上腺皮质功能改善慢性支气管炎相关症状。

3. 抗菌作用 煎剂和酊剂对福氏痢疾杆菌、宋氏痢疾杆菌高度敏感，对志贺痢疾杆菌中度敏感。

4. 抗肿瘤 商陆皂苷对 SPC-3 细胞（人肺癌细胞株）、HeLa 细胞（人宫颈癌细胞株）、SMMC-7721（人肝癌细胞株）、Jurkat 及 Molt-4 细胞（人 T 淋巴细胞白血病细胞株）等均有不同程度的细胞毒作用。

5. 增强免疫 小鼠灌胃商陆多糖 -Ⅰ 50mg/kg 能促进腹腔巨噬细胞吞噬功能，刺激小鼠脾淋巴细胞增殖，诱导脾淋巴细胞和腹腔巨噬细胞产生白介素 -2（IL-2）。商陆多糖 -Ⅱ 在 31 ～ 500mg/L 范围内能显著促进小鼠脾淋巴细胞增殖。

【原植物】商陆 *Phytolacca acinosa* Roxh

多年生草本，高 0.5 ～ 1.5m，全株无毛。根肥大，肉质，倒圆锥形，外皮淡黄色或灰褐色，内面黄白色。茎直立，圆柱形，有纵沟，肉质，绿色或红紫色，多分枝。叶片薄纸质，椭圆形、长椭圆形或披针状椭圆形，长 10 ～ 30cm，宽 4.5 ～ 15cm，顶端急尖或渐尖，基部楔形，渐狭，两面散生细小白色斑点（针晶体），背面中脉凸起；叶柄长 1.5 ～ 3cm，粗壮，上面有槽，下面半圆形，基部稍扁宽。总状花序顶生或与叶对生，圆柱状，直立，通常比叶短，密生多花；花序梗长 1 ～ 4cm；花梗基部的苞片线形，长约 1.5mm，上部 2 枚小苞片线状披针形，均膜质；花梗细，长 6 ～ 13mm，基部变粗；花两性，直径约 8mm；花被片 5，白色、黄绿色，椭圆形、卵形或长圆形，顶端圆钝，长 3 ～ 4mm，宽约 2mm，大小相等，花后常反折；雄蕊 8 ～ 10，与花被片近等长，花丝白色，钻形，基部成片状，花药椭圆形，粉红色；心皮通常为 8，有时少至 5 或多至 10，分离；花柱短，直立，顶端下弯，柱头不明显。果序直立；浆果扁球形，直径约 7mm，熟时黑色；种子肾形，黑色，长约 3mm，具 3 棱。花期 5 ～ 8 月，果期 6 ～ 10 月。

产于湖南、贵州、广西、湖北。多生于疏林下、林缘、路旁、山沟等湿润的地方。

【备注】脾虚水肿者及孕妇忌服。用药宜从小量开始，本品对胃肠道有刺激作用，故宜饭后服用。过量中毒，可出现恶心呕吐、腹痛腹泻、心动过速、呼吸频数，继则言语不清、躁动、抽搐，严重者血压下降、昏迷、瞳孔散大、心跳或呼吸停止而死亡。

（肖玉波　汪冶）

Mal demh ous uns 骂登偶温

垂序商陆 Chuixushanglu

【异名】花商陆、野胭脂。

【来源】本品为商陆科植物垂序商陆 *Phytolacca americana* L. 的干燥根。

【采收加工】秋季至次春采挖，除去须根和泥沙，切成块或片，晒干或阴干。

【性味】苦，寒。有毒。

【功能与主治】逐水消肿，通利二便，解毒散结。用于水肿胀满，二便不通，痈肿疮毒。

《中国侗族医药研究》：用于治疗水肿胀满，脚气，黄疸，痈肿，疮毒，瘰疬喉痹。

【用法用量】内服：煎汤，5 ～ 15g。外用：适量，鲜品捣烂或干品研末。

【化学成分】商陆毒素、黄姜味草醇、商陆甾醇、卅一烷、花生酸、棕榈酸、油酸、十七酸、齐墩果酸、硝酸钾。

【药理作用】

1. 抗肿瘤作用　商陆含有的抗病毒蛋白（PAP）也有抗癌作用，将 PAP 与特定的癌细胞衍生的单克隆抗体连接而制备的导向药物（免疫毒素）能有效地杀伤癌细胞。实验表明，含有 PAP 的免疫毒素能有效地杀伤白血病细胞、人乳腺肿瘤细胞、黑色素瘤细胞和卵巢癌细胞。游 PAP10mol/L 时可杀伤约 10% 的细胞，抗人 T 细胞单克隆抗体 Wu71 在 10mol/L 时对细胞的杀伤作用低于 4%，相同浓度的 Wu71/PAP 结合物 72h 则可杀伤 76.4% 的淋巴细胞白血病 CEM 细胞，而对阴性细胞（SP2/0）仅杀灭 7%，表明含 PAP 的免疫毒素对癌细胞有特异性杀灭作用。

2. 垂序商陆水煎剂对 CCl_4 所致小鼠急性肝损伤的保护作用　垂序商陆根水煎液为供试样品液；昆明种小鼠 60 只，雄性，体重 18 ～ 22g，随机分成 6 组，每组 10 只，分为生理盐水正常对照组，CCl_4 致肝损伤组，齐墩果酸阳性药物组和高、中、低 3 个剂量的垂序商陆水煎剂给药组，分别给予生理盐水、1.36mg/mL 齐墩果酸、2% 吐温 -80 混悬液，以及 0.4g/mL、0.2g/mL、0.1g/mL 垂序商陆水煎液，以 10mL/kg 体重灌胃给药，1 次 / 天，连续 8 天，第 8 天下午除生理盐水对照组外，其余 5 组小鼠均由腹腔注射 0.1%CCl_4 橄榄油溶液。于第 9 天上午经眼眶取血，收集血液，置冰箱内 30min，4000r/min 离心 10min，分离血清，用赖氏法分别测定 GPT 和 GOT。结果发现垂序商陆水煎剂对 CCl_4 所致小鼠急性肝损伤有明显保护作用。

3. 垂序商陆总皂苷能延长雄性果蝇寿命　垂序商陆根粗粉，甲醇回流提取，回收甲醇，残渣用水溶解，过滤，滤液用等量水饱和正丁醇萃取 3 次，回收正丁醇，真空干燥得皂苷粗品；粗品用 95%

乙醇重结晶，得白色结晶，60℃烘干，并测得总皂苷含量为 94.5%。收集 10h 内孵化出的羽化成虫，用乙醚浅度麻醉后，迅速挑选大小一致的个体，雌雄分清，分设空白对照组和浓度分别为 10μg/mL、25μg/mL 和 40μg/mL 的垂序商陆总皂苷组，每组用果蝇 120 只，雌雄各 60 只，分养，每个培养管 30 只。每隔 4 天更换 1 次培养基，利用果蝇的趋光性，配合振动及转动原培养管，避免用麻醉的办法转管，以免对果蝇的自然寿命有影响。结果：浓度为 25μg/mL 的垂序商陆总皂苷可延长雄性果蝇的平均寿命（$P < 0.05$）。

【原植物】垂序商陆 *Phytolacca americana* L.

多年生草本，高 1 ~ 2m。根粗壮，肥大，倒圆锥形。茎直立，圆柱形，有时带紫红色。叶片椭圆状卵形或卵状披针形，长 9 ~ 18cm，宽 5 ~ 10cm，顶端急尖，基部楔形；叶柄长 1 ~ 4cm。总状花序顶生或侧生，长 5 ~ 20cm；花梗长 6 ~ 8mm；花白色，微带红晕，直径约 6mm；花被片 5，雄蕊、心皮及花柱通常均为 10，心皮合生。果序下垂；浆果扁球形，熟时紫黑色；种子肾圆形，直径约 3mm。花期 6 ~ 8 月，果期 8 ~ 10 月。

产于湖南、贵州、广西、湖北。生长在疏林下、路旁和荒地。

（肖玉波　汪冶）

Mal dinl max 骂的马

鹿蹄橐吾 Lutituowu

【异名】南瓜七、一块瓦、马蹄当归、地麝香、牛尾参、化血丹、红紫菀、滇紫菀。

【来源】本品为菊科植物鹿蹄橐吾 *Ligularia hodgsonii* Hook. 的干燥根。

【采收加工】6 ~ 11 月采挖，除去须根和泥沙，切成块或片，晒干或阴干。

【性味】淡、微辛，温。

【功能与主治】活血行瘀，润肺降气，止咳。用于劳伤咳嗽，吐血，跌打损伤。

《中国侗族医药研究》：用于胃痛，牙痛，风湿疼痛，经期腹痛，慢性气管炎，肠炎，荨麻疹，毒蛇咬伤。

【用法用量】内服：煎汤服，9 ~ 15g，或入丸、散。

【化学成分】槲皮素、（E）-3-（2-羟基 -4- 甲氧基苯基）-2- 丙烯酸、（E）-3-（2,4- 二羟基苯基）-2- 丙烯酸、（S）-3- 羟基 -3- 苯基丙酸。

【原植物】鹿蹄橐吾 *Ligularia hodgsonii* Hook.

多年生草本。根肉质，多数。茎直立，高达 100cm，上部及花序被白色蛛丝状柔毛和黄褐色有节短柔毛，下部光滑，具棱，基部直径 3 ~ 5mm，被枯叶柄纤维包围。丛生叶及茎下部叶具柄，柄细瘦，长 10 ~ 30cm，基部具窄鞘，叶片肾形或心状肾形，长（2）5 ~ 8cm，宽 4.5 ~ 13.5cm，先端圆形，边缘具三角状齿或圆齿，齿端具软骨质小尖头，齿间具睫毛，基部弯缺宽或近似平截，叶质厚，两面光滑，叶脉掌状，网脉明显；茎中上部叶少，具短柄或近无柄，鞘膨大，宽约 1cm，叶片肾形，较下部者小。头状花序辐射状，单生至多数，排列成伞房状或复伞房状花序，分枝长 6 ~ 12cm，丛生或紧缩；苞片舟形，长 2 ~ 3cm，宽约 1cm；花序梗长 0.5 ~ 2.5cm；小苞片线状钻形，极短；总苞宽钟形，长大于宽，长 10 ~ 14mm，宽 7 ~ 10mm，基部近平截或圆形，总苞片 8 ~ 9，2 层，排列紧密，背部隆起，两侧有脊，长圆形，宽 3 ~ 4mm，先端宽三角形，有时具短尖头，紫红色，被褐色睫毛，背部光滑或有白色蛛丝状柔毛，内层具宽膜质边缘。舌状花黄色，舌片长圆形，长 15 ~ 25mm，宽达 6mm，先端钝，有小齿，管部长约 4mm；管状花多数，伸出总苞之外，长 9 ～ 10mm，管部长 2 ～ 3mm，冠毛红褐色，与花冠等长。瘦果圆柱形，长 7 ～ 8mm，光滑，具肋。花果期 7 ～ 10 月。

产于湖北、贵州、广西。生于海拔 850 ～ 2800m 的河边、山坡草地及林中。本种在云南作为紫菀入药。

（肖玉波　汪冶）

Mal diuc haoc 骂丢好

续断 Xuduan

【异名】高和尚、山萝卜、切断、和尚头、龙豆、南草、门和尚。

【来源】本品为川续断科植物川续断 *Dipsacus asper* Wall. ex Henry 的干燥根。

【采收加工】秋季采挖，除去根头及须根，用微火烘至半干，堆置"发汗"至内部变绿色时，再烘干。

【性味】苦、辛，微温。

《侗族医学》：苦，凉。

《侗药大观》：苦、辛，微温。

《中国侗族医药学基础》：苦、辛，微温。

《中国侗族医药研究》：苦、辛，微温。

【功能与主治】补肝肾，强筋骨，调血脉，止崩漏。用于腰膝酸痛，肢节痿痹；跌仆创伤、损筋折骨、胎动漏红、血崩、遗精、带下、痈疽疮肿。

《侗族医学》：退热凉血，补体补血。用于治疗经期浮肿、虚弱病。

《侗药大观》：具有补肝肾、强筋骨、利血脉、止崩涌、消肿止痛的功能。可用于治疗风湿痹痛、腰膝酸痛、跌打损伤、骨折、崩漏等。

《中国侗族医药学基础》：具有补肝肾、强筋骨、续折伤、止崩漏等功能。主要用于治疗腰膝酸软，风湿痹痛，崩漏经多，胎漏下血，跌打损伤。

《中国侗族医药研究》：具有补肝肾、续筋骨、通经络的作用。主要用于治疗骨折，安胎。

【用法用量】内服：煎汤，9 ～ 15g；或入丸、散。外用：适量，捣烂敷。

【附方】

1. 妇男摆白遗精症（热毒伤气，不自主的无意识排出精液） 骂丢好、骂登辰（酸咪咪）、瓮门颗（头晕药）、讯蛮岑（黄精）、教门野（何首乌），煎水内服。(《侗族医学》)

2. 洗身肚痛、腰痛（热病汹形耿隆耿幽） 骂丢好、朗西（吴茱萸）、尚娘仑、教素荡（青藤香）、美茶恩（杜仲）、皮雷（橘皮）、当归、干姜，煎水内服。(《侗族医学》)

3. 疗妇女白带过多症 骂丢好、高劳（蜘蛛香）、照虐四罢（泡参）、尚奴阳虽（阳雀花根）、讯蛮岑（黄精），煎水内服。(《侗族医学》)

4. 大脖子 骂丢好、娘欠劳（夏枯球）、骂麻剃（紫花地丁）、骂少虐亚丽（地锦草）、构岑（山慈菇），煎水内服。(《侗族医学》)

5. 大热伤血伤气引起的头昏晕倒 骂丢好、国盼白（白木通）、娘巴笨席（淡竹叶）、骂嘎库（车前草）、教盘介（鸡血藤）、尚吻（鱼腥草）、尚郎丈（木姜叶）、闹素（狗肉香），煎水内服。(《侗族医学》)

6. 腰腿痛 骂丢好、迅坝（骨碎补）、教播盘亚麻（大血藤）、教盘介（鸡矢藤）、巴笨尚（徐长

卿）、巴邪母（九节茶）、骂比康、美茶恩（杜仲）、教照虐马（土党参），煎水内服。（《侗族医学》）

骂丢好、教应骂（菟丝子）、磅岑（商陆），炖猪脚或鸡内服。（《侗族医学》）

7. 白带 骂丢好、巴怕罗（侧柏叶）、高劳（蜘蛛香）、照虐四罢（泡参）、尚奴阳虽（阳雀花根）、讯蛮岑（黄精）、美兜介（六月雪），煎水内服。（《侗族医学》）

8. 骨折 骂丢好、美球冷（水冬瓜）、教唤茂（母猪藤根）、骂奈（陆英）捣烂酒炒，外敷患处。（《侗族医学》）

川续断、门挡归（当归）、门血用（川芎）、门地贤（生地黄）、门嗦帕（白芍）、门嗦哑（赤芍）、观音虫（土鳖虫）、娘散盼（筋骨草）、忍冬藤、路路通、骨碎补，用井水、白酒各半煎服。（《中国侗族医药学基础》）

9. 经期浮肿 骂丢好、教荡播盘（五香血藤）、美我芭（刺五加）、教糖（鸡矢藤）、讯藕岑（夜寒苏）、白报莲（八角莲），煎水服。（《侗族医学》）

10. 虚弱病 骂丢好、讯藕岑，蒸猪脚内服。

11. 肾虚腰痛、腿足无力 川续断、杜仲、牛膝、熟地黄、山茱萸，水煎内服。（《侗药大观》）

12. 妊娠漏血、胎动不安 川续断、杜仲、桑寄生，水煎内服。（《侗药大观》）

13. 跌打损伤 川续断、当归、牛膝、杜仲，水煎内服。（《侗药大观》）

14. 骨质增生 川续断、观音座莲、川芎、细辛、虎杖、当归，水煎内服。（《侗药大观》）

川续断 15g，鹿角片 10g，熟地黄 20g，当归 10g，牛膝 12g，狗脊 20g，仙灵脾 20g，威灵仙 15g，骨碎补 12g，鸡血藤 20g，枸杞 12g，煎水服，每日 1 剂，分 3 次服，连服半个月为一疗程。（《侗族医药探秘》《中国侗族医药研究》）

15. 风湿性关节炎 川续断、威灵仙、雷公藤、七加皮，水煎内服。（《侗药大观》）

16. 疗跌打损伤、骨折肿痛 川续断、杜仲、木瓜、牛膝、独活，水煎内服，可用于治疗风湿痹痛、腰膝酸痛，配当归、乳香、没药，水煎内服。（《侗药大观》）

17. 胎动不安 川续断、桑寄生、黄芪、菟丝子、砂仁，水煎内服。（《侗药大观》）

18. 寒湿腰腿痛 川续断、干姜、门树帕（白术）、门松（茯苓）、苍术、金猫狗（金毛狗脊）、桑寄生、见血飞、桂枝（后下）、四大天王（四块瓦），用水和米酒各半煎服。（《中国侗族医药学基础》）

19. 肾虚腰腿痛 川续断、门地贤（生地黄）、门嫩（山药）、丹皮、门松（茯苓）、牛膝、刺梨根、枣皮、泽泻、小黄草（石斛）、钩藤根、金樱子根，水煎服。（《中国侗族医药学基础》）

20. 习惯性流产患者保胎 川续断、桑寄生、苎麻根、紫苏茏、当归尾、白术、益母草，煎水，内服。（《侗族医药探秘》）

21. 外伤骨折 川续断、三七、虎骨、朱砂、神砂、乳香、血竭、没药、甜瓜子、炒白蜡、桂枝（醋炙）、麻黄、牛膝、毛姜、自然铜、儿茶、全蝎、黄鼠狼骨、土鳖虫、怀七，焙干研末，成人每次兑酒服，日服 3 次，连服半月。（《侗族医药探秘》）

川续断 50g，三七、虎骨各 10g，朱砂、神砂各 2.5g，乳香、血竭、没药、甜瓜子、炒白蜡、桂枝（醋炙）、麻黄、牛膝各 25g，毛姜、自然铜、儿茶、全蝎、黄鼠狼骨各 50g，土鳖虫 100g，怀七 15g，共焙干研末，成人每次兑酒服 15g，日服 3 次，连服半月。（《中国侗族医药研究》）

22. 风寒所致的腰腿痛，局部红、肿、痛 川续断、牛膝、川乌、草乌、花粉、马钱子、红花、白芷、桂枝、穿山甲、山姜、龟甲各 6g，当归、西芎、赤芍、木瓜、杜仲、血竭、乳香、没药、土元、勾丁、丹参、鸡血藤各 9g，广丹 250g，大活血 60g，儿茶 60g，麻油 500g 熬成膏药，待关节复位后，贴敷患处，然后固定，每 10 天换药 1 次，连续 2～3 次。（《侗族医药探秘》《中国侗族医药研究》）

23. 妇人崩漏 川续断、人参 10g，益母草 5g，鸡冠花 5g，地蜂子 6g，木贼 3g，大蓟 7g，小

蓟 10g，煎水服，红糖引，每日 1 剂，日服 3 次，连服 5 ～ 7 天。(《侗族医药探秘》《中国侗族医药研究》)

24.气血虚弱之先兆流产　川续断 10g，云木香 5g，砂仁 10g，白人参 10g，黄芪 15g，白术、姜半夏、白芍、熟地黄、茯神、荆芥炭各 10g，陈皮 3g，黄芩 15g，杜仲 10g，甘草 4g，菟丝子 20g，枣仁 10g，阿胶 10g（另包烊化冲服），煎水服，每日 1 剂，日服 3 次，连服 3 剂。(《侗族医药探秘》《中国侗族医药研究》)

25.外伤性先兆流产　川续断 10g，黄芩 18g，白参 10g，黄芪 24g，熟地黄 10g，白术、茯苓各 10g，当归 9g，川芎 4g，煎水服，每日 1 剂，日服 2 次，连服 4 剂，可用于治疗外伤性先兆流产。(《侗族医药探秘》《中国侗族医药研究》)

26.坐骨神经痛　川续断、飞龙掌血、红藤、过江龙、杜仲、威灵仙、寄生、大血藤、鸡血藤、九节风、木通各 25g，用 30° 米酒 1000mL，浸泡 7 ～ 10 天后，每次服 10 ～ 20mL，每日 3 次，并用药酒搽抹患处，每日 2 ～ 3 次，连续用药半个月以上。(《中国侗族医药研究》)

【现代临床研究】

1.外伤骨折　大血藤鲜叶、毛秀才、金钱草、骨碎补、车前草、大铜钱草鲜品适量，洗净捣烂兑少许米酒，外敷骨折复位处，每日或隔日换药 1 次，半个月为一疗程。关节不能弯曲者加用八棱麻全草、接骨木叶、天青地红、土牛膝适量捣烂，用面粉、甜酒渣和匀外敷。内服药：杜仲、大黄、骨碎补、大血藤、九牛藤各 10g，煮水兑酒或泡酒服。关节不能弯曲者加桑枝 20g，续断 15g，泽兰 10g，苏木 10g，元胡 10g，乳香 10g。每日 1 剂，日服 2 ～ 3 次，连服半个月或直至痊愈。

2.跌打损伤、骨折肿痛　用干品 10 ～ 15g，水煎内服，配当归、乳香、没药同用。

3.风湿痹痛、腰膝酸痛　干品 10 ～ 15g，水煎内服，配杜仲、木瓜、牛膝、独活。

4.关节脱位　牛膝、川乌、草乌、花粉、马钱子、红花、白芷、续断、桂枝、穿山甲、山姜、龟甲各 6g，当归、赤芍、木瓜、杜仲、血竭、乳香、没药、土鳖虫、勾丁、丹参、鸡血藤各 9g，广丹 250g，大活血 60g，儿茶 60g，麻油 500g 熬成膏药，待关节复位后，贴敷患处，然后固定，每 10 天换药 1 次，连续 2 ～ 3 次。本方对风寒所致的腰腿痛，局部红、肿、痛疗效较佳。

5.月经不调　人参 10g，续断 8g，益母草 5g，鸡冠花 5g，地蜂子 6g，木贼 3g，大蓟 7g，小蓟 10g，煎水服，红糖引，每日 1 剂，日服 3 次，连服 5 ～ 7 天。

6.习惯性流产"保胎方"　桑寄生 40g，苎麻根 25g，紫苏蔸 15g，当归尾 25g，续断 15g，白术 20g，益母草 50g，煎水每日 1 剂，口服 3 次，连服 7 天为一疗程。服药期间忌食酸、辣、牛肉、鹅肉、草鱼、魔芋，忌饮酒。

【化学成分】挥发油类、生物碱类、环烯醚萜类、三萜皂苷类、β- 谷甾醇、正三十二烷酸、正三十五烷酸、常春藤皂苷元。

【药理作用】

1.镇痛抗炎作用　续断总皂苷可显著降低由冰醋酸造成的大鼠扭体反应的次数，且对二甲苯致小鼠耳廓肿胀有显著抑制作用。

2.抗复发性自然流产（RSA）　研究表明，RSA 的发生可能与绒毛、蜕膜细胞的增殖障碍及过度凋亡有关。相关研究发现，难免流产者血清孕酮水平均低于经治疗后继续妊娠者及健康分娩者。基于这一致病因素，研究发现，川续断皂苷Ⅵ可通过激活原代蜕膜细胞、海拉细胞的孕激素受体（PR）启动子，使 PR 表达增加，激活 Notch 通路，诱导蜕膜化，促使受精卵更好地植入，从而预防 RSA。

3.抗骨质疏松与骨保护作用　骨质疏松是一种机制复杂的疾病，病理特征为骨量低，具有骨吸收速率高于骨形成速率的病理状态。与此同时，骨关节炎、骨折等亦是常见的骨损伤因素。促成骨细胞增殖、分化。据文献报道，川续断总皂苷可促进成骨细胞的增殖和分化；川续断皂苷Ⅵ可促使骨髓间充质干细胞（BMSCs）向成骨方向分化；干预体外大鼠股骨 BMSCs 的 JNK 通路，观察成骨细胞增殖与分化程度、骨钙量以及 ALP 活性，研究发现 JNK 通路可能是川续断皂苷Ⅵ促进 BMSCs 向成骨细胞分化的分子机制之一。

4. 平衡骨吸收与骨形成速率　据报道川续断总皂苷可促进 OPG mRNA 的表达，抑制 RANK LmRNA 的表达，从而促进 OPG 的分泌及 RANKL 的抑制，以达到促进成骨细胞分化的同时抑制破骨细胞分化，提升骨吸收速率而抑制骨形成速率。有研究发现，续断可能通过在骨愈合不同阶段上调 OPG、OPGL、TGE-β_1、BMP-2 等基因的表达，以及调控血清中 Ca、P、ALP 的含量来促进骨骼生长，从而治疗骨折。也有学者研究发现，川续断皂苷Ⅵ能通过抑制 NF-κB 中 p65 之核转位、Akt 通路和 MAPK 中 JNK 与 p38 的磷酸化，从而活化通路下游的 C-Fos、NFATc1 以抑制 RANKL 诱导的破骨细胞生成及其骨吸收活性，能有效缓解小鼠胶原诱导性关节炎。

【原植物】川续断 *Dipsacus asper* Wall. ex Henry

多年生草本，高达 2m；主根 1 条或在根茎上生出数条，圆柱形，黄褐色，稍肉质；茎中空，具 6～8 条棱，棱上疏生下弯粗短的硬刺。基生叶稀疏丛生，叶片琴状羽裂，长 15～25cm，宽 5～20cm，顶端裂片大，卵形，长达 15cm，宽 9cm，两侧裂片 3～4 对，侧裂片一般为倒卵形或匙形，叶面被白色刺毛或乳头状刺毛，背面沿脉密被刺毛；叶柄长可达 25cm；茎生叶在茎之中下部为羽状深裂，中裂片披针形，长 11cm，宽 5cm，先端渐尖，边缘具疏粗锯齿，侧裂片 2～4 对，披针形或长圆形，基生叶和下部的茎生叶具长柄，向上叶柄渐短，上部叶披针形，不裂或基部 3 裂。头状花序球形，径 2～3cm，总花梗长达 55cm；总苞片 5～7 枚，叶状，披针形或线形，被硬毛；小苞片倒卵形，长 7～11mm，先端稍平截，被短柔毛，具长 3～4mm 的喙尖，喙尖两侧密生刺毛或稀疏刺毛，稀被短毛；小总苞四棱倒卵柱状，每个侧面具两条纵沟；花萼四棱、皿状，长约 1mm、不裂或 4 浅裂至深裂，外面被短毛；花冠淡黄色或白色，花冠管长 9～11mm，基部狭缩成细管，顶端 4 裂，1 裂片稍大，外面被短柔毛；雄蕊 4，着生于花冠管上，明显超出花冠，花丝扁平，花药椭圆形，紫色；子房下位，花柱通常短于雄蕊，柱头短棒状。瘦果长倒卵柱状，包藏于小总苞内，长约 4mm，仅顶端外露于小总苞外。花期 7～9 月，果期 9～11 月。

产湖南、湖北、广西。生于沟边、草丛、林缘和田野路旁。

【备注】初痢勿用，怒气郁者禁用。

（肖玉波　张腰　汪冶）

Mal guaov doc 骂告夺

柳叶牛膝 Liuyeniuxi

【异名】土牛膝、杜牛膝、山牛膝、剪刀牛膝、红柳叶牛膝、龙牛膝、牛膝、牛漆、红牛膝、牛克膝、苏木红、荔枝红、透血红、甜牛膝、拐牛膝、怀牛膝、山苋菜、对节草。

【来源】本品为苋科植物柳叶牛膝 *Achyranthes longifolia*（Makino）Makino 的干燥根茎。

【采收加工】秋冬采集，洗净泥土，晒干。

【性味】甘、微苦、微酸，微寒。

《侗族医学》：酸、苦，平。

《侗药大观》：平、味甘，微苦。

《中国侗族医药学基础》：苦、酸，微寒。

《侗族医药探秘》：苦、酸，平。

【功能与主治】清热解毒，活血散瘀，祛湿利尿。用于淋病，尿血，水肿，跌打损伤，白喉，痈肿，痢疾，脚气，风湿关节痛，腰痛，闭经，疟疾。

《侗族医学》：止血，散肿，壮体。用于治疗闭穹（闭经）。

《侗药大观》：通经活络，活血化瘀，利尿通石。用于治疗风湿性关节炎、跌打损伤、骨折、腰膝酸痛、血尿、血淋、高血压、妇女闭经。

《中国侗族医药学基础》：活血化瘀，利尿通淋，清热解毒。用于经闭，痛经，月经不调，跌倒损伤，风湿关节痛，外感发热，疟疾，痢疾。

《侗族医药探秘》：活血通经，散瘀消肿。用于妇女闭经。

《中国侗族医药研究》：清瘀下胎，通利关节，引血下行。用于治疗淋病，尿血，妇女经闭，脚气，水肿，痢疾，白喉，痈肿。

【用法用量】内服：煎汤，15～50g（鲜者50～100g）。外用：适量，捣烂外敷；捣汁滴耳或研末，吹喉。

【附方】

1. 闭穹（闭经） 骂告夺（牛膝）、巴笨尚（徐长卿）、蒂榜（桃仁）、教瑞林（小血藤）、尚弄（黑根）、尚邦（臭牡丹）、讯藕岑（夜寒苏）、生姜，煎水内服。（《侗族医学》）

2. 汹形耿隆吹幽（经行腰痛） 骂告夺（牛膝）、美贺旱（野鸦椿）、骂寸榜（益母草）、尚娘仑（香附）、朗西（吴茱萸）、教素荡（青藤香），煎水内服。（《侗族医学》）

3. 耿胧耿幽（腰腿痛） 骂告夺（牛膝）、美俄加比（刺五加）、美茶恩（杜仲）、岁巴同（四块瓦）、美球冷（水冬瓜）、美尧禅（半枫荷），泡酒内服。（《侗族医学》）

骂告夺（牛膝）、烟年构报更（苦荞头）、巴笨尚（徐长卿）、骂辰（一口血）、候秀晰（一把伞）、罪蛮（见血飞），泡白酒内服。（《侗族医学》）

4. 闷高瘟扁（头昏晕倒） 骂告夺（牛膝）、娘欠劳（夏枯草）、美茶恩（杜仲）、海菊丽（野菊花）、波龙（小龙胆草）、国盼白（白木通）、骂巴笨丽（萹蓄），煎水内服。（《侗族医学》）

5. 挡朗（骨折） 骂告夺（牛膝）、修八岑（蜘蛛抱蛋）、笨然（玉竹）、美俄加比（刺五加皮）、美高九亚（雀不站）、迅坝（骨碎补），捣烂调酒，菜叶包后加温，外敷患处。（《侗族医学》）

6. 乍形没正（月经不调） 骂告夺（牛膝）、教播盘宾（胖血藤）、笨然（玉竹）、骂巴亮（九头狮子草）、教荡播盘（五香血藤）、奴盼奴亚（月月红），煎水内服。（《侗族医学》）

7. 风湿骨痛 牛膝、观音座莲、接骨木、青风藤、木瓜，干品水煎内服或鲜品捣烂敷患处。（《侗药大观》）

8. 风湿性关节炎 牛膝、金毛狗脊、淫羊藿、芡实、枸杞，水煎内服。（《侗药大观》）

9. 血瘀腰痛 牛膝、地龙、门血用（川芎）、苍术、培美蛮（黄柏）、五灵脂、姜黄、美门阳雀（黄芪）、门挡归（当归）、香附、乌药、见血飞，用水、酒各半煎服。（《中国侗族医药学基础》）

10. 痈（急性蜂窝织炎） 牛膝、奴金奴银（金银花）、连翘、门蓝靛（板蓝根）、奴菊高芹（野菊花）、防风、白芷、牛蒡根、门挡归（当归）、门嗦哑（赤芍）、天花粉、皂角刺、娘散盼（筋骨草），水煎服。（《中国侗族医药学基础》）

11. 扭伤 牛膝、海金沙藤、血三七、大马蹄、红毛夏枯草、四大天王（四块瓦）、酸汤杆（虎杖），水煎服。（《中国侗族医药学基础》）

【现代临床研究】

1. 治疗白喉 研究发现用土牛膝治疗白喉32例，治愈率达96%，效果良好。并且认为土牛膝入药以色白根肥大者为良。用土牛膝治疗各型白喉 22 例，疗效较好，且未发现不良反应。

2. 治疗急性肾炎　研究发现用土牛膝治疗急慢性肾炎 82 例，治愈 58 例，显效 11 例，好转 6 例，无效 7 例。用单方生土牛膝叶治疗急性肾炎 29 例，除 1 例无效外，均获治愈。取生土牛膝叶 15g 洗净，放瓷擂钵内，加冷开水 50mL，用干净木棒将其充分捣烂后，纱布过滤，取浓汁调适量白糖口服。每日 2 次，服药 1 周左右症状明显好转，2 周后尿检复常。

3. 治疗流行性腮腺炎　研究发现用单味鲜土牛膝组治疗共 88 例，其中男性 88 例、女性 32 例，年龄最大的 6 岁、最小的 3 岁。结果：均治愈，2 天治愈 20 例，3 天治愈 9 例，7 天治愈 1 例。治疗组平均为 2.02 天，对照组平均为 4.01 天。两组疗效比较，结果有显著性差异。

【化学成分】主要为昆虫变态激素如 β- 蜕皮甾酮、三萜皂苷，苷元为齐墩果酸及多糖。

【药理作用】

1. 抗炎作用　通过土牛膝液预先处理宫颈癌细胞后再行热处理，发现 Hela 细胞对热处理的敏感性增大，细胞凋亡率增高，细胞 HSP 蛋白表达率下降，此结果提示土牛膝增加宫颈癌细胞对热处理的敏感性可能与细胞凋亡和细胞 HSP70 蛋白的合成有关，推测这种作用的产生与土牛膝中调节生物 DNA 分子表达的脱皮激素有关。

有学者通过采用体外试管法与细胞培养法，分别研究复方土牛膝合剂的抗菌及对细胞病变的作用，结果表明复方土牛膝合剂有明显抗菌、抗腺病毒效果。现代研究发现比较土牛膝的陈品及新鲜品的抗脂质过氧化作用，发现在同等剂量条件下鲜品抑制脂质过氧化的作用明显优于干燥的陈品。

2. 降血糖作用　有学者通过采用正常小鼠和四氧嘧啶糖尿病模型小鼠，用邻甲苯胺法测定血糖值，研究了土牛膝水煮液对正常及四氧嘧啶糖尿病模型小鼠血糖的影响，结果发现土牛膝水煮液对糖尿病小鼠有较好的降糖作用。

现代研究发现土牛膝提取物齐墩果酸、牛膝多糖能够降低四氧嘧啶糖尿病模型小鼠血糖水平，对糖尿病小鼠有较好的治疗作用，并且降血糖作用和剂量相关。另外，其对正常动物血糖影响较小，这有利于今后开发低毒的降糖中药制剂。

3. 止痛作用　有学者通过热板法、醋酸扭体法研究土牛膝多糖的镇痛作用，发现土牛膝多糖具有显著的抗炎镇痛作用。

【原植物】柳叶牛膝 *Achyranthes longifolia*（Makino）Makino

多年生草本，高 1 ~ 1.6m，茎直立，四方形，节膨大；叶对生，叶片披针形或狭披针形，长约 4.5 ~ 15cm，宽约 0.5 ~ 3.6cm，先端及基部均渐尖，全缘，上面绿色，下面常呈紫红色。穗状花序腋生或顶生；花多数；苞片 1，先端有齿；小苞片 2，刺状，紫红色，基部两侧各有 1 卵圆形小裂片，长约 0.6mm；花被 5，绿色，线形，具 3 脉；雄蕊 5，花丝下部合生，退化雄蕊方形，先端具不明显的牙齿；花柱长约 2mm。胞果长卵形。花期 7 ~ 10 月。果期 3 ~ 11 月。

产湖南、湖北、贵州。生于山坡、灌丛、路旁、沟边及疏林下。野生；也有人工栽培。

（肖玉波　张腰　汪冶）

Mal guaov gueex 骂告胴

牛膝 Niuxi

【异名】交者神、牛克夕、红牛膝、杜牛膝、怀牛膝、土牛膝、山宽菜、对节草、牛克膝。

【来源】本品为苋科植物牛膝 *Achyranthes bidentata* Blume 的干燥根。

【采收加工】冬季茎叶枯萎时采挖，除去须根和泥沙，捆成小把，晒至干皱后，将顶端切齐，晒干。

【性味】苦、甘、酸，平。

《侗族医药探秘》：苦、酸，平。

《中国侗族医药研究》：苦、酸，平。

【功能与主治】逐瘀通经，补肝肾，强筋骨，利尿通淋，引血下行。用于经闭，痛经，腰膝酸痛，筋骨无力，淋证，水肿，头痛，眩晕，牙痛，口疮，吐血，衄血。

《中国侗族医药研究》：活血通经，散瘀消肿。用于治疗妇女闭经。

《侗族医药探秘》：活血通经，散瘀消肿。用于治疗妇女闭经。

【用法用量】内服：煎汤，5～12g。

【附方】

1. 妇女闭经　牛膝25g，用公鸡一只炖服。隔日一次，服3～4天。（《中国侗族医药研究》《侗族医药探秘》）

本品配架桥枕木、公鸡1只炖服。（《侗族医药探秘》）

2. 全身浮肿　牛膝15g，苞谷胡须30g，铁马鞭草15g，枫木树皮15g，朝天一炷香15g，四眼草15g，喀麻菜25g，椿芽树皮15g，煎水兑米酒吃，每日一剂，分三次吃，连用7～10天。（《中国侗族医药研究》）

3. 治疗结尿，下腹胀痛，尿急，尿频，尿时辣痛，点滴不顺畅，口干喜喝凉水等症　地枇杷50g，喀麻菜30g，勃荠子30g，一枝黄花20g，大蒜杆20g，红藤20g，小通草15g，土牛膝根15g，用水煎服，每日一剂，分三次服用，连用7～10天。（《中国侗族医药研究》）

4. 妇女不孕症　本品配鹅儿肠、月月红、红糖蒸服。（《侗族医药探秘》）

5. 清热、祛风、止血　本品配岩算盘根、白映山花根、乌泡、细辛草，煎水服。（《侗族医药探秘》）

6. 痨病咯血　本品配三方草、大血藤、三月泡、月月红、白及，煎汁兑酒服。（《侗族医药探秘》）

【现代临床研究】

1. 治疗腰椎间盘突出症　现代研究发现用牛膝木瓜汤加减治疗腰椎间盘突出症，痊愈49例，显效27例，无效2例，总有效率97.4%。

2. 治疗膝关节炎　调查研究发现取怀牛膝40～50g，水煎口服，早晚各1次；川牛膝30g，水煎后稍冷片刻，将干净毛巾浸湿后敷于患处，根据室内温度约5～10min以后取下毛巾，浸湿后再敷，每日1次，每次热敷30min。治疗结果：25例中临床治愈20例，占80%；显效4例，占16%；无效1例，占4%；总有效率为96%。

【化学成分】牛膝多糖、齐墩果酸、竹节参皂苷-1、齐墩果酸-3-O-β-D-吡喃葡萄糖醛酸苷、齐墩果酸-3-O-β-D-(6′-丁酯)-吡喃葡萄糖醛酸苷、齐墩果酸-3-O-β-D-(6′-甲酯)-吡喃葡萄糖醛酸苷、3-O-(β-D-吡喃葡萄糖醛酸)-齐墩果酸-28-O-（β-D-吡喃葡萄糖）、25,26-二去氢坡那甾酮A、红苋甾酮、β-蜕皮甾酮、25S-牛膝甾酮、25R-牛膝甾酮、旌节花甾酮C、旌节花甾酮D、牛膝甾酮A、25-R牛膝甾酮、25-S牛膝甾酮、漏芦甾酮B、族节花甾酮D、β-蜕皮甾酮、水龙骨甾酮B、红苋甾酮、小檗碱、巴马亭、黄连碱、表小檗碱、汉黄芩素、黄芩苷、芦丁、槲皮素、山奈酚、异槲皮素、亚油酸、牛膝甾酮A、棕榈酸、异槲皮素、N-顺式阿魏酰基酪胺、姜状三七苷R1、3-壬烯-2-酮、十六酸、2,6-二甲基吡嗪、2-甲氧基-3-异丙基吡嗪和2-甲氧基-3-异丁基吡嗪。

【药理作用】

1. 免疫调节作用 牛膝多糖是从牛膝根中提取得到的一种水溶性寡糖，具有很强的生物活性。国内学者对牛膝多糖进行了一系列的研究，结果表明：牛膝多糖在体外能刺激小鼠脾细胞增殖，也能增强 LPS 诱导的 B 淋巴细胞增殖。所以，牛膝多糖能增强小鼠的体液免疫功能。在体内能显著提高老年大鼠 T 淋巴细胞和血清中 TNF-α 或 TNF-β 及 NO 的产生和 NOS 的活性，降低其 Sil-2 的产生。提示牛膝多糖可以启动和活化巨噬细胞，是免疫调节剂。

2. 子宫兴奋、抑制作用与抗生育作用 牛膝对子宫平滑肌的作用因动物种类及是否怀孕而异。流浸膏或煎剂对离体家兔的子宫不论已孕、未孕都能发生收缩；对于收缩无力的小鼠离体子宫则使收缩加强；对猫的未孕子宫呈弛缓性作用，而对已孕子宫呈现强有力的收缩；对已孕或未孕豚鼠子宫多呈弛缓作用。

3. 抗炎、抗菌和镇痛作用 在对牛膝抗炎、抗菌作用的研究中发现牛膝的抗菌作用并不明显，但具有较强的抗炎消肿作用。牛膝无促肾上腺皮质激素样作用，因此其抗炎作用并非通过肾上腺皮质释放皮质激素所致，而是提高机体免疫功能、激活小鼠巨噬细胞系统对细胞的吞噬作用，以及扩张血管、改善循环促进炎性病变吸收等。

4. 抗骨质疏松作用 牛膝醇提液、石油醚和乙酸乙酯萃取的混合物，以及从牛膝中分离得到的蜕皮甾酮和胡萝卜苷分别和成骨细胞 UMR106 共同体外培养，用 MTT 法检测，均具有较强的促成骨细胞增殖的作用。

5. 对记忆力、耐力的影响和抗衰老作用 记忆力与耐力是判断衰老的两个重要指标。随着年龄的增长，记忆力和耐力均下降，而通过补肝肾的方法可以增强记忆力，提高耐力。怀牛膝水煎液给小鼠连续灌服 7 天，可明显改善戊巴比妥所致的记忆障碍；在跳台法实验中，使首次跳下的潜伏期明显延长，5min 内错误次数明显减少；使 Y 型臂法第三天正确反应率明显提高，且可明显延长小鼠负荷游泳时间。

【原植物】 牛膝 *Achyranthes bidentata* Blume

多年生草本。根粗壮，圆柱形，土黄色。茎直立，高可达 1m，四棱形，叶椭圆形或椭圆状披针形，长 4～15cm，宽 2～5cm，先端渐尖，基部楔形，全缘，叶柄长 1～3cm。穗状花序顶生或腋生，可达 15cm，花黄绿色，苞片宽卵形，萼片 5，雄蕊 5。胞果长圆形，外有苞片。花期 7～9 月，果期 9～10 月。

产湖南、贵州、广西、湖北。生于屋旁、林缘、沟边林下、山坡草丛中。部分地区有大量栽培品种。

【备注】 孕妇慎用。

（肖玉波　张腰　汪冶）

Mal jil 马继

川芎 Chuanxiong

【异名】 香菜、血用、西芎、小叶川芎、门血用、芎、芎穷。

【来源】 本品为伞形科植物川芎 *Ligusticum Chuanxiong* Hort. 的干燥根茎。

【采收加工】 夏季当茎上的节盘显著突出并略带紫色时采挖，除去泥沙，晒后烘干，再去须根。

【性味】 辛，温。

《中国侗族医药研究》：辛，温。

《侗族医药探秘》：辛，温。

《中国侗族医药学基础》：辛，温。

【功能与主治】行气开郁，祛风燥湿，活血止痛。用于风冷头痛眩晕，胁痛腹疼，寒痹筋挛，月经不调，产后瘀阻疼痛，痈疽疮疡经闭痛经，癥瘕腹痛，胸胁刺痛，跌仆肿痛，头痛，风湿痹痛。

《中国侗族医药研究》：祛风止痛，行气活血。用于治疗头痛，眩晕，难产。

《侗族医药探秘》：行气活血，祛风止痛。用于治疗妇女月经不调，无名肿毒，牙齿出血。

《中国侗族医药学基础》：活血行气，祛风止痛。用于治疗胸痹心痛，胸胁刺痛，跌仆肿痛，月经不调，经闭，痛经，癥瘕腹痛，头痛，风湿痹痛。

【用法用量】内服：煎汤，3 ~ 10g；研末，每次 1 ~ 1.5g；或入丸、散。外用：适量，研末撒或调敷，或煎汤漱口。

【附方】

1. 月经不调　本品 25g 煎水兑甜酒内服，每日 3 次，连服 7 天为一疗程。(《侗族医药探秘》)

2. 无名肿毒　取本品鲜品 200g 捣烂，兑淘米水外敷，每日换药 1 ~ 2 次。(《侗族医药探秘》)

3. 牙齿出血　将本品的根切片含服或研末擦齿根出血处，每日 2 ~ 3 次。(《侗族医药探秘》)

4. 肝病日久　炙鳖甲 20g（先煎），牡蛎 25g（先煎），炙龟甲 20g（先煎），门挡归（当归）10g，门血用（川芎）15g，门地削（熟地黄）15g，丹参 15g，门嗦哑（赤芍）15g，三棱 15g，莪术 15g，嫩兑桃（桃仁）10g，郁金 10g，青皮 10g，每日 1 剂，水煎服。临床表现为肝区刺痛、肝大、脾大、面色暗黑、体形消瘦、进食少、精神差、舌质偏红或暗紫、舌面见瘀点、苔白、脉细或弦细。(《中国侗族医药学基础》)

5. 慢性湿疹　门地贤（生地黄）10g，门挡归（当归）5g，门嗦帕（白芍）10g，门血用（川芎）6g，地肤子 15g，防风 10g，苍术 10g，蝉蜕 6g，甬姑娘（僵蚕）10g，每日 1 剂，水煎服，5 ~ 7 天为 1 个疗程。(《中国侗族医药学基础》)

6. 风寒　教拧（葛根）20g，荆芥 15g，防风 10g，门血用（川芎）15g，前胡 10g，柴胡 10g，独活 15g，羌活 15g，桔梗 10g，枳壳 10g，门松（茯苓）15g，每日 1 剂，水煎服。(《中国侗族医药学基础》)

7. 气血亏虚　美门阳雀（黄芪）20g，门地削（熟地黄）15g，门嗦帕（白芍）15g，门挡归（当归）15g，门血用（川芎）15g，制何首乌 15g，菊花 10g，炒枣仁 15g，桂圆肉 10g，炙远志 10g，每日 1 剂，水煎服。(《中国侗族医药学基础》)

8. 肾虚　门地削（熟地黄）15g，门嫩（山药）15g，山茱萸肉 15g，门挡归（当归）10g，鹿角胶 10g，熟附子 10g（先煎），肉桂 5g（后下），扯丝皮（杜仲）15g，菟丝子 10g，枸杞 15g，藁本 15g，门血用（川芎）15g，每日 1 剂，水煎服。(《中国侗族医药学基础》)

9. 瘀血　红花 10g，嫩兑桃（桃仁）10g，门嗦哑（赤芍）15g，门血用（川芎）15g，全蝎 10g，细辛 6g，蜈蚣 1 条，地龙 10g。每日 1 剂，水煎服。(《中国侗族医药学基础》)

10. 血虚便秘　门地削（熟地黄）15g，门挡归（当归）15g，门血用（川芎）15g，火麻仁 15g，嫩兑桃（桃仁）10g，玄参 15g，制首乌 15g，大枣 15g，每日 1 剂，水煎服。(《中国侗族医药学基础》)

11. 寒湿郁滞　门辰挡（党参）15g，牛膝 10g，门挡归（当归）10g，门血用（川芎）10g，门嗦帕（白芍）15g，苍术 10g，丹皮 10g，小茴香 10g，仙茅 10g，艾叶 10g，生蒲黄 10g（包煎），五灵脂 10g，每日 1 剂，水煎服。(《中国侗族医药学基础》)

12. 鼻渊　美门阳雀（黄芪）20g，门树帕（白术）15g，门嗦帕（白芍）15g，门嫩（山药）15g，门挡归（当归）10g，门血用（川芎）10g，门松（茯苓）15g，门辰挡（党参）10g，天丁 10g，白芷 15g，奴金奴银（金银花）15g，每日 1 剂，水煎服。（《中国侗族医药学基础》）

13. 骨折 门挡归（当归）15g，门血用（川芎）20g，门地贤（生地黄）15g，门嗦帕（白芍）15g，门嗦哑（赤芍）20g，观音虫（土鳖虫）15g，娘散盼（筋骨草）30g，忍冬藤 20g，路路通 20g，门和尚（续断）15g，骨碎补 15g，每日 1 剂，用井水、白酒各半煎服。（《中国侗族医药学基础》）

14. 血瘀腰痛 土牛膝 15g，地龙 10g，门血用（川芎）15g，苍术 15g，培美蛮（黄柏）10g，五灵脂 15g，姜黄 15g，美门阳雀（黄芪）20g，门挡归（当归）6g，香附 10g，乌药 15g，见血飞 20g，每日 1 剂，用水、酒各半煎服。（《中国侗族医药学基础》）

15. 疖肿成脓期或破溃期 道美门阳雀（黄芪）20g，门挡归（当归）6g，门血用（川芎）10g，门地削（熟地黄）10g，门地贤（生地黄）15g，门嗦帕（白芍）15g，教盖盼（鸡血藤）15g，败酱草 15g，奴菊高芹（野菊花）15g，天丁 15g，每日 1 剂，水煎服。（《中国侗族医药学基础》）

16. 蜂窝疮 美门阳雀（黄芪）20g，门挡归（当归）10g，皂角刺 15g，门嗦帕（白芍）15g，门血用（川芎）15g，血三七 10g，犁嘴菜（紫花地丁）15g，葵花盘 15g，小血藤 15g，门嫩（山药）15g，门松（茯苓）15g，大枣 15g，制首乌 15g，每日 1 剂，水煎服。（《中国侗族医药学基础》）

【现代临床研究】

1. 治疗腺样体肥大 有学者通过应用川芎茶调散合苍耳子散加减治疗，发现治疗组较对照组腺样体缩小明显。

2. 治疗鼻源性头痛 采用川芎茶调散治疗鼻源性头痛，发现治疗组 34 例患者中，显效 20 例，占比 58.82%，有效 11 例，占比 32.35%，无效 3 例，占比 8.82%，总有效 31 例，总有效率为 91.17%。

3. 治疗慢性阻塞性肺疾病 有学者研究通过采用川芎平喘合剂联合痰热清注射液治疗 COPD 急性加重期 174 例。发现试验组总有效率及治愈率为 56.67%、36.67%，显著高于对照组。

【化学成分】川芎嗪、黑麦草碱或含川哚、藁本内酯、川芎萘呋内酯、3- 亚丁基苯酞、3- 亚丁基 -7- 羟基苯酞、丁基苯酞、（3S）-3- 正丁基 -4- 羟基苯酞、（3S）- 川芎酚、3- 正丁基 -3,6,7- 三羟基 -4,5,6,7- 四氢苯酞、新川芎内酯、洋川芎内酯、洋川芎内酯 B、洋川芎内酯 C、洋川芎内酯 D、洋川芎内酯 E、洋川芎内酯 F、洋川芎内酯 G、洋川芎内酯 H、洋川芎醌、2- 甲氧基 -4-（3- 甲氧基 -1- 丙烯基）苯酚、2- 戊酰基 - 苯甲酯、5- 羟甲基 -6- 内 -3- 甲氧基 -4- 羟苯基 -8- 氧杂双环［3.2.1］辛 -3- 烯 -2- 酮、4- 羟基 -3- 甲氧基苯己烯、1- 羟基 -1-（3- 甲氧基 -4- 羟苯基）己烷、4- 羟基苯甲酸、香草酸、咖啡酸、原儿茶酸、阿魏酸、大黄酚、瑟丹酮酸、L- 异亮氨酰 -L- 缬氨酸酐、L- 缬氨酰 -L- 缬氨酸酐、黑麦草碱、川芎酚、脲嘧啶、盐酸三甲胺、氯化胆碱、棕榈酸、香草醛、1- 酰 -β- 咔啉、匙叶桉油烯醇、β- 谷甾醇、亚油酸、二亚油酸棕榈酸甘油酯、蔗糖。

【药理作用】

1. 对中枢神经系统的作用 川芎有明显的镇静作用。川芎挥发油少量时对动物大脑的活动具有抑制作用，而对延脑呼吸中枢、血管运动中枢及脊髓反射中枢具有兴奋作用。川芎煎剂分别给大、小鼠灌胃均能抑制其自发活动，使戊巴比妥钠引起的小鼠睡眠时间延长，并能对抗咖啡因（20mg/kg）的兴奋作用。但不能对抗戊四氮所致的大鼠惊厥。用川芎煎剂 25 ～ 50g/kg 灌胃，能抑制大鼠的自发活动，对小鼠的镇静较大鼠更明显。它还能延长戊巴比妥的睡眠时间，但不能拮抗咖啡因的兴奋，也不能防止五甲烯四氮唑、可卡因的惊厥或致死作用。日本产川芎的挥发油部分对动物大脑的活动具有抑制作用，而对延脑的血管运动中枢、呼吸中枢及脊髓反射具有兴奋作用，剂量加大，则皆转为抑制。

2. 对心血管系统的作用 研究发现，用高脂饲料喂养的载脂蛋白 E 基因敲除小鼠用川芎治疗一段时间后，检测发现川芎可降低 VEGFR$_2$ 表达，抑制斑块内血管新生，减小斑块面积，从而发挥抗动脉粥样硬化作用。

3. 对平滑肌的作用　川芎浸膏的 10% 水溶液对妊娠家兔离体子宫，微量时能刺激受孕子宫，使其张力增高，收缩增强，终成挛缩；大量则反使子宫麻痹而收缩停止。川芎生物碱，阿魏酸及川芎内酯都有解痉作用，而藁本内酯则是解痉的主要成分。川芎哚 300mg/kg 灌胃小鼠，有明显镇痛作用，与对照比较 $P < 0.001$。

4. 对呼吸系统的作用　根据文献报道川芎嗪可以使缺氧后脑干多处的一氧化氮合酶（nNOS）表达显著增加，明显抑制缺氧后脑干神经核团表达 FOS 蛋白，并可能通过这两个途径对抗缺氧引起的呼吸抑制作用，保护脑干神经元，使缺氧后出现呼吸抑制的时间明显推迟，存活时间明显延长。现代研究发现川芎嗪能抑制哮喘介质诱导的 PKC 活化及淋巴细胞的活化；还可以明显抑制哮喘大鼠气道壁 III 型胶原的合成，使网状基底膜层增厚减轻，气道壁内外径比值较哮喘组增大，抑制气道重建初期纤维化。

有学者研究发现川芎嗪具有扩张静息支气管及抑制组胺、乙酰胆碱收缩支气管的作用。静脉注射肾上腺素造成大鼠剧烈的致死性肺水肿，用川芎嗪预防后，其存活率、生存时间及肺指数均明显改善。

5. 对泌尿和消化系统的作用　有研究发现川芎嗪可减轻蛋白尿，从而改善肾功能，减轻肾组织的病理损伤。现代研究发现川芎嗪可明显抑制浸水性应激性胃溃疡的发生，可促进胃液分泌量增加，可抑制胃的运动，并可抑制应激导致的 NOS 活力和 NO 含量降低，川芎嗪可能通过抑制胃运动来抗胃溃疡的发生。

6. 抗菌作用　川芎对大肠埃希菌、痢疾杆菌、变形杆菌、铜绿假单胞菌、伤寒杆菌、副伤寒杆菌及霍乱弧菌等有抑制作用。川芎水浸剂（1:3）在试管内对某些致病性皮肤真菌也有抑制作用。

7. 抗放射作用　川芎煎剂对动物放射病实验治疗有一定的疗效。川芎水溶性粗制剂对大鼠、小鼠及犬的放射线照射与氮芥损伤均有保护作用。川芎对大鼠的抗射效果比小鼠好，腹腔注射比肌注给药效果好，肌注给药较灌胃效果好。

8. 其他作用　川芎嗪能增加麻醉兔的肾血流量，并能利尿。川芎嗪能抑制 DNA 合成，提示能抑制蛋白质和抗体生成。川芎有某些抗维生素 E 缺乏症的作用，它能保护雏鸡避免因维生素 E 缺乏而引起营养性脑病。阿魏酸钠可减少 H_2O_2 及 O_2 引起的脂质过氧化反应，有抗 OH 及丙二醛（MDA）溶血的作用。阿魏酸钠可明显降低补体溶血，抑制补体 3b（C36）与红细胞膜的结合。川芎嗪对以平阳霉素气管内给药制备的小鼠肺纤维化发生有抑制作用。

【原植物】川芎 *Ligusticum Chuanxiong* Hort.

多年生草本，高 40 ～ 60cm。根茎发达，形成不规则的结节状拳形团块，具浓烈香气。茎直立，圆柱形，具纵条纹，上部多分枝，下部茎节膨大呈盘状。茎下部叶具柄，柄长 3 ～ 10cm，基部扩大成鞘；叶片轮廓卵状三角形，长 12 ～ 15cm，宽 10 ～ 15cm，3 ～ 4 回三出式羽状全裂，羽片 4 ～ 5 对，卵状披针形，长 6 ～ 7cm，宽 5 ～ 6cm，末回裂片线状披针形至长卵形，长 2 ～ 5mm，宽 1 ～ 2mm，具小尖头；茎上部叶渐简化。复伞形花序顶生或侧生；总苞片 3 ～ 6，线形，长 0.5 ～ 2.5cm；伞辐 7 ～ 24，不等长，长 2 ～ 4cm，内侧粗糙；小总苞片 4 ～ 8，线形，长 3 ～ 5mm，粗糙；萼齿不发育；花瓣白色，倒卵形至心形，长 1.5 ～ 2mm，先端具内折小尖头；花柱基圆锥状，花柱 2，长 2 ～ 3mm，向下反曲。幼果两侧扁压，长 2 ～ 3mm，宽约 1mm；背棱槽内油管 1 ～ 5，侧棱槽内油管 2 ～ 3，合生面油管 6 ～ 8。花期 7 ～ 8 月，幼果期 9 ～ 10 月。

产贵州、广西、湖北。栽培植物。

【备注】月经过多、有出血性疾病者及孕妇慎服；阴虚火旺，上盛下虚及气弱之人忌服。

（肖玉波　陈新　汪治）

Mal kap max semt 骂卡马辰

土大黄 Tudahuang

【异名】羊蹄草、红筋大黄、化雪莲、鲜大青、金不换、骂散血丹、吐血草、箭头草、救命王、金不换、野蒿荚、广角、铁蒲扇、大晕药、包金莲、止血草、牛大黄、土三七、血当归、萝卜奇、血三七、癣药、化血莲。

【来源】本品为蓼科植物钝叶酸模 *Rumex obtusifolius* L. 的干燥根及根茎。

【采收加工】秋季挖根，洗净泥土，切片，晒干或鲜用。

【性味】苦、辛，凉。

《侗族医药探秘》：苦、辛，凉。

《侗族医学》：苦、辣，凉。

《侗药大观》：苦，寒。有小毒。

《中国侗族医药研究》：苦、辛，凉。

【功能与主治】清热解毒，止血，祛瘀，通便，杀虫。用于肺脓疡，肺结核咯血，衄血，流行性乙型脑炎，急、慢性肝炎，便秘；外用治跌打损伤，烧烫伤，痈疖肿毒，流行性腮腺炎，疥疮，湿疹，皮炎。

《侗族医药探秘》：清热解毒，止血祛瘀，通便杀虫。用于火眼。

《侗族医学》：退热去毒，止血排便。用于治疗便秘、鼻出血。

《侗药大观》：清热，通便，利水，止血，活血散瘀。用于跌打损伤、大便燥结、黄疸、胃出血、功能性子宫出血等。

《中国侗族医药研究》：清热解毒，止血祛瘀，通便杀虫。用于火眼。

【用法用量】内服：煎汤，9～15g；外用：鲜品适量捣烂调白酒外敷患处，每日换药 2～3 次，连续 3～5 天。

【附方】

1. 便秘 本品配制穿山甲，研末吞服或煎水内服。(《侗族医学》)

2. 鼻出血 本品配闹秀（紫珠）、老栽（栀子）、尚娘架（白茅根），煎水内服。(《侗族医学》)

3. 便血 骂人榜（翻白草）、骂卡马辰（土大黄）、娘囚（马鞭药）、骂少虐亚丽（地锦草）、骂忿（马齿苋），煎水内服。(《侗族医学》)

4. 烧伤 骂寸旁（益母草）、尚送（酸汤杆）、骂卡马辰（土大黄），用茶油煎熬成膏状，涂抹患处。(《侗族医学》)

5. 骨折 骂卡罗绒榜（白色夏枯草）、骂卡马辰（土大黄）、迅坝（骨碎补），捣烂外敷骨折处。(《侗族医学》)

6. 火牙 骂菩姑（蒲公英）、骂麻剃（紫花地丁）、骂卡马辰（土大黄），煎水内服。(《侗族医学》)

7. 黄疸 教乓架（凉粉果）、美兜介（六月雪）、骂卡马辰（土大黄）、尚布冬（猕猴桃根），煎水内服。(《侗族医学》)

8. 扭伤 朗裁（栀子）、骂卡马辰（土大黄）、骂卡罗绒榜（白毛夏枯草），捣烂敷患处。(《侗族医学》)

9. 痢疾急性期 门芹蛮（黄芩）10g，黄连 10g，土大黄 10g，骂拼马（马齿苋）25g，门嗦帕（白芍）15g，木香 10g，门挡归（当归）10g，奴金奴银（金银花）15g，门嫩（山药）15g，门松（茯苓）20g，每日 1 剂，水煎服。（《中国侗族医药学基础》）

10. 痔疮　门地贤（生地黄）15g，奴菊高芹（野菊花）20g，门蓝靛（板蓝根）15g，土大黄 10g，骂萨菇（蒲公英）30g，娘拼拢（仙鹤草）30g，娘茅帕（白茅根）30g，每日 1 剂，水煎服。（《中国侗族医药学基础》）

11. 带状疱疹　土大黄鲜品 100g，娘随退（蛇倒退）鲜品 100g，洗净，切碎捶烂，加入淘米水拌匀，涂擦患处，干了又涂（不可用于贴敷）。（《中国侗族医药学基础》）

12. 妇女月经不调　十二月花 20g，益母草、白马骨、当归、土大黄、元宝草各 15g，煮水服，每日 1 剂，月经前 1 周左右服，日服 2 次，服至行经即停药。（《侗族医药探秘》）

13. 慢性咳嗽　本品配籽上生叶、矮地茶、大麦冬各 25g，百部 15g，煎水服，每日 1 剂，日服 3 次，连 5 ～ 7 天。（《侗族医药探秘》）

14. 治疗下腹胀痛，粪便时干时稀，偶有血便，食欲下降，体虚，乏力，消瘦等症　龙芽草 21g，土大黄 15g，鱼鳅菜 2g，路边黄 2g，金寄奴 20g，毛蜡烛 15g，水煎服，每日一剂，分三次服，连用 5 ～ 7 天。（《中国侗族医药研究》）

15. 治疗疯瘫，偏瘫，半身麻木，肢体活动不灵活，脑壳痛，讲话不清楚等症　杜仲 30g，老鸦果根 15g，大血藤 15g，小血藤 15g，穿山甲 15g，益母草 15g，土大黄 15g，九龙盘 15g，煎水兑酒吃，每日一剂，分三次服完，连用 1 个月为一疗程。（《中国侗族医药研究》）

16. 奶拥脓肿形成未破或已破溃，毒脓水排出不畅，局部肿胀疼痛等症　团鱼壳、鲫鱼、折耳根、土大黄、黄花地丁、茶油各适量，将上药焙干碾成细粉，将茶油加热后放入药粉搅拌成膏，待稍冷后外敷患处，每日换药一次，可散血通瘀，排脓生肌。（《中国侗族医药研究》）

17. 急慢性盲肠痛，腹胀，发热，尿黄便干等症　白花蛇舌草 30g，毛蜡烛 15g，黄花地丁 30g，金银花 20g，大救驾 15g，红藤 30g，土大黄 15g，用水煎服，每日一剂，分三次服，连用 5 ～ 7 天。（《中国侗族医药研究》）

【现代临床研究】

1. 治疗膝关节滑膜炎　取新鲜的土大黄根块 10 ～ 150g，打烂如泥贴敷于患侧的关节。用纱布包扎，24h 换药 1 次，7 天为 1 个疗程，一般用 1 ～ 2 个疗程。结果：治疗组 32 例，治病 1 个疗程者 12 例，2 个疗程者 20 例。临床治愈 20 例，显效 7 例，有效 2 例，无效 3 例。其中 6 例有皮肤发痒、皮疹停药后数天消失。

2. 治疗出血症　单味土大黄根茎叶 150g 清水洗净后放入容器内加水 500mL 煮沸后 15min，把煎汤倒入容器，再加水 500mL，再煮沸 15min，再倒入容器，降温后即服用，每次 150 ～ 200mL，日 3 次口服。结果：治愈率 72%，好转率 24%，无效 4%，总有效率 96%。

3. 治疗头皮脂溢性皮炎　有学者研究发现通过土大黄治疗，绝大部分患者原有头皮屑、瘙痒、油性脂溢、结痂等主要症状减轻或消失，有效率皆达 92.8% 以上，未见治疗后上述症状加重。

4. 治疗血小板减少性紫癜　取鲜品 30 ～ 50g（干品量减半），大枣 5 ～ 10 枚。每日 1 剂，水煎早晚服，服二汁时将大枣服下。15 天为 1 疗程，根据病情可连续治疗 1 ～ 7 个疗程。结果：267 例经治疗 1 ～ 7 个疗程，治愈 170 例（占 63.7%）；显效 81 例（占 30.3%）；有效 13 例（占 4.9%）；无效 3 例（占 1.1%）。总有效率为 98.9%。267 例中有 17 例出现腹痛、腹泻或大便次数增多等症状，口服次碳酸铋后症状缓解。随访治愈病例中的 148 例 3 年，145 例未复发，3 例病情有波动。

【化学成分】含有多种微量元素，如钡、铜、锗、锑、磷、铯、钛、锌、钙等。有机成分以蒽醌类衍生物为多，如大黄酚、大黄素、大黄素甲醚、大黄根酸、大黄酚苷以及大黄酸样物质 Ⅰ 及 Ⅱ、1,8-

二羟基 -3- 甲基 -9- 蒽酮等。

【药理作用】

1. 抑菌、消炎作用 现代研究发现羊蹄根水煎液在体外对金黄色葡萄球菌、炭疽杆菌、乙型溶血性链球菌和白喉杆菌有不同程度的抑制作用；对金黄色葡萄球菌的抑菌效果仅次于土霉素；对乙型链球菌、白喉杆菌的抑菌效果与土霉素相同。尼泊尔酸模根提取物对 SA、MRSA 和 ESBLs 具有良好的抑菌活性。

2. 抗炎作用 现代研究发现大黄素可抑制肾小球系膜细胞增殖，抑制肾小球局部炎症效应。大黄素可明显抑制醋酸引起的大鼠腹腔毛细血管通透性增高及角叉菜胶引起的大鼠足肿胀，在腹腔注射 20 ～ 40mg/kg 时，能显著抑制角叉菜胶引起的大鼠急性胸膜炎。

3. 抗氧化作用 现代研究发现大黄素 -8-O-β-D- 吡喃葡萄糖苷腹腔灌注后，正常小鼠及东莨菪碱所致学习记忆障碍小鼠错误次数明显减少。同时有学者发现大黄酚对 AlCl₃ 致急性衰老小鼠记忆障碍有保护作用，其机制可能是通过增加抗氧化酶 GSP-px 和 SOD 活性，降低氧自由基对中枢神经系统神经细胞的损伤。有学者研究发现白藜芦醇及其苷具有较好的氧自由基清除能力和防护 DNA 损伤的作用，具有抗氧化、诱除自由基以及影响花生四烯酸代谢的作用，可以防止心血管类疾病；同时可以降低脂质过氧化物在肝脏的堆积，起到保肝的作用。

4. 止血作用 现代研究发现大黄素及大黄酚对激动剂诱导的血管收缩均有明显的抑制作用，可以明显抑制 KCl 诱导的血管收缩反应，最大收缩力分别降低 38.4% 和 18.8%。有学者研究发现大黄酚口服或皮下注射，可缩短血液凝固时间，具有止血作用，降低毛细血管的通透性，改善血管脆性，缩短凝血时间等。尼泊尔酸模的根中含有能与 3% 兔红细胞发生凝集反应的凝集素。

5. 抗肿瘤作用 现代研究发现大黄素和酸模素对人体肿瘤细胞如 SK-OV-3、SK-MEL-2、A-549、XF198 等都有较强的抑制作用。有学者研究发现白藜芦醇及其苷对肝癌、肺癌、乳腺癌、肠癌、白血病等均具有拮抗作用，在致癌作用的起始、增殖、发展三个主要阶段均有抑制乃至逆转作用。白藜芦醇通过调控细胞周期进程、诱导细胞凋亡而有效抑制 A375 及 B16-FI 的增殖，其机制与调节 Bcl-2、Bax 的表达有关。槲皮素及其苷具有癌化学预防作用。

6. 心血管保护作用 现代研究发现白藜芦醇可明显提高减弱的心脏功能，增强心肌收缩力，降低总外周阻力。

7. 其他作用 有学者研究发现，大黄素型蒽醌类化合物对疱疹性口炎病毒、单纯疱疹病毒、副流感病毒等均有抑制作用。白藜芦醇在体外有一定的抗乙型肝炎病毒的作用。

【原植物】钝叶酸模 *Rumex obtusifolius* L.

多年生草本。根粗壮，直径可达 1.5cm。茎直立，高 60 ～ 120cm，有分枝，具深沟槽，无毛。基生叶长圆状卵形或长卵形，长 15 ～ 30cm，宽 6 ～ 15cm，顶端钝圆或稍尖，基部心形，边缘微波状，上面无毛，下面疏生小突起；叶柄长 6 ～ 12cm，被小突起；茎生叶长卵形，较小，叶柄较短；托叶鞘膜质，易破裂。花序圆锥状具叶，分枝斜上；花两性，密集成轮；花梗细弱，丝状，中下部具关节，关节明显；外花被片狭长圆形，长约 1.5mm，内花被片果时增大，狭三角状卵形，顶端稍钝，基部截形，长 4 ～ 6mm，宽 2 ～ 3mm（不包括刺状齿），边缘每侧具 2 ～ 3 个刺状齿，齿长 0.8 ～ 1.5mm，通常 1 片具小瘤。瘦果卵形，长约 2.5mm，暗褐色，有光泽。花期 5 ～ 6 月，果期 6 ～ 7 月。

产湖南、湖北。生于田边路旁、沟边湿地、草甸路边、耕地、平地、山谷向阳地、山谷阴地、山坡路边草丛湿地、溪边。

（肖玉波　蔡伟　汪冶）

Mal kouk houp 骂可偶

阔叶土麦冬 Kuoyetumaidong

【异名】阔叶麦冬、阔叶山麦冬。

【来源】本品为百合科植物阔叶土麦冬 *Liriope platyphylla* Wang et Tang 的干燥块根。

【采收加工】立夏或清明前后采挖剪下块根，洗净，晒干。

【性味】甘、微苦，微寒。

【功能与主治】养阴生津。用于阴虚肺燥，咳嗽痰黏，胃阴不足，口燥咽干，肠燥便秘。

【用法用量】内服：煎汤，10～20g。

【现代临床研究】有研究者通过从山麦冬属植物阔叶山麦冬块根中提取的总皂苷成分对半乳糖衰老小鼠学习记忆进行了初步的实验研究，发现对小鼠学习记忆障碍有一定的改善趋势，但对于小鼠的记忆得分率没有形成明显影响。

【化学成分】罗斯考皂苷元 3-*O*-α-L- 吡喃鼠李糖苷（ruscogenin-3-*O*-α-rhamnopyranoside）、25（S）- 罗斯考皂苷元 -1-*O*-β-D- 吡喃岩藻糖 -3-*O*-α-L- 吡喃鼠李糖苷［25（S）-ruscogenin-1-*O*-β-D-fucopyranoside-3-*O*-α-L-rhamnopyranosi-de］、25（S）- 罗斯考皂苷元 -l-*O*-α-L- 吡喃鼠李糖基 -（1→2）-β-D- 吡喃岩藻糖苷［25（S）-ruscogenin-l-*O*-α-L-rhamnopyranosyl-（1→2）-β-D-fucopyranoside］、罗斯考皂苷元 -3-*O*-β-D- 吡喃葡萄糖基 -（1→3）-α-L- 吡喃鼠李糖苷［ruscogenin-3-*O*-β-D-glucopyranosyl-（1→3）-α-L-rhamnopyranoside］、麦冬皂苷 D′（ophiopogoninD′）、25（S）- 麦冬皂苷 D′［25（S）-ophiopogoninD′］、薯蓣皂苷（dioscin）、25（S）- 薯蓣皂苷（25（S）-dioscin）、罗斯考皂苷元 -l- 硫酸酯 -3-*O*-α-L- 吡喃鼠李糖苷（ruscogenin-1-sulfate-3-*O*-α-L-rhamnopyranoside）、甲基原薯蓣皂苷（methylprotodioscin）。

【药理作用】

1. 强心、扩冠作用　豚鼠离体心脏冠脉流量试验证明，低剂量（25% 1.5mL）土麦冬注射液灌注可见冠脉流量明显增加（+54.59%），高剂量（200% 1.5mL）时冠脉流量反而减少（-38.20%）。冠脉流量增加时心脏收缩增强，但对心率无明显影响；当冠脉流量减少时心脏收缩减弱，心率减慢，甚至出现房室传导阻滞与心室纤颤等。家兔在位心脏试验表明，静注土麦冬注射液剂量为 2.5g/kg 和 5.0g/kg 时，心收缩力明显增强，收缩幅度增加 58.23%～97.35%。2.5g/kg 时的正性肌力作用不被普萘洛尔阻断，且对心率也无明显影响，说明其正性肌力作用似与 β- 受体无关。本品还能提高小鼠心脏对 86Rb 的摄取率。给麻醉猫静脉注射土麦冬水溶性提取物 1.75g/kg，其心室内压变化速率（LVdp/dtmax）增加 86%，左心室开始收缩至射血时间（t-dp/dtmax）缩短 28%，心输出量（CO）、心脏指数（CI）、每搏指数（SI）和左室作功指数（LVWI）分别增加 146%、151%、150% 和 194%。心率轻度减慢，全身血管阻力（SVR）降低 48%。本品 0.7g/kg 静脉注射，LVdp/dtmax 增加 38%，CO 增加 44%，t-dp/dtmax 缩短 20%，SVR 降低 20%。进一步说明本品有强心作用，且能改善心脏泵血功能。

2. 抗心肌缺血作用　土麦冬水溶性提取物以 1g/kg 和 0.75g/kg 给麻醉大鼠腹腔注射，对垂体后叶素所致大鼠急性心肌缺血有良好的保护作用。土麦冬水溶性提取物以 2g/kg 给正常家兔静脉注射，然后按高位双重结扎冠脉左前降支法造成完性心肌梗死模型。结扎后静脉注射药物，测量 2、24、48h ST 后抬高兔毫伏数（∑△ST），并做硝基四氮唑蓝（N-BT）染色，计算心便范围的百分率。结果发现：土麦冬组结扎 ∑△ST 为 1.0±0.89，与对照组比较，差异非常显著，其余时间无差异。48h 后土麦冬组心梗范围占心室肌重的（7.81±2.87）%，而普萘洛尔组为（7.73±4.76）%，对照组为

（20.76±5.45）%，说明本品水溶性提取物可明显缩小心肌梗死范围。

3. 抗心律失常作用 土麦冬注射液（1∶2）0.3～1.5mL/100g体重给麻醉大鼠静脉注射，结果显示：对氯化钡和乌头碱所致的实验性心律失常有迅速的转律作用，但维持时间短暂。此作用与利多卡因抗氯化钡所致心律失常的作用极为相似。对蟾蜍离体心脏的实验结果表明，土麦冬任氏液在低浓度（1∶300或1∶100）时有改善心肌收缩力的作用，高浓度时（1∶10）作用相反；土麦冬任氏液对洋地黄中毒的心肌有恢复心肌收缩力的作用。土麦冬水醇剂2.5g/kg静脉注射，对氯仿、肾上腺素诱发家兔心律失常有明显的对抗作用。同等剂量的土麦冬水醇剂静注可明显提高乌头碱诱发大鼠室颤和心脏停搏的阈剂量。但土麦冬水醇剂对毒毛花苷G诱发豚鼠心律失常无明显影响。本品30g/kg静脉注射可引起家兔正常ECG改变，表现为P-R间期延长、QT间期缩短、心率减慢及T波低平。

4. 其他作用 土麦冬注射液腹腔注射（12.5～25.0g/kg）能提高小鼠耐缺氧的能力；2.0～5.0g/kg静脉注射麻醉兔，显示对呼吸、血压无明显影响。

5. 毒性 小鼠腹腔注射土麦冬注射液，观察72h，其半数致死量为134.34±12.59g/kg。另有试验表明，土麦冬注射液（1∶1）给小鼠腹腔注射，观察24h，其半数致死量为20.61±7.08g/kg。

【原植物】阔叶土麦冬 *Liriope platyphylla* Wang et Tang。SYN注：学名已修订，接受名为 *Liriope muscar*

多年生草本。根细长，分枝多，有时局部膨大成纺锤形肉质小块根，较正品麦冬为大，根茎短，木质。叶丛生；叶片革质，长25～65cm，宽1～3.5cm，具9～11条脉，有明显横脉，边缘整齐。花茎高45～100cm；总状花序顶生，长12～40cm，花多数，常3～8朵簇生于苞腋内；花梗长4～5mm；花被片长圆状披针形或近长圆形，紫色或红紫色；子房近球形，柱头3齿裂。种子球形，初期绿色，熟时黑紫色。花期7～8月，果期9～10月。

产湖南、湖北、贵州、广西。生于低矮山地、山谷、疏林或密林下或阴湿处。

（肖玉波　陈新　汪治）

Mal nganh jenc 骂庵近

狗筋蔓 Goujinman

【异名】筋骨草、抽筋草、白牛膝、大种鹅儿肠、小九股牛、被单草、铁栏杆、水筋骨、长深、长深根、鸡肠子草。

【来源】本品为石竹科植物狗筋蔓 *Cucubalus baccifer* L. 的干燥根。

【采收加工】秋末冬初采挖，洗净泥沙，晒干或鲜用。

【性味】甘、淡，温。

【功能与主治】接骨生肌，散瘀止痛，祛风除湿，利尿消肿。用于骨折，跌打损伤，风湿关节痛，小儿疳积，水肿，肺痈；外用治疮疡疖肿。

【用法用量】内服：煎汤，15～30g。外用：全草适量，煎水洗，或捣敷。

【化学成分】6-methoxy-piperidin-2-one、pterolactam、5,7,4-trihydroxyflavone、4-hydroxy-3-methoxybenzopropanylacid、4-hydroxybenzoaldehyde 和 4-hydroxybenzoicacid。

【药理作用】镇痛作用 小鼠热板法和扭体法镇痛实验表明，狗筋蔓对物理性、化学性致痛因子所致疼痛都有明显的镇痛作用，起效较快，作用时间较长，镇痛作用随给药剂量的增加而增强，与临床应用中具有良好的止痛效果相一致，也为狗筋蔓的临床应用和进一步的研究开发提供了理论支持和参考，但其镇痛的作用机制还有待进一步研究。

【原植物】狗筋蔓 *Cucubalus baccifer* L.。学名已修订为 *Silene baccifera*。

多年生草本，全株被逆向短绵毛。根簇生，长纺锤形，白色，断面黄色，稍肉质；根茎粗壮，多头。茎铺散，俯仰，长 50～150cm，多分枝。叶片卵形、卵状披针形或长椭圆形，长 1.5～5（～13）cm，宽 0.8～2（～4）cm，基部渐狭成柄状，顶端急尖，边缘具短缘毛，两面沿脉被毛。圆锥花序疏松；花梗细，具 1 对叶状苞片；花萼宽钟形，长 9～11mm，草质，后期膨大呈半圆球形，沿纵脉多少被短毛，萼齿卵状三角形，与萼筒近等长，边缘膜质，果期反折；雌雄蕊柄长约 1.5mm，无毛；花瓣白色，轮廓倒披针形，长约 15mm，宽约 2.5mm，爪狭长，瓣片叉状浅 2 裂；副花冠片不明显微呈乳头状；雄蕊不外露，花丝无毛；花柱细长，不外露。蒴果圆球形，呈浆果状，直径 6～8mm，成熟时薄壳质，黑色，具光泽，不规则开裂；种子圆肾形，肥厚，长约 1.5mm，黑色，平滑，有光泽。2n=24。花期 6～8 月，果期 7～9（～10）月。

产湖北、广西。生于林缘、灌丛或草地。

（肖玉波　汪冶）

Mal nugs mant naemx 骂奴蛮冷

水黄花 Shuihuanghua

【异名】骂冷奴蛮、刮金板、水杨柳、拓金盘、下奶藤。

【来源】本品为大戟科植物水黄花 *Euphorbia chrysocoma* Levl. et Van. 的干燥根。

【采收加工】秋季采收，洗净，晒干。

【性味】苦、辛，寒。

【功能与主治】利尿逐水，清热解毒。用于水肿，鼓胀，疥疮瘙痒。

【用法用量】内服：煎汤，5～15g。

【化学成分】蒲公英赛酮、3-表-蒲公英赛醇、β-谷甾醇、β-谷甾酮、交京大戟内酯 E、芝麻素、没食子酸甲酯、5-羟甲基糠醛、大黄酚、大黄素甲醚、东莨菪内酯、七叶内酯、没食子酸乙酯、没食子酸、槲皮素、3,3′-二甲基鞣花酸-4′-O-β-D-吡喃木糖苷、番石榴苷、胡萝卜苷、原儿茶酸、槲皮苷、金丝桃苷、槲皮素-3-O-（4″-没食子酰基）-α-L-吡喃鼠李糖苷。

【药理作用】具有抗肿瘤、抗白血病、抗病毒、抗菌、抗炎镇痛、泻下、抗生育、保肝、抗氧化等作用。

【原植物】水黄花 *Euphorbia chrysocoma* Levl. et Van.。名称已修订为黄苞大戟 *Euphorbia sikkimensis*。

多年生草本，高 30～80cm。茎直立，基部木质化，有分枝，秋季转红。叶互生；叶片狭长椭圆形，长 3.5～10cm，宽 2cm，先端钝，基部狭，全缘。杯状聚伞花序，总苞叶状，卵状长椭圆形，黄色；腺体平盘状；花单性，无花被，花柱 3 枚，先端 2 裂。蒴果三棱状圆球形，表面有疣状突起。种子黑色。花期 4～9 月。

产贵州、广西、湖北。生于沟边、河旁及阴湿处。

（蔡伟　汪冶）

Mal nyibs 骂聂

蝴蝶花 Hudiehua

【异名】泥揪串、泥鳅串、骂南介、鳅鳝菜、泥鳅菜、细朝阳花、黄鳝草（菜）、铁扁担、紫燕、奔大给、鸭屁股、下搜山虎、兰毛根、兰花草。

【来源】本品为鸢尾科植物蝴蝶花 *Iris japonica* Thunb. 的干燥根茎。

【采收加工】全年可采，鲜用或洗净晒干。

【性味】苦，寒。

《侗族医学》：苦，凉。

《中国侗族医药学基础》：苦，寒。

《侗族医药探秘》：苦，寒。

【功能与主治】消肿止痛，清热解毒，泻下。用于肝大，肝区痛，胃痛，咽喉肿痛，便血。

《侗族医学》：退热解毒，退热止痛。用于耿胧耿幽（腰腿痛），耿耳卡（腮腺炎）。

《中国侗族医药学基础》：解毒，消肿，止痛，泻下。用于食积腹胀，蛔虫腹痛，喉蛾，大便不通，肝炎，肝大。

《侗族医药探秘》：清热解毒，利水，止咳，消肿。用于小儿疳积身肿。

《中国侗族医药研究》：用于治疗肝炎，肝大，肝痛，喉痛，胃病等。

【用法用量】内服：煎汤，泡酒，6～15g。外敷：捣烂，10～20g。

【附方】

1. 耿胧耿幽 骂聂、巴笨尚（徐长卿），泡酒内服。（《侗族医学》）

2. 耿耳卡 骂聂捣烂外敷患处。（《侗族医学》）

3. 小儿疳积 本品配候秀大（薏米）、骂少虐亚丽（地锦草）、得巴秀（叶下珠）。蒸水或蒸鸡肝内服。（《侗族医学》）

4. 小儿疮疱 王连冷（水黄连）、骂聂、笨然（玉竹）、尚郎丈（木姜叶）、骂嘎茂（车前草）、骂告夺（牛膝）、苦瓜叶，煎水内服。（《侗族医学》）

5. 着寒（怕冷、头痛、一身酸痛、流清鼻涕） 本品配尚美上邓（黄荆）、美奉虽（羊耳菊）、骂顺（鹅不食草）、娘岁帕（白花前胡）、闹亚（紫苏）、骂挡仑（防风）、生姜，煎水内服。（《侗族医学》）

6. 腰痛水肿 骂聂、王连冷（水黄连）、美茶恩（杜仲）、娘大卯（麦冬）、美比蛮（黄柏）、美兜介（六月雪）、巴笨尚（徐长卿）、海菊丽（野菊花）、骂菩姑（蒲公英）、尚娘架（白茅根），煎水内服。（《侗族医学》）

7. 贯耳底（耳心疼痛，长期反复灌脓） 本品配美兜介（六月雪）、骂卡猛当老（虎耳草）、教浓榜（白英）、尚专高（刺桑）、骂卡歌（毛大丁草）、骂在耿（白芷）、骂茂巴同（豨莶草）、尚娘架（白茅根），煎水内服。（《侗族医学》）

8. 降呍（内伤） 本品配门给刮蛮（黄药子）、教索昆（威灵仙）、削昆（岩马桑）、教素荡（青木香）、巴邪母（九节茶）、务素得哑（八爪金龙）、教播盘亚麻（大血藤），煎水或泡白酒内服。（《侗族医学》）

9. 小儿痄积身肿 本品单方，煮水内服。（《侗族医药探秘》）

【化学成分】鸢尾苷元、芹菜素、金合欢素 -7-*O*-β-D- 葡萄糖苷、鸢尾苷、芹菜素 -7-*O*-β-D- 葡萄糖苷、豆甾醇、胡萝卜苷。

【原植物】蝴蝶花 *Iris japonica* Thunb.

多年生草本。根状茎，直立的节间密，横走的细，节间长；叶基生，暗绿色，有光泽，无明显中脉，剑形，长 20 ～ 60cm，宽 1.5 ～ 3cm；花淡蓝或蓝紫色，径 4.5 ～ 5.5cm；花被筒长 1.1 ～ 1.5cm；外花被裂片卵圆形或椭圆形，长 2.5 ～ 3cm，有黄色斑纹，有细齿，中脉有黄色鸡冠状附属物，内花被裂片椭圆形，长 2.8 ～ 3cm；雄蕊花药白色，长 0.8 ～ 1.2cm：花柱分枝扁平，中脉淡蓝色，顶端裂片深裂成丝状，子房纺锤形；蒴果椭圆状卵圆形，长 2.5 ～ 3cm，无喙；种子黑褐色，呈不规则多面体。花期 3 ～ 4 月，果期 5 ～ 6 月。

产湖南、贵州、广西、湖北。生于山坡较荫蔽而湿润的草地、疏林下或林缘草地。

（肖玉波　汪冶）

Meix bangs 美庞

臭牡丹 Choumudan

【异名】野株桐、逢仙草、臭八宝、大红袍、矮童子、鸡乱草、大红花、臭枫根、臭枫草、臭珠桐、矮桐、臭灯桐、假真珠梧桐、臭树、臭草、鸡虱草。

【来源】本品为马鞭草科植物臭牡丹 *Clerodendrum bungei* Steud. 的干燥根。

【采收加工】夏季采收，洗去泥沙，晒干。

【性味】辛、温。

《侗药大观》：甘、微苦，温。

《中国侗族医药》：辛，温。有小毒。

【功能与主治】祛风除湿，平肝潜阳，消肿解毒。用于痈疽，疔疮，乳痈，关节炎，湿疹，牙痛，痔疮，脱肛。

《侗药大观》：补气，固表，升阳，敛汗，益气生血，排毒排脓，利尿消肿。用于脾胃气虚，脱肛，子宫脱垂，体虚自汗，阴盛阳虚的面目浮肿，心悸气促等。

《中国侗族医药》：活血散瘀，收敛止痛。用于脱肛、病后体虚。

【用法用量】内服：煎汤，10 ～ 15g，或煮猪蹄服汤。（《侗药大观》）

【现代临床研究】肾炎　据报道臭牡丹根每次 15g，与青壳鸭蛋 1 枚炖服，1 次 / 日，连服 30 日为 1 疗程。本组病例 70% 以上为肾炎发作期，故需同时给予泼尼松、阿托品，以便及时缓解症状，缓解后单服臭牡丹根治疗。对照组用强肾丸（由防风、巴戟天、黄芪、白术、当归、丹参、甘杞、山萸肉、杜仲、生地黄、熟地黄、太子参、怀山药、茯苓、芡实、仙灵脾、桑寄生、金樱子、雷公藤、红枣组成）3 次 / 日，10g/ 次。治愈 24 例，好转 1 例。

【化学成分】琥珀酸、茴香酸、乳酸镁、桦木酸、硬脂酸、麦芽醇、羊毛甾二烯醇、蒲公英萜醇、叶绿醇、赪桐甾醇、赪桐甾醇 3-β-O-β-D- 吡喃葡萄糖苷、臭牡丹甾醇、蒲公英甾醇、木栓酮、α- 香树脂醇、算盘子二醇、算盘子酮、苯乙醇、芳樟醇、二乙基卡必醇、硬脂酸、油酸、丙酮、2- 呋喃甲醛、正二十二烷烃、α- 紫罗兰酮、己醛、棕榈酸、亚油酸、十五醛、二十七烷、桔梗苷 C、樟脑苷 I、樟脑苷 F、2- 苯基乙基 3-O-（6- 脱氧 -α-L- 甘露糖吡喃糖基）-β-D- 吡喃葡萄糖苷等、江户樱花苷、柚皮素 -7- 芸香糖苷、香蜂草苷、洋芹素。

【药理作用】

1. 抗肿瘤作用　研究臭牡丹不同提取物对 S180 和 H22 动物移植性肿瘤的影响，得出臭牡丹根提取物能通过延缓动物移植性肿瘤 S180、H22 的生长和干扰 S180 肿瘤细胞 DNA 代谢，还能明显抑制小鼠腹腔巨噬细胞吞噬鸡红细胞及 SRBC 所致溶血素抗体的产生，从而起到抗肿瘤的作用。

2. 镇痛作用　将 40 只小鼠随机分为生理盐水对照组、氨基比林组，以及臭牡丹高、低剂量组，通过腹腔注射冰醋酸引起小鼠扭体反应，记录扭体次数并计算药物对扭体反应的抑制百分率，观察臭牡丹根提取液的镇痛作用。结果显示，两个臭牡丹组的扭体反应次数与生理盐水组相比显著减少，抑制率与氨基比林组相当，说明臭牡丹根提取液有镇痛的作用。

3. 抗气道高反应作用　将臭牡丹总提物进行石油醚、氯仿、水萃取后，制作成口服剂，对用臭氧应激法建立的气道高反应小鼠进行灌胃，通过测定气道阻力和肺顺应性、计数支气管肺灌洗液中的白细胞数和外周血中的白细胞数、肺的病理切片等指标，研究臭牡丹萃取物对气道高反应模型小鼠的治疗效果，并筛选有效单体。结果显示，臭牡丹氯仿萃取部分最能减轻臭氧所造成气道与肺泡病理改变、炎症反应以及气道高反应。

【原植物】臭牡丹 *Clerodendrum bungei* Steud.

灌木，高 1 ～ 2m，植株有臭味；花序轴、叶柄密被褐色、黄褐色或紫色脱落性的柔毛；小枝近圆形，皮孔显著。叶片纸质，宽卵形或卵形，长 8 ～ 20cm，宽 5 ～ 15cm，顶端尖或渐尖，基部宽楔形、截形或心形，边缘具粗或细锯齿，侧脉 4 ～ 6 对，表面散生短柔毛，背面疏生短柔毛和散生腺点或无毛，基部脉腋有数个盘状腺体；叶柄长 4 ～ 17cm。伞房状聚伞花序顶生，密集；苞片叶状，披针形或卵状披针形，长约 3cm，早落或花时不落，早落后在花序梗上残留凸起的痕迹，小苞片披针形，长约 1.8cm；花萼钟状，长 2 ～ 6mm，被短柔毛及少数盘状腺体，萼齿三角形或狭三角形，长 1 ～ 3mm；花冠淡红色、红色或紫红色，花冠管长 2 ～ 3cm，裂片倒卵形，长 5 ～ 8mm；雄蕊及花柱均突出花冠外；花柱短于、等于或稍长于雄蕊；柱头 2 裂，子房 4 室。核果近球形，径 0.6 ～ 1.2cm，成熟时蓝黑色。花果期 5 ～ 11 月。

产湖南、贵州、广西、湖北。生于海拔 2500m 以下的山坡、林缘、沟谷、路旁、灌丛润湿处。

（马洁瑶　陈新　汪冶）

Meix biags 美芭

芭蕉 Bajiao

【异名】芭苴、板焦、板蕉、大芭蕉头、大头芭蕉。

【来源】本品为芭蕉科植物芭蕉 *Musa basjoo* Sieb. et Zucc. 的干燥根茎。

【采收加工】全年可采，鲜用或晒干。

【性味】淡，凉。

《中国侗族医药》：甘、淡、微辛，凉。

【功能与主治】清热解毒，止渴利尿。用于热病，烦闷，消渴，黄疸，水肿，脚气，血淋，血崩，痈肿，疔疮，丹毒。

《中国侗族医药》：化痰软坚，平肝化瘀，通经活络。胃痛。

【用法用量】内服：10 ～ 15g，煎汤。10 ～ 15g，烧存性，研末，开水冲服。每日服 3 次，连服

10 ～ 20 天为一疗程。(《中国侗族医药》)

【现代临床研究】

1. 组织增生　据报道取生长期 5 年以上的野生草药化枯莲、八厘各一把（约 10g）捣成泥状，将捣好的草药均匀擀至芭蕉叶上，敷于患处，经近百位同类患者试用，连敷 3 次即可缓解症状，视病情一般 1 ～ 2 个月症状即可消除。此方适合于骨质增生所引起的颈椎病、腰椎间盘突出症、膝关节炎及肩周炎。

2. 口腔溃疡　据报道将鲜芭蕉叶用火烤热后贴敷口腔溃疡处，每日 2 ～ 3 次，连敷数日，治疗复发性口腔溃疡 100 余例，疗效可靠。

3. 乳糜尿　据报道取玉米须 20 ～ 50g，鲜芭蕉根 150 ～ 200g，瘦猪肉 100 ～ 200g，加水炖，吃肉服汤，分早晚 2 次服、一般 5 ～ 7 天即痊愈。

4. 暑疖　据报道用芭蕉根适量，捣烂，涂患处。每日多涂几次，不令干燥。此方治疗暑疖 9 例，均在 4 天内治愈，其中有 3 例仅用药 2 天治愈。

【化学成分】环桉烯酮、24- 烯 - 环阿尔廷酮、邻苯二甲酸 -（2- 乙基）己酯、香草酸、腺苷、胡萝卜苷、羽扇豆酮、棕榈酸、β- 谷甾醇、十五醛、角鲨烯、正庚醛等。

【药理作用】

1. α- 葡萄糖苷酶抑制活性　芭蕉根石油醚部位、乙酸乙酯部位、甲醇部位及芭蕉花石油醚部位具有 α- 葡萄糖苷酶抑制活性，其中芭蕉花的石油醚部位（IC_{50}=32.03μg/mL）α- 葡萄糖苷酶抑制活性最高；芭蕉根中单体化合物 3,3′-bis-hydroxyanigorufone（IC_{50}=24.15μg/mL）和 2,4-dihydroxy-9-（4′-hydroxyphenyl）-phenalenone（IC_{50}=2.81μg/mL）具有很强的 α- 葡萄糖苷酶抑制活性。

2. 抑菌活性　采用纸片扩散法测定芭蕉花和芭蕉根不同提取部位的最低抑菌浓度（MIC）对金黄色葡萄球菌（SA）、耐甲氧西林的金黄色葡萄球菌（MRSA）和 β- 内酰胺酶阳性的金黄色葡萄球菌（ESBb）的抑菌活性。结果显示，芭蕉根和芭蕉花的石油醚部位均对 SA、MRSA 和 ESBLs 有抑制作用，芭蕉根和芭蕉花的抑菌活性成分都主要集中于小极性的石油醚部位，抑菌活性大小顺序为芭蕉根石油醚部位＞芭蕉花石油醚部位＞芭蕉根正丁醇部位。

3. 抗氧化活性　芭蕉根各提取部位均具有较好的抗氧化活性，其各提取部位的活性顺序为乙酸乙酯部位＞甲醇部位＞石油醚部位；芭蕉花各提取部位无抗氧化活性。从芭蕉根中分离得到的单体化合物 2′,3,4′- 三羟基黄酮、Irenolone 和 3,4- 二羟基苯甲醛具有很好的抗氧化活性，其中 3,4- 二羟基苯甲醛（IC_{50}=1.1μg/mL）的抗氧化能力最强；2′,3,4′- 三羟基黄酮（IC_{50}=8.61μg/mL）和 Irenolone（IC_{50}=19.55μg/mL）次之；芭蕉花各单体化合物无明显的抗氧化活性。

【原植物】芭蕉 *Musa basjoo* Sieb. et Zucc.

植株高 2.5 ～ 4m。叶片长圆形，长 2 ～ 3m，宽 25 ～ 30cm，先端钝，基部圆形或不对称，叶面鲜绿色，有光泽；叶柄粗壮，长达 30cm。花序顶生，下垂；苞片红褐色或紫色；雄花生于花序上部，雌花生于花序下部；雌花在每一苞片内约 10 ～ 16 朵，排成 2 列；合生花被片长 4 ～ 4.5cm，具 5（3+2）齿裂，离生花被片几与合生花被片等长，顶端具小尖头。浆果三棱状，长圆形，长 5 ～ 7cm，具 3 ～ 5 棱，近无柄，肉质，内具多数种子。种子黑色，具疣突及不规则棱角，宽 6 ～ 8mm。

产于广西、贵州、湖南、湖北。生于房前屋后、山坡等处。

（马洁瑶　汪冶）

Meix bic wangc bav laox 美比王巴老

十大功劳 Shidagonglao

【异名】王柏老、土黄柏、土黄连、八角刺、刺黄柏、黄天竹、枸骨叶、猫儿刺、老鼠怕。

【来源】本品为小檗科植物阔叶十大功劳 *Mahonia bealei*（Fort.）Carr. 的干燥根与茎。

【采收加工】秋、冬季砍茎挖根，晒干后烘干。

【性味】苦，寒。

【功能与主治】清热燥湿，泻火解毒。用于湿热泻痢，黄疸尿赤，目赤肿痛，胃火牙痛，疮疖痈肿。

【用法用量】内服：煎汤，用量 6 ～ 12g。外用适量。

【附方】

1. 波大蛮 美比王巴老（十大功劳）、散梅尽（三颗针），煎水内服。

2. 累昆菲 美比王巴老（十大功劳）、杀觉（白及），研末吞服。

3. 兜燔焜 美比王巴老（十大功劳）、尚土升麻（土升麻）、一尽怒蛮（一枝黄花）、奴金奴银（金银花）、尚娘架（白茅根），煎水内服。

【现代临床研究】治疗小儿支原体肺炎 分析 80 例门诊、住院小儿支原体肺炎的临床资料，根据是否加服中药分为治疗组 35 例、对照组 45 例。2 组西医处理方法、应用阿奇霉素相同。治疗组加服十大功劳叶 5g，生甘草 2g，总疗程 2 周。记录 2 组临床症状及辅助检查的情况。结果：治疗组和对照组在性别、年龄、治疗前热程、肺部 X 线、胸部积液、喘息例数、白细胞、中性粒细胞、CRP 方面均无显著性差异。治疗组退热时间、X 线吸收时间均短于对照组，均有显著性差异。咳嗽消失时间短于对照组，但无显著性差异。后遗症对照组 4 例，治疗组无，2 组比较无显著性差异。治疗组总有效率 91.4%，对照组 62.2%，2 组比较有显著性差异。结论：十大功劳叶、生甘草联合阿奇霉素治疗小儿支原体肺炎疗效好，能缩短热程、咳嗽消失及 X 线吸收时间，减少后遗症的发生。

【化学成分】主要为生物碱类（小檗碱）、黄酮类及挥发油类。

【药理作用】

1. 具有抗氧化、抗炎和抑菌等作用 其煎剂对金黄色葡萄球菌、伤寒杆菌等具有抑制作用。

2. 抗抑郁作用 小鼠行为绝望实验结果显示，与对照组相比，十大功劳叶提取物高剂量组小鼠游泳不动时间和悬尾不动时间显著缩短（$P < 0.05$，$P < 0.01$）。大鼠抑郁实验结果显示，与空白组相比，模型组中大鼠上睑下垂现象明显增加（$P < 0.05$），圈内保留时间延长（$P < 0.01$）；大鼠血清中 IL-6、TNF-α 水平升高（$P < 0.05$，$P < 0.05$）；大鼠脑组织中 IL-6、IL-1β 免疫组织化学染色阳性表达率升高（$P < 0.01$，$P < 0.01$）；大鼠海马组织中 NF-κB、NLRP3 蛋白表达升高（$P < 0.01$，$P < 0.01$）。与模型组相比，十大功劳叶提取物高剂量显著缩短大鼠在圈内保留时间（$P < 0.05$），降低大鼠血清中 IL-6、TNF-α 水平（$P < 0.01$，$P < 0.05$），降低大鼠脑组织中 IL-6、IL-1β 免疫组织化学染色阳性表达率（$P < 0.01$，$P < 0.01$）；降低大鼠海马组织中 NF-κB、NLRP3 蛋白表达（$P < 0.01$，$P < 0.05$）。结论：十大功劳叶提取物具有明显的抗抑郁作用，且能改善利血平诱导的抑郁大鼠炎症反应，其机制可能与抑制 NF-κB/NLRP3 信号通路有关。

【原植物】阔叶十大功劳 *Mahonia bealei*（Fort.）Carr.

灌木或小乔木，高 0.5 ～ 4（～ 8）m。叶狭倒卵形至长圆形，长 27 ～ 51cm，宽 10 ～ 20cm，具

4～10对小叶，最下一对小叶距叶柄基部0.5～2.5cm，上面暗灰绿色，背面被白霜，有时淡黄绿色或苍白色，两面叶脉不显，叶轴粗2～4mm，节间长3～10cm；小叶厚革质，硬直，自叶下部往上小叶渐次变长而狭，最下一对小叶卵形，长1.2～3.5cm，宽1～2cm，具1～2粗锯齿，往上小叶近圆形至卵形或长圆形，长2～10.5cm，宽2～6cm，基部阔楔形或圆形，偏斜，有时心形，边缘每边具2～6粗锯齿，先端具硬尖，顶生小叶较大，长7～13cm，宽3.5～10cm，具柄，长1～6cm。总状花序直立，通常3～9个簇生；芽鳞卵形至卵状披针形，长1.5～4cm，宽0.7～1.2cm；花梗长4～6cm；苞片阔卵形或卵状披针形，先端钝，长3～5mm，宽2～3mm；花黄色；外萼片卵形，长2.3～2.5mm，宽1.5～2.5mm，中萼片椭圆形，长5～6mm，宽3.5～4mm，内萼片长圆状椭圆形，长6.5～7mm，宽4～4.5mm；花瓣倒卵状椭圆形，长6～7mm，宽3～4mm，基部腺体明显，先端微缺；雄蕊长3.2～4.5mm，药隔不延伸，顶端圆形至截形；子房长圆状卵形，长约3.2mm，花柱短，胚珠3～4枚。浆果卵形，长约1.5cm，直径约1～1.2cm，深蓝色，被白粉。花期9月至翌年1月，果期3～5月。

产湖南、贵州、广西、湖北。生长在阔叶林、竹林、杉木林及混交林下。

（蔡伟　姚佳　汪冶）

Meix dongl zeex 美冬者

射干 Shegan

【异名】对叶草、鱼尾菜、鱼尾根、蝴蝶花。

【来源】本品为鸢尾科植物射干 *Belamcanda chinensis*（L.）Dc. 的干燥根茎。

【采收加工】春初刚发芽或秋末茎叶枯萎时采挖，除去须根及泥沙，干燥。

【性味】苦，寒。有小毒。

《侗药大观》：苦，寒。

《中国侗族医药研究》：苦，寒。有毒。

【功能与主治】清热解毒，利咽，活血祛痰。用于时行感冒，乳蛾，腰痛等。

《侗药大观》：清热解毒，消痰利喉，止咳平喘。用于干咳，咽喉肿痛，支气管炎，咳嗽气喘，小儿肺炎等。

《中国侗族医药研究》：降火，解毒，散瘀，开胃，止血。用于未食病，单腹胀，黄癀人皮肿胀，痛心，红病。

【用法用量】内服：煎汤，干品6～15g；或入丸、散、膏。外用：适量，研末调敷；或煎汤涂；或鲜品捣汁擦。

【附方】

1.咳喘、蛤蟆症　铁扫帚30g，萝卜子、云实根各10g，射干、紫苏各8g，鹅不食草6g。煎水内服，每日3次。（《中国侗族医药研究》）

2.单腹胀　臭牡丹、草果、射干各6g，萝卜10g。焙干研末，甜酒冲服。（《中国侗族医药研究》）

3.胸口窝痛、胃脘痛　山楂、鸡内金、麦冬各10g，莴叶细辛、香附各9g，吴茱萸、青藤香、射干各6g。煎水或研末内服，每日3次，每次5g。（《中国侗族医药研究》）

4.麻疹（初发期）　紫苏叶6g，红浮萍7g，娘闹（夏枯草）10g，凤尾草7g，天青地白5g，土荆芥 5g，淡竹叶 10g。每日 1 剂，水煎服。如发热重且有惊象者，加蝉蜕、甬姑娘（僵蚕）、钩藤；咽喉肿痛者，加射干、门蓝靛（板蓝根）、奴菊高芹（野菊花）各 10g。（《中国侗族医药学基础》）

5. 冷咳　紫苏叶 10g，射干 10g，炙百部 10g，把斜顿（矮地茶）10g，把斜偶（九节茶）10g，肺筋草 10g，桔梗 10g，骂吻（鱼腥草）15g，甘草 5g。每日 1 剂，水煎服。（《中国侗族医药学基础》）

6. 热咳　炙麻黄 3g，杏仁 10g，生石膏 15g，知母 10g，金银花 15g，门蓝靛（板蓝根）10g，牛蒡子 10g，射干 10g，炙枇杷叶 15g，瓜蒌壳 10g。每日 1 剂，水煎服。（《中国侗族医药学基础》）

7. 扁桃体炎　奴金奴银（金银花）15g，连翘 15g，射干 15g，黄连 10g，天花粉 15g，培美桑（桑白皮）15g，开喉箭（八爪金龙）6g，大火草根 6g，奴菊高芹（野菊花）15g，淡竹叶根 15g。每日 1 剂，水煎服。（《中国侗族医药学基础》）

8. 咽喉炎　奴菊高芹（野菊花）15g，奴金奴银（金银花）15g，连翘 15g，荆芥 10g，防风 15g，山豆根 10g，射干 15g，甬姑娘（僵蚕）15g，鸭跖草 15g，把斜顿（矮地茶）15g，肺筋草 10g，娘茅帕（白茅根）15g。每日 1 剂，水煎服。（《中国侗族医药学基础》）

木蝴蝶（千张纸）10g，门冬墨（麦冬）15g，奴菊高芹（野菊花）15g，岩豇豆 15g，射干 15g，淡竹根 10g，娘闹（夏枯草）15g，骂咯茂（车前草）15g，娘茅帕（白茅根）20g，犁嘴菜（紫花地丁）15g。每日 1 剂，水煎服。（《中国侗族医药学基础》）

【现代临床研究】

1. 治疗咳嗽　患者，女，56 岁，2020 年 7 月 17 日因"反复咳嗽 50 余年"来诊。诉幼时患有百日咳，未根治，晨起咳嗽，咳时喉中可闻及嘶嘶声、有窒塞感，多为干咳，偶伴白黏痰。一直自行服用甘草片及咳特灵等药，可暂缓一时。观其体型瘦弱，听其声音洪亮，食量偏大，长期入睡困难，但第二天工作依然精力充沛。舌质暗淡，苔薄白带黄，寸脉弱小，关脉流利，尺脉稍弱。诊断为"咳嗽"，辨证属肺寒气逆，阴血暗耗。处以射干麻黄汤与甘麦大枣汤合方化裁：麻黄 9g，桂枝 9g，细辛 9g，生白芍 9g，五味子 12g，清半夏 12g，射干 12g，款冬花 12g，紫菀 12g，生甘草 12g，生姜 15g，红枣 30g，小麦 30g。7 剂，每日 1 剂，水煎服。一周后患者复诊，面有喜色，听其咳嗽与前相比有减轻，欲续服，将咳嗽彻底治愈。察其舌脉变化不大，告其继服前方，并加干姜 5g。半月后患者告知只寥咳数声。

患儿，女，7 个月，4 天前不慎着凉，流鼻涕，发热（最高 39℃），曾予抗生素等治疗后未发热，遗留咳喘、纳差、大便稀。刻下：面红，呼吸气息粗促，可闻及喉间痰鸣，食指可见风关红，舌尖红，脉浮滑。听诊：双肺呼吸音粗，可闻及痰鸣音。辨证：风寒闭表，寒饮伏肺兼有郁热。予射干麻黄汤合金沸草散加减：射干 5g，炙麻黄 1g，紫菀 5g，款冬花 5g，法半夏 5g，细辛 0.6g，五味子 2g，竹沥（兑）1 支，厚朴 5g，苦杏仁 5g，神曲 5g，金沸草 5g，炙甘草 4g，生姜、大枣各 5g。每日 1 剂，每剂煎 2 次，取 100mL 药液，每隔 4h 喂 10mL。服 2 剂后痊愈。

患者，男，41 岁，每年秋冬交替季节易感冒，感冒后咳喘迁延不愈，最长达四五月之久。刻下：咳喘，咯痰，痰白稀，咳嗽时胸闷，咯出痰后稍好转，轻度恶风寒，口淡，食欲不振，二便调，舌淡红，苔白腻，脉浮、右寸滑象明显。辨证：寒饮伏肺，内伤脾胃证。予射干麻黄汤合金沸草散加减：金沸草 15g，射干 10g，麻黄 5g，法半夏 10g，细辛 6g，干姜 10g，五味子 5g，紫菀 10g，款冬花 10g，厚朴 5g，枇杷叶 10g，荆芥 10g，炙甘草 5g，生姜、大枣各 10g。3 剂，每日 1 剂，水煎，早晚分服。3 天后症状明显好转，少许咳嗽咯痰，舌淡红，苔稍白腻，脉细滑。改以二陈汤合四君子汤加减：陈皮 5g，法半夏 10g，茯苓 10g，炙甘草 10g，麸炒白术 10g，厚朴 5g，紫菀 10g。继服 3 剂善后。

2. 治疗急性哮喘 – 慢性阻塞性肺疾病重叠综合征　选取收治的哮喘 – 慢性阻塞性肺疾病重叠综合征急性发作期患者共 50 例，随机分为两组，对照组的患者用药处方是舒利迭，每次吸入 1 吸 50mg，每日 2 次；观察组则在对照组的基础上增加射干麻黄汤加减（射干 10g，款冬花 9g，麻黄 12g，半夏 9g，生姜 12g，细辛 6g，紫菀 9g，大枣 7 枚，五味子 6g，红景天 15g。若患者喘咳严重，加杏仁 15g；若瘀血阻滞加桃仁和苍术各 10g，咯痰浓稠者，加海浮石 30g），1 剂 / 日，加水煎至 400mL，取汁液 200mL 口服），2 次 / 日。各治疗 2 周。观察组显效 14 例，有效 10 例，无效 1 例，总有效率 96%，相对于观察组显著有效。

3. 治疗小儿风寒闭肺型支气管炎　选取符合标准的 60 例风寒闭肺型支气管肺炎患儿，随机分为治疗组和对照组。对照组给予常规西医治疗，治疗组在对照组的基础上给予射干麻黄汤（射干 6g，麻黄 4g，生姜 6g，半夏 8g，紫菀 6g，款冬花 6g，大枣 10g，细辛 2g，五味子 5g，加入 400mL 水，先煮麻黄两沸，去上沫，内诸药，煮取 100 ～ 200mL，分三次温服）治疗，7 日 / 疗程。治疗后治疗组显效 16 例，有效 13 例，总有效率 96.67%（29/30），明显高于对照组 73.33%（22/30）；1 例无效，无效率 3.33%，明显低于对照组 26.67%，差异均具有统计学意义。

【化学成分】 鸢尾甲黄素 A、鸢尾苷元、二氢山奈甲黄素、野鸢尾苷元、野鸢尾苷、鸢尾苷、鸢尾新苷 B、鸢尾苷元 -7-*O*- 葡萄糖 -4-*O*- 葡萄糖苷、二甲基鸢尾苷元、野鸢尾黄素、鸢尾甲黄素 B、5,7,4′- 三羟基 -6,3′- 二甲氧基异黄酮、茶叶花宁、鼠李柠檬素、染料木素、鼠李秦素、kanzakifla-vone-2、二氢山奈甲黄素、二茶叶花宁、aurantiamideacetate、二十一烷、3- 羟基 - 苯甲醛肟、正丁基 -*β*-D- 吡喃果糖苷、草夹竹桃苷、胡萝卜苷、*β*- 谷甾醇、点地梅双糖苷等。

【药理作用】

1. 消炎镇痛　有研究表明利用射干提取物处理实验性大鼠足肿胀和小鼠耳廓炎，以及冰醋酸引起的小鼠腹痛。结果发现射干提取物的低、中、高剂量组与模型对照组相比，炎症抑制效果显著。

给小鼠灌胃射干 70% 乙醇冷浸液 22g 生药 /kg，明显抑制组胺所致皮肤和乙醇所致腹腔毛细血管通透性增高，也明显抑制巴豆油所致足跖肿胀。给大鼠每日灌胃 13g 生药 /kg 时，明显抑制透明质酸酶所致的足跖肿胀和棉球肉芽组织增生，显著促进甲醛所致足跖肿胀消退，显示射干对炎症早、晚期均有抗炎作用。

给小鼠灌胃鸢尾苷 25mg/kg 和 50mg/kg，对被动过敏皮肤反应的抑制率分别为（14±6）% 和（54±5）%，如腹腔注射 50mg/kg，抑制率为（62±17）%，提高不明显。但腹腔注射鸢尾苷元 25mg/kg 和 50mg/kg，抑制率分别为（56±17）% 和（98±14）%，明显强于鸢尾苷。此苷及其苷元抑制 IgE 引起大鼠嗜碱粒细胞释放 β- 己糖胺酶的 IC_{50}（半数抑制浓度）分别为 0.478mM 和 0.193mM，也表明鸢尾苷元的作用强于鸢尾苷。

2. 抗菌作用　射干水煎剂铜绿假单胞菌有抑制作用。在亚抑菌浓度体外实验时，射干水煎剂使铜绿假单胞菌中的耐药质粒（R 质粒）消除 1.8%，系单一耐药性丢失，使细菌仅对庆大霉素敏感或对链霉素敏感。给小鼠灌胃射干水煎剂 2mg/ 只（约 100mg 生药 /kg），使小鼠体内铜绿假单胞菌的 R 质粒消除 4.4%，这种消除与体外给药不同，系多重耐药性丢失，使 90% 以上的 R 质粒消除菌对庆大霉素、卡那霉素、链霉素和四环素均敏感。射干中的芒果苷对结核杆菌的 MIC 为 200mg/L。体外实验证明异黄酮苷对幽门螺杆菌无抑制作用，但它们的某些苷元有抗幽门螺杆菌作用，如甲基鸢尾苷元的 MIC 为 12.5 ～ 25mg/L，其化学结构中 B 环上的甲基被羟基取代成为鸢尾苷元时，抗幽门螺杆菌活性下降，MIC 为 100mg/L。

射干水煎剂对眼部常见致病真菌（烟曲、黄曲、杂色曲、土曲、日本曲、串珠镰刀菌、梨孢镰刀菌、酵母菌）无抑制作用，但抑制致病性浅部真菌，即皮肤癣菌（红色毛癣菌、石膏样毛癣菌、羊毛状小孢子菌、絮状表皮癣菌、许兰毛癣菌、石膏样小孢子菌、断发毛癣菌、紫色毛癣菌、须癣毛癣菌、犬小孢子菌）的平均 MIC 为 193.8g 生药 /L，乙醚提取物为其抑菌活性部位，MIC 为 1.25 ～ 2.5g/L。电镜观察显示，射干乙醚提取物随着药物浓度增高或作用时间延长，使红色毛癣菌细胞壁变粗糙，出现破坏性空洞，最后乃至崩溃，同时使菌丝逐渐肿胀，细胞壁逐渐增厚，细胞器肿胀变性，胞内出现高电子密度颗粒，最终变性坏死。

3. 抗病毒作用　体外实验发现射干水煎剂对流感病毒、腺病毒、埃可病毒、柯萨奇病毒、疱疹病毒有抑制作用，并认为野鸢尾苷元是抗病毒活性成分。芒果苷对 Ⅱ 型单纯疱疹病毒体外复制也有较强的抑制作用。研究报道射干 60% 乙醇提取物在 250mg 生药 /mL 时明显对抗流感病毒 FM1、腺病毒Ⅲ 致细胞病变，对单纯疱疹病毒致细胞病变有延迟发生作用，但对肠病毒 $CoxB_3$ 致细胞病变无对抗作用。整体实验表明，小鼠灌胃 60% 乙醇提取物 6g 生药 /kg 和 12g 生药 /kg 均能显著抑制流感病毒致肺脏 / 体质量比升高，显示出射干抑制病毒致小鼠肺炎发生发展作用。

4. 降血糖作用　给链佐星致高血糖大鼠灌胃鸢尾苷或鸢尾苷元 10mg/kg，3 天，或 5mg/kg，和 10mg/kg，7 天，鸢尾苷元都有明显降高血糖和高血清总胆固醇、甘油三酯及低密度脂蛋白和极低密度脂蛋白 - 胆固醇作用，而鸢尾苷降高血糖和高血脂作用不明显。给链佐星致高血糖大鼠灌胃鸢尾苷或鸢尾苷元 100mg/kg，10 天，均能显著抑制组织内山梨醇累积，鸢尾苷元的抑制作用更强于鸢尾苷。

5. 抗肿瘤作用　有研究表明，射干苷（异黄酮）为射干中可抑制人结肠癌细胞 SW480 增殖并诱导细胞凋亡的中药单体化合物。而且发现射干苷在 0 ～ 250mg/L 呈剂量依赖性下调细胞周期蛋白 D_1（CyclinD₁）的表达。其结果提示射干苷通过下调 CyclinD₁ 的表达而将细胞周期阻滞在 G_1 期，进而抑制结肠癌细胞的增殖。C-myc 是调节人端粒反转录酶（hTERT）转录的重要转录因子，调控细胞增殖、细胞周期进展、转录、分化、凋亡和细胞活力等多种细胞过程，其过表达可提高端粒酶活性，促使细胞癌变。射干苷促进结肠癌细胞的凋亡可能是通过下调 C-myc 并同时上调促凋亡蛋白 Bax 的水平，从而增加线粒体膜的通透性并激活胱天蛋白酶（Caspase）及其下游通路，并最终诱导结肠癌细胞 SW480 细胞发生凋亡。

研究表明，采用以射干、仙人掌、山豆根等组成的复方山豆根注射液对 B16 黑色素瘤细胞以及 Lewis 肺癌细胞进行荷瘤实验，结果表明复方山豆根注射液有较好的抑瘤作用，显著延长了小鼠的生存期，灌胃组（每只 1.5mg）抑瘤率达 55%。

【原植物】射干 *Belamcanda chinensis*（L.）Dc.

多年生草本。根状茎为不规则的块状，斜伸，黄色或黄褐色；须根多数，带黄色。茎高 1 ～ 1.5m，实心。叶互生，嵌迭状排列，剑形，长 20 ～ 60cm，宽 2 ～ 4cm，基部鞘状抱茎，顶端渐尖，无中脉。花序顶生，叉状分枝，每分枝的顶端聚生有数朵花；花梗细，长约 1.5cm；花梗及花序的分枝处均包有膜质的苞片，苞片披针形或卵圆形；花橙红色，散生紫褐色的斑点，直径 4 ～ 5cm；花被裂片 6，2 轮排列，外轮花被裂片倒卵形或长椭圆形，长约 2.5cm，宽约 1cm，顶端钝圆或微凹，基部楔形，内轮较外轮花被裂片略短而狭；雄蕊 3，长 1.8 ～ 2cm，着生于外花被裂片的基部，花药条形，外向开裂，花丝近圆柱形，基部稍扁而宽；花柱上部稍扁，顶端 3 裂，裂片边缘略向外卷，有细而短的毛，子房下位，倒卵形，3 室，中轴胎座，胚珠多数。蒴果倒卵形或长椭圆形，长 2.5 ～ 3cm，直径 1.5 ～ 2.5cm，顶端无喙，常残存有凋萎的花被，成熟时室背开裂，果瓣外翻，中央有直立的果轴；种子圆球形，黑紫色，有光泽，直径约 5mm，着生在果轴上。花期 6 ～ 8 月，果期 7 ～ 9 月。

产湖南、湖北、广西、贵州。生于林缘或山坡草地。多为栽培。

（焦仰苗　姚佳　汪冶）

Meix gaos jugx yak 美高九亚

楤木 Songmu

【异名】尚九、雀不站、刺老鸦、刺龙牙、龙牙楤木、刺嫩芽、湖北楤木、安徽楤木、鸟不落、鸟不宿、刺老包、楤木白皮、鹊不宿、鹊水踏、刺龙苞、黑龙皮、百鸟不栖、千枚针。

【来源】本品为五加科植物楤木 *Aralia chinensis* L. 的干燥根。

【采收加工】全年可挖根，洗净泥土，晒干。

【性味】苦、辛，平。

【功能与主治】祛风除湿，活血散瘀。用于风湿痹痛，水肿，胃脘痛，跌打损伤。

【用法用量】内服：煎汤，15 ～ 30g。外用：适量，捣敷或酒浸外涂。

【附方】

1. 耿达轮　美高九亚（雀不站）适量，洗净捣烂取汁，加等量蜂蜜调匀，用灯草蘸药液滴眼。

2. 刹宁乜　尚美高九亚（雀不站根皮）、茴香、靠累（金毛狗脊）、尚娘架（白茅根）。蒸鸡内服。

【化学成分】3-*O*-*β*-D- 葡萄糖苷、芹黄素 -7-*O*-*α*-L- 鼠李糖苷、咖啡酸乙酯、反式阿魏酸、咖啡酸甲酯、3- 甲氧基 -4- 羟基苯甲醛、香兰醇、*β*- 谷甾醇、elatosideKmethylester、aralosideAmethylester、pseudoginsenosideRT1butylester、太白楤木皂苷Ⅰ、山奈酚、山奈酚 -7-*α*-L- 鼠李糖苷、山奈酚 -3,7-*O*-*α*-L- 二鼠李糖苷、齐墩果酸、齐墩果酸 -3-*O*-*β*-D- 葡萄糖醛酸甲酯苷、常春藤皂苷元 -3-*O*-*β*-D- 葡萄糖醛酸甲酯苷、常春藤皂苷元 -3-*O*-*β*-D- 吡喃葡萄糖基（6→1）-*O*-*β*-D- 吡喃葡萄糖苷、尿嘧啶、尿嘧啶苷、*β*- 胡萝卜苷。

【药理作用】楤木所含的皂苷类化合物、多糖等主要成分具有保护心血管、抗肿瘤、保肝、抗炎等多种药理作用，其作用机制多与离子通道、细胞凋亡、炎症因子等有关。

【原植物】楤木 *Aralia chinensis* L.。学名已修订，接受名为 *Aralia ebta*。

灌木或小乔木，高 1.5 ～ 6m，树皮灰色；小枝灰棕色，疏生多数细刺；刺长 1 ～ 3mm，基部膨大；嫩枝上常有长达 1.5cm 的细长直刺。叶为二回或三回羽状复叶，长 40 ～ 80cm；叶柄长 20 ～ 40cm，无毛；托叶和叶柄基部合生，先端离生部分线形，长约 3mm，边缘有纤毛；叶轴和羽片轴基部通常有短刺；羽片有小叶 7 ～ 11，基部有小叶 1 对；小叶片薄纸质或膜质，阔卵形、卵形至椭圆状卵形，长 5 ～ 15cm，宽 2.5 ～ 8cm，先端渐尖，基部圆形至心形，稀阔楔形，上面绿色，下面灰绿色，无毛或两面脉上有短柔毛和细刺毛，边缘疏生锯齿，有时为粗大齿牙或细锯齿，稀为波状，侧脉 6 ～ 8 对，两面明显，网脉不明显；小叶柄长 3 ～ 5mm，稀长达 1.2cm，顶生小叶柄长达 3cm。圆锥花序长 30 ～ 45cm，伞房状；主轴短，长 2 ～ 5cm，分枝在主轴顶端指状排列，密生灰色短柔毛；伞形花序直径 1 ～ 1.5cm，有花多数或少数；总花梗长 0.8 ～ 4cm，花梗长 6 ～ 7mm，均密生短柔毛；苞片和小苞片披针形，膜质，边缘有纤毛，前者长 5mm，后者长 2mm；花黄白色；萼无毛，长 1.5mm，边缘有 5 个卵状三角形小齿；花瓣 5，长 1.5mm，卵状三角形，开花时反曲；子房 5 室；花柱 5，离生或基部合生。果实球形，黑色，直径 4mm，有 5 棱。花期 6 ～ 8 月，果期 9 ～ 10 月。

产湖南、贵州、广西、湖北。生于灌丛、林缘或林中。

（蔡伟　汪冶）

Meix liemc xuh 美林休

榕树 Rongshu

【异名】小叶榕，万年青，笔栗，成树，榕树气生根，大万年青，正榕，榕，榕树须，细叶榕，小榕树，细叶榕树，小果榕，细叶熔，承树，万年阴，石榕，神树，榕树叶，榕树吊根，人参榕，倒吊成树根，山榕。

【来源】本品为桑科榕属植物榕树 *Ficus microcarpa* L. f. 的干燥气生根。

【采收加工】全年可采，晒干备用或鲜用。

【性味】苦、涩，凉。

《侗族医学》：苦、涩，凉。

《中国侗族医药研究》：苦、涩，凉。

【功能与主治】气生根：祛风清热，活血解毒。用于感冒，顿咳，麻疹不透，乳蛾，跌打损伤。

《侗族医学》：退热退水。用于骨折、白痢。

《中国侗族医药研究》：退热退水。用于骨折、泻痢。

【用法用量】内服：煎汤，9～15g。外用：煎水洗。

【附方】

1. 骨折 尚龙修（榕树根）、奴金奴银（金银花）、巴邪母（九节茶）、美囚冷（水冬瓜根皮）、岁巴同（四块瓦），捣烂外敷骨折处。（《侗族医学》）

2. 白痢 尚龙修（小叶榕须根）、骂颗罢（委陵菜）、如亚（地榆）、瓮括（金樱子），煎水内服。（《侗族医学》）

【化学成分】β- 香树素乙酯、β- 香树素、2α- 羟基熊果、酸石竹素、β- 谷甾醇、3,4- 二羟苯甲酸、苯甲酸、对羟基苯丙酸、3,5- 二甲氧基 -4- 羟基苯甲酸、对羟基苯乙酸、水杨酸、3,5- 二甲氧基 -4- 羟基 - 苯乙酮、邻羟基苯丙酸、十五烷酸、2- 羟基 -3- 甲基丁酸、对羟基苯甲酸仲丁酯等。

【药理作用】

1. 镇咳、祛痰、平喘 研究者对小叶榕水提物和醇提物止咳平喘作用进行了比较研究。以小鼠制作动物咳嗽模型，采用浓氨水喷雾致咳法，以咳必清为阳性对照药，观察小叶榕水提物、醇提物的止咳作用；以豚鼠制作动物哮喘模型，采用磷酸组胺喷雾致喘法，以氨茶碱为阳性对照药，观察小叶榕水提物、醇提物的平喘作用。结果表明，水提物、醇提物均有明显的止咳平喘作用，且醇提物的作用稍强于水提物。

利用小叶榕水提物和醇提物分别灌胃浓氨水处理的昆明种小鼠，结果表明小叶榕水提物和醇提物均能够有效延长小鼠咳嗽潜伏期和减少小鼠咳嗽次数。

2. 抗炎 有研究采用 Griess 法分析各化合物和巨噬细胞 RAW264.7 共同培养液中 NO 量；采用 ELISA 法检测培养液中 TNF-α 表达。发现化合物苯甲酸、对羟基苯丙酸、3,5- 二甲氧基 -4- 羟基苯甲酸、对羟基苯乙酸、水杨酸和对羟基苯甲酸仲丁酯能够显著抑制 NO 的释放，而苯甲酸、3,5- 二甲氧基 -4- 羟基苯甲酸、对羟基苯乙酸、水杨酸、3,5- 二甲氧基 -4- 羟基 - 苯乙酮、邻羟基苯丙酸对 TNF-α 因子表达抑制较为明显。说明小叶榕叶发挥抗炎药效的作用可能是多成分、多指标协同作用的结果。

3. 防治慢性支气管炎 研究采用二氧化硫熏，每日 1 次，每次 20min，熏 4 周，全程 28 天，致大鼠产生慢性支气管炎，以小叶榕干浸膏给药，连续用药 10 天。统计发现，给药组大鼠咳嗽与呼吸困难等现象得到缓解，支气管周围炎症减轻，间质炎及气肿改变也较轻。

【原植物】榕树 *Ficus microcarpa* L. f

大乔木，高达 15～25m，胸径达 50cm，冠幅广展；老树常有锈褐色气根。树皮深灰色。叶薄革质，狭椭圆形，长 4～8cm，宽 3～4cm，先端钝尖，基部楔形，表面深绿色，干后深褐色，有光泽，全缘，基生叶脉延长，侧脉 3～10 对；叶柄长 5～10mm，无毛；托叶小，披针形，长约 8mm。榕果成对腋生或生于已落叶枝叶腋，成熟时黄或微红色，扁球形，直径 6～8mm，无总梗，基生苞片 3，广卵形，宿存；雄花、雌花、瘿花同生于一榕果内，花间有少许短刚毛；雄花无柄或具柄，散生内壁，花丝与花药等长；雌花与瘿花相似，花被片 3，广卵形，花柱近侧生，柱头短，棒形。瘦果卵圆形。花期 5～6 月。

产湖南、广西、湖北、贵州。对土壤要求不严，在微酸和微碱性土中均能生长。

【备注】本品叶、树皮均可入药。

叶：淡，凉。清热利湿，活血散瘀。用于咳嗽，痢疾，泄泻。

树皮：用于泄泻，疥癣，痔疮。

（焦仰苗 汪冶）

Meix liuuc liic 美榴藜

长叶冻绿 Changyedonglü

【异名】黎罗根、闹闹药、黎辣根、红点秤、一扫光、铁包金、黎头根、琉璃根、土黄柏、马灵仙。

【来源】本品为鼠李科植物长叶冻绿 *Rhamnus crenata* Sieb et Zucc. 的干燥根或根皮。

【采收加工】秋后采收，鲜用或切片晒干。

【性味】苦，平。有毒。

《侗族医学》：苦，平。有毒。

【功能与主治】杀虫去湿。用于疥疮。

《侗族医学》：退火，解毒，杀虫。用于疱，疮，疥，癣。

【用法用量】内服：煎汤，50g 根研末备用，用时取适量调茶油外搽，一日 2～3 次，直至痊愈。

《侗族医学》：20～50g。

【附方】治疱、疮、疥、癣方 美榴藜（黎罗根）研细末，调茶油外搽患处。（《侗族医学》）

【现代临床研究】

1. 治疗皮肤病 采用长叶冻绿的全树或根部配伍以普通的醋或醋精（冰醋酸），经浸泡工艺制备成液体药物喷涂在患病部位；或者将长叶冻绿的全树或根部粉碎成粉末状，然后配伍以醋或醋精调合成膏糊状药物外敷在患病部位。治疗各类癣类疾病，如牛皮癣、头癣、体癣、手癣、足癣、甲癣、股癣、花斑癣、难辨认癣等 83 例，痊愈 76 例，治愈率占 91.6%，好转 4 例，占 4.8%，无效 3 例，占 3.6%；治疗火脚疮、疥疮、癞、紫癜、疔疮、湿疹、皮炎等 62 例，痊愈 58 例，占 93.5%，好转 3 例，占 4.9%，无效 1 例，占 1.6%。

2. 治疗急性渗出性湿疹、脂溢性皮炎、渗出性皮炎 共治疗 61 例，治愈 46 例，好转 9 例，无效 6 例。治愈时间轻者 2～3 天，较重者 5～6 天。对急性渗出性湿疹效果显著，对苔藓样增厚性慢性皮炎疗效较差。治愈病例经随访观察，仅 1 例脂溢性皮炎复发，再行治疗仍获痊愈。用药后未见不良反应。

【化学成分】柯桠素、鼠李宁 A、鼠李宁 B、黄药苷、黄药素、torachrysoneB、torachrysone、2- 乙酰基、1,8-

奈酚、大黄素甲醚、大黄酚、大黄素、大黄素-1-葡萄糖苷、Physcion、10'-bianthrone、2-Methoxystypandrone、香树素、β-谷甾醇、正三十醇、正三十二酸。

【药理作用】对皮肤、黏膜有刺激性。能治疗牛皮癣；对皮肤的炎症反应与治疗效果是相平行的。其油膏用于皮肤科，治其他慢性皮肤病或瘙痒等。有人认为基质如用凡士林要比羊毛脂好。对面部，特别是眼有刺激性，应避免触及。其作用可能与其对皮肤角蛋白有化学亲和力，能摄取其中的氧，而使其本身氧化（变成氧化柯桠素）有关。口服能引起胃肠刺激，口服0.18g即可引起吐、泻。皮肤、黏膜皆可吸收，吸收后能刺激肾脏，发生腰痛、血尿、蛋白尿、管型尿等。如尿呈碱性，并可使尿呈红色（大黄酸）。如用其油膏，也可使皮肤或衣服染成棕紫色。另有人报道，如用犬的肝匀浆做实验，柯桠素能增强酸性磷酸蛋酯酶的活性。

【原植物】长叶冻绿 *Rhamnus crenata* Sieb. et Zucc.。名称已修订，正名是长叶冻绿 *Frangula crenata*。

落叶灌木或小乔木；高达7m；顶芽裸露；幼枝带红色，被毛，后脱落，小枝疏被柔毛；叶纸质，倒卵状椭圆形、椭圆形或倒卵形，稀倒披针状椭圆形或长圆形，长4～14cm，先端渐尖，尾尖或骤短，基部楔形或钝，具圆齿状齿或细锯齿，上面无毛，下面被柔毛或沿脉稍被柔毛，侧脉7～12对；叶柄长0.4～1(1.2)cm，密被柔毛；花梗长2～4mm，被短柔毛；萼片三角形与萼筒等长，有疏微毛；花瓣近圆形，顶端2裂；雄蕊与花瓣等长而短于萼片；子房球形，花柱不裂；核果球形或倒卵状球形，绿色或红色，熟时黑或紫黑色，长5～6mm，径6～7mm，果柄长3～6mm，无或有疏短毛，具3分核，各有1种子，种子背面无沟。

产湖南、贵州、广西、湖北。生于山野灌丛中。

（刘建新　汪冶　张在其）

Meix luh jigs 美芦己

芦根 Lugen

【异名】芦茅根、苇根、顺江龙、芦柴根、芦通、苇子根、芦芽根、甜梗子、芦头。

【来源】本品为禾本科植物芦苇 *Phragmites communis* Trin. 的干燥根茎。

【采收加工】全年均可采挖，洗净泥土，剪去残茎，芽及节上须根，剥去新鲜或膜状叶，切段晒干。或鲜芦根埋于湿沙中。

【性味】甘，寒。

《侗族医学》：甜，凉。

【功能与主治】清热生津，除烦，止呕，利尿。用于热病烦渴，胃热呕吐，肺热咳嗽，肺痈吐脓，热淋涩痛。

《侗族医学》：补水，除烦。用于惊招穹（潮热惊）。

【用法用量】内服：煎汤，15～30g。外用：适量，煎汤洗。

【附方】惊招穹　美芦己（芦根）、姜、把（萝卜）、尚金脉弯（小远志）、皮霜（橘皮）、候秀大（薏仁）、尚娘架（白茅根），煎水内服。(《侗族医学》)

【现代临床研究】

1. 治感冒　芦根冲剂，由芦根60g，夏枯草60g，黄柏60g，鱼腥草60g，白茅根30g所组成，用其治疗感冒时具有起效快、无不良反应、解热效果强等优点，而且鲜芦根配合鲜薄荷叶代茶饮，能够治疗伤风咽痛。

2. 治支气管炎　中医将支气管炎列入"咳嗽"的范畴，无论是急性支气管炎还是慢性支气管炎，应用芦根治疗后，混合感染、细菌感染以及病毒感染的支气管炎患者都能取得良好的疗效，因而芦根治疗支气管炎的作用得到了临床的高度认可。

3. 治急性扁桃体炎　将芦根与大黄相配伍可治疗急性期的扁桃体炎患者，大部分患者能够在服药的 12h 内恢复正常体温，其他患者也能够在 1 ～ 2 天内消除急性扁桃体炎症状，虽然一些患者存在一过性大便溏薄，或者肠鸣腹痛，但这种症状可便后缓解。

4. 治口臭　口臭的发生与热病伤津、舌燥少津有关，芦根味甘性寒可起到对症治疗的效果，应用芦根与冰糖煎服能够有效地治疗口臭。

【化学成分】芦根含有豆甾 -1- 烯 -3- 酮、24- 甲基胆甾醇、豆甾 -1,23- 二烯 -3- 醇、24- 乙基胆甾醇、大黄素甲醚、小麦黄素、龙胆酸、香草醛、羟基苯甲醛、阿魏酸、5- 羟甲基糠醛、咖啡酸、核黄素、薏苡素、西米杜鹃醇、维生素 B_1。

【药理作用】

1. 保肝　用芦根多糖对镉中毒小鼠进行灌胃，对肝肾进行病理形态学观察，试剂盒对 MDA、谷胱甘肽（GSH）和谷胱甘肽过氧化物酶（GSH-Px）进行含量测定。发现芦根提取物能改善糖尿病小鼠肝肾颜色质地的变化，降低肝脏系数和肾脏系数，减少肝肾损伤；还能够改善肝肾组织中 MDA 含量的升高和 GSH、GSH-Px 含量的降低。结果表明，芦根多糖能对镉中毒小鼠的肝肾损伤有一定的保护作用，且呈浓度依赖性。

2. 抗氧化　以超声法辅助提取芦根多糖，用比色法对芦根多糖体外抗氧化作用进行测定。结果发现，25 ～ 250μg/mL 的芦根多糖清除 DPPH 自由基的能力为 23.11% ～ 65.75%，存在量效关系；多糖浓度在 10.67 ～ 128μg/mL 之间对羟基自由基的清除能力为 10.91% ～ 71.63%，亦存在量效关系；对亚硝酸钠有一定的清除能力，清除率达 65.90%。表明芦根多糖具有一定的抗氧化活性。

3. 抗肿瘤作用　文献记载对分离纯化得到的三种多糖进行细胞毒性实验，发现三种多糖均对 Hela 细胞和 B16 细胞有抑制作用并存在量效关系，最大抑制率分别为 76% 和 81%。表明芦根多糖具有良好的体外抗肿瘤作用。

4. 改善脂代谢　文献记载用不同剂量芦根多糖对糖尿病小鼠进行灌胃，并测定体重，通过检测血糖值计算了葡萄糖耐受量，用试剂盒的方法测定肝糖原、糖化血清蛋白（GSP）、总胆固醇（TC）、甘油三酯（TG）、低密度脂蛋白（LDL-C）和高密度脂蛋白（HDL-C）含量。发现芦根多糖能降低模型小鼠体重下降的趋势，改善葡萄糖耐受力，降低血糖，还可以改善 GSP、TC、TG 及 LDL-C 含量的升高和肝糖原、HDL-C 含量的降低。

【原植物】芦苇 *Phragmites communis* Trin.

多年生高大禾草。根状茎粗壮横走，秆高 1 ～ 3m，径 2 ～ 10mm，质硬，多节，节上常具白粉。叶鞘无毛或披微毛；叶舌有毛，叶片条形，长 15 ～ 45cm，宽 1 ～ 3.5cm，无毛或边缘粗糙。圆锥花序长 10 ～ 40cm，微下垂；分枝斜生或稍开展，下面分枝间有白色柔毛；小穗含 4 ～ 6 朵花，而第一花中性，第二花以上均为两性花，脱节于第一外稃和第二花之间；颖矩圆状披针形，具 3 ～ 5 脉，第一颖长 2 ～ 4mm，第二颖长 3 ～ 5mm；第一外稃远长于颖，内稃长约 3mm，两性花向上渐小，外稃披形，无毛，顶端长渐尖，具 3 脉，基盘细长而具长 6 ～ 12mm 柔毛，内稃远端于外稃长约 3.5mm，脊上粗糙颖果矩圆形。花果期 7 ～ 11 月。

产湖南、贵州、广西、湖北。生于河边、塘边、沼边。

（刘建新　汪冶　张在其）

Meix nyox aemc 美虐哽

苦参 Kushen

【异名】小槐树、白茎地骨、地槐地参、斑蝥棵子、白茎、苦甘草、水槐、沼水槐、野槐树、草槐、苦刺花、苦豆子、小槐、山槐、野槐、凤凰爪、野地槐、菟槐、好汉拔、好汉枝、槐参、槐麻、地槐根子、槐木、臭槐棵、苦参麻、道古勒-额布斯、地参、山槐子根、川参、槐麻根子、牛苦藤、称杆麻、肥皂荚、好汉根、虎麻、骄槐、苦槐、苦藏、列得日、狂起腊、泡皂角、芩茎绿、山边皮、山槐根、立得力、野槐根、槐树、流产草、山槐树、白陵郎、苦槐子、马介槐、牛参、牛苦参、牛人参、山花子、苦槐子根、麻柳树、山槐子、苦骨、地槐、地骨、山豆根、尚虐哽。

【来源】本品为豆科植物苦参 *Sophora flavescens* Alt. 的干燥根。

【采收加工】秋季采挖，洗净晒干。

【性味】苦，寒。

《侗族医学》：味苦，性凉。有小毒。

《中国侗族医药研究》：苦，寒。

《中国侗族医药学基础》：味苦，性寒。

【功能与主治】清热燥湿，杀虫，利尿。用于热痢，便血，黄疸尿闭，赤白带下，阴肿阴痒，湿疹，湿疮，皮肤瘙痒，疥癣麻风，外治滴虫性阴道炎。

《侗族医学》：退热，退水，杀虫。用于烂脚丫，风团块。

《中国侗族医药研究》：清热解毒，燥湿。用于胎毒热疮，劳疸，烂脚丫，风团块。

《中国侗族医药学基础》：清热燥湿，杀虫，利尿。用于热痢，便血，黄疸尿闭，赤白带下，阴肿阴痒，湿疹，湿疮，皮肤瘙痒，滴虫性阴道炎。

【用法用量】内服：煎汤，6～15g；或入丸、散、膏。外用：适量，研末调敷；或煎汤涂；或鲜品捣汁擦。

【附方】

1. 烂脚丫　尚虐哽（苦参）、骂登辰（酸咪咪）、美尚农（乌药）、秀满（苦楝皮），煎水洗患脚。（《侗族医学》）

2. 风团块　尚虐哽（苦参）、骂莘蜥（蛇倒退）、海菊丽（海菊花）、奴王或（九里光），煎水洗患处。（《侗族医学》）

3. 搜风止痒，顺气补水去毒　教素昆（威宁仙）10g，尚虐哽（苦参）6g，美比蛮（黄柏）10g，骂再耿（白芷）10g。煎水内服，每日3次。（《侗族医学》）

4. 补体退火，顺气排毒，退水湿　尚国猛（瓜蒌根）10g，尚虐哽（苦参）10g，巴素借困（大青木）9g，奴金奴银（金银花）15g，尚九牛（九牛胆）6g。煎水内服，每日3次。（《侗族医学》）

美彦（五倍子）20g，尚虐哽（苦参）30g，明矾20g。煎水外洗患处，一日3次。（《侗族医学》）

5. 搜风退火，顺气排毒止痒　教糖（鸡矢藤）10g，候秀大（慈仁）9g，秀累（苦楝皮）6g，娘巴笨席（淡竹叶）9g，奴夯鸦（指甲花）6g，尚虐哽（苦参）6g，骂莘蜥（蛇倒退）9g，尚骂茶仰（地骨皮）6g，骂菩姑（蒲公英）9g，骂麻剃（紫花地丁）6g，奴王或（九里光）。煎水内服，每日3次。（《侗族医学》）

6. 手脚开裂　美榴藜（藜萝根）细粉100g，尚虐哽（苦参）细粉50g，蜂蜡200g。将蜂蜡加热熔

解后，加入药粉搅拌均匀，每日挤患处1次，至痊愈为止。(《侗族医学》)

7. 脚丫多汗，发痒，潮湿　尚虐哽（苦参）、尚美登超（马桑根）、尚闹蛮（博落回根）、尚美丈垣（云实根）、奴救碇（檵木花）、尚罪然（花椒根）各等量。泡白酒或酒精，外涂患处。(《侗族医学》)

趴尚皮骂茶仰（枸杞根皮）30g，骂登辰（酢浆草）30g，美尚伦（乌药）10g，秀累（苦楝）30g，尚虐哽（苦参）30g。均用鲜品煎水内服，每日3次。并在药渣内加入刹骏（金鸡脚）30g，水杨柳30g煎水洗脚。(《侗族医学》)

8. 退水排毒，搜风止痒　尚美囚冷（水冬瓜根皮）30g，尚虐哽（苦参）30g。煎水成浓汁或用嫩叶揉烂涂手脚后再下田，可起预防作用。(《侗族医学》)

9. 伤寒痧　芦根30g，小青草、白毛夏枯草、酸汤杆、麦冬、苦参、大青木、娘囚各10g。水煎内服，每日3次。(《中国侗族医药研究》)

10. 红痢　三棵针、墨旱莲、苦参、地锦草、金樱子、刺梨根各9g，枣儿红、山楂各6g。煎水内服，每日3次。(《中国侗族医药研究》)

11. 劳疸　龙胆草、苦参各适量。研末，以牛胆汁为丸。如梧桐子大，每次6g，日服3次。(《中国侗族医药研究》)

12. 脱节癞　龙葵、白英、紫草、紫花地丁、苦参、小血藤、党参各10g。煎水内服，每日3次。(《中国侗族医药研究》)

13. 骨痈　蛇葡萄、黄瓜香、水三七、苦参、岩五加各60g。均用鲜品捣烂拌甜酒，加酒炒热，外敷患处，每日换药1次。(《中国侗族医药研究》)

14. 疮疡　五倍子、苦参各30g，明矾20g。煎水外洗患处，每日3次。(《中国侗族医药研究》)

15. 疮疡肿痛　天花粉、苦参各10g，大青木9g，金银花15g，九牛胆6g。煎水内服，每日3次。(《中国侗族医药研究》)

16. 妇女摆白　龙芽草15g，委陵菜、阳雀花、益母草各10g，苦参、野薏苡仁根、龙葵各9g，徐长卿6g。煎水内服，每日3次。(《中国侗族医药研究》)

17. 胎毒热疮　苦参适量。研沫，蛋黄油调涂。(《中国侗族医药研究》)

18. 生痱子　王瓜根、苦参根、滑石各200g，冰片5g。研末备用。先将苦参根煎汁洗患处，再撒上药沫。(《中国侗族医药研究》)

苦参50g，芒硝30g。煎水洗患处。(《中国侗族医药研究》)

19. 生癣　黄精15g，土大黄、石吊兰、龙葵、骨碎补各10g，苦楝皮、苦参各9g，野薏苡仁、黄芩各6g。煎水内服，每日3次。(《中国侗族医药研究》)

20. 皮肤发痒　九里光50g，苦参20g，藜萝根10g。煎水，洗患处，每日1次。(《中国侗族医药研究》)

21. 鸡婆风、蚂蚁症　鸡矢藤10g，薏仁、蛇倒退、淡竹叶各9g，苦楝、指甲花、苦参、地骨皮、紫花地丁、九里光各6g。煎水内服，每日3次。(《中国侗族医药研究》)

22. 水毒烂脚　水冬瓜根皮、苦参各30g。煎水成浓汁或嫩叶揉烂搽手脚后再下田，可起预防作用。(《中国侗族医药研究》)

23. 退热利湿，疏风解毒　门芹蛮（黄芩）6g，培美蛮（黄柏）5g，苦参6g，门地贤（生地黄）10g，白鲜皮10g，门松（茯苓）15g，滑石15g，门蓝靛（板蓝根）15g，淡竹叶10g，地肤子15g。每日1剂，水煎内服，5～7天为1个疗程。(《中国侗族医药学基础》)

防风6g，荆芥10g，蝉蜕6g，牛蒡子6g，苦参8g，门地贤（生地黄）10g，丹皮10g，生石膏15g，知母10g，木通6g。每日1剂，水煎内服，5～7天为1个疗程。如大便干结者，加大黄6g；热

重者,加奴菊高芹(野菊花)15g,门蓝靛(板蓝根)10g。(《中国侗族医药学基础》)

荆芥 10g,薄荷 6g,奴金奴银(金银花)15g,连翘 15g,牛蒡子 15g,花椒 6g,防风 10g,蛇床子 10g,白芷 10g,艾叶 10g,苦参 15g,白鲜皮 15g。用纱布包好加水煎煮,然后用毛巾浸药液敷于湿疹患处,每日敷 2～3 次。此方对渗出糜烂者疗效好。(《中国侗族医药学基础》)

24. 清心泻火,凉血止血 木通 10g,骂咯茂(车前草)20g,培美蛮(黄柏)15g,萹蓄 15g,瞿麦 15g,苦参 10g,黄珠子(栀子)15g,滑石 20g,淡竹叶 10g,娘灯芯(灯心草)5g,大蓟 15g,小蓟 15g,甘草 10g。每日 1 剂,水煎内服。(《中国侗族医药学基础》)

25. 清热退毒 骂萨菇(蒲公英)20g,骂咯茂(车前草)15g,奴菊高芹(野菊花)15g,笔筒草(木贼)15g,苦参 10g,娘闹(夏枯草)20g,丹皮 15g,三棵针(刺黄连)10g。每日 1 剂,水煎内服。(《中国侗族医药学基础》)

26. 退热解毒,补水养阴 奴金奴银(金银花)15g,门地削(熟地黄)15g,坳夺辰(水牛角,先煮)20g,玄参 15g,苦参 15g,苦竹叶 15g,把斜偶(九节茶)20g,四季红(头花蓼)15g,芦苇 20g,门冬墨(麦冬)15g。每日 1 剂,水煎内服。(《中国侗族医药学基础》)

【现代临床研究】

1. 治疗霉菌性阴道炎 将 85 例霉菌性阴道炎患者随机分为治疗组 43 例和对照组 42 例,治疗组给予苦参凝胶阴道上药,每晚 1 次,每次 1 支,7 天为 1 个疗程,连用 14 天,同时口服氟康唑胶囊治疗,每次 150mg,每 3 天 1 次,共 4 次;对照组单纯给予口服氟康唑胶囊治疗。观察 2 组患者的总体疗效、治愈率、复发率及临床症状改善情况。结果显示:治疗组和对照组的总有效率、治愈率和复发率分别为 97.7%、90.7%、2.6%;83.3%、71.4%、20.0%。相较于对照组,治疗组效果显著。治疗组的白带减少、外阴瘙痒消失、外阴阴道疼痛消失及黏膜充血消失的时间明显少于对照组,差异显著。说明苦参凝胶联合氟康唑胶囊治疗霉菌性阴道炎使全身用药与局部用药相结合,可提高药物抗真菌活性,明显改善患者临床症状,缩短病程,提高治愈率,降低复发率。

2. 治疗肿瘤 选择非小细胞肺癌伴发骨转移患者 82 例,应用随机数字表法分为对照组及观察组,每组 41 例。对照组采取 GP 方案联合双膦酸盐治疗;观察组在此基础上,联合复方苦参注射液。对比两组患者的近期临床疗效、生活质量量表(QOL)评分、疼痛视觉模拟评分法(VAS)评分、疼痛程度(VAS)分级、记忆症状评估简表(MSAS-SF)评分、疼痛缓解评价及不良反应。治疗后,两组患者总有效率存在显著差异。观察组生活质量改善情况明显优于对照组。两组患者 VAS、VRS 评分较治疗前均显著下降,且组间差异显著。两组患者 MSAS-SF 评分较治疗前均显著下降,且观察组心理症状评分显著优于对照组。观察组疼痛缓解率明显高于对照组。两组患者不良反应发生情况比较差异显著。结论:化疗联合复方苦参注射液、双膦酸盐,可有效缓解中晚期非小细胞肺癌骨转移导致的疼痛,提高癌症患者的生活质量。

【化学成分】苦参碱、氧化苦参碱、羟基苦参碱、N- 甲基金雀花碱、安那吉碱、巴普叶碱、去氢苦参碱、二氢黄酮、二氢黄酮醇、乙酸甲酯、壬酸甲酯、月桂酸甲酯、壬二酸二甲醇、十四烷酸甲酯、9- 十五烯酸甲酯、十五烷酸甲酯、3-(4- 羟基 -3- 甲氧基 - 苯基)-2- 丙烯酸甲酯、(z)9- 十六烯酸甲酯、(E)9- 十六烯酸甲酯、十六烷酸甲酯、9- 十七烯酸甲酯、十七烷酸甲酯、7- 羟基香豆素、苦参醌、2,4- 二羟基苯甲酸、β- 谷甾醇等。

【药理作用】

1. 抑制肿瘤作用 苦参碱及氧化苦参碱在各类肿瘤中均具有抑制细胞增殖的作用。苦参碱及氧化苦参碱抑制肿瘤细胞增殖的方式多为剂量依赖性或(和)时间依赖性,即随着药物浓度或药物作用时间的增加,对肿瘤细胞的抑制率也随之提高。研究在胃癌细胞系 SGC7901 中发现,苦参碱处理过的细胞增殖明显被抑制，可能的机制与苦参碱对磷脂酰肌醇 3- 羟激酶（PI3K）/ 蛋白激酶 B（Akt）/ 尿激酶型纤溶酶原激活剂（uPA）通路的抑制有关。通过体内及体外研究发现，氧化苦参碱可以通过表皮生长因子受体（EGFR）/Akt 途径阻遏非小细胞肺癌细胞锚定依赖性生长和锚定非依赖性生长。研究发现氧化苦参碱具有明显的抑制肺癌 A549 细胞增殖的效果，并呈时间和剂量依赖效应。苦参碱对淋巴瘤 Raji 细胞系也有抑制增殖的作用，抑制效果随药物浓度的递增及作用时间的延长而更为显著。有研究发现，氧化苦参碱具有抑制皮肤鳞状癌 Colo-16 细胞增殖的作用。

苦参碱及氧化苦参碱可以在肿瘤细胞周期的各时期对其进行调节，抑制肿瘤细胞无序增殖的作用。研究发现，氧化苦参碱可以抑制鼻咽癌 HK-1 细胞系中细胞周期蛋白 D（CyclinD）在蛋白质水平的表达，并通过调节 PI3K/Akt 及核转录因子 -κB（NF-κB）通路来调节该细胞系的细胞周期。苦参碱处理后，Hsa-miR-376b-3p 以及 Has-miR-106b-3p 的表达显著下调，并提高了其靶基因 P21（CDKN1A）的表达量，将处理后的细胞阻滞在 G0/G1 期。使用氧化苦参碱处理骨肉瘤细胞株 MG63 和 U2OS 后，第 10 号染色体同源丢失性磷酸酶张力基因（PTEN）的低水平表达被恢复，并且出现核复位现象，同时氧化苦参碱还促进了 MG63 细胞阻滞于 G1 期，并可能与抑制 PI3K/Akt 信号通路有关。使用氧化苦参碱处理 2 种乳腺癌细胞 MCF-7 和 MDA-MB-231 后，发现乳腺癌细胞周期被遏制在 S 期。有研究在实验中利用苦参碱处理雄激素非依赖性前列腺癌 PC3 细胞，发现苦参碱可以明显抑制 PC3 细胞增殖并引起细胞周期的阻遏，这种细胞周期的阻遏可能是通过 PI3K/Akt/FOXO3A/BIM/p27 信号通路实现的。氧化苦参碱与奥沙利铂（oxaliplatin，OXA）均可抑制结肠癌 HT29 与 SW480 细胞的增殖，联合用药可以提高其抑制效果，并通过上调 P21、P27 和下调 CyclinD 表达，将细胞周期阻遏在 G0/G1 期。

肿瘤的发生发展常伴随着促凋亡蛋白的表达抑制和凋亡抑制蛋白的异常表达激活。研究发现，氧化苦参碱处理鼻咽癌 HK-1 细胞后，可通过抑制 PI3K/Akt 和 NF-κB 信号通路，并升高 Caspase-3 和 Caspase-9 的活性及 P53.Bax 蛋白表达量，来促进鼻咽癌细胞的凋亡。使用氧化苦参碱处理非小细胞肺癌 A549 细胞，观察到线粒体膜电势下降，Caspase-3、Caspase-8、Caspase-9 蛋白活性激活，表明氧化苦参碱处理 A549 细胞后可同时引发内源性和外源性 2 条凋亡通路的激活。研究发现，苦参碱以剂量依赖的方式抑制细胞外信号调节激酶（ERK）信号通路，从而诱导横纹肌肉瘤 RMS 细胞发生凋亡。研究发现，苦参碱与伊替利康（CPT-11）联合处理 HT29 细胞后，出现了明显的细胞结构损坏，凋亡率升高，同时上调了拓扑异构酶 I（TOPOI）、Bax 及 Caspase-3 等细胞凋亡相关蛋白的表达量。另一项有关乳腺癌 MCF-7 和 MDAMB-231 细胞的研究发现，氧化苦参碱能通过调节 cleaved-Caspase-3、cleaved-Caspase-9 靶向聚 ADP 核糖聚合酶（PARP）及 Bcl-2/Bax 的表达量变化来促进线粒体依赖的细胞内源性凋亡。另有研究结果显示，苦参碱给药后促进了非小细胞肺癌 H1975 细胞凋亡，并伴随细胞凋亡抑制因子白细胞介素 -6（IL-6）及 Bcl-2 表达的下调及 JAK1/STAT3 信号通路的失活。

研究证实，氧化苦参碱可以剂量依赖性地抑制胆囊癌细胞的生存及转移，引发细胞凋亡，同时伴随 p-Akt、MMP-2、MMP-9 表达量及 Bcl-2/Bax 值的显著下降，而 PTEN 表达量上升；给予 PI3K/Akt 激活剂 IGF1 可逆转氧化苦参碱介导的胆囊癌细胞生长抑制。这些结果表明氧化苦参碱可通过抑制 PTEN/PI3K/Akt 通路抑制胆管癌细胞增殖、迁移、侵袭，并可引发细胞凋亡，这一通路已被认为是调控肿瘤生长的重要通路。在胰腺癌的研究中发现，苦参碱可通过 ROS/NF-κB/MMPs 通路抑制胰腺癌细胞的转移及侵袭。使用苦参碱在体外处理非小细胞肺癌细胞，发现苦参碱可通过抑制配对盒基因 2（PAX2）的表达干预上皮间质转化（EMT）的信号通路，并最终抑制非小细胞肺癌细胞的转移与侵袭。有研究评估了苦参碱对宫颈癌的抑制作用，结果发现苦参碱可通过下调 P38 信号通路来抑制宫颈癌细胞的转移。在膀胱癌中的研究发现，不同浓度的苦参碱可通过 PI3K/Akt 途径调节细胞侵袭与转移相关基因（P16、P21、P27、MMP-2、MMP-9）的表达，以抑制膀胱癌细胞的侵袭与转移。研究发现苦参碱在体内外实验中均可通过 NF-κB 通路下调 MMP-2/9 的表达量，从而抑制去势抵抗性前列腺癌的转移及侵袭能力。有研究表明，氧化苦参碱可通过升高 P38 依赖的纤溶酶原激活剂抑制剂 -1（PAI-1）表达量激活转化生长因子 -β_1（TGF-β_1）/Smad 信号途径，从而抑制结直肠癌细胞中的 EMT 现象。

通过实验表明，苦参碱可通过诱导凋亡与自噬发挥抗白血病的作用。研究分析了氧化苦参碱对滑膜肉瘤 SW982 细胞的抑制效应，并且确定了高迁移率族蛋白 B1（HMGB1）介导的自噬与治疗效果关系。实验结果表明，氧化苦参碱诱导的自噬可能是通过 Akt/ 西罗莫司靶蛋白（mTOR）通路介导，而 HMGB-1 在其中扮演着调节自噬的重要角色。因此，氧化苦参碱联合自噬阻断剂或 HMGB1 抑制剂可更为高效地治疗人滑膜肉瘤。研究发现苦参碱可在 MG63 细胞中通过激活 ERK 途径诱导保护性自噬，而苦参碱联合氯喹（CQ）或者 U0126 两种自噬抑制剂均可诱导 MG63 细胞凋亡。在人肝癌 HepG-2 细胞及荷瘤裸鼠模型中证实苦参碱可通过激活 JNK-Bcl-2/Bcl-xL-Bax/Bak 通路，进而导致 Bax 及 Beclin1 间的相互作用，介导细胞凋亡与自噬间的交互作用。

有研究探讨了苦参碱逆转乳腺癌多药耐药性可能的机制。发现苦参碱可通过降低 Akt 的胞内磷酸化水平来调节位于凋亡因子下游的 PI3K/Akt 信号通路参与蛋白，从而抑制 MCF-7/ADR 细胞的生长，诱发细胞凋亡并逆转乳腺癌的多药耐药性。也有研究探究了苦参碱对结肠癌耐药细胞 HT-29/OXA 耐药性的逆转作用，并探讨其可能的作用机制。结果表明，苦参碱部分逆转了 HT-29/OXA 细胞对 OXA 的耐药性，其机制可能与细胞内脂蛋白受体相关蛋白（LRP）和 P 糖蛋白（P-gp）表达降低有关。

研究显示，苦参碱可抑制己糖激酶Ⅱ的表达，下调能量代谢，并引起内质网应激介导的细胞凋亡。而 NMR 代谢组学分析结果显示，苦参碱作用于 SMMC-7721 细胞后，细胞内外共发现 21 种差异代谢物。苦参碱能显著调节细胞内外亮氨酸、缬氨酸、甘氨酸等差异代谢物的水平，对 SMMC-7721 细胞的氨基酸代谢起到一定的调控作用。这说明苦参碱可能通过调控氨基酸代谢、能量代谢等途径发挥抗肝癌作用。利用氧化苦参碱处理人肝癌 HepG-2 细胞后，发现细胞中己糖激酶（HK）、丙酮酸激酶（PK）、琥珀酸脱氢酶（SDH）活性明显下降，乳酸（LD）含量降低，同时伴有细胞数量减少、体积缩小、凋亡小体出现形态学改变等。这一结果提示氧化苦参碱可通过干扰 HepG-2 细胞能量代谢来抑制细胞增殖、促进细胞凋亡。

2. 抗菌作用　采用 96 孔板微量稀释法测定药物的最小抑菌浓度（MIC）；薄层色谱 - 直接生物自显影法测定药物的抑菌检测限（LOD）；纸片扩散法测定苦参黄酮单体的抑菌圈直径大小。研究表明苦参总生物碱、总黄酮对金黄色葡萄球菌的 MIC 值范围分别为 4.95 ～ 31.64mg/mL 和 7.50 ～ 31.64mg/mL，对大肠埃希菌的 MIC 值范围均为 1 ～ 4mg/mL。苦参生物碱单体对金黄色葡萄球菌和大肠埃希菌的 LOD 值均大于 10μg；黄酮单体对金黄色葡萄球菌的 LOD 值为 1.3 ～ 2.5μg，对大肠埃希菌的 LOD 值小于 1.3μg。各黄酮单体中，槐属二氢黄酮 G 抑菌作用最强，其次是苦参酮和高丽槐素，三叶豆紫檀苷无抑制作用。结论对金黄色葡萄球菌和大肠埃希菌，苦参总黄酮及单体的抑菌效果均优于苦参总生物碱及其单体。

【原植物】苦参 *Sophora flavescens* Alt.

草本或亚灌木，稀呈灌木状，通常高 1m 左右，稀达 2m。茎具纹棱，幼时疏被柔毛，后无毛。羽状复叶长达 25cm；托叶披针状线形，渐尖，长约 6 ～ 8mm；小叶 6 ～ 12 对，互生或近对生，纸质，形状多变，椭圆形、卵形、披针形至披针状线形，长 3 ～ 4（～ 6）cm，宽（0.5 ～）1.2 ～ 2cm，先端钝或急尖，基部宽楔开或浅心形，上面无毛，下面疏被灰白色短柔毛或近无毛。中脉下面隆起。总状花序顶生，长 15 ～ 25cm；花多数，疏或稍密；花梗纤细，长约 7mm；苞片线形，长约 2.5mm；花萼钟状，明显歪斜，具不明显波状齿，完全发育后近截平，长约 5mm，宽约 6mm，疏被短柔毛；花冠比花萼长 1 倍，白色或淡黄白色，旗瓣倒卵状匙形，长 14 ～ 15mm，宽 6 ～ 7mm，先端圆形或微缺，基部渐狭成柄，柄宽3mm，翼瓣单侧生，强烈皱褶几达瓣片的顶部，柄与瓣片近等长，长约13mm，龙骨瓣与翼瓣相似，稍宽，宽约4mm，雄蕊10，分离或近基部稍连合；子房近无柄，被淡黄白色柔毛，花柱稍弯曲，胚珠多数。荚果长5～10cm，种子间稍缢缩，呈不明显串珠状，稍四棱形，疏被短柔毛或近无毛，成熟后开裂成4瓣，有种子1～5粒；种子长卵形，稍压扁，深红褐色或紫褐色。花期6～8月，果期7～10月。

产湖南、贵州、广西、湖北。生于山坡、沙地草坡灌木林中或田野附近。

（焦仰苗　姚佳　汪冶）

Meix sangp naemp 美尚农

乌药 Wuyao

【异名】旁其、天台乌药、盖篸、矮樟、矮樟根、铜钱柴、土木香、鲫鱼姜、鸡骨香、白叶柴。

【来源】本品为樟科植物乌药 *Lindera aggregata*（Sims）Kos-term. 的干燥块根。

【采收加工】全年均可采挖，除去细根，洗净，趁鲜切片，晒干，或直接晒干。

【性味】辣，温。

《侗族医学》：辣，热。

《中国侗族医药研究》：辛，温。

【功能与主治】顺气止痛，温肾散寒。用于寒凝气滞，胸腹胀痛，气逆喘急，膀胱虚冷，遗尿尿频，疝气疼痛，经寒腹痛。

《侗族医学》：顺气止痛。用于烂脚丫。

《中国侗族医药研究》：开郁，散寒，止痛。用于小儿夜啼不止，睾丸肿痛。

【用法用量】内服：煎汤，6～10g。外用适量。

【附方】

1. 烂脚丫　美尚农（乌药）、尚虐哽（苦参）、尚骂茶仰（地骨皮）、骂登辰（酸米咪）、娘柳冷（水杨柳），煎水外洗。（《侗族医学》）

2. 睾丸肿痛　秀满、美尚农各9g，夏枯草、骂菩姑、骂华蜥各10g，煎水内服，每日3次。（《中国侗族医药研究》）

3. 羊毛痧　野藿香、青蒿、美尚农、藁本、皮汗、狗肉香、姜、葱各6g，煎水内服，每日3次。（《中国侗族医药研究》）

【现代临床研究】

1. 肝气犯胃或寒凝胃脘的胃痛、呕吐　天台乌药散出自李东垣《医学发明》，由乌药、木香、小茴香、青皮、高良姜、槟榔、川楝子、巴豆组成。方中乌药疏肝行气、散寒止痛为君药。寒气袭于肝木，木失调达，肝木横逆犯胃，胃气上逆则呕吐，气机不畅，不通则胃痛。本方从肝胃论治，对肝气犯胃或寒凝胃脘的胃痛、呕吐有效。研究人员以天台乌药散加减治疗浅表性胃炎：气滞型53例、血瘀型13例、胃寒型13例、胃热型3例。总有效率为91.7%。

2. 寒疝、少腹或脐旁下引睾丸　天台乌药散诸药合用，使气机畅通，寒凝得散，肝络调和，疼痛自止。故本方对气滞寒凝的前列腺炎、疝痛有效。研究人员用天台乌药散治疗Ⅲ型前列腺炎83例，其中Ⅲa前列腺炎48例、Ⅲb前列腺炎35例，有效率分别为81.25%和85.71%。对照组共75例（用特拉唑嗪、芬必得治疗），有效率分别为对照Ⅲa组63.04%，对照Ⅲb组为55.17%。治疗组有效率明显高于对照组。

3. 月经病前后腹胀、腹痛 天台乌药散予以疏肝行气、温经养血，故治疗此病有效。研究人员用天台乌药散加减治疗妇科炎症患者70例。表现为：小腹胀痛，月经先后不定期，膀胱刺激征。结果：痊愈率为86%，有效率96%。

【化学成分】 乌药碱A、Argemexirrine、乌药醚内酯、乌药内酯、新乌药内酯、异乌药内酯、新乌药酮内酯、羟基香内酯、乌药烷、乌药烯、乌药醇等。

【药理作用】

1. 抗菌、抗病毒、抗肿瘤作用 乌药对金黄色葡萄球菌、甲型溶血性链球菌、伤寒杆菌、变形杆菌、铜绿假单胞菌、大肠埃希菌均有抑制作用。乌药水煎液可抑制呼吸道合胞病毒（RSV）、柯萨奇B_1、柯萨奇B_3、柯萨奇B_4病毒（CBV）。乌药水和醇提取物对单纯疱疹病毒（HSV）也有明显的抑制作用。乌药中寡聚缩合鞣质可抗艾滋病病毒HIV-1整合酶的活性。乌药对乙肝病毒也有抑制作用。乌药提取物可诱导小鼠产生细胞生长抑制因子，抑制肿瘤生长。

2. 镇痛、抗炎作用 乌药LEF（抗炎活性组分）组分主要为缩合鞣质类成分，该组分能有效地抑制风湿类炎症，其机制可能是下调机体T淋巴细胞和巨噬细胞的功能。最近报道乌药的水、醇提取物具有较强的镇痛、抗炎作用，以其正丁醇部位的镇痛、抗炎活性为最强。

3. 对消化系统的作用 乌药提取液中所含的物质会影响一些胃肠激素的分泌，从而兴奋胃平滑肌和幽门运动，以增强胃窦运动，影响胃排空乌药提取物能对抗Ach（乙酰胆碱）、磷酸组胺、氯化钡所致的肠肌痉挛。乌药水煎液可兴奋胃底的H_1受体和A受体，还可抑制溃疡形成。

4. 对心血管系统的作用 乌药通过治疗自发性高血压大鼠的交感神经活性降低血压。乌药处理的SHR（自发性高血压大鼠）组与SHR组相比，血浆去甲肾上腺素水平明显降低。表明乌药具有抗高血压作用，改善了自发性高血压大鼠的心脏功能。作用可能与乌药降低血浆中去甲肾上腺素水平有关。乌药水提取物具有明显的抗试验性心律失常作用，能对抗由三氯甲烷、氯化钙、肾上腺素等诱发的心律失常。乌药水提取物对三氯甲烷诱发的小鼠室颤具有明显的治疗作用（$P < 0.05$），对氯化钙诱发的大鼠室颤具有明显的预防效果（$P < 0.05$），能明显对抗肾上腺素诱发的家兔心律失常（$P < 0.01$），可明显降低蟾蜍离体坐骨神经动作电位振幅（$P < 0.05$）。其抗心律失常作用可能与其抑制Na^+内流及与阻断β-肾上腺素受体有关。

5. 对中枢神经系统的作用 许多中枢神经系统（CNS）疾病如帕金森病、阿尔茨海默病、癫痫和缺血、氧化性损伤可导致神经元变性。可诱导的血红素加氧酶（HO）-1被认为是在这些疾病的发病机理中发挥作用的氧化剂。乌药的甲醇提取物中分离得到乙酸乌药酯可增加细胞对谷氨酸诱导的小鼠海马HT22细胞氧化损伤的抵抗力。乌药水提取物对活性氧和活性氮物质具有有效的清除活性，有效抑制脂质过氧化。

6. 防治糖尿病肾病作用 乌药的水提取物可使糖尿病小鼠肾小球面积扩大、细胞数量增多，肾小球纤维化指数下降。将肌酐清除率和血清肌酐水平作为肾功能评价指标，乌药可延缓糖尿病肾病的进展而不影响糖代谢和血压。益智-乌药药对的石油醚部位在抗糖尿病肾病有效部位的筛选实验中显示出较好的效果。

7. 保肝作用 乌药不同提取部位能改善组织病理学状态，不同程度地降低模型大鼠血清ALT、AST含量；降低血清及肝组织MDA含量；升高血清及肝组织SOD活性；并能不同程度地抑制肝组织CYP2E1mRNA的表达。降低了血清ALT、AST、TG、TC和MDA水平；此外，肝组织通过表达乙醇处理诱导CYP2E1mRNA减少MDA和炎症介质（NF-κB、TNF-α和IL-1β）水平；乌药提取物对酒精性肝损伤具有保护作用机制可能与抗癫痫发作抗氧化作用有关。乌药叶总黄酮有较明显的降血脂作用，可改善肝细胞脂肪变性，对脂肪肝有较好的治疗作用。乌药能提高小鼠免疫功能，对大鼠因喂饲高脂饲料致实验性脂肪肝有一定的降脂和护肝作用。

【原植物】乌药 *Lindera aggregata*（Sims）Kos-term.

常绿灌木，高达 4～5m。根木质，膨大粗壮，略成连珠状。树皮灰绿色。幼枝密生锈色毛，老时几无毛。叶互生，革质；叶柄长 5～10mm，有毛；叶片椭圆形或卵形，长 3～7.5cm，宽 1.5～4cm，先端长渐尖或短尾状，基部圆形或广楔形，全缘，上面有光泽，仅中脉有毛，下面生灰白色柔毛，三出脉，中脉直达叶尖。花单性，异株；伞形花序腋生，总花梗极短；花被片 6，黄绿色；雄花有雄蕊 9，3 轮，花药 2 室，内向瓣裂。雌花有退化雄蕊，子房上位，球形，1 室，胚珠 1 枚，柱头头状。核果椭圆形或圆形，长 0.6～1cm，直径 4～7mm，熟时紫黑色。花期 3～4 月，果期 5～11 月。

产湖南、贵州、广西、湖北。生长于海拔 200～1000m 向阳坡地、山谷或疏林灌丛中。

（刘建新　汪冶　张在其）

Meix siik wangp 美岁放

冬青卫矛 Dongqingweimao

【异名】正木、大叶黄杨、日本卫矛、四季青、苏瑞香、万年青、大叶卫矛、鬼箭羽。

【来源】本品为卫矛科植物冬青卫矛 *Euonymus japonicus* Thunb. 的干燥根。

【采收加工】夏季采集，晒干备用。

【性味】苦、辛，温。

《侗族医学》：苦，凉。

《中国侗族医药研究》：苦，寒。

【功能与主治】调经止痛。用于月经不调，痛经，跌打损伤，骨折，小便淋痛。

《侗族医学》：退水、行血、排毒、止痛。用于退烧。

《中国侗族医药研究》：破血，通经，杀虫。用于妇人阴风症。

【用法用量】内服：煎汤，6～15g；或入丸、散、膏。外用：适量，研末调敷；或煎汤涂；或鲜品捣汁擦。

【附方】

1. **退烧**　美岁放（鬼箭羽）、教瑞林（小血藤）、尚虐国（牛奶呆根）、娘皮隋段（小夜关门）、拜亚（辣蓼草）、务素得哑（八爪金龙）、烟巴野岑（天名精），煎水内服。（《侗族医学》）

2. **退火排毒，补血消肿**　美岁放（鬼箭羽）8g，尚娘仑（香附）10g，务素得哑（八爪金龙）8g，骂恩野（野油菜）20g，美兜介（六月雪）20g。煎水内服，每日 3 次。（《侗族医学》）

3. **退火解毒止痛，搜风止痒**　美比蛮（黄柏）6g，骂麻剃（紫花地丁）15g，美岁放（鬼箭羽）10g，娘顺坝（伸筋草）10g。煎水内服，每日 3 次。（《侗族医学》）

4. **热刮退火，服药退火，补水**　靠介朗农（贯众）9g，骂菩姑（蒲公英）9g，尚美上邓（黄荆）6g，美岁放（鬼箭羽）6g，奴金奴银（金银花）9g，闹素（狗肉香）6g，教浓榜（白英）6g，义尽怒蛮（一枝黄花）9g，巴素借困（大青木）9g，闹荡奴吾（野藿香）9g，尚娘架（白茅根）6g。煎水内服，每日 3 次。（《侗族医学》）

5. **补体顺气排毒，补血杀虫**　骂吝（陆英）15g，教唤隋（蛇葡萄）15g，登隋（蛇莓）10g，骂登辰（酸咪咪）9g，美岁放（鬼箭羽）9g，散梅尽（三棵针）9g，王连冷（水黄连）9g，卡罗丽（小青草）

9g，教素荡（青藤香）9g。长期煎水内服。（《侗族医学》）

6. 发热 达坑蛮（金钱草）、美岁放（鬼箭羽）、奴金奴银（金银花）、巴素借困（大青叶），煎水内服。（《侗族医学》）

教蓄惊（络石滕）、娘闷乔（红旱莲）、靠介朗农（贯众）、骂菩姑（蒲公英）、美岁放（鬼箭羽）、尚娘架（白茅根），煎水内服。（《侗族医学》）

7. 风湿骨痛 美尧禅（半枫荷）、岁巴同（四块瓦）、教播盘亚麻（大血藤）、务素得亚（八爪金龙）、美岁放（鬼箭羽）、巴笨尚（徐长卿），泡酒内服。（《侗族医学》）

8. 妇女产后伤风 美尧禅（半枫荷）、美岁放（鬼箭羽）、奴金奴银（金银花）、朗西（吴茱萸），煎水内服。（《侗族医学》）

9. 风湿骨痛 罪蛮（见血飞）、削昆（岩马桑）、务素得亚（八爪金龙）、关囚冷（水冬瓜根皮）、美岁放（鬼箭羽），煎水或泡酒内服。（《侗族医学》）

【化学成分】卫矛羰碱（evonine）、1-脱乙酰-1-苯甲酰卫矛羰碱、ebenifolineE-IV、mayteine 等。

【原植物】冬青卫矛 *Euonymus japonicus* Thunb.

灌木，高可达 3m；小枝四棱，具细微皱突。叶革质，有光泽，倒卵形或椭圆形，长 3～5cm，宽 2～3cm，先端圆阔或急尖，基部楔形，边缘具有浅细钝齿；叶柄长约 1cm。聚伞花序 5～12 花，花序梗长 2～5cm，2～3 次分枝，分枝及花序梗均扁壮，第三次分枝常与小花梗等长或较短；小花梗长 3～5mm；花白绿色，直径 5～7mm；花瓣近卵圆形，长宽各约 2mm，雄蕊花药长圆状，内向；花丝长 2～4mm；子房每室 2 胚珠，着生中轴顶部。蒴果近球状，直径约 8mm，淡红色；种子每室 1，顶生，椭圆状，长约 6mm，直径约 4mm，假种皮橘红色，全包种子。花期 6～7 月，果熟期 9～10 月。

产湖南、贵州、广西、湖北。生于山坡、沙地草坡灌木林中或田野附近。

（焦仰苗　汪冶）

Meix siul bial jenc 美绣岜近

竹叶椒 Zhuyejiao

【异名】狗花椒、花胡椒、搜山虎、野花椒、臭花椒、三叶花椒、山胡椒、玉椒、山花椒、鸡椒、白总管、万花针、岩椒。

【来源】本品为芸香科植物竹叶花椒 *Zanthoxylum planispinum* Siebold et Zucc. 的干燥根、果实。

【采收加工】全年采根，秋季采果。

【性味】苦、辛，温。

《侗药大观》：辛，寒。

《中国侗族医药研究》：辛，温。有小毒。

【功能与主治】祛风，散寒，活血，止痛。用于治疗头痛感冒，咳嗽，吐泻，痹证，跌打损伤，牙痛。

《侗药大观》：散寒，止痛，祛风，杀虫。用于脘腹冷痛，咳嗽，痰喘，痹证，湿疹等。

《中国侗族医药研究》：祛风，散寒，行气，消瘀，解毒。用于酒痢，月家摆白，漆疮，跌打损伤，毒蛇咬伤大肠风，牙痛，火牙。

【用法用量】内服：煎汤，5～10g，水煎内服。湿疹用叶煮水洗浴，或煎汤涂；或鲜品捣汁擦。

【现代临床研究】竹叶椒根治疗急性阑尾炎：取干燥竹叶椒根的粉末 2 ～ 3g，置茶缸内，加入刚煮沸开水 200 ～ 300mL，加盖密闭 10min；或加凉水 200 ～ 300mL，煮沸 3min，过滤弃渣。此为 1 日量，分 3 ～ 4 次空腹温服，每日 1 剂。直至阑尾炎症状体征消失，体温复常，白细胞计数与分类连续 2 天正常后出院，带药回家，继续服药 1 周以巩固疗效。

42 例病例中，男性 25 例，女性 17 例；年龄在 10 ～ 54 岁之间，其中 20 ～ 50 岁 30 例。

本组 42 例除服本药外，一律未用抗菌药和其他疗法。结果 41 例临床治愈，另 1 例经服竹叶椒根冲剂 24h 后，疼痛不缓解、白细胞数不下降而转为手术治疗，术中见阑尾腔内有一较大的粪石梗阻。本组临床治愈率为 97.6%。右下腹压痛消失时间平均为 3.2 天，体温复常时间平均为 2.01 天。本组平均住院天数为 4.29 天。

【化学成分】降白屈菜红碱、得卡瑞花椒碱、6- 丙酮基 -N- 甲基 - 二氢得卡瑞花椒碱、arnottianamide、platydesmine、4- 甲氧基 -1- 甲基 -2- 喹诺酮、β- [（3- 甲氧基 -1,3- 二氧正丙基）胺基］苯丙酸甲酯、3-O- 阿魏酰基奎尼酸甲酯、去 -4',4'-O- 二甲基表望春花素、柄果花椒素 A、竹叶椒素 B、桉叶油醇、萜品烯、3- 蒈烯、别隐品碱、康迪辛碱、酪氨酸、两面针酮 B、6- 丙酮基二氢白屈菜红碱、桉脂素、planispineA、芝麻素、芦丁、槲皮素、异鼠李素、山柰酚、β- 香木脂醇、L- 细辛脂素等。

【药理作用】

1. 镇痛消炎作用 研究用两种实验方法验证竹叶椒提取物具有显著镇痛作用。推测应该是竹叶椒脂溶性生物碱成分具有镇痛作用，推测该生物碱成分可能会通过抑制 TRPV1 通道起到镇痛作用。有研究从竹叶椒果实中发现了两种新的化合物，进而利用 LPS 介导的巨噬细胞炎症模型对两种新化合物进行了体外抗炎活性评价。实验证明新发现的这两种化合物抑制 TNF-α 和 IL-6 效果非常明显，且随着化合物剂量的增大抑制效果越明显。

2. 保肝作用 采用乙酰氨基酚导致的肝损伤小鼠模型研究竹叶椒的保肝作用，结果显示小鼠模型中的血清谷草转氨酶和谷丙转氨酶等指标明显降低，进而推断竹叶椒提取物有保护小鼠肝脏的作用。以竹叶椒处理肝损伤大鼠模型，结果显示大鼠模型中血清谷草转氨酶、碱性磷酸酶等指标接近正常，并且大鼠模型的抗氧化酶活性有所增强，进而推断竹叶椒提取物具有保肝作用。

3. 抗氧化作用 对竹叶椒甲醇提取物开展了自由基清除率、总抗氧化活性和还原电位实验测定。三种实验方法测定的结果都是随着提取物剂量的增大抗氧化能力也随之增强。对小鼠模型进行竹叶椒果实精油实验，分别采取干热熏蒸和加湿熏蒸。两种实验结果均表明该精油能够显著增加小鼠血清中超氧化物歧化酶和谷胱甘肽过氧化物酶活性，还能明显减少脂质过氧化物的产生，从而证明竹叶椒有抗氧化作用。

4. 驱蚊杀虫作用 研究表明竹叶椒叶的正己烷部位中所含的甲壬酮和十三酮对小菜蛾有非常显著的杀虫效果。Kumar 等还用小菜蛾验证了竹叶椒的生物碱类肉桂酰胺成分有明显的杀虫活性。有研究证明竹叶椒有明显的抗杜氏利什曼原虫作用。此外，竹叶椒种子水提液对捻转血矛线虫也有非常显著的杀虫效果。

5. 抗肿瘤作用 研究发现竹叶椒叶提取物可通过 ERK 途径诱导人宫颈癌细胞凋亡、导致 DNA 损伤，宫颈癌细胞被竹叶椒叶提取物预处理后，其对化疗药物的敏感度增加，表明竹叶椒有望能同丝裂霉素 C 等化疗药物一同开展抗癌治疗。对竹叶椒根中分离提取出 8 种化合物分别利用细胞的增殖检测进行试验。其均能显著降低 Hela 细胞增殖，说明竹叶椒具有较好的抗肿瘤活性。有研究报道，竹叶椒不同部位中分离提取出的 4 种成分生物活性，主要有抗细胞增殖活性和抗氧化活性。这 4 种成分对乳腺癌、结肠癌和肝癌等都具有明显的抗细胞增殖活性。

6. 抗血糖作用 研究采用体外抑制模型方法评价竹叶椒生物碱对 α- 葡萄糖苷酶抑制作用，并采用

Lineweaver-Burk 双倒数法分析其抑制 α- 葡萄糖苷酶活性的机制。结果显示：竹叶椒脂溶性生物碱和水溶性生物碱均对 α- 葡萄糖苷酶有一定的抑制作用；并发现其对 α- 葡萄糖苷酶的作用机制为非竞争性抑制。也有研究表明竹叶椒根提取物中的生物碱和双四氢呋喃木脂素可抑制 α- 葡萄糖苷酶和 α- 淀粉酶的活性。据报道，竹叶椒叶水提物在体内试验和体外实验中都有明显抗血糖作用。

【原植物】竹叶花椒 *Zanthoxylum planispinum* Siebold et Zucc.，本植物学名已修订，正名是竹叶花椒 *Zanthoxylum armatum*。

灌木，枝光滑；皮刺对生，基部扁宽。小叶 3 ～ 5 或 7，披针形或椭圆状披针形，两端尖，顶端小叶较大，边缘有细小圆锯齿，叶轴及总柄有宽翅和皮刺。花黄绿色；雄花的花被片 6 ～ 8，一轮，雄蕊 6 ～ 8；雌花心皮 2 ～ 4，花柱略侧生，成熟心皮 1 ～ 2。蓇果红色，表面有粗大凸起的油点；种子卵形，黑色，有光泽。花期 5 ～ 6 月，果熟期 8 ～ 9 月。

产湖南、贵州、广西、湖北。生于山坡、丘陵的丛林或荒草中。

【备注】本品果实入药：温中燥湿，散寒止痛，驱虫止痒。用于脘腹冷痛，寒湿吐泻，蛔厥腹痛，龋齿牙痛，湿疹，疥癣痒疮。

（焦仰苗　侯慧玲　汪冶）

Meix sonp ponc 美算盘

算盘子 Suanpanzi

【异名】算盘珠、野南瓜。

【来源】本品为大戟科植物算盘子 *Glochidion puberum*（L.）Hutch. 的干燥根。

【采收加工】全年可采挖，洗净，鲜用或晒干。

【性味】苦，凉。小毒。

【功能与主治】清热除湿，解毒利咽，行气活血。用于治疗痢疾，泄泻，黄疸，疟疾，淋浊，带下，咽喉肿痛，牙痛，疝痛，产后腹痛。

【用法用量】内服：煎汤，用量 15 ～ 30g。

【附方】宾楔括　美算盘（算盘子）、类固（乌桕）、务素得正（八爪金龙），煎水内服。

【现代临床研究】治疗急性细菌性痢疾　观察 310 例，其中男性 264 例，女性 46 例，年龄＜ 15 岁 4 例，15 ～ 50 岁 303 例，＞ 50 岁 3 例。均有典型的腹痛、腹泻、里急后重和脓血便症，从民间单验方中筛选出对痢疾杆菌有高效的算盘子和杠板归，经临床验证，均有较好疗效。

【化学成分】羽扇烯酮、算盘子酮、表 - 羽扇豆醇、算盘子醇酮、3- 表算盘子二醇、羽扇豆烷 -20（29）- 烯 -3α,23- 二醇、算盘子二醇、儿茶素、没食子儿茶素、牡荆素、β-D- 吡喃半乳糖 -（3→3）-O-β-D- 吡喃半乳糖、丁香脂素、（Z）-3- 己烯 -D- 吡喃葡萄糖、（E）-2- 己烯 -D- 吡喃葡萄糖、4-O- 乙基没食子酸、没食子酸、胡萝卜苷、β- 谷甾醇。

【药理作用】

1.抗氧化作用　算盘子的脂溶性成分对 DPPH 自由基及 ABTS+ 自由基的半数清除浓度 IC_{50} 分别为 1.103mg/mL 和 0.726mg/mL。

2.抗菌作用　算盘子乙酸乙酯提取物对大肠埃希菌和金黄色葡萄球菌生长具有显著的抑制作用。与正常组比较，模型组小鼠 SOD、GSH、IFN-γ 水平显著降低（$P < 0.01$），MDA、TNF-α、IL-1β 水平显著升高（$P < 0.01$），出现肠黏膜紊乱炎性细胞浸润，肝脏、肾脏重要器官炎症及损伤。与模型

组比较，高、低剂量组能够有效降低血清中 MDA 及 TNF-α、IL-1β 的含量（$P < 0.05$），提高 SOD、GSH 及 IFN-γ 的含量（$P < 0.05$）。并能够降低 CRP、MMP-9、NF-κB 蛋白的表达水平（$P < 0.05$），有效地减轻炎性反应并促进肠道、肝脏、肾脏组织修复。结论：算盘子乙酸乙酯提取物具有治疗大肠埃希菌性腹膜炎的作用，其机制可能与抑菌、抗炎、抑制机体氧化应激反应有关。

【原植物】算盘子 *Glochidion puberum*（L.）Hutch.

直立灌木，高 1 ～ 5m，多分枝；小枝灰褐色；小枝、叶片下面、萼片外面、子房和果实均密被短柔毛。叶片纸质或近革质，长圆形、长卵形或倒卵状长圆形，稀披针形，长 3 ～ 8cm，宽 1 ～ 2.5cm，顶端钝、急尖、短渐尖或圆，基部楔形至钝，上面灰绿色，仅中脉被疏短柔毛或几无毛，下面粉绿色；侧脉每边 5 ～ 7 条，下面凸起，网脉明显；叶柄长 1 ～ 3mm；托叶三角形，长约 1mm。花小，雌雄同株或异株，2 ～ 5 朵簇生于叶腋内，雄花束常着生于小枝下部，雌花束则在上部，或有时雌花和雄花同生于一叶腋内；雄花：花梗长 4 ～ 15mm；萼片 6，狭长圆形或长圆状倒卵形，长 2.5 ～ 3.5mm；雄蕊 3，合生呈圆柱状；雌花：花梗长约 1mm；萼片 6，与雄花的相似，但较短而厚；子房圆球状，5 ～ 10 室，每室有 2 颗胚珠，花柱合生呈环状，长宽与子房几相等，与子房接连处缢缩。蒴果扁球状，直径 8 ～ 15mm，边缘有 8 ～ 10 条纵沟，成熟时带红色，顶端具有环状而稍伸长的宿存花柱；种子近肾形，具三棱，长约 4mm，朱红色。花期 4 ～ 8 月，果期 7 ～ 11 月。

产湖南、贵州、广西。生于山坡灌丛中。

【备注】本品的叶与果实同等入药。

（蔡伟　汪冶）

Meix sunl bav 美钻把

牛茄子 Niuqiezi

【异名】癫茄、大癫茄、野颠茄、野西红柿、钮茄根、山马铃、刺丁茄、番鬼茄。

【来源】本品为茄科茄属植物牛茄子 *Solanum surattense* Burm. F. 的干燥根。

【采收加工】秋季采根，洗净干燥，或鲜用。

【性味】苦、辛，微温。有毒。

【功能与主治】活血散瘀，镇痛麻醉。用于跌打损伤，痹证，痈疮肿毒，冻疮。

【用法用量】外用适量，鲜品捣烂敷患处，或煎水外洗。

【化学成分】1,3,5- 三甲氧基苯，3- 甲氧基对羟基苯甲酸、麦芽酚、N- 反式阿魏酰酪胺、3,4,5- 三甲氧基苯酚、丁香树脂酚、丁香酸、3,4- 二羟基苯甲醛、松柏醇、N- 对反式香豆酰酪胺、2,3- 二羟基 -1-（4- 羟基 -3- 甲氧基苯基）- 丙基 -1- 酮、（25S）- 螺甾 -5（6）-3β- 烯醇 3-*O*-β-D- 吡喃葡萄糖基 -（1→6）-β-D- 吡喃葡萄糖苷、楝叶吴萸素 B、蛇菰宁、3- 吲哚酸、1,2- 二（4- 羟基 -3- 甲氧基苯基）-1,3- 丙二醇、simulanol、山橘脂酸、（25S）- 螺甾 -3β,6α- 二醇、对羟基苯甲酸、tribulusamide、咖啡酸、（25S）- 螺甾 -3- 酮 -6α- 醇 6-*O*-β-D- 吡喃木糖基 -（1→3）-β-D- 吡喃鸡纳糖苷、β- 谷甾醇、胡萝卜苷、澳洲茄胺、澳洲茄碱、澳洲茄边碱、aculeatiside A、aculeatiside B、澳洲茄二烯等。

【药理作用】

1. 抗菌作用　对牛茄子乙醇提取物进行了抗菌活性的检测，选用金黄色葡萄球菌、链球菌、枯草芽孢杆菌、大肠埃希菌、绿脓杆菌、伤寒杆菌、痢疾杆菌和霍乱弧菌作为研究靶标。结果表明：提取物在最高 500μg/mL 时对痢疾杆菌除外的所有细菌有抗菌活性，最低在 25μg/mL 对除铜绿假单胞菌和痢疾杆菌外的细菌有抑制作用，揭示在高浓度下牛茄子提取物有抑菌活性。

2. 抗真菌作用 分别对水、乙醇和甲醇的牛茄子种子提取物应用琼脂分散法进行抗真菌活性的筛选测试。乙醇提部位对人白色念珠菌、热带念珠菌、黑曲霉菌、烟曲霉、黄曲霉菌有强抗真菌作用，甲醇提取部位对黄曲霉菌、稻根霉菌有强作用，水提部位对人白色念珠菌有强作用。结果显示：牛茄子种子可以用于治疗部分真菌所引起的疾病。

3. 抗疟作用 利用牛茄子粗醇提物对接种了疟原虫的老鼠进行了体内抗疟研究，选用了鳃足虫生长的抑制作为指标进行了植物粗醇提物的细胞毒性试验，结果表明包括 *Solanum surattense* Burm. f. 表现出较好抗疟活性，且无细胞毒性。牛茄子可成为抗疟药物开发的潜在天然植物药源。

4. 抗溃疡作用 应用大鼠阿司匹林和幽门结扎造模，奥美拉唑作为阳性药物；十分之一半数致死量作为有效剂量，把牛茄子叶分为水、醇、氯仿、石油醚提取部位预防给药进行抗溃疡研究。结果表明：醇提部位能明显升高胃内容物的 pH 值，且优于其他提取部位，具有显著抗溃疡作用，但是不如阳性药物奥美拉唑。

5. 驱虫作用 通过牛茄子水和乙醇提取物的各种剂量对成年印度蚯蚓的驱虫活动进行评估，结果表明两者的溶剂全部提取物能够在 10mg/mL 浓度呈现杀虫活性，与阳性药物哌嗪柠檬酸和阿苯达唑比较具有较优活性驱虫活性。呈现浓度依赖性，且水提取物表现出相对于乙醇提取物更好的驱虫活性。

6. 毒性 小鼠腹腔注射 100% 水煎液或醇提液 0.8mL，表现为呆滞、四肢半瘫痪状、行走蹒跚，6min 时出现抽搐，7min 时呼吸停止，15min 死亡；灌胃 50% 水煎液或醇提液 0.5mL，观察 1 个月未死亡；茄碱盐酸盐小鼠腹腔注射 LD50 为 42mg/kg 体重，大鼠为 67mg/kg 体重，对受孕小鼠有胎毒和致畸作用；另外还有溶血作用。本品未成熟的果实毒性最烈。

【原植物】牛茄子 *Solanum surattense* Burm. F.，本植物学名已修订，正名是牛茄子 *Solanum capsicoides*。

亚灌木，高 30～60cm。茎有劲直的长刺，幼嫩部混生刺毛。叶互生，具有刺长柄；叶片宽卵形，长 5～12cm，宽 5～10cm，5～7 羽状浅裂，两面均被紧贴的硬毛，脉上均有长刺。夏、秋开花，聚伞花序腋生，花少数或单生；萼先端 5 裂有长刺；花冠辐状，白色，裂片披针形。雄蕊 5，子房上位。浆果球形，直径 2.5～4cm，光滑，基部有带刺的宿萼，成熟时橙红色，有很多种子。

产湖南、贵州、广西、湖北。生于山坡、丘陵、路边的或荒草中。

【备注】本品有毒一般只作外用，不可内服。

（焦仰苗　汪冶）

Meix sunl bav 美钻巴

水茄 Shuiqie

【异名】一面针、小登茄、大金扣、扭茄木、金钮扣、金钮头、金衫扣、天茄子、洋毛辣、刺番茄、山颠茄、刺茄、鸭卡。

【来源】本品为茄科茄属植物水茄 *Solanum torvum* Swartz 的干燥根。

【采收加工】全年可采挖。洗净，切片，晒干。

【性味】辛，微凉，有小毒。

【功能与主治】散瘀，消肿，止痛。用于跌打瘀痛，腰痹，胃痛，牙痛，闭经，久咳。

【用法用量】内服：煎汤，10～15g。外用：捣敷。

【化学成分】N- 反式阿魏酸酪酰胺、N- 反式 - 对 - 香豆酰基酪胺、3-（4- 羟苯基）-N-［2-（4- 羟基苯基)-2-甲氧基乙基〕丙烯酰胺、N-反式-对-香豆酰基章鱼胺、山柰酚、槲皮素、反式咖啡酸、(25S)-6α-羟基-5α-螺甾烷-3-酮-6-O-(β-D-吡喃鸡纳糖苷)、(25S)-6α-羟基-5α-螺甾烷-3-酮-6-O-〔α-L-吡喃鼠李糖基-(1→3)-β-D-吡喃鸡纳糖苷〕、(25S)-螺甾烷-5-烯-3β-醇-3-O-〔β-D-吡喃葡萄糖基-(1→6)-O-β-D-吡喃葡萄糖苷〕、(25S)-5α-螺甾烷-3β-醇-6α-O-〔β-D-吡喃木糖基-(1→3)-β-D-吡喃鸡纳糖苷〕等。

【药理作用】采用噻唑蓝染色法(MTT法)检测水茄提取物对人鼻咽癌细胞株(CEN-1细胞)、人肺腺癌细胞株(A-549细胞)、人舌癌细胞株(Tca8113细胞)和人肝癌细胞株(HepG-2细胞)的抑制作用，并计算半数生长抑制浓度(IC$_{50}$)、流式细胞仪检测最佳抗肿瘤活性成分对敏感细胞株凋亡及周期的影响、进一步检测最佳抗肿瘤活性成分对敏感细胞株凋亡相关基因Bcl-2蛋白表达量和Caspase-3活性的影响。发现水茄提取物中，10%乙醇洗脱部位(Fr-2)对4种肿瘤细胞均有较强的抑制作用，对Tca8113细胞的抑制作用最强，其IC$_{50}$为(34.26±6.84)mg/L；Fr-2可使G1期Tca8113细胞的比例显著增加，而使S期细胞的比例明显减少；Fr-2可诱导Tca8113细胞凋亡，且作用时间越长，凋亡率越高；经Fr-2作用后，Bcl-2蛋白在Tca8113细胞的表达明显下降，而Caspase-3酶的活性明显增加。说明水茄提取物Fr-2体外有较强的抗肿瘤活性，Fr-2可能通过抑制Bcl-2的表达和增加Caspase-3的活性，从而抑制Tca8113细胞的增殖和诱导其凋亡。

【原植物】水茄 Solanum torvum Swartz

灌木，高1~2(3)m，小枝、叶下面、叶柄及花序柄均被具长柄、短柄或无柄稍不等长5~9分枝的尘土色星状毛。小枝疏具基部宽扁的皮刺，皮刺淡黄色，基部疏被星状毛，长2.5~10mm，宽2~10mm，尖端略弯曲。叶单生或双生，卵形至椭圆形，长6~12(~19)cm，宽4~9(~13)cm，先端尖，基部心脏形或楔形，两边不相等，边缘半裂或作波状，裂片通常5~7，上面绿色，毛被较下面薄，分枝少(5~7)的无柄的星状毛较多，分枝多的有柄的星状毛较少，下面灰绿，密被分枝多而具柄的星状毛；中脉在下面少刺或无刺，侧脉每边3~5条，有刺或无刺。叶柄长约2~4cm，具1~2枚皮刺或不具。伞房花序腋外生，2~3歧，毛被厚，总花梗长1~1.5cm，具1细直刺或无，花梗长约5~10mm，被腺毛及星状毛；花白色；萼杯状，长约4mm，外面被星状毛及腺毛，端5裂，裂片卵状长圆形，长约2mm，先端骤尖；花冠辐形，直径约1.5cm，筒部隐于萼内，长约1.5mm，冠檐长约1.5cm，端5裂，裂片卵状披针形，先端渐尖，长0.8~1cm，外面被星状毛；花丝长约1mm，花药长约3mm，为花丝长度的4~7倍，顶孔向上；子房卵形，光滑，不孕花的花柱短于花药，能孕花的花柱较长于花药；柱头截形；浆果黄色，光滑无毛，圆球形，直径约1~1.5cm，宿萼外面被稀疏的星状毛，果柄长约1.5cm，上部膨大；种子盘状，直径约1.5~2mm。全年均开花结果。

产广西。喜生长于热带地方的路旁、荒地、灌木丛中、沟谷及村庄附近等潮湿地方。

(焦仰苗　汪冶)

Meix xap haic 美下孩

八角枫 Bajiaofeng

【异名】白金条(侧根名)、白龙须(须状根名)、八角王、八角梧桐、八角将军、割舌罗、五角枫、七角枫、野罗桐、花冠木、八角树、华瓜木。

【来源】本品为八角枫科植物八角枫 Alangium chinense (Lour.) Harms 的根或须根、根皮。

【采收加工】全年可采，挖出后，除去泥沙，晒干即可。

【**性味**】辛、苦，微温。有小毒。

《侗族医学》：辣，热。有毒。

《侗药大观》：苦，温。

《中国侗族医药研究》：辛，微温。有毒。

《中国侗族医药学基础》：辣，热。有毒。

【**功能与主治**】清热解毒，活血散瘀。用于风湿痹痛，四肢麻木，跌打损伤。

《侗族医学》：搜风除寒，通筋止痛。用于宾耿腌老（骨节肿大），闷高瘟扁（头昏晕倒），宾奇卯（猫鬼症）。

《侗药大观》：祛风，除湿，行气止痛，利尿，消肿。用于风湿痹痛，半身麻木，胃痛，脚气，肾炎。

《中国侗族医药研究》：祛风除湿，舒筋活络。用于风湿疼痛，麻木瘫痪，心力衰竭，劳伤腰痛，跌打损伤。

《中国侗族医药学基础》：搜风除寒，通筋止痛。用于骨节肿大，头昏晕倒，猫鬼症。

【**用法用量**】内服：煎汤，须根 3g；侧根 3 ～ 9g。

【**附方**】

1. 宾耿腌老 美下孩（八角枫树枝）打刀烟，取汁涂于患处。（《侗族医学》）

2. 闷高瘟扁 美下孩（白金条）、美奥夺（钩藤）、国盼白（白木通），炖猪脚内服。（《侗族医学》）

3. 宾奇卯 美下孩（八角枫）、笨烟生（万寿竹）、岁巴同（四块瓦）、骂兵坐（菖草），水煎内服。（《侗族医学》）

4. 肿骨节 打刀烟：用八角枫的枝茎一端燃烧，另一端置于柴刀上，将沿木质流出的黑色糊状液体搜集于刀面上，并涂于关节患处，每日换药 1 次。（《中国侗族医药研究》）

5. 精神病 倒钩藤 20g，石菖蒲 10g，山姜 20g，大血藤 10g，八角枫 10g，见风消 20g，黑眼风 10g，加水 300mL，煎至 100mL，每日一剂，分 2 次服，15 天为一疗程，间隔一周再服。初发患者视病情情况可重复服用 2 ～ 3 个疗程。慢性反复发作者，每个疗程可间隔 15 天，待续服 2 ～ 3 年。（《中国侗族医药研究》）

【**现代临床研究**】

1. 治疗类风湿关节炎 有研究将 120 例类风湿关节炎患者随机分为三组：八角枫根煎液熏洗治疗组、西药对照组、中药对照组，每组 40 例，两个疗程后进行结果分析，八角枫根煎液熏洗治疗组 70.0%，总有效率为 97.5%，相较于西药和中药对照组有显著疗效。

2. 治疗精神类疾病 将八角枫根须部切碎晒干，打成粉制或片剂，剂量为每次 2 ～ 3g，每日 2 次，1 个月为 1 个疗程。服药过程一般配合小剂量安定剂（日量折合氯丙嗪 150 ～ 300mg）。50 例中，男 40 例，女 10 例，病程 10 年以上的 1 例，2 年以上的 12 例，1 ～ 2 年的 12 例，1 年以内的 25 例。其中首次发病者 19 例，多次发病者 31 例。近期疗效：痊愈 13 例，占 26%，显效 7 例，占 14%，进步 9 例，占 18%，无效者 21 例，占 42%，总有效率为 58%。服药后出现疗效的时间：从痊愈和显效的 20 例症状开始明显好转的天数来看，10 天以内 4 例；10 ～ 20 天 10 例；20 ～ 30 天 6 例。八角枫对各型精神分裂症都有一定的近期疗效。就患者的主要症状而言，以精神运动性兴奋疗效最好，4 例均获痊愈或显效；其次为精神运动性抑制，14 例中 8 例获显效以上的效果；对幻觉妄想和思维障碍的疗效较差，31 例中仅 8 例显效或痊愈。

3. 治疗股骨结核 王某，于 1973 年 6 月，患右股骨粗隆结核，因化脓手术切开引流，术后流脓不净，住院 3 月余无法控制，随后取八角枫鲜枝 1 ～ 2 两（50 ～ 100g）加水约 300mL，煎开后 15min，取出药水，加入白酒约 40mL 分两次服（上、下午各服一次），再用小金丹并在患部注射链霉素，隔 1

天注射 1 次，治疗 3 个月痊愈。

【化学成分】消旋毒藜碱、喜树次碱、4，5- 二甲基刺檗碱 -6- 酮、8- 羟基 -3，6，9- 三甲基 -7 氢 - 苯并蒽 -7- 酮、土布罗素（tubu-losine）、去甲土布罗素（desemethyltubulosine）、原吐根碱醇、去甲原吐根碱醇、尿嘧啶、尿苷、胸苷、5- 羟基 -2- 羟甲基吡啶、2,6-deoxyfructosazine、8- 羟基 -3- 羟甲基 -6,9- 二甲基 -7H- 苯并异喹啉 -7- 酮、2-hydroxy-N-hydroxybenzylanabasine、水杨苷、鄂西香茶菜苷、马钱酸、（1S-4S）-7- 羟基去氢白菖烯、（1R-4S）-7- 羟基去氢白菖烯、ChinenionsideA 等。

【药理作用】

1. 肌松及收缩平滑肌作用　八角枫碱有明显的横纹肌松弛作用，其作用点在于阻断神经肌接点的传导，对肌肉本身无直接作用，且其肌肉松弛作用开始时为去极化型阻断，当作用充分后即转变为抗去极化型阻断，似属双相型肌肉松弛药。八角枫碱制成的单成分针剂"肌松二号"，经药理、肌松作用类型的研究，并以肌电图为临床考察指标，证实其肌松效果确切且作用较强。

2. 抗炎镇痛作用　采用热板法和扭体法考察八角枫总提物的镇痛作用，用二甲苯引起小鼠耳廓肿胀实验观察八角枫总提物的抗炎作用，结果表明八角枫总碱具有较好的抗炎、镇痛作用。有研究证实了八角枫水提液能够减轻 CIA 模型大鼠的炎症反应、关节软骨退化及骨破坏，而其机制可能与下调血清中 1L-1β、TNF-α 水平，调节 OPG/RANKL/RANK 系统平衡有关。

3. 对呼吸系统作用　在家兔实验中，当静脉注射八角枫碱的首次剂量达 3mg/kg，或累计用量超过 4.3mg/kg 以上时，可产生呼吸麻痹，新斯的明对抗效果不佳。

4. 抗癌作用　采用改良的 MTT 测定法测定从八角枫根中提取分离到的一个生物碱（8- 羟基 -3- 羟甲基 -6,9- 二甲基 -7H- 苯并异喹啉 -7- 酮），证实该生物碱对所测试的 5 种人源癌细胞（NB-4，A-549，SHSY5Y，PC-3，MCF-7）增殖具有一定的细胞毒活性。

【原植物】八角枫 *Alangium chinense*（Lour.）Harms

落叶乔木或灌木，高 3 ～ 5m，稀达 15m，胸高直径 20cm；小枝略呈"之"字形，幼枝紫绿色，无毛或有稀疏的疏柔毛，冬芽锥形，生于叶柄的基部内，鳞片细小。叶纸质，近圆形或椭圆形、卵形，顶端短锐尖或钝尖，基部两侧常不对称，一侧微向下扩张，另一侧向上倾斜，阔楔形、截形、稀近于心脏形，长 13 ～ 19（～ 26）cm，宽 9 ～ 15（～ 22）cm，不分裂或 3 ～ 7（～ 9）裂，裂片短锐尖或钝尖，叶上面深绿色，无毛，下面淡绿色，除脉腋有丛状毛外，其余部分近无毛；基出脉 3 ～ 5（～ 7），成掌状，侧脉 3 ～ 5 对；叶柄长 2.5 ～ 3.5cm，紫绿色或淡黄色，幼时有微柔毛，后无毛。聚伞花序腋生，长 3 ～ 4cm，被稀疏微柔毛，有 7 ～ 30（～ 50）花，花梗长 5 ～ 15mm；小苞片线形或披针形，长 3mm，常早落；总花梗长 1 ～ 1.5cm，常分节；花冠圆筒形，长 1 ～ 1.5cm，花萼长 2 ～ 3mm，顶端分裂为 5 ～ 8 枚齿状萼片，长 0.5 ～ 1mm，宽 2.5 ～ 3.5mm；花瓣 6 ～ 8，线形，长 1 ～ 1.5cm，宽 1mm，基部粘合，上部开花后反卷，外面有微柔毛，初为白色，后变黄色；雄蕊和花瓣同数而近等长，花丝略扁，长 2 ～ 3mm，有短柔毛，花药长 6 ～ 8mm，药隔无毛，外面有时有褶皱；花盘近球形；子房 2 室，花柱无毛，疏生短柔毛，柱头头状，常 2 ～ 4 裂。核果卵圆形，长约 5 ～ 7mm，直径 5 ～ 8mm，幼时绿色，成熟后黑色，顶端有宿存的萼齿和花盘，种子 1 颗。花期 5 ～ 7 月和 9 ～ 10 月，果期 7 ～ 11 月。

产湖南、贵州、广西、湖北。生于海拔 1800m 以下的山地或疏林中。喜肥沃、疏松、湿润的土壤。

【备注】宜在饭后服用。有毒，孕妇忌服，小儿和年老体弱者慎用。

（焦仰苗　侯慧玲　汪冶）

Meix yaop sane 美尧禅

树参 Shushen

【异名】鸭掌木、鸭掌紫、枫荷梨、半边风。

【来源】本品为五加科植物树参 *Dendropanax dentiger*（Harms）Merr 的干燥根。

【采收加工】四季可采、晒干备用。

【性味】甘、辛，温。

《侗族医学》：甜，性热。

《中国侗族医药研究》：甘，温。

【功能与主治】祛风除湿，舒筋活络，壮筋骨，活血。用于瘫痪，偏头痛，臂丛神经炎，风湿性及类风湿性关节炎，扭伤，痛疖，小儿麻痹后遗症，月经不调。

《侗族医学》：除湿，活血。用于宁乜稿盼兜轮（妇女产后伤风），风湿骨痛。

《中国侗族医药研究》：祛风湿，活血脉。用于头痛风，小儿白眼风，小儿惊风，半边风瘫。

【用法用量】内服：煎汤，3 ～ 10g。外用：适量，磨汁涂布；或研末调敷；或鲜品捣烂外敷。

【附方】

1. 宁乜稿盼兜轮（妇女产后伤风） 美尧禅（半枫荷）、美岁放（鬼箭羽）、奴金奴银（金银花）、朗西（吴茱萸），煎水内服。（《侗族医学》）

2. 风湿骨痛 美尧禅（半枫荷）、岁巴同（四块瓦）、教播盘亚麻（大血藤）、务素得亚（八爪金龙）、美岁放（鬼箭羽）、巴笨尚（徐长卿），泡酒内服。（《侗族医学》）

【化学成分】棕榈酸、邻苯二甲酸二丁酯、β- 谷甾醇、松柏醛、东莨菪素、β-hydroxypropiovanillon、右旋松脂素、右旋丁香树脂酚、芥子醛葡萄糖苷、丁香苷、松柏醛葡萄糖苷、淫羊藿苷 E_5 等。

【药理作用】

1. 治疗心律失常 树参叶水提取物对乌头碱、$CaCl_2$ 诱发的小鼠心律失常有明显的保护作用，静脉注射能显著缩短肾上腺素诱发的麻醉兔心律失常的持续时间，还能明显推迟毒毛花苷性豚鼠离体心脏心律失常和心电消失的出现。

2. 抑制中性粒细胞呼吸爆发 有研究表明，半边风 95% 乙醇提取物的乙酸乙酯层和正丁醇部位包含的 9 种苯丙素类化合物均有抑制大鼠 PMN 呼吸爆发的效果。此外，也有研究验证了半边风乙醇提取物、乙酸乙酯部位及正丁醇部位对大鼠 PMN 呼吸爆发不同程度的抑制作用，并证明石油醚部位和萃余水部位无明显的 PMN 呼吸爆发抑制效果。

3. 治疗急性高尿酸血症 有研究利用氧嗪酸钾诱导建立小鼠急性高尿酸血症模型，并以半边风醇提物连续给小鼠灌胃 7 天后发现小鼠血清尿酸含量和肝脏 XOD 活性显著增高，并表明半边风醇提物通过下调肾脏转运蛋白 mURAT1 及 mGLUT9mRNA 的表达来降低急性高尿酸血症小鼠血尿酸水平。

【原植物】树参 *Dendropanax dentiger*（Harms）Merr

乔木或灌木，高 2 ～ 8m。叶片厚纸质或革质，密生粗大半透明红棕色腺点（在较薄的叶片才可以见到），叶形变异很大，不分裂叶片通常为椭圆形，稀长圆状椭圆形、椭圆状披针形、披针形或线状披针形，长 7 ～ 10cm，宽 1.5 ～ 4.5cm，有时更大，先端渐尖，基部钝形或楔形，分裂叶片倒三角形，掌状 2 ～ 3 深裂或浅裂，稀 5 裂，两面均无毛，边缘全缘，或近先端处有不明显细齿一至数个，或有明显疏离的牙齿，基脉三出，侧脉 4 ～ 6 对，网脉两面显著且隆起，有时上面稍下陷，有时下面较不明显；叶柄长 0.5 ～ 5cm，无毛。伞形花序顶生，单生或 2 ～ 5 个聚生成复伞形花序，有花 20 朵以上，有时较少；总花梗粗壮，长 1 ～ 3.5cm；苞片卵形，早落；小苞片三角形，宿存；花梗长 5 ～ 7mm；萼长 2mm，边缘近全缘或有 5 小齿；花瓣 5，三角形或卵状三角形，长 2 ～ 2.5mm；雄蕊 5，花丝长 2 ～ 3mm；子房 5 室；花柱 5，长不及 1mm，基部合生，顶端离生。果实长圆状球形，稀近球形，长 5 ～ 6mm，有 5 棱，每棱又各有纵脊 3 条；宿存花柱长 1.5 ～ 2mm，在上部 1/2、1/3 或 2/3 处离生，反曲；果梗长 1 ～ 3cm。花期 8 ～ 10 月，果期 10 ～ 12 月。

产湖南、湖北、贵州、广西。生长在常绿阔叶林或灌丛中。

（焦仰苗　汪冶）

Naos soup 闹秀

大叶紫珠 Dayezizhu

【异名】紫珠、珍珠树、假大艾、白骨风、大风叶、止血草。

【来源】本品为马鞭草科植物大叶紫珠 *Callicarpa macrophylla* Vahl 的干燥根。

【采收加工】四季采根，洗净，晒干。

【性味】辣、苦。平。

《侗族医学》：辣、苦，平。

《中国侗族医药研究》：辣、苦，平。

【功能与主治】散瘀止血，消肿止痛。用于咯血，吐血，衄血，便血，创伤出血，跌打瘀肿，风湿痹痛。

《侗族医学》：止血，消肿，止痛。用于宾奇卯（结核），奇西任（紫癜）。

《中国侗族医药研究》：止血，消肿，止痛。用于结核，紫癜。

【用法用量】内服：煎汤，15 ～ 30g。外用：适量，捣敷；或研末撒。

【附方】

1. 宾奇卯　尚秀（紫珠）、骂差盘（龙牙草）、登桃岁（山楂）、杀觉（白皮及）、尚吻（鱼腥草）、尚娘架（白茅根），煎水内服。（《侗族医学》）

2. 奇西任　闹秀（紫珠）、尚骂茶抑（地骨皮）、蒂榜（桃仁）、骂告夺（牛膝）、娘岁林（小血藤）、骂寸旁（益母草）、拜亚散盘（散血草），煎水内服。（《侗族医学》）

【现代临床研究】消炎作用　紫草消炎片由大叶紫珠草、白花蛇舌草等多种中草药组成，按工艺流程加工成糖衣片，其中每片含大叶紫珠草生药 3g。经 1500 余例患者运用表明，该药对急慢性咽炎、扁桃体炎、牙龈炎、牙周炎、急性支气管炎、宫颈糜烂、宫颈炎、附件炎和急性尿路感染等多种炎症疗效甚佳，一般用药 2 ～ 3 天即可显效。

【化学成分】β- 细辛醚、γ- 细辛脑、a- 细辛醚、对甲氧基苯甲酸、细辛醛、(-)- 乔松素、5- 羟基 -3,7,4′- 三甲氧基黄酮、5- 羟基 -3,6,7,4′- 四甲氧基黄酮、(-)- 球松素、5- 羟基 -3,7,3′,4′- 四甲氧基黄酮等。

【药理作用】

1. 镇痛作用　有研究采用小鼠醋酸扭体法对紫珠的镇痛作用进行了研究，结果表明紫珠叶醇提物对小鼠具有明显的镇痛作用。对分离得到的 6 个单体成分也进行了活性评价，实验表明该植物的三萜化合物和黄酮类化合物显示了很好的镇痛作用。

2. 抗炎作用 有研究采用牛血清白蛋白（C-BSA）加完全弗氏佐剂进行构建肾炎性血尿大鼠模型，并分别用紫珠草提取物、安络血和生理盐水对肾炎大鼠进行灌胃，2 周后发现大叶紫珠草和安络血均可降低尿中畸形红细胞和血清 IL-1，且紫珠组明显优于安络血组和生理盐水对照组。

3. 凝血作用 有研究利用生理盐水、云南白药和紫珠叶提取物连续 7 天分别灌胃健康的 Wistar 大鼠，研究大叶紫珠的凝血功能及对 TXB2.6-keto-PGF1a 表达的影响。研究发现大叶紫珠水煎液能明显缩短大鼠的凝血酶原时间（prothrombintime, PT）、活化部分凝血活酶活性时间（activatedpartialthrombo-plastintime, APTT）、凝血酶时间（thrombintime, TT），显著增加纤维蛋白原含量（contentoffibrinogen, FIB）、TXB$_2$ 和降低 6-keto-PGF1a 水平。

【原植物】 大叶紫珠 *Callicarpa macrophylla* Vahl

小乔木或灌木状。小枝、叶柄及花序密被灰白色星状绒毛。叶长椭圆形或卵状披针形，长 10 ～ 23cm，宽 5 ～ 11cm。基部钝圆，具细齿，上面被短毛。下面密被星状绒毛及腺点。叶柄粗，长 1 ～ 3cm。聚伞花序径 4 ～ 8cm，花序梗长 2 ～ 3cm。花萼杯状 . 被星状毛及腺点，花冠紫色，花药卵圆形，子房被毛。果球形，被毛及腺点。花期 4 ～ 7 有，果期 7 ～ 12 月。

产湖南、广西、贵州。生于海拔 100 ～ 2000m 山坡疏林下及灌丛中。

（焦仰苗　汪冶）

Ngoc guadl jenc 娥怪近

蜘蛛抱蛋 Zhizhubaodan

【异名】 赶山鞭、飞天蜈蚣、大叶万年青、箬叶、蓼叶伸筋、一叶、地雷公、哈萨喇、竹节伸筋、大九龙盘、九龙盘、盘龙七、保歪溜、棕巴叶、十叶万年青、一叶兰、竹根虎、竹叶盘、蛇退、结核草、斩龙剑。

【来源】 本品为百合科植物蜘蛛抱蛋 *Aspidistra elatior* Blume 的干燥根。

【采收加工】 全年可采，除去须根及叶，洗净，鲜用或切片晒干。

【性味】 甘，温。

《侗族医学》：甜，热。

《中国侗族医药研究》：辛，温。

【功能与主治】 活血止痛，清肺止咳，利尿通淋。用于大肠风，月家身肿，暗伤腰痛，无名肿毒，墨风，痘风，肚痛，扯筋风，老鼠翻梁，蛤蟆胀，月家风，跌打损伤，热咳，肚腹循环痛，伤目出血。

《侗族医学》：补虚，活血。用于挡朗（骨折）。

《中国侗族医药研究》：清热解毒，活血通络。用于大肠风，月家身肿，暗伤腰痛，无名肿毒，墨风，痘风，肚痛，扯筋风，老鼠翻梁，蛤蟆胀，月家风，跌打损伤，热咳，肚腹循环痛，伤目出血。

【用法用量】 内服：煎汤，3 ～ 10g。外用：适量，磨汁涂布；或研末调敷；或鲜品捣烂外敷。

【附方】挡朗（骨折） 修八岑（蜘蛛抱蛋）、笨然（玉竹）、美俄加比（刺五加皮）、骂告夺（牛膝）、美高九亚（雀不站）、迅坝（骨碎补），捣烂调酒，菜叶包后加温，外敷患处。（《侗族医学》）

【化学成分】β- 谷甾醇、豆笛醇、蜘蛛抱蛋苷、凯提皂苷元、铃兰皂苷元 B、潘托洛皂苷元、D-吡喃葡萄糖、D- 吡喃半乳糖、L- 吡喃鼠李糖、L- 吡喃阿拉伯糖和 D- 吡喃木糖等。

【药理作用】

1. 镇咳作用 有文献分别用蜘蛛抱蛋的乙酸乙酯高、中、低剂量，石油醚高、中、低剂量及水提取部位高、中、低剂量对小鼠灌胃给药，连续给药 10 天，末次给药后 1h，观察并记录小鼠咳嗽潜伏期、2min 内咳嗽次数，结果显示贵州蜘蛛抱蛋的乙酸乙酯提取部位镇咳作用显著。

2. 抗炎作用　研究分别利用二甲苯致小鼠急性炎症耳肿胀和角叉菜胶致小鼠亚急性炎症足跖肿胀，并用乙酸乙酯高、中、低剂量，石油醚高、中、低剂量及水提取部位高、中、低剂量处理有炎症的小鼠，结果表明蜘蛛抱蛋不同提取部位对小鼠急慢性炎症均有不同程度的抑制作用。

3. 抑菌作用　研究发现蜘蛛抱蛋内含物具有抗木霉、黑曲霉以及金黄色葡萄球菌、放线菌的作用，其中对金黄色葡萄球菌的抑制效果最明显。同时还有研究表明蜘蛛抱蛋全株具有抑制梨褐斑病菌的活性。

【原植物】蜘蛛抱蛋 *Aspidistra elatior* Blume

多年生常绿草本，高达 90cm。地下根茎横生，粗硬，生有多数须根。叶单生；叶片革质，从地下根茎上长出，直立；椭圆状披针形或宽披针形，宽 7.5 ～ 11cm，先端急尖，基部狭窄，形成沟状绿色的窄长叶柄；叶片绿色有光泽，常有少数大小不等的淡黄色斑迹，有多条明显的平行脉。花单个从根茎生出，贴近地面，花葶短；花被钟形，内面紫褐色，外面有紫褐色斑点；雄蕊 8 个，生于花被筒的近下部，柱头呈明显 4 裂，较大，直径约为 14mm。浆果卵圆形，含种子 1 颗。花期 3 ～ 5 月。

产湖南、贵州、广西、湖北。生长于疏松、肥沃的沙土中。

（焦仰苗　汪冶）

Nugs cuix fenx 奴水粉

紫茉莉 Zimoli

【异名】骂巴郎、胭脂花根。

【来源】本品为紫茉莉科植物紫茉莉 *Mirabilis jalapa* L. 的干燥根。

【采收加工】秋后挖根，洗净切片晒干。

【性味】甘、淡，凉。

【功能与主治】清热利湿，活血消肿。用于乳痈，赤白带下，月经不调，热淋，痈疮肿毒。

【用法用量】内服：煎汤，15 ～ 30g。外用适量，鲜品捣烂外敷，或煎汤外洗。

【附方】

1. 乍形没正（月经不调）　奴水粉（紫茉莉根）、奴盼盼亚（月月红）、栀子花，煎水内服。

2. 宾宁乜崩榜（白带过多）　奴水粉（紫茉莉根）、高劳（蜘蛛香）、照虐四罢（泡参）、尚奴阳虽（阳雀花根）、高岑（续断）、讯蛮岑（黄精）、巴笨尚（徐长卿），煎水内服。

【化学成分】含胡芦巴碱，并含糖类氨基酸、有机酸及大量淀粉。

【药理作用】具有抗生育、杀虫、抑菌、抗癌、抗糖尿病、治疗便秘、外伤等药理作用。

1. 抗肿瘤作用　利用多种分离纯化手段从喜马拉雅紫茉莉乙醇提取物中分离纯化得到 17 个化合物，并应用 MTT 法对其进行体外抗肿瘤活性筛选，发现喜马拉雅紫茉莉乙醇提取物对肿瘤细胞株 A549 和 HCT8 具有强生长抑制作用。

2. 抗生育作用　采用乙醇回流提取喜马拉雅紫茉莉种子有效成分，以 600mg/kg 口服，对雌性小鼠具有明显的抗生育活性，但同时亦显示出对部分小鼠有致肿瘤活性，且小鼠一次口服最大耐受量大于 16.67mg/kg。

【原植物】紫茉莉 *Mirabilis jalapa* L.

一年生草本，高可达 1m。根肥粗，倒圆锥形，黑色或黑褐色。茎直立，圆柱形，多分枝，无毛或疏生细柔毛，节稍膨大。叶片卵形或卵状三角形，长 3～15cm，宽 2～9cm，顶端渐尖，基部截形或心形，全缘，两面均无毛，脉隆起；叶柄长 1～4cm，上部叶几无柄。花常数朵簇生枝端；花梗长 1～2mm；总苞钟形，长约 1cm，5 裂，裂片三角状卵形，顶端渐尖，无毛，具脉纹，果时宿存；花被紫红色、黄色、白色或杂色，高脚碟状，筒部长 2～6cm，檐部直径 2.5～3cm，5 浅裂；花午后开放，有香气，次日午前凋萎；雄蕊 5，花丝细长，常伸出花外，花药球形；花柱单生，线形，伸出花外，柱头头状。瘦果球形，直径 5～8mm，革质，黑色，表面具皱纹；种子胚乳白粉质。花期 6～10 月，果期 8～11 月。

产湖南、贵州、广西、湖北。各地有栽培。

（蔡伟 汪冶）

Nugs miinc yeec 奴民野

打破碗花花 Dapowanhuahua

【异名】野棉花。

【来源】本品为毛茛科植物打破碗花花 *Anemone hupehensis* Lem. 的干燥根。

【采收加工】全年可采，去泥，切片，晒干。

【性味】苦，凉。有小毒。

《侗族医学》：苦，凉。有小毒。

《中国侗族医药研究》：苦，凉，有小毒。

【功能与主治】搜风去寒，杀虫。用于苟任盯，手脚开裂。

《侗族医学》：搜风去寒，杀虫。用于苟任盯（脚转筋），手脚开裂。

《中国侗族医药研究》：搜风，祛寒，杀虫。用于脚转筋，手脚开裂。

【用法用量】内服：煎汤，外用适量，3～6g。

【附方】

1. 苟任盯 奴民野（野棉花），炖猪脚和黄豆内服。（《侗族医学》）

2. 手脚开裂 奴民野（野棉花根）、美榴藜（蔡罗根）、尚虐哽（苦参），共研细末，调蜂蜡或猪油外擦开裂处。（《侗族医学》）

【现代临床研究】

1. 治鼻疳 野棉花全草捣烂，以布包塞鼻。

2. 治目翳 野棉花嫩芽三枚，烤软揉成团，先在手腕上太渊穴放一有孔铜钱，药敷钱上，布包扎，1～2 小时取下，左翳贴右，右翳贴左。

3. 治疟疾 野棉花根七至九枚，常山八两，黄豆一升。共煮熟，去药，黄豆晒干研成细粉，酒调为丸，雄黄为衣。疟前服十粒。

4. 治痈疽不溃 野棉花根、叶二至三钱。水煎服。

5. 镇痛 有研究用野棉花天灸治疗 80 例寒湿痹，治愈、显效率达 81.25%。临床疗效显示，野棉花茎、根可治疗龋性牙痛。

【化学成分】含有大量萜类成分，主要以酯内衍生物形式存在，包括蒎烯、单萜类、倍半萜、二萜类和三萜类；含有大量三萜皂苷、毛茛苷和甾体皂苷。

【药理作用】

1. 抗菌作用　民间多以野棉花根部入药，其鲜汁具有抗菌作用。文献记载用野棉花全草加食用醋治愈牛皮癣。侗族医药用其防止"背痈"复发和治疗眼落翼子。

2. 抗寄生虫作用　研究表明野棉花根能够治疗胆道蛔虫病，其以开花的野棉花排虫效果好，同时具有杀虫作用。

【原植物】打破碗花花 *Anemone hupehensis* Lem.

多年生草本，高 30 ～ 100cm。根粗壮，茎被白色柔毛。基出叶 3 ～ 5，具长柄，为 3 出复叶或少数为单叶；中间小叶片较大，卵形至心形，两侧小叶斜卵形，分裂或不明显的 3 或 5 浅裂，边缘具粗锯齿，上面绿色，下面紫红色或苍绿色，两面均披毛。花茎高达 80cm，疏披毛；聚伞花序简单或 2 ～ 3 回分枝；总苞片 2 ～ 3，叶状，萼片 5 ～ 6 片，白色，粉红色，倒卵形或椭圆形，外面披柔毛；雄蕊，多数；心皮多数。聚合果球形；瘦果近卵形，密生白色绵毛。

产湖南、贵州、湖北。生于低山或丘陵区的山坡。

（刘建新　汪冶　张在其）

Nugs padt bens 奴盼奔

砚壳花椒 Yankehuajiao

【异名】单面针、山枇杷、大叶花椒、蚌壳花椒、山椒根、黄椒根。

【来源】本品为芸香科植物蚬壳花椒 *Zanthoxylum dissitum* Hemsl. 的干燥根。

【采收加工】全年皆可采挖。

【性味】辛、涩、温，有小毒。

《中国侗族医药研究》：辛，温。

【功能与主治】祛风活络，散热止痛，解毒消肿。用于跌打损伤，扭伤，骨折。

《中国侗族医药研究》：通经活络，散瘀消肿。用于跌打损伤。

【用法用量】内服：煎汤。

【附方】治疗风湿骨痛　单面针根、一口钟各 10g，草乌 5g，木鳖子 2g，大血藤、小血藤、散血莲、雪拣花根各 10g，50° 白酒 100mL，浸泡 1 周后外搽患处，每日 3 ～ 5 次。(《侗族医药探秘》)

【化学成分】原阿片碱、别隐品碱、四氢小檗碱、白屈菜红碱、二氢血根碱、二氢白屈菜红碱、6-丙酮基二氢血根碱、对羟基苯甲醛、异香草醛、丁香醛、白鲜碱、茵芋碱、花椒碱、血根碱、两面针碱等。

【药理作用】抗肿瘤作用　单面针中的生物碱是其主要的抗癌活性物，如鹅掌楸碱、血根碱和氯化两面针碱（nitidine chloride，NC）等。其中鹅掌楸碱能够抑制肺癌细胞的增殖；血根碱对大肠癌细胞、黑色素瘤细胞、结肠癌细胞和乳腺癌细胞均有促凋亡作用；NC 能够抑制肝癌细胞、肾癌细胞、胃癌细胞、乳腺癌细胞 MCF-7、结肠直肠癌细胞（HCT-116）和鼻咽癌细胞（CNE-1）等。NC 不仅有抑制肿瘤细胞增殖的作用，而且对肿瘤侵袭转移也有作用，如抑制恶性肾肿瘤细胞的转移和抑制乳腺癌细胞迁移与入侵。

【原植物】蚬壳花椒 *Zanthoxylum dissitum* Hemsl.

攀援藤本；老茎的皮灰白色，枝干上的刺多劲直，叶轴及小叶中脉上的刺向下弯钩，刺褐红色。叶有小叶 5 ～ 9 片，稀 3 片；小叶互生或近对生，形状多样，长达 20cm，宽 1 ～ 8cm 或更宽，全缘或叶边缘有裂齿（针边蚬壳花椒），两侧对称，稀一侧稍偏斜，顶部渐尖至长尾状，厚纸质或近革质，无毛，中脉在叶面凹陷，油点甚小，在扩大镜下不易察见；小叶柄长 3 ～ 10mm。花序腋生，通常长不超过 10cm，花序轴有短细毛；萼片及花瓣均 4 片，油点不显；萼片紫绿色，宽卵形，长不及 1mm；花瓣淡黄绿色，宽卵形，长 4 ～ 5mm；雄花的花梗长 1 ～ 3mm；雄蕊 4 枚，花丝长 5 ～ 6mm；退化雌蕊顶端 4 浅裂；雌花无退化雄蕊。果密集于果序上，果梗短；果棕色，外果皮比内果皮宽大，外果皮平滑，边缘较薄，干后显出弧形环圈，长 10 ～ 15mm，残存花柱位于一侧，长不超过 1/3mm；种子直径 8 ～ 10mm。

【备注】本品茎皮及叶同等入药。

（焦仰苗　汪冶）

Nyangt dal meenx 娘大扪

麦冬 Maidong

【异名】沿防草、禹馀粮、羊韭、不死草、小叶麦门冬、忍凌、龙须草、麦门冬、禹韭、乌韭、铁韭菜、忍冬、马韭、阶前草、爱韭、家边草、沿阶草、门冬、浙麦冬、马粪草、小麦门冬、小麦冬、细叶沿阶草、细叶麦冬、猫眼睛、山韭菜、绣墩草、抗麦冬、韭叶麦冬、韭菜草、笕麦冬、地麦冬、寸冬、长命草、麦冬沿阶草、书带草。

【来源】本品为百合科植物麦冬 *Ophiopogon japonicus*（L. f.）Ker-Gawl. 的干燥块根。

【采收加工】夏季采挖，洗净，晒干或烘干后，撞去粗皮、须根。

【性味】甘、微苦，微寒。

《侗族医学》：甜、微苦，微寒。

《侗药大观》：甘、微苦，微寒。

《中国侗族医药研究》：甘、微苦，寒。

《中国侗族医药学基础》：甘、微苦，微寒。

【功能与主治】清心益肝，润肺止咳，益胃生津。用于咳嗽气喘，肝胀，大肠风，蚌蛤，伤风咳嗽，霍乱干呕，月家转狂，小儿咳嗽，发热起风，发热，虫牙，眼翳，虚弱病。

《侗族医学》：补水，退热。用于亮焜（发热）。

《侗药大观》：养阴生津、润肺清火，清心祛痰。

《中国侗族医药研究》：清心益肝，润肺止咳，益胃生津。用于咳嗽气喘，肝胀，大肠风，蚌蛤，伤风咳嗽，霍乱干呕，月家转狂，小儿咳嗽，发热起风，发热，虫牙，眼翳，虚弱病。

《中国侗族医药学基础》：用于肺燥干咳，吐血，肺痈，虚劳烦热，消渴，热病津伤，咽干口燥，便秘等。

【用法用量】内服：煎汤，6 ～ 15g；或入丸、散、膏。外用：适量，研末调敷；或煎汤涂；或鲜品捣汁擦。

【附方】

1. 搜风退火，顺气凉血止血　美芦根（芦根）15g，仁素（青蒿）8g，巴藕（藕叶）1 张，三百尚老（天门冬）10g，娘大卯（麦冬）10g。煎水内服，每日 3 次。（《侗族医学》）

2. 退火排毒，补血消肿　娘巴笨席（淡竹叶）9g，骂华蜥（白花蛇舌草）10g，旁奴罢（桔梗）10g，

娘大卯（麦冬）10g，尚娘架（白茅根）10g，巴素借困（大青叶）10g。煎水内服，每日 3 次。(《侗族医学》)

3. 补血拔毒生肌　尚国猛（天花粉）10g，尚斉（葛根）9g，教照虐马（党参）15g，照虐务行（土人参）15g，讯蛮岑（黄精）15g，笨然（玉竹）10g，娘大卯（麦冬）10g，骂兵坐（萱草花）10g，美比王巴老（十大功劳）10g。煎水内服，每日 3 次。(《侗族医学》)

4. 肺燥干咳、痰稠　麦冬、生石膏、桑叶、党参、阿胶、杏仁、枇杷叶、甘草。(《侗药大观》)

5. 内热津伤口渴　麦冬、人参、五味子。(《侗药大观》)

6. 跌打损伤，昏迷不醒　阎王刺根、五匹风、淡竹叶、麦冬、枇杷树叶、金银花、揪鳍草、车前草各 15g，阳雀花根 10g，甘草 5g，煎水兑酒服，每日 1 剂，日服 2 ~ 3 次，连服 5 ~ 7 天。(《侗族医药探密》)

7. 老年咳嗽　徐长卿、白薇、火草、麦冬、紫苏、伸筋草各 9g，刺黎根、棕树根各 10g，矮地茶、百部、委陵菜各 6g。煎水内服，每日 3 次。(《中国侗族医药研究》)

8. 虚弱病　土党参 30g，鼠曲草、小远志、天门冬、麦冬、黄山药各 10g，白茅根 9g。煎水内服，每日 3 次。(《中国侗族医药研究》)

9. 闭经，不洗身　黄精 15g，麦冬、牛膝、土党参、泡参、鸡血藤、杜仲、阳雀花、月月红各 10g。煎水内服，每日 3 次。(《中国侗族医药研究》)

10. 月家痨　六月雪、麦冬各 10g，栀子、黄柏、黄毛耳草、野菊花、葛根、白毛夏枯草、紫花地丁各 9g，三棵针、天花粉各 6g。煎水内服，每日 3 次。(《中国侗族医药研究》)

11. 眼翳　桑叶 15g，车前子、麦冬、十大功劳、笔筒草、青葙子各 10g。煎水内服，并趁热气熏患眼。(《中国侗族医药研究》)

【现代临床研究】

1. 治疗慢阻肺　常规西药加药用沙参 15g，玉竹 10g，甘草 6g，桑叶 10g，麦冬 15g，生扁豆 10g，天花粉 10g，瓜蒌皮 12g，射干 12g，紫菀 12g，太子参 15g，白芍 12g。咳喘明显加杏仁 12g，麻黄 6g；气虚明显加五指毛桃 30g，党参 30g；阴虚明显加地黄 12g，天冬 12g。制成免煎颗粒，口服，每日 1 剂，用温开水冲服，早晚各用药 1 次，持续给药 14 天。结果：显效 43 例，有效 15 例，无效 2 例。

2. 治疗冠心病心绞痛　以 40mL 参麦（红参、麦冬）注射液加入 250mL5% 的葡萄糖注射液中，静脉滴注，1 次 / 日，15 日为 1 个疗程，临床研究总有效率高达 88.23%，显著高于对照组。

3. 治疗感染后咳嗽　沙参麦冬杏贝汤（北沙参 30g，麦冬、花粉、玉竹、冬桑叶、生扁豆、杏仁、浙贝母各 15g，甘草 6g），每日 1 剂，2 次分服，7 天为 1 个疗程。对 40 例感染后咳嗽患者进行临床研究，有效率达 97.5%。

【化学成分】麦冬含甲基麦冬黄烷酮 A、甲基麦冬黄烷酮 B、6- 醛基异麦冬黄烷酮 A、麦冬皂苷 A、麦冬皂苷 B、麦冬皂苷 D、ophiogenin3-*O*-a-L- 吡喃鼠李糖基（1→2）-*β*-D- 吡喃葡萄糖苷、鲁斯可皂苷元、豆甾醇葡萄糖苷、*β*- 谷甾醇、乙酰苯胺、棕榈酸等。

【药理作用】

1. 对心血管系统的作用　研究表明麦冬总皂苷化合物在适当药物剂量作用下对大鼠盐酸异丙肾上腺素引起的心肌缺血有保护作用。药理研究表明，山麦冬水溶性提取物能够明显对抗垂体后叶素诱发的大鼠心肌缺血。研究还表明，麦冬多糖 MDG-1 具有拮抗豚鼠离体心肌缺血再灌注损伤的作用，口服 MDG-1 对异丙肾上腺素所致大鼠心肌缺血损伤具有一定的保护作用。

山麦冬中总皂苷在适当的剂量下可明显降低心肌缺血大鼠血清和心肌梗死心肌中肌酸磷酸激酶（CPK）水平，保护缺血性心肌中超氧化物歧化酶（SOD）的活性，降低脂质过氧化产物心肌丙二醛

（MAD）的合成，可显著降低心肌梗死型大鼠的血清游离脂肪酸（FFA）水平。

研究通过 MTT 比色测定及形态学方法观察麦冬提取物对高胰岛素、高脂血清诱导血管平滑肌细胞（VSMC）增殖的拮抗作用，发现麦冬提取物有明显的拮抗 VSMC 增殖作用，能够显著缓解实验组高胰岛素、高血脂造成的形态学改变，说明麦冬提取物治疗淤血的机制与血管平滑肌细胞有关。有研究通过实验证明麦冬提取物血清还可明显促进人体静脉内皮细胞（HU-VEC）线粒体代谢四甲基氮唑盐（MTT），具有良好的促 HU-VEC 增殖的作用，其机制与减少自由基、增加 SOD 活性、稳定细胞膜、促进 VEC 能量代谢、调节 VEC 的分泌功能等有关。VEC 的增殖可增加毛细血管的密度，增加组织细胞的供氧量。由此可见麦冬能改善微循环、抗血栓形成，可有效地防治血栓性疾病。

2. 抗衰老的作用　麦冬能有效降低体内过氧化水平，清除自由基，且能提高体内超氧化物歧化酶水平，提高机体抗氧化能力，促进皮肤胶原蛋白的合成，使皮肤紧致有弹性，阻断黑色素形成，恢复皮肤白皙润滑，调整女性体内内分泌系统，矫正激素平衡，提高机体代谢功能，进而延缓皮肤衰老。

3. 增强免疫作用　麦冬提高免疫力的作用主要依赖于麦冬多糖，它能够调节一氧化氮（NO）、单胺氧化酶 B（MAO-B）、TNF-α、γ 干扰素（IFN-γ）、IL-10mRNA、一氧化氮合酶（iNOS）、白介素 -6（IL-6）和白介素 -12（IL-12）的分泌，增强淋巴细胞中共刺激分子 CD80 和 CD86 的表达，加快巨噬细胞的吞噬和分泌，提高淋巴细胞的增殖和抗体浓度，能较好地调节免疫系统。

4. 抗炎作用　麦冬提取物中主要发挥抗炎作用的成分是麦冬总皂苷。研究发现麦冬类药材能抑制离体大鼠中性粒细胞的呼吸爆发。据文献报道，50mg/kg 剂量的麦冬水提物给二甲苯诱导的耳肿胀小鼠灌胃，对其有明显改善作用，而给角叉菜胶诱导的胸腔白细胞游走的大鼠灌胃，也能明显拮抗酵母多糖 A 诱导的小鼠腹腔总白细胞和中性粒细胞游走，证明麦冬水提物尤其是麦冬总皂苷具有良好的抗炎作用。

5. 抗肿瘤作用　研究表明麦冬主要通过类黄酮和甾体皂苷成分发挥抗肿瘤的作用，其机制主要是通过诱导肿瘤细胞产生自噬。有研究表明麦冬皂苷 B（OP-B）能抑制肿瘤发生的 P13K/Akt 通路，从而诱导非小细胞肺癌（NSCLC）细胞自噬。有文献通过研究人宫颈癌中的 Hela 细胞也发现，OP-B 可抑制癌细胞的增殖，OP-B 对癌细胞生长的抑制发挥自噬依赖性的作用，并能增加自噬标志性蛋白 Beclin-1 表达及 LC3I 至 LC3II 的转变，而自噬抑制剂 3-MA 不但可抑制 OP-B 诱导的自噬作用，而且能几乎完全逆转 OP-B 的抗细胞增殖作用。可见 OP-B 是一种值得进一步研究的 P13K/Akt 抑制剂及 NSCLC 的有效治疗药物。

【原植物】 麦冬 *Ophiopogon japonicus*（Linn. f.）Ker-Gawl.

多年生草本，高 12 ～ 40cm，须根中部或先端常膨大形成肉质小块根。叶丛生；叶柄鞘状，边缘有薄膜；叶片窄长线形，基部有多数纤维状的老叶残基，叶长 15 ～ 40cm，宽 1.5 ～ 4mm，先端急尖或渐尖，基部绿白色并稍扩大。花葶较叶为短，长 7 ～ 15cm，总状花序穗状，顶生，长 3 ～ 8cm，小苞片膜质，每苞片腋生 1 ～ 3 朵花；花梗长 3 ～ 4mm，关节位于中倍以上或近中部；花小，淡紫色，略下垂，花被片 6，不展开，披针形，长约 5mm，雄蕊 6，花药三角状披针形；子房半下位，3 室，花柱长约 4mm，基部宽阔，略呈圆锥形。浆果球形，直径 5 ～ 7mm，早期绿色，成熟后暗蓝色。花期 5 ～ 8 月，果期 7 ～ 9 月。

产湖南、贵州、广西、湖北。生于海拔 2000m 以下的山坡阴湿处、林下或溪旁，或栽培。

（焦仰苗　侯慧玲　汪冶）

Nyangt dongc reec 娘东惹

剑叶开口箭 Jianyekaikoujian

【异名】巴林麻、心不干、岩芪、大寒药、万年攀、竹根七、牛尾七、竹根参、包谷七、岩七、石风丹、搜山虎、小万年青、开喉剑、老蛇莲、青龙胆、罗汉七。

【来源】本品为百合科植物剑叶开口箭 *Tupistra ensifolia* Wang et Tang 的干燥根茎。

【采收加工】全年均可采收，除去叶及须根，洗净，鲜用或切片晒干。

【性味】苦、辛，寒。有毒。

【功能与主治】清热解毒，祛风除湿，散瘀止痛。用于白喉，咽喉肿痛，风湿痹痛，跌打损伤，胃痛，痈肿疮毒，毒蛇咬伤，狂犬咬伤。

《侗族常用药物图鉴》：用于骨折红肿，疮疖，喉炎，扁桃体炎，肝硬化腹水，肾性水肿等。

《广西本草选编》：清热解毒，散瘀镇痛。用于咽喉肿痛，扁桃体炎，白喉，暑热腹痛，毒蛇咬伤，无名肿毒。

【用法用量】内服：煎汤，3 ～ 6g。外用适量。

【附方】

1.治风湿关节痛，跌打损伤 开口箭根状茎磨酒涂。亦可研末酒送服，每次 0.6 ～ 0.9g，不能过量。(《湖南药物志》)

2.治胃痛，咽喉肿痛，扁桃体炎 开口箭鲜根状茎 5g。捣烂加温开水搅汁，在 1 天内分多次含咽。(《湖南药物志》)

3.治肝硬化腹水 开口箭根状茎 3g，田基黄、马鞭草各 30g，水煎服。(《湖南药物志》)

4.治胃痛，胆绞痛 心不干鲜根 3g，生嚼吃；或干根 9g，枳实 6g，共研末，分 3 次开水送服。

5.治流感，感冒，支气管炎，咳嗽 心不干根 9g。煎服，或研末，每服 0.6g，开水送服，日服 3 次。(《红河中草药》)

6.治疮疖肿毒，毒蛇咬伤 开口箭鲜根状茎捣烂敷或磨酒涂。蛇伤敷伤口周围。(《湖南药物志》)

【原植物】开口箭 *Tupistra ensifolia* Wang et Tang，名称已修订，正名是剑叶开口箭 *Rohdea ensifolia*。

根状茎圆柱形，褐色或绿色。茎长达 10cm，多节。叶多数，明显成两列，纸质，带形，长 35 ～ 50cm，宽 5 ～ 12mm，先端长渐尖，基部扩大，抱茎，干时边缘稍反卷。穗状花序密生多花，长 4 ～ 5.5cm；总花梗长 4 ～ 5cm；苞片披针形或三角状披针形，长于花，长 0.7 ～ 1.2cm，绿色或淡褐色，除每花有一苞片外，另有几片无花的苞片聚生于花序顶端；花筒状钟形，长 5 ～ 5.5mm；花被筒长 2 ～ 2.5mm，裂片卵形，开展，长 2 ～ 2.5mm，宽 1.5 ～ 2mm，肉质，先端急尖，褐色或绿色，边缘白膜质，呈啮蚀状；花丝粗，基部扩大而有皱褶，贴生于花被筒上，上部分离，短于花药，花药卵形；子房卵形，花柱不明显，柱头钝三棱形，顶端 3 裂。浆果直径 5 ～ 8mm，红黑色。花期 6 月，果期 10 月。

产云南。生海拔 1100 ～ 3200m 的林下。

（郑钦方 汪冶）

Nyangt liuuc naemx 娘柳冷

白前 Baiqian

【异名】江杨柳、水豆粘、西河柳、草白前、水杨柳、酒叶草、鹅管白前、鹅白前、竹叶白前、石蓝、嗽药。

【来源】本品为萝藦科植物柳叶白前 *Cynanchum stauntonii*（Decne.）Schltr. ex Levl. 的干燥根茎和根。

【采收加工】秋季采挖，洗净，晒干。

【性味】辛、苦，微温。

【功能与主治】降气，消痰，止咳。用于肺气壅实，咳嗽痰多，胸满喘急。

【用法用量】内服：煎汤，3～12g，外用适量。

【附方】

1. 朗鸟焜形　鲜娘柳冷（水杨柳叶）煎水，冲红糖内服。

2. �矴如恶　娘柳冷（水杨柳叶）捣烂，取汁搽患处。

3. 宾燔焜　娘柳冷（水杨柳）、巴素借困（大青叶）、奴金奴银（金银花）、闹亚（紫苏）、尚吝（葛根）、老姜，煎水内服。

【现代临床研究】治咳嗽、哮喘　通过搜集古医籍及现代医家临证经验及临床应用，总结出白前具有以下临床应用特点：汤剂用量范围为 3～12g，常用范围为 6～10g。结合病种、证型、症状选择其最佳剂量，如祛痰降气、止咳平喘，治疗咳嗽、哮喘等，为 3～30g；肃降肺气，治疗代谢综合征、淋巴瘤胸腹水等，为 9～12g。根据病种、证型及症状，配伍相应中药，如祛痰降气、止咳平喘常配伍桔梗、紫菀、紫苏子、杏仁、葶苈子、百部、浙贝母、半夏、前胡、桑白皮等；肃降肺气常配伍杏仁、桔梗、紫菀等。

【化学成分】β- 谷甾醇、华北白前醇、豆甾醇、5- 羟甲基糠醛、5,7-dihydroxy-6,8-dimethyl-3-（4′-hydroxy-3′-methoxybenzyl）chroman-4-one、（25R）-5α- 螺甾烷（（25R）-5a-Spirostan）、二（2- 乙基己基）邻苯二甲酸酯、邻苯二甲酸正丁异丁酯、熊果酸、己醛、2- 正戊基呋喃、1- 壬烯 -3- 醇、（Z）-2- 壬烯醛、1- 石竹烯、樟脑、反 -2- 辛烯醛、冰片、2- 甲基 -5-（1- 甲基乙基）- 苯酚、3- 甲基 -4- 异丙基酚、α- 古芸烯。

【药理作用】

1. 镇咳作用　柳叶白前不同提取物对浓氨水致咳的镇咳作用。昆明种小鼠，雌性。小鼠按体重分为 5 组：①对照组；②磷酸可待因组（100mg/kg）；③白前水提物 20g/kg 组；④白前醇提物 6.5g/kg 组；⑤白前醚提物 20g/kg 组。白前各组分别灌胃给药，连续 5 天，磷酸可待因组于第 5 灌胃给药 1 次。末次给药后 1h，分别接受浓氨水喷雾 20s，立即取出，记录小鼠从接受喷雾开始到出现咳嗽的潜伏期以及 2min 内咳嗽次数。结果表明：柳叶白前 95% 乙醇提取物 6.5g 生药 /kg 和石油醚提取物 20g 生药 /kg 对浓氨水刺激诱导的小鼠咳嗽有明显的镇咳作用，水提物 20g/kg 无明显的镇咳作用。

2. 柳叶白前不同提取物的祛痰作用　昆明种小鼠 19～22g，雌雄兼用，按体重分为 4 组：①对照组；②白前水提物 10g/kg 组；③白前醇提物 6.5g/kg 组；④白前醚提物 20g/kg 组。每日灌胃给药 1 次，连续给药 5 天，末次给药后 30min，腹腔注射 0.5% 酚红生理盐水溶液，再过 30min 后脱颈椎处死小鼠，以 5% 的 $NaHCO_3$ 溶液洗呼吸道共 3 次，每次 0.5mL，收集灌洗液用分光光度计于波长 558nm

测定其 OD 值，根据酚红标准曲线回归方程分别算出其酚红浓度，进行组间显著性检验（t 检查）。结果表明：柳叶白前水煎液 10g/kg，石油醚提取物 20g/kg 及醇提物 6.5g/kg 均有显著的祛痰作用，以醇提物作用最显著。

3. 抗氧化作用 用 DPPH 自由基体系对柳叶白前的乙醇提取物、二氯甲烷层、乙酸乙酯层和水层四个部位进行体外抗氧化活性筛选，结果显示四个部位均有抗氧化活性，其 IC_{50} 值分别为 0.373mg/mL，0.402mg/mL，0.122mg/mL，0.279mg/mL，可以判断出柳叶白前的乙酸乙酯层具有良好的抗氧化活性。

4. 抗炎镇痛作用 研究结果表明，柳叶白前乙醇提取物能显著延长热痛刺激甩尾反应的潜伏期，减少由乙酸引起的扭体反应的次数，抑制二甲苯引起的耳肿、角叉菜胶引起的足跖肿胀。进一步研究发现，在小鼠腹腔巨噬细胞体外炎症模型中，stauntoside V1 和 stauntoside V3 显示出明显的抗炎活性。

5. 抗血栓作用 研究表明，同等剂量前提下，柳叶白前醇提物血栓形成时间较水提物长，提示柳叶白前中抗血栓成分以醇溶性物质居多。

【原植物】柳叶白前 *Cynanchum stauntonii*（Decne.）Schltr. ex Levl.，名称已修订，正名是柳叶白前 *Vincetoxicum stauntonii*。

直立半灌木，高约 1m，无毛，分枝或不分枝；须根纤细、节上丛生。叶对生，纸质，狭披针形，长 6～13cm，宽 3～5mm，两端渐尖；中脉在叶背显著，侧脉约 6 对；叶柄长约 5mm。伞形聚伞花序腋生；花序梗长达 1cm，小苞片众多；花萼 5 深裂，内面基部腺体不多；花冠紫红色，辐状，内面具长柔毛；副花冠裂片盾状，隆肿，比花药为短；花粉块每室 1 个，长圆形，下垂；柱头微凸，包在花药的薄膜内。蓇葖单生，长披针形，长达 9cm，直径 6mm。花期 5～8 月，果期 9～10 月。

产湖南、贵州、广西、湖北。生长于山谷阴湿处、水沟边、溪滩、江边砂碛处，以至半浸于水中。

（蔡伟 蒲曾清 汪治）

Nyangt mac yoc 娘麻药

乌头 Wutou

【异名】五毒、铁花、鹅儿花、盐乌头、乌药、草乌、川乌、乌喙、奚毒、即子、鸡毒、毒公、耿子。

【来源】本品为毛茛科植物乌头 *Aconitum carmichaelii* Debx. 的干燥块根。

【采收加工】夏至至小暑间挖出全株，除去地上部茎叶，然后将子根摘下，与母根分开，抖净泥土，晒干。

【性味】辛、苦，温。有大毒。

【功能与主治】祛风除湿，温经，散寒止痛。用于寒湿痹，关节疼痛，肢体麻木，半身不遂，头风头痛，心腹冷痛，寒疝作痛，跌打瘀痛，阴疽肿毒，麻醉止痛。

《侗族常用药物图鉴》：用于止痛，治疗风湿痛，半身不遂等。

《侗族药物方剂学》：用于止痛，治疗风湿痛，半身不遂等。

《侗药大观》：温经止痛、祛风除湿。用于治疗关节风痛，半身不遂，四肢筋挛，心腹冷痛等。

【用法用量】内服：煎汤，2～5g。外用：适量。

《侗药大观》：用炮制后的干品 1.5～3g，水煎内服。关节疼痛配桂枝、接骨木、杜仲。半身不遂配防风、五加皮、牛膝同用。

【现代临床研究】

1. 抗肿瘤 目前含有乌头的中药制剂常以口服、外敷及注射途径给药，一方面缓解癌性疼痛、提高患者生存质量，另一方面防止肿瘤转移复发。乌头的多种有效成分具有抑制肿瘤细胞增殖、诱导肿瘤细胞凋亡、抑制肿瘤细胞侵袭及转移、提高机体免疫功能的作用。

2. 止痛 通过查阅历代医籍，搜集部分医家的学术观点及相关用药经验，从痛证的不同病因病机探讨乌头的配伍应用，并结合现代药理研究，总结一般规律。结果表明：在风、寒、湿、瘀等以实邪结聚，阻滞经络为主要病机的痛证中，多取用乌头辛热发散之药性祛除病因，同时消除湿浊、瘀血、痰饮等病理产物来达到止痛目的；热痛虽为邪实疼痛，但其病机与乌头大辛大热之性不相适宜，治疗应配伍石膏、知母、白芍等与之药性相反的药物，起到"去性存用"的效果；虚痛的治疗应以标本兼治为原则，在补虚扶正的基础上保留或增强乌头的止痛作用，"减毒增效"成为其应用的关键；在外伤、麻醉、癌痛等各类杂痛中，重视对乌头药理活性成分及其抗炎镇痛效应的现代研究，并结合历代医家方药，侧重于发挥乌头"对症治疗"的作用。

3. 治疗类风湿性关节炎 用蠲痹合剂治疗类风湿关节炎 100 例，药用防风、麻黄、桂枝、制川乌头、羌活等，结果显示总有效率为 96%。用风湿骨痛胶囊治疗类风湿关节炎 135 例，药用制川乌头、制草乌头、麻黄、红花、甘草、木瓜、乌梅。治疗 2 周后，晨僵好转 86 例，关节整体功能好转 52 例，治疗后关节疼痛、肿胀及握力明显改善，红细胞沉降率（ESR）明显降低，总有效率 74%。

4. 治疗椎间盘退行性病变 随着现代社会生活方式的改变，椎间盘退变的发病率日益增高，其中以腰椎间盘突出症、颈椎病更为常见。用附子汤并阳和汤治疗腰椎间盘突出症 56 例，治疗后总有效率为 97.9%。

用马钱乌头汤治疗颈椎病 40 例，药用制马钱子、制乌头、麻黄、北细辛、白芷等，经治疗后总有效率 97.5%。

5. 治疗肩关节周围炎 用乌头汤加味治疗肩关节周围炎 37 例，药用制川乌、黄芪、麻黄、赤芍、甘草、姜黄、桂枝、生姜、葛根，疗效较好。

6. 治疗强直性脊柱炎 强直性脊柱炎病机为肾阳虚，风寒湿入侵督脉阻滞经络引起疼痛，久之寒湿化为瘀血、痰湿。运用中西医结合治疗强直性脊柱炎 42 例。复方乌头片（乌头汤加减）联合三七止痛片和灸法治疗强直性脊柱炎，可使患者的症状减轻、ESR 下降，总有效率 88%。

7. 治疗神经性皮炎 细辛、鲜羊蹄根、土槿皮、生半夏、生南星、生川乌、生草乌、闹羊花、荜茇、蟾酥、酒精制成外用制剂。每次涂 5～6 遍，每日 2～3 次。

8. 治疗带状疱疹 生川乌、生草乌、生南星、生半夏、白芷、大黄、雄黄、冰片、蜈蚣，研极细末，加入纯酒精 500mL 中，浸泡 2 周后备用，用时将浸泡液摇匀涂于患处，每日涂 3～4 次。62 例患者中，治愈 48 例，基本痊愈 12 例，无效 2 例，总有效率 96.77%。

9. 治疗白癜风 补骨脂、白蒺藜、何首乌、川乌、草乌等内服结合外用，治疗 100 例患者痊愈 41 例，显效 39 例，有效 14 例，总有效率 94.0%。

【化学成分】 含生物碱，主要有次乌头碱、乌头碱、新乌头碱、塔拉胺、川乌碱甲和川乌碱乙、β-谷甾醇、乌头碱、中乌头碱、次乌头碱、素馨乌头碱、脱氧乌头碱、塔拉乌头胺、异塔拉定、森布星 A、森布星 B、森布星 C、14-乙酰塔拉乌头胺、多根乌头碱、新乌头碱、脂乌头碱、脂次乌头碱、脂中乌头碱、脂脱氧乌头碱、氯化棍掌碱、去甲猪毛莱碱、去甲乌药碱、苯甲酰乌头原碱、苯甲酰次乌头原碱、苯甲酰新乌头原碱、异翠雀碱、华北乌头碱、N-去乙基新乌头碱、14-O-肉桂酰新乌碱、14-O-茴香酰新乌碱、14-O-藜芦酰新乌碱、14-O-乙酰新乌碱、丽江乌头碱、粗茎乌头碱 A、附子亭、新江油乌头碱、乌头碱氮氧化物、中乌头碱氮氧化物、醛次乌头碱、准噶尔乌头胺、尚含尿嘧啶、乌头多糖 A、乌头多糖 B、乌头多糖 C、乌头多糖 D。

【药理作用】

1. 对心血管系统的作用

（1）强心：附子不同炮制品对离体心脏（蟾酥、豚鼠、大鼠、兔）均有强心作用，可明显增强心肌收缩力和加快心肌收缩速度。

（2）抗心肌损伤：附子水煎剂灌胃对大鼠在冰水应激状态下内源性儿茶酚胺分泌增加引起的血小板聚集所致心肌损伤有一定的保护作用，并能在一定程度上恢复心肌细胞结合膜的异常变化。微波炮附子对垂体后叶素所致心肌缺血有明显的保护作用。

（3）对心律的影响：附子有致心律失常和抗心律失常的双重作用。附子水煎剂、注射液和去甲乌药碱对多种心律失常动物模型均有显著对抗作用，能降低耗氧量，增加血流及供氧，改善病窦综合征的窦房结起搏功能。乌头碱给药达到一定剂量可以引起多种动物心律失常，随着剂量的增大，先后出现心动过缓、心动过速、室性期前收缩、室性心动过速、室颤，直至心跳停止。生川乌中的乌头碱大剂量时有致心律失常的作用，而久煎剂中由于乌头碱含量下降，在同样剂量时主要表现出强心作用。

（4）对血压的影响：附子有升血压和降血压的双重作用，已知氯化棍掌碱为升血压成分之一，去甲乌药碱是降血压的成分之。乌头碱能降低血压，但大剂量使用时，血压先变得不规则，而后明显降低。

（5）对血液流变学的影响：附子注射液腹腔注射对常压缺氧家兔模型的肠系膜微循环障碍有改善作用，能稳定血液流态及推迟红细胞聚集。附子水提物灌胃给药能对抗电刺激所致大鼠动脉血栓形成，明显延长白陶土部分凝血活酶时间及凝血酶原消耗时间。

2. 抗炎　附子水煎液灌胃能明显减轻弗氏完全佐剂引起的大鼠原发性和继发性足趾肿胀，抗炎机制为增加下丘脑促肾上腺皮质激素释放激素（CRH）含量，促进促肾上腺皮质激素（ACTH）的分泌和释放，通过下丘脑 - 垂体 - 肾上腺（HPA）轴增加肾上腺皮质激素分泌，下调机体免疫细胞分泌细胞因子的水平。川乌总碱灌胃，对角叉菜胶、蛋清、组胺和 5- 羟色胺所致的大鼠足趾肿胀有显著抑制作用，对二甲苯所致小鼠耳廓肿胀和 5- 羟色胺引起的毛细血管通透性增加亦有明显抑制作用。

3. 镇痛　小鼠热板法和醋酸扭体反应实验证明，附子水煎液和川乌总碱（灌胃给药）、乌头注射液（腹腔注射）均有明显的镇痛作用，可提高小鼠在热板实验中的痛阈值。

4. 抗应激　附子水煎液灌胃可延长断头小鼠张口动作持续时间和氰化钾中毒小鼠的存活时间。白附片和黑附片水煎液及黑附片的乙酸乙酯提取物能延长 -5℃ 低温环境受寒小鼠的存活率。

5. 对免疫功能的影响　附子水煎液灌胃给药能明显促进小鼠脾淋巴细胞分泌白介素 -2（IL-2），还有提高小鼠巨噬细胞吞噬功能的作用。乌头碱有抑制免疫功能的作用。

6. 抗肿瘤　乌头注射液能抑制人胃癌细胞增殖，可抑制体外培养胃癌细胞的有丝分裂，能延长原发性肝癌患者的生存期。腹腔注射乌头碱对小鼠 S180 肉瘤有显著抑制作用。附子多糖在体外有诱导人早幼粒白血病细胞分化的作用。

7. 局部麻醉　乌头碱对皮肤黏膜有刺激作用，产生瘙痒、灼热感，并可麻痹感觉神经末梢而呈局部麻醉作用。

【原植物】乌头 *Aconitum carmichaelii* Debx.

块根倒圆锥形，长 2 ~ 4cm，粗 1 ~ 1.6cm。茎高 60 ~ 150（~ 200）cm，中部之上疏被反曲的短柔毛，等距离生叶，分枝。茎下部叶在开花时枯萎。茎中部叶有长柄；叶片薄革质或纸质，五角形，长 6 ~ 11cm，宽 9 ~ 15cm，基部浅心形三裂达或近基部，中央全裂片宽菱形，有时倒卵状菱形或菱形，急尖，有时短渐尖近羽状分裂，二回裂片约 2 对，斜三角形，生 1 ~ 3 枚牙齿，间或全缘，侧全裂片不等二深裂，表面疏被短伏毛，背面通常只沿脉疏被短柔毛；叶柄长 1 ～ 2.5cm，疏被短柔毛。顶生总状花序长 6 ～ 10（～ 25）cm；轴及花梗多少密被反曲而紧贴的短柔毛；下部苞片三裂，其他的狭卵形至披针形；花梗长 1.5 ～ 3（～ 5.5）cm；小苞片生花梗中部或下部，长 3 ～ 5（10）mm，宽 0.5 ～ 0.8（～ 2）mm；萼片蓝紫色，外面被短柔毛，上萼片高盔形，高 2 ～ 2.6cm，自基部至喙长 1.7 ～ 2.2cm，下缘稍凹，喙不明显，侧萼片长 1.5 ～ 2cm；花瓣无毛，瓣片长约 1.1cm，唇长约 6mm，微凹，距长（1 ～）2 ～ 2.5mm，通常拳卷；雄蕊无毛或疏被短毛，花丝有 2 小齿或全缘；心皮 3 ～ 5，子房疏或密被短柔毛，稀无毛。蓇葖长 1.5 ～ 1.8cm；种子长 3 ～ 3.2mm，三棱形，只在二面密生横膜翅。9 ～ 10 月开花。

产湖南、湖北、贵州、广西。生于山地草坡或灌木丛中。

（郑钦方　蒲曾清　汪冶）

Nyangt meeuc 娘矛

仙茅 Xianmao

【异名】地棕、独芋、仙茅参、独茅根、仙棕、芽瓜子、婆罗门参、海南参、山党参、独茅、地棕。

【来源】本品为石蒜科植物仙茅 *Curculigo orchioides* Gaertn. 的干燥根茎。

【采收加工】2 ～ 4 月发芽前或 7 ～ 9 月苗枯萎时挖取根茎，洗净，除去须根和根头，晒干；或蒸后晒干。

【性味】辛，热，有小毒。

【功能与主治】温肾阳壮，祛除寒湿。用于阳痿精冷，小便失禁，脘腹冷痛，腰膝酸痛，筋骨软弱，下肢拘挛，更年期综合征。

《侗药大观》：补肾阳，祛寒湿，强筋骨。用于治疗阳痿冷精，小便失禁，崩漏，心腹冷痛，腰腿冷痹等。

【用法用量】内服：煎汤，干品 5 ～ 10g，水煎内服。

【附方】

1. 治男子虚损，阳痿不举　仙茅（米泔浸去赤水，晒干）120g，淫羊藿（洗净）120g，五加皮120g。用绢袋装入，酒内浸入一月取饮。（《万氏家抄方》仙茅酒）

2. 治阳痿，耳鸣　仙茅、金樱子根及果实各15g。炖肉吃。（《贵州草药》）

3. 治老年遗尿　仙茅30g。泡酒服。（《贵州草药》）

4. 治痈疽火毒，漫肿无头，色青黑者　仙茅不拘多少（连根须）煎，点水酒服；或以新鲜者捣烂敷之。有脓者溃，无脓者消。（《滇南本草》）

5. 治鼻衄　仙茅、白茅根、踏地消各15g。煮猪精肉食。（《湖南药物志》）

【现代临床研究】

1. 治疗乳腺增生　仙茅可以预防和改善雌激素对乳房的影响。用仙茅乳瘤消汤对 202 例乳腺增生患者进行疗效观察，总有效率 92.86%，与服用乳宁颗粒的对照组疗效无显著差异，说明仙茅对乳腺增生有较好的疗效。

2. 治疗更年期综合征　以仙茅为主药配合其他中药治疗女性更年期综合征均取得较好的疗效，说明中药仙茅具有雌激素样作用，能够调整女性更年期的激素水平，有效改善更年期的症状。以仙茅汤加味治疗男性更年期综合征也具有较好的疗效。

配合心理疗法，运用仙茅、仙灵脾等配制二仙汤治疗高龄阳痿 57 例，35 例痊愈，15 例好转，疗效明显，证实仙茅具有滋肾阴及补肾阳的作用，能够起到治疗男、女更年期综合征，并能治疗男性阳痿的效果。

3. 治疗绝经后关节炎 以己烯雌酚为对照考察仙茅组方对绝经后关节炎的治疗效果，结果：仙茅组总有效率为 83%，而对照组总有效率为 64%。说明仙茅组方能有效改善女性绝经后由于内分泌紊乱引起的一系列症状，从而起到治疗绝经后关节炎的效果。

【化学成分】curculigine A、curculigine B、curculigine C、curculigine D、curculigine E～I、curculigine J～N、curculigine O、苯甲酸酯类衍生物 curculigoside A～D、curculigoside E、curculigoside F～H、curculigoside I、杂环酚衍生物 orcinoside A～C、orcinoside D～G，orcinosidesHorcinoside I～J、苔黑酚类衍生物苔黑酚及其糖苷、仙茅皂苷 curculigenin A、curculigosaponin A～F、curculigosaponin G～J、curculigosaponin K～M，及苷元 curculigenin B、curculigenin C、（24S）-3β,11α,16β,24-tetrahydroxycycloartenol-3-O-β-D-glucopyranosyl（1→2）-β-D-glucopyranoside、curculigosaponin N、O、24-methylcycloart-7-en-3β,2O-diol、（1S,2R）orchioside D、orchioside B、5,7-dimethoxmyricetin-3-O-α-L-xylopyranosyl-（4→1）-β-D-glucopyranoside、3′,4′,5′-三甲氧基 -6,7-亚甲二氧基黄酮、2,3,4,7-四甲氧基 -6,7-亚甲二氧基黄酮、2,3,4,7-四甲氧基黄酮，27-hydroxytriacontan-6-one、23-hydroxytriacontan-2-one、21-hydroxytetracontan-20-one、4-methylheptadecanolcacid，2-methoxy-5-methyl-4-（methylperoxy）triacontane、icosanoicacid、3-（2-methoxypropyl）-4-methylnonacosan-2-one、docosanoicacid、25-hydroxy-33-methylpentatriacontan-6-one、palmiticacid、（6Z,9Z）-octadeca-6,9-dienoicacid、（6E,9E）-octadeca-6,9-dienoicacid、（Z）-dodec-3-enoicacid、1,3,7-trimethylxanthine，methylacety（hydroxy）carbamate、methyl-5-acetyl-1,2,3,5,6-oxatetrazinane-3-carboxylate、N^1,N^1,N^4,N^4-tetramethylsuccinamie、lycorine。

【药理作用】

1. 抗氧化 仙茅提取液因为具有清除超氧自由基和抑制脂质过氧化的功能而具备抗氧化作用。

2. 抗炎、免疫调节 有研究报道用仙茅提取物处理大鼠表现出较强的细胞免疫功能，作用机制可能为诱导 TH1 型细胞因子，从而增强 NK 细胞介导的肿瘤细胞裂解作用，同时抑制促炎细胞因子水平。Kubo 等报道仙茅对巨噬细胞的吞噬活性具有显著的增强作用，采用小鼠腹腔巨噬细胞分离技术，仙茅醋酸乙酯可溶性组分中可以观察到明显的吞噬活性。

3. 抗骨质疏松 仙茅提取物表现出了很好的体内外抗骨质疏松活性。有研究者用仙茅醇提物和成骨样细胞共同体外培养，发现仙茅提取物的浓度越高，细胞增殖现象越明显。

4. 补肾壮阳 研究人员对仙茅乙醇提取物进行了研究，结果表明卵巢切除的幼龄小鼠子宫湿质量、子宫糖原含量和腔上皮高度显著增加，表明仙茅提取物具有雌激素样活性。

5. 肝保护和神经保护 研究发现仙茅甲醇提取物能够有效保护四氯化碳致肝损伤的雄性小鼠肝脏功能。

6. 抗肿瘤 仙茅的丙酮提取物对艾氏腹水癌实体型瘤有抑制作用。石蒜碱能抑制小鼠腹水癌细胞的无氧酵解，由于癌细胞一般以无氧醇解为能量的主要来源，可认为仙茅对癌细胞的糖代谢有一定干扰功效。

【原植物】仙茅 *Curculigo orchioides* Gaertn.

根状茎近圆柱状，粗厚，直生，直径约 1cm，长可达 10cm。叶线形、线状披针形或披针形，大小变化甚大，长 10～45（～90）cm，宽 5～25mm，顶端长渐尖，基部渐狭成短柄或近无柄，两面散生疏柔毛或无毛。花茎甚短，长 6～7cm，大部分藏于鞘状叶柄基部之内，亦被毛；苞片披针形，长

2.5～5cm，具缘毛；总状花序多少呈伞房状，通常具 4～6 朵花；花黄色；花梗长约 2mm；花被裂片长圆状披针形，长 8～12mm，宽 2.5～3mm，外轮的背面有时散生长柔毛；雄蕊长约为花被裂片的 1/2，花丝长 1.5～2.5mm，花药长 2～4mm；柱头 3 裂，分裂部分较花柱为长；子房狭长，顶端具长喙，连喙长达 7.5mm（喙约占 1/3），被疏毛。浆果近纺锤状，长 1.2～1.5cm，宽约 6mm，顶端有长喙。种子表面具纵凸纹。花果期 4～9 月。

产湖南、贵州、广西。生于海拔 1600m 以下的林中、草地或荒坡上。

（郑钦方　汪治）

Nyangt naemx padt 娘嫩帕

血水草 Xueshuicao

【异名】黄水芋、金腰带、一口血、小号筒、小绿号筒、水黄连、鸡爪莲、斗篷草、马蹄草、小羊儿、血水芋、一滴血、一点血、土黄连。

【来源】本品为罂粟科植物血水草 *Eomecon chionantha* Hance 的干燥根及根茎。

【采收加工】秋季采挖，洗净泥土，晒干或鲜用。

【性味】苦，寒。有小毒。

【功能与主治】清热解毒，活血散瘀，行气止痛。用于跌打损伤，疮疡肿毒，湿疹癣疮，毒蛇咬伤。

《侗族常用药物图鉴》：用于消炎，止血，消肿等。

《中国侗族医药》：用于治疗劳伤腰痛，跌打损伤等。

《贵州民族常用天然药物》：清热解毒，活血止痛、止血。主治目赤肿痛，咽喉疼痛，口腔溃疡，疔疮肿毒，毒蛇咬伤，癣疮，湿疹，跌打损伤，腰痛，咳血。

【用法用量】内服：煎汤，6～15g。外用：鲜血水草适量，捣烂涂敷患处，或干品研末敷患处。

《侗族常用药物图鉴》：内服 9～15g；外用适量。

《贵州民族常用天然药物》：内服，水煎服，6～30g；或浸酒服。外用适量，鲜草捣烂敷患处；或晒干研末调敷患处；或水煎洗。

【附方】

1. 治口腔溃疡　血水草全草适量。捣烂，绞汁漱口。（《中国民族药志》）

2. 治毒蛇咬伤　血水草适量。捣烂，兑淘米水外洗，外敷；亦可内服。（《中国民族药志》）

3. 治内伤出血　血水草 15g，蜈蚣藤根、两面针根各 10～15g。泡酒内服，适量，每日 2 次。（《中国民族药志》）

【化学成分】白屈菜红碱、血根碱、二氢血根碱、二氢白屈菜红碱、6- 丙酮基二氢血根碱、6- 甲氧基二氢白屈菜红碱、6- 羟甲基二氢血根碱、原阿片碱、β- 香树脂醇、6- 酮基二氢白屈菜红碱、（1，E）-6-（3″- 甲氧基 -4″ 羟基苯基乙烯基）二氢血根碱、普罗托品、博落回碱、6- 羟基二氢白屈菜红碱。

【药理作用】

1. 抗菌作用　血水草的抗菌成分为生物碱。血水草醇提生物碱溶液 1.0mg/mL，常规杯碟法进行体外抑菌实验，发现其对金黄色葡萄球菌、八叠球菌、蜡样芽孢杆菌、大肠埃希菌、短小芽孢杆菌的抑菌圈分别为 22.0mm，17.0mm，23.0mm，12.0mm，20.0mm。白屈菜红碱在体外可抑制甲型链球菌、卡他球菌、I 型奈瑟菌、黏膜奈瑟菌、肺炎双球菌、流感嗜血杆菌和其他革兰阳性菌，在体内可抑制结核杆菌。经体外抑菌实验表明，白屈菜红默碱对金黄色葡萄球菌、甲型链球菌、乙型链球菌、肺炎球菌及流感杆菌具有一定的抑制作用，但对铜绿假单胞菌、痢疾杆菌等无作用。血根碱在体外可抑制革兰阳性菌，如金黄色葡萄球菌、白假丝酵母、卡他球菌、大肠埃希菌等。血根碱对葡萄球菌的最小抑菌浓度为 1.95μg/mL。其机理是二者能抑制 DNA 合成及逆转录酶，影响细胞膜的通透性。

2. 杀钉螺作用　血水草总生物碱溶液浓度在 1mg/L 以下即有杀螺作用，在 1mg/L 以上杀螺率达 98％以上。血水草生物碱对日本血吸虫中间宿主湖北钉螺有较好的杀灭作用，血水草总生物提取液 1.25mg/L，在 30℃ 时，钉螺浸泡 72h，死亡率为 100％；2.5mg/L，25℃ 浸泡 72h，死亡率也为 100％。对鱼类急毒实验表明该药在有效的杀螺浓度范围内，如 1.25mg/L，不会对鱼类产生明显毒性，提示血水草可能是一种安全有效的杀螺剂。

3. 镇痛作用　白屈菜红碱能明显提高实验动物痛阈，镇痛作用可以维持 4～48h。采用全细胞膜片技术研究蛋白激酶 C（PKC）选择性抑制剂白屈菜红碱（CHT）对 PC12 细胞上乙酰胆碱（30μm/L）诱发电流的影响，研究表明白屈菜红碱（0.1～10μm/L）预温育细胞 5min 可使诱发电流峰值受抑制，此作用呈浓度依赖性、可逆性和非电压依赖性。白屈菜红碱（5μm/L）温育细胞 6min 内对诱发电流的作用呈时间依赖性。通过微电极将更为有效的 PKC 抑制剂 PKCI 19-31（0.1～5μm/L）透析入细胞内以阻断 PKC，并不影响其抑制诱发电流的作用，以上结果提示：白屈菜红碱对 PC12 细胞诱发电流有快速抑制作用，此作用与抑制 PKC 无关，而可能是一种新的药理作用。白屈菜红碱具有一定毒性。

【原植物】血水草 *Eomecon chionantha* Hance

多年生无毛草本，具红黄色液汁。根橙黄色，根茎匍匐。叶全部基生，叶片心形或心状肾形，稀心状箭形，长 5～26cm，宽 5～20cm，先端渐尖或急尖，基部耳垂，边缘呈波状，表面绿色，背面灰绿色，掌状脉 5～7 条，网脉细，明显；叶柄条形或狭条形，长 10～30cm，带蓝灰色，基部略扩大成狭鞘。花葶灰绿色略带紫红色，高 20～40cm，有 3～5 花，排列成聚伞状伞房花序；苞片和小苞片卵状披针形，长 2～10mm，先端渐尖，边缘薄膜质；花梗直立，长 0.5～5cm。花芽卵珠形，长约 1cm，先端渐尖；萼片长 0.5～1cm，无毛；花瓣倒卵形，长 1～2.5cm，宽 0.7～1.8cm，白色；花丝长 5～7mm，花药黄色，长约 3mm；子房卵形或狭卵形，长 0.5～1cm，无毛，花柱长 3～5mm，柱头 2 裂，下延于花柱上。蒴果狭椭圆形，长约 2cm，宽约 0.5cm，花柱延长达 1cm（果未成熟）。花期 3～6 月，果期 6～10 月。

产湖南、贵州、广西、湖北。生林下、灌丛下或溪边、路旁。

（郑钦方　汪冶）

Nyangt siip bial 娘岁帕

前胡 Qianhu

【异名】姨妈菜、白花前胡、鸡脚前胡、官前胡、山独活、毛前胡。

【来源】本品为伞形科植物白花前胡 *Peucedanum praeruptorum* Dunn 的干燥根。

【采收加工】秋末采挖根部，洗净，晒干。

【性味】苦、辛，微寒。

《侗族医学》：味苦、辣，性凉。

《中国侗族医药学基础》：味苦、辛，性微寒。

【功能与主治】降气化痰，散风清热。用于痰热喘满，咯痰黄稠，风热咳嗽痰多。

《侗族医学》：退热，化痰。代喉老（老年咳嗽）。

《中国侗族医药学基础》：疏散风热，降气化痰。外感风热，肺热痰郁，咳喘痰多，痰黄稠黏，呃逆食少，胸膈满闷。

【用法用量】内服：煎汤，3～9g。

【现代临床研究】观察口服白花前胡提取物（QF-8）对11例慢性阻塞性肺疾病继发肺动脉高压患者血流动力学和血气等的影响。结果：服药30min后肺动脉平均压、肺总阻力和肺血管阻力均明显下降，60min分别下降为14%、23%和31%（$P < 0.01$），动脉血氧分压未下降，氧运输量增加（$P < 0.05$），体动脉压和体循环阻力等无变化，表明有较好的选择性扩张肺血管、降低缺氧性肺动脉高压作用。又用右心漂浮导管法和放射免疫法，测定口服QF-8前、后血流动力学指标和体静脉、肺动脉及体动脉血浆内皮素-1水平。结果：患者体静脉血浆内皮素水平明显高于正常对照组体静脉（$P < 0.01$）、自身肺动脉（$P < 0.05$）及自身体动脉（$P < 0.01$），而且与肺血管阻力指数呈显著正相关。患者口服QF-8后，肺动脉压和肺血管阻力指数明显下降，同时，血浆内皮素-1水平也明显下降。

【化学成分】白花前胡甲素、白花前胡乙素、白花前胡丙素、白花前胡丁素、欧前胡素、氧化前胡素、紫花前胡皂苷Ⅳ、紫花前胡皂苷Ⅴ、白花前胡香豆精Ⅰ、白花前胡香豆精Ⅱ、白花前胡香豆精Ⅲ、白花前胡E素、8-甲氧基补骨脂素、β-谷甾醇、β-榄香烯。

【药理作用】

1. 对心血管的保护作用　白花前胡提取液具有改善左室舒缩功能，改善机体血液供应和治疗心衰的作用，研究发现主要是由于白花前胡甲素和白花前胡丙素发挥着重要作用；白花前胡甲素为一种钙阻滞剂和钾通道开放剂，具有心肌保护作用；白花前胡丙素具有抗心肌缺血、抗心衰、扩血管、降血压以及抑制钙内流、降低心肌耗氧等作用。

2. 镇咳祛痰作用　祛痰止咳是前胡药材最具特色的传统功效之一。研究发现前胡水提物及乙酸乙酯提取物对组胺性哮喘模型有积极效果，可明显延长小鼠和豚鼠的咳嗽潜伏期，减少咳嗽次数。

3. 抗炎作用　发现白花前胡香豆素类化合物对脂多糖诱导的巨噬细胞炎症模型以及脂多糖/氯化氢诱导的小鼠急性肺损伤模型有良好的抗炎作用，且白花前胡甲素、白花前胡丙素、白花前胡丁素以及白花前胡E素在体内外均具有较好的抗炎活性。

4. 抗氧化作用　研究发现白花前胡中的香豆素类组分（TCP）能显著抑制小鼠肝匀浆丙二醛的产生，抑制小鼠肝匀浆脂质过氧化反应，提示TCP具有强抗氧化活性并呈一定的量效关系。白花前胡体外抗氧化活性实验的结果表明TCP具有较强的抗氧化作用，其自由基清除率与浓度呈剂量-效应关系，且总香豆素对羟基自由基的清除力最为显著。

5. 抗肿瘤作用　白花前胡甲素可通过激活ERK1/2信号通路，下调MMP-1，进而抑制癌细胞的迁移和侵袭而发挥抗癌活性。还发现白花前胡甲素可通过抑制MMP-2表达和ERK1/2信号通路抑制人宫颈癌细胞的生长和侵袭。

6. 抗糖尿病作用　利用链脲佐菌素诱导的2型糖尿病大鼠模型，对前胡香豆素提取物的作用进行初步药效学研究，发现前胡香豆素成分对2型糖尿病具有较好的调糖降脂作用。

7. 抗菌作用　发现前胡乙酸乙酯提取物在卤虫试验中表现出细胞毒活性，对无乳链球菌、金黄色葡萄球菌、大肠埃希菌、福氏志贺菌和伤寒沙门菌均有抗菌活性。

【原植物】白花前胡 *Peucedanum praeruptorum* Dunn

多年生草本，高达1m。根圆锥形。茎粗壮，基部有多数褐色叶梢纤维。基部叶2～3回羽状分裂，最终裂片菱形，长3～4cm，边缘不规则羽状分裂；叶柄长6～20cm，基部有宽鞘抱茎；顶端叶片在膨大的鞘上。复伞形花序顶生或腋生，无总苞；小总苞 7 条、披针形，有缘毛；花梗约 20；花萼5，短三角形，花瓣白色，广卵形，先端向内曲的舌片；雄蕊 5，花药卵圆形；子房有毛、花柱 2 枚极短。双悬果椭圆形，背棱和中棱线形，侧棱有窄翅。

产湖南、贵州、广西、湖北。生长于海拔 250 ～ 2000m 的山坡林缘，路旁或半阴性的山坡草丛中。

【备注】阴虚咳嗽、寒饮咳嗽患者慎服。

（刘建新　汪冶　张在其）

Nyangt yac sangp 娘鸭尚

双肾草 Shuangshencao

【异名】白花草、齿玉凤兰、白凤兰、咸虾花、白花臭草、藿香蓟、娘腰子、双肾子、双环参、羊肾参、对对参、天鹅抱蛋、玉凤花、齿片玉凤花、白花草、老母鸡抱蛋、金鹅抱蛋、仙鹅抱蛋、肾经草、金刚如意草、鹅毛玉凤兰。

【来源】本品为兰科植物鹅毛玉凤花 *Habenaria dentata*（Sw.）Schltr 的干燥块茎。

【采收加工】秋冬采挖，洗净蒸热，晒干或鲜用。

【性味】甘、微苦，温。

【功能与主治】补肺肾，利尿。用于肾虚腰痛，病后体虚，肾虚阳痿，疝气痛，胃痛，肺结核咳嗽，睾丸炎，尿路感染。

【用法用量】内服：煎汤，用量 10 ～ 20g。

【现代临床研究】治疗肺胀病（肺肾阳虚型）　选取中医辨证为肺胀病（肺肾阳虚型）的患者 60 例，随机分为治疗组和对照组，各 30 例。治疗组在常规治疗的基础上加用双肾草，对照组则予常规治疗，对比两组症状消失时间、住院天数、复发次数。结果：治疗组咳嗽、气急、喘息等症状消失时间、住院天数、复发率明显优于对照组。治疗组有效率为 86.67%（26/30），对照组有效率为 56.67%（17/30），差异有统计学意义（$P < 0.05$）。研究表明，双肾草可有效缓解肺胀病（肺肾阳虚型）症状，缩短住院时间，减少复发率。

【化学成分】酚性成分、有机酸、生物碱、糖类、鞣质、植物甾醇、三萜类、黄酮、苷类、皂苷和挥发油等化学成分。

【药理作用】

1. 抑菌作用　对金黄色葡萄球菌、巴氏杆菌、大肠埃希菌、链球菌和沙门菌具有较强的抑菌作用。

2. 多糖免疫调节作用　通过实验证明双肾草多糖可显著增加小鼠脾脏重量，促进抗体的产生，结合体重的变化可以认为双肾草多糖对正常小鼠体液免疫具有一定的增强作用。表明双肾草多糖对机体的特异性免疫功能有一定的促进作用。

3. 抗衰老作用　研究表明双肾草对肾阳虚动物具有一定的抗衰老作用。

【原植物】鹅毛玉凤花 *Habenaria dentata*（Sw.）Schltr

多年生草本，植株高 35 ～ 87cm。块茎肉质，长圆状卵形至长圆形，长 2 ～ 5cm，直径 1 ～ 3cm。茎粗壮，直立，圆柱形，具 3 ～ 5 枚疏生的叶，叶之上具数枚苞片状小叶。叶片长圆形至长椭圆形，长 5 ～ 15cm，宽 1.5 ～ 4cm，先端急尖或渐尖，基部抱茎，干时边缘常具狭的白色镶边。总状花序常具多朵花，长 5 ～ 12cm，花序轴无毛；花苞片披针形，长 2 ～ 3cm，先端渐尖，下部的与子房等长；子房圆柱形，扭转，无毛，连花梗长 2～3cm，先端渐狭，具喙；花白色，较大，萼片和花瓣边缘具缘毛；中萼片宽卵形，直立，凹陷，长 10～13mm，宽 7～8mm，先端急尖，具 5 脉，与花瓣靠合呈兜状；侧萼片张开或反折，斜卵形，长 14～16mm，先端急尖，具 5 脉；花瓣直立，镰状披针形，不裂，长 8～9mm，宽 2～2.5mm，先端稍钝，具 2 脉；唇瓣宽倒卵形，长 15～18mm，宽 12～16mm，3 裂；侧裂片近菱形或近半圆形，宽 7～8mm，前部边缘具锯齿；中裂片线状披针形或舌状披针形，长 5～7mm，宽 1.5～3mm，先端钝，具 3 脉；距细圆筒状棒形，下垂，长达 4cm，中部稍向前弯曲，向末端逐渐膨大，末端钝，较子房长，中部以下绿色；距口周围具明显隆起的凸出物；柱头 2 个，隆起呈长圆形，向前伸展，并行。花期 8～10 月。

产湖南、贵州、广西、湖北。野生于山坡草地、林下等地。

【备注】同属多种植物可作双肾草入药。

（蔡伟　汪冶）

Nyingv 含

葛根 Gegen

【异名】干葛、鸡齐根、黄斤、鹿霍、黄葛根、粉葛、奴含。

【来源】本品为豆科植物野葛 *Pueraria lobata*（Willd.）Ohwi 的干燥根。

【采收加工】秋、冬二季采挖，洗净泥土，趁鲜切成厚片或小块。

【性味】甘、辛，凉。

【功能与主治】解肌退热，生津止渴，透疹，升阳止泻，通经活络，解酒毒。用于外感发热头痛，项背强痛，口渴，消渴，麻疹不透，热痢，泄泻，眩晕头痛，中风偏瘫，胸痹心痛，酒毒伤中。

【用法用量】内服：煎汤，10～15g。

【附方】

1. 朗鸟焜形　含（葛根）、教浓榜（白英）、美比王巴老（十大功劳）、奴金奴银（金银花）、尚娘架（白茅根），煎水内服。

2. 登华　含（葛根）、闹亚（紫苏）、散梅尽（三棵针）、骂麻剃（紫花地丁）、骂菩站（蒲公英）、甚岑（地耳草）、奴金奴银（金银花）、娘闷乔（红旱莲）、骂卡罗（夏枯津），煎水内服。

【现代临床研究】

1. 治疗高脂血症湿热蕴脾证　选择 69 例高脂血症湿热蕴脾证患者，随机分为研究组（34 例）和对照组（35 例）。研究组予阿托伐他汀钙片及葛根芩连方治疗，对照组仅予阿托伐他汀钙片治疗，比较 2 组治疗前后的中医证候积分及血脂变化情况，并进行安全性指标检测。结果 2 组临床疗效结果比较，差异无统计学意义（$P > 0.05$）。治疗后，2 组血脂水平（总胆固醇、三酰甘油、低密度脂蛋白胆固醇）均显著下降，但 2 组组间比较差异无统计学意义（$P > 0.05$）；研究组胸腹胀满、肢倦体重、面垢、食少纳呆、渴不多饮、便溏不爽、乏力等中医证候改善优于对照组（$P < 0.05$），呕恶欲吐改善差异无统计学意义（$P > 0.05$）。研究结论：葛根芩连方治疗高脂血症湿热蕴脾证，可降低血脂水平，改善中医症状，且安全有效。

2. 治疗慢性结肠炎　选取 92 例慢性结肠炎患者，根据随机数字表法分为对照组和观察组，每组 46 例。对照组给予西药治疗，观察组在对照组基础上给予补中益气汤联合葛根芩连汤治疗，2 组均连续治疗 3 个月。比较 2 组治疗前后症状评分及炎症因子水平；比较 2 组临床疗效及不良反应发生率。结果：治疗后，2 组腹泻、脓血便、腹痛腹胀、里急后重、发热、肛门灼热评分均较治疗前降低（$P < 0.05$），观察组腹泻、脓血便、腹痛腹胀、里急后重、发热、肛门灼热评分均低于对照组（$P < 0.05$）。治疗后，2 组血清 C- 反应蛋白（CRP）、白细胞介素 -6（IL-6）、肿瘤坏死因子 -α（TNF-α）水平均较治疗前降低（$P < 0.05$），观察组血清 CRP、IL-6、TNF-α 水平均低于对照组（$P < 0.05$）。经秩和检验，观察组临床疗效优于对照组（$P < 0.05$）。2 组恶心呕吐、头痛、皮疹、失眠发生率比较，差异均无统计学意义（$P > 0.05$）。研究结论：补中益气汤、葛根芩连汤联合西药治疗慢性结肠炎，可有效改善患者的临床症状，减轻炎症反应，且安全性好。

【化学成分】大豆苷元、大豆苷、葛根素、4′- 甲氧基葛根素、大豆苷元 -4′,7- 二葡萄糖苷、大豆苷元 -7-（6-O- 丙二酰基）- 葡萄糖苷、染料木素、刺芒柄花素、大豆苷元 -8-C- 芹菜糖基（1→6）- 葡萄糖苷、染料木素 -8-C- 芹菜糖基（1→6）- 葡萄糖苷、葛根素木糖苷、3′- 羟基葛根素、3′- 甲氧基葛根素、4′-O- 葡萄糖基葛根素、葛根酚、葛根苷 A、葛根苷 B、刺芒柄花素 -7- 葡萄糖苷、羽扇烯酮、β- 谷甾醇、二十二烷酸、二十四烷酸、1- 二十四烷酸甘油酯、尿囊素、β- 谷甾醇 -β-D- 葡萄糖苷、6,7- 二甲氧基香豆精、5- 甲基海因、槐花二醇、广东相思子三醇、大豆皂醇 A、大豆皂醇 B、葛根皂醇 B 甲酯、3″- 羟基葛根素、3′- 甲氧基葛根素、异甘草素、3′- 甲氧基大豆苷元、黄豆皂苷元 A、黄豆皂苷元 B、葛根皂醇 C、葛根皂醇 A、氯化胆碱、乙酰胆碱、生物喊卡赛因、尿囊素、香豆雌酸、葛根酸和 6,7- 二甲氧基香豆素。

【药理作用】

1. 降压作用　葛根素能够阻断 AngⅡ 诱导的心脏细胞外调节蛋白激酶（ERK1/2）、p38 和 NF-κB 活性及活性氧（ROS）的产生，干扰 AngⅡ 介导的 ROS 相关的下游信号通路。此外，葛根素可以通过激活核转录因子 E2 相关因子 2（Nrf2）预防压力超负荷模型大鼠和 AngⅡ 诱导的新生大鼠的心肌肥厚。

2. 抗动脉粥样硬化作用　葛根总黄酮通过诱导细胞 G1 期阻滞和抑制磷脂酰肌醇 3- 激酶 /ERK（PI3K/ERK）通路的激活，从而有效地抑制氧化修饰的低密度脂蛋白（ox-LDL）和重组人血小板衍生生长因子 -BB（PDGF-BB）刺激的血管平滑肌细胞（VSMC）增殖。

3. 降糖作用　降糖药或胰岛素联合应用均可以显著降低 2 型糖尿病大鼠的血糖。

4. 抗肿瘤作用　葛根素在肺癌细胞 A549 及结肠癌细胞 SW480、HT-29 中均表现出抗肿瘤活性，通过上调 Caspase-3/7/9、淋巴细胞瘤 -2（Bcl-2）关联死亡启动子重组蛋白（Bad）和 Bcl-2 相关蛋白 X（Bax）的表达，下调 Bcl-2、基质金属蛋白酶 -2（MMP-2）、MMP-3、MMP-9 和 VEGF 的表达，促进细胞色素 C 从线粒体向细胞质的释放。

【原植物】野葛 *Pueraria lobata*（Willd.）Ohwi，名称已修订，正名是葛 *Pueraria montana* Var. lobata。

粗壮藤本，长可达 8m，全体被黄色长硬毛，茎基部木质，有粗厚的块状根。羽状复叶具 3 小叶；托叶背着，卵状长圆形，具线条；小托叶线状披针形，与小叶柄等长或较长；小叶三裂，偶尔全缘，顶生小叶宽卵形或斜卵形，长 7～15（～19）cm，宽 5～12（～18）cm，先端长渐尖，侧生小叶斜卵形，稍小，上面被淡黄色、平伏的疏柔毛。下面较密；小叶柄被黄褐色绒毛。总状花序长 15～30cm，中部以上有颇密集的花；苞片线状披针形至线形，远比小苞片长，早落；小苞片卵形，长不及 2mm；花 2～3 朵聚生于花序轴的节上；花萼钟形，长 8～10mm，被黄褐色柔毛，裂片披针形，渐尖，比萼管略长；花冠长 10～12mm，紫色，旗瓣倒卵形，基部有 2 耳及一黄色硬痂状附属体，具短瓣柄，翼瓣镰状，较龙骨瓣为狭，基部有线形、向下的耳，龙骨瓣镰状长圆形，基部有极小、急尖的耳；对旗瓣的 1 枚雄蕊仅上部离生；子房线形，被毛。荚果长椭圆形，长 5～9cm，宽

8 ～ 11mm，扁平，被褐色长硬毛。花期 9 ～ 10 月，果期 11 ～ 12 月。

产湖南、贵州、广西、湖北。生于山坡、草丛、路旁及疏林中。

（蔡伟　蒲曾清　汪冶）

Ongv kuaot 翁括

金樱根 Jinyinggen

【异名】金樱蔃、脱骨丹。

【来源】本品为蔷薇科植物金樱子 *Rosa laevigata* Michx. 的干燥根。

【采收加工】8 月至翌年 2 月采挖，洗净，切片，晒干。

【性味】酸、涩，平。

《侗族医学》：酸、甜，平。

《侗药大观》：酸、甘涩，平。

《中国侗族医药研究》：酸、甜，平。

《中国侗族医药学基础》：酸、甘、涩，平。

《侗族医药探秘》：酸、甘，平。

【功能与主治】固精涩肠。用于滑精，遗尿，痢疾泄泻，崩漏带下，子宫脱垂，痔疾，烫伤。

《侗族医学》：用于宾奇卯（结核），耿甚（疖肿），办乜崩榜（妇男摆白）。

《侗药大观》：固精缩尿、涩肠止泻、益阴壮阳。

《中国侗族医药研究》：养气血，生津液，涩肠敛汗，平咳定喘。用于虚汗，下甲病，见花败，咳嗽气喘，结核，疖肿，妇男摆白，月经不调，月家痨，洗身不正常，蛤蟆胎，火牙。

《中国侗族医药学基础》：固精，缩尿，涩肠，止泻。用于遗精，滑精，遗尿，尿频，带下，久泻，久痢等。

《侗族医药探秘》：补肾固精。用于疖肿。

【用法用量】内服：煎汤，25 ～ 100g。外用：适量，捣敷或煎水洗。

本品煎服，10 ～ 20g；或入丸、散；或熬膏。（《中国侗族医药学基础》）

【化学成分】niga-ichigosides F2、阿江榄仁亭、野蔷薇亭、构莓苷 F1、号角树酸 3- 甲酯、2-*O*- 乙酰基野鸭椿酸、蔷薇酸、2- 乙酰基 - 洋委陵菜酸、坡模酸、$2\alpha,3\alpha$- 二羟基乌苏 -12,18- 二烯 -28- 酸、12,13-dihydromicromericacid、覆盆子酸、3β-E-feruloylcorosolicacid、坡模酮酸、委陵菜酸、千花木酸、quadranoside Ⅷ、rubuside B、高山地榆苷、（2R,19R）methyl2-acetyloxy-19-hydroxyl-3-oxo-urs-12-en-28-carbox-ylate、1β- 羟基蔷薇酸、$2\alpha,3\beta$，19α-trihydroxy-24-oxo-urs-12-en-oicacid、阿江榄仁尼酸、18,19-seco，$2\alpha,3\alpha$-dihydroxy-19-oxo-urs-11,13（18）-dien-28-oicacid、swinhoeicacid、齐墩果酸、熊果酸、$2\alpha,3\alpha$,23-trihydroxyurs-12,19（29）-dien-28-oicacidβ-D-glucopyranosylester、$2\alpha,3\alpha$，24-trihydroxyurs-12，18-dien-28-oicacidβ-D-glucopyranosylester、$2\alpha,3\alpha,19\alpha$-trihydroxyurs-12-en-28-oicacidβ-Dglucopyranosylester、$2\alpha,3\beta$，19α-trihydroxyurs-12-en-28-oicacidβ-D-glucopyranosyleste、$2\alpha,3\beta,19\alpha$,23-tetrahydroxyurs-12-en-28-oicacidβ-D-glucopyranosylester、根皮苷、槲皮素、山奈素、异鼠李素、翻白叶苷 A、山奈酚二氢芹菜素、芹菜素、及 4′,5,7- 三羟黄酮醇 -3-*O*-β-D-（6″-*O*（E）-*P*- 羟基苯丙烯酰、吡喃葡萄糖苷、甘草素、喹色亭酚 -（4*p*-8）- 儿茶素、非瑟酮醇（邻 -8）- 儿茶素、（＋）- 儿茶素、没食子儿茶素、4-methoxy-3,7,4′-tri-hydroxyflavane、8- 乙酸 - 儿茶素、表喹色亭酚 -（4*a*-8）- 儿茶素、3,4,7,4-tetrhydroxyflavane、

原花青素 B₃、非瑟酮醇（4α-8）- 儿茶素、E 邮 - 非瑟酮醇 -（4p-6）- 儿茶素、喹色亭酚 -（4α-8）- 儿茶素、去氢双儿茶素 A、2α,3β, 19α- 三羟基乌苏 -12- 烯 -28- 酸 28-O-β-D- 吡喃葡萄糖苷、2α,3α,19α- 三羟基乌苏 -12- 烯 -28- 酸 28-O-β-D- 吡喃葡萄糖苷、2α,3β,19α,23- 四羟基乌苏 -12- 烯 -28- 酸 28-O-β-D- 吡喃葡萄糖苷、乙基 -β-D- 吡喃葡萄糖苷、对羟基苯甲酸 -4-O-β-D- 吡喃葡萄糖苷、5-hydroxy-3-methoxyphenyl1-O-β-D-glucopyranoside 葡萄糖、（Z）-3- 甲氧基 -5- 羟基二苯乙烯、（Z）- 云杉新苷、β-谷甾醇、β- 胡萝卜苷、亚油酸、亚油酸甲酯、油酸甲酯。

【药理作用】

1. 抗氧化　金樱子中具有抗氧化活性的主要成分有总黄酮、多糖、鞣质，其中金樱子总黄酮和多糖都具有良好的抗氧化能力，能清除超氧阴离子自由基、抑制羟自由基对细胞膜的破坏。金樱子总黄酮的抗氧化能力与丁基羟基甲苯相当，有明显的抗氧化和抑制细胞凋亡的作用。

2. 抑菌、抗炎　近年来的研究表明金樱子不同部位不同溶剂的提取物都具有一定的抑菌、抗炎作用。金樱子的醇提物具有抗炎作用；金樱子茎的水提物和 75% 乙醇提取物对痢疾杆菌、金黄色葡萄球菌均有抑菌活性；金樱子的 70% 丙酮提取物有显著的抗龋作用和抑菌作用；金樱子根可抑制鼠耳廓肿胀和小鼠扭体反应，具有一定的抗炎作用及不同程度的镇痛作用。金樱子具有抗炎的成分为总黄酮、多糖类成分，其中金樱子总黄酮对革兰阳性菌，如金黄色葡萄球菌、枯草芽孢杆菌等具有良好的抑菌作用；金樱子根、茎多糖能抑制白色葡萄球菌、柠檬色葡萄球菌、金黄色葡萄球菌、肺炎克雷伯菌、痢疾杆菌，并且与其剂量呈依赖关系。

【原植物】金樱子 *Rosa laevigata* Michx.

常绿攀援状灌木，高可达 5m。茎红褐色，有倒钩状皮刺。3 出复叶互生；小叶草质，椭圆状卵圆形，长 2.5 ～ 7cm，宽 1.5 ～ 4.5cm，顶端急尖，边缘锯齿，侧生小叶较小，叶柄和小叶下面中脉上有刺；叶柄长达 2cm，有褐色腺点和细刺，托叶条形，中部以下与叶栖合生，上部分离，披针形。花单生于侧枝顶端；花梗粗壮，有刺；花托膨大，有刺；萼片 5，卵状披针形，顶端扩大成叶状，披腺毛；花瓣 5，白色，倒卵形；雄蕊多数，花药丁字着生；雌蕊具多数心皮，成熟花托红色，球形或倒卵形，有刺，顶端内含骨质瘦果。

产湖南、贵州、广西、湖北。生于荒野、路旁、灌丛中。

【备注】本品的果实为中药金樱子。

（肖聪颖　汪冶）

Oux jiuc jenc 藕臼近

金荞麦 Jinqiaomai

【异名】苦荞麦、荞麦当归、荞麦三七、金锁银开、土荞麦、野荞麦、苦荞头、透骨消、赤地利、天荞麦。

【来源】本品为蓼科植物金荞麦 *Fagopyrum dibotrys*（D. Don）Hara 的干燥根茎。

【采收加工】冬季采挖，除去茎及须根，洗净，晒干。

【性味】微辛、涩，凉。

【功能与主治】清热解毒，散瘀止痛。用于风热目赤肿痛，咽喉疼痛，尿路感染，疮疡疖肿，毒蛇咬伤，产后小腹瘀痛，跌打损伤及湿疹，疥癣等。

《中国侗族医药》《侗族药物方剂学》：用于咽喉肿痛，痈疮，瘰疬，肝炎，肺痈，筋骨酸痛，头风，胃痛，菌痢，白带等。

【用法用量】内服：煎汤，15～30g；或研末。外用：适量，捣汁或磨汁涂敷。

《中国侗族医药》：内服：煎汤，15～25g。外用：适量。

【现代临床研究】

1. 金荞麦片联合茶碱缓释片治疗老年慢性支气管炎　回顾性分析 2020 年 2 月～ 11 月在天津市滨海新区大港医院进行治疗的 94 例老年慢性支气管炎患者，根据所用药物的区别将所有患者分为对照组和治疗组，每组各 47 例。对照组口服茶碱缓释片，0.2g/ 次，2 次 / 日；治疗组在对照组基础上口服金荞麦片，5 片 / 次，3 次 / 日。两组均治疗 2 周进行效果比较。观察两组的临床疗效，比较两组临床症状改善时间、炎症介质和肺功能指标。结果：经治疗，治疗组总有效率是 97.87%，显著高于对照组的82.98%（$P < 0.05$）。

2. 金荞麦片联合复方异丙托溴铵治疗支气管哮喘　选取内科 2017 年 1 月 1 日～ 2019 年 6 月 30日收治的 50 例支气管哮喘患者作为研究对象，随机数表法分成两组，各 25 例。对照组采取复方异丙托溴铵治疗，观察组基于对照组加用金荞麦片，比较两组临床效果。结果：观察组总有效率为 96.0%（24/25），明显高于对照组 80.0%（20/25），比较有显著性差异（$P < 0.05$）；观察组不良反应发生率为4.0%（1/25），明显低于对照组 16.0%（4/25），比较有显著性差异（$P < 0.05$）。

【化学成分】双聚原矢车菊素、海柯皂苷元、β- 谷甾醇、鞣质、对 - 香豆酸、阿魏酸、葡萄糖的苷、左旋表儿茶精、3- 没食子酰表儿茶精、原矢车菊素 B-2、B-4、原矢车菊素 B-2、3,3′- 双没食子酸酯、类黄酮、荭草素、异荭草素、芦丁、槲皮素、牡荆素、异牡荆素。

【药理作用】

1. 抗氧化　黄酮类化合物是一类多酚类物质，具强抗氧化能力，在预防和治疗抗氧化应激方面可以起到重要作用。金荞麦类黄酮提取物可以对超氧阴离子和羟基自由基起到清除的作用，且随着提取物浓度的增大，其抗氧化性作用亦会随之增强。金荞麦黄酮在 50～ 200mg/kg 剂量范围内对 T2DM 小鼠有降血糖作用，其作用机制与调节血脂代谢和抗氧化作用有关。

2. 抗菌、抗炎、止痛　金荞麦在改善血小板聚集、改善巨噬细胞吞噬功能等方面有重要作用。金荞麦根中的黄酮类化合物含药血清有抗菌和免疫的作用，在临床上可用于治疗多种疾病。金荞麦中生物类黄酮在体内及体外均有较强的抑菌活性。研究人员发现金荞麦总黄酮通过下调致敏中枢上脊髓后角和海马的 NR2B 表达，对 IBS 样 CI 大鼠的痛觉过敏有改善作用。

3. 抗肿瘤　金荞麦可以抑制肿瘤细胞的增长和转移，加快肿瘤细胞的凋亡，是一种很有前景的抗肿瘤中药。金荞麦中的生物类黄酮具有明显的抗癌侵袭和转移作用。金荞麦红车轴草黄酮（RCFGB）能够抑制人胃癌 SGC7901 细胞体外迁移能力，其作用与抑制人胃癌 SGC7901 细胞内的 IL-6 蛋白表达水平有关。金荞麦块根中含有原花色素的缩合性单宁混合物，包括原儿茶酸、没食子酸酯及原矢车菊素等，这类缩合性单宁混合物对肿瘤细胞的扩散可以起到一定的抑制作用。研究表明金荞麦根茎对外体培养的癌细胞中的核酸代谢起到一定的抑制作用，其抗癌活性较高，毒性较小，具有较大的开发利用价值。

【原植物】金荞麦 *Fagopyrum dibotrys*（D. Don）Hara

多年生草本。根状茎木质化，黑褐色。茎直立，高 50～ 100cm，分枝，具纵棱，无毛。有时一侧沿棱被柔毛。叶三角形，长 4～ 12cm，宽 3～ 11cm，顶端渐尖，基部近戟形，边缘全缘，两面具乳头状突起或被柔毛；叶柄长可达 10cm；托叶鞘筒状，膜质，褐色，长 5～ 10mm，偏斜，顶端截形，无缘毛。花序伞房状，顶生或腋生；苞片卵状披针形，顶端尖，边缘膜质，长约 3mm，每苞内具2～ 4 花；花梗中部具关节，与苞片近等长；花被 5 深裂，白色，花被片长椭圆形，长约 2.5mm，雄蕊 8，比花被短，花柱 3，柱头头状。瘦果宽卵形，具 3 锐棱，长 6～8mm，黑褐色，无光泽，超出宿存花被 2～3 倍。花期 7～9 月，果期 8～10 月。

产湖南、贵州、广西、湖北。生林下、灌丛下或溪边、路旁。

（郑钦方　汪冶）

Sac jas 杀觉

白及 Baiji

【异名】连及草、冻疮药、甘根、白鸡儿。

【来源】本品为兰科植物白及 *Bletilla striata*（Thunb.）Reichb. F. 的干燥块茎。

【采收加工】9～10 月当茎叶枯萎时采挖，除去须根，洗净泥土，置沸水中煮或蒸至无白心，晒至半干，除去外皮，晒干或烘干。

【性味】甜、涩，凉。

《侗族医学》：苦、甜，凉。

【功能与主治】收敛止血，消肿生肌。用于咯血，吐血，外伤出血，疮疡肿毒，皮肤皲裂。

《侗族医学》：补体，止血，生肌。用于吓谬恰·吱盘（呕血）、宾奇卯（结核）。

《侗族常用药物图鉴》：用于治疗咳血，衄血，痈疖，溃疡疼痛，烫、灼伤等。

【用法用量】内服：煎汤，6～15g；外用：适量。

《侗族常用药物图鉴》：内服：5～15g；外用：适量。

《侗族医学》：3～10g。

【附方】

1. 吓谬恰·吱盘　杀觉（白及）研末，米汤送服。

2. 宾奇卯　杀觉（白及）、仁素（青蒿）、骂茶抑（地骨皮）、娘欠劳（夏枯草）、照虐四罢（泡参），煎水内服。

3. 支气管扩张咯血，肺结核咯血　白及、海螵蛸、三七各 180g。共研细粉，每服 9g，每日 3 次。（《全国中草药汇编》）

4. 肺叶痿败，喘咳夹红者　嫩白及 12g 研末，陈阿胶 6g。冲汤调服。（《医醇賸义》白胶汤）

5. 肠胃出血　白及、地榆各等量。炒焦，研末。每服 3g，温开水送服，每日 2～3 次。（《浙江民间常用草药》）

6. 肺痨　白及、百合各 60g，红糖 30g。药先煎，加入红糖熬成膏状。每次服 1 茶匙。（《湖南药物志》）

【现代临床研究】

1. 治疗盲肠肠瘘　治疗阑尾切除术后盲肠肠瘘 28 例，其中利用白及糊剂治疗 14 例，与常规治疗进行比较。全部病例均以青霉素、氨苄青霉素作抗炎治疗，同时作对症支持及局部换药等处理。治疗组加白及糊（白及 1g，田七 0.5g，共研细末为一剂量），日服 3 次，每次 1 剂，以温开水冲服，直至瘘管愈合后 1 周停用。结果：对照组有 12 例在治疗后 2～4 周内愈合，2 例治疗 2 个月仍不愈合；治疗组 14 例均在 1～3 周内愈合，且对照组未愈合 2 例经加用白及糊治疗 2 周后愈合。服用白及糊剂后，将瘘液置于显微镜下，可见较多之白及、田七微粒悬浮。说明该药物亦可能作用于局部，使药效得到加强，并可能刺激局部组织增生、粘连，还可沉着于瘘管内口，形成"内堵"，从而促进愈合。

2. 混合痔术后并发症治疗 白及制剂对混合痔术后并发症的治疗效果，将分别观察肛门疼痛与创面愈合两种并发症。收集自 2016 年 1 月 1 日至 2017 年 2 月 28 日于北京中医药大学东直门医院肛肠科行混合痔外剥内扎术治疗并出现术后肛门疼痛的 80 例住院患者。治疗组及对照组，共计 4 组，治疗组包括白及粉组、白及多糖组各 20 例，共计 40 例；对照组包括凡士林组、云南白药组各 20 例，共计 40 例。经临床研究证实白及可有效缓解混合痔术后疼痛，其中白及多糖粉瞬时止痛效果优于白及粉，白及粉维持止痛效果优于白及多糖组。同时，白及粉及白及多糖粉制剂未见明显促进创面愈合功能。白及治疗混合痔术后并发症过程中未见明显不良反应及皮肤过敏等不良反应。

3. 促进肛周脓肿术后伤口愈合 通过对低位肛周脓肿（肛痈，火毒蕴结型）患者术后应用白及生肌汤熏洗，探讨自拟白及生肌汤对缓解患者术后疼痛，减少创面渗出，促进创面愈合的临床应用效果，评价自拟白及生肌汤应用于低位肛周脓肿术后的临床疗效。结果：低位肛周脓肿术后应用自拟白及生肌汤熏洗能够缓解患者术后疼痛，减少创面渗出，促进创面恢复，缩短愈合时间。对本病的术后治疗可以起到积极的促进作用，观察过程中未发现明显不良反应，值得临床上应用推广。

【化学成分】 4,7- 二羟基 -2- 甲氧基 -9,10- 二氢菲、4,7- 二羟基 -1-（对 - 羟苄基）-2- 甲氧基 -9,10- 二氢菲、白及联菲 A、白及联菲 B、白及联菲 C、白及联菲醇 A、白及联菲醇 B、白及联菲醇 C、白及菲螺醇、2,7- 二羟基 -4- 甲氧基菲、括 3,3′- 二羟基 -2-（对 - 羟苄基）-5- 甲氧联苄、3,3′- 二羟基 -2,6- 二（对 - 羟苄基）-5- 甲氧基联苄、3′,5- 二羟基 -2-（对 - 羟苄基）-3- 甲氧联苄、5- 羟基 -2-（对羟基苄基）-3- 甲氧基联苄、shanciguol、shancigusin B、arundinan、militarine、2,7- 二羟基 -4- 甲氧基菲 -2-O- 葡萄糖苷、2,7- 二羟基 -2,4- 甲氧基菲 -3-O- 葡萄糖苷、2,7- 二羟基 -1-（4′- 羟苄基）-4- 甲氧基 -9,10- 二氢菲 -4′-O- 葡萄糖苷、白及多糖 B、gymnoside I、gymnoside II 和 dactylorhin A、dactylorhin E、bletillaanthocyanin、3-O-（β-glucopyranoside）-7-O-［6-O-（4-O-（6-O-（4-O-（β-glucopyranosyl）-trans-caffeoyl）-β-glucopy-ranosyl）-trans-caffeoyl）-β-glucopyranoside］、β- 谷甾醇、棕榈酸酯、环巴拉甾醇、大黄素甲醚、原儿茶酸、咖啡酸、桂皮酸、丁香树脂酚、3′-O- 甲基山药素 III。

【药理作用】

1. 止血 白及广泛用于临床呕血、咯血和外伤性出血的治疗。从白及根中提取分离出的 6 种螺甾烷甾体皂苷，在 40μg/mL 浓度下能够有效减少全血的凝血时间，体现出强烈的止血活性。研究发现白及多糖提取物主要由 D- 甘露糖和 D- 葡萄糖组成，对家兔外伤性肝脾出血有明显抑制作用，其作用机制可能与内源性和外源性凝血系统的激活、血小板聚集率的提升、纤溶系统的调节相关联。除内服发挥止血疗效外，白及相关制品还可外用止血。白及磨成粉状物外敷于局部受伤皮肤能够治疗小面积创伤性出血。白及块茎中提取的白及多糖与壳聚糖和藻酸盐多孔微球复合冻干制成的复合止血海绵能显著缩短凝血时间，此复合止血海绵有望作为一种新型的手术止血材料应用于临床。

2. 愈创生肌 白及生肌膏能明显提高肛肠病术后创面组织中热休克蛋白 70（HSP70）和 HSP70 mRNA 的表达量，缩短创缘水肿消退时间和创面愈合时间，促进肛肠病术后创面的愈合。白及多糖提取后的残留液中含有阿魏酸、咖啡酸、原儿茶酸、3- 羟基肉桂酸、对羟基苯甲酸和对羟基苯甲醛等六类酚类物质，此残留液体表现出良好的抗氧化性、创面愈合活性和组织修复能力，能有效促进胶原蛋白和血管生成，促进瘢痕组织还原，有被开发为愈伤药物的巨大潜力。白及多糖和京尼平加入壳聚糖，发现添加了白及多糖的生物材料比仅加入京尼平壳聚糖所需凝胶时间更短，微孔分布更均匀，保水性更高，机械强度更大，且有更多的 L929 细胞增殖，还可部分阻断壳聚糖的游离氨基，动物实验显示其能够显著增加皮肤伤口的愈合率。

3. 抗肿瘤 白及的广谱性抗肿瘤作用使其常被用于肿瘤防治及辅助治疗。白及中的齐墩果酸 -3-O-α-L- 鼠李糖 -（1→2）-β-D- 吡喃葡萄糖苷能诱导 A549 细胞周期阻滞于 G0/G1 期，有一定的抗肿瘤活性。白及中提取得到 2 种对癌细胞有明显细胞毒性的菲醌类的化学物质，能在 A549 细胞中诱导产生大量的 ROS 以诱导癌细胞凋亡；且这 2 种菲醌类物质会导致癌细胞周期停滞，抑制肿瘤生长。白及还能辅助提升某些抗肿瘤药物的药效，研究发现白及多糖与多烯紫杉醇和硬脂酸可形成具有良好体外抗癌活性的聚合物，对人体肝细胞癌、结肠癌、乳腺癌、宫颈癌的治疗效果明显优于单纯多烯紫杉醇注射液。

4. 抗炎　白及在炎症的减轻和治疗中也有初步应用。研究表明，白及富含多种抗炎活性成分，能有效抑制 IL-1β、IL-6 和 TNF-α 等炎症因子的表达，其中白及的苦味成分 militarine 已被证实外用具有一定的抗炎活性，对巴豆油致小鼠耳廓肿胀抑制率达 35.9%。白及多糖能剂量依赖地抑制血管紧张素 Ⅱ 诱导产生活性氧，通过 NOX4 和 TLR2/MyD88 途径调节其抗炎功能，减轻炎症反应。此外，还有细胞试验证实，白及醇提物对 PM2.5 所引起的炎症因子表达增高有明显抑制效果，具有潜在的抗肺炎作用。

5. 抗菌抗病毒　白及还被应用于抗菌、抗病毒治疗，对细菌感染和病毒性流感疗效颇佳。白及块茎中所含的菲类化学物质能有效抑制金黄色葡萄球菌增殖，一定条件下甚至能杀灭金黄色葡萄球菌；当菲类化合物浓度达到 160μg/mL 时，对金黄色葡萄球菌和革兰阳性菌引起的皮肤或软组织感染性疾病有治疗作用，且对人体红细胞无细胞毒性。此外，白及提取物中的菲类化学物质还可抑制病毒活性，且双菲类化学物质的抗病毒活性较单菲类化学物质更强。通过鸡胚模型实验和小鼠动物实验证实白及提取物能有效拮抗流感病毒，降低小鼠肺指数、肺组织病毒载量，改善病毒感染所致机体肺组织病理形态学改变，其机制可能与促进 IL-2、INF-α、INF-β 分泌，增强和调节小鼠细胞免疫功能有关。

6. 抗消化道溃疡　因白及止血生肌功效显著，故被广泛应用于消化道溃疡的防治。研究发现各剂量组的白及多糖（125mg/kg、250mg/kg、500mg/kg）均能明显提高大鼠胃溃疡愈合率，且能降低 IL-2R、IL-4、PI3K、Aktm RNA 和蛋白的表达水平，其中高剂量组疗效优于盐酸雷尼替丁组。白及成分的传统药方——清热燥湿凉血方能通过调节 DOR-β-arrestin1-Bcl-2 信号转导通路来治疗溃疡性结肠炎。此外，白及多糖对大鼠应激性反应、幽门结扎、乙酸灼烧及乙醇损伤胃黏膜导致的消化性溃疡，均有明显改善作用。

7. 抗肺纤维化　白及还被应用于肺纤维化的治疗，白及提取物中菲类、二氢菲类、联菲等药效组分对调节免疫系统和控制炎症因子表达水平具有良好疗效，可有效抑制肺部纤维化。白及多糖的抗纤维化活性作用机制可能与下调转化生长因子 TGFβ Ⅰ 型受体和 β Ⅱ 型受体 α- 平滑肌肌动蛋白的 mRNA 及蛋白表达有关。

8. 免疫调节　白及常被用作免疫调节剂调节改善机体免疫功能。白及多糖具有特殊的骨架结构，能够以剂量依赖的方式诱导脾细胞的增殖，增强免疫。利用环磷酰胺致免疫低下的小鼠模型，进行碳粒廓清试验和淋巴细胞增殖试验，证明白及多糖能够提高小鼠的吞噬指数和淋巴细胞的增殖能力，对小鼠的非特异性免疫和特异性免疫反应均有促进作用。此外，在白及多糖作用于酪氨酸激酶信号通路的研究中，白及多糖可剂量依赖地提高氯化钴诱导角质形成细胞的存活率，当质量浓度为 0.02 ~ 0.2mg/mL 时，TNF-α、IL-6、IL-8 含量增加显著。

9. 美容抗衰　白及具有良好的美白、抗氧化、抗衰老等功效。白及是传统美白方中的主要药物，研究表明，白及对酪氨酸酶具有显著的抑制作用，在 10μg/mL、50μg/mL、100μg/mL 时的抑制率分别为 49%、43%、55%，从而有效减少黑色素的生成，起到美白作用。研究人员通过 DPPH 自由基清除活性试验、羟自由基清除试验、超氧化物阴离子自由基清除试验、铁离子螯合试验，证明白及多糖具有体外抗氧化作用。通过组织病理学和组织形态学分析，发现白及多糖提取之后的残余液体中成分也具有抗氧化活性。白及多糖可通过胰岛素和 IGF 信号通路对线虫产生抗衰老作用。白及美容相关的化学成分主要为联苄类、二氢菲及菲类、2-异丁基苹果酸葡萄糖氧基苄酯类、白及多糖等。

【原植物】白及 *Bletilla striata*（Thunb.）Reichb. F.

植株高 18～60cm。假鳞茎扁球形，上面具荸荠似的环带，富黏性。茎粗壮，劲直。叶 4～6 枚，狭长圆形或披针形，长 8～29cm，宽 1.5～4cm，先端渐尖，基部收狭成鞘并抱茎。花序具 3～10 朵花，常不分枝或极罕分枝；花序轴或多或少呈"之"字状曲折；花苞片长圆状披针形，长 2～2.5cm，开花时常凋落；花大，紫红色或粉红色；萼片和花瓣近等长，狭长圆形，长 25～30mm，宽 6～8mm，先端急尖；花瓣较萼片稍宽；唇瓣较萼片和花瓣稍短，倒卵状椭圆形，长 23～28mm，白色带紫红色，具紫色脉；唇盘上面具 5 条纵褶片，从基部伸至中裂片近顶部，仅在中裂片上面为波状；蕊柱长 18～20mm，柱状，具狭翅，稍弓曲。花期 4～5 月。

产湖南、贵州、广西、湖北。生常绿阔叶林下、栎树林或针叶林下、路边草丛或岩石缝中。

（郑钦方　汪冶）

Samp begs sangp laox 三百尚老

天门冬 Tianmendong

【异名】天冬、儿多母苦、小叶青、三百棒、大当门根、武竹，丝冬，老虎尾巴根，天冬草，明天冬、三百嫩。

【来源】本品为百合科植物天冬 *Asparagus cochinchinensis*（Lour.）Merr. 的干燥块根。

【采收加工】秋后采挖，去掉泥土，洗净，用水煮或蒸至皮裂，捞出入清水中，趁热剥去外皮，烘干。

【性味】甘、苦，寒。

《侗族医学》：甜、微苦，凉。

《侗药大观》：甘、苦，凉。

《中国侗族医药研究》：甘，寒。

《中国侗族医药学基础》：甘、苦，寒。

【功能与主治】滋阴润燥，清肺降火。用于燥热咳嗽，阴虚劳嗽，热病伤阴，内热消渴，肠燥便秘，咽喉肿痛。

《侗族医学》：退热，养水。用于宁乜架信播邓（妊娠水肿），涸冷（水肿病）。

《侗药大观》：用于治疗肺热干咳，咽干口渴，肠燥便秘，胃痛，乳腺小叶增生等。

《中国侗族医药研究》：用于水膨胀，大肠冷虚，蜈蚣咬伤，孕妇水肿，水肿病，眼长蒙皮。

《中国侗族医药学基础》：养阴润燥，生津润肺。用于肺热干咳，顿咳痰黏，咽干口渴，肠燥便秘。

【用法用量】内服：煎汤，6～15g。外用：适量，鲜品捣敷或捣烂绞汁涂。

【附方】

1. 宁乜架信播邓（妊娠水肿）

（1）三百尚老（天门冬），炖猪肺服。

（2）三百尚老（天门冬）、讯藕岑（夜寒苏）、骂茶抑（枸杞）、尚邦（臭牡丹）、尚奴阳虽（阳雀花根）、教照虐马（土党参）、够昔芒（茯苓）、尚娘架（白茅根），煎水内服。（《侗族医学》）

2. 個冷　三百尚老（天门冬）、并高奢（淫羊藿）、教盘介（鸡血藤）、教糖（鸡矢麟）、讯蛮岑

（黄精）、门野（何首乌）、候秀大（薏仁）、笨然（玉竹），煎水内服。（《侗药大观》）

【现代临床研究】

1.乳腺增生病　采用天冬合剂治疗乳腺增生病 150 例。治疗结果：痊愈（乳房疼痛及肿块消失，停药后 3 个月不复发）118 例（78.7%）；显效（肿块缩小＞1/2，乳房疼痛消失）17 例（11.3%）；有效（肿块缩小不足 1/2，乳痛减轻）10 例（6.7%）；无效（症状无明显改善）5 例（3.3%）。总有效率 96.7%。

2.慢性单纯性鼻炎　将生蜂蜜（中华蜜蜂酿者佳）盛于洁净之陶罐中，纳入去皮鲜天冬，蜂蜜量以恰好淹没天冬为宜，罐口密封，20 天后启用。每次生食天冬 2 支，开水冲服浸用蜂蜜 20g，早晚各 1 次，10 天为 1 疗程，对于慢性单纯性鼻炎有良好疗效。

3.降血压　晚餐后，将天门冬 10 ~ 20g 用开水 50mL 浸泡，1h 后再加开水 50mL，啜饮约 80mL，并慢慢咀嚼一半天门冬至睡前咽下，次日晨将剩余的天门冬及浸泡液加开水 50mL，啜饮，咀嚼剩余的天门冬，每日 1 剂，10 日为 1 个疗程。

4.人工流产　天冬扩张宫颈，有效率达 90%，由于宫口自然开大，无须强力扩张宫口，避免了机械性扩张所致损伤，并明显减少疼痛，减少人流综合征的发生，而且方便。

于人工流产前 12h，将天门冬插入子宫颈管，能使宫颈自然扩张与软化。据 84 例观察，效果良好者达 94%，未发现 1 例感染。先兆流产病例应用后，可自行发动宫缩，排出宫腔内容物；对人工流产病例则无此现象。用法：选择大小及弯度适当（长 5 ~ 7cm，直径 0.3 ~ 0.6cm）、表面光滑完整的天门冬 1 条，末端系一纱线，浸泡于 95% 酒精中，4h 后即可应用。操作时按常规消毒，扩张阴道，暴露宫颈外口，以长镊子夹住天门冬的系线端，另一端对准宫颈口徐徐插入，达子宫颈管内口。阴道内填塞纱布 1 块，以防天门冬脱落。约 12h 即可行刮宫术。

【化学成分】天冬酰胺、瓜氨酸、5-甲氧基-甲基糠酸、葡萄糖、果糖、β-谷甾醇、黏液质、薯蓣皂苷元 -3-O-β-D-吡喃葡萄糖苷、异菝葜皂苷元、26-O-β-D-吡喃葡萄糖基-呋甾 -3β,2α,26-三醇 -3-O-β-D-吡喃葡萄糖基（1→2）-O-β-D-吡喃葡萄糖苷、26-O-β-D-吡喃葡萄糖基-呋甾 -5-烯 -3β,2α,26-三醇 -3-O-［α-α-吡喃鼠李糖基（1→2）］-［α-α-吡喃鼠李糖基（1→4）］-β-D-吡喃葡萄糖苷、26-O-β-D-吡喃葡萄糖基-呋甾 -3β,26-二醇 -22-甲氧基 -3-O-α-L-吡喃鼠李糖基（1→4）-O-β-D-吡喃葡萄糖苷等化合物、天冬呋甾醇寡糖苷 Asp-Ⅳ、天冬呋甾醇寡糖苷 Asp-Ⅴ、天冬呋甾醇寡糖苷 Asp-Ⅵ、天冬呋甾醇寡糖苷 Asp-Ⅶ、甲基原薯蓣皂苷、伪原薯蓣皂苷、3-O（α-L-吡喃鼠李糖基（1→4）-β-D-吡喃葡萄糖基）-26-O-（β-D-吡喃葡萄糖基）-（25R）-5,20-呋甾二烯 -3β,26 二醇、雅姆皂苷元、薯蓣皂苷元、菝葜皂苷元、鼠李糖寡糖Ⅰ~Ⅶ、葡萄糖和果糖的三聚糖、四聚糖、五聚糖、六聚糖、八聚糖、九聚糖和十聚糖、天冬多糖 A ~ D。

【药理作用】

1.抗肿瘤作用　天冬中提取分离出的菝葜皂苷元 -3-O-［α-L-吡喃鼠李糖基（1-4）]-β-D-吡喃葡萄糖苷具有抗肿瘤活性，在浓度为 10^{-4}mol/L 和 10^{-6}mol/L 时，对 MDA-MB-468（人乳腺癌细胞株）72h 的抑制率分别为 99.4% 和 99.3%；同时还发现在浓度为 10^{-5}mol/L 和 10^{-6}mol/L 时，对 HL-60（人白血病细胞株）48h 的抑制率分别为 100% 和 41.9%。

2.抗炎作用　天冬水提取物浓度依赖性（0.1 ~ 1000mL）对抗 P 物质增强脂多糖，刺激小鼠星形细胞分泌肿瘤坏死因子（TNF-α）和白介素 -1（IL-1），提示天冬水提取物通过 IL-1.TNFα 分泌而产生抗炎作用。

3.抗衰老作用　天冬块根多糖是提高小鼠血浆和肝脑组织 SOD 活性、降低 MDA 含量的主要因素，是抗氧化、延缓衰老的第一要素。

4. 降血糖作用　单味中药天冬提取物饲喂患四氧嘧啶糖尿病大鼠，用量分别为 5g/kg、10g/kg、20g/kg 体重，连续喂药 20 天后，测定喂药组和模型组的血糖水平，结果喂药组血糖水平比模型组分别降低了 69.3%、78.8%、92.4%，表明天冬提取物具有明显的改善糖尿病症状、降低高血糖作用。

【原植物】天冬 *Asparagus cochinchinensis*（Lour.）Merr.

攀援常绿草本。根多数簇生，中部膨大呈纺锤形，肉质。茎长达 2m，分枝具狭翅。叶状枝通常 3 枝成簇，扁平，镰刀状；叶鳞片状，基部具硬刺，刺在茎上明显，在分枝上不够明显。花通常 1～3 朵腋生，单性，雌雄异株，淡绿色；雄花花被片 6 枚，雄蕊稍短于花被，花药卵形；雌蕊具 6 枚退化雄蕊。浆果，成熟时红色，具 1 种子。

产湖南、贵州、广西、湖北。生长于山野林缘阴湿地、丘陵地灌木丛中或山坡草丛。

（刘建新　汪治　张在其）

Samp begs sangp niv 三百尚里

白薇 Baiwei

【异名】薇草、知微老、老瓜瓢根、山烟根子、百荡草、白马薇、白前、老君须。

【来源】本品为萝摩科植物白薇 *Cynanchum atratum* Bge. 的干燥根。

【采收加工】早春、晚秋均可采收，以秋季采收为佳。采掘后，除去地上部分，洗净，晒干。

【性味】苦、咸，凉。

【功能与主治】退热，凉血，退水。用于代喉老（老年咳嗽），故喉久天（串串咳）。

《侗族常用药物图鉴》：用于治疗肺炎，咳血，风湿热，风湿痛等。

【用法用量】内服：煎汤，7.5～15g；或入丸、散。

《侗族常用药物图鉴》：内服，9～15g。

《侗族医学》：4.5～9g。

【附方】

1. 尿道感染　白薇 15g，车前草 30g，水煎服。

2. 妇人遗尿　白薇、芍药各 30g。上二味，治下筛。酒服方寸匕（1g），每日 3 次。

3. 火眼　白薇 30g，水煎服。

4. 肺实鼻塞　百部 60g，款冬花、贝母（去心）、白薇各 30g。上为散，每服 3g，米饮调下。

5. 金疮血不止　白薇末敷之。

【现代临床研究】治疗外感高热　观察侗药白薇方治疗外感高热的临床疗效。以侗药白薇药分型辨证佐以辅药配方施治，共治疗 95 例外感高热病例。结果：95 例各型外感高热病例，治愈 70 例，治愈率 74%；有效 20 例，占 21%；无效 5 例，占 5%；总有效率 95%。结论：以侗药白薇为主药，分型辨证配方施治，对外感高热有较好的疗效。

【化学成分】主要含有 C21 甾体皂苷、苯乙酮类、生物碱类、挥发油、强心苷类以及微量元素等成分。cynanoside R2、cynanoside R3、cynanoside P1、cynanoside P2、cynanoside P3、cynanoside P4、cynanoside P5、atratoside A、atratoside B、cynatratoside A-E、glaucogenin C、atratoglucoside A、glaucogenin C-3-*O*-a-D-4-thevetopyranoside、atratcynoside A-F、glaucoside A、glaucoside C、glaucoside H、sublanceoside L2、sublanceoside H2, glaucogenin C-3-*O*-β-Dthevetopyranoside, cynanversicoside A-G、glaucoside C、glaucoside H、glaucoside D、neocynaversicoside、2,4- 二羟基苯乙酮、2,6- 二羟基苯乙酮、

4- 羟基苯甲醇、苯甲酸、2,4- 二羟基苯乙酮、对羟基苯乙酮、4- 羟基 -3- 甲氧基苯乙酮、丁香酸、10β-N- 氧化 -7- 脱甲氧基娃儿藤碱、9- 脱氢安托芬、9,14- 脱氢安托芬、14- 羟基 -N- 氧化 -7- 脱甲氧基娃儿藤碱、10α-N- 氧化 -7- 脱甲氧基娃儿藤碱。

【药理作用】

1. 抑菌、抗病毒作用　通过杯碟法测定不同白薇提取物（分别用石油醚、三氯甲烷、乙酸乙酯、丙酮、乙醇和蒸馏水进行提取）对意大利青霉的抑制效果，发现乙酸乙酯、丙酮和乙醇提取物对意大利青霉均具有抑菌活性，乙醇提取物抑菌活性最强，丙酮提取物次之。此外，白薇对肺炎链球菌也有抑制作用，但作用机制不明确，需进一步进行研究。白薇中的生物碱和甾体皂苷是多种动植物病毒如烟草花叶病毒的选择性抑制剂，可抑制病毒基因组 RNA 的表达。其中，glaucogenin C 和以 glaucogenin C 为苷元的单糖或三糖苷被确定为具有抗病毒活性但无毒的化合物。

2. 抗炎作用　用直立白薇水提液对 2% 巴豆油致炎剂诱发的炎症小鼠进行腹腔注射给药，结果显示白薇水提液有显著的抗炎作用。cynatratoside C 对脂多糖诱导的原代小鼠乳腺上皮细胞 TLR4 和促炎细胞因子（IL-6、IL-1β 和 TNF-α）的表达有抑制作用，cynatratoside C 还可通过调节 TLR4 和乳腺组织中的 NF-κB 和 MAPK 信号通路，从而在脂多糖诱导的乳腺炎中发挥抗炎作用。更有研究表明白薇提取物中含有治疗特应性皮炎的有效物质。利用 2,4- 二硝基氯苯诱导小鼠产生特应性皮炎，发现白薇提取物可通过调节促炎细胞因子和有关介质来抑制特应性皮炎的发展。

3. 抗肿瘤作用　白薇具有抗肿瘤的作用。越来越多的证据表明，抗癌药物主要通过诱导肿瘤细胞凋亡来发挥其细胞毒性作用，而白薇中能够诱导细胞凋亡的活性成分为 cynatratoside C，cynatratoside C 诱导细胞凋亡的机制是使半胱氨酸蛋白酶 -3（caspase-3）和半胱氨酸蛋白酶 -9（caspase-9）的活性以浓度依赖性的方式显著增高，同时使细胞线粒体的膜电位下降，抑制细胞增殖，将细胞周期阻滞于 S 期。这一研究提示白薇可能是一种通过诱导细胞凋亡以发挥抗癌活性的药物。研究表明从白薇根中分离出的一种 C21 甾体糖苷（BW18）在人白血病细胞中也表现出抗肿瘤活性。BW18 通过 MAPK 途径诱导 K562 细胞 S 期细胞周期的停滞和凋亡从而抑制细胞增殖，成为慢性髓系白血病患者的潜在治疗药物。

4. 改善记忆的作用　从白薇中分离得到的 cynatroside B 具有抗乙酰胆碱酯酶（AChe）和抗健忘症的双重作用。中枢乙酰胆碱系统在学习和记忆中发挥重要作用。阿尔茨海默病（AD）的特征是大脑皮质和海马体中乙酰胆碱产生功能障碍。东莨菪碱是一种胆碱能拮抗剂，可干扰乙酰胆碱在中枢神经系统中的传输，所以可采用东莨菪碱诱导小鼠记忆损伤。cynatroside B 以剂量依赖的方式抑制 AChe 的活性并且这种抑制作用具有可逆性和非竞争性。此外，通过被动回避和 Morris 水迷宫试验验证了 cynatroside B 具有显著增强认知的活性，这为缓解 AD 中的某些记忆障碍具有重要的治疗价值，为 AD 的治疗提供有益的选择。

5. 免疫抑制作用　据报道，C21 甾体皂苷类化合物多具有免疫抑制活性。从白薇中分离得到的 C21 甾体糖苷对 ConA 诱导的小鼠脾中 T 淋巴细胞的增殖具有免疫抑制作用，其中，化合物 atratcynoside A、atratcynoside B 和 atratcynoside C 的免疫抑制活性较强。研究表明，这种抑制作用与化合物的结构相关：以 glaucogenin C 为苷元的化合物表现出显著或中等的抑制活性；侧链糖基数目对免疫抑制作用也有明显影响；5,6 位双键和 C-14 上的羟基是甾体皂苷具有免疫抑制活性的必要条件。

6. 退热作用　自古以来，在临床上白薇常配伍青蒿治疗多种发热，如类风湿关节炎引发的低热不退、肿瘤发热、小儿夏季热等。薛宝云等用直立白薇的不同提取液对 15% 酵母悬液诱发的发热大鼠进行腹腔注射给药，研究结果显示白薇水提液有明显的退热作用，而白薇醇提物和醚提物的退热作用均不明显。但白薇水提液中具有退热活性的物质尚不明确，还需进一步研究确认。

7. 美白作用　白薇能够防止皮肤变黑，保持美白。黑素细胞内的酪氨酸在酪氨酸酶等多种酶的催化下氧化并最终转化为色素物质，所以可通过抑制有关酶的活性，阻断氧化等多方面途径来减少黑色素的产生。由于黑素细胞位于皮肤的表皮基底层，所以需制备药材经皮吸收透过液才能使药物中的有效成分作用于黑素细胞。实验表明，采用不同浓度不同提取方法所得的白薇透皮吸收液对 B16 细胞的增殖、酪氨酸酶的活性及黑色素的含量均具有抑制作用。其中，采用促黑素细胞激素（α-MSH）以激活小鼠黑色素瘤细胞产生黑色素，而白薇的 CH_2Cl_2 可溶性提取物（孕甾烷糖苷）可通过下调酪氨酸酶水平来抑制黑色素的生成。同时发现提取物中含有两个或三个糖基的孕甾烷糖苷比含有一个糖基的孕甾烷糖苷有更强的活性，这表明了糖基的重要作用。其次，从白薇中分离得到的苯乙酮衍生物对小鼠黑色素的生成和酪氨酸酶的活性也有明显的抑制作用。

8. 对肝的保护作用

（1）促肝血管再生：通过部分肝切除（partial hepatectomy，PH）制作肝再生模型，研究白薇提取物对肝血管再生过程的影响。利用免疫细胞化学技术检测血管内皮生长因子 C（VEGF-C）、血管内皮生长因子 A（VEGF-A）、淋巴管内皮透明质酸受体 1（LYVE-1）和细胞表面磷酸化糖蛋白（CD34）的表达。与对照组相比，白薇组中 CD34 的表达明显增加，VEGF-C、VEGF-A 和 LYVE-1 的表达早期下降，后期显著上升。说明白薇提取物通过增加 VEGF-A、VEGF-C 和 LYVE-1 的表达，促进血管新生。

（2）改善肝损伤：cynatratoside A 对伴刀豆凝集素 A（Con-A）诱导的自身免疫性肝炎（AIH）具有明显的保护作用；研究表明，cynatratoside A 能明显改善脾脏和肝脏的组织病理学变化，通过抑制由 IL-1β 和 ICAM-1 介导的 T 淋巴细胞的活化和黏附以及阻断由线粒体凋亡途径介导的肝细胞凋亡来保护 Con-A 诱导的免疫性肝损伤，是治疗 AIH 的潜力药物。

9. 其他作用 白薇还具有抗氧化、祛痰平喘、利尿以及强心等药理作用。

此外，白薇苷能够增强心肌收缩力，具有较强的强心功能，但过量服用会导致强心苷样中毒反应，一般中毒剂量为 30～40g。临床应用剂量一般为 5～10g，切忌使用过量。

【原植物】白薇 *Cynanchum atratum* Bge. 名称已修订，正名是白薇 *Vincetoxicum atratum*。

直立多年生草本，高达 50cm；根须状，有香气。叶卵形或卵状长圆形，长 5～8cm，宽 3～4cm，顶端渐尖或急尖，基部圆形，两面均被有白色绒毛，特别以叶背及脉上为密；侧脉 6～7 对。伞形状聚伞花序，无总花梗，生在茎的四周，着花 8～10 朵；花深紫色，直径约 10mm；花萼外面有绒毛，内面基部有小腺体 5 个；花冠辐状，外面有短柔毛，并具缘毛；副花冠 5 裂，裂片盾状，圆形，与合蕊柱等长，花药顶端具 1 圆形的膜片；花粉块每室 1 个，下垂，长圆状膨胀；柱头扁平。蓇葖单生，向端部渐尖，基部钝形，中间膨大，长 9cm，直径 5～10mm；种子扁平；种毛白色，长约 3cm。花期 4～8 月，果期 6～8 月。

产湖南、贵州、广西、湖北。生河边、干荒地及草丛中，以及山沟、林下草地。

（郑钦方　汪治）

Samp jamgs biiul 三将标

半夏 Banxia

【异名】地珠半夏、守田和姑、地文、三兴草、三角草、三开花、三片叶、半子、野半夏、土半夏、生半夏、扣子莲、小天南星、洋犁头、三棱草、三叶头草、药狗丹、小天老星、麻芋子、三步魂、地星、老鸦头、野芋头、老和尚扣、老黄咀、尖叶半夏、球半夏、地慈姑、燕子尾、老鸦芋头、老鸦眼、无心菜、田里心、麻芋果、三步跳、三叶半夏。

【来源】本品为天南星科植物半夏 *Pinellia ternata*（Thunb.）Breit. 的干燥块茎。

【采收加工】夏、秋二季采挖，洗净，除去外皮和须根，晒干。

【性味】辣，热。有毒。

《侗族医学》：辣，热。有毒。

【功能与主治】燥湿化痰，降逆止呕，消痞散结。用于痰多咳喘，痰饮眩悸，风痰眩晕，痰厥头痛，呕吐反胃，胸脘痞闷，梅核气。

《侗族常用药物图鉴》：用于治疗呕吐，反胃，咳喘痰多等。

《侗族医学》：退热，去毒，止咳。用于兜斯暗（毒蛇咬伤）、宾吓夜（肺气肿）。

【用法用量】内服：煎汤，3～9g。外用适量，磨汁涂或研末以酒调敷患处。

《常用药物图鉴》：内服，5～15g。外用适量。

《侗族医学》：3～9g。外用适量。

【化学成分】L-麻黄碱、胆碱、鸟苷、胸苷、肌苷、腺嘌呤、腺苷、丝胶树碱、2-戊基吡啶、（2R,3S,4S,6S）-2-hydroxymethyl-6-（2-hydroxytridecyl）-3,4-piperidinediol、N-苯亚甲基异甲胺、N-乙基甲胺、9-（5-methoxypyridin-2-yl）methyl-9H-purin-6-amine、4-（2-2,5-dioxopyrrolidin-1-yl-ethyl）phenylacetate、N-9-（5-methoxypyridin-2-yl）methyl-9H-purin-6-yl-acetamide、9-氧代壬酸、十五烷酸、7-十六碳烯酸、棕榈酸、9-十六碳烯酸、十六碳烯酸、十七烷酸、8-十八碳烯酸、油酸、硬酸、亚油酸、11-二十碳烯酸、花生酸、10,13-二十碳、烯酸、山酸、芳香酸、琥珀酸、β-谷甾醇、胡萝卜苷等。

【药理作用】

1. 镇咳作用　半夏具有显著的镇咳作用，其镇咳部位在咳嗽中枢，镇咳成分为生物碱。半夏镇咳作用与可待因相似但作用稍弱，半夏0.6g生药/kg与1mg/kg的可待因的作用接近。研究表明，生半夏、姜半夏、清半夏对电刺激猫喉上神经所致咳嗽有明显抑制作用。另有研究报道，用半夏生品或各种炮制品的粉末混悬液给氨水熏蒸咳嗽模型小鼠灌胃，均能减少咳嗽次数，且大剂量组（1g/kg）的镇咳作用优于小剂量组（0.6g/kg）。吴皓等研究报道，连续3天用生半夏、姜半夏粉混悬液（2.5g/kg）给小鼠灌胃，能明显延长引咳潜伏期并减少咳嗽次数。曾颂等研究比较生半夏及各种制半夏水煎剂的镇咳作用，发现姜半夏的镇咳作用最强，法半夏次之，清半夏镇咳作用弱于生半夏，该研究采用灰色关联度分析法发现半夏生物碱对镇咳作用贡献最大。

2. 祛痰作用　临床上半夏为常用的燥湿化痰要药，善治各种湿痰病症，但中医的"化痰"不能完全等同于西医的"祛痰"，有关半夏的祛痰作用研究还存在争议。实验研究证明，用半夏水煎剂对大鼠进行腹腔注射可明显抑制毛果芸香碱对唾液的分泌作用。谌立巍等研究报道，用不同产地（山东、四川、陕西、贵州、云南）的半夏水煎液1.5g生药/kg、3g生药/kg对小鼠连续7天灌胃，均能提高小鼠气管酚红排泌量，达到祛痰效果。但白权等研究显示，用不同产地（山东、四川、甘肃）半夏野生品和栽培品水煎剂、醇提物3g生药/kg、6g生药/kg对小鼠连续5天灌胃，均不能提高小鼠气管酚红排泌量。邓青男等研究报道，给大鼠气道内注射脂多糖前1h及之后的2～4天分别用半夏水煎醇沉提取物10g生药/kg、30g生药/kg、60g生药/kg灌胃，能起到明显祛痰作用。

3. 对胃肠道的影响　生半夏能明显促进胃肠运动，同时还能显著减少胃液中PGE_2的含量，这与生半夏的胃肠黏膜刺激性有关。姜制后可以消除胃肠刺激性，保护胃黏膜的正常功能。有研究显示，半夏的水煎醇沉液具有抗大鼠应激性溃疡、幽门结扎性溃疡及消炎痛性溃疡的作用，其药理作用机制是抑制胃液分泌，抑制胃蛋白酶活性，降低胃液总酸度，保护胃黏膜，促进胃黏膜修复等。研究表明，用半夏水提液给小鼠灌胃，能够抑制小鼠胃排空，这证明半夏对小鼠的胃排空具有调节作用。研究表明半夏甲醇和水提取物对离体鹌鹑直肠有松弛和抗组织胺样作用。从半夏中分离得到的L-麻黄碱是其松弛肠平滑肌的活性成分。给小鼠用清半夏75%醇提物5g生药/kg、15g生药/kg灌胃，具有抗腹泻作用，对小鼠蓖麻油小肠性腹泻或番泻叶大肠性腹泻的抑制作用时间可持续 8h 以上。

4.镇吐作用 半夏具有镇吐作用，为中枢性止呕中药，其镇吐有效成分为生物碱、水溶性的葡萄糖醛酸衍生物和水溶性苷，其机制在于对呕吐中枢的抑制作用及对迷走神经传出活动的激活作用。半夏加热炮制或加姜汁、明矾炮制的各种制剂对洋地黄、阿扑吗啡、硫酸铜等多种致呕剂引起的呕吐都具有一定的抑制作用。有研究报道，用野生或栽培半夏 70% 乙醇提取物（2g 生药 /kg）对犬灌胃，能延长硫酸铜致犬呕吐的潜伏期。研究显示半夏水煎醇沉提取液对放疗、化疗所致呕吐具有一定的防治作用。

5.对肝胆的影响 研究表明，半夏能作用于小鼠肾上腺，使血中皮质酮上升并增强皮质酮对肝脏内酪氨酸转氨酶的诱导作用，进而升高肝脏内酪氨酸转氨酶的活性。此外，有实验研究显示半夏对家兔有促进胆汁分泌作用。

6.抗肿瘤作用 半夏可消肿散结，具有抗肿瘤作用，其活性成分主要有半夏蛋白、多糖、生物碱。近年来，国内外的现代药理研究已证实半夏的抗肿瘤作用，半夏提取物对实验性小鼠宫颈癌 -14、肉瘤 -180、肝癌实体型及 Hela 细胞、水型肉瘤、JTC-26 体外实验均具有一定的抑制作用。半夏多糖具有较强的单核吞噬细胞系统激活作用，能通过诱导肿瘤细胞凋亡产生抗癌作用。赵永娟等研究显示，给荷瘤小鼠连续 10 天用姜半夏多糖（60mg/kg、300mg/kg、600mg/kg）灌胃，均能抑制皮下接种的小鼠肝癌 H22 细胞、S180 细胞及艾氏腹水癌 EAC 细胞在小鼠体内的生长。LIX 等研究证实了半夏多糖抑制艾氏腹水癌细胞在小鼠体内生长，并认为半夏多糖抗肿瘤作用可能与提高荷瘤小鼠抗氧化酶水平，增强机体清除过多自由基的能力有关。

生半夏水提物可抑制人胃癌 BGC823 细胞的增殖以及侵袭，其作用机制可能与抑制丝氨酸蛋白酶的活性、降低 HIF-1α 蛋白表达有关。半夏各炮制品总生物碱对慢性髓性白血病细胞（5K62）有抑制作用，能损伤悬浮生长的 K562 细胞形态，抑制其增殖。鲜品半夏中分离得到一组活性蛋白，其 30% 硫酸铵沉淀部分有较强的促进肿瘤细胞凋亡的作用。制半夏水煎液可抑制基质金属蛋白酶（MMP-16）活性并发挥抑制肿瘤生长和转移的作用。另外，在临床研究方面也有报道表明半夏对胃癌、皮肤癌、恶性淋巴癌、食管癌及舌癌等具有一定的疗效。

7.抗早孕作用 半夏具有一定的抗早孕作用，半夏蛋白被认为是其抗早孕的活性成分，其机制可能因半夏蛋白与母体或子体细胞膜上某些糖结构结合，改变细胞膜生物学行为所致。有研究用半夏蛋白（250pg）对 7 天怀孕小鼠进行皮下注射，半数小鼠流产，无小鼠死亡。半夏蛋白具有显著的抗兔胚泡着床作用，子宫内注射 500μg/ 次，抗着床率达 100%。经半夏蛋白作用后的子宫内膜能使被移植的正常胚泡不着床。有研究利用辣根过氧化物酶标记定位术显示：胚胎外胚盘锥体、子宫内膜以及腺管上皮细胞和半夏蛋白有专一性的结合，这些部位可能就是半夏蛋白的抗孕作用部位。

8.对循环系统的影响 半夏具有显著的抗心律失常的作用，可使肾上腺素所致的室性心动过速迅速转为窦性节律，有效率达 96%。半夏煎剂对氯化钡所致的犬室性心动过速及室性早搏具有拮抗作用。半夏还具有降血脂作用，有研究显示半夏对高脂血症具有一定的治疗作用，尤其对降低总胆固醇和低密度脂蛋白的作用较为明显。用清半夏的乙醇提取物（750g/L）灌服大鼠，可显著延长大鼠实验性体内血栓的形成时间。此外，半夏还可降血压，静脉注射对犬、兔有短暂降压作用，静脉注入大鼠时呈一过性降压作用，具有快速耐受性。半夏还具有一定的心脏抑制作用，对离体蛙心及兔心抑制，但对离体豚鼠心脏不发生作用。

9.不良反应 生半夏对口腔、喉咙和消化道黏膜有强烈的刺激性，误食可使口腔和舌咽部产生麻木、肿痛，张口困难，胃部不适，恶心及胸前压迫等，严重的可使呼吸迟缓而不整，最后麻痹而死亡。半夏的毒性物质可诱导中性粒细胞迁移，增加腹腔渗出液中 PGE$_2$ 的含量，引起强烈的炎症刺激性。

有研究显示生半夏较长时间给药会抑制小鼠体质量，使肾脏代谢增加，甚至引起小鼠死亡。各种半夏的水煎剂均有致畸作用，以生半夏最为明显，其诱发突变概率与致突变剂丝裂霉素C相近。微核分析发现姜半夏不仅能致母体细胞遗传物质改变，还可通过胎盘屏障对胎儿的细胞产生诱变作用。半夏还有生殖毒性，生半夏粉9g/kg灌胃，对妊娠大鼠和胚胎均有非常显著的毒性；制半夏汤剂30g/kg（相当于临床常用量的150倍）能引起孕鼠阴道出血，胚胎早期死亡数增加，胎鼠体质量显著降低；生半夏汤剂30g/kg对大鼠妊娠和胚胎毒性与制半夏无差异，说明半夏的生殖毒性不因炮制而改变。

10. 其他作用　半夏中存在具有动物种属专一性的半夏蛋白，具有凝集素作用，不仅可以凝集红细胞，还可凝集艾氏腹水癌细胞、小鼠脾细胞及人肝癌细胞等。半夏挥发油中的茴香脑成分具有促进骨髓中粒细胞成熟的作用，可用于治疗白细胞减少。半夏能抑制中枢神经系统，具有一定的镇痛、镇静催眠作用。此外，半夏还具有预防造影剂不良反应、抗炎抗菌、降低眼内压等作用。

【原植物】半夏 *Pinellia ternata*（Thunb.）Breit.

块茎圆球形，直径1～2cm，具须根。叶2～5枚，有时1枚。叶柄长15～20cm，基部具鞘，鞘内、鞘部以上或叶片基部（叶柄顶头）有直径3～5mm的珠芽，珠芽在母株上萌发或落地后萌发；幼苗叶片卵状心形至戟形，为全缘单叶，长2～3cm，宽2～2.5cm；老株叶片3全裂，裂片绿色，背淡，长圆状椭圆形或披针形，两头锐尖，中裂片长3～10cm，宽1～3cm；侧裂片稍短；全缘或具不明显的浅波状圆齿，侧脉8～10对，细弱，细脉网状，密集，集合脉2圈。花序柄长25～30（～35）cm，长于叶柄。佛焰苞绿色或绿白色，管部狭圆柱形，长1.5～2cm；檐部长圆形，绿色，有时边缘青紫色，长4～5cm，宽1.5cm，钝或锐尖。肉穗花序：雌花序长2cm，雄花序长5～7mm，其中间隔3mm；附属器绿色变青紫色，长6～10cm，直立，有时"S"形弯曲。浆果卵圆形，黄绿色，先端渐狭为明显的花柱。花期5～7月，果8月成熟。

产湖南、贵州、广西、湖北。生草坡、荒地、田边或疏林下。

（郑钦方　汪治）

Samp muic qemp 散梅尽

豪猪刺 Haozhuci

【异名】拟变缘小檗、三棵针。

【来源】本品为小檗科植物豪猪刺 *Berberis julianae* Schneid. 的干燥根。

【采收加工】在春秋季挖根，除去茎干，趁鲜把粗根切成约2mm的薄片；直径1mm以上的细根，切成3～4cm的短节。晒干或烘干。

【性味】苦，寒。

【功能与主治】清热燥湿，泻火解毒。用于湿热泻痢，黄疸，肺热咳嗽，目赤肿痛，热毒痈肿。

【用法用量】内服：煎汤，用量9～15g；外用适量。

【附方】

1. 宾吓夜　散梅尽（三棵针）、尚吻（鱼腥草）、骂忿（马齿苋）、尚送（酸汤杆）、奴金奴银（金银花），煎水内服。

2. 啰给冻亚　散梅尽（三棵针）、许蓬刹（墨旱莲）、粮茹亚（枣儿红），煎水内服。

【化学成分】小檗碱、药根碱、巴马亭、木兰碱等生物碱类和黄酮类。

【药理作用】具有降血糖血脂、降压利胆、抗炎、抑菌等药理作用，可用于治疗糖尿病及其并发症。

【原植物】豪猪刺 *Berberis julianae* Schneid.

常绿灌木，高 1～3m。老枝黄褐色或灰褐色，幼枝淡黄色，具条棱和稀疏黑色疣点；茎刺粗壮，三分叉，腹面具槽，与枝同色，长 1～4cm。叶革质，椭圆形，披针形或倒披针形，长 3～10cm，宽 1～3cm，先端渐尖，基部楔形，上面深绿色，中脉凹陷，侧脉微显，背面淡绿色，中脉隆起，侧脉微隆起或不显，两面网脉不显，不被白粉，叶缘平展，每边具 10～20 刺齿；叶柄长 1～4mm。花 10～25 朵簇生；花梗长 8～15mm；花黄色；小苞片卵形，长约 2.5mm，宽约 1.5mm，先端急尖；萼片 2 轮，外萼片卵形，长约 5mm，宽约 3mm，先端急尖，内萼片长圆状椭圆形，长约 7mm，宽约 4mm，先端圆钝；花瓣长圆状椭圆形，长约 6mm，宽约 3mm，先端缺裂，基部缢缩呈爪，具 2 枚长圆形腺体；胚珠单生。浆果长圆形，蓝黑色，长 7～8mm，直径 3.5～4mm，顶端具明显宿存花柱，被白粉。花期 3 月，果期 5～11 月。

产湖南、贵州、广西、湖北。生于低山丘陵地带。

（蔡伟　汪冶）

Sang jaol dangl bogl padt 尚教荡播盘

南五味子根 Nanwuweizigen

【异名】五香血藤、紫金皮、金谷香、紧骨香、木腊、广福藤、内风消、冷饭包、大活血、小血藤、大红袍、内红消、小钻、钻骨风、紫金藤、香藤根、过山龙、红木香、长梗南五味子。

【来源】本品为木兰科植物华中五味子 *Schisandra sphenanthera* Rehd.et Wils. 的根。

【采收加工】四季采收，分别晒干备用。

【性味】辣、苦，热。

《侗族医学》：辣、苦，热。

【功能与主治】通筋，搜风除寒，顺气，消肿止痛。用于挡朗，耿胧耿幽。

《侗族医学》：通筋，搜风除寒，顺气，消肿止痛。用于挡朗（骨折），耿胧耿幽（腰腿痛）。

【用法用量】内服：煎汤，6～15g。

【附方】

1. 挡朗　教荡播盘（五香血藤）、美登埋（透骨香）、教播盘亚麻（大血藤）、教瑞林（小血藤）、美茶恩（杜仲）、尚伦（黑根）、罪蛮（见血飞），煎水内服。(《侗族医学》)。

2. 耿胧耿幽　教荡播盘（五香血藤）、尚斉（葛根）、罪蛮（见血飞）、削民（岩马桑）、岁巴同（四块瓦）、美登埋（透骨香），煎水熏洗患处。(《侗族医学》)。

【现代临床研究】**治疗病毒性肝炎**　南五味子适量，研成细末，每日 9～18g，分 3～4 次口服。此方治疗病毒性肝炎 100 例，其中无黄疸型 50 例，痊愈 42 例；黄疸型 5 例（均先用马蹄金、一包针、过路黄煎剂治疗，黄疸消退而血清转氨酶持续升高者，用本品治疗），药后肝功能迅速恢复正常；迁延性 30 例，痊愈 24 例；慢性 15 例，痊愈 10 例。血清转氨酶多数在 3 周内恢复正常。对麝浊度明显升高者，降浊效果不显。治愈后有 6 例在 2 年内复发，再次入院治疗。

【化学成分】从南五味子中分离得到的化学成分主要包括木脂素类、三萜类、单萜类、倍半萜类、甾体类、黄烷醇等，其中木脂素类和三萜类化合物是其主要的化学成分。

【药理作用】

1. 抗肿瘤作用　南五味子挥发油对 3 种人肿瘤细胞 MIA PaCa-2，HepG-2 和 SW480 具有细胞毒活性，LC_{50} 分别为 133.53μg/mL、136.96μg/mL、136.62μg/mL。

2. 抗 HIV 作用　南五味子根和茎中分得 longipedunin A 和 schisanlactone A，二者对 HIV-1 蛋白酶具有很好的抑制作用，IC_{50} 分别为 50μm/L、20μm/L。

3. 抗氧化作用　南五味子乙醇提取物体外能够显著抑制大鼠肝匀浆自氧化程度、过氧化氢引起的红细胞溶血程度，具有明显的抗氧化活性。

4. 抑菌活性　南五味子乙醇提取物体外对金黄色葡萄球菌、大肠埃希菌等微生物具有较为明显的抑制及杀灭作用，尤其对革兰阳性菌的抑制作用较为显著，进一步研究表明其抑菌活性可能与提取物中的黄烷类多酚有关。

5. 抗 HBV 活性及对急性肝损伤保护作用　采用 HepG 2.2.15 细胞为模型，检测南五味子药物血清对细胞培养上清中乙型肝炎表面抗原（HBsAg）和乙型肝炎 e 抗原（HBeAg）的抑制作用；体内实验采用 D- 氨基半乳糖（D-GalN）致小鼠急性肝损伤模型，将健康小鼠随机分为正常对照组、模型组、联苯双酯组（200mg/kg），长梗南五味子高、中、低剂量组（生药 102.6g/kg、51.3g/kg、25.65g/kg），每组 10 只，每日灌胃 1 次，连续 10 天，检测各组动物血清中丙氨酸氨基转移酶（ALT）和天门冬氨酸氨基转移酶（AST）的活性，HE 染色观察肝组织病理学改变。结果：①体外实验：南五味子药物血清高、中、低剂量组 HepG 2.2.15 细胞分泌 HBsAg 和 HBeAg 水平明显低于空白对照组（$P < 0.01$）；②体内实验：南五味子高剂量组血清 ALT、AST 含量分别为（21.88±9.96）IU/L、（39.72±7.18）IU/L，与模型组比较显著降低（$P < 0.01$），小鼠肝脏的坏死和炎症病变也有一定改善。

【原植物】华中五味子 *Schisandra sphenanthera* Rehd.et Wils.

落叶木质藤本；芽鳞具长缘毛；叶纸质，倒卵形、宽倒卵形、倒卵状长椭圆形或圆形，稀椭圆形，长（3 ～）5 ～ 11cm，先端短骤尖或渐尖，基部楔形或宽楔形，下延至叶柄成窄翅，下面淡灰绿色，具白点，稀脉疏被细柔毛，中部以上疏生胼胝质尖齿；花生于小枝近基部叶腋；花梗长 2 ～ 4.5cm，基部具长 3 ～ 4mm 苞片；花被片 5 ～ 9，橙黄色，近似椭圆形或长圆状倒卵形，中轮的长 0.6 ～ 1.2cm，具缘毛，具腺点；雄花雄蕊群倒卵圆形，径 4 ～ 6mm，花托顶端圆钝，雄蕊 11 ～ 19（～ 23），药室内侧向开裂，药室倾斜，顶端分开；雌花雌蕊群卵球形，径 5 ～ 5.5mm，单雌蕊 30 ～ 60；小浆果红色，长 0.8 ～ 1.2cm；种子长圆形或肾形，长约 4mm，褐色光滑或背面微皱。

产湖南、贵州、广西、湖北。生于山野灌木林中。

（刘建新　汪冶　张在其）

Sangl miinc jenc 伞民芹

土白头翁 Tubaitouweng

【异名】满天星、野牡丹、接骨莲、铁蒿、水棉花、刺头婆、地桃花、土白头翁。

【来源】本品为毛茛科植物野棉花 *Anemone vitifolia* Buch.-Ham. 的干燥根。

【采收加工】全年均可采根，洗净切片，晒干。

【性味】苦，寒。有小毒。

《中国侗族医药》：苦、寒。有小毒。

《侗族医药探秘》：苦、寒。有小毒。

【功能与主治】清湿热，解毒杀虫，理气散瘀。用于鼻疳，目翳。

《中国侗族医药》：祛风散瘀，利湿驱虫。用于脚转筋。

《侗族医药探秘》：祛风散瘀，利湿驱虫。用于脚转筋。

【用法用量】内服：煎汤，6～12g。

【附方】

1. 脚转筋 根20g，炖猪脚加黄豆内服，连服1周。(《侗族医药探秘》)

2. 妇女月经不调 野棉花、三七、木通、益母草、红花、地桃花、熟地黄、人参、麦冬、阿胶，各10g，填塞于未生过蛋的雌鸡腹内蒸服，连吃3～5剂即效（隔2～3日服1剂）。(《中国侗族医药》)

3. 骨折 野棉花、四方藤、爬山虎、大叶蛇泡簕、小驳骨、红花、地桃花、艾叶各50g。水煎熏洗，洗毕擦干，再外敷其他接骨药物，每换外敷药前先熏洗，可促进消肿，加速骨折愈合时间。(《中国侗族医药》)

4. 避孕及绝育 野棉花、棕树根、红花地桃花根各30g，瘦猪肉150g。水煎，在每次月经干净后服，每月1剂。连服七天，5个月为1个疗程。(《中国侗族医药》)

【现代临床研究】临床报道单品治疗急性痢疾。

【化学成分】棕榈酸、桂皮酸、苯甲酸、4-甲氧基水杨醛、邻苯二甲酸二甲酯、咖啡酸甲酯、齐墩果酸、咖啡酸、阿魏酸、牛蒡子苷元、滨蒿内酯、7-甲氧基香豆素、1,8-二羟基蒽醌、绿原酸、异槲皮素苷、银椴苷、络石苷、牛蒡子苷、水杨苷、胸腺嘧啶核苷、薯蓣皂苷、熊果苷、它乔糖苷、豆甾-4-烯-3-酮、α-蒎烯、甲氧基-苯基-肟、柠檬烯、豆甾醇、山柰酚、槲皮素、紫云英苷、芦丁、阿福豆苷、银椴苷、过山蕨素、山柰酚-7-O-α-L鼠李糖苷、山柰酚7-O-α-L-鼠李糖-4′-O-β-D-吡喃葡萄糖苷、芹菜素、芹菜素-6-C-（6″-O-反式咖啡酰基)-β-D-吡喃葡萄糖苷、银椴苷、芒果苷、(-)-异落叶松脂素-4-O-β-D-葡萄糖苷、(-)-络石苷元、肥牛木素-4-O-β-D-葡萄糖苷、水杨酸、丁香酸、丁香葡萄糖苷、原儿茶素、欧前胡素、七叶苷、东莨菪亭、β-蒎烯、十六碳酸、油酸。

【药理作用】

1. 抗菌 研究发现地桃花根具有广谱的抗菌活性，除伤寒沙门菌外，其甲醇提取物对枯草芽孢杆菌、金黄色葡萄球菌、表皮葡萄球菌、藤黄微球菌、大肠埃希菌、肺炎克雷伯菌、痢疾志贺菌、霍乱弧菌均具有一定的抑制活性。对地桃花地上部分水提物进行了体外抗菌试验，发现对大肠埃希菌、铜绿假单胞菌、普通变形杆菌、金黄色葡萄球菌和肺炎链球菌均有抑制活性。研究表明，地桃花地上部分水提液可显著降低金黄色葡萄球肺炎小鼠体内IgG、IgM、IL-6、IL-10的水平，明显改善肺组织的病理损伤。研究发现地桃花叶中的clematoside-S具有抗酵母菌的活性。地桃花水提取物与左氧氟沙星、头孢唑林钠合用时，对金黄色葡萄球菌呈现不同程度的体外、体内联合抗菌作用；与哌拉西林钠/他唑巴坦钠、阿米卡星和左氧氟沙星合用时，对大肠埃希菌呈现体外联合抗菌作用。地桃花叶的甲醇提取物对大肠埃希菌金黄色葡萄球菌、克雷伯菌、肠球菌具有一定的抗菌作用，但对铜绿假单胞菌作用不明显。

2. 抗炎 研究表明地桃花水提物可有效抑制二甲苯致小鼠耳廓肿胀和角叉菜胶致小鼠足趾肿胀，可能与抑制炎性介质释放、减少炎性渗出等有关。有研究以小鼠棉球肉芽肿、冰醋酸致小鼠腹腔炎和角叉菜胶致小鼠气囊滑膜炎为模型，发现地桃花水提物可有效减轻小鼠棉球肉芽组织增生；降低腹腔炎症冲洗液的前列腺素 E_2（PEG_2）含量；减少气囊渗出液体积，恢复灌洗液中超氧化物歧化酶活性，降低气囊灌洗液中丙二醛、蛋白、PGE_2含量，抑制一氧化氮产生。

3. 抗氧化 研究人员比较了花红片中地桃花、白背叶根、鸡血藤、一点红、桃金娘根、白花蛇舌草、菥蓂7种药材的体外抗氧化活性，发现地桃花还原 Fe^{3+} 的能力最强；清除DPPH自由基、羟基自由基能力较强；对油脂抑制作用较强。

4. 抗肿瘤　地桃花中的山柰酚、槲皮素等具有抗肿瘤的活性。研究发现地桃花甲醇提取物可显著降低人乳腺癌 MB-MDA435 细胞的增殖，显著升高超氧化物歧化酶、过氧化氢酶和谷胱甘肽 S- 转移酶的活性。

5. 其他　研究发现，地桃花叶的甲醇提取物具有止泻的作用。研究表明，地桃花乙醇提取物具有镇痛、膜稳定作用。

【原植物】野棉花 *Anemone vitifolia* Buch.-Ham.

植株高 60 ～ 100cm。根状茎斜，木质，粗 0.8 ～ 1.5cm。基生叶 2 ～ 5，有长柄；叶片心状卵形或心状宽卵形，长（5.2 ～）11 ～ 22cm，宽（6 ～）12 ～ 26cm，顶端急尖3 ～ 5 浅裂，边缘有小牙齿，表面疏被短糙毛，背面密被白色短绒毛；叶柄长（6.5 ～）25 ～ 60cm，有柔毛。花葶粗壮，有密或疏的柔毛；聚伞花序长 20 ～ 60cm，2 ～ 4 回分枝；苞片 3，形状似基生叶，但较小，有柄（长1.4 ～ 7cm）；花梗长 3.5 ～ 5.5cm，密被短绒毛；萼片 5，白色或带粉红色，倒卵形，长 1.4 ～ 1.8cm，宽 8 ～ 13mm，外面有白色绒毛；雄蕊长约为萼片长度的 1/4，花丝丝形；心皮约 400，子房密被绵毛。聚合果球形，直径约 1.5cm；瘦果有细柄，长约 3.5mm，密被绵毛。7 月至 10 月开花。

产于湖南、贵州。生于沟边或疏林中。

（金岸　汪治）

Sangp juc saengc 尚九牛

金果榄 Jinguolan

【异名】九怕国、九牛胆、青牛胆、金牛胆、青鱼胆、地苦胆、金桔榄、金苦榄、地胆、天鹅蛋、铜秤锤、金银袋、金榄、地蛋、破石珠、山茨菇、九牛子、山慈姑、八步拿、半边劳、黄鸡蛋、几牛子、箭叶青牛胆、金狗胆、金古榄、金古杭、金莲胆、金狮藤、金线吊葫芦、九连珠、九莲胆、九莲子、九龙胆、九牛仔、宽筋藤、破石珠、破岩珠、三石菇、散血蛋、山茨姑、山茨菇、山慈菇、铜秤锤、八不拿、半边痨、箭叶金带、金果兰、毛术防己、清牛胆、金桔榄、金银袋、金榄、黄金古、金狮胆、地蚕、雪里开。

【来源】本品为防己科植物青牛胆 *Tinospora sagittata*（Oliv.）Gagnep. 和金果榄 *Tinospora capillipes* Gagnep. 的干燥块根。

【采收加工】秋季采挖，洗净，切片，晒干。

【性味】苦、寒。

《侗族医学》：苦，凉。

《侗药大观》：苦，寒。

《中国侗族医药研究》：苦，寒。有小毒。

【功能与主治】清热解毒，利咽，止痛。用于咽喉肿痛，痈疽疔毒，泄泻，痢疾，脘腹疼痛。

《侗药大观》：清热解毒，利咽，止痛，止泻。用于治疗急性咽喉炎，扁桃体炎，胃肠炎，痢疾，泄泻，高热不退等。

《中国侗族医药研究》：清热解毒，止痛。用于黄痧走胆，腹痛，黄雀症，肿脚，癞皮病。

【用法用量】内服：煎汤，3 ～ 10g。外用适量，研末吹喉或醋磨涂敷患处。

【附方】

1. 宾夷偻蛮 尚九牛（九牛胆）研末冲猪胆汁服。(《侗族医学》)

2. 宁记桃信播钉 尚九牛（九牛胆）、尚吻（鱼腥草）、务素得亚（八爪金龙）、荒荽、骂寸旁（益母草）、美我芭（刺五加），煎水内服。(《侗族医学》)

3. 宾罢米段赔 尚九牛（九牛胆）、门给刮蛮（黄药子）、硫黄、冰片。用法：研末泡酒搽患处。(《侗族医学》)

4. 急性咽喉炎、扁桃体炎 用本品单味磨冷开水取汁含服，效果极佳。用法：用干品 5 ~ 10g，水煎服或磨水取汁内服。(《侗药大观》)

5. 腹痛 九牛胆 3g。用法：水煎服。(《侗族医药研究》)

6. 疮疡肿痛 天花粉、苦参各 10g，大青木 9g，金银花 15g，九牛胆 6g。用法：煎水内服，每日 3 次。(《侗族医药研究》)

【现代临床研究】

1. 治疗输液性静脉炎 金果榄 75% 酒精浸液局部涂抹静脉炎患处，每次 4 ~ 8 次。涂抹后 10 ~ 15min 疼痛逐渐缓解，100 例患者中，症状 3 天内消失者 72 例，5 天内消失者 25 例，7 天内消失者 3 例。

2. 治疗外感发热 将外感发热患者 67 例随机分为两组，在抗病毒、抗菌的基础上治疗组口服金果榄汤药，对照组口服布洛芬片；比较两组患者的主要临床症状变化情况。结果显示：两组体温开始下降时间相当，但治疗组患者体温恢复正常的时间明显短于对照组，临床症状积分改善亦优于对照组。

【化学成分】 青牛胆：金果榄苷（tinoside）、非洲防己碱（columbamine）、尖防己碱、药根碱（jatrorrhizine）、tinosprin A、tinosprin B、fibaruretin B、peduncin、四氢帕马丁（tetrahydropalmatine）、四氢药根碱（tetrahydrojatrorrhizine）、巴马汀（palmatine）、neoechinulin A、echinuline、N- 反式阿魏酸酪酰胺（N-trans-feruloyltyramine）、尿嘧啶（uracil）、三乙胺氢碘酸盐（triethylaminehydroiodide）、非洲防己苦素（columbin）、棕榈酸（palmiticacid）、β- 谷甾醇（β-sitosterol）、掌叶防己碱（Palmatine）、防己内酯（columbin）、异防己内酯（isocolumbin）、千金藤宁碱（stepharanine）、去氢分离木瓣树胺（dehydrodiscretamine）、蝙蝠葛任碱（menisperine）、木兰花碱（magnoflorine）、2- 脱氧 - 甲壳甾酮（2-deoxycrustecdysone）、2- 脱氧 -3- 表甲壳甾酮（2-deoxy-3-epicrustecdysone）、2- 去氧甲壳壳甾酮 -3-O-β 吡喃葡萄糖苷（2-deoxycrustecdysone-3-O-β-glucopyra-noside）。

金果榄：巴马亭、胡萝卜苷、巴马士宾、β- 谷甾醇、1- 四氢巴马亭、非洲防己苦素（columbin）、金果榄苷、异非洲防己苦素、药根碱（jatrorrhizine）、tinocapillin A、tinocapillin B、tinocapillin C、tinocallone A、tinocallone B、daucosterol、emodin。

【药理作用】

1. 青牛胆

（1）使幼年小鼠胸腺萎缩，有明显的刺激动物垂体促肾上腺皮质分泌作用。掌叶防己碱 25mg/kg 皮下注射，能引起大白鼠肾上腺内维生素 C 含量明显下降，同时，这种刺激大白鼠 ACTH 的释放作用须有完整的垂体存在。

（2）抗 5- 羟色胺作用：在离体大鼠子宫肌、结肠上，均呈现明显的抗 5- 羟色胺作用。

（3）抗胆碱酯酶作用：用兔全血以溴麝香草酚蓝为指示剂，证明掌叶防己碱有相当强的抗胆碱酯酶作用。

（4）降血糖作用：家兔、大鼠口服其水或醇的提取物，能降低空腹血糖，并增加葡萄糖耐量（如连续口服 1 个月，耐量试验反而恶化）。水提取物中的苦味成分似为有效成分，降血糖作用虽不甚明显，但能抑制肾上腺素引起的高血糖症；有机溶媒（醚、氯仿或石油醚）提取物则无效。作用原理可能是促进胰岛素分泌及增加葡萄糖的摄取，抑制外周性葡萄糖的释放。

（5）抗肿瘤：青牛胆煎剂 4g/kg 对小鼠肉瘤 180 有抑制作用。

2. 金果榄

（1）影响平滑肌功能：巴马亭在离体大鼠结肠、大鼠子宫肌上，均呈现明显的抗 5- 羟色胺的作用。同时，巴马亭对未孕家兔离体子宫呈兴奋作用。

（2）抗炎、镇痛作用：金果榄乙醇提取物对小鼠二甲苯致耳廓肿胀、醋酸致小鼠腹腔毛细管通透性增加、鸡蛋清致大鼠足趾肿胀及棉球肉芽增生均有明显的抑制作用，并能减少醋酸引起的小鼠扭体反应次数，提示金果榄抗炎作用明显。以金果榄水煎液进行抗炎实验，证实金果榄水提物对急性炎症、免疫性炎症均有明显的抗炎作用，强度弱于氢化可的松。金果榄的抗炎镇痛作用被临床广泛应用于治疗急慢性咽炎、药物性静脉炎、外感发热等。对 200 例咽炎患者疗效比较研究，结果以金果榄为主药的金果合剂能明显减轻咽部黏膜充血、咽后壁及侧索或悬雍垂肿胀，改善患者咽部灼热、疼痛等自觉症状。用地苦胆胶囊治疗急、慢性咽炎，疗效明显优于穿心莲片。以金果榄为主药的金果术甘汤治疗 64 例小儿急性扁桃体炎取得较好疗效。说明金果榄具有清热解毒、利咽止痛的功能，对急、慢性咽喉炎有特殊疗效。用金果榄酒精浸出物外敷治疗输液及药物性静脉炎等，效果良好，优于以 50% 硫酸镁溶液外敷的对照组。在对 67 例外感发热患者分组治疗中，观察金果榄佐治外感发热的临床疗效，在抗病毒、抗菌的基础上以口服布洛芬片作参照，结果提示金果榄佐治外感高热疗效确切。

（3）抑菌作用：采用试管连续对倍稀释法和平皿划线法分别接种细菌后考察金果榄的抗菌作用。结果：金果榄对金黄色葡萄球菌、白色葡萄球菌、变形杆菌有很强的抑制作用。

（4）抗溃疡作用：金果榄提取物具有防治消化性溃疡及促进溃疡愈合的作用。采用水浸抱束法建立大鼠应激性胃溃疡模型，分别给予金果榄水煎剂和雷尼替丁胶囊，测定溃疡指数、溃疡抑制率，对溃疡组织进行病理组织学观察，并检测血清前列腺素 E_2（PGE_2）和一氧化氮水平（NO），结果发现金果榄治疗组能显著降低溃疡指数，明显升高溃疡抑制率、PGE_2 和 NO 水平。采用醋酸烧灼法建立大鼠胃溃疡模型的实验证明，金果榄能提高组织及血清中超氧化物歧化酶（SOD）活性，降低丙二醛（MDA）含量，并可提高胃黏膜 PGE_2 的水平，能显著升高血清表皮生长因子（EGF）水平，并促进胃溃疡周边组织 EGF 表达降低溃疡指数。说明金果榄防治消化性溃疡促进溃疡愈合的机制可能与抗氧自由基损伤、促进 NO 合成、提高胃黏膜内源性 PGE_2 的水平从而调节黏膜血流量的作用，以及抗幽门螺杆菌感染有关。

（5）抗肿瘤作用：临床研究证明金果榄能改善免疫应答，恢复和调节免疫系统。作为免疫促进剂、抗过敏剂、抗氧化剂、抗应激剂和抗肿瘤剂，能保持免疫系统的正常生理功能，预防因遗传或环境因素诱发的癌症。可用来治疗癌症、慢性疲劳综合征和过敏症，抗 HIV 和 AIDS，治疗老年人免疫功能低下。改善各类癌症患者的生活质量，且无毒性。

（6）其他药理作用：强迫游泳疲劳法试验证明，金果榄提取物有抗抑郁作用。开阔试验法证明，金果榄提取物有增强动物探索行为和情绪反应的作用。试验还证明该提取物对束缚法所致大鼠肾上腺增生均有抑制作用，且青牛胆提取物对脾脏萎缩有保护作用，对大鼠应激性外周皮质酮升高有显著抑制作用，推测与抑制丘脑 - 垂体 - 肾上腺轴有关。故证明金果榄可提高动物和人的抗应激能力。

【原植物】青牛胆 *Tinospora sagittata*（Oliv.）Gagnep.

草质藤本，具连珠状块根，膨大部分常为不规则球形，黄色；枝纤细，有条纹，常被柔毛。叶纸质至薄革质，披针状箭形或有时披针状戟形，很少卵状或椭圆状箭形，长 7 ～ 15cm，有时达 20cm，宽 2.4 ～ 5cm，先端渐尖，有时尾状，基部弯缺常很深，后裂片圆、钝或短尖，常向后伸，有时向内弯以至二裂片重叠，很少向外伸展，通常仅在脉上被短硬毛，有时上面或两面近无毛；掌状脉5条，连同网脉均在下面凸起；叶柄长2.5～5cm或稍长，有条纹，被柔毛或近无毛。花序腋生，常数个或多个簇生，聚伞花序或分枝成疏花的圆锥状花序，长2～10cm，有时可至15cm或更长，总梗、分枝和花梗均丝状；小苞片2，紧贴花萼；萼片6，或有时较多，常大小不等，最外面的小，常卵形或披针形，长仅1～2mm左右，较内面的明显较大，阔卵形至倒卵形，或阔椭圆形至椭圆形，长达3.5mm；花瓣6，肉质，常有爪，瓣片近圆形或阔倒卵形，很少近菱形，基部边缘常反折，长1.4～2mm；雄蕊6，与花瓣近等长或稍长；雌花：萼片与雄花相似；花瓣楔形，长0.4mm左右；退化雄蕊6，常棒状或其中3个稍阔而扁，长约0.4mm；心皮3，近无毛。核果红色，近球形；果核近半球形，宽约6～8mm。花期4月，果期秋季。

金果榄 *Tinospora capillipes* Gagnep.

常绿藤本。块根卵圆形、椭圆形，常数个相连，表皮土黄色。茎圆柱形，长达3m。叶互生，具长3.5cm的叶柄；叶片卵形至长卵形，先端锐尖，基部圆耳状箭形，全缘，上面无毛，下面披疏毛。圆锥状花序，单性，雌雄异株；总花梗长9cm，苞片线形；雄花花萼2轮，外轮3片，披针形，内轮3片倒卵形；花瓣6；雄蕊6，花药近方形，花丝分离，先端膨大；雌花萼片与雄花相同，花瓣较小，匙形，退化雄蕊6，棒状。核果球形，红色。

产湖南、贵州、广西。生于疏林下或山岩石缝中。

（肖聪颖　吴卫华　汪冶）

Sangp maenc yak 尚扒亚

山药 Shanyao

【异名】淮山、面山药、野脚板薯、野山豆、野山药、尚闹、门赖、美仑巴弄。

【来源】本品为薯蓣科植物薯蓣 *Dioscorea opposita* Thunb. 的干燥块茎。

【采收加工】冬季茎叶枯萎后采挖，去杂质去皮，干燥。

【性味】甘，平。

【功能与主治】补脾养胃，生津益肺，补肾涩精。用于脾虚食少，久泻不止，肺虚喘咳，肾虚遗精，带下，尿频，虚热消渴。

《黔本草》：补脾，养肺，固肾，益精。用于脾虚泄泻，食少浮肿，肺虚咳喘，消渴，遗精，带下，肾虚尿频。外用治痈肿，瘰疬。

《侗族医学》：多作配方。用于沽穹瘟（虚弱病）。

《中国侗族医药研究》：补脾，养肺。用于月经不调，洗身不正常，下路野鸡，小产流血，妇女摆白，虚弱病。

【用法用量】内服：煎汤，20～30g。

《黔本草》：内服，煎汤，15～30g，大剂量60～250g；或入丸、散。补阴，宜生用；健脾止泻，宜炒黄用。外用适量，捣烂敷。

【现代临床研究】

1.治疗内伤咳嗽　用保肺汤（党参12g，黄芪18g，山药18g等）治疗内伤咳嗽的肺气肿；用润肺汤（南沙参15g，马兜铃10g，山药20g等）治疗干咳。四君子汤加山药治疗脾虚发热，都气丸加柴、芍、桂治疗肾阴虚低热，柴芍地黄汤加减治疗肾阴虚兼血瘀型低热（功能性低热），山药用量为

9 ～ 12 g。肾炎发病分初、中、末 3 期，治疗亦应分期，末期阳虚者用肿胀方（山药 12 ～ 18g，茯苓皮、党参各 18g 等）。芡实合剂（芡实 30g，白术 12g，山药 15g 等）治疗肾阴阳两虚兼脾肺不足型肾炎，建瓴汤（山药 30g，怀牛膝 30g，代赭石 24g 等）治疗阴虚阳亢型高血压。

2. 治疗妇科疾病　用傅氏方治疗妇科疾病，如助仙丹（茯苓 15g，陈皮 15g，山药 10g 等）治疗天癸发育不足之不孕，易黄汤（山药 30g，芡实 30g，黄柏 6g 等）治疗黄带，完带汤加味（炒白术 30g，炒山药 30g，人参 6g 等）治疗脾肾亏虚型白带量多。

3. 治赢弱虚损　总结现代医家应用山药临床经验，汤剂中山药用量多为 9 ～ 50g，急证、重证、救脱可用至 100 ～ 200g 及以上，治疗一切赢弱虚损的薯蓣粥中，生山药可达 500g。

4. 扶正祛邪　用薯蓣丸作强壮剂以扶正祛邪，用于以消瘦、神疲乏力、贫血为特征的虚损状态，如恶性肿瘤（胃癌、直肠癌、肾癌）术后及放化疗后，山药为补虚要药，可用 15 ～ 30g。

【化学成分】芹菜素、牡荆苷、柯伊利素、异牡荆苷、8-C-rhamnosylapigenin、柯伊利素 -7-O-β-D- 葡萄糖苷、3′-O- 甲基表儿茶素 -7-O-β-D- 吡喃葡萄糖苷、柯伊利素 -7-O- 槐糖苷、drymariatin C、开环异落叶松脂醇、苄基 -β-D- 吡喃葡萄糖苷、northalifoline、芍药苷、蔷薇酸、breyniaionoside D、4-hydroxy-3,5-dimethoxybenzaldehyde、间苯三酚三甲醚、3-methoxy-4-hydroxy-phenylethanol、3,4′-dihydroxy-3′-methoxypropiophenone、对羟基苯甲酸、对羟基苯甲醛、香草酸、阿魏酸、肉桂酸、苯甲酸、对香豆酸、山药素Ⅰ、山药素Ⅱ、山药素Ⅲ、山药素Ⅳ、尿囊素、柠檬酸单甲酯、柠檬酸双甲酯、柠檬酸三甲酯、棕榈酸、油酸、β- 谷甾醇醋酸酯、9,19-cyclolart-25-en-3β,24R-diol、cycloeucalenol、表木栓醇、（24S）-24- 乙基胆甾 -3β,5α,6β- 三醇、豆甾 -4- 烯 -3α,6β- 二醇、（22E）-5α,8α-epidioxyergosta-6,22-dien-3β-ol、（3β,7α）-7-methoxystigmast-5-en-3-ol、1- 正十六烷酸甘油酯、二十四烷酸、棕榈酸、3,4- 二羟基苯乙胺、多酚氧化酶、盐酸多巴胺。

【药理作用】

1. 降血糖作用　大量研究表明山药多糖具有显著降血糖作用。研究者采用地塞米松诱导的胰岛素抵抗性葡萄糖 / 脂质代谢糖尿病小鼠模型，评价不同浓度山药多糖混合物和不同分子量山药多糖 HSY-I（＞ 50kDa）、HSY-Ⅱ（10to50kDa）、HSY-Ⅲ（＜ 10kDa）的降血糖作用，发现 HSY-I 和 HSY-Ⅱ能够显著降低模型小鼠空腹血糖、胆固醇及甘油三酯，表明山药多糖具有显著降血糖作用。研究还发现山药多糖的剂量和其对糖尿病大鼠的降糖作用在某种程度上呈一定的正比关系，且有保护胰岛功能的作用。山药多糖可降低四氧嘧啶诱导糖尿病小鼠的空腹血糖，促进体重恢复，其作用机制可能与增加胰岛素分泌、改善受损坏的胰岛 β 细胞功能及清除过多自由基等有关。山药水溶性成分（如多糖）与山药降血糖作用有关。此外，还有研究对山药多糖降血糖作用机制进行探讨，发现其作用可能与其具有调整脂质代谢紊乱、抑制氧化应激反应、提高糖代谢关键酶活性等有关。

2. 降血脂作用　山药淀粉成分被认为具有降血脂作用，PREMAP 等研究山药对于动脉粥样硬化模型小鼠的作用，发现小鼠喂养提纯山药淀粉，其血清中类脂质浓度、主动脉和心脏中的糖浓度显著降低。研究者采用高脂血症大鼠比较了山药淀粉与马铃薯淀粉的降血脂作用，发现山药淀粉能显著降低模型大鼠血清中总胆固醇、低密度脂蛋白胆固醇和甘油三酯，降低率分别为 33.8%、27.5% 和 46.2%。马铃薯淀粉也降低三者水平，但结果并不显著。结果表明，山药淀粉可降低血脂水平，且作用显著优于马铃薯淀粉。

3. 抗氧化作用　山药多糖与黄酮类成分具有不同程度抗氧化作用，研究发现山药蛋白多糖具有明显的抗氧化作用，能够清除自由基，同时减少红细胞的溶血。采用超声波乙醇浸提法提取山药中总黄酮，建立提取工艺，并发现随着黄酮类物质的浓度升高，其对自由基的清除率也增大。

4. 调节脾胃功能　山药性缓和，具有补中益气、调节脾胃的作用，常用于食疗和药疗，如山药红枣粥、健胃消食片。山药在临床上常用于治疗脾虚久泻、慢性肠胃炎等病症，研究表明山药对正常大鼠的胃排空及血清淀粉酶的分泌有抑制作用，可增强小肠的吸收功能。

5. 抗肿瘤作用　山药多糖被认为是山药抗肿瘤主要活性成分，具有免疫调节和增强白细胞吞噬作用，对肿瘤治疗具有潜在作用。赵国华等采用小鼠移植性实体瘤模型评价了山药多糖 RDPS-Ⅰ 的抗肿瘤作用，结果表明 50mg/kg RDPS-Ⅰ 对 Lewis 肺癌有显著的抑制作用，但对 B16 黑色素瘤的抑制作用不明显；RDPS-Ⅰ 剂量 ≥ 150mg/kg 时对 Lewis 肺癌和 B16 黑色素瘤均有显著的抑制作用。

6. 免疫调节作用　山药水煎液能明显改善老龄小鼠的游泳耐力，具有保护免疫器官，延缓小鼠衰老进程的功能。山药多糖可增强小鼠淋巴细胞的增殖能力，促进机体抗体的生成，增强小鼠碳廓清能力。

【原植物】 薯蓣 *Dioscorea opposita* Thunb.。学名已修订，接受名为 *Dioscorea polystachya*。

缠绕草质藤本。块茎长圆柱形，垂直生长，长可达 1m 多，断面干时白色。茎通常带紫红色，右旋，无毛。单叶，在茎下部的互生，中部以上的对生，很少 3 叶轮生；叶片变异大，卵状三角形至宽卵形或戟形，长 3 ～ 9（～ 16）cm，宽 2 ～ 7（～ 14）cm，顶端渐尖，基部深心形、宽心形或近截形，边缘常 3 浅裂至 3 深裂，中裂片卵状椭圆形至披针形，侧裂片耳状，圆形、近方形至长圆形；幼苗时一般叶片为宽卵形或卵圆形，基部深心形。叶腋内常有珠芽。雌雄异株。雄花序为穗状花序，长 2 ～ 8cm，近直立，2 ～ 8 个着生于叶腋，偶呈圆锥状排列；花序轴明显地呈"之"字状曲折；苞片和花被片有紫褐色斑点；雄花的外轮花被片为宽卵形，内轮卵形，较小；雄蕊 6。雌花序为穗状花序，1 ～ 3 个着生于叶腋。蒴果不反折，三棱状扁圆形或三棱状圆形，长 1.2 ～ 2cm，宽 1.5 ～ 3cm，外面有白粉；种子着生于每室中轴中部，四周有膜质翅。花期 6 ～ 9 月，果期 7 ～ 11 月。

产湖南、贵州、湖北。生山野向阳处。现各地有栽培。

（郑钦方　汪冶）

Sangp meix kguemc 尚美哽

常山 Changshan

【异名】 鸡骨常山、鸡骨风、风骨木、大金刀、恒山、南常山、白常山。

【来源】 本品为虎耳草科植物常山 *Dichroa febrifuga* Lour. 的干燥根。

【采收加工】 秋季采挖，除去须根，洗净，晒干。枝叶夏季采集，晒干。

【性味】 辛、苦，寒。

【功能与主治】 涌吐痰涎，截疟。用于痰饮停聚，胸膈痞塞，疟疾。

【用法用量】 内服：煎汤，用量 5 ～ 10g。孕妇忌服。

【现代临床研究】

1. 常山酮对骨性关节炎的作用　通过大体观察分别选择关节软骨完整及关节软骨部分磨损两处标本，使用番红固绿染色，OARSI-Modified Manking 评分及免疫组化检测 MMP-13 在关节软骨中的表达量，验证两处标本中关节软骨的状态。通过 micro-CT 对比两处标本中软骨下骨的微观结构，采用免疫组化分别对比两处标本软骨及软骨下骨中 TGF-β_1 的表达量。结论：通过口服灌胃方式给予常山酮治疗时，关节软骨中异常升高的转化生长因子 β_1 活性得到抑制，延缓了关节炎的进展，关节软骨得到保护；通过口服灌胃方式给予常山酮，抑制了小鼠胫骨平台软骨下骨中异常活跃的骨吸收，异常升高的转化生长因子 β_1 活性得到抑制，骨吸收及骨形成得到偶联，异常活跃的骨重塑受到抑制，异常新生血管的形成也得到抑制，稳定了软骨下骨的微观结构，对关节软骨起到保护作用。

2. 常山提取物对人工感染的鸡球虫病疗效研究　试验设混合感染常山提取物组（分别为200mg/kg、100mg/kg饲料）、鸡球虫散组（500mg/kg饲料）、地克珠利组（1mg/kg饲料）、混合感染对照组、柔嫩艾美尔球虫感染常山提取物组（分别为200mg/kg、100mg/kg饲料）、柔嫩艾美尔球虫感染对照组和健康对照组。结果表明：与感染对照组比较，所有给药组试验鸡小肠、盲肠和十二指肠肿胀明显减轻，血液性内容物明显减少，抗球虫指数均达到中等抗球虫水平以上。可见，常山提取物抗球虫效果良好，且作为中药提取物，绿色环保、低毒、低残留，有望成为新型抗球虫药物。

【化学成分】常山碱甲、常山碱乙、小檗碱、胡萝卜苷、β-谷甾醇、豆甾醇、4-喹唑酮、常山碱、异常山碱、喹唑酮、7-羟基香豆素、4′,5-二羟基黄酮、异香草醛、异香草酸。

【药理作用】

1. 抗疟疾作用　常山具有很好的抗疟疾活性，其主要的活性成分是常山碱和异常山碱，其中常山碱的活性比奎宁高100倍。研究常山提取物是否能引起巨噬细胞NO的产量变化。分别测试了常山甲醇粗提物、常山碱、异常山碱对实验鼠体内巨噬细胞NO产量的影响。结果表明：实验鼠每日口服常山甲醇粗提物的剂量为20mg/kg时能显著增加NO的产量，常山碱作为主要的活性成分，每日的口服剂量为0.1～1.0mg/kg时，NO产量是未处理的巨噬细胞产量的2倍。

2. 抗癌作用　从常山中分离得到常山碱和异常山碱，并进行动物体外抗癌活性试验。结果发现在温度为37℃，浓度为0.25%时，常山碱对实验鼠腹水癌细胞作用3h后，癌细胞的死亡率为80%～90%。

【原植物】常山 *Dichroa febrifuga* Lour.

落叶灌木，高1～2m；小视圆柱状或稍具四棱，无毛或被稀疏短柔毛，常呈紫红色。叶形状大小变异大，常椭圆形、倒卵形、椭圆状长圆形或披针形，长6～25cm，宽2～10cm，先端渐尖，基部楔形，边缘具锯齿或粗齿，稀波状，两面绿色或一至两面紫色，无毛或仅叶脉被皱卷短柔毛，稀下面被长柔毛，侧脉每边8～10条，网脉稀疏；叶柄长1.5～5cm，无毛或疏被毛。伞房状圆锥花序顶生，有时叶腋有侧生花序，直径3～20cm，花蓝色或白色；花蕾倒卵形，盛开时直径6～10mm；花梗长3～5mm；花萼倒圆锥形，4～6裂；裂片阔三角形，急尖，无毛或被毛；花瓣长圆状椭圆形，稍肉质，花后反折；雄蕊10～20枚，一半与花瓣对生，花丝线形，扁平，初与花瓣合生，后分离，花药椭圆形；花柱4（5～6），棒状，柱头长圆形，子房3/4下位。浆果直径3～7mm，蓝色，干时黑色；种子长约1mm，具网纹。花期2～4月，果期5～8月。

产湖南、贵州、广西、湖北。生于林下、路旁。

（蔡伟　汪冶）

Sangp nugs yangc suis 尚怒阳虽

锦鸡儿 Jinjier

【异名】奴猛阳昔、阳雀花、金鹊花、黄雀花、斧头花、娘娘袜子。

【来源】本品为豆科植物锦鸡儿 *Caragana sinica* (Buc′hoz) Rehd. 的干燥根。

【采收加工】秋季采挖，洗净晒干。

【性味】甘、辛，微温。

【功能与主治】补肺健脾，活血祛风。用于虚劳倦怠，肺虚久咳，妇女血崩，白带，乳少，风湿骨痛，痛风，半身不遂，跌打损伤。

【用法用量】内服：煎汤，用量 15 ～ 30g。外用适量，捣敷。

【附方】

1. 办乜崩榜 尚怒阳虽（阳雀花根）、靠朵（阴地蕨）、讯藕岑（夜寒苏）、美兜介（六月雪）、照虐四罢（泡参）、教播盘亚麻（大血藤），煎水或炖鸡内服。

2. 宾宁乜崩榜 尚怒阳虽（阳雀花根）、尚虐更（苦参）、尚珠茂（野薏仁根）、亮野（龙葵）、骂颗罢（委陵菜）、巴笨尚（徐长卿）煎水内服。

【化学成分】香清兰苷、芦丁、刺芒柄花素、黄檀醌素、红车轴草根苷、槲皮素、金合欢素、异甘草素、甘草素、宫本醇 C、柠条酚 A、蒿草酚 A、齐墩果酸、熊果酸、羽扇豆醇、为常春藤苷 F、竹节参皂苷Ⅳ、雪胆苷、胡萝卜苷。

【药理作用】

1. 抗炎 研究发现，锦鸡儿根部的水煎剂对大鼠复合型肾炎具有良好的治疗作用，可显著降低大鼠血清中白介素 -6（IL-6）和尿蛋白的含量，进而改善大鼠肾脏功能。研究还发现，锦鸡儿的根部浸膏提取物对佐剂性关节炎模型小鼠具有很好的效果。研究表明，锦鸡儿对多种炎症具有良好的治疗功效，可作为潜在的抗炎药物进行开发利用。

2. 抗骨质疏松 研究发现，锦鸡儿具有选择性调节雌激素受体的功能，对防治更年期综合征和绝经后由于雌性激素水平下降所致的骨质疏松具有一定的疗效。锦鸡儿的有效成分（HUE）在卵巢摘除后引发的骨质疏松大鼠模型中，具有增强骨量、改善骨小梁微结构、加强抗骨折能力的作用。

3. 保护神经功能 研究发现，锦鸡儿中的总黄酮可改善大鼠大脑中动脉闭塞后的神经功能缺损，减少脑梗死体积，增加脑内血流量并促进血管生成。研究发现，锦鸡儿根部中的 TFC 可通过抑制胶质纤维酸性蛋白基因的表达来促进损伤脑组织的修复和神经功能的恢复。研究发现，利用锦鸡儿中的TFC 对大鼠局灶性脑缺血再灌注损伤模型进行预处理，可显著降低大鼠血脑屏障的通透性，进而保护大鼠的神经功能。

4. 抗氧化作用 测定锦鸡儿不同溶剂提取物的抗氧化活性，其中乙酸乙酯提取物的抗氧化活性相对最高。

5. 抗肿瘤作用 研究发现，锦鸡儿根部中的二苯乙烯类化合物能够显著抑制人肺腺癌细胞的生长，且该作用对浓度和时间表现出良好的依赖性。研究发现，锦鸡儿根部的石油醚提取物具有一定的诱导细胞凋亡的药理作用。

6. 抗血栓 利用仿旋转法、家兔颈动静脉旁路法对家兔给予锦鸡儿的根茎提取物，结果表明该提取物能够剂量依赖性地抑制家兔的血小板黏附性及在颈动静脉旁路中血栓的形成。

7. 抑制葡萄糖苷酶 研究发现，锦鸡儿的乙酸乙酯提取物对抑制葡萄糖苷酶活性的作用高于锦鸡儿的石油醚提取物和锦鸡儿的正丁醇提取物。

【原植物】锦鸡儿 *Caragana sinica*（Buc' hoz）Rehd.

灌木，高 1 ～ 2m。小枝有棱，无毛，黄褐色或灰色。托叶三角形，硬化成刺，长达 8mm 或更长。叶轴脱落或宿存并硬化成刺，长达 2 ～ 2.5cm；小叶 2 对，羽状排列，上面一对较大，倒卵形或长圆状倒卵形。长 1 ～ 3.5cm，宽 5 ～ 15mm，先端圆或微凹，有针尖。基部楔形，两面无毛，下面网脉明显。花单生，长 2.8 ～ 3.1cm，花梗长约 1cm，中部有关节，节上有极细的小苞片；花萼钟形，长12 ～ 14mm，基部偏斜；花瓣黄色带红色，凋谢时为褐红色，长达 3cm，先端钝圆，基部楔形，旗瓣狭倒卵形，具短爪，翼瓣长圆形，爪长为瓣片之半，耳短。龙骨瓣比翼瓣短；雄蕊 10，二体；子房无毛。荚果圆筒形，长 3 ～ 3.5cm，宽约 5mm，褐色。无毛，稍扁。花期 4 ～ 5 月，果期 6 ～ 7 月。

分布于湖南、贵州、湖北。生于山坡、灌木丛中。

（蔡伟 汪冶）

Sangp nyangt jal 尚娘架

白茅根 Baimaogen

【异名】茅根、兰根。

【来源】禾本科植物白茅 *Imperata cylindrica* Beauv.var.*major*（Nees）C.E.Hubb. 的干燥根茎。

【采收加工】春、秋二季采挖，洗净，晒干，除去须根和膜质叶鞘，捆成小把。

《侗族医学》：全年可采，洗净，去鳞片，晒干或鲜用。

《侗族常用药物图鉴》：春、秋采挖，除去地上部分及泥土，洗净、晒干后，揉去须根及膜质叶鞘。

【性味】甘，寒。

《侗族医学》：甜，凉。

《侗族药物彩色图谱》：甘，寒。

【功能与主治】

《侗族常用药物图鉴》：用于肺炎，咳喘，胃痛，水肿，黄疸等。

《侗族药物彩色图谱》：凉血止血，清热生津，利尿通淋。用于血热出血，肺热咳嗽，胃热呕逆，水肿，小便淋沥涩痛，黄疸。

《侗族医学》：退热，利尿，补体，止血。用于耿来涸冷（腰痛水肿）。

【用法用量】内服：煎汤，9～30g。鲜品加倍。

《侗族常用药物图鉴》：内服，15～30g。

《侗族医学》：10～30g。

【现代临床研究】肾综合征出血热急性肾功能衰竭患者102例，采用随机数字抽取表法进行分组，分别为西医西药治疗组和中医白茅根治疗组。西医西药治疗组采用支持治疗及利尿等，中医白茅根治疗组在此基础上采用以白茅根为主的中药治疗，对两组患者的治疗效果、出血情况、尿闭情况、休克情况、肾功能及生化指标变化等进行比较。结果：中医白茅根治疗组患者治疗总有效率为92.16%，西医西药治疗组患者治疗总有效率为70.59%，中医白茅根治疗组治疗效果更好，数据比较差异具有统计学意义（$P < 0.05$）；中医白茅根治疗组患者出血、尿闭及休克情况均显著低于西医西药治疗组，数据比较差异具有统计学意义（$P < 0.05$）；中医白茅根治疗组血浆尿素氮、血肌酐、谷丙转氨酶及天冬氨酸氨基转移酶等均显著低于西医西药治疗组，数据比较差异具有统计学意义（$P < 0.05$）。白茅根治疗肾综合征出血热急性肾功能衰竭患者疗效显著，能够有效缩短出血时间，改善患者肾功能等，值得在临床上推广应用。

【化学成分】芦竹素、白茅素、羊齿烯醇、西米杜鹃醇、乔木萜醇、异乔木萜醇、乔木萜醇甲醚、乔木萜酮、木栓酮、graminones A、graminones B、4,7-二甲氧基-5-甲基香豆素、1-（3,4,5-三甲氧基苯基）-1,2,3-丙三醇、1-*O*-对香豆酰基甘油酯、4-甲氧基-5-甲基香豆素-7-*O*-*β*-D 吡喃葡萄糖苷、对羟基桂皮酸、棕榈酸、草酸、苹果酸、柠檬酸、酒石酸、绿原酸、1-咖啡酰、奎尼酸、3-咖啡酰奎尼酸、4-咖啡酰奎尼酸、5-咖啡、酰奎尼酸、3-阿魏酰奎尼酸、咖啡酸、二咖啡酰奎尼酸、香草酸、反式对羟基桂皮酸、对羟基苯甲酸、3,4-二羟基苯甲酸、3,4-二羟基丁酸、谷甾醇、油菜甾醇、豆甾醇、5-羟基-2-苯乙烯基色原酮、5-羟基-2-苯乙基色原酮、5-2-［2-（2-羟基苯基）乙基］色原酮等、黄酮类有5-甲氧基黄酮、白头翁素、薏苡素、水杨苷、对羟基苯甲酸乙酯、5-羟

甲 基 糠 醛、Cylindrene、Imperanerie、α- 联 苯 双 酯、（7R,8S）-4,7,9,9'-tetrahydroxy-3,3'-dimethoxy-8-4'-oxyneolignan-7-*O*-β-D-glucopyranoside、5-methylcoumarilicacidmethylester3-*O*-β-D-glucopyranoside、5-methylcoumarilicacidmethylester3-*O*-α-L-rhamnopyranosyl（1→6）-β-D-glucopyranoside、 对 N- 乙 酰 - 对氨基苯酚。

【药理作用】

1. 止血作用 研究发现，白茅根水煎剂高剂量组可显著改善血热出血模型 SD 大鼠的出血症状，其止血效果主要与内源性、外源性凝血酶内外源共同途径有关，与纤维蛋白系统无关。从白茅根根茎的甲醇提取物中分离得到的苯乙基色原酮类化合物 5-hydroxy-2-（2-phenylethyl）chromone5-hydroxy-2-［2-（2-hydroxyphenyl）ethyl］chromone 对谷氨酸诱导的原代大鼠皮质细胞的神经毒性具有显著的保护作用。

2. 利尿降压 白茅根降压茶可明显降低正常大鼠的血压，并可显著降低高血压模型大鼠的血压，并降低其心率。另有研究表明，白茅根水煎剂可明显增加小鼠的尿量，其利尿作用可能与其含有丰富的钾盐有关。

3. 改善糖脂代谢 多糖为白茅根中的主要化学成分之一。白茅根多糖可通过降低糖尿病糖模型链脲佐菌素（STZ）小鼠体内的糖化血清蛋白、甘油三酯、总胆固醇、低密度脂蛋白的含量，升高糖尿病小鼠的肝糖原和高密度脂蛋白水平。该研究结果提示，白茅根具有改善糖脂代谢的作用。

4. 镇痛抗炎 将白茅根水煎液给予炎症小鼠，发现其可以减轻二甲苯引起的小鼠耳廓肿胀，能增加冰醋酸所致小鼠腹腔毛细血管通透性，抑制角叉菜胶和酵母多糖 A 引起的大鼠足跖肿胀，且抗炎效果与给药剂量相关。另有研究表明，该水煎液能抑制醋酸引起的小鼠扭体反应，抑制醋酸引起的毛细血管通透性增加，具有镇痛及抗炎性渗出的作用。

5. 保肝作用 从白茅根的根茎中分离出的木脂素类成分（7R,8S）-4,7,9,9'-tetrahydroxy-3,3'-dimethoxy-8-4'-oxyneolignan-7-*O*-β-D-glucopyranoside、香豆素类成分 5-methylcoumarilicacidmethylester3-*O*-β-D-glucopyranoside 和 5-methylcoumarilicacidmethylester3-*O*-α-L-rhamnopyranosyl（1→6）-β-D-glucopyranoside、对 N- 乙酰 - 对氨基苯酚（Nacetyl-*p*-aminophenol，APAP）诱导的 HepG-2 肝细胞损伤有显著的保护作用。白茅根水煎剂可显著抑制酒精中毒模型小鼠的肝及脑组织中超氧化物歧化酶的活力的降低以及丙二醛和羟自由基含量的升高，表明白茅根可通过提高机体的抗氧化能力，对酒精中毒所致的肝和脑组织发挥保护作用。

6. 神经保护作用 从白茅根根茎的甲醇提取物中分离得到的苯乙基色原酮类化合物 5-hydroxy-2-（2-phenylethyl）chromone 和 5-hydroxy-2-［2-（2-hydroxyphenyl）ethyl］chromone 对谷氨酸诱导的原代大鼠皮质细胞的神经毒性具有显著的保护作用。

7. 改善肾功能 将白茅根水提物给予 IgAN（Ig Anephropathy）肾病模型大鼠后，减少大鼠尿红细胞计数、24h 尿蛋白定量、血清肌酐、尿素氮、血小板活化因子的含量，可能是通过降低转化生长因子 -β_1（TGF-β_1）的蛋白表达，升高血清 IL-2 的蛋白含量，从而减轻肾组织病理改变，改善肾功能。也有研究表明，白茅根乙醇提取物可显著改善庆大霉素引起的大鼠血液中血清肌酐、尿素水平，提高血红蛋白、红细胞、红细胞体积的血液学参数指标。白茅根的石油醚部位、乙酸乙酯部位、水提部位及从中分离得到的三萜类化合物 friedelin、苯丙素类化合物 trans-*p*-coumaricacid 和酚酸类化合物 4-hydroxy-3-methoxybenzoicacid 均可通过抑制肾脏的补体激活，从而改善膜增生型肾小球肾炎动物模型中补体的过度激活，改善肾小球肾炎，保护肾脏。

8. 抗菌作用 研究表明，白茅根的乙酸乙酯提取物、水煮提取物、丙酮提取物、50% 乙醇提取物及石油醚提取物对革兰阳性、革兰阴性菌及真菌均有很好的抑制效果，且对枯草芽孢杆菌的抑菌效果最显著。其中，前四种提取物分别对假丝酵母、大肠埃希菌、金黄色葡萄球菌和枯草芽孢杆菌、产气肠杆菌的抑制效果最优。

9. 免疫调节作用　白茅根水煎剂可增强小鼠腹腔巨噬细胞的吞噬功能，并通过提高小鼠辅助性 T 细胞（Th）百分数和百分率以及小鼠脾细胞白介素 -2（IL-2）的含量，增强机体的免疫功能。白茅根水煎剂也可通过增加小鼠外周血酸性 α- 乙酸萘酯酯酶（ANAE）阳性细胞百分率和外周血 $CD4^+T$ 淋巴细胞百分率，降低 $CD8^+T$ 淋巴细胞百分率降低，降低 $CD4^+/CD8^+$ 的比值，增强机体的免疫功能。进一步研究表明，白茅根多糖对植物血凝素诱导的人外周血 T 淋巴细胞增殖有促进作用，并促进细胞从 G1 期进入 S 期。

10. 抗癌作用　白茅根地上部分的乙酸乙酯提取物可通过激活 HT-29 细胞的半胱氨酸天冬氨酸蛋白酶（Caspase）的级联反应，阻滞 G2/M 期，并以浓度依赖的方式正向调节 HT-29 细胞中 ROS 活性，进而促进 HT-29 细胞的凋亡。通过上调环氧合酶 -1（COX-1）、微粒体前列腺素 E 合酶 1（$mPGES_1$）和醛酮还原酶 AKR1C3 的基因表达，从而增加前列腺素 E_2（PGE_2）和前列腺素 $F_{2\alpha}$（$PGF_{2\alpha}$）的基因表达。也可通过上调前列腺素受体 EP_1 和 FP 的基因表达，下调前列腺素受体 Ep_4 的基因表达，进而促进 PGE_2 的基因表达，发挥抗结直肠癌的作用。从乙酸乙酯提取物中分离得到的甾体类化合物 11、16-dihydroxypregn-4-ene-3、20-dione 和 2-methoxyeatrone 以及黄酮类化合物 tricin 对乳腺癌细胞 BT-549 和结直肠癌细胞 HT-29 的生长具有明显的抑制作用。此外还发现，芦竹素能以剂量依赖性方式降低前列腺癌细胞 LNCap 细胞的活力，增加 G0/G1 期，阻滞 G2/M 期和 S 期，促进 LNCap 细胞凋亡，并通过增加活化的半胱氨酸天冬氨酸蛋白酶 Cleaved-Caspase3 及 Cleaved-Caspase9 的表达，剂量依赖性地增加促凋亡蛋白 Bax 的蛋白表达，降低抗凋亡蛋白 Bcl-2 的蛋白表达。另有研究表明，芦竹素能以时间剂量依赖性的方式抑制前列腺癌 PC_3 细胞的增殖，诱导 PC_3 细胞凋亡，可能是通过激活凋亡蛋白标志物多聚腺苷二磷酸核糖聚合酶［poly（ADP-ribose）polymerase-1，PARP］发挥抗癌作用。对白茅根的生品和炭品的止血效果进行比较，发现二者均能明显缩短小鼠的出血时间、凝血时间和血浆的复钙时间，提高大鼠血小板的最大聚集率。同时，发现白茅根炒炭后止血作用增强。临床研究表明，茅根止血汤亦可治疗鼻出血。

【**原植物**】白茅 *Imperata cylindrica* Beauv.var.*major*（Nees）C.E.Hubb.

多年生，具粗壮的长根状茎。秆直立，高 30～80cm，具 1～3 节，节无毛。叶鞘聚集于秆基，甚长于其节间，质地较厚，老后破碎呈纤维状；叶舌膜质，长约 2mm，紧贴其背部或鞘口具柔毛，分蘖叶片长约 20cm，宽约 8mm，扁平，质地较薄；秆生叶片长 1～3cm，窄线形，通常内卷，顶端渐尖呈刺状，下部渐窄，或具柄，质硬，被有白粉，基部上面具柔毛。圆锥花序稠密，长 20cm，宽达 3cm，小穗长 4.5～5（～6）mm，基盘具长 12～16mm 的丝状柔毛；两颖草质及边缘膜质，近相等，具 5～9 脉，顶端渐尖或稍钝，常具纤毛，脉间疏生长丝状毛，第一外稃卵状披针形，长为颖片的 2/3，透明膜质，无脉，顶端尖或齿裂，第二外稃与其内稃近相等，长约为颖之半，卵圆形，顶端具齿裂及纤毛；雄蕊 2 枚，花药长 3～4mm；花柱细长，基部多少连合，柱头 2，紫黑色，羽状，长约 4mm，自小穗顶端伸出。颖果椭圆形，长约 1mm，胚长为颖果之半。花果期 4～6 月。

产湖南、贵州、广西，湖北。生于低山带平原河岸草地、沙质草甸、荒漠与海滨。

（郑钦方　汪冶）

Sangp sunl kgaos 尚专高

穿破石 Chuanposhi

【异名】刺高。

【来源】本品为桑科植物柘 *Maclura tricuspidata* Carriere 的干燥根。

【采收加工】全年均可采挖，削去支根，洗净，鲜用或切断、切片晒干。

【性味】淡、微苦，平。

《侗族医学》：微苦，平。

《中国侗族医药研究》：苦，平。

【功能与主治】祛风利湿，活血通经。用于风湿痹痛，黄疸，淋浊，蛊胀，闭经，劳伤咳血，跌打损伤，疔疮痈肿。

《中国侗族医药研究》：退水止咳，除寒止痛。

【用法用量】内服：煎汤，15～30g。外用适量。

【附方】

1. 宾奇卯 尚专高（刺桑）、尚吻（鱼腥草）、并高咨（淫羊藿）、咨岑（绥草），煎水内服。(《侗族医学》)

2. 拌丑瘟碇 尚专高（刺桑）、靠坝（石韦）、尚弄（黑根）、尚娘架（白茅根）、教任麻（海金沙），煎水内服。(《侗族医学》)

【化学成分】桑色素、大花藜芦酚、β-谷甾醇、丁香脂素、五味子素、戈米辛A、戈米辛H、水苏碱、伞形花内酯、白藜芦醇、L-芳樟醇、石竹烯氧化物、大戟烷-7，24-二烯-3-醇、大戟烷-7，24-二烯-3-乙酸酯、还氧杂蒽酮、黄酮、异黄酮、二苯酮、生物碱、甾醇及其苷类。

【药理作用】

1. 抗肿瘤作用 柘树是我国的传统中药材，现代药理研究也主要集中在它的抗肿瘤作用上。柘木总黄酮和醇浸膏对小鼠 S180 及 U27 等瘤株的抑制率稳定在 30%～40%。

2. 抗氧化作用 对柘树提取物的抗氧化作用进行了研究。柘树根水提液经 D3520 大孔吸附树脂吸附，30% 乙醇洗脱、浓缩、冻干，所得组分黄酮含量约为 30%。采用 Fe^{2+} 诱发卵黄多不饱和脂肪酸氧化，紫外线、H_2O_2 和 Fe^{2+} 诱导细胞膜脂质过氧化模型，结果表明柘树提取物具有良好的清除自由基作用，其活性随浓度增大而增加。

3. 抗结核作用 在抗结核药物筛选中发现，柘树根的乙醇提取物有较好的抗结核作用。在试管中采用改良苏通半流体琼脂培养基，接种强毒人型结合菌（$H_3 7RV$）$3 \times 10 \times 10^2 mg$，穿破石各提取物的抗结核作用，以乙醇提取物为佳，其最低抑菌浓度为 6.3～12.5μg/mL。其次为桑色素、水提物及山柰酚-7-葡萄糖苷。

【原植物】柘 *Maclura tricuspidata* Carriere

落叶灌木或小乔木，高达 8m。小枝具坚硬棘刺，刺长达 3.5cm。单叶互生，近革质，卵圆形或倒卵形，长 5～12cm，先端钝，基部楔形或圆形，全缘或 3 裂，幼时两面有毛；叶柄长达 2cm。花单性，雌雄异株，排成头状花序；雄花苞片 2 或 4，花被片 4，雄蕊 4；雌花花被 4，花柱 1。瘦果近球形，红色，有肉质宿存花被及苞片包裹。

产湖南、贵州、广西、湖北。生于阳光充足的山坡、路旁。

（肖聪颖 汪冶）

Saop 绍

芒 Mang

【异名】大巴尔生、马二杆、笆茅、杜荣、笆芒、度芸、苦房草、创高草、白尖草。

【来源】本品为禾本科植物芒 *Miscanthus sinensis* Anderss. 的干燥根茎。

【采收加工】秋冬季采挖，洗净泥土，去除须根，切段晒干。

【性味】甘，平。

【功能与主治】利尿，止渴。用于小便不利，热病口渴。

《侗族常用药物图鉴》：用于治疗感冒、肾炎等。

【用法用量】内服：煎汤，5 ～ 10g。

《侗族常用药物图鉴》：内服，5 ～ 10g。

【化学成分】癸酸、2- 羟基乙基正丙基硫醚、反式 -2- 乙氧基 -5-（1- 丙烯基）苯酚、3,4- 二甲基 -5- 羟基异恶唑、2- 甲基 -2- 乙酰基四氢呋喃。

【原植物】芒 *Miscanthus sinensis* Anderss.

多年生苇状草本。秆高 1 ～ 2m，无毛或在花序以下疏生柔毛。叶鞘无毛，长于其节间；叶舌膜质，长 1 ～ 3mm，顶端及其后面具纤毛；叶片线形，长 20 ～ 50cm，宽 6 ～ 10mm，下面疏生柔毛及被白粉，边缘粗糙。圆锥花序直立，长 15 ～ 40cm，主轴无毛，延伸至花序的中部以下，节与分枝腋间具柔毛；分枝较粗硬，直立，不再分枝或基部分枝具第二次分枝，长 10 ～ 30cm；小枝节间三棱形，边缘微粗糙，短柄长 2mm，长柄长 4 ～ 6mm；小穗披针形，长 4.5 ～ 5mm，黄色有光泽，基盘具等长于小穗的白色或淡黄色的丝状毛；第一颖顶具 3 ～ 4 脉，边脉上部粗糙，顶端渐尖，背部无毛；第二颖常具 1 脉，粗糙，上部内折之边缘具纤毛；第一外稃长圆形，膜质，长约 4mm，边缘具纤毛；第二外稃明显短于第一外稃，先端 2 裂，裂片间具 1 芒，芒长 9 ～ 10mm，棕色，膝曲，芒柱稍扭曲，长约 2mm，第二内稃长约为其外稃的 1/2；雄蕊 3 枚，花药长约 2 ～ 2.5mm，稃褐色，先雌蕊而成熟；柱头羽状，长约 2mm，紫褐色，从小穗中部之两侧伸出。颖果长圆形，暗紫色。花果期 7 ～ 12 月。

产于湖南、广西、贵州、湖北。遍布于海拔 1800m 以下的山地、丘陵和荒坡原野，常组成优势群落。

（郑钦方　汪治）

Saov nyox siik bav 照虐四把

杏叶沙参 Xingyeshashen

【异名】宽裂沙参。

【来源】本品为桔梗科植物杏叶沙参 *Adenophora hunanensis* Nannf. 的干燥根。

【采收加工】秋季采集，洗净泥土，除去须根及粗皮，晒干。

【性味】甜，补。

《中国侗族医药研究》：甘，补。

《侗族医学》：甜，补。

【功能与主治】养阴清肺，祛痰止咳。用于肺热燥咳，虚痨久咳，阴伤咽干喉痛。

《侗族常用药物图鉴》：用于祛痰止咳，治疗咽干喉痛。

《中国侗族医药研究》：补体排毒，补血补气。用于出血症，虚弱病，毒菌中毒，吓谬（出血症），沽穹膃（虚弱病）。

【用法用量】内服：煎汤，6～15g。

《侗族常用药物图鉴》：内服，10～20g。

《中国侗族医药研究》：6～15g。

【附方】

1. 骚日老西散（沙参四味散） 沙参 25g，甘草 15g，紫草茸 15g，拳参 15g。以上四味，粉碎成细粉，混匀，分装，即得，每袋 50g。本品淡白色粉末；味微甘。功能解热清肺，止咳祛痰。用于感冒咳嗽肺热咳嗽痰中带血，胸胁刺痛。口服，每次 5g，每日 1～2 次，小儿酌减。（《辽宁省药品标准》1987 年）

2. 南沙参浸膏溶液 南沙参 1000g。取南沙参按渗漉法，以 35% 乙醇为溶媒，待渗出液达生药量 5 倍时，停止渗漉，回收乙醇并浓缩，滤过。取少许澄明滤液测定含量后，调整至每 1mL 含抽出物 250mg，再加 0.5% 苯甲酸钠，静置 8～10 天，取上清液滤过即得。按总抽出物方法测定：每 1mL 含总抽出物 250mg。功能镇咳祛痰，清肺火止咳。用于肺气虚弱，慢性气管炎，肺气肿，肺脓疡，肺结核，咳嗽气短，午后发热，略血等。口服，每次 2～10mL，每日 2 次。（《中药制剂汇编》）

3. 利咽合剂 南沙参 250g，桑叶 75g，石斛 125g，射干 125g，木蝴蝶 37g，白苏子 125g，麦冬 150g。以上七味，加水煎煮 2 次，合并煎液，滤过，静置，上清液浓缩至 1050mL，加适量防腐剂，搅拌，静置，取上清液 1000mL，即得。本品为淡黄色液体，味苦。放置后略有沉淀。取本品 2mL，加碱性酒石酸铜试液 4～5 滴，水浴加热 5min，产生红棕色沉淀，本品的相对密度应不低于 1.03。功能养阴生津，清热利咽。用于慢性咽炎。口服每次 20mL，每日 2 次。（南京市卫生局《医院制剂规范》）

【化学成分】β-谷甾醇、β-谷甾醇-β-D-吡喃葡萄糖、蒲公英赛酮、二十八碳酸、花椒毒素。

【药理作用】

1. 对免疫功能的影响 腹腔注射杏叶沙参煎液（0.5g/只）能明显增高小鼠末梢血中淋巴细胞和 T 细胞数；胸腺内淋巴细胞数和 T 细胞数亦有增加趋势，可显著提高小鼠腹腔巨噬细胞吞噬百分率；可明显增加小鼠脾脏重量，但降低小鼠脾脏淋巴细胞数和 T 细胞数。表明沙参可提高机体细胞免疫和非特异性免疫，抑制体液免疫。具有调节免疫平衡的功能。沙参也可提高淋巴细胞转换率。

2. 祛痰作用 按 1g/kg 剂量给家兔灌服沙参煎剂表明具有一定的祛痰作用，其作用可持续 4h 以上。

3. 抗真菌作用 沙参水浸剂（1:2）在试管内对奥杜盎小芽孢癣菌、羊毛样小芽孢癣菌等皮肤真菌有不同程度的抑制作用。

4. 强心作用 1% 沙参浸剂对离体蟾蜍心脏具有明显强心作用，离体心脏振幅增大，作用可持续 5min。

【原植物】杏叶沙参 *Adenophora hunanensis* Nannf.。名称已修订，正名是杏叶沙参 *Adenophora petiolata* subsp. *Hunanensis*。

茎高 60～120cm，不分枝，无毛或稍有白色短硬毛。茎生叶至少下部的具柄，很少近无柄，叶片卵圆形，卵形至卵状披针形，基部常楔状渐尖，或近于平截形而突然变窄，沿叶柄下延，顶端急尖至渐尖，边缘具疏齿，两面或疏或密地被短硬毛，较少被柔毛，也有全无毛的，长 3～10（15）cm，宽 2～4cm。花序分枝长，几乎平展或弓曲向上，常组成大而疏散的圆锥花序，极少分枝很短或长而几乎直立，因而组成窄的圆锥花序。花梗极短而粗壮，常仅 2 ～ 3mm 长，极少达 5mm，花序轴和花梗有短毛或近无毛；花萼常有或疏或密的白色短毛，有的无毛，筒部倒圆锥状，裂片卵形至长卵形，长 4 ～ 7mm，宽 1.5 ～ 4mm，基部通常彼此重叠；花冠钟状，蓝色、紫色或蓝紫色，长 1.5 ～ 2cm，裂片三角状卵形，为花冠长的 1/3；花盘短筒状，长（0.5）1 ～ 2.5mm，顶端被毛或无毛；花柱与花冠近等长。蒴果球状椭圆形，或近于卵状，长 6 ～ 8mm，直径 4 ～ 6mm。种子椭圆状，有一条棱，长 1 ～ 1.5mm。花期 7 ～ 9 月。

产湖南、贵州、广西、湖北。生于海拔 2000m 以下的山坡草地和林缘草地。

（郑钦方　汪治）

Saov nyox wul xingc 照虐务行

土人参 Turenshen

【异名】绿兰菜、玉参、土高丽参、飞来参、波世兰、力参、煮饭花、紫人参、红参、土高丽参、栌兰、参草、假人参、栌兰、福参、申时花，参草、煮饭花。

【来源】本品为马齿苋科植物土人参 *Talinum paniculatum*（Jacq.）Gaertn. 的干燥根。

【采收加工】8 ～ 9 月采挖，洗净，除去细根，刮去表皮，蒸熟晒干。

【性味】甘，平。

【功能与主治】健脾润肺，止咳，调经。用于脾虚劳倦，泄泻，肺劳咳痰带血，眩晕潮热，盗汗自汗，月经不调，带下。

【用法用量】内服：煎汤，用量 15 ～ 30g。

【附方】沽穹腖　照虐务行（土人参）、高宁岑（缓草）、教播盘亚麻（大血藤）、教照虐马（土党参）、岁巴同（四块瓦），蒸乌骨鸡内服。

【现代临床研究】治疗带状疱疹　选取 65 例带状疱疹（肝经郁热证）患者作为研究对象，依据随机数字表法将其分为研究组（n=33）和对照组（n=32）。对照组在常规口服治疗药物基础上外用喷昔洛韦乳膏，研究组在常规口服治疗药物基础上采用新鲜土人参鲜嫩茎叶捣碎加米醋外敷，比较两组治疗后临床疗效、症状体征消退时间、中医证候积分、并发症和不良反应发生率。结果：研究组治疗有效率为 96.97%（32/33），明显高于对照组的 71.88%（23/32），差异有统计学意义（$P > 0.05$）；研究组疱液吸收、疱疹结痂、红肿消退时间均明显短于对照组，中医证候积分明显低于对照组，差异均有统计学意义（$P < 0.05$）；两组并发症及不良反应发生率比较，差异无统计学意义（$P > 0.05$）。结论：常规西药治疗联合鲜嫩茎叶捣碎加米醋外敷治疗带状疱疹患者，可提高治疗有效率，缩短疱液吸收、疱疹结痂和红肿消退时间，降低中医证候积分，其效果优于常规西药治疗联合喷昔洛韦乳膏外涂治疗效果。

【化学成分】β- 谷甾醇、蔗糖、十八酸单甘酯、齐墩果酸、胡萝卜苷、甘露糖、葡萄糖、呋喃糖、橙花叔醇、橙花醇丙酯、乙酸十二烷酯等。

【药理作用】

1. 抗氧化　植物体内的抗氧化系统包括维生素 C、黄酮、绿原酸等抗氧化成分和 SOD 等抗氧化酶系统，是保健和药用功能的重要物质基础，总抗氧化能力是体内抗氧化能力的总和，土人参中 SOD 活性较高，总抗氧化能力较强。土人参在体外具有较强的抗氧化能力。超声法提取土人参多糖，脱蛋白处理后进行抗氧化性研究，土人参多糖具有清除 DPPH 和羟自由基的作用，并且随着多糖浓度的增加，对 DPPH 和羟自由基的清除力增强，呈明显的量效关系；对邻苯三酚体系产生的超氧阴离子自由基具有一定的清除作用，而且具有抑制油脂氧化，清除羟自由基和超氧阴离子自由基的功能，提示土人参多糖对活性氧自由基均有清除作用，从而能够清除体内产生的过多氧自由基，阻断体内自由基反应链的作用，并在抗氧化及防衰老方面具有一定作用。将 50 只昆明种小白鼠随机分为 5组。正常对照组、衰老模型各组每日于颈背皮下注射 D- 半乳糖 125mg/kg，连续 42 天，造成亚急性衰老模型，在注射 D- 半乳糖的同时，三个不同剂量实验组每日分别灌胃土人参提取液 5g/kg、10g/kg 和 15g/kg，正常对照组及衰老模型组给予等量生理盐水，于 42 天后测定小鼠体内超氧化物歧化酶（SOD）、谷胱甘肽过氧化物酶（GSH-PX）等酶的活性，及丙二醛（MDA）的含量，发现与正常对照组相比，衰老模型组小鼠心脏、肝脏组织 SOD 及血清中 GSH-Px 活性降低，MDA 含量增加；与衰老模型组相比，土人参提取液低、中、高剂量组小鼠心脏、肝脏组织 SOD 及血清中 GSH-Px 活性明显升高；中、高剂量组小鼠心脏、肝脏组织中 MDA 含量降低明显，低剂量组小鼠肝脏的 MDA 含量明显降低。

2. 促进细胞分化生长　土人参多糖并纯化得出 TPP5b，诱导大鼠嗜铬神经瘤 PC12 细胞分化，以神经生长因子（NGF）为阳性对照，生理盐水为空白对照，样品组平行 3 个样，取适量生长良好的 PC12 细胞，以每孔 3×10^3 个细胞接种于 96 孔酶标板中（培养液为 85%DEME、10% 灭活马血清、5% 灭活胎牛血清、链霉素 100μg/mL、青霉素 100U/mL），然后分别加入 NGF、样品和生理盐水至孔中，使 NGF 和样品质量浓度分别达到 100μg/mL、20μg/mL，最后置于 37℃、5%CO_2 的培养箱中培养，3～4天换 1 次培养液，14 天后在显微镜下观察细胞形态。结果：空白对照组细胞呈球形，阳性对照组细胞已分化出明显的神经样突触，含 20μg/mLTPP5b 的样品组细胞有部分已分化出神经样突触，而其他样品组细胞仍成球形，无神经样突触产生，这说明在 20μg/mL 质量浓度下，TPP5b 对 PC12 细胞的生长有一定的促分化作用，具有一定的神经营养活性。

3. 健脾益气　土人参主含环烯醚萜，有类似地黄养阴、生津、益精填髓的作用，同时含三萜皂苷亦有类似人参大补元气、补脾益气、生津安神、增强免疫功能之功效。应用大黄泻下结合定期禁食方法，复制脾气虚动物模型，各组大鼠开始分别给土人参根高、中、低剂量水煎液灌胃，给模型组、正常组灌胃等量生理盐水，一段时间后眼眶采血测定 GAS、MOT、IgM、IgG、C3、C4 的值，发现土人参根能提高 IgM、IgG、C3、C4 的浓度，即土人参根能促进脾虚大鼠机体生长发育，提高胃动素、胃泌素的分泌，能从多个方面治疗脾虚证。

4. 解毒消肿　许多中草药通过外敷内服能起到消肿止痛解毒的作用，土人参叶也具有同样的功效。高、中剂量土人参叶水煎液能显著降低二甲苯致小鼠耳肿胀的肿胀度，减少小鼠腹腔、皮肤毛细血管通透性，其效果和免疫剂泼尼松无明显差异；高剂量土人参叶能显著抑制炎症渗出、肉芽组织形成，其效果和免疫抑制剂地塞米松无明显差异，土人参叶对金黄色葡萄球菌的 MIC7.81mg/mL，对腐生葡萄球菌的 MIC31.25mg/mL，对乙型溶血性链球菌耐药，土人参叶存在解毒消痈作用，能显著抗炎、抑菌，应和其他具有抑制、杀灭该菌药物协同配伍应用。

5. 营养神经　通过诱导大鼠嗜铬神经瘤 PC12 细胞分化实验结果，在显微镜下对细胞形态进行观察，结果表明，空白对照组细胞呈球形，阳性对照组细胞已分化出明显的神经样突触，含 20μg/mLTPP5b 的样品组细胞有部分已分化出神经样突触，而其他样品组细胞仍成球形，无神经样突触产生，这说明在一定质量浓度下，土人参中提取的多糖 TPP5b 对 PC12 细胞的生长有一定的促分化作用，具有一定的神经营养活性。

【原植物】 土人参 *Talinum paniculatum*（Jacq.）Gaertn.

一年生或多年生草本，全株无毛，高 30～100cm。主根粗壮，圆锥形，有少数分枝，皮黑褐色，断面乳白色。茎直立，肉质，基部近木质，多少分枝，圆柱形，有时具槽。叶互生或近对生，具短柄或近无柄，叶片稍肉质，倒卵形或倒卵状长椭圆形，长 5～10cm，宽 2.5～5cm，顶端急尖，有时微凹，具短尖头，基部狭楔形，全缘。圆锥花序顶生或腋生，较大形，常二叉状分枝，具长花序梗；花小，直径约 6mm；总苞片绿色或近红色，圆形，顶端圆钝，长 3～4mm；苞片 2，膜质，披针形，顶端急尖，长约 1mm；花梗长 5～10mm；萼片卵形，紫红色，早落；花瓣粉红色或淡紫红色，长椭圆形、倒卵形或椭圆形，长 6～12mm，顶端圆钝，稀微凹；雄蕊（10～）15～20，比花瓣短；花柱线形，长约 2mm，基部具关节；柱头 3 裂，稍开展；子房卵球形，长约 2mm。蒴果近球形，直径约 4mm，3 瓣裂，坚纸质；种子多数，扁圆形，直径约 1mm，黑褐色或黑色，有光泽。花期 6～8 月，果期 9～11 月。

产湖南、广西、贵州。多栽于园边、村寨附近阴湿处。

（蔡伟　郑钦方　汪冶）

Sedp bav il jagc nugs 寸巴一贾奴

七叶一枝花 Qiyeyizhihua

【异名】重楼、蚤休、蚩休、重台根、螫休、海螺七、灯台七、血灯台、白河车、草河车、白甘遂、九道箍、虫蒌、鸳鸯虫、枝花头、螺丝七、螺陀三七、土三七、独脚莲。

【来源】本品为百合科植物云南重楼 *Paris polyphylla* Smith var. *yunnanensis*（Franch.）Hand.-Mazz. 或七叶一枝花 *Paris polyphylla* Smith var. *chinensis*（Franch.）Hara 的干燥根茎。

【采收加工】栽培 3～5 年或多年后，在 9～10 月倒苗时，挖出根茎，洗净，晒干或烘干后，撞去粗皮、须根。

【性味】苦，微寒；有小毒。

《侗族医学》：苦，凉。

《侗药大观》：苦，微寒，有小毒。

《中国侗族医药研究》：苦、辛，寒。有小毒。

《中国侗族医药学基础》：苦、微寒。有小毒。

【功能与主治】清热解毒，息风定惊。用于痈肿疮毒，咽肿喉痹，乳痈，蛇虫咬伤，跌仆伤痛，惊风抽搐。

《侗族医学》：退热，去痛。用于风团块、寸耳癀、内伤。

《侗药大观》：清热解毒，消毒止痛，凉肝定惊。用于治疗咽喉肿痛，扁桃体炎，疔疮痈肿，毒蛇咬伤，惊风抽搐，跌打损伤，腮腺炎。

《中国侗族医药研究》：清热解毒，活血止血。用于月家摆红，毒气疮疡，落肛，阳物生疮，老鼠寻屎症，九子疡，疳虫，风团块，寸耳癀，内伤。

《中国侗族医药学基础》：清热解毒，消肿止痛，凉肝定惊。用于痈肿疮毒，咽肿喉痹，乳痈，毒蛇咬伤，跌打损伤，肝热抽搐。

【用法用量】内服：煎汤，3～10g；或研末，每次 1～3g。外用：适量，磨汁涂布；或研末调敷；或鲜品捣烂外敷。

【现代临床研究】

1.治疗急性扁桃体炎　将七叶一枝花根茎切片晒干，并熏烤后研末，过 80 目筛，温开水冲服

1.5g，每日 3 次，儿童酌减。治疗 30 例，结果：显效（用药后 2 ～ 3 天扁桃体化脓灶消失）18 例，有效（用药后 3 ～ 4 天，化脓灶减少，最后消失）10 例，无效 2 例。

2. 治疗流行性腮腺炎 取七叶一枝花根茎 10g，用食醋磨成浓汁状涂患处，每日 3 次；或用鲜品 20g，捣烂加食醋适量拌匀敷患处，每日 2 次。治疗 35 例，其中单纯腮腺炎 26 例，腮腺炎伴发颌下腺肿大 8 例，并发睾丸炎 1 例。结果：除 1 例成年男性并发睾丸炎疗效不明显外，其余 34 例均治愈，治愈率 97.14%。疗程最短 3 天，最长 8 天，平均 4.3 天。据观察，鲜品效果更佳。

3. 治疗静脉炎 将七叶一枝花根茎用醋磨汁涂患处，每日 3 ～ 4 次。治疗因用各种抗癌药静脉注射引起的静脉炎 30 例。结果：均治愈，2 天治愈 20 例，3 天 9 例，7 天 1 例。

4. 治疗虫咬皮炎 将七叶一枝花根茎用 50% 乙醇浸泡 2 次，制成 10% 及 20% 酊剂涂患处。每日 1 ～ 2 次。用以上两种浓度的酊剂共治毛虫皮炎 21 例。结果：涂药 1 次而愈（当即止痛止痒，有皮疹者皮疹亦随之消失）15 例，涂药 2 天而愈 5 例，涂药 3 天而愈 1 例，有效率 100%。据观察，10% 与 20% 两种酊剂，其疗效无明显差别。用 10% 酊剂治疗蜂螫皮炎 16 例（涂药前先将螫入皮肤的蜂尾刺拔出，并须将药液搽入螫孔中）。结果：涂药 1 次治愈（立即止痛，水肿消退）12 例，涂药 2 次治愈 3 例，无效 1 例。

【化学成分】薯蓣皂苷元 -3-*O*-*β*-D- 吡喃葡萄糖苷、七叶一枝花苷 A（polyphyllin A）、薯蓣皂苷元 -3-*O*-*α*-L- 吡喃鼠李糖基（1→4）-*β*-D- 吡喃葡萄糖苷、蚤休皂苷、蚤休皂苷 A、蚤休皂苷 B、蚤休甾酮、甲基原薯蓣皂苷、丙氨酸、天冬酰胺、*γ*- 氨基丁酸等 18 种氨基酸、肌酐。

【药理作用】

1. 抗菌作用 体外实验表明，蚤休的乙醇提取物 7.8mg/mL 有杀灭钩端螺旋体作用，同浓度水煎剂则不显示此作用。蚤休的 95% 乙醇或水提取物对流感甲型病毒及流感亚洲甲型病毒有抑制作用，鸡胚接种法在稀释到 1∶100000 时仍有效，醇提物优于水提物；小鼠滴鼻接种法可降低感染病毒后的死亡率，蚤休中高含量的单宁酸（约 15%）在此起重要作用。用液体稀释法分别测定滇重楼两种方法提取物对 11 种细菌的抑菌作用，发现滇重楼对金黄色葡萄球菌、伤寒沙门菌、普通变形杆菌、铜绿假单胞菌，具有明显的抑菌作用，并且滇重楼的乙醇提取物的抑菌作用明显优于煎煮法提取物的抑菌作用。七叶一枝花等的醇浸膏体外对白色念珠菌有一定的抑菌作用。

2. 抗肿瘤作用 七叶一枝花水煎剂，每 1mL 含生药 1.0g。体外正常氧分压、低氧下培养 VX2 细胞，并设七叶一枝花组及对照组，观察七叶一枝花提取物体外直接抗肿瘤作用。选择新西兰大白兔 50 只，制备兔 VX2 移植瘤模型。随机将大白兔均分为 5 组：A 组给予 3mL/（kg·d）七叶一枝花水煎剂灌胃；B 组给予 1mL/（kg·d）七叶一枝花水煎剂灌胃；C 组给予 3mL/kg 七叶一枝花水煎剂灌胃，同时给予 3mg/kg 5-FU 耳缘静脉注射，隔日 1 次；D 组给予 3mg/kg 5-FU 耳缘静脉注射，隔日 1 次；E 组给予等量生理盐水灌胃。观察各组体质量及肿瘤体积、转移情况。结果：正常氧分压、低氧培养下，七叶一枝花组 VX2 细胞的增殖率低于对照组（P 均 < 0.05）；VX2 细胞凋亡率高于对照组（P 均 < 0.01）与 E 组比较，A、B 组肿瘤明显减小、移植瘤转移率明显降低（P 均 < 0.05）。结果：七叶一枝花可抑制肿瘤生长，减少移植瘤转移。

重楼的水、甲醇和乙醇提取物对 A-549（人肺癌）、MCF-7（人乳腺癌）、HT-29（人结肠腺癌）、A-496（人肾腺癌）、PACA-2（人胰腺癌）、PC-3（人前列腺癌）6 种肿瘤细胞均有明显的抑制作用，并证明其中成分 gracillin、methylmotogracillin 对肿瘤细胞有抑制作用。重楼醇提物在体外能有效抑制血管生成，其机制可能与抑制内皮细胞增生、迁移和管腔形成，诱导内皮细胞凋亡，抑制内皮细胞 DNA 的合成有关。各浓度重楼提取物都对肝癌 HepG-2 细胞有一定杀伤作用，并且得出重楼提取物是通过导致癌细胞的变性坏死发挥其抗癌作用的结论。

滇重楼皂苷类成分对癌细胞有强的抑制作用。滇重楼皂苷对 10 种肿瘤细胞株的生长皆有一定抑制作用。重楼总皂苷可抑制人鼻咽癌细胞 CNE-2Z 的增殖，阻滞细胞于 S 期，从而诱导细胞凋亡。

3. 抗炎作用　重楼总皂苷可以抑制多发性创伤模型大鼠血清 TNF-α、IL-1 及 IL-6 等前炎症因子水平的升高，从而可减轻由它们带来的局部或全身的炎症损害。高剂量重楼能有效地降低哮喘大鼠血清 IgE 含量，其作用与地塞米松相近，低剂量也有一定抗哮喘效果。重楼总皂苷在各实验浓度对热灭活大肠埃希菌诱导的大鼠腹腔巨噬细胞释放 TNF-α、IL-1β 均具有显著抑制作用。

4. 杀精子作用　七叶一枝花提取物在体外实验中对大鼠杀精子作用的最低有效浓度为 0.6%，对人精子为 1.2%；兔阴道给药阻抑受精试验表明，100mg/ 只时有 60% 的抑制受精作用。

5. 毒性　从滇重楼地上部分 90% 乙醇提取物的正丁醇萃取部分中分离得到 6 个甾体皂苷类化合物，根据理化性质和波谱数据鉴定为 26-O-β-D-glucopyranosyl-kryptogenin-3-O-α-L-rhamnopyranosyl-（1→4）-α-L-rhamnopyranosy-（1→4）-［α-L-rhamnopyranosyl-（1→2）］-β-D-glucopyranoside、dioseptemloside G、polyphylloside Ⅲ、chonglouosideSL-19、protodioscin、chonglouosideSL-5。对以上化合物进行促血小板聚集活性及细胞毒性评价，结果发现 6 个化合物均未表现出明显的促血小板聚集作用；化合物 dioseptemLoside G 和 chonglouoside SL-19 对于人结肠癌细胞 HT29 具有较强的细胞毒性。

6. 镇痛、镇静作用　将重楼属 6 种植物根茎的甲醇提取物配成混悬性水溶液，给昆明种小鼠按 9g/kg 灌胃，重楼皂苷 A 和纤细薯蓣皂苷的灌胃量分别为 15.0mg/kg 和 45.0mg/kg。分别用电刺激法、热板法测定其痛阈，以抗电惊厥试验和记录小鼠给药 60min 后自发活动的平均数来验证其镇静作用。结果表明，上述各样品溶液均具较明显的镇痛作用，一般用药 15～30min 后开始发挥作用，60～90min 时作用最强。七叶一枝花、滇重楼镇痛作用强于其他各种。各药均有显著的镇静作用，尤以球药隔重楼、七叶一枝花、黑籽重楼为强。重楼皂苷 A 的镇静作用强于纤细薯蓣皂苷，但在实验剂量下弱于生药的醇提取物。

7. 止血作用　采用低、中、高剂量（5g/kg、10g/kg、15g/kg）的七叶一枝花水提物和醇提物对小鼠进行灌胃处理，分别作用 0.5h、1h、2h 和 4h 后测定小鼠的出血时间（BT）及出血量，研究七叶一枝花（陕产重楼）提取物对小鼠的止血作用。同时，采用眼眶取血测定血小板数目、血小板压积、血小板体积分布宽度、凝血酶原时间（PT）、活化部分凝血活酶时间（APTT）及纤维蛋白原（FIP）等血小板和血液凝集指标。结果显示：低、中、高剂量组的水提物与醇提物均可显著降低小鼠 BT 和出血量，并在中、高剂量组呈极显著性降低；高剂量组在给药 0.5h、1h 和 4h 时 BT 显著降低，在给药 2h 时极显著降低，但出血量只在 2h 时呈显著性降低；并且醇提物比水提物显示出更显著的止血作用。在血小板及血液凝集指标中，血小板数目、压积、体积分布宽度及 FIB 均极显著性升高，但 PT、APTT 无显著性变化。结果说明七叶一枝花提取物对小鼠具有很好的止血效果，在醇提物高剂量组作用 2h 时止血效果最好；其可能主要是通过增加血小板基数、激活血小板发生形变、提高 FIB 数值，来促进小鼠止血。

【原植物】华重楼（变种）*Paris polyphylla* Smith var. *yunnanensis*（Franch.）Hand.-Mazz. 或七叶一枝花 *Paris polyphylla* Smith var. *chinensis*（Franch.）Hara

多年生草本植物，高 30～100cm。根茎肥厚，直径 1～3cm，黄褐色，结节明显。茎直立，圆柱形，常带紫红色或青紫色，基部有 1～3 片膜质叶鞘包茎。叶轮生茎顶，通常 7 片；叶柄长 5～18mm；叶片长圆状披针形、倒卵状披针形或倒披针形，长 8～15cm，宽 2.2～5cm，先端急尖或渐尖，基部楔形，全缘，膜质或薄纸质。花柄出自轮生叶中央，通常比叶长，顶生一花；花两性，外轮花被片 4 ～ 6，叶状，狭卵状披针形，长 4.5 ～ 7cm；内轮花被片狭条形，长超过外轮或近等长；雄蕊 8 ～ 12，花药短，长 5 ～ 8mm，与花丝近等长或稍长，药隔突出部分长 0.5 ～ 1mm；花柱粗短，具 4 ～ 5 分枝。蒴果紫色，直径 1.5 ～ 2.5mm，3 ～ 6 瓣开裂。种子多数，具鲜红色多浆汁的外种皮。花期 4 ～ 7 月，果期 8 ～ 11 月。

产湖南、贵州、广西、湖北。生于海拔 600 ～ 2000m 的林中阴湿处。

（郑钦方　汪冶）

Senp mieengc 圣蔑

芒萁 Mangqi

【异名】靠告挞、蕨箕、芒萁骨、路萁、狼萁、小黑白。

【来源】本品为里白科植物芒萁 *Dicranopteris pedata*（Houttuyn）Nakaike 的干燥根茎。

【采收加工】四季可采，洗净泥土，晒干或鲜用。

【性味】苦、涩，平。

【功能与主治】退热，止血。用于拌丑瘟碰（尿脬结石）、吓谬吕·给盘（便血）。

【用法用量】内服：煎汤，15 ～ 30g。外用：捣烂敷，或晒干研粉敷患处。

【化学成分】阿魏酸、金圣草黄素、田蓟苷、柚皮素、槲皮素、橙皮苷、汉黄芩素、香叶木素、黄豆黄苷、葛根素、咖啡酸、香豆素、苯甲酰戈米辛 O、芒柄花苷、山柰酚、白杨素、甜橙黄酮、3,5,6,7,8,3′,4′,七甲氧基黄酮橙皮素、16-oxo-11-deoxy-alisol A、五味子乙素、11- 去氧泽泻醇 B、亚油酸、甘五酸、油酸、豆甾醇、原儿茶酸、原儿茶酸葡萄糖苷、葡萄糖没食子鞣苷、香草酸、对香豆酸、玉叶金花苷酸、玉叶金花苷酸、槲皮素 - 双 -O- 葡萄糖苷、野漆树苷、染料木素、人参皂苷 Rd、甘草素、三七皂苷 Fa、三七皂苷 R、川陈皮素、橘红素、熊果酸等。

【原植物】芒萁 *Dicranopteris pedata*（Houttuyn）Nakaike

植株通常高 45 ～ 90（～ 120）cm。根状茎横走，粗约 2mm，密被暗锈色长毛。叶远生，柄长 24 ～ 56cm，粗 1.5 ～ 2mm，棕禾秆色，光滑，基部以上无毛；叶轴一至二（三）回二叉分枝，一回羽轴长约 9cm，被暗锈色毛，渐变光滑，有时顶芽萌发，生出的一回羽轴，长 6.5 ～ 17.5cm，二回羽轴长 3 ～ 5cm；腋芽小，卵形，密被锈黄色毛；芽苞长 5 ～ 7mm，卵形，边缘具不规则裂片或粗牙齿，偶为全缘；各回分叉处两侧均各有一对托叶状的羽片，平展，宽披针形，等大或不等，生于一回分叉处的长 9.5 ～ 16.5cm，宽 3.5 ～ 5.2cm，生于二回分叉处的较小，长 4.4 ～ 11.5cm，宽 1.6 ～ 3.6cm；末回羽片长 16 ～ 23.5cm，宽约 4 ～ 5.5cm，披针形或宽披针形，向顶端变狭，尾状，基部上侧变狭，篦齿状深裂几达羽轴；裂片平展，35 ～ 50 对，线状披针形，长 1.5 ～ 2.9cm，宽 3 ～ 4mm，顶钝，常微凹，羽片基部上侧的数对极短，三角形或三角状长圆形，长 4 ～ 10mm，各裂片基部汇合，有尖狭的缺刻，全缘，具软骨质的狭边。侧脉两面隆起，明显，斜展，每组有 3 ～ 4（5）条并行小脉，直达叶缘。叶为纸质，上面黄绿色或绿色，沿羽轴被锈色毛，后变无毛，下面灰白色，沿中脉及侧脉疏被锈色毛。孢子囊群圆形，一列，着生于基部上侧或上下两侧小脉的弯弓处，由 5 ～ 8 个孢子囊组成。

产湖南、贵州、广西、湖北。生强酸性土的荒坡或林缘，在森林砍伐后或放荒后的坡地上常成优势的群落。

（郑钦方　汪冶）

Siik bav ngueex wul dees 岁把额悟得

及己 Jiji

【异名】四块瓦、对叶细辛、獐耳细辛、四大金刚、四叶对、四皮风、獐耳细辛、四角金、对叶四块瓦。

【来源】金粟兰科植物及己 *Chloranthus serratus*（Thunb.）Roem. et Schult. 的干燥根。

【采收加工】春季开花前采挖，去掉茎苗、泥沙，阴干。

【性味】苦，温。有毒。

《侗族医学》：辣，热。有毒。

《中国侗族医药研究》：辣，热。有毒。

【功能与主治】舒筋活络，活血散瘀，祛风止痛，消肿解毒。用于跌打损伤，风湿痹痛，疔疮肿毒，毒蛇咬伤，疮疖疖肿，无名肿毒，头癣，白秃，皮肤瘙痒，闭经，杀蛆和孑孓。

《侗族医学》：搜风除寒，通筋止痛。用于宾奇卯（结核），挡朗（骨折）。

《中国侗族医药研究》：搜风除寒，通筋止痛。用于结核，骨折，漏肩风。

《中国侗族医药》：用于风湿疼痛，跌打损伤等。

【用法用量】内服：煎汤，1.5～3g；或泡酒；或入丸、散。外用：适量，捣敷或煎水熏洗。

《侗族医学》：3～6g。

《中国侗族医药》：内服，3～6g。外用适量。

《中国侗族医药研究》：3～6g。外用适量。

【附方】

1. 宾奇卯（结核）　岁巴同（四块瓦）、骂兵坐（萆草）、白报莲（八角莲），煎水内服。(《侗族医学》)

2. 挡朗（骨折）　岁巴同（四块瓦）、教荡丽（青藤香）、骂卡马辰（土大黄）、美登埋（透骨草）、教唉茂（野母猪藤）、骂卡罗绒榜（白毛夏枯草），均用鲜品捣烂，外敷骨折处。附注：本品有毒，内服过量可以产生中毒，甚至死亡。(《侗族医学》)

【化学成分】二氢焦莪术呋喃烯酮、焦莪术呋喃烯酮、银线草内酯 E、银线草内酯 F、新菖蒲酮、7-α- 羟基新菖蒲酮、菖蒲大牛儿酮、菖蒲酮、莪术呋醚酮、异莪术呋喃二烯、莪术呋喃二烯、金粟兰内酯 C、银线草内酯 C、焦莪术酮、左旋二氢焦莪术酮、1α,9α- 二羟基 -8,12- 环氧桉叶 -4,7,11- 三烯 -6- 酮、1β,5α- 愈创木 -4β,10α- 二醇 -6- 酮、zedoalactone A、multistalactone C、1β,8β- 二羟基 - 桉叶 -3,7（11）- 二烯 -8α,12- 内酯、1β,8β- 二羟基 - 桉叶 -7(11)- 二烯 -8α,12- 内酯、水合蒎醇、伞形花内酯、异嗪皮啶、5- 甲氧基 -6,7- 亚甲二氧基香豆素、N-*p*- 香豆酰酪胺、N- 反式 - 阿魏酰基酪胺、N- 顺式 - 阿魏酰基酪胺、儿茶素、7- 羟基 -5,8- 二甲氧基二氢黄酮。

【药理作用】抗炎作用。

1. 及己根醇提液对角叉菜胶足跖肿胀的影响　取昆明种雄性小鼠 50 只（18～22g），随机分为 5 组，每组 10 只，分别为高、中、低剂量组，雷公藤多苷片组（阳性组），生理盐水（NS）组即空白组。于灌胃给药后 1h，在大鼠右后足跖皮下注射角叉菜胶 0.1mL。致炎后 1～5h，每小时用窄带尺分别测量左右踝关节周径，以其差值作为肿胀度。结果：及己根醇提液对小鼠角叉菜胶性足跖肿胀具有显著的抑制作用。

2. 及己根醇提液对二甲苯所致小鼠耳肿胀的影响　昆明种雄性小鼠，分组同上。根据小鼠体重按每 10g 灌胃 0.2mL 计算给药量。连续灌胃给药。末次给药后 1h，用移液枪在小鼠左耳涂抹二甲苯正反两面各 10μL。30min 后，将小鼠颈椎脱臼处死，沿耳廓基线剪下两耳。用 6mm 直径打孔器分别在同一部位打下圆耳片，电子天平称重。计算肿胀抑制率。肿胀抑制率（%）＝ A（B）/A×100% 式中，A 代表空白组肿胀度，B 代表受试药物组或阳性对照药物组肿胀度。肿胀度（g）＝左耳重量 - 右耳重量，结果说明及己根醇提液有减轻二甲苯所致小鼠耳肿胀的效果。

3. 及己根醇提液对小鼠腹腔毛细血管通透性的影响　昆明种雄性小鼠，分组同上。根据小鼠体重按每 10g 灌胃 0.2mL 计算给药量。空白组按体重灌服等量生理盐水。连续灌胃给药 4d。末次给药后 1h，各鼠尾静脉注射 1% 伊文思蓝生理盐水 0.1mL/10g，随即腹腔注射 0.6% 醋酸 0.1mL/10g。20min 后将小鼠颈椎脱臼处死，腹腔注射 NS6mL。轻揉小鼠腹部后，沿腹中线剪 1 小口，倾出腹腔溶液约 5 ~ 6mL，1000r/min 离心 5min。在紫外分光光度计 590nm 波长处测定吸收度。并进行 T 检验，结果：及己根醇提液高、中、低剂量组，雷公藤多苷片组与生理盐水组相比均有显著性差异，低、中、高三组之间及三组与雷公藤多苷片组之间都没有显著性差异。说明及己根醇提液具有与雷公藤多苷片相当的抑制醋酸所致的腹腔毛细血管通透性增加的效果。

4. 及己根醇提液对大鼠棉球肉芽肿增生的影响　昆明种雄性大鼠，分组同上。在乙醚麻醉下，无菌操作，在大鼠双侧腋窝各植入一消毒棉球（20mg/ 只）。灌胃给药每日 1 次，共 7 日，第 8 天处死，剥离肉芽组织，在 80℃ 下烘干 1h，精密称重，减去棉球重量，即为肉芽肿干重。结果：及己根醇提液对大鼠棉球肉芽肿增生有抑制作用。

【原植物】及己 *Chloranthus serratus*（Thunb.）Roem. et Schult.

多年生草本，高 15 ~ 50cm。根茎横生，粗短，有多数土黄色须根。茎直立，单生或数个丛生，具明显的节，无毛，下部节上对生 2 片鳞状叶。叶对生，4 ~ 6 片生于茎上部；叶柄长 8 ~ 25mm；叶椭圆形、倒卵形或卵状披针形，长 7 ~ 15cm，宽 3 ~ 6cm，先端渐窄成长尖，基部楔形，边缘具锐而密的锯齿，齿尖有一腺体，两面无毛；侧脉 6 ~ 8 对；鳞状叶膜质，三角形；托叶小。穗状花序顶生，偶有腋生，单一或 2 ~ 3 分枝；总花梗长 1 ~ 3.5cm；苞片三角形或半圆形，先端常数齿裂；花白色；雄蕊 3，药隔下部合生，着生于子房上部外侧，中央药隔有 1 个 2 室的花药，两侧药隔各有 1 个 1 室的花药；药隔长圆形，3 药隔相抱，中央药隔向内弯，长 2 ~ 3cm，与侧药隔等长或略长，药室在药隔中部或中部以上；子房卵形，无花柱，柱头粗短。核果近球形，绿色。花期 4 ~ 5 月，果期 6 ~ 8 月。

产于湖南、贵州、广西、湖北。生长于林下阴湿处和山谷溪边草丛中。

【备注】本品有毒，内服宜慎。不宜长期服用，对开放性骨折不做外敷于患处使用，以防大量吸收中毒。

（曹亮　田婷婷　汪冶）

Sinl mant 罪蛮

飞龙掌血 Feilongzhangxue

【异名】见血飞、散血飞、黄椒、刺三加、红三百棒、奴盘灵。

【来源】本品为芸香科植物飞龙掌血 *Toddalia asiatica*（L.）Lam. 的干燥根。

【采收加工】根入药。四季可采，洗净晒干。

【性味】辣、微苦，热。

《侗族医学》：辣、微苦，热。

《中国侗族医药研究》：辣、微苦，热。

【功能与主治】祛风止痛，散瘀止血，解毒消肿。用于风湿痹痛，腰痛，胃痛，痛经，经闭，跌打损伤，劳伤吐血，衄血，瘀滞崩漏，疮痈肿毒。

《侗族医学》：退水，活血，消肿。用于宾独罗，风湿骨痛。

《中国侗族医药研究》：退水，活血，消肿。用于老鼠莎，风湿骨痛，漏肩风。

【用法用量】内服：煎汤，9～15g。外用：适量，鲜品捣敷；干品研末撒或调敷。

【附方】

1. 宾独罗　罪蛮（见血飞）、骂耍巴巴老（大蓟）、骂安巴丽（小蓟）、巧龙盘（龙牙草）、尚邦（臭牡丹）、讯蛮岑（黄精）、美骂恩（藁木）、尚娘架（白茅根），煎水内服。（《侗族医学》）

2. 风湿骨痛　罪蛮（见血飞）、削昆（岩马染）、务索得亚（八爪金龙）、美囚冷（水冬瓜根皮）、美岁放（忠箭羽），煎水或泡酒内服。（《侗族医学》）

3. 治吐血、衄血　见血飞三钱，红白二丸一钱，白茅根五钱。共研细末，童便为引，水煎服。（《陕西中草药》）

4. 治刀伤出血，伤口疼痛：见血飞二钱，冰片五分。研成细末，混合外敷。（《贵阳民间药物》）

【现代临床研究】治疗慢性腰腿疼痛　采用1∶1三百棒注射液（每支2mL），每次1～2支，每日1次，肌内注射或穴位注射。共观察40例，其中肌内注射29人，穴位（肾俞、大肠俞、次髎、承山）注射11人，除1例脊椎结核无效外，其余39例均有显著止痛作用。治疗后经6个月观察，疼痛未再复发者17例；虽有复发，但疼痛程度减轻，发作次数减少者22例。使用中未发现不良反应和毒性反应。

【化学成分】zanthocadinanine A、茴芹香豆素、异茴芹香豆素、珊瑚菜内酯、阿尔洛花椒酰胺、白屈菜红碱、两面针碱、绿原酸、毛两面针素、原阿片碱、茴芋碱、白鲜碱、飞龙掌血内酯烯酮、β-谷甾醇、佛手柑内酯、8-羟基-6甲氧基香豆素、6-methoxy-7-demethylcoumurrayin、茴芹内酯、异茴芹内酯、珊瑚菜内酯、走马芹内酯、布拉易林、九里香内酯、别欧前胡素、飞龙掌血香豆醌、茴芋碱、大叶桉亭、白藓碱、4α-ethoxy-10α-hydroxyguai-6-ene。

【药理作用】

1. 抗炎镇痛作用　飞龙掌血根的醇提物和水提物均有镇痛效果，但前者镇痛效果优于后者。其作用机制可能与增加血清中β内啡肽（β-endor-phin，β-EP）含量，降低前列腺素E_2（prostaglandinE$_2$，PGE$_2$）和一氧化氮（nitricoxide，NO）含量，以及上调β-EP受体表达，下调PGE$_2$受体表达有关。

2. 抗氧化作用　采用3种不同实验方法研究发现，飞龙掌血总提取物及石油醚、乙酸乙酯、正丁醇和水相萃取物在低和高浓度时均有一定清除羟基自由基和DPPH自由基能力。除水相外，其他溶剂萃取物还具有较强的抗脂质过氧化作用。

3. 抗菌作用　以石油醚、乙酸乙酯、乙醇和水为溶剂采用冷浸和热回流方法提取飞龙掌血，测试提取物对谷草杆菌、痢疾志贺杆菌和酿酒酵母菌的抑菌活性。结果显示：两种提取方法的抑菌效果无显著性差异，石油醚和水提取物均有显著的抑菌活性，无水乙醇和乙酸乙酯提取抑菌效果相近且优于前者。乙醇提取物适宜抑菌的生药浓度为500g/L，且pH值对3种菌株的抑菌效果影响较大。

【原植物】飞龙掌血 *Toddalia asiatica*（L.）Lam.

木质藤本。枝及分枝常有下弯的皮刺，小枝被锈色短柔毛，并有白色皮孔。三出复叶互生，具柄；小叶无柄，倒卵形，椭圆形或倒卵状披针形，边缘细锯齿，齿间及叶片均有透明腺点。花单性，白色、青色或黄色；雄花常组成腋生伞房状圆锥花序；雌花常组成聚伞状圆锥花序；萼片、花瓣、雄蕊

4 ~ 5，子房 5 室。核果近球形，熟时橙红色或朱红色，具深色腺点。花期 10 ～ 12 月，果期 12 月至翌年 2 月。

产湖南、广西、湖北。生于山林、路旁、灌丛或疏林中，攀援于他树上。

（刘建新　汪冶　张在其）

Sonk bial 蒜岜

石蒜 Shisuan

【异名】灶鸡花、老死不相往来、平地一声雷、曼珠沙华、老鸦蒜、彼岸花、龙爪花、蟑螂花、两生花、死人花、幽灵花、舍子花

【来源】本品为石蒜科植物石蒜 *Lycoris radiata* (L' Her.) Herb. 的干燥鳞茎。

【采收加工】秋后采收，洗净，阴干。

【性味】辛，温。有毒。

【功能与主治】祛痰，利尿，解毒，催吐。用于喉风，水肿腹水，痈疽肿毒，疔疮，瘰疬，食物中毒，痰涎壅塞，黄疸。

【用法用量】内服：2 ~ 4g。外用：适量。

【化学成分】鳞茎含有石蒜碱、伪石蒜碱、多花水仙碱、力可拉敏、加兰他敏等十多种生物碱。

【药理作用】

1. 对中枢神经系统的作用　石蒜碱及多花水仙碱能加速小鼠运动性防御条件反射的形成，但石蒜碱则可延长大鼠食物运动性条件反射潜伏期，大剂量可使阳性条件反射部分消失。石蒜碱 2mg/kg 腹腔注射，对小鼠有镇静作用，12mg/kg 能延长环己巴比妥钠、硫喷妥钠、戊巴比妥钠、眠尔通及水合氯醛等的睡眠时间。二氢石蒜碱有明显的镇静作用，但不能预防小鼠最大电惊厥。石蒜碱本身没有或只有微弱的镇痛作用，但能加强延胡索乙素及吗啡的镇痛作用。另报告认为石蒜碱注射对正常家兔体温无降温作用，亦有认为可降低，但对正常大鼠及人工发热大鼠与兔的体温均有降低作用（口服时则很弱或无作用）。石蒜碱 12mg/kg 对伤寒疫苗引起发热的兔有解热作用。解热作用原理，主要是中枢性胆碱能神经作用的加强、呼吸增大、皮肤散热增加以及产热减少所致。石蒜胺碱是加兰他敏的二氢衍化物，也能抑制胆碱酯酶，但作用较弱；对 M 及 N- 胆碱能受体的作用亦不及加兰他敏强，但对中枢性 M 及 N- 胆碱能受体的兴奋作用则比其强。对小鼠、兔和猫的急性毒性比加兰他敏小，故治疗指数接近加兰他敏或更高。石蒜碱对胆碱酯酶只有微弱的抑制作用。

2. 对循环系统的作用　麻醉犬、猫及家兔静脉注射石蒜碱有轻度降压作用，石蒜伦碱的降压作用则较显著而持久。对呼吸两者均无显著影响。石蒜碱的碘甲基衍化物的降压作用比较显著，与神经节阻断作用有关，毒性则比石蒜碱小得多。二氢石蒜碱亦有降压作用，主要为阻止儿茶酚胺的释放；亦有部分中枢作用的参与，对肾上腺素能受体的影响比较次要。对离体蟾蜍心脏，石蒜碱为抑制作用，石蒜伦碱为先兴奋、后抑制，对兔耳血管灌流两者均为舒张。

3. 对子宫和肠管平滑肌的作用　石蒜碱静脉注射可使兔肠蠕动剧烈增加。石蒜煎剂及石蒜碱对豚鼠和兔的离体及在体子宫以及兔的子宫瘘，都有明显的兴奋作用，大剂量可使离体子宫呈强直性收缩。石蒜伦碱的作用比石蒜碱更强。对大鼠离体子宫，小剂量石蒜碱兴奋，大剂量则抑制。对离体兔小肠，石蒜碱与石蒜伦碱均为兴奋作用，后者稍强。

4. 对垂体 – 肾上腺皮质系统的作用　用小鼠胸腺萎缩法、兔肾上腺抗坏血酸含量降低法及蟾蜍嗜

酸性粒细胞减少等方法，证明石蒜碱有刺激肾上腺皮质功能的作用，此作用是通过垂体实现的。对家兔甲醛性、大鼠蛋清性关节炎及家兔蛋白过敏性休克均有明显的对抗作用。也能促进兔垂体抗利尿激素的分泌。

5. 对血糖的影响 兔或大鼠皮下注射小量石蒜碱，略有降低血糖作用，并能减轻肾上腺素引起的大鼠高血糖，但较大量反使血糖显著升高。

6. 抗癌作用 在体及试管试验中，石蒜碱虽能抑制小鼠艾氏腹水癌细胞的无氧与有氧酵解，并可使癌细胞肿大、溶解，其和加兰他敏对腹水肝癌（AH130）及吉田肉瘤也有作用。石蒜碱也对小鼠肉瘤 S-180 有抑制作用，抑制率 40% ～ 50%。伪石蒜碱能延长 Rauscher 白血病小鼠的生存时间，其作用高于环磷酰胺和长春新碱。伪石蒜碱 10 ～ 20mg/kg 腹腔注射，连续 7 天，对大鼠腹水癌细胞（W256）抑制率为 49% ～ 76%。但石蒜碱对几种动物肿瘤的实验治疗则均无效。石蒜碱能抑制三羧酸循环中的脱氢酶活性，尤其是其中需要二磷酸吡啶核苷酸（DPN）或三磷酸吡啶核苷酸（TPN）的酶，此种作用可能与其细胞毒作用有关。

7. 抗病毒作用 石蒜碱 2.5μg/mL、10μg/mL、25μg/mL 可抑制脊髓灰质炎、疱疹病毒和柯萨奇病毒生长。作用机制是阻断了病毒蛋白质的合成。

8. 其他作用 石蒜碱能抑制药物代谢，与氰胍哒嗪 -525A 相似，但作用较弱。对阿米巴原虫有杀灭作用。石蒜碱静脉注射可控制乌头碱所致的大鼠心律不齐。12mg/kg 静脉注射对麻醉兔有抗利尿作用。

【原植物】 石蒜 *Lycoris radiata*（L' Her.）Herb.

鳞茎近球形，直径 1 ～ 3cm。秋季出叶，叶狭带状，长约 15cm，宽约 0.5cm，顶端钝，深绿色，中间有粉绿色带。花茎高约 30cm；总苞片 2 枚，披针形，长约 35cm，宽约 0.5cm；伞形花序有花 4 ～ 7 朵，花鲜红色；花被裂片狭倒披针形，长约 3cm，宽约 0.5cm，强度皱缩和反卷，花被筒绿色，长约 0.5cm；雄蕊显著伸出于花被外，比花被长 1 倍左右。花期 8 ～ 9 月，果期 10 月。

产湖南、贵州、广西、湖北。生于阴湿山坡和溪沟边。

（郑钦方 汪冶）

Sonk dogc 蒜躲

杜鹃兰 Dujuanlan

【异名】 算盘七、人头七、三七笋、大白及。

【来源】 本品为兰科植物杜鹃兰 *Cremastra appendiculata*（D. Don）Makino 的干燥假鳞茎。

【采收加工】 5 ～ 6 月挖取假球茎，除去茎叶、须根，洗净，晒干。

【性味】 甘、微辛，凉。有小毒。

【功能与主治】 清热解毒，化痰散结。用于痈肿疔毒，瘰疬痰核，淋巴结结核，蛇虫咬伤。

《侗族常用药物图鉴》：用于治疗咽喉炎，蛇虫咬伤等。

【用法用量】 内服：3 ～ 9g。外用适量。

《侗族常用药物图鉴》：10 ～ 15g。

【化学成分】 7- 羟基 -2,4- 二甲氧基菲、异赫尔西酚、4- 甲氧基菲 -2,7- 二醇、2,2',7,7'- 四羟基 -4,4'- 二甲氧基菲 -1,1'- 二菲、7- 羟基 -2,4- 二甲氧基菲、3,5- 二羟基 -2,4- 二甲氧基菲、7- 羟基 -2，4- 二甲氧基菲和 1-（4- 羟苄基）-2, 7- 二羟基 -4 甲氧基菲、2, 7- 二羟基 -4- 甲氧基 -9,10- 二氢菲、4- 羟基 -2,7- 二甲氧基菲、1-（4- 羟苄基）-2,7- 二羟基 -4 甲氧基菲、3',5- 二甲氧基 -3- 羟基 -2-（对 - 羟基 - 苄基）联苄、

3,5- 二甲氧基 -3′- 羟基联苄、3′,3″- 二羟基 -5- 甲氧基联苄、3,5,3′- 三羟基联苄、3′,5- 二羟基 -3- 甲氧基 -2,4 二对羟基苄基联苄、肉桂酸、3,4- 二羟基苯甲酸、对羟基苯甲酸、1,3- 二甲氧基酰胺基 -4- 甲基苯、3- 甲氧基 -4- 羟基苯乙醇、香草醛、N-（N- 苯甲酰基 -L- 苯丙氨酰基）-O- 乙酰基 -L- 苯丙氨醇、3- 羟基苯丙酸、肉桂酸、对羟基苯乙醇 3,4- 二羟基苯乙醇、β- 胡萝卜苷Ⅷ、天麻苷、7- 羟基 -4- 甲氧基菲 -2-O-β-D- 葡萄糖、β- 胡萝卜苷、橙皮苷、山药素 - Ⅲ -3- 葡萄糖苷槲皮素 3′- 二 -O-β-D- 吡喃葡萄糖苷、羟基酪醇 -4-β-D- 葡萄糖苷、5- 甲氧基联苄 -3,3′-O-β-D- 吡喃葡萄糖苷、天麻苷、4- 羟基苯乙醇 -4-O-β-D- 吡喃葡萄糖苷、3,5- 二甲氧基 -4- 羟基苯甲醛及对羟基苯甲酸、β- 谷甾醇、三十烷 -15- 醇、豆甾醇、大黄素甲醚、槲皮素、红果酸、山药素Ⅲ、5- 羟甲基糠醛。

【药理作用】

1. 抗肿瘤作用　杜鹃兰假鳞茎乙醇提取物中分离出的 cirrhopetalanthrin 对人结肠癌（HCT-8）、肝癌（Be17402）、胃癌（BGC-823）、肺癌（A549）、乳腺癌（MCF-7）和卵巢癌（A-2780）癌细胞表现出非选择性中等强度的细胞毒活性。

2. 抗血管生成作用　利用活性跟踪法发现从杜鹃兰假鳞茎的乙醇提取物中分离出 5,7-dihydroxy-3-（3-hy-droxy-4-methoxybenzyl）-6-methoxychroman-4-one，无论在体外还是在体内试验中都表现出很强的抗血管生成活性。

3. 抗炎、抗痛风作用　研究杜鹃兰乙醇提取物乙酸乙酯层分离得到的 remastrine 抗炎作用时发现，HaCaT 细胞中的活性氧在受到紫外线照射时会起抑制作用；Cremastrine 会降低 MAPK 的激活水平，下调环氧化酶 -2 的表达，并减弱核转录因子 -κB 的核内化，从而抑制白介素 -6、白介素 -8、肿瘤坏死因子的生成。由于杜鹃兰的干燥假鳞茎中含有秋水仙碱，可使急性痛风性关节炎患者的关节疼痛在几个小时内得到有效缓解。

4. 抗菌作用　将杜鹃兰甲醇提取物进行抑菌试验，结果表明，杜鹃兰甲醇提取物对金黄色葡萄球菌、铜绿假单胞菌和表皮葡萄球菌有抑菌作用；杜鹃兰水层的 25% 和 75% 的乙醇洗脱物可抑制金黄色葡萄球菌和白色念珠菌。

5. 降压作用　在筛选毒蕈碱 M3 受体的过程中发现，杜鹃兰 70% 乙醇提取物的乙酸乙酯层分离出的 cremastosineI 和 cremastosine Ⅱ 可作为 M 受体结合的激动剂，当 M 受体与其结合后，会产生一种副交感兴奋作用，包括心脏活动的抑制，如血压降低和心率下降等。

6. 对造血系统的影响　通过复制小鼠再障模型，然后给予杜鹃兰复方制剂和生理盐水（对照），以各组检测到的小鼠 Hb、WBC、PLT、RET 等指标为依据，分析杜鹃兰复方制剂对小鼠再生障碍性贫血的影响。结果表明，给予杜鹃兰的小鼠，其外周血细胞和骨髓造血功能均有增加现象，说明杜鹃兰对造血系统有促进作用。

7. 对酪氨酸激酶的激活作用　酪氨酸酶存在于正常人体的皮肤细胞内，能将酪氨酸转变为黑色素，当人体缺少酪氨酸酶时，人体就会表现出白化症。

8. 其他作用　在研究杜鹃兰抗乳腺癌的作用机制时发现，杜鹃兰还有抑制癌细胞迁移的作用。

【原植物】杜鹃兰 *Cremastra appendiculata*（D. Don）Makino

假鳞茎卵球形或近球形，长 1.5 ～ 3cm，直径 1 ～ 3cm，密接，有关节，外被撕裂成纤维状的残存鞘。叶通常 1 枚，生于假鳞茎顶端，狭椭圆形、近椭圆形或倒披针状狭椭圆形，长 18 ～ 34cm，宽 5 ～ 8cm，先端渐尖，基部收狭，近楔形；叶柄长 7 ～ 17cm，下半部常为残存的鞘所包蔽。花葶从假鳞茎上部节上发出，近直立，长 27 ～ 70cm；总状花序长（5 ～）10 ～ 25cm，具 5 ～ 22 朵花；花苞片披针形至卵状披针形，长（3 ～）5 ～ 12mm；花梗和子房（3 ～）5 ～ 9mm；花常偏花序一侧，多少下垂，不完全开放，有香气，狭钟形，淡紫褐色；萼片倒披针形，从中部向基部骤然收狭而成近狭线形，全长 2 ～ 3cm，上部宽 3.5 ～ 5mm，先端急尖或渐尖；侧萼片略斜歪；花瓣倒披针形或狭披针形，向基部收狭成狭线形，长 1.8 ～ 2.6cm，上部宽 3 ～ 3.5mm，先端渐尖；唇瓣与花瓣近等长，线形，上部 1/4 处 3 裂；侧裂片近线形，长 4 ～ 5mm，宽约 1mm；中裂片卵形至狭长圆形，长 6 ～ 8mm，宽 3 ～ 5mm，基部在两枚侧裂片之间具 1 枚肉质突起；肉质突起大小变化甚大，上面有时有疣状小突起；蕊柱细长，长 1.8 ～ 2.5cm，顶端略扩大，腹面有时有很狭的翅。蒴果近椭圆形，下垂，长 2.5 ～ 3cm，宽 1 ～ 1.3cm。花期 5 ～ 6 月，果期 9 ～ 12 月。

产湖南、贵州、湖北。生于林下湿地或沟边湿地上。

（郑钦方　汪冶）

Suic maenc 隋焖

曲莲 Qulian

【异名】雪胆、蛇莲、苦金盆、翁蜥莲、雪胆、金龟莲、金腰莲、金盆、赛金刚、罗锅底。

【来源】本品为葫芦科植物曲莲 *Hemsleya amabilis* Diels 的干燥块茎。

【采收加工】秋末茎叶枯萎后或春季块茎萌芽前采挖，洗净晾干后切成薄片，晒干或烘干。

【性味】苦，凉。有小毒。

【功能与主治】退热、止痛。用于治疗咽喉肿痛，牙痛，目赤肿痛，菌痢，肠炎，胃痛，肝炎，尿路感染，疖肿，耿胧忖（胸口痛），莽牛渺（胃气痛）。

【用法用量】内服：煎汤，6 ～ 10g；或研末服用。外用：捣烂外敷或研末调敷。

【现代临床研究】云南省某中医中药研究所、某医院用曲莲皂苷治疗慢性支气管炎，观察了 77 例，效果较好。

药物配制及用法：曲莲干燥粗粉，以 95% 乙醇回流提取 3 ～ 6 次，每次 2h 以上，趁热过滤，滤液放冷，析出灰黄色沉淀，放置 12h 以上，待沉淀完全，滤取沉淀，干燥，得粗皂苷。

制法：皂苷磨细，过 120 目筛；蔗糖、乳糖磨细，过 100 目筛，与淀粉拌匀，喷洒适量的 95% 乙醇，制成颗粒，加入适量硬脂酸镁，压片。每片含量：皂苷 0.03g，蔗糖 0.05g，乳糖 0.005g，淀粉 0.015g。

疗效观察：77 例中，临床治愈 18 人，显效 9 人，好转 44 人，无效 6 人。总有效率为 92.2%。

【化学成分】23,24- 二氢葫芦素 B、23,24- 二氢葫芦素 F-25- 乙酸酯、葫芦素 F、3-*O*-（6′- 乙酯）-*β*-D- 吡喃葡萄糖醛酸基 - 齐墩果酸 -28-*O*-*α*-L- 吡喃阿拉伯糖苷、齐墩果酸 -3-*O*-（6′- 甲酯）-*β*-D- 吡喃葡萄糖醛酸基 -（1-3）-*α*-L- 吡喃阿拉伯糖苷、齐墩果酸 -28-*O*-*β*-D- 吡喃葡萄糖基（1-6）-*β*-D- 吡喃葡萄糖苷、3-*O*-（6′- 甲酯）-*β*-D- 吡喃葡萄糖醛酸基 - 齐墩果酸 -28-*O*-*β*-D- 吡喃葡萄糖基 -（1-6）-*β*-D- 吡喃葡萄糖苷、3-*O*-（6′- 甲酯）-*β*-D- 吡喃葡萄糖醛酸基 -（1-2）-*β*-D- 吡喃葡萄糖基 - 齐墩果酸 -28-*O*-*β*-D- 吡喃葡萄糖苷、3-*O*-*β*-D- 吡喃葡萄糖醛酸 - 齐墩果酸、3-*O*-*β*-D- 吡喃葡萄糖 - 齐墩果酸 -28-*O*-*β*-D- 吡喃葡萄糖、3-*O*-（6′- 甲酯）-*β*-D- 吡喃葡萄糖醛酸 - 齐墩果酸 -28-*O*-*α*-L- 阿拉伯糖苷、3-*O*-（6′- 甲酯）-*β*-D- 吡喃葡萄糖醛酸 - 齐墩果酸 -28-*O*-*β*-D- 吡喃甘露糖苷、3-*O*-（6′- 乙酯）-*β*-D- 吡喃葡萄糖醛酸 - 齐墩果酸 -28-*O*-*β*-D- 吡喃葡萄糖苷、3-*O*-*α*-L- 阿拉伯糖 -（1→3-*β*-D- 吡喃葡萄糖醛酸 - 齐墩果酸 -28-*O*-*β*-D- 吡喃葡萄糖苷、3-*O*-*β*-D- 吡喃葡萄糖 - 齐墩果酸 -28-*O*-*β*-D- 吡喃葡萄糖 -（1→6）-*β*-D- 吡喃葡萄糖苷。

【原植物】*Hemsleya amabilis* Diels

多年生攀援草本。根具膨大块茎，块茎扁卵圆形，中央稍下凹，常半裸于土面。茎和小枝细弱，疏被短柔毛，老时几无毛。卷须线形，长 5～12cm，疏被短柔毛，先端 2 歧。趾状复叶（5～）7～9 小叶组成，通常 7 小叶，叶柄长 2～4cm；小叶片披针形至线状披针形，纸质，上面深绿色，背面灰绿色，先端急尖或短渐尖，基部渐狭，边缘锯齿状，沿中脉、侧脉及叶缘疏生小刺毛，背面较疏，其余无毛。花雌雄异株。雄花：聚伞总状花序，总花梗及小枝纤细，曲折，长 5～15cm；花萼裂片 5，卵状三角形，长 4～5mm，宽 2mm；花冠浅黄绿色，径 1cm，近平展，裂片宽倒卵形，长 5～6mm，宽 4～5mm，先端急尖具小尖突，基部渐狭，两侧具棕黄色斑，微增厚，表面密被白色糠秕状乳突，近基部尤密，背面光滑；雄蕊 5，花丝长 1.5～2mm，伸出。雌花：总花梗长 1～8cm，花稍大，径 1.1～1.2（～1.5）cm；子房近圆形，径 4～5mm，密布疣状小瘤突，花柱 3，圆锥形，柱头浅黄色，马蹄形。果近球形，径 1.2～1.6cm，密布疣状瘤突，无毛，纵纹不明显，花柱基高 3mm，底部平截，基部钝圆，果柄发状，长 4～5mm，3 果爿，每室具种子 3～6 颗。种子暗褐色，宽卵球形，长 6～8mm，宽 5～7mm，具不规则棱角，翅不明显或具约宽 1mm 的狭翅，上有不规则皱纹；种子本身近圆形，边缘及中间部分均密生细瘤突。花期 6～10 月，果期 7～11 月。

产贵州、广西。生于杂木林下或灌丛中。

（郑钦方　汪治）

Sunl bagx 专帕

白簕 Baile

【异名】刺三加，苦刺牙、勒根、白茨根、山五甲、苦勒强、苦刺头、三甲皮、土三甲皮、三甲皮、专帕、刺牙。

【来源】本品为五加科植物白簕 *Acanthopanax trifoliatus*（L.）Merr. 的干燥根。

【采收加工】全年可采，晒干备用。

【性味】苦、涩，凉。

《侗族医学》：苦、涩，凉。

《中国侗族医药研究》：苦、涩，凉。

《中国侗族医药学基础》：苦，微寒。有小毒。

【功能与主治】清热解毒，祛风除湿，散瘀止痛。用于黄疸，肠炎，胃痛，风湿性关节炎，腰腿疼；外用治跌打损伤，疮疖肿毒，湿疹。

《侗族医学》：退热，搜风，止痛。用于吓故醋猛（蝎虎痧）、挫缝刀任（伤筋）。

《中国侗族医药研究》：清热解毒，利湿。用于腹痛（胆结石）。

【用法用量】内服：煎汤，15～30g。

【附方】

1. 吓故醋猛　①专帕（刺三加）、黑芝麻、美贺旱（野鸦椿）、骂美波猛（海芋），煎水内服。②专帕（刺三加）、美奥夺（钩藤）、金脉弯（小远志）、美恩茶（杜仲）、骂门颗（头晕药），煎水内服。（《侗族医学》）

2. 控缝刀任（伤筋）　刺三加、岁巴同（四块瓦）20g，教播盘亚麻（五花血藤）15g，巴笨尚（徐长卿）20g，美岁放（鬼箭羽）30g，美登埋（透骨香）30g，泡白酒 1500g 内服，每日 3 次，每次 15～20mL。（《侗族医学》）

鬼箭羽、透骨香各 30g，刺三加、四块瓦、徐长卿各 20g，五花血藤 15g，泡白酒 1500g，内服，

每日 3 次，每次 15 ～ 20mL。（《中国侗族医药研究》）

3.湿热腰腿痛　刺三加根皮 15g，苍术 15g，土牛膝 15g，娘秀大（薏苡仁）20g，七叶莲 20g，岩马桑（蜡梅）15g，门挡归（当归）10g，三七 10g，五瓜龙（刺楸）皮 15g，三角风 15g，泽兰 15g，每日 1 剂，水煎服。（《中国侗族医药学基础》）

【现代临床研究】杀菌止痒：用于制作透明香皂，通过皂化反应按比例加入白簕提取物、香精、色素等，制成成品，具有疏风消炎、杀菌止痒等疗效。

【化学成分】Acantrifoside A、Acantrifoside B、Acantrifoside C、Acantrifoside D、$3\alpha,11\alpha$- 羟基羽扇 -20（29）- 烯 -28- 酸、$3\alpha,11\alpha,23$- 三羟基羽扇 -20（29）- 烯 -28- 酸、24- 去甲 -$3\alpha,11\alpha$- 二羟基 - 羽扇 -20（29）- 烯 -28- 酸、24- 去甲 -11α- 羟基 -3- 氧代 - 羽扇 -20（29）- 烯 -28- 酸、$3\alpha,11\alpha$- 二羟基 -23- 氧代 - 羽扇 -20（29）- 烯 -28- 酸、石吊兰素、贝壳杉烯酸、蒲公英赛醇、β- 谷甾醇、三十烷醇、三十二烷醇、十一烷、十五烷酸、棕榈酸、十七烷酸、硬脂酸、花生酸、谷甾醇、豆甾醇、葡萄糖苷、α- 蒎烯、桧烯、松油烯 -4- 醇、β- 蒎烯、对伞花烃、反 - 丁香烯、α- 葎草萜、环己烯、α- 古巴烯、绿原酸、异绿原酸 A、异绿原酸 C、蛋白质、维生素 C。

【药理作用】

1.降血糖　粗多糖给药后，利用 HE 染色观察，发现各组实验糖尿病小鼠的胸腺和胰腺损伤均得到了不同效果的治疗和恢复，与此同时小鼠脾脏免疫功能有所增强，耐糖量也有了极大的改善。

2.抗炎镇痛　从白簕中提取得到的绿原酸化合物可以有效抑制 TPA 引起的大鼠耳肿胀，所以白簕中的绿原酸具有抗炎活性。白簕中含有的多糖和黄酮类成分均有明显的抗炎活性，对于角叉菜胶导致的大鼠足趾肿二者均可产生抗炎作用。

【原植物】白簕 *Acanthopanax trifoliatus*（L.）Merr.。SYN 注：学名已修订，接受名为 *Eleutherococcus trifoliatus*。

灌木，高 1 ～ 7m；枝软弱铺散，常依持他物上升，老枝灰白色，新枝黄棕色，疏生下向刺；刺基部扁平，先端钩曲。叶有小叶 3，稀 4 ～ 5；叶柄长 2 ～ 6cm，有刺或无刺，无毛；小叶片纸质，稀膜质，椭圆状卵形至椭圆状长圆形，稀倒卵形，长 4 ～ 10cm，宽 3 ～ 6.5cm，先端尖至渐尖，基部楔形，两侧小叶片基部歪斜，两面无毛，或上面脉上疏生刚毛，边缘有细锯齿或钝齿，侧脉 5 ～ 6 对，明显或不甚明显，网脉不明显；小叶柄长 2 ～ 8mm，有时几无小叶柄。伞形花序 3 ～ 10 个、稀多至 20 个组成顶生复伞形花序或圆锥花序，直径 1.5 ～ 3.5cm，有花多数，稀少数；总花梗长 2 ～ 7cm，无毛；花梗细长，长 1 ～ 2cm，无毛；花黄绿色；萼长约 1.5mm，无毛，边缘有 5 个三角形小齿；花瓣 5，三角状卵形，长约 2mm，开花时反曲；雄蕊 5，花丝长约 3mm；子房 2 室；花柱 2，基部或中部以下合生。果实扁球形，直径约 5mm，黑色。花期 8 ～ 11 月，果期 9 ～ 12 月。

产于湖南、贵州、广西、湖北。生于坡路旁、林缘和灌丛中。

（刘建新　金岸　汪冶　张在其）

Sunl demh sent 政登顺

钝叶蔷薇 Dunyeqiangwei

【异名】美丽蔷薇。

【来源】本品为蔷薇科植物钝叶蔷薇 *Rosa sertata* Rolfa 的干燥根或鲜根。

【采收加工】全年均可采挖根，洗净，切片晒干。

【性味】辛，平。

【功能与主治】活血止痛，清热解毒。用于月经不调，风湿痹痛，疮疡肿痛。

【用法用量】内服：煎汤，30～60g。外用：适量，鲜根磨成糊状涂敷。

【现代临床研究】

1. 治月经不调及痛风 钝叶蔷薇干根二至三两，水煎，冲黄酒、红糖，早晚饭前服。

2. 治无名肿毒 鲜根在糙底碗上，加米泔水磨成糊状，涂患处。

【原植物】钝叶蔷薇 *Rosa sertata* Rolfa

灌木，高1～2m；小枝圆柱形，细弱，无毛，散生直立皮刺或无刺。小叶7～11，连叶柄长5～8cm，小叶片广椭圆形至卵状椭圆形，长1～2.5cm，宽7～15mm，先端急尖或1圆钝，基部近圆形，边缘有尖锐单锯齿，近基部全缘，两面无毛，或下面沿中脉有稀疏柔毛，中脉和侧脉均突起；小叶柄和叶轴有稀疏柔毛，腺毛和小皮刺；托叶大部贴生于叶柄，离生部分耳状，卵形，无毛，边缘有腺毛。花单生或3～5朵，排成伞房状；小苞片1～3枚，苞片卵形，先端短渐尖，边缘有腺毛，无毛；花梗长1.5～3cm，花梗和萼筒无毛，或有稀疏腺毛；花直径2～3.5cm（据记载有达5～6cm者）；萼片卵状披针形，先端延长成叶状，全缘，外面无毛，内面密被黄白色柔毛，边缘较密；花瓣粉红色或玫瑰色，宽倒卵形，先端微凹，基部宽楔形，比萼片短；花柱离生，被柔毛，比雄蕊短。果卵球形，顶端有短颈，长1.2～2cm，直径约1cm，深红色。花期6月，果期8～10月。

产湖北。多生山坡、路旁、沟边或疏林中。

（郑钦方　汪冶）

Sunl gaems 钻更

土茯苓 Tufuling

【异名】光叶菝葜、金刚豆、尚正更、光菝葜、蓝果土茯苓、久老薯、进山虎、金刚藤、金刚豆藤、尖尾叶、花藤、花草藓、鲎壳藤、硬饭团。

【来源】本品为百合科植物光叶菝葜 *Smilax glabra* Roxb. 的干燥根茎。

【采收加工】夏、秋季采挖，除去须根，洗净，干燥；或趁鲜切成薄片，干燥。

【性味】甜、淡，平。

《侗族医学》：甜、淡，平。

《中国侗族医药研究》：甜、淡，平。

【功能与主治】解毒，除湿，通利关节。用于梅毒及汞中毒所致的肢体拘挛，筋骨疼痛，湿热淋浊，带下，痈肿，瘰疬，疥癣。

《侗族医学》：退热，去毒，止咳。用于蛇咬伤、停经。

《中国侗族医药研究》：退热，退水，祛毒。用于生疮，糠疹。

【用法用量】内服：煎汤，20～30g。外用适量。

【现代临床研究】

1. 治疗梅毒及隐性梅毒 其血清阴转率在90%上下。其中晚期现症梅毒的治愈率为50%左右。对晚期麻痹性痴呆，不仅脑脊液康、华氏反应转阴，而且精神症状亦获得不同程度的改善。对于小儿先天性梅毒性口腔炎效果亦佳。用量：成人每日用土茯苓1.5～2两，水煎，2～3次分服，以10～20日为1疗程。但亦有每日量用至2～8两的，疗程有长达2个月的。

2. 治疗急性细菌性痢疾　每日用 4 ~ 8 两煎服，或再以煎液保留灌肠，7 日为 1 疗程。

3. 治疗急、慢性肾炎　每日 3 两，水煎，分 3 次服。退肿作用较好，服后小便增加。亦有用于治疗肾盂肾炎、肾结核的报道。

【化学成分】琥珀酸、棕榈酸、阿魏酸、莽草酸、油酸、亚油酸、白藜芦醇、氧化白藜芦醇、赤土茯苓苷、异黄杞苷、落新妇苷、新落新妇苷、异落新妇苷、新异落新妇苷、土茯苓苷、槲皮素、(-)表儿茶精；薯蓣皂苷、提果皂苷、(2R,3R)- 花旗松素 -3′-O-β-D- 吡喃葡萄糖苷。

【药理作用】

1. 抗肿瘤作用　实验动物雌 Wistar 大鼠，体重 70 ~ 110g，致癌剂 N-J 基 -N（4- 羟丁基）亚硝胺（BBN），实验时以 20% 乙醇将 BBN 原液配成 36% 的溶液。正常对照组：在乙醚浅麻醉下，单纯以溶剂（20% 乙醇）0.25mL 经导管灌胃，每周 2 次，共 12 周。病理对照组：36%BBN 溶液 0.25mL（90mg）灌胃，每周 2 次，共 12 周、每只鼠 BBN 总剂量 2.16g。土茯苓组：BBN 处理同病理对照组，以每 1kg 含 120g 土茯苓干粉的饮食饲养。至 30 周实验结束，处死动物，取膀胱、输尿管、肾盂、肾、肝和脾做组织学检查。结果表明，土茯苓组对 BBN 膀胱肿瘤的发生无明显抑制作用，而且发生了较多的鳞状细胞型肿瘤，因此在使用本品防治膀胱肿瘤时，应持慎重态度。

2. 对棉酚的解毒作用　采用土茯苓水煎剂（剂量：每鼠每日相当生药 1g 和 0.5g 两种），土茯苓烯醇制剂（剂量：相当生药 1g 和 2g），土茯苓粗黄酮（剂量：50mg 和 100mg），土茯苓多糖（剂量：0.5mL 和 1.0mL），硫酸亚铁（剂量 8mg），每组用药 3 天后分别灌胃 1 次纯棉酚 650mg/kg，850mg/kg 和 100mg/kg，观察解毒作用。结果，土茯苓水煎剂、烯醇制剂和粗黄酮均具有拮抗急性和亚急性棉酚中毒的作用。一般棉酚中毒时可用硫酸亚铁拮抗，但能影响抑精作用。土茯苓烯醇提取物在拮抗棉酚毒性的同时不影响棉酚对雄性大鼠的抑精作用。

3. 痛风性关节炎　用通痹土茯苓汤治疗急性痛风性关节炎，以秋水仙碱作对照组总有效率达 97.5%，优于治疗组；胃肠道不良反应发生率 7.5%，明显少于对照组。

4. β- 受体阻滞作用　土茯苓醋酸乙酯提取物能预防静注肾上腺素引起的兔心律失常，拮抗异丙肾上腺素对离体大鼠心脏的正性肌力和正性频率作用，使异丙肾上腺素的量 - 效曲线平行右移，而对氯化钙量 - 效曲线无影响，其作用形式与普萘洛尔相似，提示赤土茯苓醋酸乙酯提取物可能有 β- 受体阻滞样作用。

5. 细胞免疫抑制作用　土茯苓水提取物在抗原致敏后及攻击后给药均明显地抑制 2,4,6- 三硝基氯苯所致的小鼠接触性皮炎和绵羊红细胞（SRBC）所致的足反应，其中攻击后给药时作用较强。土茯苓水提取物还明显地抑制了二甲苯所致的耳壳及蛋清所致的小鼠足炎症反应。土茯苓对小鼠抗 SRBC 抗体形成的细胞数（IgM-PHC 及 IgG-PHC 数）无明显影响，但其溶血空斑明显较环磷酰胺对照组大，血清溶血素水平呈增加趋势。土茯苓作用特点为选择性地抑制致敏 T 淋巴细胞释放淋巴因子以后的炎症过程，即选择性地抑制细胞免疫反应，而不抑制体液免疫反应，这一特点对于临床治疗细胞免疫性疾病具有重要意义。

【原植物】光叶菝葜 *Smilax glabra* Roxb.

攀援灌木，长 1 ~ 4mm。茎光滑，无刺。根状茎粗厚、块状，常由匍匐茎相连接，粗 2 ~ 5cm。叶互生；叶柄长 5 ~ 15（~ 20）mm，约占全长的 3/5 ~ 1/4，具狭鞘，常有纤细的卷须 2 条，脱落点位于近顶端；叶片薄革质，狭椭圆状披针形至狭卵状披针形，长 6 ~ 12（~ 15）cm，宽 1 ~ 4（~ 7）cm，先端渐尖，基部圆形或钝，下面通常淡绿色。伞形花序单生于叶腋，通常具 10 余朵花；雄花序总花梗长 2 ~ 5mm，通常明显短于叶柄，极少与叶柄近等长，在总花梗与叶柄之间有 1 芽；花序托膨大，连同多数宿存的小苞片多少呈莲座状，宽 2 ~ 5mm，花绿白色，六棱状球形，直径约 3mm；雄花外花被片近扁圆形，宽约 2mm，兜状，背面中央具纵槽，内花被片近圆形，宽约 1mm，边缘有不规则的齿；雄花靠合，与内花被片近等长，花丝极短；雌花序的总梗长约 1cm，雌花外形与雄花相似，但内花被片边缘无齿，具 3 枚退化雄蕊。浆果直径 6～8mm，熟时黑色，具粉霜。花期 5～11 月，果期 11 月至次年 4 月。

产湖南、贵州、广西、湖北。生于海拔 1800m 以下的林下、灌木丛中、河岸或山谷中，也见于林缘与疏林中。

（刘建新　汪冶　张在其）

Taip zix senh 太子参

太子参 Taizishen

【异名】异叶假繁缕。

【来源】本品为石竹科植物孩儿参 *Pseudostellaria heterophylla*（Miq.）Pax 的干燥块根。

【采收加工】夏季茎叶大部分枯萎时采挖，洗净，除去须根，直接晒干或置沸水中略烫后晒干。

【性味】甘、微苦，平。

【功能与主治】益气健脾，生津润肺。用于脾虚体倦，食欲不振，病后虚弱，气阴不足，自汗口渴，肺燥干咳。

【用法用量】内服：煎汤，10～30g。

【现代临床研究】

1. 治疗小儿腹泻　自拟太子参苓汤：太子参 15g，茯苓 10g，砂仁 6g，炒白术 10g，诃子 10g，怀山药 10g，枳壳 10g，厚朴 10g，炙甘草 6g；偏寒者加木香、干姜；食滞者加神曲、山楂；小便少者加车前子。用于治疗因脾胃虚弱引起的小儿腹泻 78 例，取得了满意疗效。

2. 治疗小儿厌食症　配以灵芝、茯苓、麦芽、谷芽、山楂，同时配伍铁、锌、钙等微量元素制成的复方太子参颗粒，可通过促进胃酸分泌，减少胃排空时间，明显提高小肠推进率，能促进消化吸收、增进食欲等。用于治疗小儿厌食症 47 例，取得了良好的临床疗效。

3. 防治早产儿医院感染　将 103 例早产儿随机分成 2 组，对照组常规早产儿诊疗护理，观察组除常规早产儿诊疗护理外，开始喂养后加服太子参冲剂，结果显示，早服太子参冲剂能显著降低早产儿医院感染发生率，减少住院时间和住院费用。

4. 治疗支气管哮喘　配以冬虫夏草、浙贝母、槟榔、白及、甘草等而制成的太子参止咳平喘散，可益气养阴，清补平补扶其正，清热解毒除其湿，润肺化痰止咳平喘祛其邪，能调节脏腑功能，恢复体内阴阳平衡，提高免疫功能，从而达到治疗支气管哮喘的效果。

5. 治疗 2 型糖尿病　配以黄芪、葛根、黄精、知母、枸杞子、川黄连、五味子、泽泻、鸡内金等制成的太子参降糖方，采用了益气养阴之法，用于治疗中老年 2 型糖尿病，疗效满意。

【化学成分】太子参环肽 A、太子参环肽 B、太子参环肽 C、太子参环肽 D、太子参环肽 E、太子参环肽 F、太子参环肽 G，太子参环肽 H、pseudostellaria A、pseudostellaria B、pseudostellaria C、pseudostellaria D、pseudostellaria E、pseudostellaria F、pseudostellaria G，pseudostellaria H、蔗糖、麦芽糖、α-槐糖、太子参皂苷 A、尖叶丝石竹皂苷 D、胡萝卜苷、$\Delta7$-豆甾 -3β- 烯醇 -3-O-β-D- 葡糖苷、刺槐苷、α- 菠菜甾醇 -β-D- 吡喃葡糖苷、溶磷脂酰胆碱、磷脂酰肌醇、磷酯酰丝氨酸、磷酯酰乙醇胺、磷脂酰甘油及磷酯酸、1- 甘油单硬脂酸酯、吡咯 -2- 羧酸 -3′- 呋喃甲醇酯、三棕榈酸甘油酯、棕榈酸三十二醇酯、β-谷甾醇-3-O-β-D-葡糖苷-6'-棕榈酸酯、β-谷甾醇,Δ7-豆甾浠-3β-醇、分去甲鸢尾素A。

【药理作用】

1. 免疫调节作用 太子参蛋白质水解产物中的异形肽PPH可促进肿瘤坏死因子α（TNF-α）、干扰素γ（IFN-γ）和白介素10（IL-10）的分泌，还可提高细胞内Ca^{2+}浓度、增强钙调神经磷酸酶（CaN）活性及促进活化T细胞（NFAT）c1mRNA的表达，提示PPH可能通过Ca^{2+}/CaN/NFATc1/IFN-γ信号途径激活脾淋巴细胞，从而发挥免疫调节作用。太子参总皂苷能增加小鼠免疫器官的重量，能激活小鼠网状内皮系统（RES）的吞噬功能，对小鼠免疫反应后血清中溶血素的生成有一定的促进作用。

2. 降血糖作用 太子参多糖（PHP）具有较好的降血糖活性，其中相对分子质量为$(50\sim210)\times10^3$（PF40）的多糖可明显改善胰岛素耐受，抑制炎症因子TNF-α和抗炎因子IL-10的表达，调节脂联素Acrp30和瘦素水平，发挥胰岛素增敏作用；研究者从太子参多糖中分离得到新的均一多糖H-1-2，能明显提高肌肉和脂肪细胞对葡萄糖的摄取和利用能力，为筛选抗糖尿病的先导化合物提供依据；另有研究发现太子参果胶多糖0.5MSC-F可刺激高糖培养的胰岛素细胞分泌胰岛素，具有潜在的降血糖作用。研究发现太子参多糖H-1-2可通过调节2型糖尿病（T2DM）患者缺氧耐受因子1α（HIF-1α）和Sirt1的表达，促进胰岛素分泌及提高糖耐量和胰岛素耐受性，改善血糖和血脂水平；太子参环肽E可明显促进3T3-L1前脂肪细胞的分化过程，增强成熟脂肪细胞的胰岛素敏感性，从而提高脂肪细胞对葡萄糖的吸收，提示其可作为治疗2型糖尿病的候选化合物。

3. 抗氧化作用 研究太子参等5种药用植物的水提物及有机提取物发现，北沙参抗脂质过氧化效果最高，党参、三七和太子参次之。研究者分离得到太子参18株内生真菌并进行体外抗氧化实验，结果表明太子参内生真菌具有一定的抗肿瘤、抗氧化活性，可作为筛选抗肿瘤先导化合物的潜在资源。

4. 心肌保护作用 太子参水洗脱部位（Fr.A）、30%乙醇洗脱部位（Fr.B）和50%乙醇洗脱部位（Fr.C）均具有抗心肌细胞缺氧、复氧（H/R）损伤的作用，其中以Fr.C活性最强，该作用机制可能与其抗凋亡作用有关。研究发现太子参的正丁醇部位及水层部位可对去甲肾上腺素（NE）诱导的心肌细胞损伤起保护作用，主要活性物质为正丁醇部位经25%乙醇洗脱的物质及水层中的粗多糖；研究发现太子参提取物皂苷类（PHS）和多糖类（PHP）均可减轻氯化钴刺激心肌细胞H9c2带来的缺氧损伤，提示其作用机制可能为通过保护细胞膜及抗氧化应激来保护细胞免受氧化损伤。研究发现太子参粗多糖可对左冠状动脉结扎所致急性心肌梗死模型大鼠起心肌保护作用，其作用机制与调控NO合酶的表达有关。

5. 抗应激作用 太子参环肽B对脂多糖（LPS）刺激RAW264.7巨噬细胞产生的NO和炎症细胞因子（如IL-1β和IL-6）具有明显的抑制作用；还能抑制LPS诱导的RAW264.7巨噬细胞中活性氧（ROS）的产生和消除，其作用机制为太子参环肽B通过调控磷脂酰肌醇3-激酶/蛋白激酶B（PI3K/Akt）信号通路减轻氧化应激所致细胞损伤及抑制炎症细胞因子的表达。研究还发现太子参皂苷提取物通过抗氧化应激及下调c-fos、Bax基因的表达水平，抑制光凝后视网膜细胞凋亡，从而起到对视网膜激光损伤的保护及治疗作用。

6. 抗炎作用 太子参通过调控P13K/Akt信号途径降低1L-1β和IL-6的表达水平，从而抑制LPS诱导产生的炎症反应和细胞凋亡，可作为治疗炎症性疾病的潜在靶点。杨晗等对肺气虚证慢性阻塞性肺疾病（LQIS-COPD）大鼠动物模型给予不同剂量的太子参环肽提取物治疗后，咳嗽、气急、喘鸣症状明显改变，气道阻力降低，证明其对LQISCOPD有良好的干预作用。研究发现2,4-二硝基氯苯（DNCB）致特应性皮炎（AD）的小鼠在局部给予太子参提取物治疗后，其真皮厚度、表皮厚度及血清免疫球蛋白IgE的生成均减少；该处理抑制炎症细胞（包括肥大细胞和CD4+T细胞）的浸润，抑制与免疫应答相关的细胞因子（IFN-γ、IL-4、IL-6、IL-8和IL-1β、TNF-α）mRNA的表达，为AD的治疗提供策略。

7. 抗肿瘤作用　太子参环肽已被证明是抑制 3 种人类肿瘤细胞系（MGC803、HepG-2 和 RKO）细胞活性的主要活性成分。此外，研究发现太子参内生真菌具有抗肿瘤、抗氧化活性，可作为抗肿瘤活性成分筛选的潜在资源。

8. 镇咳作用　太子参乙酸乙酯部位能使慢性阻塞性肺疾病（COPD）大鼠的肺气道阻力下降、动态肺顺应性升高，血清 IL-8、粒细胞 - 巨噬细胞集落刺激因子（GM-CSF）、TNF-α、内皮素 1（ET-1）水平下降，提示其作用机制与调节多种细胞因子水平及减轻气道炎症而改善肺功能有关。通过研究太子参不同极性部位提取物对慢性阻塞性肺疾病（COPD）大鼠的影响，发现乙酸乙酯部位及太子参粗多糖提取物能显著降低其肺阻力和动态肺顺应，其作用机制可能是降低肺部炎症细胞趋化因子 IL-8、TNF-α、GM-CSF 的生成及增加抗炎细胞因子 IL-10 的生成。

9. 其他作用　太子参新鲜根中分离出一种相对分子质量为 20.5×10^3 的胰蛋白酶抑制剂（PHTI），对植物病原菌具有较好的抑制作用；此外，太子参环肽具有酪氨酸酶抑制活性，能改善记忆、延缓衰老、抗疲劳、健脑强精及防止脑血管疾病等。

【**原植物**】孩儿参 *Pseudostellaria heterophylla*（Miq.）Pax

多年生草本，高 15～20cm。块根长纺锤形，白色，稍带灰黄。茎直立，单生，被 2 列短毛。茎下部叶常 1～2 对，叶片倒披针形，顶端钝尖，基部渐狭呈长柄状，上部叶 2～3 对，叶片宽卵形或菱状卵形，长 3～6cm，宽 2～17（～20）mm，顶端渐尖，基部渐狭，上面无毛，下面沿脉疏生柔毛。开花受精花 1～3 朵，腋生或呈聚伞花序；花梗长 1～2cm，有时长达 4cm，被短柔毛；萼片 5，狭披针形，长约 5mm，顶端渐尖，外面及边缘疏生柔毛；花瓣 5，白色，长圆形或倒卵形，长 7～8mm，顶端 2 浅裂；雄蕊 10，短于花瓣；子房卵形，花柱 3，微长于雄蕊；柱头头状。闭花受精花具短梗；萼片疏生多细胞毛。蒴果宽卵形，含少数种子，顶端不裂或 3 瓣裂；种子褐色，扁圆形，长约 1.5mm，具疣状凸起。花期 4～7 月，果期 7～8 月。

产湖南、贵州、广西。在阴湿的条件下生长良好，喜肥沃疏松、含有丰富腐殖质土壤，砂质土壤中生长良好。怕强光暴晒，烈日下容易枯死，比较耐寒。

（郑钦方　汪冶）

Tianh mac 天麻

天麻 Tianma

【**异名**】赤箭、离母、鬼督邮、神草、独摇芝、赤箭脂、定风草、合离草、独摇、自动草、水洋芋。

【**来源**】本品为兰科植物天麻 *Gastrodia elata* Bl. 的干燥块茎。

【**采收加工**】冬季挖起后，趁鲜洗去泥土，用清水或白矾水略泡，刮去外皮，水煮或蒸透心，烘干或切片，摊开晾干。

【**性味**】甘，平。

【**功能与主治**】息风止痉，平抑肝阳，祛风通络。用于头痛眩晕，肢体麻木，小儿惊风，癫痫抽搐，破伤风。

《侗族常用药物图鉴》：用于治疗头痛，眩晕，高血压，小儿惊厥，风湿瘫痪等。亦用作滋补。

《侗药大观》：平肝，息风，止痉。用于治疗头痛，头晕，眩晕症，肢体麻木，小儿惊风，癫痫抽搐，破伤风等。

【用法用量】内服：煎汤，3～10g。

《侗族常用药物图鉴》：15～30g。

【现代临床研究】

1. 治疗阴虚阳亢证高血压病伴便秘　将临床 60 例阴虚阳亢证高血压病伴便秘病例按照随机对照法分为对照组和观察组，对照组和观察组各 30 例。两组患者入组前均接受高血压病和便秘的健康宣教和 CCB 类降压药，对照组予天麻钩藤饮治疗，观察组给予滋阴导滞方联合天麻钩藤饮治疗。分析两组患者治疗前性别、年龄、高血压病史、便秘病史、SBP 和 DBP 的可比性，比较患者治疗前后诊室血压、便秘评分、中医症状单项积分、中医证候总积分的组内差异和组间差异。两组患者均以 2 周为一个疗程，1 个疗程后对两组患者治疗结果进行评分和数据处理、统计学分析，总结两组患者治疗的有效性和安全性。结论：滋阴导滞方联合天麻钩藤饮可以有效改善患者整体症状，尤其在眩晕、五心烦热、心悸、盗汗、便秘方面效果显著。滋阴导滞方能有效改善阴虚阳亢证高血压患者的便秘症状，同时辅助降低患者收缩压。以滋阴导滞方联合天麻钩藤饮治疗阴虚阳亢证原发性高血压病伴便秘，临床疗效稳定、安全。滋阴导滞方联合天麻钩藤饮治疗原发性高血压病伴便秘病整体疗效优于天麻钩藤饮，值得临床推广。

2. 治疗气虚痰厥型老年性眩晕　收集住院和门诊应用加减半夏白术天麻汤的有效病例作为研究对象，经过严格病例筛选和为期 1 个月的随访，观察加减半夏白术天麻汤的疗效和安全性。于治疗前进行资料采集，并于治疗第 1 周、第 2 周、第 4 周进行安全性评估，中医证候积分量表评分和 WHOQOL-BREF 量表评分，记录合并用药 / 治疗、严重不良事件检查。以文字和图表的形式统计患者用药前后各项量化评分的积分变化，并加以分析讨论。结论：①半夏白术天麻汤见于《脾胃论》，为东垣为治疗气虚痰厥头痛而设，研究者结合老年人生理病理在此方基础上进行加减化裁，对于治疗气虚痰厥型老年性眩晕有显著的临床疗效。②研究者临床用方具有立足脾胃，重升降，调气机的特点。③就收集的资料来看，气虚痰厥型老年性眩晕患者女性多于男性。半夏白术天麻汤加减方使用舌脉指征以腻苔、弦滑脉为主，且对于退腻苔的有很显著的效果。④经过一个周期的治疗观察，此治疗方案不仅改善症状效果显著，而且对于老年人的心理方面及生活、生存质量都有很大改善。

3. 治疗脑卒中　100 例脑卒中患者，依据随机数字表法分为对照组和研究组，每组 50 例。对照组患者实施西药治疗，研究组患者在此基础上给予加减半夏白术天麻汤治疗。对比两组患者临床疗效、治疗前后美国国立卫生研究院卒中量表（NIHSS）评分、不良反应发生情况。结论：脑卒中患者行加减半夏白术天麻汤治疗可有效改善患者神经功能，提高治疗效果，且具有一定安全性，临床应用价值显著。

4. 治疗原发性高血压（痰湿壅盛型）　选取 2018 年 9 月至 2020 年 12 月就诊于黑龙江中医药大学附属第一医院某门诊部，并符合纳入标准的 64 例痰湿壅盛型原发性高血压患者，均予以口服半夏白术天麻汤加减方进行治疗。治疗周期为 4 周，进行自身对照研究。分别于治疗前、用药后第 2 周末、第 4 周末测量并记录血压值、中医证候积分、欧洲眩晕评价量表（EEV）评分以及杜氏高血压生活质量量表评分。所得数据利用软件 SPSS23.0 进行处理、分析，在疗程结束 2 周之后开始随访。结论：①运用半夏白术天麻汤加减治疗痰湿壅盛型原发性高血压患者，能够显著减轻患者症状，降低中医证候积分。②半夏白术天麻汤加减能够明显降低痰湿壅盛型原发性高血压患者的血压值。③半夏白术天麻汤加减能够明显降低痰湿壅盛型原发性高血压患者的欧洲眩晕评价量表（EEV）评分。④半夏白术天麻汤加减能够提高痰湿壅盛型原发性高血压患者的杜氏高血压生活质量量表评分，提高或改善患者生活质量。

【化学成分】天麻素、香荚兰醇、香荚兰醛、丁香酸、苯甲醇、原儿茶酸、对 - 羟甲基苯 -β-D- 吡喃葡萄糖苷、天麻醚苷、双 -（4- 羟苄基）- 醚 - 单 -β-D- 吡喃葡萄糖苷、对 - 羟基苯甲基醇，对羟基苯甲基醛，4- 羟苄基甲醚，4-（4'- 羟苄氧基）苄基甲醚，双（4- 羟苄基）醚，三 [4-（β-D- 吡喃葡萄糖氧基）苄基] 枸橼酸酯。

【药理作用】

1. 对小鼠自主活动的影响

（1）将小鼠分为 10 组，每组 5 只，放入光电记录小鼠活动箱内，观察 10min 内小鼠活动数，给药组腹腔注射天麻水剂和 10g/kg（天麻水剂每 1mL 相当生药 1g，下同）；发酵液组腹腔注射不同剂量的发酵液（蜜环菌发酵液分别由葡萄糖、果糖和用蔗糖生产右旋糖酐的副产物 3 种培养基发酵而得，分别以发酵液Ⅰ、Ⅱ、Ⅲ表示。实验时将发酵液浓缩 10 倍，给药，pH = 5 ~ 6，下同。30min 后观察小鼠活动数，并与对照比较。结果：天麻水剂和发酵液对小鼠自主活动均有明显抑制作用。

（2）实验用每组 8 只小鼠，分 4 次记录，给生理盐水或药物 30min 后，记录 10min 内 2 只小鼠活动数总和。剂量为天麻注射液（天麻原料经水提醇沉后，上清液浓缩至 2.5g/mL，下同）10g/kg，去天麻苷部分（天麻注射液经葡聚糖凝胶方法制备而得，下同）20g（相当生药）/kg，天麻苷 25mg/kg、50mg/kg、100mg/kg。结果：天麻注射液 10g/kg 和去天麻苷部分 20g/kg 可减少小鼠的自主活动。天麻苷 3 种剂量均无作用。

2. 对戊巴比妥钠作用的影响

（1）天麻水剂和蜜环菌发酵液对戊巴比妥钠作用的影响：给小鼠腹腔注射戊巴比妥钠 30mg/kg，以小鼠翻正反射消失 10min 以上为标准，观察 10 只动物中入睡动物数，给药组先腹腔注射不同剂量天麻水剂和蜜环菌发酵液。结果：给药组与对照组比较均有非常显著差异。

（2）小鼠皮下注射天麻注射液或去天麻苷部分 30min 后，腹腔注射 26 ~ 30mg/kg 戊巴比妥钠，以翻正反射消失 1min 以上为入睡指标，观察各组翻正反射消失动物数，用 X 法测定给药组与对照组之间差异的显著性。天麻注射液 2g/kg，去天麻苷部分 5g/kg 均可明显地使小鼠的翻正反射消失，天麻苷则无此作用。

3. 对戊巴比妥钠类药物睡眠时间的影响 香荚兰醇对环己烯巴比妥钠睡眠时间的影响：小白鼠 80 只，分成 3 组，对照组 40 只，每只腹腔注射生理盐水 0.2mL；香荚兰醇组 20 只，腹腔注射 200mg/kg；香荚兰素组 20 只，腹腔注射 200mg/kg。均于给药后 30min 静脉注射环己烯巴比妥钠 50mg/kg。结果：香荚兰醇延长睡眠时间约为对照组的 4 倍，香荚兰素延长睡眠时间约为对照组的 2 倍。

4. 对心血管系统和血液系统的作用 研究表明，天麻糖蛋白能明显延长小鼠的出血时间和凝血时间，且抑制体内外血小板聚集，具有显著的抗凝血和抗血栓作用。研究者采用缺氧模型发现天麻素对模拟高原缺氧大鼠心脏具有保护作用。天麻素、对羟基苯甲醇、柠檬酸等成分的促血管生成活性较高，通过刺激血管生成，有利于缺血性心血管疾病和动脉粥样硬化的治疗。此外，天麻可降低自发性高血压大鼠血压，其机制可能与抑制血管炎症物质的释放有关。

5. 抗惊厥 天麻为传统息风止痉要药，其抗惊厥特性已被广泛研究，天麻浸膏、天麻素及其苷元、对羟基苯甲醇、4- 羟基苯甲醛及其类似物、香荚兰醇、香荚兰醛等具有不同程度的抗惊厥作用。天麻抗惊厥的机制有抗氧化作用、调节 γ- 氨基丁酸系统、下调丙二醛水平和海马脑源性神经营养因子表达等。

6. 改善学习记忆 研究发现，天麻可明显改善老龄鼠学习记忆能力。进一步研究表明，天麻素、天麻提取物均可显著提高血管性痴呆大鼠的学习记忆能力，与清除自由基，减轻海马区的氧化损伤，提高脑内胆碱能系统有关；对羟基苯甲醇逆转环己酰亚胺诱发的记忆障碍，部分依赖于肾上腺皮质激素水平的升高；鲜天麻能通过提高氧化应激和神经递质水平，改善睡眠干扰引起的学习记忆障碍。此外，天麻素对糖尿病并发的记忆障碍也有改善作用；另有研究发现，天麻素通过促进新生大鼠脑内小胶质细胞沉默信息调节因子 3 的表达，发挥其神经保护作用。

7. 抗抑郁　天麻已被证明通过调节单胺氧化酶活性、单胺浓度和代谢以及海马 BDNF 相关通路介导其抗抑郁作用。天麻水提物通过下调皮质醇、促肾上腺皮质激素、促肾上腺皮质激素释放因子 CRF 和糖皮质激素受体水平来调节 HPA 轴活性，降低血浆中白细胞介素 -1β、白细胞介素 -6 和肿瘤坏死因子 -α 浓度抑制炎症，改善慢性应激大鼠的抑郁行为。

8. 神经保护　天麻主要通过抑制神经元损伤以及抗凋亡、营养神经元、促使神经元修复，起到神经保护作用。研究表明，天麻素通过激活磷脂酰肌醇 3- 激酶 / 蛋白激酶 B 信号通路保护过氧化氢诱导的神经细胞氧化损伤；天麻素保护星形胶质细胞免受 Zn^{2+} 诱导的毒性和氧化应激，抑制脑缺血诱导的细胞凋亡，提示可在脑缺血后进行神经保护。

9. 对免疫功能的影响　天麻多糖具有增强机体非特异性免疫和细胞免疫的作用。参照有关甘蔗多糖免疫活性测定方法，取 C57BL 小鼠，雌雄兼用，每批同一性别，14 ~ 20g，每日腹腔注射天麻多糖 125mg/kg，共 7 日，对照组用生理盐水，第 7 日给药后 24h，处死，称取脾脏与胸腺。结果：胸腺明显增重，具有统计学意义。

【原植物】天麻 *Gastrodia elata* Bl.

植株高 30 ~ 100cm，有时可达 2m；根状茎肥厚，块茎状，椭圆形至近哑铃形，肉质，长 8 ~ 12cm，直径 3 ~ 5（~ 7）cm，有时更大，具较密的节，节上被许多三角状宽卵形的鞘。茎直立，橙黄色、黄色、灰棕色或蓝绿色，无绿叶，下部被数枚膜质鞘。总状花序长 5 ~ 30（~ 50）cm，通常具 30 ~ 50 朵花；花苞片长圆状披针形，长 1 ~ 1.5cm，膜质；花梗和子房长 7 ~ 12mm，略短于花苞片；花扭转，橙黄、淡黄、蓝绿或黄白色，近直立；萼片和花瓣合生成的花被筒长约 1cm，直径 5 ~ 7mm，近斜卵状圆筒形，顶端具 5 枚裂片，但前方亦即两枚侧萼片合生处的裂口深达 5mm，筒的基部向前方凸出；外轮裂片（萼片离生部分）卵状三角形，先端钝；内轮裂片（花瓣离生部分）近长圆形，较小；唇瓣长圆状卵圆形，长 6 ~ 7mm，宽 3 ~ 4mm，3 裂，基部贴生于蕊柱足末端与花被筒内壁上并有一对肉质胼胝体，上部离生，上面具乳突，边缘有不规则短流苏；蕊柱长 5 ~ 7mm，有短的蕊柱足。蒴果倒卵状椭圆形，长 1.4 ~ 1.8cm，宽 8 ~ 9mm。花果期 5 ~ 7 月。

产湖南、贵州、广西、湖北。生于疏林下，林中空地、林缘，灌丛边缘。

（郑钦方　汪冶）

unl aems 政摁

菝葜 Baqia

【异名】金刚兜、大菝葜、金刚刺、金刚藤。

【来源】本品为百合科植物菝葜 *Smilax china* L. 的干燥根茎。

【采收加工】秋末至次年春采挖，除去须根，洗净，晒干或趁鲜切片，干燥。

【性味】甘、微苦、涩，平。

【功能与主治】利湿去浊，祛风除痹，解毒散瘀。用于小便淋浊，带下量多，风湿痹痛，疔疮痈肿。

【用法用量】内服：煎汤，10 ~ 30g；或浸酒服；或入丸、散。忌茶、醋。

【现代临床研究】

1. 治疗外科急性感染 菝葜根 1 斤切碎，甘草 25g，水煎两次，滤液合并文火浓缩至 1000mL 左右，菝葜根浓度相当于 50%。每次 50mL，日服 2 次。门诊治疗疖痈 67 例，随访 27 例均获显效；治疗蜂窝组织炎、淋巴结炎、乳腺炎 63 例，随访 48 例，显效 43 例，效果不明显 5 例；腹部炎性包块、阑尾脓肿 8 例，随访 7 例，显效 6 例，效果不明显 1 例。

2. 治疗风湿性关节炎 取鲜菝葜根 2 斤，用乙醇提取法制成 300mL 注射液，每安瓿 2mL。每次肌注 2mL，每日 1 次。治疗 52 例，痊愈 15 例，显效 10 例，好转 23 例，无效 4 例。

3. 治疗牛皮癣 取菝葜根 20～40g，用温开水 1500mL 浸泡 10h，煮沸 40～80min，每日分 2～3 次饭后服。治疗 107 例，痊愈（症状消失，皮损消失，或尚留几小块损害）13 例，显效（症状基本消失，皮损消退 60%～80%）26 例，有效（症状明显减轻，皮损消失 30%～60%，或皮损普遍变平、缩小，红色减退，鳞屑减少）46 例，无效 23 例。痊愈病例停药后，部分有复发，但一般较轻，再服菝葜仍然有效。

4. 治疗癌症 取菝葜根块洗净、切片、晾干，每日用干品 0.5～1 斤浸入 6～7 斤水中，1h 后用文火煎煮 3h 去渣，加入肥肉 1～2 两再煎 1h，约得煎液 500mL，于每日内多次饮服。适用于胃癌、食管癌、直肠癌、乳腺癌、宫颈癌、鼻咽癌，其中以胃癌和食管癌效果较好。具有增进食欲、减少呕吐、疏通狭窄食管，以及利尿消肿、增强体力、提高红细胞及血红蛋白和一定的止痛安眠作用。据 200 例（病情轻重不一）的治疗观察，约 45% 的患者可获得近期疗效，症状缓解；个别病例可获得根治；有的控制 1 年多，没有症状；少数病例肿瘤缩小，但多数未见变化。本品对脾胃虚寒体质者较为适宜，此类患者服药后，感到胃肠舒适，胀气减轻，食量增加，食道癌患者黏液涎沫明显减少；反之，阴亏偏热体质者，服后常易引起口干、烦躁、便秘、尿赤、口黏膜破溃，或便血、胃肠道出血。故对放疗后引起的一系列热性反应不宜应用。实践中观察到，本药对消化道致病菌有抑制作用，对肠道黏膜发炎的充血、水肿有收敛作用。因此，应用于宫颈癌放射治疗后的直肠结肠反应，出现黏液血便者有良好效果。由于本品含有皂素及鞣酸等杂质，对胃肠道黏膜有一定的刺激性，所以加用猪肉同煎以中和皂素及杂质，以免刺激胃肠引起恶心、呕吐。

【化学成分】槲皮素 -3-O-β-L- 鼠李糖、3,5,7,4- 四羟基黄酮 -7-O-β-D- 吡喃葡萄糖苷、槲皮素 -7-O-β-D- 吡喃葡萄糖苷和山奈酚 -7-O-β-D- 吡喃葡萄糖苷、薯蓣皂苷、薯蓣次苷 B、pregna-5,16-dinen-3β-ol-20-one-3β-O-α-L-rhamnopyranosyl-（1→2）-［α-L-rhamnpyranosyl-（1→4）-α-L-rhamnopyranosyl-（1→4）］-β-Dglucopyranoside、薯蓣皂苷元 -3-O-α-L- 吡喃鼠李糖 -（1→4）-α-L- 吡喃鼠李糖 -（1→4）-β-D- 吡喃葡萄糖、hypoglaucin G，异呐索皂苷元 -3-O-α-L- 吡喃鼠李糖基 -（1→2）-O-［α-L- 吡喃鼠李糖基 -（1→4）］-β-D- 吡喃葡萄糖、protodioscin、dioscoreside、spriost-5-en-3-ol-［3-β, 25R］-3-O-［α-L-rhamnopyranosyl-（1→4）-α-L-rhamnopyranosyl-（1→2）-α-L-rhamnopyranosy-（1→4）-β-D-glucopyranoside、β- 谷甾醇和胡萝卜苷、芦荟大黄素、1,3,6,8- 四羟基蒽醌、（22E,24R）-24- 甲基 -5α- 胆甾 -7,22- 二烯 -3β,5,6β- 三醇、大黄酚、甲基异茜草素 -1- 甲醚、多花二醌 A、多花二醌 C、大黄素、24- 乙基胆甾 -4- 烯 -3,6- 二酮、8- 羟基 -1- 甲氧基 -3- 甲基蒽醌、5α,8α- 过氧化麦角甾 -6,22- 二烯 -3β- 醇和 Missourin、齐墩果酸。Borassoside B、薯蓣皂苷、原薯蓣皂苷、22-O- 甲基原薯蓣皂苷、isonarthogenin3-O-α-L-rhamnopyranosyl（1-2）-O［-α-L-rhamnopyranosyl-（1-4）-β-D-glucopyranoside 和 diosgenin-3-O-［α-L-rha（1-3）-α-Lrha（1-4）]-α-Lrha（1-4）]-β-D-glucopyranoside、多糖 SCLP1、SCLP3-2、纤细薯蓣皂苷、甲基原纤细薯蓣皂苷、甲基原薯蓣皂苷元、薯蓣皂苷次皂苷 A 和薯蓣皂苷。8-［（1R）-1-（3，4- 二羟基苯基）-3- 甲氧基 -3- 丙酰基］儿茶素、6-［（1R）-1-3- 甲氧基 -3- 氧代 -1-（2,4,5- 三羟基苯基）丙基］儿茶素、8-［（1R）-1-（3，4- 二羟基苯基）-3- 甲氧基 -3- 丙酰基]-3-

表儿茶素、6-［（1S）-1-3- 甲氧基 -3- 氧代 -1-（2,4,5- 三羟基苯基）丙基］儿茶素、儿茶素 -（7,8-bc）-（3,4- 二羟基苯基）- 二氢吡喃 -2（3H）- 酮、表儿茶素、儿茶素 -3β- 羟基 -（1R-3，4- 二羟基苯基）吡喃酮、儿茶素 -3β- 羟基 -（1S-3,4- 二羟基苯基）吡喃酮、3,5,7,4- 四羟基黄酮 -7-O-β-D- 吡喃葡萄糖苷，5,5- 二甲氧基落叶松树脂醇 4-O-β-D- 吡喃葡萄糖苷和 3,4,5- 三甲氧苯基 -1-β-D- 吡喃葡萄糖苷、三聚黄酮。芦丁、异台黄杞苷等黄酮类、二氢山奈酚、二氢山奈酚 3-O-α-L- 鼠李糖苷（黄杞苷）和槲皮素 4-O-β-D 葡萄糖苷、4-（200- 甲氧基 -400- 羟丙基 - 苯酚）- 牛蒡苷元、smiglasidesA-E，smilasidesG-L，smilasidesA-F 和 1-O- 苯乙基 -α-L- 吡喃鼠李糖基 -（1-6）-β-D- 吡喃葡萄糖苷、3,5,4- 三羟基芪白黎卢醇、3,5,2,4- 四羟基芪、2,4,3,5- 四羟基芪氧化白黎卢醇、白藜芦醇、3,5,2,4- 四羟基芪（3,5,2,4-tetrahydroxystilbene）和 3,5,3,4- 四羟基芪（3,5,34-tetrahydroxystilbene），3β-（3,5- 二羟基苯基）-2-a-（4″- 羟基苯基）- 二氢苯并呋喃 -5- 甲醛、白藜芦醇 -3-0-β-D- 吡喃葡萄糖苷、4- 甲基谷氨酸、4- 亚甲基谷氨酸、谷氨酸、4- 胍基丁酸、Nα-（2- 羟基丁二酰）精氨酸、4- 羟基 -4- 甲基谷氨酸和 Nα-（2- 羟基 -2- 羧基甲基丁二酰）-L- 精氨酸、异丝氨酸 -S- 甲基半胱胺亚砜。

【药理作用】

1. 抗肿瘤作用　肺癌菝葜对多种癌细胞均有一定杀伤和抗转移作用。菝葜可以有效抑制肺癌 A549 细胞增殖，其机制是经过菝葜处理后的 A549 细胞中切割的菝葜半胱天冬酶 3 蛋白量明显增多，增加了菝葜中黄酮类与鞣酸类，增加了 Bax 的表达，降低了 Bcl-2 的表达，提升了细胞色素 C 的释放，最终引起 A549 细胞凋亡。该细胞凋亡路径是通过菝葜干扰了线粒体途径与打破了 MDM2-P53 的平衡双途径实现的。通过在卵巢癌细胞 A2780 上处理不同浓度的菝葜提取物后发现，菝葜提取物可以通过抑制核因子 NF-κB，有效地将 A2780 细胞周期抑制在 G2/M 期，并通过激活 CASPASE-3、PARP 和 BAX 诱导细胞凋亡。与抗癌铂类药物联用可有效降低铂类抗癌药物的敏感性。通过 KIT-8 试剂盒与划痕实验等生物技术发现，菝葜提取物可以有效抑制乳腺癌细胞 MDA-MB-231 的转移，其机制是由于菝葜提取物参与了细胞外基质的降解密切相关。

2. 抗炎作用　菝葜具有较突出的抗炎作用，有学者将菝葜的乙酸乙酯提取物总黄酮通过灌胃给药分别创建小鼠的足肿胀、甲醛致足肿胀、二甲苯致耳肿胀和醋酸致腹膜炎模型，随后对菝葜乙酸乙酯提取物的急性（早期）和慢性（晚期）炎症的抗炎作用进行研究，实验结果表明在菝葜的总黄酮提取物浓度在 50 ～ 100g/kg 剂量范围时，以上模型的小鼠肿胀程度显著减轻，可见菝葜提取物对炎症也有一定的抑制作用。在提前阉割后的大鼠身上使用菝葜的大孔树脂部分提取物时发现，菝葜的大孔树脂部分提取物可有效抑制丙酸睾酮引起的前列腺肥大，减少血清中的二氢睾酮水平，并同时改善前列腺的形态。菝葜的黄酮类成分可以有效通过抑制细胞外调节蛋白激酶和 TGF-β-Smad2/3 两条信号通路，从而抑制细胞外调节蛋白激酶和 Smad2/3 蛋白磷酸化，从而改善子宫的纤维化程度，增加子宫组织中的基质金属蛋白酶的含量，最终达到治疗盆腔炎的目的。

3. 抗氧化作用　用不同的溶剂提取物提取菝葜并测试其抗氧化能力，结果表明，乙酸乙酯部位提取物抗氧化活性最强，且呈浓度依赖性，并且菝葜的不同溶剂提取物均具有抗氧化作用。研究者采用铁离子还原 / 抗氧化能力法、DPPH 自由基清除法和羟自由基反应体系，对菝葜有效部位群和六个单体成分进行铁离子还原能力和自由基清除能力的研究，结果显示菝葜抗炎有效部位群和 6 个单体成分均具有一定程度的抗氧化作用。

4. 降脂作用　令高脂饮食的小鼠摄取不同浓度的菝葜乙醇提取物，连续 8 周，小鼠的脂肪量、体重和内源性胆固醇都有明显降低。其机制可能是由于菝葜的乙醇提取物可以激活 AMPK 通路，随后抑制固醇调节因子连接蛋白 2 和 3- 氢氧根 -3- 甲基戊二酰辅酶 A 还原酶。在小鼠脂肪细胞上给予不同浓度的菝葜水提物，连续 9 天后发现，菝葜水提物可以有效减少细胞的脂肪聚集，并显著引起脂肪细中的甘油释放和磷酸化的 PKA、PKAs 和 HS 蛋白含量的显著提升。其机制是由于菝葜水提物模拟了 cAMP-PKA-HSL 信号通路，其脂肪分解作用是通过激活 β- 肾上腺素接收器来实现的。

5. 其他   除以上已阐明的菝葜药理作用外，现已证明菝葜还具有活血化瘀、免疫抑制、抗衰老、神经保护等药理作用。

【原植物】菝葜 *Smilax china* L.

攀援灌木；根状茎粗厚，坚硬，为不规则的块状，粗 2 ～ 3cm。茎长 1 ～ 3m，少数可达 5m，疏生刺。叶薄革质或坚纸质，干后通常红褐色或近古铜色，圆形、卵形或其他形状，长 3 ～ 10cm，宽 1.5 ～ 6（～ 10）cm，下面通常淡绿色，较少苍白色；叶柄长 5 ～ 15mm，约占全长的 1/2 ～ 2/3，具宽 0.5 ～ 1mm（一侧）的鞘，几乎都有卷须，少有例外，脱落点位于靠近卷须处。伞形花序生于叶尚幼嫩的小枝上，具十几朵或更多的花，常呈球形；总花梗长 1 ～ 2cm；花序托稍膨大，近球形，较少稍延长，具小苞片；花绿黄色，外花被片长 3.5 ～ 4.5mm，宽 1.5 ～ 2mm，内花被片稍狭；雄花中花药比花丝稍宽，常弯曲；雌花与雄花大小相似，有 6 枚退化雄蕊。浆果直径 6 ～ 15mm，熟时红色，有粉霜。花期 2 ～ 5 月，果期 9 ～ 11 月。

产湖南、贵州、广西、湖北。生长于海拔 2000m 以下的林下、灌丛中、路旁、河谷或山坡上。

（郑钦方　汪冶）

Weeh nyinc sup 弯宁素

万年青 Wannianqing

【异名】铁扁担、斩蛇剑、马宁素、包谷七、诸总管。

【来源】本品为百合科植物万年青 *Rohdea japonica*（Thunb.）Roth 的干燥根茎。

【采收加工】秋季采挖，去须根，洗净晒干。

【性味】甘、苦，寒。有小毒。

《侗族医学》：苦、甜，凉。有小毒。

《侗药大观》：苦、涩，微寒。有小毒。

【功能与主治】强心利尿，清热解毒，止血。用于心力衰竭，咽喉肿痛，白喉，水肿，鼓胀，咯血，吐血，疔疮，丹毒，蛇咬，烫伤。

《侗族医学》：退热退水，去毒。用于耿受高（偏头痛）。

《侗药大观》：清热解毒、疏风散寒、强心利尿。用于风寒发热、肺气肿、风湿性心脏病、肺心病、心肾性水肿、脑血栓失音后遗症等。

【用法用量】内服：煎汤，3 ～ 9g。外用：捣汁涂、塞鼻或煎水熏洗。

《侗族医学》：9 ～ 16g。外用适量。

《侗药大观》：用干品 10 ～ 15g，水煎内服，或用鲜品根磨冷开水取汁内服。

【附方】耿曼高　弯年素（包谷七）、皮汗（橘皮）、美芙蓉（木芙蓉）、美骂恩（藁本）、尚美上邓（黄荆条），煎水内服。（《侗族医学》）

【现代临床研究】

1. 治疗心力衰竭   将鲜万年青全植物制成浸膏，每 1g 含鲜生药 30g。每次服 1g，每日 2 ～ 3 次，治疗因阵发性心动过速、风湿性心脏病及梅毒性心脏病引起的心力衰竭 15 例，效果良好，未见毒性反应。以万年青根及茎干品，每日 15 ～ 25g；鲜品每日 25g 到 60g 或 75g，但有不良反应。一般 7 ～ 10

天为一疗程（达到饱和量）。儿童：按 25g/kg 计算为饱和量，分数天服。维持量（包括成人与儿童），为饱和量的 1/15。采取在饱和量的基础上逐步减量的办法，根据心衰控制情况及不良反应而酌情增减。将全日量药物加适量水，浓煎到 30 ～ 50mL，于早、中、晚 3 次煎服，或煎 3 次，将汁混合，分早、中、晚 3 次服。对呕吐严重者，改为肛门灌注。结果：12 例中 11 例获得显著疗效，心衰控制出院；1 例虽有显效，但胃肠反应太重，被迫停药，又出现合并症，改用洋地黄快速剂无效而死亡。

2. 治疗心律失常 用上海产万年青鲜品 10g 或干品 5g，煎服。治疗阵发性心动过速、房性早搏、心房颤动共 8 例。结果 24h 内起效，平均 2 天内基本控制症状，最迟 5 天症状消失，即及时停药，治疗期间未见毒副反应。但万年青的起效时间在抗心律失常方面还是逊于抗心律失常药异搏定。

3. 治疗白喉 将万年青根 40g，洗净，切细，加醋 100mL，浸 2 天后过滤去滓，再加冷开水 100mL，配成每 1mL 含生药 0.2g 的溶液，服用时可加少许糖浆。每日服 6 次，每 4h 用 1 次，首次倍量。多数病例每日用药总量随年龄的增加而增加，最多用药量为 3g。年龄较大者可用含咽法，并用棉签蘸药液涂局部白膜，可缩短病程，治疗 128 例，结果治愈 123 例，死亡 5 例。有 2 例出现缓脉及心跳间歇现象，停药 5 ～ 7 天后恢复。

【化学成分】万年青苷 A ～ D、毕平多苷元 -3-β-D- 吡喃阿洛糖苷、毕平多苷元 -3-O-β-D- 吡喃木糖基（1→4）-β-D- 吡喃阿洛糖苷、洋地黄毒苷元、萝摩苷元、万年青新苷、万年青皂苷元、异万年青皂苷元、22- 表万年青皂苷元、铃兰苦苷元的 1-O-α-L- 吡喃鼠李糖基（1→2）β-D- 吡喃木糖苷、3-O-β-D- 吡喃葡萄糖苷、1,2,3,4,5,7- 六羟基螺甾 -25（27）- 烯 -6- 酮、螺甾 -25（27）- 烯 -1,2,3,4,5,6,7 七醇、谷甾醇脂肪酸、十八碳烯酸、亚油酸。

【药理作用】

1. 对心脏的作用 万年青有正性肌力与负性传导、扩张冠状动脉、改善心肌血供和增强心肌收缩力、增加心排出量的作用，能兴奋迷走神经，从而减缓心率。研究人员用离体蟾蜍心脏灌注试验表明，万年青浸膏 0.1mg/mL 可使心脏振幅逐渐增大，在 15min 内达到顶点，而频率减慢。从万年青根中分离所得的苷类化合物与洋地黄毒苷有相似的药理作用，其苷类化合物兴奋迷走神经作用较洋地黄毒苷强 67%，而强心持续性作用较洋地黄差，即万年青易于排泄，蓄积作用较弱。大剂量中毒时可产生完全性房室传导阻滞，阻断迷走神经作用的阿托品不能恢复房室传导，其作用机制尚待进一步研究。

2. 对血压的影响 麻醉猫静注万年青提取液（含生药 0.5%）13.5mL，可使血压轻度升高，19.0mL 时出现心率不规则时有血压下降，29.0mL 引起心跳停止则血压骤降。

3. 对血管的作用 万年青有扩张肾血管作用，从而增加肾血流量，产生利尿作用，减少机体的血容量，从而减轻心脏负荷。

4. 对平滑肌的作用 万年青 1∶10000 提取液对犬离体小肠有兴奋作用，可使蠕动增加及张力稍有增加；万年青 1∶100 提取液滴入兔眼后 15 ～ 20min，瞳孔出现显著缩小，16h 后恢复正常。

5. 催吐作用 猫皮下注射 1/3 最小致死量约 20mg（生药）/kg 的万年青提取液，可 6h 内出现剧烈呕吐。

6. 抗菌作用 万年青酊剂用试管稀释法，1∶512 对白喉杆菌，1∶128 对金黄色葡萄球菌、乙型链球菌及枯草杆菌等均有抑制作用。

【原植物】万年青 *Rohdea japonica*（Thunb.）Roth

多年生常绿草本。根状茎匍匐斜升，短而肥厚，径达 2cm，表面棕黄色，须根多而长，密披白色茸毛。叶自根状茎丛生，按针形、倒按针形或狭长圆形，长 15 ～ 32cm，宽 2.2 ～ 5.5cm，顶端锐尖，基部渐狭而成叶柄状，全缘，上面深绿色，下面淡黄色，革质而有光泽，具平行脉，明显突出。花茎自叶丛中抽出，长约 6cm，较粗壮；花多数，密集于花茎顶部成穗状花序，长约 3cm；花两性，径约

5mm，苞片膜质；花被淡绿白色，上部 6 裂，裂片卵形至三角形，极短，花被筒盘状；雄蕊 6，花药卵形，着生花被筒上；雌蕊 1，子房球形，上位，3 室，每室有胚珠 2，几无花柱，柱头 3 裂，裂片向外反卷。浆果球形，径 1 ～ 1.5cm，肉质，成熟时呈红色。花期 6 ～ 7 月，果期 8 ～ 10 月。

产湖南、贵州、广西、湖北。野生于阴湿林下。也栽培于庭院。

【备注】脾胃虚寒者忌服。

（郑钦方　汪冶）

Wul sup dees yak bav niv 务素得亚把类

百两金 Bailiangjin

【异名】八爪龙、山豆根、地杨梅、开喉箭、叶下藏珠、状元红、铁雨伞、真珠凉伞、野猴枣、珍珠伞、竹叶胎、蛇连天、八爪金龙、白八爪。

【来源】本品为紫金牛科植物百两金 *Ardisia crispa*（Thunb.）A. DC. 的干燥根。

【采收加工】全年可采，以秋冬季较好，采后洗净鲜用或晒干。

【性味】苦、辛，凉。

【功能与主治】清热，祛痰，利湿。用于治疗咽喉肿痛，肺炎，咯痰不畅，黄疸，肾炎水肿，痢疾，风湿骨痛，牙痛等。

【用法用量】内服：煎汤，15 ～ 25g。

【附方】

1. 治急性扁桃体炎　取鲜百两金 30g，水煎去渣，加醋少许，频频含咽。取百两金根适量，制粗末，每次 10g，水煎或沸水冲泡代茶频饮。

2. 治肺热咳　咳嗽和咯痰不爽。取百两金、矮地茶各 10g，用水煎服。取百两金 15g，猪肺 50g，加水炖烂，去渣分 2 次服，每日 1 剂，连服 2 ～ 3 天。取 15g 百两金根和 250g 猪肺共炖，以猪肺熟透为度，吃猪肺喝汤。

3. 咽喉溃烂肿痛　取百两金、金银花和连翘各 10g，用水煎服，可治咽喉肿痛；取百两金 9g，水煎去渣，与猪肝汤对服，可治咽喉溃烂。

4. 治肺结核　苗药"消核汤剂"由百条根、百两金、黄柏、龙芽革、九节莲、韭顺麦冬、蜂窝草和老虎姜组成，治疗收效良好。

5. 急性喉阻塞　取百两金 15g，青木香 6g，烘干，研为细末，分 2 次开水调服。

6. 治肾性水肿　取百两金与童子鸡，用文火炖烂，食鸡喝汤。

7. 治睾丸肿大坠痛　取百两金同荔枝核（盐水炒），水煎服，每日 1 剂，连服 3 ～ 5 天。取百两金根 30 ～ 60g，荔枝核 14 枚，用水煎服。

8. 治跌打损伤　取百两金 15g，骨碎补 12g，土牛膝 10g，香附 6g；水煎去渣，加白酒适量，分 2 次服，每日 1 剂，连服 3 ～ 5 天。

9. 治风湿　取百两金 15g，川牛膝 15g，寄生 10g，吊杨尘 15g，三百棒 15g，水煎服，治风湿关节痛。取百两金与雪见草，甜酒等药物相伍，治陈年腰痛。

10. 治关节炎　百两金乙醇提取物的正己烷部分有抗关节炎活性。

11. 治疗痈肿暑疖及皮肤病　取百两金根皮碾末，调茶油抹患处，或水煎洗患处，可治疗秃疮和疥癣。采用草药百两金内服、外敷配合治疗 212 例痈肿暑疖，见效快，病程短，疗效明显。

12. 治疗湿热黄疸　取百两金、田基黄和虎杖各 10g，用水煎服。

13. 治齿痛　取百两金根 15g，用水煎，频频含服。

【现代临床研究】**治疗痈肿暑疖**　采用草药百两金内服、外敷配合治疗 212 例痈肿。其中痈肿暑疖 68 例（初期 42 例，成脓期 26 例），暑疖 144 例（初期 78 例，成脓期 66 例）。

治疗方法：百两金以外敷治疗为主，全身症状明显者结合内治。

内服：百两金 150g，按药剂学汤剂制备方法，制备成药液。取少量药液清洗疮口疮面，余药内服，每日 2 次。

外敷：将百两金用清水冲洗干净，捣烂成糊状，根据痈疖红肿范围大小外敷于患处。外敷面积以大于红肿线 1cm 为宜。每 24h 换药 1 次。用药以后，局部即有清凉舒适感觉，疼痛明显减轻，一般用药 3 次，初期患者，局部红肿热痛明显减轻，成脓期患者，局部溃脓。均可继续外敷，结合内服治疗，可用于疮病的全过程。结果见效快，病程短，肤感好，无不良反应，疗效显著。

【化学成分】（7S,7′R）- 双（3,4- 亚甲二氧苯基）-rel-（8R,8′R）- 二甲基四氢呋喃、(-)- 襄五脂素、（7S,8S,7′R,8′R）-3,4- 亚甲二氧基 -3′,4′- 二甲氧基 -7,7′- 环氧脂素、异安五脂素、α- 菠甾醇、26- 羟基二十六烷酸甘油酸酯、百两金皂苷 B、岩白菜素、汉黄芩素、千层纸素、汉黄芩苷和黄芩苷、(+)- 安五脂素、内消旋二氢愈疮木酸、6- 羟基己酸、岩白菜素、正十四烷、β- 谷甾醇和百两金皂苷 C、2- 甲氧基 -6- 十三烷基 -1,4- 苯醌。

【药理作用】

1. 细胞毒活性作用和抗肿瘤作用　百两金皂苷 A 在体外对多种肿瘤细胞具有较强的细胞毒活性，而且对一些正常人体细胞也具有一定程度的毒性。黄伟利用色谱技术从百两金根的浓度 65% 乙醇溶液中分离得到汉黄芩苷，其对肝癌细胞 Be-l7402 具有较强的细胞毒活性。据报道，百两金根在低剂量（30mg/kg）下可抗肿瘤，而高剂量（300mg/kg）下表现出促癌作用。研究发现，百两金根的提取物（低剂量 30mg/kg）可抑制皮肤肿瘤。

从百两金中提取的 2- 甲氧基 -6- 十三烷基 -1,4- 苯醌可以通过阻断整合素介导的黏附发挥抗癌细胞转移的活性。百两金提取物或单体成分具有抗肿瘤药理作用。百两金具有抗癌症转移和促使细胞静止的活性。

2. 抗炎作用　百两金根乙醇提取物的正己烷部分和醌丰富的部分，有抗血管生成的活性。百两金正己烷提取物有抗炎活性。百两金醇提物对巴豆油所致小鼠耳部炎症，蛋清所致大鼠足趾肿胀有明显抑制作用。

3. 抑菌作用　百两金对金黄色葡萄球菌、乙型溶血性链球菌、脑膜炎病菌、百两金球菌及炭疽、白喉和痢疾等杆菌均有不同程度的抑制作用。百两金还用于治疗各种真菌感染，可用于治疗脚癣。

4. 收缩子宫作用　百两金皂苷 A 和百两金皂苷 B 具有收缩子宫的作用。

5. 抗氧化活性作用　百两金的抗氧化物质可能主要是没食子酸。

【原植物】百两金 *Ardisia crispa*（Thunb.）A. DC.

灌木，高 60 ～ 100cm，具匍匐生根的根茎，直立茎除侧生特殊花枝外，无分枝，花枝多，幼嫩时具细微柔毛或疏鳞片。叶片膜质或近坚纸质，椭圆状披针形或狭长圆状披针形，顶端长渐尖，稀急尖，基部楔形，长 7 ～ 12（～ 15）cm，宽 1.5 ～ 3（～ 4）cm，全缘或略波状，具明显的边缘腺点，两面无毛，背面多少具细鳞片，无腺点或具极疏的腺点，侧脉约 8 对，边缘脉不明显；叶柄长 5 ～ 8mm。亚伞形花序，着生于侧生特殊花枝顶端，花枝长 5 ～ 10cm，通常无叶，长 13 ～ 18cm 者，则中部以上具叶或仅近顶端有 2 ～ 3 片叶；花梗长 1 ～ 1.5cm，被微柔毛；花长 4 ～ 5mm，花萼仅基部连合，萼片长圆状卵形或披针形，顶端急尖或狭圆形，长 1.5mm，多少具腺点，无毛；花瓣白色或粉红色，卵形，长 4 ～ 5mm，顶端急尖，外面无毛，里面多少被细微柔毛，具腺点；雄蕊较花瓣略短，花药狭长圆状披针形，背部无腺点或有；雌蕊与花瓣等长或略长，子房卵珠形，无毛；胚珠 5 枚，1 轮。果球形，直径 5 ～ 6mm，鲜红色，具腺点。花期 5 ～ 6 月，果期 10 ～ 12 月，有时植株上部开花，下部果熟。

产湖南、贵州、广西、湖北。生于海拔 100 ～ 2400m 的山谷、山坡，疏、密林下或竹林下。

（郑钦方　汪冶）

Xingp bial 迅坝

骨碎补 Gusuibu

【异名】 爬岩姜、毛姜。

【来源】 本品为水龙科植物槲蕨 *Drynaria fortunei*（Kunze）J.Sm. 的干燥根茎。

【采收加工】 全年均可采挖，除去泥沙，干燥，或再燎去茸毛。

【性味】 苦，温。

【功能与主治】 补肾强骨，续伤止痛。用于肾虚腰痛、耳鸣耳聋、牙齿松动、跌仆闪挫、筋骨折伤；外治斑秃、白癜风。

【用法用量】 内服：煎汤，用量 3 ～ 9g，外用适量。

【现代临床研究】 治失眠症伸直型桡骨远端骨折　选取收治的伸直型桡骨远端骨折患者 60 例，随机分为对照组和观察组，各 30 例。对照组行中医手法正骨及小夹板外固定治疗，观察组在对照组治疗基础上联合骨碎补接骨汤治疗。比较两组患者治疗 2 个月后临床疗效、治疗前及治疗 2 个月后腕关节功能恢复情况、生活自理能力、骨折愈合时间。结果：治疗 2 个月后，观察组总有效率（100%）高于对照组（80.00%），差异有统计学意义（$P < 0.05$）；治疗 2 个月后，观察组腕关节功能评分及生活自理能力评分均高于对照组，骨折愈合时间早于对照组，差异均有统计学意义（$P < 0.05$）。研究结论：针对伸直型桡骨远端骨折患者，骨碎补接骨汤结合中医手法正骨及小夹板外固定的治疗方案，能有效提高治疗效果，快速恢复腕关节功能及生活自理能力，促进骨折端愈合，效果显著，值得推广。

【化学成分】 12-*O*-咖啡酰基 -12- 羟基正月桂酸甲酯、对羟基苯丙酸、3,4- 二羟基 - 苯乙醇 8-*O*-β-D-吡喃阿洛糖苷、木犀草素 7-*O*-β-D- 吡喃葡萄糖苷、补骨脂素、原儿茶酸、咖啡酸、柚皮苷、木犀草素 -7-*O*-β-D- 葡萄糖醛酸苷、咖啡酸 -4-*O*-β-D- 吡喃葡萄糖苷、4-*O*-β-D- 吡喃葡萄糖基香豆酸、对羟基反式肉桂酸、反式桂皮酸、3,4- 二羟基苯甲酸、5- 羟甲基糠醛、蔗糖、山柰酚 7-*O*-α-L- 呋喃阿拉伯糖、紫云英苷、阿福豆苷、北美圣草素、3- 乙酰胺基 -4- 羟基苯甲酸、5- 乙氧基 -2- 羟基苯甲酸乙酯、β- 谷甾醇、石莲姜素、(-) 表阿夫儿茶精、β 谷甾醇。

【药理作用】 骨碎补具有促进骨折愈合、抗骨质疏松、抗炎、促进牙齿生长、防治中毒性耳聋、降血脂和改善学习记忆能力等活性。骨碎补改善东莨菪碱模型小鼠学习记忆能力。将昆明小鼠分为空白组、东莨菪碱模型组、骨碎补组、盐酸多奈哌齐组、抗脑衰胶囊组、ER 阻断剂组。行为学测试小鼠学习记忆能力；HE 染色观察小鼠海马形态；免疫组化法检测小鼠海马中雌激素受体 ER-α、ER-β、FSHR、LHR 表达；ELISA 法测定小鼠海马中 ACh 含量及 AChE、ChAT 活性。结果与模型组对比，行为学测试各给药组小鼠学习记忆能力明显改善（$P < 0.01$）；海马神经元结构清晰、排列紧密；ER-α、ER-β、FSHR、LHR 表达增加（$P < 0.05$ 或 $P < 0.01$）；ACh 含量增加（$P < 0.01$）、ChAT 的活性增加（$P < 0.01$）、AChE 活性减弱（$P < 0.01$），且均被 ER 阻断剂逆转。结果表明：ER 通路介导骨碎补改善东莨菪碱模型小鼠胆碱能系统，增强学习记忆能力。

【原植物】槲蕨 *Drynaria fortunei*（Kunze）J.Sm.

附生草本，通常附生岩石上，匍匐生长，或附生树干上，螺旋状攀援。根状茎直径 1～2cm，密被鳞片；鳞片斜升，盾状着生，长 7～12mm，宽 0.8～1.5mm，边缘有齿。叶二型，基生不育叶圆形，长（2～）5～9cm，宽（2～）3～7cm，基部心形，浅裂至叶片宽度的 1/3，边缘全缘，黄绿色或枯棕色，厚干膜质，下面有疏短毛。正常能育叶叶柄长 4～7（～13）cm，具明显的狭翅；叶片长 20～45cm，宽 10～15（～20）cm，深羽裂到距叶轴 2～5mm 处，裂片 7～13 对，互生，稍斜向上，披针形，长 6～10cm，宽（1.5～）2～3cm，边缘有不明显的疏钝齿，顶端急尖或钝；叶脉两面均明显；叶干后纸质，仅上面中肋略有短毛。孢子囊群圆形，椭圆形，叶片下面全部分布，沿裂片中肋两侧各排列成 2～4 行，成熟时相邻 2 侧脉间有圆形孢子囊群 1 行，或幼时成 1 行长形的孢子囊群，混生有大量腺毛。

产湖南、贵州、广西、湖北。附生于树干或岩石上。

（蔡伟　汪冶）

Xingp jenl 信近

箭杆风 Jianganfeng

【异名】廉姜、山姜、九姜连、华良姜。

【来源】本品为姜科植物华山姜 *Alpinia chinensis*（Retz.）Rosc. 的干燥根茎。

【采收加工】全年可采，洗净泥土，干燥。

【性味】辛，温。

【功能与主治】除湿消肿，行气止痛。用于风湿痹痛，脾虚泄泻，跌打损伤。

【用法用量】内服：煎汤，6～9g。外用：鲜品捣烂敷患处。

【化学成分】Hexanal、Furfural、Heptanal、Tricyclene、α-Thujene、α-Pinene、α-Fenchene、Camphene、Verbenene、β-Pinene、6-Methyl-5-hepten-2-one、Benzaldehyde、P-Mentha-1，5，8-triene、P-Mentha-1，5，8-triene、exo-Methyl-Camphenilol、Myrtenal。

【原植物】华山姜 *Alpinia chinensis*（Retz.）Rosc.。学名已修订，接受名为 *Alpinia oblongifolia*。

株高约 1m。叶披针形或卵状披针形，长 20～30cm，宽 3～10cm，顶端渐尖或尾状渐尖，基部渐狭，两面均无毛；叶柄长约 5mm；叶舌膜质，长 4～10mm，2 裂，具缘毛。花组成狭圆锥花序，长 15～30cm，分枝短，长 3～10mm，其上有花 2～4 朵；小苞片长 1～3mm，花时脱落；花白色，萼管状，长 5mm，顶端具 3 齿；花冠管略超出，花冠裂片长圆形，长约 6mm，后方的 1 枚稍较大，兜状；唇瓣卵形，长 6～7mm，顶端微凹，侧生退化雄蕊 2 枚，钻状，长约 1mm；花丝长约 5mm，花药长约 3mm；子房无毛。果球形，直径 5～8mm。花期 5～7 月；果期 6～12 月。

产湖南、贵州、广西、湖北。为林荫下常见的一种草本。

（郑钦方　汪冶）

Xingp jox 信觉

菖蒲 Changpu

【异名】臭草、大菖蒲、剑菖蒲、家菖蒲、土菖蒲、大叶菖蒲、剑叶菖蒲、水菖蒲、白菖蒲、十香和、凌水挡、水剑草、山菖蒲、泥昌、水昌、水宿、茎蒲、白昌、溪荪、兰荪、昌阳、泥菖蒲、蒲剑、水八角草、臭蒲、藏菖蒲。

【来源】本品为天南星科植物菖蒲 *Acorus calamus* L. 的干燥根茎。

【采收加工】全年可采，但以 8 ～ 9 月采挖者为良。挖得后，洗净，除去须根，晒干。亦可在新鲜时切成 0.5 ～ 1cm 的小段晒干。

【性味】辛、苦，温。

【功能与主治】化痰开窍，除湿健胃，杀虫止痒。用于痰厥昏迷，中风，癫痫，惊悸健忘，耳鸣耳聋，食积腹痛，痢疾泄泻，风湿疼痛，湿疹，疥疮。

【用法用量】内服：煎汤，3 ～ 6g；或入丸、散。外用：煎水洗或研末调敷。

【附方】

1. 治健忘、惊悸、神志不清 菖蒲 9g，远志 9g，茯苓 9g，龟甲 15g，龙骨 9g。共研细末，每次 4.5g，每日 3 次。(《山东中草药手册》)

2. 治中风不语，口眼歪斜 鲜（菖蒲）根茎 15g，冰糖 15g。开水炖服。(《江西草药手册》)

3. 治痰阻心窍，神志不清 菖蒲、远志、天竺黄各 9g。水煎服。(《宁夏中草药手册》)

4. 治头风眩晕耳鸣或伴有恶心 菖蒲、菊花、蔓荆子各 9g，蝉蜕 6g，赭石、龙骨各 15g。水煎服。(《宁夏中草药手册》)

【化学成分】芳樟醇、柠檬烯、月桂烯、罗勒烯、α-松油烯、β-松油烯、γ-松油烯、对伞花烃、β-水芹烯、异松油烯、α-萜品醇、萜品-4-醇、α-蒎烯、β-菰烯、樟烯、冬青油烯、桉油精、樟脑、右旋香芹酮、龙脑、α-侧柏烯、4-松油醇、α-菖蒲二烯、β-菖蒲二烯、表菖蒲烷、1-羟基表菖蒲烷、2-羟基菖蒲烯酮、2-acetoxyacorenone、表菖蒲烯酮、菖蒲烯酮、1-羟基菖蒲烯酮、菖蒲烷、异菖蒲烷、菖蒲酸、白菖考烯、α-白草考烯、δ-杜松烯、菖蒲烯、异菖蒲二醇、珠光脂酸、十五烷酸单甘油酯、丁香酸、金色酰胺醇乙酸酯、十九烷酸单甘油酯、菖蒲碱甲、tatanan C、酒酵母留醇、水菖蒲酮、P 细辛醚、棕榈酸、异水菖蒲酮、异水菖蒲二醇、谷甾醇、5-羟基 7,8,3′,4′ 四甲氧基酮、5,4′ 二羟基 7,8 二甲氧基黄酮、胡萝卜苷。

【药理作用】

1. 抗炎作用 多项研究表明水菖蒲具有抗炎作用。水菖蒲水提取物由于抑制促炎因子的产生，在小鼠切创模型上表现出明显的促愈作用，同时在 LPS 诱导的炎症模型上也体现了明显的抗炎作用。

2. 抗氧化作用 研究了水菖蒲提取物对辐射引起的细胞 DNA 死亡率和破坏，以及组织氧化水平，从而研究了对暴露与致命和亚致命射线辐射小鼠的辐射保护作用，并且服用其提取物可显著增加抗氧化防护体系的主要酶的量。该研究表明其提取物是一种好的自然辐射保护剂，并且提示其对辐射引起的伤害有治疗作用。

3. 降血糖和降血脂作用 水菖蒲提取物具有治疗糖尿病的作用。研究表明水菖蒲乙酸乙酯部位可以增加葡萄糖的消耗量，具有胰岛素促进作用，还发现其具有促进脂细胞分裂的作用，说明水菖蒲可能具有改善糖尿病的功效。水菖蒲提取物可通过减少肝脏中胆固醇的合成从而达到降脂果。

4. 抗肿瘤活性 水菖蒲的醇提物中单体化合物 Epieudesmin 能够抑制小鼠白血病细胞和多种人源肿瘤细胞（BXPC3、MCF7、SF268 和 DU145 等）增殖。有研究以菖蒲根茎甲醇提取物和水提取物为研究象，通过洋葱根尖实验和四氮唑蓝复合物比色法检测细胞存活率，发现两者对人乳腺癌 MDAMB435S 和肝癌 Hep3B 细胞有抑制作用。

5. 对中枢神经系统的作用 水菖蒲作为传统的镇静药，在用于大鼠腹腔注射后，水菖蒲醇提取物可延长戊巴比妥钠引起的睡眠时间，也能延长乙醇或乙醚引起的翻正反射消失时间，对大鼠条件性逃避反应有明显抑制作用。研究发现水菖蒲甲醇取物能有效抑制胆碱酯酶，进而改善和提高老年期的记忆和认知能力，并且联合用药可以减少单独用药的剂量和与剂量相关的毒性。

6. 对心血管系统的作用　水菖蒲提取物具有降血压和调节血管的功能。水菖蒲粗提物对缺血性心脏疾病有治疗作用，主要通过内皮依赖性超极化因子（EDHF），调节冠状血管舒张效应，促进冠脉血流量的增加。

7. 抗惊厥作用　研究表明，AC 可调节抗氧化酶而阻止由三氯化铁引起的癫痫的发展，故具有开发成抗癫痫药的价值。水菖蒲水醇提取物（HAEAC）有抗惊厥活性，HAEAC 和卡马西平结合用药比两种药物单用的保护作用更强，是很好的抗癫痫药物。

8. 对呼吸系统的作用　水菖蒲挥发油对组胺和乙酰胆碱混合液喷雾吸入引起的豚鼠哮喘发作有好的平喘作用。水菖蒲的叶子中含有石竹烯具有一定的平喘作用，可用于治疗老年慢性支气管炎。

9. 杀虫止痒作用　研究发现水菖蒲根茎提取物细辛醚对玉米象、谷蠹、赤拟谷盗和四纹豆象 4 种储粮害虫均具有明显的熏蒸击倒和致死作用，具有开发为储粮害虫熏蒸剂的潜力。

10. 抑菌作用　实验研究发现，水菖蒲乙醇提取物和石油醚、三氯甲烷萃取组分对乙型溶血性链球菌，水菖蒲正丁醇萃取组分对幽门螺杆菌的抑制作用非常显著，对铜绿假单胞菌无抑菌活性。水菖蒲中石竹烯氧化物对短期甲霉菌病效果甚佳。

【原植物】菖蒲 *Acorus calamus* L.

多年生草本。根茎横走，稍扁，分枝，直径 5 ～ 10mm，外皮黄褐色，芳香，肉质根多数，长 5 ～ 6cm，具毛发状须根。叶基生，基部两侧膜质叶鞘宽 4 ～ 5mm，向上渐狭，至叶长 1/3 处渐行消失、脱落。叶片剑状线形，长 90 ～ 100（～ 150）cm，中部宽 1 ～ 2（～ 3）cm，基部宽、对褶，中部以上渐狭，草质，绿色，光亮；中肋在两面均明显隆起，侧脉 3 ～ 5 对，平行，纤弱，大都伸延至叶尖。花序柄三棱形，长（15 ～）40 ～ 50cm；叶状佛焰苞剑状线形，长 30 ～ 40cm；肉穗花序斜向上或近直立，狭锥状圆柱形，长 4.5 ～ 6.5（～ 8）cm，直径 6 ～ 12mm。花黄绿色，花被片长约 2.5mm，宽约 1mm；花丝长 2.5mm，宽约 1mm；子房长圆柱形，长 3mm，粗 1.25mm。浆果长圆形，红色。花期（2 ～）6 ～ 9 月。

产湖南、贵州、广西、湖北。生于海拔 2600m 以下的水边、沼泽湿地或湖泊浮岛上，南方多有栽培。

（郑钦方　汪治）

Xingp jox bial 迅九坝

石菖蒲 Shichangpu

【异名】石蜈蚣、水蜈蚣、九节菖蒲、紫耳、薄菖蒲、岩菖蒲、臭菖、野韭菜、香草、菖蒲、夜晚香、水菖蒲、回手香、随手香、山艾、小石菖蒲。

【来源】本品为天南星科植物石菖蒲 *Acorus tatarinowii* Schott 的干燥根茎。

【采收加工】春初或冬末采挖，洗净，晒干。

【性味】辛，温。

《侗族医学》：辣，热。

《侗药大观》：辛，微温。

【功能与主治】祛痰开窍，化湿开胃，宁神益智。用于神志昏迷，惊悸，失眠，痴呆，健忘，胸腹胀痛，风寒湿痹，疥癣。

《侗族医学》：醒神，顺气，除寒，去毒。用于泥鳅证、傻呃翁（睡不着）。

《侗药大观》：开窍、豁痰、理气温血、散风、去湿、止痛。用于热病、神昏、气闭耳聋、心胸烦闷、痛、腹痛、风寒湿痹、咽喉肿痛、跌打损伤、偏头痛等。

【用法用量】 内服：煎汤，3～9g。外用适量。

【附方】

1. 泥鳅证 迅九坝（石菖蒲）、雄黄，研末酒浸涂患处。（《侗族医学》）

2. 襄呃翁 迅九坝（石菖蒲）、美奥夺（钩藤）、美登埋（老鸦果）、朗西（吴芋）、罪然（花椒）、茶叶，共研为末，放入小布袋内，置于枕旁或挂于胸前避邪安眠。（《侗族医学》）

3. 外用 水煎洗患处或研末调敷。神昏配生姜捣汁灌服。耳聋配熟地黄、山茱萸、泽泻。心胸烦闷配远志、神曲、茯苓。胃脘痛配吴茱萸、延胡索、枳壳。内寒、湿痹配红藤、桂枝、防风、川芎、羌活。咽喉肿痛配朱砂根、金银花。（《侗药大观》）

【现代临床研究】

1. 儿童多发性抽动症 治多发性抽动症患儿 60 例，按照随机数字表法分为治疗组和对照组各 30 例。治疗组给予异功散合天麻钩藤饮加减且加入石菖蒲治疗；对照组给予异功散合天麻钩藤饮加减治疗。治疗组和对照组的治疗有效率分别为 86.67% 和 83.33%。

2. 老年痴呆 将 80 例老年痴呆患者随机分为观察组和对照组各 40 例，对照组患者给予西医常规治疗，观察组患者在对照组基础上给予自拟安智灵方治疗，比较两组患者的临床疗效。两组患者治疗后生活质量较治疗前明显提高。

【化学成分】 β-细辛醚、α-细辛醚、甲基异丁香酚、β-石竹烯、原儿茶酸、咖啡酸、隐绿原酸、肉豆蔻酸、香草酸、烟酸、对羟基苯甲酸、反式桂皮酸、苯甲酸、反式丁烯二酸、辛二酸、阿魏酸、环阿屯醇、胡萝卜苷、羽扇豆醇、谷甾醇、水菖蒲酮、菖蒲螺酮烯、石菖蒲酮、野漆树苷、紫云英苷、草质素苷、山奈酚 -3-O- 芸香糖苷、5- 羟基 -3,7,4′- 三甲基黄酮。

【药理作用】

1. 改善认知障碍 研究发现石菖蒲及其成分 α-细辛醚能够明显降低海马脑组织中 MDA 含量，抑制 SOD、NOS 活性及 nNOS 蛋白表达，从而改善疲劳运动大鼠学习记忆能力。还发现石菖蒲中的 β-细辛醚可通过调控 APP/PS1 双转基因小鼠海马神经突触可塑性相关因子 GAP-43 的表达发挥，改善小鼠学习记忆能力障碍。

2. 抗抑郁 研究发现，石菖蒲可通过降低血清中促炎因子的含量，提高血清中抑炎因子的含量，减少雄性 SD 大鼠旷场实验总分，缩短游泳不动时间，改善抑郁大鼠行为学能力，发挥抗抑郁作用。

3. 抗焦虑 研究发现石菖蒲挥发油中的有效成分 α-细辛醚可通过维持 BLA 中兴奋性 / 抑制性神经元的兴奋性 / 抑制性传递和衰减神经元过度兴奋性之间的平衡发挥抗焦虑作用。

4. 抗癫痫 石菖蒲挥发油中的有效成分 α-细辛醚能够提高脑组织的兴奋域，减弱病灶的兴奋扩散，从而防治癫痫发作。

5. 抗帕金森 研究表明，石菖蒲挥发油主要有效成分 β-细辛醚可减轻 6-羟基多巴胺（6-OHDA）诱导的帕金森病大鼠症状，抑制 GRP78 和 CHOPmRNA 水平，促进 p-IRE1 和 XBP1 的表达，β-细辛醚可能通过 IRE1/XBP1 途径对 6-OHDA 诱导的帕金森病大鼠具有保护作用。

6. 心血管保护作用 通过研究发现，石菖蒲挥发油主要有效成分 β-细辛醚可降低 SOD 含量，升高 LDH 含量，下调抑制细胞凋亡的 COX-2 蛋白，上调调节能量代谢的 PPAR-α 蛋白，激活 VEGF 和 cAMP 信号通路，减轻盐酸异丙肾上腺素诱导大鼠心肌缺血的病理表现，发挥抗急性心肌缺血的治疗作用。

7. 降压　发现石菖蒲提取物可通过激活血管内皮 eNOS 途径使 NO 合成增加，从而引起血管舒张，其机制可能与减少自由基对机体的损伤，从而对内皮细胞、心肌细胞和血管重构起到保护作用。

8. 对呼吸系统作用　研究发现，β- 细辛醚、α- 细辛醚等能够显著抑制豚鼠气管痉挛性收缩，对组胺 - 乙酰胆碱致喘豚鼠模型分别进行整体、离体平喘及抗过敏实验后发现，β- 细辛醚可延长哮喘发作潜伏期和跌倒潜伏期，减轻哮喘程度，达到平喘效果；可松弛豚鼠离体平滑肌；并可减少豚鼠气管、支气管和肺组织中的肥大细胞脱颗粒数，起到抗过敏的作用。

9. 对消化系统的作用　研究发现，石菖蒲水提取液可抑制胃、十二指肠锋电振幅和慢波的频率、振幅以及十二指肠锋电发生率，抑制胃肠收缩活动，缓解胃肠收缩，其对胃肠的抑制作用可能是通过阻断胆碱能 M 受体实现的。

10. 抗肿瘤　现代药理研究证明，石菖蒲主要成分 β- 细辛醚可作用于 A549、PC3、PC9-R 肿瘤细胞，抑制肿瘤细胞的生长，阻滞细胞周期，抑制 DNA 的合成，促进细胞凋亡，抑制细胞迁移，发挥抗肿瘤的作用。

11. 抗菌　石菖蒲挥发油可对表皮葡萄球菌、A 群链球菌、福氏志贺菌、苹果炭疽病菌、核桃枯梢病菌等有不同程度的抑制作用。

【原植物】石菖蒲 *Acorus tatarinowii* Schott。名称已修订，正名是金钱蒲 *Acorus gramineus*。

多年生草本。根茎芳香，粗 2 ～ 5mm，外部淡褐色，节间长 3 ～ 5mm，根肉质，具多数须根，根茎上部分枝甚密，植株因而成丛生状，分枝常被纤维状宿存叶基。叶无柄，叶片薄，基部两侧膜质叶鞘宽可达 5mm，上延几达叶片中部，渐狭，脱落；叶片暗绿色，线形，长 20 ～ 30（50）cm，基部对折，中部以上平展，宽 7 ～ 13mm，先端渐狭，无中肋，平行脉多数，稍隆起。花序柄腋生，长 4 ～ 15cm，三棱形。叶状佛焰苞长 13 ～ 25cm，为肉穗花序长的 2 ～ 5 倍或更长，稀近等长；肉穗花序圆柱状，长（2.5）4 ～ 6.5（8.5）cm，粗 4 ～ 7mm，上部渐尖，直立或稍弯。花白色。成熟果序长 7 ～ 8cm，粗可达 1cm。幼果绿色，成熟时黄绿色或黄白色。花果期 2 ～ 6 月。

产湖南、贵州、广西、湖北。常见于海拔 20 ～ 2600m 的密林下，生长于湿地或溪旁石上。

【备注】阴虚阳亢、烦躁汗多、咳嗽、吐血、滑精者慎服。

（刘建新　汪冶　张在其）

Xingp mant 信蛮

姜黄 Jianghuang

【异名】毛姜黄、片姜黄、黄姜、宝鼎香、黄丝郁金。

【来源】本品为姜科植物姜黄 *Curcuma longa* L. 的干燥根茎。

【采收加工】冬季茎叶枯萎时采挖。

【性味】辛、苦，温。

【功能与主治】破血，行气，通经，止痛。用于心腹痞满胀痛，臂痛，癥瘕，妇女血瘀经闭，产后瘀停腹痛，跌仆损伤，痈肿。

【用法用量】内服：煎汤，5 ～ 10g。外用适量。

【现代临床研究】

1. 抗炎　研究结果表明，姜黄素可抑制炎症，增加白色脂肪组织中 M2 样巨噬细胞，促进抗炎细胞因子的产生。姜黄素可能通过抗炎，抗氧化应激和抗分解代谢活性等作用发挥软骨保护作用，这些作用对减轻骨关节炎的发病机制和症状至关重要。例如，姜黄素已被证明可通过减少炎症介质如白细胞介素（IL）-1β、肿瘤坏死因子（TNF）-α、IL-6、IL-8、前列腺素 E_2（PGE_2）的合成来减轻炎症过程；抑制 IL-1β 诱导的细胞外基质降解和软骨细胞凋亡。此外，姜黄素通过抑制激活蛋白 1（AP-1）途径和核因子 κB（NF-κB）活化，抑制了一些基质金属蛋白酶的基因表达。

2. 抗氧化　自由基与人体防御氧化应激系统之间的不平衡可导致各种慢性疾病。过量产生活性氧（ROS）会诱发氧化应激并破坏必需的生物分子，而抗氧化剂，包括抗氧化酶和抗氧化剂，可以保护人体免受自由基和 ROS 的影响，减轻许多慢性病的进展。姜黄素主要通过清除自由基来降低氧化应激反应。研究表明，姜黄素可以直接去除过量的自由基，防止 ROS 的产生。姜黄素还可以增加抗氧化酶的活性。姜黄素的治疗可显著增加 PON1 的活性，降低 LDL 氧化的易感性。

3. 抗癌　姜黄素通过在多种癌症中诱导细胞凋亡而表现出抗癌作用。姜黄素诱导的细胞凋亡导致癌细胞的形态变化，包括细胞皱缩、细胞质起泡、形态不规则和细胞膜磷脂酰丝氨酸外化。姜黄素的凋亡机制涉及某些生物分子和几种信号通路。姜黄素的衍生物和复合物也可以诱导癌细胞的凋亡，这可能为癌症治疗提供更多的应用可能性。据报道，姜黄素可降低人肺癌 A549 细胞的活力，诱导细胞凋亡和自噬。在直肠癌细胞中，姜黄素可增加肿瘤细胞中 P53 的表达，并调节肿瘤细胞的凋亡途径，促进肿瘤细胞的凋亡。

4. 抗糖尿病　研究发现，姜黄素具有良好的抗糖尿病活性，对糖尿病前期患者的姜黄素干预可显著降低 2 型糖尿病的发病风险。姜黄素的抗糖尿病活性通过下调 α-葡萄糖苷酶和 α-淀粉酶活性来控制高血糖症。此外，姜黄素有益于胰岛素生成和胰岛素反应性组织，如肝脏、骨骼肌和脂肪组织。与其他天然化合物如槲皮素和小檗碱相比，姜黄素对 α-淀粉酶具有更好的抑制作用。高血糖大鼠给予姜黄素治疗后，血糖的平均水平明显降低。此外，用姜黄素治疗糖尿病大鼠的葡萄糖耐量和胰岛素敏感性增强。同时，姜黄素可增加骨骼肌中 Akt 磷酸化和葡萄糖转运蛋白 4 型（GLUT4）易位的水平。此外，在用姜黄素治疗 12 周的糖尿病小鼠中，胰岛没有淋巴细胞浸润，并且胰腺管道附近的朗格汉斯小胰岛数量增加，这表明姜黄素可改善胰岛功能。

【**化学成分**】姜黄素、去甲氧基姜黄素、双去甲姜黄素、四氢姜黄素、环姜黄素、香草酸、香兰素、p-伞花汀、β-水芹烯、萜品油烯、三甲基苯甲醇、桉树脑、月桂烯、黄体素、芹菜素、槲皮素、山奈酚、杨梅素。

【**药理作用**】

1. 抗肿瘤　临床前期的细胞与动物实验研究表明，姜黄提取物及姜黄素在胰腺癌、胃癌、结肠直肠癌、前列腺癌、肝癌、皮肤癌、乳腺癌、口腔癌及白血病等的不同阶段都显示出抑制作用。研究表明，姜黄素能下调细胞周期蛋白 -B1（Cyclin-B1）、凋亡抑制基因（Bcl-xl）的表达，显著抑制人甲状腺癌 SW579 细胞在体外的增殖。研究人员通过实验证明姜黄素能阻断转录因子（NF-κB）信号通路，协同穿心莲内酯发挥人鼻咽癌细胞 CNE-2 体外抗癌作用。研究表明，姜黄素能抑制结肠癌细胞 SW480 的增殖并促进其凋亡，有时间和剂量依赖性，这种抗癌效应可能与干扰 skp2-p27kip 通路有关。诱导凋亡在姜黄素抗癌作用中起重要作用，其诱导细胞凋亡并抑制细胞周期进程，两者均有助于预防大鼠主动脉平滑肌细胞中的癌细胞生长。同时，姜黄素作为拓扑异构酶 II，在人癌细胞系 TK-10、MCF-7 和 UACC-62 中通过 DNA 损伤诱导凋亡性细胞死亡。

最近的研究表明，姜黄素可通过调节 microRNA（miR 是具有 19～25 个核苷酸的内源性 RNA）影响癌症的发生和进展。其中 miR-2 是许多癌症（包括乳腺癌、胃癌、结肠癌、肺癌、胰腺癌和卵巢癌）中最经常上调的 miR 之一，它可以增加细胞增殖和减少凋亡，因此增加癌症发病率。目前已经发现姜黄素能够降低 miR-2 水平，这也是姜黄素具有抗癌作用的关键机制。

2. 抗菌　姜黄提取物对革兰阳性菌（金黄色葡萄球菌、肠球菌、枯草芽孢杆菌）及革兰阴性菌（大肠埃希菌和铜绿假单胞菌）具有广谱的抗菌活性。姜黄素可结合到肠炎沙门菌鞭毛上，促使其破裂，从而降低了肠炎沙门菌的活力。姜黄素能上调巨噬细胞中PKC、几丁质合成酶-1和几丁质合成酶-3的转录，促进炎性细胞因子的分泌；姜黄素通过诱导半胱氨酸-天冬氨酸蛋白酶3依赖的细胞凋亡和通过抑制NF-κB激活来自噬而防止人巨噬细胞中的结核分枝杆菌感染；姜黄素通过上调RecA蛋白的表达诱导大肠埃希菌凋亡，在最低抑菌浓度下，用姜黄素处理的大肠埃希菌表现出不同的凋亡标记，如ROS积聚、膜去极化和Ca^{2+}内流；姜黄素作为对黄曲霉的光动力学抗菌化疗的光敏剂表现出抗菌作用。

3. 抗炎　姜黄及其活性成分的抗炎作用主要是通过降低炎性细胞因子的表达和分泌，介导多种炎症信号通路，调节炎症相关的细胞功能（如巨噬细胞）等来实现的。研究人员等通过建立胶原诱导性大鼠关节炎模型，用姜黄水煎液进行治疗，发现姜黄能减少滑膜组织充血和炎性细胞浸润从而减轻大鼠的滑膜炎症反应。在实验性自身免疫性神经炎（EAN）大鼠模型中，姜黄素的应用可抑制炎症细胞的积累，抑制干扰素（IFN）-γ、肿瘤坏死因子-α、白细胞介素（IL）-1β和IL-17的表达，同时降低淋巴结和脾脏中IFN-γ+CD4$^+$Th1细胞，改变辅助性T细胞分化。研究表明，姜黄素通过直接下调IFN-γ产生来抑制K14-VEGF转基因小鼠中TPA诱导的Th1炎症。姜黄素还可调节核因子κB配体（RANKL）的受体激活物（诱导破骨细胞分化、激活和功能），并减少炎性骨质流失。

4. 抗氧化　姜黄中的姜黄素等化合物主要通过抑制氧化应激介导的ROS或脂质过氧化而表现出抗氧化作用。姜黄素具有强大的氧自由基清除剂作用，其抗氧化活性与维生素C和E相当，并可以保护脂质或血红蛋白免受氧化。姜黄素可通过抑制PKCδ/NADPH氧化酶/ROS信号通路在PMA诱导的THP-1分化过程中抑制基质侵入。研究显示，姜黄素可以通过上调氧化应激防御酶HO-1降低活性氧（ROS）水平，并保护人视网膜色素上皮细胞ARPE-19免受氧化应激；可通过激活SIRT1信号通路（包括上调Bcl-2和下调Bax），减少缺血再灌注引起的线粒体氧化损伤；还能保持线粒体氧化还原电位，显著提高线粒体SOD活性，减少线粒体过氧化氢和丙二醛的形成，导致细胞对氧化损伤的抵抗力增强。姜黄提取物与姜黄素具有较强的抗氧化及抗炎活性，可明显降低哮喘模型大鼠体内的白细胞和淋巴细胞总数及NO_2、NO_3、MDA水平，同时提高超氧化物歧化酶（SOD）、过氧化氢酶（CAT）和巯基含量水平，其效果与地塞米松效果相当，提示姜黄及其主要成分姜黄素对哮喘症状中的炎症和氧化应激具有预防性治疗的潜力。

5. 保肝　姜黄提取物及姜黄素能够通过抗炎、抗氧化、抑制纤维化等来保护肝脏。CCl_4诱导大鼠肝损伤模型实验证明，姜黄醇提取物和姜黄素抑制急性和慢性应激中的肝脏ROS，恢复改变的ER折叠状态，调节ER应激和由此产生的肝脏血脂异常，从而促进了CCl_4诱导的肝损伤的恢复。姜黄水提物可维持肝脏抗氧化活性，抑制脂质过氧化，并于小鼠急性乙醇给药后抑制炎性细胞因子的产生，从而有效预防急性乙醇诱导的小鼠肝损伤。姜黄提取物可以作用于胆碱代谢以增加脂肪从肝脏输出从而预防脂肪肝。姜黄素可通过上调抗氧化活性和抑制NF-κB、IL-1β、TNF-α和IL-12的表达降低CCl_4诱导的鲤鱼肝脏损伤。

6. 抗糖尿病　姜黄及其活性成分通过改善胰岛素的表达、增强胰岛素敏感性、抑制葡萄糖的摄入以及抗炎和抗氧化作用等阻止2型糖尿病的发生。对姜黄提取物的α-葡萄糖苷酶和α-淀粉酶的抑制活性进行筛选，实验结果显示：姜黄乙酸乙酯提取物中α-葡萄糖苷酶和α-淀粉酶抑制率最高（IC_{50}分别为12.6μg/mL、498.3μg/mL），且乙酸乙酯和甲醇提取物的葡萄糖抑制能力显著高于标准葡萄糖苷酶抑制药阿卡波糖（$P < 0.05$）。本研究揭示的姜黄根茎的高抗糖尿病、抗氧化和抗高血压能力，突出了其作为糖尿病和相关病症预防和治疗剂来源的潜力。

姜黄素作为蛋白酶体活性的直接抑制剂，在与肥胖相关的胰岛素抵抗小鼠模型中可预防 β 细胞衰竭，由此增加胰岛素产生，其还可通过激活 INS-1 细胞中的 PI3K/Akt/GLUT2 途径增加胰岛素的表达和分泌。在实验研究中发现，链脲佐菌素诱导的糖尿病大鼠经姜黄素预处理后，胰岛素基因表达和胰岛素分泌的改善是通过降低多种胰腺中的 α_2- 肾上腺素能受体表达和 β- 肾上腺素能受体表达来实现的。

7. 降血脂 姜黄乙醇提取物能使实验性高脂血症小鼠血脂降低，大黄与姜黄乙醇提取物按 1∶1 比例伍用降脂效果优于单味药提取物。姜黄素能够降低血浆和肝脏中 TG 和 TC 的含量；通过蛋白激酶（AMPK）活化和过氧化物酶体增殖激活受体（PPARα）表达的升高来调节肝脏脂质代谢，减轻高脂饮食（HFD）诱导的肝脂肪变性，抑制脂肪肝的发展；可刺激外泌体释放以去除胆固醇并减轻抗精神病药物引起的细胞内脂质积聚。姜黄挥发油可通过调节 PPARα、肝 X 受体 α（LXRα）以及参与脂质代谢和运输的相关基因，表现出抗高脂血症作用，并降低脂质诱导的氧化应激、血小板活化和血管功能障碍；还可以减弱动脉损伤引起的加速的动脉粥样硬化、炎症和巨噬细胞泡沫细胞形成。

8. 神经保护 研究发现姜黄素对蛋白激酶 PINK1 缺陷型的线粒体功能障碍和细胞凋亡具有保护作用，这可能有助于帕金森病的治疗。在小鼠小脑颗粒神经元的原代培养中，姜黄素可诱导 Nrf2 易位进入细胞核，并增加了谷胱甘肽还原酶、谷胱甘肽 S- 转移酶和 SOD 的活性，这对氯化血红素诱导的神经元死亡起重要保护作用。姜黄素通过抑制慢性轻度应激大鼠的前额叶皮层和海马中的细胞因子基因表达以及减少 NF-κB 的活化，并在外侧杏仁核内调节突触相关蛋白，从而发挥抗抑郁样作用。

9. 其他作用 姜黄消痤搽剂具有清热祛湿、活血消痤的功效，临床上多用来治疗皮炎。姜黄提取物可通过抗氧化作用发挥心脏保护作用。姜黄还能抑制应激、乙醇、吲哚美辛、利血平、幽门结扎引起的溃疡形成，抑制肠道痉挛，增加碳酸氢盐、胃泌素、胰泌素和胰酶的分泌，起到胃肠道保护作用。Bayrak 等的研究中，姜黄素能抑制肾脏氧化应激而预防大鼠肾脏缺血再灌注时导致的急性肾损伤，从而降低肾衰竭的发生概率，同时还能预防由于内毒素血症而引起的急性肾小管上皮坏死，保护肾组织。此外，据研究报道，在给高尿酸小鼠模型注射姜黄醇提取物后，小鼠的血清尿酸明显下降、尿液中尿酸排出量明显增加，肝脏黄嘌呤氧化酶活性得到有效抑制，提示姜黄还能用来治疗痛风。

【原植物】姜黄 *Curcuma longa* L.

株高 1～1.5m，根茎很发达，成丛，分枝很多，椭圆形或圆柱状，橙黄色，极香；根粗壮，末端膨大呈块根。叶每株 5～7 片，叶片长圆形或椭圆形，长 30～45（90）cm，宽 15～18cm，顶端短渐尖，基部渐狭，绿色，两面均无毛；叶柄长 20～45cm。花葶由叶鞘内抽出，总花梗长 12～20cm；穗状花序圆柱状，长 12～18cm，直径 4～9cm；苞片卵形或长圆形，长 3～5cm，淡绿色，顶端钝，上部无花的较狭，顶端尖，开展，白色，边缘染淡红晕；花萼长 8～12mm，白色，具不等的钝 3 齿，被微柔毛；花冠淡黄色，管长达 3cm，上部膨大，裂片三角形，长 1～1.5cm，后方的 1 片稍较大，具细尖头；侧生退化雄蕊比唇瓣短，与花丝及唇瓣的基部相连成管状；唇瓣倒卵形，长 1.2～2cm，淡黄色，中部深黄，花药无毛，药室基部具 2 角状的距；子房被微毛。花期 8 月。

产广西。喜生于向阳的山地。也有栽培品。

（郑钦方　汪冶）

Xingp mant jenc 信蛮近

黄精 Huangjing

【异名】老虎姜、鸡头参、黄鸡菜、节节高、仙人余粮、龙衔、白及、兔竹、垂珠、鸡格、米脯、菟竹、鹿竹、救穷。

【来源】本品为百合科植物多花黄精 *Polygonatum cyrtonema* Hua 的干燥根茎。

【采收加工】春、秋二季采挖，除去须根，洗净，置沸水中略烫或蒸至透心，干燥。

【性味】甘，平。

【功能与主治】补气养阴，健脾，润肺，益肾。用于脾胃气虚，体倦乏力，胃阴不足，口干食少，肺虚燥咳，劳嗽咳血，精血不足，腰膝酸软，须发早白，内热消渴。

【用法用量】内服：煎汤，9～15g。

【现代临床研究】

1. 治疗卵巢功能减退　卵巢储备功能下降（DOR），导致女性生育能力降低以及性激素分泌减少，有相关研究表明此病症多发于 18～40 岁，针对该病症，专家认为需要通过补肾活血联合祛风法来治疗，并创立补肾活血祛风方。一系列临床研究表明，补肾活血祛风方能够明显降低 FSH（卵泡刺激素）指标，提高雌性激素的含量，能使得卵巢内外环境得到改善，从而恢复卵巢的功能。

2. 治疗糖尿病并发症　糖尿病能导致多种并发症，其中糖尿病肾病（DN）是目前临床上较为常见以及多发的并发症之一，黄精多糖可以通过抑制发生纤维化，来起到保护肾脏的作用。

3. 治疗慢性胃炎　根据长期的临床应用得出，将黄精加入传统的二黄公英建中汤中，能够治疗慢性胃炎，疗效明显。处方：黄精 15g，黄芪 20g，黄连 4g，蒲公英 15g，桂枝 9g，白芍 15g，生姜 6g，大枣 10g，每日一剂，水煎分 3 次服，治疗慢性胃炎 86 例，治愈 35 例，有效 42 例，无效 9 例，总有效率 89.5%。

4. 治疗原发性高血压　选取 84 例原发性高血压患者，分成两组，一组利用黄精益阴汤进行治疗，一组利用硝苯地平缓释片进行治疗，通过一系列指标的对比，得出黄精益阴汤对于原发性高血压患者的治疗效果值得肯定，可以使其血压水平得到明显的降低。

5. 治疗小儿脾疳　临床观察 35 例脾胃损伤患者，其中男患者 21 例，女患者 14 例，年龄范围在 2～13 岁，平均年龄 6 岁，针对不同年龄患者给予不同量的黄精治疗，每日服用两次，早晚各一次，10 天为一个疗程，连续服用 1～3 个疗程，有效率为 80%。

【化学成分】薯蓣皂苷元、毛地黄糖苷、菝葜皂苷元、芹菜黄素、吖丁啶羧酸、天门冬氨酸、高丝氨酸牡荆素木糖苷、异甘草素玻、丁香脂素、14α- 羟基西伯利亚蓼苷 A、滇黄精苷 A 等。

【药理作用】

1. 抗氧化　从黄精饮片中提取得到黄精粗多糖，再将粗多糖经 DEAE（纤维素）DE-52 离子交换色谱柱、Sephadex（葡聚糖凝胶）G75 凝胶柱分离得到均一组分 PP48（PP：黄精多糖），并对 PP48 清除自由基的活性进行测定，以 PP48 对 DPPH（1,1- 二苯基 -2- 三硝基苯肼）自由基的清除率作为评价指标，测得其对 0.1mmol/L 的 DPPH 溶液自由基清除率为 30.6%（RSD=8.21%），表明 PP48 具有一定的清除 DPPH 自由基的能力。利用黄精多糖（PSP）进行体外抗氧化实验，结果表明，在体外黄精多糖能抑制 · OH（羟基自由基）的产生以及 · OH 对红细胞产生的破坏作用（$P < 0.01$），能够抑制肝匀浆脂质过氧化的过程（$P < 0.01$），并且其抗氧化作用与剂量有依赖性（$P < 0.05～0.01$），说明黄精多糖具有体外抗氧化作用。

2. 抗肿瘤　黄精多糖能够通过提高动物的免疫功能来达到控制和杀灭肿瘤细胞的目的。通过提取、分离、纯化等过程，获得黄精粗多糖，通过动物的在体试验，研究黄精多糖对移植性肿瘤 Heps、Eac 活性的影响。结果：黄精多糖各剂量组的肿瘤质量均小于对照组。通过黄精多糖对小鼠肝癌 H22 实体瘤、肉瘤 S180 腹水瘤的生长抑制作用实验，得出黄精多糖具有明显抗肿瘤作用的结论。

3. 调节血糖血脂　利用黄精多糖喂养链脲佐菌素（STZ）诱导的糖尿病大鼠，观察黄精多糖对糖尿病大鼠的保护作用。实验结果表明，黄精多糖能显著降低糖尿病大鼠空腹血糖和血液中糖化血红蛋白的浓度，提高胰岛素和血浆 C 肽浓度，减轻多饮、多食、多尿、体重减轻等症状，表明黄精多糖具有调节糖代谢、改善糖尿病临床症状以及辅助治疗糖尿病眼部并发症的作用。

4. 调节免疫力　研究表明，黄精多糖能显著促进 RAW264.7 巨噬细胞的中性红细胞吞噬功能，与环磷酰胺组相比，黄精多糖加速了脾脏指数和胸腺指数的恢复，增强 T 细胞和 B 细胞增殖反应以及腹腔巨噬细胞吞噬作用。利用环磷酰胺建立小鼠免疫抑制模型，给予小鼠不同浓度的黄精多糖，测定各组免疫指标的变化。结果显示，与模型对照组对比，黄精多糖能提高免疫抑制小鼠脾脏、胸腺指数，并能明显促进溶血素的形成（$P < 0.05$），表明黄精多糖能有效地改善因环磷酰胺造成免疫抑制小鼠的免疫功能。

5. 抗炎　黄精多糖能够降低炎症损伤，抑制炎症因子表达，能有效地保护糖尿病大鼠心肌组织。先用灌胃的方式给小鼠饲喂黄精多糖，然后在小鼠在左耳廓两侧耳部采用涂布二甲苯的方式来产生炎症，并用右耳廓做对照，通过在左右耳廓同一部位打孔取耳片进行称重（重量差设为肿胀度）来表示炎症的程度。结果：与没有喂黄精多糖对照组相比较，试验组小鼠耳肿胀明显轻于对照组，说明黄精多糖能抑制由涂布二甲苯导致的局部炎症，能够起到一定的抗炎作用。在研究从黄精中分离得到的单体化合物对 LPS（脂多糖）诱导生成 NO（一氧化氮）的抑制作用试验中，发现经多级沉淀后的各部分多糖对 NO 抑制率都大于黄精总多糖，且呈现浓度依赖性，浓度越大，NO 抑制率越大，表明黄精多糖具有较好的抗炎活性。

6. 抑制骨质疏松　黄精多糖能够使得小鼠骨髓巨噬细胞分化成为破骨细胞受到抑制，并且能够减缓由脂多糖诱导而导致的颅骨骨溶解。绝经后的大鼠其骨量会逐渐下降，通过实验证明黄精多糖具有能够制止绝经后骨质疏松大鼠骨量下降的能力，从而表明黄精多糖具有抗骨质疏松的作用。

【原植物】多花黄精 *Polygonatum cyrtonema* Hua

根状茎肥厚，通常连珠状或结节成块，少有近圆柱形，直径 1～2cm。茎高 50～100cm，通常具 10～15 枚叶。叶互生，椭圆形、卵状披针形至矩圆状披针形，少有镰状弯曲，长 10～18cm，宽 2～7cm，先端尖至渐尖。花序具（1～）2～7（～14）花，伞形，总花梗长 1～4（～6）cm，花梗长 0.5～1.5（～3）cm；苞片微小，位于花梗中部以下，或不存在；花被黄绿色，全长 18～25mm，裂片长约 3mm；花丝长 3～4mm，两侧扁或稍扁，具乳头状突起至具短绵毛，顶端稍膨大乃至具囊状突起，花药长 3.5～4mm；子房长 3～6mm，花柱长 12～15mm。浆果黑色，直径约 1cm，具 3～9 颗种子。花期 5～6 月，果期 8～10 月。

产湖南、贵州、广西、湖北。生于山地林下、灌丛或山坡的半阴处。

（郑钦方　汪冶）

Xoh kuedp 削昆

铁筷子 Tiekuaizi

【异名】大叶蜡梅、狗矢蜡梅、狗蝇梅、蜡梅、磬口蜡梅、黄梅花、黄金茶、石凉茶、梅花、瓦乌柴、麻木柴、荷花蜡梅、素心蜡梅、蜡木、卷瓣蜡梅。

【来源】本品为蜡梅科植物蜡梅 *Chimonanthus praecox*（L.）Link 的干燥根。

【采收加工】移栽后 3～4 年开花。在花刚开放时采收。用无烟微火烘到表面显干燥时取出，等回潮后再行复烘，这样反复1～2次，烘到金黄色全干即成。

【性味】甘、辛，凉。

【功能与主治】祛风，解毒，止血。用于风寒感冒，腰肌劳损，风湿关节炎。

【用法用量】内服：煎汤，15～20g，外用适量。

【附方】

1. 代喉老　削昆（铁筷子）、骂比康（鹿衔草）、兰坝（岩豇豆），煎水内服。

2. 耿高更　削昆（铁筷了）、罪蛮（见血飞）、教素昆（威灵仙）、郎丈（木姜子）、国盼白（白木通）、生姜，煎水熏洗。

【化学成分】含美洲蜡梅碱、蜡梅碱和内消旋蜡梅碱。花中含有丰富的挥发性成分，如龙脑、桉油精、芳樟醇等。此外，还有较多倍半萜和香豆素类成分，其中二聚吡咯并吲哚型、二聚哌啶并喹啉型生物碱，二聚、三聚香豆素类成分是其特征性成分，尚含盐肌醇。

【药理作用】具有抗菌、抗炎、止泻、催吐、降脂、抗肿瘤、增强免疫等药理作用。美洲蜡梅碱可加强家兔离体子宫的强直性痉挛和运动。

抗肿瘤作用　从铁筷子挥发油中鉴定了33种化合物，共占挥发油的89.71%，铁筷子挥发油中主要含有棕榈酸（占总油量的19.99%）、亚油酸（占总油量的13.27%）、油酸（占总油量的10.99%）。抗肿瘤活性实验表明：铁筷子挥发油对BGC-823细胞有增殖抑制作用，IC_{50}值为11.793μg/mL。结论：铁筷子挥发油可抑制BGC-823细胞的增长。

【原植物】蜡梅 *Chimonanthus praecox*（L.）Link

落叶灌木，高达4m；幼枝四方形，老枝近圆柱形，灰褐色，无毛或被疏微毛，有皮孔；鳞芽通常着生于第二年生的枝条叶腋内，芽鳞片近圆形，覆瓦状排列，外面被短柔毛。叶纸质至近革质，卵圆形、椭圆形、宽椭圆形至卵状椭圆形，有时长圆状披针形，长5～25cm，宽2～8cm，顶端急尖至渐尖，有时具尾尖，基部急尖至圆形，除叶背脉上被疏微毛外无毛。花着生于第二年生枝条叶腋内，先花后叶，芳香，直径2～4cm；花被片圆形、长圆形、倒卵形、椭圆形或匙形，长5～20mm，宽5～15mm，无毛，内部花被片比外部花被片短，基部有爪；雄蕊长4mm，花丝比花药长或等长，花药向内弯，无毛，药隔顶端短尖，退化雄蕊长3mm；心皮基部被疏硬毛，花柱长达子房3倍，基部被毛。果托近木质化，坛状或倒卵状椭圆形，长2～5cm，直径1～2.5cm，口部收缩，并具有钻状披针形的被毛附生物。花期11月至翌年3月，果期4～11月。

产湖南、贵州、广西。野生于山坡或河旁，亦有人工栽培。

（蔡伟　汪冶）

Xongk 送

虎杖 Huzhang

【异名】花斑竹、酸筒杆、酸汤梗、川筋龙、斑庄、斑杖根、大叶蛇总管、黄地榆、大虫杖、苦杖、酸杖、斑杖、酸桶笋、斑庄根、鸟不踏、酸杆、斑根、酸榴根、土地榆、酸通、雄黄连、蛇总管、大活血、血藤、紫金龙、酸汤秆、号筒草、斑龙紫、野黄连、活血丹、红贯脚、阴阳莲、活血龙、猴竹、苦杖根、杜牛膝、黄药子、土地榆、雌黄连、蛇总管大活血、猴竹根、金锁王、九龙根、山茄子、斑草、搬倒甑、九股牛、大接骨、老君丹。

【来源】本品为蓼科植物虎杖 *Polygonum cuspidatum* Sieb. et Zucc. 的干燥根茎和根。

【采收加工】春、秋二季采挖，除去须根，洗净，趁鲜切短段或厚片，晒干。

【性味】苦，寒。

【功能与主治】清热利湿，活血解毒。用于麻疹，摆子，肚痛毒，酒痢，霍乱转筋，下界野鸡，小儿出酒疾，黄渺肚胀，羊毛渺，火秒，疮，泥揪症，咳嗽症入内，懒黄病，水蛊病，发热。

【用法用量】内服：煎汤，9 ～ 30g。外用：适量，制成煎液或油膏涂敷。

【现代临床研究】治疗小儿支原体肺炎　虎杖合剂合用阿奇霉素治疗小儿支原体肺炎 39 例，基本方为虎杖、贯众、丹参、川芎、苏子、葶苈子，并与单用阿奇霉素治疗的 31 例对照观察。结果：中药组患儿咳嗽和肺部啰音消失时间明显少于对照组（$P < 0.01$）。虎杖合剂治疗小儿支原体肺炎疗效明显，未发现不良反应，值得临床应用。

【化学成分】大黄素、大黄酸、大黄酚、大黄素甲醚、大黄素 -8- 甲醚、芦荟大黄素、蒽醌苷 B、大黄素 -8-O-β-D- 葡萄糖苷、大黄素甲醚 -8-O-β-D- 葡萄糖苷、迷人醇（afnacniol）、6- 羟基芦荟大黄素、6- 羟基芦荟大黄素 -8- 甲醚、决明松 -8-O-D- 葡萄糖苷、萘骈二蒽酮类衍生物金丝桃苷、大黄素 -6- 甲醚、2- 甲氧基 -6- 乙酰基 -7- 甲基胡桃醌、2- 乙氧基 -8- 乙酰基 -1,4- 奈醌、白藜芦醇（reseveratrol）和白藜芦醇 -3-O- 葡萄糖苷、β- 谷甾醇、胡萝卜苷、芹菜素、橙皮素、芦丁、槲皮素、染料木素、槲皮素 -3-O- 鼠李糖苷、槲皮素 -3-O- 阿拉伯糖苷、槲皮素 -3-O- 葡萄糖苷、木犀草素 -7-O- 葡萄糖苷、槲皮素 -3-O- 半乳糖苷、7- 羟基 -4- 甲氧基 -5- 甲基香豆素、原儿茶酸、没食子酸、2,5- 二甲基 -7- 羟基色酮，5- 羟甲基 -7- 羟基 -2- 甲基色原酮、5,7- 二羟基 -1（3H）- 异苯并呋喃酮和饱和脂肪酸。

【药理作用】

1. 抗炎　虎杖的醋酸乙酯提取物具有抗炎作用，作用机制可能是抑制炎症介质前列腺素 E_2（PGE_2）的合成、抑制细胞免疫及与垂体 - 肾上腺皮质系统有关。研究还发现，采用新鲜虎杖外洗可以治疗关节疼痛，效果比较显著。烧伤、烫伤、感染、放射性皮炎等可以通过虎杖与其他药物合用来治疗。

2. 抗病毒　大黄素等蒽醌类化合物具有一定的抗病毒作用，对乙型肝炎抗原阳性能够产生一定的抑制作用，多被用于治疗急性黄疸型肝炎和慢性肝炎。虎杖大黄素可以对 1- 型单纯疱疹病毒（HSV-1）HS-1 株直接杀灭、增殖抑制、感染阻断，这些作用比对照药阿昔洛韦药效更强。大黄酚能显著抑制 2 型和 3 型小儿麻痹病毒，其半数抑制浓度（IC_{50}）均为 210.20ng/L。蒽醌类化合物具有抗人类免疫缺陷病毒（HIV）的作用，其中虎杖中的大黄素抗 HIV-1 活性的 IC_{50} 为 36.3μmol/L。虎杖中的大黄素对 HSV-1、带状疱疹病毒、2 型单纯疱疹病毒（HSV-2）、伪狂犬病流感及副流感病毒、痘苗病毒等均有一定的抑制作用。

3. 抗菌　采用索氏提取法和超声提取法，以水和乙醇为提取溶剂分别萃取虎杖等 7 种中药的有效组分，采用平板稀释法对 12 种菌株开展药物敏感实验，测定提取物对 12 种致病菌的最小抑菌浓度（MIC）和最小杀菌浓度（MBC）。结果：虎杖等 7 种中药提取物单用对病原菌均有不同程度的抑制作用，不同乙醇体积分数，提取中药与溶剂的比例对抑菌效果影响显著。朱廷儒等研究表明，金黄色葡萄球菌和肝炎双球菌能够被大黄素、大黄素 -8- 葡萄糖苷等抑制，大黄素等醌类化合物具有抗菌活性。研究发现，临床常用 100 株厌氧菌可以被大黄素很强地抑制，8μg/L 大黄素能够抑制 76% ～ 99% 的厌氧菌，其 MIC 值与头孢甲噻吩相近。

4. 对血液系统的作用

（1）调节血脂：复方虎杖提取物具有一定的降血脂作用。4g/kg、8g/kg、12g/kg 的虎杖提取物均可以改善高脂饲料致高脂血症模型大鼠的血清血脂水平，其中高、中剂量组效果优于低剂量组。研究表明，虎杖降脂颗粒对高脂乳剂诱导的高脂血症模型大鼠具有明显的治疗作用。该作用可能与其提高机体的抗氧化能力、抵抗自由基介导的脂质过氧化作用、调节肝脏脂代谢关键酶脂蛋白酯酶（LPL）和肝酯酶（HL）的活性以及改善血液流变学有关。

（2）抗血栓形成和防止脑出血：研究表明，虎杖苷可以通过改善微循环，从而产生抗血栓形成的作用。王君通过观察虎杖苷对大鼠神经功能的作用及其作用机制，认为虎杖苷具有一定的干预凝血酶致神经细胞损伤的作用，有抗实验性脑出血的作用。能够通过抗氧化、改善脑水肿、抗细胞凋亡以及保护神经细胞来拮抗脑出血后的脑组织损伤。

（3）改变血液流变学特性：通过对高脂饲料导致高脂血症模型大鼠给予复方虎杖提取物，证明4g/kg、8g/kg、12g/kg的复方虎杖提取物可以改善高脂饲料致高脂血症模型大鼠的血液黏滞性。用链脲佐菌素诱发 SD 大鼠糖尿病肾病（DN）模型，研究虎杖与黄芪、益母草配伍对 DN 模型大鼠糖代谢、脂代谢及血液流变学指标的影响。成模大鼠随机分为模型组、开博通组、虎杖 - 益母草配伍组、虎杖 - 黄芪配伍组，空白组 10 只，模型组 15 只，其余 3 组每组 13 只。虎杖与益母草配伍、虎杖与黄芪配伍合煎液灌胃剂量为 3g/kg，开博通组灌胃剂量为 6.25mg/kg，模型组和空白组灌胃同体积 10mL/kg 的生理盐水，每日给药 1 次，连续给药 8 周，以血糖、三酰甘油（TG）、胆固醇（Chol）、高密度脂蛋白胆固醇（HDL-C）、低密度脂蛋白胆固醇（LDL-C）、血流变学等为观察指标。结果表明：虎杖配伍黄芪、益母草对糖尿病肾病糖、脂代谢及血流变具有调节作用，产生降低全血与血浆黏度，改善微循环的作用。

（4）抗血小板聚集：虎杖苷明显抑制凝血酶引起的血小板与中性粒细胞间的黏附作用和肉豆蔻佛波醇激活的中性粒细胞悬液引起的血小板聚集作用；虎杖苷对电刺激大鼠颈动脉及结扎大鼠下腔静脉引起的血栓形成具有明显的对抗作用。虎杖苷可以抑制血小板聚集，抑制血小板血栓烷 A_2 生成的作用。

5. 扩张血管　以累计浓度法观察虎杖苷对去氧肾上腺素预收缩血管的舒张效应，并观察不同信号通路阻断剂对虎杖苷效应的影响。虎杖苷呈浓度相关地舒张内皮完整的血管，去除内皮后该效应几乎被取消；过氧化物酶体增殖物激活受体 -β（PPAR-β）阻断剂 GSK0660、NF-κB 阻断剂 PDTC 及一氧化氮合酶抑制剂 N- 硝基 -L- 精氨酸甲酯基精氨酸（L-NAME）均明显抑制虎杖苷舒张血管效应（$P < 0.05$）；但环氧合酶 -2（COX-2）抑制剂美洛昔康对虎杖苷的作用无明显影响。结果表明：虎杖苷具有直接舒张血管作用，该作用依赖于内皮功能的完整性，其机制可能与 PPAR-β、NF-κB 信号通路及 NO 释放有关，而与前列环素的作用无关。

6. 心肌保护　虎杖苷具有降低总胆固醇（TC）、TG、β- 脂蛋白及升高 α- 脂蛋白的作用，可以改善心肌缺血大鼠心脏功能；病理组织学显示，虎杖苷可减轻高脂血症大鼠心肌纤维结构的异常改变。虎杖苷对缺血受损心肌具有保护作用，其作用与降低大鼠胆固醇含量、改善高脂血症脂代谢紊乱有关。

7. 抗休克、改善微循环　虎杖苷能够显著延长重症休克大鼠存活时间。使用线粒体保护剂可以减轻重症休克的损伤，在 3 种检测的药物中，虎杖苷的保护效应最为明显。

8. 抗肿瘤　虎杖苷具有广谱的抑制肿瘤细胞增殖的作用，且虎杖苷对正常细胞的毒性较小。虎杖苷还可以抑制裸鼠移植瘤的生长，所以可以推测对动物毒副作用较小。通过导致细胞周期 S 期阻滞及诱导凋亡，虎杖苷发挥其抗肿瘤作用。在不显著影响细胞生长的浓度下，虎杖苷可抑制肺癌和乳腺癌细胞的迁移、贴壁能力和侵袭能力，其抑制乳腺癌转移能力的机制可能与下调 N- 钙黏着蛋白（cadherin）蛋白的表达，上调 E- 链蛋白（catenin）、E- 钙黏着蛋白有关。虎杖苷对脂多糖（LPS）诱导巨噬细胞后晚期炎症因子 HMGB1 及多种早期炎症因子的产生没有显著的影响。研究人员通过 MTT 法测定了虎杖中白藜芦醇丙烯酰胺类衍生物对人乳腺癌 MCF-7 细胞株、肺腺癌 A549 细胞株和小鼠黑色素瘤 B16-F10 细胞株的抗增殖活性，结果显示：这类化合物对这 3 种肿瘤细胞均表现出良好的抗增殖活性。另外，测定了白藜芦醇甲酰胺类衍生物对人肝癌 Smmc7721 细胞株和胃癌 SGC7901 细胞株的抗增殖活性，结果显示这类化合物对这两种肿瘤细胞均表现出良好的抗增殖活性，并强于阳性对照 5-氟尿嘧啶。

9. 抗氧化 通过剪取新生 SD 大鼠左心室，采用差速贴壁法分离并培养心肌细胞和成纤维细胞，将培养成功的成纤维细胞和心肌细胞均分为 5 组，即正常对照组、虎杖苷对照组（4 ~ 10mol/L）、模型组 [6 ~ 10mol/L 异丙肾上腺素（ISO）]、虎杖苷低浓度组（5 ~ 10mol/L + ISO6 ~ 10mol/L）和虎杖苷高浓度组（4 ~ 10mol/L + ISO6 ~ 10mol/L），进行相应干预。孵育 2 天后，采用有关方法测定心肌细胞蛋白质含量，并测定其超氧化物歧化酶（SOD）和谷胱甘肽过氧化物酶（GSH-Px）活性；测定成纤维细胞增殖及其培养液中 SOD 和 GSH-Px 及一氧化氮（NO）浓度。结果：模型组可诱导心肌细胞蛋白含量增多，明显降低 SOD 及 GSH-Px 活力（$P < 0.05$）；与模型组比较，虎杖苷高低浓度组心肌细胞蛋白含量均明显降低，且 SOD 及 GSH-Px 活力明显升高（$P < 0.05$）；虎杖苷高浓度对 GSH-Px 活性的升高明显较低浓度强，差异有统计学意义（$P < 0.05$）。与正常对照组比较，模型组可诱导成纤维细胞增殖，明显降低 SOD 及 GSH-Px 活力和 NO 含量（$P < 0.05$）；与模型组比较，虎杖苷高浓度组能抑制成纤维细胞的增殖，显著升高 NO 含量和 SOD 及 GSH-Px 活力（$P < 0.05$）。说明虎杖苷对 ISO 诱导的乳鼠心肌细胞肥大和成纤维细胞增殖有一定对抗作用，其作用机制与其抗氧化作用以及影响 NO 生成有关。

10. 改善阿尔茨海默病症状 采用侧脑室注射 β- 淀粉样蛋白片段 1-42（Aβ1-42）建立阿尔茨海默病小鼠模型，通过 Morris 水迷宫实验检测小鼠学习记忆能力，使用试剂盒检测小鼠脑组织总抗氧化能力、乙酰胆碱酯酶活性、丙二醛和 NO 含量。结果表明：虎杖醇提物、水提物均不同程度地改善模型小鼠的学习记忆能力，提高总抗氧化能力，以醇提物效果更好；醇提物还能抑制乙酰胆碱酯酶活性，降低丙二醛和 NO 含量。结果表明：虎杖提取物能改善 Aβ 致阿尔茨海默病小鼠模型的学习记忆能力，其作用机制可能与抗氧化、减少炎症介质的产生和调节胆碱能系统等多方面综合作用有关。

11. 其他作用 在对虎杖的研究中，发现虎杖还有免疫调节作用。采用急性肺损伤动物模型证实虎杖对肺损伤有保护作用。与虎杖配伍的中药能改善小鼠受损伤的免疫功能。虎杖与其他中药合用治疗肝损害的试验研究表明，这些含虎杖的复方制剂均能不同程度地降低肝损害时丙氨酸氨基转移酶（ALT）水平，对肝细胞有保护作用。

【原植物】虎杖 *Polygonum cuspidatum* Sieb. et Zucc.

多年生草本。根状茎粗壮，横走。茎直立，高 1 ~ 2m，粗壮，空心，具明显的纵棱，具小突起，无毛，散生红色或紫红斑点。叶宽卵形或卵状椭圆形，长 5 ~ 12cm，宽 4 ~ 9cm，近革质，顶端渐尖，基部宽楔形、截形或近圆形，边缘全缘，疏生小突起，两面无毛，沿叶脉具小突起；叶柄长 1 ~ 2cm，具小突起；托叶鞘膜质，偏斜，长 3 ~ 5mm，褐色，具纵脉，无毛，顶端截形，无缘毛，常破裂，早落。花单性，雌雄异株，花序圆锥状，长 3 ~ 8cm，腋生；苞片漏斗状，长 1.5 ~ 2mm，顶端渐尖，无缘毛，每苞内具 2 ~ 4 花；花梗长 2 ~ 4mm，中下部具关节；花被 5 深裂，淡绿色，雄花花被片具绿色中脉，无翅，雄蕊 8，比花被长；雌花花被片外面 3 片背部具翅，果时增大，翅扩展下延，花柱 3，柱头流苏状。瘦果卵形，具 3 棱，长 4 ~ 5mm，黑褐色，有光泽，包于宿存花被内。花期 8 ~ 9 月，果期 9 ~ 10 月。

产湖南、贵州、广西、湖北。生于山坡灌丛、山谷、路旁、田边湿地。

【备注】孕妇慎用。

（郑钦方　汪冶）

Yax guail yal 雅怪亚

赤胫散 Chijingsan

【异名】缺腰叶蓼、花脸荞、花蝴蝶、头花蓼、土竭力、荞子连、九龙盘、花扁担、土三七、散血连、小晕药、花脸晕药、红皂药、苦茶头草、红泽兰荞黄连、广川草、甜荞莲、脚肿草、田枯七、蛇头草、南蛇头、蝴蝶草、草见血、血当归、黄泽兰、花脸荞麦、亚腰山蓼。

【来源】本品为蓼科植物赤胫散 *Polygonum runcinatum* var. *sinense* Hemsl. 的干燥根茎。

【采收加工】夏秋采挖，洗净晒干。

【性味】苦、涩，平。

《侗族医学》：味涩，性收。

《中国侗族医药研究》：苦，寒。

【功能与主治】清热解毒，活血止痛，消肿。用于吐血咯血，血热头痛，白带，崩漏，经闭，跌打损伤，毒蛇咬伤，乳痈痈疖。

《侗族医学》：搜风去热，消肿止痛。用于兜焙略（烧伤），降吮（内伤）。

《中国侗族医药研究》：搜风祛热，消肿止痛。用于烧伤，内伤。

【用法用量】内服：煎汤，5～10g。外用：适量，捣烂敷患处。

【附方】

1. 兜焙略　雅怪亚（花蝴蝶），全草打成细粉，撒于烧伤处，或调茶油外敷。（《侗族医学》）

2. 降吮　雅怪亚（花蝴蝶）、美登埋（老鸦果）、娘顺坝（伸筋草）、伞虚仑（追风伞）、岁放美（鬼箭羽）、教素昆（威灵仙），泡酒内服。（《侗族医学》）

【现代临床研究】

1. 治疗跌打损伤　包括扭伤、筋骨伤、摔伤等软组织损伤　现有治疗筋骨伤的药物较多，但用后易致皮肤过敏、发痒，有些药效较慢或效果不明显。由赤胫散等组成的制剂，不良反应小，止痛、治疗效果明显。

2. 防治先兆流产　民间用赤胫散根 30～50g，红糖 8～12g，加水 400g，微火煮沸 15min，日服 3 次，每日 1 剂，连服五天，用于防治先兆性流产，效果较好。

3. 治疗烧伤　侗族民间用赤胫散单方治疗烧伤。取全草适量，焙干研末，撒于烧伤创面或调茶油外敷，每日 1～2 次。

4. 治疗前列腺炎、乳腺炎　中医经穴渗透特色疗法，将赤胫散等中草药配成方剂，粉碎成细粉，装入治疗袋，用调和液调成膏剂，男性固定在会阴穴，女性固定在府乳、府中、府根、乳中、周荣穴，使中药有效成分渗入腺体核心，迅速消除症状，治愈率高、不反复、无不良反应。该法不仅对男性前列腺炎、前列腺增生各种症状有康复效果，而且通过府乳、府中、府根、乳中、周荣穴，对彻底消除女性乳腺炎、乳腺增生（肿瘤、肿块）疾苦有效果。

【化学成分】苯甲醛、乙酸、24- 羟基二十四烷酮 -3、29- 羟基二十九烷酮 -3、β- 谷甾醇、没食子酸、槲皮素、槲皮苷、陆地棉苷、芦丁、短叶苏木酚、短叶苏木酚酸、二十四烷酸、β- 胡萝卜苷。

【药理作用】

1. 抑菌作用　采用琼脂稀释法检测了头花蓼对 10 株淋病奈瑟球菌（淋球菌）的体外抑菌活性，结果表明头花蓼对淋球菌有抑菌活性。它对 10 株淋球菌的最小抑菌浓度范围为 8～32g/L，平均值为

11.2g/L。

2. 降温作用 以家兔为实验对象，研究了头花蓼水提物对家兔正常体温和发热体温的影响。结果表明，水提物组灌胃头花蓼水提物后，与对照组比较，不能降低正常家兔的体温，但能降低由静脉注射伤寒、副伤寒菌苗引起的发热家兔的体温，这一作用的研究在临床治疗细菌感染性疾病时有一定意义。

3. 利尿作用 以家兔、大鼠为实验对象，用头花蓼水提物分别灌胃动物，再与对照组和速尿组比较尿量。结果表明水提物对家兔和大鼠均无利尿作用。

4. 急性毒性研究 以小鼠、大鼠为实验对象对热淋清颗粒进行了急性毒性研究，经预试他们发现头花蓼浸膏粉灌服测不出 LD50，故分别测定其对小鼠和大鼠的最大耐受量。他们按最大给药体积灌服给药。给药后连续 14 天监测动物体征、行为活动、精神状态等，第 14 天处死动物并进行尸检。结果表明，小鼠灌服热淋清颗粒的最大耐受量大于 249.0g/kg；大鼠灌服量热淋清颗粒的最大耐受量大于 124.5g/kg，分别为临床剂量的 285.6、142.8 倍。就急性毒性试验结果看，该药毒性比较低。

【原植物】赤胫散 *Polygonum runcinatum* var. *sinense* Hemsl.。名称已修订，正名是赤胫散 *Persicaria runcinata* var. *sinensis*

1 年生或多年生草本，高达 50mm。根茎纤细，黄色。圣直立或斜向上，略分枝。叶片卵形或三角状卵形，长 5 ～ 8cm，宽 3 ～ 5cm，基部向内凹形成 1 ～ 3 对圆形裂片，先端渐尖，基部微心形，并向下延至叶柄，上面绿色，常有三角形暗紫色斑纹，下面绿色，两面及叶缘有粗毛；叶柄基部常有耳状叶；托叶鞘状膜质，筒状。头状花序，花序轴有毛；花被 5，裂片卵形，白色或粉红色；雄蕊 8 枚；花柱 3，中部以下合生；柱头头状。瘦果卵圆形，先端 3 棱，黑色，有细点。

产湖南、贵州、广西、湖北。生于山野草丛或栽培。

（刘建新　汪冶　张在其）

Yeel hanc suh 夜寒苏

姜花 Jianghua

【异名】蝴蝶姜、穗花山柰、蝴蝶花、香雪花、夜寒苏、姜兰花、姜黄。

【来源】本品为姜科植物姜花 *Hedychium coronarium* Koen. 的干燥根茎。

【采收加工】根茎冬季采收，除去泥土及茎叶后晒干。

【性味】辛，温。

【功能与主治】祛风散寒，温中理气，除痰。用于伤寒，四肢酸痛，未食病，单腹胀，肚痛呕吐，月家转狂，咳嗽，气喘。

【用法用量】内服：煎汤，10 ～ 15g。

【化学成分】1,8- 桉树脑、芳樟醇、β- 蒎烯、姜花乳糖苷 I 、姜花乳糖苷 II、姜花素、姜花素 B、姜花素 C、姜花素 D、姜花素 D 乙醚、姜花素 D 甲醚、姜花素 E、姜花素 F、姜花素 G，姜花素 H、姜花素 I、乙氧基姜花素 D、姜花酮、姜花姜花素 A、姜花姜花素 B、姜花内酯 A、姜花内酯 B、姜花内酯 C、姜花烯酮、异姜花素、甲氧基姜花素 D。

【药理作用】

1. 抗菌作用 从根茎中分离到的姜花素 A 和姜花素 D 甲醚可以抗结核分枝杆菌 H37Rv，分离到的姜花素 D 可以有效抗白色念珠菌，比克霉唑和制霉菌素更强，且一定量的姜花素 D 与抗生素结合后，抗生素的活性能提高到 4 ～ 128 倍。叶和根茎的挥发油具显著的抗菌活性，抑制了测试的所有 5 个真菌菌株（白色念珠菌、光滑念珠菌、热带念珠菌、糠秕马拉色菌和马拉霉菌）和 4 个细菌菌株（金黄色葡萄球菌、表皮葡萄球菌、大肠埃希菌和铜绿假单胞菌）的生长。此外，叶中的挥发油还能够有效抑制真菌尖孢镰刀菌和水稻纹枯病菌的体外生长。同样，根茎的甲醇提取物和二氯甲烷提取物对革兰阳性菌（金黄色葡萄球菌、枯草芽孢杆菌、巨大芽孢杆菌和藤黄八叠球菌）和革兰阴性菌（大肠埃希菌、志贺菌、铜绿假单胞菌和伤寒沙门菌）也具有抗菌活性。花的粗提物（加速溶剂萃取）对链格孢菌、镰刀菌和黄曲霉三种真菌的抗菌活性和标准药物制霉菌素及灰黄霉素一样甚至更好。与干燥根茎相比，新鲜根茎的抗菌活性较强。另外，根茎中的挥发油还可以抗伤寒沙门菌、大肠埃希菌、普通变形杆菌、白色念珠菌。

综上，白姜花的根茎、花和叶均具有抗菌活性，这很有可能与它们均含有萜类化合物有关。

2. 抗炎作用　姜花根茎的氯仿提取物和甲醇提取物以及花的挥发油能明显地抑制角叉胶引起的大鼠爪水肿。从根茎中分离到的二萜姜花素 G 和姜花素 H 在骨髓来源的树突状细胞中能明显地抑制脂多糖刺激的促炎症细胞因子 TNF-α、IL-6 和 IL-12p40 的产生，分离到的 Hedyforrestin C 能有效地抑制脂多糖刺激的 IL-6 和 IL-12。

3. 杀虫作用　白姜花的杀虫作用主要由根茎和叶的挥发油发挥。在杀虫试验中，根茎挥发油 2h 和 24h LC$_{50}$ 值分别为 0.0086% 和 0.0047%；而叶中的挥发油 2h 和 24h LC$_{50}$ 值分别为 0.0111% 和 0.0090%。β- 蒎烯、α- 蒎烯和 1,8- 桉树脑是二者挥发油中主要的杀虫成分。

4. 降血糖作用　姜花叶和假茎的水和乙醇提取物在葡萄糖耐量试验和胰岛素增加试验中可以显著地降低血糖水平、促进胰岛素分泌和降低胰岛素抗性，在治疗和预防糖尿病方面有较好的前景。

5. 抗结石作用　姜花根的提取物有抗结石的作用。通过体外模型评估了白姜花根的酒精提取物和水提取物溶解草酸钙（肾结石）的潜能，结果显示，与水提取物相比，白姜花根的酒精提取物在一定浓度时能极大地溶解草酸钙（肾结石），表明白姜花的根可以抗结石。此外，白姜花的根茎还可以镇痛。在乙酸引起的小鼠扭体试验中，白姜花根茎的甲醇提取物可以抑制扭动，与对照相比最大达73.12%；白姜花根茎的氯仿提取物和甲醇提取物能够抑制扭动反射，而且两种提取物都能够显著延长小鼠拖尾时间，分别延长 41.15% 和 61.32%。在小鼠尾浸法试验中，白姜花根茎的甲醇提取物可以显著增加小鼠的疼痛阈值。结果说明白姜花根茎的提取物有镇痛的作用。

6. 抗氧化作用　根茎的极性提取物具有抗氧化活性，该活性通过 DPPH 清除、亚铁离子的螯合作用以及减少功率测定来评估。从白姜花根茎中提取的挥发油表现出中度至良好的亚铁离子螯合活性，表明其具有抗氧化的作用。

7. 叶具降压和利尿作用　在试验的 32 种药用植物中，喂服清醒的不受约束的自发性高血压大鼠白姜花叶片的含水乙醇提取物（40mL/kg）可以显著降压，喂服清醒的不受约束的大鼠白姜花叶片和叶鞘的乙醇水溶液（40mL/kg）发挥的利尿作用最显著。

【原植物】姜花 *Hedychium coronarium* Koen.

茎高 1 ～ 2m。叶片长圆状披针形或披针形，长 20 ～ 40cm，宽 4.5 ～ 8cm，顶端长渐尖，基部急尖，叶面光滑，叶背被短柔毛；无柄；叶舌薄膜质，长 2 ～ 3cm。穗状花序顶生，椭圆形，长 10 ～ 20cm，宽 4 ～ 8cm；苞片呈覆瓦状排列，卵圆形，长 4.5 ～ 5cm，宽 2.5 ～ 4cm，每一苞片内有花 2 ～ 3 朵；花芬芳，白色，花萼管长约 4cm，顶端一侧开裂；花冠管纤细，长 8cm，裂片披针形，长约 5cm，后方的 1 枚呈兜状，顶端具小尖头；侧生退化雄蕊长圆状披针形，长约 5cm；唇瓣倒心形，长和宽约 6cm，白色，基部稍黄，顶端 2 裂；花丝长约 3cm，花药室长 1.5cm；子房被绢毛。花期：8 ～ 12 月。

产广西、湖南。生于林中或栽培。

（郑钦方　汪治）

Yil zuc 玉竹

玉竹 Yuzhu

【异名】荧、委萎、萎、葳蕤、王马、节地、虫蝉、乌萎、青粘、地节，萎蕤、马熏、玉术、萎香、山玉竹、笔管子、十样错、竹七根、竹节黄、黄脚鸡、百解药、山姜、黄蔓菁、尾参、连竹、西竹。

【来源】本品为百合科植物玉竹 *Polygonatum odoratum*（Mill.）Druce 的干燥根茎。

【采收加工】栽种 3～4 年后于 8～9 月收获，割去茎叶，挖取根茎，抖去泥沙，晒或烘到发软时，边搓揉边晒，反复数次，至柔软光滑、无硬心、色黄白时，晒干。有的产区则将鲜玉竹蒸透，边晒边搓，揉至软而透明时，晒干或鲜用。

【性味】甘，微寒。

《侗药大观》：甘，微寒。

《中国侗族医药学基础》：甘，微寒。

【功能与主治】生津润燥，生津止渴。用于肺胃阴伤，燥热咳嗽，咽干口渴，内热消渴。

《侗药大观》：生津润燥，生津止渴。用于治疗热病阴伤、咳嗽烦渴、虚劳发热、内热消渴、小便频赤、高血脂等。

《中国侗族医药学基础》：生津润燥，生津止渴。用于肺胃阴伤，燥热咳嗽，咽干口渴，内热消渴。

【用法用量】内服：煎汤，6～12g。外用：适量鲜品捣敷；或熬膏涂。

【附方】

1. 农药中毒　六月雪 15g，玉竹、山楂、猕猴桃根各 10g，竹节人参、四季红、刺五加各 9g，野油菜、荠菜、九节茶各 6g，煎水内服，每日 3 次。(《中国侗族医药研究》)

2. 痛经、洗身肚痛、腰疼　牛膝、香附、玉竹各 10g，青藤香、草血竭、吴茱萸、小茴香各 6g，生姜 3 片，煎水内服，每日 3 次。(《中国侗族医药研究》)

3. 虚弱病　土党参、淫羊藿、夜寒苏、制商陆各 15g，半边月、鼠曲草、玉竹、仙茅各 10g，煎水内服，每日 3 次。(《中国侗族医药研究》)

4. 治跌打损伤　玉竹根 15g，泡酒服。(《湖南药物志》)

【现代临床研究】

1. 治疗心动过速　以玉竹 10～15g 配生脉散，每日 1 剂，煎服。共治 15 例，其中心衰 10 例，发热造成心动过速 4 例，不明原因心动过速 1 例。一般服 6～10 剂后基本控制心衰，心律一般减慢 10～30 次 /min。

2. 治疗小儿麻痹症　以玉竹、白术、黄芪等，水煎服，每日 1 剂。因小儿服药不方便，采取少量多次给药，每日 3～6 次。共治 34 例，痊愈 25 例，显效 7 例，有效 2 例。

【化学成分】玉竹中主要含有多糖、甾体皂苷、黄酮、挥发油等多种化学成分，具有降血糖、免疫调节、抗肿瘤、抗氧化、抗疲劳、延缓皮肤衰老等药理作用。

【药理作用】

1. 抗氧化作用　应用DPPH法和总还原能力测定法考察玉竹水提液的体外抗氧化能力；通过灌服玉竹水提液，观察其对D-半乳糖所致的亚急性衰老小鼠血浆SOD活力及肝脏组织中MDA含量的影响来考察其体内的抗氧化能力。结果显示玉竹水提液具有与维生素C和芦丁相似的抗氧化能力，且能力随浓度增加而增强；玉竹水提液可提高衰老小鼠血浆SOD活力，降低肝脏组织中MDA含量，且低剂量组与衰老模型组相比有明显差异（$P < 0.01$），表明玉竹水提液具有较好的体内外抗氧化作用。

2. 降血糖作用　据文献载过玉竹提取物对链脲佐菌素（STZ）诱导的Ⅰ型糖尿病小鼠的降糖作用及其可能的作用机制，结果表明玉竹可能是通过抑制糖尿病小鼠Th1细胞的极化程度，减轻细胞免疫功能对胰岛β细胞的破坏来降低血糖。玉竹总黄酮也被证明能够明显降低STZ及四氧嘧啶糖尿病大鼠的血糖。

3. 抗肿瘤作用　据文献报道EB-PAOA能够明显抑制人食管癌细胞Eca-109的增殖率（$P < 0.05$），增加其凋亡率（$P < 0.05$），表明EB-PAOA可能是通过干扰Eca-109的有丝分裂来发挥抗肿瘤作用的。研究还发现，玉竹酸性多糖（POPS80）对HepG-2肿瘤细胞有体外抑制活性，而玉竹中性多糖（POPS80）无明显抑制作用。但二者硫酸酯化后对HepG-2细胞均表现出明显的抑制作用，且在一定质量浓度范围内与用药剂量呈正相关，表明玉竹精制多糖硫酸酯化后可增强其体外抗肿瘤活性。

4. 抑菌作用　据报道，从秦岭产玉竹根茎的石油醚萃取物中分离出了8个化合物，并首次对其中的某个化合物进行了抑菌活性测定。结果：其对细菌中的灵杆菌、蜡状芽孢杆菌抑制活性较强；对病原菌中的黄瓜炭疽抑制率达到100%。而中药玉竹的水煮液对大肠埃希菌、酵母菌的生长没有明显影响。

【原植物】 玉竹 *Polygonatum odoratum*（Mill.）Druce

多年生草本。根茎横走，肉质，黄白色，密生多数须根。茎单一，高20～60cm。具7～12叶。叶互生，无柄；叶片椭圆形至卵状长圆形，长5～12cm，宽2～3cm，先端尖，基部楔形，上面绿色，下面灰白色；叶脉隆起，平滑或具乳头状突起。花腋生，通常1～3朵簇生，总花梗长1～1.5cm，无苞片或有线状披针形苞片；花被筒状，全长13～20mm，黄绿色至白色，先端6裂，裂片卵圆形，常带绿色；雄蕊6，着生于花被筒的中部，花丝丝状，近平滑至具乳头状突起；子房长3～4mm，花柱长10～14mm。浆果球形，熟时蓝黑色。花期4～6月，果期7～9月。

产湖南、贵州、广西、湖北。生于林下及山坡阴湿处。

（刘建新　汪冶　张在其）

第十一章　茎木树脂类

Gueel nyanl bads 国盼白

白木通 Baimutong

【异名】八月瓜、三叶烂根、国八晚、王那、拿子、木通子、八月札。

【来源】本品为木通科植物白木通 *Akebia trifoliata* koidz.Var.（Diels）Rebd. 的干燥藤茎。

【采收加工】秋季采收，截取茎部，除去细枝，阴干。

【性味】甜，苦，凉。

《侗族医学》：甜，热。

《中国侗族医药研究》：苦，凉。

《中国侗族医药学基础》：苦，凉。

【功能与主治】补体，除寒，止痛，疏肝理气，活血止痛，散结利尿。用于胃痛，疝痛，睾丸肿痛，腰痛，子宫脱垂。

《侗族医学》：补体，除寒，止痛。用于耿曼高（偏头痛），宾癸脬（大气脬）。

《中国侗族医药研究》：祛风除湿，活血止痛。用于风湿骨痛，妇男血贯肠。

《中国侗族医药学基础》：疏肝理气，活血止痛，除烦利尿。用于小便短赤，淋浊，水肿，风湿痹痛，跌打损伤，疝气疼痛，子宫脱垂，睾丸炎。

【用法用量】内服：煎汤，6～15g。

【附方】

1. 耿曼高　国盼白（八月瓜）、尚吝（葛根）、骂茂巴同（豨莶草）、巴笨尚（徐长卿）、巴门登马荡白（苕叶细辛）、岁巴同（四块瓦）、骂在耿（白芷）、骂告夺（土牛膝），煎水内服。(《侗族医学》)

2. 宾癸脬　国盼白（八月瓜）、甚岑（田基黄），炖猪尿脬内服。(《侗族医学》)

【现代临床研究】

1. 治疗淋证、水肿等病症　此药能够利尿通淋，使湿热下行从小便排出。在治疗膀胱湿热所致的淋证患者时，可以配伍车前子、滑石等药物一同使用，如八正散；在治疗水肿的患者时，可以配伍猪苓、桑白皮等药物一同使用。

2. 治疗心烦尿赤、口舌生疮等病症　此药药性苦寒，通利而清降，可以上清心经之火，下泄小肠经之热。在治疗心火上炎所致的口舌生疮，或者心火下行于小肠而致的心烦尿赤的患者时，可以配伍生地黄、竹叶、甘草来使用，如导赤散。

3. 治疗经闭、乳少等病症　此药能够通经下乳。在治疗血瘀经闭的患者时，可以配伍丹参、桃仁、红花等药物一同使用；在治疗乳汁短少或者是不通的患者时，可以配伍穿山甲、王不留行等药物一同使用。

【化学成分】2α,3β,23,29-tetrahydroxyolean-12-en-28-oicacid、齐墩果酸 -3-*O*-β-D- 吡喃葡萄糖 -（1→3）-α-L- 吡喃阿拉伯糖苷、齐墩果酸 -3-*O*-β-D- 吡喃葡萄糖 -（1→2）-α-L- 吡喃阿拉伯糖苷、3-*O*-β-D-glucopyranosyl-（1→2）-α-L-arabinopyranosyl-30-norolean-12-en-28-oicacid、3-*O*-β-D- 葡萄糖 -（1→3）-α-L- 阿拉伯糖 - 常春藤皂苷。

【药理作用】抗抑郁　白木通可以明显改善 CUMS 模型小鼠的抑郁症状，其作用机制可能与提高小鼠脑内 5-HT、NE 和 DA 等单胺类神经递质的水平，上调其海马区 5-HT1A 受体的表达量有关。

【原植物】白木通 *Akebia trifoliata* koidz. Var.（Diels）Rebd.

落叶木质藤本，高达 8m，全体无毛。小叶 3 枚，卵形或卵状矩圆形，先端圆，基部稍呈心形，全缘；叶柄长达 8cm。总状花序腋生，雌雄同株；总花柄长 8cm；花紫色或淡紫色和微红色：雌花 1 ～ 3 朵生花序下部，苞片线形，花被 3，椭圆形，具退化雄蕊 6 枚，雌花 3 ～ 6 枚，柱头头状；雄花具细小苞片，倒卵形，顶端微凹，雄蕊 6，花丝三角形，退化雌蕊 3 或 4 枚。菁荚状浆果，椭圆形或长筒形，长达 12cm，宽约 4cm，成熟时紫黑色，种子矩圆形，暗红色。

产湖南、贵州、广西、湖北。生于山坡荒野灌木丛中。

（蔡伟　汪治）

Jaol bogl padt yak mags 教播盘亚麻

大血藤 Daxueteng

【异名】教亚、血通、槟榔钻、五花血藤、红血藤、大血通、大活血、红皮藤、五花七、红藤。

【来源】本品为木通科植物大血藤 *Sargentodoxa cuneata*（Oliv.）Rehd. et Wils. 的干燥藤茎。

【采收加工】秋、冬二季采收，除去叶片，切段或切片，晒干。

【性味】苦，平。

《侗族医学》：涩，平。

《侗药大观》：苦，平。

《中国侗族医药研究》：苦，平。

《中国侗族医药学基础》：苦，平。

【功能与主治】清热解毒，祛风除湿，活血祛瘀。用于风湿痹痛，肠痈腹痛，热毒疮疡，跌仆肿痛。

《侗族医学》：搜风消肿，搜风退热。用于急、慢性阑尾炎，风湿痛，痢疾，月经不调，跌打损伤等。

《侗药大观》：清热解毒，活血，祛瘀，祛风除湿。用于肠痈腹痛，经期腹痛，风湿性关节炎，酒痢腹泻，跌打损伤等。

《中国侗族医药研究》：活血通络，败毒消痈，祛风杀虫，止血。

《中国侗族医药学基础》：解毒消痈，活血止痛，祛风除湿，杀虫。用于治疗肠痈，痢疾，乳痛，痛经，经闭，跌打损伤，风湿痹痛，虫积腹痛。

【用法用量】内服：煎汤，9 ～ 15g。外用：适量。

【附方】

1. 闷高晕番 本品并教瑞林（小血藤）、美下核（八角风）、教浓罡（排风藤）、登奔高（桑寄生）、关尧禅（半枫荷）、敦索荡（青藤香）、青蛇皮、靠累（金毛狗脊），煎水内服。（《侗族医学》）

2. 双鹅 大血藤适量，焙干，研末，吹喉。（《中国侗族医药研究》）

3. 热咳 本品并干螺丝各20g，煎汁，兑酒服。（《中国侗族医药研究》）

4. 咳嗽日久 桑白皮、大血藤各10g，猪肺适量，煮食。（《中国侗族医药研究》）

5. 闷头烧 大血藤、小血藤各15g，水煎服。（《中国侗族医药研究》）

6. 咳嗽吐血 三月葆根15g，大血藤10g，煎汁，兑酒服。（《中国侗族医药研究》）

7. 脓痢 大血藤10g，算盘子15g。水煎服。（《中国侗族医药研究》）

【现代临床研究】

1. 治疗盆腔炎 大血藤复方在临床上被广泛用于盆腔炎的治疗。研究者采用大血藤槟榔汤加减治疗60例慢性盆腔炎患者，总有效率为91.7%。研究者采用大血藤等药物治疗慢性盆腔炎也取得了满意的效果。

2. 治疗阑尾炎 研究人员采用大血藤、败酱草治疗慢性阑尾炎46例，无不良反应，疗效显著，全部临床治愈。采用大血藤解毒汤联合西药治疗小儿阑尾脓肿，可减轻患儿手术之苦，并预防术后并发症的发生。

3. 治疗炎性肠梗阻 用大血藤汤口服治疗术后炎性肠梗阻，疗效明显，明显缩短了肛门恢复通气时间，减轻腹胀、腹痛，促进肠功能恢复，有利于伤口愈合。

4. 治疗慢性萎缩性胃炎 研究者探讨大血藤愈萎养胃汤治疗慢性萎缩性胃炎时发现，大血藤愈萎养胃汤临床疗效明显优于对照组，可清除幽门螺杆菌，并可降低 Ki-67、Bax、Fax 的表达。

5. 治疗痛风性关节炎 研究者研究大血藤外敷配合中药内服治疗急性痛风性关节炎的疗效时，发现在基础治疗和中药口服时加用大血藤外敷，能有效缓解急性痛风性关节炎患者的症状，明显缩短疼痛时间。这可能与大血藤的抗炎、镇痛作用有关。

【化学成分】省沽油香堇苷 D、4- 羟基 -1-（2- 硝乙基）苯 4-O-（6′-O-β-D- 木糖基)-β-D- 葡萄糖苷、香草醇 4-O-β-D- 葡萄糖苷、3,4,5- 三甲氧基苯基 -β-D- 葡萄糖苷、异它乔糖苷、4- 羟基 -3,5- 二甲氧基 - 苯酚、2-（2′- 烯丙基）2,3- 苯并二氢呋喃 -5- 甲酸、尿苷、丁香醛、5- 羟基 -3- 甲氧基 -2-（3′- 甲氧基 -2- 甲酸酯基)-5- 甲基苯基 - 苯甲酸甲酯、(-)- 表儿茶素、3,4- 二羟基苯乙醇、N-（对羟基苯乙基）阿魏酸酰胺、3,4- 二羟基苯乙醇葡萄糖苷、野菰苷、4- 羟苯基 - 乙基 -6-O-（E）- 咖啡酰基 -β-D- 葡萄糖苷、绿原酸乙酯、2-（3′,4′- 二羟苯基)-1,3- 胡椒环 -5- 醛、丁香酸葡萄糖苷、δ- 荜澄茄烯、α- 杜松醇、δ- 杜松醇、3-O- 咖啡酰奎宁酸、3-O- 咖啡酰奎宁酸甲酯、罗布麻宁、原儿茶酸、4- 羟基 - 苯乙醇、N-（对羟基苯乙基）阿魏酸酰胺、阿魏酰酪胺、阿魏酸对羟基苯乙醇酯、绿原酸、绿原酸甲酯、原花青素、红景天苷、香草酸、没食子酸、丁香酸、丁香酸葡萄糖苷、毛柳苷、野蔷薇苷、刺梨苷。

【药理作用】

1. 抑菌作用 平碟法试验显示，25%大血藤煎剂对金黄色葡萄球菌、乙型链球菌有极敏感抑菌作用，对大肠埃希菌、铜绿假单胞菌、甲型链球菌、卡他球菌、白色葡萄球菌均有高敏感抑菌作用。

据报道，大血藤药液对金黄色葡萄球菌和枯草芽孢杆菌具有抑菌活性。抑菌活性主要与大血藤饮片中总皂苷、总鞣质、游离蒽醌及总绿原酸的含量密切相关。王宇歆等考察了大血藤中总皂苷、绿原酸、没食子酸、生物碱、总黄酮的抑菌活性。结果表明，大血藤对大肠埃希菌、肺炎克雷伯杆菌、粪肠球菌、铜绿假单胞菌、金黄色葡萄球菌均有抑菌效果，其中对粪肠球菌和金黄色葡萄球菌的抑菌作用最强。

2. 抗炎作用 观察大血藤对小鼠模型的镇痛抗炎作用时发现，大血藤可以延长醋酸致疼痛模型小鼠痛阈潜伏期，减少扭体次数，抑制二甲苯引起的小鼠耳廓肿胀，减轻肿胀度和肿胀率；抑制小鼠肉芽组织增生。用大血藤治疗佐剂性关节炎大鼠，发现大鼠滑膜细胞 MMP-2、MMP-9 的表达明显降低，提示大血藤能够抑制佐剂性关节炎大鼠滑膜细胞分泌 MMP-2、MMP-9，减轻其参与或介导的滑膜组织损害，抑制滑膜炎症的发生，从而阻止关节软骨及骨的损坏，这可能是大血藤保护关节组织，治疗类风湿性关节炎的作用途径之一。

研究人员于 SD 雄性大鼠前列腺背叶注射消痔灵复制慢性非细菌性前列腺炎（CNP）动物模型，用复方大血藤进行治疗，观察前列腺组织形态学变化，测定大鼠前列腺组织中肿瘤坏死因子 -α（TNF-α）白介素 -8（IL-8）水平。结果：复方大血藤能改善 CNP 模型大鼠前列腺的组织病理结构，减轻炎症反应，降低 TNF-α 和 IL-8 水平。

大血藤性苦，味平，具有活血通络、清热解毒等功效，临床用于盆腔炎的治疗。大血藤通过降低模型大鼠血浆 TXA_2/PGI_2 比值，改善盆腔炎大鼠模型的病理状态；抑制模型大鼠子宫肿胀，说明大血藤可以改善模型大鼠子宫组织水肿和炎症状态，这与大血藤活血化瘀、清热解毒等功效相吻合。

3. 抗肿瘤作用 跟踪分离大血藤活性成分，利用理化性质及波谱方法鉴定了其化学结构，用 SRB 法及流式细胞法评价其抗癌活性，发现大血藤中绿原酸、N-（对 - 羟基苯乙基）阿魏酸酰胺对人慢性髓性白血病 K562 细胞有抑制作用，缩合鞣质 B2 对小鼠乳腺癌 tsFT210 细胞和 K562 细胞均显示 G2/M 期抑制作用。

4. 免疫抑制作用 通过 DNCB 诱导的迟发型超敏反应实验发现，大血藤水煎剂可显著减轻 DNCB 致敏的小鼠耳部炎症反应的发生，这可能与大血藤通过抑制 T 细胞向效应细胞转化及巨噬细胞的活性来发挥对 DNCB 诱导的迟发型超敏反应的拮抗作用有关；通过同种异基因皮肤移植试验，发现大血藤具有免疫抑制作用。研究人员发现大血藤可以通过影响孕鼠子宫巨噬细胞的数量、分布和亚群，抑制 TNF-α 的分泌，对抗 LPS 所致的小鼠流产。因此，大血藤具有的免疫抑制作用，可能与大血藤影响巨噬细胞的活性，进而影响一些细胞因子的分泌有关。

5. 抗氧化性 以抗坏血酸作为对照，研究大血藤不同萃取部位抗氧化活性。研究表明，正丁醇萃取部位和水部位在 DPPH 自由基清除体系中活性最强，乙酸乙酯部位稍低，三氯甲烷部位抗氧化活性最低。

【原植物】大血藤 *Sargentodoxa cuneata*（Oliv.）Rehd. et Wils.

落叶木质藤本，长达到 10 余米。藤径粗达 9cm，全株无毛。当年枝条暗红色，老树皮有时纵裂。三出复叶，或兼具单叶，稀全部为单叶；叶柄长 3 ~ 12cm；小叶革质，顶生小叶近棱状倒卵圆形，长 4 ~ 12.5cm，宽 3 ~ 9cm，先端急尖，基部渐狭成 6 ~ 15mm 的短柄，全缘，侧生小叶斜卵形，先端急尖，基部内面楔形，外面截形或圆形，上面绿色，下面淡绿色，干时常变为红褐色，比顶生小叶略大，无小叶柄。总状花序长 6 ~ 12cm，雄花与雌花同序或异序，同序时，雄花生于基部；花梗细，长 2 ~ 5cm；苞片 1 枚，长卵形，膜质，长约 3mm，先端渐尖；萼片 6，花瓣状，长圆形，长 0.5 ~ 1cm，宽 0.2 ~ 0.4cm，顶端钝；花瓣 6，小，圆形，长约 1mm，蜜腺性；雄蕊长 3 ~ 4mm，花丝长仅为花药一半或更短，药隔先端略突出；退化雄蕊长约 2mm，先端较突出，不开裂；雌蕊多数，螺旋状生于卵状突起的花托上，子房瓶形，长约 2mm，花柱线形，柱头斜；退化雌蕊线形，长 1mm。每一浆果近球形，直径约 1cm，成熟时黑蓝色，小果柄长 0.6 ~ 1.2cm。种子卵球形，长约 5mm，基部截形；种皮，黑色，光亮，平滑；种脐显著。花期 4 ~ 5 月，果期 6 ~ 9 月。

产于贵州、湖北、湖南、广西。常见于山坡灌丛、疏林和林缘等。

（金岸 蔡伟 汪冶）

Jaol dangl bogl padt 教荡播盼

南五味子茎 Nanwuweizijing

【异名】红木香、紫金藤、紫荆皮、盘柱香、内红消、风沙藤、小血藤、小蛇藤、戥星藤、内风消、登高宁、高介老、鸡头藤叶。

【来源】本品为木兰科植物华中五味子 Schisandra sphenanthera Rehd. et Wils. 的藤茎。

【采收加工】秋季果实成熟时采摘，晒干，除去果梗和杂质。

【性味】辛、涩，温。

《侗族医药探秘》：辣、苦，热。

《中国侗族医药研究》：辛、涩，温。

【功能与主治】收敛固涩，益气生津，补肾宁心。用于久咳虚喘，梦遗滑精，遗尿尿频，久泻不止，自汗盗汗，津伤口渴，内热消渴，心悸失眠。

《侗族医药探秘》：通筋，搜风除寒，顺气，消肿止痛。用于骨折，腰腿痛。

《中国侗族医药研究》：活血散瘀，祛风解毒。用于跌打损伤，蛇皮带，糠疹，虚弱病。

【用法用量】内服：煎汤，3～6g；研末，1～3g；或熬膏；或入丸、散。外用：适量，研末掺、调敷；或捣敷；或煎水洗。

【附方】

1. 治跌打损伤 据文献报道，常春藤、毛秀才、南五味子等 3 味鲜叶各适量，捣烂外敷。用于治疗跌打损伤骨凹陷。(《侗族医药探秘》)

2. 治疗瘰病、猫鬼症 有报道本品配藕节 20g，龙芽草 15g，白及、南五味子各 10g，煎水内服，每日 3 次。用于治疗瘰病、猫鬼症。(《中国侗族医药研究》)

【现代临床研究】治失眠症 选取不寐（失眠症）中医证候分类的原发性失眠患者 210 例，包括六个证型（心火炽盛证、肝郁化火证、痰热内扰证、阴虚火旺证、心脾两虚证、心胆气虚证），分为治疗组（158 例），口服南五味子软胶囊，对照组（52 例），口服安慰剂。于用药前及用药后 4 周分别采用匹兹堡睡眠质量指数量表（PSQI）、中医证候评分表。研究结论：南五味子软胶囊治疗失眠症不优于安慰剂，其中对于肝郁化火型失眠症的治疗相比其余五个证型有更好的疗效，可扩大样本量进行再评价，同时也为失眠症的治疗提供初步的理论与临床依据。

【化学成分】罗汉柏烯、香柠檬烯、α-蛇麻烯、longipedunin A，longipedunin B、檀香烯、δ-榄香烯、β-雪松烯、γ-杜松萜烯、α-檀香烯、γ-杜松萜烯、β-雪松烯、δ-杜松烯、δ-杜松醇、白菖烯、吉马烯、α-依兰油烯、α-依兰油醇、γ-依兰油烯、β-橙椒烯、匙叶桉油烯醇、五味子甲素 A、五味子酯甲～丁、南五内酯、二氢愈疮木脂素、d-表面加巴辛、β-甾醇、（7S,8R）-4,7,9,9′-四羟基 -3,3′-二甲氧基 -8-O-4′-新木脂素、2,3-二-（3-甲氧基 -4,7-二羟基 -苯基)-丁基 -1,4-二醇、（7′S,8R,8′S）-4,4′,9-三羟基 -3,3′,5-三甲氧基 -9′-O-β-D-吡喃木糖 -2,7′-环木脂素、异落叶松脂素、（+）-安五脂素、异落叶松脂素 -2α-O-β-D-木糖苷、原花青定 B_3、原飞燕草素 B_3、(-)-棓儿茶素、（+）-儿茶素、脱落酸 -β-D-吡喃葡萄糖、窄叶南五味子素 K、苯甲酰氧代南五味子醇、丙酰氧基氧代南五味子醇、冷饭团素 C、异形南五味子素 E、台湾五味子木脂素 C、异形南五味子素 J、菲律宾南五味子素 J、合蕊五味子二内酯 J、黑老虎内酯 C、菲律宾南五味子内酯 B。

【药理作用】

1. 抗氧化作用 研究人员通过实验证明南五味子提取物对 DPPH、超氧阴离子自由基、羟自由基具有清除作用，且具有剂量依赖性。研究发现五味子乙素对两种不同的自由基·OH 和·CCl₃ 作用所引起的肝细胞膜脂质过氧化损伤均有保护作用，可使肝细胞丙二醛的生成及乳酸脱氢酶和谷丙转氨酶的释放均减少，使肝细胞膜形态保持完整，表明五味子乙素具有抗氧化作用。

2. 抗衰老作用 研究华中五味子酮对 AD（阿尔茨海默病）样大鼠海马内白细胞介素 1β 及诱导型一氧化氮合酶 mRNA 水平的影响。结果表明，华中五味子酮能够抑制 β 淀粉样蛋白诱导的氧化应激和炎性反应，华中五味子酮在 AD 发病中可能具有保护作用，对 AD 具有一定的防治作用。

3. 对 2 型糖尿病造成的肝脏损害具有一定的保护作用 研究南五味子对 2 型糖尿病大鼠肝脏保护作用，实验采用高脂高糖饲料加链脲霉素联合诱导 2 型糖尿病大鼠模型，成模大鼠给予南五味子提取物 30 天后检测 2 型糖尿病大鼠空腹血糖、口服糖耐量、谷丙转氨酶、谷草转氨酶、肝脏总抗氧化能力等。结果表明，给予南五味子可以有效降低 2 型糖尿病大鼠空腹血糖、口服糖耐量、谷丙转氨酶、谷草转氨酶水平，提高 T-AOC，提示南五味子能够改善 2 型糖尿病大鼠肝脏功能，对 2 型糖尿病造成的肝脏损害具有一定的保护作用。

4. 抑菌作用 采用不同溶剂对南五味子进行提取并对提取物抑菌活性进行对比实验，结果表明除石油醚提取物对 8 种致病菌均无抑制作用外，其余水、乙醇及乙酸乙酯提取物对金黄色葡萄球菌等致病菌均具有良好的抑菌作用，且对革兰阳性菌的抑制活性强于革兰阴性菌。其中南五味子乙醇提取物含有多种抑菌物质，对 8 种致病菌的抑制作用最强。

5. 镇静安眠作用 研究人员指出不同剂量组南五味子总木脂素提取物均能抑制小鼠自发活动，并对阈上、阈下剂量戊巴比妥钠睡眠实验具有显著协同作用，提示南五味子总木脂素具有显著的镇静、催眠活性作用。

【原植物】 华中五味子 *Schisandra sphenanthera* Rehd.et Wils.

落叶木质藤本；芽鳞具长缘毛；叶纸质，倒卵形、宽倒卵形、倒卵状长椭圆形或圆形，稀椭圆形，长（3 ～）5 ～ 11cm，先端短骤尖或渐尖，基部楔形或宽楔形，下延至叶柄成窄翅，下面淡灰绿色，具白点，稀脉疏被细柔毛，中部以上疏生胼胝质尖齿；花生于小枝近基部叶腋；花梗长 2 ～ 4.5cm，基部具长 3 ～ 4mm 苞片；花被片 5 ～ 9，橙黄色，近似椭圆形或长圆状倒卵形，中轮的长 0.6 ～ 1.2cm，具缘毛，具腺点；雄花雄蕊群倒卵圆形，径 4 ～ 6mm，花托顶端圆钝，雄蕊 11 ～ 19（～ 23），药室内侧向开裂，药室倾斜，顶端分开；雌花雌蕊群卵球形，径 5 ～ 5.5mm，单雌蕊 30 ～ 60；小浆果红色，长 0.8 ～ 1.2cm；种子长圆形或肾形，长约 4mm，褐色光滑或背面微皱。

产于湖南、广西、湖北。生于海拔 1000m 以下的山坡、林中。

（金岸 汪冶）

Jaol jus liongc kuc 教九龙官

藤杜仲 Tengduzhong

【异名】 教九牛藤、土杜仲、红杜仲。

【来源】 本品为夹竹桃科植物毛杜仲藤 *Parabarium huaitingii* Chun & Tsiang 的干燥茎。

【采收加工】 秋后采收，鲜用或切片干用。

【性味】 苦、微辣，平。有小毒。

《侗族医学》：苦、微辣，平。有小毒。

《侗族医药探秘》：苦、微辛，平。有小毒。

《中国侗族医药》：苦、微辛，平。

【功能与主治】去风，强筋，壮骨，止痛。用于刀伤痛、眼痛、脚痛和驳骨等。

《侗族医学》：去风，强筋，壮骨，止痛。用于耿并蜱（火牙），挡朗（骨折），挫缝刀任（伤筋）。

《中国侗族医药》：去风，强筋，壮骨，止痛。用于治疗风牙痛。

《侗族医药探秘》：去风，强筋，壮骨，止痛。用于治疗风牙痛。

【用法用量】内服：10～15g煎汤，取根适量磨酒醮药棉含于牙痛处，每日2～3次，连用1周。

【附方】

1. 耿并蜱 教九龙官（藤杜仲）、罪然（花椒），煎水含漱。(《侗族医学》)

2. 挡朗、挫缝刀任 教九龙官（藤杜仲）、教唉隋（蛇葡萄）、尚九辰比（梧桐树根皮），捣烂外敷患处。(《侗族医学》)

3. 跌伤 本品并教荡芩（爬岩香）、教播盘亚麻（大血藤）各15g，岁巴同（四块瓦）25g，巴邪母（九节茶）30g，煎水兑酒冲服，每日3次。(《侗族医学》)

4. 哑吧莎 闹素（狗肉香）9g，仁素（青蒿）15g，麝香0.3g，高劳（蜘蛛香），皂角15g，雄黄9g，枯巩15g，教九龙官（藤杜仲）6g。研磨瓶装备用。0.2～0.3g吹入鼻中取嚏急救，另用3g内服。(《侗族医学》)

5. 风牙痛 教九龙官（藤杜仲）30g，罪然（花椒）3g。煎水含漱，每日数次。(《侗族医学》)

尚教九龙官（藤杜仲），磨酒内服。(《侗族医学》)

6. 白眼痧 并闹素（狗肉香）、骂嘎茂（车前草）、奴金奴银（金银花）、高劳（蜘蛛香），煎水内服。(《侗族医学》)

【化学成分】大黄素甲醚、延胡索酸、龙胆酸甲酯、丁香酸甲酯、丁香酸、2,5-二甲氧基对苯醌、香草酸、3,4,5-三甲氧基苯甲酸、6-甲氧基-7-羟基香豆素、N-（2′-羟基二十一碳酰基）-1,3,4-三羟基-2-氨基-△8,9（E）-十八碳烯、N-（2′-羟基二十二碳酰基)-1,3,4-三羟基-2-氨基-△8,9（E）-十八碳烯、N-（2′-羟基二十三碳酰基)-1,3,4-三羟基-2-氨基-△8,9（E）-十八碳烯、N-（2′-羟基二十四碳酰基-1,3,4-三羟基-2-氨基-△8,（E）-十八碳烯、原花青素A型和B型、原花青素A型和B型、(-)-epicatechin、epicatechin-（4β→8,2β→O→7）-epicatechin、epicatechin-（4β→8）-epicatechin、epicatechin（4β→8,2β→O→7）-epicatechin-（4β→8）-epicatechin、epicatechin-（4β→8,2β→O→7）-catechin（4β→8）-epicatechin等。

【药理作用】

1. 抗肿瘤作用 研究人员以H_2SO_4为降解试剂对毛杜仲藤中原花青素部位进行了降解实验。对上述得到的提取物、馏分以及部分化合物进行了抗肿瘤活性实验评价。结果表明部分化合物与传统化疗药物阿霉素、顺铂联用，可以降低化疗药物用量，提高其抗肿瘤活性。

2. 抗氧化作用 研究人员通过红杜仲不同乙醇浓度提取物对HaCaT细胞抗氧化作用的比较及其抗氧化机制的研究得出70%乙醇提取的PEE可能通过激活Nrf2抗氧化信号通路，提高抗氧化酶活性，降低ROS水平，从而具有保护HaCaT细胞免受H_2O_2诱导的氧化损伤作用。

3. 美白活性 研究人员通过研究红杜仲的不同乙醇浓度醇提物对黑色素瘤Bl6细胞系酪氨酸酶活

性及黑素合成的影响得出 PEE 能直接抑制 Bl6 细胞黑色素的合成，提示其可用于美白产品或者色素沉积药物的开发。

【原植物】毛杜仲藤 *Parabarium huaitingii* Chun & Tsiang

攀援多枝灌木，长达 13m，具乳汁，除花冠裂片外，都具有灰色或红色短绒毛；枝与小枝圆柱状，粗壮，具不规律的纵长细条纹，直径 2～3mm，有皮孔；节间长 2～5cm；叶腋间及腋内腺体众多，易落，黑色，线状钻形，长 1mm。叶生于枝的顶端，薄纸质或老叶略厚，两面被有柔毛，叶背脉上被毛较密，卵圆状或长圆状椭圆形，长 2.5～7.5cm，宽 1.5～3.5cm，边缘略向下卷，顶端锐尖或短渐尖，基部狭圆形或宽楔形，叶面深绿色，叶背淡绿色；中脉与侧脉在叶面平坦，在叶背明显凸起，侧脉每边 10 条，弧形上升，在边缘前网结；叶柄有绒毛，长 5mm。花序近顶生或稀腋生，伞房状，多花，长 4～6cm；苞片叶状，长 1～3mm，宽 0.5～1mm；花梗丝状，长 1～2mm；花蕾顶端钝；花有香味；花萼近钟状，外面有绒毛，双盖覆瓦状排列，裂片长圆状披针形，钝头，长 2mm，宽 1mm，花萼内面腺体 5 枚，腺体极小；花冠黄色，坛状辐形，外面有微毛，除内面基部有浓毛外，余均无毛，花冠筒长 2mm，喉部胀大，基部缩小，裂片向右覆盖而向左旋转，在花蕾内顶端钝头而内褶，开花后开展，镊合状排列，长 2mm，宽 1mm；雄蕊着生于花冠筒的基部，花丝极短，花药披针状箭头形；花盘 5 裂；子房有心皮 2 枚，具疏柔毛，每心皮约有 10 个胚珠，花柱极短，花柱头陀螺状，顶端不明显 2 裂。蓇葖双生或 1 个不发育，卵圆状披针形，基部胀大，长 6～7cm，基部直径 1.5～2cm，外果皮基部多皱纹，中部以上有细条纹；种子线状长圆形，暗黄色，有柔毛，基部锐尖，顶端近截形，长 10～15mm，宽 2～3mm；种毛白色绢质，轮生，长约 3cm；胚长圆形，子叶与幼根几等长，子叶白色，倒披针形，两端钝头，长 7mm，宽 2mm；幼根圆柱状，长 6mm。花期 4～6 月，果期 7 月～翌年 6 月。

产于湖南、贵州、广西。生于海拔 200～1000m 的山地疏林中或山谷阴湿地方，攀援于树木之上。

（金岸　汪冶）

Jaol maenc jenc 教炯近

飞来鹤 Feilaihe

【异名】隔山消、隔山撬、白何首乌、野红苕、羊角藤、土白薇、万世竹、剪蛇珠、山步虎、野番薯、耳叶牛皮消、瓢瓢藤、老牛瓢、七股莲、牛皮冻。

【来源】本品为萝藦科植物牛皮消 *Cynanchum auriculatum* Royle ex Wight 的干燥茎。

【采收加工】夏、秋采收，洗净，晒干。

【性味】甘、苦，平。

《中国侗族医药研究》：甘、苦，平。

《中国侗族医药学基础概论》：甘、苦，微温。

【功能与主治】健胃消积，解毒消肿。用于食积腹痛，胃痛，小儿疳积，痢疾；外用治毒蛇咬伤，疔疮。

《中国侗族医药研究》：滋阴养血，健脾顺气。用于气促、生痘。

《中国侗族医药学基础概论》：补肝肾，强筋骨，健脾胃，解毒。用于肝肾两虚，头昏眼花，失眠健忘，须发早白，阳痿，遗精，腰膝酸软，脾虚不运，脘腹胀满，食欲不振，泄泻，产后乳少，疮毒。

【用法用量】内服：煎汤，3～5钱；外用：适量鲜根或全草捣烂敷患处。

【化学成分】咖啡酸甲酯、香草醛、白首乌二苯酮、β-谷甾醇、邻苯二甲酸甲酯、邻苯二甲酸正丁异丁酯、丹皮酚、对羟基苯甲醛、耳叶牛皮消苷、3-O-β-D-吡喃洋地黄毒糖苷、2,4-二羟基苯乙酮、2,5-二羟基苯乙酮、香荚兰乙酮、3,5-二羟基苯乙酮、Auriculosides Ⅰ～ⅩⅧ、cyanoauriculoside A～E、cynandiones A、cynandiones B、cynandiones E、cynanoneside A、cynanchone A、cynantetrone、bungeiside A～D、acetoveratrone、夹竹桃糖（oleandrose）、加拿大麻糖（cymarose）、洋地黄毒糖（digitoxose）、地芰糖（diginose）、黄花夹竹桃糖（Ihevetose）、wil-foribiose、glaucobiose、毒毛旋花二糖（strophanthobiose）、粗蛋白、粗脂肪、游离糖、淀粉、氨基酸、维生素、微量元素。

【药理作用】

1. 抗肿瘤作用　研究表明，C21甾体皂苷抗肿瘤机制之一是通过抑制基因蛋白表达，从而诱导细胞凋亡。如在抑制肝癌发展方面，通过抑制过表达的基因蛋白Bcl-2抑制小鼠移植性肝癌实体瘤生长；还能通过降低肝癌组织血管内皮生长因子-C及其受体Flt-4的表达，抑制肝癌发展。

2. 抗衰老作用　研究者在对耳叶牛皮消的甾体总苷的研究中发现其具有抗衰老作用。其机制主要是通过拮抗自由基损伤，提高健康小鼠常压耐缺氧和负重游泳时间，提高D-gal衰老模型小鼠血清、心、肝、脑组织SOD活性，减少MDA含量，提高心脏组织中端粒酶活性而起到抗衰老作用。

3. 免疫调节作用　牛皮消能增加免疫细胞的数量和功能。研究发现，牛皮消还可使动物T淋巴细胞依赖区增生，B淋巴细胞依赖区增大，从而提升机体免疫力。C21甾苷可降低移植性肝癌实体瘤后异常增高的脾指数，提升胸腺指数，巨噬细胞吞噬能力增强，T、B淋巴细胞增殖反应明显增强。脾细胞显著提高分泌白细胞介素-2（IL-2），腹腔巨噬细胞分泌TNF-α能力明显提高。

4. 保肝、降脂等作用　研究表明，一定浓度的牛皮消多糖溶液对酒精性肝损伤有很好的保护作用，和护肝片作用效果相当。牛皮消多糖可降低血脂，预防冠心病和动脉粥样硬化；可促进胃肠运动、胃黏膜的保护和损伤修复等作用。

5. 其他作用　研究表明，牛皮消中的苯乙酮类化合物具有抗氧化活性，可抑制H_2O_2引起的氧化损伤。同时具有抗癫痫、消炎、镇痛等活性。

【原植物】牛皮消 *Cynanchum auriculatum* Royle ex Wight

蔓性半灌木；宿根肥厚，呈块状；茎圆形，被微柔毛。叶对生，膜质，被微毛，宽卵形至卵状长圆形，长4～12cm，宽4～10cm，顶端短渐尖，基部心形。聚伞花序伞房状，着花30朵；花萼裂片卵状长圆形；花冠白色，辐状，裂片反折，内面具疏柔毛；副花冠浅杯状，裂片椭圆形，肉质，钝头，在每裂片内面的中部有1个三角形的舌状鳞片；花粉块每室1个，下垂；柱头圆锥状，顶端2裂。蓇葖双生，披针形，长8cm，直径1cm；种子卵状椭圆形；种毛白色绢质。花期6～9月，果期7～11月。

产于湖南、湖北、广西、贵州。生长于从低海拔的沿海地区直到3500m高的山坡林缘及路旁灌木丛中或河流、水沟边潮湿地。

（金岸　汪冶）

Jaol suic lanc yangc 教蛳南哽

南蛇藤 Nansheteng

【异名】金银柳、金红树、果山藤、药狗旦子、蔓性落霜红、过山风、挂廊鞭、香龙草、穷搅藤、老石棵子、地南蛇、过山龙、大伦藤、大南蛇、白龙、老龙皮、臭花椒、穿山龙、老牛筋、南蛇风、黄果藤。

【来源】本品为卫矛科植物粉背南蛇藤 Celastrus hypoleucus（Oliv.）Warb. ex Loes. 的干燥茎。

【采收加工】四季可采，晒干及鲜用。

【性味】苦、辣，热。

《中国侗族医药研究》：辣、苦，热。

《侗族医学》：辣、苦，热。

【功能与主治】祛风除湿，通经止痛，活血解毒。用于妇女月家病，寒湿骨节疼痛。

《中国侗族医药研究》：退水，止痛。用于妇女月家病，寒湿骨节疼痛。

《侗族医学》：退水。用于妇女月家病，寒湿骨节疼痛。

【用法用量】内服：煎汤，9 ～ 15g。

【附方】月家烧热　本品并大血藤、阳雀花根各 30g，美卞松、专巴、牛膝各 15g，羊耳菊 10g，煎水，加入少许白酒内服，每日 3 次。（《中国侗族医药研究》）

【现代临床研究】治疗强直性脊柱炎　有临床试验以南蛇藤风湿饮治疗强直性脊柱炎患者，同时以氮磺砒啶治疗作为对照组，比较两组疗效、治疗前后中医证候评分及炎症指标水平变化。结果：治疗组总有效率 93.33% 高于对照组 77.78%，差异有统计学意义（$P < 0.05$）。治疗组治疗后中医证候评分明显低于对照组，差异有统计学意义（$P < 0.05$）。治疗组各项炎症指标水平明显优于对照组，差异有统计学意义（$P < 0.05$）。证明强直性脊柱炎患者应用南蛇藤风湿饮治疗的效果更加显著，改善患者炎症指标。

【化学成分】南蛇藤素、扁蒴藤素、β- 谷甾醇、木栓酮、29- 咖啡酰氧基木栓酮、山奈酚、槲皮素、山奈酚 -7-O-α-L- 鼠李糖苷、山奈酚 -3,7- 二 -O-α-L- 鼠李糖苷、槲皮素 -3-O-β-D- 葡萄糖苷、杨梅苷、山奈酚 -3-O- 芸香糖苷、12- 羟基 -8,11,13- 松香烷三烯 -7- 酮、木栓烷酮、大子五层龙酸、28- 羟基木栓烷酮、扁蒴藤素、雷公藤红素、β- 胡萝卜苷、苯甲酸、2,6- 二甲氧基苯醌、3- 氧代齐墩果酸、24- 去甲基齐墩果烷 -12- 烯 -28- 酸 -3- 酮、白头翁酸、香草酸、23- 羟基齐墩果烷 -12- 烯 -28- 酸 -3- 酮、丁香酸、齐墩果酸、3- 羟甲基呋喃葡萄糖苷、大黄素 -6-O-β-D- 葡萄糖苷、3,4,5- 三甲氧基苯酚葡萄糖苷、丁香酸葡萄糖苷、（1S,2S,4R）-1,8- 反式桉叶素 -2-O-（6-O-α-L- 鼠李糖基）-β-D- 葡萄糖苷、3,4- 二甲氧基苯酚 -（6-O-α-L- 鼠李糖基）-β-D- 葡萄糖苷、3,4,5- 三甲氧基苯酚 -（6-O-α-L- 鼠李糖基）-β-D- 葡萄糖苷、12- 羟基 -8,11,13- 松香烷三烯 -7- 酮、$1\alpha,6\beta$- 二乙酰氧基 -9β- 苯甲酰氧基 -β- 二氢沉香呋喃、$1\alpha,6\beta$- 二乙酰氧基 -9β- 肉桂酰氧基 -β- 二氢沉香呋喃、1α- 乙酰氧基 -$6\beta,9\beta$- 二苯甲酰氧基 -β- 二氢沉香呋喃、$1\alpha,2\alpha$- 二乙酰氧基 -9β- 肉桂酰氧基 -β 二氢沉香呋喃、1α- 羟基 -2α- 乙酰氧基 -9β- 肉桂酰氧基 -β- 二氢沉香呋喃和 1α- 乙酰氧基 -2α- 羟基 -9β- 肉桂酰氧基 -β- 二氢沉香呋喃。

【药理作用】

1. 抗肿瘤作用　南蛇藤抗肿瘤的主要作用方式，包括抑制肿瘤细胞增殖、诱导肿瘤细胞凋亡、抑制肿瘤血管生成以及逆转肿瘤多药耐药等。

研究人员利用小鼠 S180 肉瘤和 Heps 肝癌模型，用实验证明南蛇藤醋酸乙酯、正丁醇提取物在 20mg/mL 浓度时即可明显抑制 S180 和 Heps 肿瘤生长。

2. 抗炎及免疫抑制作用　有研究表明南蛇藤提取物能明显抑制二甲苯诱发的小鼠耳廓炎症，角叉菜胶诱发的小鼠足踝关节肿胀，醋酸导致的小鼠腹腔毛细血管通透性增加，以及大鼠棉球肉芽肿；并延长热板法致痛的小鼠痛阈，减少醋酸致痛小鼠的扭体次数。

研究人员证实，南蛇藤素在体外能降低 LPS 诱导的小鼠腹腔巨噬细胞外和细胞内 IL-1 的活性，也能抑制 ConA 诱导的小鼠脾细胞产生的 IL-2。研究人员研究了南蛇藤素对小鼠的免疫抑制作用及其对细胞因子 IL-6mRNA 表达的影响，证实南蛇藤素在一定程度上可抑制小鼠免疫功能，能抑制炎症细胞 IL-6 基因的过度表达。研究人员观察南蛇藤素对三硝基苯磺酸诱导的大鼠结肠炎具有显著的保护作用，并推测抑制促炎细胞因子的产生有可能是南蛇藤素的主要作用机制之一。研究人员通过建立大鼠足趾关节炎症反应模型，服用南蛇藤素 15mg/（kg·d）或 30mg/（kg·d），连续服用 3 天，利用酶联免疫吸附法检测其血清抗胶原 II 型抗体以及 IL-1 和 IL-2 水平的变化。结果发现用药组足肿改善，抗胶原 II 型抗体、IL-1、IL-2 以及迟发型变态反应水平受到抑制，由此推断，南蛇藤素对胶原性关节炎有治疗作用。

3. 抗纤维化作用 研究南蛇藤素对狼疮小鼠肾小球硬化的防治作用，结果表明南蛇藤素对狼疮小鼠模型的肾小球硬化具有保护作用。其降低鼠肾组织 III 型胶原和层黏素沉积可能是通过增加小鼠局部基质金属蛋白酶而抑制转化因子 β_1-mRNA 的表达而实现的。

4. 抑制血管生成作用 研究人员探讨了南蛇藤素对血管生成的抑制作用，结果表明南蛇藤素可明显抑制血管内皮细胞株（ECV）的体外增殖，IC_{50} 为 1.33μg/mL，可抑制 ECV 的迁移和小管形成，并且呈明显的剂量依赖性；同时具有抑制鸡胚尿囊膜血管生成和基质胶栓中的血管新生的作用。周幽心等认为南蛇藤素通过阻碍 DNA 合成及细胞毒作用抑制血管内皮细胞的体外增殖。南蛇藤素在体外可能通过内皮细胞黏附分子 ICAM-1 等的表达，从而抑制血管生成。

5. 抗菌、抗氧化作用 研究人员用倍比稀释法测南蛇藤对金黄色葡萄球菌的 MIC，证明南蛇藤有效成分对金黄色葡萄球菌存在抑制作用。由南蛇藤根中提取的南蛇藤鞣质对 Echo 流感、副流感病毒有明显抑制作用。南蛇藤醋酸乙酯、正丁醇提取物在浓度为 20mg/mL 时，除可抑制小鼠实体瘤的生长外，还可提高荷瘤鼠血清 SOD 活性，降低 MDA 水平，从而表明南蛇藤具有增强机体抗氧化的能力。进行南蛇藤素对大鼠心、肝、肾自发性丙二醛（MDA）生成的体外抗脂质过氧化作用的研究，体外实验表明，对铁离子和维生素 C 诱导的大鼠心、肝、肾组织匀浆 MDA 生成有明显抑制作用，说明它能有效清除·OH，具有抗脂质过氧化作用。

6. 抗生育作用 有关南蛇藤抗生育作用的研究报道甚少，国内学者首次报道了南蛇藤素能抑制豚鼠体外精子的受精能力。其研究结果证明，南蛇藤素对豚鼠精子前向运动（FM）、获能（Cap）、顶体反应（AR）和穿透去透明带仓鼠卵（SPA）均有明显的抑制作用，其作用强度随剂量而增加；对南蛇藤素的敏感性依次为精子 Cap ＞ FM ＞ SPA ＞ AR。南蛇藤素对 AR、FM 和 Cap 的抑制作用明显比乙酸棉酚（GA）强。

7. 其他药理作用 南蛇藤果实具有镇静催眠作用，南蛇藤中的倍半萜酯类对昆虫可产生使之拒食的作用。研究发现，南蛇藤素可减少冠状血管介入性治疗手术后狭窄的发生，即抑制血管平滑肌细胞的过度增生。研究还发现，南蛇藤乙醇提取物具有促进大鼠骨创伤愈合的作用，表现为增加血清钙、磷含量和碱性磷酸酶水平，提高骨创伤大鼠骨痂密度和抗折力。

【原植物】粉背南蛇藤 *Celastrus hypoleucus*（Oliv.）Warb. ex Loes.

小枝具稀疏阔椭圆形或近圆形皮孔，当年小枝上无皮孔；腋芽小，圆三角状，直径约 2mm。叶椭圆形或长方椭圆形，长 6 ～ 9.5cm，先端短渐尖，基部钝楔形，边缘具锯齿，侧脉 5 ～ 7 对，叶面绿色，光滑，叶背粉灰色，主脉及侧脉被短毛或光滑无毛；叶柄长 12 ～ 20mm。顶生聚伞圆锥花序，长 7 ～ 10cm，多花，腋生者短小，具 3 ～ 7 花，花序梗较短，小花梗长 3 ～ 8mm，花后明显伸长，关节在中部以上；花萼近三角形，顶端钝；花瓣长方形或椭圆形，长约 4.3mm，花盘杯状，顶端平截；雄蕊长约 4mm，在雌花中退化雄蕊长约 1.5mm，雌蕊长 3mm，子房椭圆状，柱头扁平，在雄花中退化雌蕊长约 2mm。果序顶生，长而下垂，腋生花多不结实。蒴果疏生，球状，有细长小果梗，长 10 ～ 25mm，果瓣内侧有棕红色细点，种子平凸到稍新月状，长 4 ～ 5mm，直径 1.4 ～ 2mm，两端较尖，黑色到黑褐色。花期 6 ～ 8 月，果期 10 月。

产于湖北、湖南、贵州。多生长于海拔 400 ～ 2500m 的丛林中。

（金岸　汪冶）

Jaol sup 教素

香花崖豆藤 Xianghuayadouteng

【异名】教盘介、尚教球轮、香花岩豆藤、山鸡血藤、大巴豆、山胡豆。

【来源】本品为豆科植物香花崖豆藤 *Millettia dielsiana* Harms 的干燥藤、根。

【采收加工】全年可采，洗净晒干。

【性味】苦，热。

《中国侗族医药研究》：苦、甜，热。

《侗族医学》：味苦、甜，性热。

【功能与主治】补体，补血，舒筋。用于月经不调，闭经，劳伤筋骨，血虚体弱等病症。

《中国侗族医药研究》：补体，补血，舒筋。用于虚弱病，体弱血虚。

《侗族医学》：补体，补血，舒筋。用于咕穹膃（虚弱病），体弱血虚。

【用法用量】15 ～ 30g，煎汤，内服。

【附方】

1. 咕穹膃（虚弱病）　教素、教盘介（鸡血藤），炖鸡内服。（《侗族医学》）

2. 体弱血虚　教素、教盘介（鸡血藤）、讯藕岑（夜寒苏）、尚邦（臭牡丹根），炖猪脚内服。（《侗族医学》）

【现代临床研究】

1. 治疗坐骨神经痛　鸡血藤 250g，川牛膝、桑寄生各 100g，老母鸡 1 只。药物布包与鸡同煮，至肉脱骨为度，食肉喝汤，连服 3 ～ 7 只鸡。治疗单纯性坐骨神经痛 33 例，痊愈 23 例，显效、好转各 4 例，无效 2 例，总有效率 93.9%。

2. 治疗糖尿病性周围神经病变　用鸡血藤、赤芍、苏木等组成糖尿宁口服液（每毫升含生药 2.5g）每次 50mL，每日 3 次口服，4 周为一疗程。治疗 30 例，治疗 2 个疗程。结果显效 15 例，有效 14 例，无效 1 例，总有效率 96.7%。

3. 治疗风湿性关节炎　鸡血藤 30g，地龙 40g，熟地黄、白芍各 20g，穿山甲、当归、天麻、威灵仙、防风、桂枝、川乌各 10g，络石藤、忍冬藤各 15g，甘草 6g，水煎服，每日 1 剂，10 天为一疗程。治疗 30 例，治愈 24 例（80.0%），好转 6 例（20.0%），全部有效。

4. 治疗急性腹泻　鸡血藤 60g，煎至 200mL，每日分 2 ～ 3 次服。治疗急性腹泻 18 例，服 4 天后痊愈 16 例，好转 1 例，无效 1 例，总有效率 94.4%。

5. 治疗长春新碱所致神经毒性　鸡血藤、白芍各 30g，生地黄、丹参、女贞子各 20g，黄芪、太子参、当归、白花蛇舌草各 15g，地龙、甘草各 10g。上肢麻木重加桑枝 20g，下肢麻木重者加川牛膝 20g。每日 1 剂，水煎 2 次，共取汁 250mL，早晚分服，7 天为一疗程，用药 1 ～ 2 疗程。治疗 21 例，治愈 17 例，显效 3 例，无效 1 例。

【化学成分】羽扇烯酮、木栓酮、表木栓醇、豆甾醇、β- 谷甾醇、异甘草素、2',4',3,4- 四羟基查尔酮、野靛黄素、美皂异黄酮、刺芒柄花素、奥刀拉亭、毛蕊异黄酮、8- 甲雷杜辛、鸡血藤醇、芸苔甾醇、蒲公英赛酮、总三萜酸、dielsianone、millesianins A ～ E、6-methoxycalpogoniumisoflavone

A、durmillone、ichthynone、jamaicin、toxicarolisoflavone、barbigerone、阿弗洛莫生（afromosin）、caviunin、cladrastin、大豆黄素（daidzein）、染料木素（genisten）、芒柄花素（formononetin）、hernancorizin、正二十六碳酸（hexacosendioicacid）、谷甾醇（β-sitosterol）、胡萝卜苷（daucosterol）、millesianin F、millesi-anin G、大豆苷（daidzin）。

【药理作用】

1. 凝集及抗凝作用 研究人员对鸡血藤提取物进行了抗凝与纤溶影响实验，研究表明体外实验中香花崖豆藤具有抗凝血酶、促进纤维蛋白溶解，延长优球蛋白溶解时间的作用。体内实验则使全血凝固时间缩短，纤维蛋白减少，纤维蛋白裂解产物增加。

2. 抗癌作用 研究人员对 *Millettia* 属分离得到的黄酮类化合物体外对癌细胞抑制作用（EBV-EA模型）研究，部分化合物表现出明显的抑制作用。同时进一步体内实验，表明化合物明显抑制小鼠皮肤肿瘤的进一步恶化。

3. 其他作用 *Millettia* 属植物经实验证明存在雌性激素活性，同时也表现出抗雌性激素活性。其在民间多用于杀虫、杀鱼、软体动物清除剂。

【原植物】香花崖豆藤 *Millettia dielsiana* Harms。学名已修订，香花鸡血藤 *Callerya dielsiana*（Harms）P. K. Loc ex Z. Wei & Pedley。

香花崖豆藤为雌雄同株的攀援灌木，根系发达，主根粗壮，整个株高达 2～5m，茎皮灰褐色，剥裂，小枝无毛或疏被毛。羽状复叶长 15～30cm，小叶数目为 3～5 叶，叶柄长 5～12cm，叶轴被稀疏柔毛，后秃净，上面有沟；托叶线形，长 3mm；小叶两对，间隔 3～5cm，纸质，披针形或长圆形，长 5.5～15cm，宽 1.5～6cm，先端急尖至渐尖，偶钝圆，基部钝圆，偶近心形，上面有光泽，几乎无毛，下面被平伏柔毛或无毛，侧脉 6～10 对，近边缘环结，中脉在上面微凹，下面甚隆起，细脉网状，两面均显著；小叶柄长 2～3mm；小托叶锥刺状，长 3～5mm。圆锥花序顶生，宽大，长达 40cm，生花枝伸展，长 6～15cm，较短时近直生，较长时成扇形开展并下垂，花序轴多少被黄褐色柔毛；花单生，近接；苞片线形，锥尖，略短于花梗，宿存，小苞片线形，贴萼生，早落，花长 1.2～2.4cm；花梗长约 5mm；花萼阔钟状，长 3～5mm，宽 4～6mm，与花梗同被细柔毛，萼齿短于萼筒，上方 2 齿几乎全合生，其余为卵形至三角状披针形，下方 1 齿最长；花冠紫红色，旗瓣阔卵形至倒阔卵形，密被锈色或银色绢毛，基部稍呈心形，具短瓣柄，无胼胝体，翼瓣甚短，约为旗瓣的二分之一，锐尖头，下侧有耳，龙骨瓣镰形；雄蕊二体，对旗瓣的 1 枚离生；花盘浅皿状；子房线状，密被柔毛，花柱长于子房，柱头下指，胚珠 8～9 粒。荚果线形至长圆形，长 7～12cm，宽 1.5～2cm，扁平，密被灰色绒毛，果瓣薄，近木质，瓣裂，有种子 3～5 粒；种子长圆状凸镜形，长约 8cm，宽约 6cm，厚约 2cm。

产湖南、贵州、广西、湖北。一般喜欢生长在海拔 100～2500m 的山坡杂木林、灌木丛、溪边、谷地和路旁，常攀附岩石和树上。

（金岸　汪冶）

Jaol xuc jenl 教蓄惊

络石藤 Luoshiteng

【异名】络石、石龙藤、捆石龙、沿壁藤、吸壁藤、白花藤、白花络石藤、爬山虎、爬墙虎、耐冬、石鲛、鲛石、明石、悬石、云花、云珠、云英、云丹、石磋、石血、略石、领石、络石草、鬼系腰、石荔、过墙风、鹿角草、羊角藤、乳回绳、石气柑、万字金银、沿壁藤、铁线草、风藤、折骨草、交脚风、合掌藤、双合草、剃头草、石盘藤、过桥风、绿刺、酸树芭、膏链、软筋藤、地锦、石叶藤、常春藤。

【来源】本品为夹竹桃科植物络石 *Trachelospermum jasminoides*（Lindl.）Lem. 的干燥带叶藤茎。

【采收加工】冬季至次春采割，除去杂质，晒干。

【性味】苦，平、微寒。

《侗族医学》：味苦，性平。

《侗药大观》：味苦，性微寒。

【功能与主治】具祛风通络，凉血消肿的功效。用于风湿热痹，筋脉拘挛，腰膝酸痛，喉痹，痈肿，跌打损伤。

《侗族医学》：退热祛风，活血解毒消肿。用于风湿骨痛，燔焜（发热）。

《侗药大观》：祛风通络，凉血消肿。用于风湿麻痹，经脉拘挛，腰膝酸痛，喉痹，痈肿，跌打损伤等。

【用法用量】内服：煎汤，5～10g，水煎内服；外用：适量。

【附方】

1. 燔焜 教蓄惊（络石藤）、娘闷乔（红旱莲）、靠介朗农（贯众）、骂菩姑（蒲公英）、美岁放（鬼箭羽）、尚娘架（白茅根），煎水内服。(《侗族医学》)

2. 风湿骨痛 教蓄惊（络石藤）、美登埋（透骨香）、娘顺坝（伸筋草）、侯秀蛳（一把伞）、尚美丈垣（阎王刺根），煎水内服。(《侗族医学》)

3. 青紫病、乌鸦症 络石藤、蜘蛛香、花椒、葱、蒜、生姜各适量捣烂泡白酒或淘米水，刮四大金刚。(《中国侗族医药研究》)

4. 迷魂惊 络石藤、吴茱萸、钩藤各6g，八角莲3g，加水3杯，煎至半杯，分3次温服；或煎浓汁加白酒刮颈、头上前额、胸、背、上下肢四大筋。若无茱萸，可用花椒代替。(《中国侗族医药研究》)

5. 挽弓惊 黄荆、络石藤、野葛根各6g，天胡荽、水灯草、小远志各3g，加水2.5杯，煎至1杯，1次内服。(《中国侗族医药研究》)

6. 风湿骨痛 薜荔藤、青风藤、野扁豆藤、络石藤、血藤各100g，加50度白酒1500mL，浸泡1个月，每次服10～25mL，每日2～3次，连服20天为一疗程，忌食酸类食物。(《侗族医药探秘》)

7. 肿疡毒气凝聚作痛 鬼系腰一两（洗净晒干），皂角刺一两（锉，新瓦上炒黄），瓜蒌大者一个（杵，炒，用仁），甘草节五分，没药、明乳香各三钱（另研）。上每服一两，水酒各半煎。溃后慎之。(《外科精要》)

8. 喉痹咽塞，喘息不通，须臾欲绝 络石草二两，切。以水一大升半，煮取一大盏，去滓，细细吃。(《近效方》)

9. 筋骨痛 络石藤一至二两。浸酒服。(《湖南药物志》)

10. 外伤出血 络石藤适量。晒干研末。撒敷，外加包扎。(《江西草药》)

【现代临床研究】

1. 治疗小儿急性扁桃体炎 研究人员收集80例确诊为急性扁桃体炎的病例，随机分为治疗组和对照组，每组40例。对照组采用常规的西医治疗；治疗组在对照组的治疗措施上加用复方络石藤方。记录治疗前后症状、体征、实验室指标变化情况。结果：治疗组痊愈16人，显效21人，有效2人，有效者共39人，总有效率97.5%；对照组分别为7人、18人、13人，有效者共38人，总有效率为

95%；治疗组总体疗效优于对照组。证明该方具有良好的临床疗效，能明显缓解患儿的发热、咽痛、扁桃体充血红肿及渗出等症状及体征。

2. 治疗痹证 痹证是指人体机表、经络因感受风、寒、湿、热、邪引起的以肢体关节及肌肉酸痛、麻木、重着、屈伸不利，甚或关节肿大灼热等为主症的一类病证。包括西医学的风湿热（风湿性关节炎）、类风湿性关节炎、骨性关节炎、痛风等。藤类中药多具有舒筋通络、祛风除湿的功效，历代医家善于运用藤类药物治疗各种风湿类疾病。①辨证施药。藤本药物有清热、散寒、除湿、祛风、通络、活血、养血、止痛等不同功效及不同的性味归经，痹证有风痹、寒痹、热痹、湿痹之分，针对不同性质的病症，根据"寒则热之""热则寒之""以通止痛"等原则，辨证施治，灵活选用，充分发挥藤类中药的功效特点。②对药而治。如络石藤和忍冬藤均属性寒，都有疏风通络、清热消痈的功效，合用于治疗痹证兼有热象者；青风藤与海风藤均性温，常合用于治疗于风湿夹寒的筋骨痹痛，或寒入经络所致麻木不仁。③多药并举。临床使用上，通常多种藤本药物合用或搭配其他药物使用，随症加减，以达到协同增效、一举多得的效果。如络石藤、忍冬藤与四妙散配对可增加祛湿疏风通络的功效。海风藤、鸡血藤与肾气丸合用对肾虚者腰椎间盘突出伴湿寒夹瘀血症治疗效果显著；类风湿性关节炎缓解期，关节变形肿痛，全身乏力，肌肤紫暗，常伴有轻、中度贫血等症状，治宜补肝肾、祛痰通络，以鸡血藤、雷公藤配伍桑寄生、独活、半夏、乌梢蛇、杜仲等药物，养血活血，可达到消肿通络止痛、提高机体免疫力的目的。

3. 治疗中风病 据文献报道藤类有"舒展、蔓延"的特性，故其善走经络，善通瘀滞，善于治疗经络筋脉之病。针对脉络瘀阻不畅或脑失濡养所致的中风疾患，藤类药可活血祛瘀、通络散结，具有软化血管、抗氧化、抗血小板凝聚、抑制血栓形成的作用，能保护心、脑、神经血管系统。故藤类药物在治疗中风疾病中具有广泛应用。研究人员经过统计分析中风患者病案 200 例，共涉及药物种类 16 类共 71 味中药，结果显示络石藤居用药频次的首位，另外藤本药物钩藤、首乌藤和鸡血藤，占总用药频数达 10.4%。临床治疗上，藤本药物多配伍补虚、活血化瘀、滋阴、健脾等药物联合治疗。如中风急性期患者，宜选用大剂量络石藤、海风藤疗瘫起废，并配伍红花、桃仁、归尾等加强活血化瘀之功；若中风恢复期间血虚有热伴胃气亏虚者，则选用鸡血藤、首乌藤养血活血，配伍熟地黄、当归等增强滋阴补血之力；配伍砂仁、豆蔻、陈皮等药物和胃理气化痰。刘敬霞教授总结多年临床经验，善用补阳还五汤补气活血、通络之功搭配使用多种藤类药物引藤达络，治疗脑卒中，每可获得良效。

4. 治疗咳嗽 藤类风药多辛味，辛善发散走窜，用于外感咳嗽时，具辛散风邪之功，风去则脏自安；用于久咳内伤时，因病程缠绵而有"风邪入络"之嫌，取其善祛风通络、引药达络之功，药到而病除。故藤类风药如青风藤、海风藤、络石藤等可广泛用于治疗咳嗽病。从西医学角度看，藤类药多具有抗炎及免疫调节的作用。咳嗽多为细菌或病毒等感染上呼吸道所触发的自我保护机制，藤类风药能有效抑制炎症介质，防止呼吸道黏膜过度免疫反应，显著缓解病症。

【化学成分】牛蒡苷、络石苷、去甲络石苷、穗罗汉松树脂酚苷、橡胶肌醇、牛蒡苷元、罗汉松脂素、罗汉松脂苷、穗罗汉松树脂酚、络石苷元、去甲络石苷元、冠狗牙花定碱、伏康京碱、白坚木辛碱、狗牙花任碱、19- 表伏康任碱、伏康碱、伊波加因碱、山辣椒碱、芹菜素、芹菜素 -7-O- 葡萄糖苷、芹菜素 -7-O- 龙胆二糖苷、芹菜素 -7-O- 新橙皮糖苷、木犀草素、木犀草素 -7-O- 葡萄糖、木犀草素 -7-O- 龙胆二糖苷、木犀草素 -4′-O- 葡萄糖苷、4,5,7- 三羟基 -3- 甲氧基黄酮、槲皮苷、大豆苷、黄衫素、木犀草苷、木犀草苷 -4′- 葡萄糖苷、柚皮苷、芹菜 -6,8- 二 -C-β-D- 葡萄糖苷、槲皮素、山柰酚、异槲皮苷、异蚊母树苷、紫云英苷、络石苷 B-1、络石苷元 B、络石苷 D-1、络石苷 E-1、奎诺酸 -3-O-β-D- 吡喃葡萄苷 -27-O-D- 葡萄糖酯、奎诺酸 -3-O-β-D 吡喃葡萄糖苷、辛可酸 -3-O-β-D- 吡喃葡萄苷 -27-O-D 葡萄糖酯、β- 香树脂醇、β- 香树脂酸乙酸酯、羽扇豆醇、羽扇豆醇乙酸酯、羽扇豆醇不饱和脂肪酸酯、β- 谷甾醇、豆甾醇、菜油甾醇、野漆树苷、α- 香树脂醇、α- 香树脂醇乙酸酯、α- 香树脂醇棕榈酸酯、熊果酸、豆甾 -4- 烯 -3- 酮、大黄素、棕榈酸、牛蒡子苷元、络石藤苷、络石藤苷元、去甲络石苷元 8-O-β- 葡萄糖苷、去甲络石苷元 5-C-β- 葡萄糖苷。

【药理作用】

1. 抗炎镇痛作用　疼痛是机体受到物理、化学、炎症的伤害性刺激后所产生的一种不愉快的身体反应。炎症则是具有血管系统的活体组织对损伤因子所发生的防御反应。研究人员采用热板法和醋酸扭体法两种方法证明了高剂量的络石藤总黄酮能明显提高小鼠热板反应的痛阈值，显著减少由醋酸引起的小鼠扭体次数，高剂量的络石藤总黄酮与阿司匹林阳性对照组的镇痛作用相比无显著性差异（$P > 0.05$），说明络石藤黄酮总提取物有明显的镇痛作用，同时该课题组还采用高剂量的络石藤总黄酮对二甲苯引起的小鼠耳肿胀、角叉菜胶引起的大鼠足跖肿胀有明显抑制作用，与空白对照组相比差异明显（$P < 0.01$），并且与阳性对照组相比无显著性差异（$P > 0.05$），说明络石藤具有镇痛抗炎作用。研究采用小鼠耳肿胀法、小鼠足肿胀法、小鼠热板致痛法和小鼠扭体法进行了络石藤抗炎、镇痛研究，发现络石藤对二甲苯所致耳肿胀和对琼脂所致小鼠足肿胀均有一定抑制作用。另外，研究发现络石藤还可提高小鼠热板致痛的痛阈，对酒石酸锑钾所致小鼠扭体反应有一定抑制作用。

2. 抗疲劳作用　研究将 ICR 小鼠 72 只随机分成 6 组，通过小鼠力竭游泳实验造成疲劳模型，以不同剂量的络石藤三萜总皂苷对小鼠进行灌胃给药，连续 15 天，观察小鼠的体重变化、负重游泳时间、全血乳酸及血浆尿素氮、丙二醛含量，最后发现络石藤三萜总皂苷能延长小鼠负重力竭游泳时间，降低定量负荷后全血乳酸及血浆尿素氮、丙二醛的含量，进而证明了络石藤有抗疲劳作用。

3. 镇静催眠作用　将昆明种小鼠 50 只，随机分为 5 组，连续 5 天给小鼠饲喂络石藤三萜类总皂苷，通过小鼠自主活动次数的实验、小鼠戊巴比妥钠催眠作用的实验和小鼠戊巴比妥钠阈下催眠量作用的实验，分别观察小鼠自主活动、入睡潜伏期及翻正反射消失持续时间。结果发现络石藤三萜总皂苷能减少小鼠自主活动，缩短睡眠潜伏期，延长翻正反射消失持续时间，有效证明了络石藤的镇静催眠作用。

4. 抗氧化及降血脂作用　选用高脂饲料饲喂大鼠造成高脂血症模型，给药 21 天后，中、高剂量的络石藤组均都能显著降低高脂血症大鼠的血清中的胆固醇、甘油三酯、低密度脂蛋白，显著升高高密度脂蛋白，表明络石藤提取物对高脂血症大鼠有一定的降脂作用。另外，络石藤可以提高高脂血症大鼠的超氧化物歧化酶和谷胱甘肽过氧化物酶活性，降低丙二醛的水平，推测络石藤能够降低氧自由基反应，从而防止脂质过氧化，对机体起保护作用。

5. 抗肿瘤作用　络石藤中木脂素类成分含量较高，一些研究发现植物体内所含的木脂素类化合物有抗癌作用，其作用机制为抗雌激素样作用，这类木脂素类化合物在动物的肠道内被菌群转化为 enterolactone（ELN）或 enterodiol。有研究表明乳腺癌患者体液中的 enterolactone（ELN）浓度较正常人要低很多，因此这类木脂素能够预防和抑制与 enterolactone（ELN）相关的乳腺癌症。研究表明牛蒡子苷能够有效抑制雌性大白鼠的乳腺癌发病率，且抑制作用与剂量成正比，牛蒡子苷就是木脂素类成分的代表化合物之一。现代医学研究表明活性氧对细胞遗传因子的损伤作用也是导致癌症发生的一个重要因素。研究采用 γ 射线照射的小鼠作为研究对象，考查了 12 种不同的黄酮类化合物对小鼠髓细胞染色体和脾脏中脂质过氧化的抑制作用。结果发现木犀草素的作用最强，而在络石藤中含有一定量的木犀草素，其作用机制可能与直接或内源酶介导的羟基自由基清除作用相关。

6. 其他作用　络石藤煎液泡脚对治疗小儿腹泻效果良好，作用机制是药液的热量刺激足部皮肤末梢感受器，改善血液循环，促进有效成分在体内的吸收，进而抑制肠道菌群。总之，一般认为络石藤能祛风而舒经活络，且性寒，主要用于风湿痹痛偏热者较为适宜，临床上可单味浸酒服，也可与木瓜、海风藤、桑寄生、生薏苡仁等同用。络石藤还可以用于疮疡肿痛，因为络石藤性微寒，能凉血清热而消痈，用治疮疡肿痛之症，常与乳香、没药、瓜蒌、甘草、皂角刺等配伍。随着研究的深入，络石藤中未知的化学成分不断地被发现，它的药理作用研究也更为深入，相信不久的将来，会有络石藤的其他药理作用不断被发现，促使络石藤在临床上有更广泛的使用。

【原植物】络石 *Trachelospermum jasminoides*（Lindl.）Lem.

常绿木质藤本，长达 10m，具乳汁。茎褐色，多分枝，嫩枝被柔毛。叶对生，具短柄，幼时被灰褐色柔毛，后脱落；叶片卵状披针形或椭圆形，长 2～10cm，宽 1～4.5cm，先端短尖或钝圆，基部宽楔形或圆形，全缘，表面深绿色，背面淡绿色，被细柔毛。聚伞花序腋生或顶生；花白色，高脚碟状，萼小，5 深裂；花管外被细柔毛，筒中部膨大；花冠反卷，5 裂，右向旋转排列，花冠外面和喉部也有柔毛；雄蕊 5，着生在花冠筒中部，花药顶端不伸出花冠喉部外；花盘环状 5 裂，与子房等长心皮 2，胚珠多数。果长圆柱形，长约 15cm，近于水平展开。种子线形而扁，褐色，顶端具种毛。花期 4～5 月，果熟期 10 月。

产湖南、湖北、广西、贵州。生岩石上和攀伏在墙壁或树上。

（杨鹏 黄斌 金岸 汪冶）

Meix kouk houp jaengl 美喀讴犟

紫金牛 Zijinniu

【异名】小青、矮茶、短脚三郎、不出林、凉伞盖珍珠、矮脚樟茶、山橘、薮柑子、矮地茶、矮脚樟、地青杠、业底红、平地木、老勿大、开喉见、矮地菜。

【来源】本品为紫金牛科植物紫金牛 *Ardisia japonica*（Thunberg）Blume 的干燥茎。

【采收加工】全年可采挖，洗净，鲜用或晒干。

【性味】苦，平。

《中国侗族医药研究》：苦，凉。

【功能与主治】止咳去痰，利湿退黄，活血止痛。用于跌打损伤，风湿筋骨痛。

《中国侗族医药研究》：祛风，止咳，活血止血。用于妇人崩红，头痛，久咳。

【用法用量】内服：煎汤，9～12g（大剂 30～60g）。

【现代临床研究】

1. 治疗肺结核 广州市某人民医院对 51 例肺结核进行临床研究。34 例单用组：紫金牛丸，每日 3～4 次，每次 3～4 钱，每日总量为 1.2 两；17 例合用组：在其他抗结核药物基础上加用紫金牛，剂量同单用组。研究表明紫金牛治疗肺结核有一定的疗效。

2. 治疗溃疡病出血 湖北省某人民医院中草药研究小组对 50 例溃疡病出血进行临床研究，每日服 50%浓度的煎剂 100～200mL，含生药 60～100g，呕吐厉害者则以精制药液每日 60～100mL 加入 10%葡萄糖或 5%葡萄糖盐水中静滴，相当于生药 120～200g，呕吐好转后仍改口服。结果证明紫金牛对于治疗肺结核有一定疗效。

3. 治疗点滴状银屑病 桂枝汤加减（桂枝 6g，炒白芍 9g，生甘草 3g，生姜 3 片，大枣 15g，杏仁、姜半夏、桔梗各 6g，陈皮、紫金牛各 9g 和白花蛇舌草 15g）7 剂，水煎服。

研究人员对儿童银屑病患者 50 例进行了临床研究，使用桂枝汤加减，临床治愈 31 例，显效 10 例，有效 5 例，无效 4 例，总有效率 92%。结果证明紫金牛对治疗儿童银屑病有一定作用。

4. 辅助治疗 2 型糖尿病　玉米须汤（玉米须 60g，绞股蓝 30g，紫金牛 30g，大枣 30g，天冬 15g，北沙参 15g，麦冬 15g，玄参 15g）每日 1 剂，水煎服，早晚 2 次。

研究人员用玉米须汤治疗 126 例患者。治疗组用玉米须汤治疗，治疗组和对照组同时使用常规口服盐酸二甲双胍及阿卡波糖。两组临床疗效比较，差异有显著性意义（$P < 0.05$），证明紫金牛对辅助治疗 2 型糖尿病有一定的作用。

【化学成分】油酸、棕榈酸、豆甾醇、α- 菠甾醇、射干醌 F、（2S,3S,4R,10E）-2-［（2R）-2- 羟基二十四烷酰氨基］-10- 十八烷 -1,3,4- 三醇、百两金皂苷 A、百两金皂苷 B、岩百业内脂、黄酮苷、矮茶素、槲皮素、芳樟醇、苯乙醇、水杨酸甲酯。

【药理作用】

1. 抑制肿瘤生长　研究人员对紫金牛块根的化学成分的研究显示，紫金牛块根可消肿止痛、抑制肿瘤生长。

2. 镇咳祛痰作用　研究人员用小白鼠研究了紫金牛对于排痰量的影响以及镇咳的作用，试验表明紫金牛具有明显的祛痰作用。

3. 抗乙肝病毒作用　研究人员采用 ELISA 技术检测紫金牛水提取物的抗 HBsA/HBeAg 效果，结果表明，矮地茶具有较好的抗乙肝病毒作用。

4. 抑菌、抗病毒作用　研究表明紫金牛水煎剂对金黄色葡萄球菌、肺炎球菌、结核杆菌、流感病毒均有一定抑制作用。紫金牛酚Ⅰ和紫金牛酚Ⅱ及紫金牛素均有较强的抑制结核杆菌生长的作用。

5. 毒性作用　有致泌尿系统疾病的作用。

【原植物】紫金牛 *Ardisia japonica*（Thunberg）Blume

小灌木或亚灌木，近蔓生，具匍匐生根的根茎；直立茎长达 30cm，稀达 40cm，不分枝，幼时被细微柔毛，以后无毛。叶对生或近轮生，叶片坚纸质或近革质，椭圆形至椭圆状倒卵形，顶端急尖，基部楔形，长 4 ～ 7cm，宽 1.5 ～ 4cm，边缘具细锯齿，多少具腺点，两面无毛或有时背面仅中脉被细微柔毛，侧脉 5 ～ 8 对，细脉网状；叶柄长 6 ～ 10mm，被微柔毛。亚伞形花序，腋生或生于近茎顶端的叶腋，总梗长约 5mm，有花 3 ～ 5 朵；花梗长 7 ～ 10mm，常下弯，二者均被微柔毛；花长 4 ～ 5mm，有时 6 数，花萼基部连合，萼片卵形，顶端急尖或钝，长约 1.5mm 或略短，两面无毛，具缘毛，有时具腺点；花瓣粉红色或白色，广卵形，长 4 ～ 5mm，无毛，具密腺点；雄蕊较花瓣略短，花药披针状卵形或卵形，背部具腺点；雌蕊与花瓣等长，子房卵珠形，无毛；胚珠 15 枚，3 轮。果球形，直径 5 ～ 6mm，鲜红色转黑色，多少具腺点。花期 5 ～ 6 月，果期 11 ～ 12 月，有时 5 ～ 6 月仍有果。

产于湖南、贵州、广西，习见于海拔约 1200m 以下的山间林下或竹林下，阴湿的地方。

（金岸　汪冶）

Meix ladx niv 美蜡利

小叶女贞 Xiaoyenüzhen

【异名】小叶水蜡、小白蜡树、水白蜡。

【来源】本品为木犀科植物小叶女贞 *Ligustrum quihoui* Carr. 的干燥地上部分。

【性味】苦、凉。

【功能与主治】清热解毒。用于化痰止咳、平喘、咳嗽痰多、湿热黄水疮、水火烫伤、外伤。

【用法用量】内服：煎汤，9～18g。

【现代临床研究】**止咳平喘** 研究人员采用小叶女贞的提取物进行临床和实验研究，结果表明小叶女贞提取物有显著的止咳平喘作用。此外，女贞子浸膏对慢性支气管炎有一定疗效，其起作用的可能是其中的甘露醇。又采用小叶女贞提取的有效成分 M2 静脉注射治疗慢性阻塞性肺气肿（COPD）患者 67 例，观察其止咳及平喘作用，总有效率达 97%，其作用可维持 4～10h。临床观察结果提示，M2 具有显著的止咳、平喘作用，肺功能指标提示 M2 具有快速降低小气道阻力的作用。

【化学成分】苯乙醇、苯甲醇、芳樟醇 L、橙花叔醇、正十一烷、正十二醛、β- 荜澄茄烯、十一醛、苯乙烯、肉桂酸甲酯、正壬烷、（9E,12E,156）-methyl、octadeca-9,12,15-trienoate、甘露醇、（9E,12E）-methyl、octadeca-9,12-dienoate、鼠李糖、对羟基苯乙醇、豆甾醇、β- 谷留醇、（22E,24R）-5α,8α- 过氧麦角留醇 -6,22 二烯 -3β 醇、6- 羟基谷甾醇 -4- 烯 -3- 酮、β- 胡萝卜苷、齐墩果酸、熊果酸、2α- 羟基齐墩果酸、羽扇豆醇、白桦脂醇、Fouquierol、（20s,24R）- 环氧达玛烷 -3β,25- 二醇、红景天苷、芹菜素、木犀草素、槲皮素、芦丁。

【药理作用】

1. 抑菌作用 实验结果表明：小叶女贞粗提物对铜绿假单胞菌 PAO1 的最小抑制浓度（MIC）为 8mg/mL，并具有持久抑制效果；与庆大霉素联用具有显著的协同作用；对铜绿假单胞菌 PAO1 的毒力因子，如运动能力、生物膜以及绿脓素的形成都有抑制作用。

2. 抗癌作用 以肝癌细胞 BEL-7404 为供试细胞株，通过 MTT 法检测小叶女贞粗提物及其各个组分肿瘤细胞毒活性。实验结果表明，小叶女贞粗提物浓度在 0.60mg/mL 时，对肝癌细胞 BEL-7404 的抑制率达到 94.16%。

3. 抗氧化作用 小叶女贞粗提物对 DPPH 自由基的清除能力最高，浓度为 15.125µg/mL 时，清除率为 85.86%，且小叶女贞粗提物各组分对 DPPH 自由基仍保持较高的清除能力；对超氧阴离子清除作用不显著，在 500µg/mL 浓度时，小叶女贞粗提物清除率仅为 24.31%，其作用效果与 31.25µg/mL 的维生素 C 相当。

4. 调节免疫作用 用 100% 小叶女贞水浸出液定期给小鼠灌胃，然后检测小鼠淋巴细胞增殖和 IL-2 的产生。结果表明，用药组对以上两项免疫学指标均有显著增强作用，与对照组相比差异均有极显著性（$P < 0.01$）。可认为小叶女贞可明显增强机体免疫功能。

5. 预防气道上皮损伤作用 采用豚鼠哮喘模型，通过检测血浆、肺组织及支气管肺泡灌洗液（BALF）中脂质过氧化物（LPO）含量和 BALF 中各种细胞计数的变化，观察中药小叶女贞提取的有效成分 M2 腹腔注射两天的防治效果，结果发现 M2 能显著减少血浆、肺组织及 BALF 中的 LPO 含量，并减少 BALF 中上皮细胞的数量。结果提示 M2 具有清除自由基的作用，并可能对气道上皮损伤有保护作用。

6. 促进骨髓增殖作用 用 100% 小叶女贞提取液定期给小鼠连续灌胃 15 天，1 次 / 天，检测小鼠骨髓细胞增殖反应和 IL-1 的水平。结果表明小叶女贞对以上两项免疫学指标均有明显增强作用，与对照组相比均有非常显著性差异（$P < 0.01$）。认为小叶女贞可促进小鼠骨髓细胞增殖反应和 IL-1 的分泌。

【原植物】**小叶女贞** *Ligustrum quihoui* Carr.

落叶灌木，高 1～3m。小枝淡棕色，圆柱形，密被微柔毛，后脱落。叶片薄革质，形状和大小变异较大，披针形、长圆状椭圆形、椭圆形、倒卵状长圆形至倒披针形或倒卵形，长 1～4（～5.5）cm，宽 0.5～2（～3）cm，先端锐尖、钝或微凹，基部狭楔形至楔形，叶缘反卷，上面深绿色，下面淡绿色，常具腺点，两面无毛，稀沿中脉被微柔毛，中脉在上面凹入，下面凸起，侧脉 2～6 对，不明显，在上面微凹入，下面略凸起，近叶缘处网结不明显；叶柄长 0 ～ 5mm，无毛或被微柔毛。圆锥花序顶生，近圆柱形，长 4 ～ 15（～ 22）cm，宽 2 ～ 4cm，分枝处常有 1 对叶状苞片；小苞片卵形，具睫毛；花萼无毛，长 1.5 ～ 2mm，萼齿宽卵形或钝三角形；花冠长 4 ～ 5mm，花冠管长 2.5 ～ 3mm，裂片卵形或椭圆形，长 1.5 ～ 3mm，先端钝；雄蕊伸出裂片外，花丝与花冠裂片近等长或稍长。果倒卵形、宽椭圆形或近球形，长 5 ～ 9mm，径 4 ～ 7mm，呈紫黑色。花期 5 ～ 7 月，果期 8 ～ 11 月。

产湖南、贵州、广西、湖北。生沟边、路旁或河边灌丛中，或山坡。

（金岸　汪冶）

Meix oul doc 美奥夺

钩藤 Gouteng

【异名】勾脖藤、下脖树、尚交苟倒、倒钩藤、双钩藤、鹰爪风、吊风根、金钩草、金钩藤、倒挂刺、嫩钩钩、教金钩。

【来源】本品为茜草科植物钩藤 *Uncaria rhynchophylla*（*Miq.*）Miq. ex Havil. 的带钩茎枝。

【采收加工】夏秋采藤茎，剪截晒干；根四季可采，切片晒干备用。

【性味】甘，凉。

《侗族医学》：甜、苦，平。

《中国侗族医药研究》：茎枝甘、苦，微寒。

《中国侗族医药学基础》：甘、苦，微寒。

《侗族医药探秘》：根甘、苦，平。

【功能与主治】息风定惊，清热平肝。用于肝风内动，惊痫抽搐，高热惊厥，感冒夹惊，小儿惊啼，妊娠子痫，头痛眩晕。

《侗族医学》：搜风，退热，止痛。用于宾揩悟（蚕嘴风）、落哉墨（落尿脬）。

《侗族医药探秘》：清热平肝，息风止痉。用于祛风湿，通络。

《中国侗族医药研究》：清热平肝。

《中国侗族医药学基础》：清热平肝，息风止痉。用于小儿惊风，夜啼，热盛动风，子痫，肝阳上亢，头痛眩晕。

【用法用量】内服：6 ～ 15g。煎汤。

【附方】

1. 宾揩悟　美奥夺（钩藤）、蝙蝠、僵蚕，焙干共研为末，钩藤煎水冲服。（《侗族医学》）

2. 精神分裂症　带钩茎枝 50g 或根 100g 煎水，每日服 3 次，连服半个月为一疗程。（《侗族医药探秘》）

3. 滚地风　倒钩藤 10g。水煎服。（《中国侗族医药研究》）

4. 呕吐不止　倒钩藤 10g，朱砂 1.5g（冲服），鸡冠血适量。煮食。（《中国侗族医药研究》）

5. 脚鱼聚痧症　钩藤、何首乌、尚国猛各 10g，天麻 5g。煎水内服，每日 3 次。（《中国侗族医药研究》）

6. 治高血压　头晕目眩，神经性头痛：钩藤 6 ～ 15g，水煎服。（《常用中草药手册》）

【现代临床研究】

1. 治疗肝阳上亢型高血压病　将 184 例肝阳上亢型高血压患者采用随机数表法分为观察组（给予

天麻钩藤饮加减方）与对照组（给予非洛地平缓释片）各 92 例。观察对比两组患者治疗前与连续用药 1 个月后的血压水平和临床疗效。结果：治疗后，观察组患者的收缩压和舒张压、中医证候积分均显著低于对照组（$P < 0.05$），观察组中医证候疗效与总有效率均优于对照组（$P < 0.05$）；两组血清一氧化氮（NO）水平均较治疗前升高（$P < 0.05$），血清肾上腺素（E）、血管紧张素Ⅱ（Ang Ⅱ）、醛固酮含量（ALD）水平均较治疗前降低（$P < 0.05$），且治疗后观察组患者血清 NO、E、Ang Ⅱ、ALD 水平优于对照组（$P < 0.05$）。结论：天麻钩藤饮加减治疗肝阳上亢型高血压病的疗效确切。

2. 治疗眩晕症 将眩晕症患者 142 例，采用随机数字表法随机分为对照组（71 例）与治疗组（71 例）。对照组患者采用倍他司汀治疗，治疗组在对照组基础上联合天麻钩藤饮治疗。2 组疗程均为 14 天。比较 2 组疗效，治疗前后眩晕障碍调查量表（DHI）评分和眩晕症状评分、TCD 参数、血液流变学和 ET-1 水平变化及不良反应。结果：治疗组总有效率（92.96%）高于对照组（73.24%），差异有统计学意义（$P < 0.05$）。2 组治疗后 DHI 评分和眩晕症状评分较治疗前降低（均 $P < 0.05$）；治疗组治疗后 DHI 评分和眩晕症状评分低于对照组（均 $P < 0.05$）。2 组治疗后基底动脉、左椎动脉和右椎动脉脑血流速度较治疗前升高（均 $P < 0.05$）；治疗组治疗后基底动脉、左椎动脉和右椎动脉脑血流速度高于对照组（均 $P < 0.05$）。2 组治疗后血浆黏度、红细胞压积和红细胞聚集指数较治疗前降低（均 $P < 0.05$）；治疗组治疗后血浆黏度、红细胞压积和红细胞聚集指数低于对照组（均 $P < 0.05$）。2 组治疗后血清 ET-1 水平较治疗前降低（均 $P < 0.05$）；治疗组治疗后血清 ET-1 水平低于对照组（$P < 0.05$）。结论：天麻钩藤饮联合倍他司汀对眩晕症患者疗效良好，可改善患者脑血流动力学和血液流变学，且可降低 ET-1 水平。

3. 治疗帕金森病 将帕金森病患者 174 例，按照随机数表法分为观察组和对照组，每组各 87 例。对照组予以美多芭治疗，观察组在对照组的基础上再增服天麻钩藤颗粒治疗，两组均治疗 3 个月（1 个疗程）。对比两组疗效、炎性指标及氧化应激指标、帕金森评分量表（UPDRS）评分和简易智能精神状态检查量表（MMSE）评分，以及用药安全性。结果：观察组总有效率为 96.55%，明显高于对照组（88.51%），差异有统计学意义（$P < 0.05$）。治疗 3 个月后两组白细胞介素 -4 和超氧化物歧化酶水平高于治疗前，且观察组高于对照组；两组肿瘤坏死因子 -α 和丙二醛水平低于治疗前，且观察组低于对照组，差异有统计学意义（均 $P < 0.05$）。治疗 3 个月后两组 MMSE 评分明显高于治疗前，且观察组高于对照组；两组 UPDRS 评分明显低于治疗前，且观察组低于对照组，差异有统计学意义（均 $P < 0.05$）。观察组的不良反应总发生率为 6.90%，与对照组（9.20%）比较，差异无统计学意义（$P > 0.05$）。结论：天麻钩藤颗粒联合美多芭治疗 PD 效果显著，可有效改善患者的炎性状态及氧化应激水平，同时改善其认知功能，药物的安全性较好。

4. 治疗缺血性中风急性期风火痰瘀互结证 研究人员将 60 例患者随机分为治疗组和对照组，每组各 30 例。对照组采用西药基础治疗，治疗组在对照组基础上加用钩藤天麻胶囊。两组共治疗 14 天，随访 1 个月。观察两组患者治疗前、治疗后及随访 1 个月后神经功能缺损程度评分、中医证候积分。结果：治疗 14 天后，两组患者神经功能缺损程度评分均较治疗前有不同程度下降（$P < 0.05$），两组患者组间比较无显著性差异（$P > 0.05$），两组患者中医证候积分比较，有显著性差异（$P < 0.05$）。随访 1 个月后，两组患者神经功能缺损评分较治疗前有不同程度下降（$P < 0.05$），但治疗组改善更明显（$P < 0.05$）；两组患者中医证候积分较治疗前有不同程度改善（$P < 0.05$），但治疗组改善更明显（$P < 0.05$）。结论：钩藤天麻胶囊治疗缺血性中风急性期风火痰瘀互结证疗效显著，且无明显不良反应。

【化学成分】 高丽槐素、去氢钩藤碱、3,4,5,- 三甲氧基苯酚、喜树次碱、(-)-N- 甲基金雀花碱、毛钩藤碱、去氢毛钩藤碱、缝籽嗪甲醚、3α- 二氢卡丹宾碱、卡丹宾碱、喜果苷、3,4,5- 三甲氧基苯酚、东莨菪素、异去氢钩藤碱、异钩藤碱、钩藤碱、二十八烷醇、β- 谷甾醇、三十烷酸、齐墩果酸、槲皮素、常春藤苷元、山奈酚、熊果酸、大黄素甲醚、α-生育酚、二氢猕猴桃内酯、乌苏酸内酯、乌苏酸、原儿茶酸、表儿茶素、绿原酸乙酯、槲皮素-3-*O*-洋槐糖苷、芦丁、咖啡酸甲酯。

【药理作用】

1. 对心血管系统的作用（降压作用） 据文献载钩藤中的生物碱为其降压作用的主要成分，动物实验表明，钩藤生物碱能明显降低高血压动物的平均血压和心肌收缩率，其中以异钩藤碱的降压作用为最强，其次是钩藤碱，钩藤总碱最弱。钩藤生物碱既能通过扩张血管，降低心输出量和组织外源钙离子内流来起到直接降压的作用，又能通过阻断神经传导，降低神经递质分泌来起到间接降压作用。对心脏功能的影响：有研究发现，钩藤生物碱能够通过阻滞钙离子，抑制多离子通道，抑制心率、房室和希氏束向蒲肯野纤维传导来达到抗心律失常的目的。除此之外，钩藤还有抑制大鼠脑缺血性损伤皮层神经元的钙超载，抑制心肌细胞钾通道以及逆转心肌重构的作用。

2. 对中枢神经系统的作用 钩藤生物碱对中枢多巴胺（DA）系统具有调节作用，能够增高大鼠脑内高香草酸（HVA）及3,4-二羟苯乙酸（DOPAC）的含量，且能明显抑制小鼠运动反应；能显著抑制中枢神经系统的突触传递，降低致痫大鼠的离体海马脑片CAI区顺向诱发PS的幅度，从而表现出明显的镇静和抗癫痫的作用。钩藤碱能够降低大脑皮层中的过氧化脂质水平，降低红枣氨酸引发的湿狗式震颤发生率，提示其具有抗惊厥的作用。

3. 对脑缺血损伤的保护作用 钩藤对脑缺血损伤的保护作用，与其含有的钩藤生物碱，尤其是吲哚类生物碱有关，推测其机制为，钩藤生物碱能够减少NO生成量，并抑制脑内的氮气加速系统活性，抑制自由基产生，从而达到对脑的保护作用。

4. 对血液系统的作用 实验表明，对于具有肺血栓的小鼠，钩藤碱能明显降低其死亡率，其机制可能为钩藤碱能够抑制血小板膜释放花生四烯酸（AA）、胶原及ADP等活性物质，减少TXA$_2$的合成，从而达到抵抗血小板聚集以及血栓形成的目的。除此之外，钩藤还能通过对抗自由基诱发剂引起的溶血，达到对红细胞的保护作用。

5. 抗癌作用 钩藤中的三萜酯类和钩藤酸类对结肠癌、肺癌、膀胱癌及乳腺癌等肿瘤细胞的增殖有抑制作用，这跟其对磷脂酶C-γ1具有抑制作用有关。实验研究表明，钩藤中的乌索酸对体外培养的U2OS骨肉瘤细胞和小鼠体内S180肉瘤的增殖都有较好的抑制作用，表现出良好的体内外抗肿瘤活性。除此之外，钩藤酸E能够抑制人肝癌细胞增殖，异钩藤碱能够逆转A549/DDP细胞的多药耐药性，绒毛钩藤中的帽柱木碱和钩藤碱能抑制NF-κB途径的细胞凋亡，修复DNA，延长免疫细胞的存活周期，这些都提示了钩藤具有良好的抗肿瘤作用。研究表明，钩藤水煎液的浓缩液能降低原发性高血压大鼠的收缩压（SBP），逆转左心室肥厚（LVH），并能抑制心肌组织中原癌基因C-fos的表达。

6. 消炎、镇痛作用 小鼠热板法和扭体法镇痛实验表明，钩藤的醇提液具有明显的镇痛作用；二甲苯致小鼠耳廓肿胀实验表明，大剂量的钩藤醇提液能够降低毛细血管通透性，并降低耳廓肿胀模型小鼠的耳廓肿胀，具有一定的抗炎作用，其抗炎机制可能与钩藤醇提液能抑制转录因子NF-κB有关。钩藤中的异钩藤碱能控制由单核细胞增多性李斯特菌素O引起的NO和内皮素1的表达升高，部分防止由单核细胞增多性李斯特菌素O引起的大鼠肠黏膜微血管内皮细胞的形态改变，降低细胞死亡率，提示了钩藤对李斯特菌病具有一定的治疗作用。

7. 其他药理作用 钩藤还有逆转肿瘤细胞的多药耐药性、抑制H3N2流感病毒一个亚型的增长、增强免疫力、增强DNA修复、抗疟疾、抗菌、抗氧化、抗突变、利尿等作用。

【原植物】钩藤 *Uncaria rhynchophylla*（Miq.）Miq. ex Havil.

嫩枝较纤细，方柱形或略有4棱角，无毛。叶纸质，椭圆形或椭圆状长圆形，长5～12cm，宽

3～7cm，两面均无毛，干时褐色或红褐色，下面有时有白粉，顶端短尖或骤尖，基部楔形至截形，有时稍下延；侧脉4～8对，脉腋窝陷有黏液毛，叶柄长5～15mm，无毛；托叶狭三角形，深2裂达全长2/3，外面无毛，里面无毛或基部具黏液毛，裂片线形至三角状披针形。头状花序不计花冠直径5～8mm，单生叶腋，总花梗具一节，苞片微小，或成单聚伞状排列，总花梗腋生，长5cm；小苞片线形或线状匙形；花近无梗；花萼管疏被毛，萼裂片近三角形，长0.5mm，疏被短柔毛，顶端锐尖；花冠管外面无毛，或具疏散的毛，花冠裂片卵圆形，外面无毛或略被粉状短柔毛，边缘有时有纤毛；花柱伸出冠喉外，柱头棒形。果序直径10～12mm；小蒴果长5～6mm，被短柔毛，宿存萼裂片近三角形，长1mm，星状辐射。花、果期5～12月。

产于湖南、贵州、广西、湖北。生于山谷溪边的疏林或灌丛。

（杨鹏　黄斌　汪冶）

Meix pagt not 美盼挪

柏木 Baimu

【异名】香扁柏、垂丝柏、黄柏、扫帚柏、柏木树、柏香树，柏树，密密柏。

【来源】本品为柏科植物侧柏 *Platycladus orientalis*（L.）Franco 的干燥枝梢和叶。

【采收加工】多在夏、秋二季采收，阴干。

【性味】苦、涩，微寒。

《中国侗族医药研究》：苦、涩，温。

【功能与主治】凉血止血，化痰止咳，生发乌发。用于吐血，衄血，咯血，便血，崩漏下血，肺热咳嗽，血热脱发，须发早白。

《中国侗族医药研究》：咳嗽吐红，止血。

《藏本草》：枝叶用于肾热病，炭疽病，体虚，疮疖疔痈；球果用于肝病，脾病，骨蒸，淋病，热毒。

《滇省志》：鳞叶用于吐血，衄血，尿血，便血，暴崩下血，血热脱发，须发早白。

【用法用量】6～15g，煎汤内服。

【附方】咳嗽吐红　野鸡凉根、水凉柳、茅草根、柏木根各10g。煎汁，兑酒服。(《湖南侗族医药研究》)

【现代临床研究】

1. 治疗多囊卵巢综合征不孕伴崩漏　侧柏叶能凉肝止血，生蒲黄有消瘀血之效，合用活血止血：侧柏叶9g，生蒲黄18g；治疗慢性萎缩性胃炎瘀阻胃络证，侧柏叶清血分湿热，蒲黄活血化瘀，两药相伍清热活血：侧柏叶12g，蒲黄9g；用侧柏叶配生蒲黄、炒蒲黄治疗病理性近视络伤血溢证，侧柏叶凉血止血，生蒲黄、炒蒲黄凉血活血止血，合用化瘀止血：侧柏叶10g，生蒲黄、炒蒲黄各12g。

2. 治疗痤疮（肺胃湿热、瘀血阻滞证）　侧柏叶清热凉血，浙贝母清热散结，合用增强清热宣肺之效：侧柏叶10g，浙贝母10g；治疗小儿咳嗽变异性哮喘虚火上炎、痰湿内蕴证，侧柏叶清热化痰，浙贝母化痰止咳，合用疏风清肺、止咳平喘：侧柏叶10g，浙贝母10g；治疗痤疮脾失健运、湿阻痰凝证，侧柏叶归脾经，清热化湿，浙贝母化痰散结解毒，合用运脾化痰散结：侧柏叶15g，浙贝母9g。

3. 治疗大肠癌久痢不止寒热错杂证　侧柏叶活血止血，桂枝解表通阳，合用温阳止血、气血同治：侧柏叶15g，桂枝15g；治疗黄斑变性中虚湿阻证，侧柏叶凉血止血，桂枝辛温，助阳化气，合用温中补虚、清热止血：侧柏叶 10g，桂枝 5g；治疗精囊炎湿热瘀阻证，侧柏叶凉血止血，桂枝温经活血，有化瘀通脉之效，合用清热化湿、调和气血：侧柏叶 15g，桂枝 10g。

4. 治疗头顶冒血肝阳上亢、阴虚内热证 侧柏叶凉血生发，生地黄填精益髓、滋养下焦，合用清热凉血养阴：侧柏叶 30g，生地黄 15g；治疗原发性血小板减少性紫癜血热气虚证，侧柏叶凉血止血，生地黄清热生津，合用清热凉血止血：侧柏叶 30g，生地黄 12g；治疗复发性口疮虚火上炎、灼伤血络证，侧柏叶凉血止血，生地黄养阴凉血，合用增强清热止血之效：侧柏叶 9 ～ 15g，生地黄 12g；治疗紫癜性肾炎肝肾阴虚、阴虚火旺证，侧柏叶清热凉血，生地黄清热养阴生津，合用增强清热养阴之效：侧柏叶 15g，生地黄 15g；治疗失眠伴脱发心肾亏虚、阴血不足证，侧柏叶养血生发，生地黄养心肾之阴，合用养阴生津、生发乌发：侧柏叶 15g，生地黄 20g。

5. 治疗出血性放射性结肠炎气虚不摄证 侧柏叶凉血止血，地榆炭收敛止血，合用增强收敛固摄之效，侧柏叶 10g，地榆炭 10g；治疗 II 期内痔湿热下注证，侧柏叶苦涩性寒，可清血分之热，地榆解毒敛疮，合用清热凉血：侧柏叶 15g，地榆 15g；治疗便血瘀热证，侧柏叶清热止血，地榆凉血解毒，合用增强凉血止血之效：侧柏叶 10g，地榆 20g。

6. 治疗咳嗽痰热壅肺证、哮喘之寒哮 侧柏叶降泄肺气，入血分清肝热，黄芩清肺热，合用清肺止咳，清肝泻火：侧柏叶 3 ～ 9g，黄芩 3 ～ 9g；治疗小儿痢疾湿热毒蕴证，侧柏叶清热利肺，黄芩清热燥湿，二者一气一血相互配合，清肺泻火，凉血解毒之力增强：侧柏叶 15g，黄芩 10g。

【化学成分】β- 欧侧柏酚、γ- 欧侧柏酚、侧柏烯、侧柏酮、小茴香酮、去氢 -α- 姜黄烯、姜黄烯醚、α- 雪松烯、β- 雪松烯、罗汉柏烯、β- 花柏烯、γ- 叩卜任烯、叩巴萜烯、α- 姜黄烯、α- 侧柏萜醇、β- 侧柏萜醇、β- 异侧柏萜醇、α- 扣巴萜烯酮、β- 扣巴萜烯酮、叩巴萜醇、雪松醇、韦得醇、韦得醇 -α- 环氧化物、玛伏尔酮、扁柏双黄酮、穗花杉双黄酮、香橙素、花旗松素、槲皮苷、杨梅素、槲皮素、杨梅苷、山奈酚、葡萄糖、甘露糖、阿拉伯糖、半乳糖、鼠李糖。

【药理作用】

1. 抗菌作用 发现侧柏叶提取物对大肠埃希菌、黄单胞杆菌两种阴性菌均有很强的抑制作用。研究发现侧柏叶提取物对瓜蒌炭疽病菌、油菜菌核病菌、小麦赤霉病菌和黄瓜蔓枯病菌等都具有很好的抑制作用，抑制率高达 50% 以上；对辣椒炭疽、番茄早疫病原菌菌丝生长亦有 45% ～ 50% 的抑制效果。

2. 抗炎作用 研究发现侧柏叶提取物能修复 SDS 损伤的 HaCaT 细胞的 SOD 活性，抑制 RAW264.7 细胞上清液中炎症因子的分泌。研究发现侧柏叶水煎液对耳廓炎症和腹腔炎症模型小鼠有抗急性炎症作用，其机制可能与降低 TNF-α、IL-1 及 ASIC1a 因子有关。研究发现侧柏叶醇提取物中含有较强的抗炎成分，其作用机制与抑制花生四烯酸的代谢有关，进一步研究发现其提取物可抑制血小板 12 羟十七碳三烯酸的有关生物合成途径。

3. 抗氧化作用 测定了侧柏叶多糖清除超氧阴离子自由基的能力，当多糖浓度为 0.5g/L 时其清除率高达 72.97%，表明其多糖具有抗氧化能力。发现侧柏叶提取物对肝脏和附睾中 5α- 还原酶均有较强的抑制作用，且提取物的抗氧化成分含量与 DPPH 自由基清除率及总抗氧化能力存在一定的相关性；进一步研究发现，侧柏叶的黄酮类化合物和多酚类物质含量较高，抗氧化能力也比较高。

4. 抗肿瘤作用 研究了侧柏叶粗多糖对 H22 小鼠皮下移植瘤模型的抗肿瘤活性，结果表明侧柏叶粗多糖主要通过提高机体免疫能力和抗氧化能力达到抗肿瘤的作用。用 Alamarblue 方法对侧柏叶提取物进行了抗人肺癌细胞实验，发现其挥发油对肺癌细胞 NCI-H460 有较强的抑制率，且雪松醇是抗肺癌细胞的主要功能性成分。

5. 止血作用 发现侧柏叶生品和炭品对血热复合出血模型大鼠具有一定的止血作用，其炭品的止血效果较好，其机理是作用于内源性凝血途径来改善凝血功能，增强预防并抑制肺出血等病理性损伤。

侧柏叶在中药配伍中也发挥着重要作用。研究发现侧柏叶与柏叶汤配伍对脾胃虚寒型胃出血模型大鼠具有良好的止血作用，其机理可能是影响血小板聚集从而缩短凝血时间达到止血效果；同时，通过增强胃黏膜微循环来抑制胃溃疡的形成。

6. 促进毛发生长 发现侧柏叶醇提物可促进毛囊生长，抑制毛囊由生长期进入休止期，从而促进毛发生长。研究人员发现侧柏叶挥发油具有促进毛发生长的作用，进一步探究发现，侧柏叶醇提物和挥发油可以延缓脱毛。

【原植物】侧柏 *Platycladus orientalis*（L.）Franco

乔木，高达 20m，胸径 1m；树皮薄，浅灰褐色，纵裂成条片；枝条向上伸展或斜展，幼树树冠卵状尖塔形，老树树冠则为广圆形；生鳞叶的小枝细，向上直展或斜展，扁平，排成一平面。叶鳞形，长 1～3mm，先端微钝，小枝中央的叶的露出部分呈倒卵状菱形或斜方形，背面中间有条状腺槽，两侧的叶船形，先端微内曲，背部有钝脊，尖头的下方有腺点。雄球花黄色，卵圆形，长约 2mm；雌球花近球形，径约 2mm，蓝绿色，被白粉。球果近卵圆形，长 1.5～2（～2.5）cm，成熟前近肉质，蓝绿色，被白粉，成熟后木质，开裂，红褐色；中间两对种鳞倒卵形或椭圆形，鳞背顶端的下方有一向外弯曲的尖头，上部 1 对种鳞窄长，近柱状，顶端有向上的尖头，下部 1 对种鳞极小，长达 13mm，稀退化而不显著；种子卵圆形或近椭圆形，顶端微尖，灰褐色或紫褐色，长 6～8mm，稍有棱脊，无翅或有极窄之翅。花期 3～4 月，球果 10 月成熟。

产于湖南、贵州、湖北、广西。侧柏栽培、野生均有。喜生于湿润肥沃排水良好的钙质土壤中，或干燥、贫瘠的山地上，平地或悬崖峭壁上都能生长。

（杨鹏　黄斌　汪冶）

Meix qeenc nyeenc sas 美千年啥

黄杨 Huangyang

【异名】黄杨木、瓜子黄杨、锦熟黄杨。

【来源】本品为黄杨科植物黄杨 *Buxus sinica*（Rehd. et Wils.）Cheng 的干燥茎枝、叶。

【采收加工】全年可采，晒干。

【性味】苦、辛，平。

【功能与主治】清热解毒，消肿散结。用于疮疖肿毒，风火牙痛，跌打伤痛。

【用法用量】内服：9～12g，煎汤或泡酒服；外用适量，捣烂敷患处。

【现代临床研究】研究发现侧柏叶具有祛风除湿、理气止痛的功效，主治风湿牙痛、胸腹气胀、跌打损伤；还可用于治疗疟疾、梅毒、风湿、皮炎等疾病。

【化学成分】（±）-甘草素、（±）-7,3′,4′-三羟基二氢黄酮、（±）-圣草酚、漆黄素、紫铆因、3,5-二羟基-4′,6,7-三甲氧基-黄酮-3′-O-β-D-葡萄糖苷、5,3′,4′-三羟基-3,6,7-三甲氧基-黄酮、3,5-二甲氧基苯甲酸-4-O-β-D-葡萄糖苷、4′,5-二羟基-3,6,7-三甲氧基-黄酮、羽扇豆烷醇、β-谷甾醇、胡萝卜苷。

【药理作用】

1. 平滑肌收缩作用 实验结果证明广西桂林产小叶黄杨的水提物 BMA 和 BMB 对豚鼠离体回肠有明显的收缩作用，促进肠蠕动可能是其治疗腹胀气的作用基础。BMA 和 BMB 对家兔阴道平滑肌有明显的收缩作用，这与民间用该药的浸泡液坐盆收缩阴道的作用相吻合，提示本药可用于产后阴道松弛和提高性生活质量。

2. 抗肿瘤作用　研究发现黄杨生物碱 KBA01 对 HT29 细胞有杀伤作用，影响了肿瘤细胞的生长，改变了 HT29 细胞的形态，抑制了 HT29 细胞的克隆形成，同时能够降低突变 P53R273H 蛋白的表达，降低 HSF1 和磷酸化 HSF1（p-Ser326）的表达，能够降低热休克反应，克服了一些 HSP90 抑制剂负反馈激活 HSF1 的作用，进而降低了 HSP90 的表达，使得突变 P53 稳定的复合体解聚，导致突变 P53 稳定性下降，同时降低了突变 P53R273H 蛋白半衰期，具有可能通过 E3 泛素连接酶 CHIP 的泛素 - 蛋白酶体途径降解突变 P53 的作用。进一步还发现黄杨生物碱 KBA01 具有使得突变 P53 部分恢复成野生型 P53 构象的功能，重新恢复野生型 P53 结合 DNA 的转录激活功能，导致肿瘤细胞周期阻滞和 P53 诱导的凋亡相关蛋白表达，如 P21、PUMA、NOXA 等，引起肿瘤细胞发生凋亡，具有抗肿瘤的作用。

【原植物】黄杨 *Buxus sinica*（Rehd. et Wils.）Cheng

灌木或小乔木，高 1 ～ 6m；枝圆柱形，有纵棱，灰白色；小枝四棱形，全面被短柔毛或外方相对两侧面无毛，节间长 0.5 ～ 2cm。叶革质，阔椭圆形、阔倒卵形、卵状椭圆形或长圆形，大多数长 1.5 ～ 3.5cm，宽 0.8 ～ 2cm，先端圆或钝，常有小凹口，不尖锐，基部圆或急尖或楔形，叶面光亮，中脉凸出，下半段常有微细毛，侧脉明显，叶背中脉平坦或稍凸出，中脉上常密被白色短线状钟乳体，全无侧脉，叶柄长 1 ～ 2mm，上面被毛。花序腋生，头状，花密集，花序轴长 3 ～ 4mm，被毛，苞片阔卵形，长 2 ～ 2.5mm，背部多少有毛；雄花：约 10 朵，无花梗，外萼片卵状椭圆形，内萼片近圆形，长 2.5 ～ 3mm，无毛，雄蕊连花药长 4mm，不育雌蕊有棒状柄，末端膨大，高 2mm 左右（高度约为萼片长度的 2/3 或和萼片几等长）；雌花：萼片长 3mm，子房较花柱稍长，无毛，花柱粗扁，柱头倒心形，下延达花柱中部。蒴果近球形，长 6 ～ 8（～ 10）mm，宿存花柱长 2 ～ 3mm。花期 3 月，果期 5 ～ 6 月。

产于广西、广东、湖南、贵州。多生在山谷、溪边、林下。

（杨鹏　黄斌　汪冶）

Meix sax loc il 美杀罗一

花木香 Huamuxiang

【异名】山柳叶、小化香树、柳木树、饭木树、还香树、皮杆条、山麻柳、栲香、栲蒲、换香树、麻柳树、板香树、化树、花龙树。

【来源】本品为胡桃科植物化香树 *Platycarya strobilacea* Sieb. et Zucc. 的全株。

【采收加工】四季可采，洗净鲜用或晒干。

【性味】辛，温。

【功能与主治】解毒，止痒，杀虫。用于疮疔肿毒，阴囊湿疹，顽癣。

【用法用量】内服：煎汤。

【现代临床研究】治疗鼻炎　化香树果糖浆是根据民间验方改进而成，临床用于治疗急、慢性鼻炎，过敏性鼻炎，鼻窦炎，急性上呼吸道感染等病症。经过近两年的临床观察，该药对上述病症所引起的鼻塞流涕、目赤头痛、鼻甲肿大、咳嗽多痰等症状显效迅速，无明显不良反应。

【化学成分】胡桃叶醌、5- 羟基 -2- 甲氧基 -1,4- 萘醌、5- 羟基 -3- 甲氧基 -1,4- 萘醌、对香豆酸甲酯、对香豆酸、香豆精、并没食子酸、没食子酸、葡萄糖、木糖、鼠李糖、正三十二烷、熊果酸、二十六烯、β- 谷甾醇、胡萝卜苷、2,5,8- 三羟基 -3- 甲氧基 -1,4- 萘醌、3,3'- 二甲氧基鞣花酸、鞣花酸、4'- 羟

基异黄酮 -7-O-β-D- 半乳糖苷、3,3′- 二甲氧基鞣花酸 -4′-O-β-D- 木糖苷、γ- 桉叶醇、β- 桉叶醇、五十四烷、正十六酸、十六酰胺、十八酰胺、香木兰烯、醋酸戊酯、4- 异丙基 -1,6 二甲氧基四氢萘、4- 异丙 -1,6- 二甲萘、愈创醇、α- 桉叶油醇、壬酸、正癸酸、豆蔻酸、栎木鞣花素、木麻黄亭、4′- 羟基异黄酮 -7-O-β-D- 半乳糖苷、槲皮素、芦丁、D- 葡萄糖、植物多糖、黑色素、维生素 C、蛋白质、氨基酸。

【药理作用】

1. 抗肿瘤作用　化香树果序总黄酮提取动力学研究表明，化香树果序挥发油对多种癌细胞均有一定抑制作用；化香树果序水煎物对人鼻咽癌细胞 CNE2 具有细胞毒作用且具有明显的量效关系，但具体作用机制尚不明确。

2. 抗炎抗菌作用　对化香树果穗进行活性及毒性研究，结果显示化香树果穗提取物可显著减轻蛋清所致的小鼠足趾炎症；对化香树果序活性部位的系统研究表明，抗炎抑菌作用最强的组分主要富集在乙酸乙酯和正丁醇萃取部位，主要成分为黄酮及酚类化合物。

3. 抗氧化作用　研究发现，化香树果序多糖具有较强的抗氧化活性，对体外自由基 DPPH.OH⁻，O_2 均有一定清除作用；赵鹏等研究表明，化香树果序多糖对氧自由基的最佳清除率可达到 73.2%。

4. 抗病毒、免疫增强作用　研究者首次用间接免疫酶法研究化香树果序对 B95-8 细胞 EB 病毒壳抗原（VCA）表达的影响，结果表明化香树果序在无毒浓度下对正丁酸钠激发的 B95-8 细胞 EB 病毒 VCA 表达有明显抑制作用。

5. 其他作用　研究表明，多酚类物质可通过调节血脂代谢、抗凝促纤溶、抑制血小板聚集等多种机制起到抗动脉粥样硬化作用；化香树果序中主要活性成分之一鞣花酸还具有降压、镇静等作用；儿茶素可在体外抑制胰脂肪酶活性，并在体内抑制餐后血清甘油三酯升高；熊果酸可抑制高血糖对肾脏的病理损害、降低尿蛋白、保护肾功能和抑制动脉粥样硬化。

【原植物】化香树 *Platycarya strobilacea* Sieb. et Zucc.

落叶小乔木，高 2 ～ 6m；树皮灰色，老时则不规则纵裂。二年生枝条暗褐色，具细小皮孔；芽卵形或近球形，芽鳞阔，边缘具细短睫毛；嫩枝被有褐色柔毛，不久即脱落而无毛。叶长约 15 ～ 30cm，叶总柄显著短于叶轴，叶总柄及叶轴初时被稀疏的褐色短柔毛，后来脱落而近无毛，具 7 ～ 23 枚小叶；小叶纸质，侧生小叶无叶柄，对生或生于下端者偶尔有互生，卵状披针形至长椭圆状披针形，长 4 ～ 11cm，宽 1.5 ～ 3.5cm，不等边，上方一侧较下方一侧为阔，基部歪斜，顶端长渐尖，边缘有锯齿，顶生小叶具长约 2 ～ 3cm 的小叶柄，基部对称，圆形或阔楔形，小叶上面绿色，近无毛或脉上有褐色短柔毛，下面浅绿色，初时脉上有褐色柔毛，后来脱落，或在侧脉腋内、在基部两侧毛不脱落，甚或毛全不脱落，毛的疏密依不同个体及生境而变异较大。两性花序和雄花序在小枝顶端排列成伞房状花序束，直立；两性花序通常 1 条，着生于中央顶端，长 5 ～ 10cm，雌花序位于下部，长 1 ～ 3cm，雄花序部分位于上部，有时无雄花序而仅有雌花序；雄花序通常 3 ～ 8 条，位于两性花序下方四周，长 4 ～ 10cm。雄花：苞片阔卵形，顶端渐尖而向外弯曲，外面的下部、内面的上部及边缘生短柔毛，长 2 ～ 3mm；雄蕊 6 ～ 8 枚，花丝短，稍生细短柔毛，花药阔卵形，黄色。雌花：苞片卵状披针形，顶端长渐尖、硬而不外曲，长 2.5 ～ 3mm；花被 2，位于子房两侧并贴于子房，顶端与子房分离，背部具翅状的纵向隆起，与子房一同增大。果序球果状，卵状椭圆形至长椭圆状圆柱形，长 2.5 ～ 5cm，直径 2 ～ 3cm；宿存苞片木质，略具弹性，长 7 ～ 10mm；果实小坚果状，背腹压扁状，两侧具狭翅，长 4 ～ 6mm，宽 3 ～ 6mm。种子卵形，种皮黄褐色，膜质。5 ～ 6月开花，7 ～ 8月果成熟。

产于广西、湖南、湖北、贵州。常生长在向阳山坡及杂木林中，也有栽培。

（金岸　汪冶）

Meix siik wangp 美岁放

鬼箭羽 Guijianyu

【异名】卫矛、鬼箭、六月凌、四面锋、蓖箕柴、四棱树、山鸡条子、四面戟、见肿消、麻药、盘奴愁、岁放美。

【来源】本品为卫矛科植物卫矛 *Euonymus alatus*（Thunb.）Sieb. 的干燥全株。

【采收加工】夏秋采集，晒干。

【性味】苦、微辣，平。有小毒。

《侗族医学》：苦，凉。

【功能与主治】破血通经，解毒消肿，杀虫。用于癥瘕结块，心腹疼痛，闭经，痛经，崩中漏下，产后瘀滞腹痛，恶露不下，疝气，历节痹痛，疮肿，跌打伤痛，虫积腹痛，烫火伤，毒蛇咬伤。

《侗族医学》：退水，行血，排毒，止痛。用于燔焜（发热）。

【用法用量】内服：4～9g，煎汤。

1. 喉咙疼痛　美岁放（鬼箭羽）8g，尚娘仑（香附）10g，务素得哑（八爪金龙）8g，骂恩野（野油菜）20g，美兜介（六月雪）20g，煎水内服，每日 3 次。（《侗族医学》）

2. 蓝蛇证　美比蛮（黄柏）6g，骂麻剃（紫花地丁）15g，美岁放（鬼箭羽）10g，娘顺坝（伸筋草）10g。煎水内服，每日 3 次。（《侗族医学》）

3. 小儿疮疖　奴金奴银（金银花）20g，骂麻剃（紫花地丁）20g，骂菩姑（蒲公英）12g，美岁放（鬼箭羽）8g。鲜品煎水内服，每日 3 次。（《侗族医学》）

4. 蛤蟆胎　兰坝（岩豇豆）20g，枇杷叶 20g，劳芩（地蜂子）9g，娘岁帕（姨妈菜）10g，娘岁放（鬼箭羽）8g，瓮括（金樱子）20g。煎水内服，每日 3 次。（《侗族医学》）

5. 红丝疔　金银花、小蓟、石吊兰、鬼箭羽各 10g，十大功劳、白毛夏枯草、黄毛耳草、大青木各 9g，黄柏 6g，煎水内服，每日 3 次。（《中国侗族医药研究》）

6. 伤筋　鬼箭羽、透骨香各 30g，刺三加、四块瓦、徐长卿各 20g，五花血藤 15g，泡白酒 1500g，内服，每日 3 次，每次 15～20mL。（《中国侗族医药研究》）

7. 闭经　野棉花根、茯苓各 15g，鬼箭羽、白薇、拳参、茅膏菜、狗肝菜、荠菜、紫茉莉根各 10g，蛇倒退 9g，香附 6g，水煎服。（《中国侗族医药研究》）

8. 急性扁桃体炎　野油菜、六月雪各 20g，香附 10g，八爪金龙根、鬼箭羽各 8g，煎水内服，每日 3 次。（《中国侗族医药研究》）。

【现代临床研究】

1. 治疗脑梗死　一项在常规脑梗死的治疗方案基础上加用鬼箭羽汤口服的临床试验中显示，鬼箭羽治疗脑梗死具有独特优势，其疗效佳、药源广，价廉易得，患者易接受，无不良反应，值得临床推广应用。

2. 抗菌、抗炎　鬼箭羽粗粉末水冲作茶饮，对前列腺肥大患者，能明显缓解症状，有效率 94.8%。单用或组方应用，均可收到满意效果。

3. 降血糖　研究人员选取 22 例糖尿病肾病患者，采用益气活血方，以黄芪、太子参、丹参、鬼箭羽等组方，并配合胰岛素、贝那普利协同治疗 3 个月后观察疗效。结果表明，此方可较好地降低患者尿蛋白，有益气活血的功效。研究人员选取 76 例患者，在常规治疗的基础上加用补肾活血方，以生黄芪、鬼箭羽等组方治疗早期糖尿病肾病肾虚血瘀证，每日 1 剂，早晚分服，治疗 8 周为 1 个疗程。结果表明，该法临床治疗糖尿病效果较好，总有效率达 89.5%，且无不良反应，说明含鬼箭羽组方的补肾活血法在治疗早期糖尿病肾病疗效显著。研究人员采用参芪麦味地黄汤，以黄芪、鬼箭羽、麦冬等组方，并加大鬼箭羽的使用剂量，治疗 2 型糖尿病，临床疗效较好。研究发现，方中鬼箭羽有降血糖、尿糖及增加患者体重的作用，且鬼箭羽能刺激 β 细胞，加速胰岛素释放，因此鬼箭羽强化协同了该方的降血糖作用。

【化学成分】木栓酮、木栓醇、豆甾醇、24s- 豆甾 -4- 烯 -3- 酮、α- 羟基棕榈酸甲酯、3-（4- 羟基 -2- 甲氧基苯基）- 丙烯酸 -4- 羟基 -3- 甲氧基苯基酯、槲皮素、槲皮苷、芹菜素、槲皮素 -7-O-α-L- 鼠李糖苷、槲皮素 -3,7-O-α- 鼠李糖苷、金丝桃苷、芦丁、山柰酚、山柰酚 -7-O-α-L- 鼠李糖苷、二氢槲皮素、柚皮素、香橙烯、金合欢素 -7-O- 芸香糖苷、山柰酚 -3, 7-O-α-L- 鼠李糖苷、原儿茶酸、蒙花苷、柚皮苷、儿茶素、二十六烷酸、β- 谷甾醇、苯甲酸、C-veratroylglycol、feruloylmalate、methylferuloylmalate、methylferuloylmalate、何帕 -22（29）- 烯 -3β- 醇、5- 羟甲基糠醛、咖啡因、角鲨烯、松萝酸、羽扇豆酮、羽扇豆醇、羽扇豆烯酮、白桦脂醇、表木栓醇、桦木酸、齐墩果酸、3β- 羟基 -30- 降羽扇豆烷 -20- 酮、雷公藤三萜酸 B、雷公藤内酯、30- 羟基 -3- 吡啶酮、29- 羟基 -3- 吡啶酮、stigmast-4-ene-3-one、xysmalomonosid、alatusamine、雷公藤新碱、新鬼箭羽碱、alatamine、alatusinine、雷公藤碱、β- 淀粉酶、3,28- 二羟基 -12- 炔、齐墩果 9-（11）:12- 二烯 -3- 醇、表无羁萜醇、无羁萜、正二十五烷、正二十八烷醇、3β- 羟基 -21αH- 何帕 -22（29）- 烯 -30- 醇、α,3β- 二羟基乌苏 -12 烯 -28- 酸、1,30- 三十烷二醇、正辛烷、正壬烷、正二十四烷酸、β- 胡萝卜苷、2,4- 二羟基 -3,6- 二甲基苯甲酸甲酯、表丁香脂素、松脂素单甲醚、刺五加酮、丁香脂素、3-O- 黄酮醇木糖苷转移酶、1,30- 三十烷二醇、对羟基苯甲酸、3- 甲氧基 -4- 羟基苯甲酸、2,4,6- 三甲氧基苯酚、油酸、乙酸、绿原酸、1β,β,5α,8β,11- 五乙酰氧基 -4α- 羟基 -3α-（2- 甲基丁酰基）-15- 烟酰基 -7- 氧代二氢呋喃、腺苷、卫矛羰碱、鬼箭羽碱、新卫矛羰碱、卫矛碱以及丙脯氨酸等。

【药理作用】

1. 对糖尿病及其并发症的影响 通过比较鬼箭羽不同有效部位对四氧嘧啶诱导的糖尿病小鼠中血浆葡萄糖水平的影响，发现鬼箭羽乙酸乙酯部位能降低血浆中葡萄糖水平。研究者利用高脂饮食诱导的高血糖和高血脂 ICR 小鼠模型研究鬼箭羽 50% 的乙醇提取物的降糖作用，结果表明鬼箭羽粗提物不仅以剂量依赖的方式减轻小鼠的体重，还纠正了高胰岛素血症和高脂血症。实验结果证明鬼箭羽对糖尿病中的葡萄糖和脂质稳态发挥作用的机制不是降低食物摄入量而是对肝脂肪相关基因有调控作用，因此鬼箭羽对与肥胖相关的糖尿病有明显的改善作用。

研究者利用链脲佐菌素建立糖尿病大鼠模型，证明鬼箭羽水提物可以降低大鼠的体重、空腹血糖以及葡萄糖耐量，且血清中的甘油三酯、胰岛素、胆固醇、胰高血糖素等也有降低；研究发现在链脲佐菌素诱导的糖尿病模型中，槲皮素可以改善糖尿病。实验结果说明鬼箭羽是天然的潜在的抗氧化剂和抗糖尿病药物。研究人员从鬼箭羽中分离得到了四种成分分别为槲皮素 3,7- 二萜苷、7- 二鼠李糖苷、脱氢精氨酸 A 和儿茶素内酯 A，并通过体外实验证明了这四种化合物具有 β- 葡萄糖苷酶的抑制活性。研究人员利用糖尿病肾病大鼠模型考察鬼箭羽粗提物在糖尿病肾病治疗中的作用机制，实验结果表明鬼箭羽能够有效地降低糖化血红蛋白水平、改善血脂、减少尿蛋白和保护肾功能。

2. 抗肿瘤活性 研究人员从鬼箭羽的甲醇提取物中分离得到绿原酸，通过细胞毒性以及细胞活力实验表明绿原酸对 Hep3B 细胞的增殖不产生毒性，且对细胞活力没有影响；通过酶谱实验证明绿原酸以浓度依赖的方式抑制 MMP-9 蛋白水解活性，其 IC_{50} 值为 30 ～ 50nM。在鬼箭羽药材中分离得到咖啡酸，首先利用人造底物明胶酶谱法确定咖啡酸对 MMP-2 以及 MMP-9 均有抑制作用，然后通过电泳迁移率变动分析实验以及启动子荧光素酶实验表明咖啡酸能够显著抑制丙二醇甲醚醋酸酯诱导的 HepG-2 细胞中 MMP-9 的产生，在体内裸鼠实验中证明咖啡酸能够抑制裸鼠体内 HepG-2 肿瘤的生长和转移；最后通过蛋白质印迹分析实验以及 RT-PCR 说明咖啡酸产生的抗肿瘤活性可能是通过激活 NF-κB 和 MMP-9 的催化活性抑制 MMP-9 基因的表达，因此咖啡酸可能是通过双重抑制机制治疗癌症转移的潜在药物。在体外培养的 Hep3B 细胞的实验中也证明了咖啡酸的 MMP-9 的抑制活性。实验结果表明鬼箭羽中咖啡酸、绿原酸可能是癌症化学预防的药物。

3. 抗炎活性　采用药敏纸片法测得鬼箭羽醇提物具有抑制金黄色葡萄球菌和大肠埃希菌的作用；PC 诱导的小鼠迟发型变态反应模型实验中，实验结果证明鬼箭羽甲醇提取物主要是通过抑制迟发型超敏反应抑制炎症，且晚期作用效果更强。研究者采用比色法和酶联免疫吸附法考察鬼箭羽水提物对炎症因子表达的影响，结果显示鬼箭羽水提物能够改善氧化型低密度脂蛋白诱导的 THP-1 源性巨噬细胞的活力，并通过抑制巨噬细胞中 TNF-α、IL-6 的分泌抑制炎症的产生。研究者通过 WesternBlot 以及免疫荧光实验考察鬼箭羽提取物对 LPS 诱导的小鼠巨噬细胞 RAW 的影响，结果表明鬼箭羽提取物可以抑制细胞中 NF-κB 的活化，同时减弱 LPS 诱导的 IκBα 的磷酸化和降解，以及 NO 的合成，因此鬼箭羽粗提物是通过靶向细胞中的 IKKβ 消除 LPS 诱导的 NF-κB 信号传导途径，抑制 LPS 诱导的炎症的产生。

4. 其他药理活性　研究证明，鬼箭羽、甘草煎水后可以治疗因感染导致的过敏反应。研究者测定鬼箭羽中总黄酮、总甾体以及总多糖的抗氧化活性，实验结果表明总黄酮的抗氧化活性最强，而总多糖的清除氧自由基的能力是最弱的。实验还表明鬼箭羽提取部位具有抗心肌缺血的作用。

【原植物】卫矛 *Euonymus alatus*（Thunb.）Sieb.

灌木，高 1～3m；小枝常具 2～4 列宽阔木栓翅；冬芽圆形，长 2mm 左右，芽鳞边缘具不整齐细坚齿。叶卵状椭圆形、窄长椭圆形，偶为倒卵形，长 2～8cm，宽 1～3cm，边缘具细锯齿，两面光滑无毛；叶柄长 1～3mm。聚伞花序 1～3 花；花序梗长约 1cm，小花梗长 5mm；花白绿色，直径约 8mm，4 数；萼片半圆形；花瓣近圆形；雄蕊着生花盘边缘处，花丝极短，开花后稍增长，花药宽阔长方形，2 室顶裂。蒴果 1～4 深裂，裂瓣椭圆状，长 7～8mm；种子椭圆状或阔椭圆状，长 5～6mm，种皮褐色或浅棕色，假种皮橙红色，全包种子。花期 5～6 月，果期 7～10 月。

产于湖南、广西、湖北、贵州。生长于山坡、沟地边沿。

（金岸　汪治）

Meix zaol goc 美皂阁

皂刺 Zaoci

【异名】皂荚刺、天丁、皂角针、皂针、皂角刺。

【来源】本品为豆科植物皂荚 *Gleditsia sinensis* Lam. 的干燥枝刺。

【采收加工】秋季果实成熟时采摘，晒干。

【性味】辛，温。

《中国侗族医药研究》：辛，温。

【功能与主治】消毒透脓，搜风，杀虫。用于痈疽肿毒，瘰疬，疮疹顽癣，产后缺乳，胎衣不下，疬风。

《中国侗族医药研究》：祛风化痰。用于黑地风。

《中国侗族医药》：用于治疗咳嗽，痰喘，癣疥等。

【用法用量】内服：3 ～ 10g，煎汤；外用：适量。

【附方】

1. 黑地风 皂角刺 15g，谁弄 10g，猪心 1 个，将谁弄洗净切碎放猪心内，外用皂角刺刺入猪心四周蒸食，隔日 1 剂，分 1 ～ 2 次服，连服 2 ～ 3 剂。(《侗族医药探秘》)

马蹄细辛 6g，皂刺 10g，猪心 1 个。将马蹄细辛研末，放入剖开的猪心内，再将皂刺刺入猪心四周，蒸食。(《中国侗族医药研究》)

2. 黑夜风 皂角刺 25g，焙干研末蒸猪心吃，每周 2 ～ 3 剂，连服 2 周。(《侗族医药探秘》)

3. 疔疮红肿 紫花地丁 30g，黄草 15g，牛蒡子、皂角刺各 10g，煎水内服，每日 3 次。(《中国侗族医药研究》)

4. 老鼠窜筋症 皂角刺、骂卡国（牛蒡子）10g，骂麻剃（紫花地丁）30g，娘蛮（黄草）15g，煎水内服，每日 3 次。(《侗族医学》)

【现代临床研究】

1. 抗癌作用 研究者根据皂刺汤联合化疗治疗晚期非小细胞肺癌临床疗效观察发现，复方皂刺汤联合化疗方案化疗能够稳定和缓解晚期肺腺癌患者的中医临床症状，提高生活质量，改善体力状况并且安全性高，能够对化疗起减毒增效的作用，因此认为皂刺具有抗癌作用。

2. 治疗输卵管不完全堵塞 通过研究中药"皂刺汤"灌肠加外敷治疗输卵管不完全堵塞疗效观察得出结果：86 例患者治疗后痊愈 60 例，总有效率为 90.7%。结论：应用中药"皂刺汤"灌肠加外敷对输卵管不完全堵塞患者进行治疗，其临床疗效显著，值得临床应用推广。

3. 治疗结节性痒疹 使用皂刺止痒方可治疗结节性痒疹。

【化学成分】2- 氨基咪唑、E- 肉桂酸、3-O- 反式阿魏酰基奎宁酸、反式咖啡酸、5,7- 二羟基色原酮、香草酸、原儿茶酸、3-O- 咖啡酰奎宁酸甲酯、3-O- 咖啡酰奎宁酸乙酯、刺囊酸、皂荚皂苷 C、(2R,3R)-5,3′,4- 三甲氧基 -7- 羟基二氢黄酮醇、5,7,3′,4′- 四羟基二氢黄酮醇、5- 甲氧基 -3′,4′,7- 三羟基二氢黄酮醇、棕榈酸、芳樟醇、亚油酸、juglanin D、C-veratroylglycol、3-（4-hydroxyl-3-methoxyphenyl）-propan-1,2-diol、2-guaiacylpropane-1,3-diol。

【药理作用】

1. 免疫调节作用及肿瘤抑制作用 通过对 814 针剂移植性肿瘤的抑制实验发现，使用含皂角刺的组小鼠瘤重均小于对照组，因此认为皂角刺具有免疫调节作用及肿瘤抑制作用。

2. 抗凝血作用 通过研究皂角刺水煎剂的抗凝血作用，得出皂角刺具有抗凝血作用。

3. 抗宫颈癌作用 通过对皂刺抗宫颈癌活性及其作用机理的研究，发现皂刺总黄酮抑制了肿瘤细胞的生长，部分细胞呈坏死表现，表明皂角刺具有抗宫颈癌作用。

【原植物】皂荚 *Gleditsia sinensis* Lam.

落叶乔木或小乔木，高可达 30m；枝灰色至深褐色；刺粗壮，圆柱形，常分枝，多呈圆锥状，长达 16cm。叶为一回羽状复叶，长 10 ～ 18（26）cm；小叶（2）3 ～ 9 对，纸质，卵状披针形至长圆形，长 2 ～ 8.5（12.5）cm，宽 1 ～ 4（6）cm，先端急尖或渐尖，顶端圆钝，具小尖头，基部圆形或楔形，有时稍歪斜，边缘具细锯齿，上面被短柔毛，下面中脉上稍被柔毛；网脉明显，在两面凸起；小叶柄长 1 ～ 2（5）mm，被短柔毛。花杂性，黄白色，组成总状花序；花序腋生或顶生，长 5 ～ 14cm，被短柔毛；雄花：直径 9 ～ 10mm；花梗长 2 ～ 8（10）mm；花托长 2.5 ～ 3mm，深棕色，外面被柔毛；萼片 4，三角状披针形，长 3mm，两面被柔毛；花瓣 4，长圆形，长 4 ～ 5mm，被微柔毛；雄蕊

8（6）；退化雌蕊长 2.5mm；两性花：直径 10 ～ 12mm；花梗长 2 ～ 5mm；萼、花瓣与雄花的相似，惟萼片长 4 ～ 5mm，花瓣长 5 ～ 6mm；雄蕊 8；子房缝线上及基部被毛（偶有少数湖北标本子房全体被毛），柱头浅 2 裂；胚珠多数。荚果带状，长 12 ～ 37cm，宽 2 ～ 4cm，劲直或扭曲，果肉稍厚，两面鼓起，或有的荚果短小，多少呈柱形，长 5 ～ 13cm，宽 1 ～ 1.5cm，弯曲作新月形，通常称猪牙皂，内无种子；果颈长 1 ～ 3.5cm；果瓣革质，褐棕色或红褐色，常被白色粉霜；种子多颗，长圆形或椭圆形，长 11 ～ 13mm，宽 8 ～ 9mm，棕色，光亮。花期 3 ～ 5 月；果期 5 ～ 12 月。

产湖南、湖北、广西、贵州。生于山坡林中或谷地、路旁。

【备注】本品的果实与种子也可入药。

（金岸　汪冶）

Nyangt biiv doll aox 娘闭多老

九龙藤 Jiulongteng

【异名】过岗龙、过江龙、邬郎藤、乌藤、串鼻藤、飞扬藤、山道藤、九龙根、羊风、黄开口、子燕藤、五里藤、双木蟹、九牛燥、五花血藤、马脚藤、马蹄叶根、龙须藤、夜合草、干打捶、羊蹄风、燕子尾、猪蹄叉。

【来源】本品为豆科植物龙须藤 *Phanera championii* Benth. 的干燥茎。

【采收加工】四季可采，洗净晒干或鲜用。

【性味】甘、涩，平。

《侗族医学》：苦、涩，平。

《侗族医药探秘》：甘、涩，平。

《中国侗族医药》：甘、涩，平。

【功能与主治】祛风除湿，活血止痛。用于跌伤，骨折，防治骨折愈合后麻木。

《侗族医学》：补体，退水，止痛。用于番抖（跌伤）、挡朗（骨折）、挫缝刀任（伤筋）。

《中国侗族医药》：祛风除湿，活血止痛。用于防治骨折愈合后麻木。

《侗族医药探秘》：祛风除湿，活血止痛。用于防治骨折愈合后麻木。

【用法用量】内服：煎汤，15 ～ 30g，取根适量磨酒醮药棉含于牙痛处，每日 2 ～ 3 次，连用 1 周。

【附方】

1. 番抖　九龙藤、罪蛮（见血飞），切碎泡酒服。（《侗族医学》）

2. 挡朗　娘闭多老（九龙藤）煎水洗患处。用于防止骨折愈合后患处麻木。（《侗族医学》）

3. 挫缝刀任，麻木　娘闭多老（九龙藤）、雅怪西（花蝴蝶）、岁巴同（四块瓦）、娘顺坝（伸筋草）、美登埋（透骨香）泡酒内服和外搽患处。（《侗族医学》）

4. 骨折愈合后麻木　娘闭多老（九龙藤）15 ～ 30g 煎水，趁热洗患处，每日 2 ～ 3 次，连洗 7 天。（《侗族医药探秘》）

5. 半边风　九龙藤、五加皮、牛膝、麻根各 10g，细辛 3g，煎汁，兑酒服。（《中国侗族医药研究》）

【现代临床研究】

1. 类风湿性关节炎　临床研究发现，由九龙藤等药组成的龙钻通痹方，可以明显改善患者的晨僵、红肿热痛、关节肿胀等症状以及关节功能障碍，此药在临床上对类风湿性关节炎有非常好的治疗效果。

庞宇舟等在进行龙钻通痹方治疗类风湿性关节炎的研究时，随机选取 80 例类风湿性关节炎患者开展临床研究和观察，实验结果表明，观察组总有效率为 85%。黄安等为研究龙钻通痹方结合热敏探穴针刺疗法治疗类风湿性关节炎的临床疗效，开展了相关临床试验。试验结果表明临床上用龙钻通痹方结合热敏探穴针刺疗法治疗类风湿性关节炎疗效较好，且具有安全简便的特点。

2. 妇科疾病 研究以九龙藤为主要组成药物的壮医六方藤方对盆腔炎的临床疗效。随机选取 120 例慢性盆腔炎患者随机分为观察组和对照组，观察组于月经干净后 4 天开始服用壮医六方藤方汤剂，口服给药，对照组予金鸡胶囊口服，连续治疗 3 个疗程。结果显示壮医六方藤方治疗慢性盆腔炎有较好的疗效，与临床经典常用药金鸡颗粒治疗效果基本相当，且无明显不良反应，值得临床推广应用。

3. 其他疾病 九龙藤还被壮医和中医用来治疗皮肤病、经筋病等多种疾病。其作为壮医常用的皮肤病内服药，具有除湿毒、通筋络的功效，已广泛应用于临床。研究者记述了九龙藤等药联合针灸治疗面瘫、中风、腰背痛治疗临床常见经筋病，取得了明显的疗效。叶耀斌应用九龙藤等药热熨配合理筋法治疗肩关节周围炎，有效率 100%，疗效较为显著。

【化学成分】 儿茶素、表儿茶素、儿茶素 -3-*O*-α-L- 吡喃鼠李糖苷、表没食子儿茶素 -3- 没食子酸酯、（R）- 六羟基联苯邻二甲酸甲酯、4- 羟基 -3- 甲氧基苯基 -1-*O*-（6′-*O*- 没食子酰基）-β-D- 吡喃葡萄糖苷、3,5- 二甲氧基 -4- 差羟基苯基 -1-*O*-β-D-（6′-*O*- 没食子酰基）- 吡喃葡萄糖苷、3,4- 二羟基苯乙醇 4-*O*-β-D-（6″-*O*- 没食子酰基）- 吡喃葡萄糖苷、5,6,7,5′- 四甲氧基 -3′,4′- 亚甲二氧基黄酮、5,6,7,3′,4′,5′- 六甲氧基黄酮、5,7,3′,4′,5′- 五甲氧基黄酮、5,6,7,3′,4′- 五甲氧基黄酮（甜橙素）、5,7,4′- 三甲氧基黄酮、5,7,3′,4′- 四甲氧基黄酮、(-)- 表阿夫儿茶素、4′– 羟基 -5,7,3′,5′- 五甲氧基黄酮、3′,4′,5,7- 五甲氧基黄酮、5,7,3′,5′- 四羟基 -6- 甲基黄酮。

【药理作用】

1. 镇痛抗炎作用 研究人员在研究九龙藤乙酸乙酯提取物对 Ⅱ 型胶原诱导关节炎（CIA）的模型大鼠影响时发现，与模型组相比，实验组的爪肿胀程度得到明显抑制。同时实验也验证了九龙藤乙酸乙酯提取物可显著改善病理关节改变，包括滑膜增生、软骨和骨破坏。实验表明九龙藤乙酸乙酯提取物可能对 CIA 大鼠模型产生抑制作用，并且其治疗的潜在机制与其抗炎作用有关。在综述天然药物基于核转录因子 κB（nuclearfactorkappaB，NF-κB）信号通路抗类风湿性关节炎的机制时，通过组合查阅相关文献发现，九龙藤提取物能通过抑制 NF-κB 信号通路中相关蛋白的表达，改善炎症反应，进而达到对类风湿性关节炎的抑制作用。

2. 心肌保护作用 探究九龙藤总黄酮（BCF）对心肌缺血 / 再灌注损伤程序性坏死的调控作用，发现与模型组相比，经 BCF 干预后可显著增加两个测试时间段总抗氧化能力，减少 TNF-α 含量，下调 RIPK3 蛋白表达，降低心肌细胞坏死率。实验表明 BCF 预处理可能减轻心肌缺血 / 再灌注损伤，其作用机制或许与增强心肌细胞总抗氧化能力，抑制心肌缺血 / 再灌注损伤后心肌细胞程序性坏死有关。为研究 BCF 对 H9c2 心肌细胞缺氧 – 复氧（Hypoxia/Reoxygenation，H/R）诱导的细胞凋亡的影响，建立了相应的心肌细胞损伤模型，研究结果发现，用 BCF 预处理可显著提高细胞生存率，并减弱由 H/R 引起的心肌细胞凋亡。

3. 抗凝血作用 为研究 BCF 的抗凝血药效，采用毛细玻管法及断尾法等方法测定小鼠体内出血时间、体内凝血时间、体外凝血时间以及小鼠血浆复钙时间。实验发现 BCF 的中剂量组、高剂量组与空白组相比，体内凝血时间和体外凝血时间的延长效果显著。另外，其 3 个剂量组均能显著提高小鼠的出血时间和血浆复钙时间。上述研究证实 BCF 具有较好的抗凝血作用。此研究为阐述 BCF 抗凝血的作用机制提供了实验依据，并为九龙藤的进一步利用和开发奠定了基础。

4. 清除自由基作用 在研究 BCF 对大鼠心肌缺血再灌注损伤后体内的自由基代谢影响时发现，

BCF 能够有效提高抗氧化酶活性，同时增强自由基清除能力，有效改善 H/R 损伤心肌细胞形态、减轻氧化应激损伤、降低细胞凋亡率从而提高细胞存活率。实验结果还表明 BCF 对心肌细胞 H/R 损伤具有剂量依赖性的保护作用。

【原植物】龙须藤 *Bauhinia championi*（Benth.）Benth.。植物志：龙须藤 *Phanera championii* Benth.。

藤本，有卷须；嫩枝和花序薄被紧贴的小柔毛。叶纸质，卵形或心形，长 3 ～ 10cm，宽 2.5 ～ 6.5（～ 9）cm，先端锐渐尖、圆钝、微凹或 2 裂，裂片长度不一，基部截形、微凹或心形，上面无毛，下面被紧贴的短柔毛，渐变无毛或近无毛，干时粉白褐色；基出脉 5 ～ 7 条；叶柄长 1 ～ 2.5cm，纤细，略被毛。总状花序狭长，腋生，有时与叶对生或数个聚生于枝顶而成复总状花序，长 7 ～ 20cm，被灰褐色小柔毛；苞片与小苞片小，锥尖；花蕾椭圆形，长 2.5 ～ 3mm，具凸头，与萼及花梗同被灰褐色短柔毛；花直径约 8mm；花梗纤细，长 10 ～ 15mm；花托漏斗形，长约 2mm；萼片披针形，长约 3mm；花瓣白色，具瓣柄，瓣片匙形，长约 4mm，外面中部疏被丝毛；能育雄蕊 3，花丝长约 6mm，无毛；退化雄蕊 2；子房具短柄，仅沿两缝线被毛，花柱短，柱头小。荚果倒卵状长圆形或带状，扁平，长 7 ～ 12cm，宽 2.5 ～ 3cm，无毛，果瓣革质；种子 2 ～ 5 颗，圆形，扁平，直径约 12mm。花期 6 ～ 10 月；果期 7 ～ 12 月。

产湖南、贵州、广西、湖北。生于低海拔至中海拔的丘陵灌丛或山地疏林和密林中。

（金岸　汪冶）

Sangp beix sedp 尚婢顺

十姐妹 Shijiemei

【异名】蔷薇、多花蔷薇、营实墙蘼、刺花、墙蘼、白花蔷薇、七姐妹、姊妹花。

【来源】本品为蔷薇科植物野蔷薇 *Rosa multiflora* Thunb. 的干燥茎、叶。

【采收加工】夏秋采集，洗净晒干。

【性味】苦、涩，凉。

《侗族医学》：苦、涩，凉。

《中国侗族医药研究》：苦、涩，凉。

【功能与主治】退热，排毒。用于腰痛，水肿。

《侗族医学》：退热，排毒。用于耿来·涸冷（腰痛、水肿）。

《中国侗族医药研究》：退热，排毒。用于水肿。

【用法用量】内服：煎汤，15 ～ 30g。

耿来·涸冷：尚婢顺（多花蔷薇）15 ～ 30g，尚怒阳虽（阳雀花根）、巴笨尚（徐长卿）、美茶恩（杜仲），煮猪腰子内服。（《侗族医学》）

【化学成分】松油烯、β- 罗勒烯、庚烯、甲酸乙酯、3- 乙烯醇、2- 乙烯醇、6- 甲基 5- 庚烯酮 -2- 壬醛、里哪醇、十一烯、2- 丙烯酸、6- 甲基庚酯、丁酸香茅酯、甲基香叶酯、橙花醇、苯乙醇、香叶醇、香叶醛、十六醛、十六烯、二十一烷、芳樟醇、丁香酚、甲基丁香酚、石竹烯、β- 树橙烯、正十酸、正十四醛、正十五醛、4,4′,6′- 三羟基双氢查耳酮、2α,19α- 二羟基熊果酸 -（28-1）-β-D- 葡萄糖醋酯、桦木酸、蔷薇酸、脂肪酸、阿江酸、2α,19α- 二羟基熊果酸、没食子酸、鞣花酸，冬青苷 B、野蔷薇苷、胡萝卜苷、谷甾醇、β- 谷甾醇，槲皮素、芦丁、木犀草素、儿茶素（2R,3S）、没食子酸甲酯、短叶苏木酚酸甲酯。

【药理作用】

1. 对 H_2O_2 诱导损伤的血管内皮细胞保护作用 与模型组比较，野蔷薇根总黄酮各剂量组细胞内的 ROS 水平、Ca^{2+} 浓度及 Bax 蛋白表达量均明显降低，Bcl-2 蛋白表达量升高；野蔷薇根总黄酮高剂量组的线粒体膜电位下降率明显降低；野蔷薇根总黄酮中剂量组的 Caspase 9 蛋白表达量明显降低。综上所述，野蔷薇根总黄酮对 H_2O_2 诱导损伤的血管内皮细胞具有明显的保护作用。

2. 改善动脉粥样硬化 研究表明，野蔷薇根醇提物低、高剂量组明显改善动脉粥样硬化大鼠主动脉壁增厚、脂质沉积，减少泡沫细胞形成及淋巴细胞浸润。野蔷薇根醇提物低剂量组体质量增加幅度、MDA 水平显著降低，摄食量显著增加，野蔷薇根醇提物高剂量组 TL-18 水平显著降低。综上所述，认为野蔷薇根醇提物可通过调节脂质过氧化及炎症反应改善动脉粥样硬化。

3. 缺氧保护 野蔷薇苷能通过提高大鼠心肌清除氧自由基能力以及增加心肌细胞抗氧化酶活性，减少脂质氧化代谢产物产生，有效改善缺氧条件下大鼠心肌结构的改变，从而发挥对心肌急性低压缺氧损伤的保护作用。此外，野蔷薇苷及其苷元可通过调控 MAPKERK1/2 信号通路与线粒体凋亡途径间的相互作用，抑制缺氧诱导的心肌细胞凋亡，从而发挥抗心肌细胞缺氧性损伤作用。研究显示，Rosamultin 能明显减轻缺氧诱导内皮细胞钙超载、凋亡，改善细胞形态，提高细胞存活率，对缺氧诱导的细胞损伤有明显的保护作用；其作用机制可能为 Rosamultin 可通过抑制钙池依赖性钙离子通道减轻内皮细胞缺氧性钙超载；或通过抑制线粒体凋亡通路抑制缺氧诱导的内皮细胞凋亡；或是可通过缺氧诱导因子信号通路发挥对内皮细胞缺氧损伤的保护作用。

4. 抑菌作用 研究者采用单因素试验和正交试验，以皂苷得率为指标，分别考察微波功率、提取时间、乙醇浓度及料液比对总皂苷提取的影响，并采用平板打孔法和试管稀释法测定抗菌活性。测得超声 - 微波辅助技术提取野蔷薇根中总皂苷的最佳工艺条件为微波功率 100W、乙醇浓度 70%、微波时间 2min、料液比 1：9。研究显示，野蔷薇根中齐墩果酸对枯草芽孢杆菌、大肠埃希菌、金黄色葡萄球菌、变形杆菌和白色黏菌均有较强的抑制作用。

5. 预防腺瘤 研究人员观察了野蔷薇果汁对乌拉坦诱发小鼠肺腺瘤的影响，并观察了实验第 1、2、3、4、5 月时小鼠免疫功能及脂质过氧化水平的改变。结果发现，野蔷薇果汁有明显的拮抗乌拉坦诱发小鼠肺腺瘤的作用，对乌拉坦引起的机体免疫状态的降低有拮抗作用，对小鼠自由基及其清除系统也有降低作用，认为野蔷薇果汁对于预防腺瘤有一定活性。

【原植物】野蔷薇 *Rosa multiflora* Thunb.

攀援灌木；小枝圆柱形，通常无毛，有短、粗稍弯曲皮束。小叶 5～9，近花序的小叶有时 3，连叶柄长 5～10cm；小叶片倒卵形、长圆形或卵形，长 1.5～5cm，宽 8～28mm，先端急尖或圆钝，基部近圆形或楔形，边缘有尖锐单锯齿，稀混有重锯齿，上面无毛，下面有柔毛；小叶柄和叶轴有柔毛或无毛，有散生腺毛；托叶篦齿状，大部贴生于叶柄，边缘有或无腺毛。花多朵，排成圆锥状花序，花梗长 1.5～2.5cm，无毛或有腺毛，有时基部有篦齿状小苞片；花直径 1.5～2cm，萼片披针形，有时中部具有 2 个线形裂片，外面无毛，内面有柔毛；花瓣白色，宽倒卵形，先端微凹，基部楔形；花柱结合成束，无毛，比雄蕊稍长。果近球形，直径 6～8mm，红褐色或紫褐色，有光泽，无毛，萼片脱落。

产湖南、贵州、广西、湖北。喜生于路旁、田边或丘陵地的灌木丛中。

（金岸　汪冶）

Weenh nyinc sangl 弯年刺

万年刺 Wannianci

【异名】刺仔花、有刺日日有、铁海棠、麒麟花、虎刺梅、狮子簕、细龙骨、叶仙人掌、鸟不宿、玉麒麟、番鬼刺、海棠、霸王鞭、千脚刺、刺蓬花。

【来源】本品为大戟科植物铁海棠 *Euphorbia milii* Ch. Des Moulins 的茎、叶及乳汁。

【采收加工】全年可采，随采随用或晒干。

【性味】苦、涩，平，有小毒。

《侗族医学》：苦、涩，平。有小毒。

《中国侗族医药》：苦、涩、平。有小毒。

《侗族医药探秘》：苦、涩、平。有小毒。

《中国侗族医药研究》：苦、涩、平。有小毒。

【功能与主治】排毒，消肿。用于疮疖痈肿。

《侗族医学》：排毒，消肿。用于耿甚（疖）。

《中国侗族医药》：花可止血，茎拔毒消肿。用于疮疖痈肿。

《侗族医药探秘》：花可止血，茎拔毒消肿。用于疮疖痈肿。

《中国侗族医药研究》：排毒，消肿。用于疖。

【用量用法】内服：煎水，9～30g；外用：适量。

【附方】

耿甚　弯年刺（铁海棠）搽敷患处，或取嫩叶捣烂外敷。（《侗族医学》）

取馏液搽患处，或取鲜嫩叶捣烂外敷，每日换药 1 次，直至痊愈。（《侗族医药探秘》）

【现代临床研究】

1. 治疗对口疮　取新鲜铁海棠叶，酌加红糖，捣烂外敷，每日换 1 次。

2. 治横疬　鸡蛋 1 个，穿刺小孔，铁海棠汁滴入蛋内，用湿砂纸包裹 5 层，煨熟连服 2 个。

3. 治疗痈疮肿毒　铁海棠鲜根适量，捣烂同酒糟炒热，敷患处。

4. 治疗竹木刺肉内不出　铁海棠树液数滴，滴患处，待竹木刺露出皮肤，即可拔出。

5. 治甲癣　铁海棠茎秆近尖端部以刀削断取汁。包甲前，用刀片刮除灰化甲板，以汁涂盖整片指（趾）甲，稍干后用麝香风湿膏贴紧病甲即可。24 小时后取下，每周 1 次。

6. 拔毒消肿　煎汤内服，鲜品 9～15g，或捣汁。

7. 治疗功能性子宫出血　鲜铁海棠花 10～15 朵，与猪瘦肉同蒸或水煎服。

8. 治疗肝炎　鲜铁海棠 10g，猪瘦肉 50g，加水 250mL，煎至 50mL，1 次服。

【化学成分】铁海棠的茎含 24- 亚甲基环木菠萝烯醇、β- 谷甾醇、β- 香树脂醇乙酸酯、大戟醇、大戟醇二十六烷酸酯、巨大戟萜醇三乙酸酯、亭牙毒素、12- 去氧巴豆醇 -13,20- 二乙酸酯和铁海棠碱 A、B、C、D、E、F、G、H、I 等。叶含 24- 亚甲基环木菠萝烯酸、β- 谷甾醇、大戟二烯醇、大戟醇、12- 去氧 -4β- 羟基巴豆醇 13- 月桂酸 -20- 乙酸二酯和 12- 去氧 -4β- 羟基巴豆醇 13- 十八烷酸 -20- 乙酸二酯等。根含铁海棠碱 A、B。乳汁含 a- 香树脂醇、12- 去氧 -4β- 羟基巴豆醇 -13- 月桂酸酯 -20- 乙酸酯、12- 去氧巴豆醇 -13,20- 二乙酸酯和 β- 谷甾醇和亭牙毒素等。

【药理作用】

1. 致炎作用 铁海棠所含白色乳汁对皮肤黏膜具有强烈的刺激作用，能刺激皮肤黏膜发生充血肿胀。

2. 抗癌抗白血病作用 铁海棠中所含假白榄酮型酯、三萜和甾醇类成分具有抗癌和抗白血病活性。

3. 抗病毒作用 铁海棠中所含黄酮类成分是活性成分，3-甲氧基槲皮素衍生物体外实验显示有抗细小核糖核酸病毒和抗水泡型口炎病毒作用。

4. 抗氧化作用 铁海棠的抗氧化活性与其多酚含量呈显著的线性相关，而黄酮相对含量与其无显著的线性关系。

5. 致癌活性 铁海棠能促进经 3-甲基胆蒽刺激后的小白鼠发生皮肤肿瘤，其促肿瘤发生率为15%，而对照巴豆油组的肿瘤促发率为 43%，3-甲基胆蒽组的肿瘤诱发率为 0，证明铁海棠有较低的致癌活性。

【原植物】 铁海棠 *Euphorbia milii* Ch. Des Moulins

蔓生灌木。茎多分枝，长 60 ~ 100cm，直径 5 ~ 10mm，具纵棱，密生硬而尖的锥状刺，刺长 1 ~ 1.5（2.0）cm，直径 0.5 ~ 1.0mm，常呈 3 ~ 5 列排列于棱脊上，呈旋转。叶互生，通常集中于嫩枝上，倒卵形或长圆状匙形，长 1.5 ~ 5.0cm，宽 0.8 ~ 1.8cm，先端圆，具小尖头，基部渐狭，全缘；无柄或近无柄；托叶钻形，长 3 ~ 4mm，极细，早落。花序 2.4 或 8 个组成二歧状复花序，生于枝上部叶腋；复序具柄，长 4 ~ 7cm；每个花序基部具 6 ~ 10mm 长的柄，柄基部具 1 枚膜质苞片，长 1 ~ 3mm，宽 1 ~ 2mm，上部近平截，边缘具微小的红色尖头；苞叶 2 枚，肾圆形，长 8 ~ 10mm，宽 12 ~ 14mm，先端圆且具小尖头，其部渐狭，无柄，上面鲜红色，下面淡红色，紧贴花序；总苞钟状，高 3 ~ 4mm，直径 3.5 ~ 4.0mm，边缘 5 裂，裂片琴形，上部具流苏状长毛，且内弯；腺体 5 枚，肾圆形，长约 1mm，宽约 2mm，黄红色。雄花数枚；苞片丝状，先端具柔毛；雌花 1 枚，常不伸出总苞外；子房光滑无毛，常包于总苞内；花柱 3，中部以下合生；柱头 2 裂。蒴果三棱状卵形，长约 3.5mm，直径约 4mm，平滑无毛，成熟时分裂为 3 个分果爿。种子卵柱状，长约 2.5mm，直径约 2mm，灰褐色，具微小的疣点；无种阜。花果期全年。

我国南北方均有栽培，常见于公园、植物园和庭院中。

（金岸　汪冶）

Ynagc uic naenx 杨梅冷

水杨梅 Shuiyangmei

【异名】 杨樟冷、梅张、爬泥鸡、美进见、美张、美死涌、水杨柳、小叶水团花、水石榴、追风七、五气朝阳草、水毕鸡、串鱼木、水石榴、水金铃、水红桃、水荔枝、细叶水团花、白消木、鱼串鳃。

【来源】 本品为茜草科植物细叶水团花 *Adina rubella* Hance 的干燥茎、叶。

【采收加工】 春秋季采茎叶，8 ~ 11 月果实未成熟时采摘花果序，除杂，鲜用或晒干。

【性味】 苦、涩，凉。

《侗族医学》：苦、涩，凉。

《中国侗族医药》：苦、涩，凉。

【功能与主治】《侗族医学》：退热，去毒，止痛，止泻。用于明鸟啰给（小儿腹泻），宾毒冷（水毒病）。

《中国侗族医药》：活血止血，益肾，清热解毒。用于外伤出血，头痛，头晕。

《中国侗族医药研究》：用于杨梅痧，闭经，不洗身，脑瓜痛。

《中国民族药志药》：用于跌打损伤，外伤出血，肝炎，咳嗽，痢疾，难产，皮肤病，腹泻，风火牙痛，胃肠炎，毒蛇咬伤。

【用法用量】 内服：15～30g，煎汤。

【附方】

1. 朗鸟啰给 杨梅冷（水杨梅）鲜叶洗净，生嚼冷开水送服。（《侗族医学》）

2. 宾毒冷 杨梅冷（水杨梅）、骂登鲜（地苍）、乌梅、骂嘎茂（车前草）、骂人榜（翻白草），煎水内服，药渣再煮水烫洗患处。（《侗族医学》）

3. 杨梅痧 杨梅冷（水杨梅）15g，土升麻10g，务素得亚（八爪金龙）15g，骂卡罗绒榜（白毛夏枯草）15g，煎水内服，每日3次。（《侗族医学》）

4. 头痛 杨梅冷、吴茱萸、黄芪、防风、大血藤、巴岩姜、铁线草各15g，煮水服，每日1剂，日服3次，连服3～5天。（《中国侗族医学》）

5. 胆囊炎 酸根15g，金钱草15g，水杨梅10g，土茵陈10g，红木香8g，青皮6g，陈皮6g，水煎服，一日一剂，分三次服。（《中国侗族医学》）

6. 活血益肾，治头痛、头晕 爬泥鸡（水杨梅）50g，猪瘦肉200g。将爬泥鸡洗净、切碎，用消毒纱布包好，猪肉洗净切片同置瓦罐内加水适量炖熟、去渣，入少许盐。一日一剂。早晚分服，吃肉用汤送服。（《中国侗族医学》）

7. 外伤出血 鲜品10～20g，捣烂或嚼烂外敷。（《中国侗族医学》）

8. 闭经 水杨梅树根15g，水煎服。（《中国侗族医药研究》）

【现代临床研究】

1. 菌痢及肠炎 用水杨梅治疗痢疾和肠炎，其中150多例为痢疾，剩下的150多例为急性肠炎和小儿消化不良性腹泻，用药后大部分于当日立即显效，2～3天内恢复正常，达到痊愈。对慢性菌痢及急、慢性非特异性肠炎也有效。水杨梅治疗细菌性痢疾的综合观察报告324例中，急性菌痢310例，总有效率97.1%；慢性菌痢14例，总有效率92.8%。

2. 原发性高血压 水杨梅、罗夫木、淫羊藿、车前草、小红参各30g，紫丹参25g，仙茅、杜仲各20g，地龙15g，黑蚂蚁粉2g，三七粉0.5g，水煎服，有不同程度的改善高血压作用。

3. 面神经麻痹 用水团花治疗面神经麻痹，取得比较满意的临床效果。具体治疗方法：将水杨梅晒干后取根或茎100g，白毛鸡1只，米酒200g炖煮。每3天服用1次，连服6次，酌情加服。患者服用后食欲增加，睡眠改善，终获痊愈。40例高血压患者服药后，Ⅰ期好转13例（32.5%）；Ⅱ期好转15例（37.5%），显效2例（5%）；Ⅲ期好转3例（7.5%）；总好转率为77.5%，总显效率5%，总有效率82.5%。

4. 风火牙痛 风火牙痛又名燥火牙痛，是口腔牙病的常见病之一。对143例风火牙痛患者采用水杨梅方剂治疗，获得了比较满意的疗效。其中，有服用第1剂后牙痛大大减轻，第2剂后牙痛痊愈者。

5. 伤寒 罗端德等利用水杨梅和TMP联合用药治疗伤寒，治疗方法：水杨梅煎剂口服，30mL/次，3次/日，同服TMP，0.1g/次，2次/日。结果治疗组33例患者，对照组21例患者均痊愈，并且无复发。

6. 寻常疣 研究报道水杨梅用于治疗寻常疣，收到满意的治疗效果。具体疗法为取新鲜的水杨梅枝叶洗净甩干后，将其涂搽患处皮肤（疣部），使药汁充分渗入疣体内，且必须出现少许渗血。结果：

24 例患者用药 1 次后均痊愈，随访 1 年内未见复发。

7. 其他应用 有文献报道，水杨梅中草药配方可用于治疗褥疮，水杨梅的中草药配方还可用于治疗阴道滴虫病、疖肿、下肢溃烂、肺热咳嗽、跌打损伤、咽喉痛、感冒发热、腮腺炎、功能性子宫出血、月经过多、流感、肝炎等。具体治疗组方为治疗阴道滴虫病：用水杨梅内服或外用（冲剂或制成栓剂），对阴道滴虫病有较好疗效；治疗疖肿、下肢溃烂：鲜水杨梅根皮加白糖捣烂敷患处，并用水杨梅根 15 ～ 30g，煎服；治疗肺热咳嗽：水杨梅根 9g，加鱼腥草 30g，煎服；治疗跌打损伤：鲜水杨梅根 60g，水煎，冲红糖或黄酒服；治疗咽喉痛、感冒发热、腮腺炎：鲜水杨梅根 30 ～ 60g，水煎服；治疗功能性子宫出血、月经过多：水杨梅根、仙鹤草、地锦草各 9g，水煎服；治疗肝炎：水杨梅、薏苡、虎杖各用鲜根 30g，水煎服；治疗流感：水杨梅、贯众各 30g，生姜 15g，水煎服。

【化学成分】 5,7- 二羟基 -2- 甲基色原酮 -7-O-β-D- 葡萄糖苷、东莨菪素、东莨菪苷、齐墩果酸、β- 谷甾醇、熊果酸、山奈酚、槲皮素、山奈酚 -3-O-β-D- 葡萄糖苷、2-O-α-D-glucopyranosyl-D-glucose、槲皮素 -3-O-β-D- 葡萄糖苷、胡萝卜苷、异香草酸、七叶内酯、咖啡酸、马钱素、东莨菪内酯。

【药理作用】

1. 抗肿瘤作用 研究者制备 S180 实体瘤动物模型。将 S180 荷瘤小鼠分为阴性对照组、阳性组、低剂量组、中剂量组、高剂量组。通过给予小鼠腋下皮下注射 0.2mL 肿瘤细胞悬液进行接种。肿瘤接种后 7 天开始给药，对照组给予顺铂注射液 5mg/kg，腹腔注射，1 次 / 天，共 9 天。低、中、高剂量组给予水杨梅总黄酮，药物浓度为 0.42mg/mL，其剂量分别为 100mg/kg、50mg/kg、25mg/kg，灌胃给药 1 次 / 天，共 9 天。观察小鼠体重变化，测算肿瘤抑制率、胸腺指数、脾脏指数等指标。结果表明水杨梅总黄酮低、中、高剂量组和阳性组对 S180 肉瘤的抑瘤率分别为 29.08%、47.14%、53.52%、58.64%，与阴性组相比，水杨梅总黄酮低、中、高剂量组和阳性组瘤重均有统计学差异（$P < 0.05$）。用药期间小鼠行为无异常。认为水杨梅总黄酮灌胃对 S180 荷瘤小鼠肿瘤生长有直接抑制作用，能提高其免疫功能，且安全性好。

2. 抗凝血作用 研究者利用不同的聚合剂 5′- 二磷酸腺苷（adenosine5′-diphosphate，ADP）、花生四烯酸（arachidonic acid，AA）、血小板活化因子（platelet activating factor，PAF）诱导体外血小板聚集。分别建立 ADP 诱导的大鼠急性肺栓塞模型、小鼠尾部出血模型、大鼠动静脉旁路血栓模型，检测 ARF 对血小板聚集及血栓形成的抑制作用，Western blot 检测 CD41 的蛋白表达及 PI3K/Akt 信号通路的活化情况。结果表明，ARF 低、中、高剂量组能够显著提高急性肺栓塞大鼠存活率，延长小鼠尾部凝血时间，抑制动静脉旁路血栓模型大鼠血栓形成，此外，ARF 还能显著抑制 ADP 所诱导的血小板聚集及血小板标记蛋白 CD41 的上调及 PI3K/Akt 信号通路的活化。认为 ARF 能够显著抑制血小板聚集及血栓形成，其机制可能与 CD41/PI3K/Akt 信号通路调控相关。

3. 抗菌作用 研究者对水杨梅的石油醚萃取部位、乙酸乙酯萃取部位、正丁醇萃取部位以及余下水提液均在实验质量浓度范围内分别对金黄色葡萄球菌、藤黄微球菌、铜绿假单胞杆菌有抑制作用，其中乙酸乙酯萃取部位的作用较明显，对金黄色葡萄球菌和藤黄微球菌的最低抑菌浓度（MIC）为 1.25mg/mL。从水杨梅石油醚部位分离出的甾体混合物对金黄色葡萄球菌、藤黄微球菌、枯草芽孢杆菌、铜绿假单胞杆菌有不同程度的抑制活性，显示出广谱抑菌效果。其中，对金黄色葡萄球菌和藤黄微球菌的 MIC 仅为 0.625mg/mL。水杨梅对革兰阳性菌的抑菌效果优于革兰阴性菌，在革兰阳性菌中对球菌效果最佳。

4. 抗病毒作用 研究者对水团花黄酮类成分进行体外抗病毒活性的实验研究，通过细胞病变法（CPE）和四甲基偶氮唑盐法（MTT），测定 6 个黄酮类化合物的体外抗呼吸道合胞病毒（RSV）和柯萨奇 B$_3$ 型病毒（CVB$_3$）活性，结果显示其中 3 个黄酮苷对这两种病毒显示出不同程度的抗病毒活性。

5. 黏膜保护作用 研究者用大鼠造胃溃疡模型，空白对照组给予生理盐水，3个药物组分别给予剂量为每天 10mg/kg、15mg/kg、20mg/kg 药物，观察各项指标及大鼠胃黏膜变化。结果：1mg/kg 组大鼠坏死组织逐渐脱落，并出现大量的新生肉芽组织；15mg/kg、20mg/kg 剂量组可见溃疡面被新生的腺体组织覆盖，并且增生纤维结缔组织和肌层增生增厚。

6. 对平滑肌作用 研究表明水杨梅能抑制蓖麻油引起的大鼠腹泻，并减轻或防止蓖麻油所致的回肠下部病理组织学病变。对离体兔十二指肠的自主节律运动呈抑制作用，使平滑肌舒张；并能对抗组胺、乙酰胆碱或氯化钡引起的离体小肠痉挛，有解痉作用。

【原植物】细叶水团花 *Adina rubella* Hance

落叶小灌木，高 1 ～ 3m；小枝延长，具赤褐色微毛，后无毛；顶芽不明显，被开展的托叶包裹。叶对生，近无柄，薄革质，卵状披针形或卵状椭圆形，全缘，长 2.5 ～ 4cm，宽 8 ～ 12mm，顶端渐尖或短尖，基部阔楔形或近圆形；侧脉 5 ～ 7 对，被稀疏或稠密短柔毛；托叶小，早落。头状花序不计花冠直径 4 ～ 5mm，单生，顶生或兼有腋生，总花梗略被柔毛；小苞片线形或线状棒形；花萼管疏被短柔毛，萼裂片匙形或匙状棒形；花冠管长 2 ～ 3mm，5 裂，花冠裂片三角状，紫红色。果序直径 8 ～ 12mm；小蒴果长卵状楔形，长 3mm。花、果期 5 ～ 12 月。

产于广西、湖南、贵州、湖北；生于溪边、河边、沙滩等湿润地区。

（金岸 汪冶）

303

第十二章 皮 类

Bav janl liees 把讲劣

五加皮　Wujiapi

【异名】五叶木、白刺尖、五叶路刺、白簕树、五谷皮、南五加、真五加皮、五加、柔毛五加、短毛五加、糙毛五加、大叶五加、五加风、刺五加。

【来源】本品为五加科植物细柱五加 *Acanthopanax gracilistylus* W. W. Smith 的干燥根皮

【采收加工】夏、秋二季采挖根部，洗净，剥取根皮，晒干。

【性味】辛、苦，温。

《侗药大观》：辛、苦，温。

《中国侗族医药研究》：辛，温。

【功能与主治】祛风湿，补益肝肾，强筋壮骨，利水消肿。用于风湿痹病，筋骨痿软，小儿行迟，体虚乏力，水肿，脚气。

《侗药大观》：祛风湿，补肝肾，强筋骨。用于风湿性关节炎，骨节冷痛，小儿行走迟缓，体虚乏力，水肿，脚气等。

《中国侗族医药研究》：祛风除湿，活血散瘀，解毒。用于麻木，半边风，走马入筋，蛇咬伤，烧热身痛，腹痛（胆结石）。

【用法用量】内服：煎汤或浸白酒内服，5～10g。

【附方】

1. 骨折　五加皮、大血藤、筋牛藤、土田七、山寿草各25g，煎水兑酒内服，每日服2～3次，连服1周。(《侗族医药探秘》)

2. 脑中风　路边大豆、五加皮、谷雨茶、牛膝各10g，煎水服，每日1剂，3次分服，连服3～5天。(《侗族医药探秘》)

【现代临床研究】

1. 治疗闭合性完全骨折　五加皮62g，加公鸡五脏及血、舌、外生殖器一起捣碎成棕红色泥状，均匀糊于第二层新鲜桐树皮上，然后敷于患处周围，再用夹板做外固定。24h后取下外敷药；7日后拆除夹板，肢体可自行活动。20日后即可痊愈。治疗两例，均有效。

2. 治疗肢体疼痛证　五加皮、海风藤、透骨草各20g，当归、青皮、独活、木瓜、伸筋草各10g。寒甚者加桂枝10g，细辛6g，血瘀甚者加红花10g，鸡血藤15g，桃仁10g。痛甚者加制草乌15g，制乳香、川芎各 10g。煎水，每日 1 剂，每剂用大砂锅煎水 2000mL，先用药水热气熏蒸，待水温热可直接浸泡，躯干可用毛巾湿热敷擦。五加皮汤加减熏洗治疗肢体疼痛症 62 例，疗效满意。治疗结果：本组 62 例，坚持治疗 1 月后疼痛消失，随访 6 个月无复发者为显效，计 46 例，占 74.2%。治疗 2 个月后疼痛减轻者为有效，计 9 例，占 14.5%。治疗 3 个月后效果不明显者为无效，计 7 例，占 11.3%，总有效率为 88.7%。

【化学成分】异贝壳杉烯酸、16-α- 羟 -19- 贝壳杉烷酸、16-α-17- 二羟基 -19- 贝壳杉烷酸、五加酸、豆甾醇、3- 谷甾醇葡萄糖苷、β- 谷甾醇、β- 胡萝卜苷、正二十五烷酸、（2S,3S,4R,8E）-2- [（2′R）-2′- 羟基 - 十五碳酰胺基]- 二十七碳 -1,3,4- 三羟基 -8- 烯、（2S,3S,4R,8E）-2- [（2′R）-2′- 羟基 - 十八碳酰胺基]- 二十四碳 -1,3,4- 三羟基 -8- 烯、（2S,3S,4R,8E）-2- [（2′R）-2′- 羟基 - 二十一碳酰胺基]- 二十一碳 -1,3,4- 三羟基 -8- 烯、（2S,3S,4R,8E）-2- [（2′R）-2′- 羟基 - 二十二碳酰胺基]- 二十碳 -1,3,4- 三羟基 -8- 烯、（2S,3S,4R，8E）-2- [（2′R）-2′- 羟基 - 二十三碳酰胺基]- 十九碳 -1,3,4- 三羟基 -8- 烯、（2S,3,4R,8E）-2- [（2′R）-2′- 羟基 - 二十四碳酰胺基]- 十八碳 -1,3,4- 三羟基 -8- 烯、1-O-β-D- 葡萄糖 -（2S,3S,4R,8E）-2- [（2′R）-2′- 羟基 - 十五碳酰胺基]- 十九碳 -1,3,4- 三羟基 -8- 烯、松柏苷、紫丁香苷、刺五加苷 B、原儿茶酸、芝麻素、硬脂酸、丁香苷、5- 羟甲基 - 糠醛、马鞭草烯酮、反式马鞭草烯醇、辛醛、反式香芹烯。

【药理作用】

1. 抑制肿瘤细胞增殖 研究人员对五加皮水提取物 AGE 抑制肿瘤活性进行了一系列的研究。证明 AGE 仅抑制肿瘤细胞增殖，但并不导致细胞死亡。其抗肿瘤活性与一种分子量为 64kDa 的蛋白质成分有关。刘芳等采用 MTT 法、DNA 琼脂糖凝胶电泳法及流式细胞术检测五加皮中提取的五加皮多糖对人宫颈癌细胞（Hela）增殖抑制及凋亡作用，发现五加皮多糖能够抑制体外培养的 Hela 细胞的生长，并诱导其细胞凋亡。

2. 抗衰老作用 采用小鼠游泳耐常压缺氧、耐寒和大鼠过氧化脂质生成等实验方法对五加皮水提液作用进行研究。发现不论是低剂量组（5g/kg）还是高剂量组（10g/kg）五加皮水提液都能明显延长小鼠游泳时间及在常压缺氧和寒冷条件下的存活时间，还能显著抑制中老龄大鼠体内过氧化脂质的生成。说明五加皮水提液具有显著的抗衰老作用。

3. 保肝作用 对五加皮水煎剂的作用进行研究，发现大（1.6g/kg）、中（0.8g/kg）、小（0.4g/kg）剂量组五加皮水煎剂，都能使小白鼠血浆 ALT 活性、MDA 含量及肝脏系数降低，肝糖原合成增加。肝脏组织病理损伤得到明显改善，且呈明显的量效关系。说明五加皮煎剂对 CCl_4 致动物急性肝损伤具有良好的保护作用。

4. 减肥作用 给高脂饲料致肥胖大鼠灌胃五加皮水提液，使大鼠体重显著降低，说明五加皮水提液有减肥功效。

5. 抗炎镇痛作用 对大鼠角叉菜胶性足肿胀进行试验以及对小鼠采用热板镇痛法。腹腔注射给予五加皮正丁醇提取物（相当于 2kg/L），发现给药组的大鼠足肿胀程度明显低于对照组。而小鼠的痛阈值明显高于对照组，说明五加皮正丁醇提取物有抗炎镇痛的作用。

6. 对环氧化酶（COX–1 和 COX–2）的抑制作用 龙启才等用测定新生小公牛主动脉内皮细胞 6-Keto-PGF1-α、小鼠腹腔巨噬细胞 3H-PGE$_2$ 和大鼠胃壁组织 6-Keto-PGF1-α 的含量的方法，探究五加皮在体外和体内对环氧化酶的影响。结果表明五加皮乙醇提取物（相当于 1kg/L）对 COX-1 和 COX-2 都有抑制作用。并且剂量相同时，对 COX-2 的抑制率大于 COX-1。五加皮乙醇提取物抑制环氧化酶作用可能是其祛风湿的机理之一。

7. 促进骨折的愈合 将 48 只 SD 大鼠作为研究对象。将这 48 只大鼠平均分为甲组和乙组。对两组大鼠均进行股骨中段骨折造模。在造模成功后，在甲组大鼠的骨折处使用凡士林膏进行外敷，在乙组大鼠的骨折处使用五加皮膏进行外敷。在造模后的第2周、第4周和第6周，对两组大鼠均进行X线摄片检查和HE染色组织形态学检测。然后，比较两组大鼠在不同阶段其骨折处X线摄片检查及HE染色组织形态学检测的结果。结论：五加皮膏外敷法在促进骨折后早期骨痂形成中的作用显著，可有效地促进骨折的愈合。

选用成年大耳白兔60只，制备白兔骨折模型（右后肢胫骨中段骨折），随机分为五加皮膏治疗组和外固定组两组，每组各30只，外固定组对骨折模型白兔仅进行小夹板外固定治疗；五加皮膏治疗组将五加皮膏外敷于骨折处，然后再进行小夹板外固定治疗；分别于用药后第2、4、8周对两组实验动物进行X线检查及骨折处组织形态观察。结果：与外固定组相比，在影像学和组织形态改变方面，五加皮膏治疗组均较外固定组好转，表现为骨痂形成充实，骨小梁增多，骨髓腔逐步形成，差异具有统计学意义（$P < 0.05$）。结论：五加皮膏可促进大耳白兔骨折愈合。

【原植物】细柱五加 *Acanthopanax gracilistylus* W. W. Smith。学名已修订，接受名为 *Eleutherococcus nodiflorus*。

灌木，高2～3m；枝灰棕色，软弱而下垂，蔓生状，无毛，节上通常疏生反曲扁刺。叶有小叶5，稀3～4，在长枝上互生，在短枝上簇生；叶柄长3～8cm，无毛，常有细刺；小叶片膜质至纸质，倒卵形至倒披针形，长3～8cm，宽1～3.5cm，先端尖至短渐尖，基部楔形，两面无毛或沿脉疏生刚毛，边缘有细钝齿，侧脉4～5对，两面均明显，下面脉腋间有淡棕色簇毛，网脉不明显；几无小叶柄。伞形花序单个稀2个腋生，或顶生在短枝上，直径约2cm，有花多数；总花梗长1～2cm，结实后延长，无毛；花梗细长，长6～10mm，无毛；花黄绿色；萼边缘近全缘或有5小齿；花瓣5，长圆状卵形，先端尖，长2mm；雄蕊5，花丝长2mm；子房2室；花柱2，细长，离生或基部合生。果实扁球形，长约6mm，宽约5mm，黑色；宿存花柱长2mm，反曲。花期4～8月，果期6～10月。

产于湖南、贵州、广西、湖北。生于灌木丛林、林缘、山坡路旁和村落中。

（金岸　汪冶）

Buil sap mogc 比啥猛

构树 Goushu

【异名】毛桃、谷树、谷桑、楮、楮桃、美啥、沙纸树、楮桃树、谷树、壳树、楮实子、楮树、谷木、谷浆树。

【来源】本品为桑科植物构 *Broussonetia papyrifera*（Linnaeus）L'Heritier ex Ventenat 的根皮、树皮。

【采收加工】冬春采根皮、树皮，鲜用或阴干。

【性味】甜，凉。

《侗族医学》：甜，凉。

《中国侗族医药研究》：甜，凉。

【功能与主治】退热退水，除湿，消肿。用于手脚开裂、铜钱癣。

《侗族医学》：退热退水，除湿，消肿。用于窦痰（手脚开裂），铜钱癣。

《中国侗族医药研究》：退热退水，除湿，消肿。用于手脚开裂，铜钱癣。

【用法用量】内服：煎汤，9～15g。

【附方】

窦痰 比啥猛（构树皮）9～15g，捂扎开裂处，或捣烂外敷患处。（《侗族医学》）

【现代临床研究】

1. 治疗老年性痴呆 研究发现，老年痴呆症患者服用由楮实子为主要成分的药液后，血清中过氧化脂质、总胆固醇、甘油三酯的水平显著下降（$P < 0.05$），而超氧化物歧化酶和高密度蛋白水平显著增高，说明楮实子具有通过改变老年痴呆患者血液中的某些生化指标，达到抗痴呆或延缓痴呆进一步发展的作用。

2. 治疗肝病 研究者用含有楮实子的中药制剂肝舒胶囊治疗慢性丙型肝炎，患者谷丙转氨酶有明显改善。研究者含有楮实子的中药复方对 HBsAg、HBeAg、HBV-DNA 转阴以及抗 HBs、抗 HBe 均具有一定的作用，表明楮实子对肝病的治疗有一定疗效，长期服用可防止复发。对于活动性肝炎、肝大、迁延性肝炎都有了良好的疗效。研究者用含楮实子、泽兰等的兰豆枫楮汤治疗肝硬化腹水 36 例，一个疗程（半个月）后，治愈 13 例，有效 18 例，两个疗程后，无效者仅 3 例。

3. 治疗眼科疾病 研究者发现，用楮实子为主药制成的"陈氏驻景丸"取其补养肝肾之功效，治疗多例中心性视网膜炎，视力均恢复正常，效果满意。用楮实子、当归、生黄芪、金银花配伍的中药治疗肝肾不足型角膜炎有较好的效果。

4. 治疗不孕不育 研究者发现，以丹参、熟地黄、赤芍、白芍、怀山药、山萸肉加减楮实子制成的补肾促排卵汤能够促进不育不孕妇女排卵，效果甚为满意。陈金娇用知母、黄柏、连翘、楮实子等治疗男性生殖系统感染性不育，方中重用淫羊藿、菟丝子、楮实子生精益肾，治疗 32 例，治愈 16 例，总有效率为 89%。

5. 治疗乳腺病 研究者用楮树根皮治疗乳腺增生 103 例，痊愈 56 例，显效 30 例，有效 8 例，总有效率 91.3%。并且具有肿痛及包块消失快，愈后不复发，且无任何不良反应的特点。

6. 防治皮肤病 研究者用自制的楮叶软膏治疗浅部真菌感染 32 例（其中体癣 17 例，手足癣 15 例），用药 7～10 天后，痊愈 30 例，有效 2 例，总有效率 100%。有人发明了一种化学洗涤剂，在该洗涤剂中加入 4%～5% 重量的构树叶的 2%～15% 浓度的水煎液后，使得操作者的身体在洗涤过程中（尤其是长时间洗涤过程中）不受损伤。

【化学成分】大黄素甲醚、芹菜素、芹菜素 -7-*O*-β-D- 吡喃葡萄糖苷、β- 胡萝卜苷、胡萝卜苷棕榈酸酯、棕榈酸乙酯、δ- 生育酚、亚油酸、叶绿醇、棕榈酸、过氧化麦角甾醇、D- 半乳糖醇、黑立脂素苷、胡萝卜苷、双氢槲皮素、甘草素、异甘草素、异甘草黄酮醇、芹菜素、异牡荆素、木犀草素、牡荆素、2′- 脱氧腺苷、2′- 尿嘧啶脱氧核苷、十七烷酸、β- 谷甾醇、对羟基苯乙酮、4- 羟基桂皮酸 -9-*O*-β-D- 吡喃葡萄糖苷、苯甲酸苯甲酯 -2,6- 二 -*O*-β-D- 吡喃葡萄糖苷、邻苯三酚、构树内酯、单棕榈酸甘油酯、正十八碳酸甲酯、正十九碳酸、木犀草素 -8-C-β-D- 葡萄糖碳苷、大波斯菊苷、3β- 乙酰氧基 - 甘遂 -7- 烯 -24S,25- 二醇、3β- 乙酰氧基 -7,23- 甘遂二烯 -25- 醇、α- 香树脂醇乙酸酯、3β,25- 二羟基 -7,23- 甘遂二烯、齐墩果酸、augusticacid、槲皮素（quercetin）、双氢槲皮素（dihydroquercetin）、楮实子碱 A（Broussonpapyrine A）、两面针碱（Nitidine）、鹅掌楸宁（Liriodenine）、矿物质元素 Ga、Zn、Fe、Mn、Cu、Mo、硬脂酸。

【药理作用】

1. 抗氧化作用 黄酮类物质可以抑制甚至清除自由基，起到抗氧化的作用，而构树叶的主要成分正是黄酮类的物质，因此构树叶也在一定的程度上具有抗氧化的作用。构树叶提取物中的纤维素酶、胃蛋白酶、真菌 α- 淀粉酶和木瓜蛋白酶 4 组合物水解后的 DPPH 自由基清除活性、羟自由基清除活性和还原力最高，均具有一定的抗氧化作用。

2. 抗菌作用 对构树化学成分鉴定及抗菌试验显示，化合物 kazinol B、7,4'-dihydroxy-3'-prenylflavan、3'-（3-methylbut-2-enyl）-3',4',7-trihydroxyflavane、齐墩果酸对口腔微变异链球菌（S.mATCC25175）、放线菌（A.nATCC12104）、牙龈卟啉单胞菌（P.gATCC33277）和厌氧具核梭菌（F.nATCC10953）均具有较好的抑制作用。研究认为，构树中含多种抑制细菌生长的成分，对巴氏埃希菌、金黄色葡萄球菌、沙门菌等病原菌均有较好抑制作用。此外，构树中的 PMAP1 和 PMAP2 都有抗菌作用蛋白，具有抗绿色木霉活性的作用。

3. 降血压作用 构树中分离出具有与阿司匹林相似功效的 Broussoaurone A、Broussochalcone A、Bmussflavonol F 及 kazinolA 四种抑制血小板凝聚花生四烯酸的成分；broussflavonol G 具有非常强烈的抑制 Fe^{3+} 的匀浆类脂化作用，并且具有抑制小鼠血管的平滑肌增殖作用，它的作用强度与浓度的改变呈正相关，提示这些物质可能具有治疗动脉硬化和心血管疾病的作用。

4. 降血脂作用 诸多研究表明，楮实子油能显著降低血脂，防治心血管疾病。楮实子油当中富含不饱和脂肪酸（PUF），其降脂作用与饱和酸（SF）的比例正有关，PUF/SF 的比值为 2.53，大于降血脂所必需的比值大于 2 的要求，因此具有降低血脂的作用。楮实子油通过促进脂肪酸、脂类物质在血液中运行而减少了在血管壁当中的沉积，从而具有减少动脉硬化、抗血小板凝聚及防止血栓形成等作用。

5. 增强免疫力作用 古文多有记载楮实子多有补益精气、强身健骨之功效，现代药理学研究也表明其具有一定的增强免疫力的作用。将楮实子熬成高浓度药液，将其用于低免疫力的环磷酰胺设计的小鼠模型，结果发现楮实子能显著提高血清溶血素的生成，提升小鼠的免疫力。楮实子可以明显提高血虚小鼠的白细胞、红细胞、血红蛋白数量，发挥其增强免疫力之作用。

6. 促进记忆作用 将构树液通过腹腔注射进入乙醇处理过的记忆缺失小鼠体内，通过复杂的食物诱导迷宫法发现能够缩短小鼠找到食物的时间，在腹腔注射满 8 天后能够减少路线错误的次数，证明构树液具有促进学习和提升记忆能力的功效，并且对记忆力巩固具有一定的改善作用。同时他们还发现构树叶对亚硝酸盐中毒性缺氧具有一定的保护作用，对所产生的记忆有一定的巩固作用。

7. 抗肿瘤作用 通过研究显示 3mg/mL、6mg/mL、9mg/mL 的黄酮浓度可以抑制 HepG-2 细胞的增殖，并且下调 Bax、Bcl-2 的浓度诱导细胞凋亡的发生。构树的总黄酮能调节 HepG-2 的 P53 的表达，并诱发下游基因 Bax、Bcl-2 的表达，诱导 HepG-2 进入线粒体途径，因此构树黄酮素有望成为天然的抗肝癌药物。

【原植物】构 *Broussonetia papyrifera*（Linnaeus）L'Heritier ex Ventenat

乔木，高 10～20m；树皮暗灰色；小枝密生柔毛。叶螺旋状排列，广卵形至长椭圆状卵形，长 6～18cm，宽 5～9cm，先端渐尖，基部心形，两侧常不相等，边缘具粗锯齿，不分裂或 3～5 裂，小树之叶常有明显分裂，表面粗糙，疏生糙毛，背面密被绒毛，基生叶脉三出，侧脉 6～7 对；叶柄长 2.5～8cm，密被糙毛；托叶大，卵形，狭渐尖，长 1.5～2cm，宽 0.8～1cm。花雌雄异株；雄花序为柔荑花序，粗壮，长 3～8cm，苞片披针形，被毛，花被 4 裂，裂片三角状卵形，被毛，雄蕊 4，花药近球形，退化雌蕊小；雌花序球形头状，苞片棍棒状，顶端被毛，花被管状，顶端与花柱紧贴，子房卵圆形，柱头线形，被毛。聚花果直径 1.5～3cm，成熟时橙红色，肉质；瘦果具与等长的柄，表面有小瘤，龙骨双层，外果皮壳质。花期 4～5 月，果期 6～7 月。

产我国南北各地。生于水边、石灰岩山地，也能在酸性土及中性土中生长。

【备注】本种的叶、乳汁、果实及种子也可入药。

（金岸　汪冶）

Lagx yaop 朗枵

枫香 Fengxiang

【异名】山枫香树、枫实、路路通、枫果、美楞、枫香果、鸡爪枫、白胶、九孔子、大叶枫、狼目。

【来源】本品为金缕梅科植物枫香树 *Liquidambar formosana* Hance 的树皮及根。

【采收加工】全年可采收，除去杂质，干燥。

【性味】苦，平。

《中国侗族医药学基础》：苦，平。

《侗族医学》：苦，凉。

《中国侗族医药研究》：苦，凉。

《侗药大观》：苦，平。

《侗族医药探秘》：苦，平。

【功能与主治】祛风活络，利水，通经。用于关节痹痛，麻木痉挛，水肿胀满，乳少，经闭。

《中国侗族医药学基础概论》：祛风活络，利水通经。用于关节痹痛，麻木拘挛，水肿胀满，产后乳少，经闭。

《中国侗族医药》：清热解毒，拔毒消肿。用于痈肿，疮疡，因炎症所致的淋巴结肿大。

《侗族医学》：退热，搜风止痛，解毒通筋。用于烂脚丫。

《中国侗族医药研究》：退热，搜风止痛，解毒通筋。用于烂脚丫。

《侗药大观》：祛风活络，利尿通经，散结，止痒。用于风湿性关节炎，手足麻木，水肿胀满，乳汁不通，乳腺小叶增生，过敏性皮炎，皮肤瘙痒症等。

《侗族医药探秘》：清热解毒，拔毒消肿。用于痈肿，疮疡，因炎症所致的淋巴结肿大。

【用法用量】内服：煎汤，5～10g，或煅存性研末；外用：适量，研末敷，或烧烟闻嗅。

【附方】

1. 烂脚丫　鲜朗拐（路路通）研磨成浆汁涂搽患处。（《侗族医学》）

2. 风湿性关节炎　路路通、杜仲、牛膝、见风消、过山虎。（《侗药大观》）

3. 过敏性皮炎　路路通、杠板归、薄荷各 20g 水煎洗浴。（《侗药大观》）

【现代临床研究】

1. 治疗产后乳胀　用随机法将 88 例患者分为观察组与对照组各 44 例。观察组：取中药路路通 10g（约 10 粒）加水约 500mL 煎水服用，患侧乳房用热水袋（温度 60～70℃）外敷。对照组：采用传统方法用热毛巾热敷患侧乳房并按摩，待乳房硬结揉开后挤奶或用吸奶器抽吸乳汁。治疗后结果：观察组显效 44 例，有效 33 例，无效 0 例，总有效率 100%；对照组显效 3 例，有效 29 例，无效 12 例，总有效 73%。观察组疗效优于对照组。

2. 治疗外伤性颅内血肿　对外伤性颅内血肿的非手术治疗的 50 例患者分为治疗组（28 例）和对照组（22 例）。2 组均常规给予脱水、激素、营养脑细胞等治疗。治疗组在此基础上加用路路通注射液 20mL 加入 5% 葡萄糖注射液 250mL 静脉滴注，每日 1 次，2 组均以 20 天为 1 个疗程。治疗结果：①2 组住院时间比较：治疗组（19.4±2.5）天，对照组（22.0±3.2）天，2 组比较差异有统计学意义（$P < 0.05$）。②2 组疗效比较：治疗组 28 例，显效 24 例，有效 3 例，进步 1 例；对照组 22 例，显效

13 例，有效 4 例，进步 4 例，无效 1 例。

3. 治疗脑梗死 研究人员收集了 66 例脑梗死患者的资料，均经脑 CT 确诊，其中治疗组 36 例，对照组 30 例，2 组均为首次发病。治疗组：路路通注射液 20mL 加入生理盐水 250mL 中静脉滴注，1 次 / 天，14 天为 1 个疗程；对照组：脉通注射液 500mL 静脉滴注，1 次 / 天，14 天为 1 个疗程。结果：治疗组 36 例，基本治愈 3 例（8%），显效 11 例（31%），有效 18 例（50%），无效 4 例（11%），总有效率 89%；对照组 30 例，基本治愈 2 例（7%），显效 5 例（17%），有效 8 例（27%），无效 15 例（50%），总有效率 50%。

4. 治疗冠心病心绞痛 研究人员将 92 例患者随机分为治疗组 50 例及对照组 42 例。给药方法：治疗组患者给予 5% 葡萄糖注射液 250mL 加路路通注射液 20mL 静脉滴注。对照组给予 5% 葡萄糖注射液 250mL 加丹参注射液 16mL 静脉滴注。2 组均为每日 1 次，疗程均为 14 天，治疗期间不用扩血管药及抗心律失常药。心绞痛发作时给予硝酸甘油含服，高血压患者用尼群地平，并记录用量。结果：①心绞痛症状疗效评价：治疗组显效 29 例，有效 16 例，无效 5 例，总有效率 90%；对照组显效 14 例，有效 16 例，无效 12 例，总有效率 71%。②心电图改善情况：治疗组显效 19 例，有效 20 例，无效 11 例，总有效率 78%；对照组显效 10 例，有效 12 例，无效 20 例，总有效率 52%。通过对比观察，路路通注射液缓解心绞痛有效率达 90%，心电图改善率为 78%，均优于丹参治疗组。

5. 治疗脑出血后脑组织水肿 研究人员将 130 例脑出血在急性期的患者随机分为治疗组和对照组各 65 例，对照组 65 例给予 20% 甘露醇、25% 硫酸镁、10% 氯化钾、胰岛素、醋谷胺静脉滴注，连用 2 周；治疗组 65 例在上述治疗基础上，患者出血量 ≤30mL，于发病后 3 天（30 ～ 50mL 于发病后 8 天）给予路路通 0.25g 静脉滴注，1 次 / 天，连用 10 天。结果：治疗组显效率 58.5%，有效率 96.9%；对照组显效率 3.1%，有效率 84.6%。

6. 治疗慢性肺源性心脏病 研究人员将 80 例慢性肺源性心脏病急性加重期患者随机分为 2 组，各 40 例，2 组均给予抗感染、利尿、解痉平喘、止咳、祛痰，持续或间断低流量吸氧及对症治疗。治疗组同时加用注射用路路通针，每日 1 次，14 天为 1 个疗程。结果：治疗 1 个疗程后，治疗组总有效率为 94.5%，不良反应发生率为 5.5%；对照组总有效率为 72.2%，不良反应发生率为 14.5%，2 组总有效率比较差异有统计学意义（$P < 0.05$）。

7. 治疗脂肪肝 将 54 例脂肪肝患者随机分为 2 组。治疗组 34 例，对照组 20 例，2 组年龄、性别差异无统计学意义，具有可比性。2 组均采用一般护肝治疗为基础，治疗组加用路路通 500mg 溶于 10% 葡萄糖溶液 500mL，每日 1 次缓慢静脉滴注，2 周后停药 1 ～ 3 天，再继续应用，共 4 周为 1 个疗程。结果：2 组患者总有效率差异有统计学意义（$P < 0.05$），证明效果明显。

8. 治疗闭塞性脑血管病 将 60 例闭塞性脑血管病患者做了治疗前后对照，治疗前通过脑血管血流动力学分析取得检测指标，然后以 5% 葡萄糖注射液或生理盐水 250mL 加路路通注射液 20mL，静脉滴注。临床效果良好。

9. 治疗视网膜静脉阻塞 选择住院治疗的视网膜中央静脉阻塞患者 100 例，对不伴有眼底出血的患者入院后即用路路通注射液 20mL 加入 10% 葡萄糖注射液或 0.9% 氯化钠注射液 500mL 中缓慢静脉滴注，滴速控制在 40 ～ 60 滴 /min，15 天为 1 个疗程，停药 1 ～ 3 天后再进行第 2 个疗程，2 个疗程共 30 天。对伴有眼底出血的患者，入院后先给予止血剂和血管保护剂，如安络血、止血敏、芦丁、低分子右旋糖酐等，待病情稳定后，再按以上方法用路路通治疗。100 例患者中，痊愈 45 例，占 45%；好转 52 例，占 52%；无效 3 例，占 3%。总有效率为 97%。

10. 治疗急性肠胃炎 成人每次口服枫香煎剂（100%）50 ～ 100mL，每日 2 ～ 3 次。小儿每次口服 10 ～ 20mL，每日 3 ～ 4 次。87 例均于 3 天内治愈，其中 1 天治愈者 80 例（92%），2 天治愈者 5

例（5.7%），3 天治愈者例（2.3%）。除小部分病例（多为小儿）可诱发恶心、呕吐外，未见其他不良反应。

11. 用于口腔科止血止痛 对枫香叶制剂进行临床应用，观察其止血止痛效果。患者总数为 51 例，其中外伤性牙眼及口腔黏膜出血 21 例、拔牙后出血 20 例（其中牙槽骨出血 10 例，牙眼出血 10 例）、拔牙后干槽症伤口疼痛 9 例。使用时均按常规局部清洁消毒后，以小纱布或小棉球蘸枫香叶制剂局部应用，观察其止血止痛效果。本组病例止血总有效率达 90.2%；止痛总有效率为 80%。

【化学成分】β- 谷甾醇、齐墩果酸、熊果酸、胡萝卜苷、桦木酮酸、没食子酸、正二十九烷、正三十烷酸、β- 松油烯、柠檬烯、桃金娘醛、反式 - 葛缕醇、百里香酚、香荆芥酚、胡椒烯、β- 榄香烯、反式 -β- 金合欢烯、α- 依兰油烯、杜松烯、榄香醇、古柯二醇、路路通酸、苏合香素、（E）-2- 己烯醛、β- 石竹烯、路路通内酯、异槲皮苷、紫云英苷、杨梅树皮素 -3-O-β-D- 葡萄糖苷、路路通醛酸、齐墩果酸、熊果酸、路路通内酯、羟基齐墩果内酯、木麻黄鞣质、木麻黄鞣宁、特里马素Ⅰ、特里马素Ⅱ、长梗马兜铃素、木麻黄鞣亭、莽草酸、2,4,6- 三甲氧基苯酚 -1-O-β-D- 吡喃葡萄糖苷、3,3′- 二甲基鞣花酸 -4-O-β-D- 葡萄糖苷、α- 蒎烯、β- 蒎烯、4- 松油醇、α- 松油醇、莰烯、杜松烯、α- 松油烯、β- 松油烯、γ- 松油烯、苯甲酸、棕榈酸、亚油酸、β- 苯丙酸等。

【药理作用】

1. 抗血小板凝血作用 研究人员通过体外实验研究发现，苏合香及其成分顺式桂皮酸对家兔、大鼠血小板有明显抗凝聚作用。顺式和反式桂皮酸对家兔和大鼠血小板凝集作用没有差别，其作用强度与阿司匹林、阿魏酸相当。大鼠腹腔注射桂皮酸 20mg/ 只，对 ADP 或胶原诱导的血小板聚集有明显的抑制作用。

2. 止血作用 研究人员用枫香叶提取物（5%水溶液）兔腹腔注射 0.5g/kg，在注药前后分别取心血测定，表明其有增加血小板黏附和聚集功能，缩短血液凝固时间，增大血栓弹力的作用。又将兔耳浸于枫香叶 5%的水溶液中，浸药后能明显缩短耳出血时间。此外，枫香叶提取物可使血浆发生凝集，其程度与提取浓度有关。

3. 抑菌作用 研究人员采用水蒸气蒸馏法从路路通挥发油中提炼出 β- 蒎烯、α- 蒎烯并进行抑菌活性实验，发现路路通挥发油对青霉、枯草杆菌、黄曲霉、大肠埃希菌、金黄色葡萄球菌均有一定抑制作用。其中对枯草杆菌的抑制作用最强，对大肠埃希菌的抑制作用最弱。尤其是对金黄色葡萄球菌的抑菌效果达到对照品青霉素钠抑菌圈的一半左右，金黄色葡萄球菌的耐药十分普遍，路路通的挥发油等草本植物提取物抗菌作用值得深入研究。

4. 神经保护作用 国内学者通过动物模型及临床影像学证实，路路通注射液能够明显抑制脑水肿的发生，缩短水肿半暗带的恢复时间，对血肿周围缺血区的脑组织有保护作用，并可参与脑出血急性期的治疗，促进侧支循环的建立。研究人员采用立体定位技术建立大鼠实验性脑出血模型，发现路路通注射液能够减轻脑出血后继发性脑损害，减轻脑水肿，降低颅内压，加速血肿清除，减轻占位效应，改善神经功能缺损。

【原植物】枫香树 *Liquidambar formosana* Hance

落叶乔木，高达 30m，胸径最大可达 1m，树皮灰褐色，方块状剥落；小枝干后灰色，被柔毛，略有皮孔；芽体卵形，长约 1cm，略被微毛，鳞状苞片敷有树脂，干后棕黑色，有光泽。叶薄革质，阔卵形，掌状 3 裂，中央裂片较长，先端尾状渐尖；两侧裂片平展；基部心形；上面绿色，干后灰绿色，不发亮；下面有短柔毛，或变秃净仅在脉腋间有毛；掌状脉 3 ～ 5 条，在上下两面均显著，网脉明显可见；边缘有锯齿，齿尖有腺状突；叶柄长达 11cm，常有短柔毛；托叶线形，游离，或略与叶柄连生，长 1 ～ 1.4cm，红褐色，被毛，早落。雄性短穗状花序常多个排成总状，雄蕊多数，花丝不等长，花药比花丝略短。雌性头状花序有花 24 ～ 43 朵，花序柄长 3 ～ 6cm，偶有皮孔，无腺体；萼齿 4 ～ 7 个，针形，长 4 ～ 8mm，子房下半部藏在头状花序轴内，上半部游离，有柔毛，花柱长 6 ～ 10mm，先端常卷曲。头状果序圆球形，木质，直径 3 ～ 4cm；蒴果下半部藏于花序轴内，有宿存花柱及针刺状萼齿。种子多数，褐色，多角形或有窄翅。

产于湖北、广西、湖南、贵州。性喜阳光，多生于平地、村落附近，及低山的次生林。

【备注】果实的中药名为路路通。

（金岸　汪冶）

Meix gul 美固

乌桕 Wujiu

【异名】木蜡树、蜡烛树、木油树、桊子树、桕子树、腊子树、木子树、木樟树、白蜡树。

【来源】本品为大戟科植物乌桕 *Triadica sebifera*（Linnaeus）Small 的干燥根皮、茎皮。

【采收加工】根、茎皮全年可采，秋后采种。

【性味】苦，温，毒性较小。

《侗族医学》：苦，微热，有小毒。

《侗药大观》：苦，温，有小毒。

《中国侗族医药研究》：甘，凉，有毒。

【功能与主治】清热解毒、消肿、利水通便、消积、杀虫、解毒。用于头痛、牙疼、水肿、疥癣、蛇伤等病症。

《侗族医学》：退水，去毒，排便，杀虫。用于腰痛水肿，烂脚丫。

《侗药大观》：清热利湿，拔毒消肿。用于水肿、鼓胀、二便不通、湿疮挤瘤、疔毒等。

《中国侗族医药研究》：种子可利水，通便，杀虫，用于小儿肚胀；根可利水消积，泻火，解毒，用于大便不通，麻狂风，木薯中毒，月家身肿；茎皮可退水，祛毒，排便，杀虫，用于腰痛水肿，烂脚丫。

【用法用量】内服：煎汤，5 ～ 10g。外用：适量，捣烂外敷。

【附方】

1. 腰痛水肿　美固（乌桕）煎水内服。（《侗族医学》）

2. 烂脚丫　美固（乌桕）、务素得亚（八爪金龙）、美算盘（算盘子），煎水洗。（《侗族医学》）

3. 木薯中毒　鲜尚美故（乌桕根皮）100g，煎水或捣烂拌淘米水内服，每日 1 次。（《侗族医学》《中国侗族医药研究》）

【现代临床研究】

1. 治疗产后伤口感染　采用草药独脚乌桕水剂外用治疗会阴伤口感染（包括会阴Ⅰ度、Ⅱ度裂伤、会阴侧剪、直剪伤口）共 430 例。共治愈 400 例，治愈率 96%，好转 30 例。

2. 治疗烧伤　自制烧伤液（鲜乌桕叶冲洗干净，蒸馏水冲洗 1 次，沥干切碎，加入 95% 乙醇密闭浸泡 48h，同时搅拌，待叶片由绿色变成褐黄色，药液似棕绿色时滤过，密封保存），分别喷涂于 56 例不同烧伤程度的患者的伤口处，每 2 ～ 4h 喷一次，待创面渗出明显减少后每 5h 喷一次，24h 后创面干燥结痂。

【化学成分】莫雷亭酮、3- 表莫雷亭醇、莫雷亭醇、乙酰油酮酸、β- 谷甾醇、5- 羟甲基糠醛、5- 甲氧甲基 -1H- 吡咯 -2- 甲醛、异槲皮苷、金丝桃苷、没食子酸、没食子酸乙酯、松柏醛、香草醛、7- 羟基 -6- 甲氧基香豆素、正二十七烷醇、5,6,7,8- 四甲氧基香豆素、7-O- 甲基东莨菪内酯、东莨菪内酯、3,3′-O- 二甲基鞣花酸 -4-O-α-L- 鼠李糖苷、3,3′-O- 二甲基鞣花酸、栗木脂苷、没食子酸乙酯、槲皮素、山奈酚、山奈酚 -3-O-β-D- 葡萄糖苷、山奈酚 -3-O-β-D- 半乳糖苷、芦丁、异槲皮苷、2- 没食子酰基异槲皮苷、6,7,8- 三甲氧基香豆素、5,6,7,8- 四甲氧基香豆素、8- 羟基 -5,6,7- 三甲氧基香豆素、豆甾醇、胡萝卜苷、莽草酸、金丝桃苷等。

【药理作用】

1. 抑菌作用　研究者从乌桕中分离得到一种能高效抑制单纯疱疹病毒的物质，名为没食子酸，也称五倍子酸，英文名为 Methyl-3,4,5-trihydroxybenzoate，经实验证实其有抑制单纯疱疹病毒作用。有研究探讨了乌桕根皮水提物的抗菌活性，发现水提物对大肠埃希菌和志贺杆菌具有抑制作用，对枯草杆菌、金黄色葡萄球菌和铜绿假单胞菌没有活性，并指出乌桕根皮在湖南和广西民间治疗由大肠埃希菌引起的腹泻和志贺杆菌引起的痢疾确有很好的疗效。研究者对乌桕根皮醇提物进行了铜绿假单胞菌耐药株抗菌活性实验，结果表明在乙酸乙酯部位和正丁醇部位对耐药铜绿假单胞菌具有抑制活性；乌桕根皮提取物可以在一定程度上防治大肠埃希菌引起的猪病。

2. 抗白血病作用　乌桕种子中分离得到荃草酚 -5-O- 甲基（eriodictyol-O-methyl），乙醚 7-O-β- 六环木糖 -β-D- 阿拉伯吡喃糖苷（ether7-O-β-D-xyloyranosyl-β-D-arabino-pyranoside），研究发现这几种化合物具有抗菌、消炎和扩张血管等功能；并发现乌桕中常见化合物乌桕素，即大戟二萜醇酯，具有抗白血病活性。

3. 降压作用　研究者采用超临界 CO_2 流体萃取技术萃取乌桕籽皮油，从乌桕籽内层提取的亚油酸及亚麻酸，虽然含量很少，但亚油酸具有降血压防止动脉硬化等作用，亚麻酸具有增强免疫力调节内分泌等作用。

【原植物】乌桕 *Triadica sebifera*（Linnaeus）Small

乔木，高 5 ~ 10m，各部均无毛；枝带灰褐色，具细纵棱，有皮孔。叶互生，纸质，叶片阔卵形，顶端短渐尖，基部阔而圆、截平或有时微凹，全缘，近叶柄处常向腹面微卷；中脉两面微凸起，侧脉 7 ~ 9 对，互生或罕有近对生，平展或略斜上升，离缘 2 ~ 5mm 弯拱网结，网脉明显；叶柄纤弱，长 2 ~ 6cm，顶端具 2 腺体；托叶三角形，长 1 ~ 1.5mm。花单性，雌雄同株，聚集成顶生、长 3 ~ 12mm 的总状花序，雌花生于花序轴下部，雄花生于花序轴上部或有时整个花序全为雄花。雄花：花梗纤细，长 1 ~ 3mm；苞片卵形或阔卵形，长 1.5 ~ 2mm，宽 1.5 ~ 1.8mm，顶端短尖至渐尖，基部两侧各具一肾形的腺体，每一苞片内有 5 ~ 10 朵花；小苞片长圆形，蕾期紧抱花梗，长 1 ~ 1.5mm，顶端浅裂或具齿；花萼杯状，具不整齐的小齿；雄蕊 2 枚，罕有 3 枚，伸出于花萼之外，花丝分离，与近球形的花药近等长。雌花：花梗圆柱形，粗壮，长 2 ~ 5mm；苞片和小苞片与雄花的相似；花萼 3 深裂几达基部，裂片三角形，长约 2mm，宽近 1mm；子房卵状球形，3 室，花柱合生部分与子房近等长，柱头 3，外卷。蒴果近球形，成熟时黑色，横切面呈三角形，直径 3 ~ 5mm，外薄被白色、蜡质的假种皮。花期 5 ~ 7 月。

产湖南、湖北、贵州、广西。生于山坡或山顶疏林中。

（焦仰苗　汪冶）

Meix aos 美袄

桑 Sang

【异名】桑树、家桑、蚕桑、铁扇子、把美袄、梅登高、把商、把美桑、培美袄、培美桑。

【来源】本品为桑科植物桑 *Morus alba* L. 的根皮、叶。（以皮入药为桑白皮，以叶入药为桑叶。）

【采收加工】桑白皮：秋末叶落时至次春发芽前采挖根部，刮去黄棕色粗皮，纵向剖开皮部，剥取根皮晒干。

桑叶：初霜后采收，除杂，晒干。

【性味】桑白皮：寒，甘；桑叶：苦、甘，寒。

《侗族医药学基础》：①桑白皮：甘，寒；②桑叶：苦、甘，寒。

《侗药大观》：甘、辛，寒。

《侗族医药探秘》：甘、辛，寒。

【功能与主治】桑白皮：泻肺平喘，利水消肿。用于肺热喘咳，水肿胀满尿少，面目肌肤浮肿。

《侗族医药学基础》：泻肺平喘，利水消肿。用于肺热喘痰，水饮停肺，胀满喘急，水肿，脚气，小便不利。

桑叶：疏散风热，清肺润燥，平肝明目，凉血止血。用于温病初起，肺热咳嗽，肝阳上亢眩晕，目赤昏花，血热妄行之咳血、吐血。

《侗族医药学基础》：疏散风热，清肺，明目。用于风热感冒，风温初起，发热头痛，汗出恶风，咳嗽胸痛，肺燥干咳无痰，咽干口渴，风热及肝阳上扰，目赤肿痛。

《侗药大观》：疏散风热，清肝明目。用于风热感冒，肺热咳嗽，头晕头痛，目赤，耳鸣，脱发等。

《侗族医药探秘》：疏散风热，清肝明目。用于须眉脱落症。

【用法用量】桑叶：煎汤，5～10g；或入丸散。外用：煎水洗眼，或捣烂敷。桑白皮：内服可煎服，6～12g，或入散剂；外用取适量，捣汁涂；或煎水洗。

【附方】

1. 乳癖 千里光、骂萨菇（蒲公英）、娘随退（蛇倒退）、把美桑（桑叶）鲜品各50g，加水煮沸30min，倒出药液，待温度适中后，用毛巾浸药液敷于患处，或浸泡患处（手、足部位），每日1～2次。（《侗族医药学基础》）

2. 偏头痛 桑叶、金樱子各20g，野菊花12g，白芷、防风各10g，狗肉香8g。（《中国侗族医药研究》）

3. 眼翳 桑叶15g，车前子、麦冬、十大功劳、笔筒草、青葙子各10g。（《中国侗族医药研究》）

4. 须眉脱落症 梅登高（桑叶）鲜品7片，频频搽洗患处，连用3个月为一疗程。（《侗族医药探秘》）

5. 无名肿痛 桑叶适量，用米醋煎煮，待沸即捞出贴敷患处，每日2～3次，直至痊愈。（《侗族医药探秘》）

6. 脱发、白发 桑叶7片，鲜品捣烂挤汁，频频搽洗患处，每日3～5次，连续1～2月。（《侗族医药探秘》）

7. 小儿咳嗽、发热起风 桑白皮6g，铁线草、木通各3g，生姜3片。（《中国侗族医药研究》）

8. 慢性支气管炎 桑白皮、车前、柴胡、大血藤各 15g，猪肺 200g，煮食，每 2 ～ 3 日服 1 剂，每剂分 2 次服，连服 5 ～ 7 剂。(《侗族医药探秘》)

9. 小儿咳嗽发热 铁线草、木通各 5g，桑白皮 10g，四眼草 10g，生姜 3 片，煎汁兑少许米酒服，每日 1 剂，3 次分服，连服 1 周。(《侗族医药探秘》)

【现代临床研究】

1. 桑叶

（1）治疗尘肺病：选择 60 例住院尘肺患者为研究对象，按 1∶1 随机分成治疗组和对照组，治疗组给予复方霜桑叶合剂水煎服，200mL 一天两次，连续服用 3 个月，观察疗效。结果：治疗组呼吸系统临床症状（胸痛、咳嗽、咳痰、气促）有明显改善，优于对照组；胸部 X 线片好转率 36.7%，明显高于对照组。结论：霜桑叶治疗尘肺病有一定疗效，值得进一步研究。

（2）治疗小儿盗汗：用桑叶研成粉末，1 ～ 3 岁每次 3g，3 ～ 5 岁每次 5g，6 ～ 8 岁每次 7g，温开水调服，每日 1 次，3 天为 1 个疗程，3 个疗程为限，每日予电话跟踪，观察其治疗效果。治疗期间，患儿不能接受其他任何治疗，若患儿出现发热、咳嗽等感染，予以剔除。治愈 15 例，好转 23 例，无效 29 例。总有效率（治愈 + 好转）56.72%。

（3）治疗成人盗汗：选择盗汗患者 72 例，随机分成两组各 36 例。对照组采用复合维生素 B 片及谷维素治疗，观察组采用单味桑叶治疗。结果：对比两组的生活质量评分，观察组的生活质量评分优于对照组，差异有统计学意义（$P < 0.05$）。对比两组的疗效，观察组有效率为 94.44%，对照组有效率为 63.89%，观察组有效率明显优于对照组。结论：单味桑叶治疗盗汗临床效果显著。

（4）治疗糖尿病周围神经病变：选择糖尿病神经病变患者 60 例，随机分为两组，治疗组在对照组治疗基础上加桑叶治疗。比较治疗前后空腹血糖，同时测定神经传导速度，膀胱残余尿量，治疗结束后评估症状变化。治疗组有明显改善，且治疗过程中无明显不良反应发生。结论：中药桑叶对糖尿病患者血糖、神经病变有明显改善。

（5）治疗失眠：桑叶清内热而利于宁心。服用桑叶后在治愈盗汗的同时睡眠也得到改善，说明了桑叶用于失眠确有裨益。患者，女，63 岁。素有内热，1 年前丈夫因车祸去世，一时极度悲伤，终日茶饭不思，渐至失眠多梦。拟方：桑叶 12g，清竹茹 15g，姜半夏 10g。加水浸 1h 后，煎取汁，连煎 2 次，合并 2 次煎汁，分 2 次于晚饭后半小时及临睡前半小时服下，连服 7 剂，失眠症状消除。

2. 桑白皮

（1）鼻衄：将桑树根刨去外面的黄皮，抽去中间的芯，晒干或鲜品均可用，每次用干品 10 ～ 20g，鲜品 20 ～ 40g。水煎服，每日 3 次，一般 3 天而愈。为巩固疗效而防止复发，再服 1 周。在临床上用单味桑白皮治愈鼻衄属肺热气逆者 115 例，疗效满意。

（2）臁疮：取新鲜桑树根皮洗净去赤层备用。使用前用生理盐水清洗患处，将桑白皮扎在小腿上，自溃疡上缘 2cm 处开始呈叠瓦状向下把疮面封住，直到疮面下缘 2cm 为止，包扎稍用力，使中段正贴疮面。3 ～ 4 天更换一次。治疗 5 例，有效。

（3）脱发：桑白皮 100g，生姜 10g，枸杞 10g，黄芪 10g，首乌 10g，川椒 10g，红花 10g，75% 酒精 2000ml，浸泡 1 周后过滤，去渣存酊，分装为 100mL 一瓶，备用。60 例患者随机分为两组，治疗组 30 例，外用复方桑白皮酊剂每日 3 次；对照组 30 例，外用米诺地尔溶液每日 3 次。2 周后，结果：治疗组有毛发生长者为有效，共 16 例（53%）；对照组有效者 6 例（20%）。两者有明显差异（$P > 0.05$）。

【化学成分】桑叶含芸香苷、槲皮素、异槲皮苷、槲皮素 -3- 三葡糖苷、β- 谷甾醇和菜油甾醇、β-D- 葡糖苷、蛇麻脂醇、内消旋肌醇、昆虫变态激素牛膝甾酮、蜕皮甾酮、溶血素、绿原酸。挥发油有乙酸、丙酸、丁酸、异丁酸、戊酸、异戊酸、己酸、异己酸、水杨酸甲酯、愈创木酚、邻苯甲酚、间苯甲酚、丁香油酚、草酸、延胡索酸、酒石酸、柠檬酸、琥珀酸、棕榈酸、棕榈酸乙酯、三十一烷、羟基香豆精、蔗糖、果糖、葡萄糖、天门冬氨基酸、谷氨酸、维生素 C、谷胱甘肽、叶酸、5- 甲酰四氢叶酸、维生素 B_1、B_2、腺嘌呤、胆碱、胡芦巴碱。

桑白皮含 Diels-Alder 型加合物、黄酮类、呋喃类、香豆素类、萜类、甾醇类、糖类及挥发油类、芪类等。

【药理作用】

1. 桑白皮

（1）降血糖作用：研究者以四氧嘧啶诱发高血糖作为实验模型，发现从桑白皮中提取的一种糖蛋白 Moran A，可显著降低血糖，且该抑制作用呈现剂量依赖性。研究人员以蔗糖为底物，生成葡萄糖量为指标建立了稳定可靠的 α- 葡萄糖苷酶抑制剂筛选模型，研究显示桑白皮的 50% 乙醇提取物对该酶抑制率大于 50%。研究者以血糖值、体重、饮水量为指标研究了桑白皮水提醇沉浸膏总生物碱降糖活性，结果显示桑白皮经水提醇沉后的浸膏除去了大部分的多糖和蛋白质，保留了生物碱和黄酮等有效物质，多羟基生物碱结构与单糖相似，可竞争性地与糖苷酶结合，从而抑制葡萄糖苷酶活性达到降糖的作用。

（2）降血压作用：桑白皮丙酮提取物可显著抑制由去甲肾上腺素引起的豚鼠肠系膜微血管的收缩作用，在离体实验中抑制由去氧肾上腺素引起的大鼠胸主动脉环的收缩作用，该作用可能与桑白皮中的黄酮类成分有关。研究人员探讨了桑白皮乙酸乙酯提取物舒张血管作用及其可能的机制，显示其降压机制为非内皮依赖的，可通过直接作用于血管平滑肌细胞抑制电压依赖性和受体依赖性 Ca^{2+} 通道、电压依赖性 K^+ 通道等减少细胞内 Ca^{2+} 释放从而起到舒张血管的作用。

（3）平喘作用：研究发现，3.0g/kg 的桑白皮丙酮提取物发挥显著镇咳的作用，且显著增加小鼠支气管酚红排出量，给药后可延长由乙酰胆碱引起的豚鼠支气管痉挛性哮喘潜伏时间，证明其通过舒张气管平滑肌发挥平喘作用。研究发现桑白皮水煎液及其化学拆分组分显示较显著的药效作用。研究发现桑白皮黄酮提取物治疗组可减少嗜酸性粒细胞在肺部的浸润，其结果提示，桑白皮中的黄酮类物质通过抗炎发挥一定的平喘作用。研究者指出 6- 甲氧基 -7- 羟基 - 香豆素为桑白皮发挥平喘利尿作用的有效成分。目前桑白皮发挥药效的主要药效单体成分还没有明确，仍有待于进一步研究。

（4）抗炎镇痛、抗过敏作用：研究证明桑白皮水提物可显著抑制由二甲苯所致的小鼠耳肿胀，肿胀抑制率较高。在醋酸导致的小鼠扭体实验中，桑白皮水提物也可明显降低扭体反应率。研究认为，因为桑白皮总黄酮含量较高，桑白皮总黄酮可能是桑白皮发挥外周镇痛和对抗炎症的关键所在。研究者用卵清白蛋白诱导小鼠哮喘为模型，发现桑白皮 1g/L 水提物可显著抑制小鼠支气管肺泡灌洗液中嗜酸性粒细胞、淋巴细胞及巨噬细胞的数量，证明其具有抗炎抗过敏的作用。研究发现桑白皮水提物高剂量组 $122.35\mu g/g$ 可显著降低由 IgE 诱导的大鼠被动皮肤过敏实验中血管通透性，抑制肥大细胞脱颗粒，显示较强的抗过敏作用。研究了 4 种归肺经的中药对肺热证小鼠肺组织中 TLR2.NF-KBp65mRNA 及蛋白表达的影响，结果显示桑白皮水煎物 10g/kg 即可显著下调组织中 TLR2.NF-KBp65mRNA 及蛋白表达，且不同程度地降低肺组织中 TNF-α 及 IL-1β 蛋白含量，提示桑白皮水煎物可减轻小鼠肺热证肺组织损伤。有研究者从桑白皮中分离出 15 种单体成分，其中的 8 种可以抑制由 LPS 诱导的 RAW264.7 细胞 NO 的生成，显示一定的抗炎作用。

（5）抗病毒作用：通过研究发现，桑皮中的 2″,4′,5- 三羟基 -3-（γ,γ,γ- 羟基 - 二甲基）丙基 -2″,2″- 二甲基吡喃 -5″,6″,6,7- 黄酮具有抗呼吸道合胞病毒作用，延缓腺病毒Ⅲ、HSV- Ⅰ致病作用；6,3′- 二甲氧基 -5,7,4′- 三羟基异黄酮有部分抗病毒作用；6- 甲氧基 -5,7,4′- 三羟基异黄酮能抑制腺病毒Ⅲ、柯萨奇病毒 B$_3$、HSV- Ⅰ、副流感病毒的致细胞突变作用。

（6）抗肿瘤作用：桑白皮中含有低壳聚糖，研究者采用微波物疗法从桑白皮中提取得到了低壳聚糖，并对其抗肿瘤作用进行了研究。结果证明，桑白皮低壳聚糖能提高机体免疫力从而有效抑制肿瘤的生长。研究者采用转染了 HIV5′ 端 LTR 序列的 BF-24 细胞进行体外筛选实验，并分别用桑白皮 65% 乙醇提取浸膏和各提取部位进行药物干预，结果显示桑白皮乙酸乙酯部位可显著降低 HIV 活性，通过对其乙酸乙酯部位进行系统分离，其中桦叶酸可显著下调 BF-24 细胞 HIVLTR 的表达。桑白皮中存在多种化学成分可抗 HIV，且表现为协同作用。

（7）抗菌抑菌作用：研究者采用微波辅助提取工艺及氯仿萃取的方法从桑白皮中获得甾醇，同时进一步研究了桑白皮甾醇清除亚硝酸盐的作用及其发挥抗菌作用可能的机制，发现 10.0mg/mL 的桑白皮甾醇可明显抑制大肠埃希菌菌体分裂及菌体蛋白的代谢，除此之外还可抑制一些其他菌类，并表现出较强的抑菌活性。

2. 桑叶

（1）促进胰岛素释放：研究发现桑叶中的总多糖成分在降低血糖时可以提高胰岛素水平。

（2）抑制 α- 糖苷酶的活性：经药理机制研究证实桑叶中抑制 α- 糖苷酶、显著降低血糖的主要成分是脱氧野尻霉素。

（3）降血脂作用：研究表明，桑叶中的黄酮类物质可以使血清总胆固醇、三酰甘油以及低密度脂蛋白胆固醇的含量降低，使高密度脂蛋白胆固醇含量水平得到提升，从而降低动脉粥样硬化指数，并能显著提高 SOD 的活性，降低丙二醛水平。研究者发现桑叶中还包含多种甾醇，并且几乎无胆固醇，甾醇中的豆甾醇、骨甾醇均可阻止胆固醇被肠道吸收，从而达到降低血浆胆固醇、降低血脂水平的作用。

（4）抗衰老作用：研究发现，桑叶中含有的酚类化合物及维生素 C 等多种成分能够抑制或清除自由基，防止细胞因氧化而损伤，继而减缓衰老。研究发现，桑叶可以影响老年大鼠红细胞内 SOD 的含量水平，有利于机体抵抗脂质过氧化，清除自由基，以及减少老年大鼠的脑和脊髓组织的脂褐质的水平，并且还增加了皮肤的水分含量，可抗老化。

（5）抗病毒作用：研究发现 HIV 病毒含 gp140 和 gp120 蛋白质，这 2 个蛋白质都是糖基化蛋白，可以介导病毒和细胞表面的受体分子接触，从而形成合体细胞。研究认为，桑叶的生物碱中 N- 甲基 -1- 脱氧野尻霉素、1- 脱氧野尻霉素及其衍生物等能够抑制糖蛋白质的加工，转变 gp120 蛋白质糖基化，并且 N- 丁基 1- 脱氧野尻霉素能够阻碍 HIV-1 引导的合体细胞的形成进程。

（6）抗肿瘤作用：研究发现桑叶中所含的类黄酮、DNJ、维生素、Cu-Zn 和 SOD 及 GABA 等成分均能预防癌症，增强机体免疫能力，并阻碍染色体突变。桑叶类黄酮诱导人体早幼粒白血病（HL-60）细胞分化，这些黄酮类化合物可清除 1,1- 二苯基 -2- 苦基 - 肼的自由基，对人早幼粒白血病细胞系的生长表现出抑制效果。

【原植物】桑 *Morus alba* L.

乔木或灌木，高 3 ～ 10m 或更高，胸径可达 50cm，树皮厚，灰色，具不规则浅纵裂；冬芽红褐色，卵形，芽鳞覆瓦状排列，灰褐色，有细毛；小枝有细毛。叶卵形或广卵形，长 5 ～ 15cm，宽 5 ～ 12cm，先端急尖、渐尖或圆钝，基部圆形至浅心形，边缘锯齿粗钝，有时叶为各种分裂，表面鲜绿色，无毛，背面沿脉有疏毛，脉腋有簇毛；叶柄长 1.5 ～ 5.5cm，具柔毛；托叶披针形，早落，外面密被细硬毛。花单性，腋生或生于芽鳞腋内，与叶同时生出；雄花序下垂，长 2 ～ 3.5cm，密被白色柔毛，雄花。花被片宽椭圆形，淡绿色。花丝在芽时内折，花药 2 室，球形至肾形，纵裂；雌花序长 1 ～ 2cm，被毛，总花梗长 5 ～ 10mm 被柔毛，雌花无梗，花被片倒卵形，顶端圆钝，外面和边缘被毛，两侧紧抱子房，无花柱，柱头 2 裂，内面有乳头状突起。聚花果卵状椭圆形，长 1 ～ 2.5cm，成熟时红色或暗紫色。花期 4 ～ 5 月，果期 5 ～ 8 月。

产于湖南、贵州、广西、湖北。喜温暖湿润气候，稍耐荫，野生于林边、山地。现各地均有栽培。

【备注】本品叶为桑蚕饲料。桑椹可供食用、酿酒，叶、果可入药。

（金岸　汪冶）

Meix bic mant 美比蛮

黄柏 Huangbo

【异名】川黄柏、檗皮、黄檗、关黄柏、元柏、黄伯栗、黄波椤树、黄檗木、檗木、黄菠梨、黄菠栎、黄菠萝、培美蛮。

【来源】本品为芸香科植物黄皮树 *Phellodendron chinense* Schneid. 的干燥树皮。

【采收加工】剥取树皮后，除去粗皮，晒干。

【性味】苦，寒。

《侗族医学》：苦，凉。

《中国侗族医药研究》：苦，寒。

《中国侗族医药学基础》：苦，寒。

【功能与主治】清热燥湿，泻火解毒，除骨蒸。用于湿热泻痢，黄疸尿赤，带下阴痒，热淋涩痛，骨蒸劳热，盗汗，遗精。

《侗族医学》：退火，排毒。用于耿并焙（火牙）。

《中国侗族医药研究》：清热燥湿，泻火解毒。用于五种黄疸，懒黄病，火牙。

《中国侗族医药学基础》：清热燥湿，泻火除蒸，解毒疗疮。用于湿热泻痢，黄疸，带下，热淋，骨蒸劳热，盗汗，遗精，疮疡肿毒，湿疹瘙痒。

【用法用量】内服：煎汤，3 ～ 12g。外用：适量。

《中国侗族医药研究》：3 ～ 10g。

《中国侗族医药学基础概论》：3 ～ 12g，煎服；或入丸、散。外用：适量，研末调敷；或煎水浸渍患处。

《侗族医学》：3 ～ 9g。外用适量。

【附方】耿并焙　美比蛮（黄柏）、骂茶仰（枸杞）、骂菩姑（蒲公英）、奴金奴银（金银花）、义尽奴蛮（一枝黄花），煎水内服。(《侗族医学》)

【现代临床研究】

1. 治湿热下注之带下黄浊臭秽　常配山药、芡实、车前子等，如易黄汤（《傅青主女科》）；若治湿热下注膀胱，小便短赤热痛，常配草薢、茯苓、车前子等，如萆薢分清饮。(《医学心悟》)

2. 治泻痢　常配白头翁、黄连、秦皮等，如白头翁汤（《伤寒论》）；若配栀子用，可治湿热郁蒸之黄疸，如栀子柏皮汤。(《伤寒论》)

3. 治湿热下注所致脚气肿痛、痿证　常配苍术、牛膝，如三妙丸（《医学心悟》）。若配知母、熟地黄、龟甲等，可治阴虚火旺之痿证，如虎潜丸。(《丹溪心法》)

4. 治阴虚火旺，潮热盗汗，腰酸遗精　常与知母相须为用，并配生地黄、山药等，如知柏地黄丸（《医宗金鉴》）；或配熟地黄、龟甲，如大补阴丸。(《丹溪心法》)

5. 治疮疡肿毒 内服外用均可，如黄连解毒汤（《外台秘要》），以本品配黄芩、黄连、栀子煎服；又如二黄散（《痈疽神验秘方》），以本品配大黄为末，醋调外搽；治湿疹瘙痒，可配荆芥、苦参、白鲜皮等煎服；亦可配煅石膏等份为末，外撒或油调搽患处，如石黄散。（《青囊秘传》）

【化学成分】木栓酮、吴茱萸次碱、反,反,顺 -2,4,8-N- 异丁基十四碳三烯酰胺、7- 脱甲基软木花椒素、柠檬烯、右旋大根香叶烯、β- 榄香烯、β- 月桂烯、α- 蛇床烯、β- 石竹烯、小檗碱、巴马汀、10,11- 二甲氧基 -13- 甲基小檗碱、丁香脂素 O-β-D 葡萄糖苷、紫丁香酚苷、β- 谷甾醇、β- 胡萝卜苷、黄柏内酯、石虎柠檬素 A、黄柏碱、木兰花碱、药根碱、蝙蝠葛任碱（menisperine）、N- 甲基紫堇定碱（N-methyllcorydine）、降氧化北美黄连次碱（noroxyhydrasti-nine）、非洲防己碱（columbamine）、异莲心碱（lotusine）、木兰花碱（magnoflorine）、y- 崖椒碱（y-fagarine）、grvadine、药根碱（jatrorrhizine）、异阔果芸香碱（isoplatydesmine）、吴茱萸次碱（rutaecarpine）、铁屎米 -6- 酮（canthin-6-one）、黄柏酮、5- 羟基小檗碱、肉桂酸、阿魏酸、3-O- 阿魏酰 - 奎尼酸甲酯、4-O- 阿魏酰 - 奎尼酸、4-O- 阿魏酸 - 奎尼酸甲酯［(-)-4-O-feruloylquinicacidmethylester］、（＋）- 香芹酮、1- 甲氧基 -2- 羟基苯甲酸（1-methoxy-2-hydroxy-benzonicacid）、（-)- 绿原酸甲酯［(-)-chlorogenicacidmethylester］、2,4- 二羟基 -3,5- 二甲基苯甲酸（2,4-dihydroxy-3,5-di-methylbenzonicacid）、阿魏酸甲酯（methylferulate）、3,4,5- 三甲氧基苯酚 -O-β-D- 葡萄糖苷（3,4,5-trimetoxyphenol-O-β-D-gluco-pyranoside）、它乔糖苷（tachinoside）、毛柳苷（salidroside）、丁香酸甲酯（methylsyringate）、咖啡酸甲酯（methylcaffeate）、4- 羟基苯乙醇（4-hydroxyphenethylalcoh-ol）、3'4-di-methyl-cadrsin，7- 脱甲基软木花椒素（7-demethylsuberosin）、美洲花椒素（xanthyletin）、7-hydroy-6-（2-（R）-hy-droxy-3-methyl-3-butenyl）coumarin, Phellodenol-E、葡萄内酯（aurapten）、反 -2,4-N- 异丁基十五碳二烯酰胺［(2E,4E)-N-isobutylpentadecadienamide］、反 , 反 -2,4-N- 异丁基十四碳二烯酰［(2E,4E)-N-isobutylpentadecadien-amide］, N-meth-ylflindersine， 反 , 反 , 顺 -2,4,8-N 异丁基十四碳三烯酰胺［(2E,4E,8Z)-N-isobutyltetradecadien-amide］、黄柏新苷 A（phellochiinn A）、双氢山奈酚（dihy-drokaempferol）、金丝桃苷（hyperoside）、β- 谷甾醇（β-sitosterol）；豆甾醇（campesterol）；菜油甾醇（stig-masterol）、黄柏内酯（obaeulaetone）、黄柏酮（obakunone）、三烯（tricyclene）、大香叶烯（germacrene）、α- 杜松醇（α-cadinol）、月桂烯（myroene）、乙酸冰片酯（bomylacetate）、4- 蒈烯（4-carene）、亚油酸、棕榈酸、反亚油酸、（6R,7aR）- 地芰普内酯［(6R,7aR)-epiloliolide］、（6S）- 去氢催吐萝芙木［(6S)-dehydrovomifoliol］及钙、镁、锰等金属元素。

【药理作用】

1. 抗菌作用 动物实验显示，川黄柏水煎剂能够保护感染金黄色葡萄球菌的小鼠，小鼠的病死率明显降低。川黄柏水提物涂层导尿管能够预防泌尿系统感染，对尿道及其周围的革兰阴性杆菌与引流袋中的细菌产生抑制效果，与加替沙星联合应用的效果更加理想。硝矾洗剂中含有大黄、川黄柏等成分，能够有效抑制枯草芽孢杆菌、大肠埃希菌及金黄色葡萄球菌。川黄柏的果实精油可破坏菌体细胞的氧化损伤活性及沙门菌细胞膜的完整性，还能抑制以上细菌的能量代谢。

2. 免疫抑制作用 研究发现复方黄柏液（黄柏碱）能够对 iNOS、HMOX-1 等胞内免疫调控基因产生影响，继而影响人体脂肪间充质干细胞（A-MSC）的免疫调节作用，最终让局部移植物对抗宿主的能力得到抑制。黄柏内酯可以降低小鼠 INF-ymRNA 的表达，减少其皮肤移植排斥反应，降低小鼠脾脏内 IFN-y 中 T 细胞的含量，从而诱导特异性免疫耐受。

3. 抗炎作用 黄柏酮作为川黄柏的有效成分之一，能够降低 MCP-1、NO、IL-1β、IL-6 等炎性因子的翻译与转录水平，提高丝裂原活化蛋白激酶磷酸酶 -1（MKP-1）的 m-RNA 的稳定性，继而对 p38 介导的 AP-1 信号产生抑制效果，增加 MKP-1 蛋白的表达时间。动物实验表明，川黄柏煎剂能够缓解二甲苯致炎的小鼠的耳廓肿胀程度，抑制塑料环植入导致的大鼠肉芽组织增生，从而减少单核细胞的渗出以及巨噬细胞的生成。一项卡拉胶诱导的慢性前列腺炎大鼠模型的研究显示，川黄柏提取物可以降低大鼠前列腺组织中的 PGE_2、TNF-α 及 IL-1β 等炎性细胞的水平，能够治疗因衣原体感染导致的慢性细菌性前列腺炎，还能缓解大鼠前列腺组织间质的纤维化程度，改善大鼠的 CTGF、TNF-α、TGF-β_1、IL-1β、PGE_2 及 COX-2 水平。

4. 抗氧化作用 据记载，黄柏碱及川黄柏的提取物能够促进自由基的清除，起到抗氧化活性的作用。体外抗氧化活性的分析实验显示：在自由基、$ABTS^+$、O^{2-} 黄柏碱的质量浓度是 5.25μg/mL 的情况下，A549 细胞能够有效清除 ROS。另有抗氧化活性的实验表明：黄柏碱能够保护 APPH 导致的斑马鱼胚胎死亡、心跳异常，降低脂质过氧化。应用硫氰酸铁法检测抗脂质氧化的结果显示：绿原酸的抗氧化效果良好，显示为一定的量效关系。

5. 抗癌作用 据记载，人体肺癌 A549 细胞周期能够被川黄柏中的绿原酸阻滞在 S 期，肺癌细胞的分裂被阻断，很大程度上降低了癌细胞的存活率。绿原酸能够通过时间依赖降低 A549 细胞中的线粒体膜电位，提高促凋亡因子 Bax 的表达水平，降低抑凋亡因子 Bcl-2 的表达水平，激活 Capase3，导致癌细胞凋亡。

6. 降血压和降血糖作用 研究发现川黄柏中含有多种生物碱，含量最高的是小檗碱。资料显示：小檗碱能够治疗 KK-Ay 糖尿病的小鼠，能够降低小鼠的空腹血糖，增强小鼠对葡萄糖的耐受能力。对 2 型糖尿病大鼠应用小檗碱，同样能够降低血糖，联合胰岛素效果更好。此外，小檗碱还可以减少高糖诱导大鼠的胰岛耗氧量。川黄柏的各种炮制品均能够对大鼠的物质能量代谢产生影响，生黄柏和盐黄柏可提高血浆三酰甘油（TG）水平，降低大鼠糖与糖酵解的代谢。对犬腹腔注射或静脉注射小檗碱，可明显降低犬的血压，而且降压时间较长，不会产生快速耐受。

7. 保护神经作用 小檗碱可以逆转 Aβ25-35 诱导的原代海马神经元的损伤、凋亡，有效降低半胱天冬酶、神经元的活性。小檗碱、黄柏碱和川黄柏的提取物能够有效保护经过氧化氢处理过的 HT22 小鼠海马的神经元，还可抑制乳酸脱氢酶的表达水平和乙酰胆碱酯酶（AChE）的活性，对阿尔茨海默病有一定的治疗效果。在抑制乙酰胆碱酯酶浓度的情况下，川黄柏的水提物和醇提物均无细菌毒性。资料表明，黄连碱、小檗碱、巴马汀等生物碱组合应用，可提高乙酰胆碱酯酶的抑制效果。

8. 保护肝脏和肾脏作用 据报道，川黄柏、黄芩与其配伍可以减轻黄药子导致的肝毒性，有效降低 SD 大鼠血清内的丙氨酸氨基转移酶（ALT）、碱性磷酸酶（ALP）、天门冬氨酸氨基转移酶（AST）的活性，增加肝组织内谷胱甘肽（GSH）的含量。川黄柏的各种炮制品的水煎剂都可起到抗痛风、滋阴的效果。药根碱对大鼠的肝线粒体活性具有有效的抑制效果，巴马汀的诱导作用明显。黄柏碱能够调节磷脂酶 C 的依赖性苦味受体，使体外培养的肾细胞的生理状态发生改变，最终对肾脏功能与发育产生影响。

【原植物】 黄皮树 *Phellodendron chinense* Schneid.

树高 10 ~ 20m，大树高达 30m，胸径 1m。枝扩展，成年树的树皮有厚木栓层，浅灰或灰褐色，深沟状或不规则网状开裂，内皮薄，鲜黄色，味苦，质黏，小枝暗紫红色，无毛。叶轴及叶柄均纤细，有小叶 5 ~ 13 片，小叶薄纸质或纸质，卵状披针形或卵形，长 6 ~ 12cm，宽 2.5 ~ 4.5cm，顶部长渐尖，基部阔楔形，一侧斜尖，或为圆形，叶缘有细钝齿和缘毛，叶面无毛或中脉有疏短毛，叶背仅基部中脉两侧密被长柔毛，秋季落叶前叶色由绿转黄而明亮，毛被大多脱落。花序顶生；萼片细小，阔卵形，长约 1mm；花瓣紫绿色，长 3 ~ 4mm；雄花的雄蕊比花瓣长，退化雌蕊短小。果圆球形，径约 1cm，蓝黑色，通常有 5 ~ 8（~ 10）浅纵沟，干后较明显；种子通常 5 粒。花期 5 ~ 6 月，果期 9 ~ 10 月。

产于湖南、贵州、广西、湖北。多生于山地杂木林中或山区河谷沿岸。现多为栽培品。

（杨鹏　黄斌　汪冶）

Meix jubs naemx 美球冷

水冬瓜 Shuidonggua

【异名】大接骨丹、水东瓜、水五加、清明花、齿叶叨果木、角叶鞘柄木、齿裂鞘柄木、烂泥巴。

【来源】本品为山茱萸科植物齿裂鞘柄木 *Torricelia angulate* Oliv. Var. *intermedia*（Harms）Hu 的干燥根皮、枝叶、花。

【采收加工】根皮四季可采，枝叶采鲜嫩部分鲜用。

【性味】辛、微麻，平。

《侗族医学》：苦、辣，热。

《中国侗族医药研究》：甘，平。

【功能与主治】活血祛瘀，祛风利湿，接骨。用于骨折，跌打损伤，劳伤等。

《侗族医学》：除寒湿，活血，接骨。用于骨折。

《中国侗族医药研究》：祛风，活血，除湿，止痛。用于拐子不出头，迷风（叶），眼翳（叶），跌打损伤（茎皮），水毒烂脚。

【用法用量】内服：煎汤，9 ～ 15g。外用：适量。

《中国侗族医药研究》：9 ～ 15g。外用：适量。

【附方】

1. 跌打损伤　毛虫树根、四眼草根、水冬瓜根、苏木各 15g，煮水兑白酒内服外搽，每日 2 ～ 3 次，连用 5 ～ 7 天。(《中国侗族医药》)

2. 挡朗　美球冷（水冬瓜）、教唉茂（母猪藤根）、骂吝（陆英）、旁岑（续断），捣烂酒炒，外敷患处。(《侗族医学》)

【化学成分】β- 谷甾醇、7- 羟基 -3- 乙基苯酚、3β- 甲氧基 - 豆甾 -7- 烯、谷甾烷、（E）- 对甲基苯丙烯醛、豆甾 -7- 烯 -3- 醇、邻，对 - 二甲氧基苯甲酸、β- 胡萝卜苷、熊果酸、正十八烷酸、二十二烷酸、7- 羟基 -6- 甲氧基香豆素、硬脂酸、软脂酸、3,5- 二甲氧基苯甲醛、7- 羰基 -β- 胡萝卜苷、丁香树脂酚、豆甾醇、3,4,5,7- 四羟基 - 苯乙酸、豆甾 -5,11- 二烯 -3β- 醇、22,23- 二氢豆甾醇、4- 羟基 -3,5- 二甲氧基苯甲醛、紫丁香苷、金丝桃苷、异槲皮苷等。

【药理作用】

1. 抗炎作用　研究者发现用水冬瓜叶提取物处理二甲苯所致的耳廓肿胀小鼠，与对照相比能够明显改善小鼠耳肿胀程度。

2. 镇痛作用　给小鼠腹腔注射醋酸溶液，造成小鼠扭体反应，利用水冬瓜水提物处理扭体小鼠，发现其可显著抑制小鼠的扭体次数。

【原植物】齿裂鞘柄木 *Torricelia angulate* Oliv. Var. *intermedia*（Harms）Hu

落叶灌木或小乔木，高 2.5 ～ 8m。树皮灰色；老枝黄灰色，有长椭圆形皮孔及半环形的叶痕。叶互生；叶柄长约 5cm，基部扩大成鞘包于枝上；叶片膜质或纸质，阔卵形或近于圆形，长 6 ～ 15cm，宽 5 ～ 15cm，有裂片 5 ～ 7，裂片的边缘有齿牙状锯齿，掌状脉 5 ～ 7 条，达于叶缘，在两面均凸起。总状圆锥花序顶生，下垂，雄花序长 5 ～ 30cm，密被短柔毛；雄花的花萼管倒圆锥形，裂片 5；花瓣

5，长圆披针形，先端钩状内弯；雄蕊 5，与花瓣互生；花盘垫状，圆形，中间有 3 枚退化花柱；花梗纤细，近基部有 2 枚长披针形的小苞片；雌花序较长，常达 35cm；花萼管状钟形，裂片 5，披针形，无花瓣及雄蕊；子房倒卵形，3 室，与花萼管合生；花梗细圆柱形，有小苞片 3。果实核果状，卵形，直径 4mm，药柱宿存。花期 4 月，果期 6 月。

产于湖南、贵州、广西、湖北。生于山野沟边土坎，也有栽培。

（金岸　杨鹏　黄斌　汪冶）

Meix lagx miegs 美腊免

鹅掌楸 Ezhangqiu

【异名】马褂木、马褂树、双飘树。

【来源】本品为木兰科植物鹅掌楸 *Liriodendron chinense*（Hemsl.）Sarg. 的根皮。

【采收加工】夏、秋季采树皮切丝，秋采根，切片晒干。

【性味】辛，温。

【功能与主治】祛风除湿，止咳，强筋骨。用于肌肉痿软，风寒咳嗽。

《中国侗族医药》：用于咳嗽，气急，口渴，四肢浮肿。

【用法用量】内服：煎汤，9～15g。

【化学成分】（Z）- 罗勒烯、β- 榄香烯、2,2′- 亚甲基双 -（4- 甲基 -6- 叔丁基苯酚）、1- 石竹烯、11,13- 二氢毛含笑内酯、鹅掌楸内酯、环氧表美国鹅掌楸内酯、表美国鹅掌楸内酯、芥子醛、松柏醇、丁香醛、6,7- 二甲氧基香豆素、6- 甲氧基 -7- 羟基香豆素、丁香脂素、松脂素、β- 谷甾醇、胡萝卜苷、肉桂酸、正二十四烷酸、正十五烷、正十六烷、正三十一烷、正二十六烷、α-liriodenolide、β-liriodenolide、lipiferolide、epitulipinolidediepoxide、epitulipinolide、sinapaldehyde、coniferylalcohol、syringaldehyde、yangabin、6,7-dimethoxycoumarin、7-hydroxy-6-methoxycoumarin、virolongin、11,13-dehydrolanuginolide、virolongin、boldine、glaucine。

【药理作用】

1. 抗菌作用　研究者用琼脂平板法和微量肉汤稀释法，研究杂种鹅掌楸不同极性提取物的抗菌作用。研究表明，杂种鹅掌楸叶提取物对沙门菌、金黄色葡萄球菌和链球菌有不同程度抗菌作用，其中氯仿部位提取物有较强抗菌作用。研究人员采用滤纸片观察法，分析鹅掌楸树皮不同提取物的抗菌活性。结果表明，鹅掌楸树皮的正丁醇萃取物对枯草芽孢杆菌和金色葡萄球菌的抑菌作用较强，说明鹅掌楸树皮具有较强的抑菌作用，其抑菌活性成分主要富集在正丁醇萃取物中。

2. 抗疟疾作用　研究发现北美鹅掌楸树皮及树皮的乙醇提取物和叶子的氯仿提取物均具有抗疟原虫活性。并分离纯化得到六种阿朴啡类生物碱，并在体外进行抗疟疾活性实验，实验显示这六种生物碱均具有抗疟疾活性。

3. 抗肿瘤活性　研究表明中国、北美及杂交鹅掌楸的茎、叶的粗提物对人体乳腺癌细胞 MDAMB-231、MCF-7、胃癌细胞 SGC-79O1、肝癌细胞 HUH-7 及结肠癌细胞 HCT-15 都有不同程度的抑制活性。研究显示北美鹅掌楸根部树皮的醇提物对人的鼻咽癌细胞 κB 细胞具有强烈的抑制活性。研究者通过实验指出化合物 Liriodenine 能够抑制癌细胞系 MCF-7、NCI-H460 和 SF-268 细胞的生长（其 IC_{50} 值分别为 2.19mg/mL、2.38mg/mL 和 3.19mg/mL），且 Liriodenine 可以诱导癌细胞凋亡。

4. 对神经系统作用　研究发现化合物 Boldine 在体外和多巴胺受体结合能力非常强。Boldine 和

Glaucine 对大鼠神经具有抑制功效，对多巴胺受体可能有拮抗作用，研究显示 Boldine 在体外对 D1 和 D2 受体均具有良好的亲和力，但在体内却不能有效地显示对中枢系统多巴胺受体的拮抗作用；Glaucine 在体内有显著的多巴胺受体拮抗作用，但在体外实验中效果却并不明显。

【原植物】鹅掌楸 *Liriodendron chinense*（Hemsl.）Sarg.

乔木，高达 40m，胸径 1m 以上，小枝灰色或灰褐色。叶马褂状，长 4～12（18）cm，近基部每边具 1 侧裂片，先端具 2 浅裂，下面苍白色，叶柄长 4～8（～16）cm。花杯状，花被片 9，外轮 3 片绿色，萼片状，向外弯垂，内两轮 6 片、直立，花瓣状、倒卵形，长 3～4cm，绿色，具黄色纵条纹，花药长 10～16mm，花丝长 5～6mm，花期时雌蕊群超出花被之上，心皮黄绿色。聚合果长 7～9cm，具翅的小坚果长约 6mm，顶端钝或钝尖，具种子 1～2 颗。花期 5 月，果期 9～10 月。

产于湖南、湖北、广西、贵州。生于海拔 900～1000m 山地林中。

（金岸 汪治）

Meix liangc liuux 美样柳

杨柳 Yangliu

【异名】大柳木、大凉药、插杨柳、娘柳冷。

【来源】本品为杨柳科植物垂柳 *Salix babylonica* L. 的干燥根皮。

【采收加工】春季摘取嫩树枝条，鲜用或晒干。

【性味】苦，寒。

《中国侗族医药研究》：苦，寒。

【功能与主治】清热解毒，祛风利湿。用于带下，痹证；外用治烧烫伤。

《中国侗族医药研究》：祛风除湿，解毒消肿。

【用法用量】内服：煎汤，15～30g。

【现代临床研究】

1. 治疗冠状动脉粥样硬化性心脏病 以柳枝制成糖浆，每 100mL 含鲜生药 6 两；服后有胃肠道反应者可加入适量麦芽（每 100mL1 两）。每次 50mL，日服 3 次，2 个月为一疗程。观察 40 例，其中 31 例心绞痛患者，服药后消失 14 例，减轻 13 例，无变化 4 例；心悸、胸闷、气急、头痛、肢麻等症，大部分有不同程度的减轻或消失。症状改善时间短者 2 天，长者 8 周。部分病例尿量增多，浮肿消退，睡眠改善。24 例伴有高血压者，多数有不同程度的降低。35 例心电图复查结果，有改善者 15 例，对慢性冠状动脉供血不足患者疗效似较好。不良反应：部分患者服药后有便稀、便次增加等现象，1～2 周内自行消失。少数出现荨麻疹、皮肤瘙痒，个别出现皮肤青紫现象。可加服抗过敏药物，在 1～2 周内即消失。

2. 治疗慢性气管炎 对咳、痰、喘均有一定效果，但以对单纯型疗效较好。据 82 例观察，用药后控制 34 例，显效 26 例，好转 21 例，无效 1 例。服药后普遍反映食欲增加，睡眠好转。仅个别患者因服药产生腹泻、腹痛反应，但为时较短，不需处理可自行消失。用法：柳枝 4 两，切碎洗净，水煎服，每日 1 剂，10 天为一疗程。

3. 治疗烧烫伤 取新鲜柳树枝烧成炭（不可烧成灰）研细末，过筛，用香油调成稀膏状，涂敷创面，每日 2～4 次，不包扎。换药时不必擦去前药，任其自行脱痂。上药后约 3～4h 创面渐干，结成焦痂，随着出现疼痛。此时可在焦痂上涂以香油使之软润，切不可擦掉原药。治疗 3 例小面积Ⅱ度烧伤，效果良好，经 3 ～ 14 天痊愈。

【化学成分】木犀草素 -7-O-β-D- 吡喃葡萄糖苷、木犀草素、柯伊利素、顺 -2- 戊烯 -1- 醇、2- 甲基 -4- 戊烯醛、己醛、反 -2- 己烯醛、青叶醇、己醇、3- 甲基 -1- 丁醇乙酸酯、顺 -2- 戊烯醇乙酸酯、α- 蒎烯、苯甲醛、2- 正戊基呋喃、顺 -3- 己烯乙酸酯、乙酸乙酯、桉油精、反 -β- 罗勒烯、顺 -β- 罗勒烯、苯乙酮、3- 蒈烯、丁酸 - 反 -3- 己烯酯、2,6- 二甲基 -2,4,6- 辛三烯、顺 -3- 己烯醇异丁酸酯、丁酸 - 顺 -3- 己烯、十二烷、癸醛、顺 -3- 己烯醇异戊酸酯、十三烷、α- 荜澄茄油烯、丁香酚、可巴烯、雪松烯、十四烷、β- 新丁香三环、石竹烯、罗汉柏烯、α- 石竹烯、十五烷、（顺，反）-α- 法尼烯、长叶烯、顺 -α- 红没药烯、十六烷、十七烷、水杨苷。

【药理作用】

1. 对脂肪分解的促进作用 所含木犀草素 -7-O-β-D- 吡喃葡萄糖苷表现较强的增益 NE 诱导脂肪细胞分解活性。

2. 抗血栓和动脉硬化 所含木犀草素、柯伊利素可选择性地抑制花生四烯酸代谢产物 12-HETE 的生成量，可能具有防治动脉硬化和过敏症及抑制癌细胞转移的作用。

3. 局部麻醉作用 木质部含水杨苷，可作苦味剂，4% ～ 10% 水杨苷元可作局部麻醉用。

【原植物】垂柳 *Salix babylonica* L.

高大落叶乔木，分布广泛，生命力强。是常见的树种之一，垂柳也是园林绿化中常用的行道树，观赏价值较高，成本低廉，深受各地绿化喜爱。小枝细长下垂，淡黄褐色。叶互生，披针形或条状披针形，长 8 ～ 16cm，先端渐长尖，基部楔形，无毛或幼叶微有毛，具细锯齿，托叶披针形。雄蕊 2，花丝分离，花药黄色，腺体 2。雌花子房无柄，腺体 1。花期 3 ～ 4 月；果熟期 4 ～ 6 月。

产于湖南、贵州、湖北、广西。生长在道旁、水边等，为绿化树种。

（杨鹏 黄斌 汪冶）

Meix pagt 美盼

杉树 Shanshu

【异名】香杉、正杉、刺杉、天蜈蚣、千把刀、木头树、正木、沙树、沙木、美奔、美边、美柄、寸榜罢里。

【来源】本品为杉科植物杉树 *Cunninghamia lanceolata*（Lamb.）Hook. 的干燥树皮及根。

【采收加工】四季可采，鲜用或晒干备用。

【性味】辛，微温。

《中国侗族医药学基础》：辛，微温。

《中国侗族医药》：辛，微温。

《侗族医学》：辣，微热。

《中国侗族医药研究》：辛，微温。

【功能与主治】祛风止痛，散瘀止血。用于治跌打损伤，烧烫伤，外伤出血。

《中国侗族医药学基础》：辟恶除秽，除湿散毒，降逆气，活血止痛。用于脚气肿满，霍乱，心腹胀痛，风湿毒疮，跌打肿痛，创伤出血，烧烫伤。

《中国侗族医药》：散瘀止血，祛风解毒，止血生肌，散瘀消肿。用于治疗阳痿，白带，跌打损伤，结膜炎。

《侗族医学》：散寒止痛，止血。用于阳痿遗精。

《侗族医药探秘》：散瘀止血。

《中国侗族医药研究》：散湿毒，止血，敛疮。

【用法用量】内服：煎汤，15 ～ 30g。外用：适量，煎水熏洗；或烧存性，研末调敷，树皮做夹板用。

【附方】

1. 淋病　石杉木浆 5g 泡甜酒服，每日服 2 次，连服 7 ～ 10 天为一疗程。（《侗族医药探秘》）

2. 酒痢　杉木皮 15g，猪血适量，煮食。（《中国侗族医药研究》）

3. 痧症霍乱　铁钉锈 6g，杉木 10g，水煎服。（《中国侗族医药研究》）

4. 脚气肿痛　杉木皮 3 ～ 4 片，白矾适量，地浆水 10 大碗，煎至 6 ～ 7 滚开，泡脚。（《中国侗族医药研究》）

5. 阴裆肿大　本品用米泔水浸泡，取汁涂搽患处。（《中国侗族医药研究》）

6. 刀斧伤血出不止　取杉木皮适量，嚼烂，外敷患处。（《中国侗族医药研究》）

7. 蜘蛛毒和蜈蚣毒　杉木叶 10g，巧心根 15g，水煎服。（《中国侗族医药研究》）

8. 小儿疳积身肿　杉木子 10g，水煎服。（《中国侗族医药研究》）

9. 胎毒疮红　取本品适量，烧灰，香油调敷患处。（《中国侗族医药研究》）

10. 鼻血不止　红兰杉木 15g，水煎服。（《中国侗族医药研究》）

【现代临床研究】

1. 治疗儿童股骨干骨折　研究人员采用手法整复杉木皮夹板加三角木板架外固定的方法治疗儿童股骨干骨折 117 例。治疗结果：117 例术后正侧位 X 线片显示，解剖复位 76 例，功能复位 41 例。固定时间最长 6 周，最短 3 周，平均 30 天。117 例均得到随访，随访时间 3 ～ 6 个月，平均 5 个月，骨折均愈合，功能均恢复正常，未出现 1 例畸形、跛行。

2. 治疗腕舟状骨腰部骨折　应用杉木皮铁丝小夹板治疗腕舟状骨腰部骨折 6 例，未发现无菌性坏死，平均固定 5 ～ 7 周，X 线片显示骨折愈合，其中 2 例为 2 个月至半年陈旧性不愈合，经固定后效果也满意。

3. 治疗烧伤　用蛋清杉木灰糊剂治疗烧伤成人及小儿共计 73 例，无一例死亡或产生任何不良反应。效果满意，证明蛋清杉木灰糊剂有调节体温降至正常的作用，具一定的抗菌消炎作用，有一定消肿止痛作用。

【化学成分】α- 蒎烯、柠檬烯、对伞花烃、α- 柏木烯穗花杉双黄酮、红杉双黄酮、扁柏双黄酮、榧双黄酮、南方贝壳杉双黄酮、杉木酸 A 和 B、二十八烷醇、邻苯二甲酸二丁酯、邻苯二甲酸二异丁酯、β- 谷甾醇、β- 胡萝卜苷、山柰酚、谷甾醇、α- 松油醇、α- 柏木烯、α- 白菖烯、β- 榄香烯、柏木醇、12β,19-dihydroxymanoyloxide-8（17）,13-labdadien-12,15-olid-19-oicacid、12,15-epoxy-8（17）,13-labdadien-18-oicacid。

【药理作用】

1. 抗氧化作用　研究表明，杉木的甲醇提取物表现出很强的抗氧化活性。测定不同浓度提取物对 DPPH 自由基清除率和时间的关系显示，杉木甲醇提取物在 0.145mg/mL 浓度条件下自由基的剩余率为 57.92%。在同样浓度条件下 BHT 的自由基的剩余率为 48.5%，表明甲醇提取物可以清除自由基，起到抗氧化作用。研究表明台湾杉木乙醇提取物的乙酸乙酯萃取部分具有抗氧化活性，其中从乙酸乙酯萃取部分中分离得到的 lanceolatanin D 和异山梨醇具有显著的抗氧化活性。

2. 抗菌作用　研究表明杉木心材精油对大肠埃希菌、枯草芽孢杆菌、金黄色葡萄球菌和伤寒沙门菌均有抑制作用，且浓度越高抑制效果越好。研究了杉木提取物对木材腐朽菌的抑制性能，结果表明将杉木心材依次用正己烷、乙酸乙酯甲醇常温浸泡提取，得到的提取物对采绒革盖菌均有较好的抑制性能。研究发现杉木木材提取物可以增强药物的抗真菌能力，同时降低真菌耐药性的产生，更好地防治真菌腐败。

3. 杀虫作用　对杉木精油的杀虫活性进行研究，结果表明，杉木心材精油对黑胸散白蚁具有较强的触杀毒性，且随着杉木心材精油浓度的提高，黑胸散白蚁的死亡率增加，当其浓度为 160mg/L 时，72h 内黑心散白蚁死亡率为 10%。对杉木心材浸提物的抗蚁性试验表明，杉木精油中的柏木脑起主要作用。研究发现台湾杉木精油中的对伞花烃、(+) 柠檬烯等可以杀死埃及伊蚊幼虫及白纹伊蚊幼虫，可用来对抗登革热的产生。

4. 细胞毒活性　从台湾杉木中分离得到的化合物对 A-549（人肺腺癌细胞）、MCF-7（人类乳腺癌细胞）、HT-29（人结肠腺癌细胞）有一定的抑制作用。研究发现，从杉木中分离得到的部分化合物对人前列腺癌细胞株 PC-3 具有一定的生长抑制作用。

5. 其他作用　杉木属植物杉木甲醇提取物具有较强的抗炎活性。从杉木根中分离得到的部分化合物进行生物活性测试，发现部分化合物对小鼠足关节肿胀有一定的抑制作用；从杉木干馏油中分离得到的有机酸水溶液制成的祛病痛注射液对风湿性或类风湿性关节炎疗效显著，作用持久。研究发现杉木中的金松双黄酮、罗汉松双黄酮及隐花双黄酮具有防治骨质疏松的功效，前两者还具有较好的雌激素样作用。

【原植物】杉树 *Cunninghamia lanceolata*（Lamb.）Hook.

乔木，高达 30m，胸径可达 2.5～3m；幼树树冠尖塔形，大树树冠圆锥形，树皮灰褐色，裂成长条片脱落，内皮淡红色；大枝平展，小枝近对生或轮生，常成二列状，幼枝绿色，光滑无毛；冬芽近圆形，有小型叶状的芽鳞，花芽圆球形、较大。叶在主枝上辐射伸展，侧枝之叶基部扭转成二列状，披针形或条状披针形，通常微弯、呈镰状，革质、坚硬，长 2～6cm，宽 3～5mm，边缘有细缺齿，先端渐尖，稀微钝，上面深绿色，有光泽，除先端及基部外两侧有窄气孔带，微具白粉或白粉不明显，下面淡绿色，沿中脉两侧各有 1 条白粉气孔带；老树之叶通常较窄短、较厚，上面无气孔线。雄球花圆锥状，长 0.5～1.5cm，有短梗，通常 40 余个簇生枝顶；雌球花单生或 2～3（～4）个集生，绿色，苞鳞横椭圆形，先端急尖，上部边缘膜质，有不规则的细齿，长宽几相等，约 3.5～4mm。球果卵圆形，长 2.5～5cm，径 3～4cm；熟时苞鳞革质，棕黄色，三角状卵形，长约 1.7cm，宽 1.5cm，先端有坚硬的刺状尖头，边缘有不规则的锯齿，向外反卷或不反卷，背面的中肋两侧有 2 条稀疏气孔带；种鳞很小，先端三裂，侧裂较大，裂片分离，先端有不规则细锯齿，腹面着生 3 粒种子；种子扁平，遮盖着种鳞，长卵形或矩圆形，暗褐色，有光泽，两侧边缘有窄翅，长 7～8mm，宽 5mm；子叶 2 枚，发芽时出土。花期 4 月，球果 10 月下旬成熟。

产于湖南、贵州、广西、湖北。生于山野中。

（金岸　汪冶）

Meix sabt enl 美茶恩

杜仲 Duzhong

【异名】思仙、思仲、木绵、檰、石思仙、扯丝皮、丝连皮、棉皮、玉丝皮、丝棉皮、丝楝树皮、胶树。

【来源】本品为杜仲科植物杜仲 *Eucommia ulmoides* Oliver 的干燥树皮。

【采收加工】4～6月采收，去粗皮堆置"发汗"至内皮呈紫褐色，晒干。生用或盐水炒用。

【性味】甘、微辛，温；有小毒。

《侗族医学》：甜、微辣，热。

《侗药大观》：甘、微辛，温。

《中国侗族医药研究》：甘、微辛，温。

《中国侗族医药学基础》：甘，温。

【功能与主治】补肝肾，强筋骨，安胎。用于肾虚腰痛及各种腰痛：以其补肝肾、强筋骨，肾虚腰痛尤宜。其他腰痛用之，均有扶正固本之效；胎动不安，习惯性堕胎：常以本品补肝肾、固冲任以安胎。

《侗族医学》：用于补体，接骨，妇男摆白症。

《侗药大观》：补肝肾，强筋骨，降血压，安胎。用于治疗肾虚腰痛，腿足无力，阳痿，小便频赤，头痛眩晕，胎动不安等。

《中国侗族医药研究》：补肝肾，强筋骨，安胎。用于腰脊酸疼，足膝痿弱。

《中国侗族医药学基础》：补肝肾，强筋骨，安胎。用于肾虚腰痛，筋骨无力，妊娠漏血，胎动不安，高血压。

【用法用量】内服：煎汤，6～15g；或浸酒；或入丸、散。

《侗族医学》：6～15g，本品多做配方用。

《中国侗族医药学基础》：内服煎汤，10～15g；或浸酒；或入丸、散。

【附方】

1. 肾虚 肾虚腰痛、腿、足无力配续断、牛膝、熟地黄、山茱萸。阳痿配淫羊藿、威灵仙、芡实、五味子。妊娠漏血、胎动不安配桑寄生、续断。（《侗药大观》）

2. 腰腿痛 骨碎补、大血藤、土党参各15g，鸡矢藤、九节茶、鹿含草、续断各10g，杜仲、徐长卿各9g。煎水内服，每日3次。（《中国侗族医药研究》）

【现代临床研究】

1. 治肾虚腰痛 据文献记载杜仲丸始载于宋代陈自明著《校注妇人良方》，该方由杜仲、续断各等分组成，主治肾虚腰痛，同时，具有一定的抗抑郁作用。研究者选取3月龄快速老化SAMP6小鼠及其同源正常小鼠随机对照试验，用杜仲丸、杜仲和续断治疗并观察12周。结果表明杜仲丸能显著降低SAMP6小鼠强迫游泳和小鼠悬尾实验不动时间，从而对杜仲丸抗抑郁作用建立了实验依据。

2. 促进骨细胞活性 青蛾丸出自《太平惠民和剂局方》，以"肾主骨生髓，肝主筋通络"为理论指导，方由杜仲、补骨脂等药物组成，具有温补肾阳，治疗肾虚腰痛的作用。并有记载"常服之，壮筋骨，活血脉，乌鬓发，养颜色"。研究人员通过成骨细胞在体外培养含有不同剂量青蛾丸血清对去势小鼠培养情况观察，发现中、高血清剂量可以促进成骨细胞增殖和骨重建。并从信号通路研究中证实，青蛾丸血清能降低成骨细胞中MMP-3的表达，通过调节OPN-MAPK通路的表达，促进成骨细胞的活性，能改善骨的重塑。

3. 治疗腰椎间盘突出症 独活寄生汤出自《备急千金要方》，由独活、桑寄生、杜仲等药物组成，该方为祛湿剂，方中杜仲能补益肝肾、壮筋骨。治疗肝肾两亏，气血不足，风寒湿邪所致腰膝冷痛、肢体屈伸不利。研究人员在一项纳入3179例椎间盘突出症患者系统评价研究中，评估了随机对照试验椎间盘突出症患者治疗疗效，表明独活寄生汤单用或联合其他疗法能改善腰椎间盘突出症患者临床症状。

4. 温肾助阳 温胞饮出自《傅青主女科》上卷种子篇，为治疗不孕症的名方。温胞饮由炒白术、巴戟天、人参、炒杜仲等药组成，该方具有暖宫种子、温肾助阳功效，治疗宫寒阳虚，小腹寒冷不孕症。方中以杜仲助阳散寒，正所谓"五脏之阳气，非此不能发"。研究人员在临床中灵活应用温胞饮随证加减，治疗妇科病取得良好的临床疗效。

【化学成分】圣草素、柚皮素、山柰素、洋芹素、山柰素 -3-O-α-L- 鼠李糖苷、紫云英苷、山柰素 -3-O-α-L- 吡喃阿拉伯糖苷、山柰素 -3-O-β-D-6'- 乙酰基吡喃葡糖苷、槲皮素、槲皮素 -3-O-α-L- 鼠李糖苷、槲皮素 -3-O-β-D- 吡喃葡萄糖基 -β-D- 吡喃木糖苷、葛根素、大豆苷、桃叶珊瑚苷、巴尔蒂苷、京尼平苷酸、甘草黄酮 B、3,5,4'- 三羟基 -7,3'- 二甲氧基黄酮、甘草素、龙血素 C、芦丁、金丝桃苷、绿原酸、杜仲胶、山柰酚、4- 甲基 -7- 羟基香豆素、原花青素 B$_2$、7,4'- 二羟基二氢黄酮、表没食子儿茶素、环橄榄树脂素、（7R,8S,8'R）-4,9,4',8'- 四羟基 -3,3'- 二甲氧基 -7,9'- 单环氧木脂素、β- 羟基 -3- 甲氧基 -4- 羟基苯乙酮、β- 谷甾醇、环桉树醇、白桦脂酸、24- 亚甲基环阿屯酮、环桉烯酮、格链孢醇、蛇菰脂醛素、杜仲二醇、松脂醇 -4'-O-β-D- 吡喃葡萄糖苷、杜仲醇、脱氧杜仲醇、松脂素（pinoresinol）、8- 羟基松脂素、去氢二松柏醇 γ'-O-β-D- 吡喃葡萄糖苷。中脂素（Medioresinol）、丁香素（Syringaresinol）、表松脂素（epipinoresino）、1- 羟基松脂素（1-Hydroxypinoresinol）、中脂素二葡萄苷（medioresinol-4',4''-di-O-β-D-Glucopyranoside）、1-Hydroxypinoresinol-4'-O-β-D-glu-copyranoside-1- 羟基松脂素 -4'- 葡萄苷、松脂素二葡萄苷（pinoresinol-4',4''-di-O-β-D-glucopyranoside）、松脂素葡萄苷（Pinoresinol-4'-O-β-D-Glucopyranoside）、丁香脂素二葡萄苷（鹅掌楸碱 Liriodendrin [（+）-Syringaresinol-4',4''-di-O-β-D-glucopyranoside]）、1- 羟基松脂素 -4''- 葡萄苷（1-Hydroxypinoresinol-4''-O-β-D-glucopyranoside）、丁香脂素葡萄苷（Syringaresinol-4'-O-β-D-Glucopyranoside）。

【药理作用】

1. 抗骨质疏松作用

（1）促进成骨细胞增殖与成骨分化：骨质疏松是由于体内成骨细胞与破骨细胞的失衡导致，当骨吸收大于骨形成，则会导致骨质疏松，因此促进成骨细胞的增殖对于治疗骨质疏松有着重大的意义。目前，主要对杜仲的水提液、醇提液，以及含药血清进行针对性的研究。研究发现，杜仲 40% 乙醇提取物可以促进 MC3T3-E1Subclone14 成骨细胞的增殖。研究发现杜仲皮提取物具有促进大鼠成骨细胞增殖，抑制破骨细胞骨溶解的活性，还可诱导生长激素的释放，调节骨成熟和骨重构。研究发现不同浓度的杜仲含药血清均能促进成骨细胞的增殖，其机制是激活 MMP3-OPN-MAPK 通路从而达成骨重建。杜仲中抗骨质疏松的有效成分主要是通过调节骨代谢、稳定机体的激素平衡等实现骨的形成。抗骨质疏松是杜仲多种有效成分共同作用的结果。研究发现杜仲中含有 4 种环烯醚萜类成分可以促进成骨细胞的增殖分化。研究发现京尼平、槲皮素和桃叶珊瑚可促进体外培育小鼠成骨样细胞 MC3T3-E 的 ALP 活性。研究发现杜仲中的槲皮素、芦丁、金丝桃苷均能调节骨代谢平衡，从而促进 SD 大鼠的 BMSCs 成骨细胞分化。研究发现杜仲中的紫云英苷、黄芩苷、咖啡酸和京尼平苷酸可以上调 OPG/RANKL 的比值来调节骨吸收与骨形成的平衡，从而治疗骨质疏松。研究发现盐炙杜仲可以治疗去卵巢大鼠的骨质疏松，并推断杜仲对绝经后骨质疏松具有疗效，且杜仲高剂量组（6g/kg）对大鼠血清骨转换指标具有显著改善作用。研究发现杜仲 - 牛膝配伍后对雌激素下降导致的骨质疏松，作用均要强于杜仲、牛膝单味药。

（2）加速骨折愈合：研究发现杜仲叶提取物可促进局部毛细血管再生，改善微循环，通过调节骨髓间充质干细胞的分化，加速骨痂的改建。研究发现丹参、杜仲 1:1 混合提取液对 SD 大鼠闭合性骨折模型具有促进骨痂生长、加速骨痂改建的作用，从而更早进行骨小梁的力学修复，使骨组织尽快在力学结构上达到生理活动的需要。通过进一步研究发现，在骨折愈合早期杜仲能够提高血管内皮生长因子（VEGF）水平，从而促进骨折断端微血管新生增殖，加快骨痂毛细血管重建塑形，达到促进骨折愈合的作用。通过采血取样分析，发现杜仲能在骨折早期降低血钙、升高血磷，从而促进骨痂生长和骨折愈合。

2. 抗炎、抗氧化作用 据研究，炎症和氧化应激是产生神经退行性疾病的主要因素，杜仲的抗炎、抗氧化作用是研究的一大热点。帕金森综合征属于锥体外系疾病，多发于中老年人，临床上常用左旋多巴来治疗，但长期使用会抑制多巴胺的产生，不仅会降低治疗效果，还会增加药物的不良反应。研究发现杜仲乙醇提取物联合左旋多巴可以有效改善 6-OHDA 诱导的帕金森大鼠的运动功能，其作用机制可能在于通过提高大鼠脑黑质中 TH 和 DA 水平及 SOD、GSH-Px 及 NOS 水平，降低 MDA 水平，从而起到抗氧化作用，保护多巴胺能神经元。发现杜仲提取物能有效降低脑老化小鼠的氧化应激指标，缓解氧化损伤和与衰老有关的脑细胞凋亡。发现杜仲皮水提取物具有改善 AO 大鼠炎症浸润及骨损伤的作用，其作用机制可能与激活 PI3K/AKT-eNOS 信号通路，抑制 eNOS 酶活性，降低内源性 NO 含量有关。

3. 促进糖、脂代谢作用 糖尿病是代谢性疾病，大多数糖尿病患者存在脂质代谢紊乱，出现高脂血症和高脂蛋白血症。糖尿病及其并发症的发生与机体的炎症反应与氧化应激水平有关。近年来研究发现，杜仲多糖具有良好的糖、脂代谢作用。以 1% 干燥全杜仲叶喂养小鼠，发现杜仲叶可降低 db/db 小鼠中的血糖和脂质浓度，其机制可能是通过增加血浆胰岛素含量，降低血浆胰高血糖素水平以及降低肝 HMGCoA 还原酶、ACAT 和 FAS 的活性实现的。杜仲叶的抗高血糖和降血脂特性可以通过调节葡萄糖和脂质代谢酶活性来预防和管理 2 型糖尿病，且服用杜仲叶并不会对小鼠产生任何毒性，因此杜仲叶也同样显著降低了血浆转氨酶（AST、ALT）的活性。发现给高血脂模型小鼠灌胃杜仲多糖后，小鼠血清甘油三酯、总胆固醇、低密度脂蛋白胆固醇、载脂蛋白 B 和脂蛋白 a 含量和动脉硬化指数等均显著降低。发现杜仲多糖能够明显降低糖尿病模型小鼠的血清血糖浓度和丙二醛水平，且血清中超氧化物歧化酶和谷胱甘肽过氧化物酶水平明显增加。

4. 对肝肾的保护作用 肝脏缺血再灌注损伤（hepatic ischemia-reperfusion injury，HIRI）是肝脏临床面临的重大问题，是指肝脏在阻断血流一段时间后恢复血液灌注不仅不能减轻肝脏损伤反而加重的现象。通过 HIRI 大鼠发现，多种杜仲提取物具有改善 HIRI 的作用，其中以杜仲叶醇提取物效果最明显，其原因可能为杜仲叶水提取物含有更多酚酸类及黄酮类化合物。研究发现，口服杜仲提取物可以提高四氯化碳诱导的慢性肝损伤大鼠体内的谷胱甘肽过氧化酶、超氧化物歧化酶和过氧化氢酶的活性，从而可以保护大鼠免受肝损伤。杜仲可抑制单侧输尿管梗阻（UUO）大鼠模型肾组织结缔组织的生长因子（CTGF）在肾小管上皮中的过度表达，从而延缓肾小管损伤进而减轻肾间质纤维化。发现杜仲中的木脂素能同时从结构和功能上治疗自发高血压大鼠的肾损伤，不仅有效提高了 N- 乙酰 -β-D- 葡萄糖苷酶（NAG）活性、改善肾功能，还能提高白蛋白（ALB）/ 尿肌酐（UCR）的比例，调节肾血管中胶原蛋白Ⅲ的过度表达，其机制是抑制肾的醛糖还原酶（AR）的表达。

5. 降压作用 杜仲可以双向调节血压，且几乎没有不良反应，是其他化学降压药不能比拟的。根据不同的情形将杜仲制成不同制剂，各种制剂均有降压作用。发现木脂素类的化合物中的松脂醇二葡萄糖苷，环烯醚萜类的京尼平苷酸、京尼平苷和桃叶珊瑚苷，苯丙素类中的绿原酸以及黄酮类的槲皮素和芦丁 7 种降压有效成分经过配伍后，都比单味药有更好的血管舒张作用，其中槲皮素和松脂醇二葡萄糖苷在 1:1 组合的时候，血管舒张的效果达到最佳。研究发现杜仲皮和叶的降压主要成分基本一致，且生物碱、桃叶珊瑚苷、绿原酸、糖类均有不同程度的降压作用。杜仲叶颗粒通过改善血管内皮的形态，治疗高血压内皮功能损伤，从而达到降压效果。

6. 安胎作用 杜仲可用于肝肾亏虚和下元虚冷、胎动不安、妊娠下血、习惯性流产等。且杜仲经过不同的方法炮制后，其安胎作用各不相同，其中经过盐炙之后的杜仲提取物的效果最强。对杜仲盐炙的炮制程度和不同部位进行了研究，发现对于非妊娠大鼠离体子宫平滑肌，中度盐炙和水部浓缩物的抑制作用更加显著。研究发现杜仲不同部位水煎剂（1.0g/mL）对提前 24h 皮下注射己烯雌酚的空怀兔离体子宫均有不同程度的兴奋作用，其中以根皮、枝皮和杜仲叶对子宫收缩张力增强最为明显，杜仲叶对子宫的作用弱于根皮、枝皮、根木质，与枝木质相似，强于生杜仲，其作用效果的差异可能与不同部位的有效成分差异有关。

7. 增强免疫力作用 据记载杜仲具有增强免疫力的作用，且对试验小鼠的非特异性免疫和特异性免疫均有明显的增强作用。研究发现杜仲多糖能够明显提高小鼠脾脏指数和血清中 IL-2、IL-4、IgG 和 IgM 的含量，其中以高剂量（200mg/kg）最为显著。研究发现杜仲多糖对免疫抑制小鼠进行灌胃后，能够提高小鼠腹腔中巨噬细胞的吞噬能力和血清中溶血素的含量，从而改善小鼠的免疫能力。同样，研究表明，多糖主要是通过增强巨噬细胞的吞噬能力、激活 T 淋巴细胞、B 淋巴细胞、网状内皮系统和补体，引发干扰素和白细胞介素生成来完成免疫调节。

8. 抗肿瘤、抗癌作用 杜仲的抗肿瘤作用主要与增强宿主免疫力、促进肿瘤细胞凋亡有关。研究表明，很多多糖组分都能与病毒竞争性地争夺细胞结合位点而起到抑制病毒的作用。研究发现杜仲多糖能够抑制先天性免疫缺陷性病毒细胞的吸附与增殖，因此可以用来防治艾滋病的感染，且几乎没有不良反应。研究发现杜仲多糖能够抑制大鼠 Sarcomal180 细胞的生长，其机制与清除氧自由基，增强抗氧化酶 SOD、GSH 活性及提高机体免疫力有关。研究发现枸杞-五味子-杜仲配伍后可有效治疗因肿瘤坏死因子诱导的肌肉萎缩大鼠，且当五味子：枸杞：杜仲为 2:1:1 时，效果比各单味药和 1:1:1 配伍时更加明显。研究发现杜仲叶水提取物可以改善豚鼠的胃黏膜损伤，可以通过抑制胃黏膜的氧化来预防胃癌的发生。

【原植物】杜仲 *Eucommia ulmoides* Oliver

落叶乔木，高达 20m，胸径约 50cm；树皮灰褐色，粗糙，内含橡胶，折断拉开有多数细丝。嫩枝有黄褐色毛，不久变秃净，老枝有明显的皮孔。芽体卵圆形，外面发亮，红褐色，有鳞片 6～8 片，边缘有微毛。叶椭圆形、卵形或矩圆形，薄革质，长 6～15cm，宽 3.5～6.5cm；基部圆形或阔楔形，先端渐尖；上面暗绿色，初时有褐色柔毛，不久变秃净，老叶略有皱纹，下面淡绿，初时有褐毛，以后仅在脉上有毛；侧脉 6～9 对，与网脉在上面下陷，在下面稍突起；边缘有锯齿；叶柄长 1～2cm，上面有槽，被散生长毛。花生于当年枝基部，雄花无花被；花梗长约 3mm，无毛；苞片倒卵状匙形，长 6～8mm，顶端圆形，边缘有睫毛，早落；雄蕊长约 1cm，无毛，花丝长约 1mm，药隔突出，花粉囊细长，无退化雌蕊。雌花单生，苞片倒卵形，花梗长 8mm，子房无毛，1 室，扁而长，先端 2 裂，子房柄极短。翅果扁平，长椭圆形，长 3～3.5cm，宽 1～1.3cm，先端 2 裂，基部楔形，周围具薄翅；坚果位于中央，稍突起，子房柄长 2～3mm，与果梗相接处有关节。种子扁平，线形，长 1.4～1.5cm，宽 3mm，两端圆形。早春开花，秋后果实成熟。

产于湖北、贵州、湖南、广西。生于低山、谷地或低坡的疏林里，或岩石峭壁均能生长。现多为栽培。

（杨鹏　黄斌　汪冶）

Meix wangc bagx 美黄吧

黄柏 Huangbo

【异名】檗木、檗皮、黄檗、美比蛮、黄波椤树、黄伯栗、元柏。

【来源】本品为芸香科植物黄檗 *Phellodendron amurense* Rupr. 的干燥树皮。

【采收加工】4～7 月剥取树皮，刮去粗皮，干燥。

【性味】苦，寒。

《侗族医学》：苦，凉。

《中国侗族医药学基础》：苦，寒。

【功能与主治】清热燥湿，泻火解毒，除骨蒸。用于湿热黄疸，泻痢，足膝肿痛，带下，热淋，骨蒸潮热，盗汗，遗精；外用治疮疡，湿疹，黄水疮，烫火伤。

《侗族医学》：退火，排毒。用于火牙。

《中国侗族医药学基础》：清热燥湿，泻火除蒸，解毒疗疮。用于湿热泻痢，黄疸，带下，热淋，骨蒸劳热，盗汗，遗精，疮疡肿毒，湿疹瘙痒。

《中国侗族医药研究》：清热降火，排毒。五种黄疸，懒黄病，火牙。

【用法用量】内服：煎汤；3～12g。外用：适量。

《侗族医学》：3～9g。外用：适量。

《中国侗族医药研究》：内服煎汤，3～9g。

《中国侗族医药学基础》：内服煎汤，3～12g；或入丸、散。外用：适量，研末调敷；或煎水浸渍患处。

【附方】风湿性关节炎 鸭嘴花、骨碎补、黄柏、松根、桑寄生、生姜、葱须、食盐各50g。共研末调匀，黄酒调敷患处，每日换药1次。(《中国侗族医药》)

【化学成分】绿原酸（chlorogenic acid）、阿魏酰奎宁酸甲酯［(-)-4-*O*-feruloylquinicacidmethylester］、1-甲氧基-2-羟基苯甲酸（1-methoxy-2-hydroxy-benzonicacid）、(-)-绿原酸甲酯［(-)-chlorogenicacidmethylester］、2,4-二羟基-3,5-二甲基苯甲酸（2,4-dihydroxy-3,5-di-methylbenzonicacid）、阿魏酸甲酯（methylferulate）、3,4,5-三甲氧基苯酚-*O*-β-D-葡萄糖苷（3,4,5-trimetoxyphenol-*O*-β-D-gluco-pyranoside）、它乔糖苷（tachinoside）、毛柳苷（salidroside）、丁香酸甲酯（methylsyringate）、咖啡酸甲酯（methylcaffeate）、4-羟基苯乙醇（4-hydroxyphenethylalcohol）、［(21R,23R)-epoxy-24-hydroxy-21a,25-diethoxy］trucal-la-7-en-3-one、无羁萜（friedelin）、(23R,24S)-21-oxomelianodiol,3β、20-chloro-23,24,25-trihydroxyapotirucalla-7-en-3-one、aph-agraninsF、21,23-alctone-24,boujotinoloneA、25-dihydroxyapot-irucalla-7-en-3one、boujotinoloneB、蝙蝠葛任碱（menisperine）、N-甲基紫堇定碱（N-methyllcorydine）、降氧化北美黄连次碱（noroxyhydrasti-nine）、非洲防己碱（columbamine）、异莲心碱（lotusine）、木兰花碱（magnoflorine）、y-崖椒碱（y-fagarine）、grvadine、药根碱（jatrorrhizine）、异阔果芸香碱（isoplatydesmine）、吴茱萸次碱（rutaecarpine）、铁屎米-6-酮（canthin-6-one）黄柏新苷A（phellochiinnA）、双氢山奈酚（dihydrokaempferol）、金丝桃苷（hyperoside）、7-脱甲基软木花椒素（7-demethylsuberosin）、美洲花椒素（xanthyletin）、7-hydroy-6-(2-(R)-hy-droxy-3-methyl-3-butenyl)coumarin, Phellodenol E, 葡萄内酯（aurapten）、反-2,4-N-异丁基十五碳二烯酰胺［(2E,4E)-N-isobutylpentadecadienamide］、反,反-2,4-N-异丁基十四碳二烯酰胺［(2E,4E)-

N-isobutylpentadecadien-amide]、N-meth-ylflindersine、反,反,顺 -2,4,8-N 异丁基十四碳三烯酰胺 [（2E,4E,8Z）-N-isobutyltetradecadien-amide]、β- 谷甾醇（β-sitosterol）、豆甾醇（campesterol）、菜油甾醇（stig-masterol）、柠檬苦素类、黄柏内酯（obaeulaetone）、黄柏酮（obakunone）、三烯（tricyclene）、大香叶烯（germacrene）、α- 杜松醇（α-cadinol）、月桂烯（myroene）、乙酸冰片酯（bomylacetate）、4- 蒈烯（4-carene）、脂肪酸类、亚油酸（jinole-icacid）、棕榈酸（hexadecanoicacid）、反亚油酸（linolelaidicacid）、（6R,7aR）- 地芰普内酯[（6R,7aR）-epiloliolide]、（6S）- 去氢催吐萝芙木[（6S）-dehydrovomifoliol]、钙、镁、锰等金属元素。

【药理作用】

1. 抗菌作用 动物实验显示，川黄柏水煎剂能够保护感染金黄色葡萄球菌的小鼠，小鼠的病死率明显降低。川黄柏水提物涂层导尿管能够预防泌尿系统感染，对尿道及其周围的革兰阴性杆菌与引流袋中的细菌产生抑制效果，与加替沙星联合应用的效果更加理想。硝矾洗剂中含有大黄、川黄柏等成分，能够有效抑制枯草芽孢杆菌、大肠埃希菌及金黄色葡萄球菌。川黄柏的果实精油可破坏菌体细胞的氧化损伤活性及沙门菌细胞膜的完整性，还能抑制以上细菌的能量代谢。

2. 免疫抑制作用 复方黄柏液（黄柏碱）能够对 iNOS、HMOX-1 等胞内免疫调控基因产生影响，继而影响人体脂肪间充质干细胞（A-MSC）的免疫调节作用，最终让局部移植物对抗宿主的能力得到抑制。黄柏内酯可以降低小鼠 INF-ymRNA 的表达，减少其皮肤移植排斥反应，降低小鼠脾脏内 IFN-y 中 T 细胞的含量，从而诱导特异性免疫耐受。

3. 抗炎作用 黄柏酮作为川黄柏中的成分之一，能够降低 MCP-1、NO、IL-1β、IL-6 等炎性因子的翻译与转录水平，提高丝裂原活化蛋白激酶磷酸酶 -1（MKP-1）的 mRNA 的稳定性，继而对 p38 介导的 AP-1 信号产生抑制效果，增加 MKP-1 蛋白的表达时间。动物实验表明，川黄柏煎剂能够缓解二甲苯致炎的小鼠的耳廓肿胀程度，抑制塑料环植入导致的大鼠肉芽组织增生，从而减少单核细胞的渗出以及巨噬细胞的生成。一项卡拉胶诱导的慢性前列腺炎大鼠模型的研究显示：川黄柏提取物可以降低大鼠前列腺组织中的 PGE_2、TNF-α 及 IL-1β 等炎性细胞的水平，能够治疗因衣原体感染导致的慢性细菌性前列腺炎，还能缓解大鼠前列腺组织间质的纤维化程度，改善大鼠的 CTGF、TNF-α、TGF-β_1、IL-1β、PGE_2 及 COX-2 水平。

4. 抗氧化作用 黄柏碱及川黄柏的提取物能够促进自由基的清除，起到抗氧化活性的效果。体外抗氧化活性的分析实验显示：在 DPPH·自由基、$ABTS^+$、O^{2-} 黄柏碱的质量浓度是 5.25μg/mL 的情况下，A549 细胞能够有效清除 ROS。另有抗氧化活性的实验表明黄柏碱能够保护 APPH 导致的斑马鱼胚胎死亡、心跳异常，降低脂质过氧化。应用硫氰酸铁法检测抗脂质氧化的结果显示：绿原酸的抗氧化效果良好，显示为一定的量效关系。

5. 抗癌作用 人体肺癌 A549 细胞周期能够被川黄柏中的绿原酸阻滞在 S 期，肺癌细胞的分裂被阻断，很大程度上降低了癌细胞的存活率。绿原酸能够通过时间依赖降低 A549 细胞中的线粒体膜电位，提高促凋亡因子 Bax 的表达水平，降低抑凋亡因子 Bcl-2 的表达水平，激活 Capase3，导致癌细胞凋亡。

6. 降血压和降血糖作用 川黄柏中含有多种生物碱，含量最高的是小檗碱。资料显示：小檗碱能够治疗 KK-Ay 糖尿病的小鼠，能够降低小鼠的空腹血糖，增强小鼠对葡萄糖的耐受能力。对 2 型糖尿病大鼠应用小檗碱，同样能够降低血糖，联合胰岛素效果更好。此外，小檗碱还可以减少高糖诱导大鼠的胰岛耗氧量。川黄柏的各种炮制品均能够对大鼠的物质能量代谢产生影响，生黄柏和盐黄柏可提高血浆三酰甘油（TG）水平，降低大鼠糖与糖酵解的代谢。对犬腹腔注射或静脉注射小檗碱，可明显降低犬的血压，而且降压时间较长，不会产生快速耐受。

7. 保护神经作用 小檗碱可以逆转 Aβ25-35 诱导的原代海马神经元的损伤、凋亡，有效降低半胱天冬酶、神经元的活性。小檗碱、黄柏碱和川黄柏的提取物能够有效保护经过氧化氢处理的 HT22 小鼠海马的神经元，还可抑制乳酸脱氢酶的表达水平和乙酰胆碱酯酶（AChE）的活性，对阿尔茨海默病有一定的治疗效果。在抑制乙酰胆碱酯酶浓度的情况下，川黄柏的水提物和醇提物均无细菌毒性。资料表明，黄连碱、小檗碱、巴马汀等生物碱组合应用，可提高乙酰胆碱酯酶的抑制效果。

8. 保护肝脏和肾脏 川黄柏、黄芩与其配伍可以减轻黄药子导致的肝毒性，有效降低 SD 大鼠血清内的丙氨酸氨基转移酶（ALT）、碱性磷酸酶（ALP）、天门冬氨酸氨基转移酶（AST）的活性，增加肝组织内谷胱甘肽（GSH）的含量。川黄柏的各种炮制品的水煎剂都可起到抗痛风、滋阴的效果。药根碱对大鼠的肝线粒体活性具有有效的抑制效果，巴马汀的诱导作用明显。黄柏碱能够调节磷脂酶 C 的依赖性苦味受体，使体外培养的肾细胞的生理状态发生改变，最终对肾脏功能与发育产生影响。

【原植物】 黄檗 *Phellodendron amurense* Rupr.

树高 10 ～ 20m，大树高达 30m，胸径 1m。枝扩展，成年树的树皮有厚木栓层，浅灰或灰褐色，深沟状或不规则网状开裂，内皮薄，鲜黄色，味苦，质黏，小枝暗紫红色，无毛。叶轴及叶柄均纤细，有小叶 5 ～ 13 片，小叶薄纸质或纸质，卵状披针形或卵形，长 6 ～ 12cm，宽 2.5 ～ 4.5cm，顶部长渐尖，基部阔楔形，一侧斜尖，或为圆形，叶缘有细钝齿和缘毛，叶面无毛或中脉有疏短毛，叶背仅基部中脉两侧密被长柔毛，秋季落叶前叶色由绿转黄而明亮，毛被大多脱落。花序顶生；萼片细小，阔卵形，长约 1mm；花瓣紫绿色，长 3 ～ 4mm；雄花的雄蕊比花瓣长，退化雌蕊短小。果圆球形，径约 1cm，蓝黑色，通常有 5 ～ 8（～ 10）浅纵沟，干后较明显；种子通常 5 粒。花期 5 ～ 6 月，果期 9 ～ 10 月。

产湖南、贵州、广西、湖北。生于山地杂木林中或山区河谷沿岸，多为栽培。

（杨鹏 黄斌 汪冶）

Meix yaemx 美引

香椿 Xiangchun

【异名】 毛椿、椿芽、春甜树、春阳树、椿、湖北香椿、陕西香椿、椿皮、椿木皮、鸡椿树、野春天树、椿菜根、椿树皮、红椿、椿花、香铃子。

【来源】 本品为楝科植物香椿 *Toona sinensis*（A. Juss.）Roem. 的干燥根皮。

【采收加工】 根皮全年可采；秋后采果；夏秋采叶及嫩枝。

全年均可采，干皮可从树上剥下，鲜用或晒干；根皮须先将树根挖出，刮去外面黑皮，以木槌轻捶之，使皮部与木质部分离，再行剥取，宜仰面晒干，以免发霉发黑，亦可鲜用。

【性味】 苦、涩，凉。

《侗药大观》：苦、涩，性寒。

《中国侗族医药研究》：微温，苦，无毒。

【功能与主治】 除热，燥湿，涩肠，止血，杀虫。用于久泻，久痢，肠风便血，崩漏带下，遗精，白浊，疳积，疮痹。

《侗药大观》：清湿热，收涩止血，止痒。用于治疗带下，腹泻，久痢，便血，皮肤瘙痒等。

《中国侗族医药研究》：芳香祛邪，散寒行气，软坚消积。用于燥湿，理气，活血，杀虫。治疗头痛，肚痛起拱，痨病，食死肉生疔中毒，牙痛，虫牙痛，落肛。

【用法用量】内服：煎汤，6 ～ 12g；或入丸、散。

《侗药大观》：10 ～ 15g，水煎内服。外用适量，水煮洗患处。

【附方】头痛　野椿树根皮 10g，煎汁，兑酒服；并捣烂敷患处。（《中国侗族医药研究》）

【现代临床研究】

1. 细菌性痢疾　用香椿流浸膏治疗急性细菌性痢疾 20 例，方法：制成每 10mL 含生药（叶及嫩枝）鲜品 160g 的流浸膏，每次 20 ～ 30mL，每日 2 ～ 3 次，儿童酌减。结果：治愈 17 例，疗效达 85%，服药后少数人有恶心等不良反应，疗效优于合霉素及痢特灵对照组（20 例的疗效为 75%）。也有人用香椿子治疗痢疾、肠炎、化脓性球菌感染等症。

2. 宫颈炎、尿道炎　香椿嫩芽及叶煎汤或鲜食，每次 150g 鲜品。

3. 急慢性中耳炎　香椿皮滴耳油治疗急慢性中耳炎 40 例均获痊愈。药物组成：香椿皮 60g，香油适量。制法：将香椿皮用房上砖瓦焙成炭研成极细末装入干净的玻璃瓶中，然后放入适量香油搅拌均匀备用。用法：用时先用双氧水滴入耳内冲洗脓液，再用棉球擦干。用小滴管吸出药油滴入耳内 2 ～ 3 滴，滴完后用手轻按耳边使药液进入中耳约停留 20min 倾出，每日 5 ～ 6 次。慢性患者约 7 ～ 10 天，急性患者约 1 ～ 3 天即可治愈。

【化学成分】芦丁、杨梅苷、槲皮素 -3-O-β-D- 半乳糖苷、槲皮素 -3-O-β-D- 葡萄糖苷、槲皮素 -3-O-α-L- 阿拉伯糖苷、紫云英苷、槲皮素 -3-O-α-L- 鼠李糖苷、山奈酚 -3-O-α-L- 鼠李糖苷、桦木酸甲酯、β- 谷甾醇、没食子酸乙酯、邻苯二甲酸二丁酯、1,2,3,6- 四 -O- 没食子酸 -β-D- 吡喃葡萄糖苷、1,2,3,4,6- 五 -O- 没食子酸 -β-D- 吡喃葡萄糖苷、(-)- 表没食子儿茶素没食子酸酯、山奈酚 -3-O-β-D- 吡喃葡萄糖苷、1,2,3,4,6- 五没食子酸 -β-D- 葡萄糖苷、没食子酸、没食子酸乙酯、芦丁、杨梅苷、槲皮素 -3-O-β-D- 半乳糖苷、紫云英苷、石竹烯、3,7,11- 三甲基 -2,6,10- 十二碳三烯 -1- 醇乙酸酯、3,7,11- 三甲基 -2,6,10- 十二碳三烯 -1- 醇、柯巴烯、正二十四烷、正二十烷、正二十七烷、正二十六烷、正二十一烷、正十九烷、正二十二烷、二氧杂环己烷、2- 乙氧基丁烷、乙二醇单硝酸酯、2,5- 二甲基噻吩、樟脑、龙脑、3,4- 二甲基葵烷、乙酸龙脑酯、β- 丁香烯、α- 蛇麻烯、2- 乙基 -1- 葵醇、榄香醇、2,6- 二甲基 -4- 乙基 - 苯酚、6- 甲基 - 十三烷、雪松醇、3,6- 二甲基十一烷、金合欢醇、2,7- 辛二烯 -1- 醇 - 乙酸酯、邻苯二甲酸二甲氧基乙酯。

【药理作用】

1. 抗菌作用　研究表明香椿煎剂对金黄色葡萄球菌、肺炎球菌、伤寒杆菌、甲型副伤寒杆菌、铜绿假单胞菌、费氏痢疾杆菌有较强抑制作用。椿皮煎剂对福氏、宋内痢疾杆菌和大肠埃希菌有抑制作用。研究采用琼脂平板稀释法对香椿皮的水提取物和醇提取物进行了体外抗菌试验研究，结果发现香椿皮的水、醇提取物对金黄色葡萄球菌、铜绿假单胞菌、大肠埃希菌均有抑制作用。抗菌作用可能与香椿叶中的黄酮化合物、萜类化合物、蒽醌、鞣质、皂苷等有关。

2. 抗炎作用　采用稀乙醇提取、聚酰胺柱分离制得总黄酮，通过初步药效学实验发现其具有化痰、抗炎和增强免疫的作用。抗炎作用可能与香椿叶中的黄酮化合物、萜类化合物等有关。

3. 镇痛作用　口服香椿叶的水萃取物可以缓解醋酸诱发的疼痛，减少小白鼠扭体试验中的扭体次数，及延长热板试验、光辐射热甩尾试验之潜伏时间，而呈现出镇痛效果。镇痛作用可能与香椿叶中的黄酮化合物有关。

4. 降血糖作用　研究表明，香椿的嫩叶能降低由 Alloxan 所诱发之糖尿病鼠的血糖，且只降低糖尿病鼠的血糖值，并不会影响正常鼠的血糖。会改善糖尿病鼠胰岛素之分泌，增加脂肪组织之 GLUT4（葡萄糖转运装置）蛋白表现等作用。椿叶水萃取液能降低糖尿病患者之血糖值，甚至对一般降血糖药物所未能改善之高血糖症状之患者亦有效，而且对糖尿病所伴随的慢性并发症如四肢麻木、全身酸痛及血压不稳定均有改善。香椿的嫩叶降血糖作用可能与萜类化合物有关。

5. 抗癌作用　据记载香椿的嫩叶可抑制某些癌细胞生长（肺癌：A549、H226；直肠癌：Col0205；骨癌：U-20S；肝癌：C3A）。研究发现香椿粗萃取物有明显抗癌效果。香椿对 HepG$_2$ 之生长有抑制作用，但以浓度 1.0mg/mL 为分界，予更高浓度 10.0mg/mL 时似有明显回升现象。其 50% 抑制生长浓度（IC$_{50}$）分别为（0.517±0.01）mg/mL（MTT）及（0.53±0.04）mg/mL（Methylene blue）。抗癌作用可能与香椿叶中的皂苷、生物碱等有关。

6. 降血压作用　研究显示椿叶粗萃取液细分的几个成分中，5-5 在低剂量就会降低血管平滑肌细胞 A7r5 细胞内钙离子的浓度，而 5-2 会抑制 50mM KCl$_2$ 所诱发细胞内钙离子浓度的增加，结果显示香椿叶可能可以用来降低血压。降压作用可能与香椿叶中的蒽醌、鞣质、皂苷等有关。

7. 抗氧化作用　对香椿萃取液进行体外的抗氧化活性分析，结果显示香椿萃取液在亚麻油酸乳化系统中具有很好的抗氧化性及清除 DPPH 自由基、螯合亚铁离子、还原力及清除超氧阴离子的能力。而且，抗氧化能力随着香椿萃取汁液浓度增加而增加。香椿萃取液可减少 LDL 的过氧化程度，包括减少丙二醛生成量、避免 Apoprotein B 蛋白裂解、防止胆固醇氧化及抑制 LDL electrophoretic movility 改变。而且，保护功效随着香椿萃取液的浓度增加而增加。由结果可知，香椿萃取液具有抗氧化能力，可能具有开发防自由基相关疾病之抗氧化剂潜力。抗氧化作用可能与香椿叶中的黄酮化合物等有关。

【原植物】香椿 *Toona sinensis*（A. Juss.）Roem.

乔木；树皮粗糙，深褐色，片状脱落。叶具长柄，偶数羽状复叶，长 30 ～ 50cm 或更长；小叶 16 ～ 20，对生或互生，纸质，卵状披针形或卵状长椭圆形，长 9 ～ 15cm，宽 2.5 ～ 4cm，先端尾尖，基部一侧圆形，另一侧楔形，不对称，边全缘或有疏离的小锯齿，两面均无毛，无斑点，背面常呈粉绿色，侧脉每边 18 ～ 24 条，平展，与中脉几成直角开出，背面略凸起；小叶柄长 5 ～ 10mm。圆锥花序与叶等长或更长，被稀疏的锈色短柔毛或有时近无毛，小聚伞花序生于短的小枝上，多花；花长 4 ～ 5mm，具短花梗；花萼 5 齿裂或浅波状，外面被柔毛，且有睫毛；花瓣 5，白色，长圆形，先端钝，长 4 ～ 5mm，宽 2 ～ 3mm，无毛；雄蕊 10，其中 5 枚能育，5 枚退化；花盘无毛，近念珠状；子房圆锥形，有 5 条细沟纹，无毛，每室有胚珠 8 颗，花柱比子房长，柱头盘状。蒴果狭椭圆形，长 2 ～ 3.5cm，深褐色，有小而苍白色的皮孔，果瓣薄；种子基部通常钝，上端有膜质的长翅，下端无翅。花期 6 ～ 8 月，果期 10 ～ 12 月。

产于湖南、湖北、贵州、广西。生于山坡或溪旁。多为栽培，嫩叶作蔬菜吃。

（杨鹏　黄斌　汪冶）

Meix yangc muic 美杨梅

杨梅 Yangmei

【异名】珠蓉、朱红、山杨梅、树梅、杭子。

【来源】本品为杨梅科植物杨梅 *Myrica rubra* (Lour.)S.et Zucc. 的根皮、树皮和果实。

【采收加工】全年均可采收，多在栽培整修时趁鲜剥取茎皮、根皮或挖取全根，鲜用或晒干。果实成熟后鲜用或烘干。

【性味】根、树皮：苦、辛、微涩，温。果：酸、甘，平。无毒。

《侗族医学》：苦，热。

《侗药大观》：苦，寒。

《中国侗族医药研究》：苦、辛、涩，温。

《中国侗族医药学基础》：根、树皮：苦，温。果：酸、甘，平。

【功能与主治】根、树皮：行气活血，止痛，止血，解毒消肿。用于跌打损伤，骨折，牙痛；外用治创伤出血，烧烫伤。

果：生津止渴。用于口干，食欲不振，脘腹疼痛，胁痛，牙痛，疝气，跌打损伤，骨折，吐血，衄血，痔血，崩漏，外伤出血，疮痈肿痛，痄腮，牙疳，汤火烫伤，臁疮，湿疹，疥癣，泄泻。

《侗族医学》：退水，止血，止痛。主治麻巴登喉（蛾子）鲤鱼断滩（喉痛）。

《侗药大观》：祛毒止痒的功能。用于治疗老年性风瘙痒、小儿湿疹、虫牙、皮肤瘙痒等。

《中国侗族医药研究》：清热解毒，利湿收敛。用于骨结核。

《中国侗族医药学基础》：根、树皮：散瘀止血，止痛。用于跌打损伤，骨折，痢疾，胃及十二指肠溃疡，牙痛，创伤出血，烧烫伤。果：生津止渴。用于口干，食欲不振。

【用法用量】内服：煎汤，9～15g；或浸酒；或入丸、散。外用：适量，煎汤熏洗；或漱口；或研末调敷；或吹鼻。

《侗族医学》：15～30g。

《侗药大观》：过敏性皮炎、皮肤瘙痒、湿疹用干品10～15g，水煎洗浴。虫牙用干品20g，加桃树皮20g，水煎，热熏口腔。

《中国侗族医药研究》：15～30g，水煎服。

《中国侗族医药学基础》：内服，煎汤，15～30g；或烧灰。外用适量，烧灰涂敷。

【现代临床研究】杨梅具有帮助消化的作用：可以促进胃肠蠕动，消化不良的人可以吃杨梅或者喝点杨梅水。杨梅具有解毒清热的作用：火气旺或具有热毒的人，比如口舌生疮，吃点杨梅就可达到清热解毒的效果。杨梅还具有润肠通便、消炎抗菌的作用：胃肠功能不好，比如肠炎、便秘的人吃杨梅，可以达到改善的目的。

【化学成分】山奈酚、槲皮素、杨梅素、槲皮素-3-O-α-L-鼠李糖苷、杨梅苷、杨梅素-3-O-β-D-葡萄糖苷、丁香酸（syringicacid、正丁基-α-L-吡喃鼠李糖苷、正丁基-β-D-吡喃果糖苷（n-butyl-β-D-fructopyranoside）、水杨酸（salicylic acid）、白蔹素（ampelopsin）、没食子酸、儿茶素没食子酸酯[（-）-epigallocatechin-3-gallate]、β-谷甾醇、胡萝卜苷、杨梅醇-5-O-β-D-（6'-O-没食子酰基）-吡喃葡萄糖苷、蒲公英萜醇、熊果酸、异槲皮苷、金丝桃苷、槲皮素-3-O-β-D-葡萄糖醛酸、萹蓄苷、杨梅素-7-O-β-D-半乳糖。

【药理作用】

1.抗氧化　据研究发现，杨梅黄酮对自由基有很好的清除效果，且能够有效抑制山茶油、亚麻籽油、紫苏籽油和油酸等油样的氧化。研究表明，杨梅黄酮具有还原能力，且具有剂量依赖性。研究发现，杨梅黄酮可有效清除自由基，且杨梅黄酮对肝线粒体膜和肝组织氧化损伤以及红细胞膜具有保护作用。研究表明，杨梅黄酮可增强小鼠机体的抗氧化性，抑制酒精性肝损伤所致的氧化应激和脂质过氧化。也有研究者在相关肝氧化应激实验中，发现杨梅黄酮可提高肝脏中超氧化物歧化酶的含量并增强谷胱甘肽过氧化物酶活性，从而使高胆碱饮食诱导型肝损伤情况得以改善。

2.抑制炎症因子　研究发现杨梅黄酮的抗炎作用表现为对一氧化氮的合成进行抑制。研究者采用灌胃杨梅黄酮对环磷酰胺所致生殖损伤的小鼠进行干预治疗，发现杨梅黄酮能够有效改善模型小鼠睾丸组织中的一氧化氮含量显著升高的现象，血清中睾酮的含量、精子密度及睾丸指数等均得到改善，进而使小鼠生精功能得以维持。研究发现25μmol/L的杨梅黄酮能够抑制TNF-α、IL-6以及前列腺素E$_2$等炎症细胞因子的表达，且浓度为50μmol/L的杨梅黄酮对诱导型一氧化氮合酶的抑制作用达到40%。

研究者在脂多糖诱导的乳腺炎模型的体内实验中发现杨梅黄酮能减轻中性粒细胞浸润程度和炎症损害，且杨梅黄酮预处理诱导能显著减少 TNF-α、IL-1β 和髓过氧化物酶的生成，还能增加血乳屏障的完整性，上调紧密连接蛋白。在体外，杨梅黄酮的抗炎机制表现为抑制乳腺炎诱导的 AKT/IKK/NF-κB 信号通路的磷酸化，从而减轻乳腺上皮细胞炎症反应。研究发现杨梅黄酮对皮肤表面细菌刺激引起的 Toll 样受体 2（TLR-2）基因表达和 p70S6 激酶蛋白磷酸化也有抑制作用，其机制是通过调节西罗莫司通路的 TLR 和哺乳动物靶点，从而对痤疮丙酸杆菌诱导的细胞因子产生抑制。杨梅黄酮的抗炎作用在一定程度上对癌症也有不错的治疗效果。研究者采用 transwell 侵袭实验、创伤愈合实验、Western blot 检测杨梅黄酮对胆管癌细胞中细胞因子诱导的 STAT3 活化的影响，实验结果表明杨梅黄酮能够降低处理后磷酸化 STAT3 蛋白的活性表达，明显抑制 STAT3 的下游基因，包括诱导型一氧化氮合酶、细胞间黏附分子 -1、环氧合酶 2 的细胞因子介导的炎症相关基因上调。

3. 诱导肿瘤细胞凋亡，抑制肿瘤生长 通过体外培养小鼠脑胶质瘤 GL261 细胞，应用 CCK-8 实验及流式细胞术检测发现杨梅黄酮能抑制 GL261 细胞的活性；细胞周期分析证明杨梅黄酮能抑制胶质瘤细胞的分裂增殖；Hoechst33342 染色形态学观察发现杨梅黄酮增加了细胞凋亡小体，即杨梅黄酮通过抑制增殖、促进凋亡两个机制同时发挥作用，从而抑制了胶质瘤细胞的生长。研究结果发现杨梅黄酮能显著抑制癌细胞的增殖分化并诱导其凋亡，作用机制与调节凋亡基因 Bcl-2 有关。不仅如此，研究发现杨梅黄酮能够影响 MAD1 和 RSK2 通路，从而促进裸鼠食管鳞癌细胞 EC9706、KYSE30 凋亡，使癌细胞扩散转移进一步受到抑制。在研究杨梅黄酮对人乳头状甲状腺癌的抗癌机制时，利用 SUN-790HPTC 细胞检测表明杨梅黄酮对该细胞具有毒性作用，并以剂量依赖的方式诱导 DNA 凝聚；此外，杨梅黄酮还上调了 Bax、Bcl-2 的表达，以及引发凋亡诱导因子的释放，改变线粒体膜电位，诱导细胞死亡。研究者对小鼠腋皮下注射肿瘤细胞悬液进行接种处理后，在第 8 天各组给予灌胃水杨梅总黄酮，结果发现水杨梅总黄酮可显著增加对 S180 肉瘤的抑瘤率。

4. 拮抗血小板活化因子 据报道血小板是机体遭遇损伤时参与止血的重要单位，也是血栓形成的主要结构单位。研究显示，血小板可为癌细胞生长和转移提供促凝血表面，癌细胞可因此躲过免疫系统攻击；除此之外，癌细胞还会诱导血小板聚集，加速癌细胞的侵袭、转移。研究表明杨梅黄酮具有拮抗血小板活化因子的生理功能，这对防治肿瘤的生长和侵袭非常重要。研究者利用血小板活化因子（PAF）、花生四烯酸聚合剂诱导体外血小板聚集，并建立了大鼠动静脉旁路血栓模型和小鼠尾部出血模型。检测发现水杨梅根黄酮治疗后，大鼠动静脉旁路血栓形成条件受到明显抑制，小鼠尾部凝血时间延长；Western blot 检测显示水杨梅根黄酮对血小板标记蛋白 CD41 的上调及 PI3K/Akt 信号通路的活化具有积极作用。更有体外实验证明杨梅黄酮在细胞及分子水平上可抑制 PAF 引发的血小板内 Ca^{2+} 升高、血小板聚集，且与杨梅黄酮浓度呈正性关系。

5. 增敏胰岛素，调节糖代谢 使用杨梅黄酮处理后，不仅能抑制 CDK5 的活化、增强 Mcl-1 的稳定性，减少线粒体 ROS 和 Caspase-3 的激活来减轻线粒体功能障碍，还能增强 PDX-1 和胰岛素 mRNA 的表达，增加胰岛素分泌。研究发现杨梅黄酮能够减慢糖原的降解、增加葡萄糖的利用率和促进胰岛素的分泌；杨梅黄酮还能减轻组织对胰岛素的抵抗，作用机制为上调胰岛素受体基因和 GLUT4 基因的表达水平，提高胰岛素敏感性从而减弱组织抵抗性。研究发现二氢杨梅素能有效改善四氧嘧啶模型小鼠症状，主要结果有模型小鼠"三多一少"症状明显改善，病理切片发现胰岛的损伤程度有效减轻等。作者认为可能的降糖机制：首先，二氢杨梅素能够促进肝糖原合成，减少葡萄糖的氧化分解；其次，二氢杨梅素还能改善脂代谢紊乱，提高机体抗氧化能力，从而减轻肝脏和胰岛 β 细胞的损伤。

6. 降低神经毒性，保护神经 研究发现杨梅黄酮能够参与影响多种生化途径保护神经元，从而抑制谷氨酸介导的兴奋性毒性，且抑制作用较为显著。首先，杨梅黄酮磷酸化能够干预 N- 甲基 -D- 天冬氨酸受体调节，减轻谷氨酸诱导的细胞内 Ca^{2+} 超载情况；其次，杨梅黄酮还能抑制活性氧产生；最后，杨梅黄酮可通过 3 个氢键与 Caspase-3 活性位点直接相互作用从而抑制谷氨酸诱导的 Caspase-3 的活化。研究发现过氧亚硝酸盐可使大鼠原代星形胶质细胞 DNA 损伤，进而介导多种神经退行性疾病。给予杨梅黄酮治疗后发现，杨梅黄酮能够明显抑制过氧亚硝酸盐诱导的 DNA 断裂，减少羟基自由基形成，进而降低神经病变。除此之外，杨梅黄酮对阿尔茨海默病、亨廷顿病及帕金森病等也具有良好的治疗效果，还可治疗多发性硬化症，以及作为镇痛剂使用。杨梅黄酮通过抗氧化、抑制炎症因子、诱导肿瘤细胞凋亡与抑制肿瘤生长、拮抗血小板活化因子与抗血小板聚集、增敏胰岛素与调节糖代谢、降低神经毒性等方面作用机制而发挥抗肝损伤、抗炎、抗肿瘤、拮抗血小板活化因子、降血糖以及保护神经等药理作用。此外，还发现杨梅黄酮在降脂、抗病毒以及抑菌等方面也发挥积极的药理作用。

【原植物】杨梅 *Myrica rubra* (Lour.)S.et Zucc.。名称已修订，正名是杨梅 *Morella rubra*。

常绿乔木，高可达 15m 以上，胸径达 60cm；树皮灰色，老时纵向浅裂；树冠圆球形。小枝及芽无毛，皮孔通常少而不显著，幼嫩时仅被圆形而盾状着生的腺体。叶革质，无毛，生存至 2 年脱落，常密集于小枝上端部分；多生于萌发条上者为长椭圆状或楔状披针形，长达 16cm 以上，顶端渐尖或急尖，边缘中部以上具稀疏的锐锯齿，中部以下常为全缘，基部楔形；生于孕性枝上者为楔状倒卵形或长椭圆状倒卵形，长 5～14cm，宽 1～4cm，顶端圆钝或具短尖至急尖，基部楔形，全缘或偶有在中部以上具少数锐锯齿，上面深绿色，有光泽，下面浅绿色，无毛，仅被有稀疏的金黄色腺体，干燥后中脉及侧脉在上下两面均显著，在下面更为隆起；叶柄长 2～10mm。花雌雄异株。雄花序单独或数条丛生于叶腋，圆柱状，长 1～3cm，通常不分枝呈单穗状，稀在基部有不显著的极短分枝现象，基部的苞片不孕，孕性苞片近圆形，全缘，背面无毛，仅被有腺体，长约 1mm，每苞片腋内生 1 雄花。雄花具 2～4 枚卵形小苞片及 4～6 枚雄蕊；花药椭圆形，暗红色，无毛。雌花序常单生于叶腋，较雄花序短而细瘦，长 5～15mm，苞片和雄花的苞片相似，密接而成覆瓦状排列，每苞片腋内生 1 雌花。雌花通常具 4 枚卵形小苞片；子房卵形，极小，无毛，顶端极短的花柱及 2 鲜红色的细长的柱头，其内侧为具乳头状凸起的柱头面。每一雌花序仅上端 1（稀 2）雌花能发育成果实。核果球状，外表面具乳头状凸起，径 1～1.5cm，栽培品种可达 3cm 左右，外果皮肉质，多汁液及树脂，味酸甜，成熟时深红色或紫红色；核常为阔椭圆形或圆卵形，略成压扁状，长 1～1.5cm，宽 1～1.2cm，内果皮极硬，木质。4 月开花，6～7 月果实成熟。

产于湖南、贵州、广西、湖北。生于海拔 125～1500m 的山坡或山谷林中。现多为栽培。

（杨鹏　黄斌　汪冶）

Meix yaop sanc 美尧禅

半枫荷 Banfenghe

【异名】金缕半枫荷、木荷树、阿丁枫、闽半枫荷、小叶半枫荷、翻白叶树、阴阳叶。

【来源】本品为金缕梅科植物半枫荷 *Semiliquidambar cathayensis* Chang 的干燥根皮。

【采收加工】全年可采，切片晒干。

【性味】甘，温。

《侗族医学》：甜，热。

《侗药大观》：甘，温。

《中国侗族医药研究》：甘，温。

【功能与主治】祛风湿，舒筋活血。用于腰肌劳损，慢性腰腿痛，半身不遂，跌打损伤，扭挫伤。外用治刀伤出血。

《侗族医学》：除湿，活血。用于宁乜稿盼兜轮（妇女产后伤风），风湿骨痛。

《侗药大观》：祛风除湿，舒筋活血，消肿止痛。用于治疗寒湿风痛，腰脊劳伤，手足麻木，跌打损伤肿痛，眉毛风，偏头痛等。

《中国侗族医药研究》：祛风除湿，舒筋活血。用于风湿麻痹，半边瘫，偏头痛。

【用法用量】内服：煎汤，15～30g。

《侗族医学》：15～30g，煎水内服。

《侗药大观》：干品10～15g，水煎内服。

《中国侗族医药研究》：根、枝或叶10～30g，水煎冲酒服，兼熏洗患处。

【现代临床研究】膝关节骨性关节炎　将200例膝关节骨性关节炎患者随机分为4组各50例。半枫荷散组以半枫荷散（由半枫荷根、荆芥、防风、乳香、胡椒根组成）治疗；扶他林膏组以扶他林膏治疗；复方南星止痛膏组以复方南星止痛膏治疗；理疗组以YSHD-I型红外线治疗灯治疗。结果：愈显率、总有效率：治疗组分别为68%、90%，复方南星止痛膏组分别为44%、82%，扶他林膏组分别为42%、70%，理疗组分别为38%、78%。半枫荷散组与复方南星止痛膏组、理疗组比较，差异均有显著性意义（$P < 0.05$）；与扶他林膏组比较，差异有非常显著性意义（$P < 0.01$）。结论：半枫荷散治疗膝关节骨性关节炎疗效显著。

【化学成分】白桦酸、2,6-二甲氧基-1,4-苯醌（3）、(-)-3,5-二甲氧基-4-羟基-苯基-β-D-吡喃葡萄糖苷、常春藤皂苷元-28-O-β-D-吡喃葡萄糖酯苷、丁香酸-β-D-吡喃葡萄糖酯、橙皮苷、羟异栀子苷、鞣花酸-3,3′-二甲醚-4-O-α-L-鼠李糖苷、鞣花酸-3,3′-二甲醚-4-O-β-D-葡萄糖苷、3,4,5-三甲醚-苯基-1-O-β-D-葡萄糖苷、反式白藜芦醇-3-O-β-D-吡喃葡萄糖苷、棕榈酸、齐墩果酸、β-谷甾醇、3-乙酰氧基-齐墩果酸甲酯、3-乙酰氧基-齐墩果酸、$2\alpha,3\beta$-二羟基-20（29）-烯-羽扇豆-28-酸、(24R)-5α-豆甾-3,6-二酮、桦木酮酸、硬脂酸、3-酮基-齐墩果酸、阿江榄仁酸、胡萝卜苷、没食子酸、槲皮素、没食子儿茶素、儿茶素、山奈酚-3-O-α-L-鼠李糖苷、山奈酚-3-O-α-L-呋喃阿拉伯糖苷、异槲皮苷-6″-没食子酸酯、异杨梅树皮苷、山奈酚-3-O-（2″-O-乙酰基)-β-D-吡喃半乳糖苷、山奈酚-3-O-（2″-O-乙酰基)-β-D-吡喃葡萄糖苷、山奈酚、5-O-咖啡酰基奎宁酸、4-羟基-2-甲氧基苯酚1-O-β-D-（6′-O-没食子酰基)-葡萄糖苷、4-羟基-3-甲氧基苯酚1-O-β-D-（6′-O-没食子酰基)-葡萄糖苷的混合物、芦丁、槲皮素-3-O-β-D-吡喃半乳糖苷、异槲皮苷、山奈酚-3-O-β-D-芸香糖苷、山奈酚-3-O-β-D-吡喃葡萄糖苷、杨梅素-3-O-（6″-没食子酰基)-β-D-吡喃葡萄糖苷。

【药理作用】

1. 抗乙肝病毒　利用齐墩果酸的纯化品与半枫荷提取物对病毒抗原HBeAg、HBsAg的抑制作用及病毒细胞的存活率进行观察，半枫荷化学成分全提取物对2种病毒抗原均有抑制作用，但明显低于齐墩果酸纯化品抑制效果，病毒细胞的存活率随着提取物的浓度增加呈下降趋势。除去齐墩果酸的半枫荷有效成分提取物对病毒抗原无抑制作用，说明半枫荷中抗肝炎病毒活性成分主要为齐墩果酸。

2. 活血化瘀作用　研究表明采用持续力竭游泳法制作大鼠血瘀模型，并对半枫荷不同极性提取物的活血化瘀活性进行了测定，发现不同极性半枫荷提取物均有活血化瘀作用，但综合各项指标的情况来看，半枫荷的活性部位为半枫荷的水部位，且半枫荷的水部位作用呈现一定的量效关系；由半枫荷、鸡血藤、何首乌、过岗龙、牛大力、豨莶草、两面针等12味中药加工制成的活络止痛颗粒具有活血舒筋、祛风除湿的作用。

3. 降低周围神经毒性　将七味中药（半枫荷60g，豆豉姜60g，鸡血藤40g，鸟不落180g，大钻

40g，宽筋腾 60g，九龙腾 60g）制成中药包热敷结合谷胱甘肽防治含顺铂方案化疗所致周围神经毒性，能明显降低周围神经性毒性的发生率，缩短周围神经性毒性的持续时间。有相关研究得出，半枫荷除痹液对实验动物的皮肤无刺激性及致敏性，无急性及长期毒性反应，临床使用安全。

4. 有效减少支气管哮喘的发作次数　相关研究表明用半枫荷、胡椒、白芥子、细辛、白芷的生药或干药等份磨至 100 目细粉混合制成药饼，用于穴位敷贴疗法可能通过调节体内细胞免疫反应，提高支气管哮喘患者的生存质量及减少患者哮喘的发作次数。

5. 促进骨折手术后膝关节功能恢复　由半枫荷、独活、乳香、川五加皮、薄荷、防风、豆豉、桂枝、威灵仙、羌活、没药等中药组成的中药制剂骨洗二方对胫骨平台骨折术后关节僵硬患者进行熏洗治疗，对膝关节的功能恢复有促进作用；用半枫荷、豆豉姜、丢了棒、千斤拨、五加皮、刘寄奴、大力王、千年健、七叶莲、九节风、透骨消配成的壮药包熨烫骨折处，对粉碎性骨折固定牢固有促进愈合的作用。

6. 对腰椎病和颈椎病有显著疗效　据报道由半枫荷、三七、土鳖虫、威灵仙、延胡索、丹参、杜仲、续断、怀牛膝、石楠藤、络石藤、甘草配成的腰痛方对腰椎间盘突出症有显著的疗效，由半枫荷、葛根、三七、土鳖虫、威灵仙、延胡索、丹参、杜仲、续断、怀牛膝、石楠藤、络石藤、甘草配成的颈通方对神经根型颈椎病有显著的疗效，复发率低。

7. 其他　研究发现采用热板法、毛细血管通透法及大鼠足趾肿胀法对半枫荷根的醇提物对鼠的镇痛作用进行研究，其结果表明半枫荷根的醇提物具有轻度的镇痛作用并具有很好的抗炎作用。

【原植物】半枫荷 *Semiliquidambar cathayensis* Chang

常绿乔木，高约 17m，胸径达 60cm，树皮灰色，稍粗糙；芽体长卵形，略有短柔毛；当年枝干后暗褐色，无毛；老枝灰色，有皮孔。叶簇生于枝顶，革质，异型，不分裂的叶片卵状椭圆形，长 8 ～ 13cm，宽 3.5 ～ 6cm；先端渐尖，尾部长 1 ～ 1.5cm；基部阔楔形或近圆形，稍不等侧；上面深绿色，发亮，下面浅绿色，无毛；或为掌状 3 裂，中央裂片长 3 ～ 5cm，两侧裂片卵状三角形，长 2 ～ 2.5cm，斜行向上，有时为单侧叉状分裂；边缘有具腺锯齿；掌状脉 3 条，两侧的较纤细，在不分裂的叶上常离基 5 ～ 8mm，中央的主脉还有侧脉 4 ～ 5 对，与网状小脉在上面很明显，在下面突起；叶柄长 3 ～ 4cm，较粗壮，上部有槽，无毛。雄花的短穗状花序常数个排成总状，长 6cm，花被全缺，雄蕊多数，花丝极短，花药先端凹入，长 1.2mm。雌花的头状花序单生，萼齿针形，长 2 ～ 5mm，有短柔毛，花柱长 6 ～ 8mm，先端卷曲，有柔毛，花序柄长 4.5cm，无毛。头状果序直径 2.5cm，有蒴果 22 ～ 28 个，宿存萼齿比花柱短。

产于湖南、广西、贵州。生于沙质土山坡、平原、丘陵地疏林或密林中。

（杨鹏　黄斌　汪冶）

Nugs zix jenh 奴紫金

紫荆 Zijing

【异名】裸枝树、老茎生花、紫珠、满条红、白花紫荆、短毛紫荆。

【来源】本品为豆科植物紫荆 *Cercis chinensis* Bunge 的干燥茎皮。

【采收加工】春秋采集，晒干备用。

【性味】苦，平。

《侗族医学》：苦，平。

《中国侗族医药研究》：苦，平。

【功能与主治】活血通经，消肿解毒。用于风寒湿痹，妇女经闭、血气疼痛，喉痹，淋疾，痈肿，疥癣，跌打损伤，蛇虫咬伤。

《侗族医学》：退水，活血，止痛。用于月经不调，便血。

《中国侗族医药研究》：退水，活血，止痛。用于月经不调，便血。

【用法用量】内服：煎汤，3 ~ 6g；浸酒或入丸、散。外用：研末调敷。

《侗族医学》：6 ~ 9g，外用适量。

《中国侗族医药研究》：6 ~ 9g，外用适量。

【现代临床研究】

1. 外敷治疗肿痛　从元代到民国期间的古籍中共 154 首治疗肿痛的中药外敷方，其中含有紫荆皮的共 44 方。紫荆皮在消肿止痛类外敷方中的用量范围在 2 钱到 5 两，用法主要是将紫荆皮与配用诸药研为细末，等分，然后以姜汁、葱汁，或酒汁调匀敷贴患处；与其配伍频次前 12 位的药物依次为白芷、独活、当归、乳香、没药等。紫荆皮在消肿止痛类外敷方中的主要作用为活血消肿、理气止痛。结论：紫荆皮可与多种药物配伍，对治疗肿痛具有一定的临床意义。

2. 治疗类风湿性关节炎　采用完全弗氏佐剂（CFA）建立佐剂性关节炎大鼠模型（AA）。将雄性 SD 大鼠随机分成正常组、模型组、甲氨蝶呤组、紫荆皮水提物组、紫荆皮 75% 醇提物组。观察大鼠外观变化，测量体质量增长、炎症指数、足肿胀程度、胸腺指数和脾脏指数。用 ELISA 法测定炎症因子，测定 TNF-α（肿瘤坏死因子）和白细胞介素 IL-1β、IL-6、IL-10 水平。结果：采用水、75% 乙醇和 95% 乙醇提取得到的浸膏含有量分别为 14.28%、20.12%、18.13%。UPLC-Q-TOF-MS 特征图谱结果显示，以 75% 乙醇提取得到的化学成分最多。小鼠耳肿胀和醋酸扭体实验中，模型组小鼠肿胀明显，阳性药吲哚美辛（10mg/kg）能够有效抑制炎症和疼痛，紫荆皮提取物（5g 生药 /kg）以醇提物效果最佳。佐剂型关节炎实验中，模型组大鼠精神萎靡、毛发暗淡、后足红肿，行动受限，体质量增长明显下降（$P < 0.01$），炎症指数升高（$P < 0.01$），足肿胀程度升高（$P < 0.01$），脾脏和胸腺指数均升高（$P < 0.01$）；ELISA 炎症因子结果显示，TNF-α、IL-1β、IL-6 水平均升高，IL-10 水平下降（$P < 0.05$）。而紫荆皮的 75% 乙醇和水提取物均能回调上述指标。结论：紫荆皮提取物均能有效治疗大鼠佐剂型关节炎，并减轻损伤程度，抑制炎症因子分泌，其中以醇提物效果最好。

【化学成分】3- 甲氧基槲皮素、槲皮素、（2R,3R）-3,5,7,3′,5- 五羟基黄烷、3′,5,5′, 7- 四羟基双氢黄酮、（＋）- 紫杉叶素、（2R）- 柚皮素、无羁萜、β- 谷甾醇、胡萝卜苷、阿福豆苷、山奈酚、松醇、槲皮素 -3-α-L- 鼠李糖苷、杨梅树皮素 -3-α-L- 鼠李糖苷。

【药理作用】

1. 抗炎镇痛作用　将紫荆叶和皮通过煎煮、加热回流的方法得到水提物和醇提物，分别利用小鼠扭体法和二甲苯耳胀法研究紫荆叶与皮的消炎镇痛作用。结果显示，水提物和醇提物对二甲苯所致小鼠耳肿胀及角叉菜胶所致小鼠足肿胀均有明显的抑制作用，亦可减少乙酸所致小鼠扭体次数。表明紫荆叶与皮均有消炎镇痛作用，且紫荆皮较紫荆叶的镇痛效果好，不同剂量组差异均有显著性（$P < 0.01$，$P < 0.05$），紫荆皮抗炎效果较紫荆叶明显（$P < 0.01$，$P < 0.05$），紫荆叶醇提物较水提物具有更加显著的镇痛消炎作用，紫荆皮水提物较醇提物镇痛消炎作用显著。

2. 抑菌作用　将紫荆树皮制成浓度为 1 : 2 水煎剂，采用平板法观察其对金黄色葡萄球菌等 4 种细菌的抑菌活性。结果表明，紫荆皮水煎剂在体外能抑制金黄色葡萄球菌、铜绿假单胞菌、大肠埃希菌及福氏痢疾杆菌的生长，最低抑菌浓度分别为 40mg/L、80mg/L、80mg/L 和 78mg/L。此外，紫荆皮水煎剂对红色毛癣菌、石膏样毛癣菌及白色念珠球菌等 3 种真菌亦有抑制作用。研究人员从紫荆中提取得到紫荆花红色素，采用牛津杯法和连续二倍稀释法考察其对常见菌如大肠埃希菌、金黄色葡萄球菌、枯草芽孢杆菌、黑曲霉、啤酒酵母的抑菌活性及最小抑菌浓度。结果显示，紫荆花红色素对枯草杆菌、金黄色葡萄球菌、大肠埃希菌和啤酒酵母具有一定的抑菌活性，最低抑菌浓度分别为 0.5mg/L、0.5mg/L、1.0mg/L 和 2.0mg/L，对黑曲霉没有抑菌作用。

3. 抗氧化作用 将紫荆中提取得到的紫荆花红色素对小鼠进行正常和高、中、低剂量灌胃实验，15 天后，红色素给药组与正常组相比，小鼠血清和肝匀浆中 SOD 活性显著提高，MDA 含量明显降低，表明紫荆花红色素具有体内抗氧化活性。从紫荆体积分数 60% 乙醇提取物中分离得到的化 合 物 syringetin-3-*O*-（2″-*O*-galloyl）-rutinoside、piceatannol 及 myri-cetin-3-*O*-（2″-*O*-galloyl）-α-L-rhamnopyranoside 对自由基有显著的清除能力。此外，上述 3 个化合物对由 Fe^{2+}/ 抗坏血酸盐引起的小鼠大脑匀浆脂质过氧化反应亦有抑制作用。研究人员在紫荆超声提取和大孔树脂纯化研究的基础上，首次采用邻苯三酚自氧化法和 Fenton 法分别测定紫荆花红色素清除超氧阴离子自由基与羟自由基的能力。结果显示，紫荆花红色素抗氧化能力高于传统抗氧化剂维生素 C。在紫荆花红色素浓度为 0.100g/L 时，对羟自由基的清除率为 80.69%，对超氧阴离子自由基的清除率为 44.87%。

4. 其他作用 从紫荆地上部分 95% 乙醇提取物中分离得到 pacharin、3- 甲氧基槲皮素、紫杉叶素和（2R）- 柚皮素 4 个化合物，对 D-GalN 引起的肝细胞损伤有明显的保护作用。据报道，紫荆花红色素对四氧嘧啶致糖尿病小鼠的血糖水平、高脂血症大鼠的血脂水平有调节作用，能有效降低血清 TC、TG 和 LDL-C 水平，升高 HDL-C 水平。有人研究了紫荆叶对模型小鼠耐缺氧抗疲劳活性，结果显示，紫荆叶醇提物高剂量与水提物高、中、低剂量组小鼠游泳持续时间显著延长；紫荆叶醇提物与水提物亦可延长小鼠在密闭装置中存活时间。

【原植物】紫荆 *Cercis chinensis* Bunge

丛生或单生灌木，高 2～5m；树皮和小枝灰白色。叶纸质，近圆形或三角状圆形，长 5～10cm，宽与长相若或略短于长，先端急尖，基部浅至深心形，两面通常无毛，嫩叶绿色，仅叶柄略带紫色，叶缘膜质透明，新鲜时明显可见。花紫红色或粉红色，2～10 余朵成束，簇生于老枝和主干上，尤以主干上花束较多，越到上部幼嫩枝条则花越少，通常先于叶开放，但嫩枝或幼株上的花则与叶同时开放，花长 1～1.3cm；花梗长 3～9mm；龙骨瓣基部具深紫色斑纹；子房嫩绿色，花蕾时光亮无毛，后期则密被短柔毛，有胚珠 6～7 颗。荚果扁狭长形，绿色，长 4～8cm，宽 1～1.2cm，翅宽约1.5mm，先端急尖或短渐尖，喙细而弯曲，基部长渐尖，两侧缝线对称或近对称；果颈长 2～4mm；种子 2～6 颗，阔长圆形，长 5～6mm，宽约 4mm，黑褐色，光亮。花期 3～4 月；果期 8～10 月。

产于湖南、广西、贵州、湖北。生于密林或石灰岩地区。多为栽培植物。

（杨鹏　黄斌　汪冶）

第十三章　叶　类

Bav baenl 把笨

淡竹叶 danzhuye

【异名】碎骨草、山鸡米草、竹叶草、竹叶、碎骨子、山鸡米、金鸡米、迷身草、竹叶卷心、娘巴笨席。

【来源】禾本科淡竹叶 *Lophatherum gracile* Brongn. 的干燥叶。

【采收加工】栽后 3 ～ 4 年开始采收。在 6 ～ 7 月将开花时，除留种以外，其余一律离地 2 ～ 5cm 处割起地上部分，晒干，理顺扎成小把即成。但在晒时不能间断，以免脱节；夜间不能露天堆放，以免黄叶。可连续收获几年。

【性味】甘，寒。

《侗族医学》：味淡，性凉。

《侗药大观》：味甘、淡，性寒。

《中国侗族医药研究》：淡，凉。

《中国侗族医药学基础》：味甘、淡，性寒。

【功能与主治】清热泻火，除烦，利尿，用于热病烦渴，口舌生疮，牙龈肿痛，小儿惊啼，肺热咳嗽，胃热呕哕，小便赤涩淋浊。

《侗族医学》：运水，退热。惊招穹（潮热惊）。

《侗药大观》：清热，利尿。用于热病心烦，口渴，热淋等。

《中国侗族医药研究》：运水，退热。用于潮热惊。

《中国侗族医药学基础》：用于热病烦渴，小便赤涩淋痛，口舌生疮，牙龈肿痛。

【用法用量】内服：煎汤，10 ～ 15g。

【附方】

1. 惊招穹　娘巴笨席（淡竹叶）、金脉弯（小远志）、皮雷（橘皮）、候秀大（薏仁）、吝亚（赤葛）、尚娘架（白茅根），煎水内服。3 ～ 15g。(《侗族医学》)

2. 清热解毒方　用干品 10 ～ 15g，水煎内服。热病心烦配玄参、石膏、大青叶、远志、石菖蒲同用。小便热痛配半边莲、车前草同用。预防流脑配野菊花、金银花、蒲公英、贯众、板蓝根各 15g，水煎连服 1 周。(《侗药大观》)

【现代临床研究】

1. 治疗尿路感染　自 2001 年 2 月至 2002 年 8 月采取随机抽样分肾舒冲剂结合西药治疗组 106 例与对照组西药治疗 97 例进行临床观察。两组性别、年龄均无明显差异，具有可比性。203 例尿路感染患者均符合 1985 年第二届全国肾脏病会议制定的尿路感染标准。对照组采取西药治疗，治疗组采取西药治疗结合肾舒冲剂每日 3 次，每次 2 包。一疗程为 5～7 天。结果：治疗组治愈率为 80.6%，总有效率 96.7%，无效占 3.2%；对照组治愈率为 70.3%，总有效率 88.8%，无效占 11.1%。肾舒冲剂主要成分为大青叶、海金沙、白花蛇舌草、淡竹叶、地黄等。

2. 治疗特发性水肿　治疗组取淡竹叶 1～2g，开水浸泡代茶饮，每日 1 剂，连用 1 个月。对照组用双氢克尿塞 25mg，氨苯蝶呤 50mg，每日 3 次口服，连用 1 个月。每周测定血钾、血钠、血氯化物 1 次。视水肿消退情况及血测定结果，可随时调整利尿剂用量。结果：治疗组治愈 25 例，显效 7 例，无效 5 例，总有效率为 86.5%。对照组治愈 24 例，显效 6 例，无效 6 例，总有效率为 83.3%。两组疗效比较，经统计学处理差异无显著性。

3. 治疗麦粒肿　使用淡竹叶汁局部涂的方法治疗了 75 例，治愈率在 95% 以上，病程最长 12 天，最短 2 天，最少涂 1 次，最多涂 4～5 次即痊愈。在此基础上我们用该法治疗了 5 例匍行性角膜溃疡，治愈 3 例，好转 1 例，无效 1 例。

【化学成分】　月桂酸、羊齿烯醇、木犀草素、苜蓿素 -7-O-β-D 葡萄糖苷、牡荆苷、异荭草苷、白茅素、苜蓿素、尿嘧啶、木犀草素 -7- 甲醚 -6-C-β-D- 半乳糖苷、木犀草素 -7-O-β-D- 葡萄糖苷、三十九烷酸、正三十二烷醇、三十一烷酸、对羟基苯甲醛、反式对香豆酸、阿福豆苷、当药黄素、牡荆素、异牡荆素、对甲氧基肉桂酸、β- 谷甾醇、胡萝卜苷、γ- 谷甾醇、维生素 E、1,2 苯二羧酸二异丁基酯、棕榈酸乙酯、植醇、胸腺嘧啶、香草酸、腺嘌呤、3,5 二甲氧基 4 羟基苯甲醛、反式对羟基桂皮酸、4- 羟基 -3,5- 二甲氧基苯甲醛、5,4′- 二羟基 -3′,5′- 二甲氧基 -7-β-D- 葡萄糖氧基黄酮。

【药理作用】

1. 抑菌作用　研究表明，淡竹叶的醇提物对金黄色葡萄球菌、溶血性链球菌、铜绿假单胞菌、大肠埃希菌有一定的抑制作用，抑制作用的强弱顺序为金黄色葡萄球菌＞溶血性链球菌＞铜绿假单胞菌＞大肠埃希菌；而对于黑霉菌和常见青霉的抑制效果不明显。研究者分离纯化淡竹叶中的黄酮苷成分，用滤纸片法考察抑菌活性，结果表明该成分对真菌、细菌均有一定的抑制作用。

2. 抗氧化作用　采用热水浸提淡竹叶中的多糖，添加到 Tris-Fe^{2+}- 邻二氮菲 -H_2O_2 体系中，37℃ 水浴中反应 1h，在 510nm 下测定吸光度 A，计算淡竹叶多糖对自由基的清除率。结果表明：淡竹叶多糖在体外具有直接清除自由基的抗氧化活性，且随着多糖浓度的升高清除率也升高。

3. 保肝作用　用大孔吸附树脂纯化淡竹叶中总黄酮，通过小鼠拘束应激模型，研究淡竹叶总黄酮对拘束应激负荷小鼠肝损伤的保护作用。发现淡竹叶总黄酮可明显降低小鼠血浆中丙氨酸氨基酸转移酶 ALT 活性、肝组织的丙二醛（MDA）含量和一氧化氮（NO）含量，显著提高血浆和肝组织的抗氧化能力。研究发现，由淡竹叶提取物构成的混合物有抑制丙型肝炎的作用。

4. 收缩血管作用　研究发现淡竹叶黄酮对小鼠腹主动脉有收缩作用，其作用强度与麻黄碱相似。收缩血管的作用机制可能与激动 α 受体有关。淡竹叶黄酮收缩正常小鼠腹动脉作用可被钙离子通道阻断剂抑制。

5. 抗病毒作用　从淡竹叶中分离出多个黄酮类化合物，并采用四甲基偶氮唑盐比色法（MTT assay）和细胞病变抑制法（CPE reduction assay）对黄酮类化合物抗呼吸道合胞病毒（respiratory syncytial virus）活性进行测定。结果表明：淡竹叶中新发现的 4 个碳苷黄酮类化合物有抗呼吸道合胞病毒活性，IC_{50} 的范围为 5.7～50.0μg/mL。

6. 降血脂作用 以高脂饲料喂养大鼠造高脂血症模型，再通过灌胃分别给予淡竹叶总提取物、总提取物的水浸膏、30％醇浸膏、90％醇浸膏 3 周，检测血清总胆固醇及三酰甘油变化。结果表明：30％醇浸膏可显著降低高脂血症大鼠的血清总胆固醇。

7. 心肌保护作用 采用结扎大鼠左冠状动脉前降支法，建立心肌缺血／再灌注损伤模型，研究淡竹叶总黄酮（TFLG）对大鼠心肌缺血再灌注损伤的作用。通过测定血清乳酸脱氢酶（LDH）、肌酸激酶（CK）、超氧化物歧化酶（SOD）、丙二醛（MDA）、谷胱甘肽过氧化物酶（GSH-PX）、一氧化氮（NO）含量，发现中低剂量 TFLG 可抑制大鼠心肌中 LDH 及 CK 的漏出，降低血清和心肌组织中 LDH 与 CK 活性，降低 MDA 含量，提高 SOD、GSH-PX 和 NO 浓度。高剂量 TFLG 可抑制 NF-κB 和 TNF-α 蛋白的表达，下调 Caspase-3 蛋白表达。

【原植物】淡竹叶 *Lophatherum gracile* Brongn.

多年生，具木质根头。须根中部膨大呈纺锤形小块根。秆直立，疏丛生，高 40 ～ 80cm，具 5 ～ 6 节。叶鞘平滑或外侧边缘具纤毛；叶舌质硬，长 0.5 ～ 1mm，褐色，背有糙毛；叶片披针形，长 6 ～ 20cm，宽 1.5 ～ 2.5cm，具横脉，有时被柔毛或疣基小刺毛，基部收窄成柄状。圆锥花序长 12 ～ 25cm，分枝斜生或开展，长 5 ～ 10cm；小穗线状披针形，长 7 ～ 12mm，宽 1.5 ～ 2mm，具极短柄；颖顶端钝，具 5 脉，边缘膜质，第一颖长 3 ～ 4.5mm，第二颖长 4.5 ～ 5mm；第一外稃长 5 ～ 6.5mm，宽约 3mm，具 7 脉，顶端具尖头，内稃较短，其后具长约 3mm 的小穗轴；不育外稃向上渐狭小，互相密集包卷，顶端具长约 1.5mm 的短芒；雄蕊 2 枚。颖果长椭圆形。花果期 6 ～ 10 月。染色体 x=24。

产于湖南、广西、湖北、贵州。生于山坡、林地或林缘、道旁避荫处。

（杨鹏 黄斌 汪冶）

Bav dongl naenl 巴冬仑

叶上果 Yeshangguo

【异名】叶上花、叶上珠、阴证药、大部参、绿叶托红珠、大叶通草、转竺、小录果。

【来源】本品为山茱萸科植物青荚叶 *Helwingia japonica*（Thunb.）Dietr. 的干燥叶。

【采收加工】秋夏采集，鲜用或晒干。

【性味】苦、微涩，凉。

《侗族医学》：苦、微涩，凉。

《中国侗族医药研究》：苦、微涩，凉。

《中国民族药志要》：苦，微涩。

【功能与主治】活血化瘀，清热解毒。用于水肿，小便淋痛，尿急尿痛，便血，喉老（哮喘），水肿病咳喘。

《侗族医学》：退热，去毒，活血。用于喉老（哮喘），涸冷（水肿病咳喘）。

《中国民族药志要》：叶或果实退热，祛毒，活血。用于便血，摆红，月经不调，月家病，全不产。

【用法用量】内服：9 ～ 15g，煎汤。

【附方】

1. 喉老 巴冬仑（叶上果）、邪吞（矮地茶）、娘宝团（元宝草）、娘蛮（石斛），煎水冲蜂糖内服。（《侗族医学》）

2. 涸冷 巴冬仑（叶上果）、美兜介（六月雷）、巴登马（假菀紫）、闹亚（紫苏）、骂卡罗绒榜（白毛夏枯草）、够昔芒（茯苓）、尚娘架（白茅根）、骂嘎茂（车前草），煎水内服。（《侗族医学》）

【现代临床研究】据记载侗族民间常以青荚叶治疗月经不调、年久咳喘和葡萄胎等；并对跌打劳伤有良好效果。

【化学成分】谷甾醇、β- 胡萝卜苷、羽扇豆醇、桦木醇、桦木酸、棕榈酸甘油酯、桂皮酸、6β-H-4- 烯 -3- 酮 - 豆甾醇、6α-H-4- 烯 -3- 酮 - 豆甾醇、对 - 孟 -2- 烯 -1β、4β,8- 三醇、布卢姆醇 A、2′,3′,4′,5′,6′- 五羟基查尔酮、洋芹素 7-O-β-D- 吡喃葡萄糖苷、木犀草素 7-O-β-D- 吡喃葡萄糖苷、儿茶素、肉桂酸、木栓酮、α- 香树脂醇、木犀草素 -7-O-β-D- 葡萄糖苷、4,5- 二甲氧基 -1,2 邻苯醌。

【药理作用】

1. 抗菌作用 在 500μg/disk 剂量下，化合物 Chinenicside B 对福氏痢疾杆菌有抑制活性，化合物 Chinenicside A、Jagninoside 对志贺痢疾杆菌有抑制活性，化合物 5- 葡萄糖苷芹菜素对结核分枝杆菌有抑制活性。

2. 抗氧化、抗衰老、抗癌作用 青荚叶中含有丰富的多糖，多糖不但能治疗机体的免疫缺陷疾病，还能治疗诸如风湿之类的自身免疫性疾病，并且具有抗氧化及抗衰老作用。表儿茶素是青荚叶中重要的活性成分，是优良的氧化自由基清除剂和除臭剂，具有防龋，抑制血压、血糖、胆固醇上升，抗癌、抗突变及抗辐射的功效。

3. 抗炎作用 不同品种的通草和小通草类药材均具有不同程度的抗炎、解热作用。

4. 利尿作用 青荚叶有明显的利尿作用。

【原植物】青荚叶 *Helwingia japonica*（Thunb.）Dietr.

落叶灌木，高 1 ~ 2m；幼枝绿色，无毛，叶痕显著。叶纸质，卵形、卵圆形，稀椭圆形，长 3.5 ~ 9（~ 18）cm，宽 2 ~ 6（~ 8.5）cm，先端渐尖，极稀尾状渐尖，基部阔楔形或近于圆形，边缘具刺状细锯齿；叶上面亮绿色，下面淡绿色；中脉及侧脉在上面微凹陷，下面微突出；叶柄长 1 ~ 5（~ 6）cm；托叶线状分裂。花淡绿色，3 ~ 5 数，花萼小，花瓣长 1 ~ 2mm，镊合状排列；雄花 4 ~ 12，呈伞形或密伞花序，常着生于叶上面中脉的 1/2 ~ 1/3 处，稀着生于幼枝上部；花梗长 1 ~ 2.5mm；雄蕊 3 ~ 5，生于花盘内侧；雌花 1 ~ 3 枚，着生于叶上面中脉的 1/2 ~ 1/3 处；花梗长 1 ~ 5mm；子房卵圆形或球形，柱头 3 ~ 5 裂。浆果幼时绿色，成熟后黑色，分核 3 ~ 5 枚。花期 4 ~ 5 月；果期 8 ~ 9 月。

产于湖南、湖北、贵州。常生于海拔 3300m 以下的林中，喜阴湿及肥沃的土壤。

【备注】青荚叶的干燥茎髓为中药小通草。功用：清热，利尿，下乳。用于小便不利，乳汁不下，尿路感染。

（杨鹏　黄斌　汪冶）

Kaok mac senc 靠麻辰

石韦 Shiwei

【异名】大石韦、石剑、飞刀剑、金茶匙、靠坝、韵驾佳、石樜、石皮、金星草、石兰、生扯拢、虹霓剑草、潭剑、金汤匙、石背柳。

【来源】本品为水龙骨科植物石韦 *Pyrrosia lingua*（Thunb.）Farwell 的干燥叶。

【采收加工】四季可采，洗净，去毛，晒干备用。

【**性味**】苦、甘，凉。

《侗族医学》：苦、甜，凉。

《侗药大观》：苦、甘，凉。

《中国侗族医药研究》：苦、甜，凉。

《中国侗族医药学基础》：甘、苦，微寒。

【**功能与主治**】利水通淋，清肺泄热。用于淋痛，尿血，石淋，小便不利，崩漏，痢疾，肺热咳嗽，咳嗽，喘息，金疮，痈疽。

《侗族医学》：退热退水，消肿止血，妊娠水肿。

《侗药大观》：利尿通淋，清热止血。用于治疗热淋，石淋，小便不利，淋漓涩痛，血尿，肺热咳嗽等。

《中国侗族医药研究》：退热退水，消肿止血。用于妊娠水肿，尿脬结石。

《中国侗族医药学基础》：用于热淋，血淋，石淋，小便不通，淋漓涩痛，吐血，衄血，尿血，崩漏，肺热喘咳。

【**用法用量**】内服：4.5～9g，煎汤；或入散剂。

《侗族医学》：3～9g。

《侗药大观》：干品10～15g，水煎内服。

《中国侗族医学基础研究概论》：6～12g，煎服。

【**附方**】

1. 宁乜架信播钉　靠坝（大金刀）、尚怒阳虽（阳雀花根）、骂顺（鹅不食草）、尚邦（臭牡丹）、生姜，煎水内服。（《侗族医学》）

2. 血淋　石韦、当归、蒲黄、芍药各等分。上四味治下筛，酒服方寸匕，日三服。（《千金方》石韦散）

3. 咳嗽　石韦（去毛）、槟榔（锉）等分。上二味，罗为细散，生姜汤调下10g。（《圣济总录》）

4. 痢疾　石韦全草一荫，水煎，调冰糖25g，饭前服。（《闽东本草》）

5. 尿路结石　石韦、车前草各50g，生栀子25g，甘草15g。水煎二次，早、晚各服一次。（《南昌医药》）

【**现代临床研究**】

1. 泌尿系统结石　加味石韦散（石韦、瞿麦、车前子、鸡内金、枳实、杜仲、地鳖虫、黄柏、川木通各15g，滑石、海金沙、山楂各30g，冬葵子25g，金钱草18g，川牛膝、台乌各12g），伴有腰、腹部疼痛剧烈者加延胡索、白芍，发热者重用黄柏加栀子、黄芩，伴血尿者加小蓟、白茅根。1剂/天，水煎服，7天为一疗程。治疗泌尿系统结石127例，治愈101例（1个疗程治愈62例，2个疗程治愈28例，3个疗程治愈11例），占79.53%；好转21例，占16.53%；无效5例，占3.94%；总有效率为96.06%。

2. 泌尿系统感染　石韦汤（石韦30g，金钱草20g，蒲公英15g，车前草20g，黄柏12g，王不留行18g，土茯苓20g，赤芍18g，青皮12g，鸡内金12g，甘草6g），治疗急性泌尿系统感染101例，治愈60例，占59.4%；好转39例，占38.6%；无效2例，占2.0%；总有效率为98.0%。

3. 慢性支气管炎　用石韦生药治疗4批老年慢性气管炎患者，共552例。其中单味石韦50g/d，水煎分2次服用，连服20天，有效率为57.6%，显效率为21.9%。用石韦提取物"410"治疗2批患者共162例，治疗20天，有效率为87.7%，显效率分别为56.8%和48.8%。

4. 急、慢性肾盂肾炎　以公英石韦汤（蒲公英30g，石韦30g，败酱草12g，柴胡15g，黄柏9g，苦参 9g，萹蓄 12g，马齿苋 30g）1 剂 / 天，连服 6 剂为 1 个疗程，治疗急性肾盂肾炎 100 例，治愈 65 例，好转 27 例，无效 8 例，总有效率为 92%。服药最多 24 剂，最少 6 剂，平均 15 剂。

5. 白细胞减少症　石韦大枣汤（石韦 30g，大枣 10 枚）加味治疗白细胞减少症 40 例，全部显效，其中，服药 8 剂以内者 30 例，服药 15 剂者 10 例。

6. 高血压　每次取 10 ~ 15g，用开水冲泡，代茶饮，水煎服效果更佳，每次可反复冲泡，直至水无茶色，再更换石韦饮用。治疗高血压 15 例，均显效，7 例轻型高血压患者完全停用降压药物，血压稳定；3 例中型高血压患者减少了降压药物品种或剂量，血压稳定；5 例重型患者血压有所下降。

7. 湿疹　复方石韦制剂（石韦、虎杖、大黄、地榆、生地黄等）治疗湿疹 61 例，治愈 35 例（57.4%），显效 20 例（32.8%），有效 5 例（8.2%），无效 1 例（1.6%），总有效率为 98.4%。

8. 前列腺炎　运用石韦败酱汤（石韦 30g，败酱草 15g，土茯苓 30g，薏苡仁 30g，王不留行 9g，白茅根 30g，萹蓄 12g，川牛膝 18g，穿山甲 9g）治疗前列腺炎 80 例，水煎服，1 剂 / 天，随证加减。治愈 42 例，占 52.5%；有效 30 例，占 37.5%；无效 8 例；总有效率为 90.0%。

9. 急性腰腹疼痛　琥珀石韦汤（琥珀、石韦、赤芍、白芍、枳壳、莪术、黄柏、川芎、乌药、牛膝、益母草、延胡索、蒲公英、焦三仙、甘草）治疗急性腰腹疼痛 148 例，结果显示，3 天内临床治愈 70 例，显效 65 例，总有效率为 91.22%。

10. 血精　石韦汤（石韦、生地黄、黄柏、贯众炭、丹皮、墨旱莲等）治疗血精 117 例，痊愈 104 例，总有效率为 88.8%。

【化学成分】何帕 -22（29）- 烯、β- 谷甾醇、胡萝卜苷、山柰酚、2,4- 戊二烯醛、反式 -2- 己烯醛、壬醛、叶绿醇、己醇、反, 反 -2,4- 癸二烯醛、反, 顺 -2,4- 癸二烯醛、芒果苷、三月桂酸甘油酯、邻苯二甲酸二（2- 甲基己基）酯、棕榈酸、绵马三萜、山柰酚、槲皮素、异槲皮苷、三叶豆苷、绿原酸、（±）圣草酚 -7-O-β-D- 葡萄糖苷甲酯、绿原酸甲酯、（+）- 儿茶素、5- 甲氧基 -2-O-β-D- 吡喃葡萄糖基苯甲酸甲酯、香草酸、原儿茶酸、七叶内酯、表儿茶素、4- 咖啡酰基奎宁酸甲酯、咖啡酸、对香豆酸 -4-O-β-D- 吡喃葡萄糖苷、咖啡酸 -4-O-β-D- 吡喃葡萄糖苷、圣草酚 -7-O-β- 葡萄糖苷、墨沙酮 -6-O- 葡萄糖苷、异落叶松树脂酚 -6-O-β-D- 吡喃葡萄糖苷、异鼠李素 -3-O-β-D- 葡萄糖苷、山柰酚 -3-（2- 乙酰吡喃葡萄糖）-7- 呋喃阿拉伯糖苷、山柰酚 -3-O-β-D- 葡萄糖苷、山柰酚 -3-O-α-L- 吡喃鼠李糖苷、山柰酚 -7-O-α-L- 阿拉伯糖苷、山柰酚 -3-O-α-L- 鼠李糖 -7-O-α-L- 阿拉伯糖苷、圣草酚 -6-C-β-D- 葡萄糖苷、儿茶素 -3-O-α-L- 鼠李糖苷、二氢柏松苷、八角枫苷 A、山柰酚 -3-O-β-D- 葡萄糖 -7-O-α-L- 阿拉伯糖苷、山柰酚 -3-O-β-D- 葡萄糖 -7-O-β-D- 芹菜糖苷、山柰酚 -3-O-β-D- 吡喃木糖 -7-O-α-L- 呋喃阿拉伯糖苷、（±）橙皮素 -7-O-β-D- 吡喃葡萄糖醛酸苷。

【药理作用】

1. 抗泌尿系统结石作用　采用 1.25% 乙二醇和 1% 氯化铵制备大鼠肾结石模型，造模同时用单味中药石韦的免煎剂按 0.6g/d 剂量给大鼠灌胃，4 周后，石韦中药组大鼠肾脏损伤情况（肾充血、炎症细胞浸润、肾小管扩张）明显轻于模型组（$P < 0.05$），与枸橼酸钾组相当，且尿中草酸钙结晶排泄明显高于模型组，减少大鼠肾集合系统内草酸钙结晶形成，减轻大鼠肾脏损伤。研究观察排石颗粒（石韦等 10 味中药组成）对大鼠肾结石的影响，结果可见，排石颗粒可防治乙二醇、氯化铵诱发的肾结石形成和发展。

2. 祛痰、镇咳作用　以庐山石韦煎剂及煎剂提取物，或异杠果苷给小鼠灌服，均有明显镇咳作用（二氧化硫引咳法），但不及可待因 60mg/kg 明显。煎剂提取物用半数致死量的 1/10 即有明显镇咳作用，其效应高于生药材和其他成分。煎剂提取物、异杠果苷腹腔注射、口服给药，对小鼠均有明显祛痰作用，但狗口服煎剂提取物连续 3 周或 6 周，在位气管袋内痰量未有明显变化。二氧化硫刺激大鼠产生慢性气管炎后，用煎剂提取物灌胃，连续 20 天，用药组动物气管腺泡的体积比对照组明显缩小，杯状细胞数量也减少。这些形态上的变化同患者用药后痰液减少的现象相符合，其所含之延胡索酸、咖啡酸亦均有明显的镇咳与祛痰作用。有柄石韦的水煎醇提取物具有显著的镇咳作用。

3. 升高白细胞作用 应用石韦大枣合剂防治化疗和放疗所致骨髓粒系造血抑制。观察其对实验小鼠白细胞的影响，结果显示，环磷酰胺（CTX）加石韦大枣合剂大剂量、中剂量组白细胞下降程度明显低于单纯 CTX 组（$P < 0.05$）；石韦大枣合剂组 α 值明显高于 CTX 组、正常动物组（$P < 0.05$）。由此提示，石韦大枣合剂对 CTX 所致的外周血白细胞数下降具有明显的对抗作用。石韦大枣合剂能显著对抗 CTX 所致的粒 - 单系集落形成单位（CFU-GM）减少，并促进 CFU-GM 恢复，因此，可以客观地证明石韦大枣合剂具有保护促进骨髓粒系祖细胞功能，防治 CTX 对骨髓粒系祖细胞的抑制作用。

4. 抗菌、抗病毒作用 5% 以上浓度的庐山石韦悬液对痢疾杆菌、肠伤寒杆菌、副伤寒杆菌有抑制作用。石韦对金黄色葡萄球菌、溶血性链球菌、炭疽杆菌、白喉杆菌、大肠埃希菌均有不同程度的抑制作用及抗甲型流感病毒、抗钩端螺旋体（黄疸出血型）作用。从庐山石韦中提取的异杧果苷有抗单纯疱疹病毒作用，用组织培养法检测，较无环鸟苷、碘苷与环胞苷的抑制病毒增高 0.27 ~ 0.50 个对数，平均空斑减数率为 56.8%，其作用系阻止病毒在细胞内的复制。

5. 非特异性免疫功能 石韦大枣合剂组和 CTX 组实验后，小鼠体重增加值明显低于正常对照组，但注 CTX 组和石韦大枣合剂组之间体重增加值比较无显著差异。胸腺湿重和胸腺指数均明显低于正常对照组（$P < 0.01$），但 CTX 组和石韦大枣合剂组之间比较差异并无统计学意义（$P > 0.05$），表明注 CTX 后可使免疫器官胸腺萎缩，而石韦大枣合剂无明显增重萎缩胸腺的作用。脾脏湿重和脾脏指数均明显低于正常动物对照组（$P < 0.01$），但 CTX 组和石韦大枣合剂组之间差异无统计学意义（$P > 0.05$），表明注 CTX 后可使免疫器官脾脏重量变轻，但石韦大枣合剂对此无明显对抗作用；肝湿重比较石韦大枣合剂组虽低于正常对照组（$P < 0.05$），但肝指数比较各组之间差异并无统计学意义（$P > 0.05$），表明 CTX 和石韦大枣合剂对肝脏无明显影响。各组肾上腺湿重和肾上腺指数比较差异均无统计学意义。各组吞噬指数 K 值比较差异虽无统计学意义（$P > 0.05$），但 α 值比较，石韦大枣合剂组 α 值高于 CTX 组（$P < 0.05$）和正常动物对照组（$P < 0.05$），而正常动物对照组和 CTX 组之间差异无统计学意义（$P > 0.05$），表明石韦大枣合剂可增强单核 - 巨噬细胞系统的吞噬功能，提高非特异性免疫能力。

【原植物】 石韦 *Pyrrosia lingua*（Thunb.）Farwell

植株通常高 10 ~ 30cm。根状茎长而横走，密被鳞片；鳞片披针形，长渐尖头，淡棕色，边缘有睫毛。叶远生，近二型；叶柄与叶片大小和长短变化很大，能育叶通常远比不育叶长得高而较狭窄，两者的叶片略比叶柄长，少为等长，罕有短过叶柄的。不育叶片近长圆形，或长圆披针形，下部 1/3 处为最宽，向上渐狭，短渐尖头，基部楔形，宽一般为 1.5 ~ 5cm，长（5）10 ~（20）cm，全缘，干后革质，上面灰绿色，近光滑无毛，下面淡棕色或砖红色，被星状毛；能育叶约长过不育叶 1/3，而较狭 1/3 ~ 2/3。主脉下面稍隆起，上面不明显下凹，侧脉在下面明显隆起，清晰可见，小脉不显。孢子囊群近椭圆形，在侧脉间整齐成多行排列，布满整个叶片下面，或聚生于叶片的大上半部，初时为星状毛覆盖而呈淡棕色，成熟后孢子囊开裂外露而呈砖红色。

产于湖南、贵州、广西、湖北。附生于低海拔林下树干上，海拔 100 ~ 1800m。

（杨鹏 黄斌 汪冶）

Meix demh saoh 美登超

马桑 Masang

【异名】紫桑、黑虎大王、闹鱼儿、醉鱼儿、马桑柴、野马桑、水马桑、马鞍子、千年红、美兑介、关兑介、乌龙须、黑龙须、美登起。

【来源】本品为马桑科植物马桑 *Coriaria nepalensis* Wall. 的叶、根与寄生。

【采收加工】夏季采叶，晒干；秋冬季挖根，刮去外皮，晒干；秋季采寄生，晒干。

【性味】苦、酸，凉，有毒。

《侗族医学》：苦、辣，凉。有剧毒。

《中国侗族医药研究》：苦、辣，凉，有剧毒。

【功能与主治】祛风除湿，镇痛，杀虫。根：用于淋巴结结核，跌打损伤，狂犬咬伤，风湿关节痛；叶：外用治烧烫伤，头癣，湿疹，疮疡肿毒。

《侗族医学》：用于搜风，止痛，退水，杀虫，宁癫。

《中国侗族医药研究》：用于搜风，止痛，退水，杀虫，臆病。

【用法用量】内服：煎汤，3～9g。外用：适量，煎水洗；或研末敷。

【附方】

1. 宁癫　美登超（马桑寄生）、教糖（鸡矢藤）、门野（何首乌）、娘观音（吉祥草）、魔芋，煎水内服。马桑为剧毒药物，必须慎用。(《侗族医学》)

2. 羔羊痧　马桑寄生 2～3 节、鸡矢藤、钩藤、法半夏、观音草、家魔芋各 9g，木姜子叶 6g。煎水内服，每日 3 次。(《中国侗族医药研究》)

3. 腰腿痛　岩马桑、鹿含草、徐长卿、威灵仙、生姜各 50g。煎水热熏痛处，每日 1 次。《中国侗族医药研究》)

4. 漏肩风　岩马桑、见血飞、威灵仙、生姜各 30g，白木通、木姜子各 20g。煎水熏蒸患部，或热敷，同时加强抬肩锻炼。《中国侗族医药研究》)

5. 癫子　何首乌 15g，马桑寄生、鸡矢藤、指甲花根、观音草、魔芋各 9g。煎水内服，每日 3 次。《中国侗族医药研究》)

6. 治白口疮　鲜马桑（根）皮 1.5g，捣绒，用青布包好，含 5min 后取出，隔时再含，一日数次。(《贵州草药》)

7. 治风湿麻木，大便不利　马桑根 30g，铁连环 12g，牛耳大黄 12g。熬水服。(《重庆草药》)

8. 疳积　山楂、黄山药、土党参各 50g，鸡内金 30g，马桑寄生、娘观英各 10g，炒大米 1000g，炒黄豆 10g。焙干研末成粉，吞服，每日 3 次，每次 10g。

【现代临床研究】现代临床用于治疗淋巴结结核、牙痛、癫痫、烧烫伤、狗咬伤和风湿病等。

【化学成分】布拉易林、去甲布拉易林、双氢马桑毒素、马桑毒素、羟基马桑毒素、马桑亭、阿朴羟基马桑毒素、羟基马桑亭、没食子酸、马桑宁、山奈酚、山奈酚 -3-O-α-L- 鼠李糖、山奈酚 -3-O-β-D- 半乳糖、山奈酚 -3-O-α-L- 阿拉伯糖、槲皮素、槲皮素 3-O-α-L- 阿拉伯糖、槲皮素 -3-O-β-D- 半乳糖、槲皮素 -3-O-β-D- 葡萄糖、熊果酸、齐墩果酸、7α,11α,14β- 三羟基 -20α- 乙酰氧基 -15- 酮 -16- 贝壳杉烯、二十三碳羧酸、二十七碳羧酸、二十九碳羧酸、三十一碳羧酸、五十五碳羧酸直链酯、二十七碳羧酸乙酯、豆甾醇、β-谷甾醇、鞣花酸、β-胡萝卜苷、正三十二烷、香草醛。

【药理作用】

1. 抗癌作用 马桑毒素具有显著抗癌活性。

2. 对中枢神经系统的作用 兴奋大脑皮质、延脑呼吸中枢、血管运动中枢、迷走神经中枢及增强脊髓反射等作用。

【原植物】马桑 *Coriaria nepalensis* Wall.

灌木，高 1.5 ～ 2.5m，分枝水平开展，小枝四棱形或成四狭翅，幼枝疏被微柔毛，后变无毛，常带紫色，老枝紫褐色，具显著圆形突起的皮孔；芽鳞膜质，卵形或卵状三角形，长 1 ～ 2mm，紫红色，无毛。叶对生，纸质至薄革质，椭圆形或阔椭圆形，长 2.5 ～ 8cm，宽 1.5 ～ 4cm，先端急尖，基部圆形，全缘，两面无毛或沿脉上疏被毛，基出 3 脉，弧形伸至顶端，在叶面微凹，叶背突起；叶短柄，长 2 ～ 3mm，疏被毛，紫色，基部具垫状突起物。总状花序生于二年生的枝条上，雄花序先叶开放，长 1.5 ～ 2.5cm，多花密集，序轴被腺状微柔毛；苞片和小苞片卵圆形，长约 2.5mm，宽约 2mm，膜质，半透明，内凹，上部边缘具流苏状细齿；花梗长约 1mm，无毛；萼片卵形，长 1.5 ～ 2mm，宽 1 ～ 1.5mm，边缘半透明，上部具流苏状细齿；花瓣极小，卵形，长约 0.3mm，里面龙骨状；雄蕊 10，花丝线形，长约 1mm，开花时伸长，长 3 ～ 3.5mm，花药长圆形，长约 2mm，具细小疣状体，药隔伸出，花药基部短尾状；不育雌蕊存在；雌花序与叶同出，长 4 ～ 6cm，序轴被腺状微柔毛；苞片稍大，长约 4mm，带紫色；花梗长 1.5 ～ 2.5mm；萼片与雄花同；花瓣肉质，较小，龙骨状；雄蕊较短，花丝长约 0.5mm，花药长约 0.8mm，心皮 5，耳形，长约 0.7mm，宽约 0.5mm，侧向压扁，花柱长约 1mm，具小疣体，柱头上部外弯，紫红色，具多数小疣休。果球形，果期花瓣肉质增大包于果外，成熟时由红色变紫黑色，径 4 ～ 6mm；种子卵状长圆形。

产于贵州、湖北、湖南、广西。附生于低海拔林下树干上，或稍干的岩石上。

（杨鹏 黄斌 汪冶）

Lagx ngoc seit 腊俄虽

山枝茶 Shanzhicha

【异名】三架邪、长果满天香、一朵云、光海桐。

【来源】本品为海桐花科植物光叶海桐 *Pittosporum glabratum* Lindl. 的叶。

【采收加工】全年均可采收，鲜用或晒干。

【性味】苦、辛，微温。

《侗族医学》：苦、辣，热。

《中国侗族医药研究》：苦、辣，热。

【功能与主治】消肿解毒，止血。用于毒蛇咬伤，痈肿疮疖，水火烫伤，外伤出血。

《侗族医学》：搜风，除寒，安神，止痛。用于宾宁乜崩榜（妇女白带多症），傤呃翁（睡不着）。

《中国侗族医药研究》：搜风，除寒，安神，止痛。用于妇女白带过多症，失眠。

【用法用量】内服：煎汤，15 ～ 30g。外用：适量，鲜品捣敷；或煎水洗；或干品研末撒。

【附方】

1. 宾宁乜崩榜 朗俄虽（山枝茶）、瓮门颖（头晕药）、教门野（何首乌），煎水内服。(《侗族

医学》)

2. 儴呃翁 朗俄虽（山枝茶），蒸糯米甜酒内服。（《侗族医学》）

3. 蛇丝惊 朗俄虽、鱼腥草各 10g，王连冷 3g，蛇倒退 6g，枸杞根 9g。煎水内服，每日 3 次。（《中国侗族医药研究》）。

【现代临床研究】醒脾养儿颗粒主要由一朵云、毛大丁草、蜘蛛香、山栀茶四味药材组成，常用于治疗由脾气虚引起的小儿厌食、腹泻、盗汗、遗尿等相关疾病。醒脾养儿颗粒能够增加胃液总酸度，使总酸的排出量增多，增强胃蛋白酶的活性，从而起到一定的助消化作用，故可治疗儿童厌食。本品能拮抗由新斯的明引起的小肠运动亢进，对抗番泻叶导致的腹泻效应；还会对细菌、病毒以及毒素具有非常强的吸附能力，使得肠黏膜表面的吸附功能大大增强，避免病原体微生物引起的肠黏膜损伤，具有固肠止泻作用，因此临床常用于辅助治疗小儿腹泻；另外，本品还能使血中血红蛋白以及红细胞数量增多，具有补血作用，故可用于治疗贫血等病证。

【化学成分】Pittogoside A、Pittogoside B、（＋)- 南烛木树脂酚 -3α-O-β-D- 葡萄糖苷、（＋)- 南烛木树脂酚 -3α-O-（6″-3,5- 二甲氧基 -4- 羟基 - 苯甲酰基)-β-D- 葡萄糖苷、（＋)- 南烛木树脂酚 -3α-O-（6″-3- 甲氧基 -4- 羟基 - 苯甲酰基)-β-D- 葡萄糖苷、（-)-4-epi- 南烛木树脂酚 -3α-O-β-D- 葡萄糖苷、（＋)- 丁香脂素 -4,4′-O- 双 -β-D- 葡萄糖苷、6α- 羟基 - 京尼平苷、10-O- 咖啡酰基 - 脱乙酰基 - 交让木苷、3,6,19,21,24-pentahydroxy-12-en-28-oleanolicacid、3-O-β-D-glucuronopyranosyl-28-O-β-D-glucopyranosyl-siaresinolicacid、1-O-［6-O-（5-O-syringoyl-β-D-apiofuranosyl）-β-D-glucopyranosyl］-3,4,5-trimethoxy-benzene、3,4,5-trimethoxyphenol1-O-β-D-apiofuranosyl-（1→2）-β-D-glucopyranoside、3β,6β,19α,21α,24- 五羟基 -12- 烯 -28- 齐墩果酸、3-O-β-D- 吡喃葡萄糖醛酸 -28-O-β-D- 吡喃葡萄糖泰国树脂酸、3,4,5- 三甲氧基苯 -1-O-β-D-（5-O- 丁香酰基)- 呋喃芹糖 -（1→6）-β-D- 吡喃葡萄糖苷、3,4,5- 三甲氧基苯 -1-O-β-D- 呋喃芹糖 -（1→6）-β-D- 吡喃葡萄糖苷、R-barrigenol、槲皮素 -3-O-β-D- 葡萄吡喃糖苷（quercetin-3-O-β-D-glucopyranoside）。

【药理作用】镇痛作用 据文献报道光叶海桐茎叶的乙醇提取物腹腔注射给药（77mg/kg）及灌胃给药（80mg/kg），均能显著提高热板法及电刺激法小鼠的痛阈，显著抑制醋酸引起的扭体反应发生率。实验表明光叶海桐对实验性致痛模型有显著的对抗作用，具有选择性低，作用广泛的镇痛效果。

【原植物】光叶海桐 *Pittosporum glabratum* Lindl.

常绿灌木，高 2～3m；嫩枝无毛，老枝有皮孔。叶聚生于枝顶，薄革质，二年生，窄矩圆形，或为倒披针形，长 5～10cm，有时更长，宽 2～3.5cm，先端尖锐，基部楔形，上面绿色，发亮，下面淡绿色，无毛，侧脉 5～8 对，与网脉在上面不明显，在下面隐约可见，干后稍突起，网眼宽 1～2mm，边缘平展，有时稍皱折，叶柄长 6～14mm。花序伞形，1～4 枝簇生于枝顶叶腋，多花；苞片披针形，长约 3mm；花梗长 4～12mm，有微毛或秃净；萼片卵形，长约 2mm，通常有睫毛；花瓣分离，倒披针形，长 8～10mm；雄蕊长 6～7mm，有时仅 4mm；子房长卵形，绝对无毛，花柱长 3mm，柱头略增大，侧膜胎座 3 个，每个胎座约有胚珠 6 个。蒴果椭圆形，长 2～2.5cm，有时为长筒形，长达 3.2cm，3 片裂开，果片薄，革质，每片有种子约 6 个，均匀分布于纵长的胎座上；种子大，近圆形，长 5～6mm，红色，种柄长 3mm；果梗短而粗壮，有宿存花柱。

产湖南、贵州、广西。生于山谷、山坡、林下。

（何琴　杨鹏　汪冶）

Meix bic bac 美枇杷

枇杷 Pipa

【异名】土冬花、奴枇杷。

【来源】本品为蔷薇科植物枇杷 *Eriobotrya japonica*（Thunb.）Lindl. 的干燥叶。

【采收加工】全年均可采收，晒至七八成干时，扎成小把，再晒干。

【性味】苦、微辛，微寒。

《中国侗族医药学基础》：淡，平。

【功能与主治】清肺止咳，和胃降逆，止渴。用于肺热痰嗽，阴虚劳嗽，咳血，衄血，吐血，胃热呕哕，妊娠恶阻，小儿吐乳，消渴及肺风面疮。

《中国侗族医药学基础》：疏风止咳，通鼻窍。用于感冒咳嗽，鼻塞流涕，虚劳久嗽，痰中带血。

【用法用量】内服：煎汤，9～15g；或研末吞服，每次3～6g；或入丸、散。外用：适量，捣烂敷。（《中国侗族医药学基础》）

【现代临床研究】

1. 寻常痤疮　枇杷清肺饮配合中药面膜治疗丘疹、脓疱性痤疮具有良好的疗效。治疗组共52例，包括丘疹脓包性36例，痊愈29例，显效4例，有效3例，无效0例，总有效率100%；结节性16例，痊愈6例，显效3例，有效2例，总有效率68.75%。

2. 化疗性口腔溃疡　使用枇杷清胃饮加减：枇杷叶12g，生甘草3g，生麦芽30g，生谷芽30g，竹茹9g，芦根30g，白茅根30g，通草30g，淡竹叶30g，茵陈30g，每日1剂，分早、中、晚3次温服，服时可在口中含漱片刻再缓缓咽下。28例中痊愈5例，有效21例，有效率为92.9%。

3. 慢性支气管炎急性发作　口服治咳川贝枇杷滴丸，6丸／次，3次／天，共10天。治疗后，咳嗽、咯痰症状减轻的起效中位时间为102.0h。治疗满10天，总愈显率为64.17%，临床疗效确切，安全性较好，具有较好的临床应用前景。

4. 上呼吸道感染后咳嗽　给予枸地氯雷他定片8.8mg／次，1次／晚；强力枇杷露10mL，3次／日，共7天。50例患者的平均起效时间为2.45±1.26天，在第7天时咳嗽症状有明显的改善，且无明显嗜睡、头晕等不良反应，疗效确切，无严重不良反应，可作为感染后咳嗽的常规用药。

【化学成分】对羟基苯甲酸、3,4-二羟基苯甲酸、槲皮素-3-O-α-L-吡喃阿拉伯糖苷、槲皮素3-O-β-D-吡喃半乳糖苷、β-谷甾醇、齐墩果酸、熊果酸、$3\beta,19\alpha$-二羟基-4-醛基-乌索-12-烯-28-酸、$1,2\alpha,3\alpha,19\alpha$-三羟基熊果-5,12-二烯-28-酸、$2\beta,3\beta,2,3\alpha$-三羟基齐墩果-12-烯-28-酸、$\beta$-胡萝卜苷、槲皮素-3-$O$-$\beta$-D-半乳糖苷、$2\alpha$-羟基齐墩果酸、$2\alpha$-羟基乌苏酸、苯甲醛。

【药理作用】

1. 止咳平喘　枇杷叶在临床上主要用于止咳，其中起主要作用的是三萜类物质。文献报道枇杷叶乙醇提取物的醋酸乙酯和正丁醇萃取物具有镇咳作用，发现当UA剂量为240mg/kg，总三萜酸剂量分别为400mg/kg、200mg/kg时可以显著缩短咳嗽潜伏期（$P < 0.05$），减少咳嗽次数（$P < 0.05$，$P < 0.01$）。

2. 抗炎　三萜酸对关节炎、慢性支气管炎和呼吸系统疾病有明显的抑制作用。文献报道枇杷叶含有11种抗炎成分，它们主要将前列腺素合成酶（prostaglandinG/H synthase-2，COX-2）、花生四烯酸盐-脂氧合酶（arachidonate 5-lipoxygenase，ALOX5）、过氧化酶增殖因子活化受体（peroxisome proliferator-activated receptor gamma，PPARG）、肿瘤坏死因子（tumor necrosis factor，TNF）和转录因子 p65（transcription factor p65，RELA）作为靶点，通过参与丝裂原活化蛋白激酶（mitogen-activated protein kinase，MAPK）信号通路、类风湿性关节炎途径和 NF-κB 信号通路调控相关基因表达控制炎症的发生。

3. 抗氧化　枇杷叶黄酮质量浓度为 0.05～4.00g/L 时能减少小鼠肝线粒体及肝匀浆丙二醛（malondialdehyde，MDA）的生成，抑制 H_2O_2 诱导的小鼠红细胞溶血。

4. 抗菌　枇杷叶水提取物、乙醇提取物、正己烷提取物对食品中常见污染菌大肠埃希菌、金黄色葡萄球菌、枯草芽孢杆菌均有抑制作用，其中乙醇提取物抑菌效果最好，最低抑菌浓度分别为大肠埃希菌 100μg/mL，金黄色葡萄球菌 10μg/mL，枯草芽孢杆菌 1000μg/mL。

【原植物】枇杷 *Eriobotrya japonica*（Thunb.）Lindl.

常绿小乔木，高可达 10m；小枝粗壮，黄褐色，密生锈色或灰棕色绒毛。叶片革质，披针形、倒披针形、倒卵形或椭圆长圆形，长 12～30cm，宽 3～9cm，先端急尖或渐尖，基部楔形或渐狭成叶柄，上部边缘有疏锯齿，基部全缘，上面光亮，多皱，下面密生灰棕色绒毛，侧脉 11～21 对；叶柄短或几无柄，长 6～10mm，有灰棕色绒毛；托叶钻形，长 1～1.5cm，先端急尖，有毛。圆锥花序顶生，长 10～19cm，具多花；总花梗和花梗密生锈色绒毛；花梗长 2～8mm；苞片钻形，长 2～5mm，密生锈色绒毛；花直径 12～20mm；萼筒浅杯状，长 4～5mm，萼片三角卵形，长 2～3mm，先端急尖，萼筒及萼片外面有锈色绒毛；花瓣白色，长圆形或卵形，长 5～9mm，宽 4～6mm，基部具爪，有锈色绒毛；雄蕊 20，远短于花瓣，花丝基部扩展；花柱 5，离生，柱头头状，无毛，子房顶端有锈色柔毛，5 室，每室有 2 胚珠。果实球形或长圆形，直径 2～5cm，黄色或橘黄色，外有锈色柔毛，不久脱落；种子 1～5，球形或扁球形，直径 1～1.5cm，褐色，光亮，种皮纸质。花期 10～12 月，果期 5～6 月。

产于湖南、贵州、广西，湖北。生于平原及缓坡山地、山地与丘陵。现多为栽培。

（马洁瑶　汪治）

Meix labx nix 美朗利

小蜡树 Xiaolashu

【异名】巴美朗利、蚊仔树、冬青、山指甲、蚊子花、水黄杨、千张树、山雪子、青皮树、水狗骨、转椒子、满地红、土茶叶、小刀伤。

【来源】本品为木犀科植物小蜡 *Ligustrum sinense* Lour. 的干燥叶。

【采收加工】全年可采，晒干或鲜用。

【性味】苦，凉。

《侗族医学》：苦，凉。

《中国侗族医药研究》：苦，凉。

【功能与主治】清热利湿，解毒消肿。用于肺热咳嗽，咽喉肿痛，口舌生疮，痈肿疮毒，湿疹，跌打损伤，烫伤。

《侗族医学》：退热，去毒，消肿，生肌。用于烧伤、烫伤。

【用法用量】内服：煎汤，15～30g。外用适量，煎水含漱；或熬膏涂；捣烂或绞汁涂敷。

【附方】

1. 烧伤烫伤　美朗丽（小蜡树）、老荛（栀子）、骂卡马辰（土大黄），研末调茶油外敷伤处。（《侗族医学》）

2. 口腔炎，咽喉痛　水白蜡 12g，水煎服；并用水白蜡适量，煎水含漱。(《万县中草药》)

3. 跌打肿痛，疮疡　小蜡树鲜嫩叶捣烂外敷，每日换药 1 ～ 2 次。(《广西本草选编》)

【现代临床研究】

1. 治疗烧伤　某院应用山指甲水溶液治疗烧(烫)伤 137 例，均为Ⅰ、Ⅱ度烧(烫)伤。年龄最小 1 岁，最大 71 岁。男性 94 例，女性 43 例。烧伤或烫伤面积 10% 以下者 55 例，11% ～ 30% 者 39 例，31% ～ 50% 者 10 例，60% 以上者 3 例。在 137 例中，4 例血培养有铜绿假单胞菌，其中 2 例 4 岁以下小儿合并铜绿假单胞菌败血症，经抢救无效死亡外，其余均治愈出院，治愈率为 98.5%，平均治愈天数 20.5 天。

2. 治疗外科感染　某院应用山指甲治疗蛇咬伤的早期植皮、毛囊炎、疖疮、脓肿、指头炎、湿疹合并感染、上下肢慢性溃疡、切口感染、广泛性炸伤等十多种感染性疾病共 98 例，均收到较满意的效果。目前，外科在换药中 50% 山指甲水溶液已基本代替了高渗盐水及呋喃西林液。

【化学成分】小蜡树乙醇提取物中共分离得到 115 个化合物，主要为黄酮、皂苷、香豆素、木脂素、脂肪酸衍生物和简单芳香类等。

【药理作用】**抗菌作用**　本品抗菌作用广谱，对铜绿假单胞菌、葡萄球菌、痢疾杆菌、大肠埃希菌、变形杆菌均有不同程度的抑菌和杀菌作用，以 50% 的浓度为适宜。

【原植物】小蜡 *Ligustrum sinense* Lour.

落叶灌木或小乔木，高 2 ～ 4m。小枝圆柱形，幼时被淡黄色短柔毛或柔毛。单叶，对生；叶柄长 2 ～ 8mm，被短柔毛；叶片纸质或薄革质，卵形至披针形，或近圆形，长 2 ～ 7cm，宽 1 ～ 3cm，先端锐尖、短尖至渐尖，或钝而微凹，基部宽楔形至近圆形，或为楔形，上面深绿色，沿中脉被短柔毛。圆锥花序顶生或腋生，塔形，花序轴被较密淡黄色短柔毛或柔毛以至近无毛；花梗长 1 ～ 3mm，被短柔毛或无毛；花萼长 1 ～ 1.5mm，先端呈截形或呈浅波状齿；花冠管长 1.5 ～ 2.5mm，裂片长圆状椭圆形或卵状椭圆形；花丝与裂片近等长或长于裂片，花药长圆形，长约 1mm。果近球形，径 5 ～ 8mm。花期 3 ～ 6 月，果期 9 ～ 12 月。

产湖南、贵州、广西、湖北。生于疏林或密林中。

(刘建新　汪冶　张在其)

Meix songc begs 美怂百

松 Song

【异名】架从柏、美柄松、美从、毛枞树、马揪树。

【来源】本品为松科植物马尾松 *Pinus massoniana* Lamb. 的干燥叶。

【采收加工】全年均可采收，晒干或鲜用。

【性味】苦、甘，热。有小毒。

《中国侗族医药研究》：苦，温。

《中国侗族医药》：苦、甜，热。有小毒。

《侗族医学》：苦、甜，热。有小毒。

【功能与主治】祛风除湿，活血止痛。用于跌伤疼痛。

《中国侗族医药研究》：祛风燥湿，杀虫止痒。用于久病骨节痛，杨梅痘，跌伤。

《中国侗族医药》：祛风行气，活血止痛。用于风湿，烧伤。

《侗族医学》：搜风除湿，止痛。用于北刀（跌伤）。

《中国民族药志要》：枝、叶、茎皮用于北刀（跌伤）。

【用法用量】内服：煎汤，15～30g；外用：取适量，捣烂敷患处。

【附方】北刀　架美松柏（松嫩枝）、唉唉随（蛇葡萄根），捣烂敷患处。（《侗族医学》）

【现代临床研究】

1. 治疗慢性支气管炎　取松针、扁柏各90g（鲜用250g），洗净切碎，加水适量煮沸1h，过滤，滤渣再加水煎煮；两次滤液合并浓缩至200mL，加糖浆100mL或蜂糖100g，共成300mL（每毫升含生药1.5g）。口服3次/日，每次100mL，10天为一疗程。临床治疗慢性支气管炎80例，近期有效率为91.25%。

2. 治疗高血压　用鲜松针30～50g，洗净水煎10～15min，取汁100～150mL，口服，3次/天。在服用中，血压有不稳定现象，持续服用到血压稳定再减到2次/天，8例高血压患者长期服用，效果满意。第一代松针药品"松龄血脉康胶囊"（鲜松叶、葛根按6∶1比例混提后，加珍珠层粉等辅料混合制粒）用于治疗高血压、高血脂，已进入国家基本药物目录。

【化学成分】L-色氨酸、（+）-儿茶素-8-C-β-D-吡喃葡萄糖苷、香草酸、表儿茶素、槲皮素-3'-O-β-D-吡喃葡萄糖苷、4'-甲氧基-山奈酚-3-O-半乳糖苷、柽柳苷、石竹烯、α-杜松醇、大根香叶烯B、β-古巴烯、1（10），4-杜松二烯、γ-依兰油烯、蛇麻烯、β-瑟林烯、柚皮素、花旗松素、山奈酚、山奈酚-3-O-β-D-吡喃葡萄糖苷、α-D-呋喃果糖、对羟基苯甲酸-4-O-β-D-吡喃葡萄糖苷、胆甾醇、豆甾醇、β-谷甾醇、β-胡萝卜苷、β-蒎烯、α-蒎烯、大根香叶烯、3',5-二羟基-4'-甲氧基二氢黄酮-7-O-α-L-鼠李糖基（1→6）-β-D-葡萄糖苷、3',5-二羟基-4'-甲氧基二氢黄酮-7-O-β-D-葡萄糖（1→2）-α-L-鼠李糖苷、4',5-二羟基二氢黄酮-7-O-α-L-鼠李糖基（1→2）-β-D-葡萄糖苷、木犀草素、木犀草素-7-O-吡喃葡萄糖苷、双氢槲皮素、儿茶素、槲皮素、山奈素、花旗松素、月桂烯、柠檬烯、10-十九烷醇、亚油酸、棕榈酸、氧化丁香烯、十八烯酸、异-长松叶烯、β-丁香烯等。

【药理作用】

1. 降血糖作用　已有研究报道，不同剂量的松针提取物对正常小鼠的血糖水平无显著差异，但都可以降低因肾上腺素与四氧嘧啶不正常而引起的高血糖小鼠的血糖，并呈现良好的剂量依赖性。因此该研究推测松针提取物的降糖作用可能是因为减轻了四氧嘧啶对胰岛β细胞的损伤，或因改善了受损伤的β细胞的功能。同时，也有研究发现，松针提取物可以有效减少有肥胖症大鼠的高脂饮食脂肪组织的体积，降低高血脂，减轻脂肪肝，使其恢复健康水平，说明松针提取物减轻了肥胖的大鼠的胰岛素抵抗。

2. 降血脂作用　研究发现马尾松松针水提液对诱发性高脂血症具有显著的降血脂作用，如对蛋黄乳诱发小鼠和高脂饲料诱发大鼠的高脂血症，马尾松松针提取液展现出明显降低相对升高的高密度脂蛋白的胆固醇、低密度脂蛋白胆固醇和总胆固醇的能力。除此之外，研究发现经松针提取液对高血脂家兔治疗后，血清总胆固醇、甘油三酯及丙二醛含量降低，超氧化物歧化酶活性及总抗氧化活力升高，说明松针提取液对高脂血症有较强的治疗作用。

3. 抗氧化作用　研究发现松针黄酮的抗氧化性能强于维生素C，且二者呈良好的协同作用。另其对金属离子亦有较好的螯合作用，在一定程度上可抵抗蛋白质的羰基化氧化；该品中前花青素、儿茶素对MCMC3T3-E1细胞的活性氧簇活性有抑制作用，提示松针提取物具有极强的氧自由基清除能力。

4. 抗衰老作用　通过研究马尾松松针的水提液作为饲料补充，给老龄大鼠喂养，并以单纯饲料喂养的大鼠作为对照，一个月后测定血清红细胞SOD及心肌细胞膜Na^+-K^+-ATP酶活性。结果发现，有马尾松松针水提液为添加的饲料对大鼠的心肌细胞膜Na^+-K^+-ATP酶和SOD活性明显高于单纯喂饲料组的大鼠，此项实验进一步证实了马尾松松针水提物有延缓衰老作用。

5. 抑菌、抗病毒作用 通过滤纸片扩散法测定马尾松松针挥发油对 3 种食品中常见致病菌的抑菌效果，其数据说明马尾松松针挥发油对 3 种致病菌均有明显的抑制作用，其抑制强弱依次为：金黄色葡萄球菌＞大肠埃希菌＞沙门菌。对马尾松针系统溶剂提取物的抑菌活性的测定结果表明，不同极性溶剂提取物均对 8 种致病菌表现出良好的抑制作用，其中，无水乙醇提取物的抑菌活性最优。此外，有研究表明马尾松的水、乙醇提取物具有抗 I 型单纯疱疹病毒的作用；同时，水浸液有抗乙型肝炎病毒表面抗原的作用，且其作用强度在 28 味高效药物中列居第 3 位。

6. 抗心力衰竭作用 有研究以腹腔注射盐酸阿霉素致心衰大鼠为模型，松针挥发油连续治疗 28 天，观察大鼠的心功能变化。结果，马尾松松针挥发油可改善心衰大鼠血流动力学，提高心力衰竭时红细胞膜 Na^+-K^+-ATP 酶活性，增强心肌收缩功能，提示松针挥发油具有抗心衰作用。

7. 其他作用 马尾松松针尚有抗血小板聚集、抗肿瘤、保肝及增强免疫力等活性。

8. 毒理学 在复方松针提取液急性毒性中，实验鼠的体重、血液学指标无明显改变；在长期毒性试验中，未引起受试动物死亡，提示松针的毒性极低。

【原植物】马尾松 *Pinus massoniana* Lamb.

乔木，高达 45m，胸径 1.5m；树皮红褐色，下部灰褐色，裂成不规则的鳞状块片；枝平展或斜展，树冠宽塔形或伞形，枝条每年生长一轮，但在广东南部则通常生长两轮，淡黄褐色，无白粉，稀有白粉，无毛；冬芽卵状圆柱形或圆柱形，褐色，顶端尖，芽鳞边缘丝状，先端尖或成渐尖的长尖头，微反曲。针叶 2 针一束，稀 3 针一束，长 12 ~ 20cm，细柔，微扭曲，两面有气孔线，边缘有细锯齿；横切面皮下层细胞单型，第一层连续排列，第二层由个别细胞断续排列而成，树脂道约 4 ~ 8 个，在背面边生，或腹面也有 2 个边生；叶鞘初呈褐色，后渐变成灰黑色，宿存。雄球花淡红褐色，圆柱形，弯垂，长 1 ~ 1.5cm，聚生于新枝下部苞腋，穗状，长 6 ~ 15cm；雌球花单生或 2 ~ 4 个聚生于新枝近顶端，淡紫红色，一年生小球果圆球形或卵圆形，径约 2cm，褐色或紫褐色，上部珠鳞的鳞脐具向上直立的短刺，下部珠鳞的鳞脐平钝无刺。球果卵圆形或圆锥状卵圆形，长 4 ~ 7cm，径 2.5 ~ 4cm，有短梗，下垂，成熟前绿色，熟时栗褐色，陆续脱落；中部种鳞近矩圆状倒卵形，或近长方形，长约 3cm；鳞盾菱形，微隆起或平，横脊微明显，鳞脐微凹，无刺，生于干燥环境者常具极短的刺；种子长卵圆形，长 4 ~ 6mm，连翅长 2 ~ 2.7cm；子叶 5 ~ 8 枚；长 1.2 ~ 2.4cm；初生叶条形，长 2.5 ~ 3.6cm，叶缘具疏生刺毛状锯齿。花期 4 ~ 5 月，球果第二年 10 ~ 12 月成熟。

产于湖南、贵州、广西、湖北。生于山地疏林。

【备注】本植物的枝、茎皮等都可药用。

（金岸 汪冶）

Naos yak 闹亚

紫苏 Zisu

【异名】红苏、青苏、南苏、聋耳麻、鸡苏、阿好儿、红紫苏、紫苏棵、黑苏、哈日 - 麻嘎吉、回回苏、麻六、皱紫苏、苏子苗、荏胡麻、荏白苏、家紫苏、箭草、白苏麻、鸡冠紫苏、薄荷水升麻、赤苏、白九苏、薄荷、白办、白苏、香苏、苏子、苏叶、苏麻子、香荽、苏梗、野苏、水升麻、苏麻、白紫苏、般尖、兴帕夏噶、荏子、白苏子、野藿麻、如湿、引子、野紫苏、野芝麻、野苏麻、玉苏子、大紫苏、桂荏等。

【来源】本品为唇形科植物紫苏 *Perilla frutescens*（L.）Britt. 的干燥叶及成熟果实。

【采收加工】夏季枝叶茂盛时采收，除去杂质，晒干。秋季果实成熟时采收，除去杂质，晒干。

【性味】辛，温。

《侗族医学》：辣，热。

《侗药大观》：辛，温。

《中国侗族医药研究》：辛，温。

《中国侗族医药学基础》：辛，温。

【功能与主治】发散风寒，理气宽中，消食，安胎。用于治疗风寒感冒，恶寒发热，胸闷呕吐，胃脘疼痛，胎动不安。

《侗族医学》：除寒，顺气。用于逗亮（着寒）。

《侗药大观》：发散风寒，理气宽中，安胎。用于胸闷呕吐，胃脘疼痛，胎动不安等。

《中国侗族医药研究》：解表，散寒，理气，消食。用于肚痛，肿风气喘，肚痛呕吐，大便不通，霍乱转筋，麻风丹痒，痘，小儿咳嗽，发热起风，伤寒兼疲，逗亮（受寒）。

《中国侗族医药学基础》：解表散寒，行气和胃。用于风寒感冒，恶寒发热，咳嗽呕恶，妊娠呕吐，鱼蟹中毒。

【用法用量】内服：煎汤，6～9g。外用：适量，捣烂敷；或煎水洗。

【附方】

1. 逗亮 闹亚（紫苏）、尚美上邓（黄荆）、美虽奉（羊耳菊）、骂聂（泥鳅串）、骂顺（鹅不食草）、娘岁帕（白花前胡）、骂卡国（牛蒡子），煎水内服。(《侗族医学》)

闹亚（紫苏）、尚美丈垣（云实根皮）、桂枝、防风、骂再耿（白芷）、巴门登、马荡白（茗叶细辛）、骂杨游（土荆芥），煎水内服。(《侗族医学》)

苍耳、羊耳菊、紫苏、白芷、防风各9g，白花前胡、桔梗、辣蓼叶各6g。用法：煎水内服，每日3次。(《中国侗族医药研究》)

2. 麻疹 紫苏叶6g，红浮萍7g，娘闹（夏枯草）10g，凤尾草7g，天青地白5g，土荆芥5g，淡竹叶10g。每日1剂，水煎服。如发热重且有惊象者，加蝉蜕、甬姑娘（僵蚕）、钩藤；咽喉肿痛者，加射干、门蓝靛（板蓝根）、奴菊高芹（野菊花）各10g。(《中国侗族医药学基础》)

3. 百日咳 桂枝5g，紫苏叶10g，干姜5g，嫩我味（五味子）10g，三步跳（半夏）5g，甘草5g。每日1剂，水煎服。(《中国侗族医药学基础》)

4. 小儿肺炎 生石膏20g，紫苏叶10g，知母10g，把美桑（桑叶）10g，研成细粉，加鸡蛋清或茶油、芝麻油调成糊状，做成药饼，敷贴颤中穴、定喘穴、涌泉穴（双侧），每日换药1次，连用3～5天。(《中国侗族医药学基础》)

5. 急惊风 坳夺辰（水牛角）20g(先煎)，生石膏30g(先煎)，紫苏叶10g。每日1剂，水煎频服。本方适宜高烧者，服药时注意观测体温，一旦体温降至37℃即停服，否则体温会过低。(《中国侗族医药学基础》)

6. 泻肚 藿香15g，佩兰15g，紫苏叶15g，白芷10g，桔梗10g，大腹皮15g，陈皮10g，娘秀大（薏苡仁）20g，门松（茯苓）15g，门树帕（白术）15g，法半夏10g，甘草6g。每日1剂，水煎服。(《中国侗族医药学基础》)

7. 感冒 紫苏叶15g，杏仁15g，荆芥10g，桂枝10g（后下），防风10g，葱白50g，生姜3片。每日1剂，水煎服。治风寒感冒。(《中国侗族医药学基础》)

贯众15g，薄荷10g（后下），紫苏叶15g，黄荆条15g，奴菊高芹（野菊花）15g，滑石15g，骂

吻（鱼腥草）15g，甘草 5g。每日 1 剂，水煎服。治风热感冒。（《中国侗族医药学基础》）

8. 头痛 防风 15g，桂枝 10g（后下），薄荷 10g（后下），紫苏梗 15g，藁本 15g，桔梗 10g，教柠（葛根）15g。每日 1 剂，水煎服。（《中国侗族医药学基础》）

9. 咳嗽 紫苏叶 15g，前胡 10g，黄荆条 15g，杏仁 10g，桔梗 10g，门松（茯苓）15g，陈皮 15g，把斜顿（矮地茶）15g，伸筋草 10g，甘草 5g。每日 1 剂，水煎服。（《中国侗族医药学基础》）

10. 伤寒 假黄荆条 15g，金银花藤 10g，紫苏 6g。用法：水煎服。（《中国侗族医药研究》）

11. 老年咳嗽 徐长卿、白薇、火草、麦冬、紫苏、伸筋草各 9g，刺黎根、棕树根各 10g，矮地茶、百部、委陵菜各 6g。用法：煎水内服，每日 3 次。（《中国侗族医药研究》）

12. 咳喘、蛤蟆症 铁扫帚 30g，萝卜子、云实根各 10g，射干、紫苏各 8g，鹅不食草 6g。用法：煎水内服，每日 3 次。（《中国侗族医药研究》）

13. 霍乱转筋 枫木皮、针刺犁根、丝瓜根、毛秀才各 10g，紫苏 6g。用法：水煎服。（《中国侗族医药研究》）

14. 水肿病 海金沙、石韦、六月雪各 30g，藁本、车前草各 25g，紫苏 15g。用法：煎水内服，每日 3 次。（《中国侗族医药研究》）

15. 肚痛呕吐 水灯草、紫苏各 10g，鸡冠血适量，朱砂 0.3g（冲服）。用法：水煎服。（《中国侗族医药研究》）

16. 月家烧热 马鞭草 10g，大青木、酸汤杆、防风、紫苏各 6g，土大黄 5g，水灯草 2g，生姜 3 片。用法：煎水内服，每日 3 次。（《中国侗族医药研究》）

17. 麻疹、出痧子、登华、带花 云实根皮、元荽、鹅不食草各 6g，紫苏、藁本、浮萍、羊耳菊各 5g，土荆芥、苍耳、牛蒡子各 3g。用法：冷气伤血疹子不出：煎水内服，每日 3 次。（《中国侗族医药研究》）

【现代临床研究】

1. 治疗糖尿病酮症酸中毒 解毒化浊汤由紫苏叶等十余味中药制成，1 剂 / 天，水煎取 200mL，早晚温服，同时辅助使用速效胰岛素，结合定期检测尿糖、血糖和尿酮体等指标，病情稳定后，使用普通胰岛素，连续治疗 7 天为 1 疗程，连续治疗 2 疗程，结果证明解毒化浊汤联合西药治疗糖尿病酮症酸中毒疗效满意，无不良反应，值得推广。

2. 治疗早中期慢性肾衰竭 在苏叶黄连汤、六味地黄丸、黑地黄丸的基础方之上，通过对其配伍加减，整理而成苏叶地黄汤，并观察苏叶地黄汤对治疗早中期慢性肾衰竭（CRF）的临床疗效。临床选取符合诊断标准的 68 例 CRF 患者在基础治疗同时予以苏叶地黄汤口服，观察治疗前后患者尿素氮、肌酐、内生肌酐清除率、血红蛋白、24h 尿蛋白定量变化情况。结果显示，68 例患者中显效 43 例，稳定 14 例，无效 11 例，有效率为 83.80%。治疗后尿素氮、肌酐、内生肌酐清除率、24h 尿蛋白定量等指标均有明显改善，与治疗前比较，差异有统计学意义（$P < 0.05$）。表明苏叶地黄汤能有效改善早中期 CRF 患者肾功能。

3. 治疗早期妊娠流产 观察和分析益气滋肾安胎方治疗早期妊娠流产的临床疗效。实验采用益气滋肾安胎方治疗，该方由太子参、黄芪、紫苏梗等中药组成，每日 1 剂，水煎 2 次到 200mL，分 2 次服下。此外，根据可以病情酌情加减，如若腹痛严重者则加佛手 10g，方中白芍用量加至 30g；若出血过多则加旱莲草 15g，苎麻根 10g。结果表明，经 14 天治疗益气滋肾安胎方与黄体酮（对照组）临床总有效率无显著性差异，对再次流产的发生率也能起到显著的控制作用，具有一定的临床应用价值。

【化学成分】异橄榄内酯、地芰普内酯、对羟基苯甲酸丁酯、5- 甲氧基异落叶松树脂酚、落叶松树脂酚 4′-O-β-D- 吡喃葡萄糖苷、（＋）- 儿茶素、丁香酸、迷迭香酸、绿原酸、丁香树脂醇、脱氢薄荷醇、野黄芩苷、对羟基苯甲醛、对羟基苯乙酮、3-吲哚甲醛、反式对羟基桂皮酸、芹菜素、木犀草素、秦皮乙素、咖啡酸、迷迭香酸、迷迭香酸甲酯、咖啡酸乙烯酯、黄芩素-7-甲醚，挥发油中含紫苏醛、紫苏酮、紫苏醇、D-柠檬烯、β-石竹烯、洋芹醚、香叶醇、丁香树脂醇单β-D-葡萄糖苷、α-亚麻酸等。

【药理作用】

1. 抗肿瘤作用 采用MTT法检测经过不同时间处理不同浓度紫苏叶提取物PCPE对角质形成细胞（HaCaT）的增殖抑制率，绘制细胞生长曲线，发现PCPE对HaCaT细胞产生增殖抑制作用在干预48h后最强；采用流式细胞法观察48h后经不同浓度PCPE处理的HaCaT细胞中CD147表达水平的变化，证明了紫苏提取物能抑制角质形成细胞的增殖，同时诱导其分化。该试验为临床新一代治疗角质形成细胞增生疾病药物的研发提供了实验依据。分离及提纯紫苏提取物中可能有效的成分，同时进行药理、毒理及动物实验研究等还有待于解决。

2. 止呕作用 实验选取在小鼠肿瘤模型上观察组合物抑制肿瘤作用和在顺铂所致水貂呕吐模型上观察其止呕效果。结果显示，紫姜组合物对于顺铂所致水貂的呕吐反应有对抗作用（$P < 0.01$）；并证明该组合物对于小鼠体内S180肉瘤、肝癌H22、艾氏腹水瘤EAC也有抑制作用（$P < 0.01$），尤其以高剂量组对肿瘤的抑制率最高。证明了生姜和紫苏叶组合物对化疗引起的呕吐不良反应及肿瘤都有明显抑制效果。

3. 抑菌作用 研究紫苏不同部位（紫苏籽油、紫苏叶和紫苏籽皮）、不同提取物的体外抑菌效果。结果表明，紫苏叶和紫苏籽皮水浸液、水煎液、醇提液对大肠埃希菌、枯草芽孢杆菌、八叠球菌、金黄色葡萄球菌均有抑制作用，其水浸液对4种菌的抑制作用较强，尤其对枯草芽孢杆菌的抑制作用最强。

4. 治疗心脑血管疾病 利用高脂肪、高胆固醇饲料诱食建立家兔动脉粥样硬化动物模型，观察紫苏叶提取物对家兔动脉粥样硬化的影响，并对其作用机制进行了初步探究。实验证明，紫苏叶提取物具有良好的抗动脉粥样硬化与高脂性脂肪肝效果，其作用机制可能与其能有效地调节血脂、抗脂质过氧化有关。实验为研制新的抗动脉粥样硬化药物提供了一定的理论数据。

5. 治疗胃肠道疾病 通过比较紫苏叶和苏梗对小鼠胃排空和小肠推进运动的影响，初步探讨紫苏提取物防治胃肠道疾病的药用价值。实验采用小肠炭末推进及测定甲基橙胃残留率，观察紫苏叶和苏梗的挥发油及水提物对正常小鼠的小肠推进功能及胃排空的影响，观察二者对阿托品所致的胃肠动力障碍模型小鼠肠推进及胃排空的影响。实验证明，二者的挥发油和水提物均能显著促进正常小鼠的小肠蠕动，并能拮抗硫酸阿托品所致小鼠的胃肠抑制作用，推断紫苏叶和苏梗挥发油及水提物促进胃肠道运动的作用可能与M胆碱受体有关。

6. 提高免疫功能 研究紫苏精油对小鼠免疫功能的影响。实验选取40只体重18～20g健康小鼠，每组10只，随机分为对照组和精油低、中、高剂量4个试验组，对照组添加0.2%的吐温-80，3个试验组分别添加0.02、0.03和0.04mL/kg的紫苏精油，按250μL/只灌胃，连续给药21天，摘眼球取血，分离血清。测定血清中酸性磷酸酶（ACP）活力、溶菌酶、NO、白细胞介素-2（IL-2）和IgM含量。结果显示，与对照组相比，紫苏精油组血清ACP活力均有所提高，且以0.03mL/kg组提高显著（$P < 0.05$）；紫苏精油组血清溶菌酶含量均显著提高（$P < 0.05$）；0.03mL/kg组NO含量极显著提高（$P < 0.01$），其他两组也有明显提高（$P < 0.05$）；紫苏精油组IL-2生物活性显著或极显著增强（$P < 0.05$或$P < 0.01$）；各组IgM含量提高，但无显著差异（$P > 0.05$）。表明紫苏精油对小鼠体液免疫功能和非特异免疫功能均具有增强作用，能刺激IL-2和IgM的产生和释放，并存在一定的量效关系。

7. 降血糖功能 研究紫苏梗降糖机制发现，不同浓度的紫苏梗水提液可以显著提高HepG-2细胞中蛋白质的磷酸化水平，以及胰岛素信号通路中关键蛋白胰岛素受体 IRβ 和细胞外信号调节激酶 ERK 的磷酸化水平。因此推测，紫苏梗可能是通过抑制 SHP-1 的酶活性，进而激活胰岛素信号通路，从而降低了 2 型糖尿病模型小鼠的血糖。这为紫苏梗对 2 型糖尿病的治疗提供理论依据。

8. 抗氧化作用 对紫苏叶花色苷进行了主要成分的结构鉴定，对其抗氧化性、稳定性作出评价，并为紫苏叶花色苷天然色素及功能性食品的开发提供了理论依据。实验证明，紫苏叶花色苷的抗氧化能力明显高于紫苏叶水提物，也有较强的铁离子还原 / 抗氧化能力，体外抗氧化实验也表明紫苏叶花色苷在体外也具有良好的抗氧化作用。同时紫苏叶花色苷对金黄色葡萄球菌、大肠埃希菌和蜡样芽孢杆菌都有一定抑制作用。

【原植物】紫苏 *Perilla frutescens* (L.) Britt.

一年生、直立草本。茎高 0.3 ～ 2m，绿色或紫色，钝四棱形，具四槽，密被长柔毛。叶阔卵形或圆形，长 7 ～ 13cm，宽 4.5 ～ 10cm，先端短尖或突尖，基部圆形或阔楔形，边缘在基部以上有粗锯齿，膜质或草质，两面绿色或紫色，或仅下面紫色，上面被疏柔毛，下面被贴生柔毛，侧脉 7 ～ 8 对，位于下部者稍靠近，斜上升，与中脉在上面微突起下面明显突起，色稍淡；叶柄长 3 ～ 5cm，背腹扁平，密被长柔毛。轮伞花序 2 花，组成长 1.5 ～ 15cm、密被长柔毛、偏向一侧的顶生及腋生总状花序；苞片宽卵圆形或近圆形，长宽约 4mm，先端具短尖，外被红褐色腺点，无毛，边缘膜质；花梗长 1.5mm，密被柔毛。花萼钟形，10 脉，长约 3mm，直伸，下部被长柔毛，夹有黄色腺点，内面喉部有疏柔毛环，结果时增大，长至 1.1cm，平伸或下垂，基部一边肿胀，萼檐二唇形，上唇宽大，3 齿，中齿较小，下唇比上唇稍长，2 齿，齿披针形。花冠白色至紫红色，长 3 ～ 4mm，外面略被微柔毛，内面在下唇片基部略被微柔毛，冠筒短，长 2 ～ 2.5mm，喉部斜钟形，冠檐近二唇形，上唇微缺，下唇 3 裂，中裂片较大，侧裂片与上唇相近似。雄蕊 4，几不伸出，前对稍长，离生，插生喉部，花丝扁平，花药 2 室，室平行，其后略叉开或极叉开。花柱先端相等 2 浅裂。花盘前方呈指状膨大。小坚果近球形，灰褐色，直径约 1.5mm，具网纹。花期 8 ～ 11 月，果期 8 ～ 12 月。

产于湖南、湖北、贵州、广西。多为栽培。

【备注】紫苏全株可入药。有苏叶、苏苞、苏子、苏梗、苏蔸、苏花。

（何琴 汪冶）

Nuge jebl jingl 奴机金

檵木 Jimu

【异名】白花檵木、桎木柴、继花、坚漆、鱼骨柴、继树、刺木花、满山白。

【来源】本品为金缕梅科植物檵木 *Loropetalum chinense* (R. Br.) Oliver 的叶。

【采收加工】根、叶全年可采，花于清明前后采，鲜用或晒干。

【性味】苦、涩，平。

【功能与主治】止血，止泻，止痛，生肌。用于崩漏，泄泻；外用治烧伤，外伤出血。

【用法用量】内服：煎汤，10 ～ 15g。外用：适量。

【附方】

1. 外伤出血 奴机金（檵木根）、杀觉（白及）、骂朗介冷（水三七），煎水内服或捣烂外敷患处。

2. 汹形耿隆（月经腹痛） 奴机金（檵木根）、朗西（吴茱萸）、尚娘仑（香附）、教素荡（青藤香）、美茶恩（杜仲）、旁岑（续断），煎水内服。

【现代临床研究】**治疗胃十二指肠溃疡出血**　据报道使用以檵木成分为主的方剂檵木散，对 32 例粪便潜血实验阳性的胃十二指肠溃疡出血患者施以治疗，治疗后总有效率达到 93.8%。提示檵木对溃疡、出血、创面的愈合具有很强的促进作用。

【化学成分】红景天苷、杨梅素 -3-*O*-α-L- 鼠李糖苷、绿原酸甲酯、绿原酸、杨梅素 -3-*O*-β-D- 葡萄糖苷、落叶松树脂酸、β- 谷甾醇、β- 胡萝卜苷、山奈酚、槲皮素、杨梅素 -3-*O*-β-D- 葡萄糖苷、杨梅素 -3-*O*-β-D- 半乳糖苷、杨梅素 -3-*O*-α-L- 鼠李糖苷、槲皮素 -3-*O*-β-D- 葡萄糖苷、槲皮素 -3-*O*-β-D- 半乳糖苷、山奈酚 -3-*O*-β-D- 半乳糖苷、山奈酚 -3-*O*-β-D- 葡萄糖苷、醋酸乙酯、油酸、亚油酸、棕榈酸、硬脂酸、山嵛酸。

【药理作用】

1. 抗氧化作用　据体外研究报道对白花檵木花黄酮提取物进行了抗氧化活性测定，采用超声法提取，通过 DPPH 反应体系，评价其抗氧化能力。结果发现，当白花檵木花黄酮质量浓度为 2.784×10^{-2} mg/mL 时，对自由基的清除率为 50%，且随浓度的增加，其清除作用增强，提示白花檵木花黄酮在体外可有效清除氧自由基，具有良好的抗氧化活性。

2. 抑菌作用　据报道采用蒸馏水经微波辅助处理提取红花檵木幼叶成分，经浓缩或萃取精制后测定提取物样液对 3 种细菌的抑制效果，并用平板稀释法测定其最小抑菌浓度。发现幼叶水提取液对大肠埃希菌、金黄色葡萄球菌和痢疾杆菌均有明显的抑制作用，并提示檵木提取物在较小剂量时，即可获得高效能且稳定的抑菌活性。

3. 促伤口愈合作用　据报道采用切除伤模型和割伤模型研究了檵木对大鼠皮肤的促愈合作用，发现白花檵木粗提物能缩短大鼠皮肤伤口的愈合时间，提高伤口愈合效果，增强愈合后皮肤的抗拉能力，促进伤口处细胞和血管的新生。

4. 抗肿瘤作用　白花檵木粗提物可显著抑制 A549 细胞的生长增殖和集落形成，并呈时间及剂量依赖性，0.5mg/mL 白花檵木粗提物作用 48h 后，A549 细胞活力下降 50%，40μg/mL 白花檵木粗提物作用 14 天后，A549 细胞集落形成能力被完全抑制；白花檵木粗提物作用 A549 细胞 24h 后，呈现不同程度的凋亡，凋亡率随浓度的增加而升高；与对照组相比，凋亡抑制因子 Bcl-2 蛋白表达水平降低，Fas、Bax 及活性 Caspase3 蛋白等凋亡促进因子表达水平升高。结论：白花檵木粗提物体外对人肺腺癌细胞生长具有一定的抑制作用，其机制可能与激活线粒体及死亡受体凋亡通路有关。

【原植物】檵木 *Loropetalum chinense*（R. Br.）Oliver

灌木，有时为小乔木，多分枝，小枝有星毛。叶革质，卵形，长 2 ~ 5cm，宽 1.5 ~ 2.5cm，先端尖锐，基部钝，不等侧，上面略有粗毛或秃净，干后暗绿色，无光泽，下面被星毛，稍带灰白色，侧脉约 5 对，在上面明显，在下面突起，全缘；叶柄长 2 ~ 5mm，有星毛；托叶膜质，三角状披针形，长 3 ~ 4mm，宽 1.5 ~ 2mm，早落。花 3 ~ 8 朵簇生，有短花梗，白色，比新叶先开放，或与嫩叶同时开放，花序柄长约 1cm，被毛；苞片线形，长 3mm；萼筒杯状，被星毛，萼齿卵形，长约 2mm，花后脱落；花瓣 4 片，带状，长 1 ~ 2cm，先端圆或钝；雄蕊 4 个，花丝极短，药隔突出成角状；退化雄蕊 4 个，鳞片状，与雄蕊互生；子房完全下位，被星毛；花柱极短，长约 1mm；胚珠 1 个，垂生于心皮内上角。蒴果卵圆形，长 7 ~ 8mm，宽 6 ~ 7mm，先端圆，被褐色星状绒毛，萼筒长为蒴果的 2/3。种子圆卵形，长 4 ~ 5mm，黑色，发亮。花期 3 ~ 4 月。

产于湖南、贵州、广西、湖北。生于向阳的丘陵及山地。

（马洁瑶　蔡伟　汪冶）

第十四章　果实种子类

Bagc jenc 贝近

南鹤虱 Nanheshi

【异名】野萝卜、山萝卜、鹤虱草。

【来源】本品为伞形科植物野胡萝卜 *Daucus carota* L. 的干燥成熟果实。

【采收加工】秋季果实成熟时割取果枝，晒干，打下果实，除去杂质。

【性味】苦、辛，平。有小毒。

《中国侗族医药学基础》：甘、微辛，凉。

【功能与主治】杀虫消积。用于蛔虫病，蛲虫病，绦虫病，虫积腹痛，小儿疳积。

【用法用量】内服：煎汤，3～9g。

《中国侗族医药学基础》：15～30g，煎汤。外用：适量，捣汁涂。

《中国侗族医药》：10～30g，煎汤。外用：煎水洗。

【化学成分】11-羟基-8β-当归酰氧基-4-愈创木烯-3-酮、11-乙酰氧基-4-愈创木烯-3-酮、11-乙酰氧基-8β-异丁酰氧基-4-愈创木烯-3-酮、11-乙酰氧基-8β-丙酰氧基-4-愈创木烯-3-酮、11-羟基-4-愈创木烯-3-酮、1β-羟基-11-乙酰氧基-8β-当归酰氧基-4-愈创木烯-3-酮、11-乙酰氧基-8β-当归酰氧基-4-愈创木烯-3-酮、8β-羟基-11-乙酰氧基-4-愈创木烯-3-酮、8β,11-二羟基-4-愈创木烯-3-酮、红没药稀、罗汉柏二烯、香梓檬醇乙酸酯、乙酸柏木酯等。

【药理作用】

1. 杀虫和抑菌作用　南鹤虱的挥发油成分萜品油烯、paracymene 和 γ-松油烯能够有效杀灭蚊子幼虫，可以作为生物杀虫剂控制蚊子。有研究通过生长速率法测定南鹤虱精油对 7 种供试病原菌菌丝小麦赤霉病菌、番茄叶霉病菌、油菜菌核病菌、白菜黑斑病菌、苹果炭疽病菌、水稻稻瘟病菌、番茄灰霉病菌生长的抑制作用，结果显示南鹤虱精油对以上小麦病菌有不同程度的抑制作用。

2. 抗癌作用　有研究发现南鹤虱的戊烷提取部分对人表皮角质形成选择性细胞毒性作用，表明其具有体内外抗癌活性。还有报道发现南鹤虱其中一个倍半萜烯 β-2-himachalen-6-ol，具有强有力的抗癌活性，显示其通过细胞凋亡诱导细胞死亡，是一个潜在的化疗药物，且具有高强度和安全性。

3. 抗生育作用　有学者对南鹤虱的石油醚部位和脂肪酸部位进行了分离提取，并进行了药理学研究，结果显示石油醚部位和脂肪酸部位能减缓成年雌性白鼠的发情周期，导致卵巢重量减少，提示南鹤虱石油醚部位和脂肪酸部位的化学成分具有抗生育作用。

【原植物】野胡萝卜 *Daucus carota* L.

二年生草本，高 15 ～ 120cm。茎单生，全体有白色粗硬毛。基生叶薄膜质，长圆形，二至三回羽状全裂，末回裂片线形或披针形，长 2 ～ 15mm，宽 0.5 ～ 4mm，顶端尖锐，有小尖头，光滑或有糙硬毛；叶柄长 3 ～ 12cm；茎生叶近无柄，有叶鞘，末回裂片小或细长。复伞形花序，花序梗长 10 ～ 55cm，有糙硬毛；总苞有多数苞片，呈叶状，羽状分裂，少有不裂的，裂片线形，长 3 ～ 30mm；伞辐多数，长 2 ～ 7.5cm，结果时外缘的伞辐向内弯曲；小总苞片 5 ～ 7，线形，不分裂或 2 ～ 3 裂，边缘膜质，具纤毛；花通常白色，有时带淡红色；花柄不等长，长 3 ～ 10mm。果实圆卵形，长 3 ～ 4mm，宽 2mm，棱上有白色刺毛。花期 5 ～ 7 月。

产于湖南、贵州、广西、湖北。生长于山坡路旁、旷野或田间。

（马洁瑶　汪冶）

Demh daoc siis 登桃岁

山楂 Shanzha

【异名】道老纳、棠棣、棠棣子、山楂果、酸梅子、酸楂石榴、山梨、裂叶山楂、北楂、绿梨、山里果、红果、酸楂、山野红、酸查、山里红、胭脂果、石枣子、木䅟李、山里果儿、杭子、海红、山楂扣、映山红果、山楂石榴、赤爪实、野山楂、机尔光那木、北山楂、赤枣子、鼠查、羊株、赤爪实、赤枣子、鼻涕团、柿楂子、茅楂、猴楂。

【来源】本品为蔷薇科植物野山楂 *Crataegus cuneata* Sieb. et Zucc. 的干燥果实。

【采收加工】秋季采果，晒干。

【性味】甜、酸，热。

《侗族医学》：甜、酸，热。

《侗药大观》：酸、甘，微温。

《中国侗族医药研究》：甘、酸，热。

《中国侗族医药学基础》：酸、甘，微温。

《侗族医药探秘》：甘、酸，温。

【功能与主治】消食健胃，行气散瘀，化浊降脂。用于肉食积滞，胃脘胀满，泻痢腹痛，瘀血经闭，产后瘀阻，心腹刺痛，胸痹心痛，疝气疼痛，高脂血症。

《侗族医学》：补体，消食。用于朗鸟叽苟没馊（小儿消化不良），惊啰给（泻肚惊）。

《侗药大观》：消食健胃，行气散瘀，降血脂、血糖。用于消化不良，脘腹胀痛，泄泻，胸腹疼痛，高血脂、高血压，糖尿病等。

《中国侗族医药研究》：补体，消食。用于小儿消化不良，泻肚惊。

《中国侗族医药学基础》：消食健胃，行气散瘀。用于肉食积滞，胃脘胀满，泻痢腹痛，瘀血经闭，产后瘀阻，心腹刺痛，疝气疼痛，高脂血症。

《侗族医药探秘》：消食化滞，散瘀止痛。用于小儿消化不良。

【用法用量】内服：3 ～ 10g，煎汤；或入丸、散。外用：适量，煎水洗或捣敷。

【附方】

1. 朗鸟叽苟没馊（小儿消化不良） 登桃岁泡开水当茶饮。（《侗族医学》）

2. 惊啰给（泻肚惊）　山楂、地锦草、鸡内金，研磨吞服。（《侗族医学》）

3. 小儿消化不良　果实适量泡开水当茶饮。（《侗族医药探秘》）

【化学成分】牡荆素、芹菜素、木犀草素及其苷类、异牡荆素、2″-O-鼠李糖荭草素、芦丁、槲皮素、异槲皮素、山柰酚、金丝桃苷异鼠李素、柚皮苷、儿茶素、表儿茶素、原花青素、矢车菊素、金丝桃苷等。

【原植物】野山楂 *Crataegus cuneata* Sieb. et Zucc.

落叶灌木，高达 15m，分枝密，通常具细刺，刺长 5～8mm；小枝细弱，圆柱形，有棱，幼时被柔毛，一年生枝紫褐色，无毛，老枝灰褐色，散生长圆形皮孔；冬芽三角卵形，先端圆钝，无毛，紫褐色。叶片宽倒卵形至倒卵状长圆形，长 2～6cm，宽 1～4.5cm，先端急尖，基部楔形，下延连于叶柄，边缘有不规则重锯齿，顶端常有 3 或稀 5～7 浅裂片，上面无毛，有光泽，下面具稀疏柔毛，沿叶脉较密，以后脱落，叶脉显著；叶柄两侧有叶翼，长约 4～15mm；托叶大形，草质，镰刀状，边缘有齿。伞房花序，直径 2～2.5cm，具花 5～7 朵，总花梗和花梗均被柔毛。花梗长约 1cm；苞片草质，披针形，条裂或有锯齿，长 8～12mm，脱落很迟；花直径约 1.5cm；萼筒钟状，外被长柔毛，萼片三角卵形，长约 4mm，约与萼筒等长，先端尾状渐尖，全缘或有齿，内外两面均具柔毛；花瓣近圆形或倒卵形，长 6～7mm，白色，基部有短爪；雄蕊 20；花药红色；花柱 4～5，基部被绒毛。果实近球形或扁球形，直径 1～1.2cm，红色或黄色，常具有宿存反折萼片或 1 苞片；小核 4～5，内面两侧平滑。花期 5～6 月，果期 9～11 月。

产湖南、贵州、广西、湖北。生于山谷、多石湿地或山地灌木丛中。

（何琴　汪冶）

Demh nyox senc 登虐辰

羊奶子 Yangnaizi

【异名】登虐灵，四月子、牛奶子、木半夏、盐匏藤、补阴丹、沉匏、麦桑子、大披针叶胡颓子、红枝胡颓子。

【来源】本品为胡颓子科植物胡颓子 *Elaeagnus pungens* Thunb. 的干燥果实。

【采收加工】立夏果实成熟时采果，晒干。

【性味】酸、甜，平。

《侗族医学》：酸、甜，平。

《侗药大观》：酸，平。

《中国侗族医药研究》：酸、甜，平。

《侗族医药探秘》：甘、酸，平。

【功能与主治】收涩止泻，助消化，止咳干喘、祛风利湿。用于咳嗽气喘，咳血，外伤出血，筋悸刺痛，痈疽，少年黄痨病，肚痛老鼠风，小儿迷风，痔疮下血，毒肿，头生肉疮，痛叉指，乳头红痛，蛇皮带，小儿观音风，便血，奶痛。

《侗族医学》：收涩止泻，助消化。用于吓谬吕·给盘（便血），耿镙（痛奶）。

《侗药大观》：止咳干喘，祛风利湿。用于咳嗽气喘，咳血，外伤出血，筋悸刺痛，风湿性关节炎，痈疽等。

《中国侗族医药研究》：止泻，消积滞。用于少年黄痧病，肚痛老鼠风，小儿迷风，痔疮下血，毒肿，头生肉疮，痛叉指，乳头红痛，蛇皮带，小儿观音风，便血，奶痛。

《侗族医药探秘》：消食止痢。用于便血。

【用法用量】5～10g，煎汤。

【附方】

1.吓谬启·给盘 登虐辰（羊奶子），煎水内服。(《侗族医学》)

2.耿鋿 登虐辰（羊奶子）、巴素借困（大者木）、骂麻剃（紫花地丁），骂心姑（蒲公英）、娘欠劣（夏枯欢），煎水内服。(《侗族医学》)

3.月经不调、洗身不正常 墨旱莲、牛膝、益母草各30g，黄毛耳草、羊奶子各20g，当归10g。用法：煎水，兑酒或白砂糖冲服，每日3次。(《中国侗族医药研究》)

【现代临床研究】治疗慢性气管炎 某医院气管炎防治小组对5360名慢性气管炎患者进行了普查，并先后用以胡颓子为主的六个不同配方，对1070名气管炎患者进行治疗。

【化学成分】黄酮类、萜类、甾体类、生物碱类、木脂素类等，其中得到的黄酮类化合物较多。

【药理作用】

1.抗氧化活性 研究表明羊奶子的果实不同溶剂（热水、甲醇、正己烷和丙酮）提取物均对DPPH自由基具有清除活性，IC_{50}值为45.4～49mg/L。

2.细胞增殖抑制及抗癌作用 研究发现胡颓子对人类胃癌细胞的增殖有抑制作用（$P<0.01$），且抑制率与药物浓度存在明显的量效关系。研究表明长叶胡颓子的乙醇提取物对4株肿瘤细胞（人胃癌细胞SGC-7901、BGC-823、肠癌细胞LOVO、HCT-8实体瘤细胞）的增殖具有较强的体外抑制作用，其中三萜酸是抗肠癌的有效部位，熊果酸是体外抗胃癌细胞增殖的主要活性成分。

3.抗炎作用 羊奶子浆果中得到的黄酮苷47可降低炎性细胞因子IL-6和IL-8的表达，支持其在牙周炎病变中的可能应用。

4.降血糖、降血脂作用 研究表明羊奶子浆果可通过抑制α-葡萄糖苷酶活性降低正常小鼠餐后高血糖。研究发现羊奶子叶和浆果的酚类成分可以抑制醛糖还原酶活性和蛋白质糖基化，因此可降低2型糖尿病和肥胖的风险。

【原植物】胡颓子 *Elaeagnus pungens* Thunb.

常绿直立灌木，高3～4m，具刺，刺顶生或腋生，长20～40mm，有时较短，深褐色；幼枝微扁棱形，密被锈色鳞片，老枝鳞片脱落，黑色，具光泽。叶革质，椭圆形或阔椭圆形，稀矩圆形，长5～10cm，宽1.8～5cm，两端钝形或基部圆形，边缘微反卷或皱波状，上面幼时具银白色和少数褐色鳞片，成熟后脱落，具光泽，干燥后褐绿色或褐色，下面密被银白色和少数褐色鳞片，侧脉7～9对，与中脉开展成50～60度的角，近边缘分叉而互相连接，上面显著凸起，下面不甚明显，网状脉在上面明显，下面不清晰；叶柄深褐色，长5～8mm。花白色或淡白色，下垂，密被鳞片，1～3花生于叶腋锈色短小枝上；花梗长3～5mm；萼筒圆筒形或漏斗状圆筒形，长5～7mm，在子房上骤收缩，裂片三角形或矩圆状三角形，长3mm，顶端渐尖，内面疏生白色星状短柔毛；雄蕊的花丝极短，花药矩圆形，长1.5mm；花柱直立，无毛，上端微弯曲，超过雄蕊。果实椭圆形，长12～14mm，幼时被褐色鳞片，成熟时红色，果核内面具白色丝状棉毛；果梗长4～6mm。花期9～12月，果期次年4～6月。

产湖北、湖南、贵州、广西。生于海拔1000m以下的向阳山坡或路旁。

（何琴 汪冶）

Demh ongv 登瓮

刺梨 Cili

【异名】野石榴、刺石榴、钻翁括、专翁括、文先果、送春归、油刺果、文光果、团糖二、茨梨、木梨子、刺果茶藨子。

【来源】本品为蔷薇科植物缫丝花 *Rosa roxburghii* Tratt. 的干燥果实。

【采收加工】秋、冬季采果实，晒干。

【性味】甘、酸涩，凉。

《中华本草》：刺梨性味甘、酸涩。

【功能与主治】健胃，消食。用于食积饱胀。

《中华本草》：用于健胃、消食、止泻、解暑。

《中国民族药志要》：用于宾吓夜（肠原性紫癜）。

《中国民族药志要》：果实用于腹胀，肝炎，消化不良，头昏。

【用法用量】内服：5 ~ 9g，煎汤。

【附方】

1. 农药中毒　笨然（玉竹）6g，娘大卯（麦冬）9g，美兜介（六月雪）10g，尚娘柴（白茅根）9g，钻瓮括（刺梨）9g，瓮括（金樱子）9g。煎水当茶饮。(《侗族医学》)

2. 青紫病、乌鸦症　鱼腥草、茯苓、弥猴桃根各 15g，金银花、车前、蒲公英各 10g，红旱莲 9g，刺梨 6 个。煎水内服，每日 3 次。(《中国侗族医药研究》)

【现代临床研究】

1. 治疗高脂血症　将 56 例高脂血症患者应用刺梨汁口服治疗，余 34 例高脂血症患者作为对照组应用核黄素复合溶液口服治疗，3 个月后治疗组空腹血胆固醇下降值为 32.74±46.72mg/dL，明显高于对照组的 11.80±44.70mg/dL，治疗组甘油三酯下降值为 52.73±77.21mg/dL，明显高于对照组的 29.29±71.44mg/dL。刺梨可有效降低血浆内胆固醇及甘油三酯的含量，对防治高脂血症有良好功效。

2. 治疗慢性肾脏病　研究者将对照组 20 例患者应用常规治疗方法（控制高血压、钙、磷代谢紊乱等），治疗组在对照组基础上加用刺梨十粉，12 周后对照组总有效率为 65.0%，治疗组为 90.0% 显著优于对照组，表明刺梨十粉联合西药防治慢性肾脏病有明显的疗效，可能与其提高机体抗氧化能力，从而减轻肾小球损伤的作用相关。

3. 治疗黄褐斑　研究者对 60 例黄褐斑患者给予刺梨合剂（由刺梨和苍术组方）口服，服药期间避免日晒，6 个月后患者总有效率为 95.0%，基本痊愈 30.0%，服药期间未发现药物不良反应。

4. 治疗肿瘤疾病　研究者对 263 例膀胱癌高危人群（有强烈致癌物联苯胺接触史者）给予刺梨合剂长期口服治疗，治疗时间均达 2 年以上，检测尿脱落细胞，结果显示：接受治疗人群好转率达 77.9%。对 33 例膀胱癌术后患者也给予同样治疗方式，结果显示：接受治疗患者 2 年复发率仅 18.1%。而国内报道的膀胱癌 1 年复发率为 47.2%，2 年复发率则为 67.8%，表明刺梨合齐对预防膀胱癌，减少膀胱癌术后复发有一定作用。

5. 治疗铅中毒　取 45 例长期从事铅作业且尿铅含量超过正常值的工人给予刺梨口服液，监测治疗前后患者尿铅含量。结果显示：治疗前患者尿铅含量为治疗后的 2.1 倍，总有效率 80%，患者临床症状有不同程度改善。

【化学成分】维生素 A、维生素 B、维生素 C、维生素 E、维生素 K、α- 谷甾醇、β- 谷甾醇、委陵菜酸、野鸦椿酸、原儿茶酸、硬脂酸、二十一烷酸、刺梨酸、刺梨素 A、刺梨素 B，蔷薇素 F、长便马兜铃素、木麻黄素、恺木素、旌节花素、新喷呐草素、2,3-O-（S）-六羟基联苯二甲酰 -D- 葡萄糖、儿茶酚、蔷薇酸、刺梨苷、野蔷薇苷、1-β 羟基蔷薇酸、香草醛、苧烯、（Z）-2- 庚烯醛、香草醇、（E,E）-2,4- 癸二烯醛、芦丁、槲皮素、表儿茶素、儿茶素、山奈酚、坡模酮酸、亚油酸、亚麻酸、棕榈酸、油酸、亚油酸甲酯、月桂酸、亚麻酸乙酯、丁香酚。

【药理作用】

1. 抗氧化作用　研究者考察了金刺梨果实发育期间主要营养成分及其抗氧化能力的变化规律，提出还原糖和维生素 C 为其主要抗氧化成分，且成熟果实抗氧化能力较强。研究者从刺梨果实中分离出的新型水溶性多糖（RRTP1-1），以 200mg/kg 或 400mg/kg 的剂量服用 RRTP1-1 可以明显增强 D-Gal 衰老小鼠血清中过氧化氢酶、SOD、谷胱甘肽过氧化物酶、总抗氧化能力水平，降低脂质过氧化物和丙二醛水平，推测 RRTP1-1 可能是用于功能性食品和膳食补充产品的天然抗氧化剂的新来源。

2. 延缓衰老作用　研究者对刺梨果渣高纤粉加工及品质特性进行研究，通过 D- 半乳糖诱导的衰老小鼠心脏、肝脏、肾脏抗氧化功能试验确定刺梨果渣具有显著的抗氧化、抗衰老作用。研究发现，刺梨能够明显提高 D- 半乳糖引起的皮肤衰老模型小鼠皮肤水含量，增强 SOD 活力，减少 MDA 积累，同时增加经脯氨酸及透明质酸水平，改善衰老皮肤的组织结构。

3. 抗应激作用　热应激条件下，在鹅饮食中补充刺梨提取物可以改善鹅的生长状态，增强免疫功能并降低氧化应激。研究发现在夏季高温条件下，在皖西白鹅饲粮中添加刺梨提取物可提高饲料转化率、调节脂质代谢、上调鹅肝脏中 HSP70 基因的表达，添加量为 100mL/kg 时的抗应激效果优于 200mL/kg。刺梨提取物能提高皖西白鹅 IgG、IgA 和碱性磷酸酶血清水平以及 GSH-Px 和 SOD 活性，降低 MDA 水平，上调肝脏 GSH-Px 和 SOD mRNA 水平，而 IL-2 和 IFN-γ 的 mRNA 水平未有改变。

4. 抗疲劳和耐缺氧作用　研究人员考察了刺梨多糖干预后小鼠负重游泳时间，测定小鼠血糖、肌糖原、SOD、CAT、GSH、乳酸、乳酸脱氢酶、肌酸激酶以及 MDA 水平，提出刺梨多糖通过提供能源物质、减少不利物质以及抗氧化作用共同消除疲劳。研究分析了刺梨苷抗大鼠急性高原缺氧方面的作用，发现给药组大鼠脑含水量和血清 MDA 水平明显降低，SOD 明显升高，推测刺梨苷具备较好的抗大鼠急性高原缺氧作用与其抗氧化活性密切相关。

5. 抑菌作用　采用 UPLC-QTOF-MS 从刺梨果实的水 - 乙醇提取物中初步定出 30 种植物化学成分，发现刺梨果水 - 乙醇提取物对 4 株多药耐药的金黄色葡萄球菌有一定的抗菌活性，对 3 种癌细胞均有体外抑制作用。研究发现从刺梨根提取的丁香素异构体具有明显的抑菌作用，其机理可能是丁香精异构体促进大肠埃希菌内氧化应激和蛋白质合成异常从而抑制细菌生长和代谢所需酶的活性。

6. 降血糖作用　考察了刺梨汁高、中、低剂量组对 STZ 诱导形成 1 型糖尿病小鼠的降糖效果。连续灌胃治疗 28 天后，小鼠多饮多食的症状明显好转，体重下降受到抑制，随机血糖、曲线下面积 AUC、糖化血清蛋白、糖化血红蛋白水平降低，胰岛素、肝糖原水平升高。

7. 降血脂作用　研究显示刺梨富含有机酸类物质，具有良好的调节血脂作用。研究者考察了刺梨茶对高脂血症小鼠体重、血脂指标的影响，确定刺梨茶具有一定的降血脂作用。刺梨果渣具有改善机体氧化应激的作用，有助于缓解高脂血症。研究人员探究了不同粒度刺梨果渣对高血脂小鼠血脂水平及组织抗氧化活性的影响。经 14 天喂养后，300 目果渣组小鼠 TC、TG 含量极显著下降，HDL-C 含量显著上升，小鼠心、肝、肾氧化指标显示两种果渣均能明显升高组织 T-AOC、GSH-Px 及 SOD 含量并降低 MDA 水平。

8. 调节消化系统　考察了不同剂量刺梨汁促消化功能的效果。与模型组相比，刺梨汁中、高剂量组小鼠小肠推进率提高了 45.83%、51.35%；与正常组相比，刺梨低、中、高剂量组对大鼠体重增重和饲料利用率的影响没有显著性差异，但摄食量增加了 1.39%、2.64%、4.25%，刺梨中、高剂量组大鼠胃蛋白酶活性增强了 41.38%、33.41%，胃蛋白酶排出量提高了 38.19%、32.53%。

9. 抗辐射作用　研究发现刺梨提取物具有抗紫外线辐射作用。研究提出刺梨提取物可通过抑制 NHEKs 中促炎细胞因子的表达来减轻对 UVB 辐射的过度炎症反应，推测刺梨提取物可作为一种新型的消炎剂用于预防炎症和抗光老化。

【原植物】缫丝花 *Rosa roxburghii* Tratt.

开展灌木，高 1～2.5m；树皮灰褐色，成片状剥落；小枝圆柱形，斜向上升，有基部稍扁而成对皮刺。小叶 9～15cm，连叶柄长 5～11 cm，小叶片椭圆形或长圆形，稀倒卵形，长 1～2 cm，宽 6～12mm，先端急尖或圆钝，基部宽楔形，边缘有细锐锯齿，两面无毛，下面叶脉突起，网脉明显，叶轴和叶柄有散生小皮刺；托叶大部贴生于叶柄，离生部分呈钻形，边缘有腺毛。花单生或 2～3 朵，生于短枝顶端；花直径 5～6 cm；花梗短；小苞片 2～3 枚，卵形，边缘有腺毛；萼片通常宽卵形，先端渐尖，有羽状裂片，内面密被绒毛，外面密被针刺；花瓣重瓣至半重瓣，淡红色或粉红色，微香，倒卵形，外轮花瓣大，内轮较小；雄蕊多数着生在杯状萼筒边缘；心皮多数，着生在花托底部；花柱离生，被毛，不外伸，短于雄蕊。果扁球形，直径 3～4 cm，绿红色，外面密生针刺；萼片宿存，直立。花期 5～7 月，果期 8～10 月。

产湖南、湖北、贵州。生于山地针叶林、阔叶林或针、阔叶混交林下及林缘处，也见于山坡灌丛及溪流旁。

（杨鹏　黄斌　汪冶）

Doh sebt 多则

草决明 Caojueming

【异名】决明、假花生、假绿豆、马蹄决明、钝叶决明、路边皂角。

【来源】本品为豆科植物决明 *Cassia tora* L. 的干燥种子。

【采收加工】秋季采收成熟果实，晒干，打下种子，除去杂质。

【性味】甘、苦、微咸，寒。

《侗族医学》：涩，凉。

《中国侗族医药研究》：涩，凉。

【功能与主治】清肝明目，润肠通便。用于小儿疳积，目赤涩痛，羞明多泪，头痛眩晕，目暗不明，大便秘结。

《侗族医学》：退热明目，提升止晕。用于朗鸟索信（小儿疳积），闷高瘟扁（头昏晕倒）。

《中国侗族医药研究》：退热明目，提升止晕。用于小儿疳积，头昏晕倒，火眼。

【用法用量】内服：煎汤，6～12g。

1. 小儿疳积　多则（草决明）、同辰巴细（满天星）、骂顺（鹅不食草），煎水内服。(《侗族医学》)。

2. 头昏　多则（草决明）、波龙（小龙胆草）、制三将标（半夏）、海丽菊（野菊花）、骂告夺（牛膝）、生地黄、地龙，煎水内服(《侗族医学》)。

3. 火眼　土大黄、九里光、紫花地丁、蒲公英、草决明各10g，防风、小龙胆草各9g，夏枯草

6g。用法：煎水内服，每日 3 次。(《中国侗族医药研究》)

4. 萝卜花　野菊花、羊耳菊、草决明、狗肝菜、谷精草各 10g，土荆芥 9g，小龙胆草、防风、狗肉香各 6g。用法：煎水内服，每日 3 次。(《中国侗族医药研究》)

【现代临床研究】

1. 高脂血症　决明子 50g，水煎分 2 次服，或决明子片剂，每次 5 片，每日 3 次，或服决明子糖浆，每次 20mL，每日服 3 次。2 周为 1 个疗程。服药后大部分患者头晕、头痛、无力等症状得到改善，少数患者出现腹胀、腹泻、恶心等症状。以上药物均有一定的降低胆固醇作用，但停药后易回升。

2. 高血压　用野菊花与草决明（决明子）组成的菊明降压片，每次 10 片，日服 2 次，治疗原发性高血压与慢性肾炎性高血压共 14 例，均有一定疗效，患者头晕头痛症状得到改善，血压下降。其中部分患者曾用降压片、利血平等无效，但改用菊明片后疗效显著，停药后 1 个月随访，血压仍正常。

3. 乳痈　根据患者病情轻重，用决明子 25 ~ 100g，水煎服，一般 1 ~ 3 剂即愈，无不良反应。治疗乳痈 8 例，均于 3 天内治愈。

4. 霉菌性阴道炎　决明子 50g，煮沸 15min，坐浴或熏洗外阴、阴道，每次 10 ~ 20min，10 天为 1 个疗程。一般 1 ~ 2 个疗程症状明显减轻，阴道涂片转阴。

【化学成分】葡萄糖基美决明子素、葡萄糖基黄决明素、葡萄糖基橙黄决明素、2,5- 二甲氧基苯醌、大黄素、芦荟大黄素、大黄酚 -9- 蒽酮、大黄酚 -10,10′- 联蒽酮、意大利鼠李蒽醌 -1-O- 葡萄糖苷、大黄素甲醚 -8-O- 葡萄糖苷、大黄素 -8- 甲醚、1- 去甲基决明素、1- 去甲基橙黄决明素、1- 去甲基黄决明素、苯甲酸、硬脂酸、二氢猕猴桃内酯、间甲酚、2- 羟基 -4- 甲氧基苯乙酮、棕榈酸甲酯、油酸甲酯、胆甾醇、豆甾醇、β- 谷甾醇、1,3- 二羟基 -3- 甲基蒽醌、大黄酚，大黄素甲醚、大黄酸、美决明子素、黄决明素、决明素、橙黄决明素、去甲基红镰玫素、红镰玫素 -6-O- 龙胆二糖苷，红镰玫素 -6-O- 芹糖葡萄糖苷、大黄素葡萄糖苷、大黄素蒽酮、新月孢子菌玫瑰色素、决明子苷、决明子苷 B 及 C、决明松、决明内酯、决明蒽酮、异决明种内酯、维生素 A、钝叶素、亚麻酸、油酸、棕榈酸、亚油酸、十六烷酸甲酯、亚油酸甲酯等。

【药理作用】

1. 降血压作用　有研究表明，决明子的乙醇浸出液、乙醇 - 水浸出液以及水浸出液，对实验动物如兔、狗、大鼠以及猫等具有较好的降压效果，乙醇提取物能够有效降低自发遗传性高血压大鼠的血压，具有较好的降压效果。一些学者在研究中发现，运用 0.05g/kg 决明子注射液对遗传性高血压大鼠进行静脉注射，能够有效降低大鼠的血压，给药前，大鼠的舒张压和收缩压分别为（20.8±1.22）kPa、（27.7±1.73）kPa，给药后，大鼠的舒张压和收缩压分别下降到（15.5±1.11）kPa、（20.3±1.45）kPa，相比利血平而言，决明子具有较高的降血压作用，降压维持时间较长。

2. 降血脂作用　临床研究资料表明，决明子可以对主动脉形成粥样硬化斑块进行抑制，还可以对血清胆固醇升高进行抑制，使血清 HDL-C 含量明显增加，将 HDL-C/TCM 比值提高，使体内胆固醇分布情况得到明显改善。蒽醌糖苷是决明子比较重要的一个构成成分，也是决明子发挥降脂作用的一个主要成分，能够使肠道对胆固醇的吸收减少，使排泄增加，通过对 LDL 代谢进行反馈调节，使血清胆固醇水平降低，对动脉形成粥样硬化斑块进行有效抑制，从而达到降血脂目的。

3. 免疫作用　动物实验发现，决明子可以抑制细胞免疫反应，能够增强巨噬细胞功能，升高小鼠腹腔巨噬细胞的吞噬指数和吞噬百分率，从而升高血清溶菌酶含量。同时，有报道显示，血清溶菌酶含量在一定程度上与机体巨噬细胞激活状态有密不可分的联系，能够将巨噬细胞的功能充分反映出来。此外，决明子不会影响脾结构，也不会影响血清溶血素，具有较高的安全性。

4. 抑菌作用　决明子水煎液、乙醇浸液能够有效抑制细菌和皮肤真菌，大黄酚 -9- 蒽酮在体外能够有效抑制大小孢子菌、红色毛癣菌、石膏样小孢子菌以及石膏样毛癣菌。同时，决明子中的大黄素对铜绿假单胞菌、金黄色葡萄球菌、韦氏痢疾杆菌、大肠埃希菌、流感杆菌、甲型链球菌、卡他球菌、肺炎球菌、副伤寒杆菌、枯草杆菌以及白喉杆菌等均具有良好的抑制作用。此外，决明内酯和异决明内酯对大肠埃希菌及金黄色葡萄球菌具有较好的抗菌活性。

5. 抗血小板聚集作用 决明子中含有丰富的橙钝叶决明素、葡萄糖钝叶素、葡萄糖苷以及葡萄糖橙等，可以对胶原、花生四烯酸以及二磷腺苷等导致的血小板聚集进行有效抑制。同时，大黄素、甲基 - 基叶决明素以及橙钝叶不能有效抑制血小板聚集。

6. 利尿作用 决明子中的大黄酚、顿叶决明素、大黄素甲醚以及钝叶素等能够有效抑制 15- 羟基前列腺素脱氢酶，使前列腺素的代谢减缓，从而延长利尿作用。

7. 抗癌作用 在体外实验中，决明子对人体子宫颈癌细胞系 JTC-26 具有较高的抑制率，约为 90%，大黄酸对小鼠黑色素瘤的抑制作用较强，50mg/kg 具有较高的抑制率，约为 70%，能够有效抑制癌细胞醇解。

8. 保肝作用 在动物实验中，给予中毒小鼠 670mg/kg 决明子水提取物口服治疗，能够达到较好的解毒保肝效果，决明子中的萘并吡喃酮类是抗肝毒的一个重要成分，其中红镰玫素质 -6-α- 芹菜糖基和决明苷能对半乳糖胺肝损伤进行有效对抗，从而起到保肝作用。

【原植物】决明 *Cassia tora* L.。SYN 注：学名已修订，接受名为 *Senna tora*。

直立、粗壮、一年生亚灌木状草本，高 1 ～ 2m。叶长 4 ～ 8cm；叶柄上无腺体；叶轴上每对小叶间有棒状的腺体 1 枚；小叶 3 对，膜质，倒卵形或倒卵状长椭圆形，长 2 ～ 6cm，宽 1.5 ～ 2.5cm，顶端圆钝而有小尖头，基部渐狭，偏斜，上面被稀疏柔毛，下面被柔毛；小叶柄长 1.5 ～ 2mm；托叶线状，被柔毛，早落。花腋生，通常 2 朵聚生；总花梗长 6 ～ 10mm；花梗长 1 ～ 1.5cm，丝状；萼片稍不等大，卵形或卵状长圆形，膜质，外面被柔毛，长约 8mm；花瓣黄色，下面二片略长，长 12 ～ 15mm，宽 5 ～ 7mm；能育雄蕊 7 枚，花药四方形，顶孔开裂，长约 4mm，花丝短于花药；子房无柄，被白色柔毛。荚果纤细，近四棱形，两端渐尖，长达 15cm，宽 3 ～ 4mm，膜质；种子约 25 颗，菱形，光亮。花果期 8 ～ 11 月。

产于广西、湖北、贵州。生于山坡、旷野及河滩沙地上。

（何琴 汪冶）

Duil bagx 蒂榜

白果 Baiguo

【异名】豆巴、美银汉、白枣果、灵眼、鸭脚子、佛指柑、银杏、公孙树子。

【来源】本品为银杏科植物银杏 *Ginkgo biloba* L. 的干燥种子。

【采收加工】秋末收集成熟果实，去肉质外皮，晒干，去外壳。

【性味】甘、微苦，平；有小毒。

《侗族医学》：味苦、甜，平；有毒。

《侗药大观》：味甘、苦，平；有毒。

《中国侗族医药》：甘、苦、涩，平；有毒。

【功能与主治】祛风止咳，平喘化痰。用于敛肺气，定痰喘，止带浊，止泻泄，解毒，缩小便。

《侗族医学》：调体，固精，止血，止带。用于宁癫（精神病），宾宁也崩榜（妇女白带过多症）。

《侗药大观》：平喘止咳，缩小便，止带浊。用于治疗慢性支气管炎，支气管哮喘，妇女白带白浊，遗尿，肺结核等。

《中国侗族医药研究》：祛风止咳，平喘化痰。用于咳喘、蛤蟆症。

《中国侗族医药》：敛肺气。用于小便频数。

【用法用量】 内服：煎汤，5～15g。外用：捣敷。

【附方】

1.宾吓夜 百合 10g，蒂榜（白果）6g，百布 10g，三百尚里（白薇）10g，娘大卯（麦冬）10g，奴甲句（洋金花）1 朵，旁奴罢（桔梗）9g。煎水内服，每日 3 次。（《侗族医学》）

2.宁癫 骂卡罗（夏枯草）30g，蒂榜（银杏）10g，尚娘架（白茅根）10g，白豆腐 30g。煎水内服，每日 3 次。（《侗族医学》）

3.宾宁也崩榜 蒂榜（白果）、马比康（鹿衔草）、并高齐（淫羊藿）、旁岑（续断）、尚奴阳虽（阳雀花根）、甚岑（地耳草），煎水内服。（《侗族医学》）

4.咳喘、蛤蟆症 百合、百部、白薇、麦冬各 1g，桔梗 9g，白果 6g，洋金花 1 朵。煎水内服，每日 3 次。（《中国侗族医药研究》）

5.肺结核 白果仁 12g，白毛夏枯草 30g。将白果仁捣碎，与夏枯草水煎，每日一剂，分早晚二次服。（《中国侗族医药研究》）

6.妇门痒痛病 白木槿根 150g，白鸡冠花 10g，白果 7 个，紫荆花根 10g，小血藤 10g，蛇倒退 10g。水煎服，每日一剂，分三次服，连服 5 天。（《中国侗族医药》）

7.痛屙红尿病 阳雀花根 20g，穿山龙 15g，泡参 15g，海金沙 15g，小石韦 15g，禾麻根 15g，野兰靛根 15g，水灯草 10g，白果 7 个。用法：水煎服，每日一剂，分三次服，连用 10～15 天。（《中国侗族医药》）

8.黄带 炒山药 25g，炒芡实 15g，黄柏 15g，白果 10g，车前子 15g，煮水服，每日 1 剂，日服 2 次，连服 7～10 天。（《中国侗族医药》）

9.慢性支气管炎 门嫩（山药）15g，门松（茯苓）15g，桂枝 10g（后下），培凹把（厚朴）10g，门树帕（白术）15g，陈皮 15g，杏仁 10g，橘红 15g，白芥子 10g，紫苏子 10g，炙麻黄 6g，白果 15g。每日 1 剂，水煎服。（《中国侗族医药学基础》）

【现代临床研究】

1.治疗痤疮 将去掉外壳的白果种仁用刀切成平面，频搓患处，边搓边削去用过的部分，每次按粉刺的多少 1～2 粒种仁即可，次晨洗脸。一般用药 7～14 次，痤疮即可消失且不留瘢痕。

2.治疗细菌性阴道病 临床研究证明含有白果的鸡冠花白果止带汤能有效治疗脾虚湿热型的细菌性阴道病，且后续证明复发率低。

3.治疗儿童多尿症 现有临床研究证明含有白果的自拟黑豆白果止带汤能有效治疗儿童多尿症，且后续证明复发率低。

4.治疗变异性哮喘 有临床研究证明含有白果的自拟荆僵豆白果方治疗变异性哮喘，取得了较好的治疗效果，且后续证明复发率低。

5.治疗小儿毛细支气管炎 有临床研究证明麻杏白果汤灌肠结合西医治疗小儿毛细支气管炎。

6.治疗梅尼埃病 有临床案例显示，炒白果还可以用于治疗梅尼埃病。

【化学成分】 银杏双黄酮、松柏苷、银杏内酯 A、银杏内酯 B、银杏内酯 C、银杏内酯 M、银杏内酯 J、棕榈油酸、棕榈酸、硬脂酸、油酸、亚油酸、6-羟基-2-十四烷基苯甲酸、白果醇、棕榈酮、β-谷甾醇、豆甾-3,6-二酮、豆甾-4-烯-3,6-二酮、三十烷酸、白果宁、（7S,8R,11S）-二十九烷三醇、

（10R,12R,15S）- 二十九烷三醇、二十八烷酸、二十四烷酸、二十烷酸、二十九烷 -10- 醇、6-（十五烷基）- 水杨酸、6-（8- 十五碳烯）- 水杨酸、6-（10- 十七碳烯）- 水杨酸、二十烷酸 -1- 甘油酯、芹菜素、槲皮素、山奈酚、金松双黄酮、银杏黄素、异银杏黄素、白果内酯、胡萝卜苷、D- 葡萄糖、甘草苷、腺苷、熊果酸、白果酸、白果酚、白果二酚、氢化白果酸、氢化白果亚酸、漆树酸、原儿茶酸、白果新酸、十七烷二烯银杏酸、氢化白果酸、十七烷一烯银杏酸、二十碳三烯酸、二十六烷酸、棕榈酸、白果多糖、肉豆蔻醛、（Z,Z)-7,10- 十六二烯醛、（Z）-13- 十八烯醛、2,3- 丁二醇、葡萄糖苷、二十九烷醇、7S,8R- 尿嘧啶苷 -9′-O-β-D- 葡萄糖苷等。

【药理作用】

1. 抗氧化作用　白果总黄酮具有较好的清除二苯基苦基苯肼（DPPH）自由基、超氧阴离子自由基、2′2- 联氮 - 二（3- 乙基 - 苯并噻唑 -6- 磺酸）二铵盐（ABTS）自由基和还原能力，抗氧化作用以白果佛指总黄酮效果最优。研究者从银杏种子中纯化出银杏种仁抑菌蛋白（GBSP），该蛋白质对 DPPH、ABTS 和超氧阴离子等自由基具有显著的清除作用。

2. 抗炎作用　研究发现白果糊剂外用对耳廓肿胀模型小鼠、足趾肿胀模型大鼠急性炎症具有良好的抗炎作用。发现银杏酸不仅能抑制二甲苯所致的小鼠耳肿胀及角叉菜胶所致的足趾肿胀，还能显著抑制二甲苯所致的小鼠腹部皮肤毛细血管通透性增加，减轻小鼠变应性接触性皮炎。

3. 神经保护作用　研究发现银杏内酯及白果内酯具有神经保护、抗细胞凋亡、恢复缺血区供血、抑制兴奋性毒性与能量代谢、调节星形胶质细胞的作用，可显著治疗缺血性脑卒。银杏内酯 A 能显著改善缺血再灌注模型小鼠的神经症状，降低模型小鼠脑梗死范围，其作用机制与抑制 NF-κB 信号通路及下调大脑皮层 P53mRNA，胱天蛋白酶 3（Caspase-3）的表达有关。在小鼠行为学实验中，有研究发现微波炮制后的白果相比生白果能显著改善阿尔茨海默病模型小鼠的学习记忆能力，且其机制与抑制神经细胞的凋亡与退化有关。

4. 抗肿瘤作用　通过建立 C57BL/6J 小鼠 Lewis 肺癌（Lewis lung cancer，LLC）移植瘤模型，发现白果外种皮提取物对移植瘤的生长有显著的抑制作用，并且可干预 LLC 细胞免疫逃逸，其机制可能与调节 Lewis 肺癌肿瘤自身 Fas/FasL 配体系统和诱骗受体 3（Decoy receptor 3，DcR3）的表达以及降低机体免疫系统和肿瘤微环境中调节性 T 细胞比例有关。也有研究者发现白果外种皮提取物联合化疗药物顺铂对 5180 荷瘤小鼠的抗肿瘤效果具有增效减毒的作用。国外研究发现，白果中的银杏酸通过抑制驱动脂肪生成的途径来抑制胰腺癌的发展。

5. 抗菌作用　白果的水提物比醇提物具有更好的抗菌效果，白果提取物具有抑制黑曲霉菌、黄曲霉菌、米曲霉菌、大肠埃希菌、铜绿假单胞菌、金黄色葡萄球菌的作用，其醇提物对真菌黄曲霉和细菌金黄色葡萄球菌的抑制效果较好，且抑制细菌的能力强于抑制真菌。研究者通过体外建立金黄色葡萄球菌生物被膜，发现新鲜白果外种皮多糖对金黄色葡萄球菌生物被膜具有良好的体外抑制作用，为新鲜白果外种皮多糖的后续开发应用奠定了理论基础。

6. 其他作用　白果中多糖成分还具有降血糖、免疫调节等多种生物活性。发现白果多糖还具有诱导小鼠骨髓来源树突状细胞成熟的作用。相关研究证明，银杏酸可引起小鼠严重肝损伤，并引起许多代谢紊乱。

【原植物】银杏 *Ginkgo biloba* L.

乔木，高达 40m，胸径可达 4m；幼树树皮浅纵裂，大树之皮呈灰褐色，深纵裂，粗糙；幼年及壮年树冠圆锥形，老则广卵形；枝近轮生，斜上伸展（雌株的大枝常较雄株开展）；一年生的长枝淡褐黄色，二年生以上变为灰色，并有细纵裂纹；短枝密被叶痕，黑灰色，短枝上亦可长出长枝；冬芽黄褐色，常为卵圆形，先端钝尖。叶扇形，有长柄，淡绿色，无毛，有多数叉状并列细脉，顶端宽

5～8cm，在短枝上常具波状缺刻，在长枝上常2裂，基部宽楔形，柄长3～10（多为5～8）cm，叶在一年生长枝上螺旋状散生，在短枝上3～8叶呈簇生状，秋季落叶前变为黄色。球花雌雄异株，单性，生于短枝顶端的鳞片状叶的腋内，呈簇生状；雄球花菜黄花序状，下垂，雄蕊排列疏松，具短梗，花药常2个，长椭圆形，药室纵裂，药隔不发；雌球花具长梗，梗端常分两叉，稀3～5叉或不分叉，每叉顶生一盘状珠座，胚珠着生其上，通常仅一个叉端的胚珠发育成种子，风媒传粉。种子具长梗，下垂，常为椭圆形、长倒卵形、卵圆形或近圆球形，长2.5～3.5cm，径为2cm，外种皮肉质，熟时黄色或橙黄色，外被白粉，有臭味；中种皮白色，骨质，具2～3条纵脊；内种皮膜质，淡红褐色；胚乳肉质，味甘略苦；子叶2枚，稀3枚，花期3～4月，种子9～10月成熟。

产于湖南、贵州、湖北、广西。现各地多有栽培。

（杨鹏　黄斌　汪冶）

Feuc siul jenc 胡罪岑

山胡椒 Shanhujiao

【异名】木姜籽、滑叶树、山苍子、山椒、野胡椒、山花椒、山龙苍、雷公尖、楂子红、臭樟子、假死柴、牛荆条、雷公子、香叶子、金油条。

【来源】本品为樟科植物山胡椒 Lindera glauca（Sieb. et Zucc.）Bl. 的干燥果实。

【采收加工】秋季果熟时采集，阴干。

【性味】苦、辛，温。

《侗族医学》：香，散。

《侗药大观》：苦、辛，温。

《中国侗族医药研究》：辛，温。

【功能与主治】镇痛止泻，祛风，解毒，理气，散瘀，止血。用于闷头烧，头痛，吐血，男子崩白，妇人崩红，节骨风，毒蛇咬伤，阴箭风，瘫风，小儿摆头风，麻疹，呕吐，麻狂风，风入心内，月家肚痛，月家肚胀，下阴肿毒月家转狂，明伤流水，暗伤，心口痛，风湿骨痛。

《侗族医学》：香麻通气，消肿止痛。用于耿胧寸（心口痛），风湿骨痛。

《侗药大观》：活血祛瘀，镇痛止泻。用于治疗风湿性关节炎、腰脊劳损、跌打肿痛、腹痛腹泻等。

《中国侗族医药研究》：祛风，解毒，理气，散瘀，止血。用于闷头烧，头痛，吐血，男子崩白，妇人崩红，节骨风，毒蛇咬伤，阴箭风，瘫风，小儿摆头风，麻疹，呕吐，麻狂风，风入心内，月家肚痛，月家肚胀，下阴肿毒月家转狂，明伤流水，暗伤，心口痛，风湿骨痛。

【用法用量】内服：3～15g，煎汤。

【附方】

1.耿胧寸 胡罪岑（大木姜子）、巴笨尚（徐长卿根），共研为末，吞服。(《侗族医学》)

2.风湿骨痛 胡罪岑（大木姜子根或叶）、美登埋（老鸦果），煎水熏洗。(《侗族医学》)

【化学成分】罗勒烯、α- 及 β 蒎烯、樟烯、壬醛、癸醛、1,8- 桉叶素、柠檬醛、对 - 聚伞花素、黄樟醚、龙脑、乙酸龙脑酯、γ- 广藿香烯、脂肪酸、癸酸、月桂酸、硬脂酸、棕榈酸、肉豆蔻酸。

【药理作用】

1.抗肿瘤 山胡椒乙酸乙酯和正丁醇萃取物都是抗肿瘤转移的活性部位，分离鉴定的化合物：N-反式阿魏酸酪酰胺、N- 甲基樟苍碱、樟苍碱、紫堇碱、芒籽香碱及［9,9,9-2H3］-（1S*,3S*,4S*,8S*）-ρ-

Menthane-3,8-diol 在无细胞毒作用的浓度下均有确切的抗肿瘤转移作用，其中紫堇碱、樟苍碱和 N- 反式阿魏酸酪酰胺的抗肿瘤转移活性较强，4μg/mL 樟苍碱对人乳腺癌细胞的趋化抑制率是 70.7%，首次发现了山胡椒的单萜类成分和生物碱类有抗肿瘤转移活性。

2. 抗真菌　研究发现山胡椒果实挥发油的抗真菌活性良好，山胡椒水蒸油抑菌效果比溶剂提取的挥发油强，当培养基挥发油浓度低于 1.5mL/L 时可完全抑制 9 种真菌的生长繁殖，可知挥发油的抗真菌活性与山胡椒水蒸油中的倍半萜类或其含氧衍生物关系密切，据此推测表菖蒲乙酯、氧化丁香烯等是山胡椒油抗真菌的关键。

3. 抗细菌、抗病毒　山胡椒果实的挥发油对大肠埃希菌、铜绿假单胞菌、金黄色葡萄球菌、伤寒杆菌、沙门菌、枯草芽孢杆菌、变形杆菌（细菌）；黄曲霉、米根霉、桔青霉、粗糙脉胞菌（霉菌）以及产朊假丝酵母、啤酒酵母（酵母）的抑菌活性较强，对霉菌抑菌效果最强。

4. 松弛平滑肌　通过动物试验，0.12mL/kg 山胡椒叶精油对鼠的平喘作用非常明显，$1×10^{-4}$mL/mL 山胡椒叶精油溶液使离体兔回肠平滑肌收缩力显著减弱，振幅降低，并能拮抗乙酰胆碱（$1×10^{-6}$g/mL）所致肠平滑肌痉挛。试验表明了其精油可以松弛气管和肠管平滑肌。

5. 对心血管系统的作用　将小白鼠设置在常压缺氧、低压缺氧的条件下，试验得知山胡椒水提取液对小白鼠均有明显的耐缺氧作用，可降低心肌氧耗，为山胡椒治疗心肌痛提供了依据。

【**原植物**】山胡椒 *Lindera glauca*（Sieb. et Zucc.）Bl.

落叶灌木或小乔木，高可达 8m；树皮平滑，灰色或灰白色。冬芽（混合芽）长角锥形，长约 1.5cm，直径 4mm，芽鳞裸露部分红色，幼枝条白黄色，初有褐色毛，后脱落成无毛。叶互生，宽椭圆形、椭圆形、倒卵形到狭倒卵形，长 4～9cm，宽 2～4（6）cm，上面深绿色，下面淡绿色，被白色柔毛，纸质，羽状脉，侧脉每侧（4）5～6 条；叶枯后不落，翌年新叶发出时落下。伞形花序腋生，总梗短或不明显，长一般不超过 3mm，生于混合芽中的总苞片绿色膜质，每总苞有 3～8 朵花。雄花花被片黄色，椭圆形，长约 2.2mm，内、外轮几相等，外面在背脊部被柔毛；雄蕊 9，近等长，花丝无毛，第三轮的基部着生 2 具角突宽肾形腺体，柄基部与花丝基部合生，有时第二轮雄蕊花丝也着生一较小腺体；退化雌蕊细小，椭圆形，长约 1mm，上有一小突尖；花梗长约 1.2cm，密被白色柔毛。雌花花被片黄色，椭圆或倒卵形，内、外轮几相等，长约 2mm，外面在背脊部被稀疏柔毛或仅基部有少数柔毛；退化雄蕊长约 1mm，条形，第三轮的基部着生 2 个长约 0.5mm 具柄不规则肾形腺体，腺体柄与退化雄蕊中部以下合生；子房椭圆形，长约 1.5mm，花柱长约 0.3mm，柱头盘状；花梗长 3～6mm，熟时黑褐色；果梗长 1～1.5cm。花期 3～4 月，果期 7～8 月。

产湖南、贵州、广西、湖北。生于海拔 900m 以下山坡、林缘、路旁。

（何琴　汪冶）

Guangl sedl kuedp 晃正棍

地肤子 Difuzi

【**异名**】铁扫帚、扫帚苗（地肤变形）、扫帚菜、观音菜、孔雀松、扫帚草、篷头草、地葵、地麦、白地草、黄蒿、地面草、涎衣草、鸭舌草。

【**来源**】本品为藜科植物地肤 *Kochia scoparia*（L.）Schrad. 的干燥果实。

【**采收加工**】秋冬采收，晒干，打下果实，除去杂质。

【**性味**】辛、苦，凉。

《侗族医学》：甜，苦，凉。

【功能与主治】清热，止痒，利尿；用于尿急，小便涩痛，皮肤瘙痒。

《侗族医学》：退热，退水。用于沥钉·沥挜。

《中国侗族医药研究》：祛风止咳，平喘化痰。用于咳喘、蛤蟆症。

《中国侗族医药》：用于风疮（荨麻疹）。

【用法用量】内服：9～15g，煎汤。外用：煎水外洗。

【附方】

1. 沥钉·沥挜（水田母气） 晃正棍（铁扫帚）、骂卡乃辰（土大黄）、骂嘎茂（前草）、骂登辰（酸咪咪）。煎水外洗患处。（《侗族医学》）

2. 宾吓夜 介戈百吞（射干）8g，闹亚（紫苏）8g，萝卜籽 10g，尚美丈垣（云实根）5g，骂顺（鹅不食草）6g，晃正棍（铁扫帚）30g。煎水内服，每日 3 次。（《侗族医学》）

3. 蛤蟆症 铁扫帚 30g，萝卜子、云实根各 10g，射干、紫苏各 8g，鹅不食草 6g。煎水内服，每日 3 次。（《中国侗族医药研究》）

4. 治风疮（荨麻疹） 苍术、茵陈、地肤子、防风各 15g，金银花、薏米各 40g。先用凉水浸泡 20min 后，再用水煎熬 2 次，共煎出药液 400mL，分 2 次服，每日早、晚各服 1 次，趁温热服下，连服 2～3 剂。（《中国侗族医药》）

5. 尖锐湿疣 板蓝根 3g，野菊花 30g，木贼 20g，枯矾 20g，地肤子 20g，苏木 15g。煎水外洗，每日 1 剂，分 3～4 次服，连续治疗 1 个月。（《中国侗族医药》）

6. 湿疹 苦楝树二层皮 80g，黄皮 80g，九里明 80g，地肤子 80g。水煎洗浴患处或全身，每日 1 次。（《中国侗族医药》）

7. 老年皮肤瘙痒 蛇床子 40g，白鲜皮 40g，地肤子 20g，苦参 60g，露蜂房 15g，大枫子 20g，枯矾 15g，黄柏 15g，大黄 30g，杏仁 15g。水煎熏洗，洗后避风。（《中国侗族医药》）。

8. 乳癣 千里光、骂萨菇（蒲公英）、娘随退（蛇倒退）、把美桑（桑叶）鲜品各 50g，加水煮沸 30min，倒出药液，待温度适中后，用毛巾浸药液敷于患处，或浸泡患处（手、足部位），每日 1～2 次。（《中国侗族医药学基础》）

【现代临床研究】

1. 跖疣 以地肤子、狗脊各 30g，葛根、枯矾各 15g 为一剂，煎煮 15min（药与水为 1∶2），待至温热入足泡洗，每日 1～2 次，每次 10min，疗程不做规定。结果：浸泡 1 周治愈 2 例，2 周治愈 5 例，3 周治愈 9 例，4 周治愈 3 例，5 周以上治愈 2 例。

2. 治疗乙肝病毒携带者 以地肤子丸（地肤子、甘草共为粉末，炼蜜为丸），重 9g，成人每次 2 丸，每日 3 次；儿童每次 1 丸，每日 3 次；饭后服用，3 个月为 1 个疗程；治疗前后均查肝功、肾功、血尿常规、乙肝系列等。治疗结果：治愈 26 例，有效 58 例，总有效率 84%，无效 16 例。

3. 黄水疮 三黄二香散用生大黄 30g，黄连 30g，黄柏 30g，乳香 15g，没药 15g 共研细末密封备用。治疗时先用地肤子 20g 煎水洗净患处，取三黄二香散适量，以香油调成糊状涂于疮面，每日 1 次，一般 1～2 次可愈，重者 4～5 次即愈。治疗效果 63 例中，经 1～2 次治疗痊愈者 40 例，3 次治愈者 14 例，4 次治愈者 9 例。

4. 小儿丘疹性荨麻疹 外洗方地肤子合剂（基本方），由地肤子、生姜、艾叶、竹叶、山楂组成。风邪袭表型：加防风、柴胡、重楼、徐长卿以祛风止痒，清热凉血；胃肠湿热型：加苍术、防己、苦参、黄芩、龙胆草、黄柏、蛇床子以燥湿清热解毒；气血两虚型：加当归、丹参、首乌、鸡血藤以益气养血，活血化瘀，若瘙痒剧烈者加皂刺之类。用法：每日 1 剂，水煎外洗，洗后勿着凉至症状消失。

治疗结果：治愈 623 例，好转 29 例，无效 8 例，总有效率 98.7%；对照组：治愈 268 例，好转 35 例，无效 27 例，总有效率 91.8%。治疗组的有效率、治愈率明显高于对照组（$P < 0.05$）。

5. 荨麻疹　文献显示以苦参 30g，薄荷 30g，白鲜皮 30g，蛇床子 30g，地肤子 30g，百部 30g，60% 酒精 1200mL。制用方法：上药入酒精中浸泡 1 周，过滤后贮瓶中，用时以毛刷蘸药外搽，每日 5 次，或感觉瘙痒即搽，直至皮疹消退，瘙痒消失。治疗期间，忌食鱼、虾等物。治疗结果：丘疹性荨麻疹性 109 例，痊愈 88 例，显效 21 例，总有效率为 100%。

6. 腰腿痛　地肤子 12g，炒黄研末，早晚各 1 次，用黄酒（10 ～ 15mL）冲服，7 天为 1 个疗程。

7. 外阴白色病变　蛇床子 30g，黄柏 30g，花椒 6g，地肤子 30g，土茯苓 30g，白鲜皮 30g，苦参 30g，紫花地丁 30g，威灵仙 30g。用法：每日 1 剂，煎水坐浴，早晚各 1 次，每次 10 ～ 15min。治疗结果：45 例，痊愈 23 例，好转 19 例，无效 3 例，复发 6 例，总有效率 93.33%。

【化学成分】槲皮素 -3-O-β-D- 葡萄糖苷、金丝桃苷、β- 谷甾醇、β- 胡萝卜苷、槲皮素、金丝桃苷、异鼠李素 -3-O-β-D- 吡喃葡萄糖苷、正十八烷酸、5,7,4′- 三羟基 -6, 3′- 二甲氧基黄酮、5,7,4′- 三羟基 -6-甲氧基黄酮、异鼠李素、芦丁、3-O-{［β-D- 吡喃葡萄糖（1→2）］-［β-D- 吡喃木糖（1→3）]-β-D- 吡喃葡萄糖醛酸 }-齐墩果酸、3-O-{［β-D- 吡喃葡萄糖（1→2）］-［β-D- 吡喃木糖（1→3）］-β-D- 吡喃葡萄糖醛酸 }-齐墩果酸 -28-O-［β-D- 吡喃葡萄糖 ］苷、3-O-β-D- 吡喃木糖（1→3)-β-D- 吡喃葡萄糖醛酸]- 齐墩果酸、3-O-β-D- 吡喃木糖（1→3}β-D- 吡喃葡萄糖醛酸甲酯)- 齐墩果酸、3-O-β-D- 吡喃木糖（1→3)-β-D- 吡喃葡萄糖醛酸]- 齐墩果酸、齐墩果酸 28-O-β-D- 吡喃葡萄糖酯苷、齐墩果酸 3-O-β-D-吡喃葡萄糖醛酸甲酯苷、豆甾醇 3-O-β-D- 吡喃葡萄糖苷、鸢尾苷元、5,2′- 羟基 -6,7- 亚甲二氧基异黄酮、红车轴草素、阿魏酸、5- 羟基 -6,7- 二甲氧基黄酮、甾醇、齐墩果酸、胡萝卜苷、粗蛋白、粗纤维、维生素、多种微量元素和氨基酸等。

【药理作用】

1. 止痒作用　对地肤子醇提物止痒作用进行实验研究，结果显示，地肤子醇提物的高、中、低剂量组对瘙痒模型均有显著止痒作用。

2. 降血糖作用及预防糖尿病肾病作用　对部分传统方法治疗效果欠理想的糖尿病患者采用食用地肤全草的方法协助降低明显升高的血糖，取得了明确的疗效。并且观察了地肤叶水提物对四氧嘧啶致糖尿病小鼠的降糖作用，认为可以将地肤全草食疗作为糖尿病辅助治疗的一个方法。研究发现，以地肤子总苷灌胃给药，对正常小鼠血糖无明显影响，高剂量尚使血糖略有升高，但可降低四氧嘧啶所致高血糖小鼠的血糖水平；地肤子总苷明显抑制灌胃葡萄糖引起的小鼠血糖升高，而对腹腔注射葡萄糖所致小鼠血糖上升无显著影响；提示其降糖机制不同于磺酰脲类和双胍类药物，地肤子总苷剂量依赖性抑制正常小鼠胃排空。故认为地肤子总苷的降糖机制可能与抑制糖在胃肠道的转运或吸收有关。进而进行了一系列地肤子提取物对小鼠胃排空及小肠运动影响的实验，以期找到地肤子降血糖的机制，能用于控制糖尿病患者饭后血糖水平的异常升高。

3. 抗菌作用　用超临界萃取的地肤子油进行了抑菌的初步实验研究，发现其对金黄色葡萄球菌、表皮葡萄球菌、链球菌、痢疾杆菌、大肠埃希菌、白色念珠菌、石膏样毛癣菌、红色毛癣菌、羊毛小孢子菌等均有一定的抑菌作用。研究者用加味地肤子汤治疗尿路感染 200 例，收到了较好的疗效。研究者研究了地肤子乙醚提取物对导致真菌性角膜炎的常见菌株串珠镰孢菌、茄病镰孢菌、黄曲霉菌的抗菌作用，发现地肤子乙醚提取物对三种菌株都有抗菌作用，其抗串珠镰孢菌效果最好。

4. 抗变态反应作用　通过 4- 氨基吡啶致小鼠过敏性皮肤瘙痒模型和组胺致小鼠足肿胀试验，证实了地肤子总皂苷可抑制速发型变态反应，并初步确定了其抗过敏作用的量效关系。并发现，齐墩果酸 3 位碳上连接的糖链为 β-D- 吡喃木糖（1→3）β-D- 吡喃葡萄糖醛酸时，抗过敏作用大大增强。而 3 位

碳上连接的糖链为 *β*-D- 吡喃木糖（1→3）*β*-D- 吡喃葡萄糖醛酸甲酯时，则不表现抗过敏作用，说明齐墩果酸的第 3 碳原子连接的二糖中 *β*-D 吡喃葡萄糖醛酸的羧基是影响其活性的重要官能团，修饰此官能团可能会引起抗过敏作用的较大改变。研究者使用 2,4- 二硝基氯苯诱导建立小鼠变应性接触性皮炎的模型，观察中药对小鼠耳的肿胀度、外周血白细胞数的影响，研究地肤子抗 Ⅳ 型超敏反应作用的机理。认为中药抗 Ⅳ 型超敏反应的作用机理与抑制白细胞总数、调节细胞因子及受体有关。

5. 利尿作用　从中药处方的加减应用中发现，地肤子可利尿，有时甚至可导致尿失禁。

6. 治疗阴道滴虫　用不同条件的地肤子超临界萃取物来治疗阴道滴虫，发现地肤子的抗滴虫活性成分为其脂溶性成分。

【原植物】 地肤 *Kochia scoparia*（L.）Schrad.。名称已修订，正名是地肤 *Bassia scoparia*。

一年生草本，高 50～100cm。根略呈纺锤形。茎直立，圆柱状，淡绿色或带紫红色，有多数条棱，稍有短柔毛或下部几无毛；分枝稀疏，斜上。叶为平面叶，披针形或条状披针形，长 2～5cm，宽 3～7mm，无毛或稍有毛，先端短渐尖，基部渐狭入短柄，通常有 3 条明显的主脉，边缘有疏生的锈色绢状缘毛；茎上部叶较小，无柄，1 脉。花两性或雌性，通常 1～3 个生于上部叶腋，构成疏穗状圆锥状花序，花下有时有锈色长柔毛；花被近球形，淡绿色，花被裂片近三角形，无毛或先端稍有毛；翅端附属物三角形至倒卵形，有时近扇形，膜质，脉不很明显，边缘微波状或具缺刻；花丝丝状，花药淡黄色；柱头 2，丝状，紫褐色，花柱极短。胞果扁球形，果皮膜质，与种子离生。种子卵形，黑褐色，长 1.5～2mm，稍有光泽；胚环形，胚乳块状。花期 6～9 月，果期 7～10 月。全国各地均产。生于田边、路旁、荒地等处。

产于湖南、贵州、广西、湖北。肥沃、疏松、含腐殖质多的土壤利于地肤旺盛生长。现多为栽培。

（杨鹏　黄斌　汪冶）

Gueel meix 国美

木瓜 Mugua

【异名】 木梨瓜、楙、木李、光皮木瓜、海棠、楒楂、木瓜海棠、柴木瓜、木梨、香木瓜、铁角梨、木瓜树、酸木瓜、土木瓜、木桃、楂、贴梗海棠、贴梗木瓜、铁脚梨、香瓜、药木瓜、皱皮木瓜、小李。

【来源】 本品为蔷薇科植物贴梗海棠 *Chaenomeles speciosa*（Sweet）Nakai 的干燥近成熟果实。

【采收加工】 夏、秋二季果实绿黄时采收，置沸水中烫至外皮灰白色，对半纵剖，晒干。

【性味】 酸、涩，热。

《侗族医学》：酸、涩，热。

《中国侗族医药研究》：酸、涩，热。

《中国侗族医药学基础》：酸，温。

【功能与主治】 清热解毒，息风定惊。用于痈肿疮毒，咽肿喉痹，乳痈，蛇虫咬伤，跌仆伤痛，惊风抽搐。

《侗族医学》：退水提升，搜风出寒。用于芶任盯（脚转筋），宾夷偻蛮（黄疸），阶蛮窜胎（胆道蛔虫）。

《中国侗族医药研究》：退水提升，搜风除寒。用于脚转筋，黄疸，胆道蛔虫。

《中国侗族医药学基础》：平肝舒筋，和胃化湿。主治：湿痹拘挛，腰膝关节酸重疼痛，吐泻转筋，脚气水肿。

【用法用量】内服：5～10g，煎汤；或入丸、散。外用：适量，煎水熏洗。

【附方】

1. 苟任盯　国美（木瓜）、候秀人（薏苡仁）、教任麻麻（海金沙），煎水内服。(《侗族医学》)

2. 宾夷偻蛮　国美（木瓜）、尚送（酸汤杆）、美兜介（六月雪）、教荡播盘（五香血藤）、尚娘架（白茅根），煎水内服。(《侗族医学》)

3. 隋蛮窜胎　国美（木瓜）、骂卡马辰（土大黄）、尚娘架（白茅根）、骂巴笨丽（萹蓄）、巴门登马菩白（茗叶细辛），煎水内服。(《侗族医学》)

4. 清肠退热，利暑湿，解毒　藿香 10g，佩兰 10g，香薷 5g，门辰细（太子参）5g，乌梅 8g，门嫩（山药）10g，莲子 5g，木瓜 5g，奴金奴银（金银花）10g，甘草 3g。每日 1 剂，水煎服。(《中国侗族医药学基础》)

5. 热泻　木瓜 10g。水煎服。(《中国侗族医药研究》)

6. 脚转筋　教任麻、薏苡仁各 30g，红牛膝 15g，国美（皱皮木瓜）20g。鲜品煎水内服，每日 3 次。(《中国侗族医药研究》)

7. 半边痧　野藿香、狗肉香、乌梅、木瓜、车前草各 6g，白毛夏枯草、八爪金龙各 10g，生姜 3 片。煎水内服，每日 3 次。(《中国侗族医药研究》)

8. 月家身肿　茯苓、益母草各 12g，豨莶草 10g，八爪金龙 8g，木瓜、茗叶细辛各 6g。煎水内服，每日 3 次。(《中国侗族医药研究》)

【化学成分】齐墩果酸、胡萝卜苷、β-谷甾醇、咖啡酸、咖啡酸正丁酯、1,2,4-苯三酚、没食子酸、奎尼内酯、5-羟基烟酸、对羟基肉桂酸葡萄糖酯、对羟基苯甲酸葡萄糖苷、（6S,9R）-长寿花糖苷、吐叶醇 1-O-β-D-木糖-6-O-β-D-葡萄糖苷、绿原酸甲酯、5-O-咖啡酰基-奎宁酸丁酯、5-羟甲基-2-糠醛、三十烷酸、（-）-表儿茶素、7,8-二羟基香豆素、3,4-二羟基苯甲酸乙酯、原儿茶酸、肉桂酸、2-羟基-丁二酸-4-甲酯、七叶内酯、对羟基苯甲酸、绿原酸、白桦酸、绿原酸乙酯、曲酸。

【药理作用】

1. 抗氧化、抗炎、抗流感和抗微生物作用　木瓜中含有的多种成分具有抗氧化性，如木瓜多糖、对苯二酚、3,4-二羟基苯甲酸和槲皮素对氧自由基具有明显的清除能力。另一项研究发现，木瓜中的多种有效成分具有协同对抗流感的作用，如 3,4-二羟基苯甲酸、槲皮素和 3-羟基丁二酸甲酯等 3 个化合物能够抑制 TNF-α 的产生，槲皮素能够抑制巨噬细胞 RAW264.7 中 IL-6 的释放（抑制率 9.79%），从而显示该植物可以作为潜在的抗病毒和抗炎症药物来源。同时该研究进一步证明了 3,4-二羟基苯甲酸和槲皮素具有高度的 DPPH 和 NA（neuramindase）抑制活性（IC_{50} 分别为 1.02μg/mL、1.27μg/mL、3.82μg/mL、1.90μg/mL）。有研究显示，皱皮木瓜提取的精油具有抗微生物活性，且具有抗菌活性广谱，对革兰阳性菌比阴性菌更敏感的特点。

2. 治疗腹泻　研究发现，皱皮木瓜的提取物可以阻断不耐热肠毒素的 B 亚基（LTB）与 GM1 结合，从而抑制 LT 诱导的大鼠腹泻。实验显示，皱皮木瓜提取物的乙酸乙酯萃取部分是治疗腹泻的最有效成分，产生药效作用的主要活性成分是该部位中的三萜类化合物（齐墩果酸、乌索酸和桦木酸）。

3. β_2-肾上腺素受体激动作用　通过使用普通的 G 蛋白偶联受体调控机制和不稳定的增强的绿色荧光蛋白报道基因技术，从 120 种具有治疗哮喘功效的植物药中筛选 β_2-肾上腺素受体激动剂。结果显示，包括皱皮木瓜在内的 6 个中药样品具有显著的活化报告基因表达作用，浓度响应分析显示，皱皮木瓜的半数最大有效浓度为 4.8μg/mL，表明皱皮木瓜提取物具有 β_2-肾上腺素受体激动作用，可以作为潜在的治疗哮喘的药物加以开发利用。

4. 抗癌和增强免疫活性作用　研究了皱皮木瓜粗提物中齐墩果酸和熊果酸对小鼠移植性肿瘤 H22 的抑制以及对免疫力的促进作用。结果显示，提取物的 3 个剂量组呈现剂量 - 效应关系，平均抑瘤率分别为 2.94%、20.59% 和 26.47%（$P < 0.05$）。实验同时显示，这两个化合物可以不同程度地增强荷瘤小鼠的迟发超敏反应，显示其对小鼠免疫功能具有增强作用。

5. 抗肝炎作用　皱皮木瓜在中医学中有单方或复方治疗肝炎的记载。药理研究显示，其中的齐墩果酸对 HBsAg、HbeAg 具有一定的抑制作用；斑点杂交显示，齐墩果酸在 20μg/mL 时对 BVDNA 的抑制率为 29.33%，从而在分子水平上证明了该植物的抗肝炎作用。

6. 抗类风湿性关节炎（RA）作用　产于湖北的皱皮木瓜习称"资木瓜"，研究显示资木瓜皂苷能显著减轻佐剂性关节炎大鼠（AA）足跖关节肿胀度、关节炎症指数，降低局部组织中 PGE_2 含量，其药理机制与下调炎症因子 PGE_2 和抑制 T 淋巴细胞增殖有关。

7. 镇痛作用　多项研究显示木瓜的多个部位的提取物或有效成分具有镇痛作用。如木瓜籽提取物能明显延长小鼠的疼痛域值。

8. 对胃肠平滑肌的松弛作用　研究显示木瓜黄酮能抑制空肠自主性收缩和 Ach 诱导收缩反应，剂量依赖性抑制 Ca^{2+} 诱导回肠收缩及 Ach 所致胃底肌条的收缩，非竞争性拮抗 Ach 和 $CaCl_2$ 累积量效曲线和压低最大反应。因此，皱皮木瓜总黄酮对胃肠平滑肌具有松弛作用，其作用机制可能与黄酮松弛胃肠平滑肌、阻断 VDC、减少外钙内流和内钙释放作用有关。

【原植物】贴梗海棠 *Chaenomeles speciosa*（Sweet）Nakai

落叶灌木，高达 2m，枝条直立开展，有刺；小枝圆柱形，微屈曲，无毛，紫褐色或黑褐色，有疏生浅褐色皮孔。叶片卵形至椭圆形，稀长椭圆形，长 3 ~ 9cm，宽 1.5 ~ 5cm，先端急尖稀圆钝，基部楔形至宽楔形，边缘具有尖锐锯齿，齿尖开展；叶柄长约 1cm；托叶大形，草质，肾形或半圆形，稀卵形，长 5 ~ 10mm，宽 12 ~ 20mm，边缘有尖锐重锯齿，无毛。花先叶开放，3 ~ 5 朵簇生于二年生老枝上；花梗短粗，长约 3mm 或近于无柄；花直径 3 ~ 5cm；萼筒钟状，外面无毛；萼片直立，半圆形稀卵形，长 3 ~ 4mm，宽 4 ~ 5mm，长约萼筒之半，先端圆钝，全缘或有波状齿，及黄褐色睫毛；花瓣倒卵形或近圆形，基部延伸成短爪，长 10 ~ 15mm，宽 8 ~ 13mm，猩红色，稀淡红色或白色；雄蕊 45 ~ 50，长约花瓣之半；花柱 5，基部合生，无毛或稍有毛，柱头头状，有不显明分裂，约与雄蕊等长。果实球形或卵球形，直径 4 ~ 6cm，黄色或带黄绿色，有稀疏不显明斑点，味芳香；萼片脱落，果梗短或近于无梗。花期 3 ~ 5 月，果期 9 ~ 10 月。

产湖南、贵州、广西、湖北。皱皮木瓜喜光又稍耐阴，有一定耐寒能力，对土壤要求不严，耐瘠薄，但喜排水良好的肥沃壤土。

（何琴　汪冶）

Jaol bongh kgal 教兵架

薜荔 Bili

【异名】教凉粉、凉粉子、木莲、凉粉果、爬墙虎、木馒头。

【来源】本品为桑科植物薜荔 *Ficus pumila* L. 的花托。

【采收加工】花序托成熟后采摘，纵剖成 2 ~ 4 片，晒干。

【性味】酸，平。

《侗族医学》：甜，平。

《中国侗族医药》：甜，平。

【功能与主治】补肾固精，活血，催乳。用于风湿痹痛，遗精，阳痿，乳汁不通，闭经，乳糜尿，淋病，跌打损伤，痈肿疮疖。

《侗族医学》：催乳，补体，补血。用于办乜崩榜（淋浊），黄雀证（黄疸）。

《中国侗族医药》：补体，补血，催乳。

【用法用量】内服：煎汤，9～15g（鲜品60～90g）。

【附方】办乜崩滂　教兵架（凉粉果）、白报莲（八角莲）、骂顺（鹅不食草）、美兜介（六月雪）、卡罗丽（小青草）、奴拜坝亚（四季红），煎水内服。（《侗族医学》）

【现代临床研究】治疗鼻窦炎　薜荔作为一味主药被开发成荔花鼻窦炎片，在临床上用于急、慢性鼻窦炎的治疗，具有良好的治疗效果。中医学认为鼻窦炎是由于"邪热蕴肿，稽留不去""湿热稽留，痹阻鼻窦脉络""邪毒滞留，瘀阻鼻窦气血"所致。荔花鼻窦炎片处方中含主药薜荔，具有祛风利湿，消炎解毒的功效，在荔花鼻窦炎片治疗鼻窦炎中发挥着重要的作用。

【化学成分】熊果醇、白桦醇、豆甾 -5,24（28）- 二烯 -3β- 醇、5α- 豆甾 -3,6- 二酮、β- 谷甾醇、白桦酸、胡萝卜苷、羽扇豆醇、豆甾醇、芦丁、芹菜素 -6- 新橙皮糖苷、山奈酚 -3-O- 洋槐糖苷、山奈酚 -3-O- 芸香糖苷、5,7,4′- 三甲氧基黄烷 -3- 醇、芹菜素、槲皮素、柚皮素、山奈素 -3-O- 葡萄糖苷、儿茶素、表儿茶素、金圣草黄素、（1S,4S,5R,6R,7S,10S）-1,4,6- 三羟基桉烷 6-O-β-D- 吡喃葡糖苷、（1S,4S,5S,6R,7R,10S）-1,4- 二羟基橄榄烷 1-O-β-D- 吡喃葡糖苷、10α,11- 羟基杜松 -4- 烯、11-O-β-D- 吡喃葡糖苷、β- 香树精乙酸酯、正二十九醇、正四十醇、正二十六烷醇。

【药理作用】

1. 抗炎、镇痛活性　采用系统溶剂法及动物抗炎实验证明，薜荔药材水煎煮物的水液及其乙酸乙酯部位能够减轻二甲苯致小鼠耳廓肿胀、λ- 角叉菜胶致大鼠足跖肿胀炎症模型的肿胀程度，并能减轻醋酸所致小鼠腹腔毛细血管通透性的增加和炎性物质的渗出，具有一定的抗炎消肿作用。

2. 抗菌活性　用琼脂扩散法对从薜荔叶中分离得到的单体化合物进行了抗菌活性测试，结果表明香豆素类化合物佛手内酯在浓度为 58.82μg/mL 时，能够显著抑制金黄色葡萄球菌、大肠埃希菌和伤寒沙门菌的生长；而另一香豆素类化合物水合氧化前胡素在浓度为 130μg/mL、104μg/mL、78μg/mL、65μg/mL 和 44μg/mL 时，对伤寒沙门菌的生长具有抑制作用，其抑菌指数分别为 1.6、1.2、0.8、0.6 和 0.4。

3. 抗氧化活性　黄酮类化合物为薜荔的主要化学成分之一，具有抗氧化活性，薜荔中抗氧化活性成分大多为黄酮类化合物。据文献报道薜荔叶的 50% 乙醇提取物具有强烈的 DPPH 自由基清除的抗氧化活性。

4. 抗肿瘤活性　在动物移植性肿瘤实验中，薜荔果多糖对淋巴肉瘤Ⅰ号腹水型及其皮下型（背）、网织细胞肉瘤腹水型及皮下型、肉瘤180腹水型的抑制作用较为显著，抑制率分别达 66.12%、57.14%、53.33% 和 62.92%。

5. 降血糖血脂　薜荔叶的乙醇提取物具有降血糖降血脂的作用。据报道，给予 STZ 诱导的糖尿病大鼠 400mg/kg 剂量的薜荔叶乙醇提取物能够快速降低血糖水平；在剂量为 200mg/kg 或 400mg/kg 时，薜荔叶乙醇提取物能显著升高 STZ 诱导的糖尿病大鼠血清中 HDL 水平及降低 LDL、TC 的水平。

6. 抗高催乳素血症　研究表明，给予高催乳素血症大鼠 400mg/kg 或 800mg/kg 剂量的薜荔茎叶水提物能够显著减缓血清中催乳素（PRL）水平的上升，增加血清中雌二醇（E_2）、孕激素（P）、促卵泡激素（FSH）和黄体化激素（LH）的水平。同时，可以显著减缓垂体组织中催乳素阳性细胞的数目和催乳素 mRNA 表达水平的增加和上升，产生抗高催乳素血症的作用。

【原植物】薜荔 *Ficus pumila* L.

攀援或匍匐灌木，叶两型，不结果枝节上生不定根，叶卵状心形，长约 2.5cm，薄革质，基部稍不对称，尖端渐尖，叶柄很短；结果枝上无不定根，革质，卵状椭圆形，长 5～10cm，宽 2～3.5cm，先端急尖至钝形，基部圆形至浅心形，全缘，上面无毛，背面被黄褐色柔毛，基生叶脉延长，网脉 3～4 对，在表面下陷，背面凸起，网脉甚明显，呈蜂窝状；叶柄长 5～10mm；托叶 2，披针形，被黄褐色丝状毛。榕果单生叶腋，瘿花果梨形，雌花果近球形，长 4～8cm，直径 3～5cm，顶部截平，略具短钝头或为脐状凸起，基部收窄成一短柄，基生苞片宿存，三角状卵形，密被长柔毛，榕果幼时被黄色短柔毛，成熟黄绿色或微红；总便粗短；雄花，生榕果内壁口部，多数，排为几行，有柄，花被片 2～3，线形，雄蕊 2 枚，花丝短；瘿花具柄，花被片 3～4，线形，花柱侧生，短；雌花生另一植株榕一果内壁，花柄长，花被片 4～5。瘦果近球形，有黏液。花果期 5～8 月。

产于湖南、广西、贵州、湖北。生于山坡树木间或断墙破壁上。

（马洁瑶　汪冶）

Jaol enl mas 教应骂

菟丝子 Tusizi

【异名】朱匣琼瓦、禅真、雷真子、无娘藤、无根藤、无叶藤、黄丝藤、金丝藤、无根草、山麻子、豆阎王、龙须子、豆寄生、黄丝。

【来源】本品为旋花科植物菟丝子 *Cuscuta chinensis* Lam. 的干燥成熟种子。

【采收加工】秋季果实成熟时采收植株，晒干，打下种子，除去杂质。

【性味】辛、甘，平。

《侗族医学》：甜，补。

《侗药大观》：辛、甘、苦，平。

《中国侗族医药》：甘、苦，平。

【功能与主治】补益肝肾，固精缩尿，安胎，明目，止泻；外用消风祛斑。用于肝肾不足，腰膝酸软，阳痿遗精，遗尿尿频，肾虚胎漏，胎动不安，目昏耳鸣，脾肾虚泻；外治白癜风。

《中国侗族医药研究》：凉血、解毒、止痒；用于妇人阴风症。补肝肾，补中益气。用于见花谢，阳痿。

《侗族医学》：补体，补血，补气。用于耿胧耿幽（腰腿痛），朗鸟柳对（夜尿），沽穹瘟（虚弱病）。

《侗药大观》：补肾益精，养肝明目，安胎。用于肾虚腰痛，阳痿早泄。

《中国侗族医药》：清热利湿，止吐，利水解毒，活络凉血。

【用法用量】内服：6～12g，煎汤，或泡酒。外用：适量。

【附方】

1. 妇人阴风症　淫羊藿、菟丝子各 12g，续断、黄精、鹿衔草、蝴蝶香各 10g，阳雀花根 8g。用法：煎水内服，每日 3 次。（《中国侗族医药研究》）

2. 见花谢、阳痿　公鸡睾丸 8～10 个，鹿衔草、淫羊藿、杜仲、鸡血藤、菟丝子各 30g。用法：泡白酒 1500g，每日早、晚各服 1 次，每次 1 酒杯。（《中国侗族医药研究》）

3. 腰腿痛　教应骂（菟丝子）、磅岑（商陆）、旁今（续断），炖猪脚或鸡内服。（《侗族医学》）

4. 朗鸟柳对　教应骂（菟丝子）、娘皮隋段（小夜关门）、尚皮朗俄虽（三枝茶根皮），炖猪脚内服。(《侗族医学》)

5. 沽穹瘟　教应骂（菟丝子）、娘大卯（麦冬）、讯藕岑（夜寒苏），蒸鸡肝或猪肝内服。(《侗族医学》)

6. 呕吐不止　15～25g，煎汁兑酒服。(《中国侗族医药》)

7. 先兆流产　云木香5g，砂仁10g，人参10g，黄芪15g，白术、姜半夏、白芍、熟地黄、茯神、荆芥炭各10g，陈皮3g，黄芩15g，杜仲10g，甘草4g，菟丝子20g，续断10g，枣仁10g，阿胶10g（另包烊化冲服）。水煎服，每日1剂，日服3次，连服3剂。(《中国侗族医药》)

8. 泌尿系统结石　金钱草40g，海金沙20g，石韦20g，泽泻15g，冬葵子15g，三棱15g，丹参15g，乌药15g，女贞子12g，补骨脂10g，菟丝子10g，鸡内金10g，海浮石10g，穿破石10g。水煎服，每日一剂，分三至四次温服。适当活动。(《中国侗族医药》)

9. 死精症　熟地黄15g，赤芍15g，草薢15g，肉苁蓉15g，菟丝子15g，巴戟天15g，金樱子15g，枸杞子15g，黄柏10g，丹皮10g，车前子20g，淫羊藿20g，狗脊15g。水煎服，每日1剂，早晚空腹服。(《中国侗族医药》)

10. 肾虚　门辰挡（党参）15g，门地削（熟地黄）15g，门嫩（山药）15g，山萸肉10g，菟丝子15g，炙远志15g，嫩我味（五味子）15g，巴戟天10g，炒杜仲15g，门挡归（当归）15g，门嗉帕（白芍）15g，娘补买（益母草）15g，芜蔚子15g，陈皮15g。每日1剂，水煎服。(《中国侗族医药学基础》)

【现代临床研究】

1. 带状疱疹　研究表明采用菟丝子（香油调成糊状）外用治疗带状疱疹，能够促进疱疹干涸、创面愈合，收敛疼痛，特别是对后遗神经痛具有较好的治疗效果。

2. 少弱精子症　菟丝子对维护人精子膜结构完整和防止氧化损伤起到积极作用，从而起到保护生殖系统的作用。

3. 复发性流产　菟丝子中的山柰酚能够抗炎、抗氧化、抗病毒，亦可抑制子宫收缩，槲皮素的化学结构与雌激素有相似性，可以改善子宫内膜容受性和子宫血流，从而治疗复发性流产，且后续证明复发率低。

4. 阿尔茨海默病　临床研究证明菟丝子治疗阿尔茨海默病，取得了较好的治疗效果，且后续证明复发率低。

5. 多囊卵巢综合征　临床研究证明菟丝子治疗多囊卵巢综合征取得了较好的效果。

6. 骨质疏松　菟丝子在防治绝经后骨质疏松症、老年性骨质疏松症、原发性骨质疏松症的临床应用方面均有明显疗效。临床上菟丝子也是常见的用于防治骨质疏松的中药，在众多防治骨质疏松的复方中均有菟丝子的应用，右归丸中菟丝子在养肝的同时兼顾补肾，对降低原发性骨质疏松患者骨折发生率有显著疗效。

7. 黄斑变性　黄斑复明汤联合针灸可有效改善患者的黄斑中心凹视网膜厚度和视力，缩短出血时间，加速黄斑视功能恢复，且无严重不良反应，治疗有效且具有较高的安全性。

8. 年龄相关性白内障　将120例年龄相关性白内障患者随机分为治疗组和对照组，治疗组用育阴还睛丸治疗，对照组用复明片治疗，观察3个月后视力、晶状体混浊程度及肝肾两虚症状改善情况。结果显示，治疗组有效率89.17%，对照组有效率67.50%；育阴还睛丸治疗年龄相关性白内障具有很好的临床疗效。

【化学成分】对羟基反式桂皮酸十八烷基酯、3-O-$β$-D-吡喃葡萄糖-5-羟基桂皮酸甲酯、山柰酚、紫云英苷、金丝桃苷、紫云英苷-6″-O-没食子酸酯、槲皮素-3-O-（6″-没食子酰基）-$β$-D-葡萄糖苷、$β$-

谷甾醇、胡萝卜苷、山奈酚 -3-*O*-β-D- 葡萄糖苷、槲皮素、6-*O*-（反式）对香豆酰基 -β-D- 呋喃果糖 -（2→1）-α-D- 吡喃葡萄糖苷、d- 松脂素、咖啡酸、槲皮素 -3-*O*-β-D- 半乳糖 -7-*O* -β- 葡萄糖、山奈酚 3-*O* -*p*-D 吡喃葡萄糖苷、山奈酚、槲皮素 -3-*O*-β-D- 半乳糖 -（2→1）-β-D 芹糖苷、异鼠李素、d- 芝麻素、9（R）羟基 -d- 芝麻素、β- 谷甾醇 -3-*O* -β- 吡喃木糖苷、豆甾醇，5- 燕麦甾醇、菜油甾醇、胆固醇、豆甾 -5 稀 3-*O* -β-D- 吡喃葡萄糖苷四乙酸、豆甾 -5 稀 -3-*O* -β-D- 吡喃葡萄糖苷、豆甾 -5 烯基 -3- 乙酸、胡萝卜苷、β- 谷甾醇 3-*O* -β-D- 吡喃葡萄糖苷、叶醇、1- 辛烯 -3- 醇、3- 辛醇、麦芽醇、酞酸二乙酯、石竹烯、壬醛、正辛醇、棕榈酸、菟丝子胺、基金雀花碱，7'-（3'4'- 二羟基苯）-N-（4- 丙烯胺）、7'-（4'- 羟基 -3'- 甲氧基苯）-N-［（4- 丁基苯）乙基］丙烯胺。

【药理作用】

1. 抗凋亡作用　一方面菟丝子黄酮主要通过对生精细胞周期、凋亡和相关蛋白的调节作用来干预雷公藤多苷片造成的生精细胞损伤，起到较好的保护生殖损伤的作用，另一方面，菟丝子总黄酮能够减缓氢化可的松对睾丸生精细胞凋亡的影响，促使凋亡基因 Fas、Fasl 的表达下调，抑制死亡受体通路从而抑制生精细胞凋亡，可用于治疗少弱精子症。可见，菟丝子黄酮可通过保护生精细胞，抑制生精细胞凋亡，促进生精细胞活性，来治疗男性不育。

2. 降血糖作用　研究发现菟丝子多糖可通过改善糖尿病实验动物氧化应激状态、抑制 α- 淀粉酶和增强免疫功能等多靶点作用发挥降糖作用。

3. 抗氧化作用　《神农本草经》《千金翼方》《本草经集注》《新修本草》等均记载了菟丝子去面奸的作用，"奸"意为皮肤黝黑枯槁，相当于现代的黄褐斑、黑变病一类的色素障碍性皮肤病。自 1985 年《中华人民共和国药典》修订版开始，各版"菟丝子"中均增加了"外治白癜风"的主治内容。研究发现，菟丝子醇提物对 B16 黑素瘤细胞色素生成具有一定促进作用，其水提物却对黑素瘤细胞色素生成具有抑制作用，与古籍文献中的记载相符合，不过其作用机制并不明确。

4. 抑制动脉粥样硬化作用　研究发现菟丝子黄酮对 H_2O_2 诱导的人脐静脉内皮细胞的损伤具有保护作用。

5. 治疗卵巢早衰作用　研究发现菟丝子总黄酮对卵巢早衰大鼠的卵巢功能有明显的恢复作用，可增加卵巢早衰大鼠的卵巢重量及卵泡数量，提高雌激素水平，对卵巢早衰有明显疗效。

6. 安胎作用　菟丝子为常用补益类中药，临床常用于补肾安胎。研究发现，菟丝子各提取物高、低剂量含药血清均可增加早孕细胞滋养层细胞的增殖活性，降低细胞凋亡的发生。通过以上菟丝子含药血清对 TNF-α 诱导异常凋亡蜕膜细胞基因表达谱的变化影响，我们初步分析认为菟丝子可能通过以上上调基因、下调基因，在细胞构建、生长，抑制与生殖有关细胞的异常凋亡，调节生殖内外环境的稳定，调节生殖免疫平衡等方面，直接发挥了一定的安胎作用。

【原植物】 菟丝子 *Cuscuta chinensis* Lam.

一年生寄生草本。茎缠绕，黄色，纤细，直径约 1mm，无叶。花序侧生，少花或多花簇生成小伞形或小团伞花序，近于无总花序梗；苞片及小苞片小，鳞片状；花梗稍粗壮，长仅 1mm 许；花萼杯状，中部以下连合，裂片三角状，长约 1.5mm，顶端钝；花冠白色，壶形，长约 3mm，裂片三角状卵形，顶端锐尖或钝，向外反折，宿存；雄蕊着生花冠裂片弯缺微下处；鳞片长圆形，边缘长流苏状；子房近球形，花柱 2，等长或不等长，柱头球形。蒴果球形，直径约 3mm，几乎全为宿存的花冠所包围，成熟时整齐的周裂。种子 2 ～ 4，淡褐色，卵形，长约 1mm，表面粗糙。

产于湖南、湖北、广西、贵州。生于海拔 200 ～ 3000m 的田边、山坡阳处、路边灌丛或海边沙丘，通常寄生于豆科、菊科、藜藜科等多种植物上。

（杨鹏　黄斌　马洁瑶　汪冶）

Jedl senc 救成

蓖麻子 Bimazi

【异名】丘麻、草麻、牛蓖、红单麻、教荡丽、国陈、红麻子、蓖麻仁、大麻子、红蓖麻、天麻子果。

【来源】本品为大戟科植物蓖麻 *Ricinus communis* L. 的干燥成熟种子。

【采收加工】秋季采摘成熟果实，晒干，除去果壳，收集种子。

【性味】甘、辛，平。有毒。

《侗族医学》：甜、辣，平。有毒。

《侗药大观》：甘、平。

《中国侗族医药》：甘、辛，平。有小毒。

《中国侗族医药研究》：甘、辛，平。有毒。

【功能与主治】退水，去毒，排便。用于痈疽肿毒，瘰疬，乳痈，喉痹，疥癞癣疮，烫伤，水肿胀满，大便燥结，口眼歪斜，跌打损伤。

《侗族医学》：退水，去毒，排便。用于落哉墨（子宫脱垂），宾揩悟（歪嘴风），落吮省（落肛）。

《侗药大观》：消肿拔毒，泻下通滞。用于治疗痈疽肿毒，大便秘结，无名肿毒等。

《中国侗族医药研究》：通关转，调上下，退水，祛毒。用于妇人落小肠（子宫脱垂），落肛，歪嘴风，胎衣不下。

《中国侗族医药》：润肠通便，退水消肿，拔毒排脓。用于子宫下垂，脱肛，歪嘴风。

【用法用量】内服：1～5g，煎汤。入丸剂生研或炒食。外用：适量，捣敷或调敷。

【附方】

1.落哉墨　救成（蓖麻子）、团鱼头，焙干研末，撒上送回。（《侗族医药》）

2.宾揩悟　救成（蓖麻子），捣烂敷患面。（《侗族医学》）

3.落吮省　救成（蓖麻子），煎水熏洗患处。（《侗族医学》）

4.落尿浮　团鱼头干品3个，蓖麻子7个。焙干为末，混匀，用美朗枵（枫香树）煎浓汁洗净儿肠，再将药末撒上送回阴门，每日1次。（《中国侗族医药研究》）

5.落肛　蓖麻子7颗。用法：去皮捣烂，用盐水洗净落肠，撒上药粉，并用手送回，每日1次。（《中国侗族医药研究》）

6.治疗歪嘴风　治用救成种子适量鲜品捣烂敷患侧面部，每日换药1次，7天为一疗程。（《中国侗族医药》）

【现代临床研究】

1.治疗网球肘　据文献记载取一个瓷质广口容器，放入蓖麻子30g，加水300mL，大火烧开，文火加热10min，加入食用醋50mL，大火烧开，取下。痛点置于广口瓶口处，用其热气熏蒸（避免烫伤）至无热气，每日2次，3天为1个疗程，注意休息和保暖。

2.治疗面神经麻痹　蓖麻子30g，冰片1g，蓖麻子仁去皮，捣烂成泥，加入冰片搅匀后，摊在3～4cm圆形的桑皮纸上碾成饼，用桑皮纸包裹，敷于患处，干后调换。轻者两次，重者用三五次。

3.治疗阴疽　取蓖麻子数粒，去壳取仁，加盐少许，共捣烂如泥，以大小刚能盖住阴疽为宜，覆盖其上，外盖医用纱布，胶布固定，日换药1次，一般3～5次脓液即溃。溃后用医用消毒棉签拭净脓液，再从溃口处上捻子，外盖医用消毒纱布，胶布固定。日换捻子1次，直至溃口愈合。

4. 预防老年髋部骨折患者术后便秘 手术前一晚试验组口服蓖麻油1汤匙（约20mL）和温水2000mL，对照组口服温水2000mL。观察两组患者术后便秘情况、大便性状和排便顺畅度等。结果试验组术后便秘发生率（14.3%）明显低于对照组（39.5%），大便性状和排便顺畅率（76.2%）优于对照组（55.3%），差异均有统计学意义（$P < 0.05$）。试验组口服蓖麻油时发生轻度恶心2例（4.8%），未见其他不良反应。结论：术前口服蓖麻油有助于降低老年髋部骨折患者术后便秘发生率，缓解排便状况，且用药较安全。

5. 治疗腰椎后路融合术后便秘 据研究报道行腰椎后路融合术患者60例，随机分为对照组和实验组各30例，实验组给予口服蓖麻油，对照组给予开塞露直肠给药。观察比较两组患者的排便率及腹胀缓解情况。结果实验组患者排便通畅率及排便总量均优于对照组，差异有统计学意义（$P < 0.05$）。结论：口服蓖麻油治疗腰椎后路融合术后便秘疗效确切。

6. 治疗不全型肠梗阻 50例不全型肠梗阻患者，其中25例组患者采用常规治疗及蓖麻油口服结合甘油灌肠剂灌肠，对照组患者采取常规治疗结合甘油灌肠剂灌肠，比较两组患者治疗效果。结论：不全型肠梗阻患者采取蓖麻油结合甘油灌肠剂灌肠治疗效果显著，明显缓解临床症状，缩短治疗时间，促进肛门排便恢复正常，改善患者的生活质量。

【化学成分】甘油三酯、甘油酯、甾醇、磷脂、游离脂肪酸、油酸、亚油酸、硬脂酸、棕榈酸、蓖麻油酸、十八碳烯酸、蓖麻毒蛋白D、酸性蓖麻毒蛋白、碱性蓖麻毒蛋白、蓖麻毒蛋白E、蓖麻毒蛋白T等。种子含凝集素和脂肪酶。种皮含30-去甲羽扇豆-3β-醇-20-酮。

【药理作用】

1. 抗肿瘤作用 研究显示蓖麻中的蓖麻毒素具有广谱抗癌活性，但蓖麻毒素在杀伤肿瘤细胞的同时，对正常细胞也有破坏作用。研究者考察了炮制前后蓖麻子的LD_{50}，和对人肺癌裸小鼠移植瘤模型的抑瘤效果，证实炮制后蓖麻子毒性减低，保留抗癌作用，为临床口服蓖麻子抗癌治疗提供了实验依据。以野生蓖麻子中提取的两种植物毒蛋白的A肽链与作为导向载体的抗大肠癌单克隆抗体Hh3交联，制备杂交分子Hb3-RTA，进行细胞毒试验显示，交联物Hb3-RTA对大肠癌细胞HRT-18具有较强杀伤作用，而对正常人淋巴细胞杀伤作用较小。

2. 引产作用 文献记载蓖麻油中含有丰富的不饱和脂肪酸-蓖麻油酸，在高温下蓖麻油酸与蛋黄卵磷脂形成花生四烯酸，在体内转化成为前列腺素（PG），PG使子宫平滑肌收缩和宫颈扩张，同时通过交感-脊髓-枢神经-丘脑下部使脑垂体释放催产素进而又加强子宫收缩，发挥诱导和促进宫缩的作用而达到引产目的。

3. 抗生育作用 据报道蓖麻子提取物具有明显的抗生育作用，许多国家如印度、韩国等使用蓖麻子进行避孕。有学者研究了蓖麻提取物小鼠的短期与长期抗生育实验，发现蓖麻蛋白及其蓖麻油的混合物在抗早孕方面的效果均可达到100%，蓖麻油的抗着床效果也可达到100%，并能显著增强小鼠子宫内部收缩有效减少着床概率。

4. 泻下通泄作用 研究显示蓖麻油口服后在小肠脂肪酶的作用下分解为蓖麻油酸和甘油，蓖麻油酸皂化为蓖麻油酸钠能刺激肠道，引起肠蠕动增加，同时蓖麻油还能润滑肠道，起到泻下通滞作用。

5. 抗病毒作用 据报道，美国得克萨斯大学西南医学中心的实验室研究显示，单克隆抗体（MoAb）结合蓖麻毒蛋白亚单位能杀死99%以上潜伏人类免疫缺陷病毒（HIV）的细胞。

6. 中枢神经兴奋作用 蓖麻子中的蓖麻碱具有中枢神经兴奋作用，低剂量具有一定的改善记忆效果，较大剂量时致惊厥。可用作制备动物癫痫模型工具药，也有可能成为改善记忆的药物。

7. 毒性作用 研究表明蓖麻毒蛋白是蓖麻毒素中毒性最强的一种，人吞下蓖麻种子后产生的毒性主要是由其引起。人通过消化、呼吸或注射等方式接触蓖麻毒素导致中毒，临床中毒的主要表现为普遍性细胞中毒性器官损伤，使之发生浮肿、出血和坏死等，可引起中毒性肝病、肾病及出血性胃肠炎，严重者可因呼吸和血管运动中枢麻痹而死亡，蓖麻毒素至今没有有效的解毒剂。

【原植物】蓖麻 *Ricinus communis* L.

一年生粗壮草本或草质灌木，高达 5m；小枝、叶和花序通常被白霜，茎多液汁。叶轮廓近圆形，长和宽达 40cm 或更大，掌状 7～11 裂，裂缺几达中部，裂片卵状长圆形或披针形，顶端急尖或渐尖，边缘具锯齿；掌状脉 7～11 条。网脉明显；叶柄粗壮，中空，长可达 40cm，顶端具 2 枚盘状腺体，基部具盘状腺体；托叶长三角形，长 2～3cm，早落。总状花序或圆锥花序，长 15～30cm 或更长；苞片阔三角形，膜质，早落，雄花：花萼裂片卵状三角形，长 7～10mm；雄蕊束众多；雌花：萼片卵状披针形，长 5～8mm，凋落；子房卵状，直径约 5mm，密生软刺或无刺，花柱红色，长约 4mm，顶部 2 裂，密生乳头状突起。蒴果卵球形或近球形，长 1.5～2.5cm，果皮具软刺或平滑；种子椭圆形，微扁平，长 8～18mm，平滑，斑纹淡褐色或灰白色；种阜大。花期几全年或 6～9 月（栽培）。

产于湖南、贵州、广西。多为栽培。

（杨鹏　黄斌　马洁瑶　汪冶）

Kuaik 快

大麻 Dama

【异名】火麻仁、麻子、麻子仁、大麻子、大麻仁、白麻子、冬麻子、火麻子、线麻子、黄麻仁、汉麻。

【来源】本品为桑科植物大麻 *Cannabis sativa* L. 的干燥种仁。

【采收加工】秋季采集果实，晒干、去果皮。

【性味】甘，平。

《侗族医学》：甜，平。

《侗族医药探秘》：甘，平。

《中国侗族医药研究》：甜，平。

《中国侗族医药学基础概论》：甘，平。

【功能与主治】润燥通便，滋阴补虚。用于血虚津亏，肠燥便秘，消渴，热淋，风痹，痢疾。月经不调，疥疮，癣癞。

《侗族医学》：润肠。用于给括脉骂（便秘）。

《侗族医药探秘》：润燥，滑肠。用于便秘。

《中国侗族医药研究》：润肠。用于便秘。

《中国侗族医药学基础概论》：润燥通便，补虚。主治：便秘，肺气肿，胆结石，胆道蛔虫病，高血压，老人、妇女产后血虚津亏，大便秘结。

【用法用量】内服：10～15g，煎汤；或入丸、散。外用：适量，捣敷；或煎水洗。

【附方】

1. 给括脉骂　快（大麻），研末吞服。（《侗族医学》）

2. 便秘　种仁 9～15g 研末，温开水吞服。（《侗族医药探秘》）

【现代临床研究】治疗便秘 火麻仁 10 ～ 20g，枳实 10 ～ 20g。随证加减，水煎服。治疗 100 例便秘患者，97 例获愈，3 例无效。

【化学成分】左旋 -Δ9- 四氢大麻酚、胡芦巴碱、异亮氨酸甜菜碱、L- 右旋异亮氨酸三甲铵乙内酯、亚油酸、亚麻酸、油酸、玉蜀黍嘌呤、β- 谷甾醇、豆甾醇、木犀草素、菜油甾醇、麦角甾醇、芹菜素、木犀草素 -7-O-β- 葡萄糖苷、芹菜素 -7-O-β- 葡萄糖苷、对羟基苯甲酸、棕榈酸单甘酯、反式对羟基肉桂酸乙酯。

【药理作用】

1. 镇痛作用 大麻镇痛机制主要与 CB_1 受体和 CB_1 受体有关。CB1 受体直接抑制中脑导水管周围灰质（PAG）和 RVM 内的 γ 氨基丁酸（GABA）以及脊髓内谷氨酸（Glu）的释放达到镇痛效果。

2. 降眼压作用 大麻可明显降低眼内压，其活性成分为大麻素中的左旋 -Δ9- 四氢大麻酚 [（-）Δ9-tetra-hydrocannabinol，THC]。眼内压平均 30mmHg（1mmHg=0.133kPa）的青光眼患者，吸入大麻烟可降低眼内压至 21 ～ 22mmHg，其中 Δ9-THC 可以作为治疗青光眼的辅助药物。

3. 抗肿瘤作用 大麻酚（Δ9-THC）通过大麻酚类受体 CB_1 和 CB_2 诱导 C6 细胞（神经胶质瘤细胞）凋亡，可用于恶性神经胶质瘤的治疗。Δ9-THC 能提高人体内神经酰胺（一种脂肪分子）的活力，而神经酰胺能明显抑制有关的血管内皮生长因子（VEGF）的表达，使为肿瘤输送养分的血管无法形成网络系统，切断了肿瘤生长的养分来源。

4. 抗呕吐作用 大麻 CB_1 受体是大麻"抗呕吐"受体。大麻可明显抑制化学治疗和放射治疗期间的恶心与呕吐，在很大程度上能缓解患者的主观感觉，一些镇吐药无效的顽固性呕吐也可得以控制。四氢大麻酚经小鼠、大鼠实验证明是有效的抗呕吐剂。

5. 削弱恐惧性记忆 内源性大麻素与大麻的原始提取成分 THC 相似，均可影响机体的精神状况。大脑中的一种类似于大麻活性组分的化合物在消除恐惧记忆方面具有重要的作用。

6. 抗血压、抗血栓作用 Δ9-THC 有引起心动过速和低血压的作用，而败血病和出血性中风的低血压亦可能与外周内源性大麻素系统被激活有关，这些内源性大麻酚的性质可能引导新一类不同作用机制的抗高血压药物的开发。

7. 抗菌、抗炎作用 Δ9-THC 对人类致病真菌（如小孢子菌属和毛癣菌属）的抑菌作用强于 CBD；而 CBD 对植物致病真菌（如链格孢属、弯孢霉属等）的抑菌作用强于 Δ9-THC；黑曲霉和产黄青霉菌对 Δ9-THC 和 CBD 完全耐受。

【原植物】大麻 *Cannabis sativa* L.

一年生直立草本，高 1 ～ 3m，枝具纵沟槽，密生灰白色贴伏毛。叶掌状全裂，裂片披针形或线状披针形，长 7 ～ 15cm，中裂片最长，宽 0.5 ～ 2cm，先端渐尖，基部狭楔形，表面深绿，微被糙毛，背面幼时密被灰白色贴状毛后变无毛，边缘具向内弯的粗锯齿，中脉及侧脉在表面微下陷，背面隆起；叶柄长 3 ～ 15cm，密被灰白色贴伏毛；托叶线形。雄花序长达 25cm；花黄绿色，花被 5，膜质，外面被细伏贴毛，雄蕊 5，花丝极短，花药长圆形；小花柄长约 2 ～ 4mm；雌花绿色；花被 1，紧包子房，略被小毛；子房近球形，外面包于苞片。瘦果为宿存黄褐色苞片所包，果皮坚脆，表面具细网纹。花期 5 ～ 6 月，果期为 7 月。

产于湖南、广西。各地有栽培或沦为野生。新疆常见野生。

（何琴 汪冶）

Lagx siis 朗西

吴茱萸 Wuzhuyu

【异名】曲油、茶辣、辣子、气辣子、臭辣子、吴椒、臭泡子、左力。

【来源】本品为芸香科植物吴茱萸 *Euodia rutaecarpa*（Juss.）Benth. 的干燥近成熟果实。

【采收加工】8～11月果实尚未开裂时，剪下果枝，晒干或低温干燥，除去枝、叶、果梗等杂质。

【性味】辣，热。有小毒。

《侗族医学》：辣，热。有小毒。

《侗药大观》：辛、苦，热。有小毒。

《中国侗族医药研究》：辣，热。有小毒。

《中国侗族医药学基础概论》：辛、苦，热。有小毒。

【功能与主治】散寒止痛，通筋消肿，降逆止呕，助阳止泻。用于厥阴头痛，寒疝腹痛，寒湿脚气，经行腹痛，脘腹胀痛，呕吐吞酸，五更泄泻，口疮，高血压。

《侗族医学》：除寒止痛，通筋消肿。用于宾胎比岑仑（阴囊湿疹），耿胧时。

《侗药大观》：散寒止痛，温中止呕，助阳止泻。用于胃痛，腹痛，腹泻，呕吐吞酸，寒疝疼痛，脚气肿痛等。

《中国侗族医药研究》：除寒止痛，通筋消肿。用于胸口痛，偏头痛，阴囊湿疹，月经不调，洗身不正常，痛经，洗身肚痛，腰疼，月家烧热，鬼打印。

《中国侗族医药学基础概论》：散寒止痛，降逆止呕，助阳止泻。用于厥阴头痛，寒疝腹痛，寒湿脚气，经行腹痛，脘腹胀痛，呕吐吞酸，五更泄泻，口疮，高血压。

【用法用量】内服：煎汤，1～5g；或入丸、散。外用：适量，研末调敷；或煎水洗。

【附方】

1. 宾胎比岑仑　朗西（吴茱萸）、秀满（苦楝皮）、罪然（花椒）、冰片、硫黄，研磨细粉撒患处。（《侗族医学》）

2. 耿胧时　朗西（吴茱萸）、教荡丽（小青藤香）、骂朗介冷（水三七），研磨细粉吞服。（《侗族医学》）

3. 脾胃虚寒引起的胃痛、腹泻　配党参、生姜、桂枝、延胡索。（《侗药大观》）

4. 寒症疼痛　配小茴香、川楝子、牛膝。（《侗药大观》）

5. 脚气肿痛　配木瓜、独活、川芎。（《侗药大观》）

6. 水肿病　淫羊藿、夜寒苏、黄精各15g，金毛狗脊、鸡矢藤、何首乌各10g，吴茱萸6g，木姜子3粒。用法：煎水内服，每日3次。（《中国侗族医药研究》）

7. 胸口窝痛，胃脘痛　山楂、鸡内金、麦冬各10g，苕叶细辛、香附各9g，吴茱萸、青藤香、射干各6g。（《中国侗族医药研究》）

8. 偏头痛　土党参15g，茯苓10g，白芷、青藤香、刺五加、大血藤、鸡矢藤各9g，吴茱萸6g。用法：煎水内服，每日3次。（《中国侗族医药研究》）

9. 哑口症　土党参、土人参各15g，五香血藤9g，吴茱萸、云实根皮、蜘蛛香、木姜子叶、透骨香叶各6g。用法：煎水内服，每日3次。（《中国侗族医药研究》）

10. 蛋皮风　马齿苋200g，苦楝30g，花椒9g，吴茱萸6g，冰片3g。用法：研细末，先用马齿苋

200g 煎水洗患处，再撒上药末，每日 2 次。(《中国侗族医药研究》)

11. 月经不调、洗身不正常　土党参、黄精各 15g，益母草、小血藤、金樱子、竹节人参、何首乌各 10g，徐长卿、刺五加、三枝九叶草、泽兰、吴茱萸各 9g。用法：煎水内服，每日 3 次。(《中国侗族医药研究》)

杜仲、续断、当归各 10g，青藤香 8g，吴茱萸、香附、橘皮、干姜各 6g。用法：煎水内服，每日 3 次。(《中国侗族医药研究》)

牛膝、香附、玉竹各 10g，青藤香、草血竭、吴茱萸、小茴各 6g，生姜 3 片。用法：煎水内服，每日 3 次。(《中国侗族医药研究》)

12. 月家烧热　徐长卿、国盼白、狗屁藤、防风、鸡血藤各 9g，杜仲、靠累各 10g，吴茱萸 6g，三枝九叶草 15g，蜡少 6g。用法：煎水内服，每日 3 次。(《中国侗族医药研究》)

13. 迷魂惊　吴茱萸、钩藤、络石藤各 6g，八角莲 3g。用法：加水 3 杯，煎至半杯，分 3 次温服；或煎浓汁加白酒刮颈、头上前额、胸、背、上下肢四大筋。若无茱萸，可用花椒代替。(《中国侗族医药研究》)

14. 百日咳　吴茱萸、紫苏子各 5g，研成细粉，用白酒或鸡蛋清调成糊状，贴涌泉穴、定喘穴、肺俞穴。每日 1 次，连用 3 ～ 5 天。(《中国侗族医药学基础概论》)

15. 虚寒泄泻　门辰挡（党参）6g，炒白术 10g，干姜 5g，肉豆蔻 5g，门嫩（山药）10g，吴茱萸 3g，肉桂 3g，门嗦帕（白芍）10g，炒扁豆 10g，木香 5g，炙甘草 4g。每日 1 剂，水煎服。(《中国侗族医药学基础概论》)

16. 遗尿　吴茱萸 5g，煅牡蛎 10g，嫩我味（五味子）10g，研成细粉，加狗油或羊油，调成药饼，敷贴肚脐穴、命门穴、关元穴。每日换药 1 次，连用 3 ～ 5 天。(《中国侗族医药学基础概论》)

17. 冷咳　前胡、吴茱萸、三步跳（半夏）各 5g，研细粉，加甜酒水或米醋调成糊状，做成药饼，贴敷肺俞穴、天突穴、涌泉穴。每日换药 1 次，连用 3 ～ 5 天即可。(《中国侗族医药学基础概论》)

18. 小儿磨牙　钩藤 5g，吴茱萸 5g，黄连 3g。将药研成细粉，做成药饼，贴足三里穴、涌泉穴、肚脐，每日换药 1 次，连用 3 天为 1 个疗程。(《中国侗族医药学基础概论》)

19. 自汗症　五倍子粉、嫩我味（五味子）粉各 30g，吴茱萸粉 10g。用醋调成糊状，贴敷肚脐，每日换药 1 次，配合内服药疗效佳。(《中国侗族医药学基础概论》)

20. 脾胃虚寒　美门阳雀（黄芪）15g，草豆蔻 15g，干姜 10g，吴茱萸 6g，门嗦帕（白芍）15g，炙甘草 10g，红糖 15g。每日 1 剂，水煎服。(《中国侗族医药学基础概论》)

21. 久泻症　吴茱萸 10g，肉豆蔻 10g，门嫩（山药）15g，门松（茯苓）15g，嫩我味（五味子）15g，诃子 10g，淫羊藿 10g，石榴皮 15g，乌梅 15g，杨梅树皮 15g，木香 10g（后下）。每日 1 剂，水煎服。(《中国侗族医药学基础概论》)

22. 寒滞　熟附片 10g（先煎），吴茱萸 10g，肉桂 10g（后下），细辛 6g，门辰挡（党参）15g，大枣 15g，生姜 10g。每日 1 剂，水煎服。(《中国侗族医药学基础概论》)

23. 肝热呕吐　制香附 10g，紫苏叶 15g，黄连 5g，黄珠子（栀子）10g，竹茹 6g，陈皮 10g，炒白术 15g，门嗦帕（白芍）15g，菊花 15g，钩藤（后下）15g，吴茱萸 5g，旋覆花 15g，柿蒂 15g。每日 1 剂，水煎服。(《中国侗族医药学基础概论》)

【现代临床研究】

1. 头痛　在加味吴茱萸颗粒治疗寒瘀阻络型偏头痛的随机、双盲、安慰剂平行对照的临床观察中，将治疗周期设置为 12 周，观察入组患者第 4 周、第 8 周、第 12 周及治疗后 4 周内两组患者偏头痛发作的频率、止痛药的使用量，并进行比较分析。结果显示，治疗组偏头痛发作频率降低时间早于对照组，治疗组患者各个时期止痛药的使用量均显著下降（$P < 0.01$），而对照组仅在治疗 12 周有所下降，且在随访期间对照组止痛药的使用量明显增加。

2. 反流性食管炎　在反流性食管炎的临床观察中，筛选中医辨证为肝胃虚寒型的患者 82 例，随机分为两组各 41 例，治疗组用吴茱萸汤合参赭培气汤加减治疗，对照组用雷贝拉唑治疗，2 周后观察疗效，吴茱萸汤组有效率为 92.68%，雷贝拉唑组有效率为 73.17%，两组有效率比较，差异具有统计学意义（$P < 0.05$）。

3. 慢性胃炎　在观察吴茱萸汤联合三联抗幽门螺杆菌疗法治疗慢性胃炎的临床效果时，筛选辨证为脾胃虚寒证的患者 60 例，随机分为两组各 30 例，对照组三联抗幽门螺杆菌治疗 1 周，后采用奥美拉唑、铝碳酸镁咀嚼片维持治疗 3 周，治疗组加用吴茱萸汤。治疗 4 周后，分别观察两组患者的临床疗效及幽门螺杆菌转阴率，对所得数据进行分析。结果显示，吴茱萸汤组有效率为 93.3%，对照组有效率为 70.00%，治疗组幽门螺杆菌清除率为 96.7%，对照组清除率为 70.00%，差异具有统计学意义（$P < 0.05$）。

4. 胃溃疡　筛选符合胃溃疡诊断标准且中医辨证为脾胃虚寒证的患者 80 例，随机分为两组各 40 例，对照组三联抗幽门螺杆菌治疗 1 周，后其维持治疗改单用奥美拉唑口服，在此基础上，治疗组加吴茱萸汤，胃痛甚者加延胡索，呃逆重者加陈皮，腹胀者加莱菔子，胃酸过多者加海螵蛸，两胁不适者加柴胡。结果显示，治疗组临床有效率高于对照组。

5. 功能性消化不良　在用吴茱萸汤治疗 31 例功能性消化不良患者 4 周后发现，仅有 2 例无效，治疗有效率为 93.5%。

6. 溃疡性结肠炎　在治疗慢性非特异性溃疡性结肠炎时，对符合诊断标准的 68 例患者用吴茱萸汤进行治疗，脾虚肝旺者加柴胡、鸡内金；血瘀者加川芎、延胡索；湿热蕴结者加秦皮、白头翁；脾胃虚弱者加山药、白扁豆；食滞者加神曲、炒山楂；脾肾阳虚者加巴戟天、补骨脂；久病致瘀者加茜草炭、蒲黄炭、紫丹参、肉豆蔻，有效率为 95%。停用中药 1 年后对治愈病例中的 38 例患者进行随访，仅有 2 例出现病情反复，证明吴茱萸汤治疗该病有效，且不易复发。

7. 慢性胆囊炎　在吴茱萸汤合柴胡疏肝散治疗慢性胆囊炎的临床观察中，对照组采用胆维他片、消炎利胆片治疗，治疗组用吴茱萸汤合柴胡疏肝散治疗。结果显示，治疗组有效率为 92.9%，对照组有效率为 71.5%。

8. 原发性痛经　在用吴茱萸汤治疗 36 例原发性痛经的临床观察中，入组患者辨证均为寒凝血瘀证，治疗组用吴茱萸汤加减方治疗，对照组用定坤丹治疗，两组患者均于经前 7 天开始服药，连用 10 天为 1 个疗程，连用 3 个疗程后对治疗效果进行统计分析，结果表明，吴茱萸汤能有效改善患者的腹痛、畏寒肢冷等症状，降低患者的中医证候评分。

9. 复发性流产　在用吴茱萸汤联合西药枸橼酸氯米芬、绒毛膜促性腺激素治疗反复自然流产 50 例临床观察中，以治疗效果（有无流产、是否顺利生产）、生产率等为观察指标。结果显示，观察组有效率为 96.00%，对照组有效率为 72.00%，观察组生产率为 96.00%，对照组生产率为 64.00%，差异具有统计学意义（$P < 0.05$）。

10. 原发性高血压　在用吴茱萸汤治疗肝胃虚寒型原发性高血压的随机平行对照研究中，对照组用替米沙坦，治疗组用吴茱萸汤，随症加减，脾虚者加用四君子汤，痰浊中阻证明显者加用半夏白术天麻汤。28 天后对两组患者的治疗效果进行统计分析。结果显示，吴茱萸汤组有效率为 91.40%，西药组有效率为 77.14%，差异具有统计学意义（$P < 0.05$）。

11. 糖尿病胃轻瘫　治疗中焦虚寒型糖尿病胃轻瘫时，对照组采用胰岛素、莫沙必利治疗，治疗组在对照组基础上加用吴茱萸汤，气虚者加黄芪、山药、白术，呕吐者加半夏，腹胀者加枳实、焦三仙，血瘀者加丹参、刘寄奴。4 周后观察两组患者的治疗效果，治疗组有效率为 78.57%，对照组有效率为

50.00%，差异具有统计学意义（$P < 0.05$）。

12. 胃癌晚期呕吐 在观察吴茱萸汤治疗晚期胃癌呕吐 32 例的研究中，治疗组用吴茱萸汤加姜半夏、茯苓治疗；对照组用地塞米松、胃复安治疗，半个月后进行统计分析。结果显示，治疗组有效率为 93.8%，对照组有效率为 68.8%，差异具有统计学意义（$P < 0.05$）。

13. 癌痛 在治疗三阴伏寒型中重度癌痛 30 例的临床观察中，对照组用硫酸吗啡缓释片 10mg，日 2 次治疗，治疗组在对照组治疗的基础上加用吴茱萸汤合四逆汤治疗，日 1 剂，水煎 200mL，早晚餐后服。结果表明，吴茱萸汤合四逆汤能降低患者的中医证候积分，提高患者的生存质量，降低患者阿片类药物的使用量。

【化学成分】吴茱萸烯、罗勒烯、吴茱萸内酯、吴茱萸内酯醇、吴茱萸酸、吴茱萸碱、吴茱萸次碱、吴茱萸因碱、羟基吴茱萸碱、吴茱萸卡品碱、吴茱萸啶酮、吴茱萸精、吴茱萸苦素、7- 羧基吴茱萸碱、二氢吴茱萸次碱、14- 甲酸吴茱萸次碱、1- 甲基 -2- 壬基 -4（1H）- 喹诺酮、N,N- 二甲基 -5- 甲氧基色胺、N- 甲基邻氨基苯甲酸胺、辛弗林、脱氢吴茱萸碱、吴茱萸酰胺、去甲基吴茱萸酰胺、6a-乙酸氧基 -5- 表柠檬苦素、6β- 乙酰氧基 -5- 表柠檬苦素、黄柏酮、罗旦梅交酯、吴茱萸苦素乙酸酯、臭辣树交酯 A、12α- 羟基柠檬苦素、12α- 羟基吴茱萸内酯醇、柠檬内酯、辛弗林等。

【药理作用】

1. 对中枢神经系统的作用 吴茱萸具有镇痛作用，且能使体温升高。研究发现，吴茱萸水提取物能抑制冷热刺激剂、醋酸所导致的胃部疼痛。

2. 对心血管系统的作用 吴茱萸中所含的吴茱萸次碱具有降血压及松弛扩张血管的作用。其作用机制主要涉及一氧化氮 - 环化鸟苷酸（NO-cGMP）信号通路。研究发现，吴茱萸次碱能显著抑制氯化钾和去甲肾上腺素引起的大鼠主动脉收缩。研究证明，吴茱萸水煎剂作用于处于冰水应激状态的大鼠，对心肌损伤具有一定的保护作用，也能在一定程度上恢复心肌细胞结合酶的异常变化。另有相关报道，吴茱萸对血栓的形成及凝血功能有一定的影响。

3. 对消化系统的作用 吴茱萸中所含的吴茱萸苦素味苦，有健胃作用。研究表明，吴茱萸甲醇提取物，对大鼠应激性溃疡有一定的抵抗作用。吴茱萸对离体小肠具有双向调节作用，低浓度时兴奋自发收缩活动，高浓度时则抑制其活动，既能拮抗烟碱、毒扁豆碱、乙酰胆碱、组胺、氯化钡、酚妥拉明、利血平对离体小肠的兴奋作用，亦能对抗阿托品和肾上腺素对离体小肠的抑制作用，但不能拮抗苯海拉明、罂粟碱、异搏定、美沙酮对离体兔小肠的抑制作用。吴茱萸提取物中所含的 2- 烷基有较弱的促进胃肠蠕动的作用。研究发现，吴茱萸汤对胃溃疡大鼠胃液总量、总浓度及胃蛋白酶有明显的抑制作用，能显著升高胃组织中 SOD 活性。同时也发现吴茱萸水煎剂可显著减少番泻叶引起的小鼠大肠刺激性腹泻次数，对蓖麻油引起的小肠刺激性腹泻也有一定的作用。吴茱萸水煎剂能明显对抗乙酰胆碱和氯化钡引起的胃痉挛性收缩，并能减少胃酸的分泌。吴茱萸的止呕作用可能与拮抗乙酰胆碱、5-羟色胺组胺受体有关。此外，吴茱萸贴敷涌泉穴可减缓化疗所致消化道反应。

4. 对子宫平滑肌的作用 吴茱萸中脱氢吴茱萸碱、吴茱萸次碱等离体及在体对子宫平滑肌均有兴奋作用。

【原植物】吴茱萸 *Euodia rutaecarpa*（Juss.）Benth.

小乔木或灌木，嫩枝暗紫红色，与嫩芽同被灰黄或红锈色绒毛，或疏短毛。叶有小叶 5 ～ 11 片，小叶薄至厚纸质，卵形、椭圆形或披针形，长 6 ～ 18cm，宽 3 ～ 7cm，叶轴下部的较小，两侧对称或一侧的基部稍偏斜，边全缘或浅波浪状，小叶两面及叶轴被长柔毛，毛密如毡状，或仅中脉两侧被短毛，油点大且多。花序顶生；雄花序的花彼此疏离，雌花序的花密集或疏离；萼片及花瓣均 5 片，偶有 4 片，镊合排列；雄花花瓣长 3 ～ 4mm，腹面被疏长毛，退化雌蕊 4 ～ 5 深裂，下部及花丝均被白色长柔毛，雄蕊伸出花瓣之上；雌花花瓣长 4 ~ 5mm，腹面被毛。果序宽（3 ~ ）12cm，果密集或疏离，暗紫红色，有大油点，每分果瓣有 1 种子；种子近圆球形，一端钝尖，腹面略平坦，长 4 ~ 5mm，褐黑色，有光泽。花期 4 ~ 6 月，果期 8 ~ 11 月。

产于湖北、湖南、广西、贵州。生于平地至海拔 1500m 山地疏林或灌木丛中，多见于向阳坡地。各地有栽种。

（何琴　汪冶）

Lanx ngoc 腊莪

栀子 Zhizi

【异名】黄栀子、黄果树、红枝子、黄果子、山黄枝，黄栀，山栀子，水栀子、越桃、木丹、山黄栀。

【来源】本品为茜草科植物栀子 *Gardenia jasminoides* Ellis 的干燥成熟果实。

【采收加工】9 ~ 11 月果实成熟呈红黄色时采收，除去果梗及杂质，蒸至上汽或置沸水中略烫，取出，干燥。

【性味】苦，凉。

《侗族医学》：苦，凉。

《侗药大观》：苦，寒。

《中国侗族医药研究》：苦，寒。

《中国侗族医药学基础》：苦，寒。

【功能与主治】泻火除烦，清热利湿，凉血解毒。用于热病心烦，湿热黄疸，淋证涩痛，血热吐衄，目赤肿痛，火毒疮疡。外用消肿止痛。用于扭挫伤痛。

《侗族医学》：退热，解毒。用于耿并焙（火牙），命刀（扭伤）。

《侗药大观》：清热泻火，凉血解毒，利尿，消肿止痛，收敛止泻。用于治疗湿病热郁心胸，心烦胸闷，睡眠不安，发热，肝胆湿热郁结，急性黄疸型肝炎，小便短赤，血热妄行之吐血、衄血、尿血，跌打损伤，烧烫伤等。

《中国侗族医药研究》：清热，泻火，凉血。用于肚痛起拱，火牙，扭伤，脓鼻，火牙，蛇串疮。

《中国侗族医药学基础》：泻火除烦，清热利尿，凉血解毒。用于温病热郁心胸之心烦、郁闷、烦躁不宁、睡眠不安，肝胆湿热郁结之黄疸、发热、小便短赤，血热妄行之吐血、衄血、尿血，以及跌打损伤、烫伤、烧伤等。

【用法用量】内服：6 ~ 10g，煎汤；或入丸、散。外用：适量，研末调敷。

【附方】

1. 耿并焙　朗莪（栀子）、骂麻剃（紫花地丁）、奴金奴银（金银花）、骂卡马辰（土大黄）、尚娘架（白茅根），煎水内服。（《侗族医学》）

2. 命刀　朗莪（栀子）、骂卡马辰（土大黄）、骂卡罗绒榜（白毛夏枯草），捣烂敷患处。（《侗族医学》）

3. 黄水疮　黄连 5g，门芹蛮（黄芩）10g，培美蛮（黄柏）10g，黄珠子（栀子）10g，金银花 10g，草薢 10g，娘秀大（薏苡仁）15g，防风 5g。每日 1 剂，水煎服。（《中国侗族医药学基础》）

4. 急泻症　教拧（葛根）20g，黄连 10g，门芹蛮（黄芩）15g，黄珠子（栀子）15g，藿香 15g，佩兰 15g, 滑石 15g, 门嗦帕（白芍）15g, 竹茹 10g, 隔山消 10g, 炒鸡内金 15g, 甘草 6g。每日 1 剂，水煎服。(《中国侗族医药学基础》)

5. 红痧　大青木、栀子、酸汤杆各 10g, 芦根 30g, 车前草 6g, 豨莶草 15g。煎水内服，每日 3 次。(《中国侗族医药研究》)

6. 劳疸　龙胆草、栀子各适量。研末，以猪胆汁为丸，每次 6g, 日服 3 次。(《中国侗族医药研究》)

7. 懒黄病　刺黄连 6g, 黄群树、黄荆条、黄吉各 15g, 黄柏 18g, 黄栀子 10g。水煎服。(《中国侗族医药研究》)

8. 黄痧病　黄栀子根、刺黄连各 15g, 六月雪 10g。煎汁，兑酒服。(《中国侗族医药研究》)

9. 妇男尿血　大蓟、阳雀花、栀子各 10g, 栀子、酸汤杆、秋海棠各 9g。煎水内服，每日 3 次。(《中国侗族医药研究》)

10. 腹痛（胀下载）　雄黄 1g, 硫黄 1.5g, 黄栀子 10g。水煎服。(《中国侗族医药研究》)

11. 落肛　地枇杷根、透骨香根、乌葆根、牛奶果根、栀子根各 9g。蒸团鱼或乌骨鸡吃汤、肉。另用团鱼头焙干研末撒敷肛门或尾节骨处。(《中国侗族医药研究》)

12. 老鼠寻尿症　黄毛耳草、龙芽草各 15g, 栀子、黄柏、土大黄各 10g。均用鲜品煎水内服，每日 3 次。(《中国侗族医药研究》)

13. 月经不调、洗身不正常　臭牡丹、龙芽草、栀子、小夜关门各 10g, 桔梗、鸡冠花各 9g, 藁本 6g。炖猪脚内服，每日 2 次，连服 7 剂。(《中国侗族医药研究》)

14. 月家痨　六月雪、麦冬各 10g, 栀子、黄柏、黄毛耳草、野菊花、葛根、白毛夏枯草、紫花地丁各 9g, 三颗针、天花粉各 6g。煎水内服，每日 3 次。(《中国侗族医药研究》)

15. 麻疹、出痧子、登华、带花　土大黄 9g, 大青木、麦冬各 6g, 栀子、十大功劳叶各 5g。高热不退，出气困难，煎水内服，每日 3 次。(《中国侗族医药研究》)

16. 小儿单马症　水灯草、门波花各 3g, 白栀子 6g。水煎服。(《中国侗族医药研究》)

17. 胎黄　地耳草、淡竹叶、水灯草、糯米藤、白茅根、抱石莲各 3g, 栀子、土大黄、黄芩各 2g。煎水内服，每日 3 次。(《中国侗族医药研究》)

18. 脓鼻子　野菊花 10g, 狗肉香、野荆芥、红旱莲、土大黄、桑树根皮各 9g, 金银花、栀子、黄柏各 6g。煎水内服，每日 3 次。(《中国侗族医药研究》)

19. 火牙　夏枯草、金银花、红旱莲、牛膝、土大黄各 9g, 白芷、牛蒡子、栀子、狗肉香各 6g。煎水内服，每日 3 次。(《中国侗族医药研究》)

【现代临床研究】

1. 小儿发热　取生山栀 9g, 研碎，然后浸入少量的 70% 酒精或白酒中 30～60min, 取浸泡液与适量的面粉和匀，做成 4 个如 5 分硬币大小的面饼，临睡前贴压于患儿的涌泉穴（双）、内关穴（双），外包纱布，再用胶布固定，次晨取下，以患儿皮肤呈青蓝色为佳。治疗结果：经 1～3 次治疗，60 例患儿体温均恢复正常。其中外用 1 次即热退者 28 例，2 次热退者 21 例，3 次热退者 11 例，总有效率为 100%。

2. 食管炎和口疮　拟用栀子汤（《伤寒论》）治疗食管炎伴口疮患者 1 名，服药 20 日后口疮治愈，食管炎自觉症状及腹痛消失。继续服用本方一段时间。胃镜检查示食管溃疡完全治愈。

3. 扭挫外伤　栀子粗粉 250g, 薄荷脑 12.5g, 乙基纤维素 10g, 乙醇加至 250mL。采用渗漉法提取栀子有效成分。浓缩后加入佐药制成涂膜剂，用于治疗跌打扭伤患者 126 例均痊愈。涂药后疼痛消除时间最短者 10min, 最长者 34h, 平均 20h; 肿胀消退时间最短为 10h, 最长 4 天，平均 2 天。

4. 冠心病　栀子、桃仁各 12g。加烧蜜 30g，调成糊状，摊敷在心前区，面积约 7cm×15cm，用纱布敷盖。初每日换药 1 次，2 次后 7 日换药 1 次，6 次为一疗程。用于治冠心病 50 例。结果：症状好转者 44 例，其中显效及改善各 22 例。

5. 治疗急性病毒性肝炎高胆红素血症　茵陈蒿汤重用栀子、大黄治疗急性病毒性肝炎高胆红素血症疗效满意。基本方：栀子、茵陈各 20g，大黄 30g，泛恶者或频繁呕吐者酌加半夏、生姜；肝区疼痛者加丹参、赤芍，腹胀纳少者加枳壳、山楂、神曲。日 1 剂，共 14 天。结果：60 例中显效 40 例，有效 16 例，有效率为 93.3%；对照组 60 例，显效 20 例，有效 28 例，有效率为 80.0%（$P < 0.05$）。肝炎有关症状随胆红素明显下降而明显好转，谷丙转氨酶大都伴随下降。

6. 急性卡他性结膜炎　应用栀子泡饮治疗急性卡他性结膜炎，收到明显的疗效。将患者随机分成治疗组和对照组，治疗组取生栀子，视病程或年龄每次用量为 6 ~ 12g，捣碎后用开水浸泡当茶饮用，每日更换药物 1 次。对照组每日用 0.25% 氯霉素眼药水滴眼 3 ~ 4 次，晚上临睡前涂抹抗生素眼药膏 1 次。两组均不用其他辅助治疗。结果：治疗组 58 例，显效 35 例（60.3%），有效 17 例（29.3%），效差 4 例（6.9%），无效 2 例（3.4%），总有效率为 89.7%；对照组 36 例，显效 11 例（30.6%），有效 13 例（36.1%），效差 7 例（19.4%），无效 5 例（13.9%），总有效率为 66.7%。两组间差异有统计学意义（$P < 0.01$）。栀子治疗急性卡他性结膜炎具有疗程短、见效快、用药方便、无不良反应的特点。

7. 其他用途　栀子豉汤医治呃逆、胃脘痛、脏躁、虚烦疗效显著。栀子治疗胃神经官能症、梅尼埃病、经前鼻衄、妊娠恶阻等获满意疗效。栀子柏皮汤加味临床应用治疗日光性皮炎、过敏性皮炎、白斑性皮炎等皮肤病疗效满意。以栀子、大黄、茵陈为君药组成的中药退黄外洗液，用于干预治疗新生儿黄疸疗效显著。

【化学成分】含多种环烯醚萜苷类成分：京尼平苷、京尼平葡糖苷、10-*O*-乙酰京尼平葡糖苷、1-*O*-乙酰京尼平、京尼平香豆酰葡糖苷酸、京尼平、京尼平葡糖苷酸、栀子苷、山栀子苷、异羟栀子苷、鸡屎藤、次苷甲酯、去乙酰车叶草苷酸甲酯、玉叶金花苷、苦藏红花酸、栀子酮、栀子二醇。

【药理作用】

1. 镇静作用　栀子生品及各种炮制品（炒、焦、炭、烘、姜炙品等，下同）水煎液以 0.1g 生药 /10g 灌喂小鼠，均有较好的镇静作用，可明显延长小鼠腹腔注射 50mg/kg 异戊巴比妥的睡眠时间，较用同体积生理盐水灌胃的对照组的睡眠时间延长 0.33 ~ 1.18 倍。其中炒焦品、炒炭品、烘品与生品比较差异均有统计学意义（$P < 0.05$），说明栀子加热炮制后镇静作用增强，且在 200℃ 以下镇静作用有随温度升高而逐渐加强的趋势。

2. 解热作用　栀子生品及各种炮制品的 95% 乙醇提取物以 1g 生药 /100g 灌胃大鼠，对致热剂 15% 鲜酵母混悬液以 2mL/100g 皮下注射大鼠颈背部所致发热有较好的解热作用，以生品作用最强，炮制品作用次之，这与目前临床生用栀子治疗热病高热的用药经验一致。

3. 抗微生物作用　栀子对金黄色葡萄球菌、溶血性链球菌、卡他球菌、霍乱杆菌、白喉杆菌、人型结核杆菌等具有中等强度抗菌作用。水浸液在体外能抑制各种皮肤真菌，水煎液在体外能杀死钩端螺旋体及血吸虫，并具有抗埃可病毒的作用。

4. 对消化系统的作用

（1）保肝作用：栀子提取物对结扎胆总管的尿谷草转氨酶（GOT）升高有明显的降低作用，能增加正常动物的 Y 蛋白、Z 蛋白的量，但不能使由于结扎胆总管而减少的 Y 蛋白、Z 蛋白增加，这说明栀子抗胆红素血症作用与 Y 蛋白、Z 蛋白关系不大。栀子生品及各种炮制品 95% 乙醇提取物以 7.5g 生药 /kg 灌胃小鼠进行其护肝作用比较，发现生品对四氯化碳所致小鼠急性肝损伤的保护作用最强，炒品、炒焦品、姜炙品也有较好的作用，炒炭品则无此作用。说明加热炮制可使栀子的护肝作用降低，且有随温度升高作用逐渐降低的趋势，炮制温度达 200℃ 时，护肝作用消失，主要是由于有效成分栀子苷受热破坏分解所致。实验初步认为，治疗急性黄疸型肝炎以生品为好。

（2）利胆作用：胆结石患者口服栀子水煎液 200mL（相当生药 10g），以 B 超观察胆囊运动情况。发现栀子具有明显的收缩胆囊作用，甚至接近高脂餐效应，初步认为栀子具有利胆排石作用。进一步研究发现栀子的水提取物 0.5g 生药 /kg，醇提取物 1g 生药 /kg 分别给家兔口饲，在给药 3h 内对胆汁分泌无影响，同样剂量静脉给药，胆汁分泌量增加。栀子所含环烯醚萜苷类成分均有利胆作用。藏红花苷、藏红花酸及格尼泊素均可使胆汁分泌量增加。栀子主要成分京尼平苷 1g/kg 及 2g/kg 于大鼠十二指肠给药，分别于 0.5h、2h 后对胆汁分泌呈显著的持续性的促进作用。

（3）对胃功能的影响：栀子生品及各种炮制品水煎液分别以 0.1g 生药 /10g，0.125g 生药 /10g 灌胃小鼠，观察对饥饿小鼠胃酸分泌和胃蛋白酶活性的影响。结果发现生品对两者均有明显的抑制作用。炒品、烘品的抑制作用较生品弱（$P < 0.05$）；姜炙品则有促进作用。京尼平以 25mg/kg 十二指肠给药，对幽门结扎大鼠呈胃液分泌抑制。胃液总酸分泌试验中，京尼平仅对碳酰胆碱的作用呈抑制效果。京尼平以相同剂量静脉给药，对大鼠在体胃能一过性抑制其自发运动及毛果芸香碱所致的亢进运动，并能使胃张力减小。对于离体肠管，京尼平对乙酰胆碱及毛果芸香碱所致的收缩呈弱的拮抗作用。因此认为京尼平对胃功能表现为抗胆碱性的抑制作用。

（4）对实验性急性胰腺炎的作用：以胰、肝、胃、小肠的血流为指标，观察栀子对大鼠实验性急性出血坏死性胰腺炎的防治作用。在炎症早期，栀子能明显地改善胰、肝、胃、小肠血流，尤其能使胰腺的血流基本保持正常供给，能减轻胰腺炎的胰腺病损，降低早期死亡率，有效地改善急性胰腺炎的预后，从而启示栀子防治急性胰腺炎的药效值得重视。以去氧胆酸钠诱发大鼠急性胰腺炎，观察急性胰腺炎时部分生化指标变化。发现病鼠嘌呤氧化酶（XOD）升高。胰腺组织和血清中还原型谷胱苷（GSH）降低与对照组差异有统计学意义（$P < 0.01$）。用 50% 栀子水煎液治疗后，XOD 和 GSH 与正常接近，表明，栀子抗自由基产生与清除功能增强是防治急性胰腺炎的又一途径。

5. 对心血管系统的作用

（1）对心脏功能的影响：离体鼠心灌流实验表明，栀子提取物能降低心肌收缩力；大鼠静注 1g 生药 /kg 的栀子甲醇提取物时，心电图可呈现心肌损伤及房室传导阻滞；麻醉兔静注格尼泊素 30mg/kg，对血压、心率和心电图都无明显影响。

（2）对血压的影响：栀子水煎液和醇提取物对麻醉或不麻醉猫、兔、大鼠，无论口服、腹腔或静脉给药均有降血压作用，静脉给药降压迅速，维持时间短暂。栀子的降压作用对肾上腺素升压作用及阻断颈动脉血流的加压反射均无影响。说明其降血压作用不是由于释放组胺所引起的。静注普鲁卡因也不致改变栀子的降压效果说明其降压作用与传入神经纤维无关，对神经节无阻断作用。切断两侧迷走神经后，栀子的降血压作用显著减弱或完全消失，阿托品也可抵消降压作用。故认为栀子的降血压作用部位在中枢，主要是加强延脑副交感中枢紧张度所致。

（3）防治动脉粥样硬化及血栓：血管损伤后内皮细胞生长的阻滞可引起动脉粥样硬化及血栓形成等血管病理状态。栀子果实提取物（gFE）在体外能增强纤维蛋白的溶解活性；对培养中牛动脉内皮细胞具有增殖作用。gFE 刺激内皮细胞增殖是由于促进细胞基本原始纤维细胞生长因子（bFgF）生长增多，增多的 bFgF 可作为内皮细胞的自分泌而发挥作用。推断 gFE 含有可防止动脉粥样硬化和血栓形成的一种有效物质。采用生物测定规则对 gFE 进行分离得到甘油和 D- 甘露醇，是 gFE 中刺激牛动脉内皮细胞增殖的活性成分，但它们对牛动脉的血管平滑肌细胞的数目没有作用。

（4）对凝血作用的影响：栀子生品及各种炮制品水煎液 0.1g 生药 /1.0g 灌喂小鼠 1h 后，从小鼠左眼内眦球后静脉丛取血测定凝血时间。栀子炒焦品、烘品可明显缩短凝血时间（$P < 0.05$），姜炙品则

明显延长凝血时间（$P < 0.05$）；其余样品对凝血作用无影响。

6. 抗炎及对软组织损伤的作用　栀子乙酸乙酯提取物、90% 甲醇提取物能明显抑制二甲苯引起的小鼠耳壳肿胀和甲醛引起的足跖肿胀，同时对小鼠、家兔软组织损伤均有显著的治疗作用。95% 乙醇提取物和京尼平苷具有一定的抗炎作用。栀子乙酸乙酯提取物的抗炎作用不如甲醇提取物，但对软组织损伤的治疗作用却优于后者。这两种分离物对瘀血、出血性损伤具有显著作用可能与扩血管作用有关。京尼平苷对二甲苯、巴豆油引起的小鼠耳肿胀具有显著作用。自制的京尼平苷霜对小鼠急性耳肿胀的抗炎作用强度与氢化可的松软膏相似。京尼平苷腹腔注射对幼鼠免疫器官重量无影响，腹腔注射氢化可的松幼鼠免疫器官则发生萎缩。故认为京尼平苷发挥其抗炎作用不同于肾上腺素类激素药物。

7. 对诱变剂诱变活性的影响　研究栀子为代表的合瓣花植物及其培养细胞产生的环烯醚萜苷及衍生物对 TPA 而致的 Raji 细胞的 Epstein-Barr 病毒早期抗原的抑制活性。发现栀子及类缘物果实中含有的京尼平苷水解产物京尼平是迄今为止所研究的环烯醚萜苷中抑制诱变剂诱变活性最强的物质。京尼平苷及京尼平共存时显示相乘作用。京尼平在 4- 硝喹啉 N- 氧化物、促进剂 8% 甘油的小鼠肺二阶段的致癌实验中显示抑制作用。

8. 对免疫反应的作用　贝切特综合征是一种慢性周期性发作的疾病，以虹膜炎、关节痛、口腔及生殖器溃疡为主要特征。它与细胞免疫系统的功能失常有关。当归、栀子复方对治疗贝切特综合征所表现的口腔黏膜病变和外生殖器溃疡有关，且抑制Ⅳ型超敏性反应并对细胞免疫有抑制作用。考察当归、栀子复方对小鼠的移植物宿主反应的作用，小鼠以 10 ～ 20mg/kg 剂量灌服当归、栀子复方 8 天，即对 gvHR 产生明显抑制作用，甚至比 10mg/kg 氢化泼尼松产生的抑制作用更强。

【原植物】栀子 *Gardenia jasminoides* Ellis

灌木，高 0.3 ～ 3m；嫩枝常被短毛，枝圆柱形，灰色。叶对生，革质，稀为纸质，少为 3 枚轮生，叶形多样，通常为长圆状披针形、倒卵状长圆形、倒卵形或椭圆形。花芳香，通常单朵生于枝顶，花梗长 3 ～ 5mm；萼管倒圆锥形或卵形，长 8 ～ 25mm，有纵棱，萼檐管形，膨大，顶部 5 ～ 8 裂，通常 6 裂，裂片披针形或线状披针形，长 10 ～ 30mm，宽 1 ～ 4mm，结果时增长，宿存；花冠白色或乳黄色，高脚碟状，喉部有疏柔毛，冠管狭圆筒形，长 3 ～ 5cm，宽 4 ～ 6mm，顶部 5 ～ 8 裂，通常 6 裂，裂片广展，倒卵形或倒卵状长圆形，长 1.5 ～ 4cm，宽 0.6 ～ 2.8cm；花丝极短，花药线形，长 1.5 ～ 2.2cm，伸出；花柱粗厚，长约 4.5cm，柱头纺锤形，伸出，长 1 ～ 1.5cm，宽 3 ～ 7mm，子房直径约 3mm，黄色，平滑。果卵形、近球形、椭圆形或长圆形，黄色或橙红色，长 1.5 ～ 7cm，直径 1.2 ～ 2cm，有翅状纵棱 5 ～ 9 条，顶部的宿存萼片长达 4cm，宽达 6mm；种子多数，扁，近圆形而稍有棱角，长约 3.5mm，宽约 3mm。花期 3 ～ 7 月，果期 5 月至翌年 2 月。

产湖南、湖北、贵州、广西。生于海拔 10 ～ 1500m 处的旷野、丘陵、山谷、山坡、溪边的灌丛或林中。

（何琴　汪冶）

Mal huic xangh 骂茴香

茴香 Huixiang

【异名】刺梦、谷茴、谷茴香、谷香、蘹香、莳香、怀香、茴香草、角茴香、青芫荽、青芫西、丝拉嘎保、土小茴、香丝菜、香子、小怀香、小茴、小茴香、小香、找日哈得苏、土茴香、野茴香、蘹香子、茴香子、大茴香。

【来源】本品为伞形科植物茴香 *Foeniculum vulgare* Mill. 的干燥成熟果实。

【采收加工】秋季果实初熟时采割植株，晒干，打下果实，除去杂质。

【性味】辛，温。

《侗药大观》：辛，温。

《中国侗族医药研究》：辛，温。

《中国侗族医药学基础》：辛，温。

【功能与主治】散寒止痛，理气和胃。用于寒疝腹痛，睾丸偏坠，痛经，少腹冷痛，脘腹胀痛，食少吐泻。

《侗药大观》：祛寒止痛，理气和胃。用于睾丸偏坠，痛经，小腹冷痛，脘腹胀痛，食少吐泻，寒疝腹痛，风湿性关节痹痛等。

《中国侗族医药研究》：温肾散寒，和胃理气。用于腰痛，老鼠翻梁。

《中国侗族医药学基础》：散寒止痛，理气和胃。用于寒疝腹痛，睾丸偏坠，痛经，少腹冷痛，脘腹胀痛，食少吐泻，睾丸鞘膜积液。

【用法用量】内服：3～6g，煎汤；或入丸、散。外用：适量，研末调敷；或炒热温熨。

【附方】

1. 痛经，洗身肚痛，腰疼　牛膝、香附、玉竹各 10g，青藤香、草血竭、吴茱萸、小茴各 6g，生姜 3 片。用法：煎水内服，每日 3 次。(《中国侗族医药研究》)

2. 老鼠翻梁　木香、小茴各 6g，猫见屎 10g。煎汁，兑酒服。(《中国侗族医药研究》)

3. 腰痛　小茴 6g，胡椒 7 粒。与猪腰蒸食。(《中国侗族医药研究》)

4. 温补肾阳，健脾益气，固涩小便　门嫩（山药）15g，补骨脂 6g，小茴香 5g，桑螵蛸 10g，艾叶 5g。每日 1 剂，水煎服。(《中国侗族医药学基础》)

5. 温经补火，补血散瘀　门挡归（当归）15g，门地削（熟地黄）15g，枸杞 15g，扯丝皮（杜仲）15g，牛膝 15g，艾叶 10g，制附子 10g（先煎），小茴香 10g，教盖盼（鸡血藤）15g。每日 1 剂，水煎服。(《中国侗族医药学基础》)

6. 肾虚　门辰挡（党参）15g，门地削（熟地黄）15g，门挡归（当归）15g，门嗦帕（白芍）15g，小茴香 10g，炮姜 10g，龙眼肉 10g，仙茅 10g，教盖盼（鸡血藤）15g。每日 1 剂，水煎服。(《中国侗族医药学基础》)

7. 气滞血瘀　小茴香 10g，干姜 10g，延胡索 15g，制没药 10g，门挡归（当归）10g，门血用（川芎）10g，肉桂 6g（后下），门嗦哑（赤芍）15g，生蒲黄 10g（包煎），五灵脂 10g。每日 1 剂，水煎服。(《中国侗族医药学基础》)

8. 寒湿瘀滞　门辰挡（党参）15g，牛膝 10g，门挡归（当归）10g，门血用（川芎）10g，门嗦帕（白芍）15g，苍术 10g，丹皮 10g，小茴香 10g，仙茅 10g，艾叶 10g，生蒲黄 10g（包煎），五灵脂 10g。每日 1 剂，水煎服。(《中国侗族医药学基础》)

【现代临床研究】

1. 失眠　选取近两年就诊治疗的 60 例失眠患者应用小茴香外敷治疗。结果：治愈 48 例，显效 10 例，有效 2 例，无效 0 例，总有效率 100%。结论：小茴香外敷治疗失眠的疗效显著，疗程短，应用简便，无不良反应。

2. 脾胃虚寒型糖尿病胃轻瘫　选取广西中医药大学第一附属医院 2016 年 8 月至 2018 年 8 月在内分泌科住院的脾胃虚寒型糖尿病胃轻瘫患者 70 例作为本次研究的研究对象，随机分为 2 组，对照组（n=35）和观察组（n=35）。2 组均给予胰岛素降糖、营养神经、改善胃动力等治疗，观察组在上述治疗的基础上同时接受场效应治疗仪进行中药封包干热外治法（吴茱萸 200g，小茴香 100g）给患者进行的腹部点穴烫疗，并观察干预前后治疗效果。结果：观察组治疗总有效率（97.14%）高于对照组（77.14%），差异有统计学意义（$P < 0.05$）；观察组治疗后上腹胀、恶心呕吐、早饱、纳差等临床症状消失时间均明显短于对照组，差异有统计学意义（$P < 0.05$）；观察组治疗后胃排空时间低于对照组，差异有统计学意义（$P < 0.05$）。结论：采用中药封包干热外治法治疗糖尿病胃轻瘫患者具有良好的效果，并且能够有效缓解患者消化道临床症状，缩短患者胃排空时间。

3. 重症胰腺炎　90 例重症急性胰腺炎患者均为自贡第四人民医院急诊科 2015 年 6 月至 2018 年 6 月所收治，通过入院先后将其分成两组，对照组与实验组各 45 例；对照组接受常规西医治疗，实验组则在常规西医治疗的同时，选择小茴香热敷腹部治疗，观察比较两组患者的治疗效果。结果：实验组的总有效率为 93.3%，显著高于对照组的 71.1%（$P < 0.05$）。与对照组相比，实验组的首次排便、肠鸣音恢复以及腹胀缓解时间均显著缩短（$P < 0.05$）。与治疗前相比，两组患者治疗后的各项炎症因子水平均显著改善（$P < 0.05$）；而且实验组治疗后的各项炎症因子水平改善程度显著优于对照组（$P < 0.05$）。结论：应用小茴香热敷腹部治疗重症胰腺炎患者，临床疗效显著提高，疾病进程显著缩短，而且还能有效抑制炎症反应，有效改善患者肠道屏障功能。

4. 无创呼吸机致腹胀　选择临床无创呼吸机致腹胀患者 61 例为研究对象，采用自身前后对照设计研究小茴香烫熨疗法的干预效果。小茴香烫熨疗法治疗前后腹胀严重程度、腹胀发作频率及腹胀综合评分比较差异均有统计学意义（$P < 0.01$），治疗后分值低于治疗前，腹胀明显减轻。小茴香烫熨疗法能较好地减轻无创呼吸机辅助通气患者的腹胀。

5. 痛经　选取 204 例痛经（气滞血瘀证）患者，随机分为研究组和对照组，各 102 例。对照组患者应用布洛芬缓释胶囊及元胡止痛片治疗，研究组患者给予痛经自拟方辅以小茴香外敷热熨治疗，比较两组患者的疗效及治疗前后痛经积分及 VAS 评分。结果：经过治疗，研究组患者总有效率为 95.10%，优于对照组的 79.41%，差异具有统计学意义（$P < 0.05$）。两组患者治疗前痛经积分及 VAS 评分比较差异无统计学意义（$P > 0.05$），治疗后痛经积分及 VAS 评分均比本组治疗前显著改善（$P < 0.05$），研究组治疗后的痛经积分及 VAS 评分均显著好于对照组（$P < 0.05$）。结论：痛经自拟方结合热熨小茴香治疗痛经（气滞血瘀证）效果显著，值得临床推广应用。

6. 盆腔炎合并盆腔积液　选取盆腔炎合并盆腔积液患者 46 例，随机分为两组，对照组采用西医药常规治疗，观察组除采用西医药常规治疗外，联合单味中草药小茴香 30g 治疗。结果：观察组疗效明显高于对照组，各项临床症状缓解率优于对照组。结论：西医药联合小茴香临床治疗盆腔炎合并盆腔积液患者具有良好疗效。

7. 肠激惹综合征　治疗组以自拟小茴香饮内服。处方：小茴香 15g，乌药 10g，白术 30g，白芍 30g，木香 6g，茯苓 30g，肉豆蔻 10g，紫苏梗 10g，炙甘草 10g。加减：腹痛甚加罂粟壳 10g，延胡索 15g，便秘加何首乌 20g，当归 15g，脘腹胀满加川厚朴 12g，枳实 10g，纳差加神曲 10g，陈皮 10g，久泻加乌梅 15g，诃子肉 15g。每日 1 剂，水煎取汁 400mL，早晚空腹分服，10 天为 1 个疗程。对照组服用肠胃康（海口制药厂出品），日 3 次，每次 1 袋。服药期间忌食生冷、油腻、刺激性食物，保持心情舒畅，按时作息。2 个疗程后统计疗效。结果：治疗组临床治愈 30 例（71.4%），显效 9 例（21.4%），有效 2 例（4.8%），无效 1 例（2.4%）；对照组临床治愈 3 例（12.5%），显效 9 例（37.5%），有效 6 例（25%），无效 6 例（25%）。治疗组疗效明显优于对照组。治疗期间两组患者均未发现不良反应。

【化学成分】反式茴香脑、草蒿脑、茴香醛、1,8- 桉树脑、α- 松油醇、β- 松油醇、葑酮、樟脑、柠檬烯、α- 蒎烯、β- 月桂烯、γ- 萜品烯、α- 水芹烯、β- 水芹烯、莳萝脑、9- 十八烯酸甲酯、槲皮素 -3-

葡萄糖醛酸苷、山奈酚 -3- 葡萄糖醛酸苷、槲皮素、山奈酚、异槲皮苷、槲皮素 -3-*O*- 半乳糖苷、槲皮素 -3-*O*- 阿拉伯糖苷、芦丁、山奈酚 -3-*O*- 葡萄糖苷、山奈酚 -3-*O*- 阿拉伯糖苷、山奈酚 -3-*O*- 芸香糖苷、异鼠李素 -3-*O*-α-L- 鼠李糖苷、圣草次苷、槲皮素 -7-*O*- 葡萄糖苷、阿魏酸 -7-*O*- 葡萄糖苷、芹菜素、橙皮苷、新绿原酸、3-*O*- 咖啡酰奎宁酸 / 绿原酸、4-*O*- 咖啡酰奎宁酸 / 隐绿原酸、1,3-*O*- 二咖啡酰奎宁酸、1,4-*O*- 二咖啡酰奎宁酸、1,5-*O*- 二咖啡酰奎宁酸、咖啡酸、肉桂酸、对羟基肉桂酸、阿魏酸、没食子酸、迷迭香酸、3′,8′- 双柚皮素 3′,8′-binaringenin、奎尼酸、焦性没食子酸、雷锁酚、鼠尾草酸、中油酸、亚油酸、棕榈酸、辛酸、月桂酸、肉豆蔻酸、棕榈油酸、硬脂酸、花生酸、亚麻酸、十一烷酸、十五烷酸、十六碳一烯酸。

【药理作用】

1. 调节胃肠功能　小茴香具有促进胃肠运动及功能的恢复、改善肠道微生物平衡的作用。离体实验表明，小茴香能促进离体结肠平滑肌收缩，其机制是通过细胞外 Ca^{2+} 内流由毒蕈碱受体（M 受体）介导。临床试验显示，与常规护理法相比，小茴香热敷有助于腹腔镜结直肠癌根治术的患者术后胃肠功能的恢复，机制可能是利用热传导功能加上辐射的作用，促进胃肠道平滑肌的蠕动，改善腹腔内血运及肠壁血液循环，减轻肠壁水肿、充血以及改善肠黏膜屏障功能，从而避免内环境紊乱，且与能维持血清胃动素和胃泌素的平衡，促胃肠运动及功能的恢复有关。有学者也将小茴香良好的调节胃肠功能应用于养殖业，研究发现迷迭香、牛至、小茴香挥发油单用及混合使用均可刺激肉鸡生长并改善其肠道微生物平衡，且高浓度混合使用效果最好。

2. 抗肝肾毒性、抗肝纤维化　研究发现小茴香水提取物可降低血清中丙氨酸氨基转移酶、天冬氨酸氨基转移酶和透明质酸的水平，肝组织内胶原纤维含量以及 α- 平滑肌肌动蛋白，转化生长因子 -β_1（TGF-β_1），TGF-β 受体 I 型，信号转导分子 Smad$_2$ mRNA 表达，表明其可通过抑制 TGF-β/Smad 信号转导通路来抑制肝星状细胞活化，从而减轻大鼠肝纤维化，也有研究表明小茴香对丙戊酸钠诱导的肝肾毒性具有保护作用。

3. 抗菌、抗病毒　随着人们对化学抗菌和抗病毒药物不良反应和耐药性认识的深入，寻找新的天然抗微生物制剂成为趋势。研究发现小茴香对细菌、真菌和病毒等具有较好的抑制作用，可作为潜在的食品防腐剂和新型天然抗菌剂。

4. 抗肿瘤　小茴香对抗肿瘤的研究主要集中在前列腺癌、乳腺癌、宫颈癌、肝癌等方面，对癌细胞具有细胞毒性，且对正常细胞具有保护作用。

5. 抗寄生虫　小茴香水提取物对人芽囊原虫的抑制作用呈时间和浓度依赖关系，且水提取物比甲醇提取物具有更强的杀虫和杀卵活性。此外，小茴香挥发油对草地贪夜蛾有亚致死效应，可使幼虫体质量、蛹重、卵总数和成虫存活率显著下降。

6. 镇痛、抗炎、解热　实验证明大鼠肝脏炎症在小茴香的作用下得到抑制，是由于小茴香的化学成分减少了细胞分泌肿瘤坏死因子 -α，而肿瘤坏死因子 -α 是由单核巨噬细胞所产生的一种多肽，其是参与多种炎症与免疫过程的重要介质，同时也是机体产生最快，到达高峰时间最早的炎症介质。小茴香挥发油能使上述各种动物模型的炎症反应得到缓解，同时能抑制对醋酸引起的小鼠扭体反应，所以小茴香挥发油具有缓解疼痛和抗炎的作用。

7. 抗焦虑　与抗焦虑药物地西泮（1mg/kg）相比，小茴香乙醇提取物具有显著的抗焦虑活性。此外，有学者观察了小茴香挥发油不同给药剂量对焦虑小鼠的影响，发现 200mg/kg 剂量组的小茴香挥发油抗焦虑作用更强。

8. 神经保护、改善认知障碍　研究发现小茴香的 75% 乙醇提取物的抗氧化活性最高，其次为 100% 乙醇提取物，其机制可能是小茴香乙醇提取物能使氧化应激标志物和淀粉样前体蛋白（APP）亚型的表达水平趋向正常，将神经元毒性降至最低，从而发挥神经保护作用。此外，小茴香还具有增强记忆的特性，可以作为益智和胆碱酯酶抑制剂用于治疗认知障碍，其水提取物可恢复东莨菪碱引起的健忘症，且与剂量呈正相关。

9. 降血脂 小茴香水提物具有显著的降血脂和抗动脉粥样硬化作用，使高脂血症小鼠的胆固醇、甘油三酯、低密度脂蛋白和载脂蛋白 B 等血脂水平降低，高密度脂蛋白和载脂蛋白 A_1 升高，认为可作为高脂血症、糖尿病的辅助治疗药物。

10. 抗氧化、抗应激 小茴香发挥抗氧化、抗应激作用的主要提取物类型是水提取物、甲醇提取物、乙醇提取物和挥发油，发挥作用的物质基础可能与小茴香提取物中抗氧化成分含量较高有关。进一步研究证明，小茴香挥发油可使超氧化物歧化酶、过氧化氢酶、谷胱甘肽还原酶、谷胱甘肽 S- 转移酶及谷胱甘肽过氧化物酶的活性恢复至正常水平，其活性可能与茴香脑、莳酮、草蒿脑成分的含量有关，并且小茴香水提物比挥发油具有更强的抗氧化能力。

11. 对内分泌系统的作用 小茴香水提取物能降低四氧嘧啶和肾上腺素引起的血糖升高，提高血清胰岛素水平和超氧化物歧化酶活性，降低丙二醛含量，减轻四氧嘧啶对胰岛细胞的破坏，其作用机制可能是通过促进胰岛素的分泌、提高糖尿病小鼠抗氧化能力及减轻氧自由基对胰岛 β 细胞的破坏等多种途径调节糖代谢，从而降低血糖。

12. 抗衰老 小茴香是潜在的预防和治疗紫外线照射所致皮肤损伤的天然植物。研究发现小茴香的 50% 乙醇提取物能够显著促进胶原蛋白、弹性蛋白和 TGF-β_1 的生成，阻断基质金属蛋白酶的产生，抑制丝裂原活化蛋白激酶（MAPK）信号通路，通过提高核转录因子 E_2 相关因子 2 的核蛋白表达量和谷胱甘肽等细胞保护抗氧化剂的表达来降低细胞活性氧和乳酸脱氢酶的生成，且与剂量呈正相关。此外，有学者认为其抗衰老主要活性物质为反式茴香脑。

13. 增强免疫 研究发现小茴香加吴茱萸联合穴位热熨能拮抗化疗药物导致的免疫功能下降，避免化疗期间口服中药的不适，有助于提高化疗后患者生存质量。

14. 其他 小茴香除了对人体多个系统产生作用外，还具有抗遗传毒性、灭蚊作用。通过小鼠骨髓染色体畸变试验、微核试验、精子畸形试验，发现经小茴香挥发油处理后，嗜多染红细胞微核率、染色体畸变率、异常精子量等指标均得到明显改善，提示小茴香挥发油能抑制环磷酰胺诱导的遗传毒性。灭蚊实验研究表明，小茴香挥发油杀埃及伊蚊幼虫活性呈现剂量依赖性。

【原植物】茴香 *Foeniculum vulgare* Mill.

草本，高 0.4～2m。茎直立，光滑，灰绿色或苍白色，多分枝。较下部的茎生叶柄长 5～15cm，中部或上部的叶柄部分或全部成鞘状，叶鞘边缘膜质；叶片轮廓为阔三角形，长 4～30cm，宽 5～40cm，4～5 回羽状全裂，末回裂片线形，长 1～6cm，宽约 1mm。复伞形花序顶生与侧生，花序梗长 2～25cm；伞辐 6～29，不等长，长 1.5～10cm；小伞形花序有花 14～39；花柄纤细，不等长；无萼齿；花瓣黄色，倒卵形或近倒卵圆形，长约 1mm，先端有内折的小舌片，中脉 1 条；花丝略长于花瓣，花药卵圆形，淡黄色；花柱基圆锥形，花柱极短，向外叉开或贴伏在花柱基上。果实长圆形，长 4～6mm，宽 1.5～2.2mm，主棱 5 条，尖锐；每棱槽内有油管 1，合生面油管 2；胚乳腹面近平直或微凹。花期 5～6 月，果期 7～9 月。

产于湖南、贵州、湖北。各地都有栽培。

（何琴 汪冶）

Mal kap gueec 骂卡国

牛蒡子 Niubangzi

【异名】牛子、大力子、象耳朵。

【来源】本品为菊科植物牛蒡 *Arctium lappa* L. 的干燥成熟果实。

【采收加工】秋季采果后将果序摊开曝晒，充分干燥后用木板打出果实种子，除净杂质晒至全干。

【性味】辛、苦，寒。

《侗族医学》：味苦、辣，性凉。

《中国侗族医药研究》：辛、苦，凉。

【功能与主治】疏散风热，宣肺利咽，解毒透疹，消肿疗疮。用于风热感冒，温病初起，麻疹不透，痈肿疮毒。

《侗族医学》：疏风，散热，解毒，透疹。用于兜亮燔焜（着凉发热）。

《中国侗族医药研究》：疏散风热，解毒。用于吊疏惊，受冻发热，哑风。

【用法用量】内服：6～12g，煎汤。

【现代临床研究】

1. 用于麻疹不透　该品清泄透散，能疏散风热，透泄热毒而促使疹子透发，临床用治麻疹不透或透而复隐，常配薄荷、荆芥、蝉蜕、紫草等同用，如透疹汤。

2. 用于痈肿疮毒，痄腮喉痹　该品辛苦性寒，于升浮之中又有清降之性，能外散风热，内泄其毒，有清热解毒，消肿利咽之效，且性偏滑利，兼可通利二便，故可用治风热外袭，火毒内结，痈肿疮毒，兼有便秘者，常与大黄、芒硝、栀子、连翘、薄荷等同用。该品配瓜蒌、连翘、天花粉、青皮等，又可用治肝郁化火，胃热壅络之乳痈证，如瓜蒌牛蒡汤；该品配玄参、黄芩、黄连、板蓝根等，还可用治瘟毒发颐、痄腮喉痹等热毒之证，如普济消毒饮。

3. 预防猩红热　取牛蒡子炒研成粉，过筛储存备用。2～5岁每次1g，5～9岁每次1.5g，10～15岁每次2g，成人每次3g，每日3次，饭后用温开水送服，共服2天。流行期间，除服药预防外，仍应注意控制传染源，切断传播途径等。临床观察344例，发病者7名；服药后12天内未发病者，计327例，占98%。一般在接触后3日内服药预防效果较佳，6日后服药的预防效果不佳。如再次接触需重新再服1次。服药中未发现不良反应。

【化学成分】牛蒡子苷、牛蒡苷元、罗汉松树脂酚、异牛蒡酚A、牛蒡酚、油酸、棕榈油酸、豆蔻酸、14-二十八烯烃、β-谷甾醇、咖啡酸、咖啡酸乙酯、对羟基苯甲酸、反式对羟基肉桂酸、罗汉松脂素、络石苷元、罗汉松脂素、牛蒡素、2,3-二苄基丁内酯木脂素。

【药理作用】

1. 抗炎　牛蒡多糖可作用于巨噬细胞，抑制促炎细胞因子包括白细胞介素-1β（interleukin-1β，IL-1β）、白细胞介素-6（IL-6）和肿瘤坏死因子-α（TNF-α）释放，增加抗炎细胞因子白细胞介素-10（IL-10）的水平。NO是诱导型一氧化氮合酶（induciblenitricoxidesynthase，iNOS）释放的一种促炎因子，过量的NO会导致全身炎症，ALPs可以抑制NO的释放。

2. 降血糖、调节脂质代谢　有研究表明糖尿病脂质代谢异常与氧化应激密切相关，牛蒡多糖具有的抗氧化能力可以降低体内脂质过氧化物，减缓氧化应激导致的肝脏损伤及脂质代谢异常。牛蒡多糖的降血糖及调节脂质代谢功能是多靶点共同作用的结果，其相关作用机制还需进一步研究。

3. 抗氧化　研究表明提纯后的牛蒡多糖具有较强的铁离子螯合和羟自由基清除能力，而清除过氧化氢的能力较弱；在 D- 半乳糖诱导的小鼠模型中，ALPs 明显改善了抗氧化状态的多项指标，包括提高超氧化物歧化酶（superoxide dismutase，SOD）、谷胱甘肽过氧化物酶（glutathione peroxidase，GSH-PX）和过氧化氢酶（catalase，CAT）的活性，提高总抗氧化能力（total antioxidative capacity，TAOC）值，降低血清和肝脏中丙二醛（malondialdehyde，MDA）水平。由此可见，ALPs 可能对维持或改善抗氧化系统有良好的作用。

【原植物】牛蒡 *Arctium lappa* L.

多年生草本，高 1～2.5m。根肉质。茎粗壮直立，上部多分枝、紫色，有微毛。基部叶丛生，心状卵形至宽卵形，长 40～50cm，宽 30～40cm，顶端圆钝，基部通常为心形，边缘稍成波状而具细尖齿，下面密披灰白色绵毛，叶柄长和叶片几相等；茎生叶互生，下部的基生叶相似，长约 20cm，叶柄长约 10cm，上部叶逐渐变小，呈卵形至卵圆形。头状花序丛生或排列成伞房状，径 3～4cm，有梗；总苞球形，总苞片披针形，长约 1.5cm，顶端呈小钩状；花全为管状，淡紫色，偶有白色。顶端 5 齿裂，裂片狭，聚药雄蕊 5，花药紫色；子房下位，花柱长，柱头线状 2 歧。瘦果倒卵状长椭圆形，略呈三角状，具不明显棱线，长 5～6mm，宽 2.5，表面灰褐色，有斑点，冠毛短刺状，脱落性，有细锯齿。花期 5～6 月，果期 6～8 月。野生于荒地、沟边、林缘。现已有栽培。我国各地均有分布。

产湖南、贵州、湖北、广西。生于山坡、山谷、林缘、林中、灌木丛中、河边潮湿地、村庄路旁或荒地。

（刘建新　汪冶　张在其）

Meix bac goc 美八各

八角茴香 Bajiaohuixiang

【异名】大茴香、八角、八角香、五香八角、八月珠、茴香八角珠、八角大茴、原油茴、大八角、大料、舶上茴香、舶茴香。

【来源】本品为木兰科植物八角茴香 *Illicium verum* Hook. f. 的干燥成熟果实。

【采收加工】秋、冬二季果实由绿变黄时采摘，置沸水中略烫后干燥或直接干燥。

【性味】辛，温。

【功能与主治】温阳，散寒，理气。用于中寒呕逆，寒疝腹痛，肾虚腰痛，干、湿脚气。

【用法用量】内服：3～6g，煎汤；或入丸、散。

【附方】

1. 小肠气坠　八角茴香、小茴香各 9g，乳香少许。水煎服，取汗。

2. 疝气偏坠　大茴香末 50g，小茴香末 50g。用猪尿胞一个，连尿入二末于内，系定罐内，以酒煮烂，连胞捣丸如梧子大。每服五十丸，白汤下。

3. 腰重刺胀　八角茴香，炒，为末，食前酒服 6g。

4. 腰痛如刺　八角茴香（炒研）每服 6g，食前盐汤下。外以糯米一二升，炒热，袋盛，拴于痛处。

5. 大小便皆秘，腹胀如鼓，气促　大麻子（炒，去壳）25g，八角茴香七个。上作末，生葱白三七个，同研煎汤，调五苓散服。

6. 风毒湿气，攻疰成疮，皮肉紫破脓坏，行步无力，皮肉燥热　舶上茴香（炒）、地龙（去土，炒)、川乌头(炮,去皮尖)、乌药(锉)、牵牛(炒)各50g。研杵匀细,酒煮糊为丸,如梧桐子大。每服空心盐汤下十五丸。

7. 胁下刺痛 配枳壳,麸炒研末,盐、酒调敷。

【现代临床研究】

1. 抑菌作用 研究者选取咳嗽、咳痰患者共67例。采取随机对照临床试验研究,将受试患者随机分成两组:研究组与对照组。其中研究组33例以MAF(氨茴香合剂)进行治疗;对照组34例以盐酸氨溴索口服溶液进行治疗。治疗方法:①基础治疗:包括抗菌药物的使用,如实记录药品名称、用药剂量、用法、疗程。②干预治疗:研究组接受常规治疗,同时服用MAF(100mL/瓶)进行治疗。对照组接受常规治疗,同时服用盐酸氨溴索口服溶液(100mL:0.6g/瓶)进行治疗。疗效观察指标:治疗结束后,咳嗽、咳痰的主要综合征状及体征、单项主要症状及体征、各单项次要症状及体征的改善情况,以及治疗过程中的严重不良反应或不良反应事件发生情况比较。体外抑菌实验方法:依据《中华人民共和国药典》抗生素微生物检定法,采用管碟法测试MAF对金黄色葡萄球菌、铜绿假单胞菌、大肠埃希菌、鲍曼不动杆菌等菌株的敏感性,判定其抑菌活性。结果:研究组和对照组的总有效率分别为96.97%和91.18%,愈显率分别为84.85%和73.53%。均有显著性差异($P < 0.05$)。研究组和对照组在治疗前后的单项主要症状及体征和单项次要症状及体征比较中,均有显著性差异($P < 0.05$)。说明两组在临床疗效上,研究组优于对照组。在常规剂量使用中,研究组和对照组均有1例不良反应事件,不良反应发生率分别为3.03%和2.94%。体外抑菌实验中,MAF对铜绿假单胞菌、大肠埃希菌、鲍曼不动杆菌均未产生相应的抑菌圈。结论:MAF治疗急性支气管炎、急性咽炎、感冒等急性上呼吸道感染引起的咳嗽、咳痰,临床疗效确切且显著,安全性较高,服用方便。氨茴香合剂的临床功效主要体现在祛痰止咳方面。在抑菌抗炎方面,本次实验中虽未有所体现,但并不表明对其他致病菌不具备抑菌活性,有待扩大范围并进一步研究。

2. 治疗腹部手术术后腹胀 选取60名腹部手术术后腹胀患者,随机分观察组和对照组,对照组采用常规的治疗及护理,观察组在常规治疗护理基础上加八角茴香研末外敷腹脐部,比较两组患者的疗效。结果:观察组总有效率为97%,患者自诉腹痛腹胀症状明显减轻,并有排气排便,及时减轻患者的痛苦,医生信任度97%,满意度97%;对照组总有效率为77%,医生信任度70%,满意度83%,两组比较,差异具有统计学意义($P < 0.05$)。结论:采用八角茴香研末加热敷腹脐部是手术后腹胀的一种疗效可靠、安全的治疗方法,且使用方便,无不良反应,能及时减轻患者的痛苦。

【化学成分】 槲皮素-3-O-鼠李糖苷、槲皮素-3-O-葡萄糖苷、槲皮素-3-O-半乳糖苷、槲皮素-3-O-木糖苷、槲皮素、山柰酚、山柰酚-3-O-葡萄糖苷、山柰酚-3-O-半乳糖苷、山柰酚-3-芸香糖苷、3-(或4-,或5-)咖啡酰奎宁酸、3-(或4-,或5-)阿魏酰奎宁酸、4-(β-D-吡喃葡萄糖氧基)-苯甲酸、羟基桂皮酸、羟基苯甲酸、反式茴香脑、对丙烯基苯基异戊烯醚、α-及β-蒎烯、樟烯、月桂烯、α-水芹烯、α-柠檬烯、3-蒈烯、枝叶素、4(10)-侧柏烯、α-松油烯、芳樟醇、α-松油醇、4-松油醇、顺式茴香脑、茴香醛、α-香柑油烯、顺式-β-金合欢烯、对苯二醛、β-甜没药烯、α-薄草烯、3-甲氧基苯甲酸甲酯、β-芹子烯、对甲氧基苯-2-丙酮、δ-及γ-荜澄茄烯、β-愈创木烯、橙花叔醇、榄香醇、甲基异丁香油酚、β-橄榄烯、胡萝卜次醇、柏木醇、对甲氧基桂皮醛等。

【药理作用】

1. 抗氧化作用 八角茴香油是一种天然的自由基清除剂,具有良好的抗氧化活性。研究表明,八角茴香的油树脂对猪油有抗氧化作用,发现其抗氧化作用比较明显,且随着油树脂剂量的升高,其抗氧化作用不断增强。

2. 抑菌作用 据报道,采用平板扩散法和滤纸片扩散法对八角茴香油进行抑菌测试,发现用乙醇作为溶剂提取的茴香油对一些常见致病菌，如金黄色葡萄球菌、大肠埃希菌、枯草芽孢杆菌均有较强的抑制作用。对八角茴香油做体外抗念珠菌活性的研究，茴香油对临床常见致病性念珠菌有程度相似的抗菌作用，研究表明八角茴香油与氟康唑联用对念珠菌表现出协同作用，而且八角茴香油对于唑类不敏感的克柔念珠菌和光滑念珠菌也有程度相似的抗菌作用。对于皮肤癣菌而言，八角茴香油在体外对其有较强的抑制作用。有学者认为，八角科植物的抑菌作用与所含的挥发油有关。

3. 杀虫作用　据报道，八角茴香油对赤拟谷盗虫有较强的熏蒸活性，具有良好的杀虫作用，而且能够弥补化学杀虫剂对环境造成的危害。

4. 镇痛作用　采用热板法、压尾法、扭体法和电刺激法研究从红花八角中提取的毒八角酸对小鼠的镇痛作用，效果显著，并证实作用部位在中枢神经系统，无成瘾性且具有抗炎作用。

5. 升高白细胞作用　由八角茴香油的主要成分茴香酸制成的制剂称为升白宁、升血宁，能够促进骨髓中成熟白细胞进入周围血液，具有升高白细胞的作用。临床上常应用于肿瘤患者因化疗、放疗所引起的白细胞减少症，以及其他原因所致的白细胞减少症。用升白宁肠溶丸（茴香酸制剂）给狗喂服后白细胞升高，升高到用药前的 161%。临床上用安粒素（茴香醚制剂）治疗癌症和低白细胞患者，取得良好效果。

6. 抗焦虑镇静作用　八角茴香果实提取物具有镇静作用，不同提取物表现出不同程度的中枢神经系统抑制活性，活性依次为甲醇提取物＞乙醇提取物＞乙酸乙酯提取物。八角茴香可以在不改变小鼠运动协调性的前提下，降低小鼠中枢神经系统兴奋性，发挥神经保护作用。八角茴香对 SH-SY5Y 神经细胞具有保护作用，可下调环氧化酶 -2 表达水平来改善认知功能，对阿尔兹海默病的缓解有一定作用。在十字迷宫实验中，反式茴香脑（1μL/L）有效缓解了雄性 ICR 小鼠的焦虑情绪，表现出显著的抗焦虑作用（$P < 0.05$）。进一步研究表明，反式茴香脑的抗焦虑作用与自身结构有关，其空间结构与苯丙酮和 4′- 甲氧基苯丙酮类似。与苯丙酮和 4′- 甲氧基苯丙酮相比，反式茴香脑显示出更好的神经松弛作用，因此苯环对位的甲氧基和 1- 丙烯基可能是表达该作用的关键因素。

7. 神经营养活性和神经毒性　八角茴香中 secoprezizaane 型倍半萜内酯类成分，含有高度氧化的笼状结构。secoprezizaane 型倍半萜普遍具有强烈的神经营养活性，在纳摩尔或微摩尔的浓度下对皮质神经元细胞展现了显著的增强与促进生长作用。部分 secoprezizaane 型倍半萜具有强烈的神经毒性作用，造成人和动物惊厥、抽搐等症状，严重者可导致肝衰竭继发引起的高转氨酶血症、严重凝血病等危象。该类成分在低剂量时对小鼠显示出无惊厥的低温效应，而在高剂量（3mg/kg）时，则表现为惊厥作用和致死作用。剂量不同，对小鼠显示的毒性作用也不尽相同。

8. 抗肿瘤作用　八角茴香花朵挥发油显著降低了 N- 亚硝基二乙胺诱导的大鼠的肝癌发生率，这与其抑制了肝脏和红细胞中的抗氧化相关酶，如过氧化氢酶、超氧化物歧化酶、谷胱甘肽 -S 转移酶的活性有关，降低了氧化应激，减少了肝脏中脂质过氧化物的含量，具有显著的抗肝癌潜力。药理实验证明，八角茴香茎多糖提取液中木糖、阿拉伯糖和葡萄糖多糖物质（1∶4.8∶18.3，摩尔比）可以抑制小鼠体内移植性 S180 肿瘤的生长，高剂量多糖物质（720mg/kg）的抑瘤率为 30.92%。在人脐静脉内皮细胞诱导的管形成的抑制性试验中，八角茴香果实和茎提取液在非细胞毒性浓度（10mg/mL）时 IC_{50} 分别为 53.1%、49.2%。八角茴香乙醇提取液可以增加小鼠肝脏重量，显著提升 7- 乙氧基香豆素 -O- 脱乙基酶和微粒体环氧化物水合酶的活性，促进致癌物苯并芘和黄曲霉素 B 的代谢。细胞毒性药理实验表明，八角黄烷酸对 A549 肿瘤细胞有较好的抑制作用，IC_{50} 值为 4.63μmol/L；对 NUGC 和 HT-29 肿瘤细胞显现出中等细胞毒性，IC_{50} 值分别为 39.47μmol/L、14.72μmol/L；（E）-1,2- 双（4- 甲氧基苯基）乙烯对癌细胞 A549 也具有中等的抗性，IC_{50} 值为 9.17μmol/L。据报道，八角植物中的苯丙素类化合物具有抗肿瘤活性，且异戊二烯基化苯丙素类比其他苯丙素类有更高的抗癌活性，显示出更强的抗肿瘤促进剂活性，是潜在的癌症化学预防剂。

9. 抗动脉粥样硬化作用 研究发现，八角茴香减少了主动脉粥样硬化斑块损伤及诱导性一氧化氮合酶（iNOS）在活化免疫中的反应概率，抵消了高脂饮食小鼠模型的体重、血压和血脂水平的特征性变化。

10. 提高免疫力作用 八角茴香提取液对环磷酰胺抑制的淋巴细胞增殖有较好的促进作用，并提升小鼠脾淋巴细胞的增殖能力和巨噬细胞的吞噬能力，从而加强机体的细胞免疫、体液免疫和非特异性免疫功能。在抗 HIV-1 细胞病变试验中，八角茴香根提取物中的 3,4-seco-（24Z)-cycloart-4（28),24-diene-3-monoacid-3,26-dimethylester 和（-)-illicinone-A 表现出较好的抗 HIV 病毒活性。八角茴香水提取物（＜500μg/mL）、乙醇提取物（＜250μg/mL）、3,4- 二羟基苯甲酸（＜400μg/mL）、槲皮素（＜50μg/mL）均表现出大于 90% 的抗病毒活性，是有效治疗石斑鱼虹彩病毒感染的潜在药物。八角提取物含有的茴香脑等成分具有恢复免疫遗传功能，能提高人体的免疫力。

11. 其他作用 八角茴香油中的茴香醚具有雌激素样作用和较强的致敏作用。以体外婴儿皮肤为渗透屏障，扩散池法考察八角茴香油经皮渗透性及对布洛芬透皮吸收的影响，不同浓度八角茴香油和布洛芬对人皮肤均具有良好的渗透性，呈浓度依赖性，但八角茴香油对布洛芬未表现出促透作用，甚至抑制布洛芬经皮渗透。本属植物中含有倍半萜内酯类成分的毒性物质，具抑制神经系统作用，可引起麻痹，抑制中枢神经系统导致死亡。八角茴香油具有一定的保鲜作用，能够延长肉品或果蔬的保质期，可以作为天然防腐剂应用于食品中。八角茴香油也可外用治疗睾丸鞘膜积液。

【原植物】八角茴香 *Illicium verum* Hook. f.

乔木，高 10 ～ 15m；树冠塔形，椭圆形或圆锥形；树皮深灰色；枝密集。叶不整齐互生，在顶端 3 ～ 6 片近轮生或松散簇生，革质或厚革质，倒卵状椭圆形，倒披针形或椭圆形，长 5 ～ 15cm，宽 2 ～ 5cm，先端骤尖或短渐尖，基部渐狭或楔形；在阳光下可见密布透明油点；中脉在叶上面稍凹下，在下面隆起；叶柄长 8 ～ 20mm。花粉红至深红色，单生叶腋或近顶生，花梗长 15 ～ 40mm；花被片 7 ～ 12 片，常 10 ～ 11，常具不明显的半透明腺点，最大的花被片宽椭圆形到宽卵圆形，长 9 ～ 12mm，宽 8 ～ 12mm；雄蕊 11 ～ 20 枚，多为 13、14 枚，长 1.8 ～ 3.5mm，花丝长 0.5 ～ 1.6mm，药隔截形，药室稍为突起，长 1 ～ 1.5mm；心皮通常 8，有时 7 或 9，很少 11，在花期长 2.5 ～ 4.5mm，子房长 1.2 ～ 2mm，花柱钻形，长度比子房长。果梗长 20 ～ 56mm，聚合果，直径 3.5 ～ 4cm，饱满平直，蓇葖多为 8，呈八角形，长 14 ～ 20mm，宽 7 ～ 12mm，厚 3 ～ 6mm，先端钝或钝尖。种子长 7 ～ 10mm，宽 4 ～ 6mm，厚 2.5 ～ 3mm。正糙果 3 ～ 5 月开花，9 ～ 10 月果熟，春糙果 8 ～ 10 月开花，翌年 3 ～ 4 月果熟。

产于湖南、广西。生北纬 25° 以南，年降水量需 1000mm 以上，相对湿度 80% 以上林中。现有栽培品。

（何琴　汪冶）

Meix duil baengl 美蒂榜

山桃 Shantao

【异名】苦桃、山毛桃、桃花、毛桃、山毛桃、花桃、野桃、陶古日、哲日勒格。

【来源】本品为蔷薇科植物山桃 *Prunus davidiana*（Carrière）Franch. 的干燥种子。

【采收加工】7 ～ 9 月摘下成熟果实，除去果肉，击破果核，取出种子，晒干。

【性味】苦、甘、平。

《中国侗族医药研究》：甘，苦，平。

《中国侗族医药学基础》：苦、甘，平。无毒。

【功能与主治】清热解毒，息风定惊，润肠通便，止咳祛痰。用于痈肿疮毒，咽肿喉痹，乳痈，蛇虫咬伤，跌仆伤痛，惊风抽搐，喉咙干燥，干咳及支气管炎，阴虚便秘。

《中国侗族医药研究》：行瘀消积，润燥止咳，活血解毒，清热，截疟。用于猴子疳积，猴子风，头风痛，气喘，肚鱼痧，癫狗咬伤，摆子，蛇咬伤。

《中国侗族医药学基础》：破血行瘀，润燥滑肠。用于经闭癥瘕，热病蓄血，风痹，疟疾，跌打损伤，瘀血肿痛，血燥便秘。

【用法用量】内服：5～10g，煎汤；或入丸、散服用。外用：适量，捣烂敷。

【现代临床研究】

1. 脓毒症　选取 2018 年 1 月至 2020 年 12 月期间的 80 例脓毒症患儿，采用随机数表法随机分为对照组和观察组，每组 40 例。对照组予常规治疗，观察组在对照组基础上加用桃仁承气汤，两组患儿均连续治疗 7 天。治疗 7 天后，观察比较两组患儿临床疗效，评价治疗前后急性生理和慢性健康评分 II（acute physiology and chronic health evaluation II，APACHE II）、序贯性器官衰竭评分（sequential organ failure assessment,SOFA），检测血清内毒素、D- 乳酸、二胺氧化酶、肿瘤坏死因子 -α（tumor necrosis factor-alhpa，TNF-α）、白介素 -6（interleukin-6，IL-6）、高迁移率族蛋白 B_1（high mobility group box 1，$HMGB_1$）含量及外周血 Toll 样受体 2（toll-like receptor 2,TLR-2）、Toll 样受体 4（toll-like receptor 4,TLR-4）、Toll 样受体 9（toll-like receptor 9,TLR-9）表达水平。结果治疗 7 天后，观察组患儿治疗总有效率 90.00%（36/40）明显高于对照组患儿治疗总有效率 70.00%（28/40），两组比较，差异有统计学意义（$P < 0.05$）。治疗 7 天后两组患儿 APACHE II、SOFA 评分与治疗前比较均降低，差异有统计学意义（$P < 0.05$），观察组患儿 APACHE II、SOFA 评分均低于对照组，差异有统计学意义（$P < 0.05$）。治疗 7 天后两组患儿的血清内毒素、D- 乳酸、二胺氧化酶含量与治疗前比较均降低，差异有统计学意义（$P < 0.05$），观察组患儿的血清内毒素、D- 乳酸、二胺氧化酶含量均低于对照组，差异有统计学意义（$P < 0.05$）。治疗 7 天后两组患儿的外周血 TLR2、TLR4、TLR9 表达水平与治疗前比较均降低，差异有统计学意义（$P < 0.05$），观察组患儿的外周血 TLR2、TLR4、TLR9 表达水平均低于对照组，差异有统计学意义（$P < 0.05$）。治疗 7 天后两组患儿的血清 TNF-α、IL-6、HMGB1 含量与治疗前比较均降低，差异有统计学意义（$P < 0.05$），观察组患儿的血清 TNF-α、IL-6、HMGB1 含量均低于对照组，差异有统计学意义（$P < 0.05$）。观察组患者 28 天累积死亡 3 例、对照组患儿 28 天累积死亡 10 例，观察组患儿的 28 天累积病死率低于对照组，差异有统计学意义（$P < 0.05$）。结论：桃仁承气汤治疗脓毒症患儿能够改进疗效并改善肠黏膜屏障功能、抑制 TLRs 通路介导的炎症反应激活。

2. 治疗血络瘀阻型持续性房颤　选取 2020 年 4～8 月的 120 例血络瘀阻型持续性房颤患者作为研究对象。按照采用治疗方法的不同将患者分为治疗组（65 例）和对照组（55 例）。两组患者均给予基础对症治疗，对照组患者单用伊伐布雷定治疗，治疗组患者实施桃仁红花煎联合伊伐布雷定治疗。比较两组患者的临床疗效；比较两组患者治疗前后的动态心电图心室率各指标（静息心室率、24h 平均心室率、24h 最快心室率、24h 最慢心室率）、6min 步行实验距离、心功能指标［左房前后径（LAD1）、左室射血分数（LVEF）］及血清学指标［肌钙蛋白（cTn）、高敏 C 反应蛋白（hsCRP）、N 末端 B 型利钠肽前体（NT-proBNP）、醛固酮（Ald）］水平；比较两组患者的安全性监测结果。结果：治疗后，治疗组患者的治疗总有效率为 92.31%，高于对照组的 78.18%，差异有统计学意义（$P < 0.05$）。治疗后，两组患者的静息心室率、24h 平均心室率、24h 最快心室率、24h 最慢心室率低于治疗前，6min 步行实验距离长于治疗前，差异有统计学意义（$P < 0.05$）；治疗后，治疗组患者的静息心室率、24h 平

均心室率、24h 最快心室率、24h 最慢心室率低于对照组，6min 步行实验距离长于对照组，差异有统计学意义（$P < 0.05$）。治疗后，治疗组患者的 LAD1 小于治疗前，LVEF 大于治疗前，差异有统计学意义（$P < 0.05$）；治疗后，治疗组患者的 LAD1 小于对照组，LVEF 大于对照组，差异有统计学意义（$P < 0.05$）；治疗后，两组患者的 hs-CRP、NT-proBNP、Ald、cTn 水平均低于治疗前，差异有统计学意义（$P < 0.05$）；且治疗组患者治疗后的 hs-CRP、NT-proBNP、Ald、cTn 水平均低于对照组，差异有统计学意义（$P < 0.05$）；两组患者的不良反应发生情况比较，差异无统计学意义（$P > 0.05$）。结论：桃仁红花煎联合伊伐布雷定治疗血络瘀阻型持续性房颤患者的临床效果优于单用伊伐布雷定，值得临床推广应用。

3. 治疗便秘　选取老年骨折卧床患者 60 例，随机分为对照组和观察组，每组 30 例。对照组应用基础治疗联合药物治疗，观察组在对照组治疗基础上联合桃仁承气汤及耳穴压豆治疗。治疗 7 天后，比较两组患者便秘积分及临床疗效。结果：治疗后，两组患者便秘积分均降低（$P < 0.05$），且观察组低于对照组（$P < 0.05$）。观察组便秘总有效率明显优于对照组（$P < 0.05$）。结论：采用桃仁承气汤联合耳穴压豆治疗老年骨折卧床患者便秘，具有较好的临床疗效，患者易于接受。

4. 治疗腰椎间盘突出症　选择 82 例肾虚血瘀型腰椎间盘突出症患者，分为观察组和对照组各 41 例，对照组患者服用藤黄健骨片治疗，4 片 / 次，3 次 / 天；观察组患者服用桃仁杜仲汤治疗，1 剂 / 天，早晚 2 次温服，两组均以 4 周为 1 个疗程。分别比较两组患者治疗前、治疗 2 周、治疗 4 周后疼痛 VAS 评分、腰背部功能 SC-ODI 评分变化，以及临床疗效。结果：经过治疗，观察组临床疗效明显优于对照组（$P < 0.05$）。两组患者治疗前 SC-ODI、VAS 评分比较差异无统计学意义（$P > 0.05$），治疗 2 周、4 周后 SC-ODI、VAS 评分均显著优于治疗前（$P < 0.05$），且观察组患者评分改善情况优于对照组，差异均具有统计学意义（$P < 0.05$）。结论：桃仁杜仲汤治疗肾虚血瘀型腰椎间盘突出症效果显著，能有效减轻患者临床症状。

5. 治疗术后粘连性肠梗阻　将 41 例 AIO 患者随机分为对照组 20 例与治疗组 21 例。对照组采用西医常规规范治疗方法，包括禁食、补液、持续胃肠减压等；治疗组在对照组治疗基础上鼻饲大黄 - 桃仁水煎液并联合新斯的明双侧足三里穴位注射疗法。治疗 7 天后比较两组临床疗效。结果：与对照组相比，治疗组显著缩短 AIO 患者治疗后腹痛、腹胀消失时间，首次肛门排气时间和留置胃管时间（$P < 0.05$）；降低治疗后 7 天腹围和白细胞计数、C 反应蛋白的水平（$P < 0.05$），减少中转手术例数。结论：大黄 - 桃仁水煎剂联合足三里穴位注射治疗 AIO 患者疗效确切。

6. 治疗脊柱压缩性骨折　将 80 例脊柱压缩性骨折患者分为治疗组和对照组各 40 例。试验组采用桃仁承气汤内服合四黄膏加味外敷治疗，对照组采用西医对症治疗。比较两组患者治疗效果。结果：试验组患者总有效率为 95.0%，对照组患者总有效率为 70.0%，试验组疗效明显优于对照组，差异有统计学意义（$P < 0.05$）。结论：桃仁承气汤内服合四黄膏加味外敷治疗对脊柱压缩性骨折，可显著提高疗效，值得临床推广应用。

7. 治疗中期股骨头缺血性坏死　80 例患者随机分为对照组和观察组，每组 40 例，对照组给予温针灸（居髎、环跳、环中、阳陵泉、绝谷），观察组在对照组基础上加用桃仁汤，疗程 2 个月。检测中医证候评分，临床疗效，CT 复查，血清 TGF-β、BMP、VEGF，VAS 评分，关节功能评分，不良反应发生率变化。结果：观察组总有效率、总修复率高于对照组（$P < 0.05$）。治疗后，观察组中医证候评分、TGF-β、VAS 评分低于对照组（$P < 0.05$），BMP、VEGF、关节功能评分更高（$P < 0.05$）。2 组不良反应发生率比较，差异无统计学意义（$P > 0.05$）。结论：桃仁汤联合温针灸可有效改善中期股骨头缺血性坏死患者临床症状及血清 TGF-β、BMP、VEGF 水平，降低疼痛，恢复关节功能，安全性高。

8. 治疗脑出血后痉挛性偏瘫　选取 2017 年 6 月至 2019 年 3 月收治的脑出血后痉挛性偏瘫患者

120 例，按照随机数字表法分为对照组和观察组各 60 例。对照组给予经皮神经电刺激治疗，观察组在对照组基础上给予自拟桃仁川芎汤治疗。观察两组临床效果及治疗前后运动功能评分。结果：观察组总有效率（93.33%）较对照组（73.33%）高，差异有统计学意义（$P < 0.05$）；治疗 1 个月、3 个月后，观察组证候积分均低于对照组，差异有统计学意义（$P < 0.05$）；治疗 1 个月、3 个月后，观察组运动功能评分均明显高于对照组，差异有统计学意义（$P < 0.05$）。结论：自拟桃仁川芎汤联合经皮神经电刺激治疗脑出血后痉挛性偏瘫有较好的临床疗效，可改善痉挛程度，加快临床症状消失和运动功能恢复。

9. 治疗慢性阻塞性肺疾病（痰瘀阻肺证）　纳入 72 例痰瘀阻肺证型慢性阻塞性肺疾病患者，随机分为治疗、对照组各 36 例，在研究过程中，两组分别因故剔除患者 2 例。最终有效病例 68 例，两组各 34 例。对照组予以最佳对症支持治疗，治疗组在对照组基础上加入桃仁陈皮饮治疗。评价分析两组治疗前后中医证候疗效、呼吸困难指数、肺功能、血气分析、炎性指标等的改善情况。结果：①两组治疗后中医证候量化总评分均较治疗前下降，基于评分改善情况，治疗组效佳（$P < 0.05$）。②两种治疗均可改善肺功能，治疗组在改善 FVC 方面效果优于对照组（$P < 0.05$）。③两组治疗均可提高 PaO_2、SaO_2，降低 $PaCO_2$。组间对比各项指标相比较差异无统计学意义（$P > 0.05$），疗效相当。④治疗后两组 CRP、IL-6 有显著差异（$P < 0.05$），联合中药组可更好地抑制炎症反应。⑤治疗后两组呼吸困难指数有统计学差异（$P < 0.05$），治疗组可更好地改善呼吸困难症状。⑥治疗过程中未见中药有关的不良反应，无安全性指标异常变化，桃仁陈皮饮安全性良好。结论：桃仁陈皮饮联合最佳对症支持治疗慢性阻塞性肺疾病（痰瘀阻肺证）患者，能明显改善呼吸困难等不适症状，抑制炎症，改善肺通气功能，有利于提高患者的生活质量。在慢性阻塞性肺疾病治疗的过程中，中医药具有安全有效等优势，且辨证论治，因人制宜可提高疗效。观察结果显示，桃仁陈皮饮治疗慢性阻塞性肺疾病（痰瘀阻肺证）安全有效。

【化学成分】棕榈酸、硬脂酸、β-谷甾醇、山奈酚、槲皮素、二氢槲皮素、柚皮素、山奈酚 7-O-β-D- 葡萄糖苷、槲皮素 -7-O-α-L- 鼠李糖苷、槲皮素 -3,7- 二 -O-α-L- 鼠李糖苷、胡萝卜苷、苦杏仁苷、24- 亚甲基环木菠萝烷醇、柠檬甾二烯醇、7- 去氢燕麦甾醇、野樱苷、β- 谷甾醇、菜油甾醇、β-谷甾醇 -3-O-β-D- 吡喃葡萄糖苷、菜油甾醇 -3-O-β-D- 吡喃葡萄糖苷、β- 谷甾醇 -3-O-β-D-（6-O- 棕榈酰）吡喃葡萄糖苷、β- 谷甾醇 -3-O-β-D-（6-O- 油酰）吡喃葡萄糖苷、菜油甾醇 -3-O-β-D-（6-O- 棕榈酰）吡喃葡萄糖苷、菜油甾醇 -3-O-β-D-（6-O- 油酰）吡喃葡萄糖苷、甲基 -α-D- 呋喃果糖苷、甲基 -β-D- 吡喃葡萄糖苷、色氨酸、葡萄糖、蔗糖、绿原素、3- 咖啡酰奎宁酸、3- 对香豆酰奎宁酸、3- 阿魏酰奎宁酸、甘油三油酸酯、油酸和亚油酸、3- 表白桦脂酸、短叶松黄烷酮、2- 羟基 -2- 甲丙基芥子油苷、3,4- 二羟基苯甲基芥子油苷。

【药理作用】

1. 对循环系统的作用　观察桃仁对载脂蛋白基因缺陷小鼠动脉粥样硬化斑块炎症反应和血脂的影响。结果显示：桃仁能够干预基因缺陷小鼠成熟斑块，有一定稳定斑块的作用。其机制可能与调节脂质代谢和抑制炎症反应有关。以自发的家族性高胆固醇血症动物模型（兔）研究含有桃仁的方剂。结果表明：其具有抑制动脉粥样硬化斑块的形成、抗低密度脂蛋白氧化等作用。推测该方及各组成药物对局部缺血梗死的保护作用与抗血小板聚集和抗血栓形成作用有关。

2. 抗凝血作用和抗血栓形成　用肾上腺素加冰水刺激形成的大鼠"血瘀"模型的血液呈高黏状态。用桃仁提取物治疗。可见大鼠的低切速全血黏度降低；对红细胞变形能力和纤维蛋白原含量等的影响则不明显。

3. 活血化瘀作用　桃仁能明显增加脑血流量，降低脑血管阻力。能明显增加犬股动脉的血流量并降低血管阻力。对离体兔耳血管能明显地增加灌流液的流量，并能消除去甲肾上腺素的缩血管作用，改善动物的血流动力学。

4. 对肝脏的作用 桃仁提取物对肝脏表面微循环有一定改善作用，并促进胆汁分泌。四逆散配桃仁对大鼠免疫性肝损伤具有广泛的保护作用，表现在改善肝细胞水肿、降低谷丙转氨酶、谷草转氨酶、升高超氧化物歧化酶方面。桃仁提取物已在血吸虫病肝纤维化的临床和实验研究中显示有明确的抗肝纤维化作用，其机理在于能提高肝脏血流量和提高肝组织胶原酶活性，从而促进肝内的胶原含量。

5. 润肠通便利尿作用 桃仁中含 45% 脂肪油，可润滑肠道，利于排便。

6. 抗炎、抗菌作用 桃仁水煎物有抗浮肿作用。已从水溶液组分中分离到了强烈抑制浮肿的蛋白质 PR-A、PR-B。从桃仁中还分离出对二甲苯所致小鼠耳部急性炎症有显著抑制作用的蛋白质 F、蛋白质 G，蛋白质 B。

7. 对免疫系统的作用 研究表明炒桃仁总蛋白能够促进抗体形成细胞的产生、血清溶血素的生成、对内毒素诱导的小鼠细胞转化功能无协同刺激作用。说明炒桃仁总蛋白能提高机体体液免疫功能。桃仁水提物能抑制小鼠血清中的皮肤过敏抗体及脾溶血性细胞的产生，其乙醇提取物口服能抑制小鼠含有皮肤过敏性抗体的抗血清引起的被动皮肤过敏反应。

8. 其他作用 桃仁中的苦杏仁苷，小剂量口服时缓慢水解产生氢氰酸和苯甲醛。前者抑制组织内呼吸而减少其耗氧量，同时通过颈动脉窦反射性使呼吸加深使痰易于咳出，故可用于治疗咳嗽。桃仁水煎剂及提取物还有一定的镇痛、抗过敏、抗肿瘤作用。

【原植物】山桃 *Prunus davidiana*（Carrière）Franch.

乔木，高可达 10m；树冠开展，树皮暗紫色，光滑；小枝细长，直立，幼时无毛，老时褐色。叶片卵状披针形，长 5～13cm，宽 1.5～4cm，先端渐尖，基部楔形，两面无毛，叶边具细锐锯齿；叶柄长 1～2cm，无毛，常具腺体。花单生，先于叶开放，直径 2～3cm；花梗极短或几无梗；花萼无毛；萼筒钟形；萼片卵形至卵状长圆形，紫色，先端圆钝；花瓣倒卵形或近圆形，长 10～15mm，宽 8～12mm，粉红色，先端圆钝，稀微凹；雄蕊多数，几与花瓣等长或稍短；子房被柔毛，花柱长于雄蕊或近等长。果实近球形，直径 2.5～3.5cm，淡黄色，外面密被短柔毛，果梗短而深入果洼；果肉薄而干，不可食，成熟时不开裂；核球形或近球形，两侧不压扁，顶端圆钝，基部截形，表面具纵、横沟纹和孔穴，与果肉分离。花期 3～4 月，果期 7～8 月。

产于湖南、贵州。生于海拔 800～3200m 的山坡、山谷沟底或荒野疏林及灌丛内。

（何琴　汪冶）

Meix hol haip 美贺旱

野鸦椿 Yeyachun

【异名】枫槵树、鸡眼睛、野鸦椿、乌眼睛、鸡肾果、花臭木、鸡矢柴、鸡眼椒、鸟腱花、鸡嗉子花、鸡肫花、花溴木、秤杆木、淡椿子、红果拷、木鱼柴、野山漆、开口椒、狗头椒、夜夜椿、鸡肫子。

【来源】本品为省沽油科植物野鸦椿 *Euscaphis japonica*（Thunb.）Dipp. 的干燥果实及树皮。

【采收加工】根、果秋季采集，洗净，切片，鲜用或晒干。

【性味】果：辛，温。

《侗族医学》：淡，凉。

《中国侗族医药研究》：淡，凉。

【功能与主治】祛风散寒，行气止痛，消肿散结。用于胃痛，疝痛，月经不调，偏头痛，痢疾，脱肛，子宫下垂，睾丸肿痛。

《侗族医学》：退水，退气。用于乍形没正（月经不调），汹形耿隆耿幽（月经腰痛）。

《中国侗族医药研究》：退水，理气止痛，消肿散结。用于月经不调，月经腰痛，腰腿痛。

【用法用量】内服：15～30g，煎汤。

【附方】

1. 乍形没正　美贺旱（野鸦椿）、尚骂茶仰（地骨皮）、仁素（青蒿）、美尚农（乌药）、教素荡（青藤香）、秀满（苦楝）、黄芩，煎水内服。（《侗族医学》）

2. 汹形耿隆耿幽　美贺旱（野鸦椿）、骂寸榜（益母草）、骂告夺（牛膝）、尚娘仑（香附）、朗西（吴茱萸）、教素荡（青藤香），煎水内服。（《侗族医学》）

3. 水痘　野鸦椿9g，美丈垣（云实虫）6g。将美丈垣焙干研末，野鸦椿为浓汁冲服，每日3次。（《中国侗族医药研究》）

【化学成分】$3\beta,19$-二羟基-24-反式-阿魏酰基-熊果烷-12-烯-28-酸、β-谷甾醇、7-羟基-2-辛烯-5-内酯、3,3'-二甲氧基-鞣花酸、香草醛、香草酸、5-羧基-四氢呋喃-3-甲酸乙酯、没食子酸、3,3'-二甲氧基-鞣花酸-4-（5″-乙酰基）-α-L-阿拉伯糖苷、佛手柑内酯、野鸦椿酸、马斯里酸、委陵菜酸、铁冬青酸、齐墩果酸、阿江榄仁酸、坡模醇酸、对羟基苯甲酸、原儿茶酸、山奈酚、槲皮素、β-谷甾醇。

【药理作用】

1. 抗炎活性　野鸦椿水提取物对包括角叉菜胶、蛋清诱导的大鼠足趾肿胀，二甲苯致小鼠耳片肿胀以及1%冰醋酸致小鼠腹腔渗出等4种急性炎症模型有显著疗效，并呈一定的量效关系；野鸦椿的水提物在小鼠扭体反应及热板模型中也显示出较强的镇痛作用。

2. 抗肿瘤活性　从野鸦椿枝条提取的三萜类物质对肿瘤细胞具有显著的活性，对人肺癌NCI-H460细胞的IC_{50}为2.54μmol/L，对乳腺癌MCF-7细胞的IC_{50}为3.61μmol/L，对白血病CEM细胞的IC_{50}为3.27μmol/L。

3. 抗肝硬化　研究表明，野鸦椿甲醇提取物能够降低肝X受体α（LXRα）的转录活性和肝X受体（LXR）靶基因的表达，并显著降低了脂肪形成及脂肪细胞分化。野鸦椿根90%乙醇提取物的石油醚部位和醋酸乙酯部位能显著抑制油酸诱导的肝癌HepG-2细胞内脂质的堆积并降低三酰甘油（TG）的量。

4. 抗菌　据报道，野鸦椿籽不同极性提取物对实验菌均有不同程度的抑制作用，对甲型溶血性链球菌的抑制作用最强，乙醇提取液对金黄色葡萄球菌、大肠埃希菌、甲型溶血性链球菌、乙型溶血性链球菌、肺炎链球菌5种菌的抑制活性均较高。

【原植物】野鸦椿 *Euscaphis japonica*（Thunb.）Dipp.

落叶小乔木或灌木，高（2～）3～6（～8）m，树皮灰褐色，具纵条纹，小枝及芽红紫色，枝叶揉碎后发出恶臭气味。叶对生，奇数羽状复叶，长（8～）12～32cm，叶轴淡绿色，小叶5～9，稀3～11，厚纸质，长卵形或椭圆形，稀为圆形，长4～6（～9）cm，宽2～3（～4）cm，先端渐尖，基部钝圆，边缘具疏短锯齿，齿尖有腺休，两面除背面沿脉有白色小柔毛外余无毛，主脉在上面明显，在背面突出，侧脉8～11，在两面可见，小叶柄长1～2mm，小托叶线形，基部较宽，先端尖，有微柔毛。圆锥花序顶生，花梗长达21cm，花多，较密集，黄白色，径4～5mm，萼片与花瓣均5，椭圆形，萼片宿存，花盘盘状，心皮3，分离。蓇葖果长1～2cm，每一花发育为1～3个蓇葖，果皮软革质，紫红色，有纵脉纹，种子近圆形，径约 5mm，假种皮肉质，黑色，有光泽。花期 5～6 月，果期 8～9 月。

产于湖南、贵州、广西、湖北。多生长于山脚和山谷的小灌丛中。

【备注】本品根可入药，功用：解表，清热，利湿。用于感冒头痛，痢疾，肠炎。

（何琴　汪冶）

Meix jaol dongl 美叫冬

中华猕猴桃 Zhonghuamihoutao

【异名】木子、野洋桃、白毛桃、藤粒果、布冬子、软枣子、圆枣子、深山木天蓼、洋桃、杨桃、绳梨、金梨、野梨、狗枣子、金果木、猕猴梨、猕猴桃、猴仔梨、大红袍、软枣、山洋桃、狐狸桃、洋桃果、甜梨、毛桃子、毛梨子、野洋桃、公洋桃、鬼桃、小阳桃、大零核、洋桃藤、元枣子、藤瓜、藤瓜猕猴桃、打来那木、牛奶果、牛奶子、陕西猕猴桃、凸脉猕猴桃、软枣猕猴桃、藤梨。

【来源】本品为猕猴桃科植物中华猕猴桃 Actinidia chinensis Planch. 的果实。

【采收加工】9 月中、下旬至 10 月上旬采摘成熟果实，鲜用或晒干用。

【性味】酸、甘，寒。

《全国中草药汇编》：酸、甘，寒。

《中国侗族医药探秘》：酸、甘，寒。

【功能与主治】调中理气，生津润燥，解热除烦，去毒，消肿。用于消化不良，食欲不振，呕吐，烧烫伤，水肿，胎盘滞留。

《中国侗族医药探秘》：去毒，消肿。用于水肿，胎盘滞留。

【用法用量】内服：25g～100g，煎汤；鲜食或榨汁服。

【现代临床研究】降血脂作用　将经严格化验检查血脂增高者 41 人作为研究对象，服用果王素 2 个月，每次 15g，每日 2 次，服用前、后分别检测血脂水平，并进行统计学分析。结果：服用果王素后较服用前血清总胆固醇（TC）、甘油三酯（TG）、低密度脂蛋白胆固醇（LDL-C）均有明显降低，差异有显著性（$P < 0.01$），其降低 TC、TG、LDL-C 的总有效率分别达 81.5%、67.5%、74.1%。结论：果王素具有良好的降低 TC、TG、LDL-C 的作用。

【化学成分】维生素 C、木糖、果糖、葡萄糖、绿原酸、苹果酸、酒石酸、阿魏酸、咖啡酸、槲皮素、没食子酸、香豆酸、儿茶素、落新妇苷、七叶亭、莨菪素、二氢槲皮素、茳草素、黄酮、(+)-中树脂醇、(-)-丁香树脂和 (+)-松脂酚、油酸、亚油酸、棕榈酸、2α,3α-二羟基 -12 烯 -28-齐墩果酸、2α,3β-二羟基 -12-烯 -28-乌苏酸、3β-乙酰氧基 -12-烯 -28-乌苏酸、2α,3α-二羟基 -12-烯 -28-乌苏酸、齐墩果酸、胡萝卜苷、β-谷甾醇、熊果酸。

【药理作用】

1. 增强免疫功能　研究表明，健康受试妇女服用超氧化物歧化酶（SOD）猕猴桃果汁后，红细胞与血清丙二醛（MDA）水平显著降低，免疫球蛋白 IgG、IgA、IgM 均呈上升趋势，IgG 与 IgM 上升尤为明显；红细胞和血清 MDA 水平与免疫球蛋白 IgG、IgA、IgM 均呈负相关；血清 IgM 和红细胞与血清 MDA 水平呈显著负相关；IgG 与红细胞 MDA 水平呈显著负相关。证明纯天然 SOD 猕猴桃果汁具有抗脂质过氧化、降低血清和红细胞 MDA 水平，提高免疫球蛋白 IgG、IgA、IgM 的作用。

2. 降血糖作用　研究发现猕猴桃的石油醚、乙酸乙酯、正丁醇提取物能影响糖尿病小鼠的糖 - 脂代谢，显著降低小鼠空腹和餐后的血糖。此外，猕猴桃多糖也能降低糖尿病小鼠的血糖水平，且该多糖是由木糖与葡萄糖组成。进一步发现高分子量多糖的降糖效果优于低分子量多糖。但猕猴桃本身也含有大量的糖，因此糖尿病患者也不宜过多食用，避免引起酮症酸中毒。

3. 抗肝炎作用 猕猴桃具有清热、利尿、活血的功效，适用于治疗肝炎、水肿、跌打损伤等疾病，某些研究表明猕猴桃对急性肝损伤具有保护作用。采用 CCl_4 和 D- 半乳糖胺作为化学毒物制成小鼠急性肝损伤模型，并灌胃给药猕猴桃根提取物高、中、低剂量，最后采用赖氏法对小鼠血清内 ALT、AST 含量以及肝匀浆中 MDA 含量进行测定。CCl_4 所致肝损伤是典型的脂质过氧化损伤，猕猴桃根提取物对 CCl_4 和 D- 半乳糖胺导致的肝损伤病理变化有较明显的缓解作用，说明其对于清除自由基，避免细胞损害有一定的作用。因此可以认为猕猴桃对于肝损伤的作用机制可能是抵抗机体内的过氧化反应，维持细胞质膜的正常结构，从而保护肝细胞。研究发现猕猴桃根多糖（APPS）是治疗肝炎、肿瘤的主要药效物质基础，并通过实验证实 APPS 脂质体对急性 D- 半乳糖胺所致的实验性肝损伤具有一定的防治作用。

【原植物】中华猕猴桃 *Actinidia chinensis* Planch.

大型落叶藤本；幼枝或厚或薄地被有灰白色茸毛或褐色长硬毛或铁锈色硬毛状刺毛，老时秃净或留有断损残毛；花枝短的 4 ～ 5cm，长的 15 ～ 20cm，直径 4 ～ 6mm；叶纸质，倒阔卵形至倒卵形或阔卵形至近圆形，长 6 ～ 17cm，宽 7 ～ 15cm，顶端截平形并中间凹入或具突尖、急尖至短渐尖，基部钝圆形、截平形至浅心形，边缘具脉出的直伸的睫状小齿，腹面深绿色，无毛或中脉和侧脉上有少量软毛或散被短糙毛，背面苍绿色，密被灰白色或淡褐色星状绒毛，侧脉 5 ～ 8 对，常在中部以上分歧成叉状，横脉比较发达，易见，网状小脉不易见；叶柄长 3 ～ 6（～ 10）cm，被灰白色茸毛或黄褐色长硬毛或铁锈色硬毛状刺毛。聚伞花序 1 ～ 3 花，花序柄长 7 ～ 15mm，花柄长 9 ～ 15cm；苞片小，卵形或钻形，长约 1mm，均被灰白色丝状绒毛或黄褐色茸毛；花初放时白色，放后变淡黄色，有香气，直径 1.8 ～ 3.5cm；萼片 3 ～ 7 片，通常 5 片，阔卵形至卵状长圆形，长 6 ～ 10mm，两面密被压紧的黄褐色绒毛；花瓣 5 片，有时少至 3 ～ 4 片或多至 6 ～ 7 片，阔倒卵形，有短距，长 10 ～ 20mm，宽 6 ～ 17mm；雄蕊极多，花丝狭条形，长 5 ～ 10mm，花药黄色，长圆形，长 1.5 ～ 2mm，基部叉开或不叉开；子房球形，径约 5mm，密被金黄色的压紧交织绒毛或不压紧不交织的刷毛状糙毛，花柱狭条形。果黄褐色，近球形、圆柱形、倒卵形或椭圆形，长 4 ～ 6cm，被茸毛、长硬毛或刺毛状长硬毛，成熟时秃净或不秃净，具小而多的淡褐色斑点；宿存萼片反折；种子纵径 2.5mm。

产湖南、湖北、广西、贵州。生于海拔 200 ～ 600m 低山区的山林中。

（何琴 汪冶）

Meix labx 美蜡

女贞子 Nüzhenzi

【异名】女贞实、冬青子、爆格蚤、白蜡树子、鼠梓子。

【来源】本品为木犀科植物女贞 *Ligustrum lucidum* Ait. 的干燥成熟果实。

【采收加工】冬季果实成熟时采收，除去枝叶，稍蒸或置沸水中略烫后，干燥；或直接干燥。

【性味】甘、苦，凉。

《侗族医学》：苦，平。

《侗族医药探秘》：苦，平。

《侗药大观》：甘、苦，凉。

《中国侗族医药研究》：苦、甘，平。

《中国侗族医药学基础》：甘、苦，凉。

【功能与主治】补体，明目乌发，滋补肝肾。用于外伤出血，肝肾阴虚而致耳鸣，耳聋头晕，腰膝酸软，须发早白。

《侗族医学》：补体，明目。用于命刀（扭伤出血）。

《侗族医药探秘》：补体明目。用于外伤出血。

《侗药大观》：滋补肝肾，明目乌发。用于治疗眩晕耳鸣，腰膝酸软，须发早白，目眩不明等。

《中国侗族医药研究》：补肝肾，强腰膝。用于见花败。

《中国侗族医药学基础》：滋补肝肾，明目乌发。用于肝肾阴虚而致耳鸣、耳聋、头晕、腰膝酸软、须发早白等。

【用法用量】内服：6～12g，煎汤；或入丸剂。外用：适量，敷或点眼。

【附方】

1. 命刀　美蜡（女贞叶）嚼烂外敷患处。（《侗族医学》）

2. 外伤出血　鲜品适量，嚼烂外敷。（《侗族医药探秘》）

3. 脚鱼聚痧症　墨旱莲、女贞子各15g，闹素6g，黄毛耳草10g。煎水内服，每日3次。（《中国侗族医药研究》）

4. 见花败　金刚藤、金樱子各30g，女贞子15g。水煎服。（《中国侗族医药研究》）

5. 风牙痛　藤杜仲磨酒含；女贞叶3张嚼烂含在痛牙处，1h后吐出，每日数次。（《中国侗族医药研究》）

6. 疏肝解郁，养阴退热　黄珠子（栀子）15g，丹皮15g，柴胡10g，薄荷10g(后下)，门挡归（当归）10g，门嗦帕（白芍）15g，门树帕（白术）15g，门松（茯苓）15g，女贞子15g，娘旱莲（旱莲草）15g，甘草15g。每日1剂，水煎服。（《中国侗族医药学基础》）

【现代临床研究】

1. 肝炎的治疗　应用女贞子汤（女贞子30g为主药，加田基黄20g，丹参20g，茯苓20g，白术10g，生牡蛎30g，甘草5g组合而成）。每日1剂，水煎，取汁约600mL，分3次口服。1个月为一个疗程，连续治疗2～3个疗程。在临床上治疗慢性活动性肝炎获得较好疗效。

2. 降血脂作用　有报道用女贞子、怀菊花、生山楂、制首乌各30g，生大黄6g。煎汁500mL，每次饮用20mL，30天为1个疗程。连服2个疗程。治疗期间停用其他降脂药物。治疗60例高脂血症患者，结果三酰甘油平均值下降951mg/L，平均下降率为39.23%；胆固醇平均下降值为594.3mg/L，平均下降率为22.5%。用首乌延寿汤（女贞子、首乌、杜仲等）治疗高脂血症患者69例。结果有效率达95%，尤其对抑制三酰甘油的升高作用明显。

3. 反复呼吸道感染　纳入1999年1月至2001年6月反复呼吸道感染的患儿72例。分为常规治疗组（22例：男17例，女5例；年龄9个月至12岁）和试验组（50例：男36例，女14例；年龄9个月至13岁）。试验组给予女贞子（6～8g/d）和黄芪（15～20g/d）。水煎服，连服90天。结果显示：黄芪与女贞子合用对反复呼吸道感染患儿的发作次数有明显减少作用，同时减轻了临床症状，缩短了病程。

4. 对肾功能的影响　女贞子联用姜黄能延缓慢性肾衰竭的进展。研究者纳入150例慢性肾衰竭非透析患者，分为微炎症状态组（56例）和非微炎症状态组（94例）。微炎症状态组再随机分为治疗组

（姜黄、女贞子各 9g，水煎服，每日 1 次）和非治疗组各 28 例。3 个月后治疗组较非治疗组白介素 -6、肿瘤坏死因子 -α 和高敏 C- 反应蛋白含量明显下降，肾功能恶化程度减轻。

5. 对血液系统的影响　女贞子具有升高白细胞的药理作用。研究者采用含有女贞子的补血生白汤治疗化疗后白细胞减少症患者 45 例，总有效率达 91.1%，与采用鲨肝醇、利血生等治疗的 34 例患者做对照（总有效率达 71.6%），两组间总有效率有显著差异。

【化学成分】齐墩果酸、乙酰齐墩果酸、熊果酸、乙酸熊果酸、对 - 羟基苯乙醇、3,4- 二羟基苯乙醇、β- 谷甾醇、甘露醇、外消旋 - 圣草素、右旋 - 花旗松、槲皮素、女贞苷、10- 羟基女贞苷、女贞子苷、橄榄苦苷、10- 羟基橄榄苦苷、对 - 羟基苯乙基 -β-D- 葡萄糖苷、3,4- 二羟基苯乙基 -β- 葡萄糖苷、甲基 -α-D- 吡喃半乳糖苷、洋丁香酚苷、新女贞子苷、女贞苷酸、橄榄苦苷酸、代号为 GI-3 的裂环烯醚萜苷、鼠李糖、阿拉伯糖、葡萄糖，以及钾、钙、镁、钠、锌、铁、锰、铜、镍、铬、银等。

【药理作用】

1. 抗炎抗菌　研究表明，女贞子的提取物具有一定的抗炎、抗菌作用。在关于女贞子抗炎止痛作用机制的研究中发现，女贞子的水提液可有效抑制自由基和脂质过氧化物的产生，具有一定的消炎作用。另外，女贞子中所含有的齐墩果酸为广谱抗生素，对临床上常见的致病菌，如金黄色葡萄球菌、大肠埃希菌、溶血性链球菌、伤寒杆菌等，均具有较好的抑菌作用，尤其对金黄色葡萄球菌和伤寒杆菌的抑菌效果甚佳，其作用强于氯霉素。

2. 抗肿瘤　女贞子对巨噬细胞和肿瘤细胞具有逆转作用，可抑制 9 种癌细胞，比如结肠癌、胃癌等；它可以促进正常纤维细胞的增殖，降低基质溶素的分泌，从而阻止肿瘤细胞转移，达到抗肿瘤的目的。针对女贞子提取物中齐墩果酸含量及抗肿瘤活性展开研究，结果显示，女贞子提取物对人结肠癌、人肝癌细胞均有良好的抑制作用，尤其对人肝癌细胞的抑制作用更加明显，表明女贞子具有一定的抗肿瘤功效。

3. 保肝护肝　女贞子对肝脏损伤有着显著的保护作用，可通过清除自由基，促进肝细胞再生，抑制肝星状细胞等机制实现对肝脏的保护作用。研究发现，女贞总苷主要可通过防止机体脂质过氧化、降低炎症因子释放等机制，从而对急性肝损伤的小鼠达到保护作用。

4. 免疫调节　女贞子具有滋补肝肾的功效，属于补阴良药，有调节免疫功能的作用。研究表明，女贞子中分离的多糖可显著改善小鼠体内的相关免疫学指标，可有效促进相关免疫调节，增强机体免疫功能。通过研究红景天苷的免疫调节功能，结果显示，女贞子中的红景天苷可通过提高其特异性免疫功能、巨噬细胞吞噬功能、机体非特异性免疫功能，以及阻止骨髓细胞凋亡、诱导造血干细胞增殖分化等，从而调节其免疫功能。

5. 抗衰老　素有"天然抗氧化剂"之称的女贞子在抗衰老、抗氧化等方面的应用疗效显著。女贞子中提取的齐墩果酸能够增强人体对氧自由基的抵抗力，起到延缓衰老的效果。通过建立小鼠的 D- 半乳糖衰老模型，发现一定浓度的女贞子提取液能提高该小鼠的记忆力和学习能力，其脑组织中的超氧化物歧化酶（SOD）、谷胱甘肽过氧化酶（gSH-Px）、Na^+,K^+-ATP 酶活性升高，丙二醛（MDA）含量下降，可清除自由基，保护中枢神经系统的结构与功能。

6. 降血糖、血脂　高血糖、高血脂、高血压俗称"三高"，是一种代谢综合征，该类疾病在生活中比较普遍，它有严重的危害性，属于慢性疾病。据报道，女贞子具有良好的降血糖、降血脂作用。针对女贞子降血糖、降血脂活性及齐墩果酸衍生物展开研究，通过建立高脂饲料诱导糖尿病小鼠模型，利用女贞子提取物治疗模型小鼠，3 周后检测各项指标，结果表明女贞子提取物具有显著的降血糖作用；另外，在齐墩果酸有效部位降血脂活性的研究中表明，女贞子提取物还具有显著的降血脂作用。

7. 对内分泌系统的作用　研究表明，女贞子中既有雌激素样物质，也有雄激素样的物质存在，经放射免疫测定，女贞子含睾酮 428.31pg/g，雌二醇 139.02pg/g。证明女贞子既有睾酮样也有雌二醇样的激素类似物，即同一药物具有双向调节作用。用女贞子等补肾阴的中药在无势小白鼠阴道黏膜上产生了雌激素样作用，服药组兔卵巢的大卵泡数明显增多，雌激素升高。

8. 对造血系统的影响 女贞子对红系造血有促进作用。应用扩散盒血浆凝块法，女贞子能促进 CFU-E 生长，股骨中 CFU-E 较对照组明显为高，而 CFU-D 却显著减少。对用药后小鼠骨髓细胞进行形态学分析，女贞子组红系细胞百分数为 47.3±2.99，较对照组增高，粒系细胞百分数 37.6±3.96，较对照组减少，粒红比值亦相应变化。此外，对环磷酰胺及乌拉坦引起染色体损伤有保护作用。

9. 抗 HpD 光氧化作用 女贞子能够对抗 HpD 的光氧化作用，体内应用能够明显减轻 HpD 对小鼠的皮肤光敏反应。女贞子 60mg 生药 /mL，能明显减少 HpD5μg/mL 合并照光 10min 引起的红细胞丙二醛含量的增加，抑制率为 57.7%，明显对抗红细胞膜乙酰胆碱酯酶活力的抑制，对抗率为 49.0%，120mg/mL 时，对抗率为 53.3%，小鼠腹腔注射 HpD20mg/kg，照光 4h，女贞子 20g 生药 /kg，腹腔注射 1 次，明显减轻耳的光敏反应。

10. 其他作用 女贞子尚有强心、扩张冠状血管、扩张外周血管等作用；还用利尿、止咳、缓泻、抗菌等作用。齐墩果酸有某些强心、利尿作用；甘露醇则有缓下作用；还含有多量的葡萄糖，可能与其强壮作用有关。

【原植物】女贞 *Ligustrum lucidum* Ait.

灌木或乔木，高可达 25m；树皮灰褐色。枝黄褐色、灰色或紫红色，圆柱形，疏生圆形或长圆形皮孔。叶片常绿，革质，卵形、长卵形或椭圆形至宽椭圆形，长 6～17cm，宽 3～8cm，先端锐尖至渐尖或钝，基部圆形或近圆形，有时宽楔形或渐狭，叶缘平坦，上面光亮，两面无毛，中脉在上面凹入，下面凸起，侧脉 4～9 对，两面稍凸起或有时不明显；叶柄长 1～3cm，上面具沟，无毛。圆锥花序顶生，长 8～20cm，宽 8～25cm；花序梗长 0～3cm；花序轴及分枝轴无毛，紫色或黄棕色，果时具棱；花序基部苞片常与叶同型，小苞片披针形或线形，长 0.5～6cm，宽 0.2～1.5cm，凋落；花无梗或近无梗，长不超过 1mm；花萼无毛，长 1.5～2mm，齿不明显或近截形；花冠长 4～5mm，花冠管长 1.5～3mm，裂片长 2～2.5mm，反折：花丝长 1.5～3mm，花药长圆形，长 1～1.5mm；花柱长 1.5～2mm，柱头棒状。果肾形或近肾形，长 7～10mm，径 4～6mm，深蓝黑色，成熟时呈红黑色，被白粉；果梗长 0～5mm。花期 5～7 月，果期 7 月至翌年 5 月。

产于湖南、贵州、广西、湖北。生林中、坡地。可见于庭院孤植或丛植、行道树、绿篱等。

（何琴 汪冶）

Meix lagx ludt 美蜡鲁

酸枣 Suanzao

【异名】枣仁、酸枣核、小酸枣、山枣、棘。

【来源】本品为鼠李科植物酸枣 *Ziziphus jujuba* Mill. var. *spinosa*（Bunge）Hu ex H. F. Chou 的干燥成熟种子。

【采收加工】秋末冬初采收成熟果实，除去果肉和核壳，收集种子，晒干。

【性味】甘，平。

《中国侗族医药学基础》：甘，平。

【功能与主治】养肝，宁心，安神，敛汗。用于治虚烦不眠，惊悸怔忡，烦渴，虚汗。

《中国侗族医药学基础》：养肝，宁心，安神，敛汗。用于虚烦不眠，惊悸怔忡，烦渴，虚汗。

【用法用量】内服：6～15g，煎汤。

【附方】

1. 阴虚内热　门地贤（生地黄）15g，门嫩（山药）15g，门松（茯苓）15g，丹皮15g，酸枣仁15g，门冬墨（麦冬）15g，牛膝15g，夜交藤15g，浮小麦20g，嫩我味（五味子）15g，桑葚15g。每日1剂，水煎服。(《中国侗族医药学基础》)

2. 气血亏虚　炒白术15g，门辰挡（党参）15g，美门阳雀（黄芪）15g，门松（茯苓）20g，龙眼肉10g，酸枣仁10g，木香10g，门挡归（当归）10g，炙远志15g，茯神20g，炙甘草6g。每日1剂，水煎服。(《中国侗族医药学基础》)

3. 心脾受损　门树帕（白术）15g，美门阳雀（黄芪）15g，门辰挡（党参）15g，娘秀大（薏苡仁）20g，门松（茯苓）15g，茯神20g，门挡归（当归）10g，炙远志15g，酸枣仁15g，青木香10g。每日1剂，水煎服。(《中国侗族医药学基础》)

【现代临床研究】

1. 失眠　将60例失眠患者随机分成两组，并分别采用常规药物和酸枣仁汤治疗，结果发现治疗组疗效高于对照组，治疗失眠效果理想。研究发现加味酸枣仁汤联合西药（艾司唑仑片）能够有效改善患者的睡眠质量及觉醒周期，且安全性高。

2. 焦虑症　将100例焦虑性失眠患者随机分为对照组和研究组，对照组采用佐匹克隆药物治疗，研究组在对照组基础上采用加味酸枣仁汤治疗。结果发现，研究组患者的不良事件发生率低于对照组，研究组患者的焦虑状态较对照组缓解明显，且证实加味酸枣仁汤可提高焦虑患者体内的5-羟色胺和多巴胺水平。

3. 抑郁症　通过运用酸枣仁汤加减对48例更年期抑郁症的患者进行临床观察，结果发现通过采用酸枣仁汤加减方式进行治疗的治疗组有效率为92%，高于用黛力新治疗方式的对照组的71%，提示运用酸枣仁汤化裁加减可有效减轻患者更年期抑郁症的临床症状，提高治愈率。

3. 神经衰弱　对86例神经衰弱患者予以加味酸枣仁汤治疗。结果：显效58例，有效22例，无效6例，总有效率93%，提示加味酸枣仁汤治疗神经衰弱效果较好。

4. 其他临床应用　利用数据挖掘的方法探讨酸枣仁在现代临床应用上的量效关系，通过对2006年至2016年近10年期间的文献资料进行统计汇总整理，最终得出酸枣仁在现代临床上所涉及的常用量有10g，12g，15g，20g，24g，25g，30g，50g，主治疾病涉及41种，包括不寐、心悸、更年期综合征、神经衰弱、健忘、神经性头痛、紧张性头痛、早泄、高血压等。

【化学成分】酸枣仁皂苷A、酸枣仁皂苷B、酸枣仁皂苷A_1、酸枣仁皂苷C、酸枣仁皂苷B_1、乙酰酸枣仁皂苷B、原酸枣仁皂苷A、原酸枣仁皂苷B、原酸枣仁皂苷B_1、酸枣仁皂苷G，酸枣仁皂苷H、酸枣仁皂苷E、白桦脂酸、白桦脂醇、美洲茶酸、麦珠子酸、白桦脂酸甲酯、罗珠子酸甲酯、斯皮诺素、当药素、芹菜素、葛根素、酸枣黄素、角型呋喃黄酮鼠李糖苷、欧鼠李叶碱、酸李碱、荷叶碱、原荷叶碱、去甲荷叶碱、阿朴啡类生物碱、去甲异可利定、枣仁碱、安木非宾碱、木兰花碱、右旋衡州乌药碱、N-甲基巴婆碱、5-羟基-6-甲氧基去甲阿朴啡、酸枣仁环肽、环肽类生物碱jubanine-E、木兰碱、花生酸、花生烯酸、豆蔻酸、月桂酸、棕榈酸、硬脂酸、木焦油酸、油酸、亚油酸、十五碳酸、十六烯酸、二十二碳酸、胡萝卜苷、维生素C、酸枣多糖等。

【药理作用】

1. 镇静催眠作用　研究发现酸枣仁可以缩短失眠大鼠的觉醒时间，并且延长失眠大鼠的慢波睡眠时间，且其抗失眠作用随着剂量增加而增强。有研究表明，除皂苷类和黄酮类外，酸枣仁油有直接促进睡眠的作用，且不会产生耐受现象。有学者发现酸枣仁单体成分或药物制剂主要通过神经递质、细胞因子发挥抗失眠的作用。

2. 抗惊厥作用　研究表明，酸枣仁水溶性提取物可明显降低由戊四氮引起的小鼠阵挛性惊厥发生率及死亡率，可延长士的宁所致的惊厥潜伏期。研究发现，酸枣仁总生物碱组及环肽生物碱均可明显延长小鼠出现惊厥的时间及死亡时间。

3. 抗抑郁、抗焦虑作用　通过采用小鼠悬尾实验、空场实验及拮抗利血平所致的体温降低实验，证明了酸枣仁总生物碱具有一定的抗小鼠抑郁作用。此外，酸枣仁水溶液提取物中的多糖和黄酮类成分，可能是其抗焦虑作用的物质基础。

4. 抗心律失常、抗心肌缺血及强心作用　研究表明，酸枣仁中的单体成分酸枣仁皂苷 A 作为一种钙离子通道阻滞剂，通过影响大鼠单个心室肌细胞 L 型钙通道，达到抗实验性快速心律失常的作用。研究表明，酸枣仁皂苷 A 可能通过上调 Bcl-2 和下调 Bax 蛋白表达，从而对心肌缺血再灌注造成的损伤及再灌注造成的心律失常起到一定的保护作用。此外还发现酸枣仁油可以发挥正性肌力作用，其作用机制与增加单位时间内钙离子内流的速率有关。

5. 改善血液流变学作用　酸枣仁总皂苷可以起到降低血小板黏附率的作用，可以降低体外血栓指数，改善高黏大鼠的血液流变，即能起到较好的活血化瘀作用。

6. 降血压、降血脂、防止动脉粥样硬化作用　研究发现酸枣仁总皂苷可能通过其对心血管的调节作用及降低血脂等方面而对原发性高血压大鼠的血压起到降低的作用。研究表明，酸枣仁炮制品中的总皂苷在实验大鼠中具有降脂作用，能有效地针对高脂血症起到一定的积极治疗作用，此外还可促进脂蛋白的循环过程，降低胆固醇在血管壁黏附的风险。酸枣仁的活性成分酸枣仁皂苷 A 可以降低心肌细胞凋亡率，改善心功能，从而延缓动脉粥样硬化的发生过程。

7. 抗炎作用　研究发现酸枣仁油对于抗凝血药所引起的大鼠耳部炎性水肿有明显的抑制作用，通过抑制毛细血管的通透性从而对皮肤炎症的吸收起到促进作用。

8. 增强免疫及抗肿瘤作用　研究表明水苏糖及酸枣仁提取物可明显提高小鼠的迟发型变态反应、增加抗体生成细胞数及提升 NK 细胞活性，从而起到增强免疫的作用。研究发现酸枣仁油可升高小鼠的脾指数和胸腺指数，对 S180 实体肉瘤小鼠的瘤体生长起到抑制作用，抑瘤率为 58.21%。

9. 抗脂质过氧化作用　SOD 是机体中有防御作用的抗氧化酶，有阻碍生物膜过氧化，在预防衰老的过程中起到重要的作用。研究表明酸枣仁总皂苷可提高 SOD 的活性，从而降低自由基对膜的损伤程度。

10. 改善学习记忆能力作用　通过采用避暗法和迷津法观察酸枣仁黄酮对记忆障碍小鼠学习记忆能力的改善作用，结果显示酸枣仁黄酮降低小鼠的错误率，证实酸枣仁黄酮对小鼠的学习记忆能力有促进作用。通过给睡眠剥夺小鼠进行酸枣仁加锌合剂灌胃，观察发现酸枣仁加锌合剂不仅能改善因睡眠剥夺引起的小鼠学习记忆能力低下，还能使得小鼠已获得的学习记忆能力得以较好地保持。

【原植物】 酸枣 *Ziziphus jujuba* Mill. var. *spinosa*（Bunge）Hu ex H. F. Chou

落叶灌木或小乔木，高 1～3m。老枝褐色，幼枝绿色；枝上有两种刺，一为针形刺，长约 2cm，一为反曲刺，长约 5mm。叶互生；叶柄极短；托叶细长，针状；叶片椭圆形至卵状披针形，长 2.5～5cm，宽 1.2～3cm，先端短尖而钝，基部偏斜，边缘有细锯齿，主脉 3 条。花 2～3 朵簇生叶腋，小形，黄绿色；花梗极短 1 萼片 5，卵状三角形；花瓣小，5 片，与萼互生；雄蕊 5，与花瓣对生，比花瓣稍长；花盘 10 浅裂；子房椭圆形，2 室，埋于花盘中，花柱短，柱头 2 裂。核果近球形，直径 1～1.4cm，先端钝，熟时暗红色，有酸味。花期 4～5 月。果期 9～10 月。

产于湖南、贵州、广西、湖北。生于阳坡、干燥瘠土处、丘陵、岗地或平原，常形成灌木丛。

（何琴　汪冶）

Meix lagx sangl 美蜡仗

山鸡椒 Shanjijiao

【异名】山胡椒、木香子、木樟子、山姜子、山苍子、山苍树、木姜子。

【来源】本品为樟科植物山鸡椒 *Litsea cubeba*（Lour.）Pers. 的干燥果实。

【采收加工】夏秋季采收，晒干。

【性味】辛、苦，温。

《侗族医药探秘》：辛、苦，温。

《中国侗族医药学基础》：辛、苦，温。

【功能与主治】温中行气止痛，燥湿健脾消食，解毒消肿。用于消化不良，脘腹胀痛，胃寒腹痛，暑湿吐泻，食滞饱胀，痛经，疝气疼痛，疟疾，疮疡肿痛，酒瘀。

《侗族医药探秘》：祛风行气、健脾利湿，外用解毒。用于酒瘀。

《中国侗族医药学基础》：温中行气止痛，燥湿健脾消食，解毒消肿。用于胃寒腹痛，暑湿吐泻，食滞饱胀，痛经，疝气疼痛，疟疾，疮疡肿痛。

【用法用量】内服：3～10g，煎汤；或研粉每次1～1.5g。外用：适量，捣烂敷；或研粉调敷。

【现代临床研究】

1. 慢性支气管炎　山苍子油用于治疗慢性支气管炎，特别是喘息型支气管炎，效果显著。1987年杭州第一中药厂生产的山苍子油胶丸通过鉴定，先后应用该胶丸治疗慢性支气管炎627例，20天疗程总有效率为79%～94%，显控率为25%～76%。山苍子油为治疗慢性支气管炎的有效药物。还有即时平喘作用，最快15s，最慢5min，半数在1～2min内发挥作用，作用持续30min以上，最长达3h。山苍子油治疗慢性支气管炎，特别是喘息型慢性支气管炎和速发型变态反应引起的支气管哮喘发作，主要是通过平喘、抗过敏、减轻气管水肿、支气管平滑肌痉挛，以及消炎、祛痰、止咳等达到治疗的目的。

2. 脑血栓　山苍子油的抗血栓作用，已在动物实验中得到证实。原广州军区武汉市总医院应用山苍子制剂（脑脉通注射液）治疗118例脑血栓患者，采用肌内注射或静脉注射，肌内注射应用山苍子制剂5mL，每日2次，20天为1疗程；静脉注射则应用山苍子制剂20mL加等量10%葡萄糖静脉注射，每日2次，20天为1疗程。结果表明，总有效率为92.37%，基本治愈63例。治愈率为53.38%；显效25例，显效率为21.19%；好转21例，好转率为17.79%；无效9例，为7.6%。与其他治疗方法比较，治愈率提高20.65%，另外轻型患者较重型患者治愈率高。

3. 烧伤感染　烧伤创面感染是临床上比较棘手的问题，特别是一些耐药菌株感染和真菌感染。研究人员在药敏试验的基础上，应用3%山苍子油控制创面感染，并与3%克霉唑乳剂、1%磺胺嘧啶银霜比较。观察20例烧伤患者，年龄3～62岁，Ⅱ～Ⅲ度烧防面积为40%～90%，平均27.5%。结果表明，3%山苍子油抑制真菌的效果与已知的有效药物3%克霉唑相当，对细菌的抑制效果则与外用抗生素中作用甚强的磺胺嘧啶银相似，并且该制剂除对新鲜创面有5～10min可以耐受的疼痛刺激外，未见其他对创面愈合及全身的不良反应。因此，山苍子油为抗真菌、抗细菌的广谱抗菌药物，是一种很有实用价值的外用抗菌药。

【化学成分】柠檬烯、香茅醛、莰烯、甲基庚烯酮、α-蒎烯、乙酸乙酯、甲正庚基酮、1,8-桉油素、

α 及 β- 柠檬醛、异胡薄荷醇、月桂酸、癸酸、十二碳烯酸、月桂坦他宁、N- 甲基月坦他宁、异紫堇丁、胡萝卜苷、N- 反式阿魏酰 -3- 甲氧基酪安、N- 顺式阿魏酰 -3- 甲氧基酪安、木犀草素、槲皮素、灰叶素、棕榈酸酐、桉树脑、蒎烯环氧化物、阿魏酸、6,7- 二羟基 -3,7- 二甲基 -2- 辛烯酸、棕榈酸、胡萝卜苷、正十四碳酸、4,4- 二甲基 -1,7- 庚二酸、谷甾酮、芳樟异、反 4,5- 环氧树脂、β- 月桂烯、桉叶油素。

【药理作用】

1. 抗真菌作用　山苍子油是从中药山苍子中提炼的精油，一直作为香料供应市场。近几年研究表明：山苍子油具有广谱抗真菌作用。对白色念珠菌、申克孢子丝菌、新生隐球菌、大肠埃希菌、黑曲霉菌、青霉和酵母菌、皮肤癣菌等具有良好的抑制作用。

2. 治疗类风湿关节炎作用　研究发现山苍子根可缓解胶原诱导关节炎（CIA）大鼠关节肿胀，抑制 CIA 大鼠血清 TNF-α 及 IL-1β 水平，且随山苍子根剂量的增加其下调血清 IL-1β 水平的作用亦随之增加。山苍子根治疗类风湿性关节炎的机制可能与其下调血清 TNF-α 和 IL-1β 水平有关。

3. 抗哮喘作用　研究表明山苍子水提物柠檬醛能明显延长氯化乙酰胆碱 - 磷酸组胺喷雾引起的豚鼠哮喘潜伏期；能延长浓氨水喷雾诱发小鼠咳嗽反应潜伏期，明显减少咳嗽次数；能增加小鼠呼吸道酚红排泌量；能抑制乙酰胆碱对豚鼠离体气管平滑肌的收缩作用，使乙酰胆碱所致气管平滑肌量效曲线右移。认为柠檬醛气雾剂具有一定的平喘、镇咳和祛痰作用，具有良好的支气管解痉作用。

4. 抗氧化作用　对山苍子精油进行了抗氧化作用检测，发现山苍子精油具有一定的抗氧化效果，用量越大，抗氧化性能越强。但效果不及 TBHQ。以新鲜山苍子为原料，通过 Fenton 体系和碘量法，测定了山苍子无水乙醇提取液、蒸馏水提取液对羟自由基和过氧化氢的清除作用。结果表明：山苍子无水乙醇提取液为 5mL（相当于 0.05g 鲜山苍子）对羟自由基的清除率最高为 96.51%，无水乙醇提取液对 H_2O_2 的作用在 2.5mL 时（相当于 2.5g 鲜山苍子）清除率为 98.12%，明显强于蒸馏水提取液。

【原植物】山鸡椒 *Litsea cubeba*（Lour.）Pers.

落叶灌木或小乔木，高达 8 ～ 10m；幼树树皮黄绿色，光滑，老树树皮灰褐色。小枝细长，绿色，无毛，枝、叶具芳香味。顶芽圆锥形，外面具柔毛。叶互生，披针形或长圆形，长 4 ～ 11cm，宽 1.1 ～ 2.4cm，先端渐尖，基部楔形，纸质，上面深绿色，下面粉绿色，两面均无毛，羽状脉，侧脉每边 6 ～ 10 条，纤细，中脉、侧脉在两面均突起；叶柄长 6 ～ 20mm，纤细，无毛。伞形花序单生或簇生，总梗细长，长 6 ～ 10mm；苞片边缘有睫毛；每一花序有花 4 ～ 6 朵，先叶开放或与叶同时开放，花被裂片 6，宽卵形；能育雄蕊 9，花丝中下部有毛，第 3 轮基部的腺体具短柄；退化雌蕊无毛；雌花中退化雄蕊中下部具柔毛；子房卵形，花柱短，柱头头状。果近球形，直径约 5mm，无毛，幼时绿色，成熟时黑色，果梗长 2 ～ 4mm，先端稍增粗。花期 2 ～ 3 月，果期 7 ～ 8 月。

产湖南、湖北、广西、贵州，生于向阳的山地、灌丛、疏林或林中路旁、水边。

（何琴　汪冶）

Meix pagt demh yak ous 美盼登哑呕

三尖杉 Sanjianshan

【异名】榧子、血榧、石榧、水柏子、藏杉、桃松、狗尾松、三尖松、山榧树、头形杉。

【来源】本品为三尖杉科植物三尖杉 *Cephalotaxus fortunei* Hooker 的种子。

【采收加工】秋季采摘果实，打下种子，生用或炒熟用。

【性味】种子：甘、涩，平。

《侗药大观》：苦、涩，寒。

《中国侗族医药研究》：苦、涩，凉。

【功能与主治】种子：消积驱虫，润肺止咳。用于食积腹胀，小儿疳积，虫积，肺燥咳嗽。枝叶：抗癌。用于恶性淋巴瘤，白血病，肺癌，胃癌，食管癌，直肠癌等。根：抗癌，活血止痛。用于直肠癌，跌打损伤。

《侗药大观》：清热解毒，散结祛瘀，消瘰疬，止血，止泻。用于泄泻，刀伤出血，瘰疬，肺积等。

《中国侗族医药研究》：润肺，止咳，消积。用于麻咳不止，砂淋，走子。

【用法用量】内服：煎汤。果实：15～18g，早晚饭前各服1次，或炒熟食。枝叶：一般提取其中的生物碱，制成注射剂使用。总碱用量：成人每日（2±0.5）mg/kg，分两次肌内注射。根：10～60g。

《侗药大观》：用干品5～10g，水煎内服。刀伤出血用鲜品适量捣烂敷伤口。

《中国侗族医药》：内服煎汤，15～20g，或炒熟食。

【现代临床研究】

1. 治疗急、慢性髓细胞白血病　急性髓细胞白血病是一种常见的血液系统恶性肿瘤，化疗和骨髓抑制是常用的治疗手段，对于化疗原发耐药而难以治疗的患者，常用高三尖杉酯碱联合治疗。研究者用1mg/d高三尖杉酯碱、25～50mg/d阿糖胞苷联合150～300μg/d粒细胞集落刺激因子即HAG方案治疗28例急性髓细胞白血病。结果：完全缓解78%，此方案对急性髓细胞白血病的疗效明显，对老年性、继发性或耐药性白血病疗效得到肯定。为了验证小剂量的高三尖杉酯碱对难以治愈或者复发性的慢性髓细胞白血病的治疗效果，研究人员对67例此病患者进行了疗效观察，给药1～14天，1.5mg/d高三尖杉酯碱，7.5mg/d阿糖胞苷，结果有效率为89.5%。

2. 治疗红斑狼疮性疾病　红斑狼疮（SLE）属于自身免疫性疾病，多用免疫抑制剂治疗此类疾病，但是存在着许多不良反应。研究人员用糖皮质激素联合三尖杉碱治疗系统性红斑狼疮，给予36例SLE患者强的松每日0.8～1mg/kg，4～8周后开始每周减量5mg，维持量10～20mg/d，静脉滴注三尖杉碱1mg和0.9%氯化钠注射剂500mL，5～7天为1个疗程，间隔2～3周，共3～6个疗程。结果：狼疮活动积分表评分由治疗前平均14.36分降至5.16分，24h尿蛋白量、红细胞沉降率水平较治疗前明显下降（$P < 0.05$），抗核抗体转阴率87.5%，抗双链DNA抗体、核糖蛋白抗体转阴率分别为87.5%、83.3%。

【化学成分】12,16-二羟基松香烷-6,8,11,13-四烯-3-酮、桧醇、柳杉酚、贡山三尖杉二萜D、6-羟基山达海松酸、海南粗榧内酯、海南粗榧内酯醇、牛蒡子苷元、α-铁杉脂素、罗汉松脂酚、去甲络石苷元、表去甲络石苷元、(7'S)-羟罗汉脂素(7'R)-羟罗汉脂素、开环异落叶松树脂酚、5-(3″,4″-二甲氧基苯基)-3-羟基-3-(4'-羟基-3'-甲氧基苄基)-4-羟甲基二氢呋喃-2-酮、5,4'-二羟基-7-甲氧基-8-O-β-D-葡萄糖黄酮苷（5,4'-dihydroxy-7-methoxy-8-O-β-D-glucosyl-flavone）、二氢去氢二愈创木基醇、7R,8S-4,7,9,9'-四羟基-3,3'-二甲氧基-8-O-4'-新木脂素、7R,8R-4,7,9,9'-四羟基-3,3'-二甲氧基-8-O-4'-新木脂素、threo-1,2-双（4-羟基-3-甲氧基苯基）-1,3-丙二醇、20-羟基蜕皮激素（20-hydroxyecdysone）、罗汉松甾酮（makisterone A）、7,8-二氢-20羟基蜕皮激素、5,4'-二羟基-7-甲氧基-8-O-β-D-葡萄糖黄酮苷、5-O-β-D-葡萄糖芹黄素、3-O-β-L-鼠李糖槲皮素（quercetin-3-O-β-Lrhamnopyranosid）、芹菜素、β-谷甾醇、乙酰三尖杉碱、柯伊利素、桥氧三尖杉碱、三十一烷醇、7,3',4'-三羟基黄酮、柳杉酚、三尖杉碱、丁二酸、台湾三尖杉碱、胡萝卜苷。

【药理作用】

1. 抗肿瘤作用　研究表明三尖杉生物碱对动物移植性白血病P388、L1210有抑制作用。作用比较明显的三尖杉生物碱主要是三尖杉碱、高三尖杉酯碱、异三尖杉碱以及去氧三尖杉碱。主要的抗肿瘤机制体现在抑制蛋白基因的表达、诱导细胞凋亡和细胞分化等方面。

（1）抑制蛋白基因的表达：三尖杉生物碱的抗肿瘤机制主要为抑制蛋白合成的起始阶段、抑制肽链的延长、抑制蛋白性基因的表达。研究者以人子宫颈癌细胞株 HeLa 为研究对象，采用免疫印迹、流式细胞术和间接免疫荧光等方法，分析三尖杉碱对细胞增殖周期、凋亡等的影响，并检测着丝粒蛋白 Cenp B 基因表达的水平，进一步分析它与细胞增殖的关系及三尖杉碱的作用效应。结果表明，$0.2\mu g/mL$ 三尖杉碱作用时间的延长引起 HeLa 细胞 G 期缩短、S 期延长的时相变化趋势，与之相关的是 G_2 期向 G_1 期过渡的缓慢延迟；凋亡率呈现增加的趋势；相对于未处理的对照细胞，$0.2\mu g/mL$ 三尖杉碱的作用使 Cenp B 蛋白表达水平降低。研究人员发现 K562 细胞与高三尖杉酯碱作用 24h 后，P210BCR-ABL 蛋白表达水平下降到基础水平的 63%，48h 和 72h 后则进一步下降到 24% 和 < 0.5%，与此同时，K562 细胞的增殖能力和克隆形成能力也同步下降。

（2）诱导细胞凋亡：通过 DNA 电泳及流式细胞术来观察高三尖杉酯碱引起白血病 HL-60 细胞凋亡的过程。DNA 电泳研究方法显示，$10\mu g/mL$ 高三尖杉酯碱诱导 HL-60 细胞在 24h 时出现较典型的 DNA "Ladder"。流式细胞术研究发现，当高三尖杉酯碱的质量浓度为 $10\mu g/mL$ 时，出现典型的凋亡峰。实验结果显示，高三尖杉酯碱能诱导 HL-60 细胞凋亡，其影响强度与作用时间及剂量呈相关性。为了探讨高三尖杉酯碱引起 HL-60 细胞凋亡的机制，研究者运用高三尖杉酯碱作用 HL-60 细胞后撤药实验筛选其诱导 HL-60 细胞凋亡启动项时，通过流式细胞和免疫组化技术证明了 Bel-2、Bax、MAPK 途径 caspas-3 参与了高三尖杉酯碱启动 HL-60 细胞凋亡的信号转录。

（3）诱导细胞分化：用 MTT 法研究高三尖杉酯碱的作用机制。结果显示，高三尖杉酯碱可能通过下调 CD44 基因，进而提高 p27 和 p21 表达，抑制 cyclinE 活性而对 HL-60 细胞产生诱导分化作用。K562 细胞用高三尖杉酯碱处理后，明显上调其多个与细胞分化相关基因的表达水平，如上调转录因子（T/A）GATA（A/G）、过氧化物酶体增生物激活受体、红细胞谷胱甘肽还原酶等的表达水平。

2. 抗关节炎作用 采用大鼠佐剂性关节炎（AA）模型，以雷公藤多苷为阳性对照药，观察高三尖杉酯碱对大鼠佐剂性关节炎模型 P 物质及 IL-1β、TNF-α 的影响，实验证明高三尖杉酯碱可能是通过强烈抑制 AA 大鼠血清与滑膜中的 TNF-α、IL-1β 的量，以及血浆、滑膜中 P 物质量的分泌和释放，起到治疗 AA 的作用。这一发现将会为治疗风湿性关节炎提供安全、有效的药物。

【原植物】三尖杉 *Cephalotaxus fortunei* Hooker

乔木，高达 20m，胸径达 40cm；树皮褐色或红褐色，裂成片状脱落；枝条较细长，稍下垂；树冠广圆形。叶排成两列，披针状条形，通常微弯，长 4～13（多为 5～10）cm，宽 3.5～4.5mm，上部渐窄，先端有渐尖的长尖头，基部楔形或宽楔形，上面深绿色，中脉隆起，下面气孔带白色，较绿色边带宽 3～5 倍，绿色中脉带明显或微明显。雄球花 8～10 聚生成头状，径约 1cm，总花梗粗，通常长 6～8mm，基部及总花梗上部有 18～24 枚苞片，每一雄球花有 6～16 枚雄蕊，花药 3，花丝短；雌球花的胚珠 3～8 枚发育成种子，总梗长 1.5～2cm。种子椭圆状卵形或近圆球形，长约 2.5cm，假种皮成熟时紫色或红紫色，顶端有小尖头；子叶 2 枚，条形，长 2.2～3.8cm，宽约 2mm，先端钝圆或微凹，下面中脉隆起，无气孔线，上面有凹槽，内有一窄的白粉带；初生叶镰状条形，最初 5～8 片，形小，长 4～8mm，下面有白色气孔带。花期 4 月，种子 8～10 月成熟。

产于湖南、湖北、贵州、广西。生于阔叶树、针叶树混交林中。

【备注】本品的树皮、枝条、叶、根同等入药。

（杨鹏　黄斌　汪治）

Meix sal haic 美榨垣

云实 Yunshi

【异名】阎王刺、牛王茨、红百鸟不落、黄牛茨、斑麻症草、蛇不过、员实、天豆、马豆、朝天子、药王子、云实籽、铁场。

【来源】本品为豆科植物云实 *Caesalpinia decapetala*（Roth）Alston 的干燥种子。

【采收加工】秋季果实成熟时采收，剥取种子，晒干。

【性味】辛，温。

《侗族医学》：辣，热。

《中国侗族医药研究》：辛，温。

【功能与主治】解毒除湿，止咳化痰，杀虫。用于痢疾，疟疾，慢性气管炎，小儿疳积，虫积。

《侗族医学》：除寒，通筋。用于鲁逗冷（水痘）、朗鸟索信（小儿疳瘦）。

《中国侗族医药研究》：祛风解毒，散瘀除湿，活血止血。用于头痛，红病，伤目出血，伤寒咳嗽，肚痛，肿胀，月家摆白，月家寒，嘈心风，吊疏惊，九子疡，疳虫，枪弹入肉，跌打损伤，痢疾，小便摆白，经血不通，食欲不振，气促风，水疸，小儿疳瘦，风眼。

【用法用量】内服：煎汤，9 ～ 15g；或入丸、散。

《侗族医学》：焙干为末，开水冲服，15 ～ 30g。

【附方】

1. 鲁逗冷 美榨垣（云实）、美贺早（鸡眼草），焙干为末冲服。（《侗族医学》）

2. 朗鸟索信 匝·美榨垣（美榨垣茎虫）焙干为末，开水冲服。（《侗族医学》）

3. 老年咳嗽 云实、牛蒡子、肺筋草、天葵各 9g，落新妇、麦冬各 10g，四块瓦、大蝎子草、姨妈菜各 6g。煎水内服，每日 3 次。（《中国侗族医药研究》）

4. 咳喘、蛤蟆症 铁扫帚 30g，萝卜子、云实各 10g，射干、紫苏各 8g，鹅不食草 6g。煎水内服，每日 3 次。（《中国侗族医药研究》）

5. 歪嘴风 四块瓦、云实根、麦冬、钩藤各 10g，葛麻藤、僵蚕、白附子、天胡荽各 9g，红禾麻根、苕叶细辛各 6g。煎水内服，每日 3 次。（《中国侗族医药研究》）

6. 哑口症 土党参、土人参各 15g，五香血藤 9g，吴茱萸、云实根皮、蜘蛛香、木姜子叶、透骨香叶各 6g。煎水内服，每日 3 次。（《中国侗族医药研究》）

7. 风毒 云实根、防风各 9g，辣蓼草、藁本、土荆芥、徐长卿、威灵仙、鹅不食草各 6g。用法：煎水内服，每日 3 次。（《中国侗族医药研究》）

【现代临床研究】

1. 治疗小儿风寒感冒 选取 2018 年 5 月 ～ 2019 年 5 月某院收治的 150 例小儿风寒感冒患者作为研究对象，按照随机数表法分为两组，每组 75 例。对照组采用临床小儿风寒感冒治疗的一般方法，实验组采用云实感冒合剂联合小儿柴桂退热颗粒进行治疗，经过 1 周的治疗，比较两组临床治疗效果及不良反应情况。结果：云实感冒合剂联合小儿柴桂退热颗粒治疗小儿风寒感冒的效果明显好于空白对照组，且不良反应发生率明显低于空白对照组（$P < 0.05$）。结论：云实感冒合剂联合小儿柴桂退热颗粒治疗小儿风寒感冒有着非常不错的疗效，在临床可以推广。

2. 治疗老年呼吸道感染 选择门诊收治的 107 例老年呼吸道感染患者，并随机分为两组：对照组和观察组，患者例数分别为 52 例和 55 例。对照组的治疗药物为散寒解热口服液，观察组的治疗药物为云实感冒合剂联合猴耳环消炎胶囊，疗程均为1周。治疗期间观察两组患者临床症状咳嗽、咽痛及高热好转及消失时间，以及两组的治疗总有效率。结果：与对照组比较，观察组咳嗽、咽痛及高热的好转和消失时间均显著缩短（$P < 0.01$）；观察组和对照组的总有效率分别为96.15%和81.82%，两组间的差异具有显著统计学意义（$P < 0.01$）。结论：云实感冒合剂联合猴耳环消炎胶囊治疗呼吸道感染的临床疗效显著。

【化学成分】 3-去氧苏木查尔酮、苏木查尔酮、苏木黄酮B、3-去氧苏木查尔酮B、2′-甲氧基-3,3,4-三羟基苏木查尔酮、到3-O-（6″-O-E-咖啡酰基）-β-D-半乳吡喃糖苷、（Z）-7-羟基-8-甲氧基-3-（-4-甲氧基苄基）苯并二氢吡喃-4-酮、3-（-4-甲氧基苄基）-5,7-二羟基苯并二氢吡喃-4-酮、（E）-3-（-3′4′-二羟基苯亚甲基）-5,7-二羟基-苯并二氢吡喃-4-酮、（R）-5,7-二羟基-3（-4′-甲氧基苄基）苯并二氢吡喃-4-酮、5,7-羟基-3（-4′-甲氧基苄基）苯并二氢吡喃-4-酮、（R）-5,7-二羟基（4′-羟基-3′-甲氧基苄基）苯并二氢吡喃-4-酮、楝叶吴萸素B、山奈酚、5,7,3′,4′-四羟基-3-甲氧基黄酮、柚皮素、槲皮素、木犀草素、（E）-7-甲氧基-3-（4′-甲氧苯亚甲基）苯并二氢吡喃-4-酮、（E）-7-羟基-3（-3′,4′,5′-三羟基苯亚甲基）苯并二氢吡喃-4-酮、黄芪苷、芦丁、黄芩素、芹菜素、桉油烯醇、4,5-环氧-8（14）-石竹烯、9α-羟基-1β-乙氧基核仁醇、（+）-aphanamol I、10-羟基-6,10-环氧-7（14）-异癸烷、苏木苦素I、苏木苦素J、caesalminaxins O-T、云实苦素U-W、云实苦素C-G、spirocaesalminB、caesalpinin M1、caesalpinin M2、云实苦素E1-E3、caesalpininF、caesalpinin MD、新苏木苦素MA、新苏木苦素H、新苏木苦素P、chagreslactone、云实二萜F1、新苏木苦素N、2,3,5-三羟基苯甲酸甲酯、原儿茶酸甲酯、N-反式阿魏酰酪胺、trichostachine、肉桂酰哌啶、没食子酸、3,4,5-三羟基苯甲酸甲酯、3,4,5-三羟基苯甲酸乙酯、白藜芦醇、3,4,3′,5′-四羟基二苯乙烯、原苏木素A、β-月桂烯、（E）-β-罗勒烯、柠檬烯、石竹烯氧化物等。

【药理作用】

1. 抑菌作用 通过对小叶云实根提取到的单体化合物进行了抑菌活性筛选，发现化合物intricatinol、8-methoxybonducellin、岩白菜素、金丝桃苷和11-没食子酰岩白菜素具有不同程度的抑菌作用。其中，intricatinol对金黄色葡萄球菌、乙型链球菌以及铜绿假单胞菌的抑菌效果最好，intricatinol和金丝桃苷对肺炎克雷伯菌有抑制作用。有研究者评价了华南云实对革兰阳性菌和革兰阴性菌菌株的体外抗菌活性，庆大霉素和环丙沙星作为阳性对照药，结果发现其对金黄色葡萄球菌和耐甲氧西林金黄色葡萄球菌具有显著活性，最小抑菌浓度（MIC）64～128mg/mL。

2. 抗疟疾作用 通过微培养放射性同位素技术测定体外抗疟活性，阳性对照双氢青蒿素的半数抑制浓度（IC_{50}）为4.0nmol/L，从泰国大托叶云实中发现卡山烷型呋喃二萜类化合物 bonducellpins E-G 对恶性疟原虫的多药耐药K1株具有良好的抗疟活性，IC_{50}值分别为1.6μmol/L、5.8μmol/L、3.8μmol/L。在体内抗疟疾活性实验中，当剂量为10mg/kg时，华南云实种子二氯甲烷提取物对感染伯氏疟原虫小鼠的寄生虫血症水平有显著的抑制作用（98.6%），另外，从华南云实种子中分离出的7个新的呋喃烷型二萜（caesalpinins C-G，norcaesalpinins D、E）、norcaesalpinins G外，其余化合物对恶性疟原虫 FCR-3/A2 的体外生长表现出明显的剂量相关性抑制作用。

3. 抗肿瘤、抗癌作用 从刺果苏木中发现了卡山烷型二萜半缩酮 caesalpinolide A、B 具有抑制乳腺癌细胞、子宫内膜癌和宫颈癌细胞的活性，且抗肿瘤效果显著，IC_{50}值为12.8μmol/L、6.1μmol/L。用阿霉素作为阳性对照，用20μmol/L的化合物处理细胞72h后发现云实属植物中含有的黄芩素和芹菜素对MGC-803细胞系表现出抗肿瘤活性。巴西木素A是一种存在于苏木心材中的天然活性化合物，在50～450μg/mL剂量下可诱导乳腺癌MCF-7细胞死亡。研究者通过对洋金凤提取物进行银纳米颗粒的合成，用不同质量浓度（4～14μg/mL）合成的洋金凤银纳米粒子处理人结肠癌HCT116细胞。结果表明合成的洋金凤银纳米粒子对人结肠癌细胞株具有细胞毒性作用，体外抑制率达到77.5%。

4. 抗病毒作用　通过进行抗病毒实验，以利巴韦林作为阳性对照，将相同质量的 Para3 病毒悬浮液加到人喉表皮样癌细胞 Hep-2 中，在显微镜下观察抗病毒作用，结果从喙荚云实的种子中发现了 5 个呋喃二萜类化合物 caesalmin C-G 具有较好的抗 Para3 病毒活性。2014 年，有人从喙荚云实的种子中分离了 7 个呋喃二萜类化合物 spirocaesalmin B、caesalpinin M_1、caesalpinin M_2、caesalmin E_1、caesalmin E_2、caesalmin E_3、caesalpinin F_1，并且首次评估了所有化合物对流感病毒神经氨酸酶的体外抑制作用，结果显示 7 个化合物具有中等活性，IC_{50} 值分别为（56.8±1.42）、（51.7±2.33）、（87.4±2.10）、（61.5±2.19）、（64.3±2.52）、（45.9±1.78）、（29.0±1.95）μmol/L。

5. 抗炎、镇痛作用　采用瑞士白化小鼠，灌胃给予实验动物 100mg/kg 阿司匹林作为阳性对照，以及云实的 70% 甲醇提取物和正己烷提取物 100mg/kg，评估其抗炎、镇痛、解热活性，通过对各种疼痛模型的考察（包括扭体反应、甲醛诱导的舔足次数和热板法），表明云实的甲醇提取物比正己烷提取物具有更强的镇痛、抗炎和解热作用。

6. 抗氧化作用　通过评价云实的木材和果皮中甲醇提取物的抗氧化活性，质量浓度为 100 ~ 1500mg/mL，采用体外方法 [1,1- 二苯基 -2- 三硝基苯肼（DPPH）、一氧化氮和超氧化物清除] 筛选提取物的抗氧化活性，没食子酸用作阳性对照。结果表明云实果皮的抗氧化活性及酚类含量均高于木材。通过研究苏木提取物及其主要化合物 brazilin 在 320 ~ 340nm 紫外光（UVA）照射下的人表皮角质形成细胞中的抗氧化活性和对抗氧化酶表达的影响。结果表明：苏木提取物通过谷胱甘肽过氧化物酶 GPX 的亚型 GPX7 活化减少了 UVA 诱导的 H_2O_2 的产生，且 brazilin 通过 GPX7 表现出与苏木类似的抗氧化作用。通过 2,2- 联氮 - 二（3- 乙基 - 苯并噻唑 -6- 磺酸）二铵盐（ABTS）和 DPPH 实验研究了云实中没食子酸的抗氧化能力。结果显示分离出的没食子酸在上述两种模型中均显示出显著的体外自由基清除活性，认为云实提取物可以用作有效的抗氧化剂。

7. 其他作用　通过研究苏木干燥心材对细胞凋亡、促进体外分化和体内抗急性髓细胞白血病（AML）活性的影响，表明通过诱导线粒体凋亡和促进分化，苏木提取物对 AML 细胞具有抑制作用。另外研究发现从苏木心材分离得到的苏木查尔酮和巴西木素对小鼠血小板聚集具有抑制作用。

【原植物】云实 *Caesalpinia decapetala*（Roth）Alston。名称已修订，正名是云实 *Biancaea dec.*

藤本；树皮暗红色；枝、叶轴和花序均被柔毛和钩刺。二回羽状复叶长 20 ~ 30cm；羽片 3 ~ 10 对，对生，具柄，基部有刺 1 对；小叶 8 ~ 12 对，膜质，长圆形，长 10 ~ 25mm，宽 6 ~ 12mm，两端近圆钝，两面均被短柔毛，老时渐无毛；托叶小，斜卵形，先端渐尖，早落。总状花序顶生，直立，长 15 ~ 30cm，具多花；总花梗多刺；花梗长 3 ~ 4cm，被毛，在花萼下具关节，故花易脱落；萼片 5，长圆形，被短柔毛；花瓣黄色，膜质，圆形或倒卵形，长 10 ~ 12mm，盛开时反卷，基部具短柄；雄蕊与花瓣近等长，花丝基部扁平，下部被绵毛；子房无毛。荚果长圆状舌形，长 6 ~ 12cm，宽 2.5 ~ 3cm，脆革质，栗褐色，无毛，有光泽，沿腹缝线膨胀成狭翅，成熟时沿腹缝线开裂，先端具尖喙；种子 6 ~ 9 颗，椭圆状，长约 11mm，宽约 6mm，种皮棕色。花果期 4 ~ 10 月。

产湖南、湖北、贵州、广西。生山坡灌丛中及平原、丘陵、河旁等地。

（何琴　汪冶）

Meix sunl demh yak 美钻登哑

火棘 Huoji

【异名】锉里刺、饱饭花、赤阳子、红子、救命粮、救军粮、豆金娘、水搓子、水杈子、水红子、救兵粮、火把果、红子刺、吉祥果。

【来源】本品为蔷薇科植物火棘 *Pyracantha fortuneana*（Maxim.）Li 的果实。

【采收加工】秋季采果，冬末春初挖根，晒干或鲜用，叶随用随采。

【性味】甘、酸，平。

《中国侗族医药研究》：甘、酸，平。

《全国中草药汇编》：甘、酸，平。

【功能与主治】消积止痢，活血止血。用于消化不良，肠炎，痢疾，小儿疳积，崩漏，白带，产后腹痛。

《中国侗族医药研究》：健脾和胃，益肾固涩。用于心头痛，霍乱干呕，月家红崩山。

【用法用量】内服：煎汤，15 ～ 30g；或浸酒。外用：适量，捣敷。

【化学成分】金丝桃苷、异金丝桃苷、槲皮素 -3- 鼠李糖苷、芦丁、异槲皮苷、芒苷、槲皮素、圣草酚、β- 谷甾醇、二聚儿茶素、反式肉桂酸、绿原酸、维生素 B_1、维生素 B_2、维生素 C、维生素 E、维生素 B_6、亚麻酸、亚油酸、油酸、蛋白质、糖、β- 谷甾醇、圣草素、芸香苷、芒花苷、异槲皮苷。

【药理作用】

1. 抗氧化作用　火棘果实粉可使小鼠心、肝、脑的 MDA 含量降低，SOD 的活性升高，全血、肝 GSH-Px 活性和 GSH 含量升高，胸腺指数回升，表明火棘有抗氧化的作用。

2. 对免疫功能的作用　火棘果能促进小鼠生长代谢，且有较强的清除自由基的能力，还可以降低血液中总胆固醇，增强细胞免疫功能，增强小鼠体力和促消化功能等。火棘果红色素提取物能显著提高小鼠腹腔巨噬细胞吞噬功能，促进溶血素水平及溶血空斑的形成，发挥免疫活性。

3. 健脾助消化作用　火棘果实提取物可促进大鼠小肠的吸水功能、胆汁分泌和胃液分泌，增强胃蛋白酶的活性，发挥消食健脾功效。

4. 降血脂作用　通过火棘果实干粉配成的标准饲料喂养大鼠能使其体内的血脂各项指标含量明显下降而降血脂，血液流变学明显改善避免血脂沉积、血栓形成，兼能保护心肌，对心血管有一定的保护作用。

5. 抑菌作用　通过对火棘果实浸提液的抑菌活性研究，发现火棘果实 1% 盐酸乙醇浸提物对金黄色葡萄球菌、大肠埃希菌和一种未知细菌有抑制作用，其中对大肠埃希菌和一种未知细菌的抑菌效果比较明显，对真菌青霉有一定的抑制作用。

6. 护肝作用　研究发现火棘果实提取物可以有效降低应激负荷小鼠血浆 ALT 活力和血浆、肝组织匀浆中 MDA 水平，并显著提高血浆和肝组织匀浆的抗氧化能力指数和维生素 C 水平，从而表现出对拘束应激负荷下活性氧引起的小鼠肝损伤具有一定的保护作用。

【原植物】火棘 *Pyracantha fortuneana*（Maxim.）Li

常绿灌木，高达 3m；侧枝短，先端成刺状，嫩枝外被锈色短柔毛，老枝暗褐色，无毛；芽小，外被短柔毛。叶片倒卵形或倒卵状长圆形，长 1.5 ～ 6cm，宽 0.5 ～ 2cm，先端圆钝或微凹，有时具短尖头，基部楔形，下延连于叶柄，边缘有钝锯齿，齿尖向内弯，近基部全缘，两面皆无毛；叶柄短，无毛或嫩时有柔毛。花集成复伞房花序，直径 3 ～ 4cm，花梗和总花梗近于无毛，花梗长约 1cm；花直径约 1cm；萼筒钟状，无毛；萼片三角卵形，先端钝；花瓣白色，近圆形，长约 4mm，宽约 3mm；雄蕊 20，花丝长 3 ～ 4mm，药黄色；花柱 5，离生，与雄蕊等长，子房上部密生白色柔毛。果实近球形，直径约 5mm，橘红色或深红色。花期 3 ～ 5 月，果期 8 ～ 11 月。

产湖北、湖南、广西、贵州，生于山地、丘陵地阳坡灌丛草地及河沟路旁，海拔 500 ～ 2800m。

【备注】本品根和叶也入药用。

根：清热凉血。用于虚痨骨蒸潮热，肝炎，跌打损伤，筋骨疼痛，腰痛，崩漏，白带，月经不调，吐血，便血。

叶：清热解毒。外敷治疮疡肿毒。

（何琴　汪冶）

Meix sangp denv 美尚吨

牡荆 Mujing

【异名】小荆实、牡荆实、梦子、荆条果。

【来源】本品为马鞭草科植物牡荆 *Vitex negundo* var. *cannabifolia*（Sieb.et Zucc.）Hand.-Mazz. 的干燥果实。

【采收加工】8～9月间，当果实成熟时采收，晒干。

【性味】苦、辛，温。

【功能与主治】祛风解表，止咳平喘，化湿祛痰，理气消食止痛。用于伤风感冒，咳嗽哮喘，胃痛吞酸，消化不良，食积泻痢，胆囊炎，胆结石，疝气，脚气肿胀，白带。

【用法用量】内服：5～10g，煎汤；或入丸、散。

【现代临床研究】**小儿咳喘**　观察小儿迁延性气管炎所致的咳喘22例和上呼吸道感染引起的咳嗽36例，结果在3～4天内分别有18例和23例咳喘消失，3例和7例咳喘明显减轻，其余无效。其中有合并症的11例，治疗后9例痊愈，2例无效。对再发病例应用仍然有效，但对急性期效果较差。认为牡荆子有化痰止喘作用，能促进呼吸道炎症分泌物的吸收，但抗菌力不强。对下呼吸道疾病如肺炎所引起的咳嗽，可以减轻症状。治疗中部分患儿服药后略有出汗，余无不良反应。用法：牡荆（叶、籽）1.5两，加水煎成100mL，加糖，日服3次，每次10mL。对有并发症的，结合辨证加用其他中药。

【化学成分】莶草素、异莶草素、牡荆苷Ⅲ、6-羟基-4-（4-羟基-3-甲氧基苯基）3-羟甲基-7-甲氧基-3,4-二氢（3R,4S)-2-醛基萘、6-羟基-4-（4-羟基-3-甲氧基苯基）3-葡萄糖基氧甲基-7-甲氧基-3,4-二氢（3R,4S)-2-醛基萘、6-羟基-4-（3,4-二甲氧基苯基）3-羟甲基5-甲氧基-3,4-二氢（3R,4S)-2-醛基萘、正癸醇、2,5,5,8a-四甲基八氢-2H-苯并吡喃、β-石竹烯、环己烯、蛇床子素、4-羟基-4-甲基-2-戊酮、9-（3-丁烯基）蒽、17,21-二羟基-3,20-孕甾二醇、β-甲基紫罗兰酮、氧化石竹烯、桉叶油素、三十六烷、亚麻酸甘油酯、3β-乙酰氧基齐墩果-12-烯-27羧酸、6-羟基-4-（4'-羟基-3'-甲氧苯基)-3-羟甲基-7-甲氧基-3,4-二氢-2-萘醛丁香酸、香草酸、牡荆木脂素、棕榈酸、硬脂酸、油酸、亚油酸。

【药理作用】

1. 抗氧化活性　牡荆子乙醇提取物对油脂有较强的抗氧化活性，同时其抗氧化活性与所含黄酮化合物的含量有关，因此推测黄酮类化合物可能是提取物抗氧化作用的重要活性成分。对牡荆子75%乙醇提取物进行抗氧化活性评价，结果显示其中的总酚类成分是其发挥清除DPPH作用的主要活性成分，可开发为天然抗氧化物，但其抗氧化能力弱于芦丁。

2. 抗肿瘤作用　研究发现从牡荆子中分离得到的4个多甲氧基黄酮类化合物显示出中等程度的杀伤人肝癌细胞（HepG-2）和大鼠胶质瘤细胞株（C7）作用。实验研究进一步发现VB-1对乳腺癌细胞（MCF-7，MDA-MB-231）及卵巢癌细胞（COC1）的诱导凋亡有类似的浓度依赖作用。众多的实验结果都表明牡荆中的木脂素类化合物尤其VB-1具有广谱的抗肿瘤活性，具有开发成抗肿瘤药物的广阔前景。

3. 祛痰、镇咳、平喘作用 研究发现牡荆子脂样物可松弛豚鼠气管和小鼠肺平滑肌，有比较强的抗组织胺和乙酰胆碱作用，说明其可用于对抗自主神经兴奋引发的支气管收缩，从而发挥平喘的作用。实验表明牡荆子提取物及牡荆叶的挥发油可产生对实验性哮喘的保护作用，且其毒性小，临床使用安全性高。

4. 解热、镇静作用 研究发现，牡荆子对 2,4- 二硝基苯酚所致的大鼠发热有缓解作用，可减缓热板法及醋酸扭体小鼠的疼痛反应，还可协同作用于小鼠阀下催眠剂量戊己比妥的促进睡眠作用。

5. 抗菌、杀虫作用 山东省部分地区还将牡荆的叶、花、果实用作土壤杀虫剂。对牡荆叶挥发油进行了化学成分的研究，并对其进行了烟草甲的杀虫活性研究，发现其中的片石竹席和桉油精对烟草甲有一定的触杀毒性，同时桉油精还显示出较强的熏蒸活性，此研究为烟草甲的综合防治及牡荆的杀虫活性的深入研究提供了思路。

6. 降血脂、护肝作用 研究发现牡荆子提取液可降低高脂饲料所致的高脂血症，减少大鼠肝脏脂肪蓄积，其机制可能与减少肠道脂类物质的吸收和促进分解代谢有关。另外，实验还发现牡荆子提取液可促进肝糖原再生，有一定的保护肝脏的作用。

7. 免疫增强作用 采用氧爆发吞噬作用试验评价牡荆子氯仿提取物化合物 PMNs 的作用。发现该化合物在最低质量浓度为 0.5μg/mL 时表现出免疫增强活性，并鉴定该化合物结构为木脂素类化合物，即 6- 羟基 -4-（4′- 羟基 -3′- 甲氧苯基）-3- 羟甲基 -7- 甲氧基 -3，4- 二氢 -2- 萘醛。

【原植物】 牡荆 *Vitex negundo* var. *cannabifolia*（Sieb.et Zucc.）Hand.-Mazz.

落叶灌木或小乔木；小枝四棱形。叶对生，掌状复叶，小叶 5，少有 3；小叶片披针形或椭圆状披针形，顶端渐尖，基部楔形，边缘有粗锯齿，表面绿色，背面淡绿色，通常被柔毛。圆锥花序顶生，长 10 ~ 20cm；花冠淡紫色。果实近球形，黑色。花期 6 ~ 7 月，果期 8 ~ 11 月。

产湖南、湖北、贵州、广西，生于山坡路边灌丛中。

（何琴　汪冶）

Meix xeec liuh 美夕榴

石榴 Shiliu

【异名】 若榴木、丹若、山力叶、安石榴、花石榴、金罂、金庞、涂林、天浆、石榴壳、安石榴、酸实壳、酸石榴皮、酸榴皮、西榴皮。

【来源】 本品为石榴科植物石榴 *Punica granatum* L. 的干燥果皮。

【采收加工】 秋季果实成熟时采摘，除去种子及隔瓤，切瓣晒干，或微火烘干。

【性味】 酸、涩，温。

《侗族医学》：酸、涩，热。

《侗药大观》：酸、涩，温。

《中国侗族医药学基础》：酸、涩，温。

【功能与主治】 涩肠止泻，杀虫，收敛止血。用于中气虚弱之久泻久痢，中气下陷之脱肛，虫积腹痛，便血崩漏等。

《侗族医学》：除寒，止泻，杀虫。用于啰给冻亚（红痢），份唐扁（绦虫病）。

《侗药大观》：具有涩肠止血、驱虫的功能。用于治疗泄泻，痢疾，肠风下血，胃炎，痢疾，酒痢，崩漏，脱肛，白带过多，虫疾腹痛等。

《中国侗族医药学基础》：涩肠止泻，止血，驱虫。用于久泻，久痢，便血，脱肛，崩漏，白带，虫积腹痛等。

【用法用量】内服：3～10g，煎汤。入汤剂多生用，入丸、散多炒用，止血多炒炭用。

《中国侗族医药学基础》：10～15g，煎汤；或入丸、散。外用：适量，煎水熏洗；研末撒或调敷。

《侗药大观》：10～15g，水煎内服。

【附方】啰给冻亚（红痢）　石榴、奴尽介亚（鸡冠花），煎水内服。（《侗族医学》）

【现代临床研究】

1. 治疗泄泻　据记载泄泻病因复杂，但其基本病机为脾病与湿盛，致肠道功能失司而发生泄泻。病位在肠，主病之脏属脾，同时与肝、肾密切相关。病理性质有虚实之分，暴泻以湿盛为主；久病多偏于虚证。以运脾化湿为治疗大法。研究认为糖尿病患者腹泻属中医学"腹泻""飧泄"等病证范畴。其主要由于消渴日久，耗损脾肾之阴，阴损及阳，脾气亦虚，清气不升，水湿内停，下趋于肠而致；严重者脾肾阳虚，命门火衰，不能助脾胃腐熟水谷，运化精微，因而形成"五更泻"。自拟"健脾止泻汤"加减，并重用石榴皮治疗糖尿病腹泻30例获得满意疗效。

研究认为慢性腹泻是临床常见病，病情顽固，可达数十年不愈。以腹泻在一年以上，每日大便4次以上，大便稀溏，或有黏液稀便，经大便镜检无菌痢为诊断标准。采用自拟复方石榴皮汤加减治疗慢性腹泻60例取得良好疗效。研究通过近三年收治的秋冬季腹泻患儿62例的临床疗效观察，发现治疗组在常规治疗基础上加用石榴皮汤灌肠有效率明显高于对照组，且差异具有统计学意义。得出结论：加减石榴皮汤灌肠配合西医常规治疗婴幼儿秋冬季腹泻能够迅速缓解腹泻症状，缩短患儿病程，减少住院天数，疗效较好。

2. 治疗扁平疣　研究发现石榴皮中含有多种生物碱。抑菌实验证实：石榴皮抗菌谱广，对金黄色葡萄球菌、溶血性链球菌、霍乱弧菌、痢疾杆菌、变形杆菌等有明显抑制作用。扁平疣的病变部位表浅，多暴露在平坦处，为热湿敷提供了方便，热湿敷可直接将石榴皮液作用于皮疣局部，吸收直接，易于发挥药效，较之于口服给药，能避免加重患者的胃肠道负担，也避免发生恶心呕吐等不良反应。通过观察鲜石榴皮液热敷治疗扁平疣8例，研究发现鲜石榴皮液热敷治疗扁平疣疗效确切，方法简便易行，无不良反应。

【化学成分】石榴皮碱、异石榴皮碱、伪石榴皮碱、N-甲基异石榴皮碱、石榴皮鞣质、2,3-O-连二没食子酰石榴皮鞣质、2-O-没食子酰-4,6-（s,s）并没食子酸连二没食子酰-D-葡萄糖、2,3-（s）-六羟基联苯二甲酰基-D-葡萄糖、石榴皮葡萄糖酸、木麻黄鞣质、木麻黄鞣宁、β-1,4,6-三-O-没食子酰基葡萄糖、短叶苏木酚酸甲酯、短叶苏木酚、β-1,6-二-O-没食子酰基葡萄糖、鞣花酸、鹰嘴豆芽素A、蒲公英赛醇、β-谷甾醇、棕榈酸酯、山柰酚-3-O-β-D-吡喃葡萄糖苷、槲皮素-3-O-β-D-吡喃葡萄糖苷、山柰酚-3-O-β-D-吡喃木糖苷、柚皮素-7-O-β-D-吡喃葡萄糖苷、山柰酚-3-O-β-D-芸香糖苷、5-羟甲基糠醛、正丁基-O-β-D-吡喃果糖苷、3,3′-二甲基鞣花酸-4-O-β-D-吡喃葡萄糖苷、3-O-（β-D-吡喃葡萄糖基）-1-（3-甲氧基-4-羟基苯基）-1-丙酮、3-O-（β-D-吡喃葡萄糖基）-1-（3,5-二甲氧基-4-羟基苯基）-1-丙酮、5-羟甲基呋喃-3-羧酸、没食子酸、没食子酸乙酯、木犀草素、8-甲雷杜辛、7-羟基-4′,6-二甲氧基异黄酮、刺芒柄花素、三粒小麦黄酮、蒲公英萜酮、齐墩果酸、乌苏酸、D-半乳糖醇、胡萝卜苷、苹果酸、熊果酸、异槲皮苷、树脂、甘露醇、糖等。

【药理作用】

1. 抗病原微生物作用　据文献记载，石榴皮煎剂对白喉杆菌、金黄色葡萄球菌、史氏及福氏痢疾杆菌、变形杆菌有抑制作用。水浸剂对红色表皮癣菌、奥杜盎小孢子菌及星形奴卡菌等10种皮肤真菌有抑制作用。石榴皮煎剂能抑制流感病毒生长，能抑制生殖器疱疹病毒。

2. 对血液系统的影响　据报道石榴皮提取物具有血浆蛋白凝固作用，可提高凝血因子功能和小血管收缩功能。

3. 毒性　文献显示石榴皮含鞣质较多，对胃肠黏膜有刺激作用，石榴皮总碱毒性约为石榴皮毒性的 25 倍。对蛙、小鼠、豚鼠、兔及猫的毒性是致运动障碍及呼吸麻痹。石榴皮总碱对心脏有暂时性兴奋作用，使心率减慢；对自主神经有烟碱样作用，1g/kg 引起脉搏变慢及血压上升，大剂量使脉搏显著加快；对骨骼肌有藜芦碱样作用。

【原植物】石榴 *Punica granatum* L.

落叶灌木或乔木，高通常 3～5m，稀达 10m，枝顶常成尖锐长刺，幼枝具棱角，无毛，老枝近圆柱形。叶通常对生，纸质，矩圆状披针形，长 2～9cm，顶端短尖、钝尖或微凹，基部短尖至稍钝形，上面光亮，侧脉稍细密；叶柄短。花大，1～5 朵生枝顶；萼筒长 2～3cm，通常红色或淡黄色，裂片略外展，卵状三角形，长 8～13mm，外面近顶端有 1 黄绿色腺体，边缘有小乳突；花瓣通常大，红色、黄色或白色，长 1.5～3cm，宽 1～2cm，顶端圆形；花丝无毛，长达 13mm；花柱长超过雄蕊。浆果近球形，直径 5～12cm，通常为淡黄褐色或淡黄绿色，有时白色，稀暗紫色。种子多数，钝角形，红色至乳白色，肉质的外种皮可供食用。

产于湖南、贵州、广西、湖北。生于海拔 300～1000m 的山上。现多为栽培。

（杨鹏　黄斌　汪冶）

Mix nugs naeml 没奴嫩

无花果 Wuhuaguo

【异名】阿驵、阿驿、映日果、优昙钵、蜜果、文仙果、奶浆果、品仙果、红心果、底珍、挣桃、树地瓜。

【来源】本品为桑科植物无花果 *Ficus carica* L. 的干燥花托。

【采收加工】全年可采，洗净，鲜用或切片晒干。

【性味】甘，凉。

《侗族医学》：微苦、涩，凉。

《侗药大观》：甘，平。

《中国侗族医药》：微苦、涩，凉。

【功能与主治】清热生津，健脾开胃，解毒消肿。用于咽喉肿痛，燥咳声嘶，乳汁稀少，热秘，食欲不振，脘痞、胃脘痛，泄泻，痢疾，痈肿，癣疾。

《侗族医学》：退热，退水。用于耿来（腰痛水肿），涸冷（水肿病），份审（癣）。

《侗药大观》：健胃清肠，消肿解毒。用于治疗肠炎，痢疾，便秘，咽喉肿痛，高血压等。

《中国侗族医药》：退热退水。用于疸。

【用法用量】内服：煎汤，9～15g，大剂量可用至 30～60g；或生食鲜果 1～2 枚。外用：适量，煎水洗；研末调敷或吹喉。

【附方】

1. 耿来　没奴嫩（无花果）、骂麻剃（紫花地丁）、尚娘架（白茅根）、骂巴笨丽（萹蓄）、骂嘎茂（车前草），煎水内服。（《侗族医学》）

2. 份审　将无花果叶柄折断，收取折断处流出的白色浆液，外擦患处，每日 2～3 次。（《中国侗

族医药》）

【现代临床研究】

1.治疗痔疮　将 89 例患者随机分成 2 组，联合治疗组 45 例接受无花果叶熏洗结合针灸治疗，对照组 44 例单用无花果叶熏洗治疗，治疗 2 周后比较 2 组临床疗效。结果：治疗组总有效率 97.78%，对照组总有效率 88.64%，2 组差异有统计学意义，治疗组明显优于对照组（$P < 0.05$）。在临床症状改善方面，2 组治疗后均有显著改善，但无花果叶熏洗联合针灸治疗组患者的改善程度优于对照组（$P < 0.05$）。结论：无花果叶熏洗联合针灸治疗痔疮，可有效改善肛门疼痛、瘙痒、脱出、便血等症状，临床疗效良好且经济安全。

2.治疗刺瘊　据报道取无花果嫩枝条少许，断开取汁，涂抹于患处，每日 2 ～ 3 次，3 天为 1 个疗程。轻者 1 个疗程刺瘊即可自然脱落，重者 2 ～ 3 个疗程即治愈，而且不留瘢痕。

【化学成分】枸橼酸、延胡索酸、琥珀酸、丙二酸、奎宁酸、莽草酸、无花果蛋白酶、黄曲霉毒素（B_1、B_2、G_1、G_2）、γ- 胡萝卜素、叶黄素、堇黄质、天冬氨酸、甘氨酸、谷氨酸、亮氨酸、蛋氨酸、丙氨酸。

【药理作用】

1.抗癌与抗肿瘤作用　据报道无花果抗癌成分有补骨脂素、皂苷类、苯甲醛以及其他营养成分，可抗胃癌、人结肠癌、艾氏肉瘤、艾氏腹水癌、S180 肉癌、肝癌、肺癌等，并能延缓移植性腺癌、骨髓性白血病、淋巴肉瘤的发展，且不同品系无花果的不同部位有不同程度的抗癌作用和提高免疫功能的作用。

2.增强免疫力作用　据文献报道无花果多糖可促进免疫抑制小鼠腹腔巨噬细胞产生和分泌白介素 IL-1α，脾细胞产生和分泌 IL-2，促进刀豆蛋白（ConA）和脂多糖（LPS）刺激的脾细胞增殖，降低血清可溶性白细胞介素 -2 受体（sIL-2R）水平。

3.抗氧化作用　无花果叶中黄酮类化合物对 DPPH 自由基的去除率为 66.67%，对・OH 去除率为 30.49%，证明无花果叶中的黄酮类化合物具有很强的抗氧化能力。

【原植物】无花果 *Ficus carica* L.

落叶灌木，高 3 ～ 10m，多分枝；树皮灰褐色，皮孔明显；小枝直立，粗壮。叶互生，厚纸质，广卵圆形，长宽近相等，10 ～ 20cm，通常 3 ～ 5 裂，小裂片卵形，边缘具不规则钝齿，表面粗糙，背面密生细小钟乳体及灰色短柔毛，基部浅心形，基生侧脉 3 ～ 5 条，侧脉 5 ～ 7 对；叶柄长 2 ～ 5cm，粗壮；托叶卵状披针形，长约 1cm，红色。雌雄异株，雄花和瘿花同生于一榕果内壁，雄花生内壁口部，花被片 4 ～ 5，雄蕊 3，有时 1 或 5，瘿花花柱侧生，短；雌花花被与雄花同，子房卵圆形，光滑，花柱侧生，柱头 2 裂，线形。榕果单生叶腋，大而梨形，直径 3 ～ 5cm，顶部下陷，成熟时紫红色或黄色，基生苞片 3，卵形；瘦果透镜状。花果期 5 ～ 7 月。

产于湖南、贵州、湖北、广西。多为栽培。

（马洁瑶　汪冶）

Nyuil duil baengl 牛蒂棒

桃 Tao

【异名】狗屎桃、桃树、毛桃、白桃、离核毛桃皮、野桃、普通桃、桃子、甘桃子、酸桃子。

【来源】本品为蔷薇科植物桃 *Prunus persica*（L.）Batsch 的干燥成熟种子。

【采收加工】果实成熟后采收，除去果肉和核壳，取出种子，晒干。

【性味】苦，甜，平。

《侗族医学》：苦、甜，平。有小毒。

《中国侗族医药研究》：甘、酸，温。

【功能与主治】活血，消积，生津润肠，养肝气。用于走子，头痛，心头痛，砂淋，蛇咬伤，脚鱼瘀。

《侗族医学》：活血，润肠，泻下。用于兜隋啃（蛇咬伤），吓宾（脚鱼瘀）。

《中国侗族医药研究》：活血，消积，生津，养肝气。用于走子，头痛，心头痛，砂淋。

【用法用量】内服：煎汤，5～10g。外用：适量捣敷。

【附方】

1. 兜隋啃 牛蒂棒（桃叶），嚼烂敷伤口。（《侗族医学》）

2. 吓宾 蒂棒（桃仁）、尚娘仑（香附）、巴笨尚（徐长卿）、兵垭（蚌壳），共研末吞服。（《侗族医学》）

3. 砂淋 甘桃子15g，鼠杉木子10g，拉丝窝6g。煎汁，兑酒服。（《中国侗族医药研究》）

4. 走子 甘桃子1500g，鼠杉木子10g，蜘蛛窝1撮。煎汁，兑酒服。（《中国侗族医药研究》）

【现代临床研究】治疗急性软组织损伤 将确诊为急性软组织损伤的90例患者随机分为A、B、C3组，A组以复方山桃叶洗敷液湿敷，B组以扶他林乳胶涂敷，C组以红外线照射。对比观察伤处症状、体征变化情况。结果：A组治愈率为80.0%，愈显率为93.3%，明显高于B组（73.3%、90.0%）和C组（40.0%、66.7%）。3组治疗前后症状积分对比差异有统计学意义（$P < 0.05$）。结论：复方山桃叶洗敷液治疗急性软组织损伤疗效显著。

【化学成分】苹果酸、枸橼酸、苯甲酸、绿原酸、新绿原酸、异绿原酸、儿茶精、表儿茶精、奎尼酸、琥珀酸、蔗糖、葡萄糖、果糖、山梨糖醇、肌醇、己醛、(E)-2-己烯醛、苯甲醛、芳樟醇、紫云英苷、蜡梅苷、山奈素-3-双葡萄糖苷、桃皮素、柚皮素、香橙素、橙皮素、桃皮素-5-β-D-吡喃葡萄糖苷、柚皮素-5-β-D-吡喃葡萄糖苷、橙皮素-5-β-D-吡喃葡萄糖苷、右旋儿茶酚、左旋表儿茶酚、没食子酸酯、矢车菊苷。

【药理作用】

降压作用 本品含苦杏仁苷能分离出氢氰酸，有止咳功效。其乙醇提取物有显著的抑制凝血作用。本品含多量脂肪油，故有润肠功效。对离体蛙心，本品煎剂对其有抑制作用，并有短暂的降压作用。

【原植物】桃 *Prunus persica*（L.）Batsch

乔木，高达8m。小枝无毛。冬芽被柔毛。2～3个簇生，中间为叶芽，两侧为花芽。叶长圆状披针形、椭圆状披针形或倒卵状披针形，长7～15cm，先端渐尖，基部宽楔形，上面无毛，下面有脉，腋具少数短柔毛或无毛，具细锯齿或粗锯齿，侧脉在叶缘结合成网状；叶柄粗，长1～2cm，常具1至数枚腺体，有时无腺体。花单生，先叶开放，径2.5～3.5cm。花梗极短或几无梗；萼筒钟形，被柔毛，稀几无毛，萼片卵形或长圆形，被柔毛；花瓣长圆状椭圆形或宽倒卵形，粉红色，稀白色：花药绯红色。核果卵圆形、宽椭圆形或扁圆形，径（3～）5～7（～12）cm，成熟时淡绿白至橙黄色，向阳面具红晕，密被柔毛，稀无毛，腹缝明显；果柄短而深入果洼：果肉白、浅绿、黄、橙黄或红色，多汁有香味，甜或酸甜；核椭圆形或近圆形，离核或粘核，两侧扁平，顶端渐尖，具纵、横沟纹和孔穴。种仁味苦，稀味甜。花期3～4月，果成熟期因品种而异，常8～9月。

产于湖北、湖南、贵州、广西。广泛栽培。

（何琴 汪冶）

Ongv kuaot 翁括

金樱子 Jinyingzi

【异名】翁糖劳、蜂糖罐、糖罐子、刺梨、金壶瓶、刺郎子、茨果子、茨包子、刺梨子、山石榴、嫩糖罐、刺头、黄茶瓶、倒挂金钩、白玉带、刺榆子、三叶勒、脱骨丹。

【来源】本品为蔷薇科植物金樱子 *Rosa laevigata* Michx. 的干燥成熟果实。

【采收加工】10～11月果实成熟变红时采收，干燥，除去毛刺。

【性味】酸、甘、涩，平。

《侗族医学》：酸、甜，平。

《侗药大观》：酸、甘、涩，平。

《中国侗族医药研究》：酸、甜，平。

《中国侗族医药学基础》：酸、甘、涩，平。

《侗族医药探秘》：果实甘、酸，平。

【功能与主治】固精缩尿，固崩止带，涩肠止泻。用于遗精滑精，遗尿尿频，崩漏带下，久泻久痢。

《侗族医学》：补体，固精。用于宾奇卯（结核），耿甚（疔肿），办乜崩榜（妇男摆白）。

《侗药大观》：固精缩尿，涩肠止泻，益阴壮阳。用于遗精滑精，阳痿早射，夜尿，尿频，久泻久痢，崩漏带下等。

《中国侗族医药研究》：养气血，生津液，涩肠敛汗，平咳定喘。用于虚汗，下甲病，见花败，咳嗽气喘，痨病，疔肿，妇男摆白，月经不调，月家痨，洗身不正常，蛤蟆胎，火牙。

《中国侗族医药学基础》：固精，缩尿，涩肠，止泻。用于遗精，滑精，遗尿，尿频，带下，久泻，久痢等。

《侗族医药探秘》：补肾固精。用于疔肿。

【用法用量】内服：6～12g，煎汤；或入丸、散；或熬膏。（《中国侗族医药学基础》）

【附方】

1. 遗尿　蜂糖罐（金樱子）10g，枸杞10g，美门阳雀（黄芪）10g，门辰细（太子参）10g，猪尿胞（猪膀胱）1个。先将猪尿胞洗净，切片放入瓦罐内，加上药一起煮熟，加入适量盐、姜、葱调味，吃肉喝汤。隔天服用1次，连服3次。（《中国侗族医药学基础》）

桑螵蛸10g，煅牡蛎10g，蜂糖罐（金樱子）10g，门辰挡（党参）10g，菟丝子10g，炒白术10g，美门阳雀（黄芪）10g。每日1剂，水煎服。（《中国侗族医药学基础》）

2. 痨病、猫鬼症　白及、金樱子各30g，夏枯草20g。炖猪肉吃。（《中国侗族医药研究》）

3. 红痢　三棵针、墨旱莲、苦参、地锦草、金樱子、刺梨根各9g，枣儿红、山楂各6g。煎水内服，每日3次。（《中国侗族医药研究》）

金樱子15g，三棵针、十大功劳、野葛根12g，姨妈菜10g，芍药8g，青藤香6g。煎水内服，每日3次。（《中国侗族医药研究》）

4. 白痢　马齿苋30g，委陵菜、地榆、野葛根各20g，金樱子12g，枳壳、芍药各10g。均用鲜品煎水内服，每日3次。（《中国侗族医药研究》）

5. 妇男摆白、遗精症 金樱子、帝榜 10g, 梦花树根、娘矛各 9g, 五味子 6g。煎水内服, 每日 3 次。(《中国侗族医药研究》)

6. 偏头痛 桑叶、金樱子各 20g, 野菊花 12g, 白芷、防风各 10g, 狗肉香 8g。煎水内服, 每日 3 次。(《中国侗族医药研究》)

7. 农药中毒 六月雪 10g, 白茅根、金樱子、麦冬、刺梨各 9g, 玉竹 6g。煎水当茶饮。(《中国侗族医药研究》)

8. 见花败 金刚藤、金樱子各 30g, 女贞子 15g。水煎服。(《中国侗族医药研究》)

9. 老鼠寻屎症 金樱子、天葵各 20g。捣烂外敷, 每日 3 次。(《中国侗族医药研究》)

10. 月经不调、洗身不正常 土党参、黄精各 15g, 益母草、小血藤、金樱子、竹节人参、何首乌各 10g, 徐长卿、刺五加、三枝九叶草、泽兰、吴茱萸各 9g。煎水内服, 每日 3 次。(《中国侗族医药研究》)

11. 月家痨 十大功劳、金樱子、透骨香、臭牡丹、白茅根、阴地蕨、益母草各 30g, 蜘蛛香 15g。均用鲜品煎水, 加少许白酒内服, 每日 3 次。(《中国侗族医药研究》)

12. 落尿浮 土党参、夜寒苏各 15g, 土羊耳菊、茯苓、金樱子各 10g, 姨妈菜、升麻、木姜叶各 9g。煎水内服, 每日 3 次。(《中国侗族医药研究》)

钩藤、金樱子各 30g, 臭牡丹、阳雀花、三白草各 25g。煮猪肚子内服, 每日 2 次。(《中国侗族医药研究》)

13. 火牙 金樱子、生石膏各 20g, 淡竹叶 12g, 鸭屁股 8g。煎水内服, 每日 3 次。(《中国侗族医药研究》)

紫花地丁、金樱子各 20g, 生地黄 12g, 黄草 10g, 小龙胆草 6g。煎水内服, 每日 3 次。(《中国侗族医药研究》)

【化学成分】 2α,3β,11α,19α- 四羟基乌苏 -12- 烯 -28- 羧酸 -β-D- 吡喃葡萄糖基酯、野鸦椿酸、2α,3β,19α- 三羟基乌苏 -23- 醛 -12- 烯 -28- 羧酸 -β-D- 吡喃葡萄糖基酯、野蔷薇苷、苦莓苷 F1、β- 谷甾醇、2α,3β,19α- 三羟基齐墩果 -12- 烯 -28- 羧酸 -β-D- 吡喃葡萄糖基酯、桦木酸、儿茶素、表儿茶素、鞣花酸 -4'-O- 木糖苷、鞣花酸、3- 甲基鞣花酸 -4'-O- 木糖苷、齐墩果酸、熊果酸、胡萝卜苷、8- 乙酸 - 儿茶素、原花青素 B₃、非瑟酮醇(4α→8)- 儿茶素、喹色亭酚 -(4β→8)- 儿茶素、喹色亭酚 -(4α→8)- 儿茶素、表喹色亭酚 -(4α→8)- 儿茶素、去氢双儿茶素 A、根皮苷、(Z)-3- 甲氧基 -5- 羟基二苯乙烯、(Z)- 云杉新苷、白桦脂酸、刺梨苷、对羟基苯甲酸 -4-O-β-D- 吡喃葡萄糖苷、亚油酸、亚油酸甲酯、油酸甲酯、甘油、葡萄糖、没食子酸、(1S)- 松柏烯、18,19- 裂环 -2α,3β, 23α- 三羟基 -19- 羰基 - 乌苏烷 -11,13(18)- 二烯 -28- 羧酸、(2R,19R)- 甲基 -2- 乙酰氧 -19- 羟基 -3- 羰基 - 乌苏烷 -12- 烯 -28- 羧酸、坡模酮酸、号角树酸 -3- 甲酯、2- 乙酸基委陵菜酸、坡模酸、2α,3α- 二羟基乌苏烷 -12,18- 二烯 -28- 羧酸。

【药理作用】

1. 抗氧化作用 金樱子中具有抗氧化活性的主要成分有总黄酮、多糖、鞣质, 其中金樱子总黄酮和多糖都具有良好的抗氧化能力, 能清除超氧阴离子自由基、抑制羟自由基对细胞膜的破坏。金樱子总黄酮的抗氧化能力与丁基羟基甲苯相当, 有明显的抗氧化和抑制细胞凋亡的作用; 对金樱子鞣质用于火腿肠的抗氧化性进行了研究, 表明金樱子鞣质低浓度就具有良好的抗氧化性。

2. 抑菌、抗炎作用 研究表明金樱子不同部位不同溶剂的提取物都具有一定的抑菌、抗炎作用。金樱子的醇提物具有抗炎作用; 金樱子茎的水提物和 75% 乙醇提取物对痢疾杆菌、金黄色葡萄球菌均有抑菌活性；金樱子的 70% 丙酮提取物有显著的抗龋作用和抑菌作用；金樱子根可抑制鼠耳廓肿胀和小鼠扭体反应，具有一定的抗炎作用及不同程度的镇痛作用。金樱子具有抗炎活性的成分为总黄酮、多糖类成分，其中金樱子总黄酮对革兰阳性菌，如金黄色葡萄球菌、枯草芽孢杆菌等具有良好的抑菌作用；金樱子根、茎多糖能抑制白色葡萄球菌、柠檬色葡萄球菌、金黄色葡萄球菌、肺炎克雷伯菌、痢疾杆菌，并且抑菌作用与其剂量呈正相关。

3. 改善肾功能作用　金樱子通过降低糖尿病大鼠肾脏中 NF-κB 的表达，抑制氧化应激反应，增强抗氧化酶的活性，起到保护肾脏的作用；金樱子多糖可通过调节 TRPV5 蛋白表达，调节钙离子的重吸收，从而改善肾功能，说明金樱子能通过不同的途径改善肾功能。

4. 提高机体免疫力作用　金樱子鲜汁能显著延长大鼠的游泳时间和常压缺氧下的存活时间，可以增强小鼠抗疲劳和耐缺氧能力。金樱子可以矫正过度运动导致的免疫失衡，通过提高 INF-γ 的表达，促进细胞免疫功能的提高。研究表明金樱子多糖能显著促进脾淋巴细胞的体外增殖和 IL-2、NO 的产生，增加 NOS 与蛋白激酶 G 的表达，同时促进腹腔巨噬细胞 TNF-α 的生成，具有良好的体外免疫增强作用。

5. 降血糖、降血脂作用　金樱子浸膏能明显降低四氧嘧啶所致糖尿病模型小鼠的血糖水平。研究表明金樱子提取液可明显降低糖尿病大鼠的血糖，改善糖尿病大鼠的血脂和肾功能紊乱及肾脏病理变化，对糖尿病大鼠肾脏具有较强的保护作用。研究表明金樱子能显著降低糖尿病大鼠晶状体上皮细胞凋亡率，降低糖尿病大鼠的血糖、血脂及 MDA 含量，并提高 TAC 和 SOD 活性。金樱子总黄酮可改善高脂血症大鼠脂代谢紊乱，能明显降低高脂血症小鼠的 MDA 水平，提高 CAT、SOD、GSP、GPX 水平，具有很好的抗氧化活性和降脂活性。还有人研究了金樱子总皂苷对肥胖大鼠的影响，结果表明金樱子总皂苷口服能降低肝脂肪的变性，且能显著降低大鼠体质量和丙氨酸氨基转移酶、天冬氨酸氨基转移酶、总胆固醇、总甘油三酯、游离脂肪酸、低密度脂蛋白、血糖、胰岛素和丙二醛水平，增加高密度脂蛋白、谷胱甘肽水平。

6. 抗肿瘤作用　采用磺酰罗丹明染色法测定金樱子多糖对人肝癌细胞 BEL-7402 以及人正常肝细胞 HL-7702 增殖的影响，初步证明金樱子提取物中的多糖类化合物具有体外抗肿瘤活性。研究发现金樱子多糖与阿霉素合用后具有明显的减毒增效作用。

7. 其他作用　研究表明金樱子总黄酮能降低血清中天冬氨酸氨基转移酶（AST）、谷丙转氨酶（ALT）、髓过氧化物酶（MPO）和乳酸脱氢酶（LDH）的活性，并且能改善肝组织病理结构。研究发现金樱子多糖对 CCl_4 所致小鼠急性肝损伤具有一定的保护作用，中、高浓度的金樱子总黄酮能明显降低大鼠全血黏度，且有一定的抑制血小板聚集作用。

【原植物】金樱子 *Rosa laevigata* Michx.

常绿攀援灌木，高达 5m。茎红褐色，有倒钩状皮刺。3 出复叶互生；小叶草质，椭圆状卵形，长 2.5～7cm，宽 1.5～4.5cm，先端急尖，边缘锯齿，侧生小叶较小，叶柄和小叶下面中脉上有刺；叶柄长达 2cm，有褐色腺点和细刺，托叶条形，中部以下与叶柄合生，上部分离，披针形。花单生于侧枝顶端；花梗粗壮，有刺；花托膨大，有刺；萼片 5，卵状披针形，顶端扩大成叶状，被腺毛；花瓣 5，白色，倒卵形；雄蕊多数，花药丁字着生；雌蕊具多数心皮，成熟花托红色，球形或倒卵形，有刺，顶端内含骨质瘦果。

产于湖北、湖南、广西、贵州。生于荒野、路旁、灌丛中。

【备注】本植物的根名金樱根，入药。

（杨鹏　黄斌　汪冶）

Oux xul dal 偶秀大

薏苡仁 Yiyiren

【异名】回回米、薏珠子、苡仁、苡米、薏米、米仁、草珠子、六谷米、六谷子、苡仁米、候秀大、候报罢、菩提子、五谷子、大薏苡、念珠薏苡。

【来源】本品为禾本科植物薏苡 Coix lacryma-jobi L.var.ma-yuen（Roman.）Stapf 的干燥成熟种仁。

【采收加工】秋季果实成熟后，割取全株，晒干，打下果实，除去外壳及黄褐色外皮，去净杂质，收集种仁，晒干。

【性味】甘、淡，凉。

《侗族医学》：甜、淡，凉。

《侗药大观》：甘、淡，凉。

《中国侗族医药学基础概论》：甘、淡，凉。

《侗族医药探秘》：甘、淡，凉。

【功能与主治】利湿，除痹止泻，清热排脓，利水渗湿，健脾止泻，除痹，排脓，解毒散结。用于水肿，脚气，小便不利，淋浊，脚气浮肿，脾虚泄泻，湿痹筋脉拘挛，屈伸不利或痿弱无力，肺痈，咳吐脓痰，肠痈等。

《侗族医学》：补体退热。用于朗鸟叽苟没馊（小儿隔食），宾耿涠（水蛊病），朗鸟耿肚省（小儿蛔虫）。

《侗药大观》：健脾利湿，清热排脓，除痹止泻。用于治疗水肿，小便不利，脚气浮肿，脾虚泄泻，化脓性阑尾炎，咳吐脓痰等。

《中国侗族医药学基础概论》：健脾利湿，除痹止泻，清热排脓。用于水肿，小便不利，淋浊，脚气浮肿，脾虚泄泻，湿痹筋脉拘挛，屈伸不利或痿弱无力，肺痈，咳吐脓痰，肠痈等。

《侗族医药探秘》：健胃利湿气，清热排胀气。用于脐周腹痛。

【用法用量】内服：煎汤，10～30g；或入丸、散，浸酒，煮粥，做羹。

【附方】

1. 朗鸟叽苟没馊 候秀大（薏仁）、门高蛮（黄药子）、麦茅，煎水内服。（《侗族医学》）

2. 宾耿涠 候秀大（薏仁）、糯米，煮稀饭加白蜂蜜内服。（《侗族医学》）

3. 朗鸟耿肚省 尚珠茂（野薏仁根）、猛内岑（鸭屁股），煎水内服。（《侗族医学》）

4. 肝硬化腹水 薏苡仁 30g，加糯米煮粥兑白蜂蜜，分 3 次服，连续半月为 1 疗程。（《侗族医药探秘》）

5. 水蛊病 薏苡仁 30g，水黄连、淡竹叶各 15g，慈菇 9g，鸭屁股 3g。煎水内服，每日 2 次。（《中国侗族医药研究》）

6. 尿脬结石 薏苡仁、芒萁根、白茅根各 30g。煎水内服，每日 3 次。（《中国侗族医药研究》）

7. 脚转筋 教任麻、薏苡仁各 30g，红牛膝 15g，国美（皱皮木瓜）20g。用鲜品煎水内服，每日 3 次。（《中国侗族医药研究》）

8. 小儿跨癥 薏苡仁、杜仲各 10g，牛膝、地骨皮、水龙骨、钩藤各 6g。炖猪蹄内服，每日 1 剂，连服 10 天。（《中国侗族医药研究》）

9. 糠疹　薏苡仁 30g，熟地黄 20g，白芍 10g。炖猪肉内服，每日 2 次。(《中国侗族医药研究》)

【现代临床研究】

1. 治疗扁平疣　将扁平疣患者 135 例随机分成三组，试验组 A 组、对照组 B 组和对照组 C 组各 45 例。试验组 A 组（n=45）给予皮损内注射聚肌胞注射液，每周 1 次；同时每日给予加大剂量薏苡仁 90g 水煎 600mL 分 3 次内服。对照组 B 组（n=45）给予皮损内注射聚肌胞注射液，每周 1 次。对照组 C 组（n=45）给予皮损内注射聚肌胞注射液，每周 1 次；同时每日给予常规剂量薏苡仁 30g 水煎 600mL 分 3 次内服。三组治疗疗程均为 8 周。治疗结束后，对三组的临床疗效进行比较。治疗结束 3 个月后，对三组基本治愈患者进行随访，记录三组的复发病例数，比较三组的复发率。结果：试验组 A 组的临床疗效率明显高于对照组 B 组和对照组 C 组，差异有统计学意义（$P < 0.05$）；而对照组 B 组和 C 组临床疗效比较，差异无统计学意义（$P > 0.05$）。试验组 A 组和对照组 C 组两组的复发率比较，差异无统计学意义（$P > 0.05$）；而试验组 A 组和对照组 C 组的复发率均明显低于对照组 B 组，差异有统计学意义（$P < 0.05$）。结论：聚肌胞皮损内注射联合常规剂量薏苡仁水煎液内服比聚肌胞皮损内注射治疗扁平疣复发率更低，但临床疗效无明显差异。而聚肌胞皮损内注射联合加大剂量薏苡仁水煎液内服比聚肌胞皮损内注射治疗扁平疣复发率更低，且临床疗效更加明显。

2. 治疗急性痛风性关节炎　将 60 例湿热蕴结证 AGA 患者按随机数字表法分为观察组与对照组，各 30 例。对照组采用双氯芬酸钠片等治疗，观察组在对照组的基础上加用薏苡仁汤加减内服、外用治疗。7 天为 1 个疗程，治疗 1 个疗程后比较 2 组临床疗效、疼痛改善程度及血尿酸（UA）、C- 反应蛋白（CRP）、白细胞介素 -6（IL-6）、白细胞介素 -8（IL-8）水平变化。结果：观察组治疗总有效率为 96.67%，高于对照组的 80.00%，差异有统计学意义（$P < 0.05$）。治疗后，观察组轻度疼痛、重度疼痛占比分别为 73.33%、3.33%，对照组分别为 40.00%、23.33%，2 组比较，差异有统计学意义（$P < 0.05$）。治疗后，2 组患者 UA、CRP、IL-6、IL-8 水平均较治疗前降低（$P < 0.05$），且观察组各项指标均低于对照组（$P < 0.05$）。结论：薏苡仁汤加减联合双氯芬酸钠片治疗湿热蕴结证 AGA 疗效显著，可有效控制炎症发展，缓解临床症状。

3. 治疗肿瘤恶病质　将 60 例肿瘤恶病质患者随机分为治疗组和对照组各 30 例。两组均予以补充能量、维持水电解质平衡等常规营养支持（合并感染者同时予以抗生素抗感染）等治疗。治疗组加用薯蓣汤及薏苡仁口服。观察两组治疗前后临床疗效和中医证候积分。结果：治疗组临床积分及中医证候积分均显著优于对照组（$P < 0.05$）。结论：薯蓣汤加薏苡仁对肿瘤恶病质患者改善症状有较好的疗效，可提高患者生活质量，为临床治疗本病提供新思路。

【化学成分】薏苡素、薏苡酯、甘油三酯类（包括甘油三油酸酯、甘油三亚油酸酯、1,2- 油酸 -3- 亚油酸 - 甘油三酯、1,2 亚油酸 -3- 油酸 - 甘油三酯等）、棕榈酸、硬脂酸、十八碳一烯酸、亚油酸、长链脂肪酸（十七碳酸、二十碳酸、二十二碳酸、二十二碳油酸、二十三碳油酸、二十四碳酸）、肉豆蔻酸及软脂酸酯、硬脂酸酯、棕榈酸酯、菜油甾醇、麦角甾醇、豆甾醇、β- 谷甾醇、α- 谷甾醇、胆甾醇、角鲨烯、维生素 E、薏仁多糖 A～C、中性葡聚糖 1～7、酸性多糖 CA-1 和 CA-2、甲硫氨酸、半胱氨酸、赖氨酸、组氨酸、三萜化合物等。

【药理作用】

1. 抗癌　现代药理研究发现主要药效物质存在于薏苡仁油中，此外，薏苡仁多糖、多酚也有辅助治疗作用；以薏苡仁油为原料研制出抗癌新药康莱特注射液，临床中常协同其他抗癌药物治疗癌症。药理学研究显示，从康莱特注射液中筛选出 3 种主要活性成分——甘油三酯、薏苡仁素、薏苡仁酯，3 种成分的潜在抗癌靶点有 25 个，通过不同通路对于 22 种癌症有治疗作用。经 KEGG 分析后筛选出 7

个通路与抗癌作用密切相关，主要与细胞增殖调控、蛋白激酶 B、环氧合酶途径等过程有关，可促进 TNF-α 分泌、抑制 COX-2 的表达以及调节转录因子 FOX3a 活性等。

2. 调节脂代谢 薏苡仁提取物可改善非酒精性脂肪肝的大鼠的游离脂肪酸代谢，通过提高血液中脂联素含量，经过脂联素 - 单磷酸腺苷活化的蛋白激酶 - 乙酰辅酶 A 羧化酶 - 丙二酰辅酶 A- 游离脂肪酸脂质代谢通路一系列反应，降低血液中游离脂肪酸含量。游离脂肪酸是胰岛素抵抗的重要节点，而胰岛素抵抗往往是糖脂代谢紊乱的标志之一。

3. 调节糖代谢 建立 2 型糖尿病大鼠模型，大鼠服用薏苡仁多糖后糖尿病症状有所改善，但胰岛素受体结合率与结合容量没有变化，肝葡萄糖激酶活性较服药前升高，因此推测薏苡仁多糖治疗 2 型糖尿病与增强肝葡萄糖激酶活性，改善糖脂代谢异常有关。

4. 调节免疫 据报道环磷酰胺造成的免疫低下小鼠模型经薏苡仁多糖注射治疗后，免疫细胞活性增强，溶血素和溶血空斑形成均有提升，表明薏苡仁多糖有免疫兴奋作用，促进淋巴细胞转化。

5. 调节肠道菌群 研究发现薏苡仁中的抗性淀粉可促进小鼠肠道中有益菌群如双歧杆菌的增殖，在胃肠道环境中保护益生菌使其免于失活，抑制致病菌或潜在致病菌增长；其中益生元效果最好的为薏苡仁抗性淀粉 MP-SAS3，能够促进 SD 大鼠肠蠕动，加快肠道上皮细胞代谢，增加肠道绒毛长度、黏膜厚度和肌层厚度，对大鼠肠道生长代谢有积极作用。

6. 降血压 模拟胃肠环境对薏苡仁醇溶性蛋白进行水解，将产生的生物肽灌胃给高血压小鼠，结果显示小鼠血压有显著降低，降压效果通过抑制血管紧张素转化酶实现，体外也有同样效果。

7. 镇痛抗炎 研究表明薏苡仁对于炎症疾病的治疗以及疼痛的缓解方面具有一定的作用，其抗炎作用可能与薏苡仁降低血管通透性减少炎性渗出以及干预 IKK/NF-κB 信号通路，降低多种炎症因子分泌水平有关。

8. 抑制黑色素生成 从薏苡仁乙醇提取物中分离出了 10 种成分，使用 B16-F10 黑色素瘤细胞株对分离的化合物和乙醇提取物进行黑色素抑制实验，其中薏苡仁醇和 2-O-β- 吡喃葡萄糖基 -7- 甲氧基 -2H-1,4- 苯并噁嗪 -3（4H）- 酮表现出较强抑制黑色素生成作用，其他成分表现出弱至中等活性；所有化学成分均无细胞毒作用，不影响黑色素细胞活性。

【原植物】薏苡 *Coix lacryma-jobi* L.var.*ma-yuen*（Roman.）Stapf

一年生粗壮草本，须根黄白色，海绵质，直径约 3mm。秆直立丛生，高 1～2m，具 10 多节，节多分枝。叶鞘短于其节间，无毛；叶舌干膜质，长约 1mm；叶片扁平宽大，开展，长 10～40cm，宽 1.5～3cm，基部圆形或近心形，中脉粗厚，在下面隆起，边缘粗糙，通常无毛。总状花序腋生成束，长 4～10cm，直立或下垂，具长梗。雌小穗位于花序之下部，外面包以骨质念珠状之总苞，总苞卵圆形，长 7～10mm，直径 6～8mm，珐琅质，坚硬，有光泽；第一颖卵圆形，顶端渐尖呈喙状，具 10 余脉，包围着第二颖及第一外稃；第二外稃短于颖，具 3 脉，第二内稃较小；雄蕊常退化；雌蕊具细长之柱头，从总苞之顶端伸出，颖果小，含淀粉少，常不饱满，雄小穗 2～3 对，着生于总状花序上部，长 1～2cm；无柄雄小穗长 6～7mm，第一颖草质，边缘内折成脊，具有不等宽之翼，顶端钝，具多数脉，第二颖舟形；外稃与内稃膜质；第一及第二小花常具雄蕊 3 枚，花药橘黄色，长 4～5mm；花果期 6～12 月。

产于湖北、湖南、广西、贵州，生于湿润的屋旁、池塘、河沟、山谷、溪涧或易受涝的农田等地方，现以栽培为主。

（何琴　汪冶）

Piudt doux 邦团

牛虱子 Niushizi

【异名】虱子、顺风柳、野火草、山救驾、黄素馨、长春藤、败火草、鸡蛋黄、五灵脂草、迎春花、迎夏、探春、长春、苍子、猪耳、菜耳、老苍子、荆棘狗、老鼠愁、虱马头、苍耳子、道人头、刺八裸、苍浪子、绵苍浪子、羌子裸子、青棘子、抢子、痴头婆、胡苍子、野茄、

【来源】本品为菊科植物苍耳 *Xanthium sibiricum* Patr. 的干燥成熟带总苞的果实。

【采收加工】秋季果实成熟时采收，干燥，除去梗、叶等杂质。

【性味】苦、甘、辛，温。有小毒。

《侗族医学》：苦、辣，偏热。

《侗药大观》：苦，微寒。有小毒。

《中国侗族医药研究》：苦、辛，寒。有小毒。

《中国侗族医药学基础》：苦，微寒。有小毒。

《侗族医药探秘》：苦、辛、甘，温。有小毒。

【功能与主治】清热解毒，息风定惊。用于痈肿疮毒，咽肿喉痹，乳痈，蛇虫咬伤，跌仆伤痛，惊风抽搐。

《侗族医学》：发汗，除湿热，散风，止痛，祛湿，杀虫。用于燔焜（着热），耿耳卡（腮腺炎），风寒头痛，鼻渊，齿痛，风寒湿痹，四肢挛痛，疥癫，瘙痒。

《侗药大观》：清热解毒，消毒止痛，凉肝定惊。用于治疗咽喉肿痛，扁桃体炎，疔疮痈肿，毒蛇咬伤，惊风抽搐，跌打损伤，腮腺炎。

《中国侗族医药研究》：清热解毒，活血止血。用于月家摆红，毒气疮疡，落肛，阳物生疮，老鼠寻屎症，九子疡，疳虫，风团块，雨耳癀，内伤。

《中国侗族医药学基础》：清热解毒，消肿止痛，凉肝定惊。用于痈肿疮毒，咽肿喉痹，乳痈，毒蛇咬伤，跌打损伤，肝热抽搐。

《侗族医药探秘》：发汗通窍，散风祛湿，消炎镇痛。用于脓鼻子（鼻窦炎）。

【用法用量】内服：3 ～ 10g，煎汤；或研末，每次 1 ～ 3g。外用：适量，磨汁涂布；或研末调敷；或鲜品捣烂外敷。

【附方】

1. 燔焜　邦团（牛虱子）、尚吻（鱼腥草）、娘囚（马鞭草）、靠介朗农（贯众）、海菊丽（野菊花）、巴素借困（大青木）、骂人榜（翻白草），煎水内服。（《侗族医学》）

2. 耿耳卡　邦团（牛虱子）、波龙（小龙胆草）、奴金奴银（金银花）、骂菩姑（蒲公英），煎水内服。（《侗族医学》）

3. 脓鼻子（鼻窦炎）　干品 5g 研末吹入鼻腔，每日 2 ～ 3 次，连用 1 周。（《侗族医药探秘》）

【现代临床研究】

1. 治疗急性鼻窦炎　100 例急性鼻窦炎患儿，随机分为对照组和研究组，每组 50 例。对照组患儿行西医治疗，研究组患儿行苍耳子散治疗。比较两组患儿治疗前后中医证候积分、炎性指标以及临床效果。结果：治疗后，研究组患儿中医证候积分（13.41±1.56）分低于对照组的（29.14±1.87）分，差异具有统计学意义（$P < 0.05$）。研究组治疗总有效率高于对照组，差异具有统计学意义（P

< 0.05）。治疗后，两组患儿白介素 -10（IL-10）、超敏 C 反应蛋白（hs-CRP）均低于治疗前，且研究组患儿 IL-10（12.11±0.94）ng/mL、hs-CRP（2.21±0.87）pg/L 均低于对照组的（16.34±1.08）ng/mL、（4.87±1.14）pg/L，差异均具有统计学意义（$P < 0.05$）。结论：针对急性鼻窦炎患儿而言，采取苍耳子散治疗具有较好的疗效。

2. 治疗小儿腺样体肥大 选取 2015 年 9 月至 2017 年 9 月 50 例 AH 患儿为研究对象并进行回顾性研究，根据入院顺序将患儿分为对照组和研究组，各 25 例。对照组患儿给予西药治疗，研究组患儿在对照组的基础上联合苍耳子散加味治疗，比较两组患儿的临床疗效和治疗前后的中医证候评分及 A/N 值变化。结果：研究组治疗总有效率显著高于对照组（$P < 0.05$）。治疗后，两组患儿鼻塞、打鼾、张口呼吸及呼吸暂停症状评分均显著降低，且研究组显著低于对照组（$P < 0.05$）；两组患儿的 A/N 值均显著降低，且研究组低于对照组（$P < 0.05$）。结论：苍耳子散加味可有效缩小腺样体，改善患儿的临床症状，疗效确切，在小儿 AH 的治疗中具有较高的应用价值。

3. 用于儿童哮喘发作期 将 120 例患儿采用随机数字表法分为观察组和对照组，每组 60 例。对照组给予氧疗、化痰、解痉、控制呼吸道感染等措施治疗。具体采用特布他林气雾剂治疗，每次 12 喷，每日 34 次。重度患者可全身使用糖皮质激素。观察组在对照组治疗的基础上加用复方苍耳子散（海南苍耳子 100g，细辛 20g，射干 30g，紫苏子 50g，海盐 50g）热熨督脉、足太阳膀胱经以及大椎、肺俞、脾俞、肾俞、膻中、天突等腧穴。每次 30min，每日 1 次。每包药可重复使用 23 次。两组患者疗程均为 10 天。观察最大呼气流量（peak expiratory flow，PEF）周内变异率、第 1 秒用力呼气容积占预计值百分比（forced expiratory volume in one second，FEV1）和 FEV1/ 用力肺活量（forced vital capacity，FVC）的比值（FEV1%），哮喘的控制状态采用儿童哮喘控制测试（childhood asthma control test，C-ACT），进行哮喘症状评分和风寒束肺证评分。结果：观察组哮喘控制情况优于对照组，差异有统计学意义（$P < 0.05$）；观察组中医证候疗效有效率为 90.0%，高于对照组的 73.33%，差异有统计学意义（$P < 0.05$）；治疗后观察组 FEV1、FEV1% 和 PEF 均高于对照组，昼夜 PEF 变异率低于对照组，差异均有统计学意义（$P < 0.01$）；治疗后观察组患儿的哮喘症状和风寒束肺证评分均低于对照组，差异均有统计学意义（$P < 0.01$）。结论：采用复方苍耳子散热熨辅助治疗儿童哮喘发作期（风寒束肺证）患者，可减轻哮喘症状，改善肺功能，控制哮喘发作。

【化学成分】C- 黎芦酰基乙二醇、(-)- 丁香脂素、(+)- 杜仲树脂酚、赤式 - 紫丁香酰甘油、(-)- 杜仲树脂酚、(E)-3,3′- 二甲氧基 -4,4′- 二羟基二苯乙烯、降氧化北美黄连次碱、5（S）-5- 羟基 -1-（4- 羟基 -3- 甲氧基苯基）-7-（4- 羟苯基）-3- 庚酮、4，5- 二咖啡酰奎宁酸甲酯、十七烷酸、C- 黎芦酰乙二醇、3,4′- 二羟基 -3′- 甲氧基苯丙酮、阿魏醛、丁香脂素、蛇菰宁、落叶松脂醇、愈创木基甘油、榕醛、异落叶松脂素、楝叶吴萸素 B、黄花菜木脂素 B、27- 对香豆酰氧基熊果酸、十九烷酸苍耳苷、苍耳醇、异苍耳醇、苍耳脂，另含脂肪油、蛋白质、生物碱、维生素 C、树脂等。

【药理作用】

1. 降血糖 研究苍耳子水提物对高血糖模型小鼠的影响，小鼠连续给药 10 天后，取血浆利用葡萄糖酶氧化法检测血糖值。结果显示，苍耳子各剂量组均能降低高血糖模型小鼠的血糖，并具有改善糖耐量的作用。

2. 抗过敏 用系统溶媒和水提醇沉的方法对苍耳子进行提取，并进行抗致敏豚鼠回肠肌过敏性收缩反应和磷酸组胺对豚鼠过敏休克实验，结果表明苍耳子 70% 乙醇提取物是抗过敏的有效部位。

3. 抑菌 研究表明复方苍耳子散提取物具有显著的抗菌作用，对大肠埃希菌、铜绿假单胞菌、金黄色葡萄球菌等多种细菌有一定的抑制作用，且抗菌谱广，抗菌作用强。

4. 抗炎和镇痛 实验证明苍耳子正丁醇部位对小鼠腹腔毛细血管通透性增加具有显著降低现象，

具有明显的抗炎作用；通过小鼠扭体实验，观察到苍耳子能明显降低醋酸引起的扭体次数，具有镇痛作用。

5.抗肿瘤　通过研究苍耳子药物血清对人脑神经胶质瘤细胞（H4细胞）生长和凋亡的影响，为H4细胞给予苍耳子药物血清（低、中、高浓度）和5-氟尿嘧啶培养48h。MTT比色法测定细胞抑制率分别为43.21%、49.38%、69.13%、61.72%，流式细胞仪测得凋亡率为15.1%、22.6%、25.4%、23.3%。结果表明，苍耳子药物血清对H4细胞具有细胞毒性和抑制作用。

6.降血脂　通过给大鼠喂养高脂饲料诱导肝脏脂肪变性，连续6周监测体质量和血糖，进行葡萄糖和胰岛素耐量实验。结果显示，苍耳子可改善高脂饲料大鼠的葡萄糖耐量和胰岛素敏感性；降低脂肪生成基因的表达，增加脂肪分解基因的表达，改善脂质积累，降低甘油三酯含量，从而减弱高脂饲料诱导的肝脂肪变性，降低了脂肪生成并增加了肝脏中的脂质氧化。

【**原植物**】苍耳 *Xanthium sibiricum* Patr.。SYN注：植物学名已修订，接受名为 *Xanthium strumarium*。

一年生草本，高20～90cm。茎直立，上部分枝或不分枝，有短柔毛或刺毛。叶互生，卵状三角形，长4～10cm，宽3.5～10cm，先端尖，基部近心形或与叶柄相接处下延成楔形，边缘有不规则的浅裂与锯齿，两面均被粗糙毛；叶柄长3.5～10cm，密被短毛。头状花序顶生或腋生；花单性，雌雄同株，上部为雄性，下部为雌性；雄性花序球形，有多数不孕的花，苞片1～2层，椭圆状披针形花托圆管状，有透明膜质鳞片包于花冠外，花冠管状，先端5齿裂，雄蕊5枚，花药分离，花丝合成单体，花柱细小，柱头不分裂，发育不完全；雌性花序总苞卵团呈圆形或椭圆形，长10～18mm，宽6～12mm，苞片2层，外层苞片椭圆状披针形，内层苞片合成囊状，外面密被细毛，有钩刺，长1.5～2mm，先端有2喙，直立，苞内有2朵花，发育，无花冠，柱头2深裂，伸出缘外。瘦果椭圆形，包于囊苞内；无冠毛。花期8～9月，果期9～10月。

产于湖北、湖南、广西、贵州。常生长于平原、丘陵、低山、荒野路边、田边。

（何琴　汪冶）

Sangp duil yuk kgaox 尚蒂亚稿

李子 Lizi

【**异名**】李实、嘉庆子、山李子、嘉应子。

【**来源**】本品为蔷薇科植物李 *Prunus salicina* Lindl. 的果实。

【**采收加工**】夏秋采熟果，破核取子仁，晒干。根四季可采，晒干或鲜用。

【**性味**】苦，平，无毒。

《侗族医学》：苦，凉。

《中国侗族医药学基础》：苦，平，无毒。

【**功能与主治**】清热生津，去毒止痛，祛瘀利水，润肠。用于红痢、伤筋、血瘀疼痛，跌打损伤，水肿鼓胀，脚气，肠燥便秘。

《侗族医学》：退热，去毒止痛。用于啰给冻亚（红痢）、挫缝刀任（伤筋）。

《中国侗族医药学基础》：祛瘀，利水，润肠。用于血瘀疼痛，跌打损伤，水肿鼓胀，脚气，肠燥便秘。

【**用法用量**】内服：煎汤，3～9g。外用：适量，研末调敷。

【**化学成分**】丁香醛、已醛、乙酸、丙酮、戊醇、甲酸丙酯、乙酸乙酯、2-已烯醛、2-壬烯醇、己辛醚、己酸、紫罗酮、5-丁基己内酯、甲基异丙基醚、赤霉素 A/32、β-胡萝卜素、隐黄质、叶黄素、堇黄质、新黄质、天门冬素、谷酰胺、丝氨酸、甘氨酸、脯氨酸、苏氨酸、丙氨酸、氨基丁酸等氨基酸、钙、磷、铁及维生素 A、维生素 B 和维生素 C 等。

【药理作用】

1. 治疗消化系统疾病 试验表明，李子含有的田基黄苷对各种肝炎和肝硬化均有较好疗效。而且，李子还能促进胃酸和胃消化酶的分泌，增强肠的蠕动，因此具有促进消化、排便的功能。

2. 治疗心血管系统疾病 李子含有多种维生素和钾、钙等，对治疗贫血、低钾血症有一定疗效。研究表明，洋李有较好的促进造血、净化血液的功能。李子适量食用，可预防与肥胖有关的糖尿病和心血管疾病。

3. 抗癌和增强免疫 研究表明，李子能够抑制癌症的发生和扩散。研究报道显示，李子的甲醇提取物能对抗苯并芘对小鼠的肝脏损伤，明显地抑制肝癌细胞株 HepG-2 细胞的生长。研究表明，李子的未成熟果实的丙酮提取物具有细胞毒作用，能抑制人乳腺癌细胞（MDA-MB-231）的增殖，可降低患乳腺癌的风险。对李子的免疫增强机制进行研究，发现李子的甲醇提取物在磷酸盐缓冲液中，比空白组更能刺激脾淋巴细胞增殖、促进一氧化氮的产生和抑制肿瘤细胞的活力，随后的 Sephadex G-25 和 Sephacryl S-200 凝胶分离物也保留了这些活力。

【原植物】李 *Prunus salicina* Lindl.

落叶乔木；老枝紫褐色或红褐色，无毛；冬芽卵圆形，红紫色，有数枚覆瓦状排列鳞片，通常无毛。叶片长圆倒卵形、长椭圆形，稀长圆卵形，长 6～8（～12）cm，宽 3～5cm，先端渐尖、急尖或短尾尖，基部楔形，边缘有圆钝重锯齿，常混有单锯齿，幼时齿尖带腺，上面深绿色，有光泽，侧脉 6～10 对，不达到叶片边缘，与主脉成 45° 角，两面均无毛，有时下面沿主脉有稀疏柔毛或脉腋有髯毛；托叶膜质，线形，先端渐尖，边缘有腺，早落。花通常 3 朵并生；花梗 1～2cm，通常无毛；花直径 1.5～2.2cm；萼筒钟状；萼片长圆卵形，长约 5mm，先端急尖或圆钝；花瓣白色，长圆倒卵形，先端啮蚀状，基部楔形，有明显带紫色脉纹，具短爪，着生在萼筒边缘，比萼筒长 2～3 倍；雄蕊多数，花丝长短不等，排成不规则 2 轮，比花瓣短；雌蕊 1，柱头盘状，花柱比雄蕊稍长。核果球形、卵球形或近圆锥形，直径 3.5～5cm，栽培品种可达 7cm，黄色或红色，有时为绿色或紫色，梗凹陷入，顶端微尖，基部有纵沟，外被蜡粉；核卵圆形或长圆形，有皱纹。花期 4 月，果期 7～8 月。

产贵州、湖南、湖北、广西。生于山坡灌丛中、山谷疏林中或水边、沟底、路旁等处。

（何琴 汪冶）

Sangp lagx sangl 尚郎丈

木姜子 Mujiangzi

【异名】山胡椒、滑叶树、山苍子、蜡梅柴、山姜子、腊散。

【来源】本品为樟科植物木姜子 *Litsea pungens* Hemsl. 的干燥果实。

【采收加工】秋季末采摘，阴干。

【性味】辛，温。

《侗族医学》：辣、苦，热。

《中国侗族医药学基础》：辛、苦，温。

《中国侗族医药》：辛、苦，温。

【功能与主治】健脾，燥湿，调气，消食。用于治胃寒腹痛，泄泻，食滞饱胀。

《侗族医学》：顺气，除寒。用于朗鸟煜形（小儿发热），宾措悟（歪嘴风）。

《中国侗族医药学基础》：温中行气止痛，燥湿健脾消食，解毒消肿。用于胃寒腹痛，暑湿吐泻，食滞饱胀，痛经，疝气疼痛，疟疾，疮疡肿痛。

《中国侗族医药》：祛风行气，健脾利湿。用于酒瘀。外用解毒。

【用法用量】内服：9～15g，煎汤。

【现代临床研究】

1. 抗菌 木姜子主要活性成分为黄酮类化合物，对微生物有很好的抑制作用，其中松属素查尔酮对铜绿假单胞菌、枯草芽孢杆菌有较强的抑制作用（MIC = 12.5μg/mL）。

2. 抗氧化 数据表明木姜子中黄酮类化合物具有广谱抗氧化性，其中异槲皮素抗氧化活性好，具有清除 DPPH 自由基的能力。

【化学成分】柠檬醛、牻牛儿醇、柠檬烯、月桂酸、癸酸、肉豆蔻酸、油酸、亚油酸、棕榈酸、十四碳烯酸、辛酸、甲基庚烯酮、芳樟醇、β-香茅醛、α-柠檬醛、β-柠檬醛。

【药理作用】

1. 平喘作用 据报道，离体气管平滑肌试验表明，山苍子油（毛叶木姜子果实提取的挥发油）10μl/mL 能松弛豚鼠正常气管平滑肌及乙酰胆碱或组胺致痉的气管平滑肌。预先加入挥发油可阻断乙酰胆碱及组胺引起的收缩。用含 1μl/mL 挥发油的 Locke 液灌流，第 3min 开始就能增加正常豚鼠离体肺灌流量，给豚鼠灌胃 300μl/kg，腹腔注射 170μl/kg，对 5% 乙酰胆碱喷雾引起的支气管痉挛有明显的保护作用。大鼠被动皮肤过敏试验、豚鼠过敏性休克和豚鼠离体回肠过敏性收缩试验等均证实，木姜子挥发油均呈明显抗过敏作用，同时对慢反应物质所致豚鼠肠段收缩有明显的拮抗作用。表明其平喘作用除扩张支气管外，还与抗过敏介质的形成和释放有关。

2. 抗心律失常作用 据报道，给小鼠灌胃毛叶木姜子油 0.3mL/kg，连续 3 天，能明显降低氯仿引起的心室颤动的发生率，并能对抗氯化钡引起的心律失常，使氯化钡所致大鼠的双向心动过速的心律失常迅速恢复为正常窦性心律。

3. 抗真菌作用 据报道，0.005%～0.01% 木姜子油能抑制试管内黄癣菌、断发毛癣菌、絮状表皮癣菌、石膏样孢子菌等 9 种皮肤癣菌。0.033%～0.1% 的木姜子油还能抑制白色念珠菌、新型隐球菌、孢子丝菌及几种皮肤着色真菌（裴氏着色真菌、卡氏枝孢菌、茄病镰刀霉、粉绿木霉等）。唯对曲菌抑菌力较弱，直到浓度加大到 1%，才能抑制黄曲霉和烟曲霉。除抑菌作用外，木姜子油尚有一定程度的杀菌作用。初步认为抑菌有效成分为柠檬醛等。

【原植物】木姜子 *Litsea pungens* Hemsl.

落叶小乔木，高 3～10m；树皮灰白色。幼枝黄绿色，被柔毛，老枝黑褐色，无毛。顶芽圆锥形，鳞片无毛。叶互生，常聚生于枝顶，披针形或倒卵状披针形，长 4～15cm，宽 2～5.5cm，先端短尖，基部楔形，膜质，幼叶下面具绢状柔毛，后脱落渐变无毛或沿中脉有稀疏毛，羽状脉，侧脉每边 5～7 条，叶脉在两面均突起；叶柄纤细，长 1～2cm，初时有柔毛，后脱落渐变无毛。伞形花序腋生；总花梗长 5～8mm，无毛；每一花序有雄花 8～12 朵，先叶开放；花梗长 5～6mm，被丝状柔毛；花被裂片 6，黄色，倒卵形，长 2.5mm，外面有稀疏柔毛；能育雄蕊 9，花丝仅基部有柔毛，第 3 轮基部有黄色腺体，圆形；退化雌蕊细小，无毛。果球形，直径 7～10mm，成熟时蓝黑色；果梗长 1～2.5cm，先端略增粗。花期 3～5 月，果期 7～9 月。

产湖南、贵州、广西、湖北。生于海拔 800～2300m 的溪旁和山地阳坡杂木林中或林缘。

（马洁瑶 汪冶）

Siip 岁

棕榈 Zonglü

【异名】翁岁、棕树、棕衣树、棕骨、棕榈皮、棕榈木皮、棕毛、棕皮、陈老棕、棕板。

【来源】本品为棕榈科植物棕榈 *Trachycarpus fortunei*（Hook. f.）H. Wendl. 的干燥叶柄、果实。

【采收加工】夏秋采集，晒干。

【性味】苦、涩，平。

《侗族医学》：苦、涩，平。

《中国侗族医药研究》：苦，平。

《中国侗族医药学基础概论》：苦、涩，平。

【功能与主治】清热，解毒，行气，止痛，收敛止血，止痢，止带。用于油疮，盐包痛，年老咳嗽，各种出血证，如吐血、衄血、尿血、便血，尤多用于崩漏。

《侗族医学》：收敛止血。用于代喉老（年老咳嗽）。

《中国侗族医药研究》：清热，解毒，行气，止痛。用于油疮，盐包痛。

《中国侗族医药学基础概论》：收敛止血，止痢，止带。用于各种出血证，如吐血、衄血、尿血、便血，尤多用于崩漏。

【用法用量】内服：煎汤，5～10g。外用：适量，研末撒敷。

【附方】

1. 代喉老 尚岁（棕树根）、巴笨尚（徐长卿）、尚专瓮括（刺黎根）、三百尚里（白薇）、巴奉榜（火草）、邪吞（矮地茶）、娘大卯（麦冬）、闹亚（紫苏）、尚满岑（肺筋草），煎水内服。(《侗族医学》)

2. 拐子不出头 水冬瓜、棕榈叶各10g，小风根叶6g，鳅鳝草、马草各3株。水煎服。(《中国侗族医药研究》)

【化学成分】木犀草素、木犀草素 -7-*O*- 芸香糖苷、甲基原棕榈皂苷 B、对羟基苯甲酸、右旋儿茶素、原儿茶酸、没食子酸、异香草酸、β- 谷甾醇、薯蓣皂苷、5- 咖啡酸酰氧基莽草酸、咖啡酸、芦丁、矢车菊花青素、矢车菊花青素葡萄糖苷、原儿茶酸。

【药理作用】

1. 抗肿瘤作用 以 MTT 法为指导，结合经典化学反应对棕榈子活性部位药效成分进行鉴别，并建立体内 H22 荷瘤模型，对其抗肿瘤活性进行初步探讨。结果：经典化学反应鉴定结果表明，棕榈子中抗肿瘤活性物质主要集中在正丁醇部位，其主要成分为缩合鞣质，含量将近50%；ICR 小鼠口服给予正丁醇部位160mg/kg 左右，其体内对 H22 肿瘤的抑瘤率可达44.21%。结论：棕榈子中主要的抗肿瘤活性成分为缩合鞣质，具有较好的抗肿瘤活性，值得研究开发。

2. 止血作用 通过对新棕、陈棕、陈棕炭及市售止血药血安（棕榈子提取物的干浸膏）等的水、醇、乙酸提取液的薄层层析和对小鼠、家兔凝血时间的测定，证实了新棕、陈棕、陈棕炭、血安等主要斑点的数量、荧光、RF 值相同，由此推断其止血的主要有效成分是相同的。20% 陈棕炭水煎液即有显著的凝血效果（$P < 0.05$），30% 以上浓度时，其凝血作用与同浓度的血安比，似有超过血安的趋势。通过时效关系的测定，发现陈棕炭体内有效浓度维持24h。

【原植物】棕榈 *Trachycarpus fortunei*（Hook. f.）H. Wendl.

乔木状，高 3 ～ 10m 或更高，树干圆柱形，被不易脱落的老叶柄基部和密集的网状纤维，除非人工剥除，否则不能自行脱落，裸露树干直径 10 ～ 15cm 甚至更粗。叶片呈 3/4 圆形或者近圆形，深裂成 30 ～ 50 片具皱折的线状剑形，宽约 2.5 ～ 4cm，长 60 ～ 70cm 的裂片，裂片先端具短 2 裂或 2 齿，硬挺甚至顶端下垂；叶柄长 75 ～ 80cm 甚至更长，两侧具细圆齿，顶端有明显的戟突。花序粗壮，多次分枝，从叶腋抽出，通常是雌雄异株。雄花序长约 40cm，具有 2 ～ 3 个分枝花序，下部的分枝花序长 15 ～ 17cm，一般只二回分枝；雄花无梗，每 2 ～ 3 朵密集着生于小穗轴上，也有单生的；黄绿色，卵球形，钝三棱；花萼 3 片，卵状急尖，几分离，花冠约 2 倍长于花萼，花瓣阔卵形，雄蕊 6 枚，花药卵状箭头形；雌花序长 80 ～ 90cm，花序梗长约 40cm，其上有 3 个佛焰苞包着，具 4 ～ 5 个圆锥状的分枝花序，下部的分枝花序长约 35cm，2 ～ 3 回分枝；雌花淡绿色，通常 2 ～ 3 朵聚生；花无梗，球形，着生于短瘤突上，萼片阔卵形，3 裂，基部合生，花瓣卵状近圆形，长于萼片 1/3，退化雄蕊 6 枚，心皮被银色毛。果实阔肾形，有脐，宽 11 ～ 12mm，高 7 ～ 9mm，成熟时由黄色变为淡蓝色，有白粉，柱头残留在侧面附近。花期 4 月，果期 12 月。

产于湖南、贵州、广西、湖北。分布于长江以南各省区。通常仅见栽培于路旁，罕见野生于疏林中。

【备注】本品未开放的花苞又称"棕鱼"，可供食用；棕皮及叶柄（棕板）煅炭入药有止血作用，果实、叶、花、根等亦入药。

（何琴　汪冶）

Sinl yanc 罪然

花椒 Huajiao

【异名】椒、尚罪然、秦椒、点椒、香椒、大花椒、椒目、大椒、蜀椒、南椒、巴椒、蓎藙、汗椒、陆拨、汉椒、川椒。

【来源】本品为芸香科植物花椒 *Zanthoxylum bungeanum* Maxim. 的干燥成熟果皮。

【采收加工】秋季采收成熟果实，晒干，除去种子和杂质。

【性味】辛，温。

《侗族医学》：辣，热。

《中国侗族医药研究》：辛，热。

《中国侗族医药学基础》：辛，温。

【功能与主治】除寒，杀虫，止痛。用于蛇串疮，漆疮，烂穷脚杆，疥疮，水毒烂脚，烂脚丫，牙痛，火牙。

《侗族医学》：除寒，杀虫，止痛。用于嫩盯溶皮沦冷蛮（烂穷脚杆），经甚（疥疮）。

《中国侗族医药研究》：除寒，杀虫，止痛。用于蛇串疮，漆疮，烂穷脚杆，疥疮，水毒烂脚，烂脚丫，牙痛，火牙。

《中国侗族医药学基础》：温中止痛，杀虫止痒。用于脘腹冷痛，呕吐泄泻，虫积腹痛，湿疹，阴痒。

【用法用量】内服：煎汤，3 ～ 6g。外用：适量，煎水熏洗。

【附方】

1.嫩盯溶皮沦冷蛮　罪然（花椒）、美灼虽（地胆草）、娘囚（马鞭草）、尚登阿（乌苞根）、冰片，研末撒于创面。（《侗族医学》）

2. 经甚 罪然（花椒）、美榴藜（黎罗根），研磨细粉，调茶油外搽患处。（《侗族医学》）

3. 青紫病、乌鸦症 络石藤、蜘蛛香、花椒、葱、蒜、生姜各适量。捣烂泡白酒或淘米水，刮四大金刚。（《中国侗族医药研究》）

4. 蛋皮风 马齿苋 200g，苦楝 30g，花椒 9g，吴茱萸 6g，冰片 3g。研细末，先用马齿苋 200g 煎水洗患处，再撒上药末，每日 2 次。（《中国侗族医药研究》）

5. 鲫鱼惊 天胡荽 15g，花椒 9g，葱 6g，姜、木姜子各 3g，淘米水适量。捣烂拌匀挤浓汁内服，并用一部分刮头顶一前额、颈、胸、背、上下肢四大弯筋处。（《中国侗族医药研究》）

【现代临床研究】

1. 上消化道内镜检前应用 上消化道纤维内镜检查前服用花椒浸液（Ⅰ）368 例，并与阿托品加达克罗宁组、阿托品组、达克罗宁组、针刺组等对照，结果：Ⅰ组仅 34 例有轻微腹胀，占 9.2%。统计学处理，其不良反应率与其他各组分别比较，有显著差异（$P < 0.01$），明显优于上述其他方法。

2. 治疗胆道蛔虫病 每剂用花椒 20 粒，食醋 100g，加水 50mL，蔗糖少许，煎沸后取出花椒，待温后一次口服。小儿酌情减量，服药后症状未完全消失者 4h 后再服一剂，结果治愈及好转者 95 例，另 11 例效果欠佳。

3. 治疗霉菌性阴道炎 取花椒挥发油 3mL，加半合成脂肪酸酯至 100g 制成栓剂。凡白带检出霉菌孢子体者，均为使用对象，接受治疗患者 418 例，每晚自行放药一枚，5 次一个疗程，2 个疗程总治愈率为 90.9%。

4. 中期妊娠引产后，利用花椒回乳 每个胶囊花椒 7 ～ 8 粒，于引产后开始服用，每次 2 个胶囊，连续服用 3 ～ 4 日，最长 5 日。结果：163 例中有效者共 153 例，总有效率 93.9%。无一例出现恶心、呕吐或其他不良反应。花椒的回乳作用可能主要是其化学成分异茴香醚的作用。

【化学成分】柠檬烯、1,8- 桉叶素、月桂烯、α- 蒎烯、β- 蒎烯、香桧烯、β- 水芹烯、β- 罗勒烯、对 - 聚伞花素、α- 松油烯、紫苏烯、芳樟醇、4- 松油烯酸、爱草脑、α- 松油醇、反式丁香烯、乙酸松油醇酯、葎草烯、乙酸橙花醇酯、β- 荜澄茄烯、乙酸牻牛儿醇酯、橙花叔醇异构体、香草木宁碱、茵芋碱、单叶芸香品碱、2′- 羟基 -N- 异丁基 [2E,6E,8E,10E]- 十二碳四烯酰胺、青椒碱、脱肠草素、二十九烷、辣薄荷酮邻 - 聚伞花素、叔丁基苯、1,3,3- 三甲基 -2- 氧杂双环 [2.2.2] 辛烷、（E)-3- 异丙基 -6- 氧代 -2- 庚烯醛、（E)-8- 甲基 -5- 异丙基 -6,8- 壬二烯 -2- 酮、4-（2,2- 二甲基 -6- 亚甲基环己基）-3- 丁烯 -2- 酮、α- 羟基 -4,6- 二甲氧基苯乙酮、1,1- 二甲基 -4,4- 二烯丙基 -5- 氧代 -2- 环乙烯、β- 古芸烯、长叶烯、α- 金合欢烯、γ- 荜澄茄烯、丁香三环烯、异茴香醚、牻牛儿醇等。

【药理作用】

1. 抗菌杀虫作用 花椒对炭疽、溶血性链球菌、白喉、肺炎双球菌、金黄色葡萄球菌、柠檬色及白色葡萄球菌、枯草等 10 种革兰阳性菌，以及大肠、宋内痢疾杆菌、变形、伤寒及副伤寒、绿脓、霍乱弧菌等肠内致病菌均有明显的抑制作用。花椒对 11 种皮肤癣菌和 4 种深部真菌均有一定的抑菌和杀菌作用，特别是对某些深部真菌最敏感（如羊毛样小孢子菌、红色毛癣菌等）。

2. 对心血管系统的作用 花椒挥发油具有抗动脉粥样硬化形成的作用。这种作用与它降低血清过氧化脂质水平、抗脂质过氧化损伤有关。花椒水提物及醚提物对冰水应激状态下儿茶酚胺分泌增加所引起的心脏损伤有一定的保护作用，可减少心肌内酶及能量的消耗，同时提高机体的活力水平。

3. 对神经系统的作用 花椒有较强的麻醉作用，其水溶性生物碱有横纹肌松弛作用。临床上用花椒乙醚提取物或花椒挥发油作为口腔科的安抚剂，进行消炎止痛。花椒具有镇痛作用，实验证明花椒和青椒的水提液都有明显的镇痛作用，能明显抑制二甲苯所致小鼠耳廓肿胀及 10% 蛋清所致的大鼠足肿胀，能显著抑制醋酸所致小鼠的扭体反应。在相同剂量下青椒的作用比花椒强，并找出了具有抗炎、镇痛等活性的单体化合物香柑内酯。

4. 对消化系统的作用　目前研究证实，花椒具有抗消化道溃疡、保肝利胆、抗腹泻等作用。抗溃疡实验表明，花椒提取物对消化道溃疡，有明显的抑制作用。花椒水提物有对抗升高 GPT（谷丙转氨酶）的作用。

5. 平喘作用　花椒挥发油对乙酰胆碱（Ach）、组胺（His）所致的气管平滑肌收缩反应有明显抑制作用，提示花椒挥发油有平喘作用，而且对 His 所致的气管收缩作用强于 Ach，表明其可能对过敏性哮喘将有较好的抑制作用，但其确切的作用机制有待进一步研究。

6. 抗癌作用　高浓度的花椒挥发油具有杀灭 Caski 肿瘤细胞的作用，低浓度的花椒挥发油具有诱导肿瘤细胞凋亡的作用。另研究发现花椒挥发油可抑制 H22 肝癌细胞增殖并激发细胞凋亡，但不能通过提高机体的免疫功能发挥抗肿瘤作用。

7. 抗衰老作用　从花椒中提取出的总多酚类化合物有较强的还原能力，能够抑制脂质体过氧化。采用脂质过氧化方法和 DPPH 方法检测了桂丁、花椒 2 种挥发油的抗氧化活性，发现 2 种挥发油的抗自由基活性强于抗氧化活性。

【原植物】花椒 *Zanthoxylum bungeanum* Maxim.

高 3～7m 的落叶小乔木；茎干上的刺常早落，枝有短刺，小枝上的刺基部宽而扁且劲直的长三角形，当年生枝被短柔毛。叶有小叶 5～13 片，叶轴常有甚狭窄的叶翼；小叶对生，无柄，卵形，椭圆形，稀披针形，位于叶轴顶部的较大，近基部的有时圆形，长 2～7cm，宽 1～3.5cm，叶缘有细裂齿，齿缝有油点。叶背基部中脉两侧有丛毛或小叶两面均被柔毛，中脉在叶面微凹陷，叶背干后常有红褐色斑纹。花序顶生或生于侧枝之顶，花序轴及花梗密被短柔毛或无毛；花被片 6～8 片，黄绿色，形状及大小大致相同；雄花的雄蕊 5 枚或多至 8 枚；退化雌蕊顶端叉状浅裂；雌花很少有发育雄蕊，有心皮 3 或 2 个，间有 4 个，花柱斜向背弯。果紫红色，单个分果瓣径 4～5mm，散生微凸起的油点，顶端有甚短的芒尖或无；种子长 3.5～4.5mm。花期 4～5 月，果期 8～9 月或 10 月。

产于湖南、广西、湖北、贵州。见于平原至海拔较高的山地。各地多栽种。

（何琴　汪治）

Xul munh 秀满

川楝 Chuanlian

【异名】川楝子、川楝皮、川楝实、川楝树子、金饱子、金铃子、金泡子、苦楝、楝实、苦楝皮、苦楝实、苦楝子、楝子、楝树果、埋哼、梅哼、唐苦楝、野苦楝皮。

【来源】本品为楝科植物川楝 *Melia toosendan* Sieb.et Zucc. 的干燥成熟果实。

【采收加工】冬季果实成熟时采收，除去杂质，干燥。

【性味】苦，凉。有小毒。

《侗族医学》：苦，凉。有小毒。

《侗药大观》：苦，寒，有小毒。

《中国侗族医药研究》：苦，凉，有小毒。

《中国侗族医药学基础概论》：味苦，寒，有小毒。

【功能与主治】清肝火，行气止痛，驱虫。用于肝郁化火、胸胁，脘腹胀痛，疝气疼痛，虫积腹痛。

《侗族医学》：杀虫，止痒。用于朗昆耿肚省（小儿蛲虫病）。

《侗药大观》：舒肝，补气止痛，驱虫，止痒。用于治疗胸肋，脘腹胀痛，疝痛，虫积腹痛，荨麻疹等。

《中国侗族医药研究》：杀虫，止痒。用于小儿蛲虫病，鸡婆风，蚂蚁症，烂脚丫。

《中国侗族医药学基础概论》：清肝火，行气止痛，驱虫。用于胸胁，脘腹胀痛，疝气疼痛，虫积腹痛。

【用法用量】内服：煎汤，5～15g；或入丸、散。外用：适量，研末调涂。

【附方】

1. 朗昆耿肚省　①秀满（苦楝），焙干研磨红粉吞服。②秀累（苦楝树的2层白皮），煎水内服。（《侗族医学》）

2. 角膜炎　柴胡10g，川楝15g，门芹蛮（黄芩）15g，小黄草（石斛）15g，门嗦哑（赤芍）15g，黄珠子（栀子）15g，娘担拢（龙胆草）10g，蔓荆子15g，荆芥15g，防风10g，生甘草6g，笔筒草（木贼）10g，木通10g。每日1剂，水煎服。（《中国侗族医药学基础概论》）

3. 无黄疸型肝炎　柴胡6g，枳壳10g，香附10g，门嗦帕（白芍）15g，门挡归（当归）10g，炒白术15g，丹参15g，川楝子10g，丹皮10g，娘茅帕（白茅根）15g。每日1剂，水煎服。（《中国侗族医药学基础概论》）

4. 睾丸肿痛　秀满、美尚农各9g，夏枯草、骂菩姑、骂华蜥各10g。煎水内服，每日3次。（《中国侗族医药研究》）

【现代临床研究】

1. 胃病　川楝子有理气止痛的功能，止痛的效果优于延胡索，用于胃痛，不论寒热虚实均无其弊，肝气犯胃者重用至30g，砸碎煎之甚佳。配入栀子干姜汤中可治郁火胃痛拒按、口苦心烦。川楝子现代临床多用来治疗胃病、胆病，用金铃子散（川楝子、延胡索）加半夏泻心汤治疗肝胃气滞，肝胃郁热，脾胃虚寒之胃脘痛158例，结果总有效率93.6%。

2. 胁痛　川楝子入肝经，临床常用于治疗胁痛，用于胆系病证有较好的疗效。如用川楝子、枳壳、郁金为主，加大黄、芒硝、金钱草等治疗胆石症气郁型60例，结果痊愈36例，显效15例，好转7例，无效2例，总有效率96%。用川楝子与海金沙、柴胡、鹅不食草等治胆石症23例，20天痊愈17例，占73.9%。

3. 淋证　川楝子入肝、小肠及膀胱经，味苦性寒，善清肝、小肠、膀胱之火，既有导湿热下行之功，又有理气止痛之效。有学者从临床治疗中观察到，川楝子对于自觉尿道灼痛者更为适用，其消除症状和镇痛的作用，较其他中药更有效。现代药理实验证明，川楝子对白色念珠菌、新生隐球菌和大肠埃希菌有较强的抑制作用，故对治疗急性泌尿道感染有较好的临床疗效。

4. 乳痈　将苦楝子皮和仁捣碎晒干，炒微黄研细末，每服9g，治疗急性乳腺炎未化脓者34例，服药2～4次，3天内均治愈。川楝子水煎液加入红糖、黄酒治疗乳痈30例，均为产后不足3个月的妇女，其中27例痊愈，2例好转，1例无效。

5. 带状疱疹　近年临床上以川楝子为主药治疗带状疱疹及其发生前后引起的诸般疼痛，收到了良好的疗效：以四逆散加川楝子，水煎服治疗疱疹前神经痛，疗效良好且多年不复发；龙胆泻肝汤加川楝子，水煎服治疗疱疹期神经痛，服用11剂后皮损基本痊愈；以小瓜蒌散佐以川楝子，水煎服治疗疱疹后遗神经痛，服用8剂后疼痛基本消除。

6. 皮肤病　川楝子性味苦寒，是治疗寄生虫病常用药。近年来，以之外洗治疗与螨虫、真菌感染有关的皮肤病，疗效独特。

7. 男性睾丸疾病、前列腺炎　川楝子汤由川楝子配伍陈皮等组成，临床用于治疗睾丸鞘膜积液有较好的疗效；用川楝子配伍肉桂等治疗睾丸疼痛 60 例，结果有效率 81.7%，有报道治疗缩睾证 8 例全部恢复原位。有报道使用复方川楝子汤治疗急、慢性前列腺炎，其中 11 例急性前列腺炎患者全部治愈；慢性前列腺炎患者 76 例中，痊愈 41 例，显效 26 例，总有效率为 97.3%。

【化学成分】25-O-甲基苦楝酮二醇、苦楝酮二醇、21α-甲基苦楝酮二醇、21β-甲基苦楝酮二醇、21α,25-二甲基苦楝酮二醇、21β,25-二甲基苦楝酮二醇、21-氧代苦楝酮二醇、苦楝子三醇、21-氧代苦楝子三醇、苦楝萜酸甲酯、月桂酸、苦楝皮萜酮、脂苦楝子醇、苦楝子醇、苦楝子酮、印苦楝酮、川楝素、29β-川楝素、异川楝素、印楝醛、印楝沙兰林、皮树脂醇、表松酯醇、高北美圣草素、槲皮素、山奈酚、异槲皮苷、芦丁、大豆苷元、β-谷甾醇、7α-羟基谷甾醇、7β-羟基谷甾醇、豆甾醇、硬脂酸、亚油酸、琥珀酸、阿魏酸、咖啡酸、香草酸、原二茶酚、丁香酸、异香草酸、对羟基苯甲酸、异香草醛、香草醛、对羟基苯甲醛、松柏醛、正三十一烷、正二十八烷醇、三十烷-15-醇、5-羟甲基糠醛。

【药理作用】

1. 抗肿瘤　有研究表明，与阿霉素相比，川楝素对人癌细胞体外生长具有更敏感的抑制作用，且呈时间和浓度依赖关系。川楝素通过抑制癌细胞在体内和体外的增殖和诱导癌细胞凋亡发挥抗癌作用。

2. 抑制脂肪形成活性　研究发现川楝素通过降低脂肪细胞脂质的积累，下调脂肪形成相关转录因子的表达，抑制脂肪生成酶和脂肪细胞因子的表达以及激活 wnt/β-catenin 信号通路来抑制脂肪的形成。

3. 抗氧化活性　用亚硝酸盐自由基清除法、DPPH 自由基清除法、超氧化物自由基清除法和羟基自由基清除法对川楝子多糖体外抗氧化活性进行了评价，结果均表明川楝子多糖具有较强的抗氧化活性。

4. 治疗神经退行性疾病　研究发现川楝子醇提物 ID1201 可以改善 5×FAD 小鼠（携带 5 个家族性基因突变的 APP/PS1 转基因 AD 模型小鼠）的空间学习障碍，降低淀粉样蛋白的水平，可能具有潜在的治疗阿尔茨海默病的作用。小胶质细胞的过度活化可能是神经退行性疾病的发病机制之一。

5. 抗炎镇痛　采用小鼠扭体法、热板法对川楝子醇提物进行抗炎镇痛作用研究，结果表明川楝子醇提物具有明显的抗炎镇痛作用。

6. 抗菌　采用 LC-Q-TOF、MS/MS 方法检测川楝子醇提物的抗真菌活性，双苯二氮法研究了抗菌活性，结果表明其对结核分枝杆菌有抑制作用。

7. 抗肉毒　据报道尽管川楝素与肉毒杆菌神经毒素（BoNT）有相似的作用，但在体内和体外均有显著的抗肉毒神经毒素作用，通过阻止 BoNT 接近其酶底物 SNARE 蛋白来实现。

8. 杀虫、拒食性　川楝素对亚洲玉米螟、白脉黏虫、斜纹夜蛾、小水稻叶夜蛾、橘二叉蚜、黏虫、小菜蛾、菜青虫、甘蓝夜蛾、黄守瓜成虫、苹果卷叶蛾、樱桃实蜂、樱桃叶蜂有拒食、毒杀活性和防治效果，通过选择性作用于突触前的神经肌肉传递阻断剂对害虫的化学感受器或中性神经系统的双重作用来干扰昆虫的正常行为，引起害虫的拒食反应。

9. 抗病毒　利用流感 A/PR/8/34 和 H3N2 病毒对犬肾细胞 MDCK 进行电磁场预处理、共处理和后处理，确定川楝子醇提物是否具有抗病毒活性，结果发现川楝子醇提物通过影响病毒进入、诱导 RNA 聚合酶复合物 PA 蛋白和 Mx1 等途径抑制甲型流感病毒感染。

10. 抑制肠酯酶活性　通过体外实验发现川楝子提取物能明显抑制斜纹夜蛾幼虫和成年候群蝗虫的中肠酯酶活性，但对桃蚜的全身酯酶活性没有抑制作用。研究用川楝素处理后甘蓝五龄幼虫几种酶系的活性，发现喂养 48h 后，幼虫中肠混合功能氧化酶活性降低 50%。

11. 神经突触传递阻滞剂　用川楝素灌流蟋蟀腹班神经节，以 12 次/min 的频率刺激双侧尾须神经，用甘露醇间隙法和在腹神经索上记录诱发电位，观察到在川楝素作用下诱发反应逐渐减小，最终消失。证明川楝素对蟋蟀腹班神经节的突触传递有阻断作用，这种阻断作用是不可逆的。

12. 抗色素沉着　研究发现川楝子提取物通过阻断黑素细胞内 PKC 活性来减轻内皮素 -1 刺激的人类表皮细胞色素沉着。

【原植物】川楝 *Melia toosendan* Sieb.et Zucc.

乔木，高约 10m；幼枝密被褐色星状鳞片，老时无，暗红色，具皮孔，叶痕明显。2 回羽状复叶长 35 ～ 45cm，每 1 羽片有小叶 4 ～ 5 对；具长柄；小叶对生，具短柄或近无柄，膜质，椭圆状披针形，长 4 ～ 10cm，宽 2 ～ 4.5cm，先端渐尖，基部楔形或近圆形，两面无毛，全缘或有不明显钝齿，侧脉 12 ～ 14 对。圆锥花序聚生于小枝顶部之叶腋内，长约为叶的 1/2，密被灰褐色星状鳞片；花具梗，较密集；萼片长椭圆形至披针形，长约 3mm，两面被柔毛，外面较密；花瓣淡紫色，匙形，长 9 ～ 13mm，外面疏被柔毛；雄蕊管圆柱状，紫色，无毛而有细脉，顶端有 3 裂的齿 10 枚，花药长椭圆形，无毛，长约 1.5mm，略突出于管外；花盘近杯状；子房近球形，无毛，6 ～ 8 室，花柱近圆柱状，无毛，柱头不明显的 6 齿裂，包藏于雄蕊管内。核果大，椭圆状球形，长约 3cm，宽约 2.5cm，果皮薄，熟后淡黄色；核稍坚硬，6 ～ 8 室。花期 3 ～ 4 月，果期 10 ～ 11 月。

产湖南、湖北、贵州。生于平原、丘陵，或者栽培。

（何琴　杨鹏　汪冶）

第十五章 花 类

Bav jac juis 巴茄居

曼陀罗 Mantuoluo

【异名】金盘托荔枝、白花曼陀罗、曼荼罗、满达、曼扎、曼达、醉心花、狗核桃、洋金花、风茄儿、山茄子、枫茄花、万桃花、把茄居。

【来源】本品为茄科植物曼陀罗 *Datura stramonium* L. 的干燥花。

【采收加工】夏秋季采收，阴干备用。

【性味】辛、苦，热。有毒。

《侗族医学》：苦、辣，热。有毒。

《侗药大观》：辛，温。有毒。

《中国侗族医药研究》：苦、辣，热。有毒。

【功能与主治】止痛，解毒，杀虫，止咳平喘，镇痛，祛风，解痉。用于喉老（哮喘），烂脚丫，虫牙，腹痛，风湿痹痛，惊痫，风湿痹痛，脚气，疮疡疼痛，胃痛，牙痛，风湿痛，损伤疼痛，并作外科手术麻醉剂等。

《侗族医学》：止痛，解毒，杀虫。用于喉老（哮喘），雷盯雷呀（烂脚丫）。

《侗药大观》：止咳平喘，镇痛，解痉。用于治疗哮喘腹痛，风湿痹痛，甲状腺功能亢进等。

《中国侗族医药研究》：止痛，解毒，杀虫。用于喉老（哮喘），烂脚丫，虫牙。

【用法用量】内服：煎汤，0.3 ～ 0.6g。外用：适量。

【附方】

1. 喉老 巴茄居（曼陀罗）一朵，卷烟叶吸。（《侗族医学》）

2. 雷盯雷呀 巴茄居（曼陀罗）叶、美榴藜（藜罗叶）各适量，捣烂置烂脚丫处。（《侗族医学》）

3. 老年咳嗽 洋金花（干花）1 朵。卷入烟内，哮喘时吸 1 ～ 2 口。（《中国侗族医药研究》）

4. 咳喘、蛤蟆症 百合、百部、白薇、麦冬各 10g，桔梗 9g，白果 6g，洋金花 1 朵。煎水内服，每日 3 次。（《中国侗族医药研究》）

5. 虫牙 洋金花适量。用铁丝做一小架置于瓷盘中，盘中放入少许水，另将一铁片烧红放在架上，将化茄居（洋金花）放在铁片上，并加菜油少许，此时出现油烟，再用硬纸壳卷一个喇叭形纸筒，大头置铁架上，小头对准病牙进行烟熏治疗。（《中国侗族医药研究》）

【现代临床研究】

1. 手术麻醉 我国古代名医华佗曾用洋金花加乌头等药配制成麻醉剂"麻沸散",为患者施行刮骨疗毒、剖腹割肠等手术。曼陀罗配伍生草乌、川芎、当归等煎汤内服,可用于手术麻醉,术后一般恢复良好。

2. 治疗银屑病 银屑病是一种具有很强的遗传易感性的免疫炎症疾病,难根治、易复发;常见病变部位为颈背、四肢伴有瘙痒的症状。临床研究表明,曼陀罗胶囊联合蜈蚣托毒丸治疗寻常型银屑病的临床疗效优于蜈蚣托毒丸、消银胶囊单一用药治疗。

3. 治疗帕金森 帕金森是一种进行性的锥体外系功能障碍的中枢神经系统退行性疾病,其发病原因及机制尚不清楚,是仅次于心血管疾病和癌症的严重影响着人类健康和生活质量的第三位因素。曼陀罗中的东莨菪碱可迅速、完全地进入中枢神经系统,具有中枢抑制作用。曼陀罗有效成分东莨菪碱可改善帕金森患者的流涎、震颤和肌肉强直等症状。曼陀罗对帕金森模型大鼠有治疗作用,其机制可能是通过减轻脂质过氧化反应,增强抗氧化防御机制,减少氧化应激,进而起到保护神经元的作用。

【化学成分】山奈酚、7-O-$α$-L-鼠李吡喃糖基-山奈酚、3-O-$β$-D-葡萄吡喃糖基-山奈酚、7-O-$β$-D-葡萄吡喃糖-山奈酚、3-O-[$β$-D-葡萄吡喃糖基(1→2)]-$β$-D-葡萄吡喃糖基-山奈酚、3-O-$β$-D-葡萄吡喃糖基(1→2)-$β$-D-葡萄吡喃糖基-7-O-$α$-L-鼠李吡喃糖基-山奈酚、3-O-$β$-D-葡萄吡喃糖基(1→2)-$β$-D-葡萄吡喃糖基-7-O-$β$-D-葡萄吡喃糖基-山奈酚、3-O-$α$-L-葡萄吡喃糖基(1→6)-$β$-D-葡萄吡喃糖基-7-O-$β$-D-葡萄糖吡喃糖基-山奈酚、槲皮素-3-O-芸香糖苷-7-O-葡萄糖苷、山奈酚-3-O-芸香糖苷-7-O-葡萄糖苷、槲皮素-7-O-葡萄糖苷、山奈酚-7-O-葡萄糖苷、槲皮素-3,7-O-二葡萄糖苷、山奈酚-3,7-O-二葡萄糖苷、山奈酚-3-O-芸香糖苷、槲皮素-3-O-芸香糖苷、樱桃苷、3-苯基乙酰氧基-6,7-环氧降莨菪碱、7-羟基阿朴阿托品、3-(羟基乙酰氧基)莨菪烷、3-羟基-6-(2-甲基丁酰氧基)-莨菪烷、3$β$-马豆酰羧基-6-羟基莨菪烷、3,7-二羟基-6-马豆酰羧基莨菪烷、3-马豆酰羧基-6-丙酰氧基莨菪烷、3-苯基乙酰氧基-6-羟基莨菪烷、N-去甲基东莨菪碱、3$β$,6$β$-双马豆酰羧基莨菪烷、7-羟基莨菪碱、3-乙酸基-6-异丁酰氧基莨菪烷、淫羊藿苷 E_5、落叶松脂醇-4-O-$β$-D-葡萄糖苷、5′-甲氧基落叶松脂醇、F 苏式-2,3-二-(4-羟基-3-甲氧基苯)-3-甲氧基丙醇、落叶松脂醇-9-O-$β$-D-葡萄糖苷、6-戊基-5,6-二氢化吡喃-2-酮、(E)-3,7,11,15-四甲基-2-十六碳稀-1-醇、二苯酮、1-己醇、二十一烷、二十三烷、二十四烷、托品酸、托品酸甲酯、苯甲酸甲酯、4-羟基苯乙酮、3,4-二羟基甲苯、有异落叶松脂素、(+)-松脂酚-O-$β$-D-双葡萄吡喃糖苷、(+)-松脂酚-O-$β$-D-葡萄吡喃糖苷。

【药理作用】

1. 平喘止咳作用 药理实验表明,生物碱组分和水煎液可抑制小鼠氨水所致咳嗽,延长豚鼠变态性哮喘潜伏期,减缓热板法引起的疼痛,解除支气管平滑肌痉挛。临床研究发现曼陀罗、麻黄、甘草、生理盐水按比例配制的曼陀罗雾化液可以改善支气管哮喘患者的喘息、呼吸困难等症状。

2. 解痉镇痛作用 曼陀罗还具有抑制胆碱能神经的作用,可以缓解肌肉痉挛、减轻疼痛。曼陀罗除可缓解一般疼痛之外,对跟骨痛、关节疼痛乃至癌疼痛均有较好的效果。若术前使用曼陀罗进行麻醉,可减轻患者的痛苦,术后不良反应轻微。

3. 抗银屑病作用 曼陀罗 50% 乙醇提取的水溶性非生物碱类成分是治疗银屑病的有效物质基础。曼陀罗中醉茄内酯类成分具有较强的生理活性,是治疗银屑病的主要药效物质基础。其作用机制是调节血管生成和炎症这两种途径,包括鞘脂代谢和 HIF-1-$α$/VEGF 通路。

4. 对中枢神经系统作用 曼陀罗可以抑制大脑皮层和皮层下某些部位,加快心率,扩张血管,可以扩张血管,改善脑部微循环,兴奋呼吸中枢,清除氧自由基,对脑组织有保护作用,对中枢神经系统具有先兴奋后抑制的作用。

5. 对呼吸系统的作用　曼陀罗中的东莨菪碱能够快速改善微循环，解除平滑肌痉挛，兴奋呼吸，减少呼吸道分泌物的产生。东莨菪碱还能清除支气管平滑肌的痉挛，减少气管内膜分泌物的产生，进一步改善肺的通气功能，有利于呼吸的尽早恢复。

6. 抗氧化作用　曼陀罗总生物碱及黄酮类成分可增强抗氧化剂的表达酶表达，降低丙二醛含量，减少细胞损伤，调节氧化应激反应，介导炎症反应过程，具有较强的抗氧化作用。

7. 对心血管系统的作用　曼陀罗生物碱在小剂量时兴奋迷走中枢，减慢心率，剂量较大时则阻滞心脏M胆碱受体，使心率加快。东莨菪碱能解除迷走神经对心脏的抑制，使交感神经作用占优势，使心率加快，其加速的程度随迷走神经对心脏控制的强弱而不同。

8. 对细胞的作用　曼陀罗黄酮组分具有一定的细胞保护作用。观察曼陀罗不同提取物对二甲基亚砜致损仓鼠卵巢细胞的保护作用。结果表明，曼陀罗中的黄酮组分可以减轻二甲基亚砜的细胞毒性，该作用可能与改善细胞线粒体的功能有关。

9. 对体温的影响　曼陀罗有效成分在中药麻醉时，可致患者周围血管扩张，散热增加，患者体温下降，少数体温可下降 4 ~ 5℃。但术后 2 ~ 6 h，患者会出现体温回升，体温上升至 37.8 ~ 38.5℃，甚至有个别高达 39℃。也有学者认为体温回升与中药麻醉无关。

10. 抗炎、抗瘙痒、抗过敏作用　曼陀罗具有较强的抗炎作用。研究表明曼陀罗可抑制二甲苯引起的小鼠耳肿胀，效果显著。对蛋清所致大鼠足肿胀的抑制作用呈量效关系。曼陀罗可增加组胺所致豚鼠皮肤瘙痒的阈值，曼陀罗剂量与抗炎、抗瘙痒强度呈正相关，对乙酰胆碱和组胺混合液所引起的豚鼠变态反应性哮喘的发作潜伏期明显延长。

11. 对上皮细胞有丝分裂及皮肤角化的影响　曼陀罗具有促进皮肤鳞片角化、对抗有丝分裂作用。研究发现曼陀罗治疗银屑病有效部位可明显抑制小鼠阴道上皮细胞有丝分裂，显著提高小鼠尾鳞片颗粒层形成数，具有明显的抗增殖、促进皮肤角化的作用。

【原植物】曼陀罗 *Datura stramonium* L.

草本或半灌木状，高 0.5 ~ 1.5m，全体近于平滑或在幼嫩部分被短柔毛。茎粗壮，圆柱状，淡绿色或带紫色，下部木质化。叶广卵形，顶端渐尖，基部不对称楔形，边缘有不规则波状浅裂，裂片顶端急尖，有时亦有波状牙齿，侧脉每边 3 ~ 5 条，直达裂片顶端，长 8 ~ 17cm，宽 4 ~ 12cm；叶柄长 3 ~ 5cm。花单生于枝杈间或叶腋，直立，有短梗；花萼筒状，长 4 ~ 5cm，筒部有 5 棱角，两棱间稍向内陷，基部稍膨大，顶端紧围花冠筒，5 浅裂，裂片三角形，花后自近基部断裂，宿存部分随果实而增大并向外反折；花冠漏斗状，下半部带绿色，上部白色或淡紫色，檐部 5 浅裂，裂片有短尖头，长 6 ~ 10cm，檐部直径 3 ~ 5cm；雄蕊不伸出花冠，花丝长约 3cm，花药长约 4mm；子房密生柔针毛，花柱长约 6cm。蒴果直立生，卵状，长 3 ~ 4.5cm，直径 2 ~ 4cm，表面生有坚硬针刺或有时无刺而近平滑，成熟后淡黄色，规则 4 瓣裂。种子卵圆形，稍扁，长约 4mm，黑色。花期 6 ~ 10 月，果期 7 ~ 11 月。

产于湖南、湖北、广西、贵州。生于住宅旁、路边或草地上。有的作药用或观赏而栽培。

【备注】本品种子也入药。全株有毒。

（何琴　马洁瑶　汪冶）

Jal meeuc sedl 架麦涩

蒲黄 Puhuang

【异名】水蚀、蒲棒、蒲草、蒲草黄、蒲棒花粉、水蜡、窄叶香蒲、蒲根草、毛蜡、长苞香蒲、毛腊、蒲菜、料蒲花、香奉、水烛菖蒲、蒲子、狭叶香蒲、蒲包草、水烛香蒲、蒲棒草、水菖蒲、香蒲、蒲厘花粉、毛蜡烛、鬼蜡烛、水蜡烛、料蒲、蒲花、水浊。

【来源】本品为香蒲科植物水烛香蒲 *Typha angustifolia* L. 的干燥花粉。

【采收加工】夏季采收蒲棒上部的黄色雄花序，晒干后碾轧，筛取花粉。

【性味】甘，平。

《中国侗族医药研究》：甜，平。

《中国侗族医药》：甘，平。

《中国侗族医药学基础》：甘，平。

【功能与主治】凉血止血，活血消瘀，通淋。用于止吐血、衄血、崩漏、泻血、尿血、经闭腹痛、产后瘀阻作痛、跌仆血闷、疮疖肿毒、血痢，外用治重舌、口疮、聤耳流脓、耳中出血、阴下湿痒。

《中国侗族医药》：炒用止血，生用行血，消瘀止痛。

《中国侗族医药学基础》：凉血止血，活血消瘀。

【用法用量】内服：煎汤，5～10g。外用适量。

《中国侗族医药研究》：4.5～9g。外用适量。

《中国侗族医药》：花粉适量敷于出血处。

《中国侗族医药学基础》：内服，煎汤，4.5～9g。外用，适量，研末撒或调敷。

【现代临床研究】

1. 治各种出血 用蒲黄（炒）、海螵蛸各等量，研末外敷。痔疮出血，蒲黄、血竭各16g，研为细末，每次用少许敷患处。治慢性结肠炎引起的大便脓血、腹痛，用蒲黄、五灵脂（同包煎）、肉豆蔻各3g，煨葛根10g，水煎温服。治牙龈出血，胃肠实火所致者，可用石膏30g（捣细），生地黄18g，蒲黄、黄连、丹皮、升麻各9g，当归、栀子各15g，水煎服；胃肠虚火所致者，用蒲黄9g，生熟地各18g，天冬、麦冬、石斛、茵陈各15g，黄芩、枳壳、枇杷叶各9g，生甘草3g，水煎服。

2. 利尿通淋 治尿道炎、膀胱炎引起的尿血、小便不利、尿道作痛，可用蒲黄30g，冬葵子15g，生地黄20g，水煎服。治癃闭，用生蒲黄50g，雄黄末10g，冰片3g，拌匀；另取新鲜葱白（连叶）200g洗净，入沸水中3min，取出，与上药共捣如泥，趁热敷关元穴，约30min小便即通。

3. 降脂通脉 每日用生药10g，用时包煎；或用2～3g，开水送服；或拌在炒面、面食中服用，每日3次。现代有蒲黄片制剂，口服更为方便，每片相当于原药材3g，每次3片，每日3次，可用于血脂、胆固醇过高。此外，治心绞痛，可用蒲黄、五灵脂各6g（同布包），葛根10g，丹参5g，每日1剂。水煎冲服降香末3g。治脑血栓形成，取生蒲黄、五灵脂（醋制）各等份，制成散剂，每日20g，分3次服。

【化学成分】柚皮素、4-羟基肉桂酸、3-甲氧基-4-羟基肉桂酸、香草酸、异鼠李素-3-*O*-α-L-鼠李糖基（1-2）-β-D-葡萄糖苷、香蒲新苷、β-谷甾醇。

【药理作用】

1. 镇痛作用 药理实验发现，蒲黄具有非常显著的镇痛效果。研究者将小白鼠分为3组，A组以含 100% 蒲黄的溶液灌胃，每只 0.2mL；B 组小白鼠给予吗啡 0.2mL，腹腔注射；C 组每只小鼠腹腔注射 0.9% 氯化钠注射液 0.2mL。30min 后分别注射 0.05% 的酒石酸锑 0.01mL/g，通过物理和化学刺激方法使小鼠产生疼痛，用扭体法和热板法测定蒲黄溶液对疼痛的抑制率。实验结果显示，蒲黄溶液的镇痛效果显著。

2. 对凝血功能的影响 研究表明，蒲黄中的多糖浓度低于 100g/mL 时，可加速血浆复钙时间，较高的血药浓度则抑制血浆复钙时间。研究蒲黄有机酸对二磷腺苷（ADP）、胶原、花生四烯酸（AA）诱导的家兔体外血小板聚集的抑制作用，发现蒲黄有机酸对 AA 诱导的血小板聚集有明显作用，其作用可能与 AA 代谢机制有关。

3. 对循环系统的影响 研究发现，蒲黄水提液能显著提高大鼠的存活率，低浓度蒲黄醇提液可增加蟾蜍体外心脏收缩力，高浓度则抑制蟾蜍体外心脏收缩力，说明蒲黄具有双向调节作用。从长苞香蒲花粉中提取的水仙苷能明显保护垂体后叶素诱导的大鼠心肌缺血。蒲黄有强心作用，可增加体外小鼠心脏、冠状动脉血流量，提升小鼠耐低气压、低氧的能力，改善小鼠心肌营养性血流量。

【原植物】水烛香蒲 *Typha angustifolia* L.

多年生，水生或沼生草本。地上茎直立，粗壮；高 1.5 ～ 2.5(～ 3)m；根状茎乳黄色、灰黄色，先端白色；叶片长 54 ～ 120cm，宽 0.4 ～ 0.9cm，上部扁平，中部以下腹面微凹，背面向下逐渐隆起呈凸形，下部横切面呈半圆形，细胞间隙大，呈海绵状；叶鞘抱茎；雌雄花序相距 2.5 ～ 6.9cm；雄花序轴具褐色扁柔毛，单出，或分叉；雄花由 3 枚雄蕊合生，有时由 2 枚或 4 枚组成，花粉粉单体，近球形、卵形或三角形，纹饰网状，花丝短，细弱，下部合生成柄，向下渐宽；雌花具小苞片；孕性雌花柱头窄条形或披针形；种子深褐色；花果期 6 ～ 9 月。

产于湖南、湖北。生于湖泊、河流、池塘浅水处。

（汪志梅 田婷婷 汪冶）

Jic fah jenc 菊花近

野菊 Yeju

【异名】油菊、疟疾草、苦薏、路边黄、山菊花、野黄菊、九月菊、菊花脑。

【来源】本品为菊科植物野菊 *Chrysanthemum indicum* L. 的干燥头状花序。

【采收加工】秋季采收，鲜用或晒干。

【性味】苦、辛，寒。

《侗族医学》：苦、辣，凉。

《中国侗族医药学基础》：苦、辛，微寒。

【功能与主治】清热解毒。用于痈肿，疔疮，目赤肿痛，瘰疬，湿疹。

《侗族医学》：退热去毒。用于兜亮煜（发热），耿塔敢（火眼）。

《中国侗族医药学基础》：清热解毒，泻火平肝。用于疔疮痈肿，目赤肿痛，头痛眩晕。

【用法用量】内服：煎汤，6 ～ 12g，鲜品 30 ～ 60g；或捣汁。外用：适量，捣敷；或煎水洗；或熬膏涂。

《侗族医学》：15 ～ 30g。外用：适量。

《中国侗族医药学基础》：内服煎汤，9 ～ 15g。外用：适量，煎汤外洗；或制膏外涂。

【现代临床研究】

1. 治疗慢性输卵管炎 据报道野菊花、野跖草、半支莲各 30g，三棱、莪术、刘寄奴、赤芍、丹皮、马鞭草各 15g，加水 1000mL，煎至 80～100mL 保留灌肠，每日 1 次，7 天为 1 个疗程。灌肠方法：嘱患者每晚睡前用药，用药前排空大、小便，取左侧卧位，用 14 号导尿管一端涂上少量凡士林，插入肛门 10～18cm，将药液缓缓注入（注意药液温度在 40℃ 左右），20～30min 灌完，灌完后卧床半小时，经期停用。外用对照组采用康妇消炎栓（黑龙江铁力制药厂生产，每枚重 2.8g），每晚 1 粒，睡前肛门栓塞，7 天为 1 个疗程，每疗程间隔 1～2 天。

2. 治鼻窦炎 野菊苍辛汤组成：野菊花 15～25g，连翘 10～15g，苍耳子、藿香、桔梗、川芎、辛夷花、白芷各 9～12g，薄荷、生甘草、石菖蒲各 6～10g。据报道 96 例患者服用本方后，1 剂呕吐减轻，3 剂痊愈者 68 例；3 剂呕吐减轻，5 剂痊愈者 26 例，无效 2 例。

【化学成分】野菊花内酯、棕矢车菊素、芹菜素、楝叶吴萸素 B、交链孢酚、豆甾 -4,22- 二烯 -3- 酮、β- 侧柏酮、豆甾 -4- 烯 -3- 酮、棕榈酸金盏菊二醇、棕榈酸 16β,22α- 二羟基假蒲公英甾醇、α- 香树脂醇、乌苏 -12- 烯 -3β,16β- 二羟基、12- 烯 -3β- 羟基 - 乌苏 -11- 酮、山金车二醇、马尼拉二醇、12- 烯 -3β- 羟基 - 齐墩果 -11- 酮、木犀草素、芹菜素、芹菜素 -7,4′- 二甲醚、芫花素、1- 亚油酸甘油酸酯。

【药理作用】

1. 免疫抗炎作用 据报道，野菊花的水煎液与五味消毒饮均有抗炎活性，将野菊花水煎液设置低、中、高三种浓度，与五味消毒饮共同用于因二甲苯而导致耳廓肿胀小鼠上，发现二者都有消肿能力，水煎液浓度越高抗炎消肿能力越明显。

2. 肝保护作用 据报道由生药野菊花中提取得到的野菊花总黄酮（TFC），能对诸多原因引起的肝脏损伤起到很好的修复作用。能明显降低患有酒精性脂肪肝大鼠血清中的 AST、ALT、TC、TNF-α 水平；降低肝脏中的 MDA 含量，增强 SOD 活性，并且还能有效改善大鼠因酒精引起的肝细胞脂肪变性，对大鼠酒精性脂肪肝具有较好的防治作用。

3. 抗菌作用 据文献报道野菊花总黄酮对葡萄牙假丝酵母、金黄色葡萄球菌、嗜麦芽寡养单胞菌、腐生葡萄球菌腐生亚种都有较强的抑制作用，MIC 值分别是 61.6μg/mL、123.3μg/mL、246.5μg/mL、493.0μg/mL，蒙花苷单体化合物对葡萄牙假丝酵母的抑制作用非常显著，MIC 值仅为 18.0μg/mL。

4. 抗氧化作用 黄酮具有酚羟基结构，黄酮类化合物的酚羟基结构能够与体内过氧基团结合，生成黄酮自由基，从而终止体内的自由基链式反应，能起到一定作用的抗氧化作用。

5. 抗微生物作用 野菊花的挥发油中含有月桂酸、樟脑、棕榈酸乙酯、反丁香烯等多种化合物。据体外实验报道，其挥发油成分对金黄色葡萄球菌、白喉杆菌、大肠埃希菌、结核杆菌及白色念珠菌有一定程度的抑制作用，特别是挥发油的醇稀释液，对白色念珠菌有强大的抑制作用，使这种细菌在体外几乎不生长。野菊花茎叶挥发油对油菜菌核病菌、苹果炭疽病菌、烟草赤星病菌、番茄灰霉病菌、核桃果炭疽病菌均有抑制作用，对油菜菌核病菌的抑制作用最强，且抑菌活性呈浓度正相关，挥发油浓度为 500μg/mL 时抑制率高达 81.63%。

【原植物】野菊 *Chrysanthemum indicum* L.。SYN 注：学名已修订，接受名为 *Chrysanthemum indicum*。

多年生草本，高 0.25～1m，有地下长或短匍匐茎。茎直立或铺散，分枝或仅在茎顶有伞房状花序分枝。茎枝被稀疏的毛，上部及花序枝上的毛稍多或较多。基生叶和下部叶花期脱落。中部茎叶卵形、长卵形或椭圆状卵形，长 3～7(10)cm，宽 2～4(7)cm，羽状半裂、浅裂或分裂不明显而边缘有浅锯齿。基部截形或稍心形或宽楔形，叶柄长 1～2cm，柄基无耳或有分裂的叶耳。两面同色或几同色，淡绿色，或干后两面成橄榄色，有稀疏的短柔毛，或下面的毛稍多。头状花序直径 1.5～2.5cm，多数在茎枝顶端排成疏松的伞房圆锥花序或少数在茎顶排成伞房花序。总苞片约 5 层，外层卵形或卵状三角形，长 2.5～3mm，中层卵形，内层长椭圆形，长 11mm。全部苞片边缘白色或褐色宽膜质，顶端钝或圆。舌状花黄色，舌片长 10～13mm，顶端全缘或 2～3 齿。瘦果长 1.5～1.8mm。花期 6～11 月。

产于湖南、广西、贵州、湖北。生于山坡草地、灌丛、河边水湿地、滨海盐渍地、田边及路旁。

（马洁瑶　汪冶）

Kebp bens menl 扣崩闷

凌霄花 Lingxiaohua

【异名】紫葳、五爪龙、红花倒水莲、倒挂金钟、上树龙、堕胎花、藤萝花、上树蜈蚣、白狗肠、吊墙花。

【来源】本品为紫葳科植物凌霄 *Campsis grandiflora*（Thunb.）K.Schum. 的干燥花。

【采收加工】夏、秋二季花盛开时采摘，干燥。

【性味】甘、酸，寒。

《侗族医学》：酸，凉。

【功能与主治】活血通经，凉血祛风。用于月经不调，经闭癥瘕，产后乳肿，风疹发红，皮肤瘙痒、痤疮。

《侗族医学》：活血，搜风，排毒，消肿。用于挡朗（骨折），涸冷（水肿）。

【用法用量】内服：煎汤，5～9g。外用：适量，捣烂敷患处。

《侗族医学》：3～9g。

【现代临床研究】

1. 痤疮　据报道燕京赵氏凉血五花汤方对于胃肠湿热型及肝郁气滞血瘀型痤疮具治疗作用，凌霄花凉血清热不凝滞，活血通经不伤正，对重度痤疮患者症状改善显著，治疗 8 周后显效率超 90%。以凌霄花为主药的三白饮治疗痤疮显效率高达 95.6%。凌霄花、马齿苋、芒硝组方以其消肿散结功效对于痤疮配合湿敷法治疗收效不错。

2. 激素依赖性皮炎　据报道以凌霄花等组成的凉血五花汤，治疗激素依赖性皮炎有一定临床疗效。中西医结合疗法进行激素依赖性皮炎诊疗时，以凌霄花为主药的凉血五花汤经药味加减，联合西药治疗颜面部的糖皮质激素依赖性皮炎病例，痊愈率高，停药后多未见复发。

3. 神经性皮炎　采用由凌霄花、荆芥、苍术等药味组成的消风散加减，对于血热生风证引发的神经性皮炎和皮肤损伤初起有红色斑块、丘疹、瘙痒伴心烦、口渴、不寐、舌红、苔黄或薄等症的神经性皮炎有效。

4. 玫瑰糠疹　中医对玫瑰糠疹的治疗原则以疏风热凉血为主，凌霄花具凉血祛瘀作用，据报道以凌霄花、红花、玫瑰花等凉血五花汤药味经加减治疗玫瑰糠疹，治血热风痒，显效率超 90%。

5. 心脑血管疾病　据文献报道在治疗急性血管性痴呆方面，以尼莫地平为对照组，探讨以凌霄花、葛根组方而成的清毒活血化痰复方的疗效，观察急性期痴呆患者疗效评分、血液流变学指标、细胞间黏附分子（ICAM-1）含量等指标，结果显示，该复方可显著降低急性期痴呆患者血清中 ICAM-1 水平，对血液黏稠度改善效果及降血脂效果明显优于对照组，其机制可能与防止炎症性脑损伤有关。椎基底动脉供血不足所导致的眩晕瘀阻主要在头部，以凌霄花配伍黄芪、党参等补气升阳药所得凌霄花汤剂，治疗 55 例因椎基动脉供血不足所导致眩晕，显效率超 90%。

【化学成分】芹菜素、洋丁香酚苷、梾木苷、齐墩果酸、熊果酸、23- 羟基熊果酸、科罗索酸、山楂酸、阿江榄仁酸、β- 谷甾醇、胡萝卜甾醇、糠醛、5- 甲基糠醛、糖醇、2- 乙酰糖醛。

【药理作用】

1. 对子宫收缩力的调节　据报道凌霄花对子宫收缩力呈双向调节作用，对未孕小鼠子宫收缩活性呈显著抑制作用，对离体子宫则可增强其收缩活性。对比凌霄花、美洲凌霄花等生药对小鼠未孕离体子宫作用的研究，发现凌霄花对未孕小鼠子宫在收缩强度、收缩频率、收缩活性等方面呈抑制作用；美洲凌霄花对未孕小鼠子宫在收缩强度、收缩活性方面呈抑制作用，在收缩频率方面则无影响。美洲凌霄花对离体孕子宫呈兴奋和抑制的双向调节作用，且具节律性。

2. 改善血液循环作用　据报道凌霄花甲醇提取物能明显缓解致敏小鼠血流量降低的问题，为凌霄花中医活血化瘀作用提供了药理学佐证。在凌霄花粗提取物对血液流变学、血小板聚集和凝血因子Ⅰ、红细胞功能等方向的研究中发现，凌霄花粗提取物可部分扩张血管管径，改变血流速度，显著改善红细胞带氧能力及聚集能力，上述改善作用与剂量呈正相关。凌霄花提取物可降低血液黏度，在一定程度上抑制血小板聚集。

3. 舒张冠状动脉、抑制血栓形成　凌霄花具有舒张冠状动脉，抑制血栓形成的作用。一项关于凌霄花、美洲凌霄花等生药对大白鼠血栓影响实验提示凌霄花可明显抑制大鼠血栓，和阿司匹林对比没有明显差异，且可加快红细胞电泳，分散血液红细胞。美洲凌霄花未发现有上述抑制血栓形成的作用。

4. 抗氧化　凌霄花 50% 乙醇提取物可以对抗过氧化氢，对人皮肤成纤维细胞具有显著的保护作用，还可以显著抑制过氧化氢诱导的乳酸脱氢酶释放和 DNA 断裂。凌霄花提取物具有游离基和活性氧物质的清除活性，并对花生四烯酸、12-O- 十四烷酰佛波醋酸酯 -13 诱导的小鼠耳肿胀有剂量依赖性的抑制作用，与其体外实验的抗氧化性质一致。

【原植物】凌霄 *Campsis grandiflora*（Thunb.）K.Schum.

攀缘藤本；茎木质，表皮脱落，枯褐色，以气生根攀附于他物之上。叶对生，为奇数羽状复叶；小叶 7 ～ 9 枚，卵形至卵状披针形，顶端尾状渐尖，基部阔楔形，两侧不等大，长 3 ～ 6（～ 9）cm，宽 1.5 ～ 3.0（～ 5.0）cm，侧脉 6 ～ 7 对，两面无毛，边缘有粗锯齿；叶轴长 4 ～ 13cm；小叶柄长 5（～ 10）mm。顶生疏散的短圆锥花序，花序轴长 15 ～ 20cm。花萼钟状，长 3cm，分裂至中部，裂片披针形，长约 1.5cm。花冠内面鲜红色，外面橙黄色，长约 5cm，裂片半圆形。雄蕊着生于花冠筒近基部，花丝线形，细长，长 2.0 ～ 2.5cm，花药黄色，个字形着生。花柱线形，长约 3cm，柱头扁平，2 裂。蒴果顶端钝。花期 5 ～ 8 月。

产于湖南、贵州、广西、湖北。生于山谷、溪边、疏林下，或攀缘于树上、石壁上。

（马洁瑶　汪冶）

Meix aos nugs bags 美袄怒巴

木槿 Mujin

【异名】木棉、荆条、朝开暮落花、喇叭花、篱障花、白槿花、白玉花。

【来源】本品为锦葵科植物木槿 *Hibiscus syriacus* L. 的干燥花。

【采收加工】夏、秋季选晴天早晨，花半开时采摘，晒干。

【性味】甘、苦，凉。

【功能与主治】清热凉血，解毒消肿。用于肠风泻血，赤白下痢，痔疮出血，肺热咳嗽，咳血，白带，疮疖痈肿，烫伤。

【用法用量】内服：煎汤，3～9g，鲜者30～60g。外用：适量，研末或鲜品捣烂调敷。

【现代临床研究】

1. 治痢疾　据报道木槿花（鲜）300g，水煎去渣，待凉加蜂蜜100g，一次灌服，连服2天，即可痊愈。此法治疗牛血痢12例，治愈11例。

2. 治带下症　木槿花干品10g，加水500mL，浸泡半小时后，先用旺火煮沸，再改文火煎到200mL温服，每日1次，连服5～7天，并勤换内裤、节房事。

【化学成分】2,6,2',6'-四甲氧基-4,4'-二（2,3-环氧-1-羟基丙基）二苯、3,4,5-三甲氧基肉桂酸甲酯、3,4-二甲氧基肉桂酸甲酯、对羟基肉桂酸甲酯、咖啡酸甲酯、阿魏酸甲酯、丁香脂素、芫草苷、木犀草素、己二酸-（2-乙基己基）酯、亚油酸、油酸、山奈酚 -O-六碳糖 -C-六碳糖苷、芹菜素、山奈酚 -O-六碳糖 -C-六碳糖苷同分异构体、芹菜素 -C-二糖苷、芹菜素 -葡萄糖芹糖苷、山奈酚 -3-O-芸香糖苷、芹菜素 -7-O-芸香糖苷、矢车菊素 -3-丙二酰葡萄糖苷。

【药理作用】

1. 抗肿瘤作用　据文献报道木槿根皮的丙酮提取物 HS-AE 能抑制 A549 皮下移植瘤，从木槿树皮分离得到的化合物（2,7-二羟基 -6-甲基 -8-甲氧基 -1-萘甲醛）可抑制人类肿瘤细胞系的生长。

2. 抗氧化能力　据文献报道木槿花提取液具有显著的抗氧化、清除自由基的能力，且该能力在一定范围内随浓度增加而增强。木槿根皮中的 hydroxyhibiscone A 和 hibiscone D 具有显著的抗衰老作用，木槿中的 syriacusins A 能有效抑制皮肤老化。

【原植物】木槿 *Hibiscus syriacus* L.

落叶灌木，高3～4m，小枝密被黄色星状绒毛。叶菱形至三角状卵形，长3～10cm，宽2～4cm，具深浅不同的3裂或不裂，先端钝，基部楔形，边缘具不整齐齿缺，下面沿叶脉微被毛或近无毛；叶柄长5～25mm，上面被星状柔毛；托叶线形，长约6mm，疏被柔毛。花单生于枝端叶腋间，花梗长4～14mm，被星状短绒毛；小苞片6～8，线形，长6～15mm，宽1～2mm，密被星状疏绒毛；花萼钟形，长14～20mm，密被星状短绒毛，裂片5，三角形；花钟形，淡紫色，直径5～6cm，花瓣倒卵形，长3.5～4.5cm，外面疏被纤毛和星状长柔毛；雄蕊柱长约3cm；花柱枝无毛。蒴果卵圆形，直径约12mm，密被黄色星状绒毛；种子肾形，背部被黄白色长柔毛。花期7～10月。

产于湖南、贵州、广西、湖北。现多为栽培。

（马洁瑶　汪冶）

Meix bav bens 美巴笨

木犀 Muxi

【异名】岩桂、九里香、桂花。

【来源】本品为木犀科植物木犀 *Osmanthus fragrans*（Thunb.）Lour.eiro 的干燥花。

【采收加工】秋季采花，晒干。

【性味】辛，温。

【功能与主治】温肺化饮，散寒止痛。用于痰饮咳喘，脘腹冷痛，肠风血痢，经闭痛经，寒疝腹痛，牙痛，口臭。

【用法用量】内服：3～9g，煎汤；或泡茶。外用：适量，煎汤含漱或蒸热外熨。

【现代临床研究】

1. 治牙痛　干品桂花50g，加杜仲20g，水煎服，可达到服药后10min牙痛消失。共收治牙痛患者16例，经此1～2剂治疗，全部治愈。

2. 抗龋齿　据报道桂花精油具有抑制引发龋齿的嗜酸乳杆菌的功效，桂花精油抑制引起龋齿细菌的最低抑菌质量浓度为0.125mg/100mL；同等质量浓度的桂花精油抑制引起龋齿细菌的效果强于阳性对照组（甲硝唑）。

【化学成分】光甘草酚、二氢槲皮素、2′-羟基-5，7，8-三甲氧基黄酮、根皮素、芹菜素、毛蕊异黄酮、槲皮素、3′,4′,5,7-四羟基二氢黄酮、5-羟基-7,8,2′,6′-四甲氧基黄酮、异甘草素、山柰酚连翘脂素、紫罗兰酮。

【药理作用】

1. 抗氧化作用　桂花总黄酮作为天然抗氧化剂对菜籽油具有较强的抗氧化作用，维生素C、柠檬酸和酒石酸对桂花总黄酮的抗氧化作用有协同作用，在相同剂量下（添加量0.02%），桂花总黄酮的抗氧化作用优于BHA。

2. 抗炎作用　桂花提取物在体内可以抑制大鼠血清的脂质过氧化作用，提高机体抗氧化酶（SOD）活性，提示桂花提取物具有一定的体内抗氧化作用。LPS是桂花提取物可抑制LPS（一种脂多糖、病原相关分子，它所引起的先天性免疫反应被认为是最典型的炎症反应）刺激的NO生成，目前尚不清楚发挥抗炎作用的分子机理。

【原植物】木犀 *Osmanthus fragrans*（Thunb.）Lour.eiro

常绿乔木或灌木，高3～5m，最高可达18m；树皮灰褐色。小枝黄褐色，无毛。叶片革质，椭圆形、长椭圆形或椭圆状披针形，长7.0～14.5cm，宽2.6～4.5cm，先端渐尖，基部渐狭呈楔形或宽楔形，全缘或通常上半部具细锯齿，两面无毛，腺点在两面连成小水泡状突起，中脉在上面凹入，下面凸起，侧脉6～8对，多达10对，在上面凹入，下面凸起；叶柄长0.8～1.2cm，最长可达15cm，无毛。聚伞花序簇生于叶腋，或近于帚状，每腋内有花多朵；苞片宽卵形，质厚，长2～4mm，具小尖头，无毛；花梗细弱，长4～10mm，无毛；花极芳香；花萼长约1mm，裂片稍不整齐；花冠黄白色、淡黄色、黄色或橘红色，长3～4mm，花冠管仅长0.5～1.0mm；雄蕊着生于花冠管中部，花丝极短，长约0.5mm，花药长约1mm，药隔在花药先端稍延伸呈不明显的小尖头；雌蕊长约1.5mm，花柱长约0.5mm。果歪斜，椭圆形，长1.0～1.5cm，呈紫黑色。花期9～10月上旬，果期翌年3月。

产于湖南、贵州、广西、湖北。现各地广泛栽培。

（马洁瑶　汪冶）

Meix fuc yongc 美芙蓉

木芙蓉 Mufurong

【异名】芙蓉花、拒霜花、木莲、地芙蓉、华木、三变花、九头花、铁箍散、转观花、清凉膏。

【来源】本品为锦葵科植物木芙蓉 *Hibiscus mutabilis* L. 的叶或花。

【采收加工】夏、秋二季，剪下叶片，晒干。8～10月采摘初开放的花朵，晒干或烘干。

【性味】微辛，凉。

《侗族医学》：微辣，凉。

《侗药大观》：辛，平。有毒。

【功能与主治】凉血解毒，消肿止痛。用于痈疽喉肿，缠身蛇丹，烫伤，目赤肿痛，跌打损伤。

《侗族医学》：退热，去毒，消肿。用于耿曼高（偏头痛），忍卡（贯耳底）。

《侗药大观》：清热、凉血、消肿、解毒。用于治疗痈肿、疔疮、烫伤、妇女白带过多、吐血、月经淋漓不调、小儿肺热咳嗽等。

【用法用量】内服：煎汤，9～30g。外用：研末调敷或捣敷。

《侗族医学》：9～30g。外用适量。

《侗药大观》：干品10～15g，水煎内服。外用，适量研末调生茶油外敷或用鲜品捣烂外用。

【现代临床研究】

1.鼻出血 将2019年02月至2019年12月门诊收治的56例干燥性鼻出血患者，随机分为对照组（28例）和治疗组（28例）。对照组患者采用红霉素软膏治疗，治疗组采用复方木芙蓉涂鼻软膏联用双黄连口服液进行治疗，疗程为2周。观察两组患者在治疗前后的临床症状，包括鼻出血、鼻腔内溃疡、鼻腔糜烂，并比较两组的临床总有效率及复发率。结果治疗组患者鼻出血、鼻腔内溃疡、鼻腔糜烂单个症状的治愈率均高达90%以上，而对照组以上症状的治愈率均低于85.00%；治疗组临床总有效率为96.43%明显高于对照组（83.93%），差异具有统计学意义（$P < 0.05$）；治疗组患者复发率为3.57%，明显低于对照组（17.86%），差异具有统计学意义（$P < 0.05$）。结论：复方木芙蓉涂鼻软膏联用双黄连口服液治疗干燥性鼻出血临床疗效显著。

2.小儿慢性鼻炎 选取98例慢性鼻炎患儿，随机分为对照组和观察组，每组49例。对照组采用复方木芙蓉涂鼻软膏治疗，观察组在对照组治疗基础上给予通窍清鼻汤。比较两组患儿症状积分及临床疗效。结果：观察组症状积分降低快于对照组，但差异无统计学意义（$P > 0.05$）；治疗1.2周后，观察组显效率高于对照组（$P < 0.05$），治疗3周后，治愈率高于对照组（$P < 0.05$）。结论：复方木芙蓉涂鼻软膏联合通窍清鼻汤治疗小儿慢性鼻炎，疗效迅速且稳定，无明显不良反应。

【化学成分】木蜡酸、β-谷甾醇、胡萝卜苷、水杨酸、大黄素、芸香苷、山奈酚-3-O-β-芸香糖苷、山奈酚-3-O-β-刺槐双糖苷、山奈酚-3-O-β-D-（6-E-对羟基桂皮酰基）-葡萄糖苷、二十九烷、白桦脂酸、硬脂酸己酯、豆甾-3，7-二酮、豆甾-4-烯-3-酮、三十四烷醇、槲皮素、山奈酚。

【药理作用】

1.抗非特异性炎症作用 木芙蓉叶对非特异性炎症引起的红、肿、热、痛具有较好疗效，其3个有效组分MFR-A、MFR-B和MFR-C对大鼠足跖非特异性肿胀有不同程度的抑制作用，尤以MFR-C组分作用最明显，1g/mL剂量该组分的抗炎消肿作用与空白对照组相比有显著差异（$P < 0.05$），与阳性对照药正清风痛宁作用相当。

2.抗肾病作用 木芙蓉叶抗炎有效组分MFR对大鼠肾缺血再灌注损伤保护作用的研究结果表明，大鼠肾脏恢复血流再灌注24h后，给药组血清尿素氮（BUN）及血肌酐（Scr）明显降低（$P < 0.05$，$P < 0.01$）；相应时间点治疗组大鼠血清TNF-α及白细胞介素-1（IL-1）含有量与对照组相比具有显著差异（$P < 0.05$），且肾组织病理损伤较对照组明显减轻，其机制可能与抑制TNF-α和IL-1等炎性细胞因子的活性及其生成有关。

3.抑菌作用 木芙蓉叶提取物（水、70%乙醇、乙酸乙酯、丙酮和石油醚）对大肠埃希菌、普通变形杆菌、铜绿假单胞菌、金黄色葡萄球菌及粪肠球菌均有不同程度的抑制作用，尤其对革兰阴性菌大肠埃希菌的抑制作用较强。其中，70%乙醇提取物的抑菌效果优于其他提取物，其对大肠埃希菌、粪肠球菌和普通变形杆菌最低抑菌浓度（MIC）为0.25g/mL，对金黄色葡萄球菌和枯草芽孢杆菌MIC

为 0.5g/mL。

【原植物】木芙蓉 *Hibiscus mutabilis* L.

落叶灌木或小乔木，高 2～5m；小枝、叶柄、花梗和花萼均密被星状毛与直毛相混的细绵毛。叶宽卵形至圆卵形或心形，直径 10～15cm，常 5～7 裂，裂片三角形，先端渐尖，具钝圆锯齿，上面疏被星状细毛和点，下面密被星状细绒毛；主脉 7～11 条；叶柄长 5～20cm；托叶披针形，长 5～8mm，常早落。花单生于枝端叶腋间，花梗长 5～8cm，近端具节；小苞片 8，线形，长 10～16mm，宽约 2mm，密被星状绵毛，基部合生；萼钟形，长 2.5～3.0cm，裂片 5，卵形，渐尖头；花初开时白色或淡红色，后变深红色，直径约 8cm，花瓣近圆形，直径 4～5cm，外面被毛，基部具髯毛；雄蕊柱长 2.5～3.0cm，无毛；花柱枝 5，疏被毛。蒴果扁球形，直径约 2.5cm，被淡黄色刚毛和绵毛，果爿 5；种子肾形，背面被长柔毛。花期 8～10 月。

产于广西、湖南、湖北、贵州。多为栽培。

【备注】

1. 本种花大色丽，为我国久经栽培的园林观赏植物；花可供药用，有清肺、凉血、散热和解毒的功效。

2. 孕妇禁服。

（马洁瑶　汪治）

Meix yil lanc 美玉兰

玉兰 Yulan

【异名】辛夷、木兰、木笔花。

【来源】品为木兰科植物玉兰 *Magnolia denudata* Desr. 的干燥花蕾。

【采收加工】冬末春初花未开放时采收，除去枝梗，阴干。

【性味】辛，温。

【功能与主治】祛风散寒，宣肺通窍。用于头痛，血瘀型痛经，鼻塞流涕，鼻衄，鼻渊。

【用法用量】内服：煎汤，9～15g。

【现代临床研究】

1. 治疗 2 型糖尿病　对 60 例 2 型糖尿病患者使用玉兰降糖胶囊治疗，以 2 个月为 1 个疗程，2 个疗程后观察疗效。观察两组患者治疗前后临床症状、血糖、糖化血红蛋白、血脂等的变化。结果 2 个疗程后总有效率为 87.3%。结论：玉兰降糖胶囊不但可控制血糖，还可降低血脂，对减缓 2 型糖尿病的发展及预防慢性并发症的发生有良好的作用。

2. 治疗糖尿病视网膜病变　对 60 例糖尿病视网膜病变患者使用玉兰降糖胶囊治疗，比较患者治疗前后临床症状、血糖、血脂、一氧化氮、内皮素等的变化。结果：总有效率为 86.3%。结论：玉兰降糖胶囊治疗糖尿病视网膜病变的作用机制与调节机体一氧化氮、内皮素水平有密切相关性。

3. 治疗疮疡肿毒　对 101 例疮疡肿毒患者使用玉兰膏治疗，治疗种疡 74 例、疮疡 27 例。其中，单独孵贴 52 例，联合用药 49 例，治疗 3～7 天后基本痊愈，尚未发现毒副反应。结论：玉兰膏在临床应用中具有止痛快、痛苦小、疗程短、适应证广的特点。

【化学成分】桉叶油素、松油醇、苯乙醇、桧烯、樟脑、r- 依兰油烯、杜松 -1（10）-4- 二烯、α-

松油醇、β- 芹子醇、α- 蒎烯、香桧烯、β- 蒎烯、β- 月桂烯、D- 柠檬烯、反式 - 香叶醇、苯甲醇、3,7-二甲基 -1,6- 辛二烯 -3- 醇、松香芹酮、反式斯巴醇、β- 榄烯、11- 接叶二烯、芦丁、槲皮素、山奈酚、季铵碱、木兰碱、蔚瑞昆森、松脂萘二甲醚、木兰脂素、玉兰脂酮、9,19- 环氧毛甾 -24- 烯 -3- 醇、（ 3β ）-9,19- 环羊毛甾 -2,4- 烯 -3- 醇、（ 3β ）-8—4- 羊毛甾二烯 -3- 醇、22,23- 二氢豆甾醇、6- 甲氧基 -7-羟基香豆素、6,8- 二甲氧基 -7- 羟基香豆素。

【药理作用】

1. 抗组织胺作用 据文献报道其挥发油成分能直接对抗慢反物质对肺泡的收缩，还能拮抗组胺和乙酰胆碱诱发的回肠过敏性收缩和变态反应性哮喘，起作用的物质主要是芳樟醇、香叶醇、柠檬醛、丁香油酚、香豆素类、木酯素类和腺苷类，它们抑制释放组胺的活性。两种不同浓度的玉兰挥发油均具有显著拮抗 HA 和 Ach 的作用，其抑制率分别为 52%、46% 和 59%、39%。对卵白蛋白引起的致敏豚鼠离体回肠平滑肌的过敏性收缩也显示出明显的抑制作用，抑制率分别为 44% 和 53%。其挥发油大剂量还能明显阻止大鼠肥大细胞，其对肥大细胞的保护率为 34%。

2. 抗炎、抗过敏作用 据报道玉兰挥发油治疗小鼠腹腔毛细血管通透性增高、耳肿胀和棉球肉芽肿以及大鼠胸膜炎，发现具有较强的抗炎效应，总结出该挥发油对炎症组织的毛细血管通透性有降低作用，能明显减轻充血、水肿、坏死和炎细胞浸润等炎性反应，辛夷的抗炎作用机理是对 IL-1、肿瘤坏死因子（TNF）和磷脂酶 A2（PLA2）这几种炎症介质有抑制作用。

3. 局部收敛作用 据报道玉兰治疗鼻部炎症时能产生收敛作用而保护黏膜表面，并由于微血管扩张，局部血液循环改善，促进分泌物的吸收，以致炎症减退，鼻畅通，症状缓解或消除，能有效对抗过敏性鼻炎所致的鼻痒、喷嚏、流涕症状。

4. 抗病原微生物作用 据文献报道使用 15% ～ 30% 玉兰煎剂对趾间毛癣菌等 10 种致病性的真菌有抑制作用。高浓度玉兰制剂对白色念珠菌、金黄色葡萄球菌、乙型链球菌、白喉杆菌、痢疾杆菌、炭疽杆菌、流感病毒都有不同程度的抑制。

【原植物】玉兰 *Magnolia denudata* Desr.

落叶乔木，高达 25m，胸径 1m，枝广展形成宽阔的树冠；树皮深灰色，粗糙开裂；小枝稍粗壮，灰褐色；冬芽及花梗密被淡灰黄色长绢毛。叶纸质，倒卵形、宽倒卵形或、倒卵状椭圆形，基部徒长枝叶椭圆形，长 10 ～ 15（18）cm，宽 6 ～ 10（12）cm，先端宽圆、平截或稍凹，具短突尖，中部以下渐狭成楔形，叶上深绿色，嫩时被柔毛，后仅中脉及侧脉留有柔毛，下面淡绿色，沿脉上被柔毛，侧脉每边 8 ～ 10 条，网脉明显；叶柄长 1.0 ～ 2.5cm，被柔毛，上面具狭纵沟；托叶痕为叶柄长的 1/4 ～ 1/3。花蕾卵圆形，花先叶开放，直立，芳香，直径 10 ～ 16cm；花梗显著膨大，密被淡黄色长绢毛；花被片 9 片，白色，基部常带粉红色，近相似，长圆状倒卵形，长 6 ～ 8（10）cm，宽 2.5 ～ 4.5（6.5）cm；雄蕊长 7 ～ 12mm，花药长 6 ～ 7mm，侧向开裂；药隔宽约 5mm，顶端伸出成短尖头；雌蕊群淡绿色，无毛，圆柱形，长 2.0 ～ 2.5cm；雌蕊狭卵形，长 3 ～ 4mm，具长 4mm 的锥尖花柱。聚合果圆柱形（在庭园栽培种常因部分心皮不育而弯曲），长 12 ～ 15cm，直径 3.5 ～ 5.0cm；蓇葖厚木质，褐色，具白色皮孔；种子心形，侧扁，高约 9mm，宽约 10mm，外种皮红色，内种皮黑色。花期 2 ～ 3 月（亦常于 7 ～ 9 月再开一次花），果期 8 ～ 9 月。

产于湖南、贵州、广西、湖北。现各地广泛栽培。

（马洁瑶 汪冶）

Nugs jaenv aiv yak 奴尽介亚

鸡冠花 Jiguanhua

【异名】鸡公花、鸡髻花、鸡冠头。

【来源】本品为苋科植物鸡冠花 Celosia cristata L. 的干燥花序。

【采收加工】秋季花盛开时采收，晒干。

【性味】甘、涩，凉。

《侗族医学》：甜，凉。

《侗药大观》：甘、涩，凉。

《中国侗族医药学基础》：甘、涩，凉。

《侗族医药探秘》：甘，凉。

【功能与主治】收敛止血，止带，止痢。用于吐血，崩漏，便血，痔血，赤白带下，久痢不止。

《侗族医学》：退热，止血，止泻。用于办乜崩信（妇女血尿），下路野鸡·给盘（便血）。

《侗药大观》：收敛止血，止带，止痢。用于治疗鼻血，吐血，崩漏，便血，痔血，赤白带下，久痢不止等。

《中国侗族医药学基础》：收敛止血，止带，止痢。用于吐血，崩漏，便血，痔血，赤白带下，久痢不止。

《侗族医药探秘》：凉血止血、固崩止带。用于宫颈癌。

【用法用量】内服：6 ～ 12g，煎汤。

《中国侗族医药学基础》：6 ～ 12g，煎服。

《侗药大观》：干品 10 ～ 15g，水煎内服。

【附方】办乜崩信　奴尽介亚（鸡冠花）、巴笨尚（徐长卿）、美兜介（六月雪）、奴拜坝亚（四季红）、美比王巴老（十大功劳）、骂耍巴巴老（大蓟），煎水内服。（《侗族医学》）

【现代临床研究】

1. 治疗细菌性阴道病　对 30 例细菌性阴道病患者采用自拟方剂"鸡冠花白果止带汤"治疗，观察患者临床疗效并检测治疗前后血清免疫球蛋白（IgG、IgA、IgM）水平，以及外周血中 T 细胞亚群水平的变化，分析该方对细菌性阴道病（脾虚湿热型）患者的影响。结果：总有效率治疗组为 90%，治疗前后免疫球蛋白水平和 CD3$^+$、CD4$^+$、CD8$^+$、CD4$^+$/CD8$^+$ 具有显著差异。

2. 治疗慢性妇科炎症　对 60 例慢性妇科炎症患者应用 10% 鸡冠花注射液，每日 1 次，每次 2mL，肌内注射。最终治愈 13 例，显效 39 例，好转 8 例。在治愈的 13 例中，最少注射鸡冠花注射液 20 次，最多注射 40 次，平均疗程 29.7 次。其中仅有 1 例注射后局部发生皮疹，停药后即恢复，此外未发现任何不良反应。结论：10% 鸡冠花注射液对妇科慢性炎症有明显的治疗效果。

【化学成分】槲皮素、山柰酚、异鼠李素、鸡冠花苷、青葙苷 A、青葙苷 B、青葙苷 C、青葙苷 D、青葙苷 Ⅰ、青葙苷 Ⅱ、β- 谷甾醇、豆甾醇、stigmast-5-en-3-ol、胡萝卜苷、棕榈酸、4- 羟基 -3- 甲氧基苯甲酸、2- 羟基十八烷酸、正二十六烷酸、齐墩果酸。

【药理作用】

1. 止血作用　将鸡冠花乙酸乙酯部位和正丁醇部位进行凝血试验，发现明显缩短了血浆凝血酶时间（TT）、凝血酶原时间（PT）和凝血活酶时间（APTT）。表明止血机制是通过影响内、外源性凝血系统及血浆中凝血因子的活性而产生的。同时他们将鸡冠花炭品与鸡冠花生品比较，发现炭品能明显减少胃、肝、肺的出血状况，表明鸡冠花炒炭后止血作用增强。

2. 对肝损伤的保护作用 不同剂量的鸡冠花提取物可显著降低由叔丁基过氧化氢诱导的大鼠肝毒性血清和组织病理学中谷氨酸草酰乙酸氨基转移酶、谷氨酸丙酮酸氨基转移酶的水平，还能降低肝脏脂质过氧化物和血清中甘油三酯的水平。说明鸡冠花提取物通过增强肝细胞抗氧化能力预防氧化应激诱导的肝损伤。

3. 抗阴道毛滴虫 在体外培养阴道毛滴虫，然后分别加入不同浓度的鸡冠花液，按照规定时间点测定阴道毛滴虫的死亡数量。结果显示，在同一药物浓度，阴道毛滴虫的死亡率随着时间的延长而增加。而在同一作用时间，阴道毛滴虫的死亡率随着鸡冠花浓度的增大而增加。表明鸡冠花具有强大的抗阴道毛滴虫作用，并且其最低有效浓度为 5mg/mL。

4. 增强机体免疫力 使用环磷酰胺建立小鼠免疫功能低下模型，然后灌以鸡冠花水提液，通过测定免疫器官重量、溶血素含量、迟发型变态反应强度和巨噬细胞吞噬功能共 4 项免疫指标来判断对机体免疫力的作用。结果发现小鼠免疫器官胸腺和脾脏相对重量增加、血清溶血素水平上升、迟发型变态反应强度和吞噬细胞吞噬功能上升。表明鸡冠花具有拮抗环磷酰胺的作用并能够有效增强机体免疫功能。

【**原植物**】鸡冠花 *Celosia cristata* L.

一年生直立草本，高 30～80cm。全株无毛，粗壮。分枝少，近上部扁平，绿色或带红色，有棱纹凸起。单叶互生，具柄；叶片长 5～13cm，宽 2～6cm，先端渐尖或长尖，基部渐窄成柄，全缘。中部以下多花，花极密生，成扁平肉质鸡冠状、卷冠状或羽毛状的穗状花序，一个大花序下面有数个较小的分枝，圆锥状矩圆形，表面羽毛状；花被片红色、紫色、黄色、橙色或红色黄色相间。苞片、小苞片和花被片干膜质，宿存；胞果卵形，长约 3mm，熟时盖裂，包于宿存花被内。种子肾形，黑色，光泽。花果期 7～9 月。

产于湖南、贵州、广西、湖北。各地广为栽培。

（马洁瑶 汪冶）

Nugs jeml nyaenc 奴金银

忍冬 Rendong

【**异名**】金银花、金银藤、银藤、二色花藤。

【**来源**】本品为忍冬科植物忍冬 *Lonicera japonica* Thunb. 的干燥花蕾或带初开的花。

【**采收加工**】夏初花开放前采收，干燥。

【**性味**】甘、寒。

《侗族医学》：甜，凉。

《中国侗族医药学基础》：甘，寒。

【**功能与主治**】清热解毒，消炎退肿。用于温病发热，热毒血痢，痈肿疔疮，喉痹。

《侗族医学》：退热，去毒。用于朗鸟焜形（小儿发热），鲁逗冷（水痘）。

《中国侗族医药学基础》：清热解毒，疏散风热。用于痈肿疔疮，喉痹，丹毒，热毒血痢，风热感冒，温病发热。

【**用法用量**】内服：煎汤，10～20g；或入丸、散。外用：适量，捣敷。

《中国侗族医药学基础》：内服煎汤，6~15g；或入丸、散。外用，适量，捣烂敷。

【现代临床研究】

1. 治疗痛风性关节炎　据文献报道将 72 例痛风性关节炎患者予以忍冬藤痛风颗粒，每日 1 剂，早晚 2 次冲服，连续治疗 24 周。观察中医症状评分、血清尿酸、氧化应激指标［8-羟基脱氧鸟苷（8-OHdG）、3-硝基酪氨酸（3-NT）］及炎症因子［肿瘤坏死因子 -α（TNF-α）、白细胞介素（IL）-1β、IL-6、C 反应蛋白（CRP）］水平。总有效率为 91.67%，治疗后中医症状评分及血清尿酸、8-OHdG、3-NT、TNF-α、IL-1β、IL-6、CRP 水平明显下降。表明忍冬藤痛风颗粒联合非布司他片治疗痛风性关节炎患者临床疗效显著，可降低患者尿酸水平，抑制氧化应激反应和炎症反应。

2. 治疗风热感冒　据文献报道对 36 例风热感冒证患者予以忍冬感冒颗粒（板蓝根、忍冬藤、鱼腥草、绵马贯众、山豆根、重楼、青蒿、白芷）治疗。结果：对风热感冒证出现的发热、头痛、鼻塞、身痛、流涕、咽充血、咳嗽均有较好的改善作用。各症状体征消失率为 58.23%，综合疗效显效率 51.42%，体温复常率为复常率 71.42%。未发现明显的不良反应。结论：忍冬感冒颗粒对风热感冒证有效、安全、服用方便。

3. 治疗血栓病　据报道临床收集 500 例血栓前兆病例予以复方忍冬藤丸治疗，分别以血液中 GMP-140、D-Dimer、VWF 生化指标变化和血液中血小板、白细胞计数变化，血纤维蛋白原定量，血细胞比容情况为观察指标进行观察。结果表明 500 例治愈 415 例，有效 58 例，无效 27 例，总有效率 94.6%。该药可使血小板计数明显减少，血纤维蛋白原定量降低，血细胞比容减少。具有明显修复血管内皮损伤，减少形成血栓材料的作用。先后在国内外应用于血管病患者，收到良好的社会效益和经济效益。

【化学成分】新绿原酸、绿原酸、隐绿原酸、咖啡酸、3,4-二咖啡酰奎尼酸、3,5-二咖啡酰奎尼酸、4,5-二咖啡酰奎尼酸、芦丁、槲皮素、棕榈酸、亚麻酸甲酯、十六酸甲酯、肌肉肌醇、8-十七醇、1-十三醇、β-谷甾醇、苯甲酸、5-羟基 -7,3′,4′-三甲氧基黄酮、5,7,4′-羟基 -3′-甲氧基黄酮、异鼠李素、苜蓿素、8,16-二羟基棕榈酸、大风子素 -D、6,7,10~三羟基 -8-十八烯酸、5′-甲氧基大风子素 -D、β-胡萝卜苷、木犀草素 -7-O-β-D-半乳糖苷、咖啡酸甲酯、芹菜素、木犀草素、山奈酚。

【药理作用】

1. 抗菌与抗病毒作用　忍冬中所含的绿原酸对多种革兰阳性菌（如金黄色葡萄球菌、白色葡萄球菌、溶血性链球菌等）和革兰阴性菌（如脑膜炎双球菌、伤寒杆菌、大肠埃希菌等）均有一定的抑制作用，其抗菌机制与非竞争性抑制细菌体内的芳基胺乙酰转移酶（NAT）有关。同时，绿原酸能够明显抑制呼吸道中最常见的合胞病毒、柯萨奇 B 组 3 型病毒、腺病毒 7 型等。

2. 抗炎作用　忍冬所含绿原酸能够抑制 TNF-α、IL-6，低浓度抑制 6-keto-PGF1α 生成，高浓度则诱导 6-keto-PGF1α 生成，对 COX-2 活性有抑制作用，且呈剂量依赖性，说明绿原酸具有体外抗炎活性。

3. 抗氧化作用　忍冬所含绿原酸属于小分子化合物，能与过氧自由基快速反应，继而转化成低活性产物，因此，可终止链自由基反应，是潜在的重要生物抗氧化剂。对灰毡毛忍冬提取纯化物绿原酸进行研究，发现绿原酸的还原能力要明显强于抗坏血酸，表明绿原酸具有较好的抗氧化能力。同时，绿原酸对·OH 和 Fe^{3+} 分别具有较好的清除能力和还原作用，并与其浓度呈正相关性。

【原植物】忍冬 *Lonicera japonica* Thunb.

半常绿藤本；幼枝红褐色，密被黄褐色、开展的硬直糙毛、腺毛和短柔毛，下部常无毛。叶纸质，卵形至矩圆状卵形，有时卵状披针形，稀圆卵形或倒卵形，极少有 1 至数个钝缺刻，长 3~5（~9.5）cm，顶端尖或渐尖，少有钝、圆或微凹缺，基部圆或近心形，有糙缘毛，上面深绿色，下面淡绿色，小枝上部叶通常两面均密被短糙毛，下部叶常平滑无毛而下面多少带青灰色；叶柄长 4 ~ 8mm，密被短柔毛。总花梗通常单生于小枝上部叶腋，与叶柄等长或稍较短，下方者则长达 2 ~ 4cm，密被短柔后，并夹杂腺毛；苞片大，叶状，卵形至椭圆形，长达 2 ~ 3cm，两面均有短柔毛或有时近无毛；小苞片顶端圆形或截形，长约 1mm，为萼筒的 1/2 ~ 4/5，有短糙毛和腺毛；萼筒长约 2mm，无毛，萼齿卵状三角形或长三角形，顶端尖而有长毛，外面和边缘都有密毛；花冠白色，有时基部向阳面呈微红，后变黄色，长（2 ~）3 ~ 4.5（~ 6）cm，唇形，筒稍长于唇瓣，很少近等长，外被多少倒生的开展或半开展糙毛和长腺毛，上唇裂片顶端钝形，下唇带状而反曲；雄蕊和花柱均高出花冠。果实圆形，直径 6 ~ 7mm，熟时蓝黑色，有光泽；种子卵圆形或椭圆形，褐色，长约 3mm，中部有 1 凸起的脊，两侧有浅的横沟纹。花期 4 ~ 6 月（秋季亦常开花），果熟期 10 ~ 11 月。

产于湖南、湖北、广西、贵州。生于山坡灌丛或疏林中、乱石堆、山足路旁及村庄篱笆边。

【备注】脾胃虚寒及气虚疮疡脓清者忌服。

（马洁瑶 汪冶）

Nugs nyanl nyanl yak 奴蔓蔓亚

月季 Yueji

【异名】月月红、月月花、长春花、四季花、胜春、月月开、月光花、四香春、月七花、斗雪红、月贵花、艳雪红、勒泡。

【来源】本品为蔷薇科植物月季 *Rosa chinensis* Jacq. 的干燥花。

【采收加工】花开放时采集，晒干或鲜用。

【性味】甘，温。

《侗族医学》：甜，热。

《侗药大观》：甘，温。

【功能与主治】活血调经，疏肝解郁。用于气滞血瘀，月经不调，痛经，闭经，胸胀痛。

《侗族医学》：退水，消肿。用于乍形没正（月经不调），呃泅形（闭经）。

《侗药大观》：活血调经，收敛止痛。用于月经不调，痛经，鼻出血等。

【用法用量】内服：煎汤，3 ~ 6g。

《侗药大观》：干品 5 ~ 10g，水煎内服。

【附方】乍形没正 奴蔓蔓亚（月季花）、骂茶仰（枸杞）、关奉虽（羊耳菊）、当归、尚娘架（白茅根），炖鸡吃或煎水内服。（《侗族医学》）

【现代临床研究】

1. 治疗肌内注射硬结 文献报道对 40 例表现有肌内注射硬结的患儿用月季花粉调糊后敷于硬结部位，外用纱布包裹后胶布固定，每日 2 ~ 3 次，每次 1h。3 天为一疗程，2 个疗程为限。第一疗程后，硬结明显缩小，疼痛减轻或消失 30 例，第二疗程后，除 1 例无效外，其余均获得满意效果，总有效率 97.5%。

2. 治疗前列腺炎症 文献报道采新鲜月季花瓣，多少不论，各种月季花均可，洗净后晾干，用玻璃缸或搪陶瓷器皿盛着，洒上适量的白糖，腌 3 ~ 5 天后服用。每日上下午各服 1 次，每次服 15g，服后无任何不良反应，可边服边采，2 周后病情减轻，1 个月之后有明显效果。

【化学成分】琥珀酸、琥珀酸甲酯、没食子酸乙酯、原儿茶酸、香草酸、莽草酸、没食子酸甲

酯 -3-*O*-*β*-D- 葡萄糖苷、苯甲基 6'-*O*- 没食子酸基 -*β*-D- 葡萄糖苷、苯乙基 6'-*O*- 没食子酸基 -*β*-D- 葡萄糖苷、邻苯二酚、金丝桃苷、2,3- 二羟基苯甲酸、2,3,4- 三羟基苯甲酸、山柰酚 -3-*O*-*α*-L- 阿拉伯糖苷、山柰酚 -3-*O*-*β*-D- 葡萄糖苷、乔松素 -7-*O*-*β*-D- 葡萄糖苷、槲皮素 -3-*O*-*α*-L- 鼠李糖苷、胡桃、槲皮素 -3-*O*-*β*-D- 半乳糖苷、萹蓄苷、山柰酚 -3-*O*-6″- 反式 - 香豆酰基 -*β*-D- 葡萄糖苷、槲皮素、没食子酸、槲皮素 -3-*O*-6″- 反式 - 香豆酰基 -*β*-D- 葡萄糖苷、山柰酚 -3-*O*-2″- 没食子酰基 -*β*-D- 葡萄糖苷、槲皮素 -3-*O*-2″- 没食子酰基 -*β*-D- 葡萄糖苷、*β*- 谷甾醇。

【药理作用】

1. 抗菌、抗病毒作用 月季花所含酚类物质没食子酸体外抗菌作用的抑菌浓度为 5mg/mL，黄酮类物质山柰黄素也属于目前急缺的广谱抗菌中草药，槲皮素具有较强的抗病毒作用。

2. 抗氧化作用 月季花瓣提取物具有清除 DPPH 自由基的作用，抗氧化作用随提取物浓度增加而逐渐增强，所含槲皮素、鞣质、没食子酸等酚类物质可捕获过氧化自由基，阻断过氧化链式反应的进行而抑制油脂氧化，其 0.1% 提取物对亚油酸及猪油的抗氧化效果优于 0.02% 天然抗氧化剂茶多酚。

3. 利尿作用 月季花所含槲皮素能扩张肾动脉，增加肾动脉血流量而利尿。

4. 增强机体免疫作用 月季花具免疫调节作用的分子基础是黄酮成分槲皮素，其在 0.01 ～ 0.0001μg/mL 浓度范围内，可显著促进 T、B 淋巴细胞转化并增强白细胞介素 -2（IL-2）的产生。

【原植物】月季 *Rosa chinensis* Jacq.

直立灌木，高 1 ～ 2m；小枝粗壮，圆柱形，近无毛，有短粗的钩状皮刺或无刺。小叶 3 ～ 5，稀 7，连叶柄长 5 ～ 11cm，小叶片宽卵形至卵状长圆形，长 2.5 ～ 6.0cm，宽 1 ～ 3cm，先端长渐尖或渐尖，基部近圆形或宽楔形，边缘有锐锯齿，两面近无毛，上面暗绿色，常带光泽，下面颜色较浅，顶生小叶片有柄，侧生小叶片近无柄，总叶柄较长，有散生皮刺和腺毛；托叶大部贴生于叶柄，仅顶端分离部分成耳状，边缘常有腺毛。花几朵集生，稀单生，直径 4 ～ 5cm；花梗长 2.5 ～ 6.0cm，近无毛或有腺毛，萼片卵形，先端尾状渐尖，有时呈叶状，边缘常有羽状裂片，稀全缘，外面无毛，内面密被长柔毛；花瓣重瓣至半重瓣，红色、粉红色至白色，倒卵形，先端有凹缺，基部楔形；花柱离生，伸出萼筒口外，约与雄蕊等长。果卵球形或梨形，长 1 ～ 2cm，红色，萼片脱落。花期 4 ～ 9 月，果期 6 ～ 11 月。

产于湖北、湖南、贵州、广西。各地广泛栽培。

（马洁瑶　汪冶）

第十六章 草 类

Bav baenl sangp 把来尚

徐长卿 Xuchangqing

【异名】对叶莲、对叶草、寮刁竹、千云竹、了刁竹、别仙踪、黑薇、蜈蚣草、铜锣草、柳叶细辛、竹叶细辛、柳枝癀、谷茬细辛、逍遥竹、对叶莲、鬼督邮、石下长卿、瑶山竹、英雄草、钓鱼竿、一枝箭、料吊、土细辛、九头狮子草、九头狮，铃柴胡、生竹、一枝香、牙蛀消、线香草、小对叶草、对月草、中心草，看摇边，天竹、溪柳、蛇草、山刁竹、蛇种草、老君须、上天梯、摇竹消、摇边竹、三百根、痢止草。

【来源】本品为萝摩科植物徐长卿 *Cynanchum paniculatum*（Bge.）Kitag. 的干燥全草。

【采收加工】秋季采挖，除去杂质，阴干。

【性味】辛，温。

《侗族医学》：香麻，热。

【功能与主治】镇静止痛，祛湿解毒。用于痹证，头痛，牙痛，跌打损伤，眩晕，湿疮，蛇虫咬伤。

《侗族医学》：除寒通筋，消肿止痛。治疗兜隋啃（毒蛇咬伤），宾宁乜崩榜（白带），宾罢米·恰汕（胃病）。

《中国侗族医药研究》：活血解毒，利水消肿，止痛。用于麻痛，肚痛，肚痛起拱，上吐下泻，小便摆红，狸皮风，小儿扯筋，小儿疳积走胎，痘，气促，走马入筋，小儿推磨风，小儿白眼风。

【用法用量】内服：煎汤，3～12g。或入丸剂或浸酒。外用：捣敷或煎水洗。

【附方】兜隋啃　把来尚（徐长卿）、一向一挡（瓶尔小草）、娘巴笨（鸭跖草）、骂麻剃（紫花地丁），均用鲜品捣烂，外敷伤口周围。（《侗族医学》）

【现代临床研究】

1.治疗高血压　取徐长卿根20g，草决明10g，青木香10g，磁石10g，菊花10g，牛膝10g，防己10g，地龙10g，一起研磨缝制成5cm×18cm药芯佩戴在脐部，10天为1个疗程。观察20例患者1～2个疗程，6例佩戴药芯后血压下降，停药则回升；8例血压降至正常，停药后，多次测量均较正常；6例效果不明显。

2.治疗各种皮肤病　研究人员用徐长卿治疗顽固性荨麻疹、接触性皮炎、湿疹多例。其验方为徐长卿15g，荆芥10g，防风10g，生地黄15g，黄芩10g，制大黄6g，大枣3枚、生甘草3g，水煎服，每日1剂。该方取其活血祛风、解毒消肿之功，镇痛、镇静的作用，成效较好，不仅能消除或缓解症状，而且可以达到根治的目的。

3. 治疗毒蛇咬伤 据文献报道用徐长卿、三叶鬼针草、半边莲涂抹在创口周围（除在伤口、穴位放血排毒外），内服徐长卿60g，三叶鬼针草、半边莲各30～40g，每日2剂，水煎服分4次服。再用徐长卿、半边莲各50g煎汤外洗伤口后，撒上南瓜叶粉，2周后便可治愈。

4. 治疗心脏疾病 据报道徐长卿作为君药，辅六君生脉散和真武汤加防己、黄芪、五加皮、桂枝，治疗慢性心力衰竭，每日服药1剂，连服3周后治愈。

5. 治疗呼吸系统疾病 文献报道用石菖蒲15g，徐长卿10g，白芥子10g，延胡索10g，细辛5g，麝香0.2g研成细末，加入生姜汁搅拌成糊状，外敷于人体膏肓、肺俞、百劳等穴位，治疗68例久咳不愈儿童，结果有效率为91.2%，且不良反应少。

【化学成分】醋酸、桂皮酸、肉珊瑚苷元、去乙酰萝藦苷元、去乙酰牛皮消苷元、托曼苷元、D-加拿大麻糖、D-洋地黄毒糖、L-夹竹桃糖、D-沙门糖、徐长卿苷A～C、白薇苷B、牡丹酚、异丹皮酚、硬脂酸癸酯、蜂花烷、十六烯、β-谷甾醇、D-赤丝草醇。

【药理作用】

1. 对免疫调节的作用 研究表明徐长卿多糖CPBB有明显对抗^{60}Co辐射引起的小鼠胸腺、脾缩小和骨髓DNA降低的作用，同时也有对抗^{60}Co辐射或CTX引起的白细胞降低的作用。

2. 对心血管系统的作用 徐长卿可以能增加冠状动脉血流量，改善心肌代谢从而缓解心脏缺血。有研究表明徐长卿内关穴注射可显著升高因缺血再灌注损伤所导致的动脉压和左心室内压下降，降低异常升高的左室舒张末压和左室内压最大变化速率值，以减轻心肌细胞内钙超载。其对心肌舒张功能作用与维拉帕米注射液大致相似，对心肌细胞的收缩功能的作用也较为显著。

3. 抗病毒作用 用徐长卿水提物体外培养的细胞株分泌的HBsAg和HBeAg作为指标来评价其抗乙型肝炎病毒作用的强弱。在12天之后，对细胞株的半数毒性浓度为62.65g/L，对HBsAg的半数抑制浓度小于0.78g/L，对HBeAg的半数抑制浓度为10.13g/L；对HBsAg的治疗指数大于80.32，对HBeAg的治疗指数为6.18。

4. 抗炎作用 药理实验研究发现，徐长卿中的多糖成分，丹皮酚成分能对抗免疫分子，对抗炎症介质。

5. 抗肿瘤作用 药理实验证明，徐长卿水提物抑制体外培养的HepG-2肝癌株增殖的机制可能为抑制细胞增殖的S期，阻碍肝癌细胞增殖进入G2-M期。

6. 对平滑肌的作用 徐长卿注射液可使豚鼠离体回肠张力下降，并可对抗氯化钡引起的回肠强烈收缩。但对乙酰胆碱、组胺所致的回肠收缩无对抗作用，同法证明，牡丹酚对乙酰胆碱、组胺、氯化钡引起肠鼠离体回肠的强烈收缩，则均有显著的对抗作用。

7. 抗菌作用 平板打洞法证明，金黄色葡萄球菌对徐长卿呈中度敏感，大肠埃希菌、宋内氏痢疾杆菌、铜绿假单胞菌、伤寒杆菌不敏感，徐长卿对甲型链球菌也有抑制作用。试管稀释法证明，徐长卿全植物煎剂1:4对福氏痢疾杆菌、伤寒杆菌；1:2对铜绿假单胞菌、大肠埃希菌、金色葡萄球菌有抑制作用。牡丹酚在体外，1:15000对大肠埃希菌、枯草杆菌，1:2000对金黄色葡萄球菌有抑制作用。

【原植物】徐长卿 *Cynanchum paniculatum*（Bge.）Kitag.

多年生直立草本，高约1m；根须状，多至50余条；茎不分枝，稀从根部发生几条，无毛或被微生。叶对生，纸质，披针形至线形，长5～13cm，宽5～15mm（最大达13 cm×1.5cm），两端锐尖，两面无毛或叶面具疏柔毛，叶缘有边毛；侧脉不明显；叶柄长约3mm，圆锥状聚伞花序生于顶端的叶腋内，长达7cm，着花10余朵；花萼内的腺体或有或无；花冠黄绿色，近辐状，裂片长达4mm，宽

3mm；副花冠裂片 5，基部增厚，顶端钝；花粉块每室 1 个，下垂；子房椭圆形；柱头 5 角形，顶端略为突起。蓇葖单生，披针形，长 6cm，直径 6mm，向端部长渐尖；种子长圆形，长 3mm；种毛白色绢质，长 1cm。花期 5 ~ 7 月，果期 9 ~ 12 月。

产于湖南、贵州、湖北、广西。生长于向阳山坡及草丛中。

（马洁瑶　汪冶）

Bav maenc dinl max dangl bagx 巴门登马荡白

茗叶细辛 Zhaoyexixin

【异名】三百尚帕、盘山草、山薯、金耳环、土细辛。

【来源】本品为马兜铃科植物五岭细辛 *Asarum wulingense* C. F. Liang 的干燥全草。

【采收加工】夏秋采收，洗净晒干。

【性味】辛，温。有小毒。

《侗族医学》：辣，热。有小毒。

《中国侗医药学基础》：辛，温。有毒。

【功能与主治】发散风寒，止咳，止痛，温肺祛痰。用于风寒咳嗽，风湿痹痛，头痛，牙痛，痰饮咳喘，疮疡肿毒。

《侗族医学》：除寒，搜风，止痛。用于逗亮（着寒）、宾吓夜（始蟆证-肺气肿）。

《中国侗医药学基础》：发汗，祛痰，止痛，消肿。用于感冒头痛，咳喘痰多，牙痛，口舌生疮，跌打损伤。

【用法用量】内服：煎汤，0.5 ~ 2g。外用：适量，捣烂敷；或研末撒或吹鼻。

【化学成分】马兜铃酸 A、莰烯、α- 蒎烯、β- 蒎烯、2- 莰醇、反式 -β- 金合欢烯、榄香脂素、5-（2- 丙烯基）1,3- 苯并间二氧杂环戊烯、肉豆蔻醚、喇叭烯、绿叶醇、α- 红没药烯、乙酸龙脑酯、樟烯、柠檬烯、1,8- 桉叶素、芳樟醇、α- 松油醇、2- 异丙基 -5- 甲基茴香醚、δ- 榄香烯、3,5- 二甲氧基甲苯、黄樟醚、反式 - 丁香烯、β- 古芸烯、反式 -β- 金合欢烯、甲基丁香油酚、2,3,5- 三甲氧基甲苯、δ- 荜澄茄烯、2- 甲氧基黄樟醚、细辛醚、肉豆蔻醚、榄香脂素、异榄香脂素、欧芹脑、月桂烯、β- 水芹烯、β- 松油烯、3,4- 二甲基 -2,4,6- 辛三烯、优葛缕酮、表樟脑、爱草脑、十五烷、卡枯醇、2,5- 双叔丁基噻吩、反式细辛脑。

【原植物】五岭细辛 *Asarum wulingense* C. F. Liang

多年生草本；根状茎短，根丛生，稍肉质而较粗壮，直径 2.5 ~ 3.0mm。叶片长卵形或卵状椭圆形，稀三角状卵形，长 7 ~ 17cm，宽 5 ~ 9cm，先端急尖至短渐尖，基部耳形或耳状心形，两侧裂片长 2 ~ 5cm，宽 1.5 ~ 4.0cm，叶面绿色，偶有白色云斑，无毛，或侧脉和近叶缘处被短毛，叶背密被棕黄色柔毛；叶柄长 7 ~ 18cm，被短柔毛；芽苞叶卵形，长约 12mm，宽约 8mm，上面无毛，下面有毛，边缘密生睫毛。花绿紫色；花梗长约 2cm，常向下弯垂，被黄色柔毛；花被管圆筒状，长约 2.5cm，直径约 1.2cm，基部常稍窄缩，外面被黄色柔毛，喉部缢缩或稍缢缩，膜环宽约 1mm，内壁有纵行脊皱；花被裂片三角状卵形，长宽各约 1.5cm，基部有乳突皱褶区；药隔伸出，舌状；子房下位，花柱离生，顶端 2 叉分裂，柱头侧生。花期 12 月至翌年 4 月。

产于湖南、贵州、广西。生于石坎缝或灌木丛阴湿处。

（刘建锋　汪冶）

Bav xeec mux 把邪母

草珊瑚 Caoshanhu

【异名】接骨茶、九节茶、肿节风、九节风、满山香、九节兰、竹节草、九节花、接骨莲、竹节茶。

【来源】本品为金粟兰科植物草珊瑚 *Sarcandra glabra*（Thunb.）Nakai 的干燥全草。

【采收加工】夏、秋二季采收，除去杂质，晒干。

【性味】苦、辛，平。

《侗族医学》：苦、辣，平。有小毒。

《中国侗族医药学基础》：辛，平。

《中国侗族医药》：苦、辣，平。有小毒。

【功能与主治】清热解毒、祛风通络，活血消斑、消肿止痛。用于血热发斑发疹，风湿痹痛，踢打损伤。

《侗族医学》：退热，去毒，接筋接骨。用于挡朗（骨折），嗖给冻亚（红痢）。

《中国侗族医药学基础》：解毒消炎，祛风除湿，活血止痛。用于肺炎，急性阑尾炎，急性胃肠炎，细菌性痢疾，风湿疼痛，跌打损伤，骨折。

《中国侗族医药》：退热，去毒，接骨接筋。

【用法用量】内服：煎汤，9～15g；或浸酒。外用：适量，捣敷；研末调敷；或煎水熏洗。

《中国侗族医药学基础》：内服，煎汤，6～15g；或浸酒。外用，适量，捣烂敷；或煎水熏洗。

《中国侗族医药》：10～15g，内服，外敷。

【附方】挡朗　把邪母（草珊瑚）、老我（栀子）、教唉隋（蛇葡萄根）、兰巴细然（泽兰），捣烂外敷。（《侗族医学》）

【现代临床研究】

1. 鼻咽癌　广东民间用有本品治疗鼻咽癌，如民间验方有用肿节风30g，山慈菇15g，蜈蚣2条，全蝎6g，苍耳子12g，半枝莲、白花蛇舌草、黄芪各30g。水煎服，每日1剂。

2. 肿瘤所致疼痛　文献报道，对早、中期有疼痛症状的肺癌（11例）、胃癌（9例）、肝癌（6例）、直肠癌（5例）和胰腺癌（1例）共32例患者在抗癌、抗感染、对症治疗的同时，予以草珊瑚20mL加10%葡萄糖注射液250mL静脉滴注，治疗肿瘤所致的疼痛。以临床患者疼痛症状明显缓解为治愈，以临床患者疼痛减轻为好转，以临床患者疼痛症状无缓解为无效。疗程（30天）结束后，治愈23例（71.88%），好转6例（18.75%），无效9例（9.38%），总有效率为90.63%（29/32）。

3. 细菌性痢疾　据报道草珊瑚片治疗急慢性菌痢33例，获满意效果。其中急性典型、非典型菌痢22例，全部治愈；慢性菌痢急性发作11例，显效10例，有效1例。全部病例未出现不良反应。

4. 血小板减少性紫癜　据报道用草珊瑚片治本病急性者10例，慢性者16例，10日内血小板均上升至$100×10^9$/L以上，随访2～6个月未复发。

5. 口腔咽喉疾病　文献采用草珊瑚注射液治疗疱疹性咽峡炎120例，治疗组3日治愈率即达100%，可明显缓解症状，缩短疗程。

6. 小儿急性上呼吸道感染　据报道肿节风治疗小儿支气管肺炎的研究，采用草珊瑚注射液加头孢噻肟钠或头孢呋辛钠治疗44例，疗程为7～10天，结果体温降至正常的天数、咳嗽明显减轻的天数及肺部啰音消失的时间均优于对照组，有显著性差（$P < 0.01$）。

【化学成分】草珊瑚内酯 F、草珊瑚内酯 G，草珊瑚内酯 H、金粟兰内酯 A、草珊瑚内酯 C、草珊瑚内酯 D（CSH06），白术内酯Ⅳ、金粟兰酮 B、金粟兰酮 E、银线草内酯 E、银线草内酯 F、6,7- 二甲氧基 - 香豆精 -8- 乙二醇 -2′-O-β-D- 吡喃葡萄糖苷、秦皮苷、东莨菪素苷、刺木骨苷 B₁、嗪皮啶 -8-O-β-D- 吡喃葡萄糖苷、异嗪皮啶、嗪皮啶、秦皮乙素、柚皮素 -6-C-β-D- 葡萄糖苷、柚皮素 -8-C-β-D- 葡萄糖苷、5,7,3′,4′- 四羟基 - 二氢黄酮 -3- 鼠李糖苷、5,7,3′,5′- 四羟基 - 二氢黄酮 -3- 鼠李糖苷、3,5- 二甲氧基 -4- 酚羟基甲苯 -O-β-D- 葡萄糖苷、丁香酸葡萄糖苷、咖啡酸、奎尼酸、莽草酸、4,5,6- 三羟基 - 甲酸甲酯环己烯、草珊瑚酮 A、草珊瑚二醇 A、正三十一烷醇、棕榈酸、β- 谷甾醇、β- 半乳糖、蔗糖。

【药理作用】

1. 对鼻咽癌的作用　将移植人鼻咽癌 CNE1、CNE2 细胞的裸鼠随机分为草珊瑚组、环磷酰胺组和对照组，定期检测裸鼠的体重及肿瘤体积，给药一个疗程（30 天）后解剖获取肿瘤组织，称量瘤体重量，计算抑瘤率。运用透射电镜观察瘤组织细胞超微结构的改变；免疫组织化学法检测瘤组织 Bcl-2 和 Bax 的表达；流式细胞仪进行细胞周期、细胞凋亡分析；TUNEL 法检测细胞亡；TRAP-ELISA 方法观察药物处理前后组织端粒酶活性的变化。结果表明，草珊瑚对 CNE1、CNE2 移植瘤有明显的抑瘤作用，抑瘤率分别为 40.8% 和 46.8%。

2. 抗菌、抗病毒作用　体内外试验证明，草珊瑚对金黄色葡萄球菌、痢疾杆菌、大肠埃希菌、铜绿假单菌、伤寒杆菌等均有一定的抑制作用；对金黄色葡萄球菌耐药菌株也有抑制作用。尤以叶的抗菌作用最好，根茎部分鲜品比干品优。用于兔金黄色葡萄球菌感染的菌血症也有疗效，表明其在动物体内也有明显抑菌作用。有研究表明将不同浓度草珊瑚提取物加入变形链球菌培养基中，观察药物不同浓度在培养基中抑菌圈直径、菌细胞数和 pH 变化情况及葡糖基转移酶活性，以考察草珊瑚提取物对变形链球菌体外致龋力的影响，结果表明草珊瑚可抑制细菌生长、抑制葡糖基转移酶活性等。

3. 对白细胞和血小板的影响　草珊瑚 60% 醇提物能十分显著地缩短小鼠断尾出血时间及凝血时间，加强血小板凝集功能，但对正常血小板数量无明显影响。草珊瑚对阿糖胞苷引起的血小板及白细胞下降有显著的抑制作用。

4. 调整机体免疫作用　草珊瑚的挥发油部分对巨噬细胞吞噬功能有抑制作用，其黄酮部分及浸膏小量时促进吞噬功能，大量则起抑制作用。有研究表明，草珊瑚浸膏及其分离物总黄酮对细胞吞噬功能等免疫指标有共同的促进作用。在动物机体免疫实验中，草珊瑚有和人参相似的作用，小剂量使免疫状态亢进，大剂量则下降，空斑法、细胞吞噬、胸腺萎缩法均得到证实。在对晚期胃癌单纯化疗及辅以草珊瑚治疗的免疫功能进行比较的研究中发现，草珊瑚能明显有助于患者 NK 细胞活性的恢复。

5. 抗炎、镇痛作用　草珊瑚片有抗菌和抗炎作用。结果表明草珊瑚对巴豆油所致的小鼠耳廓炎症、角叉菜胶所致大鼠足跖炎症及小鼠棉球肉芽肿有显著的抑制作用。此外也能明显减轻醋酸所致的腹痛和抑制细菌的生长，说明草珊瑚具有明显抗菌、抗炎和镇痛作用。研究发现草珊瑚对尿酸盐引起的炎症介质 IL-1 升高有抑制作用。

【原植物】草珊瑚 *Sarcandra glabra*（Thunb.）Nakai

常绿半灌木，高 50～120cm；茎与枝均有膨大的节。叶革质，椭圆形、卵形至卵状披针形，长 6～17cm，宽 2～6cm，顶端渐尖，基部尖或楔形，边缘具粗锐锯齿，齿尖有一腺体，两面均无毛；叶柄长 0.5～1.5cm，基部合生成鞘状；托叶钻形。穗状花序顶生，通常分枝，多少成圆锥花序状，连总花梗长 1.5～4.0cm；苞片三角形；花黄绿色；雄蕊 1 枚，肉质，棒状至圆柱状，花药 2 室，生于药隔上部之两侧，侧向或有时内向；子房球形或卵形，无花柱，柱头近头状。核果球形，直径 3～4mm，熟时亮红色。花期 6 月，果期 8～10 月。

产于湖南、贵州、广西。生于山坡、沟谷、林下阴湿处。

（马洁瑶　汪冶）

Biaeml gaos nyuds 并高吝

淫羊藿 Yinyanghuo

【异名】野黄连、心叶淫羊藿、含阴草、鬼见愁、短角淫羊、短角淫阳藿、三枝九叶还魂草、三枝九叶草、仙灵脾、牛角花、三叉风、羊角风、三角莲、刚前、仙灵毗、放杖草、弃杖草、千两金、干鸡筋、黄连祖、铜丝草、铁打杵、三叉骨、肺经草、铁菱角、桂鱼风、铁铧口、铁耙头、鲫鱼风、羊藿叶、乏力草、鸡爪莲。

【来源】本品为小檗科植物淫羊藿 *Epimedium brevicornu* Maxim. 的干燥全草。

【采收加工】夏、秋季茎叶茂盛时采收，晒干或阴干。

【性味】辛、甘，温。

《中国侗族医药学基础》：辛、甘，温。

《中国侗族医药研究》：甘、辣，热。

《侗族医学》：甜、辣，热。

《侗药大观》：辛、甘，性温。

【功能与主治】补肾阳，强筋骨，祛风湿。用于阳痿遗精，筋骨痿软，风湿痹痛，麻木拘挛。

《中国侗族医药学基础》：用于阳痿遗精，筋骨痿软，风湿痹痛，麻木拘挛，更年期高血压。

《中国侗族医药研究》：补体，除寒。用于小儿麻痹症，月家痨，月家烧热，月家身肿，妇女摆白，月经不调，洗身不正。

《侗族医学》：补体，除寒。郎鸟跨瘸（小儿麻痹症），宾刹稿面（月家痨）。

《侗药大观》：补肾壮阳，强筋骨，祛风湿。用于治疗肾阳不足，阳痿不举，遗精早射，风寒湿痹，肢节疼痛，高血压等。

【用法用量】内服：煎汤，煎服，3～9g。

【附方】

1. 郎鸟跨瘸　并高吝（淫羊藿）、老莪（栀子）、骂告夺（牛膝）、白芍、美奥夺（钩藤）、教荡播盘（五香血藤）、三百尚老（天门冬）、当归、美我芭（刺五加），煎水内服。（《侗族医学》）

2. 宾刹稿面　并高吝（淫羊藿）、靠朵（阴地蕨）、骂差盘（龙牙草）、骂寸旁（益母草）、老莪（栀子）、娘观音（吉祥草）、煎水内服。（《侗族医学》）

3. 肾阳不足，阳痿不举　淫羊藿、芡实、杜仲、龙骨、枸杞、菟丝子。（《侗药大观》）

4. 肢节疼痛　淫羊藿、当归、川芎、威灵仙、苍术。（《侗药大观》）

【现代临床研究】

1. 治骨质疏松　用含有淫羊藿的中药治疗糖皮质激素性骨质疏松症患者，临床疗效良好。护骨胶囊（由淫羊藿、制何首乌、熟地黄等多味中药根据"君、臣、佐、使"的配伍加工而成）显著提高了51例糖皮质激素性骨质疏松症患者的骨密度水平。有研究者通过观察50例糖皮质激素性骨质疏松症患者，在使用糖皮质激素治疗的同时分别给予两组口服仙灵骨葆胶囊和钙尔奇D骨化三醇口服，结果显示仙灵骨葆胶囊较钙尔奇D骨化三醇取得的临床效果更明显，在中医证候方面效果更佳，不良反应较小。

2. 治疗心律失常　观察生脉饮淫羊藿对缓慢性心律失常的治疗作用，将140例缓慢性心律失常患者随机分为生脉饮（人参、麦冬、五味子）合淫羊藿加减治疗组 70 例和心宝丸对照组 70 例，两组患者疗程均为 4 周，观察两组治疗后心率的变化，比较疗效。研究发现，在临床疗效方面，生脉饮合淫羊藿组疗效明显优于心宝丸组，治疗后生脉饮合淫羊藿组在提高心率方面明显优于心宝丸组。可见生脉饮合淫羊藿治疗慢性心律失常有较好的临床疗效。

3. 治疗冠心病　古人认为淫羊藿有"强心力"的作用，现在临床中有以单味淫羊藿治疗冠心病的，解放军 234 医院用淫羊藿浸膏片和注射液两种剂型治疗冠心病患者 120 例，其中口服给药 87 例，肌内注射 33 例，有效率分别为 83.3% 和 78.7%，治疗证明连续给药组优于间断给药组，同时对降低胆固醇也有一定作用。

4. 治原发性肝癌　观察大剂量淫羊藿接体表面积给药联合去甲斑蝥素口服治疗晚期原发性肝癌的近期和远期疗效。将 60 例晚期肝癌患者随机分两组。治疗组 30 例予淫羊藿 30g/（$m^2 \cdot d$）煎服，去甲斑蝥素 45mg/d 分 3 次口服；对照组 30 例按中医传统方法辨证施治。发现近期有效率治疗组为 10.7%，对照组为 0；远期疗效 6、12、18、24 个月生存率：治疗组为 64.3%、39.3%、28.6%、21.4%，对照组为 25.9%、18.5%、11.1%、74%。结论：大剂量淫羊藿联合去甲办斑蝥素治疗原发性肝癌近远期疗效高于单纯中医治疗。

5. 治疗神经衰弱　据报道用淫羊藿浸膏片、总黄酮片和淫羊藿苷片治疗神经衰弱患者 228 例，30 天一疗程，停药后 10～20 天统计疗效，总有效率分别为 89.85%、93.44%、89.66%，对失眠疗效较好，总黄酮片组停药半年后随访患者 42 例，总有效率仍达 90.46%。

6. 治疗慢性气管炎　以单味淫羊藿丸治疗慢性气管炎患者观察 1000 余例，一疗程的有效率为 74.6%，近期控制和显效率为 22.1%。如配合矮地茶等组成复方治疗，疗效有所提高。实践证明，单纯型的疗效优于喘息型，年龄大者疗效较差，但病程长短与疗效无明显关系；祛痰、镇咳作用较好，平喘较差；经治两个疗程者比一个疗程的近期控制和显效率有显著提高。观察中曾对经治一疗程的 110 例患者进行随访，结果半年后的有效率为 59.1%，较原来疗效下降 26.1%。制剂及用法：取淫羊藿茎、叶（干品），以其总量的 80% 煎取浓汁，20% 研粉，两者混合为丸。每日量相当于生药 30g，两次分服。治疗中曾以相当于生药 15g 和 45g 的剂量（一日量），分别对部分病例进行观察，结果疗效与日服 30g 者均基本相似。服药后部分病例有轻微反应，以口干、恶心为多见，其次为腹胀、头晕，一般可自行消失。

【化学成分】淫羊藿苷，淫羊藿次苷，去氧甲基淫羊藿苷，淫羊藿新苷 A，大花淫羊藿 A、B、C，朝藿定 B、C，箭藿苷 B，宝藿苷 I，蜡醇，三十一烷，植物甾醇，棕榈酸，硬脂酸，油酸，亚油酸，亚麻酸，银杏醇，木兰碱，葡萄糖，果糖，维生素 E，β- 去水淫羊藿素，淫羊藿糖苷 A、B、C、D、E，箭藿苷 A、B、C，$2\alpha,3\beta,19\alpha$- 三羟基熊果酸，3-O- 反式 - 对 - 香豆酰基苦味酸，山楂酸，科罗索酸，熊果酸，齐墩果酸，绿原酸，对羟苄基酒石酸，对羟基苯甲苹果酸。

【药理作用】

1. 对生殖系统的影响　淫羊藿是传统的补肾壮阳类中药。淫羊藿苷具有雄性激素、雌性激素样作用，能提高雄性激素和雌性激素水平，明显促进性激素分泌，提高性功能，促进一氧化氮和环磷酸腺苷的生成，导致阴茎海绵体平滑肌松弛，起到改善勃起功能的作用。淫羊藿可刺激下丘脑和垂体，从而提高睾酮水平，增加大鼠的附睾及精囊腺重量。淫羊藿总黄酮还可直接刺激雌二醇、促进皮质酮的分泌及促进黄体生成素产生，表明淫羊藿对雄性生殖系统有增强作用。

2. 增强免疫作用　对免疫低下的小鼠注射淫羊藿总黄酮后发现小鼠脾脏指数显著增加，使血清溶血素水平上升，即增强单核吞噬系统功能，增加 IL-2 即增强特异性免疫功能，肿瘤坏死因子 -α（TNF-α）水平也显著增加，淫羊藿总黄酮还可发挥抗凋亡效应。

3. 抗心律失常作用 发现箭叶淫羊藿叶水提取液对氯仿诱发的小鼠心室颤动（简称室颤）、氯化钙诱发的大鼠室颤均有明显的预防作用，对乌头碱诱发的大鼠心律失常有明显的治疗效果。

4. 对心脑血管系统的影响 淫羊藿具有强心作用。淫羊藿总黄酮能调节心脏血氧平衡，提高心肌细胞存活率，减少心脏负荷，改善心脏微循环，维持组织正常代谢，使血液免于淤积，起到抗心肌缺血的作用。淫羊藿通过促进 γ- 氨基丁酸的表达，提高受体亲和力，使 γ- 氨基丁酸和 γ- 氨基丁酸受体相结合，抑制中枢交感心血管系统紧张，淫羊藿还使血浆内皮素含量降低，从而促使血压下降。同时，淫羊藿还可上调 iNOS 蛋白表达，提高 NO 的合成水平，从而预防心肌梗死。

5. 对核酸代谢的影响 淫羊藿可使"阳虚"模型小鼠 DNA 合成率明显上升，维持小鼠体重水平，使小鼠耐寒能力提高，死亡率降低。体外实验中，EPS 可促进骨髓细胞增殖和 DNA 合成。

6. 抗抑郁作用 淫羊藿总黄酮能下调脑内 B- 肾上腺素能受体水平，从而起到抗抑郁的作用，与三环类抗抑郁药物的药理机制相同。淫羊藿通过抑制脑内单胺氧化酶活性来达到抗抑郁的目的。淫羊藿还可通过调节突触后单胺类神经递质受体敏感性，减弱自由基对神经组织的损伤程度而改善抑郁绝望行为，从而起到抗抑郁的作用。

7. 降血压作用 研究发现，淫羊藿次苷 Ⅱ 可明显降低自发性高血压大鼠的血压，下调 Cleaved-Caspase-3 蛋白表达，上调 Bcl-2mRNA 和蛋白表达，下调 BaxmRNA 和蛋白表达，抑制线粒体凋亡，减轻大鼠左心室心肌细胞凋亡。

8. 抗心衰作用 淫羊藿总黄酮可改善异丙肾上腺素所致心力衰竭模型大鼠的血流动力学参数，逆转心肌细胞肥厚等心肌病理学改变。此外，研究还发现，淫羊藿总黄酮、淫羊藿苷可降低心力衰竭模型大鼠血浆中 TNF-α 和 NO 水平，升高 cGMP 浓度，从而改善心力衰竭模型大鼠的心功能。

9. 抗氧化作用 淫羊藿可以显著降低氧自由基的活性，其水提取液浓度与抑制氧自由基的活性呈正相关。此外，淫羊藿苷可通过清除 ROS 和刺激细胞外调节蛋白激酶途径来保护大鼠 H9c2 心肌细胞免受 H_2O_2 诱导的氧化应激损伤。

10. 对成骨细胞和破骨细胞的影响 研究发现淫羊藿苷能够显著促进成骨细胞的增殖以及分化，并且能够改善去势大鼠的骨微结构，潜在机制可能与淫羊藿苷提高细胞自噬相关。研究发现淫羊藿苷能够促进 COL1A1 的表达，从而促进成骨细胞的增殖与分化来促进骨的形成，进而有效地发挥抗 OP 的作用。研究发现，淫羊藿苷能够有效地逆转体外钛粒对成骨细胞的抑制作用，显著增加其增殖与分化，表明淫羊藿苷能够有效地促进骨的形成。

11. 抗肿瘤作用 将 200mg/mL 淫羊藿苷作用于人高转移肺癌 PG 细胞 24h 后，能影响 PG 细胞周期的时相分布，阻止其由 G0/G1 期向 S 期移行，使 S 期细胞数目减少。研究发现，淫羊藿素能使前列腺癌细胞 PC-3 发生 G1 期阻滞，细胞生长受到明显抑制。

12. 对神经系统的作用 有研究者通过给 APP 转基因小鼠连续灌胃淫羊藿苷 3 个月，进行药物效果评价发现，淫羊藿苷可以改善记忆损伤状态，并且明显地促进了 APP 转基因小鼠的海马齿状回细胞增殖以及促进新生细胞神经元分化。

【原植物】淫羊藿 *Epimedium brevicornu* Maxim.

多年生草本，植株高 20 ～ 60cm。根状茎粗短，木质化，暗棕褐色。二回三出复叶基生和茎生，具 9 枚小叶；基生叶 1 ～ 3 枚丛生，具长柄，茎生叶 2 枚，对生；小叶纸质或厚纸质，卵形或阔卵形，长 3 ～ 7cm，宽 2.5 ～ 6.0cm，先端急尖或短渐尖，基部深心形，顶生小叶基部裂片圆形，近等大，侧生小叶基部裂片稍偏斜，急尖或圆形，上面常有光泽，网脉显著，背面苍白色，光滑或疏生少数柔毛，基出 7 脉，叶缘具刺齿；花茎具 2 枚对生叶，圆锥花序长 10 ～ 35cm，具 20 ～ 50 朵花，序轴及花梗被腺毛；花梗长 5 ～ 20mm；花白色或淡黄色；萼片 2 轮，外萼片卵状三角形，暗绿色，长

1～3mm，内萼片披针形，白色或淡黄色，长约10mm，宽约4mm；花瓣远较内萼片短，距呈圆锥状，长仅2～3mm，瓣片很小；雄蕊长3～4mm，伸出，花药长约2mm，瓣裂。蒴果长约1cm，宿存花柱喙状，长2～3mm。花期5～6月，果期6～8月。

产于湖南、贵州、广西、湖北。生于林下、沟边灌丛中或山坡阴湿处。海拔650～3500m。

同属植物箭叶淫羊藿 *Epimedium sagittatum*（Sieb. et Zucc.）Maxim.、柔毛淫羊藿 *Epimedium pubescens* Maxim. 或朝鲜淫羊藿 *Epimedium koreanum* Nakai. 等都可作淫羊藿入药。

（刘建新　邱飞　汪治）

Bov liongc 波龙

红花龙胆 Honghualongdan

【异名】小龙胆草、土白连、九月花、星秀花、冷风吹、雪里梅、青鱼胆草、阴寒药、雪地开花、小雪里梅、小龙胆草、红龙胆、细叶龙胆、龙胆草、江龙龙胆、寒风草、凤凰花、风糖罐、土龙胆、细龙胆、小黄连、星宿花、四方消、紫花龙胆、血龙胆、雪龙胆、星秀花、星秀草、傍雪开、青鱼胆、酒药草、小青鱼龙胆、小青鱼胆、雪里明。

【来源】本品为龙胆科植物红花龙胆 *Gentiana rhodantha* Franch. 的干燥全草。

【采收加工】冬季采收，洗净，鲜用或晒干备用。

【性味】苦，寒。

《侗族医学》：苦，凉。

《中国侗族医药研究》：苦，凉。

【功能与主治】清热利湿，解毒，止咳。用于黄疸，痢疾，肺结核，瘰疬，火眼，小便不利，痈疖疮疡，烧烫伤。

《侗族医学》：退热，除湿排毒。用于耿甚（疖肿），脚鱼聚沙证（眩晕）。

《中国侗族医药研究》：退热，除湿排毒。用于疖肿，眩晕，火眼，眼生挑针，虫牙，火牙，蛇串疮，鸡婆风，风毒，贯耳底。

【用法用量】内服：煎汤，9～15g。外用：适量，捣烂外敷或水煎浓缩涂患处。

《侗族医学》：9～15g。外用适量。

《中国侗族医药研究》：9～15g。外用适量。

【附方】

1.耿甚　鲜波龙（小龙胆草）捣烂，外敷患处。

2.脚鱼聚沙证　波龙（小龙胆草）、尚朗丈（木姜子）、美奥夺（钩藤）、巴藕（荷叶），煎水内服。

【现代临床研究】可治疗黄疸型肝炎，支气管炎，小便不利，肺结核等症。目前已经开发了多种与红花龙胆相关的复方配伍剂型，如肺力咳合剂、康复灵片和莲龙胶囊等。例如，由贵州建兴药业有限公司生产的肺力咳合剂，具有清热解毒，镇咳祛痰的功效，治疗痰热犯肺所引起的咳嗽痰黄、支气管哮喘以及气管炎等症。

【化学成分】芒果苷、槲皮素、异荭草素、Rhodenthoside A-C、马钱苷酸、1,3,7,8-四羟基酮、rhodanthenone D、1,3,6,7-四羟基酮、1,3,7-三羟基-4,8-二甲氧基酮、槲皮素、异荭草素、芒果苷、1-O-β-D-吡喃葡萄糖-3,7,8-三羟基酮、没食子酸乙酯、水杨酸、α-香树素、3-O-棕榈酸酯高根二醇、熊果醛、3-O-乙酰氧基熊果醇、熊果酸、2α-羟基-熊果酸。

【药理作用】

1. 抗菌作用 通过昆明小鼠实验，发现红花龙胆对肺炎链球菌肺炎具有防治作用。有研究表明，红花龙胆的石油醚提取部位具有显著的抗结核杆菌的疗效。刘焱文等利用从红花龙胆石油醚部位提取的正三十一碳烷、正三十二碳烷和正三十二碳酸分别做抗结核杆菌实验，研究结果表明该三种化合物的最低抗菌浓度为 12.5 ～ 25.0μg/mL。

2. 抑制胆碱酯酶活性 从红花龙胆中分离得到的多种化合物进行检测后发现，rhodanthenone D 和芒果苷均具有乙酰胆碱酯酶抑制活性。

3. 抗氧化作用 通过对不同产地红花龙胆药材进行 DPPH 抗氧化研究，发现具有较好的抗氧化活性，且通过对药材不同部位进行比较，发现叶、花和地上部分的抗氧化活性较突出。

【原植物】红花龙胆 *Gentiana rhodantha* Franch.

多年生草本，高 20 ～ 50cm，具短缩根茎。根细条形，黄色。茎直立，单生或数个丛生，常带紫色，具细条棱，微粗糙，上部多分枝。基生叶呈莲座状，椭圆形、倒卵形或卵形；茎生叶宽卵形或卵状三角形，先端渐尖或急尖，基部圆形或心形，边缘浅波状，叶脉 3 ～ 5 条，下面明显，有时疏被毛，无柄或下部的叶具极短而扁平的柄，外面密被短毛或无毛，基部连合成短筒抱茎。花单生茎顶。蒴果，种子淡褐色，近圆形，具翅。花果期 10 月至翌年 2 月。

产于湖南、贵州、广西、湖北。生于高山灌丛、草地及林下。

（刘建锋　汪冶）

Dah kuenp mant 达坑蛮

过路黄 Guoluhuang

【异名】金钱草、路边黄、对座草、铜钱草、真金草、走游草、铺地莲。

【来源】本品为报春花科植物过路黄 *Lysimachia christinae* Hance 的干燥全草。

【采收加工】四季可采，晒干或鲜用。

【性味】甘、微苦，凉。

《侗族医学》：苦、酸，凉。

《侗药大观》：甘、咸，微温。

《中国侗族医药学基础》：甘、微苦，性凉。

《中国侗族医药》：微咸，平。

【功能与主治】利湿退黄，利尿通淋，解毒消肿。用于湿热黄疸，胆胀胁痛，石淋，热淋，小便涩痛，痈肿疔疮，蛇虫咬伤。

《侗族医学》：退热凉血排毒，退水解毒止痛。播煜（发热），汃形耿隆耿幽（月经腹痛腰痛）。

《侗药大观》：清热利湿，通淋消肿。用于治疗湿热黄疸，肝胆结石，泌尿系统结石，膀胱炎，小便不利，跌打损伤，疾疖肿毒，毒蛇咬伤等。

《中国侗族医药学基础》：利水通淋，清热解毒，散瘀消肿。用于胆囊炎，黄疸型肝炎，尿路结石，肝、胆结石，跌打损伤，毒蛇咬伤，毒蕈及药物中毒，化脓性炎症，烧烫伤。

《中国侗族医药》：利水散结，清热消肿。

【用法用量】内服：煎汤，15 ～ 60g。

《侗族医学》：15 ～ 40g。

《侗药大观》：用干品 10 ～ 20g，水煎内服。外用，鲜品适量捣烂敷患处。

《中国侗族医药》：25 ～ 50g，水煎服。

《中国侗族医药学基础》：内服煎汤，15 ～ 60g。外用适量，捣烂敷或煎水洗。

【附方】幡煜　达坑蛮（金钱草）、美岁放（鬼箭羽）、巴素借困（大青叶），煎水内服。(《侗族医学》)

【现代临床研究】

1. 治疗结石病　据文献报道，用金钱草排石散（金钱草 40g）治疗泌尿系统结石患者 98 例，根据治愈、好转和无效的相关疗效标准，金钱草排石散治疗泌尿系统结石的总有效率为 88.78%。

2. 联合用药治疗尿路感染　临床上采用金钱草联合左氧氟沙星或莫西沙星治疗尿路感染并观察临床疗效，发现金钱草联合抗菌药物的治疗效果明显高于单纯使用抗菌药治疗尿路感染，这一治疗方法值得临床应用和推广。

3. 治疗病毒性肝炎　据报道金钱草有利湿退黄的功效，常被用于治疗病毒性肝炎。临床上观察金苓汤（金钱草 15g）治疗病毒性乙型肝炎患者 144 例，根据显效、有效、无效的治疗标准，结果得出金苓汤治疗病毒性肝炎的总有效率为 97.22%，临床疗效显著。

4. 治疗高尿酸血症　据文献报道，用金钱草治疗无症状高尿酸血症患者 56 例的临床疗效观察，发现患者服用金钱草 3 个月后血尿酸水平明显降低，且未见毒副反应，由此可见金钱草对于无症状高尿酸血症具有良好的治疗效果。

【化学成分】槲皮素、异槲皮苷即槲皮素 -3-O- 葡萄糖苷、山奈酚、山奈酚 -3-O- 半乳糖苷、3′,2′,4′,6′，四羟基 -4,3′- 二甲氧基查尔酮、山奈酚 -3-O- 珍珠菜三糖苷、山奈酚 -3-O- 葡萄糖苷、鼠李柠檬素 -3,4- 二葡萄糖、山奈酚 -3-O- 芸香糖苷、山奈酚 -3-O- 鼠李糖苷 -7-O- 鼠李糖基（1→3)- 鼠李糖苷、对 - 羟基苯甲酸、尿嘧啶、氯化钠、氯化钾、亚硝酸盐、环腺苷酸（cAMP）、环鸟苷酸（cGMP）。

【药理作用】

1. 利尿排石作用　通过给实验犬静脉注射金钱草制剂，观察实验犬的尿量、输尿管蠕动频率和输尿管腔内压力变化，发现金钱草可引起输尿管压力增高和蠕动频率增加，从而引起尿量增加，因此考虑金钱草在治疗输尿管结石所起到的利尿排石作用与上述因素相关。

2. 利胆排石作用　研究发现，经由十二指肠给予大鼠金钱草水、醇提取物，能够显著提高正常大鼠的胆汁分泌量；且金钱草醇提物组的大鼠胆汁分泌量明显高于金钱草水提物组，说明醇提物的利胆作用明显优于水提物。

3. 抑制结石形成　造模草酸钙结石大鼠模型，金钱草总黄酮提取液灌胃后，收集大鼠 24h 尿液，检测 24h 尿量，尿钙，尿草酸和尿凝血酶原片段 - Ⅰ的含量，结果发现金钱草总黄酮能增加大鼠尿量，增加尿液中抑石因子尿凝血酶原片段 - Ⅰ的含量，减少成石因子尿钙及尿草酸的含量，从而达到抑制大鼠草酸钙结石形成的目的。

4. 抗感染作用　金钱草对组胺引起的小鼠血管通透性增加，巴豆油所致小鼠耳肿胀及大鼠棉球肉芽肿具有显著的抑制作用。

5. 镇痛作用　采用醋酸扭体法和热板法考察金钱草的镇痛作用，发现金钱草冲剂对冰醋酸引起的扭体有拮抗作用，亦能够提高小鼠的痛阈值，说明金钱草有镇痛的药理作用。

【原植物】过路黄 *Lysimachia christinae* Hance

茎柔弱，平卧延伸，长 20 ～ 60cm，无毛、被疏毛以至密被铁锈色多细胞柔毛，幼嫩部分密被褐色无柄腺体，下部节间较短，常发出不定根，中部节间长 1.5 ～ 5.0（10）cm。叶对生，卵圆形、近圆形以至肾圆形，长（1.5）2～6（8）cm，宽1～4（6）cm，先端锐尖或圆钝以至圆形，基部截形至浅心形，鲜时稍厚，透光可见密布的透明腺条，干时腺条变黑色，两面无毛或密被糙伏毛；叶柄比叶片短或与之近等长，无毛以至密被毛。花单生叶腋；花梗长1～5cm，通常不超过叶长，毛被如茎，多少具褐色无柄腺体；花萼长（4）5～7（10）mm，分裂近达基部，裂片披针形、椭圆状披针形以至线形或上部稍扩大而近匙形，先端锐尖或稍钝，无毛、被柔毛或仅边缘具缘毛；花冠黄色，长7～15mm，基部合生部分长2～4mm，裂片狭卵形以至近披针形，先端锐尖或钝，质地稍厚，具黑色长腺条；花丝长6～8mm，下半部合生成筒；花药卵圆形，长1.0～1.5mm；花粉粒具3孔沟，近球形 [（29.5～32.0）×（27～31）μm]，表面具网状纹饰；子房卵珠形，花柱长6～8mm。蒴果球形，直径4～5mm，无毛，有稀疏黑色腺条。花期5～7月，果期7～10月。

产于湖南、贵州、湖北、广西。生于沟边、路旁阴湿处和山坡林下。

（马洁瑶　汪冶）

Demh bens kgaos 登奔高

桑寄生 Sangjisheng

【异名】梧州寄生茶、松寄生、寓木、宛童、桑上寄生、寄生、寄生树、桃寄生、广寄生、苦楝寄生。

【来源】本品为桑寄生科植物桑寄生 *Taxillus chinensis*（DC.）Danser 的干燥带叶茎枝。

【采收加工】冬季至次春采割，除去粗茎，切段，干燥，或蒸后干燥。

【性味】甘，平。

《侗族医学》：苦，平。

《中国侗族医药》：甘，平。

【功能与主治】补肝肾，强筋骨，除风湿，通经络，安胎。用于妇男血贯肠，风湿骨痛。

《侗族医学》：补体，除湿，通经。用于办乜谬辛盘（妇男血贯肠），风湿骨痛。

《中国侗族医药》：补肝肾，强筋骨，除风湿，通经络，益血，安胎。用于咳嗽气喘，吐白痰，老人气促，鼻血不止，天疱疮（叶），妇男血贯肠，风湿骨痛。

【用法用量】内服：煎汤，9～15g。

【附方】

1. 办乜谬辛盘（妇男血贯肠）　登奔高（桑寄生）、骂差盘（龙牙草）、骂耍巴巴老（大蓟）、骂耍巴丽（小蓟）、尚娘架（白茅根），煎水内服。（《侗族医学》）

2. 风湿骨痛　登奔高（桑寄生）、教紧昆（威灵仙）、削昆（岩马桑）、巴笨尚（徐长卿）、务素得亚（八爪金龙）、岁巴同（四块瓦）、罪蛮（见血飞），泡酒或煎水内服。（《侗族医学》）

3. 习惯性流产　桑寄生40g，苎麻根25g，紫苏苋15g，当归尾25g，续断15g，白术20g，益母草50g，煎水每日一剂，口服三次，连服七天为一疗程。

【现代临床研究】

1. 骨关节疾病　临床研究表明，独活寄生汤在治疗关节软骨疾病中具有重要意义，具有保护及修复作用，尤其是在髌骨软化症治疗中取得了较高的临床价值。另外桑寄生可改善骨保护蛋白的表达水平，避免白介素分泌，在卵巢切除后的骨质疏松症中具有一定疗效。

2. 心脑血管疾病　经临床研究发现，桑寄生与牛膝两者药物相结合，可达到补肝、益肾以及通络等效果。

3. 妇科疾病　补肾活血促卵方中包含桑寄生、鸡血藤、枸杞、泽兰、女贞子、蒲黄、续断以及菟丝子等，被广泛应用于多囊卵巢综合征造成的障碍性不孕中。临床上将其与氯米芬进行疗效对比，结果发现使用补肾活血促卵方患者的排卵率及妊娠率，明显高于使用氯米芬的患者，说明补肾活血促卵方可有效促进子宫内膜生长及成熟卵泡发育，从而增加排卵、妊娠率。

【化学成分】苯甲醛、苯乙烯、芳姜黄烯、桉树脑、α-姜烯、γ-姜黄烯、壬醛、油酰乙醇胺、4-吲哚甲醛、槲皮素、槲皮苷、萹蓄苷、微量元素以及维生素。

【药理作用】

1. 抗肿瘤作用　桑寄生中多种溶剂萃取物可在机体外对细胞株 K562 产生一定抑制效果。

2. 降血压、血糖及血脂作用　研究表明，当桑寄生剂量为 200g/L 时，模型大鼠血浆 β-内啡肽浓度可能降低，说明桑寄生具有降血压效果。试验表明，由桑寄生、丹参、红花以及钩藤等药物组成的复方桑钩颗粒在高血脂的治疗中具有重要意义，采取中高剂量即可改善大鼠总胆固醇以及甘油三酯水平。另外相关报道中显示，桑寄生能够加速肝脏的葡萄糖代谢，同时增强肝细胞对胰岛素的敏感性，从而发挥出降血糖作用。

3. 抗炎及镇痛作用　动物试验表明桑寄生具有抗炎及镇痛效果。由桑寄生、熟地黄以及川牛膝等药物构成的熟地寄生壮骨方，在抗膝骨关节炎中具有一定效果，能够有效防止大鼠棉球肉芽肿，从而改善其膝骨关节的肿胀程度。

4. 保护神经、增强记忆　选择小鼠开展被动回避以及莫里斯水迷宫试验，结果发现 10mg/kg 或者 50mg/kg 的桑寄生能够反转东莨菪碱造成的记忆障碍现象。经过研究发现桑寄生在 HT22 细胞中能够对谷氨酸诱导的细胞产生神经保护效果。另外经过研究观察证明，桑寄生中水溶性部分可能存在神经保护的活性能力，可应用于神经疾病的治疗中。

【原植物】桑寄生 *Taxillus chinensis*（DC.）Danser。中国植物志：广寄生。

灌木，高 0.5～1.0m；嫩枝、叶密被锈色星状毛，有时具疏生叠生星状毛，稍后绒毛呈粉状脱落，枝、叶变无毛；小枝灰褐色，具细小皮孔。叶对生或近对生，厚纸质，卵形至长卵形，长（2.5～）3～6cm，宽（1.5～）2.5～4.0cm，顶端圆钝，基部楔形或阔楔形；侧脉 3～4 对，略明显；叶柄长 8～10mm。伞形花序，1～2 个腋生或生于小枝已落叶腋部，具花 1～4 朵，通常 2 朵，花序和花被星状毛，总花梗长 2～4mm；花梗长 6～7mm；苞片鳞片状，长约 0.5mm；花褐色，花托椭圆状或卵球形，长 2mm；副萼环状；花冠花蕾时管状，长 2.5～2.7cm，稍弯，下半部膨胀，顶部卵球形，裂片 4 枚，匙形，长约 6mm，反折；花丝长约 1mm，花药长 3mm，药室具横隔；花盘环状；花柱线状，柱头头状。果椭圆状或近球形，果皮密生小瘤体，具疏毛，成熟果浅黄色，长 8～10mm，直径 5～6mm，果皮变平滑。花果期 4 月至翌年 1 月。

产于广西、广东、福建南部。海拔 20～400m 平原或低山常绿阔叶林中，寄生丁桑树、桃树、李树、龙眼、荔枝、杨桃、油茶、油桐、橡胶树、榕树、木棉或马尾松、水松等多种植物上。

（金岸　汪冶）

Demh suic 登隋

蛇莓 Shemei

【异名】龙吐珠、三爪风、蚕莓、鸡冠果、野杨梅、蛇含草、蛇泡草、蛇盘草、哈哈果、麻蛇果、蛇蘑、地莓、九龙草、三匹风、三皮风、三爪龙、一点红、疔疮药、蛇蛋果、地锦、蛇皮藤、龙衔珠、小草莓、地杨梅、蛇不见、三叶蘑、老蛇刺占、龙球草、蛇八瓣、蛇葡萄、蛇果藤、三匹草、老蛇泡、蛇婆、蛇龟草、落地杨梅、红顶果、血疗草。

【来源】本品为蔷薇科植物蛇莓 *Duchesnea indica*（Andr.）Focke 的干燥全草。

【采收加工】6～11 月采收全草，洗净，晒干或鲜用。

【性味】甘、苦，寒。

【功能与主治】清热解毒，散瘀消肿，凉血止血。用于治热病，惊痫，咳嗽，吐血，咽喉肿痛，痢疾，痈肿，疔疮，蛇虫咬伤，烫火伤。

【用法用量】内服：煎汤，9～15g（鲜者 50～100g）；或捣汁。外用：捣敷或研末撒。

【现代临床研究】

1. 带状疱疹　在常规抗病毒药物的基础上加用鲜蛇莓外敷治疗带状疱疹，10 天治愈率为 97.6%，而单用抗病毒药物的 10d 治愈率仅为 88.5%。

2. 肝炎　通过含有蛇莓的中药复方治疗 132 例肝炎患者，能使 IgM 下降、补体 C3 升高，通过对 132 例患者的观察，当免疫功能恢复正常或补体 C3 高于正常，则 HbsAg、HbeAg、抗 HBc 的转阴率也显著提高。

3. 白喉　对 149 例白喉患者的随机对照临床试验中发现，单用蛇莓流浸膏与用抗生素联合白喉抗毒血清的疗效并无差异，治愈率为 82.98%，在退热时间、脱膜时间、细菌转阴时间上也无统计学差异。

4. 炎症　将临时采集的鲜蛇莓根洗净，每次取 30～60g 与瘦猪肉酌量加水炖服，治疗外睑腺炎患者 69 例，其中外睑腺炎早期 36 只眼，中期 18 只眼，晚期 15 只眼。早期病例一般在 1 天内痊愈，均未经出脓即自行消退。中期病例多数炎症在 3 天内未经出脓而消退、少数破脓而愈，晚期病例多数在 2 天内脓点破溃而消退，效果优于抗生素。

【化学成分】松脂素、蔷薇酸、委陵菜酸、（Z）-委陵菜酸 -3-*O*- 对香豆素酸酯、（E）-委陵菜酸 -3-*O*- 对香豆素酸酯、咖啡酸、肉桂酸、β-谷甾醇、胆甾酮、邻苯二甲酸二（2-乙基己基）酯、叶绿醇、5-羟甲基糠醛、丁二酸、鞣花酸、胡萝卜苷、1-*O*-甲基 -α-D-葡萄糖苷、蔷薇酸、对羟基桂皮酸、芹菜素、山柰酚、2α-羟基乌苏酸、2α-羟基齐墩果酸、刺梨苷、翻白叶苷 A、野蔷薇苷、紫云英苷、异槲皮、短叶苏木酚酸、短叶苏木酚酸甲酯、短叶苏木酚、山柰酚 -3-*O*-α-L-鼠李糖基 -（1→3）-α-L-鼠李糖基 -（1→6）-β-D-半乳糖苷、山柰酚 -3-*O*-α-L-鼠李糖基 -（1→6）-β-D-半乳糖苷、乌苏酸、齐墩果酸、（24R）-6β-羟基 -24-乙基 -胆甾 -4-烯 -3-酮。

【药理作用】

1. 促进免疫作用　据报道蛇莓流浸膏对小白鼠腹腔巨噬细胞的吞噬功能有较明显的促进作用，且对小鼠脾脏内抗体形成细胞有较明显的促进作用，对巨噬细胞的吞噬功能也有明显的增强作用。

2. 降压作用　据报道蛇莓注射剂对麻醉兔及狗均有短暂的降压作用，此作用不被注射阿托品或切断两侧迷走神经所减弱，故其降压作用与迷走神经及胆碱反应系统无关，可能为直接扩张血管作用及轻度的心肌抑制作用所致。

3. 兴奋子宫作用　据报道蛇莓流浸膏和注射剂对家兔、豚鼠、大白鼠的离体及家兔的在体子宫均有兴奋作用。流浸膏 0.4g（生药）的作用强度与 1 单位垂体后叶素的作用相近似，并可使离体兔肠收缩振幅增大，但对张力无明显影响。注射剂则使肠张力下降，节律减慢。

4. 降低血管通透性的作用　据报道小鼠皮下注射 100% 蛇莓流浸膏 1mL，可明显降低小白鼠腹部皮肤毛细血管通透性。故认为蛇莓的抗炎作用，可能是使炎症局部毛细血管收缩，从而使毛细血管通透性降低，炎症渗出物减少，炎症反应减轻。

【原植物】蛇莓 *Duchesnea indica*（Andr.）Focke

多年生草本；根茎短，粗壮；匍匐茎多数，长 30～100cm，有柔毛。小叶片倒卵形至菱状长圆形，长 2.0～3.5（～5）cm，宽 1～3cm，先端圆钝，边缘有钝锯齿，两面皆有柔毛，或上面无毛，具小叶柄；叶柄长 1～5cm，有柔毛；托叶窄卵形至宽披针形，长 5～8mm。花单生于叶腋；直径 1.5～2.5cm；花梗长 3～6cm，有柔毛；萼片卵形，长 4～6mm，先端锐尖，外面有散生柔毛；副萼片倒卵形，长 5～8mm，比萼片长，先端常具 3～5 锯齿；花瓣倒卵形，长 5～10mm，黄色，先端圆钝；雄蕊 20～30；心皮多数，离生；花托在果期膨大，海绵质，鲜红色，有光泽，直径 10～20mm，外面有长柔毛。瘦果卵形，长约 1.5mm，光滑或具不显明突起，鲜时有光泽。花期 6～8 月，果期 8～10 月。

产于湖南、湖北、广西、贵州。生于山坡、河岸、草地、潮湿的地方。

（马洁瑶 汪冶）

Dongc sinc bav siik 铜辰把系

天胡荽 Tianhusui

【异名】鸡肠菜、破钱草、千里光、千光草、滴滴金、翳草、铺地锦、肺风草、破铜钱、满天星、明镜草、翳子草、盘上芫茜、落地金钱、过路蜈蚣草、花边灯盏、地星宿、伤寒草、鼠迹草、慝虫草、镜面草、遍地青、四片孔、盆上芫荽、星秀草、落地梅花、遍地金、小叶金钱草、小叶破铜钱、克麻藤、遍地锦、蔡达草、地钱草、野芹菜、小金钱。

【来源】本品为伞形科植物天胡荽 *Hydrocotyle sibthorpioides* Lam. 的干燥全草。

【采收加工】秋季采收，晒干。鲜用全年可采。

【性味】甘、淡、微辛，凉。

《中国侗族医药》：甘、淡、微辛，凉。

《侗族医学》：甜、微辣，凉。

《侗药大观》：辛，平。

【功能与主治】清热，利尿，消肿，解毒。用于黄疸，赤白痢疾，目翳，喉肿，痈疽疔疮，跌打损伤。

《中国侗族医药》：清热解毒。

《侗族医学》：退热退水，止咳。用于朗鸟焜形（小儿发烧），朗鸟洼悟（小儿口疮），惊霸脾（鲫鱼惊）。

《侗药大观》：清热利尿，化痰，止咳，消肿止痛。用于急性黄疸型肝炎，急性肾炎，百日咳，尿路结石，带状疱疹，结膜炎，丹毒，胃脘胀痛等。

【用法用量】内服：煎汤，9～15g。外用：适量，鲜品捣烂敷患处。

《中国侗族医药》：鲜品揉烂塞鼻。

《侗药大观》：干品 5～10g，水煎内服。外用：适量捣烂外敷。胃脘胀痛用鲜品 10～20g，洗净、切碎、炒鸡蛋内服。

《侗族医学》：9～15g，外用适量。

【现代临床研究】

1.肝炎 文献记载用天胡荽 15g 水煎，一天一剂治疗急性黄疸型肝炎。广东省民间流传几十年验方即用天胡荽 60g，煲猪肝 30g，对急性肝炎有特效。有学者运用中医辨证论治疗慢性肝炎湿热中阻型（17 例）用配方：天胡荽、忍冬藤、草河车、虎杖、泽泻、苍术、黄柏、山栀、白蔻仁、六一散（包）、生薏仁、赤小豆、红枣，疗效较好。还有学者用凉肝汤治疗急性甲型黄疸型肝炎患者 80 例，结果治愈 69 例，好转 7 例，无效 4 例，总有效率 95%。

2. 阴黄　研究人员在辨证治疗阴黄 60 例时，将阴黄分为 4 型：寒湿阻遏、肝寒血凝、瘀血停积、脾虚血亏。其中在治疗脾虚血亏型患者 7 例时，对 HBsAg 阳性者用配方：黄芪、桂枝、白芍、生姜、大枣、甘草、饴糖（烊化）、党参、当归、熟地黄、加虎杖、银花、草河车、露蜂房、天胡荽、白花蛇舌草。退黄效果显著。

3. 急性流行性结膜炎　有报道用新鲜的天胡荽水煎煮成浓缩液后过滤，滤液用于治疗急性流行性结膜炎，结果接受治疗的患者中，用药 5 天眼红消失者 87 例，6 天消失者 96 例，7 天消失者 98 例，8 天消失者 21 例，9 天消失者 19 例，10 天消失者 1 例。说明天胡荽能有效治疗急性流行性结膜炎。

4. 蛇串疱　有研究人员用满天星（天胡荽）治疗蛇串疱时，51 例临床观察的患者均痊愈，无 1 例化脓。用药最长时间 7 天，最短 2 天。

5. 干咳　用中草药天胡荽全草治疗干咳效果显著。

【化学成分】 chlorogenic acid methyl ester、正丁基 -*O-β*-D- 吡喃果糖苷、当归棱子芹醇葡萄糖苷、槲皮素 3-*O-β*-D- 半乳糖苷、槲皮素、3′-*O*-methylquercetin、芹菜素、山奈酚、5-hydroxymaltol、齐墩果酸、*β*- 谷甾醇、豆甾醇。

【药理作用】

1. 抗病毒作用　有研究人员使用酶联免疫吸附检测（ELISA）技术筛选 270 种中草药抗 HBsAg 作用，依据检测 OD 值与计算 P/N 比值来确定抗病毒药效。该实验研究从 270 种中草药初筛出有效药物 9 种，药物复筛时，若按 5 种不同剂量的药物、2 种不同浓度的 HBsAg 与 3 种不同接触时间的 10 项 P/N 值均数来综合评价，发现天胡荽具有良好的抗 HBsAg 作用。

2. 抗肿瘤作用　将天胡荽全草提取物配成的混悬液，按不同剂量对小鼠连续灌胃给药 10 天测定其对 Hep、S180 及 U14 的抑制率。结果显示，起始给药量在 1.0g/kg 时即对 Hep 有明显的抑瘤作用；给药量在 3.0g/kg 时对 Hep、S180、U14 的抑制率最高。

3. 免疫调节作用　用复方天胡荽散（由天胡荽、酢浆草等组成）治疗肾阴虚和肾阳虚患者均收到满意疗效，初步证明复方天胡荽散对肾虚患者的红细胞免疫功能有较好的调节作用。研究人员将天胡荽全草提取物配成的混悬液，按给药量 1.5g/kg 及 3.0g/kg 连续灌胃给药 10 天测定正常小鼠免疫功能指标，结果表明，该混悬液可明显提高小鼠网状内皮系统吞噬功能、免疫器官的重量及血清溶血素值，且均有统计学意义（$P < 0.05$）。

【原植物】 天胡荽 *Hydrocotyle sibthorpioides* Lam.

多年生草本，有气味。茎细长而匍匐，平铺地上成片，节上生根。叶片膜质至草质，圆形或肾圆形，长 0.5～1.5cm，宽 0.8～2.5cm，基部心形，两耳有时相接，不分裂或 5～7 裂，裂片阔倒卵形，边缘有钝齿，表面光滑，背面脉上疏被粗伏毛，有时两面光滑或密被柔毛；叶柄长 0.7～9cm，无毛或顶端有毛；托叶略呈半圆形，薄膜质，全缘或稍有浅裂。伞形花序与叶对生，单生于节上；花序梗纤细，长 0.5～3.5cm，短于叶柄 1～3.5 倍；小总苞片卵形至卵状披针形，长 1～1.5mm，膜质，有黄色透明腺点，背部有 1 条不明显的脉；小伞形花序有花 5～18，花无柄或有极短的柄，花瓣卵形，长约 1.2mm，绿白色，有腺点；花丝与花瓣同长或稍超出，花药卵形；花柱长 0.6～1mm。果实略呈心形，长 1～1.4mm，宽 1.2～2mm，两侧扁压，中棱在果熟时极为隆起，幼时表面草黄色，成熟时有紫色斑点。花果期 4～9 月。

产于湖南、贵州、广西、湖北。生于潮湿的路旁、草地、河沟边、湖滩、溪谷及山地。

（汪志梅　田婷婷　汪冶）

Dongc sinc lav 铜钱哪

老鹳草 Laoguancao

【异名】破铜钱、生扯拢、越西老鹳草、具腺老鹳草、藤五爪、老鸦嘴、见血愁、老观草、老鹳草、短嘴老鹳草、鸭脚老鹳草、一颗针、生扯拢、西木德格来、鸭脚草、木折木撲儿、老牛筋、鸭脚子、牻牛儿苗、老鸦咀。

【来源】本品为牻牛儿苗科植物老鹳草 *Geranium wilfordii* Maxim. 的干燥全草。

【采收加工】夏、秋二季果实近成熟时采割，捆成把，晒干。

【性味】辛、苦，平。

《侗族医学》：苦，凉。

《中国侗族医药研究》：苦，凉。

【功能与主治】清热解毒，祛风湿，通经络，止泻利。用于风湿痹痛，麻木拘挛，筋骨酸痛，泄泻痢疾，痈疽，跌打。

《侗族医学》：退热解毒，消肿止痛，除水湿。用于风湿骨痛，宾契钉括（烂脚丫）。

《中国侗族医药研究》：退热解毒，消肿止痛，除水湿。用于风湿骨痛，烂脚丫。

【用法用量】内服：煎汤，9～15g。

《侗族医学》：鲜品 20～40g。

《中国侗族医药研究》：鲜品 20～40g。

【附方】

1. 风湿骨痛　铜钱哪（破铜钱）、奴杳鸦（指甲花根）、岁放美（鬼箭羽）、尚娘仑（香附）、岁巴同（四块瓦），浸泡白酒或煎水内服。（《侗族医学》）

2. 宾契钉括　铜钱哪（破铜钱）捣烂，夜间包患处，次日去掉，连续 3～4 日。（《侗族医学》）

【现代临床研究】

1. 治疗皮疹　观察 LG09 老鹳草方治疗表皮生长因子受体酪氨酸激酶抑制剂（EGFR-TKI）致皮疹的临床疗效，其方组成：老鹳草 30g，苦参 20g，紫草 20g，白鲜皮 20g。主要针对 LG09 老鹳草方对患者的皮疹症状分级，皮疹辨证分，中医症候积分，生活质量、皮疹症状改善的时间及与中药联合对实体瘤的变化的影响，并对本方进行安全性评价。结果表明，LG09 老鹳草方治疗 EGFR-TKIs 所致皮疹的疗效显著优于对照组，且皮疹的出现和严重程度与疗效存在着正相关性，并具有一定的安全性。

2. 治疗慢性乙型肝炎　采用老鹳草熬制的口服液（每 10mL 含生药 30g）对 41 例慢性肝炎患者进行治疗，采用单盲给药，10mL bid，30 日为一个疗程，共 2 个疗程。结果表明，老鹳草口服液对慢性肝炎的治疗有效率为 68.8%，能明显改善慢性肝炎的一些症状，对降酶有明显作用，治疗前后 GPT，GOT 水平有显著差异。

3. 治疗儿童湿疹　将 94 例儿童湿疹患者随机分为 2 组，治疗组 48 例，对照组 46 例。治疗组予老鹳草乳膏联合地奈德乳膏治，对照组单用地奈德乳膏，每日 2 次，疗程 14 天。所有患儿均口服左西替利嗪口服液（重庆华邦制药有限公司生产）（1～5）岁口服 5mL/d，6 岁以上 10mL/d，疗程 2 周。对两组患儿治疗前后的症状及皮损面积的总积分进行评价。结果两组治愈率、总有效率比较均有显著差异，治疗组疗效明显优于对照组，未见明显不良反应。这说明老鹳草软膏联合 0.05% 地奈德乳膏治疗儿童湿疹疗效好且安全。

4. 治疗外耳道湿疹 抽取 60 例研究对象并分为两组。其中 30 例为对照组按，照常规给予局部过氧化氢清洗外耳道及耳廓后，外擦达克宁霜或抗生素可的松软膏。另外 30 例为观察组，局部过氧化氢清洗外耳道及耳廓后给予微波照射，再在患处涂擦老鹳草软膏，每日 1 次，连续用 5 ~ 7 天。并观察两组的疗效，复发率及治疗疗程，组间对比差异有统计学意义。结果表明老鹳草软膏加微波治疗外耳道湿疹，大大缩短了病程，取得了很好的治疗效果。

5. 治疗急性咽炎 研究 75 例慢性咽炎患者使用老鹳草合剂治疗的效果，最终全部治愈，有效率为 100%。

6. 治疗乳腺增生 研究了 58 例乳腺增生患者采用老鹳草 60g，每日 2 ~ 3 次，疗程 30 ~ 60 日，结果临床治愈（疼痛与肿块消失）30 例，占比 51.7%，显效（疼痛消失，肿块缩小，仅留残根）24 例，占比 41.3%，无效 4 例，总体有效率为 92.3%，这说明老鹳草对于乳腺增生具有较好的疗效。

【化学成分】老鹳草素、奈酚、槲皮素、玫瑰醇、香茅醇、香叶醇、里那醇、没食子酸、鞣花酸。

【药理作用】

1. 抗菌作用 老鹳草提取物灭菌水溶液在体外对福氏痢疾杆菌、大肠埃希菌、金黄色葡萄球菌、铜绿假单胞菌均有抑制作用。

2. 抗病毒作用 研究老鹳草对单纯疱疹病毒所致细胞病变的影响结果发现具有抗单纯疱疹病毒作用。

3. 抗氧化作用 老鹳草中的主要鞣质老鹳草素及其水解产物是抗氧化作用的主要成分，研究发现老鹳草素可减轻实验性盐酸、酒精性溃疡的发生，并有超氧化物歧化酶样作用。总结近年来对老鹳草及其抗氧化作用研究发现，它对脂质过氧化损伤有抑制作用，可抑制肝脏线粒体和微粒体的脂质过氧化，抑制维生素 C 自动氧化与还原有害金属离子。其抗氧化机理证实老鹳草素是通过捕捉反应形成的自由基，而自身形成了稳定的游离基产生了抗氧化作用。

4. 保肝作用 研究证明老鹳草能抑制肝脏线粒体和微粒体的脂质过氧化，并能降低血浆胆醇及 GOT、GPT 水平，抑制由 ADP 和抗坏血酸诱发的线粒体脂质过氧化作用，同时也抑制了由 ADP 和 NADPH 诱发的微粒体脂质过氧作用，从而保护肝脏。

5. 抗炎、免疫和镇痛作用 通过对老鹳草总鞣质的抗炎、抑制免疫和镇痛作用的研究，结果显示老鹳草可明显抑制大鼠蛋清性关节炎足跖肿胀，可明显抑制大鼠佐剂性关节的原发病变和继发病变。抑制 2,4- 二硝基氯代苯所致的小鼠耳廓皮肤迟发性超敏反应，抑制小鼠网状内皮系统的吞噬功能，减少甲醛致痛的舔足次数和醋酸致痛的扭体次数，表明有抗炎、抑制免疫和镇痛作用。

6. 止咳作用 小鼠氨雾引咳法及电刺激猫喉上神经引咳法实验均证明老鹳草的醇沉煎剂有明显镇咳作用，效果与腹腔注射可待因相似，但小鼠酚红排泄及离体肠鼠气管实验分别证明醇沉煎剂无明显祛痰和平喘作用。

7. 抑制诱变作用 老鹳草的主要鞣质对 Trp-p-2 等诱导剂有抑制作用，老鹳草鞣质的水解产物逆没食子鞣质对最终致癌物苯并芘 -7,8- 二醇 -9-10- 环氧化物的诱变活性具有明显抑制作用。研究表明翠雀素（delphinidin）能抑制 HT-1080 对 MG 的侵袭，呈剂量依赖性关系，不影响正常细胞的生长。

【原植物】老鹳草 *Geranium wifordii* Maxim.

多年生草本，高 30 ~ 50cm。根茎直生，粗壮，具簇生纤维状细长须根，上部围以残存基生托叶。茎直立，单生，具棱槽，假二叉状分枝，被倒向短柔毛，有时上部混生开展腺毛。叶基生和茎生叶对生；托叶卵状三角形或上部为狭披针形，长 5 ~ 8mm，宽 1 ~ 3mm，基生叶和茎下部叶具长柄，柄长为叶片的 2 ~ 3 倍，被倒向短柔毛，茎上部叶柄渐短或近无柄；基生叶片圆肾形，长 3 ~ 5cm，宽

4 ~ 9cm，5 深裂达 2/3 处，裂片倒卵状楔形，下部全缘，上部不规则状齿裂，茎生叶 3 裂至 3/5 处，裂片长卵形或宽楔形，上部齿状浅裂，先端长渐尖，表面被短伏毛，背面沿脉被短糙毛。花序腋生和顶生，稍长于叶，总花梗被倒向短柔毛，有时混生腺毛，每梗具 2 花；苞片钻形，长 3 ~ 4mm；花梗与总花梗相似，长为花的 2 ~ 4 倍，花、果期通常直立；萼片长卵形或卵状椭圆形，长 5 ~ 6mm，宽 2 ~ 3mm，先端具细尖头，背面沿脉和边缘被短柔毛，有时混生开展的腺毛；花瓣白色或淡红色，倒卵形，与萼片近等长，内面基部被疏柔毛；雄蕊稍短于萼片，花丝淡棕色，下部扩展，被缘毛；雌蕊被短糙状毛，花柱分枝紫红色。蒴果长约 2cm，被短柔毛和长糙毛。花期 6 ~ 8 月，果期 8 ~ 9 月。

产于湖南、贵州、广西、湖北。生于灌丛、山地阔叶林林缘、荒山草坡和山地杂草。

（刘建锋　汪冶）

Dongl sinc dinl max 铜辰迪马

马蹄金 Matijin

【异名】金马蹄草、小灯盏、小金钱、小铜钱草、小半边钱、落地金钱、铜钱草、小元宝草、玉馄饨、小金钱草、金钱草、黄疸草、小马蹄金、金锁匙、肉馄饨草、荷苞草。

【来源】本品为旋花科植物马蹄金 *Dichondra micrantha* Urban 的干燥全草。

【采收加工】全年可采，洗净晒干或鲜用。

【性味】苦、辛，平。

《中国侗族医药学基础》：苦、辛，凉。

《中国侗族医药》：辛，平。

【功能与主治】清热利尿，祛风止痛，止血生肌，消炎解毒，杀虫。用于肝炎，胆囊炎，痢疾，肾炎水肿，泌尿系统感染，泌尿系统结石，扁桃体炎，跌打损伤。

《中国侗族医药》：清热利湿，解毒消肿。用于跌打损伤。

《侗族医学》：退水，退气，止血。用于跌打损伤、腰痛水肿。

【用法用量】内服：煎汤，6 ~ 15g；鲜品 30 ~ 60g。外用：适量，捣烂敷。

《中国侗族医药学基础》：内服煎汤，干品 6 ~ 15g，鲜品 30 ~ 60g。外用：适量，捣烂敷。

《中国侗族医药》：鲜品适量捣烂外敷。

《侗族医学》：15 ~ 30g。

【现代临床研究】民间用于治疗急性黄疸、胆结石、痢疾、膀胱结石等症。

【化学成分】β- 谷甾醇、香草醛、正三十八烷、麦芽酚、乌苏酸、东莨菪素、伞形花内酯、委陵菜酸、尿嘧啶、茵芋苷、甘油、（N- 苯甲酰基 -L- 苯丙氨酰基）-O- 乙酰基 -L- 苯丙氨醇。

【药理作用】

1. 镇痛作用　采用扭体法、热板法、电刺法，用不同剂量马蹄金提取物给药，测定小鼠的痛阈值。结果表明，马蹄金提取物各剂量组痛阈提高率均达到 50% 以上，潜伏期明显延长。表明马蹄金提取物有较好镇痛作用。

2. 抗炎作用　马蹄金提取物对醋酸所致毛细血管通透性的增加有明显抑制作用，可明显抑制二甲苯所致的小鼠耳廓急性炎症性水肿，抑制角叉菜胶所致大鼠足跖致炎肿胀作用，提示该药对此种炎症模型有一定的抑制作用。

3. 抗菌作用　马蹄金提取物对金黄色葡萄球菌、乙型溶血性链球菌、大肠埃希菌、伤寒杆菌、变形杆菌、产气杆菌，有一定的抗菌作用。微生物试验表明，马蹄金提取物对金黄色葡萄球菌、乙型溶血性链球菌等革兰阳性致病球菌的抗菌作用较强，对大肠埃希菌、伤寒杆菌、变形杆菌、产气杆菌等革兰阴性杆菌作用较弱，主要为抑制作用。对福氏痢疾杆菌无效。

4. 保肝降酶作用 马蹄金提取物对四氯化碳（CCl_4）所致动物的急性肝损伤有一定的治疗保护作用，可明显降低 1 周及 3 周内肝损伤引起的小鼠血清转氨酶升高；使肝脏病理改变减轻，亦可使肝脏损伤后倒置的白球比升高；能明显降低 CCl_4 中毒性小鼠肝组织中 MDA 的含量，使 SOD 水平显著增高，明显减轻肝细胞变性和坏死，因此对 CCl_4 和异硫氰酸 -1- 萘酯（ANIT）所致的急性肝损伤具有明显的保护作用。对 D- 半乳糖胺（D-Glan）、硫代乙酰胺（TAA）、ANIT 所致的小鼠肝损伤，可明显降低 D-Glan 所致的肝损伤小鼠的血清转氨酶及肝脏中甘油三酯，并减轻肝组织病理改变；可降低 TAA 所致的肝损伤小鼠的血清谷丙转氨酶，降低 ANIT 所致的胆汁郁积型黄疸小鼠升高的血清总胆红素（Tbil）及血清转氨酶（ALT 及 AST）；亦明显降低肝组织中甘油三酯（TG）含量。在抗乙肝病毒的试验中，化合物（2R，3R）-2, 3- 二羟基 -2- 甲基 -γ- 丁内酯的最大无毒浓度为 0.4μmol/mL，对 HBsAg 抑制率为 22.4%，对 HBeAg 抑制率为 19.6%，有一定的抑制乙肝病毒的作用。

5. 利胆作用 用蛋白胨引起大鼠发热后，大剂量马蹄金可明显降低发热体温，且持续时间长，有较好抗热作用。大鼠十二指肠注入马蹄金后的 120min 内，胆汁流量均明显增加，表明药物有较强的利胆作用。

6. 对免疫功能的影响 马蹄金可明显增加动物免疫器官重量，明显提高小鼠碳粒廓清 K 值及 α 值，增强单核巨噬细胞的吞噬功能，明显促进小鼠溶血素的产生，提高血清溶血素的水平，有促进细胞免疫和体液免疫的作用。

7. 抗脂质过氧化 马蹄金鲜汁可明显降低无损伤小鼠和由 CCl_4 诱导急性肝损伤小鼠血清、肝组织中丙二醛（MAD）的生成量，明显升高血清、肝组织中超氧化物歧化酶 SOD 的活性，具有抗脂质过氧化作用，对于保护细胞免受过氧化损伤、维持细胞正常生理功能、抗衰老具有积极意义。

【原植物】马蹄金 *Dichondra micrantha* Urban

多年生匍匐小草本，茎细长，被灰色短柔毛，节上生根。叶肾形至圆形，直径 4 ～ 25mm，先端宽圆形或微缺，基部阔心形，叶面微被毛，背面被贴生短柔毛，全缘；具长的叶柄，叶柄长（1.5）3 ～ 5（6）cm。花单生叶腋，花柄短于叶柄，丝状；萼片倒卵状长圆形至匙形，钝，长 2 ～ 3mm，背面及边缘被毛；花冠钟状，较短至稍长于萼，黄色，深 5 裂，裂片长圆状披针形，无毛；雄蕊 5，着生于花冠 2 裂片间弯缺处，花丝短，等长；子房被疏柔毛，2 室，具 4 枚胚珠，花柱 2，柱头头状。蒴果近球形，小，短于花萼，直径约 1.5mm，膜质。种子 1 ～ 2，黄色至褐色，无毛。

产于湖南、贵州、广西、湖北。生于山坡草地，路旁或沟边。

（汪志梅　田婷婷　汪冶）

Eenv xenc donc 嗯信团

留兰香 Liulanxiang

【异名】狗肉香、十香菜、土薄荷、小叶留兰香、留兰春、草仔、狗肉香菜、鱼香、狗肉香草、荷兰薄荷、青薄荷、四香菜、皱叶薄荷、香花菜、血香菜、鱼香菜、鱼香草、香薄荷、绿薄荷、假薄荷。

【来源】本品为唇形科植物留兰香 *Mentha spicata* L. 的干燥全草。

【采收加工】全年可采，鲜用或阴干。

【性味】辛、甘，微温。

【功能与主治】祛风散寒，止咳，消肿解毒。用于感冒咳嗽，胃痛，腹胀，头痛，跌打肿痛，目赤辣痛。

【用法用量】内服：煎汤，25～50g。外用：适量，捣烂敷患处，绞汁点眼。

【化学成分】2,5-二乙基四氢呋喃、香桧烯、α-蒎烯、莰烯、β-水芹烯、β-蒎烯、3-辛醇、伪柠檬烯、α-萜品烯、（±）-柠檬烯、桉油素、Z-3,7-二甲基-1,3,6-辛三烯、罗勒烯、τ-萜品烯、β-松油醇、葑烯、1-甲基-4-（1-甲基乙烯基）苯、对孟-8-烯-1-醇、芳樟醇、反-1-甲基-4-（1-甲基乙烯基）-2-环己烯-1-醇、乙酸-3-辛酯、反式-2,8-孟二烯-1-醇、反式-2,8-孟二烯-3-醇、1-甲基-3-亚乙基环戊二烯、2,5,5-三甲基环戊二烯、（-）-α-萜品醇、R-（-）-对孟-1-烯-4-醇、二氢香芹酮、香芹醇、S-香芹酮、5-甲基-2-异丙基-3-环己烯-1-酮、顺式香芹酮、龙脑乙酸酯、四甲基四氢苯并吡喃、3,9环氧-对孟-1,8（10）-二烯、香桃木烯乙酸酯、3-烯丙基-6-甲氧基苯酚、乙酸香芹酯、α-荜澄茄烯、β-波旁烯、茉莉酮、顺-β-石竹烯、反-石竹烯、5-甲基-2-异丙基-9-亚甲基二环［4.4.0］葵-1-烯、6,10～二甲基-5,9-十一碳二烯-2-酮、τ-杜松（杉）烯、3-甲基-10～异丙基-7-亚甲基二环［4.4.0］葵-2-烯、β-荜澄茄烯、4-（2,6,6′-三甲基-1-环己烯基）-3-丁烯-2-酮、α-红没药烯、2，5-二甲基-1,4-苯二甲醛、β-二氢沉香呋喃、δ-杜松烯、β-石竹烯氧化物、10,10～二甲基-2,6-二亚甲基二环［7.2.0］十一烷-5β-醇、Z-3-十六碳烯-7-炔、6,10,14-三甲基-2-十五烷酮、正十六酸、樟脑-10～磺酰胺、S-2,3,5,6-四氢-3,3,4,5,5,8-六甲基吲哚-1,7-二酮、6-（2-甲酰肼基）-N,N′-二异丙基-1,3,5-三嗪-2,4-二胺。

【药理作用】

1. 抗真菌作用　研究采用菌丝生长速率法测定了留兰香挥发油对番茄灰霉病菌、小麦赤霉病菌、水稻纹枯病菌和莴苣菌核病菌 4 种植物病原真菌的熏蒸抑制作用，研究表明，留兰香挥发油是理想的绿色熏蒸杀菌资源。

2. 抗炎作用　民间常将留兰香用于蚊虫叮咬、无名肿毒、烧伤等局部炎症的治疗，效果较好，对蚊虫叮咬皮肤有脱敏、消炎和抗菌的作用，对上呼吸道感染亦有明显的止咳、消炎和抑菌作用，对痔疮、肛裂有消肿止痛、消炎抗菌的作用。研究人员采用多种动物模型观察了留兰香对炎性反应的影响，结果显示，留兰香对蛋清、二甲苯引起的局部急性炎症有明显的抑制作用。

3. 刺激神经作用　留兰香作用于皮肤有灼感和冷感的同时，对感觉神经末梢又有抑制和麻痹的作用，具有刺激中枢神经的功效，因此可用作抗刺激剂和皮肤兴奋剂，对皮肤瘙痒有抗过敏和止痒作用。

【原植物】留兰香 *Mentha spicata* L.

多年生草本。茎直立，高 40～130cm，无毛或近于无毛，绿色，钝四棱形，具槽及条纹，不育枝仅贴地生。叶无柄或近于无柄，卵状长圆形或长圆状披针形，长 3～7cm，宽 1～2cm，先端锐尖，基部宽楔形至近圆形，边缘具尖锐而不规则的锯齿，草质，上面绿色，下面灰绿色，侧脉 6～7 对，与中脉在上面微凹陷下面明显隆起且带白色。轮伞花序生于茎及分枝顶端，呈长 4～10cm、间断但向上密集的圆柱形穗状花序；小苞片线形，长过于花萼，长 5～8mm，无毛；花梗长 2mm，无毛。花萼钟形，花时连齿长 2mm，外面无毛，具腺点，内面无毛，5 脉，不显著，萼齿 5，三角状披针形，长 1mm。花冠淡紫色，长 4mm，两面无毛，冠筒长 2mm，冠檐具 4 裂片，裂片近等大，上裂片微凹。雄蕊 4，伸出，近等长，花丝丝状，无毛，花药卵圆形，2 室。花柱伸出花冠很多，先端相等 2 浅裂，裂片钻形。花盘平顶。子房褐色，无毛。花期 7～9 月。

产于湖南、贵州、广西、湖北。各地有栽培或为野生。

（汪志梅　田婷婷　汪冶）

Jaol jenc liees 教进列

夜关门 Yeguanmen

【异名】广舍困、马鞍叶、马鞍叶羊蹄甲、小马鞍叶羊蹄甲、马鞍羊蹄甲、小鞍叶羊蹄甲、毛鞍叶羊蹄甲、广舍铁、刀果鞍叶羊蹄甲、截叶铁扫帚、绢毛胡枝子、三叶公母草、铁扫把、阴阳草、小叶米筛柴、大力王、蝴蝶风、羊蹄藤、夜合叶、退烧草、关门草、苍蝇翼、仙耳草、截叶铁扫把、蚊虫草、鱼串草、胡枝子、伤寒草、山菜子、绢毛叶胡枝子、柳蒿条子、截叶胡枝子、毛桃、狭果胡枝子、米蒿、三叶公母草、糯米条、千里光、绒球马鞭草、小夜关门、蛇利草、小叶胡枝子、铁杆蒿、马帚、半天雷、扫帚、铁扫帚、老牛筋、绢毛胡枝子、楔叶铁扫帚、亭蒿、收工草、铁马鞭、铁扫把、夜合锁。

【来源】豆科植物截叶铁扫帚 *Lespedeza cuneata*（Dum.-Cours.）G. Don 的叶。

【采收加工】9～10月采收，鲜用或晒干用。

【性味】苦、辛，凉。

《中国侗族医药学基础》：苦、涩，凉。

《中国侗族医药》：甜、微苦，平。

《侗族医药探秘》：甘、微苦，平。

【功能与主治】补肝肾，益肺阴，散瘀消肿。用于天疱疮，顽癣，疮痈溃烂，烧烫伤。

《侗族医药探秘》：用于小儿疳积腹泻，消热利湿，消食除积，祛痰止咳。

《中国侗族医药学基础》：补肝肾，益肺阴，散瘀消肿。

《中国侗族医药》：退热退水，止咳。

【用法用量】内服：9～15g，煎汤；或炖肉。外用：煎水熏洗或捣敷。

《中国侗族医药学基础》：内服：煎汤，干品15～30g，鲜品30～60g；或炖肉。外用：适量，煎水熏洗；或捣烂敷。

《中国侗族医药》：15～30g 煎水服。

【现代临床研究】

1. 保护损伤的小鼠海马细胞 HT22 细胞　据文献报道，与空白对照比较，50μg/mL、100μg/mL 夜关门二氯甲烷提取物均可显著升高细胞的存活率（$P < 0.05$），并降低细胞中 ROS 水平（$P < 0.05$）；25.50μg/mL、100μg/mL 夜关门二氯甲烷提取物均可显著升高细胞中 HO-1 蛋白表达水平（$P < 0.05$），100μg/mL 夜关门二氯甲烷提取物可显著降低细胞质中 Nrf2 蛋白水平并升高细胞核中 Nrf2 蛋白水平（$P < 0.05$）。*HO-1* 基因沉默后，夜关门二氯甲烷提取物对谷氨酸诱导损伤细胞的促增殖以及降低 ROS 水平的作用被逆转（$P < 0.05$）。

2. 治疗儿童遗尿症　以夜关门单味水煎治疗儿童遗尿症12例。显效：遗尿消失，基本恢复正常，8例；有效：遗尿次数明显减少，3例；无效：遗尿次数减少不明显，1例。总有效率91.67%。

3. 治疗肾小球性血尿　研究人员将108例肾小球血尿患者分为治疗组（62例）与对照组（46例），治疗组用以截叶铁扫帚为主的中药复方治疗，对照组采用西药综合治疗（双嘧达莫，氢氯噻嗪，螺内酯等）；结果显示治疗组有效率93.5%，对照组总有效率73.9%，两组总有效率比较有显著性差异。通过近5年来观察、随访，证明截叶铁扫帚对于肾小球性血尿的消除或减少确有一定疗效。

4. 糖尿病　有报道称用截叶铁扫帚干根100g（鲜根150g），每日1剂，水煎2次，取煎出液连续服 1 个月。通过连续观察 30 例患者治疗效果中，效果显示显效 18 例，有效 6 例；且治疗前后心、肝、肾功能检查未见异常，治疗期间未见低血糖反应，也未见其他不良反应。而在《福建中草药》中记载治糖尿病方法：截叶铁扫帚鲜全草 120g，酌加鸡肉，水炖服；用铁苋菜干全草 30 ～ 60g，水煎代茶饮。

5. 治疗毒蛇咬伤　有学者将藤桔、铁扫帚、七叶莲等草药组成，按一定比例制成浸膏片，简称广西蛇药。研究人员应用广西蛇药治疗各种毒蛇咬伤患者 506 例，除 4 例眼镜蛇咬伤，3 例银环蛇咬伤，1 例蝰蛇咬伤死亡外，其余 498 例均痊愈。此外，用广西蛇药治疗蜈蚣、毒蜂及其他毒虫所伤 20 多例，也收到较好的疗效。广西蛇药中琥珀酸及香草酸可能为其有效物质。广西蛇药具有一定的止痛、止血、消肿、抗坏死及对抗神经肌肉麻痹作用，临床上除个别患者出现恶心、呕吐外，未发现其他不良反应，实验室检查显示，本药对心、肝、肾功能无不良影响。广西蛇药的用量，研究人员认为对轻中型患者可按一般常规用药，但对危重患者应增加药量，缩短给药时间，儿童用药量基本上与成人相同，服药困难者应改为鼻饲给药。

6. 保肝作用　截叶铁扫帚具有平肝明目作用，临床上可用于治疗病毒性肝炎。

【化学成分】（-）- 表儿茶素、（2S）- 圣草酚、（2S）-4′,5,7- 三羟基黄烷酮、（+）- 紫杉叶素、藤黄菌素、异甘草素、异甘草素 4- 甲酯、5,7- 二羟基色酮、5- 羟基色酮 7-β-D- 葡糖苷、（+）- 异落叶松树脂醇 3-O-α-L- 鼠李糖苷、羽扇醇、黏霉醇、谷甾醇葡糖苷、原儿茶酸、3,4,5- 三甲氧酚 -1-O-β-D- 葡糖苷、Isovitexin、isoorientin、vicenin-Ⅱ、lucenin-Ⅱ、6,8,3′,4′-tetrahydroxy-2′-methoxy-7-methylisoflavanone、6,8,3′,4′-tetrahydroxy-2′-methoxy-6′-（1,1-dimethylallyl）-isoflavone、山柰酚、槲皮素、山柰酚 -3-O-β-D- 葡萄糖苷、异牡荆素、异荭草素等。

【药理作用】

1. 止咳作用　小鼠口服煎剂及从夜关门中分离出的咳宁醇 0.5g 生药、707（主要为黄酮类化合物）5mg 或 607（主要是酚性物质，也有少量黄酮类和酸性物质）10mg，均有显著的止咳作用（氨水喷雾引咳法）。作用强度约与每只小鼠服可待因 2mg 相当。但用电刺激麻醉猫喉上神经引咳法并不能证明咳宁醇及 707 有止咳作用，因之其止咳作用并非是直接作用于中枢神经系统所致。小鼠口服 β- 谷甾醇 500mg/kg，有显著的镇咳作用。

2. 祛痰作用　小鼠口服咳宁醇、707 或 607，75mg 时均无明显祛痰作用（酚红法），但临床应用确有一定的消痰或祛痰作用。

3. 平喘作用　豚鼠腹腔注射 707 100 ～ 200mg/kg 有明显的平喘作用（组织胺喷雾法），咳宁醇 200mg/kg 时效果不明显。豚鼠离体气管试验表明 707 有抗组织胺作用，有明显的氨茶碱样舒张气管平滑肌的作用，作用时间与氨茶碱相比则较缓慢而持久。

4. 对子宫的作用　根的乙醇提取物对各种有孕动物和经己烯雌酚敏化的离体子宫有选择性兴奋作用，对各种未孕动物的离体子宫无明显作用。

5. 抗菌作用　体外实验证明全草煎剂在 25% 以上浓度对金黄色葡萄球菌、肺炎双球菌、甲型溶血性链球菌及卡他球菌均有抑菌作用，707 每毫升含 5mg 以上，对白色葡萄球菌有抑制作用，含 10mg 以上对甲型溶血性链球菌有抑制作用。咳宁醇及 607 对上述各种细菌均无抑制作用。

6. 抗氧化作用　截叶铁扫帚根、枝、叶 3 个药用部位的提取物均有较好的清除 DPPH 自由基、OH 自由基、螯合 Fe^{2+} 的能力；清除 DPPH 自由基不仅与提取的总酚、总黄酮的量有关系，还可能与样品中酚类、黄酮类化合物的结构、组成以及其他可能存在的较高活性自由基清除剂有关。结果显示截叶铁扫帚叶部位侧重于通过清除自由基发挥作用，而根部位则侧重通过螯合金属过渡离子，从而抑制自由基的过渡产生发挥作用。

7. 抗溃疡性结肠炎作用　XBP1 分子被认为是治疗溃疡性结肠炎潜在的、新的药物作用靶点。研究人员采用特异的体外靶向 XBP1 高通量药物筛选模型对从截叶铁扫帚中分离鉴定的主要成分进行了体外 XBP1 转录激活作用评价，结果显示化合物（＋）-（8R,7′S,8′R）-isolariciresinol-9′-（6-tris-*p*-coumaroyl）-*O*-*β*-D-glucopyranoside，（-）-（8S，7′R，8′S）-isolariciresinol-9′-*O*-*α*-L-rhamnoside，（＋）-（8S,7′S,8′S）-burselignan-9′-*O*-*α*-L-rhamnoside，aviculin 及（＋）-5′-methoxyisolariciresinol-9′-*O*-*α*-L-rhamnoside 具有一定的 *XBP*1 基因启动子转录激活作用，提示截叶铁扫帚中的部分木脂素类成分具有一定的体外抗溃疡型结肠炎作用。

8. 保肝作用　研究发现截叶铁扫帚地上部分的 20% 乙醇提取物对 t-BHP（tert-butylhyperoxide）诱导的肝 HepG-2 细胞损伤有明显的保护作用，并通过进一步化学分离实验，从该部位分离得到的 hirsutrin，avicularin 和 quercetin3 个化合物显示由 t-BHP 诱导的肝细胞具有保护作用。相比空白组，化合物 avicularin 和 quercetin 在不同浓度条件下能够分别使肝 HepG-2 细胞存活率达到 73.1%，74.6%，高于化合物 hirsutrin（62.5% ～ 65.7%），这可能与其具有氧化应激功能有关。

9. 抗菌作用　研究人员采用试管法将从截叶铁扫帚提取分离的成分对 10 种肠道病菌（大肠埃希菌、铜绿假单胞菌、福氏痢疾杆菌、变形杆菌、肠炎沙门菌、甲型副伤寒杆菌、丙型副伤寒杆菌以及 3 株不凝集弧菌）进行抑菌试验。结果显示，不同浓度的截叶铁扫帚地上部分、茎、叶煎煮液均对一些肠道病菌有杀灭和抑制作用，浓度越高，作用越强。特别对甲型副伤寒杆菌、丙型副伤寒杆菌等有较强的作用，其中，叶比茎及地上部分的抑菌作用强。此外，研究显示以含黄酮类化合物为主的组分 B 和 C 对 10 种肠道病菌均有很强的杀灭和抑制作用；与阳性对照药氯霉素相比，组分 B 和 C 的浓度为 10g/L 与氯霉素 1g/L 的抑菌作用相仿，提示黄酮类化合物可能为截叶铁扫帚中的抗菌成分。

【原植物】截叶铁扫帚 *Lespedeza cuneata*（Dum.-Cours.）G. Don

小灌木，高达 1m。茎直立或斜升，被毛，上部分枝；分枝斜上举。叶密集，柄短；小叶楔形或线状楔形，长 1 ～ 3cm，宽 2 ～ 5(～ 7)mm，先端截形成近截形，具小刺尖，基部楔形，上面近无毛，下面密被伏毛。总状花序腋生，具 2 ～ 4 朵花；总花梗极短；小苞片卵形或狭卵形，长 1.0 ～ 1.5mm，先端渐尖，背面被白色伏毛，边具缘毛；花萼狭钟形，密被伏毛，5 深裂，裂片披针形；花冠淡黄色或白色，旗瓣基部有紫斑，有时龙骨瓣先端带紫色，翼瓣与旗瓣近等长，龙骨瓣稍长；闭锁花簇生于叶腋。荚果宽卵形或近球形，被伏毛，长 2.5 ～ 3.5mm，宽约 2.5mm。花期 7 ～ 8 月，果期 9 ～ 10 月。

产于湖北、湖南。生于海拔 2500m 以下的山坡路旁。

（杨鹏　黄斌　汪志梅　田婷婷　汪冶）

Guox sangp yeec 果上叶

石仙桃 Shixiantao

【异名】小扣子兰、石仙兰、薄叶石橄榄、大号石橄榄、麦斛、千年矮、双叶石橄榄、叶下果、箴兰、千年天委、中华石仙桃、浮石斛、石果、石橄榄、川甲草、圆柱石仙桃、石上仙桃、石上莲、石莲、马榴根、果上叶、上石仙桃、大吊兰、石山莲。

【来源】本品为兰科植物石仙桃 *Pholidota chinensis* Lindl. 的干燥全草。

【采收加工】全年可采，鲜用或开水烫后晒干备用。

【性味】甘、淡，凉。

【功能与主治】清热养阴，化痰止咳。用于肺热咳嗽，肺痨，瘰疬，小儿疳积；外用治慢性骨髓炎。

【用法用量】内服：煎汤，25～50g。外用：适量，鲜草捣烂敷患处。

【现代临床研究】根据临床报道，石仙桃可治疗眩晕、头痛，治疗轻度脑震荡等百余例均有效。用石仙桃加拦路虎、山茨米等制成复方煎剂，治疗头晕头痛患者25例，症状消失22例，减轻2例，无效1例，未见不良反应。另据临床研究，用石仙桃提取物制成的头痛定糖浆治疗神经性头痛患者180例，每次15～20mL（含生药60～80g）。每日3次连服2～4周，有镇静、催眠、止痛作用，无明显不良反应。基本治愈25例，显效55例，有效82例，无效18例，总有效率90%。

在广西石仙桃作为常用解毒药应用历史悠久，用于肺燥咳嗽、头痛、梦遗、慢性骨髓炎等症，在福建也已有将其制成单方制剂，用于治疗神经功能性头痛、脑震荡后遗症。石仙桃植物中所含的菲类、萜类、多糖类多为具有生物活性的成分，尤其是9,10-二氢菲类化合物。此类化合物是近年研究较多的一类化学成分，在抗肿瘤、抗血管新生、抗氧化、抗病毒和抗血小板凝集等方面具有良好的作用，值得广大科研工作者深入探讨。

【化学成分】Coelonin、eulophiol、erianthridin、cannabidihydrophenanthrene hircinol、4,5-dihydroxy-2-m etoxy-2-m ethoxy-9、10-dilydrophenan、2,4,7-tyihydroxy-9，10-dihydrophenanthrene、phoyunnanin、flavanthrin、blestrianin，trans-3,3′-dihydroxy-2′,5-dimethoxy stilbene，trans-3-hydroxy-2′,3′,5-trim ethoxystilbene、cyclopholidone、cyclopholidonol、protocatechuicaldehyde、4-（4-hydroxy-benzyl）phenolp-hydroxyben-zaldehyde、p-hydroxy benzyl alcohola。

【药理作用】

1. 局麻作用 阻断蟾蜍神经干动作电位的作用与普鲁卡因相似，还有与丁卡因相似的对角膜表面的麻醉作用；豚鼠皮内注射0.2mL，有浸润麻醉作用。

2. 止咳作用 利用健康雌性小鼠对石仙桃进行了试验，显示有较好的止咳作用。

3. 滋阴作用 利用K^+，Na^+-ATP的活性进行了试验，说明云南石仙桃有滋阴作用，作用比药典收载的金钗石斛和铁皮石斛更强。

4. 镇痛作用 石仙桃提取液可抑制冰醋酸引起的扭体反应次数，明显提高热板法致痛小鼠和电刺激致痛小鼠的痛阈值，并且其镇痛作用呈剂量依赖性，强度较氨基比林和吗啡弱，但持续时间比吗啡长。有学者对石仙桃药理活性部位进行了研究，通过小鼠扭体法、热板法等镇痛药理实验法考察了石仙桃水提取物的镇痛作用，同时比较了石仙桃水提物不同极性溶剂萃取部分的镇痛效果。发现石仙桃水提取物及水提取物的乙酸乙酯萃取部分能明显提高热板法引起的小鼠痛阈值，减少冰醋酸所致的小鼠的扭体次数，表明石仙桃具有一定的镇痛作用。

5. 耐缺氧作用 研究人员应用5种运动疲劳和缺氧试验，考察了石仙桃提取物对小鼠常压耐缺氧、特异性心肌缺氧、亚硝酸钠引起的缺氧、对抗脑缺血缺氧和耐力的影响，试验结果显示：在常压耐缺氧试验中，腹腔注射石仙桃提取物可明显延长小鼠生存时间，且呈剂量依赖性。在特异性心肌缺氧试验中，腹腔注射石仙桃提取物的小鼠存活时间明显长于生理盐水组和盐酸普萘洛尔组。在亚硝酸钠引起的缺氧试验中，预防性给石仙桃提取液可延长小鼠存活时间。对抗断手术后脑缺血缺氧试验中，石仙桃提取液呈剂量依赖性地延长小鼠喘息时间。在耐力试验中，石仙桃提取液呈剂量依赖性延长小鼠存活时间，充分证明石仙桃具有较好的耐缺氧作用。

6. 肿瘤细胞抑制活性 有学者研究过程中发现云南石仙桃的氯仿萃取物具有较好的肿瘤细胞抑制活性，云南石仙桃在体外对3种人癌细胞的生长均有抑制作用（人非小细胞肺癌细胞株NC1-H460；人肝癌细胞株HepG-2；人乳腺癌细胞株MCF-7）。基于以上基础，运用石仙桃50g，30g量配合GP方案治疗中晚期肺癌，结果表明在化疗基础上加用云南石仙桃辅助治疗，在提高晚期非小细胞肺癌患者近期疗效，改善患者临床证候，减轻化疗毒副反应等方面明显优于单纯的化疗。

【原植物】石仙桃 *Pholidota chinensis* Lindl.

根状茎通常较粗壮，匍匐，直径 3 ～ 8mm 或更粗，具较密的节和较多的根，相距 5 ～ 15mm 或更短距离生假鳞茎；假鳞茎狭卵状长圆形，大小变化甚大，一般长 1.6 ～ 8.0cm，宽 5 ～ 23mm，基部收狭成柄状；柄在老假鳞茎尤为明显，长达 1 ～ 2cm。叶 2 枚，生于假鳞茎顶端，倒卵状椭圆形、倒披针状椭圆形至近长圆形，长 5 ～ 22cm，宽 2 ～ 6cm，先端渐尖、急尖或近短尾状，具 3 条较明显的脉，干后多少带黑色；叶柄长 1 ～ 5cm。花葶生于幼嫩假鳞茎顶端，发出时其基部连同幼叶均为鞘所包，长 12 ～ 38cm；总状花序常多少外弯，具数朵至 20 余朵花；花序轴稍左右曲折；花苞片长圆形至宽卵形，常多少对折，长 1.0 ～ 1.7cm，宽 6 ～ 8mm，宿存，至少在花凋谢时不脱落；花梗和子房长 4 ～ 8mm；花白色或带浅黄色；中萼片椭圆形或卵状椭圆形，长 7 ～ 10mm，宽 4.5 ～ 6.0mm，凹陷成舟状，背面略有龙骨状突起；侧萼片卵状披针形，略狭于中萼片，具较明显的龙骨状突起；花瓣披针形，长 9 ～ 10mm，宽 1.5 ～ 2.0mm，背面略有龙骨状突起；唇瓣轮廓近宽卵形，略 3 裂，下半部凹陷成半球形的囊，囊两侧各有 1 个半圆形的侧裂片，前方的中裂片卵圆形，长、宽各 4 ～ 5mm，先端具短尖，囊内无附属物；蕊柱长 4 ～ 5mm，中部以上具翅，翅围绕药床；蕊喙宽舌状。蒴果倒卵状椭圆形，长 1.5 ～ 3.0cm，宽 1.0 ～ 1.6cm，有 6 棱，3 个棱上有狭翅；果梗长 4 ～ 6mm。花期 4 ～ 5 月，果期 9 月至次年 1 月。

产于湖南、广西、贵州。生于林中或林缘树上、岩壁上或岩石上。

（汪志梅　田婷婷　汪冶）

ll jinv nugs mant 一尽怒蛮

一枝黄花 Yizhihuanghua

【异名】百根草、一朵云、汗马兰、一支黄花、一只黄花、蛇王、野黄菊、钓鱼杆柴胡、满山黄、土柴胡、百条根、金汤匙、疔疮药、金盖顶、黄花仔、红箭杆菜、黄花老虎尿、山金汤匙、铁柴胡、竹叶柴胡、大叶七星剑、一支箭、山厚合、蛇头黄、千根癀、蛇头王、土细辛、金花草、一支轮、一支枪、金锁匙、红柴胡、金柴胡、粘糊菜、金锁钥、老虎尿、六叶七星剑、一枝香、破布叶、朝天一炷香、黄花草。

【来源】本品为菊科植物一枝黄花 *Solidago decurrens* Lour. 的干燥全草。

【采收加工】秋季花果期采挖，除去泥沙，晒干。

【性味】辛、苦，微温。

《侗族医学》：苦、辣，平。

《侗药大观》：微苦、辛，平。

【功能与主治】疏风解毒，退热行血，消肿止痛。用于风热感冒，头痛，咽喉肿痛，肺热咳嗽，黄疸，泄泻，热淋，痈肿疮疖，毒蛇咬伤。

《侗族医学》：搜风，去毒，消肿。用于小儿发热、生疮。

《侗药大观》：疏风清热、抗菌消炎。用于感冒发热、急性咽喉炎、扁桃体炎、疮疖肿毒等。

【用法用量】内服：煎汤，9 ～ 15g，鲜品 20 ～ 30g。外用：适量，鲜品捣敷；或煎汁搽。

《中国侗医药研究》：15 ～ 30g。外用适量。

《侗族医学》：15 ～ 30g。外用适量。

《侗药大观》：干品 5 ～ 10g，水煎内服。外用，适量捣烂敷患处。感冒发热配生姜、紫苏叶、薄荷、连翘同用。

【现代临床研究】治流感 经研究报道一枝黄花可用于治疗流行性感冒，上呼吸道感染。治疗急性扁桃体炎。治疗真菌性阴道炎。早期报道还有治疗手足癣、带状疱疹、口腔溃疡等皮肤黏膜真菌感染；据报道对心衰并发肺部感染患者用一枝黄花煎液可预防口腔霉菌感染；有学者用一枝黄花汤治疗乳腺小叶增生患者 128 例。

【化学成分】芦丁、山柰酚 -3- 芦丁糖苷、异槲皮苷、山柰酚 - 葡萄糖苷、一枝黄花酚苷、2,3,6-三甲氧基苯甲酸 -（2- 甲氧基苄基）酯、2,6- 二甲氧基苯甲酸 -（2- 甲氧基苄基）酯、2- 羟基 -6- 甲氧基苯甲酸苄酯、2,6- 二甲氧基苯甲酸苄酯、当归酸 -3,5- 二甲氧基 -4- 乙酰氧基桂皮酯、当归酸 -3- 甲氧基 -4- 乙酰氧基桂皮酯、（2E-8Z)- 癸 - 二烯 -4,6- 二炔酸甲酯、（2Z-8Z)- 癸 - 二烯 -4,6- 二炔酸甲酯、咖啡酸、绿原酸、谷甾醇、δ- 杜松萜烯。

【药理作用】

1. 抗菌作用 煎剂对金黄色葡萄球菌、伤寒杆菌有不同程度的抑制作用。对红色癣菌及禽类癣菌有极强的杀菌作用。一枝黄花水煎醇提液有抗白色念珠菌作用，其疗效与制霉菌素相当。

2. 平喘祛痰作用 对家兔实验性支气管炎（吸入氨蒸气法），内服煎剂，可解除喘息症状，亦有祛痰作用。

3. 降压作用 一枝黄花煎剂能显著降低麻醉兔血压，抑制蟾蜍心收缩力，降低蟾蜍心率和心排血量，其降压幅度和降压持续时间与异丙肾上腺素相当。

4. 胃黏膜保护作用 给吲哚美辛前 2h 腹腔注射一枝黄花煎剂，6h 后处死动物，发现和对照组比较，溃疡得分显著低于对照组。

5. 能明显增强动物平滑肌运动 一枝黄花煎剂对炭末在小鼠小肠内的推进率有明显增强作用；用不同浓度的一枝黄花煎剂均能提高大鼠回肠平滑肌的活动，且随浓度增加，活动强度也增加。

6. 其他作用 动物实验证明一枝黄花具有促进白细胞吞噬功能的作用。对急性（出血性）肾小球肾炎有止血作用，提取物经小鼠皮下注射有利尿作用，但大剂量反可使尿量减少。

【原植物】一枝黄花 *Solidago decurrens* Lour.

多年生草本，高（9）35 ～ 100cm。茎直立，通常细弱，单生或少数簇生，不分枝或中部以上有分枝。中部茎叶椭圆形、长椭圆形、卵形或宽披针形，长 2 ～ 5cm，宽 1.0 ～ 1.5（2.0）cm，下部楔形渐窄，有具翅的柄，仅中部以上边缘有细齿或全缘；向上叶渐小；下部叶与中部茎叶同形，有长 2 ～ 4cm 或更长的翅柄。全部叶质地较厚，叶两面、沿脉及叶缘有短柔毛或下面无毛。头状花序较小，长 6 ～ 8mm，宽 6 ～ 9mm，多数在茎上部排列成紧密或疏松的长 6 ～ 25cm 的总状花序或伞房圆锥花序，少有排列成复头状花序的。总苞片 4 ～ 6 层，披针形或披狭针形，顶端急尖或渐尖，中内层长 5 ～ 6mm。舌状花舌片椭圆形，长 6mm。瘦果长 3mm，无毛，极少有在顶端被稀疏柔毛的。花果期 4 ～ 11 月。

产于湖南、贵州、湖北、广西。生阔叶林缘、林下、灌丛中及山坡草地上。

（汪志梅　田婷婷　汪冶）

ll mangv wap 一漫花

半边莲 Banbianlian

【异名】急解索、细米草、蛇舌草、半边花、水仙花草、镰么、瓜仁草。

【来源】本品为桔梗科植物半边莲 *Lobelia chinensis* Lour. 的干燥全草。

【采收加工】夏季采收，除去泥沙，洗净，晒干。

【性味】辛，平。

《中国侗族医药》：微苦，凉。

《侗族医学》：辣、微苦，平。

《侗药大观》：辛，平。

【功能与主治】清热解毒，利尿消肿。用于痈肿疔疮，蛇虫咬伤，臌胀水肿，湿热黄疸，湿疹湿疮。

《中国侗族医药》：清热解毒，抗癌。用于毒蛇咬伤，无名肿毒。

《侗族医学》：退热解毒，退水消肿。用于毒蛇咬伤、腰痛水肿。

《侗药大观》：利尿消肿，清热解毒。用于腹胀水肿、面足浮肿、黄疸尿少、小便不利、肝硬化腹水、毒蛇咬伤、跌打损伤、疔疮痈疖、慢性肠炎、泌尿系统结石等。

【用法用量】内服：煎汤，9 ~ 15g；鲜品 30 ~ 60g；或捣汁服。外用：适量，捣烂外敷。

《中国侗族医药》：内服，15 ~ 30 g。外用：适量，鲜品捣烂外敷治蛇咬伤。

《侗药大观》：干品 10 ~ 15g，水煎内服。外用：鲜品适量捣烂外敷。肝硬化腹水配车前子、柴胡、厚朴、大腹皮同用。毒蛇咬伤用鲜品适量捣烂浸淘米水，取汁内服，药渣外敷患处。

《侗族医学》：9 ~ 15g；外用适量。

【现代临床研究】

1. 治疗急性支气管炎 将儿科急性支气管炎患者随机分为两组，治疗组 96 例，对照组 94 例，两组病例均给予抗生素静脉滴注。对照组给予利巴韦林 10 ~ 15mg/kg，5% 葡萄糖注射液 150 ~ 250mL 静脉滴注，每日 1 次。治疗组给予复方半边莲注射液 0.2mL/kg，每日最大量不超过 8mL，溶于 5% 葡萄糖注射液 100 ~ 250mL 中静脉滴注，每日 1 次。两组同时给予，5 ~ 7 天为一个疗程。结果表明，治疗组发热、咳嗽消失、两肺听诊恢复正常时间及治愈天数均短于对照组，两组比较有显著性差异（$P < 0.05$）。

2. 治疗急性呼吸道感染 将儿科急性呼吸道感染患者 98 例随机分为治疗组和对照组各 49 例，对照组采用常规治疗，如抗生素、抗病毒药及止咳、化痰药物等。治疗组在常规治疗基础上加用复方半边莲注射液，每支 2mL，按照小于 1 岁 0.5 支，1 ~ 2 岁 1 支，2 ~ 3 岁 2 支，3 ~ 4 岁 3 支，溶于 5% 葡萄糖溶液或 0.9% 氯化钠注射液中静脉滴注，7 天为一个疗程。治疗组中治愈 30 例，显效 11 例，有效 6 例，无效 2 例；对照组中治愈 12 例，显效 10 例，有效 5 例，无效 22 例，两组疗效比较有显著性差异（$P < 0.05$），治疗组患儿的症状、体征及血常规改变有明显改善（$P < 0.05$）。

3. 治疗支气管肺炎 随机抽取 60 例住院支气管肺炎患儿分为治疗组和对照组，对照组采用常规西药治疗，如抗生素、利巴韦林等，止咳化痰对症治疗，治疗组在对照组治疗的基础上加用复方半边莲注射液，依年龄不同给予 2 ~ 4mL 加入 5% ~ 10% 葡萄糖或 0.9% 氯化钠溶液 100 ~ 150mL 中静脉滴注，7 天为 1 个疗程。治疗组症状好转、肺部啰音吸收好转时间及治愈出院时间均短于对照组，两组比较有显著性差异（$P < 0.05$）。

4. 治疗婴儿腹泻 将 100 例腹泻患儿随机分为治疗组和对照组，治疗组应用复方半边莲注射液，小于 6 个月者每次 2mL，6 ～ 24 个月者每次 4mL，溶于含钠液 100 ～ 150mL，静脉滴注，每日 1 次。对照组给予利巴韦林注射液 10 ～ 15mg/kg，加入与治疗组相同的含钠液中静脉滴注，每日 1 次。两组患儿均服用蒙脱石散、双歧杆菌，3 天为一个疗程。结果治疗组显效 27 例，有效 22 例，无效 1 例，总有效率 98%；对照组显效 8 例，有效 34 例，无效 8 例，总有效率 84%。两组疗效比较有显著性差异（$P < 0.05$）。

【化学成分】 芹菜素、木犀草素、香叶木素、白杨黄酮、橙皮苷、木犀草素 -7-O-β-D- 葡萄糖苷、芹菜素 -7-O-β-D- 葡萄糖苷、蒙花苷、香叶木苷、6,7- 二甲氧基香豆素、6- 羟基 -5,7- 二甲氧基香豆素、5- 羟基 -7- 甲氧基香豆素、5- 羟基 -6,7- 甲氧基香豆素、5,7- 二甲氧基香豆素，6- 羟基 -7- 甲氧基香豆素、5,7- 二甲氧基 -8- 羟基香豆素和 5,7- 二甲基香豆素（柠檬油素）、山梗菜碱、山梗菜酮碱、异山梗菜酮碱、山梗菜醇碱、环桉烯醇、24- 亚甲基环木波罗醇、植物醇、植物烯醛、异阿魏酸、迷迭香酸乙酯、正丁基 -O-β-D- 吡喃果糖苷、棕榈酸、正三十二烷酸、硬脂酸、β- 谷甾醇、胡萝卜苷、β- 香树脂醇、腺苷、正丁基 -β-D- 呋喃果糖苷、正丁基 -α-D- 吡喃果糖苷、水杨苷、5- 羟甲基糠醛。

【药理作用】

1. 抗癌作用 木犀草素是半边莲中主要有效成分之一，可以显著增敏 Bexarotene 对人宫颈癌细胞 HeLa 的抗增殖作用，且用药浓度很低。卵巢癌细胞株 HO-8910PM 经木犀草素处理后，体外侵袭、运动能力呈剂量依赖性下降，HO-8910PM 细胞 MMP-9 的分泌下降；ERK2 蛋白表达明显降低，但是 TIMP-1、NM23 基因 mRNA 的水平无明显变化。这提示木犀草素体外剂量依赖性地抑制卵巢癌细胞 HO-8910PM 的转移能力，可能与木犀草素抑制 MMP-9 的分泌及下调 ERK2 表达有关。

2. 对内皮细胞的调节作用 动脉内皮细胞的内皮素与内皮型一氧化氮合酶表达失衡是动脉粥样硬化早期病变动脉内皮损伤的主要因素。高脂喂养大鼠动脉内皮细胞 ET-1 的合成与释放明显增高，而 eNOS 明显降低，应用半边莲总生物碱 60 天后，动脉内皮细胞 ET-1 的合成、释放减少（$P < 0.05$），血浆 eNOS 含量较高脂对照组显著升高。

3. 镇痛抗炎作用 半边莲水提取物可明显抑制醋酸所致小鼠扭体反应，给予半边莲水提取物和醇提取物分别 1h 和 2h，小鼠热板痛阈值明显提高；半边莲提取物能显著抑制二甲苯所致小鼠耳廓肿胀，在致炎后 0.5h、1.2h、4h，能显著抑制 10% 蛋清所致小鼠足跖肿胀。结果表明半边莲提取物有明显的镇痛和抗炎作用。

4. 抗氧化、抗菌及抑制 α– 葡萄糖苷酶利用 96 微孔板法检测 α- 葡萄糖苷酶抑制活性，采用 DPPH、ABTS 和 FRAP 方法评价抗氧化活性，采用 K-B 法和倍比稀释法测定抗菌活性，结果显示，复方半边莲的主要活性成分集中在高浓度甲醇洗脱部位中。100% 甲醇洗脱部位抑制 α- 葡萄糖苷酶的活性高于阳性对照阿卡波糖（IC_{50}=1081.27mg/L），清除 ABTS 自由基的能力略低于阳性对照二丁基羟基甲苯（BHT）（IC_{50}=7.47mg/L），对金黄色葡萄球菌（SA）的抑制能力最强，MIC 为 62.5μg/disc。

【原植物】 半边莲 *Lobelia chinensis* Lour.

多年生草本。茎细弱，匍匐，节上生根，分枝直立，高 6 ～ 15cm，无毛。叶互生，无柄或近无柄，椭圆状披针形至条形，长 8 ～ 25cm，宽 2 ～ 6cm，先端急尖，基部圆形至阔楔形，全缘或顶部有明显的锯齿，无毛。花通常 1 朵，生分枝的上部叶腋；花梗细，长 1.2 ～ 2.5（3.5）cm，基部有长约 1mm 的小苞片 2 枚、1 枚或者没有，小苞片无毛；花萼筒倒长锥状，基部渐细而与花梗无明显区分，长 3 ～ 5mm，无毛，裂片披针形，约与萼筒等长，全缘或下部有 1 对小齿；花冠粉红色或白色，长 10 ～ 15mm，背面裂至基部，喉部以下生白色柔毛，裂片全部平展于下方，呈一个平面，2 侧裂片披针形，较长，中间 3 枚裂片椭圆状披针形，较短；雄蕊长约 8mm，花丝中部以上连合，花丝筒无毛，未连合部分的花丝侧面生柔毛，花药管长约 2mm，背部无毛或疏生柔毛。蒴果倒锥状，长约 6mm。种子椭圆状，稍扁压，近肉色。花果期 5 ～ 10 月。

产于湖南、贵州、广西、湖北。生于水田边、沟边及潮湿草地上。

（汪志梅　田婷婷　汪治）

Jac jenc 夹近

龙葵 Longkui

【异名】野海椒、苦葵、野辣虎、苦菜、天泡草、老鸦酸浆草。

【来源】本品为茄科植物龙葵 *Solanum nigrum* L. 的干燥全草。

【采收加工】夏、秋季采收，鲜用或晒干。

【性味】苦，寒。

【功能与主治】清热解毒，活血消肿。用于疔疮，痈肿，丹毒，跌打扭伤，白带，咽喉肿痛，牙痛，痢疾。

【用法用量】内服：煎汤，10 ～ 50g。外用：适量，鲜品捣烂敷患处。

【现代临床研究】

1. 气管炎 用龙葵浓缩的果汁配成的龙葵止咳冲剂，对 105 例急慢性气管炎患者进行治疗观察，7d 为 1 个疗程，一般需 7 ～ 11 个疗程。1 个疗程后，治愈率为 74.3%，有效率为 95.2%，提示龙葵具有显著的镇咳、祛痰、止喘作用。

2. 前列腺炎 采用龙葵栓肛门给药治疗慢性细菌性前列腺炎 150 例，治疗组给予龙葵栓，每日 1 枚，于临睡前置肛门内，另外服用男康片 4 片 / 次，每日 3 次。治疗 20d 后，治疗组治愈 75 例，显效 34 例，有效 21 例；对照组治愈 43 例，显效 31 例，有效 31 例，治愈率、显效率、总有效率均有非常显著差异（$P < 0.001$，$P < 0.01$），表明龙葵栓治疗效果优于野菊花栓。

3. 高血压 采用复方龙葵降压胶囊配合非洛地平缓释片治疗阴虚阳亢型高血压 40 例，治疗 4 周后两组血压均明显下降，与本组治疗前比较差异有显著性（$P < 0.01$）。治疗组总有效率 87.5%；对照组总有效率 77.5%。两组疗效比较差异有显著性（$P < 0.05$）。改善临床症状疗效：治疗组总有效率 92.5%；对照组总有效率 67.5%。两组临床症状总有效率比较，治疗组明显优于对照组。

4. 崩漏症 观察龙葵对 50 例崩漏症患者的治疗作用，治疗组 26 例，治愈 22 例，显效 4 例；对照组 24 例，治愈 16 例，显效 8 例，两组治愈率有显著差异（$P < 0.01$）。

5. 复发性口疮 运用自拟龙葵散治疗 64 例复发性口疮患者，龙葵散由新鲜龙葵果实 50g，白矾 30g 配制而成。将龙葵散外敷于溃疡处，每个溃疡面每次 0.1 ～ 1.0g，每日 3 ～ 5 次；对照组口服左旋咪唑 25 ～ 75mg，维生素 C 0.2 ～ 0.3g，每日 3 次；复合维生素 B1 ～ 3 片，每日 3 次。结果治疗组 64 例，痊愈 48 例，显效 14 例，好转 1 例；对照组 38 例，痊愈 12 例，显效 21 例，好转 2 例。两组治愈率有显著差异（$P < 0.01$）。

【化学成分】龙葵碱、澳茄胺、龙葵定碱、维生素 C、松脂素、丁香脂素、麦迪奥脂素、东莨菪内酯、二十四烷酸、β- 谷甾醇。

【药理作用】

1. 抗肿瘤 研究发现，龙葵碱对肝癌细胞 HepG-2、胃癌细胞 SGC-7901、结肠癌细胞 LS-174-T 的半抑制浓度分别为 14.47μg/mL、> 50μg/mL、> 50μg/mL，龙葵组肝癌细胞数量在 S 期显著增长，到

G2/M 却消失。据报道，龙葵碱 α-Solanine 对前列腺细胞癌 PC-3 产生显著抑制作用，机制是通过调控 Vimentin、E-cadherin 表达，抑制上皮细胞 - 间质转化；调控 MMPs 基因转录，抑制肿瘤侵袭转移；抑制 ERK、PI3K、Akt 的磷酸化，干扰肿瘤信号通路；下调致癌基因 miR-21，上调抑癌基因 miR-138 表达等。

2. 抗感染 试验认为，无毒剂量龙葵种子甲醇和氯仿提取物分别显示 37% 和＞ 50% 的丙型肝炎病毒抑制效力。且氯仿提取物显示出抗 HCVNS3 蛋白酶活性，且呈剂量依赖性的特点。据报道，龙葵生物碱抑制白色念珠菌的黏附和形态转变，破坏其生物膜屏障，减弱白色念珠菌的毒力，对其在抗真菌领域的作用有借鉴作用。

3. 降脂扩血管 研究者通过对糖尿病模型大鼠的血检测，发现龙葵 1g/L 加入饮用水 8 周可以使糖尿病大鼠的 Ca^{2+}/Mg^{2+}、Glu、HDL、LDL、VLDL、TC 和 TG 的含量恢复到正常水平。还有研究发现，高脂血症小鼠模型使用龙葵糖蛋白干预后对照组血脂情况改善，推测其机制可能是龙葵糖蛋白可以提高 SOD、CAT 和 GPX 活性，抑制肝羟甲基戊二酰辅酶 AHMG-CoA 还原酶。通过对肠系膜上动脉灌注压的监测，发现低浓度龙葵果提取物（0.00001-0.02μg/mL）对糖尿病和非糖尿病大鼠有血管舒张作用，高浓度提取物（0.05-0.6μg/mL）初始为显著的血管收缩，随后两组都发生继发性松弛。进一步发现，糖尿病组血管舒张是内皮和平滑肌共同作用，而非糖尿病组是通过平滑肌的直接作用，对治疗糖尿病血管并发症有指导意义。

4. 保护肝细胞 在龙葵水提取物对抗四氯化碳中进行诱导的大鼠慢性肝损伤试验中发现龙葵水提取物显著降低大鼠异常的肝功能指标包括 GOT、GPT、ALP 和 TBIL，并且使下降的 GSH、SOD、GST、GSTAl、GSTMu 恢复至正常水平。肝组织病理学显示减少肝细胞混浊肿胀、淋巴细胞浸润、肝细胞坏死，纤维结缔组织增生的发生率。龙葵水提取物对其保护作用体现在对肝酶的调控、抗氧化和自由基的作用。在氯化铬中毒大鼠试验中除了肝功能指标恢复正常外，发现龙葵果提取物和龙葵乙醇提取物干预后的大鼠 Hb、Hct、RBC、WBC、ALB、TP 由降低均恢复至正常。研究人员认为龙葵提取物可降低硫代乙酰胺诱导的小鼠肝纤维化，降低肝组织羟脯氨酸和 α- 平滑肌肌动蛋白水平，抑制其肝脏中 I 型胶原蛋白和转化生长因子（TGF-β_1）的 mRNA 表达水平。

【原植物】 龙葵 *Solanum nigrum* L.

一年生草本，高 60cm。茎直立，多分枝，有棱角，沿棱角有稀细毛。叶互生，卵形，长 4 ～ 10cm，宽 2 ～ 5.5cm，先端尖或长尖，基部宽楔形或呈平截形，下延至叶柄，全缘或有波状粗齿，两面主脉有细毛。伞形聚伞花序侧生，花柄下垂，每花序有花 4 ～ 10 朵，花白色；花萼圆筒形，5 裂；花冠钟形，5 裂，裂片轮状伸展；雄蕊 5 枚，着生于花冠筒口；子房球形，柱头圆形。浆果球形，有光泽，紫黑色。种子扁圆形。花期 6 ～ 7 月，果期 8 ～ 9 月。

产于湖南、贵州、广西、湖北。喜欢在田边、荒地及村庄附近生长。

（汪志梅 田婷婷 汪冶）

Jaol demh xeens 教登鲜

地枇杷 Dipipa

【异名】 商巴把堆、地石榴、地胆紫、摘梅条、教甲、地瓜藤、地板藤、插地棍、地瓜、地果、遍地金、铺地蜈蚣、过山龙、万年扒、霜坡虎、地棠果、地爬根、地瓜榕、地石榴、野地瓜、地瓜子、教登鲜、过江龙、土瓜、商巴把堆、摘梅条、霜坡虎、地棠果。

【来源】本品为桑科植物地果 *Ficus tikoua* Bur. 的茎、叶、果实。

【采收加工】秋季采收，切片晒干。

【性味】苦、微甘，平。

《侗族医学》：苦、微甜，平。

《中国侗族医药研究》：苦、微甘，平。

《中国侗族医药学基础概论》：苦、微甘，平。

《侗族医药探秘》：苦、微甘，平。

【功能与主治】清热解毒，利湿止痛，退热，退水。用于小儿隔食，急性肠胃炎，痢疾，腹泻，白带，尿路感染，感冒，咳嗽，风湿筋骨疼痛，毒蛇咬伤及无名肿痛。

《侗族医学》：退热、退水。用于朗鸟叽苟没馊（小儿隔食），啰给（腹泻）。

《中国侗族医药研究》：清利湿热。用于小儿隔食，腹泻。

《中国侗族医药学基础概论》：清热利湿。用于小儿消化不良，急性肠胃炎，痢疾，胃及十二指肠溃疡，尿路感染，白带，感冒，咳嗽，风湿，筋骨疼痛。

《侗族医药探秘》：用于毒蛇咬伤、无名肿毒。

【用法用量】内服：煎汤，20～50g。外用：适量，捣烂敷。

【附方】

1. 朗鸟叽苟没馈 教登鲜（地枇杷）15～30g，登桃岁（山控）、尚虐国（牛奶果根），煎浓汁内服。（《侗族医学》）

2. 啰给 并如亚（地榆）、够昔芒（茯苓）、专翁括（刺梨根）各15～30g煎水内服。（《侗族医学》）

3. 毒蛇咬伤、无名肿毒 取鲜品适量，用口嚼烂敷患处。（《侗族医药探秘》）

4. 缺乳 叫甲根20～30g，煮猪脚吃。（《侗族医药探秘》）

5. 红痢 地枇杷20g，龙芽草、车前草各15g，十大功劳、三颗针各12g，煎水内服，每日3次。（《中国侗族医药研究》）

6. 白痢 地枇杷15g，枣儿红、委陵菜、墨旱莲、鬼针草、水黄连各9g，算盘子根6g，煎水内服，每日3次。（《中国侗族医药研究》）

7. 久泄症 门嗓帕（白芍）15g，门挡归（当归）10g，柴胡10g，娘秀大（薏苡仁）20g，薄荷10g（后下），门树帕（白术）15g，门松（茯苓）15g，甘草15g，地枇杷15g，麻栗树皮25g，干姜5g。每日1剂，水煎服。（《中国侗族医药学基础》）

8. 风热感冒 黄荆条15g，败酱草15g，地枇杷15g，娘茅帕（白茅根）20g，橘红15g，桔梗10g，门芹蛮（黄芩）15g，把斜偶（九节茶）15g，开喉箭（八爪金龙）6g。每日1剂，水煎服。（《中国侗族医药学基础》）

【现代临床研究】

1. 治疗尿潴留及血尿 例1：王某，男，急性尿潴留住某日医院外科，诊断为前列腺肥大，尿潴留。给予抗感染治疗并行保留导尿，一周后仍感排尿困难，拔出尿管后再次出现尿潴留情况，动员患者进行手术治疗，患者拒绝并自动出院，保留尿管抬回家中，每日肌注庆大霉素，口服四环素均无效。后经服用民间单方地瓜藤煎剂后，小便自行解出，畅通无阻，不再使用尿管，精神饮食逐日恢复。平日偶感尿急、尿痛，仍用地瓜藤煎水服后症状消失。观察1年，复发期间，继续使用此方，仍然有效。

例2：苏某，男，因发热、尿频、尿急、尿痛，住某县医院，经抗感染对症治疗，症状减轻出院。继续服中药，血尿时轻时重，曾因反复发作，再次住院，血尿仍未控制。时有低热、腰胀，晨间尿痛剧烈时可见小便排出暗红色血块，尿终时感小腹部疼痛。患者平素尚健，否认慢性传染病史。经 X 线检查，两侧肾盂未见明显侵蚀或压迫转移，膀胱造影见膀胱颈部明显外来压迫上顶，膀胱大部为肠道重叠气影，部分可疑为膀胱负影，拟诊为膀胱肿瘤。病理检验两次尿液涂片找到癌细胞，临床诊断前列腺增生膀胱癌。患者在家休养治疗，先后使用消炎、止血、止痛剂及一般抗癌中草药治疗，毫无效果。因长期血尿及尿痛，患者行动困难，面色苍白，消瘦，夜难入眠。经口服地瓜藤煎剂后每日两次水煎，分三次服，血尿停止，尿色清亮，疼痛消失，精神渐好转，活动量增加。此后常以地瓜藤煎剂作饮料服用，几月余，未见血尿再发，精神爽快，夜寐安宁，化验尿血阴性。

【化学成分】高山金莲花素、（+）- 儿茶素、异紫花前胡苷、补骨脂素、佛手柑内酯、（+）- 南烛木树脂酚 -3*α-O-β*-D- 葡萄糖苷、（+）- 南烛木树脂酚 -3*α-O-β*-D- 吡喃木糖苷、异落叶松脂素 -9-*O-β*-D- 吡喃葡萄糖苷、华中冬青素、异落叶松脂素、（7R,8S）-3,5′- 二甲氧基 -4′,7- 环氧 -8,3′- 新木脂烷 -5,9,9′- 三醇、6,7- 二甲氧基 -4- 羟基 -1- 萘甲酸、3,4- 二羟基苯甲酸乙酯、3,3′,4,4′- 四羟基联苯、绿原酸乙酯、*β*- 谷甾醇、齐墩果酸、*β*- 香树脂醇、*α*- 香树脂醇、西米杜鹃醇、5*α*- 豆甾 -3,6- 二酮、3*β*- 羟基豆甾 -5- 烯 -7- 酮、3-*O*- 乙酰基齐墩果酸、槲皮素、芹菜素、木犀草素、柚皮素、棕榈酸、邻羟基苯甲酸、3,4- 二羟基苯甲酸、*α*- 香树脂酮、*β*- 香树脂酮、乙酸酯、*β*- 香树脂醇乙酸酯、bluemenol A、bauchampine A、bauhichamine A、bauhichamine B、ssioriside、rhusopolyphenol F、4- 豆甾烯 -3- 酮、*β*- 谷甾醇、香豆酸甲酯、咖啡酸甲酯、尿囊素、齐墩果酸、胡萝卜苷、棕榈酸、邻羟基苯甲酸、对羟基苯甲酸、3,4- 二羟基苯甲醛、3,4- 二羟基苯甲酸、3,4- 二羟基苯甲酸乙酯、*α*- 香树脂醇乙酸酯、*β*- 香树脂醇乙酸酯、5,7- 二羟基色原酮、去甲丁香色原酮、染料木素、芹菜素、吲哚 -3- 羧酸、原儿茶酸甲酯、七叶内酯。

【药理作用】

1. 抗病毒　采用细胞体外抗病毒实验结合细胞病变（CPE）法及 MTT 法，以病毒半数感染量（TCID50）及治疗指数（TI 值）作为研究指标，以利巴韦林、阿昔洛韦为阳性对照，研究民族药地瓜藤及其不同萃取部位对呼吸道合胞病毒（RSV）、单纯疱疹病毒（HSV-1）、柯萨奇病毒（COX-B$_5$）、肠道病毒 71 型（EV71）的抑制作用。结果：地瓜藤醇提物及不同萃取部位对 EV71 及 HSV-1 均显示出较好作用效果，其中水部位对 HSV-1 的 TI 值为 23.38，接近于阳性对照组，其他萃取部位的 TI 值也较高，但对 RSV 及 COX-B$_5$ 只有水部位效果较好，TI 值分别为 9.41、11.09，其他萃取部位效果不明显。可认为地瓜藤提取物具有体外抗 EV71、HSV-1 的活性。

2. 止血、促凝血和抗炎镇痛的作用　采用昆明种小鼠 70 只，随机分为空白对照组、阳性对照组、地瓜藤水煎液组、乙醇组、正丁醇组、乙酸乙酯组、石油醚组。连续给药 14 天后采用断尾法测定止血时间（BT）和凝血时间（CT），同时进行血小板计数（PLC）；抗炎镇痛试验：试验分组同上。给药 7 天后分别采用二甲苯致小鼠耳肿胀法，测定肿胀度、肿胀率等指标；采用醋酸扭体法，测定扭体次数等指标。结果止血试验：与空白组相比，各试验组止血时间和凝血时间都明显缩短（$P < 0.5$），但血小板计数显示无显著差异；抗炎镇痛试验：与空白组相比，各试验组肿胀度及肿胀率明显变小（$P < 0.5$），扭体次数减少（$P < 0.5$）。

4. 抑菌作用　以地枇杷为试材，在单因素试验基础上，采用正交试验方法优化地枇杷中抑菌物质的乙醇回流提取工艺，利用牛津杯法检测提取物对金黄色葡萄球菌、大肠埃希菌、宋内志贺菌、白假丝酵母菌的抑菌效果，探讨了热力、紫外线对其抑菌活性的影响。结果表明：乙醇回流法的最佳提取工艺为 65% 乙醇、料液比 1∶10g/mL，75℃ 水浴加热 0.5h。提取物对金黄色葡萄球菌抑菌效果最好，对白假丝酵母菌无抑菌作用。随着提取物浓度的增加，其抑菌作用随之增强，对热力、紫外线有一定的稳定性。

5. 其他作用　以原植物为材料，乙醇提取，利用多巴速率氧化法对酪氨酸酶活性进行体外测定。

结果发现，不同浓度的地瓜藤提取物在体外对酪氨酸酶活性均有显著激活作用，其中以乙酸乙酯萃取物最为显著，并对酪氨酸酶具有非竞争性和混合性激活多重作用，从理论上为色素减退或色素脱失性皮肤病的治疗提供依据。

【原植物】地果 *Ficus tikoua* Bur.

匍匐木质藤本，茎上生细长不定根，节膨大；幼枝偶有直立的，高达 30～40cm，叶坚纸质，倒卵状椭圆形，长 2～8cm，宽 1.5～4cm，先端急尖，基部圆形至浅心形，边缘有波状疏浅圆锯齿，基生侧脉较短，侧脉 3～4 对，表面被短刺毛，背面沿脉有细毛；叶柄长 1～2cm，直径立幼枝的叶柄长达 6cm；托叶披针形，长约 5mm，被柔毛。榕果成对或簇生于匍匐茎上，常埋于土中，球形至卵球形，直径 1～2cm，基部收缩成狭柄，成熟时深红色，表面多圆形瘤点，基生苞片 3，细小；雄花生榕果内壁孔口部，无柄，花被片 2～6，雄蕊 1～3；雌花生另一植株榕果内壁，有短柄。无花被，有黏膜包被子房。瘦果卵球形，表面有瘤体，花柱侧生，长，柱头 2 裂。花期 5～6 月，果期 7 月。

产于湖南、湖北、广西、贵州。常生于荒地、草坡或岩石缝中。

（金岸　杨鹏　黄斌 汪冶）

Jaol dangc 教糖

鸡屎藤 Jishiteng

【异名】鸡矢藤、鸡尿藤、臭藤、臭藤根、皆治藤、臭屁藤、教给刮、狗屁藤、牛皮冻、大粪臭、臭屎藤、臭腾根、清风藤、臭老婆蔓、老鸦食、斑鸠饭、女青、主屎藤、却节、毛葫芦、甜藤、五香藤、臭狗藤、香藤、母狗藤。

【来源】本品为茜草科植物鸡屎藤 *Paederia foetida* L. 的干燥全草。

【采收加工】夏季采集全草，洗净晒干。

【性味】甘、酸，平。

《侗族医学》：苦、甜，平。

《中国侗族医药学基础》：甘、微苦，平。

《中国侗族医药》：甘、微苦，平。

《侗药大观》：甘、微苦，平。

《中国侗族医药研究》：甘、酸，平。

【功能与主治】祛风活血，止痛解毒，消食导滞，除湿消肿。用于风湿疼痛，腹泻痢疾，脘腹疼痛，气虚浮肿，头昏食少，瘰疬，肠痈，无名肿毒，跌打损伤。

《侗族医学》：补体，补水，行血通筋。用于耿胧寸（心口窝痛），宾蛾谬（蜘蛛丹）。

《中国侗族医药学基础》：用于风湿筋骨痛，跌打损伤，外伤性疼痛，肝胆、胃肠绞痛，黄疸型肝炎，肠炎，痢疾，消化不良，小儿疳积，肺结核咯血，支气管炎，农药中毒，皮炎，湿疹，疮疡肿毒。

《中国侗族医药》：消食化积，祛风利湿，补体补水，行血通经，止咳，止痛。用于肝炎等。

《侗药大观》：祛风利湿，止痛解毒，消食化积，活血消肿。用于风湿性关节炎，筋骨疼痛，跌打损伤，外伤性疼痛，肝胆及胃肠绞痛，消化不良，小儿疳积，支气管炎，血小板减少性紫癜，皮炎，湿疹等。

《中国侗族医药研究》：祛风活血，健脾除湿。用于黄痧走胆，眼目晕花，打拐子，心口窝痛，月经不调，洗身不正常，月家烧热，蛤蟆胎，蜘蛛丹。

【用法用量】内服：煎汤，9～15g；或浸酒。外用：捣敷或煎水洗。

《侗族医学》：15～30g。

《中国侗族医药学基础》：内服，煎汤，9～15g。外用：适量，捣烂外敷患处。

《中国侗族医药》：内服，15～30g。

《侗药大观》：干品10～15g，水煎内服。外用：适量，捣烂外敷患处。

《中国侗族医药研究》：15～30g。

【附方】

1. 耿胧寸　教糖（臭屁藤）煎水。（《侗族医学》）

2. 宾蛾谬　教糖（臭屁藤）捶烂泡醋搽患处。（《侗族医学》）

【现代临床研究】

1. 用于镇痛　鸡屎藤对各种外伤及手术疼痛的镇痛效果明显，多人采用鸡屎藤对癌症疼痛患者进行阵痛试验，效率均在90%以上，镇痛效果明显，与其他镇痛药物比较，鸡屎藤起效较慢但作用时间长，无成瘾、耐药性及其他不良反应。鸡屎藤临床上可用于无痛人流，与异丙酚联用镇痛效果明显，能加快子宫收缩，减轻产妇疼痛感，缓解其紧张情绪。亦能对剖宫产进行术后镇痛，与吗啡联用可缓解吗啡不良反应。

2. 治疗尿酸性肾病　益肾解毒通络汤（含鸡屎藤）联合别嘌呤醇治疗尿酸性肾病，结果显示联合组总疗效为91%，比单用别嘌呤醇治疗组总疗效高出31%。

3. 治疗小儿疳积　鸡屎藤和柴芍六君子汤结合治疗功能性消化不良，疗效较好，鸡屎藤汤剂能促进肠胃功能恢复，改善产妇消化不良。其汤剂对溃疡性结肠炎患者有很好的疗效，改善肠黏膜功能，总有效率为90%。鸡屎藤对其他消化系统疾病也有让人满意的效果。在临床可治疗小儿疳积，能达到健脾化积之功效。

【化学成分】丙内酯、二甲基砜、乙偶姻、2,3-二甲基-2,4,6-环庚三烯-1-酮、3-丁烯-2-酮、4-丁二醇-丙烯酸酯、反-1,2,4,5-二环氧萘烷、N-甲磺酸咪唑、鸡屎藤苷、鸡屎藤次苷、车叶草苷（asperuloside）、6-β-hydroxy paederosidic acid、鸡屎藤苷甲酯、6β-O-β-D-glucosyl paederosidic acid、10-acetyl scandioside、鸡屎藤次苷甲酯、京尼平苷、车叶草酸、交让木苷、去乙酰车叶草苷、去乙酰车叶草苷酸甲酯、6-O-sinapinoyl scandoside methylester、鸡屎藤酸乙酯、3,4-dihydro-3-methoxy paederoside、7-deoxy Loganic acid、7-deoxy、6′-O-E-feruloylmonotropein、10-O-E-feruloylmonotropein、dimer of methyl paederosidate and paederosidic acid、dimer of paederoside acid、saprosm oside K、saprosm oside E、paederoside、paedero scandoside、dimer of methyl paederosidate and paederoside、dimer of paederoside acid and paederoside、6b-O-b-D-glucosyl paederoside acid、paederol A、paederol B、山柰酚、槲皮素、黄芪苷、kaempferol 3-O-rutinoside、kaempferol 3-O-rutinoside-7-O-glucoside、kaempferol 7-Oglucosid e、异槲皮苷、芦丁、quercetin 3-O-rutinoside-7-O-glucoside、棉花黄苷、paederinin 3-O-rutinoside-7-Oxylosylglucoside、黄豆苷原、蒙花苷、熊果酸、齐墩果酸、3-O-β-D-glucopyranoseursolic acid、2α-羟基熊果酸、3β,13β-hydroxy-11-en-28-oic acid、2α,3β,13β-hydroxy-11-en-28-oic acid、表木栓醇、木栓酮、3-oxours-12-en-28-oic acid3、蒲公英赛醇、齐墩果酸3-乙酸酯、γ谷甾醇、β谷甾醇、菜油甾醇、胡萝卜苷、豆甾醇、（24R)-stigmast-4-en-3-one、stigmast-5-ene-3,7-diol、borassoside E、异东莨菪香豆素、咖啡酸、5-羟基-8-甲氧基吡喃香豆素、cleomiscosin B、cleomiscosin D、异落叶松树脂醇、香豆酸、东莨菪香豆素、1-咖啡酸-6-阿魏酸-葡萄糖苷、丁香脂素二葡萄糖苷、咖啡酸-4-O-β-D-吡喃葡萄糖苷、L-阿拉伯糖、半乳糖、葡萄糖和鼠里糖。其他还有甲基异茜草素-1-甲醚、methlpaeder osidate、6-hydroxygeniposide、苯酚、氢醌、萜烯醛等。脂肪醇

有二十六醇、三十一烷醇。脂肪酸有冰醋酸、丙酸、正壬酸、辛癸酸、月桂酸乙酯、肉豆蔻酸、花生酸、棕榈酸。

【药理作用】

1. 镇痛抗炎与镇静作用 鸡屎藤对多种疼痛有缓解作用，对急慢性炎症有治疗作用，且不良反应少、无成瘾性。研究发现鸡屎藤水煎液能延长醋酸引起小鼠扭体反应的潜伏期、减少扭体反应的次数、抑制醋酸所致小鼠腹腔毛细血管通透性的增高和二甲苯引起的小鼠耳肿胀，从而起镇痛抗炎作用。研究表明鸡屎藤口服液高、低剂量组的小鼠扭体反应潜伏期延长率分别为 59.34%、52.19%，扭体抑制率分别为 37.65%、26.86%，热板试验痛阈提高率分别为 58.80%、41.79%，对小鼠棉球肉芽肿炎症抑制率分别达 58.77%、56.95%，对醋酸所致毛细血管通透性增高的抑制率分别为 39.50%、37.02%，均说明鸡屎藤口服液具有镇痛抗炎活性。研究人员通过临床试验证实鸡屎藤注射液对肾绞痛有良好的镇痛效果，与具有阿片样和非阿片样双重作用的中枢镇痛药曲马朵相比，嗜睡、恶心、尿潴留等不良反应的发生率显著降低。

鸡屎藤镇痛抗炎的主要有效成分为环烯醚萜苷。鸡屎藤环烯醚萜苷一方面可减轻选择性神经损伤引起的机械超敏反应，另一方面明显降低 NOS 活性及 NO、cGMP 水平，同时可抑制脊髓中的 iNOS、PKGIα、PKGIβ 的 mRNA 的表达，从而阻滞前列腺素等致痛因子刺激神经传导，产生镇痛作用。在小鼠热板试验中，鸡屎藤环烯醚萜苷中的鸡屎藤酸甲酯、去乙酰车叶草酸甲酯均对 K^+-ATP 通道阻滞剂格列本脲有明显的拮抗作用，而对二氢吡啶类钙通道阻滞剂尼莫地平、阿片受体特异性拮抗剂纳洛酮不敏感，说明鸡屎藤酸甲酯和去乙酰车叶草酸甲酯的镇痛机制可能与 K^+-ATP 有关，与二氢吡啶钙离子通道、阿片受体作用途径无关。鸡屎藤环烯醚萜苷还能抑制尿酸性肾病（UAN）大鼠的 NF-κB p65 的跨膜信号转导途径和下调 MCP-1、α-SMA 的表达，从而起到抗炎作用。鸡屎藤中分离出的鸡屎藤苷酸能增加大脑 γ-氨基丁酸、减少谷氨基酸及上调 GAD65 的表达，具有明显的抗惊厥、镇静作用，预测鸡屎藤苷酸在未来可用作治疗癫痫。

2. 抗氧化作用 鸡屎藤中含有黄酮类、生物碱、挥发油、三萜类等抗氧化活性成分，对羟基自由基（·OH）有清除作用。有人研究了鸡屎藤总黄酮提取液与鸡屎藤生物碱提取液的抗氧化活性，在 Fenton 反应体系中，总黄酮提取液浓度为 0.4mg/mL 时，对·OH 的清除率可达到 40%，生物碱提取液浓度为 0.35mg/mL 时，对·OH 的清除率可达到 46.8%，说明鸡屎藤总黄酮与生物碱有一定的抗氧化作用。目前，鸡屎藤抗氧化活性研究大多见于体外抗氧化作用，而体内抗氧化作用鲜见。

3. 抗菌作用 鸡屎藤有一定的抗菌活性。研究人员采用牛津杯法研究鸡屎藤挥发油的抑菌活性，发现鸡屎藤挥发油对金黄色葡萄球菌、黑根霉菌、枯草芽孢杆菌、青霉菌等菌株的生长有良好的抑制作用，但抑制大肠埃希菌和黑曲霉生长的效果不显著。研究人员发现采收于春、秋季的云南鸡屎藤根对金黄色葡萄球菌、志贺菌属、大肠埃希菌和铜绿假单胞菌均有抗菌作用，春、秋季云南鸡屎藤根均对铜绿假单胞菌杀菌作用最强，其 MBC 分别为 7.69mg/mL、7.14mg/mL，春季云南鸡屎藤根对金黄色葡萄球菌抑制作用最强，其 MIC 为 0.0000769mg/mL，而秋季云南鸡屎藤根对志贺菌属抑菌活性最强，其 MIC 为 0.0714mg/mL。通过建立体内抗菌模型探索鸡屎藤多糖组分的抗菌作用，发现鸡屎藤粗多糖组分（PXP）、多糖分级组分（PXP₂）和单一多糖组分（PXP2a）均有一定的体内抗菌活性，其中 PXP2a 活性最强。可见鸡屎藤的抗菌活性成分有挥发油、多糖等。此外，鸡屎藤提取物与常用抗菌药联用时可出现不同程度的协同或相加作用，鸡屎藤与大观霉素、链霉素、利福平等抗菌药对大肠埃希菌的联合药敏试验的联合抑菌指数（FIC）和鸡屎藤与替米考星、红霉素、泰乐菌素等抗菌药对金黄色葡萄球菌联合药敏试验的 FIC 均大于 0.5 且不大于 1，表现为相加作用，鸡屎藤与恩诺沙星等抗菌药对大肠埃希菌和金黄色葡萄球菌的联合药敏试验的 FIC 小于 0.5，表现为协同作用。

4. 保肾作用 鸡屎藤环烯醚萜苷可减轻肾组织损伤，改善肾功能，对肾损伤有保护作用。鸡屎藤环烯醚萜苷的保肾作用机制主要体现在降低尿酸、降低收缩压等方面。研究发现鸡屎藤环烯醚萜苷对腺嘌呤、氧嗪酸钾所致 UAN 大鼠有良好的治疗效果，可降低血尿酸含量与肾指数，抑制肾组织尿酸盐结晶沉积与血清黄嘌呤氧化酶（XOD）活性。研究人员采用酵母与氧嗪酸钾建立 UAN 大鼠模型，治疗组用鸡屎藤环烯醚萜苷与别嘌呤醇（AP）分别以不同剂量给药 35d，结果显示鸡屎藤环烯醚萜苷治疗组中血清中尿酸的增加、收缩压的升高均受抑制，NOS-1 生物活性不变，TNF-α、TGF-β_1 生物活性被抑制，表明鸡屎藤环烯醚萜苷通过降低尿酸和上调 NOS-1 的表达、下调 TNF-α 与 TGF-β_1 的表达而降低收缩压，从而达到对高尿酸肾病的治疗效果。

5. 抗病毒与抗肠炎沙门菌内毒素 研究发现鸡屎藤挥发油能抑制 HepG2.2.15 肝癌细胞株分泌乙肝表面抗原（HBsAg）、乙肝 e 抗原（HBeAg），在最大无毒浓度下，其对 HBsAg 最大抑制率达 72.49%，对 HBeAg 最大抑制率达 23.64%，说明其具有较好的抗乙型肝炎病毒作用。研究发现白鸡屎藤挥发油通过降低或延缓升高肝脏中的 MDA 含量和血清中 ALT、AST 的活性，提高肝脏与血清中 SOD 的活性，从而发挥抗肠炎沙门菌内毒素作用。

【原植物】鸡屎藤 *Paederia foetida* L.

多年生草质藤本。茎长 3～5m，多分枝，基部木质，无毛或近无毛。枝和叶揉后有鸡屎臭味。单叶对生，叶片卵形、卵状长圆形至披针形，长 4～10cm，宽 2～6cm，近革质；先端急尖至渐尖，全缘，两面无毛或背面稍被短柔毛，基部宽楔形、圆形或浅心形，侧脉 4～6 对，纤细；托叶三角形，长约 3mm，叶柄长 1.5～7cm；早落。花多数，形成顶生的大型圆锥花序式的聚伞花序，或聚伞花序腋生而疏散少花，末次分枝上着生的花常呈蝎尾状排列；花具短梗或无；花萼筒陀螺形，檐部 5 裂，裂片三角形，宿存；花冠钟形或筒状漏斗形，外面灰白色，密被粉末状柔毛，内面紫色，被白色柔毛，檐部 5 裂，裂片宽三角形，长 1～2mm；雄蕊 5，着生于花冠筒内，花丝长短不一，花药背着；子房下位，2 室，花柱 2，丝状，基部连合。浆果球形，直径 5～7mm，顶端有宿存的萼檐裂片和花盘，成熟时近黄色，有光泽，平滑，分裂为 2 个无翅的小坚果。种子浅黑色，与小坚果合生。花期 6～7月，果期 8～9月。

产于湖南、贵州、广西、湖北。生长在山坡、林中、林缘、沟谷边灌丛中或缠绕在灌木上。

（刘建锋　汪治）

Jaol dangl jenc 教荡岑

爬岩香 Payanxiang

【异名】掌岑荡、小毛蒟、十八风藤。

【来源】本品为胡椒科植物毛蒟 *Piper puberulum*(Benth.) Maxim. 的干燥全草。

【采收加工】秋季采集，晒干。

【性味】辛，微温。

《侗族医学》：辣，温。

【功能与主治】祛风除湿，散寒止痛，活血舒筋。用于风寒湿痹，脘腹冷痛，扭挫伤，牙痛，风疹。

《侗族医学》：除寒止痛，舒筋消肿。用于北刀（跌伤），耿胧时（心口窝痛）。

【用法用量】内服：煎汤，6～9g。外用适量。

【化学成分】galgravin、veraguensin、N-isobutyl-7-phenyl-2E，4E-nonadienamide、异樱花素、芝麻素、ladanein、futoquinol、5-羟基-3,7,3′,4′-甲氧基黄酮、halicerebroside、stigmalactam、N-甲基阿西米洛宾、3β-hydroxy-5α,8α-epidioxyergosta-6,22-diene、ervatamine（20R）、四氢鸭脚木碱、cannabisin F 等。

【药理作用】

1. 抗炎镇痛　用不同浓度黔产毛蒟挥发油，低（0.125mL/100mL）、中（0.25mL/100mL）、高浓度组（0.5mL/100mL）和阿司匹林组（3mg/mL）。观察二甲苯致小鼠耳廓肿胀和皮肤毛细血管通透性的影响，以评价黔产毛蒟挥发油的抗炎作用；对醋酸致小鼠疼痛和热刺激致痛的影响，以评价黔产毛蒟挥发油的镇痛作用。结果发现与模型组比较，挥发油中、高浓度组、阿司匹林组的耳肿胀度明显降低，差异具有统计学意义（$P < 0.05$）；挥发油高浓度组和阿司匹林组能有效降低毛细血管通透性，差异有统计学意义（$P < 0.05$ 或 $P < 0.01$）。与模型组比较，挥发油中、高浓度组，阿司匹林组能有效抑制小鼠扭体次数，差异具有统计学意义（$P < 0.05$ 或 $P < 0.01$），同时挥发油高浓度组能有效减缓小鼠痛阈值（$P < 0.05$ 或 $P < 0.01$）。可见，黔产毛蒟挥发油具有较好的抗炎镇痛作用。

2. 护肝　研究毛蒟水提取物对 CCl_4 所致小鼠急性肝损伤的保护作用，发现毛蒟水提取物给药组可明显降低 CCl_4 所致肝损伤小鼠血清中 AST、ALT 的活性（$P < 0.05$），降低肝脏组织中 *Egr*-1 和 *TNF-αm*RNA 的表达水平（$P < 0.05$），可明显降低 CCl_4 所致肝脏病理细胞损伤，炎症细胞明显减少，且高剂量组更为显著。

【原植物】毛蒟 *Piper puberulum* (Benth.) Maxim.。

攀援藤本，长达数米；幼枝被柔软的短毛，老时脱落。叶硬纸质，卵状披针形或卵形，长 5 ~ 11cm，宽 2 ~ 6cm，顶端短尖或渐尖，基部浅心形或半心形，两侧常不对称，两面被柔软的短毛，毛少部分分枝，老时腹面近无毛；叶脉 5 ~ 7 条，最上 1 对互生，离基 1.5 ~ 3cm 从中脉发出，余者均自基部或近基部发出；叶柄长 5 ~ 10mm，密被短柔毛，仅基部具鞘。花单性，雌雄异株，聚集成与叶对生的穗状花序。雄花序纤细，长约 7cm，直径约 3mm；总花梗比叶柄稍长，其与花序轴同被疏柔毛；苞片圆形，有时基部略狭，盾状，无毛；雄蕊通常 3 枚，花药肾形，2 裂，花丝极短。雌花序长 4 ~ 6cm；苞片、总花梗和花序轴与雄花序无异；子房近球形，柱头 4。浆果球形，直径约 2mm。花期 3 ~ 5 月。

产于湖南、贵州、广西。生于疏林或山谷密林中，常攀援于树上或石山。

（邱飞　汪冶）

Jaol jingv guac 教应挂

常春藤 Changchunteng

【异名】爬树藤、爬墙虎、三角枫、上树蜈蚣、钻天风、土鼓藤、散骨风、枫荷梨藤、洋常春藤。

【来源】本品为五加科植物常春藤 *Hedera nepalensis* var. *sinensis*（Tobl.）Rehd. 的干燥全株。

【采收加工】全年可采，切段晒干或鲜用。

【性味】苦、辛，温。

《侗药大观》：苦、辛，温。

《中国侗族医药研究》：苦，温。

【功能与主治】祛风利湿，活血消肿。用于风湿关节痛，腰痛，跌打损伤，闭经；外用：治痈疖肿毒，荨麻疹，湿疹。

《侗药大观》：祛风利湿，平肝，解毒。用于风湿性关节炎，肝炎，头晕，三叉神经炎，衄血，痈疽肿毒等。

《中国侗族医药研究》：祛风利湿，活血舒筋，解毒。用于麻泻，下界野鸡，身肿，疳积，参风麻木，狸皮风，伤目出血，风湿骨痛，头昏晕倒。

【用法用量】内服：煎汤 9 ～ 15g；外用：适量，捣烂取汁搽或煎水洗患处。

《侗药大观》：用干品 9 ～ 15g，水煎内服。

《中国侗族医药研究》：3 ～ 15g。

【现代临床研究】治跌打损伤，外伤出血，骨折。常春藤研细粉外敷；或常春藤 60g，泡酒 250g，泡 7 ～ 10d 后服，每服 10 ～ 30mL，日服 3 次。

【化学成分】常春藤素、常春藤素 B、香紫苏内醋、匙叶按油烯醇、蓓草烯、a- 石竹烯、3-O-D- 葡萄糖醛酸 - 常春藤苷元、3-0-β-O- 吡喃葡萄糖 - 常春藤皂苷、3-O-β-D- 吡喃葡萄糖 -β-D- 吡喃葡萄糖齐墩果酸、3-O-B-D 吡喃葡萄糖 -β-D- 吡喃葡萄糖常春藤皂苷。

【药理作用】

1. 驱虫作用　研究发现，成熟的常春藤果实粗提取物具有驱除捻转血矛线虫虫卵和成虫的作用。常春藤的水提取物的剂量为 1.13g/kg 和 2.25g/kg 时，在人工感染捻转血矛线虫的羊体内有良好的驱虫活性。当常春藤的水溶液及乙醇 - 水溶液提取物分别为 0.12mg/mL 和 0.17mg/mL 时为抑制虫卵的半数有效剂量，且乙醇 - 水溶液提取物比水提取物在体外表现出更好的活性。

2. 抗炎作用　有实验表明，从常春藤中提取的常春藤皂苷和常春藤皂苷 C、E、F 对角叉菜胶引起的大鼠足部水肿有很好的抗炎作用。分别对大鼠进行给药：皂苷类物质和吲哚美辛的剂量分别为 0.02mg/kg 和 20mg/kg。当在第一阶段的急性炎症中，常春藤皂苷和常春藤皂苷 C 没有消炎效果，常春藤皂苷 E 和 F 有轻微的消炎效果；在第二阶段中，常春藤皂苷 F 仍然具有很好的疗效，经分析，它们的抗炎效果很可能是通过抑制缓激肽或其他的炎症介质。后者可能是通过影响前列腺素路径来发挥抗炎作用。

3. 抗支气管炎作用　有学者以常春藤叶的提取物对儿童由于支气管哮喘而导致的慢性气道阻塞进行研究，发现其对改善呼吸功能效果很好。

4. 对大鼠剥离胃的运动活动影响　有人曾研究从干燥的常春藤中提取的两种物质常春藤皂苷和常春藤苷 C 对内脏的运动有影响。该实验是在等渗条件下在离体的大鼠胃体和胃底中进行的，以乙酰胆碱作为参考物质。实验表明常春藤皂苷在剂量为 25 ～ 320μmol/L 时可以显著的改变平滑肌的自发运动，常春藤苷 C 在 100μmol/L 下未能改变胃体和胃底的运动，但当剂量达到 350μmol/L 时表现出强烈的收缩胃平滑肌的效果。

【原植物】常春藤 *Hedera nepalensis* var. *sinensis*（Tobl.）Rehd.

常绿攀援藤本，长 3 ～ 20m，茎枝生有气根，幼枝有锈色鳞片。单叶互生，二型，营养枝上的叶为三角状卵形或戟形，长 5 ～ 10cm，宽 3.5 ～ 8cm，先端渐尖，基部宽楔形，3 浅裂或全缘，上面近于无毛或疏生短毛，下面有鳞片状短毛；花枝上的叶为椭圆状披针形或长椭圆状卵形，先端渐尖，基部楔形，全缘；叶柄长 1.5 ～ 6cm，有锈色鳞片。伞形花序单生或 2 ～ 7 个顶生；萼片 5。有棕色鳞片；花瓣 5，黄白色或绿白色；雄蕊 5 枚；子房下位，5 室；花柱合生成柱子状。果实球形，浆果状，黄色或红色，直径约 1cm。花期 7 ～ 8 月，果期 9 ～ 10 月。

产于湖南、贵州、广西、湖北。常攀援于林缘树木、林下路旁、岩石和房屋墙壁上。庭园常栽植于假山旁、墙根，让其自然附着垂直或覆盖生长，起到装饰美化环境的效果。

（汪志梅　田婷婷　汪冶）

Jaol lags naeml 教朗农

黑骨藤 Heiguteng

【异名】柳叶过山龙、黑骨头、铁骨头、铁散沙、牛尾蕨、山筋线、山杨柳、青蛇胆、小青蛇、柳叶夹、飞仙藤、达风藤、小黑牛、青香藤、奶浆藤、青色丹、青风藤、西南杠柳、滇杠柳、黑龙骨、山杨柳，大筋线，小黑牛。

【来源】本品为萝藦科植物黑龙骨 *Periploca forrestii* Schltr. 的干燥全株。

【采收加工】秋、冬采集，洗净切片，晒干。

【性味】辛，温，有小毒。

《中国侗族医药研究》：苦、辛，热。有毒。

《侗族医学》：苦、辣，热。有毒。

【功能与主治】活血通经，祛风除湿。用于跌打损伤，风湿痹疼，咽喉肿痛，乳痈，月经病。

《中国侗族医药研究》：搜风除寒，通筋止痛。用于腰痛，风湿骨痛和跌打损伤。

《侗族医学》：搜风除寒，通筋止痛。用于耿来（腰痛），风湿骨痛及跌打损伤。

【用法用量】内服：煎汤，3～6g；或浸酒。外用：适量。

【附方】

1. 耿来 教朗龙（柳叶过山龙）、高劳（蜘蛛香）、教素荡（青藤香）、美贺早（野鸭椿），煎水内服。(《侗族医学》)

2. 风湿骨痛及跌打损伤 教朗龙（柳叶过山龙）、候秀蜥（一把伞）、削昆（岩马桑）、骂比康（鹿衔草）、罪蛮（见血飞）、美尧禅（半枫荷）、教素荡（青藤香），泡酒内服。(《侗族医学》)

【现代临床研究】

1. 急性肩周炎 研究观察黑骨藤追风液纸火法治疗急性期肩周炎的临床疗效，治疗60例急性期肩周炎。临床治愈38例，显效12例，有效10例，无效1例，总有效率98.4%，其中1个疗程治愈40例，2个疗程治愈11例，显效9例。

2. 膝骨性关节炎 采用随机、对照临床试验的方法，将60例膝骨性关节炎患者随机分为隔苗药黑骨藤追风液纸火法组（治疗组）和热奄包组（对照组）。研究苗药黑骨藤追风液治疗膝骨性关节炎的临床疗效，并运用膝骨性关节炎治疗效果判定标准（JOA）进行临床评分，比较两组临床疗效。对比发现治疗组临床疗效优于对照组，治疗组在用药过程中未见不良反应。隔苗药黑骨藤追风液纸火法治疗膝骨性关节炎是一种安全有效的方法。

【化学成分】8-羟基杠柳苷元、滇杠柳苷、胡萝卜苷、熊果酸、北五加皮苷、滇杠柳苷元、滇杠柳苷、滇杠柳苷元 A-3-O-β- 磁麻吡喃糖苷、滇杠柳苷元 A-3-O-β-D- 洋地黄毒吡喃糖苷、Periforoside D、杠柳苷元、杠柳苷、杠柳次苷、杠柳苷元 -3-O-β-D- 洋地黄毒吡喃糖苷、杠柳苷元 -3-O-β-D- 葡萄吡喃糖基（1-4）-O-β-D- 洋地黄毒吡喃糖苷、黑龙骨苷甲、黑龙骨苷乙、7β- 羟基杠柳苷元、8β- 羟基杠柳苷元、periforoside G, periforoside H、periforoside E、periforgenin C、Periforoside F、3β, 5β-Dihydroxy-14-en-card-20（22）-enolide、北五加皮苷 E、北五加皮苷 M、β- 谷甾醇、胡萝卜苷、Periperoxide B、Periperoxide C、Periperoxide D、Periperoxide E、23- 羟基齐墩果酸、β- 香树脂醇、β- 香树脂醇乙酸酯、齐墩果酸、3-O- 乙酰基齐墩果酸、3β- 羟基 - 齐墩果 -11,13（18）- 二烯 -28- 羧酸、2α,3β,5,24- 四羟基 - 齐墩果 -12- 烯 -28- 羧酸、熊果酸、α- 香树脂醇、α- 香树脂醇乙酸酯、27 羟基 -α- 香树脂醇、高加蓝花楹三萜酸、2α，3β- 二羟基熊果酸、3β- 乙酰基 - 乌苏 -12- 烯 -11- 酮、乌苏 -14- 烯 -3- 醇 -1- 酮、2α,3α,23- 三羟基 - 乌苏 -12- 烯 -28- 羧酸、蒲公英甾醇、Lupeol-20（29）-en-3-nonadecanoate、山奈酚、山奈酚 -3-O-β-D- 半乳糖苷、山奈酚 -3-O-α-L- 吡喃阿拉伯糖苷、甘草素、槲皮素、槲皮素 -3-O-β-D- 吡喃葡萄糖苷、槲皮素 -3-O-α-L- 吡喃阿拉伯糖苷、原花青素 A₂、汉黄芩素、黄芩素 -7- 甲醚、异甘草素、大豆异黄酮、芒柄花素、臭矢菜素 A、臭矢菜素 B、东莨菪素、trans-3,4-methylenedioxycinnamyl alcohol、咖啡酸乙酯、反式对羟基肉桂酸、咖啡酸、6′-O- 阿魏酰基蔗糖、（＋)-1- 羟基松脂酚、（＋)- 丁香树脂醇、（-)- 丁香树脂醇、（-)- 丁香树脂酚 -4-O-β-D- 葡萄糖苷、大黄素、大黄素 -8-O-β-D- 葡萄糖苷、大黄素甲醚 -8-O-β-D- 葡萄糖苷、大黄酚、大黄素甲醚、丹参酮 ⅡA、丙二酸、2,4- 二羟基 - 苯甲酸甲酯、正十六烷酸、正十七烷、（-)- 高丽槐素、原儿茶酸、对乙酰胺基苯乙醚、地芰普内酯、4- 羟基 -3- 甲氧基 - 苯甲醛、异香草醛、3- 丙基苯甲醚。

【药理作用】

1. 抗炎、抗类风湿作用　研究黑骨藤多糖含量测定方法时，发现其所含的多糖有很好的抗炎作用。研究发现黑骨藤提取物具有良好的抗类风湿性关节炎作用，其中高、中剂量组能有效抑制佐剂性关节炎大鼠的足肿胀，而高剂量组则使血清与炎性组织液中 IL-6、TNF-α 的含量降低，表明其作用机制可能与调节免疫器官功能及促炎细胞因子的 IL-6、TNF-α 等含量水平有关。

研究发现，黑龙骨 60% 乙醇提取物具有良好的抗类风湿性关节炎作用，其作用效果与雷公藤多苷相当，即能有效抑制佐剂性关节炎（AA）大鼠的足肿胀程度，降低胸腺指数，下调 AA 大鼠血清与炎性组织液中 IL-1β、IL-6、TNF-α 的含量水平，提示黑骨藤可能通过免疫和抗炎两个方面发挥抗类风湿性关节炎功效。

2. 镇痛作用　以镇痛和抗炎作为主要药效学指标，对已筛选出的有效部位（醇提部位）做进一步的分离，得到不同的部分。通过药理实验，以确定黑骨藤的有效部分。应用小鼠热板法镇痛试验、冰醋酸致小鼠扭体反应试验进行镇痛作用研究。结果显示，黑骨藤不同的提取部位均有镇痛作用，能使扭体反应潜伏期延长，扭体次数明显减少，其中镇痛作用最为明显的为正丁醇提取部位。研究人员应用热板法研究了不同剂量的黑骨藤醇提取物的镇痛作用，发现中剂量镇痛效果最为明显，但其镇痛效果低于阿司匹林。近年来，研究黑骨藤总黄酮的镇痛效果，通过小鼠热板法镇痛试验，发现其能明显提高小鼠的痛阈；通过冰醋酸致小鼠扭体反应试验，发现其明显减少冰醋酸所致小鼠扭体反应次数。实验表明黑骨藤总黄酮可以用来作为镇痛的指标性成分，黑骨藤具有较好的镇痛作用。

3. 免疫抑制及抗肿瘤作用　从黑骨藤中提取得到其醇沉部位 HGT-5A，主要成分为大分子活性多糖。应二硝基氯苯（DNCB）诱发的小鼠迟发型超敏反应（DTH）作为免疫活性的评价指标，观察 HGT-5A 对细胞免疫反应的影响。发现 50 ～ 100mg/kg 剂量灌胃给药对 DNCB 诱导的 DTH 反应具有明显抑制作用，并且对 DTH 模型小鼠脾细胞增殖反应具有明显抑制作用，表明 HGT-5A 有较明显的免疫抑制作用。研究黑骨藤多糖部位 HGT-5A，发现其可抑制 T 细胞活化增殖和细胞免疫反应。对 HGT-5A 进一步研究发现，黑骨藤发挥免疫抑制作用的活性成分可能是其分离出来的多糖成分 HP1-3、HP1-4、HP2-2 和 HP2-4。

4. 抗氧化损伤作用　利用 H_2O_2 氧化诱导大鼠肾上腺嗜铬细胞瘤 P12 细胞产生损伤的原理，利用 MTT 法检测 P12 细胞的增殖情况，发现黑骨藤 80% 乙醇提取物在 16 ～ 128μg/mL 时，可显著提高 P12 细胞的存活率，并显示明显的剂量依赖性趋势，因而证明黑骨藤有抗氧化损伤作用。

5. 抑菌活性　以石油醚作为溶剂提取黑骨藤中的成分，采用 GC-MS 联用技术、标准谱库检索等方法，确定提取物的主要成分及含量，并分离鉴定了 28 个化合物，其中含量最高的成分为棕榈酸。经过进一步药理实验研究后发现，石油醚提取物对金黄色葡萄球菌、铜绿假单胞菌、白色念珠球菌、黄曲霉、藤黄微球菌、大肠埃希菌、粪肠球菌等的增殖有明显的抑制作用，但对枯草杆菌、青霉菌无明显效果。

【原植物】黑龙骨 *Periploca forrestii* Schltr.

藤状灌木，长达 10m，具乳汁，多分枝，全株无毛。叶革质，披针形，长 3.5 ～ 7.5cm，宽 5 ～ 10mm，顶端渐尖，基部楔形；中脉两面略凸起，侧脉纤细，密生，几平行，两面扁平，在叶缘前连接成 1 条边脉；叶柄长 1 ～ 2mm。聚伞花序腋生，比叶为短，着花 1 ～ 3 朵；花序梗和花梗柔细；花小，直径约 5mm，黄绿色；花萼裂片卵圆形或近圆形，长 1.5mm，无毛；花冠近辐状，花冠筒短，裂片长圆形，长 2.5mm，两面无毛，中间不加厚，不反折；副花冠丝状，被微毛；花粉器匙形，四合花粉藏在载粉器内；雄蕊着生于花冠基部，花丝背部与副花冠裂片合生，花药彼此粘生，包围并粘在柱头上；子房无毛，心皮离生，胚珠多个，柱头圆锥状，基部具五棱。蓇葖双生，长圆柱形，长达 11cm，直径 5mm；种子长圆形，扁平，顶端具白色绢质种毛；种毛长 3cm。花期 3 ～ 4 月，果期 6 ～ 7 月。

产于贵州、广西。生于海拔 2000m 以下的山地疏林向阳处或阴湿的杂木林下或灌木丛中。

（刘建锋　汪志梅　汪治）

Jaol nungc bagx 教浓罢

白英 Baiying

【异名】山甜菜、蔓茄、北凤藤、白草、白幕、排风、排风草、天灯笼。

【来源】本品为茄科植物白英 *Solanum lyratum* Thunberg 的干燥全草。

【采收加工】夏、秋季茎叶生长旺盛时期收割全草，收取后直接晒干，或洗净鲜用。

【性味】苦，微寒，有小毒。

《中国侗族医药研究》：苦，凉，有小毒。

【功能与主治】清热解毒，利湿消肿。用于感冒发热，乳痈，恶疮，湿热黄疸，腹水，白带，水肿，痈疖肿毒。

《中国侗族医药研究》：退热，解毒，消肿。用于胆道蛔虫，内伤，贯耳底，脓鼻子。

【用法用量】内服：煎汤 10 ～ 25g。（《侗族医药》）

【现代临床研究】在临床上可用于治疗肿瘤和风湿性关节炎等疾病，白英的复方制剂可用于抑菌、抗凝血方面的治疗。采用中药白英汤治疗 60 例有头颈部恶性肿瘤放射性口干症和口咽黏膜反应的患者，后又经临床研究发现，放射性肺损伤患者服用中药组方白英汤剂后，血浆转化生长因子 -β_1 表达降低，可减轻胸部肿瘤放疗引起的急性和晚期放射性肺损伤，提高患者生活质量。对 116 例痛风性关节炎急性发作患者应用白英、牡丹皮、赤芍、半枝莲等中药自制的白英清脉饮合剂进行治疗，研究结果发现，与秋水仙碱联合塞来昔布相比，白英清脉饮合剂联合金黄散不仅能降低痛风急性期患者的相关炎症指标，缓解关节疼痛症状，还能明显降低血尿酸。

【化学成分】（25R）- 螺 -3,5- 二烯 - 脱氧替告皂苷、4- 甲基胆甾 -7- 烯 -3β- 醇、薯蓣皂苷元、替告皂苷元酮、雅姆皂苷元、替告皂苷元、9,11- 去氢过氧麦角甾醇、过氧麦角甾醇、（25R）-26-O-β-D- 吡喃葡萄糖基 -5（6），20（22）- 二烯 - 呋甾 -3β,26- 二羟基、（25R）-26-O-β-D- 吡喃葡萄糖基 -5α-20（22）- 烯 - 呋甾 -3β,26- 二羟基、薯蓣皂苷元 -3-O-α-L- 吡喃鼠李糖基 -（1-2）-β-D- 葡糖苷酸糖醛酸、薯蓣皂苷元 -3-O-α-L- 鼠李吡喃糖基 -（1-2）-β-D- 吡喃葡糖醛酸甲酯、（22R）-3β,16β,22,26- 四羟基胆

甾 -5- 烯烃 -3-O-α-L- 吡喃鼠李糖基 -（1-2）-β-D- 吡喃葡糖醛酸苷、甲基原蜘蛛抱蛋苷、齿丝山韭皂苷 A、薯蓣皂苷元 -3-O-β-D- 吡喃葡萄糖基 -（1-2）-β-D- 吡喃葡糖基 -（1-4）-β-D- 吡喃半乳糖苷、雅姆皂苷元 -3-O-β-D- 吡喃葡糖基 -（1-2）-β-D- 吡喃葡糖基 -（1-4）-β-D- 吡喃半乳糖苷、替告皂苷元 -3-O-β-D- 吡喃葡糖基 -（1-2）-β-D- 吡喃葡糖基 -（1-4）-β-D- 吡喃半乳糖苷、新替告皂苷元 -3-O-β-D- 吡喃葡糖基 -（1-2）-β-D- 吡喃葡糖基 -（1-4）-β-D- 吡喃半乳糖苷、蜘蛛抱蛋苷、26-O-β-D- 吡喃葡糖基 （22S,25RorS) -3β,26- 二羟基 -22- 甲氧基 - 呋甾 -5- 烯 3-O-α-L- 吡喃鼠李糖基（1-2）-β-D- 吡喃葡糖醛酸苷、SL-O-（25R）-5（6）- 烯 - 螺甾 -3β- 羟基 -3-O-β-D- 吡喃木糖基 -（1-3）- [β-D- 吡喃葡糖基 -（1-2）-β-D- 吡喃葡糖基 -（1-4）-β-D- 吡喃半乳糖苷、替告皂苷元 3-O-β-D- 吡喃葡糖基（1-2）- [β-D- 吡喃木糖基（1-3）]-β-D- 吡喃葡糖基（1-4）-β-D- 吡喃半乳糖苷、（25R）-5α- 螺甾 -3β- 羟基 -3-O-β-D- 吡喃葡糖基 -（1-3）- [β-D- 吡喃葡糖基 -（1-2）-β-D- 吡喃葡糖基 -（1-4）-β-D- 吡喃半乳糖苷、26-O-β-D- 吡喃葡糖基（22S,25R）-3β,22,26- 三羟基 -5- 呋甾烯 3-O-α-L- 吡喃鼠李糖基（1-2）- [β-D- 吡喃葡糖基（1-3）]-β-D- 吡喃葡糖醛酸苷、澳洲茄二烯、澳洲茄胺、氢化勒帕茄次碱、蜀羊泉碱、（25S）-5- 茄甾烯 -3β,23β- 二醇 -3-O-β-D- 吡喃半乳糖苷、白英素 A、白英素 B、澳洲茄碱、16，23- 环氧 -22，26- 环亚胺 - 胆甾醇 -22(N),23,25- 三烯 -3β- 羟基 -3-O-β-D- 吡喃葡糖基 -(1-2)-β-D- 吡喃葡糖基 -(1-6)-β-D- 吡喃半乳糖苷、（25S）-5- 茄甾烯 -3β,23β- 二醇 -3-O-β-D- 吡喃葡糖基 -（1-2）-β-D- 吡喃葡糖基 -（1-4）-β-D- 吡喃半乳糖苷、（25S）- 茄甾 -3β,23β- 二醇 -3-O-β-D- 吡喃葡糖基 -（1-2）-β-D 吡喃葡糖基 -（1-4）-β-D- 吡喃半乳糖苷、木糖基苦茄碱、木糖基澳洲茄边碱、（25S）-5- 茄甾烯 -3β，23β- 二醇 -3-O-β-D 吡喃葡糖基 -（1-2）[β-D- 吡喃木糖基 -（1-3）]-β-D- 吡喃葡糖基（1-4）-β-D 吡喃半乳糖苷、（25S）- 茄甾 -3β,23β- 二醇 -3-O-β-D- 吡喃葡糖基 -（1-2）[β-D- 吡喃木糖基 -（1-3）]-β-D- 吡喃葡糖基（1-4）-β-D 吡喃半乳糖苷、白英素 C、β- 吲哚羧基酸、胸苷、尿苷、N-（4- 氨基正丁基）-3-（3- 羟基 -4- 甲氧基 - 苯基）-E- 丙烯酰胺、N-（4- 氨基正丁基）-3-（3- 羟基 -4- 甲氧基 - 苯基）-Z- 丙烯酰胺、腺苷、香豆酰基酪胺、N- 顺式阿魏酰酪胺、N- 反式阿魏酰酪胺、N- 反式阿魏酰奥克巴胺、士的宁、N- 反式 - 阿魏酰基 -3- 甲基多巴胺、大豆脑苷Ⅰ、1-O-β-D- 葡糖吡喃糖基 -（2S,3R,4E,8Z）-2- [（2- 羟基十六酰）酪胺]-4,8- 十八碳二烯基 -1，3- 二醇、1-O-β-D- 葡糖吡喃糖基 -（2S,3R,4E,8E）-2- [（2- 羟基十六酰）酪胺]-4,8- 十八碳二烯基 -1,3- 二醇、大豆素、刺芒柄花素、芹菜素、柚皮素、汉黄芩素 5,7- 二羟基 -8- 甲氧基黄酮、槲皮素、大豆苷、芒柄花苷、染料木苷、芹菜素 -7-O-β-D- 葡萄糖、5- 羟基芒柄花苷、芹菜素 -7-O-β-D- 芹糖（1-2）-β-D- 葡萄糖、刺槐素 -7-O- 芸香糖苷、芦丁、苍术内酯Ⅰ、去氢假虎刺酮、1,3,5- 三羟基 -7- 甲基 - 蒽醌、1，5- 二羟基 -3- 甲氧基 -7- 甲基 - 蒽醌、大黄素甲醚 -8-O-β-D- 葡萄糖苷、莨菪亭、香豆雌酚、木兰苷、对羟基苯甲醛、赤藓糖醇、对羟基苯甲酸、异香草醛、原儿茶酸、香草酸、阿拉伯呋喃糖苷乙酯、咖啡酸、丁香醛、甘露醇、丁香酸、白藜芦醇、2- 羟基 -3- 甲氧基苯甲酸葡萄糖酯、lyratin B、lyratin A、绿原酸、β- 谷甾醇、熊果酸、阿魏酸二十二酯、胡萝卜苷。

【药理作用】

1. 抑菌作用 白英的水提物及其复方制剂具有良好的抗菌活性。在体外研究中发现，大肠埃希菌和金黄色葡萄球菌可被白英的水提物抑制，且其对大肠埃希菌的抑菌效果明显优于金黄色葡萄球菌。

2. 抗炎活性 研究发现，中剂量白英总生物碱和总皂苷对 H_2O_2 损伤的人脐静脉内皮细胞的治疗作用、高剂量对脂多糖诱导的巨噬细胞 RAW264.7 的治疗作用与吲哚美辛疗效等同。中、高剂量白英总生物碱和总皂苷可显著降低大鼠急性关节炎的肿胀水平。中、高剂量白英总生物碱和总皂苷可减少环氧酶 -2 的含量，降低前列腺素 E_2 的释放，发挥抗炎作用。

3. 抗肿瘤作用 白英作为抗肿瘤中药，临床常用于肝癌、肺癌、宫颈癌等多种肿瘤治疗，其中对肝癌和肺癌的治疗效果尤为突出。有学者发现在小鼠肝癌细胞 H22 异种移植模型中，白英甾体总生物碱可抑制肿瘤生长。有文献报道，白英生物总碱对 Lewis 荷瘤小鼠有抗肿瘤活性，但对小鼠身体质量无明显影响，并且白英的提取物可改善 Lewis 荷瘤小鼠中 NK 细胞的活性，增加荷瘤小鼠中 CD4 细胞的数量，提高荷瘤小鼠的存活率。

4. 其他作用　白英的提取物还具有抗凝血及抗病毒等药理作用。研究发现，清脉颗粒（主要成分有白英、白花蛇舌草、蛇莓、徐长卿、牡丹皮、甘草等）可显著降低血栓闭塞性血管炎模型大鼠的全血黏度、血浆黏度和红细胞聚集指数，减少纤维蛋白含量和延长凝血时间。

【原植物】白英 *Solanum lyratum* Thunberg

多年生草质藤本，长达 4m。根条状，横走多分枝。茎蔓生，基部木质化，密被长柔毛。叶互生，卵形至卵状长圆形或琴形，长 3～6cm，宽 3～4cm，先端渐尖，基部浅心形，全缘或基部有 3～5 深裂，两面密生白色长柔毛；叶柄长 1～3cm。聚伞花序顶生或与叶对生，花疏生；花梗长 8～15mm，密生柔毛；花萼杯状，5 浅裂，齿状；花冠淡黄白色，5 深裂，裂片披针形，向外反折；雄蕊 5 枚，花药顶端孔裂；子房上位，花柱细长，柱头头状。浆果球形，成熟时黑红色，基部有宿存花萼。花期 7～9 月，果期 9～10 月。

产于湖南、贵州、广西、湖北。生于山谷草地或路旁、田边。

（汪志梅　田婷婷　汪冶）

Jaol send mas 教任麻

海金沙 Haijinsha

【异名】金沙藤、左转藤、蛤蟆藤、罗网藤、铁线藤、吐丝草、鼎擦藤、猛古藤。

【来源】本品为海金沙科植物海金沙 *Lygodium japonicum*（Thunb.）Sw. 的干燥全草。

【采收加工】夏秋季采收。

【性味】甘，寒，无毒。

《中国侗族医药研究》：甘，寒。

《侗族医学》：甜，凉。

《中国侗族医药学基础》：甘、咸，寒。

【功能与主治】清热解毒，利水通淋，活血通络。用于热淋，石淋，血淋，小便不利，水肿，白浊，带下，肝疫，泄泻，痢疾，咳喘，咽喉肿痛，口疮，目赤肿痛，痄腮，乳痈，丹毒，带状疱疹，水火烫伤，皮肤瘙痒，跌打伤肿，风湿痹痛，外伤出血。

《中国侗族医药研究》：清热解毒，活血通络。用于筋痛，无名肿毒，惊迷风，墨风，筋风半边，扯筋风，小儿细筋风，走马入筋，脚转筋，草气成毒，伤筋，鸡婆风，盐包痛，小儿观音风，腰痛水肿，妇男尿血。

《侗族医学》：退热、退水。用于腰痛，水肿，妇男尿血。

《中国侗族医药学基础》：清利湿热，通淋止痛。用于热淋，石淋，血淋，膏淋，尿道涩痛。

【用法用量】内服：煎汤，9～30g，鲜品 30～90g；或研末。外用：适量，煎水洗；或鲜品捣敷。

【附方】

1. 腰痛水肿　海金沙、石韦、六月雪、车前草、黑根，煎水内服。（《侗族医学》）

2. 妇男尿血　海金沙、墨旱莲、茯苓、土大黄、水三七，煎水内服。（《侗族医学》）

【现代临床研究】

1. 慢性前列腺炎 临床大量数据表明，含海金沙的组方对慢性前列腺炎具有较好的临床效果。临床用药组方中，海金沙多与萆薢、土茯苓合用，增强清热利湿的功效，与车前子、车前草合用，增强利水消肿的功效，配王不留行以助其通经络，配丹皮增强止痛的作用。李曰庆临床用药经验发现，海金沙与威灵仙合为药对使用，具有较好的治疗慢性前列腺炎的效果。

2. 结石 在治疗上，大多医师处方中均含有海金沙，常与金钱草、泽泻或石韦共为主药，根据患者情况辨证施治，后期常以补气益肾中药巩固疗效。有的方剂常配当归、延胡索、丹参以达到活血理气、缓急止痛的功效，同时嘱咐患者多饮水，适当跳跃，有助于结石排出。有方剂基于益气温阳活血法，重用川牛膝、当归等活血中药，加黄芪、巴戟天益气补阳，若腰痛剧烈加白芍、杜仲，小便不利加金钱草，尿血者加蒲黄，根据患者病情辨证施治，效果显著。海金沙及其组方对 8mm 以下的结石具有良好的排出效果，对于较大的结石，临床上一般选择碎石后再用中药促进其排出。

3. 带状疱疹 带状疱疹是一种常见的皮肤病，主要由带状疱疹病毒引起，极性发作时剧烈疼痛，且容易引起神经性疼痛等后遗症，中医称之为火带疮，民间俗称缠腰蛇、蛇带疮、蛇丹、蜘蛛疮等。少量临床报道表明，海金沙的鲜叶、孢子，外敷对带状疱疹具有较好的治疗作用，疼痛剧烈者可配合抗病毒药物口服。

4. 其他 海金沙对小儿高钙尿症具有较好的作用。特发性高钙尿症是临床病因不明、血钙正常、尿钙排泄增多的儿科常见疾病，单纯性或称无症状性镜下或肉眼血尿，泌尿系统结石是该病最常见的临床表现。应用海金沙组方对一 8 岁小儿高钙尿症患者进行治疗，取得了良好的效果，且随访无复发。

【化学成分】 海金沙素、反式-对-香豆酸、肉豆蔻酸、棕榈酸、十六碳烯酸、硬脂酸、油酸、亚油酸、十八碳三烯酸、廿碳烷酸。

【药理作用】

1. 利胆作用 据研究显示，反式-对-香豆酸 50mg/kg 注入十二指肠，对大鼠具有利胆作用，给药后 24h 达到最大效应，可持续 4～5h，胆汁平均增加 20%，但不增加胆汁中胆红素和胆固醇的浓度，与脱氧胆酸相比，其利胆作用强度和持续时间基本相同，但起效缓慢。其作用机理是增加胆汁中水分的分泌，但并不增加胆汁中胆固醇和胆红素的分泌。其利胆强度与去氢胆酸相似，但克服了去氢胆酸引起的肝劳损和利胆减退不良反应，毒性也较低。海金沙中的咖啡酸也有利胆保肝作用。

2. 抗氧化作用 体外抗氧化实验结果表明，海金沙黄酮（FLJ）有一定的清除羟基自由基、超氧阴离子自由基、烷基自由基及抑制油脂过氧化的作用，FLJ 作为抗氧化功能因子在保健功能食品中的应用前景广阔。

3. 防治结石的作用 高钙尿和肾组织草酸含量为草酸钙结石的重要原因，海金沙可降低草酸含量，保护肾组织上皮细胞，通过减少尿 Ca、P、UA 分泌，增加尿 Mg 水平，增加排尿量，减弱成石因素，降低结石形成风险。

4. 抗菌作用 研究发现海金沙提取物对革兰阳性菌（金黄色葡萄球菌）和革兰阴性菌（大肠埃希菌、志贺菌属）均有较好的抑制效果，且对金黄色葡萄球菌和大肠埃希菌的抑菌效果优于志贺菌属，并具有较好的防腐作用。

【原植物】 海金沙 *Lygodium japonicum*（Thunb.）Sw.

多年生攀援草本，长 1～4m。根茎细而匍匐，被细柔毛。茎细弱、呈干草色，有白色微毛。叶为 1～2 回羽状复叶，纸质，两面均被细柔毛；能育羽片卵状三角形，长 12～20cm，宽 10～16cm，小叶卵状披针形，边缘有锯齿或不规则分裂，上部小叶无柄，羽状或戟形，下部小叶有柄；不育羽片尖三角形，通常与能育羽片相似，但有时为 1 回羽状复叶，小叶阔线形，或基部分裂成不规则的小片。

孢子囊生于能育羽片的背面，在 2 回小叶的齿及裂片顶端成穗状排列，穗长 2 ～ 4mm，孢子囊盖鳞片状，卵形，每盖下生一横卵形的孢子囊，环带侧生，聚集一处。孢子囊多在夏秋季产生。

产于湖南、贵州、广西、湖北。多生于路边、山坡灌丛、林缘溪谷丛林中，常缠绕生长于其他较大型的植物上。

（凌建新　田婷婷　汪治）

Jaol siik lemh 教瑞林

茜草 Qiancao

【异名】红丝线、锯锯藤、拉拉秧、活血草、红茜草、四轮车、挂拉豆、红线草、小血藤、血见愁、四方草、四面草、剑根草、茜草根、结骨藤、接骨藤、教瑞林。

【来源】本品为茜草科植物茜草 *Rubia cordifolia* L. 的干燥全草。

【采收加工】春、秋季采挖，除去泥沙，干燥。

【性味】苦，寒。

《中国侗族医药研究》：苦，寒。

【功能与主治】凉血活血，祛瘀，通经。用于吐血，衄血，崩漏下血，外伤出血，经闭瘀阻，关节痹痛，跌仆肿痛。

《中国侗族医药研究》：行血止血，通经活络，止咳祛痰。用于吐血不止，痢疾，咳嗽日久，连铁痛，风疱，锅巴瘟，虫牙，崩中，砂淋，犯女人，闭经。

【用法用量】内服：煎汤，3 ～ 9g；或入丸、散。

《中国侗族医药研究》：6 ～ 9g。

【现代临床研究】

1. 凉血止血，祛瘀通经　临床多用于治血热出血，血瘀经闭，风湿痹痛，跌打肿痛等证。传统经验一般认为茜草生用具有活血通经功效，炒炭具有止血功效。对江苏地区茜草饮片生熟异用的临床初步调查结果显示，茜草生用具有凉血，活血，止血的功效，且有"止血不留瘀，活血不动血"的优点，故在临床实际应用中要灵活对待，而不必机械地遵循"生用活血，炒炭止血"的旧训。

2. 原发性痛经　将 295 例气滞血瘀型原发性痛经患者随机分为治疗组 159 例和对照组 136 例，对照组给予布洛芬片治疗，治疗组在此基础上加服少腹逐瘀汤加茜草（方中含茜草 10g）治疗，1 个疗程后观察到治疗组总有效率为 94.34%，高于对照组的 77.21%，差异有统计学意义（$P < 0.05$），因此认为少腹逐瘀汤加茜草治疗气滞血瘀型原发性痛经可迅速缓解患者的腹痛症状，并能够从根本上治愈痛经，值得在临床上应用推广。

3. 过敏性紫癜　过敏性紫癜（HSP）是一种常见的血管变态反应性疾病，是机体对某些致敏物质发生变态反应，导致毛细血管脆性及通透性增加，临床症状除有瘀点、出血性斑丘疹等皮疹外，常累及胃、肠、关节和肾脏，引起呕吐、腹痛、肠出血、关节肿痛和肾脏损害等一系列临床表现。有学者认为该病的主要病机是"热毒入血，迫血妄行，瘀阻络脉"，故而发展为紫斑；因此，治疗应以清热解毒、凉血活血为主，故自拟五草汤（方中含茜草 30g）随证加减治疗，收到良好疗效。应用荆花消紫合剂（方中含茜草）辨证加减治疗 238 例过敏性紫癜患者，最后痊愈 202 例、显效 23 例、有效 7 例，总有效率 97.5%，故认为该制剂治疗过敏性紫癜疗效显著，未发现明显不良反应，具有良好的临床应用价值。

4. 肾性血尿　肾性血尿是指血尿来源于肾小球，表现为镜下血尿或肉眼血尿，中医学称溺血、溲血，属于血证范畴。有学者认为肾性血尿的病位在肾及膀胱，与脾、肝、心、肺有关，为本虚标实之证，并结合临床血尿的特点，重视祛除湿热之邪，同时强调血尿不忘瘀血，活血治疗贯穿始终，因而自拟七草一花汤作为基础方（方中含茜草 15g）随证加减治疗，取得很好的疗效，值得临床进一步研究及推广应用。有学者认为脾肾亏虚是肾性血尿的关键病机。此外，火热蕴结于肾与膀胱，致血络受伤是产生血尿的重要原因。另外，肾性血尿多病情迁延，反复发作，久病入络，瘀血阻滞肾络，致血不循经，溢于脉外，可发展为血尿。因此治疗肾性血尿"化瘀止血"应贯穿始终，故在处方中多用茜草来达到化瘀凉血、止血的目的。

5. 其他疾病　有学者用茜草配合旋覆花等药治疗痰气郁阻、肺胃伤阴、脉络瘀阻引起的食管炎有良效。还有学者用自拟"水蛭茜草汤"配合化学药治疗肝硬化腹水 50 例，其中临床治愈 20 例，好转 26 例，无效 4 例，总有效率为 92%。研究发现在辨证论治的基础上，依据多年临床经验，根据病情轻重加用茜草 30 ～ 60g，或以茜草为主随证加减治疗白细胞减少症，取得显著疗效。

【化学成分】 1- 羟基 -2- 甲基蒽醌、1,4- 二羟基 -6- 甲基蒽醌、大黄素甲醚、去甲虎刺醛、1- 羟基 -2- 甲氧基蒽醌、二甲醚茜草酸、甲基异茜草素、1,4- 二羟基 -2- 甲基蒽醌、1,5- 二羟基 -2- 甲基蒽醌、1,4- 二羟基 -2- 乙氧基羰基蒽醌、1- 羟基 -2- 羧基 -3- 甲氧基蒽醌、1,3- 二羟基 -2- 甲氧基甲基蒽醌、1- 甲氧基 -2- 甲氧基甲基 -3- 羟基蒽醌、4- 羟基 -2- 羧基蒽醌、1,4- 二羟基 -2- 羟甲基蒽醌、1- 羟基 -2- 羟甲基蒽醌、1,3,6- 三羟基 -2- 甲基蒽醌 -3-O-β-D- 吡喃葡萄糖苷、1,3,6- 三羟基 -2- 甲基蒽醌 -3-O-α-L- 吡喃鼠李糖（1-2）-β-D- 吡喃葡萄糖苷、1,3,6- 三羟基 -2- 甲基蒽醌 -3-O-α-L- 吡喃鼠李糖（1-2）-β-D-（3′-O- 乙酰基）- 吡喃葡萄糖苷、1,3,6- 三羟基 -2- 甲基蒽醌 -3-O-α-L- 吡喃鼠李糖（1-2）-β-D-（6′-O- 乙酰基）- 吡喃葡萄糖苷、1,3,6- 三羟基 -2- 甲基蒽醌 -3-O-α-L- 吡喃鼠李糖（1-2）-β-D-（3′,6′-O- 二乙酰基）- 吡喃葡萄糖苷、1,3,6- 三羟基 -2- 甲基蒽醌 -3-O-α-L- 吡喃鼠李糖（1-2）-β-D-（4′,6′-O- 二乙酰基）- 吡喃葡萄糖苷、1,3,6- 三羟基 -2- 甲基蒽醌、茜素、1,3,6- 三羟基 -2- 甲基蒽醌 -3-O-（6′-O- 乙酰基）-β-D- 吡喃葡萄糖苷、1- 羟基蒽醌、羟基茜草素、茜根酸、1,3- 二羟基 -2- 羟甲基蒽醌 -3-O-β-D- 吡喃木糖（1-6）-β-D- 吡喃葡萄糖苷、lucidinprimeveroside、1,3,6- 三羟基 -2- 甲基蒽醌 -3-O-β-D- 吡喃木糖（1-2）-β-D-（6′-O- 乙酰基）- 吡喃葡萄糖苷、3- 甲酯基 -1- 羟基蒽醌、2- 甲基蒽醌、异茜草素、1,4- 二羟基 -2- 甲基 -5- 甲氧基蒽醌、1,4- 二羟基蒽醌、1,8- 二羟基 -3- 甲基 -6- 甲氧基蒽醌、伪羟基茜草素、1- 羟基 -3- 乙氧基蒽醌、茜草酸、1,3- 二羟基 -2- 甲氧基羰基蒽醌、ruberitrinicacid、1,2,4,6- 四羟基蒽醌、1- 乙酸基 -3- 甲氧基蒽醌、soranjidiol、cordifoliol、cordifodiol、rubiasin A、rubiasin B、rubiasin C、光泽汀、1- 乙酰氧基 -6- 羟基 -2- 甲基蒽醌 -3-O-α-L- 吡喃鼠李糖（1-4）-α-L- 吡喃葡萄糖苷、rubianin、rubiacordone A、1-acetoxy-6-hydroxy-2-methylanthraquinone-3-O-［α-L-rhamnopyranosyl-（1-2）-β-D-glucopyranoside］、5- 甲氧基 -2-（3′- 甲基 -2′- 丁烯基）-1,4- 萘醌、大叶茜草素、二氢大叶茜草素、2- 甲氧羰基 -3-（3′- 羟基）异戊基 -1,4- 萘氢醌 -4-O-β-D- 吡喃葡萄糖苷、2- 甲氧羰基 -3- 异戊二烯基 -1,4- 萘氢醌 -1,4-O-β-D- 二吡喃葡萄糖苷、2′- 甲氧基大叶茜草素、2′- 羟基大叶茜草素、1′,2′- 二羟基二氢大叶茜草素、1′- 甲氧基 -2′- 羟基二氢大叶茜草素、naphtha［1,2-b］furan, 2H-naphtho［1, 2-b］pyran-5-carboxylicacidderive、4H-benzo［h］pyrano［3,4,5-de］-1-benzopyran, naphtha［1,2-b］furan-4-carboxylicacidderive、钩毛茜草聚萘醌 B、2- 甲酯基 -2,3- 环氧 -3- 异戊二烯基 -1,4- 萘醌、2- 氨基甲酰基 -3- 甲氧基 -1,4- 萘醌、2- 氨基甲酰基 -3- 羟基 -1,4- 萘醌、去氢 α- 拉帕醌、epoxymollugin、茜草内酯、3′- 甲氧羰基 -4′- 羟基 - 萘骈［1′,2′-2,3］呋喃、2-（3′- 羟基）异戊基 -3- 甲氧羰基 -1,4- 萘氢醌 -1-O-β-D- 吡喃葡萄糖苷［2-（3′-hydroxy）isopentyl-3-carbomethoxy-1,4-naphthohydroquinone-1-O-β-D-glucoside］、齐墩果酸乙酯、齐墩果酸、茜草香豆酸、茜草叶酸、茜草萜三醇、茜草哌唑嗪 A、茜草哌唑嗪 B、茜草哌唑嗪 C、茜草

乔木醇 A、茜草乔木醇 B、茜草乔木醇 C、茜草乔木醇 D、茜草乔木醇 E、茜草乔木醇 F、5- 甲氧基京尼帕苷酸、3β-acetoxyoleanane-12-one、3β,13β,15α-trihydroxyoleanane-12-one、3β,19α-dihydroxyarbor-9（11）-ene、akebiasaponin D、hederagenin-3-O-α-L-arabinopyranoside、熊果酸、β- 谷甾醇、胡萝卜苷。

【药理作用】

1. 止血　茜草温浸液有明显的促进血液凝固的作用。茜草炒炭后止血作用增强，能显著缩短正常小鼠的凝血时间。

2. 抗肿瘤　从茜草中分离出一系列环己肽类化合物，此类化合物对小鼠白血病 P388 和 L1210 细胞、艾氏腹水癌细胞、黑色素瘤 B16 细胞、结肠癌 Colon-38 细胞、Lewis 肺癌细胞增殖均有一定的抑制作用。

3. 抗氧化　茜草乙醇提取物能提高超氧化物歧化酶（SOD）和过氧化氢酶（CAT）的活力及还原型谷胱甘肽的量，抑制脂质过氧化，从而减轻硝酸铅对小鼠的氧化损伤。茜草水提物可以提高心肌细胞线粒体中多种抗氧化酶的活力，而且水提物中的多糖成分也能通过抗氧化作用改善 D- 半乳糖对小鼠心肌线粒体的损伤。

4. 抗炎　利用脂多糖（LPS）处理小鼠巨噬细胞 RAW264.7，结果显示 NO、诱导型一氧化氮合酶（iNOS）以及白细胞介素 -1β（IL-1β）、白细胞介素 -6（IL-6）的量均显著上升，而加入大叶茜草素共孵育后，这些炎症介质的水平有所下降。另外，从茜草中分离出的 1- 羟基 -2- 甲基蒽醌可以通过抑制 iNOS 表达来减少 NO 的量，从而缓解 LPS 和 γ 干扰素（IFN-γ）对小鼠腹腔巨噬细胞的损伤。

5. 抗菌　据报道茜草具有较强的抗菌作用，而发挥抗菌作用的主要活性成分是茜草素。

6. 升高白细胞数及免疫调节作用　研究发现茜草酸的化学合成衍生物茜草双酯能够促进实验动物骨髓造血细胞的增殖和分化，减轻环磷酰胺所致的骨髓损伤，并在临床试验中对患者经放疗、化疗引起的白细胞数降低有良好的防治效果。

7. 护肝作用　研究发现茜草中的甲基异茜草素对 CCl₄ 引起的小鼠肝脏损伤有较强的治疗作用。另外，研究发现茜草醇提物有一定的护肝作用。

8. 其他作用　研究发现茜草有抗过敏作用。另外，茜草多糖还具有神经保护活性。

【原植物】茜草 *Rubia cordifolia* L.

草质攀援藤木，长通常 1.5 ～ 3.5m；根状茎和其节上的须根均红色；茎数至多条，从根状茎的节上发出，细长，方柱形，有 4 棱，棱上生倒生皮刺，中部以上多分枝。叶通常 4 片轮生，纸质，披针形或长圆状披针形，长 0.7 ～ 3.5cm，顶端渐尖，有时钝尖，基部心形，边缘有齿状皮刺，两面粗糙，脉上有微小皮刺；基出脉 3 条，极少外侧有 1 对很小的基出脉。叶柄长通常 1 ～ 2.5cm，有倒生皮刺。聚伞花序腋生和顶生，多回分枝，有花十余朵至数十朵，花序和分枝均细瘦，有微小皮刺；花冠淡黄色，干时淡褐色，盛开时花冠檐部直径约 3 ～ 3.5mm，花冠裂片近卵形，微伸展，长约 1.5mm，外面无毛。果球形，直径通常 4 ～ 5mm，成熟时橘黄色。花期 8 ～ 9 月，果期 10 ～ 11 月。

产于湖南、贵州、广西、湖北，生于疏林、林缘、灌丛或草地上。

（汪志梅　田婷婷　汪冶）

Jaol yais nyaoh enl 教月辽嗯

藤石松 Tengshisong

【异名】小伸筋草、天棱罗、猫公藤、木贼叶石松、舒筋草、石子藤、灯笼草、石子藤石松、藤子石松、吊壁伸筋、无病苹。

【**来源**】本品为石松科植物藤石松 *Lycopodiastrum casuarinoides*（Spring）Holub ex Dixit 的干燥全草。

【**采收加工**】6 ～ 9 月采收，鲜用或晒干。

【**性味**】微甘，温。

【**功能与主治**】祛风除湿，舒筋活血，明目，解毒。用于腰腿酸痛，风湿关节痛，跌打损伤，筋骨疼痛，月经不调，脚转筋，气结疼痛，金疮内伤，去痰止咳。

【**用法用量**】内服：煎汤，15 ～ 30g；或浸酒。外用：煎水洗或捣敷。

【**现代临床研究**】

1. 治气虚脚肿　穿山甲前爪用砂炒，与砂仁打成粉，以藤石松 30g 泡水，每日 2 次吞服，每次用硬币（五分）撮取药粉为度。(《重庆草药》)

2. 治小儿盗汗　藤石松、麦秆。煮水外洗。(《广西实用中草药新选》)

3. 治脚转筋　藤石松 30g，伸筋草 60g。煎水或加松甲 3 个炖猪后脚蹄筋。每日早晚内服 2 次。(《重庆草药》)

4. 治夜盲　藤石松嫩苗 30g，鸡眼草 15g。煎服。(《中国药用孢子植物》)

【**化学成分**】carinatumin B、huperzine B、N-demethyl-*β*-obscurine、huperzinine、N-demethyl-huperzinine、huperzine C、huperzine D、huperzinineN-oxide。

【**药理作用**】

抗菌消炎作用　采用管碟法对藤石松的超纯水提取液进行了抑菌活性的研究，发现藤石松水提取液对金黄色葡萄球菌，大肠埃希菌和产气肠埃希菌的抑制效果较强，说明藤石松水提取液中含有对细菌具有抑制作用的活性成分，该研究结果是筛选、开发植物源杀菌剂的前提和基础，为制备抗菌消炎天然药物提供了依据。

【**原植物**】藤石松 *Lycopodiastrum casuarinoides*（Spring）Holub ex Dixit

大型土生植物。地下茎长而匍匐。地上主茎木质藤状，伸长攀援达数米，圆柱形，直径约 2mm，具疏叶；叶螺旋状排列，贴生，卵状披针形至钻形，长 1.5 ～ 3.0mm，宽约 0.5mm，基部突出，弧形，无柄，先端渐尖，具 1 膜质，长 2 ～ 5mm 的长芒或芒脱落。不育枝柔软，黄绿色，圆柱状，枝连叶宽约 4mm，多回不等位二叉分枝；叶螺旋状排列，但叶基扭曲使小枝呈扁平状，密生，上斜，钻状，上弯，长 2 ～ 3mm，宽约 0.5mm，基部下延，无柄，先端渐尖，具长芒，边缘全缘，背部弧形，腹部有凹槽，无光泽，中脉不明显，草质。能育枝柔软，红棕色，小枝扁平，多回二叉分枝；叶螺旋状排列，稀疏，贴生，鳞片状，长约 0.8mm，宽约 0.3mm，基部下延，无柄，先端渐尖，具芒，边缘全缘；苞片形同主茎，仅略小；孢子囊穗每 6 ～ 26 个一组生于多回二叉分枝的孢子枝顶端，排列成圆锥形，具直立的总柄和小柄，弯曲，长 1 ～ 4cm，直径 2 ～ 3mm，红棕色；孢子叶阔卵形，覆瓦状排列，长 2 ～ 3mm，宽约 1.5mm，先端急尖，具膜质长芒，边缘具不规则钝齿，厚膜质；孢子囊生于孢子叶腋，内藏，圆肾形，黄色。

产于湖南、贵州、广西、湖北，生于海拔 100 ～ 3100m 的林下、林缘、灌丛下或沟边。

（汪志梅　田婷婷　汪冶）

Jeml jods kap 金却卡

烟管头草 Yanguantoucao

【异名】烟袋草、枸儿菜、金挖耳、挖耳草、芸香草、毛叶草、野烟、牛儿草、牛牛草、大白泡草、倒提壶、野葵花、六氏草、毛叶芸香草、野朝阳柄。

【来源】本品为菊科植物烟管头草 *Carpesium cernuum* L. 的干燥全草。

【采收加工】夏秋采收，去杂质，鲜用或晒干。

【性味】苦、辛，寒。

《中国侗族医药研究》：苦，凉。

《侗族医学》：苦，凉。

【功能与主治】清热解毒，消肿止痛。用于咽喉肿痛，牙痛，痢疾，瘰疬，疮疖肿毒，乳痈，蛇串疮，毒蛇咬伤。

《中国侗族医药研究》：退热解毒，凉血消肿止痛。用于疖肿，九子羊。

《侗族医学》：退热解毒，凉血消肿止痛。用于疖肿，九子羊。

【用法用量】内服：煎汤，6～15g，鲜品 15～30g；或鲜品捣汁。外用：适量，鲜品捣敷；煎水含漱或洗。

【化学成分】2α-hydroxy-eudesman-4（15）,11（13）-dien-12,8β- olide、2α-hydroxy-eudesman-4（15）-en-12,8β-olide、特勒内酯、11(13)- 二氢特勒内酯、天名精内酯酮、天名精内酯醇、云杉醇、丹皮酚、黄木灵、β- 谷甾醇、β- 胡萝卜苷。

【药理作用】具有抗肿瘤、抑菌、抗炎、杀虫和细胞毒活性等药理作用。

【原植物】烟管头草 *Carpesium cernuum* L.

多年生草本。茎高 50～100cm，下部密被白色长柔毛及卷曲的短柔毛，基部及叶腋尤密，常成棉毛状，上部被疏柔毛，后渐脱落稀疏，有明显的纵条纹，多分枝。基叶于开花前凋萎，稀宿存，茎下部叶较大，具长柄，柄长约为叶片的 2/3 或近等长，下部具狭翅，向叶基渐宽，叶片长椭圆形或匙状长椭圆形，长 6～12cm，宽 4～6cm，先端锐尖或钝，基部长渐狭下延，上面绿色，被稍密的倒伏柔毛，下面淡绿色，被白色长柔毛，沿叶脉较密，在中肋及叶柄上常密集成绒毛状，两面均有腺点，边缘具稍不规整具胼胝尖的锯齿，中部叶椭圆形至长椭圆形，长 8～11cm，宽 3～4cm，先端渐尖或锐尖，基部楔形，具短柄，上部叶渐小，椭圆形至椭圆状披针形，近全缘。头状花序单生茎端及枝端，开花时下垂；苞叶多枚，大小不等，其中 2～3 枚较大，椭圆状披针形，长 2～5cm，两端渐狭，具短柄，密被柔毛及腺点，其余较小，条状披针形或条状匙形，稍长于总苞。总苞壳斗状，直径 1～2cm，长 7～8cm；苞片 4 层，外层苞片叶状，披针形，与内层苞片等长或稍长，草质或基部干膜质，密被长柔毛，先端钝，通常反折，中层及内层干膜质，狭矩圆形至条形，先端钝，有不规整的微齿。雌花狭筒状，长约 1.5mm，中部较宽，两端稍收缩，两性花筒状，向上增宽，冠檐 5 齿裂。瘦果长 4～4.5mm。

产于湖南、贵州、广西、湖北，生长于路边荒地及山坡、沟边等处。

（凌建新　田婷婷　汪冶）

Jeml naenl kuic fuah 金嫩葵花

瓜子金 Guazijin

【异名】红子细辛、奸疟草、小英雄、紫花地丁、日本远志、产后草、辰砂草、地丁草、地风消、地藤草、远志草、过路蛇、卵叶远志、青鱼胆、高脚瓜子草、扭伤草、黄瓜仁草、蓝花草、兰花草、苦草、金锁匙、金牛草、竹叶子、瓜米草、小远志、竹叶地丁、瓜子草、黄花倒水莲、爪子金、小叶远志、小草远志、神沙草、地白蜡、散血丹、神砂草、铁洗箒、小远地、中构子、远志、细金不换、银不换、通性草、三子子、小叶瓜子草、小叶地丁草、小金不换、仙子金、下淋草、岩远志。

【来源】本品为远志科植物瓜子金 *Polygala japonica* Houtt. 的干燥全草。

【采收加工】春末花开时采挖，除去泥沙，晒干。

【性味】苦、微辛，平。

《中国侗族医药研究》：辛、苦，平。

【功能与主治】活血散瘀，祛痰镇咳，解毒止痛。用于跌打损伤，肠风下血，淋病，痨伤咳嗽，痈疽疮肿，喉痹，毒蛇咬伤，疔疮疖肿。

《中国侗族医药研究》：疏风，活血，祛瘀。用于头痛风，代喉老（老年咳嗽）。

【用法用量】内服：煎汤，6～15g，鲜品30～60g；或研末；或浸酒。

《中国侗族医药研究》：6～15g（鲜品30～60g）。

【现代临床研究】临床研究表明，瓜子金水提物制成的片剂和颗粒剂均对咽炎和肾炎有良好的疗效。

【化学成分】tenuifolin、bayogenin-3-*O*-*β*-D-glucopyranoside、3-*O*-*β*-D-glucopyranosyl bayogenin-28-*O*-*β*-D-xylopyranosyl-*α*-L-rham-nopyranosyl-*β*-D-glucopyranosyl ester、3-*O*-*β*-D-glucopyranosyl medicagenic acid、28-*O*-{*β*-D-xylopyranosyl-［*β*-D-apiofuranosyl］-*α*-L-rhamnopyrano-syl-*β*-D-glucopyranosyl}ester、3-*O*-*β*-D-glucopyranosyl-2-oxo-olean-12-en-23,28-dioic acid-28-*O*-{*β*-D-xylopyranosyl-［*β*-D-ap-iofuranosyl］-*α*-L-rhamnopyranosyl-*β*-D-glucopyranosyl} ester、polygalasaponin L、polygalasaponin XLⅧ、polygalasaponin XLⅨ、polygalasaponin XLⅦ、polygalasaponin XXⅣ、polygalasaponin XXⅧ、polygalasaponin XXⅨ、polygalasaponin XXX、polygalasaponin XXXI、polygalasaponin XXXⅡ、polygalasaponin XXI、polygalasaponin XXⅡ、polygalasaponin XXⅢ、bayogenin、bayogenin-3-*O*-glucoside、lobatoside B、polygalasaponin Ⅰ、polygalasaponin Ⅱ、polygalasaponin Ⅲ、polygalasaponin Ⅳ、polygalasaponin Ⅴ、polygalasaponin Ⅵ、polygalasaponin Ⅶ、polygalasaponin Ⅷ、polygalasaponin Ⅸ、polygalasaponin Ⅹ、polygalasaponin Ⅺ、Hederagenin、polygalasaponin Ⅻ、polygalasaponin Ⅻ、polygalasaponin ⅩⅣ、polygalasaponin ⅩⅤ、polygalasaponin ⅩⅥ、polygalasaponin ⅩⅦ、polygalasaponin ⅩⅧ、polygalasaponin ⅩⅨ、polygalasaponin ⅩⅩ、瓜子金皂苷戊、瓜子金皂苷己、瓜子金皂苷庚、瓜子金皂苷辛、瓜子金皂苷元、瓜子金皂苷乙、瓜子金皂苷丙、瓜子金皂苷丁、arjunolic acid、polygalasaponin ⅩⅩⅤ、polygalasaponin ⅩⅩⅥ、polygalasaponin ⅩⅩⅦ、kaempferol-7,4′-dimethyl ether、rhamnetin、polygalin A、polygalin B、polygalin C、3,5,7-Trihydroxy-4′-methoxyflavone-3-*O*-*β*-D-galactopyranoside、3,5,3′-Trihydroxy-7,4′-dimethoxyflavone-3-*O*-*β*-D-galactopyranoside、3,5,3′,4′-Tetrahydroxy-7-methoxyflavone-3-*O*-*β*-D-galactopyranoside、3,5,3′,4′-Tetrahydroxy-7-methoxyflavone-3-*O*-*β*-D-glucopyranoside、quercetin、quercetin-3-*O*-*β*-D-glucopyranoside、rhamnetin-3-*O*-

β-D-glucoside、rhamnetin-3-*O*-β-D-galactopyranoside、kaempferol、astragalin、kaempferol-3-*O*-〔6″-*O*-（3-hydroxy-3-methylglutaroyl）-glucoside〕、kaempferol-3-*O*-（6″-*O*-Ac）-β-D-glucopyranoside、kaempferol-3,7-di-*O*-β-D-glucopyranoside、3,5-Dihydroxy-7,4′-dimethoxyflavonol、3,5-Dihydroxy-7,4′-dimethoxyflavone-3-*O*-β-D-apiofuranosyl（1-2）-β-D-galactopyranoside、3,5-Dihydroxy-7,4′-dimethoxyflavone-3-*O*-β-D-galactopyranoside、3,5,3′-Trihydroxy-7,4′-dimethoxyflavone-3-*O*-β-D-apiofuranosyl（1-2）-β-D-galactopyranoside、rhamnocitrin、rhamnocitrin-3-*O*-β-D-galactopyranoside、polygalajaponicose I、tenuifolise B、tenuifolise I、β-D-（3-*O*-芥子酰基）-呋喃果糖基 α-（6-*O*-芥子酰基）-吡喃葡萄糖苷、荷花山桂花糖 A、西伯利亚远志糖 A₅、西伯利亚远志糖 A₆、远志醇、β-谷甾醇、胡萝卜苷、瓜子金脑苷酯、木蜡酸、二十二烷酸、棕榈酸、菠甾醇-葡萄糖苷、香豆酸、对羟基苯甲酸、正二十烷酸、麦角甾醇、正十六烷醇、正三十二烷醇、豆甾醇、豆甾-7,22-二烯-3-酮等。

【药理作用】

1. 抗炎作用 提取瓜子金发酵液中的总皂苷，采用二甲苯诱导小鼠耳廓肿胀实验模型和腹腔毛细血管通透性实验观察抗炎作用，结果表明瓜子金发酵总皂苷能抑制二甲苯诱发的小鼠耳廓肿胀，当给药剂量为 6g/kg 时，与阳性对照组比较，差异无统计学意义，作用强度相近。其对冰醋酸致腹腔毛细血管通透性增高有明显的抑制作用，作用强度与剂量有关，剂量越大作用越明显。表明瓜子金发酵总皂苷具有较好的抗炎作用。经过研究证明，注射瓜子金药液的大鼠对由角叉菜诱导引起的急性足爪肿胀有显著的消肿作用。进一步的研究显示，瓜子金中含有的三萜皂苷类化合物为其抗炎的活性成分。通过建立脂多糖诱导巨噬细胞系 RAW264.7 细胞体外炎症模型，研究不同浓度瓜子金有效部位群（总黄酮、总皂苷含量达 77% 以上）抗炎作用机制，发现瓜子金有效部位群抗炎作用与其减少巨噬细胞炎症介质的生成与释放及降低肿瘤坏死因子-α（TNF-α）和白介素 6（IL-6）mRNA 的表达密切相关。

2. 镇痛作用 提取瓜子金发酵液中的总皂苷，采用小鼠扭体和热板实验观察镇痛作用，结果表明瓜子金发酵总皂苷能减少冰醋酸刺激致痛小鼠的扭体次数及提高热板致痛小鼠的痛阈值，说明瓜子金发酵总皂苷具有一定的镇痛效果。瓜子金的提取物可以减少扭体反应的次数，提示瓜子金的甲醇提取物及其萃取部位（乙酸乙酯部位、正丁醇部位）对化学刺激引起的疼痛有一定程度的抑制作用。其中，甲醇总提物的效果较好，抑制率可达 54%；而乙酸乙酯部位和正丁醇部位的作用则次之，约为 40%。

3. 抗肿瘤作用 采用四氮唑盐还原法筛选瓜子金总提物、各极性部位及部分单体化合物对白血病细胞、肺癌细胞、前列腺癌细胞、肠癌细胞、胶质瘤细胞等 5 种人肿瘤细胞的体外细胞毒活性。结果显示，石油醚部位及瓜子金酮具有一定的抗肿瘤活性，特别是瓜子金酮对选用的 5 种人肿瘤细胞株均有一定的抑制活性。

4. 细胞保护作用 瓜子金中三萜皂苷成分——瓜子金皂苷己通过维持线粒体功能、抑制 Caspase-3 激活，对 1-甲基-4-苯基吡啶离子（MPP⁺）诱导大鼠肾上腺髓质嗜铬瘤分化细胞（PC12）凋亡能够起到保护作用。同时瓜子金皂苷丙也可以抑制 MPP⁺ 诱导 PC12 细胞凋亡，其作用机理可能与上调 B 淋巴细胞瘤/白血病-2 基因（Bcl-2）和下调 Bax 蛋白的表达，维持线粒体正常膜电位，稳定线粒体功能，清除活性氧簇（ROS）有关。实验表明，瓜子金乙酸乙酯部位和分离得到的单体化合物瓜子金皂苷 XXV、贝萼苷元-3-*O*-葡萄糖苷（bayogenin-3-*O*-glucoside）对 H₂O₂ 损伤 PC12 细胞具有一定保护作用。瓜子金皂苷己对氧糖剥夺/复灌、氧化应激及去血清损伤的神经细胞具有保护作用，在氧糖剥夺/复灌模型中，作用机制与其调节凋亡相关蛋白的表达有关，还与其抗氧化应激功能有关。

5. 抗抑郁作用 相关文献通过体内实验研究对瓜子金总皂苷和量较大的单体皂苷采用小鼠强迫游泳实验，研究其抗抑郁活性。结果显示，从瓜子金的乙醇提取物中分离的瓜子金皂苷戊和瓜子金皂苷辛能将强迫游泳小鼠的不动时间缩短 50% 以上，显示了良好的抗抑郁活性，并且总皂苷和瓜子金皂苷辛的抗抑郁活性具有明显的剂量依赖关系。

6. 其他作用 瓜子金发酵口服液对金黄色葡萄球菌、大肠埃希菌、白色念珠菌、假单胞菌和枯草芽孢杆菌 5 种供试菌均有一定的抑制作用。其中，对金黄色葡萄球菌的最低抑菌浓度最小，具有明显的抑菌活性。

【原植物】瓜子金 *Polygala japonica* Houtt.

多年生草本，高 15 ~ 20cm；茎、枝直立或外倾，绿褐色或绿色，具纵棱，被卷曲短柔毛。单叶互生，叶片厚纸质或亚革质。卵形或卵状披针形，稀狭披针形，长 1 ~ 2.3（~ 3）cm，宽（3 ~）5 ~ 9mm，先端钝，具短尖头，基部阔楔形至圆形，全缘，叶面绿色，背面淡绿色，两面无毛或被短柔毛，主脉上面凹陷，背面隆起，侧脉 3 ~ 5 对，两面凸起，并被短柔毛；叶柄长约 1mm，被短柔毛。总状花序与叶对生，或腋外生，最上 1 个花序低于茎顶。花梗细，长约 7mm，被短柔毛，基部具 1 披针形、早落的苞片；萼片 5，宿存，外面 3 枚披针形，长 4mm，外面被短柔毛，里面 2 枚花瓣状，卵形至长圆形，长约 6.5mm，宽约 3mm，先端圆形，具短尖头，基部具爪；花瓣 3，白色至紫色，基部合生，侧瓣长圆形，长约 6mm，基部内侧被短柔毛，龙骨瓣舟状，具流苏状鸡冠状附属物；雄蕊 8，花丝长 6mm，全部合生成鞘，鞘 1/2 以下与花瓣贴生，且具缘毛，花药无柄，顶孔开裂；子房倒卵形，径约 2mm，具翅，花柱长约 5mm，弯曲，柱头 2，间隔排列。蒴果圆形，径约 6mm，短于内萼片，顶端凹陷，具喙状突尖，边缘具有横脉的阔翅，无缘毛。种子 2 粒，卵形，长约 3mm，径约 1.5mm，黑色，密被白色短柔毛，种阜 2 裂下延，疏被短柔毛。花期 4 ~ 5 月，果期 5 ~ 8 月。

产于湖南、贵州、广西、湖北，生于山坡草地、路边或田埂上。

（汪志梅　田婷婷　汪治）

Jil yat bagx 煮牙八

山萩 Shanqiu

【异名】大火草、线叶香青、毛女儿草、抱茎籁箫、大鞠花、光绪草、九顶艾、大叶白头翁、疏叶香青、牛舌草、九里香青、珍珠香青、山荻、毛香花、小火草、香丝棉、毛女儿菜、条叶珠光香青、火草、山荻、避风草、九星香、九头艾、九里香清、香青。

【来源】本品为菊科植物珠光香青 *Anaphalis margaritacea*（L.）Benth. et Hook. f. 的干燥全草。

【采收加工】春夏植株生长旺盛、花苞初放时采收，除去泥沙晒干。

【性味】微苦、甘，平。

【功能与主治】清热解毒，祛风活络，驱虫。用于外感，痢疾，风湿性关节痛，蛔虫病，牙痛，跌打损伤，瘰疬。

【用法用量】内服：煎汤，6 ~ 12g。外用：适量，捣烂外敷或研细末外敷患处。

【现代临床研究】经研究发现香青属植物具有镇咳祛痰作用，可以治疗老年慢性气管炎，珠光香青在四川一些地区作白头翁用，用于治疗痢疾和阿米巴痢疾，有镇痛、镇静和解痉作用，并对气喘和支气管炎也有疗效。

【化学成分】石竹烯、α- 蛇麻烯、γ- 蛇麻烯、1-（1,5- 二甲基 - 己烯 -4）-4- 甲基苯、β- 芹子烯、香木兰烯、古芸烯、苦橙油醇、氧化石竹烯、顺式十氢萘、4,8,8- 三甲基 -1,1,5,6,7,8- 六氢环丙萘酮、喇叭醇、麝子油醇、α- 没药醇。

【药理作用】珠光香青不同部位提取物的 α- 葡萄糖苷酶抑制活性均呈剂量依赖性，而且当抑制率达到一定程度时，再增加提取物质量浓度，抑制活性不会提高。其中，石油醚部分提取物在 1mg/mL 时，就达到了它的最大抑制率，说明石油醚部分提取物具有良好的 α- 葡萄糖苷酶抑制活性。

【原植物】珠光香青 Anaphalis margaritacea（L.）Benth. et Hook. f.

根状茎横走或斜升，木质，有具褐色鳞片的短匍枝。茎直立或斜升，单生或少数丛生，高 30 ～ 60 稀达 100cm，常粗壮，不分枝，稀在断茎或健株上有分枝，被灰白色棉毛，下部木质。下部叶在花期常枯萎，顶端钝；中部叶开展，线形或线状披针形，长 5 ～ 9cm，宽 0.3 ～ 1.2cm，稀更宽，基部稍狭或急狭，多少抱茎，不下延，边缘平，顶端渐尖，有小尖头，上部叶渐小，有长尖头，全部叶稍革质，上面被蛛丝状毛，下面被灰白色至红褐色厚棉毛，有单脉或 3 ～ 5 出脉。头状花序多数，在茎和枝端排列成复伞房状，稀较少而排列成伞房状；花序梗长 4 ～ 17mm。总苞宽钟状或半球状，长 5 ～ 8mm，径 8 ～ 13mm；总苞片 5 ～ 7 层，多少开展，基部多少褐色，上部白色，外层长达总苞全长的三分之一，卵圆形，被棉毛，内层卵圆至长椭圆形，长 5mm，宽 2.5mm，在雄株宽达 3mm，顶端圆形或稍尖，最内层线状倒披针形，宽 0.5mm，有长达全长四分之三的爪部。花托蜂窝状。雌株头状花序外围有多层雌花，中央有 3 ～ 20 雄花；雄株头状花全部有雄花或外围有极少数雌花。花冠长 3 ～ 5mm。冠毛较花冠稍长，在雌花细丝状；在雄花上部较粗厚，有细锯齿。瘦果长椭圆形，长 0.7mm，有小腺点。花果期 8 ～ 11 月。

产于湖南、湖北，生长亚高山或低山草地、石砾地、山沟及路旁。

（汪志梅　田婷婷　汪冶）

Jus 鹭

蕨 Jue

【异名】蕨菜、奥衣麻、粉蕨、凤尾蕨、高沙利、鸡脚爬、鸡爪菜、蕨儿菜、蕨根、蕨其、蕨斜羽变种、狼其、龙菜、龙头菜、龙爪菜、楼杀不死、猫爪子、米蕨、欧洲蕨、帕古屯、拳菜、拳手菜、拳头菜、如意菜、如意草、如意蕨、山凤尾、甜蕨、乌糯、席片子、肴粉蕨、也切。

【来源】本品为凤尾蕨科植物蕨 Pteridium aquilinum var. latiusculum（Desv.）Underw. ex Heller 的茎、根、嫩叶柄。

【采收加工】夏秋采，洗净，鲜用或晒干。

【性味】甘，寒。

《侗药大观》：甘，寒。

【功能与主治】清热利湿，消肿，安神。用于发热，痢疾，湿热黄疸，高血压病，头昏失眠，风湿性关节炎，白带，痔疮，脱肛。

《侗药大观》：解热利尿，益气养阴。用于高热神昏，小便不利，气虚，筋骨疼痛，高血脂等。

【用法用量】内服：煎汤，9 ～ 30g。

干品 10 ～ 15g，水煎内服。（《侗药大观》）

【现代临床研究】蕨常作为山野蔬菜食用，蕨菜味甘、性寒，具有清热利湿，止血消肿，降气化痰之功效，主治感冒发热、黄疸、痢疾、带下、噎膈、肺结核咳血、肠风便血、风湿痹痛等症。

【化学成分】（2R）- 蕨素 B、（2S,3S）- 蕨素 C、反式乌毛蕨酸、苏铁蕨酸、槲皮素、异槲皮苷、芦丁、异鼠李素 -3-O-（6″-O-E-p- 香豆酰基）-β-D- 葡萄糖苷、紫云英苷、山奈酚 -3-O- 芸香糖苷、椴树苷、原儿茶酸、莽草酸、苯甲酸、胡萝卜苷、β- 谷甾醇。

【药理作用】近年来研究发现，蕨类植物多糖复合物具有多种生理活性和药理活性，如抗肿瘤、免疫促进、抗凝血、抗补体、抗溃疡、抗炎、抗病毒、降血糖等。

【原植物】蕨 *Pteridium aquilinum* var. *latiusculum*（Desv.）Underw. ex Heller

植株高可达 1m。根状茎长而横走，密被锈黄色柔毛，以后逐渐脱落。叶远生；柄长 20～80cm，基部粗 3～6mm，褐棕色或棕禾秆色，略有光泽，光滑，上面有浅纵沟 1 条；叶片阔三角形或长圆三角形，长 30～60cm，宽 20～45cm，先端渐尖，基部圆楔形，三回羽状；羽片 4～6 对，对生或近对生，斜展，基部一对最大（向上几对略变小），三角形，长 15～25cm，宽 14～18cm，柄长约 3～5cm，二回羽状；小羽片约 10 对，互生，斜展，披针形，长 6～10cm，宽 1.5～2.5cm，先端尾状渐尖（尾尖头的基部略呈楔形收缩），基部近平截，具短柄，一回羽状；裂片 10～15 对，平展，彼此接近，长圆形，长约 14mm，宽约 5mm，钝头或近圆头，基部不与小羽轴合生，分离，全缘；中部以上的羽片逐渐变为一回羽状，长圆披针形，基部较宽，对称，先端尾状，小羽片与下部羽片的裂片同形，部分小羽片的下部具 1～3 对浅裂片或边缘具波状圆齿。叶脉稠密，仅下面明显。叶干后近革质或革质，暗绿色，上面无毛，下面在裂片主脉上多少被棕色或灰白色的疏毛或近无毛。叶轴及羽轴均光滑，小羽轴上面光滑，下面被疏毛，少有密毛，各回羽轴上面均有深纵沟 1 条，沟内无毛。

产于湖南、贵州、广西、湖北，生山地阳坡及森林边缘阳光充足的地方。

（汪志梅　田婷婷　汪治）

Kaok bial 靠坝

庐山石韦 Lushanshiwei

【异名】卷莲、猫耳朵、大金刀、大连天草、大石韦、大叶石韦、石韦、大叶下红、光板石韦、骨碎补、叶下红、牛舌条、石箬、小女儿红、岩人树、箭戟蕨、毡毛石韦、牛石王。

【来源】本品为水龙骨科植物庐山石韦 *Pyrrosia sheareri*（Baker）Ching 的干燥全株。

【采收加工】全年均可采收，除去根茎和根，晒干或阴干。

【性味】甘、苦，微寒。

《中国侗族医药研究》：苦、甜，凉。

【功能与主治】利尿通淋，清肺止咳，凉血止血。用于热淋，血淋，石淋，小便不通，淋沥涩痛，肺热喘咳，吐血，衄血，尿血，崩漏。

《中国侗族医药研究》：退热退水，消肿止血。用于妊娠水肿，尿脬结石。

【用法用量】内服：6～12g，煎汤。

《中国侗族医药研究》：3～9g。

【现代临床研究】民间用于治疗急、慢性肾炎，肾盂肾炎，支气管炎。据文献介绍，石韦与车前子、生栀子、甘草组方可以治疗泌尿系统结石，与鱼腥草、百部组方可以治疗咳嗽、肺热咳血。此外，石韦对急慢性肠炎亦有效。

【化学成分】异芒果素（isomangiferin）、延胡索酸、咖啡酸、皂苷、蒽苷、黄酮苷、鞣质、环阿尔廷 -25- 烯 -3β，24- 二醇、3β- 羟基齐墩果 -12- 烯 -27- 羧酸、乌索酸、7β- 羟基谷甾醇、7α- 羟基谷甾醇、β- 谷甾醇、3,7- 二羟基 -5- 辛内酯、5,7,3',5'- 三羟基二氢黄酮、香草酸、咖啡酸甲酯、8- 羟基辛酸。

【药理作用】

1. 镇咳祛痰作用　前人对庐山石韦水浸液及其含的延胡索酸、咖啡酸和异芒果苷进行小鼠试验，发现均有镇咳作用，其中含的咖啡酸和异芒果苷还具有祛痰的功效。

2. 抑菌作用　研究表明，庐山石韦中的香草酸、原儿茶酸、芒果苷和延胡索酸有抑制大肠埃希菌、变形杆菌、金黄色葡萄球菌和铜绿假单胞菌的作用。

【原植物】庐山石韦 *Pyrrosia sheareri*（Baker）Ching

植株通常高 20～50cm。根状茎粗壮，横卧，密被线状棕色鳞片；鳞片长渐尖头，边缘具睫毛，着生处近褐色。叶近生，一型；叶柄粗壮，粗 2～4mm，长 3.5～5cm，基部密被鳞片，向上疏被星状毛，禾秆色至灰禾秆色；叶片椭圆状披针形，近基部处为最宽，向上渐狭，渐尖头，顶端钝圆，基部近圆截形或心形，长 10～30cm 或更长，宽 2.5～6cm，全缘，干后软厚革质，上面淡灰绿色或淡棕色，几光滑无毛，但布满洼点，下面棕色，被厚层星状毛。主脉粗壮，两面均隆起，侧脉可见，小脉不显。孢子囊群呈不规则的点状排列于侧脉间，布满基部以上的叶片下面，无盖，幼时被星状毛覆盖，成熟时孢子囊开裂而呈砖红色。

产于湖南、贵州、广西、湖北。附生于低海拔林下树干上或稍干的岩石上。

（汪志梅　田婷婷　汪冶）

Kaok bial bav daml yais 靠坝把答夜

半边旗 Banbianqi

【异名】凤凰尾巴草、半边羽制凤尾蕨、半边梳、半边风药、半畔旗、单片锯、半凤尾草、半边蕨、甘草蕨、甘草凤尾蕨、半边羽裂凤尾蕨、乌脚龙眉笔、半边牙、燕尾草、单边救主、半边莲、牛迈旗、龙眉笔、鸡脚草、关刀笔、单边蜈蚣、单边旗、单边笔、凤尾草。

【来源】本品为凤尾蕨科植物半边旗 *Pteris semipinnata* L. Sp. 的干燥全草。

【采收加工】四季可采，洗净，鲜用或晒干。

【性味】苦、辛，凉。

【功能与主治】清热解毒，凉血止血，消肿止痛。用于湿热泻痢，血热吐血，目赤肿痛，跌打肿痛，疔疮肿毒，湿疹，毒蛇咬伤，痔疮出血。

【用法用量】内服：煎汤，25～100g。外用：适量，鲜品捣烂外敷或水煎洗患处。

【现代临床研究】民间使用该药治疗吐血、外伤出血、发背、疔疮、跌打损伤、目赤肿痛等病症。

【化学成分】7β-hydroxy-11β,16β-epoxy-ent-kauran-19-oicacid、6β,11α-dihydroxy-15-oxo-ent-16-en-19-oic-aicd、7α,11α-dihydroxy-15-oxo-ent-kaur-16-en-19-oic-acid、15-O-β-D-glucopyranosyl-Labda-8（17）,13E-diene-3β,7β-diol、11β-hydroxyl-15-oxo-ent-kaur-16-en-19-oic-acid-19β-D-glucoside、（16R）-ent-11α-hydroxy-15-oxo-kaurane-19-oicacid、ent-11α-hydroxy-15-oxo-kaur-16-en-19-oicacid（5F）、Pteisolicacid G，（2R）-pterosin B、（2S,3S）-pterosin C、Pterosin C-3-O-β-D-glucoside、2R-norpterosin B、Semmipterosin A、（2R）-12-O-β-D-glucopyranosylnopterosin B、1,3-dihydroxy-5-hydroxymethyl-6-hydroxyethyl-2，7-dimethyl-1H-indan-l-ol、芹菜素 -7-O-β-D- 吡喃葡萄糖苷、芹菜素 -7-O-β-D 龙胆二糖苷、芹菜素 -7-O-β-D- 吡喃葡萄糖苷 -4′-O-α-L- 吡喃鼠李糖苷、异佛莱心苷、木犀草素 -7-O-β-D- 龙胆二糖苷、槲皮素 -3-O-β-D- 吡喃葡萄糖苷、山柰酚 -3-O-β-D- 吡喃葡萄糖苷、芦丁、松脂素 -4-O-β-D-吡喃葡萄糖苷、没食子酸、apogenin-7-O-α-D-glucoside、β- 谷甾醇、β- 胡萝卜苷、表没食子儿茶素、

岩白菜素、原儿茶酸、反式咖啡酸。

【药理作用】

1. 抗肿瘤作用 据研究表明，PAG 可提高 Bax/Bcl-2 的基因和蛋白质的比值，从而诱导肝癌细胞 HepG-2 凋亡。且 1mmol/L 乙酰半胱氨酸可阻断 PAG 对细胞的增殖产生抑制作用，从而通过 ROS 诱导的线粒体凋亡克服肝癌的耐药性。

2. 抗炎症作用 研究发现 5F（ent-11α-hydroxy-15-oxo-kaur-16-en-19-oicacid）既可以有效减少酵母多糖所诱导的腹膜炎小鼠血清 NO、TNF-α、1L-6、1L-10 和 MCP-1 的含量、还可以明显的抑制巴豆油、花生四烯酸所诱导的耳肿胀和 LPS 诱导的 RAW264.7 细胞炎症反应，其抗炎作用机制与抑制 iNOS 和 COX-2 的表达、减少炎症因子 TNF-α、1L-1β、1L-6、NO 及 PGE_2 的含量均有关，表明半边旗全草中 5F 具有一定的抗炎作用。

3. 对血液系统的影响 用家兔红细胞体外孵育进行溶血性实验和豚鼠静脉给药进行全身过敏性实验，发现半边旗全草中有效成分 5F 的注射液在体外对家兔红细胞无溶血作用，对豚鼠不引起全身过敏性反应。

【原植物】半边旗 *Pteris semipinnata* L. Sp.

植株高 35 ～ 80（120）cm。根状茎长而横走，粗 1 ～ 1.5cm，先端及叶柄基部被；褐色鳞片。叶簇生，近一型；叶柄长 15 ～ 55cm，粗 1.5 ～ 3mm，连同叶轴均为栗红有光泽，光滑；叶片长圆披针形，长 15 ～ 40（60）cm，宽 6 ～ 15（18）cm，二回半边深裂；顶生羽片阔披针形至长三角形，长 10 ～ 18cm，基部宽 3 ～ 10cm，先端尾状，篦齿状，深羽裂几达叶轴，裂片 6 ～ 12 对，对生，开展，间隔宽 3 ～ 5mm，镰刀状阔披针形，长 2.5 ～ 5cm，向上渐短，宽 6 ～ 10mm，先端短渐尖，基部下侧呈倒三角形的阔翅沿叶轴下延达下一对裂片；侧生羽片 4 ～ 7 对，对生或近对生，开展，下部的有短柄，向上无柄，半三角形而略呈镰刀状，长 5 ～ 10（18）cm，基部宽 4 ～ 7cm，先端长尾头，基部偏斜，两侧极不对称，上侧仅有一条阔翅，宽 3 ～ 6mm，不分裂或很少在基部有一片或少数短裂片，下侧篦齿状深羽裂几达羽轴，裂片 3 ～ 6 片或较多，镰刀状披针形，基部一片最长，1.5 ～ 4（8.5）cm，宽 3 ～ 6（11）mm，向上的逐渐变短，先端短尖或钝，基部下侧下延，不育裂片的叶：有尖锯齿，能育裂片仅顶端有一尖刺或具 2 ～ 3 个尖锯齿。羽轴下面隆起，下部栗色，向上禾秆色，上面有纵沟，纵沟两旁有啮蚀状的浅灰色狭翅状的边。侧脉明显，斜上，二叉或回二叉，小脉通常伸达锯齿的基部。叶干后草质，灰绿色，无毛。

产于湖南、贵州、广西。生长在海拔 850m 以下的疏林下阴处、溪边或岩石旁的酸性土壤上。

（汪志梅 田婷婷 汪治）

Kaok did 靠堆

银粉背蕨 Yinfenbeijue

【异名】金丝草、花郎鸡、猪鬃毛、白烤、金牛草、白兰地草、卷叶凤尾草、孟棍 - 奥衣麻、伸筋草、铁杆草、铁丝蕨、铜丝草、五角叶粉背蕨、岩飞草、岩飞蛾、铁刷子、紫背金牛、大通经草、银粉蕨、猪宗七、花叶猪宗草、痛经草、银粉被蕨、银粉北蕨、止惊草、无粉海叶粉背蕨、粉背蕨、吉斯 - 额布斯、分经草、分筋草、阿瓦、花叶猪鬃草、铜金草、还阳草、通经草、凤尾路鸡、金联草。

【来源】本品为中国蕨科植物银粉背蕨 *Aleuritopteris argentea*（Gmél.）Fée 的干燥全草。

【采收加工】春、秋季采收，除去杂质，洗净泥土，鲜用或捆成小把晒干。

【性味】辛、甘，平。

【功能与主治】活血调经，补虚止咳，解毒消肿，利尿通乳。用于月经不调，赤白带下，经闭腹痛，乳痈，乳汁不通，肺结核咳血，咯血，肝炎，腹泻，膀胱湿热，血淋，大便溏泄，小便涩痛，风湿关节痛，跌打损伤，刀伤，暴发火眼，疮肿。

【用法用量】内服：9～15g，煎汤。外用：适量，水煎熏洗或捣敷。

【现代临床研究】银粉背蕨用于治疗疮伤、骨折、脉筋损伤、活血调经、补虚止咳等疾病。

【化学成分】山奈酚、β- 谷甾醇、鼠李柠檬素、鼠尾草素、3,5,4′- 三羟基 -7,8- 二甲氧基黄酮等多种化合物。

【药理作用】银粉背蕨具有镇痛、利尿、止血、抑制金黄色葡萄球菌及大肠埃希菌等作用。

【原植物】银粉背蕨 *Aleuritopteris argentea*（Gmél.）Fée

植株高 15～30cm。根状茎直立或斜升（偶有沿石缝横走）先端被披针形，棕色、有光泽的鳞片。叶簇生；叶柄长 10～20cm，粗约 7mm，红棕色、有光泽，上部光滑，基部疏被棕色披针形鳞片；叶片五角形，长宽几相等，约 5～7cm，先端渐尖，羽片 3～5 对，基部三回羽裂，中部二回羽裂，上部一回羽裂；基部一对羽片直角三角形，长 3～5cm，宽 2～4cm，水平开展或斜向上，基部上侧与叶轴合生，下侧不下延，小羽片 3～4 对，以圆缺刻分开，基部以狭翅相连，基部下侧一片最大，长 2～2.5cm，宽 0.5～1cm，长圆披针形，先端长渐尖，有裂片 3～4 对；裂片三角形或镰刀形，基部一对较短，羽轴上侧小羽片较短，不分裂，长仅 1cm 左右；第二对羽片为不整齐的一回羽裂，披针形，基部下延成楔形，往往与基部一对羽片汇合，先端长渐尖，有不整齐的裂片 3～4 对；裂片三角形或镰刀形，以圆缺刻分开；自第二对羽片向上渐次缩短。叶干后草质或薄革质，上面褐色、光滑，叶脉不显，下面被乳白色或淡黄色粉末，裂片边缘有明显而均匀的细齿牙。孢子囊群较多；囊群盖连续，狭，膜质，黄绿色，全缘，孢子极面观为钝三角形，周壁表面具颗粒状纹饰。

产于湖南、贵州、广西、湖北。生石灰岩石缝中或墙缝中。

（汪志梅　田婷婷　汪冶）

Kaok dinl nganh 靠蹬雁

金鸡脚 Jinjijiao

【异名】鹅掌金星草、鸭脚草、鸭脚掌、鸭脚香、三角风、鸡脚叉、三叉剑、七星草。

【来源】本品为水龙骨科植物金鸡脚假瘤蕨 *Phymatopteris hastata*（Thunb.）Pic. Serm. 的干燥全草。

【采收加工】夏秋采收，洗净，鲜用或晒干。

【性味】苦、微辛，凉。

《中国侗族医药研究》：苦、微辛，凉。

【功能与主治】祛风清热，利湿解毒。用于小儿惊风，感冒咳嗽，喉痹，腹痛，痢疾，筋骨疼痛，痈疖，疔疮，毒蛇咬伤。

《中国侗族医药研究》：退热除寒。用于白痢，烂脚丫。

【用法用量】内服：25～50g，煎汤。外用：适量，鲜品捣烂敷患处。

《中国侗族医药研究》：10～30g。外用适量。

【现代临床研究】用于小儿惊风，感冒咳嗽，小儿支气管肺炎，咽喉肿痛，扁桃体炎，中暑腹痛，痢疾，腹泻，泌尿路感染，筋骨疼痛；外用治痈疖，疔疮，毒蛇咬伤。

【化学成分】山奈酚 -3-O-α-L- 呋喃阿拉伯糖 -7-O-α-L- 吡喃鼠李糖苷（kaempferol-3-O-α-L-arabinofuranosyl-7-O-α-L-rhamnopyranoside）、咖啡酸 -4-O-β-D- 吡喃葡萄糖苷（caffeicacid-4-O-β-D-glucopyranoside）、山奈酚 -7-O-α-L- 吡喃鼠李糖苷（kaempferol-7-O-α-L-rhamnopyranoside）、山奈酚 -3,7- 二 -O-α-L- 吡喃鼠李糖苷（kaempferol-3,7-di-O-α-L-rhamnopyranoside）、(-)- 表阿夫儿茶精 [(-)-epiafzelechin]、山奈酚、槲皮素、(24R)-24-(2-hydroxyethyl)-20- hydroxyecdysone、何帕 -22（29）- 烯 [hop-22（29）-ene]、29- 何帕烷醇乙酸酯（hapan-29-ol acetate）、22- 羟基何帕烷（22-hydroxyhopane）、东北贯众醇、β- 谷甾醇（β-sitostero）、富马酸、β- 胡萝卜苷（β-daucosterol）、二羟基 β- 胡萝卜素、扁蓄苷、香豆素、邻羟基桂皮酸、二十四烷醇。

【药理作用】

1. 对 α– 葡萄糖苷酶抑制活性 通过 α- 葡萄糖苷酶抑制活性实验发现化合物山奈酚 -3-O-α-L- 呋喃阿拉伯糖 -7-O-α-L- 吡喃鼠李糖苷对 α- 葡萄糖苷酶抑制活性最强（IC_{50} 88±3.6μg/mL）。

2. 抑菌活性 研究者通过对实验结果的初步分析可以得知，从金鸡脚中分离出的化合物二羟基 β- 胡萝卜素对一种细菌（*S. aureus*）有抑制作用，同时对两种真菌（*P. notatum*、Shnu 20200520）具有抑制作用；山奈酚 -7-O-α-L- 吡喃鼠李糖苷对一种细菌（*S. aureus*）和一种真菌（*P. notatum*）有抑制作用，香豆素、邻羟基桂皮酸、二十四烷醇仅对一种细菌（*S.aureus*）有抑制作用。

3. 抗氧化活性 利用 DPPH/ABTS 自由基清除实验考察了金鸡脚假瘤蕨粗提物及部分化合物的体外抗氧化活性。实验结果发现化合物山奈酚 -7-O-α-L- 吡喃鼠李糖苷和扁蓄苷在两组实验中均有较低的 IC_{50} 值，表明这两个化合物具备开发成抗氧化药物的潜力。

【原植物】金鸡脚假瘤蕨 *Phymatopteris hastata*（Thunb.）Pic. Serm.。SYN 注：植物学名已修订，接受名为 *Selliguea hastata*。

土生植物，植株高 8～35cm。根状茎细长而横生，叶柄基部密被红棕色、狭披针形鳞片，膜质。叶疏生；叶柄长 4～20cm，禾秆色，无毛；叶片先端长渐尖，基部近圆形，盾状着生，边缘略有齿，厚纸质，多为 3 裂，偶有 5 裂或 2 裂，裂片披针形，长 5～12cm，宽 1～2cm，中间 1 片最长，先端渐尖。全缘或略呈波状，软骨质，两面光滑。叶片中脉与侧脉两面均明显，小脉网状，有内藏小脉。孢子囊群圆形，沿中脉两侧各成 1 行，位于中脉与叶边之间，无盖。

产于湖南、贵州、广西、湖北，生于海拔 200～2300m 的林下或少阴处。

（汪志梅 田婷婷 汪冶）

Kaok doge 靠朵

阴地蕨 Yingdijue

【异名】独脚鸡、蛇不见、冬草、破天云、背蛇生、花蕨、肺心草、春不见、独立金鸡、丹桂移星草、大羽阴地蕨、春寒草、三太草、小春花、独秧七、独蕨箕、一朵云、一支箭、鸭脚细辛、小种底线补、一支蕨、鸡爪莲、满天云、地棱罗、郎鸡细辛、独脚金鸡、蕨叶一枝蒿、荫地蕨、劲直阴地蕨。

【来源】本品为阴地蕨科植物阴地蕨 *Botrychium ternatum*（Thunb.）Sw. 的干燥全草。

【采收加工】秋季至次春采收，连根挖取，洗净，鲜用或晒干。

【性味】甘、苦，微寒。有毒

《中国侗族医药研究》：微苦，凉。

【功能与主治】清热解毒，平肝息风，止咳，止血，明目去翳。用于小儿高热惊搐、肺热咳嗽、咳血、癫狂、痢疾、疮疡肿毒、瘰疬、毒蛇咬伤、目赤火眼、目生翳障。

《中国侗族医药研究》：退热退水。用于妇男摆白症、蛤蟆症。

【用法用量】内服：煎汤，6 ~ 12g，鲜品 15 ~ 30g。外用：适量，捣烂敷。

《中国侗族医药研究》：3 ~ 15g。外用适量。

【现代临床研究】

1. 用于抗菌 有学者在 1991 年初至 1992 年底用潘生丁加阴地蕨治疗水痘 25 例，治疗组除给予病毒灵、赛庚啶口服外，并给予潘生丁，以及阴地蕨 10 ~ 20g 煎服。对照组给予病毒灵、赛庚啶口服，与对照组比较，治疗组疗效更好，但因当时病例数有限，需进一步探讨。初步说明阴地蕨加潘生丁具有抗菌消炎作用。

2. 祛痰作用 阴地蕨口服液制剂具有清肝解热，散风解毒，平喘祛痰的功效，临床上可用于呼吸系统疾病的治疗。

3. 纠正高尿酸血症 阴地蕨是福建民间常用的草药，具有清热解毒的作用。临床上可以用于高尿酸血症及痛风的治疗。

【化学成分】阴地蕨素、槲皮素、3-*O*-α-L- 鼠李糖 -7-*O*-β-D- 葡萄糖苷、木犀草素。

【药理作用】

1. 抗菌作用 有学者用 4 种方法提取阴地蕨，并利用圆形纸片进行抑菌试验，结果表明：阴地蕨提取物显示出不同程度的抑制 3 种鱼病病原菌的活性，阴地蕨多糖提取物对肠炎病病原菌的最小抑制浓度为 6.25mg/mL。

2. 利尿作用的研究 动物在严密控制进水量的情况下，每日灌服阴地蕨酊剂（用时蒸去酒精，加水稀释过滤）0.5g/kg，连服 5 天，有非常显著的利尿作用。动物口服或静脉注射煎剂，亦出现利尿作用。

3. 对肿瘤细胞增殖的抑制作用 有学者用 MTS/PMS 法检测阴地蕨对 A549 细胞增殖的影响，研究阴地蕨对肿瘤转移相关生物学行为黏附、迁移能力的作用，结果发现 25μg/mL 的阴地蕨对肿瘤细胞增殖有抑制作用，并且能明显抑制肿瘤细胞的黏附，质量浓度 5μg/mL 以上的阴地蕨即可抑制肿瘤细胞的迁移和侵袭。

4. 改善肝功能 有学者研究阴地蕨对肝纤维化的作用及其作用机制，通过建立肝纤维化小鼠模型给予药物治疗，检测小鼠肝功能的变化及 TGFβ1、CTGF 表达的影响。阴地蕨对肝纤维化小鼠肝功能的增强机制可能通过抑制 TGFβ1 的产生，抑制 HSC 的活化，减少 CTGF 的合成，抑制 ECM 的沉集，从而达到预防和治疗肝纤维化的作用。另一方面，阴地蕨不但能减轻肝细胞损伤，改善肝功能，而且通过抑制 TGFβ1 的产生，阻断和逆转肝纤维化的形成，对 CCl₄ 诱导的小鼠肝纤维化有明确的治疗作用，而且对肝脏没有明显的毒性作用。因此，阴地蕨能够抑制肝纤维化的形成，同时能够减轻肝细胞损伤，改善肝功能，能够用来预防和治疗肝纤维化的作用。

5. 纠正高尿酸血症 通过建立小鼠高尿酸血症的模型，观察阴地蕨对高尿酸血症的干预作用。给小鼠灌胃不同剂量的腺嘌呤和乙胺丁醇建立高尿酸血症模型，以正常组为对照，对比各个剂量的造模效果。以筛选的造模方法，以血中尿素氮、肌酐、尿酸的含量为指标，以此来评价阴地蕨的干预作用。结果显示：1.5g/kg 能有效干预小鼠高尿酸血症的形成。

6. 增强免疫功能 有学者将阴地蕨制成滴丸的形式，通过免疫器官重量法、碳粒廓清实验、血清溶血素测定法观察阴地蕨滴丸对小鼠免疫功能的影响。研究发现，阴地蕨在药物影响小鼠的情况下，能维持小鼠脾指数和胸腺指数的水平，说明阴地蕨能够提高了网状内皮系统功能，具有一定的免疫增强功能。

【原植物】阴地蕨 *Botrychium ternatum*（Thunb.）Sw.。植物学名已修订为阴地蕨 *Sceptridium ternatum*。

根状茎短而直立，有一簇粗健肉质的根。总叶柄短，长仅 2～4cm，细瘦，淡白色，干后扁平，宽约 2mm。营养叶片的柄细长达 3～8cm，有时更长，宽 2～3mm，光滑无毛；叶片为阔三角形，长通常 8～10cm，宽 10～12cm，短尖头，三回羽状分裂；侧生羽片 3～4 对，几对生或近互生，有柄，下部两对相距不及 2cm，略张开，基部一对最大，几与中部等大，柄长达 2cm，羽片长宽各约 5cm，阔三角形，短尖头，二回羽状；一回小羽片 3～4 对，有柄，几对生，基部下方一片较大，稍下先出，柄长约 1cm，一回羽状；末回小羽片为长卵形至卵形，基部下方一片较大，长 1～1.2cm，略浅裂，有短柄，其余较小，长约 4～6mm，边缘有不整齐的细而尖的锯齿密生。第二对起的羽片渐小，长圆状卵形，长约 4cm（包括柄长约 5mm），宽 2.5cm，下先出，短尖头。叶干后为绿色，厚草质，遍体无毛，表面皱凸不平。叶脉不见。孢子叶有长柄，长 12～25cm，少有更长者，远远超出营养叶之上，孢子囊穗为圆锥状，长 4～10cm，宽 2～3cm，2～3 回羽状，小穗疏松，略张开，无毛。

产于湖南、贵州、湖北，生丘陵地、灌丛阴处。

（汪志梅　田婷婷　汪冶）

Kaok mac nguap 靠麻侉

抱石莲 Baoshilian

【异名】金龟藤、瓜子菜、金丝鱼鳖、角鳖草、半边风、抱石骨牌蕨、抱石连、抱树莲、瓜米石豇豆、瓜米还阳、瓜子草、金丝鱼鳖草、金星草、螺厣草、山豆爿草、骨牌蕨、石瓜菜、石豆、伏石蕨、鱼鳖草、瓜米菜、瓜子金、螺靥草、鱼别草、抱树骨牌蕨、石瓜米、石瓜子、石龙、石爪子、仙人指甲、小肺筋、鱼鳖金星、抱石蕨。

【来源】本品为水龙骨科植物抱石莲 *Lepidogrammitis drymoglossoides*（Baker）Ching 的干燥全草。

【采收加工】夏季采收，鲜用或晒干。

【性味】辛、微苦，温。

《中国侗族医药研究》：苦、甘，凉。

【功能与主治】清肺止咳，凉血止血，清热解毒，消瘀，祛风湿。用于肺热咳嗽，肺痈，咯血，吐血，便血，尿血，瘀块，风湿疼痛。

《中国侗族医药研究》：退热，祛毒，凉血，化痰。用于生疮。

【用法用量】内服：煎汤，15～30g。外用适量。

《中国侗族医药研究》：15～30g。外用适量。

【现代临床研究】抱石莲以全草入药，具有清热解毒、利湿消瘀之功效，民间用于高热抽筋、急性肠胃炎、扁桃体炎、淋巴结核、跌打损伤、腰痛、疔疮疖肿等。还有报道称抱石莲可用于小儿高热、肺结核、风湿性关节炎、跌打肿痛、疮痈肿毒、各种出血等；用于治疗风湿热痹、小儿暑热症；湿敷治疗带状疱疹；水煎液治疗肛门出血；配伍治疗支气管炎、支气管哮喘；组合治疗乙型肝炎。

【化学成分】filic-3-ene-28oicacid、β- 蜕皮甾酮、豆甾醇、β- 谷甾醇、β- 胡萝卜苷、里白醇、乌苏酸、大黄素甲醚、大黄素、伞形花内酯、滨蒿内酯、秦皮乙素、咖啡酸、咖啡酸 -4-O-β-D- 吡喃葡萄糖苷、绿原酸、原儿茶酸、原儿茶醛、4- 羟基苯甲酸甲酯、没食子酸、阿魏酸、(-)- 丁香树脂酚 -4-O-β-D- 吡喃葡萄糖苷、lyoniresinol、松脂醇二葡萄糖苷、正丁基 -O-β-D- 吡喃果糖苷、二十四酸二十二

529

酯、二十八烷酸二十六酯、正三十一烷酸乙酯、棕榈酸、硬脂酸、4- 羟基苯甲酸、6,7- 二羟基香豆素、3,4,5- 三羟基苯甲酸甲酯、咖啡酸、3,4- 二羟基苯甲酸、3,4- 二羟基苯甲醛、黄素甲醚、2,4- 二羟基 -3,6- 二甲基苯甲酸甲酯、棕榈酸、乙酸橙酰胺、坡那甾酮 A、胡萝卜苷、抱石莲糖苷、松脂醇二葡萄糖苷。

【药理作用】研究采用 3 种实验性炎症动物模型对抱石莲水提物的抗炎作用进行探讨，证实其具有一定的抗炎消肿作用。实验表明抱石莲水提物对动物实验性炎症模型具有安全、可靠的治疗作用，尤其对以渗出、水肿为特征的急性炎症具有较显著的抑制作用。还有文献报道抱石莲具有抗炎、镇痛、抑菌、降血脂作用。

【原植物】抱石莲 *Lepidogrammitis drymoglossoides*（Baker）Ching。注：植物学名已修订，正名是抱石莲 *Lemmaphyllum drymoglossoides*。

根状茎细长横走，被钻状有齿棕色披针形鳞片。叶远生，相距 1.5 ~ 5.0cm，二型；不育叶长圆形至卵形，长 1 ~ 2cm 或稍长，圆头或钝圆头，基部楔形，几无柄，全缘；能育叶舌状或倒披针形，长 3 ~ 6cm，宽不及 1cm，基部狭缩，几无柄或具短柄，有时与不育叶同形，肉质，干后革质，上面光滑，下面疏被鳞片。孢子囊群圆形，沿主脉两侧各成一行，位于主脉与叶边之间。

产于湖南、贵州、广布、湖北。附生于海拔 200 ~ 1400m 的阴湿树干和岩石上。

（汪志梅　田婷婷　汪冶）

Kaok naeml 靠弄

铁线蕨 Tiexianjue

【异名】铁线草、水猪毛七、猪毛七、石中珠、乌脚芒、铁丝草、银杏蕨、条裂铁线蕨、猪鬃草。

【来源】本品为铁线蕨科植物铁线蕨 *Adiantum capillus-veneris* L. 的干燥全草。

【采收加工】秋季采收，洗净，晒干或鲜用。

【性味】苦，凉。

《中国侗族医药研究》：苦，凉。

《侗族医学》：苦，凉。

【功能与主治】有清热利湿、消肿解毒、止咳平喘、利尿通淋的作用。用于淋巴结结核，乳腺炎，痢疾，蛇咬伤，肺热咳嗽，吐血，妇女血崩，产后瘀血，尿路感染，结石。

《中国侗族医药研究》：退热。用于尿脬结石。

《侗族医学》：退热。用于尿脬结石。

【用法用量】内服：煎汤，15 ~ 30g；或浸酒。外用：适量，煎水洗；或研末调敷。

【附方】尿脬结石　铁线蕨、金钱草、石韦、车前草、黑根、连钱草各 30g。均用鲜品煎水内服，每日 3 次。（《中国侗族医药研究》）

【现代临床研究】治疗痔疮　鲜或干猪鬃草适量，放入水中煮至水色为浓茶色，倒入盆中坐浴，每次 15 ~ 20min，每日 2 次，7 日为 1 疗程。32 例中，治愈 17 例，占 53%，有效 17 例，无效 2 例，总有效率 94%。有效者最短 1 个疗程，最长 2 个疗程。

【化学成分】黄芪苷、异槲皮苷、芸香苷、烟花苷、异橙皮苷、杨属苷、原花青素、山奈酚 3- 硫酸酯、槲皮素 -3- 葡萄糖醛酸苷、槲皮素、槲皮素 -3-O-β-D- 葡萄糖苷、槲皮素 -3-O- 芸香糖苷、21- 羟基铁线酮、蕨 -14 烯 -7α- 醇、羊齿 -9（11）- 烯 -3α- 醇、羊齿 -7- 烯 -3α- 醇、铁线蕨 -5（10）- 烯 -3α- 醇、铁线蕨 -5- 烯 -3α- 醇、羊齿 -9（11）- 烯 -28- 醇、4α-hydroxyfiliean-3- 酮、蕨 -9（11）- 烯 -12β- 醇、

齐墩果 -18- 烯 -3- 酮、齐墩果 -12- 烯 -3- 酮、异铁线蕨酮、isoadiantol-B、3- 甲氧基 -4- 羟基绵马烷、3,4-二羟基绵马烷。

【药理作用】

1. 抗炎 生物学研究表明，铁线蕨总醇提物及其己烷部位对福尔马林引起的水肿有明显的抗炎活性；而其己烷部位和被分离的化合物 3- 甲氧基 -4- 羟基绵马烷、3,4- 二羟基绵马烷对巴豆油诱导的水肿有明显的局部抗炎活性，研究发现铁线蕨乙醇提取物乙酸乙酯部位（口服剂量 300mg/kg）在与阳性药物吲哚美辛对照时，抑制炎症时表现出更好的抗炎活性。

2. 抑菌 利用纸片扩散法发现铁线蕨石油醚和甲醇提取物对金黄色葡萄球菌、酿脓链球菌 2 个革兰阳性菌，大肠埃希菌、肺炎克雷白杆菌 2 个革兰阴性菌，白色念珠菌表现出抗菌活性，其中石油醚提取物 MIC（最低抑菌浓度）为 25μg/mL，甲醇提取物 MIC 为 12.5μg/mL，甲醇提取物在低浓度时表现出更强的抗菌活性。采用标准微稀释法测定铁线蕨甲醇提取物抑制革兰阳性菌和革兰阴性菌（包括多耐药性金黄色葡萄球菌）的抗菌活性时发现，其抑制肺炎链球菌、大肠埃希菌、白色念珠菌 MIC 分别为 7.81μg/mL、0.48μg/mL、3.90μg/mL。研究表明铁线蕨配子体和孢子体的水提物、被提取的酚类化合物抑制黑霉菌和匍枝根霉真菌菌株有明显活性，研究发现铁线蕨根茎的醇提取物对耐利福平结核杆菌细胞有抑制活性。

3. 止咳 铁线蕨植物煎煮液可用于治疗百日咳，另外铁线蕨也是咳嗽糖浆的原料。

4. 镇痛 铁线蕨可用作镇痛剂（但有轻微兴奋作用），其叶的浸膏可减轻头痛和胸口痛。研究发现铁线蕨乙醇提取物和其所有部位，尤其是乙酸乙酯部位（$P < 0.01$）表现出显著的镇痛活性，而且不会引起溃疡。

5. 抗氧化 铁线蕨叶提取物预处理 18h 后能有效地抑制过氧化氢诱导的外周血淋巴结胞脂质过氧化作用，提高细胞中谷胱甘肽含量。结果表明，可能是由于清除自由基直接作用，从而调节抗氧化防御系统。

6. 降血糖 铁线蕨还有一定的降血糖作用，研究发现铁线蕨乙醇总提物对正常小鼠没有降血糖作用，而对葡萄糖加载的家兔的高血糖症显示出有效的降低作用。当给小鼠口服铁线蕨水提物 10mg/kg 时，发现有降血糖作用，进一步的研究发现，当给小鼠口服铁线蕨水提物 25mg/kg 时，对葡萄糖诱发的高血糖有明显降低作用，而给小鼠 80% 乙醇提取物相同口服剂量时，发现并没有降血糖作用。

7. 抗病毒 铁线蕨根茎乙醇（100%）提取物在体外实验中对水疱性口炎病毒有显著的抑制作用。

8. 防治高原病 铁线蕨醇提物和铁线蕨水提物能降低高原模型大鼠体内的 CRP、EPO 和 VEGF 水平，升高 Apo-A1 水平。同时，光镜下可见高原模型大鼠心脏组织发生病理性改变，铁线蕨提取物干预之后心脏组织形态发生显著的改善。表明铁线蕨提取物干预对高原模型大鼠心脏组织有保护作用。

9. 其他 铁线蕨还有其他的一些药理作用，如解毒、驱虫、祛痰、催吐、调经、解热、利尿、发汗等。研究发现铁线蕨水煎液对水钠潴留的模型大鼠尿量具有双向调节作用，低剂量增加尿量，缩短排尿潜伏期，高剂量减少尿量。

【原植物】 铁线蕨 *Adiantum capillus-veneris* L.

多年生草本，高达 20 ～ 50cm。须根密生，淡褐色。根茎横行，黄褐色，密被淡褐色鳞片。叶近生；叶柄细弱，基部有鳞片，紫黑色，有光泽，约与叶片等长；叶为 1 ～ 3 回羽状复叶，下部为 3 回。中部为 2 回，上部为 1 回：羽片 8 ～ 13 对，互生，有柄，接近基部的 1 对最大，2 回羽状复叶有小柄，末回小羽片宽 3 ～ 3.5mm，大部为扇形，基部楔形，有小柄，上边沿常有不规则的深裂，裂片钝头，不育的裂片也有小牙齿，叶为薄草质，淡绿色，两面光滑，叶脉明显。囊群盖由羽片顶端的边沿向下反折而成，常一羽片有 3 ～ 7 个，长方形，褐色，边白色，膜质，孢子囊群圆形至横矩圆形，稍弯曲，无柄，孢子微小，淡黄色。

分布湖南、贵州、广西、湖北。喜生于阴湿的溪边石上或有松林的坡地上。

（吴卫华　凌建新　田婷婷　汪冶）

Kaok sangp ids 靠尚唉

肾蕨 Shenjue

【异名】水槟榔、石龙胆、肾蕨蜈蚣草、山龙卵、凉水果、凤凰卵、青脚芼、石蛋果、圆羊齿、蜈蚣蕨、冰果草、园羊齿、麻雀蛋、石上丸、凤凰蛋、犸卵、蛇蛋参、石黄皮、篦子草、天鹅抱蛋、圆牙齿、蜈蚣草。

【来源】本品为骨碎补科植物肾蕨 *Nephrolepis auriculata*（L.）Trimen 的干燥全草或块茎。

【采收加工】全年可采，洗净晒干或鲜用。

【性味】甘、淡、微涩，凉。

【功能与主治】清热利湿，宁肺止咳，软坚消积。用于感冒发热，咳嗽，肺结核咯血，痢疾，黄疸，淋浊，小便涩痛，疝气，乳痈，瘰疬，烫伤，刀伤。

【用法用量】内服：煎汤，9 ~ 15g。外用：适量，鲜块茎或全草捣烂敷患处。

【现代临床研究】肾蕨在贵州民间作为一味常用草药，用于泌尿系统结石和炎症的治疗。

【化学成分】羊齿 -9（11）- 烯、*β*- 谷甾醇、山奈酚 -3-*O*-*β*- 葡萄糖苷、槲皮素 -3-*O*-*β*- 鼠李糖苷、软脂酸单甘油酯、齐墩果酸、肉豆蔻酸十八烷基酯、正三十一烷酸和正三十烷醇。

【药理作用】研究发现从肾蕨中提取的粗多糖具抗动植物病原菌活性。

【原植物】肾蕨 *Nephrolepis auriculata*（L.）Trimen。注：植物学名已修订，正名是肾蕨 *Nephrolepis cordifolia*（L.）Presl。

附生或土生。根状茎直立，被蓬松的淡棕色长钻形鳞片，下部有粗铁丝状的匍匐茎向四方横展，匍匐茎棕褐色，粗约 1mm，长达 30cm，不分枝，疏被鳞片，有纤细的褐棕色须根；匍匐茎上生有近圆形的块茎，直径 1 ~ 1.5cm，密被与根状茎上同样的鳞片。叶簇生，柄长 6 ~ 11cm，粗 2 ~ 3mm，暗褐色，略有光泽，上面有纵沟，下面圆形，密被淡棕色线形鳞片；叶片线状披针形或狭披针形，长 30 ~ 70cm，宽 3 ~ 5cm，先端短尖，叶轴两侧被纤维状鳞片，一回羽状，羽状多数，约 45 ~ 120 对，互生，常密集而呈覆瓦状排列，披针形，中部的一般长约 2cm，宽 6 ~ 7mm，先端钝圆或有时为急尖头，基部心脏形，通常不对称，下侧为圆楔形或圆形，上侧为三角状耳形，几无柄，以关节着生于叶轴，叶缘有疏浅的钝锯齿，向基部的羽片渐短，常变为卵状三角形，长不及 1cm。叶脉明显，侧脉纤细，自主脉向上斜出，在下部分叉，小脉直达叶边附近，顶端具纺锤形水囊。叶坚草质或草质，干后棕绿色或褐棕色，光滑。孢子囊群成 1 行位于主脉两侧，肾形，少有为圆肾形或近圆形，长 1.5mm，宽不及 1mm，生于每组侧脉的上侧小脉顶端，位于从叶边至主脉的 1/3 处；囊群盖肾形，褐棕色，边缘色较淡，无毛。

产于湖南、贵州、广西。生于海拔 30 ~ 1500m 的溪边、林下。

（汪志梅　田婷婷　汪冶）

Kaok sedl inv 靠寸嗯

凤尾蕨 Fengweijue

【异名】大叶井口边草、鸡爪凤尾草、大叶凤尾蕨。

【来源】本品为凤尾蕨科植物凤尾蕨 *Pteris cretica* L.var. *nervosa*（Thunberg）Ching & S. H. Wu 的干燥全草。

【采收加工】四季可采，洗净，鲜用或晒干。

【性味】苦，凉。

《中国侗族医药研究》：苦，凉。

【功能与主治】清热利湿，凉血止血，消肿解毒。用于喉痹，淋浊，带下，吐血，衄血，便血，尿血，痈肿疮毒，湿疹，疳积。

《中国侗族医药研究》：退热，退水。用于烧伤，烫伤，农药中毒。

【用法用量】内服：煎汤，15～30g。

《中国侗族医药研究》：15～30g。外用适量。

【现代临床研究】凤尾蕨具有很高的药用价值，它的全株都可以入药，有降血压、驱虫、抗癌的作用。凤尾蕨效用广泛，可以治疗失眠、头晕、关节炎并且能缓解腰痛。凤尾蕨性寒味甘，可以降气滑肠、清热化痰、健胃。

【化学成分】槲皮素、木香素Ⅲ、dihydrochioidinin 和 5,5'-dihydroxy-3-methoxy-6,8,3″, 3-tetramethylpyran-9（3′,4′）flavone-7-*O*-［*β*-D-apiofuranosyl-（1-6）]-*β*-D-glucopyranoside、12-*β*-hydroxy-15-oxo-ent-kaur-16-en-19-oicacid*β*-D-glucopyranosylester、2*β*-16*β*-18-trihydroxy-ent-kaurane、2*β*-16*β*-18-dihydroxy-ent-kaurane、2*β*-15*β*-18-dihydroxy-ent-kaur-16-ene、cycloart-25-3-3*β*,24-diol、齐墩果酸、熊果酸、（22E）-5*α*,8*α*-epidioxyergosta-6,22-dien-3*β*-ol、*β*-谷甾醇、正十六烷酸、正十八烷酸、正十四烷酸、十七烷酸乙酯、十二烷醇。

【药理作用】通过查阅文献发现从凤尾蕨中分离的化合物 rubesanolide D 可以阻断口腔生物膜的形成，能很好地抑制变形链球菌、白色念珠菌和牙龈卟啉单胞菌等的滋生。

【原植物】凤尾蕨（变种）*Pteris cretica* L.var. *nervosa*（Thunberg）Ching & S. H. Wu。

植株高 60～70cm，根状茎直立，有条状披针形鳞片。叶二型，簇生，纸质，无毛；叶柄禾秆色，光滑；能育叶卵圆形，长 25～30cm，宽 15～20cm，一回羽状，但中部以下的羽片通常分叉，有时基部一对还有 1～2 片分离小羽片；羽片或小羽片长 15～25cm，宽 6～8mm，条状披针形，其不育的顶部有锐锯齿；不育叶同形，但羽片或小羽片宽 1～1.5cm，边缘有锐尖锯齿。孢子囊群沿羽片顶部以下的叶缘连续分布；囊群盖狭条形。

分布于湖南、贵州、广西、湖北。生石灰岩地区的岩隙间或林下灌丛中。

（汪志梅　田婷婷　汪冶）

Kap not liix 卡罗丽

爵床 Juechuang

【异名】爵卿、香苏、赤眼老母草、赤眼、小青草、蜻蜓草、苍蝇翅、鼠尾红、瓦子草、五累草、六角仙草、观音草、疳积草、肝火草、倒花草、山苏麻、四季青、蚱蜢腿、野万年青、毛泽兰、屈胶仔、麦穗红、六角英、大鸭菜、六方疳积草。

【来源】本品为爵床科植物爵床 *Rostellularia procumbens* (L.)Ness 的干燥全草。

【采收加工】8～9月盛花期采收，割取地上部分，晒干或鲜用。

【性味】咸、辛，寒。

《中国侗族医药研究》：苦，凉。

《侗族医学》：苦，凉。

【功能与主治】清热解毒，利湿消滞，活血止痛。用于咳嗽，喉痛，疟疾，痢疾，黄疸，肾炎浮肿，筋骨疼痛，小儿疳积，痈疽疔疮，跌打损伤。

《中国侗族医药研究》：退热，凉血，止惊，退热解毒，消肿止痛。用于腰痛水肿，黄雀症，贯耳底。

《侗族医学》：退热，凉血，止惊，退热解毒，消肿止痛。用于腰痛水肿，黄雀症。

【用法用量】内服：煎汤，10～15g，鲜品30～60g；或捣汁；或研末。外用：鲜品适量、捣敷；或汤洗浴。

【附方】

1. 腰痛水肿　爵床、小青草、六月雪、陆英、红旱莲、白茅根、车前草，煎水内服。(《侗族医学》)

2. 黄雀症　爵床、小青草、猕猴桃根、白芍、栀子、羊耳菊、六月雪、酸汤杆，煎水内服。(《侗族医学》)

【现代临床研究】

1. 治疗顽固性久泄　研究发现爵床单味用药可用于顽固性久泄的治疗，患者临床症状和体征在用药之后有所改善，并且未出现明显不良反应，也未出现严重并发症，有效率达到91.7%。

2. 治疗带状疱疹　将爵床外涂患处用于治疗带状疱疹，新鲜爵床捣碎后涂于患处，可收敛患处肿胀并减轻患者的疼痛，明显减少带状疱疹患者的疗程，减缓患者的痛苦，减少皮损愈合的时间。

3. 治疗肝硬化腹水　将爵床用于晚期肝硬化腹水的治疗，极大的延长肝硬化患者的生存时间，改善患者的治疗体验，推进了肝硬化腹水患者临床治疗的进程。

4. 治疗泌尿系统疾病　爵床搭配海金沙、地锦草等中药可以治愈尿路感染；爵床配甘草、白芍这两味中药可扩张尿道和促进排石作用。

【化学成分】木脂素 4′- 去甲基 - 萘酚甲基醚、爵床脂素 A～D，山荷叶素，台湾脂素 E、木脂素苷 A、台湾脂素 E 甲醚、中华萘酚甲基、纤毛苷 A、procumphthalide A、新的木脂素苷 procumbenoside B、cilinaphthalide B、熊果酸。

【药理作用】

1. 抗肿瘤作用　在人结肠癌细胞株 LoVo 的研究过程中，发现山荷叶素和 tuberculatin 对该肿瘤细胞株具有一定的体外抑制其生长的活性。研究化合物爵床脂素 A 的抗肿瘤作用机理，发现爵床脂素 A 可刺激小鼠巨噬细胞样 RAW264.7 细胞中肿瘤坏死因子 -α（TNF-α）的在高尔基体内聚集，研究人员推测是由于爵床脂素 A 引发脂多糖（LPS）对 TNF-α 的刺激加强有关。研究者发现新木脂素 JR6 可以显著的抑制人膀胱癌 EJ 细胞的生长并诱导其凋亡，并推测可能是通过三种方式共同作用来实现的，分别为减少细胞增殖、抑制超氧化物歧化酶（SOD）的活性、增加活性氧（ROS）含量。在研究过程中还发现 Caspase-8，Caspase-9 的激活以及 Caspase-3 的后续激活表明 JR6 可同时诱导 EJ 细胞的内在凋亡和外在凋亡两种途径共同作用。

2. 抗病毒作用 研究发现爵床脂素 A、爵床脂素 B、山荷叶素等化合物可杀灭疱疹性口腔炎病毒的活性。研究者对爵床中提取的 21 种木脂素类化合物进行了抗 HIV 病毒研究，并发现新化合物 secoisolariciresinol dimethyl ether acetate、化合物 procumbenoside A 和 diphyllin 具有一定的体外抗 HIV 病毒活性，且新化合物 secoisolariciresinol dimethylether acetate 的 IC_{50} 达到了 5.27μmol/L，效果良好。

3. 抗血小板凝集 使用人类的富血小板血浆（PRP）作为模型进行筛选，发现 cilinaphthalide B、爵床脂素 A 和台湾脂素 E 甲醚对其具有显著的抗凝集作用，并且在柠檬酸化的人类 PRP 中，台湾脂素 E 甲醚对肾上腺素诱导的血小板聚集显示出显著的抑制作用并呈现剂量依赖关系。

4. 抗菌作用 研究发现 2α- 羟基熊果酸对 staphylococcus epidermidis 具有显著的抑制增殖活性，并且癸酸对 salmonella typhimurium 也显示出了较强的抑制增殖的活性，活性强度与处方药 Cefradine 大致相同。在后续的研究中，还发现了对 salmonellaparatyphi β、escherichia coli、shigella flexner 都具有中等强度抑制增殖活性。研究者发现爵床不同溶剂提取物，在浓度为 8mg/mL 时对多种植物病原真菌均有一定的抑制作用，其中爵床甲醇提取物对 colletotrichum 和 strawberry gray mould 等具有较强的抑制增殖活性。

【原植物】 爵床 *Rostellularia procumbens* (L.) Ness。名称已修订，正名是 *Justicia procumbens* Linnaeus。

一年生草本；高 10 ～ 60cm。茎柔弱，基部呈匍匐状，茎方形，被灰白色细柔毛，节稍膨大。叶对生；柄长 5 ～ 10mm；叶片卵形、长椭圆形或阔披针形，长 2 ～ 6cm，宽 1 ～ 2cm，先端尖或钝，基部楔形，全缘，上面暗绿色，叶脉明显，两面均被短柔毛。穗状花序顶生或生于上部叶腋，圆柱形，长 1 ～ 4cm，密生多数小花；苞片 2；萼 4 深裂，裂片线状披针形或线形，边缘白色；薄膜状，外药室不等大，被毛，下面的药室有距；雌蕊 1，子房卵形，2 室，被毛，花柱丝状。蒴果线形，长约 6mm，被毛。具种子 4 颗，下部实心似柄状，种子表面有瘤状皱纹。花期 8 ～ 11 月，果期 10 ～ 11 月。

产于湖南、贵州、广西、湖北。生于旷野草地和路旁的阴湿处。

（凌建新　田婷婷　汪冶）

Lamc bav siik yanc 兰巴细然

白头婆 Baitoupo

【异名】 虎兰、地笋、大虫草参、地瓜儿苗、甘露子、方梗泽兰、孩儿菊、六月雪、白花莲、麻杆消、麻婆娘、麻秤杆、野升麻、血升麻、细黑升麻、红升麻、秤杆草、秤杆升麻、泽兰、搬倒甑、土升麻、南佩兰、佩兰。

【来源】 本品为菊科植物白头婆 *Eupatorium japonicum* Thunb. 的干燥全草。

【采收加工】 夏、秋间茎叶茂盛时，割取全草，去净泥沙，晒干。

【性味】 苦、辛，微温。

《中国侗族医药研究》：苦、辛，平。

《侗族医学》：辣，平。

【功能与主治】 化湿和中，理气活血，解毒。用于发热头痛；胞闷腹胀，咳嗽，咽喉肿痛，月经不调，经闭，痛经，产后瘀血腹痛，疮痈肿毒，水肿，跌打损伤，毒蛇咬伤。

《中国侗族医药研究》：醒脾化湿，行血消肿。用于肚痛，腰腿痛，扭伤。

《侗族医学》：退水、解毒。用于腰腿痛、扭伤。

【用法用量】内服：煎汤，6 ～ 12g；或研末冲服。外用：适量，捣烂敷；或研末撒。

《中国侗族医药研究》：9 ～ 15g。

《侗族医学》：3 ～ 9g。外用适量。

【附方】

1. 腰腿痛 白头婆、兰巴细然、削昆、尚杀、罪蛮、枸杞、淫羊藿，泡酒内服。(《侗族医学》)

2. 扭伤 白头婆、美骂恩、骂顺、栀子、桃仁、九节茶、削昆，煎水内服。(《侗族医学》)

【化学成分】熊果酸、葡萄糖、泽兰糖、虫漆蜡、白桦脂酸、原儿茶醛、原儿茶酸、咖啡酸、迷迭香酸、methyl rosmarinate、ethyl rosmarinate、rosmarinic acid ethyl ester、lycopic acid A、lycopic acid B、clinopodic acid E、schizotenuin A、verbascoside、木犀草素 -7-*O-β*-D- 葡萄糖苷、木犀草素 -7-*O-β*-D- 葡萄糖醛酸甲酯、木犀草素 -7-*O-β*-D- 吡喃葡萄糖醛酸丁酯、7,3′,4′- 三羟基黄酮、金圣草黄素。

【药理作用】

1. 抗肿瘤 有人研究了白头婆总生物碱的抗癌活性，体外试验表明总生物碱对 HeLa 细胞具有 50% 抑制率；体内试验表明总生物碱（50mg/kg·d）连续注射 7 天，可显著延长腹水型 S180 肉瘤小鼠的生存期限，但腹腔注射的抗癌效果优于皮下注射。研究人员对白头婆花 70% 乙醇提取物抑制人类肺癌细胞 MDA-MB-231 转移作用进行了研究，发现提取物可抑制癌细胞株 MDA-MB-231 的迁移、入侵和黏附。明胶酶谱法表明，白头婆花乙醇提取物可降低尿激酶型纤溶酶原激活物（uPA）、血管内皮细胞生长因子（VEGF）和细胞间黏附分子（ICAM），正己烷部位可显著抑制肺癌细胞的转移。

2. 抗炎 考察白头婆对脂多糖 LPS 诱导的 RAW264.7 细胞炎症反应，发现白头婆花的 70% 乙醇提取物可抑制 NO、前列腺素 E_2（PGE_2）产生以及诱导型一氧化氮合酶（iNOS）、环氧合酶 -2（COX-2）相关蛋白表达，此外，可降低 IL-6、IL-1β 和 TNFα-mRNA 等因子的水平。乙醇提取物中的乙酸乙酯部位和二氯甲烷部位具有抑制 NO 产生的显著活性，且无细胞毒活性。有学者研究了小鼠巨噬细胞中 Toll 样受体（TLR）激动剂对炎性因子的作用，发现白头婆花乙醇提取物可抑制由 LPS（TLR4 激动剂）、聚肌胞 - 胞苷酸（TLR3 激动剂）和巨噬细胞激活性脂肽（TLR2 and TLR6 激动剂）诱导的 NF-κB 的活化以及 iNOS、COX-2 的表达。通过进一步研究发现，白头婆乙醇提取物通过抑制 LPS、聚肌胞—胞苷酸诱导的 NF-κB、干扰素调节因子 3（IRF3）的活化以及干扰素诱导基因的表达，以调节 TLR 信号通路，从而发挥治疗慢性炎症的作用。

3. 抗骨质疏松 研究白头婆对防止骨质疏松症及骨折的作用，发现白头婆茎 99% 乙醇提取物可阻止脂质堆积、抑制多功能细胞 C3H10T1/2 和原发性骨髓细胞中脂肪细胞标记物的产生，但是促进碱性磷酸酶活性可诱导多功能细胞 C3H10T1/2 和原发性骨髓细胞中成骨细胞标记物的表达。化学成分活性跟踪研究发现，香豆酸和香豆酸甲酯是抗脂肪生成和促骨原物质生成的活性成分。

4. 抗微生物 在筛选无公害植物源杀菌剂的过程中，发现白头婆全草丙酮提取物具有一定的抑菌活性，其质量浓度为 0.05g/mL 时，对棉花枯萎病菌、小麦赤霉病菌、番茄早疫病菌、杨树溃疡病菌的抑制率分别为 57.7%、44.8%、61.8% 和 38.3%。

【原植物】白头婆 *Eupatorium japonicum* Thunb.

多年生草本；茎枝被白色皱波状柔毛，花序分枝毛较密；叶对生，质稍厚，中部茎生叶椭圆形、长椭圆形、卵状长椭圆形或披针形，长 6 ～ 20cm，基部楔形，羽状脉，侧脉约 7 对，自中部向上及向下部的叶渐小，两面粗涩，疏被柔毛及黄色腺点，边缘有细尖锯齿；叶柄长 1 ～ 2cm；总苞钟状，花白色或带红紫色或粉红色；瘦果熟时淡黑褐色，椭圆形，被多数黄色腺点，冠毛白色。花果期 6 ～ 11月。

产于湖南、贵州、广西、湖北。常生于密疏林下、灌丛中、山坡草地、水湿地和河岸水旁。

（凌建新　田婷婷　汪冶）

Mac senc 麻成

仙人掌 Xianrenzhang

【异名】仙人球、仙桃、半天仙、扁金刚、刺球、观音掌、野仙人掌、神仙掌、火焰、观音刺、霸王树、火掌、仙巴掌、玉芙蓉。

【来源】本品为仙人掌科植物仙人掌 *Opuntia stricta* var. *dillenii*（Ker-Gawl.）Benson 的全株。

【采收加工】四季可采。鲜用或切片晒干。

【性味】苦，凉。

【功能与主治】行气活血，凉血止血，健胃止痛，解毒消肿。用于痞块，痢疾，喉痹，肺热咳嗽，肺痨咯血，吐血，痔血，疮疡疔疖，乳痈，痄腮，癣疾，蛇虫咬伤，烫伤，冻伤。

【用法用量】内服：10 ～ 30g，煎汤；或焙干研末，3 ～ 6g。外用鲜品适量，去刺捣烂敷患处。

【现代临床研究】

1. 外用　多年来，人们常采用将仙人掌捣碎成泥外敷，单独使用或配以其他成分；直接将仙人掌切成小片贴于患病部位；捣碎，加酒精浸泡，取澄清液渌患处；用仙人掌片熬成热汤熏洗患处等方法治疗疾病。广泛地利用它来治疗炎症、外伤、蛇咬伤、蚊虫叮咬、微生物感染等。临床上外用仙人掌可治疗以下疾病：流行性或急性腮腺炎、下颌淋巴结炎、乳腺炎、药物性静脉炎、急性蜂窝组织炎、阑尾炎、电光性眼炎、甲沟炎、痔疮、未成脓期深部脓疡、牛皮癣、手足癣、冻伤、痈肿疔疖、蚊虫叮咬、带状疱疹、硬膜外穿刺后局部肿痛、烧烫伤、脚跟痛、牙痛、蛇咬伤、阴囊湿疹等。

2. 内服　可治疗功能性子宫出血、消化性溃疡、急性细菌性痢疾、支气管炎、胃痛、心悸失眠等多种疾病。

3. 作为兽禽药在临床上的作用　利用仙人掌可以治疗以下兽禽疾病：鸭肉毒梭菌毒素中毒、鸡硬嗉症、鸡白痢、消化不良、感冒及鸡霍乱、鸡呼吸道病、猫犬磷化锌中毒、猪发热、猪牛中暑、猪牛高热症、猪牛肺炎、仔猪热痢病、猪饲料中毒、猪蓖麻中毒、母猪乳房肿痛、猪肠炎腹泻、牛胃炎、马牛肺热咳嗽、动物烫伤烧伤等。

【化学成分】亚油酸、月桂酸、肉豆蔻酸、棕榈酸、硬脂酸、油酸、抗坏血酸、苹果酸、琥珀酸、番石榴酸、枸橼酸、β-谷甾醇、芸薹甾醇、豆甾醇、甜菜苷元、异甜菜苷元、糖苷甜菜宁、异甜菜宁、木犀黄素、栎素、异栎素、槲皮素、槲皮素-3-芸香糖苷、槲皮素-3-葡萄糖苷、异鼠李素-3-葡萄糖苷、异鼠李素-3-芸香糖苷、异鼠李素-3-鼠李半乳糖苷、山柰酚、3-羟基-5,7,3′,4′-四甲氧基黄酮、山柰酚-3-葡萄糖、阿拉伯糖、半乳糖、鼠李糖、木糖、仙人掌醇、无羁萜、蒲公英赛醇。

【药理作用】

1. 抑菌和消炎作用　仙人掌提取物对金黄色葡萄球菌、变形杆菌、大肠埃希菌、枯草芽孢杆菌、蜡状芽孢杆菌有抑制作用。民间用仙人掌治疗乳腺炎、腮腺炎，都有较好的疗效。国内对仙人掌抗炎活性作了很深入的研究，实验证明，新鲜的仙人掌水煎液给小鼠口服或腹腔注射给药，均有抗炎作用。能抑制炎症过程中毛细血管通透性增加和减轻水肿，又能降低棉球诱发的小鼠肉芽组织增生，且对小鼠腹腔巨噬细胞的吞噬功能有明显的促进作用，对急性炎症和慢性炎症均有明显的抑制作用。

2. 镇痛作用　仙人掌三萜皂苷对小鼠有明显的镇痛作用，镇痛率为100%，比罗通定（镇痛率为78%）的效果好。

3. 免疫作用　仙人掌水提取鲜液和熟液分别灌胃给药，对小鼠腹腔巨噬细胞的吞噬功能均有明显促进作用。仙人掌提取液对唾液淀粉酶有激活作用，是因为其中含有胰淀粉酶激活剂氯离子。

4. 降血糖作用 研究发现仙人掌果实的水提物能降低血糖浓度。据报道该水提物中含有能降低糖尿患者血糖的活性物质。1962年，以色列人报道了仙人掌全株的水和有机溶剂混合提取液能降低血糖。1994年，南非专利中收载了仙人掌水浸提物治疗糖尿病。国内临床药理研究表明，仙人掌提取物具有明显的降血糖作用，能有效地改善2型糖尿病患者的糖代谢。

5. 抗胃溃疡作用 仙人掌提取物给大鼠口服，对应激型、消炎痛型、结扎胃幽门型胃溃疡皆有明显的治疗作用，并且可明显提高胃液中前列腺素 E_2 的含量。

6. 抗脂质过氧化作用 仙人掌水煎液体外能明显抑制由四氯化碳所致小鼠和大鼠肝匀浆中丙二醛（MDA）的生成，灌胃也能明显降低 CCl_4 所致小鼠肝组织中 MDA 的含量。

7. 急性毒性试验 仙人掌煎液 150g/kg，每日2次，给小鼠灌胃，观察7日，未出现死亡及不良反应，该剂量为成人一日剂量的150倍，为小鼠最大耐受量。

【原植物】仙人掌 *Opuntia stricta* var. *dillenii*（Ker-Gawl.）Benson。注：植物学名已修订，正名是仙人掌 *Opuntia dillenii*。

丛生肉质灌木，高（1～）1.5～3m。上部分枝宽倒卵形、倒卵状椭圆形或近圆形，长10～35（～40）cm，宽7.5～20（～25）cm，厚达1.2～2cm，先端圆形，边缘通常不规则波状，基部楔形或渐狭，绿色至蓝绿色，无毛；小窠疏生，直径0.2～0.9cm，明显突出，成长后刺常增粗并增多，每小窠具（1～）3～10（～20）根刺，密生短绵毛和倒刺刚毛；刺黄色，有淡褐色横纹，粗钻形，多少开展并内弯，基部扁，坚硬，长1.2～4（～6）cm，宽1～1.5mm；倒刺刚毛暗褐色，长2～5mm，直立，多少宿存；短绵毛灰色，短于倒刺刚毛，宿存。叶钻形，长4～6mm，绿色，早落。花辐状，直径5～6.5cm；花托倒卵形，长3.3～3.5cm，直径1.7～2.2cm，顶端截形并凹陷，基部渐狭，绿色，疏生突出的小窠，小窠具短绵毛、倒刺刚毛和钻形刺；萼状花被片宽倒卵形至狭倒卵形，长10～25mm，宽6～12mm，先端急尖或圆形，具小尖头，黄色，具绿色中肋；瓣状花被片倒卵形或匙状倒卵形，长25～30mm，宽12～23mm，先端圆形、截形或微凹，边缘全缘或浅啮蚀状；花丝淡黄色，长9～11mm；花药长约1.5mm，黄色；花柱长11～18mm，直径1.5～2mm，淡黄色；柱头5，长4.5～5mm，黄白色。浆果倒卵球形，顶端凹陷，基部多少狭缩成柄状，长4～6cm，直径2.5～4cm，表面平滑无毛，紫红色，每侧具5～10个突起的小窠，小窠具短绵毛、倒刺刚毛和钻形刺。种子多数，扁圆形，长4～6mm，宽4～4.5mm，厚约2mm，边缘稍不规则，无毛，淡黄褐色。花期6～10（～12）月。

产于湖南、贵州、广西、湖北。多为栽培。

（汪志梅　田婷婷　汪冶）

Mal aenl 骂哽

水芹 Shuiqin

【异名】水芹菜、野芹菜。

【来源】本品为伞形科植物水芹 *Oenanthe javanica*（Bl.）DC. 的干燥全草。

【采收加工】夏秋采集，洗净晒干或鲜用。

【性味】甘、辛，平。

《中国侗族医药研究》：甘、辛，凉。

【功能与主治】清热，利水。用于暴热烦渴，黄疸，水肿，淋病，带下，瘰疬，痄腮。

《中国侗族医药研究》：清热解毒，祛瘀。用于月家肚痛，毒蛇咬伤。

【用法用量】内服：煎汤，50～100g，鲜品可捣汁饮。外用：捣敷。

《中国侗族医药研究》：30～60g。

【现代临床研究】

1. 急性乙型肝炎 水芹制备成 1∶1 浓度的口服液，成人每次 10mL，口服，tid。小儿剂量酌减。

2. 降血压作用 水芹全草制成 50% 的注射液，分别给正常的 Wistar 大鼠及自发性高血压大鼠（SHR）静脉注射不同的剂量，可见血压呈现剂量依赖性降低，以给药后 1～5min 最明显，与给药前相比差别显著（$P < 0.01$）。水芹煎剂还可使正常家兔血压降低，按 1∶1 浓度 1mL/kg，灌胃，血压由给药前的 124.0±10.1mmHg 降至 76.0±30.3mmHg（$P < 0.01$）。

【化学成分】豆甾醇、β- 谷甾醇、葡萄糖苷、蓼黄素、异蓼黄素、二十醇、廿二烷醇、廿四烷醇、亚麻酸、廿二烷酸、廿四烷酸、sreotic、廿九烷酸、三十烷酸、花生酸、廿六烷酸、半乳糖、木糖、阿拉伯糖、香豆精、伞形花内酯、二十二烷酸、二十九烷酸、三十烷酸、硬脂酸、花生酸、β- 水芹烯、石竹烯、α- 蒎烯、莳萝油脑、油酸、亚油酸、十烷酸、异鼠李素、樟烯、β- 蒎烯、香芹烯、丁香油酚。

【药理作用】

1. 保肝作用 在大鼠 α- 苯异硫氰酸醋，四氯化碳所致肝炎模型上分别观察水芹的退黄降酶效果。结果：水芹对两种肝炎模型退黄非常显著，而降酶不明显，给药后血清胆红素含量分别下降 37% 和 48.1%。水芹的降酶作用不明显，一方面说明水芹降酶作用较差，另一方面其作用可能与实验的疗程及给药剂量有关。

2. 抗心律失常作用 水芹注射剂 3mL/kg 静脉注射，可明显对抗乌头碱、氯化钡引起的动物的心律失常，降低氯化钙所致大鼠室颤及死亡率。与利多卡因相比较，其抗心律失常作用出现得快，但维持时间短且易反复。其作用机理可能是多方面的，除通过影响细胞对 K^+、Na^+、Ca^{2+} 的通透性作用外，还可能存在着其他机制。此外水芹甲醇提取物对大鼠心肌缺血 - 再灌注性损伤有明显的保护作用，其作用可能与抗氧自由基的生成及脂质过氧化物有关。

3. 降血脂作用 注射 10% 水芹煎剂 1mL/kg，明显降低麻醉家兔的动脉血压，廖黄素及其 7- 甲醚有降压作用。经动物实验观察结果表明，中药水芹对 β- 脂蛋白和甘油三酯有明显降低（$P < 0.001$）作用，而对胆固醇和全血黏度影响不大。由此可初步认定水芹对高血压、高血脂、动脉硬化等有一定的防治作用，可望应用于临床实践。此外水芹精油有抗菌作用，其抑制作用结果与青霉素相似。

【原植物】水芹 *Oenanthe javanica*（Bl.）DC.

多年生草本，高 15～80cm，茎直立或基部匍匐。基生叶有柄，柄长达 10cm，基部有叶鞘；叶片轮廓三角形，1～2 回羽状分裂，末回裂片卵形至菱状披针形，长 2～5cm，宽 1～2cm，边缘有牙齿或圆齿状锯齿；茎上部叶无柄，裂片和基生叶的裂片相似，较小。复伞形花序顶生，花序梗长 2～16cm；无总苞；伞辐 6～16，不等长，长 1～3cm，直立和展开；小总苞片 2～8，线形，长 2～4mm；小伞形花序有花 20 余朵，花柄长 2～4mm；萼齿线状披针形，长与花柱基相等；花瓣白色，倒卵形，长 1mm，宽 0.7mm，有一长而内折的小舌片；花柱基圆锥形，花柱直立或两侧分开，长 2mm。果实近于四角状椭圆形或筒状长圆形，长 2.5～3mm，宽 2mm，侧棱较背棱和中棱隆起，木栓质，分生果横剖面近于五边状的半圆形；每棱槽内油管 1，合生面油管 2。花期 6～7 月，果期 8～9 月。

产于湖南、贵州、广西、湖北。多生于浅水低洼地方或池沼、水沟旁。农舍附近常见栽培。

（汪志梅 田婷婷 汪冶）

Mal babl 骂播

水蓼 Shuiliao

【异名】辣蓼、蔷、虞蓼、蔷蓼、蔷虞、泽蓼、辛菜、蓼芽菜。

【来源】本品为蓼科植物水蓼 *Persicaria hydropiper*（L.）Spach 的干燥全草。

【采收加工】5 ～ 6 月采收。

【性味】辛，平。

《中国侗族医药学基础》：辛、甘，温。

【功能与主治】化湿，行滞，祛风，消肿。用于痧秽腹痛，吐泻转筋，泄泻，痢疾，风湿，脚气，痈肿，疥癣，跌打损伤。

【用法用量】内服：煎汤；25 ～ 50g（鲜品 150 ～ 100g）；或捣汁。外用：煎水浸洗或捣敷。

【现代临床研究】子宫出血　秋季花开时采水蓼叶晒干研细备用，服时开水送服，每日 3 次，每次 3 ～ 5g，忌食油腻生冷。

【化学成分】水蓼二醛、异水蓼二醛、密叶辛木素、水蓼酮、水蓼素 -7- 甲醚、水蓼素、槲皮素、槲皮苷、槲皮黄苷、金丝桃苷、顺 / 反阿魏酸、顺 / 反芥子酸、香草酸、丁香酸、草木犀酸、顺 / 反对香豆酸、对羟基苯甲酸、龙胆酸、顺 / 反咖啡酸、原儿茶酸、没食子酸、对羟基苯乙酸、绿原酸、水杨酸、没食子酸、甲酸、乙酸、丙酮酸、缬草酸、葡萄糖醛酸、半乳糖醛酸、焦性没食子酸、槲皮素、槲皮素 -7-*O*- 葡萄糖苷、*β*- 谷甾醇葡萄糖苷、异水蓼醇醛、水蓼醛酸、11- 乙氧基桂皮内酯、水蓼二醛缩二甲醇、水蓼酮、11- 羟基密叶辛木素、7,11- 二羟基密叶辛木素、八氢三甲基萘醇二醛、八氢三甲基萘甲醇、异十氢三甲基萘并呋喃醇、花白苷、含槲皮素 -3- 硫酸酯、异鼠李素 -3,7- 二硫酸酯、柽柳素 -3- 葡萄糖苷 -7- 硫酸酯、7,4′- 二甲基槲皮素、3′- 甲基槲皮素、琥珀酸、胡萝卜苷、富马酸、鞣花酸。

【药理作用】

1. 抗氧化活性　水蓼叶甲醇提取液的不同溶剂分馏组分较维生素 E 均表现出更高的抗氧化活性，除己烷馏分外，所有溶剂馏分的抗氧化活性均与合成抗氧化剂丁基化羟基甲苯相当。研究发现，水蓼提取物对无水乙醇至大鼠急性胃黏膜损伤具有较好的保护作用，其机制可能与提高胃黏膜组织中核因子 E_2 相关因子含量和增强 SOD 活性，促进活性氧的清除，增强胃黏膜的抗氧化能力有关。

2. 抗炎活性　水蓼乙醇提取物通过正丁醇萃取，在小鼠脂多糖致炎模型中促进了 SOD、GSH-Px、谷胱甘肽、TNF-α、髓过氧化酶（MPO）的活性，降低 MDA 含量从而提升总抗氧化能力，降低脂多糖对小鼠组织的病理学损伤，减少活性氧及 NO 的产生；同时，抑制诱导型 NO 合成酶及环氧化酶 -2 的蛋白表达及 ERK、JNK 及 c-JUN 的磷酸化，通过促进 AMP 依赖的蛋白激酶磷酸化，从而起到抗炎作用。研究表明，水蓼乙醇提取物对 HepG 细胞乙肝表面抗原、乙型肝炎 E 抗原的分泌有明显抑制作用，呈一定量效关系。水蓼乙酸乙酯部分与水蓼正丁醇部分对脂多糖刺激所诱导的 RAW264.7 细胞炎症体外模型具有显著的抗炎效果，二者可明显减少脂多糖诱导的活性氧释放量；降低 RAW264.7 细胞 NO、TNF-α、IL-1β、IL-6、IL-8 水平，可促进 IL-10 生成。

3. 抗菌作用　研究发现，水蓼黄酮类化合物抑菌效果较好。研究表明，水蓼总黄酮对金黄色葡萄球菌最小抑菌浓度为 0.782mg/mL，对金黄色葡萄球菌有抗菌活性。通过体外抗菌实验检测水蓼挥发油的抗菌效果，结果表明，水蓼挥发油对柠檬葡萄球菌、乙型副伤寒杆菌、乙型溶血性链球菌、福氏痢疾杆菌、痢疾杆菌具有显著的抑制作用。

4. 抑制胆碱酯酶活性　水蓼叶乙酸乙酯馏分对乙酰胆碱酯酶（AChE）和丁酰胆碱酯酶（BchE）均具有抑制作用，通过 GC-MS 分析油样，水蓼叶和花的挥发油呈剂量依赖性地抗 AChE、BchE 及抗氧化活性，叶挥发油更有效。用 Ellman 法定量研究水蓼水提物对 AChE 的抑制作用及对人白细胞的体外作用，发现水蓼水提物呈剂量依赖性地增加人嗜中性粒细胞和单核细胞的吞噬活性和吞噬体 - 溶酶体融合，水提物不改变中性粒细胞的超氧阴离子释放，在体外表现出抑制 AChE 活性和免疫刺激性。

5. 抗肿瘤活性　水蓼甲醇提取物通过抑制肿瘤细胞血管新生及诱导肿瘤细胞凋亡的机制，起到抑制肿瘤体积增大、降低活肿瘤细胞数、延长小鼠寿命的效果，水蓼内源性抗氧化机制为其抗肿瘤活性的根本机制。

6. 镇痛和降血糖作用　水蓼叶乙醇提取物可显著减少小鼠扭体反应次数，且呈现剂量依赖性，200mg/kg 提取物作用效果略逊于等剂量阳性药物（阿司匹林）；水蓼叶乙醇提物还可剂量依赖性地降低小鼠血糖水平，50mg/kg 提取物的效果与 10mg/kg 阳性药（格列苯脲）作用相当；茎乙醇粗提物的抗高血糖活性不明显。

【**原植物**】水蓼 *Persicaria hydropiper* (L.) Spach

一年生草本，高 20 ～ 80cm，直立或下部伏地。茎红紫色，无毛，节常膨大，且具须根。叶互生，披针形成椭圆状披针形，长 4 ～ 9cm，宽 5 ～ 15mm，两端渐尖，均有腺状小点，无毛或叶脉及叶缘上有小刺状毛；托鞘膜质，简状，有短缘毛；叶柄短。穗状花序腋生或顶生，细弱下垂，下部的花间断不连；苞漏斗状，有疏生小脉点和缘毛；花具细花梗而伸出苞外，间有 1 ～ 2 朵花包在膨胀的托鞘内；花被 4 ～ 5 裂，卵形或长圆形，淡绿色或淡红色，有腺状小点；雄蕊 5 ～ 8；雌蕊 1，花柱 2 ～ 3 裂。瘦果卵形，扁平，少有 3 棱，长 2.5mm，表面有小点，黑色无光，包在宿存的花被内。花期 7 ～ 8 月。

分布于湖南、贵州、广西、湖北。生于田野水边及山谷湿地。

（田婷婷　汪冶）

Mal bagx liangp 骂巴亮

九头狮子草 Jiutoushizicao

【**异名**】川白牛膝、山石兰、观音草、辣子七、晕病草、铁线草、六角英、辣叶青药、青砂药、北痰青、乌金草、辣椒七、九节篱、小灵丹、尖惊药、土细辛、天青菜、绿豆青、接骨草、接长草、竹叶青、万年青、铁焊椒、王灵仁、金钗草、项开口、蛇舌草、化痰青、四季青、三面青、菜豆青、铁脚万年青、咳风尘、晕病药、红丝线草、野青仔、肺痨草。

【**来源**】本品为爵床科植物九头狮子草 *Peristrophe japonica* (Thunb.) Bremek. 的干燥全草。

【**采收加工**】夏、秋采收，晒干或鲜用。

【**性味**】苦、辛，凉。

《中国侗族医药学基础》：辛、微苦，凉。

《中国侗族医药研究》：苦、辣，凉。

《侗族医学》：苦，凉。

【**功能与主治**】祛风，清热，化痰，凉肝定惊，散瘀解毒。用于风热咳嗽，肺热咳喘，小儿惊风，咽喉肿痛，疔毒痈肿，乳痛，聤耳，瘰疬，痔疮，蛇虫咬伤，跌打损伤。

《中国侗族医药学基础》：清热化痰，消食，补虚，镇惊。用于感冒发热，肺热咳喘，肝热目赤，小儿惊风，咽喉肿痛，乳痈。

《中国侗族医药研究》：祛毒，退热，消肿。用于发热，蛇咬伤。

《侗族医学》：祛毒、退热、消肿。用于兜冷燔焜（着凉发热），兜隋啃（毒蛇咬伤）。

【用法用量】内服：煎汤，15～30g。外用：鲜品适量，捣烂敷患处。

【附方】

1.兜冷燔焜 九头狮子草、骂顺（鹅不食草）、娘囡（马鞭草）、尚美上邓（黄荆），煎水内服。（《侗族医学》）

2.兜隋啃 九头狮子草、闹邪荡（香茶菜），捣烂外敷伤口或煎水内服。（《侗族医学》）

【现代临床研究】**白带，经漏** 九头狮子草四两，炖猪肉吃。（《常用中草药配方》）

【化学成分】3,5-吡啶二酰酰胺、羽扇豆醇、豆甾醇、β-谷甾醇、豆甾醇葡萄糖苷、β-谷甾醇葡萄糖苷、尿囊素、正十八烷、胆甾-5-蒽-3β-氧自由基甲酯、硬脂酸、软脂酸、三十三烷醇、麦角甾醇、琥珀酸、芝麻素、汉黄芩素、胡萝卜苷。

【药理作用】

1.护肝 本品正丁醇部位的高、低剂量组可明显抑制大鼠血清中 ALT 和 AST 的升高，且其作用与阳性对照药相比差异无显著性。因此，初步判断正丁醇部位为九头狮子草抑制 D-半乳糖胺所致肝损伤所引起的转氨酶升高的药效活性部位，证明了九头狮子草具有显著的保肝护肝作用。

2.抑菌 该药对金黄色葡萄球菌、溶血性链球菌、铜绿假单胞菌、肺炎克雷伯菌等有显著抑制作用，这对于呼吸道感染性疾病极为有利。药物浓度与其抑菌作用强度呈正相关。同时，随着培养时间延长，药物对细菌的作用增强，从形态的微小变化到形成 L2 型细菌，直至结构功能的损坏，不能继续生长。由此确证九头狮子草的抗菌作用机理在于它对细胞壁的作用。药物引起细菌细胞壁缺损，细胞外液在渗透压的作用下进入菌体，造成菌体肿胀、溶解死亡。

3.抗炎 九头狮子草醇提物具有镇咳、祛痰、抗炎作用。实验表明，它能明显减少浓氨水所致小鼠咳嗽次数，并且增加小鼠气管排泄酚红的量，其作用与阳性对照药桔梗相当。静脉注射伊文氏蓝可与血浆蛋白瞬间结合，而随体液成分渗入腹腔，通过测定伊文思蓝的光密度值即可代表炎性渗出物的量。九头狮子草能极显著地降低伊文氏蓝排出量，说明可减少炎性物质渗出。

4.解热 本品可能直接作用于体温调节中枢，通过某种途径抑制视前区—前丘脑下部（POAH）神经细胞 cAMP 的生成和释放，从而抑制体温调定点上移而发挥作用。同时通过抑制作为发热激活物的病原微生物，从而抑制机体内生致热原的产生，实验中用酵母致热后，大鼠下丘脑 cAMP 含量有显著升高。灌胃给予小鼠九头狮子草，下丘脑 cAMP 含量降低，显示有显著解热作用。

【原植物】九头狮子草 *Peristrophe japonica*（Thunb.）Bremek.

多年生草本，高 20～50cm。根细长，须根黄白色。茎直立，或披散，四棱形，深绿色，节显著膨大。叶对生；有柄；叶片纸质；椭圆形或卵状长圆形，长 3～7cm，宽 8～15mm，先端渐尖，基部渐窄，全缘。聚伞花序短，集生于枝梢的叶腋；每一花下有大小两片叶状苞片，苞片椭圆形至卵状长圆形，长 1.5～2.5cm；萼 5 裂，钻形，长约 3mm；花冠粉红色至微紫色，长 2.5～3cm，外面疏被短毛，下部细长筒形，冠檐 2 唇形，上唇全缘，下唇微 3 裂；雄蕊 2，着生于花冠筒内，2 花室一上一下；雌蕊 1，子房 2 室，胚珠多数花柱白色，柱头 2 裂。蒴果窄倒卵形，略被柔毛，长约 1.1cm，成熟时纵裂，将种子弹出。种子坚硬，褐色，扁圆，有小瘤状突起。花期 5～9 月。

产于湖南、贵州、广西、湖北。生林下或浅沟边，亦有栽培者。

（邱飞 汪冶）

Mal bav baenl siik 骂巴笨丽

萹蓄 Bianxu

【异名】萹蓄竹、萹竹、萹苋、畜辩、萹蔓、扁蓄、地萹蓄、编竹、扁畜、粉节草、道生草、扁竹、扁竹蓼、乌蓼、大蓄片、野铁扫把、路柳、疳积药、斑鸠台、蚂蚁草、猪圈草、桌面草、路边草、七星草、铁片草、竹节草、扁猪牙、残竹草、妹子草、大铁马鞭、地蓼、牛鞭草、牛筋草、斑鸠台、扁猪牙萹蓄。

【来源】本品为蓼科植物萹蓄 *Polygonum aviculare* L. 的干燥全草。

【采收加工】夏季叶茂盛时采收，除去杂质，洗净，切段，干燥。

【性味】苦，微寒。

《中国侗族医药学基础概论》：苦，微寒。有小毒。

【功能与主治】利尿通淋，杀虫，止痒。用于膀胱热淋，小便短赤，淋沥涩痛，皮肤湿疹，阴痒带下。

《中国侗族医药学基础概论》：利尿通淋，杀虫，止痒。用于热淋刺痛，小便短赤，虫积腹痛，皮肤湿疹，阴痒带下等。

【用法用量】内服：煎汤，9～15g。外用：适量，煎洗患处。

《中国侗族医药学基础概论》：内服：煎汤，9～15g。外用：适量，水洗。

【现代临床研究】

1. 细菌性痢疾 鲜萹蓄 50g，用凉水洗净，切成短节，水煎至约 500mL，过滤后加入红白糖各 30g，当茶饮，每日 3 剂。

2. 牙痛 每日取萹蓄 50～100g（鲜品不拘多少），水煎，分两次服。

3. 糖尿病 取鲜品 50g 或干品适量煎汤，每日口渴时代茶饮。

【化学成分】槲皮素、萹蓄苷、槲皮苷、牡荆素、异牡荆素、木犀草素、鼠李素-3-半乳精苷、金丝桃苷、伞形花内酯、东莨菪素、阿魏酸、芥子酸、香草酸、丁香酸、草木犀酸、对香豆酸、对羟基苯甲酸、龙胆酸、咖啡酸、原儿茶酸、没食子酸、对羟基苯乙酸、绿原酸、水杨酸、并没食子酸、右旋儿茶精、草酸、硅酸、葡萄糖、果糖、蔗糖等。

【药理作用】

1. 利尿作用 研究发现，萹蓄具有明显的利尿作用，实验发现大鼠的钠、钾排出显著增加，且钾排量较多，认为萹蓄的利尿作用很可能是由于其所含钾盐所致。

2. 抑菌活性 研究表明萹蓄乙酸乙酯化学部位具有一定的抑菌活性。对大肠埃希菌、金黄色葡萄球菌、痢疾杆菌有一定抑制作用。研究测得萹蓄提取物对 12 种畜禽常见肠道菌的体外抑菌效果。采用索氏提取法提取萹蓄挥发油，并对萹蓄挥发油的化学成分进行分析，其中棕榈酸和硬脂酸所占比例最大，以棕榈酸、硬脂酸为主要成分的挥发油对大肠埃希菌、白色念珠菌、青霉菌等多种菌株具有抑制作用挥发油分析较好的阐明了萹蓄"止痒"功效物质基础，为基于"止痒"功效开发利用奠定了基础。

3. 抑制癌细胞生长 在抗癌方面，萹蓄疗效显著。萹蓄中的总黄酮对苯并芘、黄曲霉等致癌物具有抑制作用，能够抑制白血病细胞和人乳腺癌细胞的生长。

【原植物】萹蓄 *Polygonum aviculare* L.

一年生草本；高达 40cm；基部多分枝；叶椭圆形、窄椭圆形或披针形，长 1 ～ 4cm，宽 0.3 ～ 1.2cm，先端圆或尖，基部楔形，全缘，无毛；叶柄短，基部具关节，托叶鞘膜质，下部褐色，上部白色，撕裂；花单生或数朵簇生叶腋，遍布植株；苞片薄膜质；花梗细，顶部具关节；花被 5 深裂，花被片椭圆形，长 2 ～ 2.5mm，绿色，边缘白或淡红色；雄蕊 8，花丝基部宽，花柱 3；瘦果卵形，具 3 棱，长 2.5 ～ 3mm，黑褐色，密被由小点组成的细条纹，无光泽，与宿存花被近等长或稍长；花期 5 ～ 7 月，果期 6 ～ 8 月。

产于湖南、贵州、广西、湖北。生于平原和山地。

（田婷婷　邱飞　汪冶）

Mal bav beens 骂巴变

溪姑草 Xigucao

【异名】娘故湛、槌草、珍珠草、羊毛草、星宿草、腺漆姑草、羊儿草、羊地草、地松、星秀草、漆姑、瓜槌草、牛毛粘、匿鼻药、大龙叶、大龙草、瓜糙草、蛇牙草、牙齿草、沙子草、小叶米粞草、踏地草、风米菜、虾子草、虫牙草、地兰、胎乌草、虎牙草。

【来源】本品为石竹科植物漆姑草 *Sagina japonica*（Sw.）Ohwi 的干燥全草。

【采收加工】夏季采集，洗净，鲜用或晒干。

【性味】苦、辛，凉。

《中国侗族医药研究》：苦，凉。

《侗族医学》：苦，凉。

【功能与主治】散结消肿，解毒止痒。用于虚劳（白血病），漆疮，痈肿，瘰疬，龋齿病。

《中国侗族医药研究》：祛毒，消肿，止痛。用于毒蛇咬伤。

《侗族医学》：去毒，消毒止痛。用于兜隋啃（毒蛇咬伤）。

【用法用量】内服：煎汤，15 ～ 30g。外用：适量，捣烂敷或取汁搽患处。

【附方】兜隋啃　漆姑草、义尽怒蛮（一枝黄花）、三百尚里（白薇）、骂登仙（地葱）。煎水洗患处，或用鲜品捣烂敷伤处及头顶。（《侗族医学》）

【现代临床研究】

1. 治牙痛　漆姑草叶捣烂，塞入牙缝。（《湖南药物志》）

2. 治毒蛇咬伤　漆姑草、雄黄捣烂敷。（《湖南药物志》）

【化学成分】己酸、辛酸、辛酸乙酯、棕榈酸、棕榈酸乙酯、十七烷酸乙酯、植醇、6,8- 二 -C- 葡萄糖基芹菜素、6-C- 阿拉伯糖基 -8-C- 葡萄糖基芹菜素、X″-O- 鼠李糖基 -6-C- 葡萄糖基芹菜素。

【药理作用】

抗肿瘤作用　对漆姑草醇提物对人慢性髓系白血病细胞（K562）的诱导分化作用进行研究发现，250mg/mL、125mg/mL、62.5mg/mL 的漆姑草醇提物作用 K562 细胞 48h 后，均能有效抑制 K562 细胞的增殖，并能诱导 K562 细胞向成熟细胞方向分化。漆姑草提取物体外抗肿瘤活性的初步筛选研究发现，漆姑草皂苷对人白血病细胞株 K-562 和 HL-60 均显示有一定的抑制作用，多糖对人白血病 K-562 细胞可能有弱的抑制作用，并指出漆姑草皂苷是漆姑草体外抗白血病细胞的活性部位。

【原植物】漆姑草 *Sagina japonica*（Sw.）Ohwi

一年生小草本，高 10 ～ 15cm。茎纤细，由基部分枝，丛生，下部平卧，上部直立，无毛或上部稍被腺毛。单叶对生；叶片线形，长 5 ～ 20mm，宽约 1mm，具 1 条脉，基部抱茎，合生成膜质的短鞘状，先端渐尖，无毛。花小形，通常单一，腋生于茎顶；花梗细小，直立，长 1 ～ 2.5cm，疏生腺毛；萼片 5，长圆形乃至椭圆形，长 1.5 ～ 2mm，先端钝圆，稍微呈兜状依附于成熟的蒴果，背面疏生腺毛乃至无毛，具 3 条脉，边缘及先端为白膜质；花瓣 5，白色卵形，先端圆，长为萼片的 2/3 左右；雄蕊 5；子房卵圆形，花柱 5。蒴果广椭圆状卵球形，比宿存萼片稍长或长出 1/3 左右；通常 5 瓣裂，裂瓣椭圆状卵形，先端钝。种子微小，褐色，圆肾形，长 0.4 ～ 0.5mm，两侧稍扁，背部圆，密生瘤状突起。花期 5 ～ 6 月，果期 6 ～ 8 月。

产于湖南、贵州、广西、湖北。生于山地或田间路旁阴湿草地。

（邱飞　汪冶）

Mal begx kgags 骂比康

鹿衔草 Luxiancao

【异名】鹿安茶、鹿含草、鹿蹄草、红肺筋草、圆叶鹿蹄草、破血丹、纸背金牛草、鹿寿茶、鹿寿草、冬绿、紫背金牛草、大肺筋草、小秦王草。

【来源】本品为鹿蹄草科植物鹿蹄草 *Pyrola calliantha* H. Andr. 的干燥全草。

【采收加工】全年均可采挖，除去杂质，晒至叶片较软时，堆置至叶片变紫褐色，晒干。也有直接晒干者，但质硬易碎。

【性味】甘、苦，温。

《中国侗族医药研究》：苦，温。

《侗族医学》：苦，温。

《中国侗族医药学基础》：甘、苦，温。

【功能与主治】祛风湿，强筋骨，止血，止咳。用于风湿痹痛，腰膝无力，吐血鼻衄，久咳劳嗽，崩漏带下，外伤出血。

《中国侗族医药研究》：除寒，止痛，止咳。用于腰腿痛，代喉老（老年咳嗽）。

《侗族医学》：除寒，止痛，止咳。用于腰腿痛，代喉老（老年咳嗽）。

《中国侗族医药学基础》：补虚，益肾，祛风除湿，活血调经。用于肾虚腰痛，风湿痹痛，筋骨痿软，新久咳嗽，吐血，衄血，崩漏，外伤出血。

【用法用量】内服：煎汤，9 ～ 15g，研末或炖肉。外用：捣敷或研末调敷。

【附方】

1.腰腿痛　鹿蹄草、刺五加、野薄荷、岩马桑、九节茶，泡酒内服。(《侗族医学》)

2.老年咳嗽　鹿蹄草、靠朵（一朵云）、金银花、假紫苑、四块瓦，煎水内服。(《侗族医学》)

【现代临床研究】

1.治疗心、脑血管疾病　研究发现采用中药鹿衔草、瓜蒌、丹参、川芎等加服消心痛比单服消心痛的治疗效果好、不良反应小。

2.治疗慢性痢疾等细菌感染　研究显示，以鹿衔草煎剂治疗慢性菌痢患者，临床症状改善很快，且对大便培养多次持续阳性，肠黏膜溃疡久不愈和，经抗生素、多种中药综合治疗均无效的顽固性病例，服用鹿衔草后，大便培养很快转为阴性，临床症状消失，肠黏膜溃疡愈合。

3.治疗呼吸系统疾病　有文献报道，临床上以鹿衔草作为止血药，用于呼吸道出血，特别对肺结核咳血，止血效果更为明显。鹿衔草与白友水煎服也可治疗肺结核出血。鹿衔草与猪肺叶炖食对久咳久喘者亦有良好的效果。

4. 治疗中枢神经系统疾病 据研究显示，用鹿蹄草注射剂治疗颈椎性眩晕症，观察表明，疗效满意。临床观察显示，特别是患者头痛、恶心、摔倒等症状的改善较为迅速，并未发现任何不良反应。

5. 治疗骨质增生，坐骨神经痛 有研究以鹿衔草为主，配以补肾药如杭巴戟、淫羊藿、怀牛膝等，再配合养血通经、活血止痛药如当归、乳香、没药等，治疗骨质增生有一定疗效，特别是近期疗效较好。以本药为主，与芍药甘草汤、活络效灵丹同用，治疗坐骨神经痛有很好的疗效。

6. 其他 有研究显示，鹿衔草与猪肉炖食或鹿衔草与地榆炭水煎可用于治疗崩漏。鹿衔草煎液外用可治疗过敏性皮炎、疮痛肿毒、虫蛇咬伤、外伤出血。以鹿衔草为主，配以白茅根、生地黄、黄柏、丹参等，治疗过敏性紫癜肾炎，绝大多数病例可痊愈或好转。鹿衔胶囊对记忆获得障碍小鼠以及记忆巩固障碍小鼠的记忆力均有明显的改善作用，作用机制可能与其增强中枢胆碱能神经系统功能作用有关。

【化学成分】 没食子酸、原儿茶酸、甲基氢醌、儿茶素、梅笠草素、单宁、糖、氢醌、鹿蹄草素、山奈酚 -3-*O*- 葡萄糖苷、N- 苯基 -2- 萘胺、伞形梅笠草素、高熊果酚苷、胡萝卜苷、N- 苯基 -2- 萘胺、伞形梅笠草素、高熊果酚苷、槲皮素、没食子鞣质、肾叶鹿蹄草苷、6-*O*- 没食子酰高熊果酚苷、金丝桃苷、没食子酰金丝桃苷。

【药理作用】

1. 抗菌作用 鹿蹄草素抑菌谱广，对革兰阳性菌和革兰阴性菌的体外抑菌效果均超过青霉素。鹿蹄草中的梅笠草素、熊果酸、$2\beta,3\beta,23$- 三羟基 -12- 烯 -28- 乌苏酸、$2\alpha,3\beta,23,24$- 四羟基 -12- 烯 -28- 乌苏酸、没食子酸对新生隐球菌、白色假丝酵母、红色毛癣菌等真菌生长有不同的抑制作用，其中梅笠草素的抗真菌活性较强。鹿蹄草中所含的一种脂溶性的萘醌类化合物对金黄色葡萄球菌、溶血性链球菌、铜绿假单胞菌和肺炎克雷伯菌均有一定的抑制作用，但对金黄色葡萄球菌的抑制最强。

2. 抗炎作用 有文献报道，鹿衔草水煎剂对二甲苯致小鼠耳部肿胀及醋酸致腹腔毛细血管通透性增高有明显抑制作用，说明鹿衔草对炎症早期渗出有对抗作用。鹿衔草提取物可以抑制小鼠巨噬细胞系 RAW 264.7 细胞中 p38MAP 激酶和 NF -κB 的磷酸化，进而抑制诱导型一氧化氮合酶（iNOS）的表达和 NO 的产生从而发挥抗炎作用。

3. 对心血管系统的作用 研究显示，鹿衔草水提液可明显增加血管灌注液流量，尤其对抗心脏血流量收缩，其血管扩张作用和毛冬青呈协同作用。鹿衔草中的 2″-*O*- 没食子酰基金丝桃苷对心肌缺血再灌注损伤具有保护作用，可使大鼠缺血再灌注心肌组织中 SOD 水平显著增加，LPO 显著降低，心肌线粒体损伤得到明显改善。鹿衔草总黄酮能够降低垂体后叶素诱发的缺血性心律失常的发生率；减少冠脉结扎后心肌梗死面积，降低血清 CK 和 LDH 活性，提高血清 SOD 活性，减少 MDA 含量，从而发挥对急性心肌缺血的保护作用，其机制与抗脂质过氧化作用有关。鹿衔草总黄酮还能抑制病理性动脉内膜增生和管腔狭窄，可能与抑制血管平滑肌细胞（VSMCS）增殖有关。有研究表明，鹿衔草黄酮苷能够浓度依赖性地舒张大鼠胸主动脉，其作用机制可能是开放瞬时外向钾通道，抑制细胞内钙离子释放和细胞外钙离子内流，但并不影响 NO 的释放和前列环素的生成。鹿衔草总黄酮对异丙肾上腺素诱导的大鼠急性心肌缺血具有保护作用，其机制可能与抗脂质过氧化、增加 NO 的生成和释放有关；对大鼠急性心肌缺血具有保护作用，其作用可能与增加 NO 的释放和降低 FFA 有关。

4. 抗氧化作用 研究表明，2″-*O*- 没食子酰基金丝桃苷具有很强的单宁活性，并具有抗氧化、清除脂质过氧自由基和抑制脂质过氧化活性。2″-*O*- 没食子酰基金丝桃苷对氧自由基具有明显的清除活性，清除超氧阴离子自由基（SAFR）和羟基自由基（HFR）的 IC_{50} 值分别为 $40.8\mu mol/L$ 和 $33.5\mu mol/L$，远小于阳性对照物槲皮素及芦丁，其抗氧化活性与其分子结构中多元酚结构有关，但其抗氧化机制不同于小分子的没食子酰类衍生物。采用 DPPH 自由基清除效应和磷钼酸盐等方法，对鹿衔草甲醇提取物、水提取物、氯仿提取物和石油醚提取物进行了抗氧化活性测定，结果表明 4 种粗提物对 DPPH 自由基清除能力、总抗氧化性和总酚含量大小有着一致的顺序，高极性溶剂提取物的抗氧化活性较低极性溶剂提取物要强。

5. 降血脂作用　有研究显示，以鹿衔草提取液经过 LSA-5B 大孔树脂用体积分数 20％乙醇洗脱的水溶性部分对高脂血症小鼠三酰甘油有显著的降低作用。

6. 抗肿瘤作用　据文献报道，鹿衔草醇提物对 HeLa 肿瘤细胞生长增殖具有非常显著的抑制作用，IC_{50} 为 95.40mg/L，且具有明显的剂量依赖性。

7. 促进成骨细胞增殖　有研究鹿衔草石油醚部位、氯仿部位、乙酸乙酯部位和正丁醇部位干预人成骨肉瘤 MG63 细胞，结果表明，鹿衔草氯仿部位和正丁醇部位能推进体外培养成骨细胞的细胞周期，从而促进成骨细胞增殖。

【原植物】鹿蹄草 *Pyrola calliantha* H. Andr.

多年生常绿草本。根状茎细长，匍匐或斜生，节上具三角形鳞叶，不定根纤维状，由节部长出，略分枝。叶于基部丛生；叶互生，相间极近，薄革质，圆形至卵圆形，先端钝圆，基部圆或近平截，全缘或具不明显的疏锯齿，边缘略向叶背反卷，下面常有白霜，有时带紫色。花葶由叶丛中抽出，具 3 棱，中部有鳞叶披针形。总状花序；花大，广钟形，花萼 5 深裂；花冠广钟形，花瓣 5，椭圆形或倒卵形，先端钝圆，基部稍窄，白色或稍带粉红色；雄蕊 10 枚，雌蕊 1 枚，心皮 5，子房上位，5 室，胞背开裂。种子多数。花期 4～6 月，果期 6～9 月。

产于湖南、贵州、湖北。生长于山林中树下，或阴湿处。

（凌建新　田婷婷　汪治）

Mal biaenl max 骂病马

马齿苋 Machixian

【异名】五方草、马齿菜、马苋菜、猪母菜、瓜仁菜、瓜子菜、长寿菜、马蛇子菜。

【来源】本品为马齿苋科植物马齿苋 *Portulaca oleracea* L. 的干燥地上部分。

【采收加工】夏、秋两季等茎叶茂盛时采收，割取全草，洗净泥土，用沸水略烫后晒干。

【性味】酸、寒。

《中国侗族医药学基础概论》：酸，寒。

《侗药大观》：酸，寒。

【功能与主治】清热解毒，凉血止血，止痢。用于热毒血痢，痈肿疔疮，湿疹，丹毒，蛇虫咬伤，便血，痔血，崩漏下血。

《中国侗族医药学基础概论》：清热解毒，凉血止血，止痢。用于热毒血痢，痈肿疔疮，湿疹，丹毒，蛇虫咬伤，便血，痣血，崩漏下血等。

《侗药大观》：清热解毒，凉血止血，收敛止泻。用于治疗急慢性肠炎，痢疾，湿疹，带状疱疹，疔疮肿毒等。

【用法用量】内服：煎汤，9～15g。外用：适量，鲜品捣烂敷患处。

《中国侗族医药学基础概论》：内服：煎汤，9～15g。外用：适量，捣烂敷。

《侗药大观》：用干品 10 ～ 15g，水煎内服。外伤出血用鲜品适量捣烂敷患处。肠炎配白头翁、十大功劳。痢疾配白葛根、狗尾草同用。

【现代临床研究】

1. 急性细菌性痢疾　用马齿苋 30 ～ 60g，乌梅 15g，甘草 9g，煎水服用，如大便次数多，脓血黏液便者，加苦参 20g，每日 1 剂，水煎，日服 3 ～ 5 次，服用 3 ～ 7 天见效。

2. 治疗乳腺炎　鲜马齿苋、朴硝，将马齿苋洗净，捣取汁液调匀朴硝，涂匀在纱布上，外敷患处，治疗 21 例，全部获愈。

3. 治疗前列腺炎　用马齿苋、嫩喀茂（车前子）各 60g，煎水代茶饮，可长期服用，疗效较好。

4. 治疗带状疱疹　将鲜马齿苋洗净，用手搓成团状，在患处反复揉搓 5 ～ 10min，或将鲜药切细捣烂兑淘米水调匀，涂擦患处，每日 8 ～ 10 次，局部皮肤干了再涂，连用 3 ～ 7 天即效，治疗 21 例，效果满意。

5. 治疗淋病　用单味马齿苋 150g，每日 1 剂，水煎服；同时用鲜品骂病马 20g 煎水熏洗患处 2 次，每次 20 ～ 30min。治疗 100 余例，效果满意。

【化学成分】左旋去甲肾上腺素、多巴明、胡萝卜素、皂苷、鞣质、树脂、脂肪、尿素、草酸氢钾、氯化钾、硝酸钾、硫酸钾、苹果酸、枸橼酸、氨基酸、草酸盐、草酸。

【药理作用】

1. 抗菌作用　马齿苋乙醇提取物对大肠埃希菌、变形杆菌、痢疾志贺菌、伤寒和副伤寒杆菌有高度的抑制作用，对金黄色葡萄球菌、真菌，如奥杜盎小芽孢癣菌、结核分枝杆菌也有不同程度的抑制作用，对铜绿假单胞菌有轻度的抑制作用。水煎剂对痢疾志贺菌、宋氏志贺菌、福氏志贺菌均有抑制作用。

2. 抗炎作用　马齿苋水提取物可有效抑制二甲苯及巴豆油所致小鼠耳廓肿胀，具有抗炎作用，作用机制与其所含去甲肾上腺素，作用于血管内皮的 α- 受体，收缩血管，减少淤血，抑制毛细血管通透性，减轻炎症。马齿苋醇提取物可提高大鼠结肠组织中 SOD 活性，降低 MDA 含量，减轻结肠黏膜组织急性损伤程度，具有明显抗炎作用；病理学结果显示马齿苋醇提取物对于溃疡面的愈合具有明显的修复作用。

3. 抗缺氧作用　马齿苋乙醇提取物能明显降低小鼠的耗氧量，明显缩短小鼠缺氧惊厥时间，延长存活时间，提高存活率。其抗缺氧作用机制可能包括两个方面：其一，通过促进小鼠无氧酵解关键酶的活性，进而缓解因低氧引起能量代谢障碍所致的细胞损伤。其二，是通过抑制心肌线粒体磷脂的脂质过氧化和改善呼吸链酶的活性，进而保护线粒体免受缺氧损伤。马齿苋总黄酮明显延长缺氧小鼠的生存时间，使不同缺氧时段小鼠肾脏和大脑皮质促红细胞生成素（EPO）mRNA 的表达水平明显增加，血浆 EPO、红细胞计数和血红蛋白含量亦明显升高。其作用机制可能与促进 EPO 的表达以及红细胞和血红蛋白的生成有关。

【原植物】马齿苋 *Portulaca oleracea* L.

一年生草本，肉质，无毛。茎匍匐状斜升，带紫色。叶互生或近对生，叶片肉质肥厚，楔状长圆形、倒卵形或匙形，长 1 ～ 2.5cm。花 3 ～ 5 朵簇生枝端，直径 3 ～ 4mm，无梗；苞片 4 ～ 5，膜质；萼片 2；花瓣 5，黄色；雄蕊 10 ～ 12 枚；子房半下位，1 室，柱头 4 ～ 6 裂，线形。蒴果圆锥形，盖裂。种子多数，肾状卵形，极小，黑色，有小疣状突起。花期 6 ～ 9 月，果期 7 ～ 10 月。

产于湖南、贵州、广西、湖北。生于田野路边及庭园废墟等向阳处。

（田婷婷　汪冶）

Mal biuenl jov 骂兵坐

葎草 Lvcao

【异名】黑草、蛇割藤、割人藤、拉拉秧、拉拉藤、拉拉蔓、五爪龙、勒草、葛葎蔓、葛勒蔓、葛葎草、葛勒子、涩萝蔓、假苦瓜、苦瓜蘑、锯锯藤、牛跤迹、老虎藤、穿肠草、来莓草、过沟龙。

【来源】本品为桑科植物葎草 *Humulus scandens*（Lour.）Merr. 的干燥地上部分。

【采收加工】夏、秋采收，晒干。

【性味】苦、甘，寒。

【功能与主治】清热解毒，利尿通淋。用于肺热咳嗽，肺痈，虚热烦渴，热淋，水肿，小便不利，湿热泻痢，热毒疮疡，皮肤瘙痒。

【用法用量】内服：煎汤，10～15g，鲜品30～60g；或捣汁。外用：适量，捣敷；或煎水熏洗。

【现代临床研究】

1. 治疗肺结核　以100%的草注射液肌内注射，每日2次，每次2～4mL。30天为一疗程。观察880例经链霉素、异烟肼等抗痨药物治疗效果不理想的肺结核患者，经一疗程后，症状消失或改善者72例；痰菌阳性47例中阴转者21例；有空洞的51例中治后缩小或闭合者36例，其中以干酪性和薄壁空洞的疗效较明显；病灶变化情况，据79例观察，吸收者51例（64.5%），其中以渗出性和增殖性病灶吸收较明显。治程中部分患者经肝、肾功能检查，未见不良影响；个别患者可能因制剂不纯，用药后出现发热恶寒现象，停药后即消失。

2. 治疗呼吸道炎症　取鲜或干的拉拉秧500g，加水1000～1500mL，煮沸30min左右，煎至1000mL，加调味剂，4～6次分服。临床治疗肺脓疡4例，大叶肺炎3例，上感与扁桃体炎14例，皆获痊愈，未发现不良反应。

3. 治疗慢性气管炎　取拉拉藤、野利苋鲜品各30g，洗净，切段，水煎两次过滤，药汁混合浓缩成100mL。日服1次，每次60mL。临床治疗199例，总有效率为60.8%。

4. 治疗急性肾炎　取新鲜葎草茎叶切碎，洗净，混以盐卤5%～8%，捣成泥状，盛瓷缸中备用。用时取草泥8～10g敷于前囟门部（剪去头发），用绷带固定，3天后另换8～10g，敷于剑突下，3天后再换8～10g，敷于脐下耻骨上方。共9天为一疗程，可以反复2～3个疗程。观察7例，治疗后水肿多在2～4天内开始消退，小便量在12～24h内增加，腰围于第2～3天开始缩小，体重在24～72h开始减轻，血压自第3天开始下降，尿蛋白于第7～15天转为阴性，血象及血液化学变化均有好转。治疗中卧床休息及低盐饮食均按常规。

5. 治疗细菌性痢疾　取五爪龙藤和叶，水煎，使每毫升含量为1钱。1～2岁每次20mL，2岁以上每次30mL，日服2次，4～6日为一疗程。临床观察42例，35例治愈，4例进步，3例无效。治愈病例的平均退热时间为1.6天；大便外观复常时间为2.3天；大便镜检正常为2.6天。

6. 治疗小儿腹泻　全草加水适量，浓煎，使每40mL含草30g。1岁以内每次20mL，每日2次；1岁以上每次20mL，每日3次。治疗42例，39例在2天内退热，33例在3天内停止腹泻。

7. 治疗毒蛇咬伤　取新鲜过沟龙（草）1株（小者两株），洗净捣烂如泥，滴入烧酒1～3mL（以甜酒糟为最好），拌匀使成泥状软膏，直接贴敷于咬伤处，外加敷料包扎。每日换药1次。临床治疗10例，一般2～4天伤口愈合，5天即基本消肿而恢复正常功能。

【化学成分】秋英苷、木犀草素-7-葡萄糖苷、牡荆素、β-葎草烯、石竹烯、α-古巴烯、α-，β-芹子烯、γ- 荜澄茄烯、苯甲醇、苯乙醇、β- 榄香烯、齐墩果酸、麦珠子酸、积雪草酸、葎草酮。

【药理作用】

1. 抗菌作用 葎草的正丁醇提取部位对结核杆菌有较强的灭杀作用；醇提液对革兰阴性菌有明显的抑制作用，其有效成分为葎草酮及蛇麻酮。试验研究发现，葎草在和含有生物碱类等碱性成分的中药配伍使用时，葎草的抑菌活性呈现降低趋势，与黄酮类等酸性化合物配伍时抑菌活性有增强趋势，提示葎草水提液为酸性溶液，在酸性条件下保持游离状态能更好地发挥抑菌活性。

2. 抗结核作用 葎草的正丁醇提取物对结核分枝杆菌标准株 H37RV 及临床分离的敏感菌株都具有较明显的抗菌作用，葎草的正丁醇提取物对结核分枝杆菌有较强的抑制或杀灭作用。

3. 抗腹泻作用 有实验表明，葎草中含的葎草酸能减少小鼠因醋酸所引起的扭体产生的疼痛感和扭体次数，同时能够减少大黄引起实验鼠腹泻排便的次数，增加了实验鼠肠道对 Cr^{3+}、H_2O 的吸收。

4. 抗骨质疏松作用 20 世纪 90 年代日本对葎草的研究发现，葎草可以用于骨质疏松的治疗植物葎草中含有异 α- 酸和 α- 酸这两种化学成分，这两种酸能有效预防和治疗骨质疏松。

5. 抗癌作用 葎草酮通过抑制 NAT1 的活性和减少 NAT1 酶的表达两个方面减少细胞将芳香胺类化合物代谢为乙酰化的芳香胺类致癌物的量，从而预防癌症的发生，防止癌症的进一步恶化。

【原植物】葎草 *Humulus scandens*（Lour.） Merr.

缠绕草本，茎、枝、叶柄均具倒钩刺。叶纸质，肾状五角形，掌状 5 ～ 7 深裂稀为 3 裂，长宽 7 ～ 10cm，基部心脏形，表面粗糙，疏生糙伏毛，背面有柔毛和黄色腺体，裂片卵状三角形，边缘具锯齿；叶柄长 5 ～ 10cm。雄花小，黄绿色，圆锥花序，长 15 ～ 25cm；雌花序球果状，径约 5mm，苞片纸质，三角形，顶端渐尖，具白色绒毛；子房为苞片包围，柱头 2，伸出苞片外。瘦果成熟时露出苞片外。花期春夏，果期秋季。

产于湖南、贵州、广西、湖北。常生于沟边、荒地、废墟、林缘边。

（马洁瑶　汪冶）

Mal bongh kgal 骂乓架

海蚌含珠 Haibanghanzhu

【异名】人苋、血见愁、撮斗装珍珠、叶里含珠、野麻草、海蚌念珠、叶里藏珠。

【来源】本品为大戟科植物铁苋菜 *Acalypha australis* L. 的干燥全草。

【采收加工】夏、秋季采割，除去杂质，晒干或鲜用。

【性味】苦、涩，凉。

《中国侗族医药研究》：苦、涩，凉。

《侗族医学》：苦、涩，凉。

【功能与主治】清热解毒，消积，止痢，止血。用于痢疾，小儿疳积，肝炎，疟疾，吐血，衄血，尿血，便血，痈疖疮疡，外伤出血，湿疹，毒蛇咬伤。

《侗族医学》：去毒、止痢。用于小儿腹泻，便血，小儿疳积。

《中国侗族医药研究》：祛毒，止痢。用于小儿腹泻，便血，小儿疳积。

【用法用量】内服：煎汤，10 ～ 30g；外用鲜品适量，捣烂敷患处。

【附方】

1. 小儿腹泻 铁苋菜、委陵菜、山楂，煎水内服。(《侗族医学》)

2. 便血　铁苋菜、地榆、土大黄，煎水内服。(《侗族医学》)

3. 小儿疳积　铁苋菜，蒸鸡肝或猪肝，内服。(《侗族医学》)

【化学成分】铁苋菜素、没食子酸、鞣质、胡萝卜苷、芦丁、毛地黄内酯、大黄素、烟酸、原儿茶酸、谷甾醇、短叶苏木酚、2,6-二氧甲基-1,4-苯醌、胡萝卜苷、没食子酸和琥珀酸、芦丁，牛儿鞣素；柯里拉京，短叶苏木酚酸、acalyphidins M1、acalyphidins M2、phyllanthusiin C、mallotusinin、kaempferol-3-rutinoside、euphorbin D、repandinin A。

【药理作用】

1. 抗炎　研究表明铁苋菜的水提部位及乙酸乙酯部位能有效治疗三硝基苯磺酸诱导的大鼠慢性溃疡结肠炎。取健康 SD 大鼠，禁食不禁水 24h 后，腹腔注射 2% 戊巴比妥，使大鼠轻微麻醉后，经肠腔注射三硝基苯磺酸 50% 乙醇溶液而制得慢性溃疡性结肠炎大鼠模型，灌胃给予铁苋菜乙酸乙酯提取部位、石油醚部位、水提取部位、正丁醇提取部位及萃后水层部位。结果表明：乙酸乙酯部位给药组的大鼠在 1、7、10 天内发生腹泻与便血的个数显著少于其他部位（$P < 0.05$）。给药铁苋菜水提液、乙酸乙酯部位给药大鼠 SOD 的升高以及 NO 的降低最显著。

2. 抗氧化活性　近年有人研究证实铁苋菜的水提液具有高的 O_2- 超氧阴离子自由基和活性 OH-，有效抑制了细胞脂质过氧化。并能有效保护紫外线光解 H_2O_2 导致的 DNA 损伤。

3. 微生物抑制作用　铁苋菜提取物有着较广的抗菌谱，如对肠球菌、氯喹敏感的疟原虫、大肠埃希菌和霍乱弧菌、铜绿假单胞菌、金黄色葡萄球菌及宋氏志贺菌，及对氯霉素、氨苄西林及磺胺甲基异恶唑有耐药性的沙门菌等都具有不同程度的抑制和杀灭作用。

4. 解痉　研究人员发现铁苋菜的甲醇：三氯甲烷提取物及其精油具有解痉活性。实验结果表明，两组提取物均可抑制 5-羟色胺引起的豚鼠体外回肠收缩，且呈剂量依赖性，但对乙酰胆碱、组胺、KCl 以及 $BaCl_2$ 引起的收缩无效。两种提取物亦可剂量依赖性地抑制体外家兔空肠的自发节律运动，并且这种抑制活性可被普萘洛尔部分阻断。其中铁苋菜精油的解痉活性要强于甲醇、三氯甲烷提取物，从精油中还分离出 3 种单萜化合物，分别是 C-松油烯、樟脑、麝香草酚，均具有不同程度的解痉活性。

【原植物】铁苋菜 *Acalypha australis* L.

一年生草本，高 30～60cm，被柔毛。茎直立，多分枝。叶互生，椭圆状披针形，长 2.5～9cm，宽 1.5～3.5cm，顶端渐尖，基部楔形，两面有疏毛或无毛，叶脉基部 3 出；叶柄长，花序腋生，有叶状肾形苞片 1～3，不分裂，合对如蚌；通常雄花序极短，着生在雌花序上部，雄花萼 4 裂，雄蕊 8；雌花序生于苞片内。蒴果钝三棱形，淡褐色，有毛。种子黑色。花期 5～7 月，果期 7～11 月。

产于湖南、贵州、广西、湖北。生于平原或山坡较湿润耕地和空旷草地，有时生于石灰岩山疏林下。

（凌建新　田婷婷　汪冶）

Mal bongc xeep 骂硼泻

水硼砂 Shuipengsha

【异名】硼泻冷、水丁香、田要草、红麻草川、丁子蓼、红豇豆、喇叭草、水冬瓜、水苴仔、水黄麻、水杨柳、田蓼草、红麻草、银仙草、田痞草、水蓬砂、水油麻、山鼠瓜。

【来源】本品为柳叶菜科植物丁香蓼 *Ludwigia prostrata* Roxb. 的干燥全草。

【采收加工】夏秋采集，晒干。

【性味】苦，凉。

【功能与主治】清热解毒，利尿通淋，化瘀止血。用于肺热咳嗽，咽喉肿痛，目赤肿痛，湿热泻痢，黄疸，淋痛，水肿，带下，吐血，尿血，肠风便血，疔肿，痔疮，疥疮，跌打伤肿，外伤出血，蛇虫、狂犬咬伤。

【用法用量】内服：煎汤，15～30g；或泡酒。外用：适量，捣敷。

【附方】鲁逗冷：骂硼砂（水硼砂）、奴金奴娘（金银花）、闹素野（野薄荷）、骂杨游（土荆芥）、尚娘架（白茅根），煎水服。

【现代临床研究】用丁香蓼治疗顽固性湿疹，疗效奇特。民间广泛用于治疗痢疾、淋病等。

【化学成分】没食子酸、诃子次酸三乙酯。

【药理作用】丁香蓼水提取物去除鞣质后分离得到没食子酸和诃子次酸三乙酯，体外抗菌试验证实对宋内、舒氏、鲍氏、志贺等痢疾杆菌及金黄色葡萄球菌、铜绿假单胞菌等有较好的抑菌作用。

【原植物】丁香蓼 *Ludwigiaprostrata*Roxb.

一年生草本，高达 50cm。茎近直立，下部倾斜，有棱，多分枝，入秋后变紫红色。叶互生，披针形，先端渐尖，基部渐狭，全缘。花两性，单生叶腋黄色，基部有 2 小苞片；萼筒甚短，先端 4～5 裂，花瓣，雄蕊 5，萼同数；子房 4 室。蒴果圆柱形，略 4 棱，熟时紫色；种子棕黄色。

产于湖南、贵州、广西、湖北。生长在沟边、草地、河谷、田埂、沼泽。

（刘建锋　汪冶）

Mal buil guh 骂菩姑

蒲公英 Pugongying

【异名】凫公英、蒲公草、地丁、蒲公丁、金簪草、狗乳草、黄花地丁、婆婆丁、凫公英、耩褥草、仆公英、仆公罂、孛孛丁菜、黄花苗、黄花郎、鹁鸪英、白鼓丁、耳瘢草、奶汁草、残飞坠、黄狗头、卜地蜈蚣、鬼灯笼、羊奶奶草、双英卜地、黄花草、古古丁。

【来源】本品为菊科植物蒲公英 *Taraxacum mongolicum* Hand.-Mazz. 的干燥全草。

【采收加工】春至秋季花初开时采挖，除去杂质，洗净，晒干或鲜用。

【性味】苦、甘，寒。

《中国侗族医药研究》：甘、苦，凉。

《侗族医学》：甜、苦，凉。

《中国侗族医药学基础》：苦、甘，寒。

【功能与主治】清热解毒，消肿散结，利尿通淋。用于疔疮肿毒，乳痈，瘰疬，目赤，咽痛，肺痈，肠痈，湿热黄疸，热淋涩痛。

《中国侗族医药研究》：退热，排毒，消肿。用于痛奶，火牙，火眼，睾丸肿痛。

《侗族医学》：退热，排毒，消肿。用于痛奶，火牙。

《中国侗族医药学基础》：清热解毒，利尿散结。用于急性乳腺炎，淋巴结炎，瘰疬，疔毒疮肿，急性结膜炎，感冒发热，急性扁桃体炎，急性支气管炎，胃炎，肝炎，胆囊炎，尿路感染。

【用法用量】内服：煎汤，9～30g；捣汁或入散剂。

【附方】

1. 白痢　蒲公英、马齿苋、龙芽草、委陵菜、小血藤、十大功劳、枣儿红、萹蓄、车前草、野葛

根、厚朴。煎水内服。(《中国侗族医药研究》)

2. 珍珠痧　蒲公英、紫花地丁、野菊花、指甲花、金银花、花蝴蝶、红旱莲、白茅根、淡竹叶并用，煎水内服。(《中国侗族医药研究》)

3. 腰痛水肿　蒲公英、水黄连、黄柏、泥鳅串、杜仲、麦冬、徐长卿、野菊花、白茅根、六月雪，煎水内服。(《中国侗族医药研究》)

4. 血淋，妇男摆红　蒲公英、金银花、紫花地丁、酸咪咪、白茅根、马齿苋、大蓟、小蓟，煎水内服。(《中国侗族医药研究》)

5. 妇男血贯肠　蒲公英、金银花、夏枯草、龙胆草，煎水内服。(《中国侗族医药研究》)

6. 青紫病，乌鸦症　蒲公英、鱼腥草、茯苓、猕猴桃根、金银花、车前、红旱莲、刺梨，煎水内服。(《中国侗族医药研究》)

7. 火牙　紫花地丁、土大黄，煎水内服。(《侗族医学》)

8. 疖肿　蒲公英、银花、黄珠子(栀子)、骂萨茹(蒲公英)、门蓝靛(板蓝根)、酸汤杆(虎杖)、独脚莲、天丁、天花粉、门挡归(当归)、门嗦帕(白芍)、门血用(川芎)、白芷，水煎服。《中国侗族医药学基础》

【**现代临床研究**】治疗急性乳腺炎、淋巴腺炎、瘰疬、疔毒疮肿、急性结膜炎、感冒发热、急性扁桃体炎、急性支气管炎、胃炎、肝炎、胆囊炎、尿路感染。

【**化学成分**】蒲公英甾醇、胆碱、菊糖、果胶、蒲公英固醇、蒲公英素、蒲公英赛醇、咖啡酸、木犀草素、槲皮素、木犀草素 -7-O-β-D- 葡萄糖苷、木犀草素 -4'-O-β-D- 葡萄糖苷、木犀草素 -3'-O-β-D- 葡萄糖苷、木犀草 -7-O-β-D- 芸香糖苷、木犀草 -7-O-β-D- 龙胆糖苷、槲皮素 -7-O-β-D- 葡萄糖苷、异鼠李素 -3-O-β-D- 葡萄糖苷、异鼠李素 -3,7-O-β-D- 双葡萄糖苷、槲皮素 -3-O-β-D- 葡萄糖苷、槲皮素 -3-O-β-D- 半乳糖苷、槲皮素、木犀草素 -7-O-β-D- 葡萄糖苷。

【**药理作用**】

1. 抗炎　蒲公英在各国的民间医药中常用作抗炎剂，这在现代药理研究中得到了证实。药用蒲公英乙醇提取物以 100mg/kg 的剂量经腹膜内给药后，可部分抑制角叉菜胶所致的大鼠足跖肿胀。

2. 抗氧化　报道了蒲公英总黄酮提取液对 D- 半乳糖衰老模型小鼠脑组织的抗氧化作用，采用小鼠注射 D- 半乳糖制成衰老模型，蒲公英总黄酮提取液灌胃 30 天，测定小鼠脑组织内 SOD、MDA、LPF 的含量，结果表明蒲公英总黄酮提取液能提高衰老模型组小鼠脑组织内 SOD 活性($P < 0.05$)，降低 MDA、LPF 的含量($P < 0.05$)，据此推断蒲公英总黄酮提取液能提高衰老模型小鼠脑组织的抗氧化能力，具有一定的抗衰老作用。

3. 抗癌　研究蒲公英提取物的抗肿瘤作用中，采用 HepG-2 肝癌移植瘤模型及肝癌细胞 MMC-7721 体外培养，观察不同浓度蒲公英提取物对体内肿瘤生长及体外细胞增殖的抑制作用。结果显示 0.6g/kg，1.2g/kg 蒲公英提取物可提高荷瘤小鼠的胸腺指数，3.6g/kg 蒲公英提取物能明显抑制体内瘤块的生长，抑制率达 37.07%，体外实验中随着蒲公英提取物作用浓度的增加和时间的延长，对肝癌细胞生长的抑制效应逐渐增强，有良好的剂量 - 时间 - 反应关系。

4. 抗血栓形成　有人研究了药用蒲公英根的乙醇提取物对人血小板凝集的抑制效果。研究发现提取物以剂量相关的方式抑制 ADP 诱导的血小板凝集。用 0.04g/mL 根的干浸膏处理富集血小板的人血浆(PRP)，可达到 85% 的抑制率，但花生四烯酸和胶原诱导的血小板凝集不受影响。药用蒲公英根乙醇提取物分为高相对分子质量(Mr > 10000)和低相对分子质量(Mr < 10000)两种混合物，以含原药材 0.04g/mL 的提取物处理 PRP，含低相对分子质量的多聚糖部位对血小板凝集的抑制率为 91%，而富含三萜类和类固醇的部位则显示 80% 的抑制率。

【原植物】蒲公英 *Taraxacum mongolicum* Hand.-Mazz.

多年生草本，含白色乳汁，高 10～25cm。根深长，单一或分枝。叶根生，排成莲座状，叶片矩圆状披针形、倒披针形或倒卵形，长 6～15cm，宽 2.0～3.5cm，先端尖或钝，基部狭窄，下延成叶柄状，边缘浅裂或作不规则羽状分裂，裂片牙齿状或三角状，全缘或具疏齿，绿色，或在边缘带紫色斑，被白色丝状毛。花茎上部密被白色丝状毛，头状花序单一，顶生，全部为舌状花，两性，总苞片多层，外层较短，卵状披针形，先端尖，有角状突起，内层线状披针形，先端呈爪状，花冠黄色，先端平截，5 齿裂，雄蕊 5，着生于花冠管上，花药合生成筒状，包于花柱外，花丝分离，白色，短而稍扁，雌蕊 1 枚，子房下位，长椭圆形，花柱细长，柱头 2 裂，有短毛。瘦果倒披针形。

产于湖南、贵州、广西、湖北。广泛生于中、低海拔地区的山坡草地、路边、田野、河滩。

（凌建新　田婷婷　汪冶）

Mal dabl nguap 骂大化

狗肝菜 Gougancai

【异名】猪肝菜、羊肝菜、青蛇仔、野青仔、小青、六角英、路边青、土羚羊、金龙棒、青蛇、麦穗红、野辣椒、土羚羊、假米针、紫燕草、假红蓝。

【来源】本品为爵床科植物狗肝菜 *Dicliptera chinensis*（L.）Juss. 的全草。

【采收加工】全年可采，洗净，晒干或鲜用。

【性味】甘、苦，寒。

《中国侗族医药研究》：苦、淡，凉。

《侗族医学》：甜、淡，凉。

【功能与主治】清热，凉血，利尿，解毒。用于热病斑疹，便血，溺血，小便不利，肿毒疔疮。

《中国侗族医药研究》：退热，退水，解毒，凉血。用于白带，萝卜花。

《侗族医学》：退热、退水、解毒、凉血。用于白带。

【用法用量】内服：煎汤，15～30g。外用：适量，鲜品捣烂敷患处。

《中国侗族医药研究》：15～30g。

《侗族医学》：15～30g。

【附方】

1. 妇女摆白：狗肝菜、臭牡丹、六月雪、羊耳菊、阳雀花、地苓、三百草各 30g，木槿花 15g。煎水或炖瘦猪肉内服，每日 3 次。(《中国侗族医药研究》)

2. 月家身肿：狗肝菜、泡参、土党参各 15g，荠菜、枸杞、茯苓、杜仲各 10g，白茅根、鸡血藤各 9g。煎水内服，每日 3 次。(《中国侗族医药研究》)

【化学成分】正三十六烷醇、硬脂酸、羽扇烯酮、羽扇豆醇、谷甾烷 -4- 烯 -3- 酮、豆甾烷 -5-烯 -7- 酮 -3β 棕榈酸酯、β- 谷甾醇、齐墩果酸、3β,6β- 豆甾烷 -4- 烯 -3,6- 二醇、6β 羟基 - 豆甾烷 -4- 烯 -3-酮、3β- 羟基 - 豆甾烷 -5- 烯 -7- 酮、去氢催叶萝芙叶醇、催叶萝芙叶醇、1,4- 萘二酮，2- 羟基 -3-（1-丙烯基）、石竹烯、植醇、油酸、反式亚油酸、棕榈油酸、2- 己烷基环丙烷辛酸、2- 辛烷基环丙烷辛酸、绿原酸、阿魏酸、6- 羟基香豆素、滨蒿内酯、异落叶松脂醇二甲醚二乙酸酯、5- 甲氧基 -4,4′- 二氧甲基开环落叶松脂二乙酸酯、羟基华远志内酯甲醚、芦丁、黄芩苷、葛根素、水飞蓟素、黑麦草内酯、异土木香内酯、栀子苷、齐墩果酸、乌苏酸、胡萝卜苷、谷甾烷 -4- 烯 -3- 酮、豆甾醇葡萄糖苷、豆甾

烷 -5- 烯 -7- 酮 -3β- 棕榈酸酯、3β,6β- 豆甾烷 -4- 烯 -3,6- 二醇、6β- 羟基 - 豆甾烷 -4- 烯 -3- 酮、3β- 羟基 - 豆甾烷 -5- 烯 -7- 酮、羽扇豆醇、羽扇烯酮和薯蓣皂苷元、环八硫、金色酰胺醇、金色酰胺醇酯、脑苷脂。

【药理作用】

1. 抗氧化 研究表明，机体的老化及相关疾病的发生与其产生的过多自由基有密切关系，因此抗氧化是预防衰老的关键环节。分别提取了狗肝菜中的黄酮、多糖和多酚类成分，并对其抗氧化活性进行了考察。结果表明，狗肝菜中黄酮、多糖和多酚具有较强的清除 1,1- 二苯基 -2- 苦基肼（DPPH）自由基和羟基自由基的能力，对 DPPH 自由基的清除率分别为 76.7%、88.2%、35.8%，对羟基自由基的清除率分别为 90.8%、95.7%、80.9%。

2. 调节肝酶活性及抗炎性因子 通过建立四氯化碳（CCl_4）所致小鼠急性肝损伤模型，对狗肝菜 85% 乙醇提取物的不同极性部位的保肝活性进行了筛选。结果，狗肝菜正丁醇萃取物和水萃取物可明显抑制模型小鼠血清中谷丙转氨酶（ALT）、谷草转氨酶（AST）和丙二醛（MDA）的活性，并升高超氧化物歧化酶（SOD）的活性，因此初步判定大极性成分是狗肝菜保肝活性的物质基础。此外，通过建立 CCl_4 致大鼠肝损伤模型和卡介苗加脂多糖诱发的小鼠免疫性肝损伤模型，考察了狗肝菜多糖对模型动物血清中 ALT 与 AST 活性的影响。结果发现其能显著降低肝损伤模型动物血清中 ALT 与 AST 的活性，表明狗肝菜多糖对大鼠 CCl_4 致肝损害与小鼠免疫性肝损伤有良好的保护作用。

3. 免疫调节功能 免疫系统对机体维持自身生理动态平衡与相对稳定具有非常重要的作用，它的紊乱不仅会产生多种疾病，而且与衰老及老年多发病的发生有关。多糖对机体的免疫调节可通过增强免疫器官和细胞功能，以及促进细胞因子释放、活化补体等特异性和非特异性免疫功能来实现。研究者通过建立环磷酰胺经直肠给药致免疫低下的小鼠模型，考察了狗肝菜多糖对小鼠免疫功能的影响。结果，狗肝菜多糖能抑制由环磷酰胺引起的小鼠脾萎缩和胸腺萎缩，促进小鼠对碳粒的吞噬作用和血清溶血素的生成。这表明狗肝菜多糖能增强由环磷酰胺所致免疫抑制小鼠的免疫功能。

【原植物】 狗肝菜 *Dicliptera chinensis*（L.）Juss.

草本，高 30 ～ 80cm；茎外倾或上升，具 6 条钝棱和浅沟，节常膨大膝曲状，近无毛或节处被疏柔毛。叶卵状椭圆形，顶端短渐尖，基部阔楔形或稍下延，长 2 ～ 7cm，宽 1.5 ～ 3.5cm，纸质，绿深色，两面近无毛或背面脉上被疏柔毛；叶柄长 5 ～ 25mm。花序腋生或顶生，由 3 ～ 4 个聚伞花序组成，每个聚伞花序有 1 至少数花，具长 3 ～ 5mm 的总花梗，下面有 2 枚总苞状苞片，总苞片阔倒卵形或近圆形，稀披针形，大小不等，长 6 ～ 12mm，宽 3 ～ 7mm，顶端有小凸尖，具脉纹，被柔毛；小苞片线状披针形，长约 4mm；花萼裂片 5，钻形，长约 4mm；花冠淡紫红色，长 10 ～ 12mm，外面被柔毛，2 唇形，上唇阔卵状近圆形，全缘，有紫红色斑点，下唇长圆形，3 浅裂；雄蕊 2，花丝被柔毛，药室 2，卵形，一上一下。蒴果长约 6mm，被柔毛，开裂时由蒴底弹起，具种子 4 粒。

产于湖南、贵州、广西。生于村边园中、草丛中，半阴生。

（凌建新 田婷婷 汪冶）

Mal dac senc 骂达辰

凹叶景天 Āoyejingtian

【异名】 九月寒、老鼠耳朵、马牙半支、马牙半枝、狗牙瓣、佛指甲、佛甲草、豆瓣菜、马牙苋、打不死、岩马齿苋、六月雪、岩板菜、马牙半枝莲、马牙半支莲、石马苋、圆叶佛甲草、山马齿苋、石板菜、石板还阳、石马齿苋、石雀还阳、马齿苋景天。

【来源】本品为景天科植物凹叶景天 *Sedum emarginatum* Migo 的干燥全草。

【采收加工】夏秋季采收。洗净，鲜用或置沸水略烫，晒干。

【性味】辛，温。

【功能与主治】清热解毒，散瘀消肿。用于一切疔疮，淋症，水鼓，疟疾，跌打损伤。

【用法用量】内服：煎汤，10～30g。外用：鲜品捣烂敷患处。

【现代临床研究】

1. 高脂血症　凹叶景天可治疗或预防酒精引起的高脂血症。

2. 治疗疔疮　鲜品适量，捣烂，外敷。

3. 蝮蛇咬伤　用凹叶景天、鬼针草、九头狮子草加适量盐捣烂取汁湿敷。

【化学成分】槲皮素、山奈素、异鼠素、甘草苷。

【药理作用】

1. 止血和耐缺氧作用　用乙醇提取方法获取凹叶景天总黄酮，采用灌胃给药的方法，给予不同剂量凹叶景天总黄酮，连续观察 14 天，检测药物对小鼠的急性毒性作用。检测不同剂量凹叶景天总黄酮对小鼠出血凝血时间及对常温常压缺氧，亚硝酸钠中毒缺氧和急性脑缺血小鼠存活时间的影响。研究表明，凹叶景天总黄酮明显缩短小鼠出血和凝血时间，延长缺氧小鼠的存活时间，凹叶景天总黄酮具有止血和耐缺氧作用。

2. 镇静催眠作用　凹叶景天总黄酮，采用灌胃给药的方法，检测凹叶景天总黄酮对小鼠的急性毒性作用；并观察不同剂量凹叶景天总黄酮协同戊巴比妥钠对小鼠的镇静催眠作用；实验结果表明，凹叶景天总黄酮最大耐受量（以生药量计）为 60g/kg，且能明显缩短戊巴比妥钠小鼠的潜伏睡眠时间，延长戊巴比妥钠小鼠的睡眠时间，即凹叶景天总黄酮具有镇静催眠作用。

【原植物】凹叶景天 *Sedum emarginatum* Migo

多年生草本；茎细弱，高 10～15cm。叶对生，匙状倒卵形至宽匙形，长 10～20mm，宽 5～10mm，顶端圆，有微缺，基部渐狭，楔形，几无柄，有短距。花序顶生，聚伞状，直径 3～6cm，有多花，常有 3 分枝；花无梗；萼片 5，披针形至狭矩圆形，长 2～5mm，顶端钝，基部有短距；花瓣 5，黄色，披针形至狭披针形，长 6～8mm，有短尖；雄蕊 10，较花瓣为短，花药紫色；心皮 5，矩圆形，长 4～5mm，基部合生。略叉开，腹面有浅囊状隆起。

产于湖南、贵州、广西、湖北。生于山坡阴湿处。

（田婷婷　汪冶）

Mal dangl gueel 骂荡括

黄瓜香 Huangguaxiang

【异名】白地黄瓜、地白菜、野白菜、冷毒草、王瓜草、黄瓜草、黄瓜菜、银茶匙、石白菜、雪里青、蔓茎堇菜、茶匙黄。

【来源】本品为堇菜科植物七星莲 *Viola diffusa* Ging. 的干燥全草。

【采收加工】夏末或秋末采集全草，晒干。

【性味】苦、微辛，寒。

《中国侗族医药研究》：苦，寒。

《侗族医学》：苦、微辣，凉。

【功能与主治】清热解毒，消肿排脓，清肺止咳。用于疮毒疔痈，毒蛇咬伤，小儿久咳音嘶，风热咳嗽，肺痈，目赤，乳痈，疔疮，痈疖，蛇串疮，跌打损伤。

《中国侗族医药研究》：清热，利湿，散瘀，理气，消食。用于下界野鸡，嘈心风，伤寒，肚痛，猴子风，小儿食积不化，老鼠窜筋症，巴骨癀，眼长蒙皮。

《侗族医学》：退热，排毒，消肿。用于老鼠窜筋症，巴骨癀。

【用法用量】内服：煎汤，9～15g。外用：适量，捣敷。

【附方】

1. 伤寒　黄瓜香、笔筒草、杨柳。水煎服。(《中国侗族医药研究》)

2. 骨痛　黄瓜香、蛇葡萄、水三七、苦参、岩五加，用鲜品捣烂拌甜酒，加酒炒热，外敷患处，每日换药 1 次。(《中国侗族医药研究》)

3. 老鼠窜筋症　黄瓜香、金银花、蒲公英、六月雪、墨旱莲，煎水内服。(《侗族医学》)

4. 巴骨癀　黄瓜香与益母草叶焙干，研成细粉，调木姜由外敷患处。(《侗族医学》)

【化学成分】表木栓酮、木栓酮、棕榈酸。

【药理作用】

1. 抗菌　利用蔓茎堇菜提取物对 HepG2.2.15 细胞株分泌 HBeAg 和 HBsAg，具有明显的抑制作用，可用于制备预防及治疗病毒性肝炎的药物。

2. 抗炎　利用黄瓜香提取物，采用 4 种急性炎症模型，包括角叉菜胶及蛋清诱导大鼠足趾肿胀、二甲苯致小鼠耳片肿胀、1% 冰醋酸致小鼠腹腔渗出模型，观察黄瓜香提取物的抗炎作用。结果：黄瓜香提取物组对二甲苯致小鼠耳片肿胀，对角叉菜胶和蛋清引起的大鼠足跖肿胀，对急性炎症导致的皮肤和腹腔毛细血管通透性均有不同程度的抑制作用，其中黄瓜香提取物中、高剂量两个剂量组与模型组相比有显著性差异。因此黄瓜香提取物具有较强的抗炎效应。

3. 增强免疫功能　用黄瓜香水提物，通过小鼠腹腔巨噬细胞吞噬功能测定、免疫器官重量法等方法，评价黄瓜香对小鼠免疫功能的影响。结果：黄瓜香水提物 0.8mg/mL、0.4mg/mL 剂量组与生理盐水组比较有显著性差异，能增加免疫器官重量，提高正常小鼠腹腔巨噬细胞的吞噬率和吞噬指数，0.04 mg/mL 剂量组与生理盐水组比较无显著性差异。显示黄瓜香水提物对小鼠非特异性免疫功能有促进作用。

4. 保肝　将 HepG-2 细胞传代培养至对数生长期，将其分成对照组、模型组、干预组。对照组用细胞培养液培养，模型组加入细胞培养液及 H_2O_2，制备氧化应激模型；干预组后加入不同浓度的黄瓜香 (4 个浓度) 干预，并加入 H_2O_2。荧光免疫法观察细胞活性（MTT），速率法检测细胞培养液谷丙转氨酶（ALT）的水平，分光光度法检测细胞丙二醛（MDA）水平。结果：对照组 MDA、ALT 较模型组显著降低，MTT 较模型组增高，干预组 MDA、ALT 较模型组显著降低，MTT 较模型组高。证明黄瓜香对 H_2O_2 诱导的肝损伤有保护。

5. 抗氧化作用　研究人员采用体外实验检测黄瓜香水提物对·OH 自由基和 MDA 的影响，结果表明：黄瓜香水提物 30，15，7.5g/L 剂量组能显著清除·OH 自由基和降低 MDA 水平。说明黄瓜香水提物具有较强的抗氧化作用。

6. 保护心肌、抗心肌缺血　研究观察黄瓜香水提物对自由基损伤的心肌细胞的作用。体外培养心肌细胞，以不同浓度的黄瓜香水提物进行干预，测定心肌细胞搏动频率及培养液中乳酸脱氢酶（LDH）的活性，采用 MTT 法观察黄瓜香水提物对心肌细胞存活率的影响。结果：自由基对心肌细胞造成损伤，不同浓度的黄瓜香水提物可减少 LDH 漏出，增加细胞存活率。证实黄瓜香对自由基损伤的心肌细胞具有保护作用。

观察黄瓜香（VDG）对大鼠急性心肌缺血的影响。建立异丙肾上腺素（ISO）致急性心肌缺血模型，测定大鼠Ⅱ导联心电图变化，分光光度计测定血清中乳酸脱氢酶（LDH）、肌酸激酶（CK）、超氧化物歧化酶（SOD）和丙二醛（MDA）含量。结果：与模型组比较，黄瓜香可降低异丙肾上腺素引起的急性心肌模型大鼠的血清中 LDH、CK 和 MDA 含量，升高血清中 SOD 含量。证明黄瓜香对大鼠急性心肌缺血具有一定的保护作用。

7. 抗肿瘤　采用血清药理学方法制备黄瓜香含药血清，以不同浓度的含药血清处理体外培养的 K562 白血病细胞，采用 MTT 比色法观察黄瓜香含药血清对 K562 细胞增殖的影响，采用 wright-Giemsa 染色观察肿瘤细胞形态学变化。采用 Caspase-3 活性检测试剂盒检测 K562 细胞内 Caspase-3 的酶活力水平。结果：不同浓度黄瓜香含药血清对 K562 细胞增殖具有抑制作用，并呈剂量依赖关系。高剂量黄瓜香含药血清对 K562 细胞形态学有明显的影响。在黄瓜香含药血清处理 K562 细胞 24h 后，Caspase-3 活性均显著增加，随黄瓜香含药血清浓度的升高呈现较好的剂量依赖性。研究显示，黄瓜香含药血清具有抑制 K562 白血病细胞增殖及诱导凋亡的作用，其作用强度与时间 - 浓度呈正相关，其作用机理可能与其直接细胞毒作用及提高 Caspase-3 酶的活性有关。

【原植物】七星莲 *Viola diffusa* Ging.

一年生草本，根状茎短；匍匐枝先端具莲座状叶丛；叶基生，莲座状，或互生于匍匐枝上；叶卵形或卵状长圆形，先端钝或稍尖，基部宽楔形或平截，边缘具钝齿及缘毛，叶柄具翅；花较小，淡紫色或浅黄色；花梗纤细，中部有 1 对小苞片；萼片披针形，长 4 ~ 5.5mm，基部附属物短，末端圆或疏生细齿；侧瓣倒卵形或长圆状倒卵形，长 6 ~ 8mm，内面无须毛，下瓣连距长约 6mm，距极短；柱头两侧及后方具肥厚的缘边，中央部分稍隆起，前方具短喙；蒴果长圆形，无毛。

产于湖南、贵州、广西、湖北。生于山地林下、林缘、草坡、溪谷旁、岩石缝隙中。

（凌建新　田婷婷　汪冶）

Mal debl senc 骂歹辰

景天 Jingtian

【异名】戒火、慎火、火母、据火、救火、慎火草、护花草、拔火、谨火、挂壁青、护火、辟火、火丹草、火焰草、八宝草、佛指甲、火炊灯、绣球花、跤蹬草、土三七、龙头三七、蚕豆七、观音扇、橡皮七、活血三七、胶稔草、美人草、猪脚草。

【来源】本品为景天科植物八宝 *Hylotelephium erythrostictum*（Miq.）H. Ohba 的干燥全草。

【采收加工】7 ~ 9 月间采收，干燥，多鲜用。

【性味】酸、苦，寒。

【功能与主治】清热解毒，活血止血。用于丹毒、疔疮痈疖、火眼目翳、烦热惊狂、风疹、漆疮、烧烫伤、蛇虫咬伤、吐血、咯血、月经量多、外伤出血。

【用法用量】内服：煎汤，15 ~ 30g，鲜品 50 ~ 100g；或捣汁。外用：捣敷；或取汁摩涂、滴眼；或研粉调搽；或煎水外洗。

【现代临床研究】

1. 小儿风痰抽搐　鲜景天 15 ~ 30g，生姜皮少许，壁蟹壳 2 个。加水炖服。

2. 疔疮　景天一把，杵烂，调烧酒敷患处。

3. 吐血，咯血，咳血　鲜景天叶十多片，冰糖 15g。酌冲开水炖服。

4. 肺炎　鲜景天叶一握，捣烂绞汁服。

5. 热毒丹疮　用景天捣汁涂搽。一昼夜宜搽一二十次。

【化学成分】景天庚酮糖。

【原植物】八宝 *Hylotelephium erythrostictum*（Miq.）H. Ohba

多年生草本。块根胡萝卜状。茎直立，高 30～70cm，不分枝。叶对生，少有为互生或 3 叶轮生，矩圆形至卵状矩圆形，长 4.5～7cm，宽 2～3.5cm，先端急尖，钝，基部短渐狭，边缘有疏锯齿，无柄。伞房花序顶生；花密生，直径约 1cm；花梗稍短，或与花等长；萼片 5，披针形，长 1.5mm；花瓣 5，白色至浅红色，宽披针形，长 5～6mm；雄蕊 10，与花瓣等长或稍短，花药紫色；鳞片矩圆状楔形，长 1mm；心皮 5，直立，基部几分离。

产于湖南、贵州、广西、湖北。生于山坡草丛、石缝中或沟边湿地。

（田婷婷　汪冶）

Mal demh semt 骂登辰

酢浆草 Zuojiangcao

【异名】酸箕、三叶酸草、醋母草、鸠酸草、小酸茅、雀林草、酸浆、赤孙施、醋啾啾、田字草、酸浆草、雀儿草、酸母草、酸饺草、小酸苗、酸草、三叶酸、三角酸、雀儿酸、酸迷迷草、斑鸠草、酸味草、三叶酸浆、酸酸草、酸斑苋、咸酸草、酸酢草。

【来源】本品为酢浆草科植物酢浆草 *Oxalis corniculata* L. 的干燥全草。

【采收加工】夏、秋季采收，洗净，干燥或鲜用。

【性味】酸，寒。

《中国侗族医药研究》：酸，寒。

【功能与主治】清热利湿，凉血散瘀，解毒消肿。用于湿热泄泻，痢疾，黄疸，淋证，带下，吐血，衄血，尿血，月经不调，跌打损伤，咽喉肿痛，痈肿疔疮，丹毒，湿疹，疥癣，痔疮，麻疹，烫火伤，蛇虫咬伤。

《中国侗族医药研究》：清热解毒，利尿消肿，散瘀止痛。用于白眼风，小儿发热，预防小儿起风，惊迷风，麻疹，肚痛，酒痢，血淋，妇男摆红，头肿兼膝肿，慢惊风，小儿咳嗽发热起风，走马入筋，肩疮，走马风，老年咳嗽，扭伤，烂脚丫。

【用法用量】内服：煎汤，9～15g，鲜品 30～60g；或研末；或鲜品绞汁饮。外用：适量，煎水洗、捣烂敷、捣汁涂或煎水漱口。

《中国侗族医药研究》：10～15g。

【现代临床研究】

1. 肝损伤保护作用　从 Toll 样受体 -2（TLR-2）/ 核转录因子 -κB（NF-κB）信号通路，探讨酢浆草对四氯化碳（CCl_4）致急性肝损伤大鼠的保护作用及其机制。将 48 只雌性大鼠随机分为正常组，模型组，水飞蓟素（0.12g/kg）组和酢浆草高、中、低剂量（16，8，4g/kg）组，每组 8 只。除正常组及模型组给予等体积蒸馏水外，各给药组按 5mL/kg 灌胃给药，每日按时灌胃 2 次，共 10 天。末次给药 2h 后，除正常组以外，其余各组均腹腔注射 12%CCl_4 橄榄油溶液（5mL/kg）建立大鼠肝损伤模型。16h 后，眼球取血，取肝组织制备肝组织切片。生化法检测血清中天门冬氨酸氨基转移酶（AST），丙氨酸氨基转移酶（ALT），总超氧化物歧化酶（T-SOD），谷胱甘肽过氧化物酶（GSH-Px）活性及丙二醛（MDA）含量。酶联免疫吸附法（ELISA）检测血清中肿瘤坏死因子 -α（TNF-α），白细胞介素 -1β（IL-1β）和 IL-6 含量，蛋白免疫印迹法（Westernblot）检测肝组织中 TLR-2 与 NF-κB 蛋白的表达；光镜下观察肝组织结构。结果：与正常组比较，模型组血清中 ALT、AST 活性和 MDA、IL-1β、IL-6、TNF-α 水平显著升高（$P < 0.01$），血清中 GSH-Px、T-SOD 活性显著降低（$P < 0.01$）；肝组织中 TLR-2、NF-κB 蛋白表达显著增强（$P < 0.01$），模型组大鼠肝损伤较为明显。与模型组比较，酢浆草各剂量组血清中 ALT、AST 活性和 MDA 含量明显降低（$P < 0.05$，$P < 0.01$），血清中 GSH-Px，T-SOD 活性明显升高（$P < 0.05$，$P < 0.01$），IL-1β、IL-6 及 TNF-α 水平，TLR-2、NF-κB 蛋白表达明显下降（$P < 0.05$，$P < 0.01$）；肝组织切片显示酢浆草对 CCl_4 致急性肝损伤大鼠有改善作用。研究结论为酢浆草对 CCl_4 致急性肝损伤大鼠具有保护作用，其机制可能干预 TLR-2/NF-κB 信号通路和抑制氧化应激的作用有关。

酢浆草对四氯化碳 CCl_4 诱导的小鼠肝损伤的保护作用。将 40 只小鼠随机分为 5 组，正常组、CCl_4 模型组、酢浆草低、中、高剂量组，每组 8 只。正常组和 CCl_4 模型组给予生理氯化钠溶液，酢浆草低、中、高剂量组给分别给 100、300 及 600mg/kg 酢浆草灌胃，连续 5 天。于末次给药 2h 后，除正常组外，其余各组小鼠给予 0.3%CCl_4 花生油溶液稀释、按 0.02mL/g 的剂量皮下注射，在中毒后 16h 取血和肝脏组织，分别检测各组小鼠肝功能相关的生化指标。结果与 CCl_4 模型组小鼠比较，不同剂量酢浆草治疗组小鼠肝脏指数、血清 ALT、AST 及 TNF-α 水平不同程度降低（$P < 0.05$）；肝组织中 CAT、GSH 及 SOD 水平不同程度升高（$P < 0.05$），MDA 水平不同程度降低（$P < 0.05$）。结论水药酢浆草对 CCl_4 所致小鼠肝损伤具有明显的保护作用，其机制可能与酢浆草降低氧化酶活性和抗脂质过氧化作用有关。

2. 治疗传染性肝炎 酢浆草 30g，瘦猪肉 30g，炖服，每日 1 剂，连服 1 周。急性扁桃体炎：鲜酢浆草 60g，先用水洗净，捣碎，绞汁。取其汁与蜂蜜调匀口服，每日 2 次。急性咽峡炎：鲜酢浆草 30g 或其干品 9g，加水煎服，少量多次当茶频饮，小儿可加白糖、蜜糖或冰糖。2 天内可见好转。带状疱疹：鲜酢浆草适量洗净，用开水烫一下，甩干水，搓出液汁后，在患处轻轻涂擦，每日 1 ～ 2 次，一般用药 3 天。

【化学成分】正二十八烷醇、正三十烷醇、trans-4-hydroxy-2-nonenoicacid、棕榈酸、胸腺嘧啶、（2S,3S,4R）-2-［（2R）-2-hydroxy-tetracosanoylamino］-1,3,4-octadecanetriol、6,7,10- 三羟基 -8- 十八烯酸、没食子酸乙酯、香草酸、丁香酸、methyl-3-hydroxy-5-（p-hydroxyphenyl）pentanoate、原儿茶酸、cucumegastigmane Ⅰ、槲皮素、leptolepisol D、牡荆素、槲皮素 -3-O-α-L- 鼠李糖苷、斯皮诺素，2″-O-xylosylswertisin、staphylionosideD、L- 鼠李糖、arabitol、芹菜素 -7-O-β-D- 葡萄糖苷、afzelin、salireposide、异当药黄素、当药黄素、香叶木苷、异牡荆素、对羟基苯甲酸、抗坏血酸、去氢抗坏血酸、丙酮酸、乙醛酸、脱氧核糖核酸、牡荆素、异牡荆素、牡荆素 -2″-O-β-D- 吡喃葡萄糖苷、2- 庚烯醛、2- 戊基呋喃、反式植醇、α- 生育酚、β- 生育酚。

【药理作用】

1. 抗高血压 研究发现，酢浆草叶的石油醚、乙酸乙酯和甲醇提取物均可抑制血管紧张素转化酶（IC_{50} 分别为 439μg/mL、325μg/mL、336μg/mL）而产生降血压作用。此外，研究者采用分子对接的方法研究酢浆草中 16 个化合物（配体）与 ACE（受体）的相互作用，并预测其结合模式和亲合力。计算机筛选结果显示芹菜素与受体的结合能值高于对照药赖诺普利，替莫普利，依那普利和卡托普利，并与活性部位的氨基酸相互作用，表明芹菜素具有作为合成降压药先导化合物和替代药物的潜在价值。

2. 镇痛作用 60 只清洁级昆明系小白鼠采用冰醋酸法复制小鼠腹腔毛细血管通透性增高模型，随机分为空白组、模型组、阳性组以及酢浆草水提物低、中、高剂量组，每组 10 只；另取 50 只小鼠采用冰醋酸法复制小鼠扭体模型，随机分为模型组、阳性组以及酢浆草水提物低、中、高剂量组，每组 10 只；空白组和模型组给予同体积生理盐水灌胃，阳性组给予 0.005mg/g 阿司匹林灌胃，酢浆草水提物低、中、高剂量组分别给予 0.07mg/g，0.14mg/g，0.21mg/g 酢浆草水提物灌胃，均连续灌胃 3 天，小鼠腹腔毛细血管通透性增高模型末次灌胃 1h 后处死，用紫外分光光度计测定小鼠腹腔清洗液的吸光度值，以判定腹腔毛细血管通透性的变化；记录小鼠扭体模型 10min 内的扭体次数，并计算扭体抑制率；采用 DPPH 实验初步考察酢浆草水提取物的自由基清除能力。研究结果显示酢浆草水提物中、高剂量组小鼠腹腔清洗液的吸光度值低于模型组，差异有统计学意义（$P < 0.01$ 或 $P < 0.001$）；小鼠扭体模型 10min 内扭体次数少于模型组，差异有统计学意义（$P < 0.001$）；1100mg/L 浓度的酢浆草水提物能够发挥直接清除 DPPH 自由基的作用。研究结论为酢浆草水提物具有抗炎镇痛作用。

3. 抗炎作用 研究优化和建立酢浆草体外抗炎抗氧化活性的检测方法。通过建立抗氧化、蛋白酶活性抑制和蛋白变性抑制活性的检测方法。比较醇提水沉法和水提醇沉法、不同保存条件下药物的活性。发现优化检测方法后，不同浓度酢浆草样品的检测结果具有高度相关性，表明检测方法高度稳定且准确可靠。经醇提水沉法和水提醇沉法后，酢浆草的抗氧化活性为 100%，蛋白变性抑制活性为 90%，酶活性抑制活性为 50%。

4. 调血脂作用 研究表明，酢浆草水提物显著恢复四氧嘧啶诱导产生高脂血症的小鼠血清生化指标，其总胆固醇（TC）、甘油三酯（TG）、低密度脂蛋白胆固醇（LDL-C）降低，高密度脂蛋白胆固醇（HDL-C）升高。采用高脂饮食建立大鼠高血脂模型，以酢浆草提取物灌胃，以辛伐他汀作为阳性对照，结果显示酢浆草能明显降低高脂血症大鼠 TC、LDL-C 水平，提高 HDL-C 水平，表明其具有调节血脂的药理作用。

5. 心肌保护 研究异丙肾上腺素（ISO）所致大鼠心肌梗死的保护作用。异丙肾上腺素引起心肌损伤标志包括磷酸肌酸激酶（CPK）、乳酸脱氢酶（LDH）活性显著升高，血脂浓度升高。大鼠经酢浆草水提物灌胃 30 天，其 CPK、LDH、TC、LDL-C 和 TG 的浓度显著降低，同时还降低了给药大鼠的脂质酶、葡萄糖 -6- 磷酸脱氢酶的活性，治疗后的大鼠心脏组织病理显示心肌正常，几乎没有炎症浸润的迹象。提示酢浆草对心肌具有保护作用，作用机制可能与其抗氧化和降血脂活性有关。

6. 增强记忆力 通过莫里斯水迷宫实验和高架十字迷宫实验发现，酢浆草甲醇提取物和阳性对照药吡拉西坦均对皮质酮和东莨菪碱诱导记忆障碍的小鼠具有显著的记忆增强活性，其活性可能是由于其富含抗氧化的黄酮类成分使脑细胞受到较少的氧化应激，减少脑损伤，进而改善神经元功能，最终增强记忆。此外，研究发现，酢浆草能显著提高 1- 甲基 -4- 苯基 -1,2,3,6- 四氢吡啶（MPTP）模型小鼠的记忆保持和恢复能力，其作用机制可能与所含抗氧化成分有关。

7. 抗焦虑和抑郁 在高架十字迷宫实验中，治疗组小鼠在开放臂的停留时间、进入次数、潜伏期等方面均优于对照组，表明酢浆草具有一定的抗焦虑作用。有研究通过旷场实验、MWM、抗斗殴实验发现，在旷场实验中，实验组小鼠跨越方格的数量显著增加；在 MWM 实验中，实验组小鼠进入开放臂的次数显著增多；在抗斗殴实验中，实验组小鼠的斗殴次数显著减少，这些结果与阳性对照地西泮的抗焦虑作用一致，提示酢浆草乙醇提取物具有显著抗焦虑活性。此外，有学者通过强迫游泳实验和悬尾实验发现，酢浆草甲醇提取物处理后的小鼠呈静止状态的时间显著缩短，其作用与丙米嗪相当，表明酢浆草甲醇提取物具有明显的抗抑郁和神经保护活性。

8. 抗癫痫 通过最大电休克模型联合戊四氮（PTZ）诱导癫痫动物模型发现，酢浆草甲醇提取物显著恢复了脑内降低的单胺（如去甲肾上腺素 NA、多巴胺 DA、5- 羟色胺（5-HT）、γ- 氨基丁酸 GABA）水平，增加了大鼠前脑中的单胺类物质，降低大鼠对 MES 联合 PTZ 诱发癫痫的易感性。此外，酢浆草甲醇提取物能显著恢复癫痫大鼠脑组织内降低的抗氧化酶（超氧化物歧化酶 SOD、谷胱甘肽过氧化物酶、谷胱甘肽还原酶、过氧化氢酶）活性，其抗癫痫作用可能是由于提取物含抗氧化活性成分，延缓氧自由基的生成。

9. 治疗腹泻 通过实验研究发现，酢浆草水提物和甲醇提取物均显著延长蓖麻油诱导的腹泻小鼠的腹泻时间间隔，减少排便次数及水样粪便，降低通过小肠的炭末推进率；在相同剂量下，水提取物比甲醇提取物更有效。

10. 抗胃溃疡 采用幽门结扎和吲哚美辛诱导的大鼠胃溃疡模型，观察酢浆草全株甲醇提取物的抗溃疡活性，以雷尼替丁为阳性对照药。研究结果表明，酢浆草甲醇提取物具有明显的抗分泌作用和抗溃疡作用（胃液分泌、总酸度、游离酸度降低，胃液 pH，溃疡数、溃疡评分、溃疡指数明显下降）。

11. 抗胃肠功能亢进 采用新斯的明所致的小鼠胃肠功能亢进模型，通过灌胃酚红半固体糊法评价酢浆草提取物对正常及模型小鼠胃肠功能亢进的影响。结果显示，酢浆草对正常小鼠的胃肠功能无明显影响，对新斯的明所致小鼠的胃排空率及肠推进率具有一定的抑制作用。其作用机制可能是酢浆草提取物松弛内脏平滑肌，但其确切的机制尚不明确。

12. 保肝 酢浆草提取物可显著恢复 CCl_4 和盐酸苯肼（PHH）诱导肝中毒小鼠的 AST、ALT、ALP、LDH、TC、LDL-C 和 TG 水平，表明其具有保护肝脏的作用。发现酢浆草对 CCl_4 诱导的肝细胞损伤具有保护作用，这可能归因于类黄酮类化合物、碳苷类化合物、β- 胡萝卜素和维生素 C 的存在。此外，研究者研究了酢浆草对 CCl_4 致急性肝损伤大鼠的保护作用及机制，结果显示，酢浆草处理的大鼠血清中各指标明显恢复，Toll 样受体 -2（TLR-2）、核转录因子 -κB（NF-κB）蛋白表达明显下降，肝组织切片趋于正常。提示酢浆草具有保肝活性，其机制可能是通过抑制 TLR-2 / NF-κB 信号通路，影响氧化应激及炎症有关。

13. 改善肾毒性 CCl_4 通过改变抗氧化酶防御系统来诱导各种组织的氧化应激，采用 CCl_4 诱导的肾毒性大鼠模型探讨了酢浆草甲醇提取物对肾的保护作用及其有效成分。CCl_4 诱导肾脏毒性，肾血清肌酐、尿素、血尿素氮水平明显升高，而蛋白质和肌酐清除率明显降低；CAT、SOD、GP、GR、POD、GST 和谷胱甘肽等抗氧化物质浓度降低，而脂质过氧化和蛋白质含量增加。酢浆草甲醇提取物治疗后改变的参数均显著恢复，表明酢浆草对大鼠肾脏损伤具有一定的保护作用，其作用机制可能与其富含的酚类化合物的抗氧化活性有关。

14. 抗尿路感染和结石 尿路结石和慢性尿路感染（UTI）及慢性肾脏疾病（CKD）有关，大多数尿路感染是由革兰阴性菌和少数革兰阳性菌引起的，复发性 UTI 患者更容易患肾结石或感染性结石。研究发现，酢浆草水提液及其银纳米颗粒（AgNPS）对革兰阴性和革兰阳性的杀灭作用，且能有效抑制结石的生长并溶解结石，提示酢浆草具有抗尿路感染和结石的作用。此外，有研究报道，酢浆草还有一定的利尿作用。

15. 对呼吸系统的影响 酢浆草除对肝脏、肾脏等器官具有保护作用，对肺也有一定的保护作用。研究发现，CCl_4 致肺损伤的病理参数显示为肺组织的脂质过氧化增强，谷胱甘肽的含量降低，以及肺匀浆中 CAT、SOD、GP、GR、POD 和 GST 活性均降低，病理表现为通过破坏肺泡间隔、增厚肺泡壁、破坏细胞，随后由于退化的血细胞堆积而引起的血管塌陷，引起了肺显微解剖的有害变化。酢浆草提取物阻止这些参数的改变，表明其可能通过清除氧自由基来保护肺。

16. 对运动系统的影响 体外实验证明，酢浆草水提物可以促进成骨细胞的增殖、分化和矿化，提示酢浆草可能具有促进骨形成的能力。

17. 对内分泌系统的影响 发现酢浆草的乙醇提取物对 α- 淀粉酶和 α- 葡萄糖苷酶均有很好的抑制活性，其活性与阿卡波糖相当。研究发现，四氧嘧啶诱导的糖尿病小鼠以酢浆草水提物灌胃 10 天后血糖水平明显下降，表明酢浆草具有显著的降血糖作用。研究发现酢浆草可显著促进四氧嘧啶诱导糖尿病大鼠的肝糖原生成，使血糖水平明显下降。通过热板法镇痛实验和扭体反应实验发现酢浆草叶的提取物对小鼠糖尿病周围神经病变引起的疼痛具有明显的抑制作用。

【原植物】酢浆草 *Oxalis corniculata* L.

草本植物，高 10 ～ 35cm，全株被柔毛。根茎稍肥厚。茎细弱，多分枝，直立或匍匐，匍匐茎节上生根。叶基生或茎上互生；托叶小，长圆形或卵形，边缘被密长柔毛，基部与叶柄合生，或同一植株下部托叶明显而上部托叶不明显；叶柄长 1 ～ 13cm，基部具关节；小叶 3，无柄，倒心形，长 4 ～ 16mm，宽 4 ～ 22mm，先端凹入，基部宽楔形，两面被柔毛或表面无毛，沿脉被毛较密，边缘具贴伏缘毛。花单生或数朵集为伞形花序状，腋生，总花梗淡红色，与叶近等长；花梗长 4 ～ 15mm，果后延伸；小苞片 2，披针形，长 2.5 ～ 4mm，膜质；萼片 5，披针形或长圆状披针形，长 3 ～ 5mm，背面和边缘被柔毛，宿存；花瓣 5，黄色，长圆状倒卵形，长 6 ～ 8mm，宽 4 ～ 5mm；雄蕊 10，花丝白色半透明，有时被疏短柔毛，基部合生，长、短互间，长者花药较大且早熟；子房长圆形，5 室，被短伏毛，花柱 5，柱头头状。蒴果长圆柱形，长 1 ～ 2.5cm，5 棱。种子长卵形，长 1 ～ 1.5mm，褐色或红棕色，具横向肋状网纹。花、果期 2 ～ 9 月。

产于湖南、贵州、广西、湖北。生于山坡草池、河谷沿岸、路边、田边、荒地或林下阴湿处。

（曹亮 邱飞 田婷婷 汪冶）

Mal demh xeens 骂登鲜

地菍 Dinie

【异名】地脚菍、山地菍、山地稔、土茄子、紫茄子、玻璃罐、地茄子、地茄、地蒲根、地枇杷、地锦草、地罐子、地稔、地石榴、铺地稔、地兰子、红廷仔、野落茄、软枝埔必、小号狗螺、小样厚酒瓮、细样杜必、山乌辣茄、山地稔根、山地、披地杜必、地芩、地副、背蒌七、辣茄、地念、矮脚杜必、铺地锦、火炭泡、库卢子、地樱子、铺地菍、紫茄子、地脚茶、山地菍、地吉桃、地葡萄、地红花、金头石榴、红地茄、落地稔、地稔藤、矮脚补翁、杜茄、土地榆、小号埔淡、铺地粘。

【来源】本品为野牡丹科植物地稔 *Melastoma dodecandrum* Lour. 的干燥全草。

【采收加工】5 ～ 6 月采收，洗净，除去杂质，干燥。

【性味】甘、涩，平。

《侗族医学》：微甜、涩，平。

《中国侗族医药研究》：甘、微涩，凉。

【功能与主治】清热解毒，活血止血。用于高热，肺痈，咽肿，牙痛，赤白痢疾，黄疸，水肿，痛经，崩漏，带下，瘰疬，痈肿，疔疮，痔疮，毒蛇咬伤。

《侗族医学》：补体，去毒，退水。用于崩榜（白带）。

《中国侗族医药研究》：清热解毒，活血。用于伤寒，单腹胀，杨梅疮，白带。

《湖南药物志》：清热解毒，止痛，利大小便。用于黄疸，水肿，疳积，劳损白带，经漏，瘰疬。

《广西本草选编》：用于痔疮，湿疹，外伤出血。

《湖北中草药志》：清热利湿，舒筋活络，补血止血。用于腰腿痛、风湿骨痛、肠炎、痢疾、久疟不愈、盆腔炎、月经过多等症。

【用法用量】内服：煎汤，15 ～ 30g，鲜品用量加倍；或鲜品捣汁。外用：适量，捣敷或煎汤洗。

《侗族医学》：15～30g。

《中国侗族医药研究》：15～30g（鲜品30～45g）。

【附方】崩榜　骂登鲜（地苓）、娘善白（三百草）、美梧龙巴（木槿花），炖鸡内服。

【现代临床研究】

1. 治疗带状疱疹　应用地苓对35例带状疱疹患者进行治疗。准备新鲜地苓250g，比常用圆珠笔芯略大的小爆竹10只，干净泉水500g。把新鲜地苓捣碎，放置盆装泉水里搅拌几下，去其渣，然后把小爆竹全部对中折断，点燃其硝使其火星往地苓水里面窜最后用这些药水频擦患处。结果本组35例，优25例（疱疹消失或仅留一点小瘢痕，疼痛消失），良5例（疱疹减退，刺痛减轻，兼服龙胆泻肝汤加减才逐渐，痊愈），显效3例（疱疹无蔓延之势，刺痛减轻，内服各种方剂都无法痊愈），无效2例（疱疹面积增大，刺痛如初）。总有效率为94.28%。

2. 治疗急性肾炎　柏漏地苓汤主治下焦湿热证，其经验方中包含黄柏、漏芦、地苓等6味药；该方清热解毒、利湿化浊、凉血止血，能够治疗急性肾炎、慢性肾盂肾炎急性发作、尿路感染。

3. 治疗消化道出血　地苓也应用于民间，将地苓全草按1:2用微温水冲服（忌热），成人每次服20～40mL，可治疗消化道出血。

4. 治疗牙痛　用地苓根治疗虚火上炎牙痛患者数十人，疗效显著。

5. 治疗痔疮　地苓、鬼点灯同用可治疗痔疮。

6. 治疗食道癌　地苓经配伍可治疗食道癌，药方为七叶一枝花、凤尾草、夏枯草、三棱、白花蛇舌草各10g，地苓15g，水煎服，连服30天为1个疗程。

7. 治疗血液透析性皮肤瘙痒症　采用中药内服外洗法治疗血液透析性皮肤瘙痒症，外洗基本方中包括地苓、黄柏、地榆等13味中药，皮肤瘙痒症状可得到明显缓解，且无明显不良反应。

【化学成分】4-O-β-D-吡喃葡萄糖基-3,3′,4′-三甲氧基鞣花酸、槲皮素3-O-刺槐二糖苷、8-C-吡喃葡萄糖基-5,7,3′,4′-四羟基黄酮、3-O-β-D-吡喃葡萄糖基-4′,5,7-三羟基黄酮、姜糖酯B、二十八烷醇、二十四烷酸、三十四烷、β-谷甾醇、豆甾醇、胡萝卜苷、齐墩果酸、积雪草酸、5,7,4,-三羟基黄酮-6-C-吡喃半乳糖苷、芦丁、3′-O-甲基-3,4-O,O-亚甲基鞣花酸-4′-O-″-D-吡喃葡萄糖、α-D-吡喃葡萄糖基-（1→1′）-3′-氨基-3′-去氧-β-D-吡喃葡萄糖苷、α-D-呋喃果糖、β-D-呋喃果糖、β-D-呋喃果糖基（2→5）-吡喃果糖苷、鼠李糖、木糖、阿拉伯糖、甘露糖、葡萄糖、半乳糖、木犀草素、木犀草素-7-O-β-葡萄糖苷、木犀草素-7-O-β-半乳糖苷、槲皮素、槲皮素-3-O-β-葡萄糖苷、槲皮素-3-O-β-半乳糖苷、广寄生苷、山柰酚、木犀草素、阿魏酸、芦丁、苍术内酯、槲皮素-3-O-β-葡萄糖苷、没食子酸、胡萝卜苷、齐墩果酸、萹蓄苷、3,7,4′-三甲氧基槲皮素、苍术内酯酮。

【药理作用】

1. 止血作用　地苓在止血和凝血方面有着较广泛的应用。选取小鼠应用剪尾法、玻片法和毛细管法，探究地苓的有效止血部位，研究发现地苓50%乙醇提取液止血效果佳，其止血活性成分主要集中在地苓50%乙醇提取液中的正丁醇部位。经硫酸铵沉淀及透析提取的地苓集素具有红细胞凝集活性。

2. 降血糖作用　地苓具有较好的降血糖作用。采用小鼠高血糖模型对地苓水提物的降糖作用进行研究，结果发现地苓水提物可显著降低由葡萄糖、肾上腺素、链脲佐菌素诱导所致的3种高血糖模型小鼠的血糖水平，而对正常小鼠血糖无明显影响。对正常小鼠血糖及糖耐量实验证实地苓醇提物既可提高小鼠耐糖量，还可以减轻小鼠体质量，提示地苓具有治疗糖尿病的潜在价值。在此基础上，研究人员采用四氧嘧啶、链脲佐菌素致小鼠糖尿病模型、肾上腺素及高浓度葡萄糖致小鼠高血糖模型，进一步考察地苓醇提物的石油醚、醋酸乙酯、正丁醇各部位的降血糖活性，结果发现地苓的醋酸乙酯部位和正丁醇部位均能不同程度地降低上述模型小鼠的空腹血糖，且以正丁醇部位更优，从而明确了地苈降血糖的活性部位。

3. 镇痛抗炎作用　国内部分学者对地苈的镇痛抗炎作用进行了实验研究，研究表明地苈水煎液可能显著提高小鼠痛阈值，降低毛细血管通透性，显著减轻小鼠耳廓肿胀程度，表明地苈能缓解由急性炎症引起的毛细管通透性增加；可减轻甲醛致大鼠足肿胀程度，降低纸片肉芽肿程度等，表明地苈能够缓解急性炎症、慢性炎症和结缔组织增生性炎症。研究表明地苈 80% 丙酮提取物能够有效抑制巨噬细胞释放一氧化氮（NO），并对其药效成分进行了分析，实验表明其抑制作用源于可水解鞣质，抑制强弱为 nobotannin B > casuarinin > casuarictin > pedunculagin，这为地苈抗炎作用机制的阐明提供了参考。

4. 调血脂作用　为进一步明确地苈的调血脂作用，对地苈水煎液对高脂血症小鼠血脂的影响进行了研究，实验结果表明，地苈提取物能有效降低高脂血症小鼠血清中总胆固醇（TC）、三酰甘油（TG）、低密度脂蛋白胆固醇（LDL-C）含量，这对调节脂类代谢、预防动脉粥样硬化具有积极作用；同时地苈可促进高密度脂蛋白胆固醇（HDL-C）将血中胆固醇运到肝脏，促进转化和排泄，从而使血中胆固醇降低，可减少冠心病和动脉粥样硬化的发病危险。

5. 抗氧化作用　为进一步验证地苈民间使用效果，研究人员对其抗氧化水平进行了研究。将地苈全草用 95% 乙醇提取后，经萃取得到的醋酸乙酯部位对高血糖小鼠给药，和模型组相比，给药组小鼠血清超氧化物歧化酶（SOD）活性明显升高，丙二醛（MDA）含量明显降低，该结果提示地苈醋酸乙酯部位能改善糖尿病小鼠自由基代谢异常，从而对预防糖尿病并发症有益处。同时地苈中黄酮类化合物对黄嘌呤 - 黄嘌呤氧化酶系统产生 O_2^- 的影响、对小鼠肝自发性氧化的影响、对 NAPDH- 维生素 C 诱发的小鼠肝线粒体脂质过氧化的影响、对 Fe^{2+} - 半胱氨酸（Cys）系统诱发的小鼠肝线粒体脂质过氧化的影响以及对 Fe^{2+}-Cys 诱发的肝线粒体形态改变的影响，结果显示地苈总黄酮能有效地清除氧自由基，并能预防性对抗 O_2^- 和 ·OH 自由基引起的脂质过氧化，对肝线粒体的氧化性损伤有保护作用。同时该课题组对地苈中的多糖进行研究，检测不同质量浓度的地苈多糖对 O_2^- 和 ·OH 自由基的抑制作用，同时用荧光法研究地苈多糖对人红细胞膜脂质过氧化的影响。结果显示地苈多糖在低质量浓度时（< 250mg/L）对 O_2^- 和 ·OH 自由基有清除作用，当质量浓度为 250mg/L 时，对 O_2^- 和 ·OH 自由基的抑制率最大，分别是 90.88% 与 79.83%；其对人红细胞膜脂质过氧化具有一定的抑制作用。该研究表明地苈多糖具有较强的自由基清除作用，并能抑制人红细胞膜脂质过氧化，这提示地苈具有一定的抗衰老、抗溃疡与抗炎症、抗肿瘤、降血糖、调血脂等药理作用。

6. 保肝作用　研究了地苈水提物对 CCl_4 致小鼠急性肝损伤的保护作用，小鼠灌胃给予地苈水提物 7 天，结果表明地苈水提物可明显降低小鼠血清丙氨酸氨基转移酶（ALT）和天冬氨酸氨基转移酶（AST）活力，提高肝匀浆 SOD 活性，降低肝组织 MDA 的量。地苈对 CCl_4 引起急性肝损伤小鼠具有明显保护作用，其作用机制可能是通过提高机体清除氧自由基能力，从而减轻脂质过氧化。

【原植物】地稔 *Melastoma dodecandrum* Lour.

小灌木，长 10 ~ 30cm；茎匍匐上升，逐节生根，分枝多，披散，幼时被糙伏毛，以后无毛。叶片坚纸质，卵形或椭圆形，顶端急尖，基部广楔形，长 1 ~ 4cm，宽 0.8 ~ 2（~ 3）cm，全缘或具密浅细锯齿，3 ~ 5 基出脉，叶面通常仅边缘被糙伏毛，有时基出脉行间被 1 ~ 2 行疏糙伏毛，背面仅沿基部脉上被极疏糙伏毛，侧脉互相平行；叶柄长 2 ~ 6mm，有时长达 15mm，被糙伏毛。聚伞花序，顶生，有花（1 ~）3 朵，基部有叶状总苞 2，通常较叶小；花梗长 2 ~ 10mm，被糙伏毛，上部具苞片 2；苞片卵形，长 2 ~ 3mm，宽约 1.5mm，具缘毛，背面被糙伏毛；花萼管长约 5mm，被糙伏毛，毛基部膨大呈圆锥状，有时 2 ~ 3 簇生，裂片披针形，长 2 ~ 3mm，被疏糙伏毛，边缘具刺毛状缘毛，裂片间具 1 小裂片，较裂片小且短；花瓣淡紫红色至紫红色，菱状倒卵形，上部略偏斜，长

1.2～2cm，宽1～1.5cm，顶端有1束刺毛，被疏缘毛；雄蕊长者药隔基部延伸，弯曲，末端具2小瘤，花丝较伸延的药隔略短，短者药隔不伸延，药隔基部具2小瘤；子房下位，顶端具刺毛。

产于湖南、贵州、广西。生于海拔1250m以下的山坡矮草丛中。

（刘建锋　马洁瑶　汪冶）

Mal dinl al 骂的鸦

毛茛 Maogen

【异名】鱼疗草、鸭脚板、野芹菜、山辣椒、老虎脚爪草、毛芹菜、起泡菜。

【来源】本品为毛茛科植物毛茛 *Ranunculus japonicus* Thunb. 的干燥全草。

【采收加工】夏秋采集，切段，鲜用或晒干用。

【性味】辛、微苦，温。有毒。

《侗药大观》：辛、苦，温。有毒。

【功能与主治】利湿，消肿，止痛，退翳，截疟，杀虫。用于黄疸，哮喘，疟疾，偏头痛，牙痛，鹤膝风，风湿关节痛，目生翳膜，瘰疬，痈疮肿毒。

《侗药大观》：利湿消肿、止痛退翳。用于治疗疟疾，黄疸，偏头痛，风湿性关节痛等。

【用法用量】内服：煎汤。外用：适量，捣敷患处或穴位，使局部发赤起泡时取下；或煎水洗。

【现代临床研究】

1. 烫伤　将毛茛加水煎煮，常压沸腾，过滤去渣，加入酒精，封存即可。

2. 风湿性关节痛　取毛茛全草100～200g，洗净切碎，捣烂外敷。敷贴部位视病情而定：风湿性坐骨神经痛可取环跳、风市、委中、承山、昆仑等穴，每次1～3个穴交替使用；风湿性关节痛、关节扭伤、跌打损伤以及局限性肌纤维组织炎：敷于局部。敷贴范围约1个铜钱大小。一般敷药1～4h，局部有烧灼感时即取下；烧灼感多发生在30～60min内。用药后1～2日局部红肿疼痛；2日后发生水疱，疼痛加剧，应将水泡挑破，涂龙胆紫。

【化学成分】原白头翁素、白头翁素、小麦黄素、木犀草素、5-羟基-6,7-二甲氧基黄酮、5-羟基-7,8-二甲氧基黄酮和小麦黄素、牡荆素、荭草素、异荭草素、芹菜素-6-C-β-D-葡萄糖苷-8-C-α-L-阿拉伯糖苷、小麦黄素-7-O-β-D-葡萄糖苷、芦丁。

【药理作用】

1. 抗肿瘤作用　研究发现，通过活细胞计数和H3-TdR掺入的方法进行毛茛苷体外抗白血病细胞的毒性试验，结果发现两种方法反映毛茛苷对各种肿瘤细胞均有一定的杀伤作用，而毛茛苷与100倍左右的高三尖杉醋碱达到同样杀伤效果。通过毛茛苷体外细胞毒活性试验发现，毛茛苷可抑制DNA聚合酶作用下的DNA合成及促进超氧阴离子自由基的生成作用。

2. 对心脑血管系统作用　采用正交试验法研究发现，毛茛总苷可抑制AngⅡ诱导的心肌肥大。此外，毛茛总苷具有抑制异丙肾上腺素及去甲肾上腺素诱导的蛙心收缩作用和大鼠胸主动脉环收缩作用。研究发现，毛茛总苷（黄酮类成分）可不同程度地改善心血管重构，对肾性高血压大鼠血压有一定的降低和改善作用，能降低血管紧张素Ⅱ引起的血管平滑肌细胞内钙离子浓度升高（可能与降压作用有关）。

3. 抗炎作用　研究发现，通过采用小鼠热板和扭体法及二甲苯诱导小鼠耳廓肿胀、大鼠足肿胀实验模型研究发现，毛茛总苷具有显著的抗炎、镇痛作用。

4. 抗衰老作用　通过对正常小鼠连续灌胃不同剂量毛茛总皂苷14天后，测定其走迷宫及耐缺氧时间，试验发现不同剂量毛茛总皂苷均能延长小鼠记忆能力及耐缺氧时间。研究发现，低、高剂量毛茛总皂苷均具有显著的促进智力发展和延长寿命等作用。

【原植物】毛茛 *Ranunculus japonicus* Thunb.

多年生草本，高20～60cm。茎直立，茎和叶柄被平贴柔毛。叶片广卵形，长3～5cm，宽4～6cm，基部心形，3深裂，有时为全裂，中间裂片宽菱形或倒卵形，顶端再3浅裂，边缘有牙齿状锯齿，侧生裂片再作不等的2裂；基生叶和茎下部叶有长柄，叶柄长达15cm；基生叶，有短柄，愈向上近于无柄。花序有数朵花，花梗长约3cm，密被柔毛；萼片5，淡绿色，船状椭圆形，长4.5～6mm，外被柔毛；花瓣5，黄色，倒卵形，长6.5～11mm，基部有密槽；雄蕊和心皮多数。聚合果近球形，有15～30个瘦果；瘦果宽卵形而扁。花期4～9月，果期6～10月。

产于湖南、贵州、广西、湖北。生于海拔200～2500m的田沟旁和林缘路边的湿草地上。

【备注】本品有毒，一般不用于内服。皮肤有破损及过敏者禁用，孕妇慎用。

（田婷婷　汪冶）

Mal dongc sinc bav laox 骂洞辰把老

积雪草 Jixuecao

【异名】崩大碗、落得打、连钱草、马蹄草、破铜钱草、雷公根、蚶壳草、铜钱草、地钱草、老公根、葵蓬菜、崩口碗、地棠草、大马蹄草、土细辛、钱凿口、复箸碗草、蚶壳草、鲎圭草、遍地香、灯盏菜、牛浴菜、野荠菜、马脚迹、遍地金钱草、半边月、老鸦碗、酒杯菜、半边钱、地浮萍、野冬苋菜。

【来源】本品为伞形科植物积雪草 *Centella asiatica*（L.）Urb. 的干燥全草。

【采收加工】夏、秋采收，去净泥土杂质，晒干或鲜用。

【性味】苦、辛，寒。

《中国侗族医药学基础概论》：苦、辛，寒。

《侗药大观》：苦、辛，寒。

【功能与主治】清热利湿，消肿解毒。用于痧气腹痛，暑泻，痢疾，湿热黄疸，砂淋，血淋，吐衄、咳血，目赤，喉肿，齿龈肿痛，风疹，疥癣，疔痈肿毒，跌打损伤。

《中国侗族医药学基础概论》：清湿热，解毒消肿，活血利尿。用于湿热黄疸，痈疮肿毒，跌打损伤，砒霜中毒等。

《侗药大观》：清热利湿，解毒消肿。用于治疗湿热黄疸，高热所致的高热不退，咽喉肿痛，跌打损伤，疔疮痈肿等。

【用法用量】内服：煎汤，10～30g。外用：适量。

《中国侗族医药学基础概论》：内服：煎汤，15～30g；外用：适量，捣烂敷，或捣汁敷。

《侗药大观》：用干品10～15g，水煎内服。高热不退配马鞭草、吴茱萸叶同用，将三样药捣烂浸入冷水，用药渣及药汁刮背部、颈部及腹股沟部，数分钟后亦可退热。

【现代临床研究】

1. 急性黄疸型病毒性肝炎　积雪草50g，制成煎剂或糖粉，每日1次内服。

2. 止痛　取积雪草晒干研细，每日3.0～4.5g，3次分服。治疗胸、背及腰部外伤性疼痛42例，

27 例止痛，14 例好转，1 例无效。

3. 传染性肝炎 取鲜积雪草 120g，加水 500mL，浓煎成 250mL，趁热加入冰糖 60g 溶化，分 2 次空腹服，7 天为一疗程。治疗 10 例，服药 4 天黄疸消退、食欲改善、恶心呕吐消失者 3 例，服药 1 周黄疸消退、消化道症状好转、胃纳增进者 5 例。肝肿大者服药二疗程消退 2 例，三疗程消退 5 例，四疗程消退 3 例。

4. 流行性脑脊髓膜炎 取积雪草（干）1000g，水煎 2 次，合并滤液，浓缩至 1000mL，加防腐剂，pH 调至 8 左右。每服 10mL，5 岁以下儿童减半，每日 3 次，空腹服，连服 3 天。处理 30 例流脑带菌者，3 天后连续 3 次作鼻咽分泌物采样培养，结果转阴 24 例，较磺胺噻唑对照组的转阴率高。

【化学成分】积雪草苷、参枯尼苷、内旋肌醇、积雪草糖、马达积雪草酸、积雪草酸、波热米酸、羟基积雪草酸、竹烯、长叶烯、异参枯尼苷、羟基积雪草苷、玻热模苷、破热米苷、内消旋肌醇、蜡、山奈酚、槲皮素、葡萄糖、鼠李糖的黄酮苷、异羟基积雪草酸、桦皮酸、落得打三糖苷、落得打四糖苷、异参枯苷、山奈素、槲皮素及其苷、积雪草碱、内消旋肌醇、积雪草低聚糖、谷甾醇、维生素 C、胡萝卜素。

【药理作用】

1. 抗癌的作用 通过对积雪草苷研究发现，利用积雪草苷处理过后的 κB 细胞，细胞周期和凋亡的性质都发生了改变，证实了这种化学成分能够有效抑制 κB 细胞的增殖，具有一定的抗癌作用。积雪草苷如果与长春新碱合并使用，具有更好的抑制效果。通过对积雪草提取物进行实验，发现小鼠在食用积雪草纯化物或者提取物之后，小鼠的寿命能够得到延长，而且这种化学物质对人体也并没有不良反应。所以，有研究者认为，积雪草苷与长春新碱协同作用，可以有效促进肿瘤细胞的凋亡，从而减轻癌症患者的痛苦，因此，可以在临床上将其作为一种生化调节剂，用于癌症患者的治疗。

2. 抗抑郁的作用 积雪草的抗抑郁作用主要是通过单胺氧化酶活性的降低、抑制患者血清皮质酮的升高，从而使得单胺类神经递质的传递功能增强等来实现的。学者通过用小鼠进行实验，认为积雪草总苷具有抗抑郁活性，它可以通过提高机体对非特异性刺激的抵抗能力，有效防止过度刺激造成机体调节功能紊乱，从而发挥出抗抑郁的作用。

3. 增强免疫系统的功能 研究证明，使用积雪草苷和大黄素配合，对小鼠的肾小球系膜细胞实施干预后，其表达水平出现一定程度的下降，而且和所使用的剂量呈现出一定的比例关系，说明积雪草苷能够有效抑制系膜细胞的增殖和表达，从而减少细胞外基质的沉积。此实验有效证实了积雪草苷能够对炎性因子进行有效抑制，从而发挥出对肾功能的保护作用。所以，对于肾功能患者，积雪草苷能够有效起到延缓患者病程的功效，临床实践也证实了积雪草对于肾功能衰竭患者具有良好的疗效，能够有效降低患者的血肌酐和尿蛋白量等。

4. 中枢作用 其中所含的苷对小鼠、大鼠有镇静、安定作用，此作用主要是对中枢神经系统中的胆碱能系统的影响。醇提取物无镇痛作用。

5. 对皮肤组织的作用 积雪草苷能治疗皮肤溃疡，如顽固性创伤、皮肤结核、麻风等。对小鼠、豚鼠、兔肌内注射或皮下植入可促进皮肤生长、局部白细胞增多、结缔组织血管网增生、黏液分泌增加、毛及尾的生长加速等。曾有报告用含积雪草 0.25% ～ 1% 醇提取物（含积雪草酸、积雪草苷）的乳霜剂（其中尚含胚胎的或年幼的牛、猪或羊皮肤、肝、脑的水醇提取物）治疗皮肤病，获良好效果。

6. 抗菌作用 幼芽的水提取物有抗菌作用。积雪草苷能治疗麻风，有人认为其作用为溶解细菌的蜡膜，从而被其他药物或机体防御功能所消灭。

7. 其他作用 醇提取物能松弛大鼠离体回肠。苷部分能降低家兔及大鼠离体回肠的张力及收缩幅度，并能轻度抑制乙酰胆碱的作用。对麻醉犬，静脉注射可轻度兴奋呼吸，心率变慢及中度的降低血压，后二者不能被阿托品阻断。有报道积雪苷对麻风病有治疗作用。

【原植物】积雪草 *Centella asiatica*（L.）Urb.

多年生草本；茎匍匐，无毛或稍有毛。单叶互生，皮肤形或近圆形，直径 1～5cm，基部深心形，边缘有宽钝齿，单伞形花序单生或 2～3 个腋生，每个有花 3～6 朵，紫红色；总花梗长 2～8mm；总苞片 2，卵形；花梗极短。双悬果扁圆形。4～10 月开花结果。

产于湖南、贵州、广西、湖北。生于阴湿的草地、路边或水沟边。

（田婷婷　汪冶）

Mal dongc sine 骂洞辰

活血丹 Huoxuedan

【异名】遍地香、地钱儿、钹儿草、连钱草、铜钱草、白耳莫、乳香藤、九里香、半池莲、午年冷、遍地金钱、金钱早草、金钱艾、也蹄草、透骨消。

【来源】本品为唇形科植物活血丹 *Glechoma longituba*（Nakai）Kupr. 的干燥全草。

【采收加工】4～5 月采收全草，晒干或鲜用。

【性味】苦、辛，凉。

【功能与主治】利湿通淋，清热解毒，散瘀消肿。用于热淋石淋，湿热黄疸，疮痈肿痛，跌仆损伤。

【用法用量】内服：煎汤，15～30g；或浸酒；或捣汁。外用：适量，捣敷或绞汁涂敷。

【现代临床研究】民间广泛用活血丹全草入药，治膀胱结石或尿路结石有效，外敷跌打损伤、骨折、外伤出血、疮疖、痈肿、丹毒、风癣；内服亦治伤风咳嗽、流感、吐血、咳血、衄血、下血、尿血、痢疾、疟疾、妇女月经不调、痛经、红崩、白带、产后血虚头晕、小儿支气管炎、口疮、胎毒、惊风、疳积、黄疸、肺结核、糖尿病及风湿性关节炎等症。

【化学成分】左施松樟酮、左旋薄荷酮、胡薄荷酮、α-蒎烯、β-蒎烯、柠檬烯、1-8-桉叶素、对-聚伞花素、异薄荷酮、异松樟酮、芳樟醇、薄荷醇、α-松油醇、欧亚活血丹呋喃、欧亚活血丹内酯、熊果酸、β-谷甾醇、棕榈酸、琥珀酸、咖啡酸、阿魏酸、胆碱、维生素 C、水苏糖。

【药理作用】

1. 利胆作用　连钱草具有显著的利尿作用，并能促进肝细胞胆汁分泌，肝胆管内胆汁增加，内压增高，胆道括约肌松弛，使胆汁排出。通过连钱草和金钱草利尿利胆活性筛选比较试验发现：给大鼠灌服连钱草、金钱草水提取物，两者均能有效地促进试验动物胆汁的排出，降低胆汁中总胆红素、直接胆红素的浓度，并且连钱草对大鼠排尿量的影响大于金钱草，但利胆作用相对弱于金钱草。

2. 降脂、溶石作用　连钱草含有丰富的植物甾醇，植物甾醇比胆固醇具有更强的疏水性，因此植物甾醇可以取代胆固醇进入混合微粒中，这种取代作用使微粒中的胆固醇含量下降，从而减少胆固醇的吸收，且植物甾醇可以减缓胆固醇在肠上皮细胞中的酯化速度，而未酯化的固醇则较难进入乳糜微粒，因此植物甾醇可以减少乳糜微粒中胆固醇的总量。体外实验观察连钱草提取物对人胆固醇结石重量的影响，结果：连钱草提取物对人胆固醇有明显的溶解作用，豚鼠体内试验表明其可有效降低血清总胆固醇（TC）、甘油三酯（TG）、低密度脂蛋白胆固醇（LDL-C）及胆汁中胆固醇、蛋白质浓度，提高胆汁中胆汁酸，卵磷脂含量。以上内容表明连钱草提取物具有降低血脂水平，抑制胆固醇结石形成的作用。另外，连钱草煎剂可使小便变为酸性，促使碱性环境中结石的溶解及排出。

3. 降血糖作用　连钱草中含有槲皮素、芹菜素、木犀草素等数十种黄酮类化合物，已有报道表明：槲皮素、木犀草素等可通过抗氧化作用，保护胰岛 β 细胞免受损伤和促进胰岛细胞的再生而发挥降血糖作用。芹菜素对链脲佐菌素（STZ）引起的高血糖有较好的降血糖作用，其作用机制可能与其降低氧化应激水平和抑制单核细胞趋化蛋白 -1（MCP-1）的表达相关。采用 STZ 造糖尿病小鼠模型，比色法测定血清超氧化物歧化酶（SOD）活性，丙二醛（MDA）含量的方法进行研究，发现连钱草对正常小鼠血糖没有影响，但能明显降低糖尿病小鼠的血糖水平，证明连钱草的降糖机制是增加胰岛 β 细胞数量。

4. 抗炎、抗菌作用　连钱草提取物对二甲苯致小鼠耳廓肿胀和小鼠腹腔毛细血管通透性增加等炎症模型具有较强的抑制作用，其水提物能明显抑制炎性组织中 5- 羟色胺和组胺的相对含量，但不能抑制炎性组织中 PGE_2 的相对含量，说明连钱草水提物抗炎作用主要是通过抑制内源性炎症递质 5- 羟色胺和组胺的释放而发挥的，可能与炎症递质 PGE_2 的释放途径无关。研究发现连钱草提取物与连钱草挥发油对大肠埃希菌、变形杆菌、金黄色葡萄球菌和铜绿假单胞菌都具有较好的抑菌作用。

5. 对平滑肌的作用　通过观察连钱草提取物对小鼠小肠推进运动、药物性腹泻小鼠模型和豚鼠离体回肠平滑肌收缩的影响，发现连钱草乙醇提取物对大黄冷浸液引起的小鼠腹泻有明显的拮抗作用，对炭末在小鼠小肠内的推进率有抑制作用，亦能对抗新斯的明所致的小肠运动亢进。离体实验中，连钱草水提物能够显著兴奋豚鼠回肠的自发活动，使收缩力加强，该作用可能由胃肠道的胆碱受体和肾上腺素受体介导；醇提物能够显著抑制豚鼠回肠的自发活动，使收缩力减弱，该作用可能由胃肠道的胆碱受体和组胺受体介导，或直接作用于回肠平滑肌细胞。

6. 抗肿瘤作用　从连钱草中分离的槲皮素具有广泛的抗肿瘤作用，槲皮素可以诱导细胞周期停滞和细胞凋亡而抑制肝癌 $HePG_2$ 细胞增殖，抑制胃癌细胞的生长，以及具有抗前列腺癌、卵巢癌、鼻咽癌、食管癌、肺癌、结肠癌、黑色素瘤等不同肿瘤的作用。连钱草中分离的其他成分如熊果酸、齐墩果酸在 RAjI 细胞内能降低 EPSTEIN-BARR 病毒（EBV）活性，芹菜素具有干扰细胞信号通路、诱导细胞凋亡、抗增殖、抗侵袭及抗转移等作用。

【原植物】活血丹 *Glechoma longituba*（Nakai）Kupr.

多年生草本，高 10～30cm，幼嫩部分被疏长柔毛。匍匐茎着地生根，茎上升，四棱形。叶对生；叶柄长为叶片的 1.5 倍，被长柔毛；叶片心形或近肾形，长 1.8～2.6cm，宽 2～3cm，先端急尖或钝，边缘具圆齿，两面被柔毛或硬毛。轮伞花序通常 23 花；小苞片线形，长 4mm，被缘毛；花萼筒状，长 9～11mm，外面被长柔毛，内面略被柔毛，萼齿 5，上唇 3 齿较长，下唇 2 齿略短，顶端芒状，具缘毛；花冠蓝色或紫色，下唇具深色斑点，花冠筒有长和短两型，长筒者长 1.7～2.23cm，短筒者长 1～1.4cm；雄蕊 4，内藏，后对较长，花药 2 室；子房 4 裂，花柱略伸出，柱头 2 裂；花盘杯状，前方呈指状膨大。小坚果长圆状卵形，长约 1.5mm，深褐色。花期 4～5 月，果期 5～6 月。

产于湖南、贵州、广西、湖北。生于海拔 50～2000m 的林缘、疏林下、草地中、溪边等阴湿。

（田婷婷　汪冶）

Mal dongh hanp caip 骂冬宽菜

冬葵 Dongkui

【异名】冬苋菜、滑滑菜、土黄芪、荠菜粑粑叶、冬寒菜、葵菜、薪菜、皱叶锦葵。

【来源】本品为锦葵科植物冬葵 *Malva verticillata* L. 的干燥全草。

【采收加工】夏、秋季采挖带根全草，洗净，切碎，晒干。

【性味】甘，寒。

《侗族医学》：甘，凉。

《侗药大观》：甘、涩，凉。

《中国侗族医药研究》：甜，凉。

【功能与主治】清热利尿，催乳，消肿，润肠通便。用于肺热咳嗽，热毒下痢，黄疸，二便不通，丹毒，热淋，血淋，石淋，产后小便淋漓不通，水肿胀满，乳汁不通，肠燥便秘。

《侗族医学》：退热，退水。用于惊丑（尿痛）。

《侗药大观》：清热利尿，消肿，润肠通便。用于热淋，血淋，石淋，产后小便淋漓不通，水肿胀满，乳汁不通，肠燥便秘等。

《中国侗族医药研究》：退热，退水。用于尿痛。

【用法用量】内服：煎汤，5～10g。外用：烧炭存性，研末调敷。

【附方】惊丑 骂冬宽菜（冬寒菜）、教任麻（海金沙）、靠弄（墨绒草），煎水内服。（《侗族医学》）

【现代临床研究】

1. 治疗缺乳症 96 例缺乳症患者，按照治疗方法不同分为两组，对照组 40 例患者采用传统按摩方法，观察组 56 例患者采用按摩结合冬葵滋乳汤治疗，比较分析不同方法的治疗效果。结果：观察组患者的治疗有效率为 89.3%，对照组患者的治疗有效率为 72.5%，观察组患者的治疗有效率明显优于对照组，差异有统计学意义（$P < 0.05$）。结论：产妇缺乳情况临床比较常见，在按摩乳房基础上结合采用冬葵滋乳汤治疗，可刺激乳汁分泌，疗效显著。

2. 治疗腰腿痛 用自配药酒送服渗透药物的野冬葵子细末，每次 10～18g，每日 2 次，7 天为 1 个疗程。结果：对急慢性腰腿痛总有效率为 97.5%。提示：本方适用于无较重的腰脊椎器质性病变并且在应用时必须随症加减，灵活机动，方可提高疗效。

3. 治疗泌尿系统结石 36 例患者，男 32 例，女 4 例，年龄最大 58 岁，最小 7 岁；病程最长 5 年，最短 20 天。全部病例均经 X 线腹部平片或 B 超检查，其中肾结石 14 例（单侧 12 例，双侧 2 例），输尿管结石 18 例（单侧 15 例，双侧 3 例），膀胱结石 4 例。结石直径最大 12mm，最小 2mm。

【化学成分】己醛、苯基 -1- 乙醛、（E）- 壬烯醛、芳樟醇、(E,E)-2,4- 癸二烯醛、1- 己醇、亚油酸、油酸、亚麻酸、棕榈酸、硬脂酸、花生酸。

【药理作用】

1. 抗肿瘤 从冬葵子中分离获得一种具有抗肿瘤活性的蛋白 MSP，它能引起 DLD1、T24 细胞周期阻滞和诱导其凋亡。有望作为癌症防控的药物进行深度开发。

2. 对胃溃疡模型小鼠的预防效果 方法：50 只 KM 小鼠分为正常对照（等容生理氯化钠溶液）组、模型（等容生理氯化钠溶液）组、雷尼替丁（20mg/kg）组与冬葵子水提物高、低剂量［500、250（生药）mg/kg］组，灌胃给药，每日 1 次，连续 4 周。末次给药后一次性腹腔注射利血平（10mg/kg）以复制小鼠胃溃疡模型。检测小鼠胃溃疡面积，计算胃溃疡抑制率；检测胃液量、pH；检测小鼠血清 IL-6、IL-12、肿瘤坏死因子（TNF）-α、γ 干扰素（IFN-γ）、胃动素（MOT）、生长抑素（SS）、P 物质（SP）、血管活性肠肽（VIP）水平；检测小鼠胃组织中超氧化物歧化酶（SOD）、谷胱甘肽过氧化物酶（GSH-Px）、一氧化氮（NO）、丙二醛（MDA）水平。结果：与正常对照组比较，模型组小鼠胃溃疡面积增加，胃溃疡抑制率降低，胃液量增加、pH 降低；小鼠血清中 IL-6、IL-12、TNF-α、IFN-γ、MOT、SP 含量增加，SS、VIP 含量减少；小鼠胃组织 SOD、GSH-Px 活性减弱，NO 含量减少，MDA

含量增加，差异均具有统计学意义（$P < 0.01$ 或 $P < 0.05$）。与模型组比较，冬葵子水提物高剂量组小鼠胃溃疡面积减少，胃溃疡抑制率升高，胃液量减少，pH 升高；小鼠血清中 IL-6、IL-12、TNF-α、IFN-γ、MOT、SP 含量减少，SS、VIP 含量增加；小鼠胃组织 SOD、GSH-Px 活性增强，NO 含量增加，MDA 含量减少，差异均具有统计学意义（$P < 0.05$）。结论：冬葵子水提物对小鼠胃溃疡有一定的预防作用。

3. 杀虫活性　试验采用小叶碟添加法对黏虫胃毒作用试验，分析 72h 的统计结果。发现正丁醇萃取物的胃毒活性最大，其校正死亡率为 71.43%。结果表明：冬葵正丁醇萃取物对黏虫有一定的毒杀作用。

【原植物】冬葵 *Malva verticillata* L.。SYN 注：植物学名已修订，接受名为 *Malva verticillata* var. *crispa*。

一年生草本，高 1m；不分枝，茎被柔毛。叶圆形，常 5 ~ 7 裂或角裂，径 5 ~ 8cm，基部心形，裂片三角状圆形，边缘具细锯齿，并极皱缩扭曲，两面无毛至疏被糙伏毛或星状毛，在脉上尤为明显；叶柄瘦弱，长 4 ~ 7cm，疏被柔毛。花小，白色，直径约 6mm，单生或几个簇生于叶腋，近无花梗至具极短梗；小苞片 3，披针形，长 4 ~ 5mm，宽 1mm，疏被糙伏毛；萼浅杯状，5 裂，长 8 ~ 10mm，裂片三角形，疏被星状柔毛；花瓣 5，较萼片略长。果扁球形，径约 8mm，分果片 11，网状，具细柔毛；种子肾形，径约 1mm，暗黑色。花期 6 ~ 9 月。

产于湖南、贵州。现多为栽培。

【备注】

本品种子名为天冬葵子。利水通淋，滑肠通便，下乳。用于淋病，水肿，大便不通，乳汁不行。

（何琴　汪冶）

Mal duv pant 骂杜盼

仙鹤草 Xianhecao

【异名】子母草、寸八节、龙芽草、脱力草、金顶龙牙、毛脚茵、毛脚鸡、黄龙尾、狼牙草、老鹤嘴、毛脚茵、施州龙芽草。

【来源】本品为蔷薇科植物龙牙草 *Agrimonia pilosa* Ledeb. 的干燥全草。

【采收加工】夏、秋间，在枝叶茂盛未开花时，割取全草，洗净泥土，晒干或鲜用。

【性味】苦、涩，平。

《侗族医药探秘》：苦、涩、平。

《中国侗族医药学基础概论》：苦、辛，平。

【功能与主治】收敛止血，止痢，解毒，杀虫，补虚，益气强心。用于咯血，吐血，崩漏下血，疟疾，血痢，痈肿疮毒，阴痒带下，脱力劳伤。外用治痈疖疔疮。

《侗族医药探秘》：止血收敛，止痢消炎，消肿毒。用于咯血、便血、呕血等各种出血，毒蛇咬伤。

《中国侗族医药学基础概论》：收敛止血，截疟，止痢，解毒。用于咯血、吐血，崩漏下血，疟疾、血痢，脱力劳伤，痈肿疮毒及阴痒带下等。

【用法用量】内服：煎汤，6 ~ 12g，鲜品适量。外用：适量捣烂外敷。

【现代临床研究】

1. 治疗各种出血 将仙鹤草制成止血粉，用于外伤出血、内脏手术出血或渗血（包括颅内手术、胸腹部手术等），常可在 2min 内止血。

2. 驱绦虫 仙鹤草的地下部分对绦虫有驱除作用。如黑龙江省以仙鹤草为原料制成的"驱绦胶囊"，驱虫效果非常出色。

3. 治疗滴虫性阴道炎 取仙鹤草嫩茎叶制成 200% 的浓缩液，按妇科操作，以新洁尔灭棉球彻底擦洗阴道后，将蘸满仙鹤草液的棉球均匀地涂搽在阴道内，然后再塞以蘸满狼牙液的特制带线大棉球，放置 3～4h 后，令患者自行取出。每日 1 次，7 次为 1 个疗程。

4. 治疗梅尼埃病 有人用仙鹤草治疗梅尼埃病患者多例，一般服 3～6 剂即可治愈。治疗方法：取仙鹤草 60g，水煎频服，连续服药 3～4 天。

5. 治疗口腔炎 ①仙鹤草根（干）30g，水煎 15min，含服，每日 2 次。以上为 1 天量，5 天为 1 个疗程。急性发作者 1 个疗程即能好转，慢性患者需 2～3 个疗程。②仙鹤草根研末，吹入口腔内，特别是炎症部分，每日 4～5 次，3 天为 1 个疗程。宜用于儿童和不愿口服药物者。

6. 治疗急、慢性痢疾 取仙鹤草 30～60g，洗净水煎服，每日 3 次。轻者服药 1～2 次愈，重者服药 4～5 次可愈。

7. 治疗糖尿病 仙鹤草 30g，水煎服，每日 1 剂，分早晚 2 次服（起辅助治疗作用）。

8. 治疗盗汗 仙鹤草 30～90g，大枣 15～30g，水煎服，每日 1 剂。一般服药 7 天收效。

【化学成分】β- 谷甾醇、三十二烷醇、三十一烷醇、十九烷酸、棕榈酸、二十烷酸、二十七烷酸、胡萝卜苷、委陵菜酸、银椴苷、芹菜素 -7-O-β-D- 吡喃葡萄糖醛酸甲酯、芹菜素 -7-O-β-D- 吡喃葡萄糖醛酸丁酯、仙鹤草酚 B、汉黄芩素、芹菜素、山奈酚、乌苏酸、槲皮素、异槲皮苷。

【药理作用】

1. 降血糖 研究发现，通过腹腔注射链脲佐菌素（STZ）加高脂饲料喂养制备 2 型糖尿病动物模型，发现仙鹤草的水提物可以改善胰岛抵抗，降糖，调脂。分别考察高（12g/kg）、低（6g/kg）两个剂量，灌胃给药 28 天。取血检测各组大鼠空腹血糖（FBG）、总胆固醇（CHOL）、甘油三酯（TG）、低密度脂蛋白（LDL-C）、高密度脂蛋白（HDL-C），用放射免疫法测定空腹血清胰岛素（Fins）、肿瘤坏死因子 γ（TNF-γ）、C 反应蛋白（CRP），并根据 Fins，FBG 计算胰岛素抵抗指数（HOMA-IR）。结果发现仙鹤草高剂量 12g/（kg·d）可显著降低大鼠空腹血糖、甘油三酯、胰岛素抵抗指数、空腹血清胰岛素、血清中炎性因子及 C 反应蛋白，而升高高密度脂蛋白；仙鹤草发挥降血糖活性可能与降低血清炎性因子的含量相关。

2. 抗肿瘤 研究表明仙鹤草乙醇提取物可以抑制肝癌细胞 HepG-2 增殖，浓度 50～400μg/mL 存在剂量 - 效应关系，该作用可能与胱天蛋白酶活性增强及 sub-G1 细胞凋亡因子具有相关性。研究表明仙鹤草的水提液（20～40mg/mL）可以明显抑制肝癌 SMMC-7721 细胞，诱导细胞凋亡，且具有时间、剂量依赖性。其作用机制可能与下调 Bcl-2 蛋白表达，上调 P53 蛋白表达有关，深入研究仙鹤草对肝癌细胞的作用对促进其在治疗肝癌中的应用具有重要意义。

3. 抗氧化 通过腹腔注射 CPA 制备免疫低下动物模型，分别以低（100mg/kg）、中（300mg/kg）、高（1000mg/kg）3 个不同剂量喂食仙鹤草水提液 28 天后，用分光光度法检测 SOD 活性及 MDA、GSH 含量，发现 SOD 和 GSH 相对含量增加而 MDA 的含量降低，且低剂量效果较佳。研究表明仙鹤草可能通过影响 MDA、SOD 来实现抗氧化活性。

【原植物】龙牙草 *Agrimonia pilosa* Ledeb.

多年生草本，高 30～60cm，全部密生长小柔毛。羽状复叶具小叶 5～7，杂有小型小叶，边缘有锯齿，两面疏生柔毛，下面有多数腺点，叶轴与叶柄均有稀疏柔毛，托叶近卵形。顶生总状花序有多花，近无柄，苞片细小，常 3 裂，花黄色，顶端生一圆钩状刺毛，裂片 6，花瓣 5，雄蕊 10，心皮 2，果实倒卵圆锥形，外面有 10 条肋，被疏柔毛，顶端有数层钩刺，幼时直立，成熟时靠合，连钩刺长 7 ~ 8mm，最宽处直径 3 ~ 4mm。花果期 5 ~ 12 月。

产于湖南、贵州、广西、湖北。生于海拔 100 ~ 3800m 的溪边、路旁、草地、灌丛、林缘及疏林下。

（田婷婷　汪冶）

Mal eex sene 骂给辰

筋骨草 Jingucao

【异名】白毛夏枯草、散血草、金疮小草、青鱼胆草、苦草、苦地胆、枪刀药、白苞筋骨草、大叶爪地虎、赛素草、缘毛筋骨草、毛缘筋骨草、泽兰、皱面苦草。

【来源】本品为唇形科植物筋骨草 *Ajuga decumbens* Thunb. 的干燥全草。

【采收加工】春、夏、秋均可采集，晒干或鲜用。

【性味】苦，寒。

【功能与主治】清热解毒，退热消肿，凉血平肝。用于热疖痈肿，疮疡，咽喉肿痛，肺热咯血，跌打肿痛，外伤出血，烧烫伤，毒蛇咬伤。

【用法用量】内服：煎汤，15 ~ 30g。外用：适量，捣烂敷患处。

【化学成分】紫罗酮苷 3β-hydroxy-7,8-dihydro-4-oxo-β-ionol-9-O-β-D-glucopyranoside、紫罗酮苷 3β-hydroxy-7,8-dihydro-4-oxo-β-ionol-9-O-β-D-glucopyranoside、生物碱 ligularinine、6,7- 二羟基 - 香豆素、1- 辛烯 -O-α-L- 吡喃阿拉伯糖 -（1-6）-O-［β-D- 吡喃葡萄糖 -（1-2）］-β-D- 吡喃葡萄糖、正丁基 -β-D- 吡喃果糖苷、谷甾醇 -3-O-β-D- 吡喃葡萄糖苷、杯苋甾酮、蜕皮甾酮。

【原植物】筋骨草 *Ajuga decumbens* Thunb.

多年生草本，高达 40cm，茎紫红或绿紫色，常无毛，幼时被灰白色长柔毛；叶卵状椭圆形或窄椭圆形，长 4 ~ 7.5cm，基部楔形下延，不整齐重牙齿及缘毛；叶柄长 1cm 以上或几无，有时紫红色，基部抱茎，被灰白色柔毛或仅具缘毛；轮伞花序组成长 5 ~ 10cm 穗状花序；苞叶卵形，长 1 ~ 1.5cm，有时紫红色，全缘或稍具缺刻；花萼漏斗状钟形，长 7 ~ 8mm，齿被长柔毛及缘毛，萼齿长三角形或窄三角形；花冠紫色，具蓝色条纹，冠筒被柔毛，内面被微柔毛，基部具毛环，上唇先端圆，微缺，下唇中裂片倒心形，一侧裂片线状长圆形；小坚果被网纹，合生面几占整个腹面。

产于湖南、贵州、广西、湖北。生长在山谷溪旁，阴湿的草地上、林下湿润处及路旁草丛中。

（田婷婷　汪冶）

Mal inv 骂应

鼠麹草 Shuqucao

【异名】鼠曲草、鼠耳、无心草、鼠耳草、香茅、蚍蜉酒草、黄花白艾、佛耳草、茸母、黄蒿、米曲、毛耳朵、水菊、绵絮头草、金沸草、地莲、黄花子草、水蚁草、清明香、追骨风、清明菜、棉花菜、菠菠草、棉茧头、宽紧草、清明蒿、一面青、鼠密艾、水蒿、靶菜、白头草、水曲、绒毛草、丝棉草、羊耳朵草、猫耳朵草、孩儿草、猫脚药草、花佛草、毛毛头草、黄花果、糯米饭青、棉菜、黄花曲草、白芒草、田艾、毛毡草。

【来源】本品为菊科植物鼠曲草 Gnaphalium affine D. Don 的干燥全草。

【采收加工】开花时采收，晒干，去尽杂质。

【性味】甘、微酸，平。

《侗药大观》：甘，平。

【功能与主治】疏风清热，止咳平喘，利湿解毒。用于风热咳嗽，哮喘，风火赤眼，咽喉肿痛，疮红肿，风湿腰腿痛，跌打损伤，毒蛇咬伤。

《侗药大观》：止咳平喘、祛痰、止血、祛风除湿。用于咳嗽，痰喘，风湿痹痛等。

【用法用量】内服：煎汤，10～15g。外用：适量，捣烂外敷。

【化学成分】芹菜素、大黄素、大黄素甲醚、绿原酸、原儿茶酸。

【药理作用】

1. 抗组胺活性 研究表明，鼠麹草对二硝基苯酚-牛血清白蛋白诱导的大鼠腹腔肥大细胞组胺释放有较好的抑制作用，但是，当鼠麹草提取物浓度为100μg/mL 时，对脂多糖诱导的 RAW264.7 释放 NO 没有抑制作用。

2. 抗细菌及真菌活性 鼠麹草甲醇提取物，对大肠埃希菌、金黄色葡萄球菌和枯草芽孢杆菌有抑制作用。鼠麹草挥发油对酿酒酵母、黑曲霉菌、枯青菌、米根菌和黄曲霉均有较强的抑制作用。

3. 抗氧化活性 鼠麹草挥发油具有显著的抗氧化效果。通过 2,2-联氮-二（3-乙基苯并噻唑-6-磺酸）二铵盐（ABTS）自由基清除试验、脂质过氧化分析和还原能力测试，考察其体外抗氧化活性。基于前期研究，有人进一步研究了鼠麹草提取物（GAE）的体外抗氧化活性，同时还考察了其对 H_2O_2 引起的 Caco-2 细胞株氧化损伤的保护。

4. 抗心衰活性及平喘作用 研究发现鼠麹草正己烷提取物的松弛效应并非通过 β 肾上腺素受体和阻断 K 通道实现，而是被豚鼠支气管内的毛喉、硝普钠和氨茶碱加强。提示该提取物的松弛效应与保留或增加 cAMP 或 cGMP 水平有关。

5. 保肝作用 采用四氯化碳制作小鼠急性肝损伤模型鼠麹草提取物能显著抑制四氯化碳所致小鼠血清 AST 和 ALT 含量升高（$P < 0.05$），同时提高肝组织 GSH-Px 的活性，降低肝组织 MDA 含量（$P < 0.05$）。说明 GAE 可能通过保护细胞膜、清除氧自由基、抑制脂质过氧化而对肝细胞起到保护作用。

【原植物】鼠曲草 Gnaphalium affine D. Don。注：植物学名已修订，正名是：鼠曲草 Pseudognaphalium affine。

一年生草本。茎直立或基部发出的枝下部斜升，高 10～40cm 或更高，基部径约 3mm，上部不分枝，有沟纹，被白色厚棉毛，节间长 8～20mm，上部节间罕有达 5cm。叶无柄，匙状倒披针形或倒卵状匙形互生，长 5～7cm，宽 11～14mm，上部叶长 15～20mm，宽 2～5mm，基部渐狭，稍下延，顶端圆，具刺尖头，两面被白色棉毛，上面常较薄，叶脉 1 条，在下面不明显。头状花序较多或较少数，径 2～3mm，近无柄，在枝顶密集成伞房花序，花黄色至淡黄色；总苞钟形，径 2～3mm；总苞片 2～3 层，金黄色或柠檬黄色，膜质，有光泽，外层倒卵形或匙状倒卵形，背面基部被棉毛，顶端圆，基部渐狭，长约 2mm，内层长匙形，背面通常无毛，顶端钝，长 2.5～3mm；花托中央稍凹入，无毛。雌花多数，花冠细管状，长约 2mm，花冠顶端扩大，3 齿裂，裂片无毛。两性花较少，管状，长约 3mm，向上渐扩大，檐部 5 浅裂，裂片三角状渐尖，无毛。瘦果倒卵形或倒卵状圆柱形，长约 0.5mm，有乳头状突起。冠毛粗糙，污白色，易脱落，长约 1.5mm，基部联合成 2 束。花期 1 ~ 4 月，8 ~ 11 月。

产于湖南、贵州、广西、湖北。生于低海拔干地或湿润草地上，尤以稻田最常见。

（田婷婷　汪冶）

Mal jagl bav dongc 骂架把同

豨莶 Xixian

【异名】虾柑草、黏糊菜、稀莶草、火莶、猪膏莓、虎膏、狗膏、火枚草、猪膏草、希仙、虎莶、黄猪母、肥猪苗、母猪油、亚婆针、黄花草、猪母菜、棉苍狼、粘强子、粘不扎、棉黍棵、绿莶草、大叶草、虾钳草、铜锤草、土伏虱、金耳钩、有骨消、猪冠麻。

【来源】本品为菊科植物豨莶 *Siegesbeckia orientalis* L. 的干燥全草。

【采收加工】夏季开花前割取全草，除去杂质，晒至半干后，再置通风处晾干。

【性味】苦、辛，寒。

【功能与主治】祛风湿，通经络，清热解毒。用于风湿痹痛，筋骨不利，腰膝无力，半身不遂，高血压病，疟疾，黄疸，痈肿，疮毒，风疹湿疮，虫兽咬伤。

【用法用量】内服：煎汤，9 ~ 12g，大剂量 30 ~ 60g；捣汁或入丸、散。外用：捣敷、研末撒或煎水熏洗。

【现代临床研究】治疗疟疾　取干豨莶草 30 ~ 45g，每日 2 次煎服，连服 2 ~ 3 天。小儿递减。临床观察 63 例，结果症状控制者 55 例（当天控制 23 例，隔天控制 24 例，第 3 天控制 8 例），无效 8 例。有效率达 87.3%。但有 5 例复发。

【化学成分】9β- 异丁酰氧基木香烯内酯、9β- 羟基 -8β- 异丁烯酰氧基木香烯内酯、8β- 异丁酰氧基 -14- 西藏基 - 木香烯内酯、4- 羟基 -8β- 异丁酰氧基木香烯内酯、全草含腺梗豨莶苷、腺梗豨莶醇、腺梗豨莶酸、对映 -16β,17,18- 贝壳杉三醇、对映 -16β,17- 二羟基 -19 贝壳杉酸、17- 羟基 -19- 贝壳松酸、大花沼兰酸、奇任醇、谷甾醇、胡萝卜苷等。

【药理作用】

1. 抗肿瘤作用　奇任醇为豨莶草的主要活性二萜类成分之一，对人慢性髓样白血病 K562 细胞具有强细胞毒作用，能够下调 Bcl-2 蛋白（抑制细胞凋亡）和上调 Bax、tBid 蛋白（促进细胞凋亡）的表达，诱导 K562 细胞凋亡，达到体外抗肿瘤作用。豨莶草乙醇提取液（SOE）中石竹烯与其氧化物对人子宫内膜癌 RL95-2 细胞最具细胞毒性，且 SOE 以内外凋亡途径联合诱导 RL95-2 细胞凋亡，且 SOE 可抑制子宫内膜癌细胞的侵袭与转移并且扭转转化生长因子 β_1 诱导的上皮间质转化，从而达到抗肿瘤转移与发展作用。

2. 抗炎与祛风湿作用　豨莶草乙醇粗提物具有抗高尿酸血症和抗炎活性，活性强弱与粗提物中咖啡酸与黄酮类化合物含量相关，抑制了氧嗪酸诱导的高尿酸血症大鼠体内黄嘌呤氧化酶活性，从而抑制了大鼠体内尿酸的生成。豨莶草常用于治疗关节肿痛，豨莶草醇提物与水提物可显著改善尿酸钠诱导的痛风性关节炎（GA）模型小鼠炎症反应。

3. 心脑血管和肝肾保护作用　豨莶草中单体化合物豨莶精醇具有一定的抗血栓作用，其机制与降低血小板聚集度与黏附力相关。

4. 抗菌作用　豨莶草醇提物对鱼类致病性海豚链球菌、苹果炭疽病菌具有强的抑制作用，且在一定条件下可完全抑制该病菌。

【原植物】豨莶 *Siegesbeckia orientalis* L.

一年生草本。茎直立，高约 30 ～ 100cm，分枝斜生，上部的分枝常成复二歧状；全部分枝被灰白色短柔毛。基部叶花期枯萎；中部叶三角状卵圆形或卵状披针形，长 4 ～ 10cm，宽 1.8 ～ 6.5cm，基部阔楔形，下延成具翼的柄，顶端渐尖，边缘有规则的浅裂或粗齿，纸质，上面绿色，下面淡绿，具腺点，两面被毛，三出基脉，侧脉及网脉明显；上部叶渐小，卵状长圆形，边缘浅波状或全缘，近无柄。头状花序径 15 ～ 20mm，多数聚生于枝端，排列成具叶的圆锥花序；花梗长 1.5 ～ 4cm，密生短柔毛；总苞阔钟状，总苞片 2 层，叶质，背面被紫褐色头状具柄的腺毛，外层苞片 5 ～ 6 枚，线状匙形或匙形，开展，长 8 ～ 11mm；宽约 1.2mm；内层苞片卵状长圆形或卵圆形，长约 5mm，宽约 1.5 ～ 2.2mm。外层托片长圆形，内弯，内层托片倒卵状长圆形。花黄色，雌花花冠的管部长 0.7mm，两性管状花上部钟状，上端有 4 ～ 5 卵圆形裂片。瘦果倒卵圆形，有 4 棱，顶端有灰褐色环状突起，长 3 ～ 3.5mm，宽 1 ～ 1.5mm。花期 4 ～ 9 月，果期 6 ～ 11 月。

产于湖南、贵州、广西、湖北。生于海拔 100 ～ 2700m 的山野、荒草地、灌丛及林下。

（田婷婷　汪治）

Mal kap gov 骂卡胳

毛大丁草 Maodadingcao

【异名】土白前、毛大地丁草、兔耳风、毛大丁菊、一支箭、小一支箭、毛大火草、毛大白草、老虎舌头、大一枝箭、白头翁、白前、毛灯草、大一支箭、头顶一枝香、棉花头、一炷香、一枝香、小一枝箭、白薇、透耳风、扑地香、磨地香、毛扶郎花、独灯台、白眉、白花一枝香、兔儿风。

【来源】本品为菊科植物毛大丁草 *Gerbera Piloselloides*（L.）Cass. 的干燥全草。

【采收加工】夏、秋采收，洗净，鲜用或晒干。

【性味】微苦，平。

【功能与主治】宣肺，止咳，发汗，利水，行气，活血。用于伤风咳嗽，哮喘，水肿，胀满，小便不通，小儿食积，妇人经闭，跌打损伤，痈疽，疔疮，毒蛇咬伤。

【用法用量】内服：煎汤，15 ～ 24g。外用：适量，鲜品捣烂敷患处。

【现代临床研究】

1. 治伤风咳嗽　兔耳风 6g，虎耳草 6g。煎水 1 次服。

2. 治咳嗽哮喘　兔耳风 30g，蒸蜂蜜吃。

3. 治水肿　毛大丁草、披地挂、红糖各 30g，酒 120g。上药二味，用清水二碗煎成一碗，然后加糖酒炖服。每日 1 剂，连服 3 天。

【化学成分】毛大丁草醌、毛大丁草酮、羟基异毛大丁草酮、环毛大丁草酮、去氧去氢环毛大丁草醌。

【药理作用】

1. 抗肿瘤作用　毛大丁草醇提物（400mg/kg，腹腔注射）对小鼠肝癌 HepA 的抑瘤率达 63.07%。体外抗肿瘤试验证明，毛大丁草水和醇提取物及其分离物对人肿瘤细胞 HepG-2、Bel-7402.MGC 和人肝细胞 L-02 的 IC_{50} 均大于 30μg/mL，无明显的细胞毒作用。

2. 镇咳、祛痰、平喘作用　研究表明，毛大丁草叶醇提物对小鼠具有明显的镇咳、祛痰作用，其根的水煎剂可明显减少小鼠咳嗽次数、延长咳嗽潜伏期。

3. 子宫镇痛作用　研究表明，毛大丁草的叶醇提物可对大鼠的离体子宫自发收缩和催产素诱发收缩产生抑制作用，但其作用机制仍需进行进一步的实验研究。

4. 免疫作用　研究表明，经纯化得到毛大丁草多糖 C（GCP），可明显提升苯中毒小鼠的白细胞，并增加其骨髓粒细胞的特异性颗粒，改善骨髓粒细胞变性坏死，抑制骨髓嗜多染红细胞微核发生率，达到改善苯骨髓毒性的作用，增强其免疫作用，对苯中毒小鼠肝损伤有一定的保护作用。

【原植物】毛大丁草 *Gerbera Piloselloides*（L.）Cass.。注：植物学名已修订，正名是兔耳一支箭 *Gerbera piloselloides*。

多年生被毛草本。根状茎短，粗直或屈膝状，为残存的叶柄所围裹，具较粗的须根。叶基生，莲座状，叶片干时上面变黑色，纸质，倒卵形、倒卵状长圆形或长圆形，稀有卵形，长 6～16cm，宽 2.5～5.5cm，顶端圆，基部渐狭或钝，全缘，上面被疏粗毛，老时脱毛，下面密被白色蛛丝状绵毛，边缘有灰锈色睫毛；中脉在下面粗壮，并显著凸起，侧脉 6～8 对，极纤细，基部与中脉平行下延至下一侧脉基部汇合，网脉不明显；叶柄长短不等，长 1～7.5cm，被绵毛。花葶单生或有时数个丛生，通常长 15～30cm，有时可达 45cm，顶端棒状增粗，无苞叶，或罕有具 1 枚钻形苞叶者，密被毛，毛愈向顶部愈密，下部的呈灰白色，中部的淡锈色，上部的黄褐色。头状花序单生于花葶之顶，于花期直径达 2.5～4cm；总苞盘状，开展，长于冠毛而略短于舌状花冠；总苞片 2 层，线形或线状披针形，顶端渐尖，外层的短而狭，长 8～11mm，宽 0.7～1mm，内层长 14～18mm，宽 1～1.5mm，背面除干膜质的边缘外，被锈色绒毛；花托裸露，蜂窝状，直径约 6mm；外围雌花 2 层，外层花冠舌状，长 16～18mm，舌片上面白色，背面微红色，倒披针形或匙状长圆形，长为花冠管数倍，顶端有不明显的 3 细齿，檐部内 2 裂丝状，卷曲，长 2～3mm，退化雄蕊丝状或毛状，隐藏于花冠管中；内层雌花花冠管状二唇形，长 10～12mm，外唇大，顶端具 3 细齿，内唇短，2 深裂，退化雄蕊长圆形，基部有不明显的短尾，顶端具钩。中央两性花多数，花冠长约 12mm，冠檐扩大呈 2 唇状，外唇 3 裂，内唇 2 深裂，裂片长 2～2.5mm；花药长约 4.5mm，顶端截平，基部的尾长约 1mm；花柱分枝略扁，顶端钝，长约 1mm。瘦果纺锤形，具 6 纵棱，被白色细刚毛，长 4.5～6.5mm，顶端具长 7～8mm、无毛的喙。冠毛橙红色或淡褐色，微粗糙，宿存，长约 11mm，基部联合成环。花期 2～5 月及 8～12 月。

产于湖南、贵州、广西、湖北。生于林缘、草丛中或旷野荒地上。

（田婷婷　汪治）

Mal kap max semt uns 骂卡马辰温

酸模 Suanmo

【异名】山菠菜、野菠菜、酸溜溜、牛舌头棵、水牛舌头，田鸡脚。

【来源】本品为蓼科植物酸模 *Rumex acetosa* L. 的干燥全草。

【采收加工】夏秋采收，晒干。

【性味】酸、苦，寒。

【功能与主治】凉血止血，泄热通便，利尿，杀虫。用于吐血、便血，月经过多，热痢，目赤，便秘，小便不通，淋浊，恶疮，疥癣，湿疹。

【用法用量】内服：煎汤，9～15g。外用：适量，捣汁或干品用醋磨汁涂患处。

【现代临床研究】治疗皮肤癣　采集春天时的酸模用其嫩的叶柄部位的黏液直接涂在患有轻微癣

块的皮肤部位，对轻微的皮肤癣有较好的疗效。

【化学成分】大黄素、大黄素甲醚、大黄酚、槲皮素 3-O- [2-乙基 -*α*-L- 阿拉伯糖基 -（1→6）-*β*-D-半乳糖]、山奈酚 -3-O-[2- 乙酸基 -*α*-L- 阿拉伯糖基 -（1→6）-*β*-D- 半乳糖]、大黄酚蒽酮、大黄素蒽酮、大黄素甲醚蒽酮、牛蒡子苷、3- 羟基牛蒡子苷、3- 甲氧基牛蒡子 -4-O-*β*-D- 木糖苷。

【药理作用】

1. 抑菌活性　研究发现，酸模素在质量浓度为 50μg/mL 时对红色发癣菌及指型发癣菌有抑制作用。研究报道发现两个具抗菌活性的物质 6-acetyl-5-hydroxy-2-methoxy-7-methyl-1,4-naphthoquione、2-acetyl-1,8-dihydroxy-3-methyl-6-methoxynaphalene，对葡萄球菌、大肠埃希菌、酵母菌都有抑制作用，是一种较好的食品杀菌剂。

2. 抗病毒作用　研究发现酸模属植物均含有羟基和甲基取代的大黄素型蒽醌衍生物，而它们对膜病毒（如疱疹性口炎病毒、单纯疱疹病毒、副流感病毒等）均有抑制作用。大黄素在光照影响下，对 HSV-1 显示较强的灭活作用，它的衍生物对人体细胞病毒也具有抑制作用。体外实验证实，大黄鞣质对流感 A、B 和艾滋病（AIDS）病毒 HIV-RT 具有明显的抑制作用，这种抑制作用比 AIDS 的首选药物 AZTTP 还要强。

3. 抗氧化作用　酸模素有抗氧化性，可作为抗氧化剂添加于食物及化妆品中。酸模素用于保存脂肪和油，抗氧化活性远优于苯酚抗氧化剂丁化羟基茴香醚（BHA）和 6- 维生素 E。

4. 抗肿瘤作用　酸模根的高分子多糖提取物口服或腹腔给药对小鼠移植 S180 实体瘤有显著的抗肿瘤活性，且对人的补体 C3 有很强的活化作用。

【原植物】酸模 *Rumex acetosa* L.

多年生草本，高 30 ～ 100cm，根茎肥厚，黄色。茎直立，细弱，通常不分枝。基生叶有长柄；叶片长圆形至披针形或卵形，长 5 ～ 11cm，宽 1.5 ～ 3.5cm，先端钝或尖，基部箭形，全缘或有时呈波状；茎上部的叶较小，披针形，无柄而抱茎；托叶鞘膜质，斜截形。花序圆锥状，顶生；花单性，雌雄异株；花被片 6，椭圆形，成 2 轮；雄花内轮花被子片长约 3mm，外轮花被片较小，直立，雄蕊 6枚；雌花内轮花被片在果时增大，圆形，全缘，基部心形，外轮花被片较小，反折；柱头 3，画笔状。瘦果椭圆形，有 3 棱，暗褐色，有光泽，果被圆形，全缘。花期 4 ～ 7 月，果期 8 ～ 10 月。

产于湖南、贵州、广西、湖北。生于海拔 400 ～ 4100m 的山坡、林缘、沟边、路旁。

（田婷婷　汪冶）

Mal kap menx 骂卡猛

虎耳草 Huercao

【异名】老虎耳朵草、耳朵岩草、天青地红、铜告碑、系系草、天荷叶、叶底红、日下红、通耳草、石荷叶、猫耳朵、耳朵红、耳聋草、金丝荷叶、金线吊芙蓉、老虎耳朵、猫耳草、耳朵草、丝棉吊梅、老虎耳、反背红、金丝芙蓉、痛耳草、丝绵吊梅、石丹药、狮耳草、金丝吊蓝、金丝吊芙蓉、水耳朵、虎耳羔、耳仔草、地耳草、澄耳草、狮子耳、矮虎耳草、疼耳草、铜钱草、狮子草、猪耳草、金钱吊芙蓉。

【来源】本品为虎耳草科植物虎耳草 *Saxifraga stolonifera* Meerb. 的干燥全草。

【采收加工】全年可采，但以花后采摘更优。

【性味】微苦、辛，寒。

《侗族医药探秘》：微苦、辛，寒。

《侗药大观》：辛、苦，寒。

【功能与主治】清热解毒。用于小儿发热，咳嗽气喘，疔疮，湿疹，丹毒，肺痈，崩漏，痔疾。

《侗族医药探秘》：退热去毒。用于中耳炎。

《侗药大观》：消炎解毒、止咳平喘，祛痰。用于治疗急性中耳炎，风热咳嗽，哮喘，支气管炎，鼓膜炎，结膜炎等。

【用法用量】内服：煎汤，9～15g。外用：适量。

《侗族医药探秘》：鲜品适量，揉汁滴患耳，每日2～3次，连滴5～7天。

《侗药大观》：用干品5～10g，水煎内服。

【现代临床研究】

1. 治疗鼓膜炎 用适量鲜品捣烂浸淘米水，取汁滴入耳内。

2. 缓解牙痛 虎耳草全草30g，洗净切碎后加鸡蛋1个共炒，内服，每日1次。

3. 前列腺增生 虎耳草针剂经会阴部前列腺内注射和用虎耳草栓剂肛门内给药2种方式，治愈合并急性尿潴留4例，前列腺炎3例，前列腺结石1例，尿路感染2例，临床效果显著。

4. 荨麻疹 鲜虎耳草外用治疗荨麻疹，疗效确实、可靠。

【化学成分】岩白菜素、槲皮苷、槲皮素、没食子酸、原儿茶酸、琥珀酸、甲基延胡索酸、儿茶酚、熊果酚苷、绿原酸、槲皮素-5-O-葡萄糖苷、去甲岩白菜素、硝酸钾及氯化钾、桦木酸原儿茶酸甲酯5,7-二羟基色原酮、槲皮素3-O-β-L-鼠李糖苷、槲皮素5-O-β-D-葡萄糖苷。

【药理作用】

1. 杀菌活性 虎耳草的石油醚提取物对西瓜枯萎病菌具有一定的抑制力，抑制率达22.4%，二氯甲烷提取物对西瓜枯萎病菌、玉米小斑病菌、小麦赤霉病菌均有一定抑制力，其中对玉米小斑病菌的抑制率达到26.8%，甲醇提取物对番茄早疫病菌和玉米小斑病菌的抑制率高达55.3%和38.0%。用不同浓度的虎耳草乙醇提取物对金黄色葡萄球菌、苏云金芽孢杆菌、大肠埃希菌、枯草芽孢杆菌、啤酒酵母菌、产黄青霉菌进行抑菌试验，结果表明，虎耳草乙醇提取物对前4种细菌的最低抑菌浓度（MIC）分别为0.9g/12mL、1.1g/12mL、2.3g/12mL、1.7g/12mL培养基，提取物对产黄青霉菌和啤酒酵母菌的生长无明显抑制作用。

2. 对细胞凋亡的影响 虎耳草提取物在体外可抑制前列腺癌细胞的增殖，并诱导前列腺癌细胞凋亡，提示虎耳草可作为细胞凋亡诱导剂用于前列腺癌的治疗。

3. 强心作用 离体蛙心滴加虎耳草压榨的鲜汁滤液或1:1乙醇提取液0.01mL，均显示一定强心作用。提取液去钙后对心脏仍有兴奋作用，但较去钙前弱。本品强心作用转氯化钙发生慢，持续时间较长。

4. 利尿作用 麻醉犬及清醒兔静脉注射虎耳草乙醇提取液1mL/kg，呈现明显利尿作用。将提取液中所含苷类破坏后，仍有一定利尿作用。

【原植物】虎耳草 *Saxifraga stolonifera* Meerb.

多年生草本，全株被毛。匍匐枝线状，分枝，红紫色，蔓延地面，枝端可长出幼苗。叶基生，有长柄，肉质多汁，密被长柔毛；叶片圆形或截形，边缘浅裂，有不规则浅锯齿，上面绿色，常有白色斑纹，长10～20cm，被长腺毛；苞片小；萼片狭卵形，长3～4mm，花时反折；花瓣5，白色，上面3瓣小，卵形，长约3mm，渐尖，有黄斑及紫斑，下面2瓣较大，披针状椭圆形，长约1.5mm；雄蕊10枚；心皮2，合生。蒴果卵圆形。种子多数，卵形。花期5～8月，果期7～10月。

产于湖南、贵州、广西、湖北。生于海拔400～4500m的林下、灌丛、草甸和阴湿岩隙。

（田婷婷 汪冶）

Mal kap nguk 骂嘎库

车前 Cheqian

【异名】车轮草、猪耳草、牛耳朵草、车轴辘菜、蛤蟆草、罘苜、马舄、当道、陵舄、牛舌草、车前草、虾蟆衣、牛遗、胜舄、车轮菜、胜舄菜、蛤蚂草、虾蟆草、钱贯草、牛舄、地胆头、白贯草、饭匙草、七星草、五根草、黄蟆龟草、蟾蜍草、猪肚菜、灰盆草、打官司草、驴耳朵菜、钱串草、五斤草、田菠菜、医马草、马蹄草、鸭脚板、牛甜菜、黄蟆叶、牛耳朵棵。

【来源】本品为车前草科植物车前 *Plantago asiatica* L. 的干燥全草。

【采收加工】夏季采收，去尽泥土，晒干。

【性味】甘，寒。

《侗族医学》：淡，凉。

《侗药大观》：甘，寒。

《中国侗族医药研究》：甘，寒。

《中国侗族医药学基础》：甘，寒。

《中国侗族医药》：甘，寒。

【功能与主治】利水通淋，清肝明目，清肺化痰，止泻。用于淋证，水肿，带下，尿血，黄疸，湿痹，湿热泄泻，吐血衄血，目赤肿痛，喉痹乳蛾，肺热咳嗽，皮肤溃疡，痰热咳嗽，痈肿疮毒。

《侗族医学》：退热，退水，止泻。用于涸冷（水肿）。

《侗药大观》：清热解毒，利尿，通淋排石，祛痰止咳，明目。用于小便不利、涩痛、全身水肿、泌尿系统结石、眼涩胀痛等。

《中国侗族医药研究》：清热，利水，散血水肿，止泻。

《中国侗族医药学基础》：清热利尿，祛痰，凉血，解毒。用于水肿尿少，热淋涩痛，暑湿泻痢，痰热咳嗽，吐血，衄血，痈肿疮毒。

《中国侗族医药》：清热利尿，祛痰止咳，明目。用于利水通淋，清热解毒、止血。

【用法用量】内服：煎汤，9～30g。

《侗药大观》：用全草干品 10～15g，水煎内服。

【附方】

1. 涸冷（水肿） 骂嘎库（车前草）、教任麻（海金沙）、靠坝（石韦）、娘囚（马鞭草），煎水内服。（《侗族医学》）

2. 白淋 车前草 15g，水煎服。本方有清热、利湿之功效。

3. 蛤蟆胀 车前草、蜈蚣草、旱灯草各 10g，水煎服。本方有行水、泄热、凉血之功效。

4. 毒蛇咬伤 车前草、八卦风（茜草科）各 10g，芹菜 15g，水煎服。

5. 蜈蚣咬伤 车前草、鱼腥草各 15g，白茅根、水蜈蚣、龙葵、陆英各 10g，煎水内服，每日 3 次。本方有清热解毒、消炎止痛之功效。

6. 妇人摆白 鸡冠花、车前草各 10g，煎汁，兑酒服。

7. 下阴肿痛 车前草、糠皮树各 10g，水煎服。

8. 痘风 车前草、铁线草各 6g，水灯草 3g，煎汁，兑酒服。

9. 胎黄 鱼腥草、车前草各 10g，六月雪 9g，煎水内服，每日 3 次。六月雪 30g，车前草 20g，凤尾蕨 12g，青蒿 10g，煎水内服，每日 3～4 次。

10. 火眼 车前草适量，煎水内服，每日 3 次。（《中国侗族医药研究》）

11. 火眼病 骂嘎库（车前草）50g，笔筒草（木贼）30g，把美桑（桑叶）30g，娘闹（夏枯草）30g，煎水敷眼部，每日 2～3 次，注意药液温度不能高，宜取温凉敷之。（《中国侗族医药学基础》）

12. 泌尿系统结石（石淋、砂淋） 金钱草、车前草鲜品各 200g，洗净捣烂取汁，加白糖 100g 调和顿服，每日服 2 次，连服 3～5 日。（《中国侗族医药》）

【现代临床研究】

1. 治疗慢性前列腺炎 观察车前通淋汤治疗慢性前列腺炎的临床疗效且进行分析，并对有关文献进行回顾。对 60 例门诊及住院的慢性前列腺炎患者，随机分为车前通淋汤治疗组（30 例）及前列回春对照组（30 例），观察比较治疗前后各指标的变化情况。结果表明治疗组总有效率为 93.33%，对照组总有效率为 70.0%，$P < 0.05$，两组总有效率比较具有显著性差异，治疗组优于对照组；在改善临床症状，尤其对于改善前列腺液中白细胞、卵磷脂小体状况、中医主要证候及前列腺触诊等方面，两组比较有显著性差异，治疗组优于对照组。研究结论为车前通淋汤对于慢性前列腺炎具有良好的清利湿热通淋的作用，疗效可靠，且未发现不良反应。

2. 治疗小儿秋季腹泻 观察在常规用药基础上加用复方车前健脾利湿止泻散治疗小儿秋季腹泻的效果。通过选取 90 例秋季腹泻患儿，随机分为研究组及常规组各 45 例，2 组患儿均采用常规液体疗法纠正电解质紊乱，并服用思密达及布拉氏酵母菌散，研究组加用复方车前健脾利湿止泻散，治疗 3 天。治疗前后对患儿相关症状的程度进行评价，对比 2 组呕吐、腹泻及发热等症状的改善时间和大便恢复正常、脱水纠正时间，记录 2 组患儿的不良反应发生情况。结果发现治疗后，研究组的痊愈率及总有效率分别为 46.67% 及 88.89%，均高于常规组（$P < 0.05$）。研究组呕吐、腹泻、发热的改善时间及大便恢复正常、脱水纠正时间均较常规组缩短，差异有显著意义（$P < 0.05$）。研究结论为在常规疗法基础上加用复方车前健脾利湿止泻散对秋季腹泻患儿进行治疗，能够显著提高治疗效果，促进症状改善并缩短症状改善时间，对促进患儿的生长发育恢复正常具有重要意义，且该药安全性较高。

3. 治疗痛风 痛风属于常见病、多发病，车前草因具有清热利尿、凉血解毒等功效成为防治痛风的常用药。车前草的水煎剂、醇提物等对痛风的防治均具有显著疗效；车前草中所含多种有效成分可通过不同作用机制对痛风动物模型发挥治疗作用。车前草治疗痛风疗效确切，值得进一步深入研究。

4. 治疗恶性肿瘤水、电解质代谢异常 恶性肿瘤后期出现水液代谢异常的疾病，在临床中十分常见。气机运行不畅、水湿内停可能是其主要病机。治疗上，应重在调畅机体气机、化气行水。相关报道通过介绍运用车前五苓散治疗恶性肿瘤引起的水液代谢异常疾病的临床体会，梳理恶性肿瘤引起的水液代谢异常常见疾病的病因病机、临床表现并列举临证中典型医案，为恶性肿瘤引起的水液代谢异常疾病提供治疗思路和方法。

5. 治疗便秘 车前五仁汤治疗气血两虚型便秘的临床疗效。将 112 例气血两虚型便秘患者随机分为治疗组和对照组（各 56 例），分别服用车前五仁汤和麻仁丸，疗程 2 周。结果治疗组总有效率为 98.2%，对照组为 94.6%（$P < 0.05$）；治疗组在排便间隔、便质干结、排便困难 3 项主要症状起效时间上及排便困难恢复时间上均明显优于对照组（$P < 0.05$）。结论为车前五仁汤治疗气血两虚型便秘具有较好的临床疗效，能明显改善排便状态。

车前番泻颗粒治疗老年帕金森病便秘患者的疗效和安全性。选择 70 例老年帕金森病便秘患者，随机分为治疗组和对照组。治疗组选用车前番泻颗粒治疗，疗程 2 周；对照组选用乳果糖治疗，疗程 2 周。观察排便次数、大便性状的变化及伴随症状的情况。结果车前番泻颗粒和乳果糖均可使多数老年帕金森病便秘患者大便的次数、性状恢复至正常或缓解，且车前番泻颗粒的疗效明显高于乳果糖，差异有统计学意义（$P < 0.05$）。结论为车前番泻颗粒为一种治疗老年帕金森病便秘安全、非常有效的药物。

6. 治疗老年性高血压　车前子 30g 清水洗净，包煎 30min，频频代茶饮，15 日为 1 个疗程。

7. 治疗小儿遗尿　5 ～ 10g，包煎。

【化学成分】含芹菜素、木犀草素、木犀草苷、车前黄酮苷、高车前素、高车前苷、车前草苷、大车前苷、天人草苷、桃叶珊瑚苷、京尼平苷酸、大车前草苷、10 羟基大车前草苷、熊果酸、齐墩果酸、D- 竺烯、桉叶油素、车前苷、卅一烷、β- 谷甾醇、β- 棕榈酸谷甾醇酯、棕榈酸豆甾醇酯、维生素 B_1、维生素 C、琥珀酸、腺嘌呤、胆碱、梓醇、硬质酸、花生酸、亚麻酸、亚没酸、腺嘌呤核苷、麻叶千里光苷 B、野漆树苷、乙基葡萄糖苷、1- 辛烯 -3- 醇、3-O-β-D- 吡喃木糖基（1→6）-β-D- 吡喃葡萄糖苷、芹菜素 -7-O- 葡萄糖苷、麦角甾苷、洋丁香酚苷。

【药理作用】

1. 抗菌作用　车前草的不同有机溶剂无水乙醇、甲醇、乙醚、石油醚、三氯甲烷和苯提取物均具有一定的抗菌作用，对金黄色葡萄球菌、大肠埃希菌、青霉菌和假丝酵母等常见食物致病菌的抑制作用显著，对铜绿假单胞菌的抑制作用也较好。另外对常见植物病原菌苹果腐烂病菌、黄瓜枯萎病菌、烟草赤星、草幕镰刀菌、番茄灰霉等的抑制作用也较好。

2. 利尿作用　采用大鼠水负荷模型，分别用不同浓度车前草乙醇提取物和水溶性成分给药。结果发现，车前草乙醇提取物能增加大鼠排尿量和尿中 Na^+、Cl^- 含量，具有利尿作用，而水溶性成分不具有利尿作用。

3. 抗氧化作用　取经初步纯化的车前草多糖稀释成不同浓度，分别测定其对自由基清除能力。结果表明，车前草多糖在体外条件下有较强的自由基清除能力，可有效预防自由基对机体产生的危害，提高免疫力，具有较好的医药价值与经济价值。研究车前草总黄酮体外清除自由基及对半乳糖诱导小鼠氧化损伤的保护作用。

4. 治疗痛风的作用　痛风及高尿酸血症是尿酸代谢失常导致的疾病，随着生活水平的提高，其患病率不断升高，严重影响人们的生活质量，西药在短期内的治疗效果明显，但长期服用将引发不同程度的不良反应。车前草作为一种传统中药，具有清热利尿、凉血解毒的功效，是临床治疗痛风及高尿酸血症的常用药，具有明显疗效。车前草可能是通过多成分、多靶点、多通路综合调节尿酸代谢失常来治疗痛风及高尿酸血症。

5. 抗炎作用　车前草具抗炎作用的化学成分，以计算机辅助药物设计中的分子对接技术为研究方法，以多个具有明确晶体结构的环氧化酶复合物为靶点，对车前草所含 34 种化合物进行联合筛选研究。结果发现车前草中多个化合物与靶点有互补作用，其中桃叶珊瑚苷、京尼平苷酸、梓醇等互补性较强的化合物与文献报道的实验活性值相一致，提示很可能是车前草最主要的抗炎物质。

【原植物】车前 *Plantago asiatica* L.

多年生草本，全体光滑或有短毛；根茎短而肥厚，不明显，有须根。叶丛生于根茎顶端，贴近地面；具长柄，上面有槽，基部扩大；叶片广卵形或长圆状卵形，长 4 ～ 15cm，宽 3 ～ 9cm，先端钝或短尖，基部狭窄成柄，全缘或有疏生而不明显的钝齿。花茎自叶丛中央抽出，长 10 ～ 30cm，有短柔毛，花小疏生，绿白色，排列成穗状花序，每花有苞片 1 枚，三角形；花萼 4 片，有短柄，绿色，卵形至长圆形，边缘薄膜状；花冠筒小，膜质，先端 4 裂，裂片三角形，向外反卷；雄蕊 4 枚，伸出于花冠筒外；雌蕊 1 枚，子房 2 室外，花柱有毛。蒴果卵状圆锥形，近中部周裂。种子多 5 ～ 6 粒，黑棕色。花期 6 ～ 9 月，果期 8 ～ 10 月。

产于湖南、贵州、广西、湖北。生长在山野、路旁、花圃、菜圃以及池塘、河边等地。

（曹亮　田婷婷　汪冶）

Mal kgoux lail 骂够赖

糯米团 Nuomituan

【异名】糯米草、糯米藤、糯米条、红石藤、生扯拢、蔓苎麻、乌蛇草、小粘药。

【来源】本品为荨麻科蔓苎麻属植物糯米团 *Gonostegia hirta*（Bl.）Miq. 的全草。

【采收加工】秋季采根，洗净晒干或碾粉；茎叶随时可采。

【性味】淡，平。

《中国侗族医药研究》：淡，平。

《侗族医学》：淡，平。

【功能与主治】健脾消食，清热利湿，解毒消肿。用于消化不良，食积胃痛，白带；外用治血管神经性水肿，疔疮疖肿，乳腺炎，跌打肿痛，外伤出血。

《中国侗族医药研究》：化食，消肿，祛毒。用于涸冷（水肿）。

《侗族医学》：化食，消肿，去毒。用于涸冷（水肿）。

【用法用量】内服：煎汤，50 ～ 100g。外用：适量，鲜全草或根捣烂敷患处。

【附方】水肿　糯米团捣烂外敷患处，并煎水内服。（《侗族医学》）

【化学成分】异鼠李素、山奈酚、槲皮素、异鼠李素 -3-*O*-α-L- 鼠李糖苷、山奈酚 -3-*O*-α-L- 鼠李糖苷、异鼠李素 -3-*O*-β-D- 葡萄糖苷、山奈酚 -3-*O*-β-D- 葡萄糖苷、槲皮素 -3-*O*-α-L- 鼠李糖苷、槲皮素 -3-*O*-β-D- 葡萄糖苷、异鼠李素 -3-*O*- 芸香糖苷、山奈酚 -3-*O*- 芸香糖苷和槲皮素 -3-*O*- 芸香糖苷等成分。

【原植物】糯米团 *Gonostegia hirta*（Bl.）Miq.

多年生草本，有时茎基部变木质；茎蔓生、铺地或渐升，长 50 ～ 100（～ 160）cm，基部粗 1.0 ～ 2.5mm，不分枝或分枝，上部带四棱形，有短柔毛。叶对生；叶片草质或纸质，宽披针形至狭披针形、狭卵形、稀卵形或椭圆形，长（1 ～ 2 ～）3 ～ 10cm，宽（0.7 ～）1.2 ～ 2.8cm，顶端长渐尖至短渐尖，基部浅心形或圆形，边缘全缘，上面稍粗糙，有稀疏短伏毛或近无毛，下面沿脉有疏毛或近无毛，基出脉 3 ～ 5 条；叶柄长 1 ～ 4mm；托叶钻形，长约 2.5mm。团伞花序腋生，通常两性，有时单性，雌雄异株，直径 2 ～ 9mm；苞片三角形，长约 2mm。雄花：花梗长 1 ～ 4mm；花蕾直径约 2mm，在内折线上有稀疏长柔毛；花被片 5，分生，倒披针形，长 2 ～ 2.5mm，顶端短骤尖；雄蕊 5，花丝条形，长 2 ～ 2.5mm，花药长约 1mm；退化雌蕊极小，圆锥状。雌花：花被菱状狭卵形，长约 1mm，顶端有 2 小齿，有疏毛，果期呈卵形，长约 1.6mm，有 10 条纵肋；柱头长约 3mm，有密毛。瘦果卵球形，长约 1.5mm，白色或黑色，有光泽。花期 5 ～ 9 月。

产于湖南、贵州、广西、湖北。生长于溪谷林下阴湿处、山麓水沟边。

（凌建新　田婷婷　汪冶）

Mal lait 骂来

荠菜 Jicai

【异名】荠、蘼草、护生草、羊菜、鸡心菜、净肠草、菱角菜、清明菜、香田芥、枕头草、地米菜、鸡脚菜、假水菜、地地菜、烟盒草、粽子菜、三角草、荠荠菜、地菜、上巳菜、芊菜、荠只菜、蒲蝇花、香善菜、饭锹头草、香芹娘、香料娘、香田荠、植豉菜。

【来源】本品为十字花科植物荠 *Capsella bursa-pastoris* (L.) Medic. 的干燥全草。

【采收加工】3～5月采收，洗净，晒干。

【性味】甘，平。

《中国侗族医药研究》：甘，平。

《侗族医学》：甜，平。

【功能与主治】和脾，利水，止血，明目。用于痢疾，水肿，淋病，乳糜尿，吐血，便血，血崩，月经过多，目赤疼痛。

《中国侗族医药研究》：和脾，解毒，退水，止血。用于小儿腹泻，蛇皮花，脚鱼痧，尿痛。

《侗族医学》：退热，退水，止血。用于脚鱼痧，惊丑（尿痛）。

【用法用量】内服：煎汤，9～15g；或入丸、散。外用：研末调敷、捣敷或捣汁点眼。

《中国侗族医药研究》：10～15g（鲜品30～60g）。

《侗族医学》：15～30g。

【附方】

1. 脚鱼痧 骂来（荠菜）、尚吻（鱼腥草）、尚够赖（糯稻根）、美奥夺（钩藤）、朗丈（木姜子）、荷叶，煎水内服。（《侗族医学》）

2. 尿痛 骂来（荠菜）、美兜介（六月雪）、尚娘架（白茅根），煎水内服。（《侗族医学》）

【现代临床研究】

1. 预防麻疹 据文献报道，取荠菜全草1000g，加水1000g，浓煎成500g。每周1次，每次服100mL。预防服药150人，发病7人；对照组130人，发病56人。

2. 治疗乳糜尿 据研究，取荠菜（连根）120～500g洗净煮汤（不加油盐），顿服或3次分服，连服1～3个月。观察9例，服药后乳糜尿最快的3～4天即有改变，最迟的45天才由浓而淡，由淡而清，终获治愈。经9～30个月的观察，未见再发。另有一例乳糜血尿，服药4日后，腹痛即觉减轻，尿液恢复正常（包括肉眼及显微镜检查），连续治疗2个月，本年中未见复发。

3. 治疗产后流血 据报道显示，用鲜荠菜30g，水煎分2次服，每日1剂。治疗3例，均有效。

【化学成分】胆碱、乙酰胆碱、柠檬酸、荠草酸钾、草酸、酒石酸、苹果酸、丙酮酸、对氨基苯磺酸、延胡索酸、蔗糖、山梨糖、乳糖、氨基葡萄糖、山梨糖醇、甘露醇、侧金盏花醇、酪胺、马钱子碱、皂苷、芸香苷、橙皮苷、木犀草素7-芸香糖苷、二氢非瑟索、槲皮素-3-甲醚、棉花皮素六甲醚、香叶木苷、刺槐乙素、黑芥子苷、n-廿九烷、谷甾醇。

【药理作用】

1. 收缩子宫的作用 据研究，荠菜有类似麦角的作用。其流浸膏试用于动物离体子宫或肠管，均呈显著收缩，全草的醇提取物有催产素样的子宫收缩作用。全草的有效成分能使小鼠、大鼠离体子宫收缩。煎剂与流浸膏均能兴奋动物子宫，对大鼠离体子宫（未孕），兔在体子宫（已孕及未孕），猫在体子宫（未孕）都能加强其收缩。用相当生药0.08～0.8g/kg静脉注射于子宫造瘘兔，可见子宫收缩加强，肌紧张度及频率略增；煎剂灌胃（相当生药5.263g/kg）亦如此。兴奋子宫的有效成分，溶于水及含水醇，不溶或极难溶于纯醇、石油醚、无水乙醚或无水氯仿。荠菜提取物对未交配过的豚鼠子宫也有较强作用（鲜汁和干药差不多）。

2. 止血作用 据文献研究显示，荠菜中含荠菜酸有止血作用。荠菜提取物（含草酸）静脉注射或肌内注射（每次2～3mL，隔2～4h1次，每日最多用15mL）于各种出血患者，有明显止血作用。

对血友病患者，可增加血块抵抗力，用荠菜煎剂给小鼠灌胃，小量（相当生药 0.02g/10g 体重）能使半数以上小鼠出血时间缩短，较大量（相当生药 0.06g/10g 体重），使多数小鼠出血时间反延长；用流浸膏挥发液给小鼠腹腔注射，均有缩短出血时间的作用（用量大较显著）。兔静脉注射流浸膏挥发液可缩短凝血时间。但也有相反的报道。生长在炎热气候及撒马尔汗干燥土壤条件下的荠菜，制成 10% 浸液，大鼠皮下注射，使血凝时间显著延长，反而引起出血。10% 荠菜提取物 0.1mL，对兔的凝血无影响。

3. 对心、血管的作用 有研究以荠菜的醇提取物给犬、猫、兔、大鼠静脉注射，可产生一过性血压下降，此作用不被 80μg/kg 阿托品所拮抗。全草的有效成分也能使鼠、猫、兔、犬有一过性血压下降，亦不能被阿托品拮抗；心电图无变化，对在位犬心及离体豚鼠心脏的冠状血管有扩张作用。它还能抑制由毒毛花苷引起的离体猫心的纤颤。兔静脉注射荠菜提取物可降压，但不能翻转肾上腺素的作用。荠菜煎剂或流浸膏挥发液，对麻醉犬有短暂降压作用，若先用阿托品可对抗血压的下降。静脉注射干燥荠菜浸液，可使犬血压迅速下降到原水平 40%～50%。也能使小鸡的血压下降。蛙下肢血管灌流荠菜醇提取物无作用；干燥荠菜浸剂，高浓度（10%）使血管收缩，低浓度（2% 以下）使血管扩张。醇提取物对犬的下肢血管为扩张作用。早先认为其降压作用与所含胆碱及乙酰胆碱有关，但在荠菜醇提取物中未见此二物，而发现一个不同于乙酰胆碱的季铵化合物。

4. 其他作用 荠菜提取物能延长环己巴比妥的睡眠时间。麻醉犬静脉注射荠菜煎剂或流浸膏挥发液，均能兴奋呼吸；先用阿托品也不能影响此作用。亦有报道，干燥荠菜浸液却可使狗呼吸运动减至原水平 20%～50%，有时更甚。荠菜全草的有效成分能使气管与小肠平滑肌收缩。先用阿托品使豚鼠小肠发生轻度抑制，再用荠菜醇提取物可使肠管收缩，然后恢复原状。此外，荠菜醇提取物腹腔注射，能抑制大鼠下肢的右旋糖酐性、角义菜胶性水肿及 5- 羟色胺引起的毛细血管的通透性增加；对 Shay 溃疡有 90% 抑制率，并能加速应激性溃疡的愈合。对小鼠有利尿作用。对人工发热的兔，荠菜略有退热作用。

【原植物】荠 *Capsella bursa-pastoris*（L.）Medic.

一年生或二年生草本，高 30～40cm，主根瘦长，白色，直下，分枝，茎直立。根生叶丛生，羽状深裂，稀全缘，上部裂片三角形；茎生叶长圆形或线状披针形，顶部几成线形，基部成耳状抱茎，边缘有缺刻或锯齿，或近于全缘，叶两面生有单一或分枝的细柔毛，边缘疏生白色长睫毛。花多数，顶生或腋生成总状花序；萼 4 片，绿色，开展，卵形，基部平截，具白色边缘；花瓣倒卵形，有爪，4 片，白色，十字形开放，径约 2.5mm；雄蕊 6，4 强，基部有绿色腺体；雌蕊 1，子房三角状卵形，花柱极短。短角果呈倒三角形，无毛，扁平，先端微凹，长 6～8mm，宽 5～6mm，具残存的花柱。种子 20～25 粒，成 2 行排列，细小，倒卵形，长约 0.8mm。花期 3～5 月。

产于湖南、贵州、广西、湖北。生长于田野、路边及庭园。

（凌建新　田婷婷　汪冶）

Mal langx 骂聂

泥鳅串 Niqiuchuan

【异名】骂南介、骂占、山菊、路边菊、鸡儿肠、田边菊、路边菊、蓑衣草、脾草、紫菊、阶前菊、马兰头、竹节草、马兰菊、蟛蜞菊、红梗菜、田菊、毛蟛菜、红马兰、马兰青、螃蜞头草、蓑衣莲、灯盏细辛。

【来源】本品为菊科植物马兰 *Kalimeris indica*（L.）Sch.-Bip. 的全草。

【采收加工】秋季采集，洗净晒干备用。

【性味】辛、苦，寒。

【功能与主治】凉血，清热，利湿，解毒。用于吐血，衄血，血痢，外感发热，咳嗽，小儿疳积，创伤出血，疟疾，黄疸，水肿，淋浊，咽痛，喉痹，痔疮，月经不调，疮疖肿痛，乳痈，丹毒，蛇咬伤。

《侗族医学》：退热解毒，退热止痛。用于耿胧耿幽（腰腿痛），耿耳卡（腮腺炎）。

【用法用量】内服：煎汤，10 ~ 20g。

【附方】

1.耿胧耿幽 骂聂（泥鳅串）、巴笨尚（徐长卿），泡酒内服。

2.耿耳卡 骂聂（泥鳅串）捣烂外敷患处。

【现代临床研究】

1.预防流行性感冒 马兰三钱，紫金牛四钱，大青木根、栀子根、金银藤各五钱，水煎服，每日1 ~ 2次。上药为成人每日量。大多数人服用，可按人数加量煎服。于流行期间连服3 ~ 5日。

2.治疗胃、十二指肠溃疡 马兰干全草1两，加水300mL，煎至100mL，日服1次。20天为一疗程。

【化学成分】3,7- 二甲基 -1,37- 辛三烯、γ- 榄香烯、（1S）-2- 亚甲基 -6,6- 二甲基双环［3.1.1］庚烷、汉黄芩素、7,4′- 二羟基异黄酮、千层纸素 A、芹菜素、芦丁、金丝桃苷和芹菜素 -6,8-C-di-β-D-吡喃葡萄糖苷、芫花素、芹菜素 -7-O-β-D- 葡萄糖苷、β- 谷甾醇、（22E,24R）- 麦角甾 -7，22- 二烯 -3β- 醇、（22E,24R）-5α,8α- 过氧麦角甾 -6,22- 二烯 -3β- 醇、达玛二烯醇乙酸酯、α- 菠菜甾醇、β-20（21）,24- 二烯 - 达玛烷 -3- 酮、豆甾醇、α- 菠甾醇 -3-O-β-D- 葡萄糖苷、α- 菠甾醇、β- 胡萝卜苷、麦角甾醇（22E,24R）-5α,8α- 过氧麦角甾 -6,22- 二烯 -3β- 醇、4-hydroxy-3-［1-（methoxycarbonyl）vinyloxy］benzoic acid、5-（1-carboxylvinyloxy）-2-hydroxybenzoic acid、维生素 E、胡萝卜素、乙酸龙脑酯、甲酸龙脑酯、酚类、二聚戊烯、辛酸、倍半萜烯、倍半萜醇。

【药理作用】

1.抗炎作用 研究测定马兰提取物对二甲苯所致小鼠皮肤毛细血管通透性影响、小鼠耳肿胀的影响及对角叉菜胶诱发的大鼠足肿胀的影响。结果为马兰提取物对小鼠耳肿胀、大鼠足肿胀有明显的抑制作用，染色皮肤面积和皮肤染料含量明显减少，对小鼠毛细血管通透性的增加有明显的抑制作用。说明马兰具有较强的抗炎作用。用大白鼠足趾肿胀法和小白鼠耳廓肿胀法观察其抗炎作用，得出全叶马兰能对抗新鲜鸡蛋清和二甲苯的致炎作用。与生理盐水对照组比较，差异非常显著（$P < 0.01$），与地塞米松组比较无明显差异（$P > 0.05$）。

2.镇痛作用 实验研究，用大白鼠 K^+ 皮下透入致痛法和小白鼠扭体法，观察全叶马兰的镇痛作用。结果为马兰加哌替啶组，痛阈提高程度与生理盐水对照组比较，差异非常显著（$P < 0.01$）。表明马兰能加强哌替啶的镇痛作用。采用热板法、冰醋酸刺激法测定小鼠痛阈，测定马兰干浸膏对其的影响。结果发现马兰干浸膏对热板法、醋酸所致扭体反应引起的疼痛亦有止痛作用，其抗炎镇痛作用机制可能是通过抑制炎症介质、缓激肽、组胺、前列腺素的释放。

3.抗衰老抗癌症作用 马兰富含微量元素能抑制肿瘤的发生，并且可抑制由化学致癌物质所诱发的肝癌、皮肤癌及淋巴癌。维生素 E 可降低一些致癌剂的致癌作用，维持细胞膜的完整和正常功能以及防止脂质过氧化等生理功能。从而可以达到延缓衰老提高机体免疫力的作用。其黄酮类化合物具有抗衰老、抗癌防癌、抗病毒等功效。而马兰中的 Se 元素是抗氧化酶（GSH-PS）的必需组成成分，可通过提高此酶的活性，达到抑制血管疾病、抗衰老、抗癌作用。马兰水浸液在肿瘤组织培养基液中对白血病细胞有抗肿瘤作用。

4. 抗氧化作用 以乙醇为提取剂研究马兰的还原能力以及清除 DPPH 自由基、羟自由基、超氧阴离子自由基和 H_2O_2 的能力，结果表明：马兰的抗氧化活性为 H_2O_2（$IC_{50}=2.0\mu g/mL$）＞超氧阴离子自由基（$IC_{50}=2.1\mu g/mL$）＞羟自由基（$IC_{50}=2.5\mu g/mL$）＞DPPH 自由基（$IC_{50}=5.6\mu g/mL$）＞金属螯合性（$IC_{50}=51.2\mu g/mL$）。说明马兰具有良好的抗氧化活性。已有研究表明，马兰黄酮类化合物具有很强的抗氧化活性，其对 DPPH 自由基和羟基自由基具有较强的清除能力，并具有良好的还原能力。

5. 提高子宫活力和促凝血作用 通过注射己烯雌酚，测定马兰提取物对大鼠和小鼠离体子宫平滑肌张力作用。得出马兰 95% 乙醇提取物和 50% 乙醇提取物对大鼠和小鼠离体子宫平滑肌有明显的兴奋作用，可加快收缩频率、提高收缩张力和子宫活力（$P < 0.05$，$P < 0.01$），并呈量效关系。并测定马兰提取物对家兔体外凝血功能的影响，结果发现马兰 50% 乙醇提取物能明显缩短复钙凝血时间（$P < 0.01$），对凝血酶原时间无明显影响。

【原植物】马兰 *Kalimeris indica*（L.）Sch.-Bip. 注：名称已修订，正名是马兰 *Aster indicus*。

多年生草本，高 30～50cm，具地下茎。茎下部匍匐状，上部多分枝。叶互生，茎中部的叶椭圆形或倒卵形，长 4～6cm，顶端尖或钝，基部渐狭，下延成短柄，边缘有不规则的粗锯齿；茎上部的叶椭圆形至技针形，长 1～3cm，宽 5～9mm，全缘。头状花序有长梗，排列成疏伞房状，花序径 1.5～2.5cm；总苞米球形，总苞片 2～3 层，倒卵状披针形；顶端尖或钝，边缘膜质，有细毛；边缘为 1 层舌状花雌性，紫蓝色，舌片长 8～10cm；中央为管状花，两性，花冠黄色，裂片，管上有细柔毛，雄蕊 5，花药连合，柱头 2 裂。瘦果倒卵形，扁平、长约 2mm。夏秋季开花。

产于湖南、贵州、广西、湖北。生长在林缘、草丛、溪岸、路旁。

（刘建锋 汪冶）

Mal liongc 骂龙

文殊兰 Wenzhulan

【异名】罗裙带、水蕉、允水焦、白花石蒜、十八学士、朱兰叶、海蕉。

【来源】本品为石蒜科植物文殊兰 *Crinum asiaticum* var. *Sinicum*（Roxb. Ex Herb.）Baker 的干燥全草。

【采收加工】全年可采，多用鲜叶。

【性味】辛、苦，凉。有小毒。

《中国侗族医药研究》：辣，凉。有小毒。

《侗族医学》：辣，冷。有小毒。

【功能与主治】行血散瘀，消肿止痛。用于咽喉肿痛，跌打损伤，痈疖肿毒，蛇咬伤。

《中国侗族医药研究》：行气血，散瘀，消肿，止痛。用于跌伤。

《侗族医学》：行气血、散瘀、消肿、止痛。用于北刀（跌伤）。

【用法用量】内服：煎汤，3～9g。外用适量，鲜品捣烂敷患处。

【现代临床研究】带状疱疹 观察中药西南文殊兰联合龙血竭外用治疗与护理带状疱疹的临床疗

效。将 70 例本病患者随机分为两组，治疗组 35 例给予西南文殊兰及龙血竭外涂，对照组 35 例给予伐昔洛韦口服，同时配合 1% 喷昔洛韦乳膏外涂。比较两组患者疗效，止疱、结痂时间，疼痛程度评分（VAS），后遗神经痛（PHN）的发生率。结果发现治疗组治愈率，止疱、结痂时间，疼痛程度评分（VAS），后遗神经痛（PHN）发生率与对照组相比较，差异有统计学意义（$P < 0.05$）。可见西南文殊兰联合龙血竭外用治疗带状疱疹，起效快，止疱、结痂迅速，疗效确切，能显著降低 VAS 评分及 PHN 的发生。

【化学成分】N-（3,4- 二氧苄基）-4-O- 苯乙胺、吡咯并菲啶、5,10b- 桥亚基菲啶、N-（3,4- 二氧苄基）-4-O- 菲啶、石蒜宁碱、5,10b- 环氧 - 菲啶、1,2- 环氧 -5,10b- 桥亚乙基菲啶、漳州水仙碱、石蒜碱、文殊兰胺、多花水仙碱。

【药理作用】

1. 抗肿瘤作用　研究发现石蒜碱、恩其明和文殊兰胺对人肺癌细胞（A549）、人 T 细胞白血病细胞（6T-CEM）、人肠癌细胞（Lovo）和人白血病细胞（HL-60）4 种肿瘤细胞均显示出显著的抑制作用。石蒜碱对这 4 种瘤株的半数抑制浓度分别为 0.652mg/mL、0.591mg/mL、1.42mg/mL、0.169mg/mL。恩其明的 IC_{50} 值分别为 0.425μg/mL、13.10μg/mL、3.89μg/mL、0.628μg/mL。文殊兰胺的 IC_{50} 值分别为 15.90μg/mL、4.30μg/mL、2.82μg/mL、1.70μg/mL。石蒜碱抑制肿瘤细胞增殖的机制比较复杂，可能与其能提高 Bax 的表达，降低 Bcl-2 的表达有关。此外，石蒜碱经过结构改造的石蒜内铵对小鼠艾氏腹水癌、腹水型肝癌、小鼠淋巴白血病细胞（L1210）等多种瘤株也有明显疗效，其抗肿瘤作用甚至显著优于石蒜碱。

2. 抗血小板聚集作用　小檗碱型生物碱类化合物 crinuma quine 对由花生四烯（AA）、二磷酸腺苷（ADP）、血小板激活因子（PAF）诱导的血小板聚集都有一定的抑制作用，而且对于由后两者诱导剂诱导的血小板聚集有明显的抑制作用，IC_{50} 值分别为 252.1μmol/L、221.4μmol/L。

3. 镇痛镇静及解热作用　文殊兰属植物中一些生物碱有类似于吗啡、可待因的结构，因而具有止痛作用。如石蒜碱能加强延胡索乙素及吗啡的镇痛作用。石蒜碱还能延长巴比妥类药物的睡眠时间，因而具有镇静作用。对人工致热的家兔皮下注射或静脉注射石蒜碱能起到明显的解热作用；皮下注射或静脉注射石蒜碱能在 90min 内将大鼠体温降至最低，并与氨基比林有协同作用。

4. 抗菌和抗病毒作用　研究表明石蒜碱不仅能抑制细菌及寄生虫生长，还具有抗真菌和抗病毒的作用。有研究者采用生长速率法测定了文殊兰粗提物及精油对芒果蒂病菌、香蕉炭疽、香蕉枯萎病菌、水稻纹枯病菌和椰子灰斑病菌这 5 种病原真菌的抑菌活性。结果表明，文殊兰粗提物及文殊兰精油都有抑菌活性，抑菌率都明显高于对照组。而且发现文殊兰精油比粗提物的抑菌效果更好，精油对供试菌株的 $EC_{50} < 1.0mg/mL$。具有两个羟基和一个六氢吲哚结构的文殊兰属植物生物碱具有抗疱疹病毒的作用，其作用机制为抑制细胞有丝分裂及细胞丝伸长，并抑制细胞 DNA 复制。

5. 对心血管系统的作用　实验证明，石蒜碱对蟾蜍心脏有先兴奋后抑制的作用。对麻醉的大鼠、猫、犬及兔均有降压作用，其机制为直接扩张外周血管及抑制心脏。二氢石蒜碱可减弱肾上腺素的升压作用，其降压机制主要是阻止儿茶酚胺的释放，但对大鼠去甲肾上腺素的升压作用无显著影响。

6. 抗变态反应　文殊兰中的生物碱和西南文殊兰的总提取物都有抗变态反应的作用。磷脂酰石蒜碱通过与葡聚糖的联合作用显著保护由吐温 80 引起的肥大细胞脱颗粒，其机理是调节细胞膜内外 Ca^{2+} 的浓度，从而抑制过敏物质的释放，从而治疗变态反应。

【原植物】文殊兰 *Crinum asiaticum* var. *sinicum*（Roxb. ex Herb.）Baker

多年生粗壮草本。鳞茎粗壮，圆柱形。茎粗大，肉质，高达 1m，基部径粗 10～15cm。叶多枚，肉质，舌状披针形或带状披针形，反曲下垂，长可达 1m，宽 7～12cm 或更宽，有草腥味。夏季从叶腋间生出直立的肉质花葶，伞行花序顶生。果实近球形。

产于湖南、广西。生长于海滨地区或河旁沙地。各地多有栽培。

（邱飞　汪冶）

Mal mac keip 骂麻退

紫花地丁 Zihuadiding

【异名】地黄瓜、紫草地丁、野堇菜、鞋儿花、辽堇菜、白毛堇菜、丁毒草、地茄子、光瓣堇菜、地丁、宝剑草。

【来源】本品为堇菜科植物紫花地丁 *Viola yedoensis* Makino. 的干燥全草。

【采收加工】春、秋二季采收，除去杂质，晒干。

【性味】苦、辛，寒。

《中国侗族医药学基础概论》：苦、辛，寒。

【功能与主治】清热解毒，凉血消肿，利湿。用于疔疮，痈肿，瘰疬，黄疸，痢疾，腹泻，目赤，喉痹，毒蛇咬伤。

《中国侗族医药学基础概论》：清热解毒、凉血消肿。用于热毒痈结所致之疔疮痈肿，乳痈，肠痈，丹毒等，以及肝热目赤肿痛、毒蛇咬伤等。

【用法用量】内服：煎汤，15 ～ 30g。外用：鲜品适量，捣烂敷患处。

《中国侗族医药学基础概论》：内服煎汤，15 ～ 30g，单味大量可用 30 ～ 60g。外用适量，捣烂敷。

【现代临床研究】常用治热毒壅结所致之疔疮痈肿、乳痈、肠痈、丹毒及肝热目赤肿痛、毒蛇咬伤等。

【化学成分】芹菜素、木犀草素、七叶内酯、6,7- 二甲氧基香豆素、东莨菪内酯、5- 甲氧基 -7- 羟甲基香豆素、对羟基苯甲酸、软脂酸、丁二酸、反式对羟基桂皮酸、棕榈酸、脂醇、（Z,Z,Z)-9,12,15- 十八碳三烯 -1- 醇、（Z,Z)-9,12- 亚油酸、D- 柠檬烯、5,6,7,7a- 四氢化 -4,4,7a- 三甲基 -2（4H)- 苯半呋喃酮、苯乙醇、二十一烷、苯乙醛。

【药理作用】

1.抑菌作用　紫花地丁石油醚提取部分和乙酸乙酯提取部分对枯草杆菌和烟草野火杆菌有很强的抑制作用。紫花地丁水煎剂和乙醇提取物乙酸乙酯部位对大肠埃希菌、金黄色葡萄球菌、表皮葡萄球菌和沙门菌有较强的抑菌作用。最新研究表明，紫花地丁乙醇提取物的最低抑菌浓度为 0.469mg/mL，其对金黄色葡萄球菌、痢疾杆菌、大肠埃希菌、蜡样芽孢杆菌、变形杆菌、表皮葡萄球菌，念珠菌，假单胞菌，粪肠球菌均具有较好的抗菌活性，且提取物浓度越高抑菌活性越强。

2.抗炎作用　紫花地丁水提物和丁醇提物（3.0g/kg ～ 9.0g/kg）对二甲苯致小鼠耳肿胀及角叉菜胶致小鼠足肿胀均具有显著的抑制作用，且可不同程度地降低角叉菜胶致炎小鼠血清白细胞介素（interleukin, IL)-1β、肿瘤坏死因子（tumornecrosisfactor, TNF)-α 及炎性组织中前列腺素 E_2（prostaglandinE$_2$, PGE$_2$）的含量。体外实验发现，紫花地丁水煎剂在 0.8 ～ 1.6mg/mL 剂量下可通过下调刀豆蛋白 A（concanavalin A, Con A）诱导的小鼠脾淋巴细胞 IL、TNF-α 的分泌调控免疫细胞功能，减少巨噬细胞炎症介质的释放。

3.抗肿瘤活性　紫花地丁对以 U14 宫颈癌细胞造模的荷瘤鼠肿瘤组织的生长具有明显的抑制作用。0.15g/mL 和 0.3g/mL 的紫花地丁水提物、醇提物抑瘤率分别为 40.62%、34.00% 和 29.31%、

35.33%。此外，紫花地丁能提高 U14 荷瘤鼠的胸腺和脾脏指数和体内 IL-2 及 TNF-α 水平，降低瘤组织中突变型抑癌基因 P53 和 B 细胞淋巴瘤 / 白血病 -2（B-cell lymphoma-2，Bcl-2）蛋白的表达。

【原植物】紫花地丁 *Viola yedoensis* Makino.

有毛或近无毛草本；地下茎短，无匍匐枝。叶基生，矩圆状披针形或卵状披针形，基部近截形或浅心形而稍下延于叶柄上部，顶端钝，长 3 ～ 5cm，或下部叶三角状卵形，基部浅心形，托叶草质，离生部分全缘。花两侧对知名人称，具长西风；萼片 5 片，卵状披针形，基部附器短，季节性形；花瓣 5 片，淡紫色，距管状，常向顶部渐红，长 4 ～ 5mm，直或稍下弯。果椭圆形，长约 1.5mm，无毛。

产于湖南、贵州、广西、湖北。生长于田间、荒地、山坡草丛、林缘或灌丛中。

（田婷婷　汪冶）

Mal naov yak 骂闹哑

羊耳菊 Yangerju

【异名】白牛胆、大力王、毛柴胡、叶下白、山白芷、冲天白、小茅香、大茅香、牛耳风、羊耳风、白面风、白背风、绵毛旋覆花、天鹅绒、毛舌头、毛山肖。

【来源】本品为菊科植物羊耳菊 *Inula cappa*（Buch.-Ham.）DC. 的干燥全草。

【采收加工】夏、秋采割全草，鲜用或晒干。

【性味】辛、甘、微苦，温。

【功能与主治】散寒解表，祛风消肿，行气止痛。用于风寒感冒，咳嗽，神经性头痛，胃痛，风湿腰腿痛，跌打肿痛，月经不调，白带，血吸虫病。

【用法用量】内服：煎汤，15 ～ 30g。

【现代临床研究】

1. 治风湿关节痛、腰痛　羊耳菊根 30g，加黑豆 60g，白酒及水各半，煎服。

2. 治感冒　羊耳菊 30g，牡荆叶、仙鹤草各 15g，水煎服。

【化学成分】羊耳菊内酯、金合欢烯、顺 -1,2,3,5- 反 -4,6- 心肌醇 -2,3,6- 三当归酸酯、左旋 - 肌醇 -1,2,3,5- 四当归酸酯、表木栓醇、木栓酮、木犀草素、芹菜素、丁香酸葡萄糖苷、香草酸、百里香酚丁酸酯、香芹酚丁酸酯。

【药理作用】

1. 清除自由基活性　羊耳菊新鲜根提取的挥发油对 Fenton 反应产生的羟基自由基（·OH）及邻苯三酚自氧化产生的超氧阴离子自由基均有一定的清除能力（清除能力与挥发油样品浓度正相关），对前者的清除能力较强。当样品浓度在 310 ～ 520mg/L 时，羊耳菊挥发油对羟基自由基的清除能力要强于硫脲和甘露醇。

2. 抑菌活性　羊耳菊根、茎、叶的水提物（含生药 1g/L）对铜绿假单胞菌抑制作用最强（抑菌圈直径分别为 15.8mm、15.5mm、14.0mm），其次为金黄色葡萄球菌、白色念珠菌、枯草芽孢杆菌、粪肠球菌、鼠伤寒沙门杆菌、普通变形杆菌、鸡沙门菌、甲型副伤寒沙门菌，对大肠埃希菌未见抑菌圈，且根水提物的抑菌活性强于茎和叶。

【原植物】羊耳菊 *Inula cappa*（Buch.-Ham.）DC.。注：名称已修订，正名是羊耳菊 *Duhaldea cappa*。

亚灌木。根状茎粗壮，多分枝。茎直立，高 70 ～ 200cm，粗壮，全部被污白色或浅褐色绢状或棉状密茸毛，上部或从中部起有分枝，全部有多少密生的叶；下部叶在花期脱落后留有被白色或污白色棉毛的腋芽。叶多少开展，长圆形或长圆状披针形；中部叶长 10 ～ 16cm，有长约 0.5cm 的柄，上部叶渐小近无柄；全部叶基部圆形或近楔形，顶端钝或急尖，边缘有小尖头状细齿或浅齿，上面被基部疣状的密糙毛，沿中脉被较密的毛，下面被白色或污白色绢状厚茸毛；中脉和 10 ～ 12 对侧脉在下面高起，网脉明显。头状花序倒卵圆形，宽 5 ～ 8mm，多数密集于茎和枝端成聚伞圆锥花序；被绢状密茸毛。有线形的苞叶。总苞近钟形，长 5 ～ 7mm；总苞片约 5 层，线状披针形，外层较内层短 3 ～ 4倍，顶端稍尖，外面被污白色或带褐色绢状茸毛。小花长 4 ～ 5.5mm；边缘的小花舌片短小，有 3 ～ 4裂片，或无舌片而有 4 个退化雄蕊；中央的小花管状，上部有三角卵圆形裂片；冠毛污白色，约与管状花花冠同长，具 20 余个糙毛。瘦果长圆柱形，长约 1.8mm，被白色长绢毛。花期 6 ～ 10 月，果期8 ～ 12 月。

产于湖南、贵州、广西、湖北。生长于向阳山坡草地或灌木丛中。

（田婷婷　汪冶）

Mal ngaemc yeex 骂恩野

野油菜 Yeyoucai

【异名】辣米菜、塘葛菜、干油菜、石豇豆、鸡肉菜、田葛菜、江剪刀草、野雪里蕻、野芥草、野菜花、山芥菜、独根菜、山萝卜、金丝荚。

【来源】本品为十字花科植物蔊菜 *Rorippa indica*（L.）Hiern 的干燥全草。

【采收加工】夏秋采收，晒干或鲜用。

【性味】辛、苦，温。

《中国侗族医药研究》：甘、淡，凉。

《侗族医学》：甜、淡，凉。

【功能与主治】清热利尿，活血通经，镇咳化痰，健胃理气，解毒。用于咳嗽痰喘，麻疹透发不畅，风湿痹痛，咽喉肿痛，疔疮痈肿，漆疮，经闭，跌打损伤，黄疸，水肿。

《中国侗族医药研究》：退热祛毒，退水止咳。用于烧伤，烫伤，黄疸。

《侗族医学》：退热祛毒，退水止咳。用于烧伤，烫伤，黄疸。

【用法用量】内服：煎汤，10 ～ 30g，鲜品加倍；或捣绞汁服。外用：适量，捣敷。

【附方】

1. 烧伤　蔊菜捣烂，取汁搽患处。（《侗族医学》）

2. 黄疸　蔊菜、六月雪，煎水内服。（《侗族医学》）

【现代临床研究】治疗慢性气管炎　据文献报道，用从蔊菜中提取的有效成分蔊菜素内服，每日200 ～ 300mg，10 天治疗 100 例，20 天治疗 98 例。前者有效率为 80%，临床控制率为 4%，显效率为21%；后者有效率为 90%，临床控制率为 8%，显效率为 41%。实践表明本品祛痰作用明显，其次是止咳、平喘，较蔊菜水煎剂疗效为高，不良反应也明显降低。治程中可有口干、胃部不适、头晕等反应，但均轻微短暂，不影响服药。

【化学成分】蔊菜素、蔊菜酰胺等。

【药理作用】

1. 止咳、祛痰作用　据文献报道，小鼠口服蔊菜素 60mg/kg 没有止咳作用（二氧化硫引咳法）。

而家兔口服有祛痰作用（酚红法）。抗菌作用用平板双倍稀释法最终浓度为5mg/mL时，对4株肺炎球菌及4株流感杆菌均有抑制作用。有祛痰作用。用平板稀释，5mg/mL浓度对肺炎球菌及流感病毒均有抑制作用。

2. 降压作用 有研究显示，动物血管灌流试验1∶100000可使血管扩张，而1∶10000则使血管收缩。

【原植物】蔊菜 *Rorippa indica*（L.）Hiern

多年生草本，高30～40cm，直立或卧伏地面。茎下部的叶长椭圆形，或作羽状分裂，上部的叶较少分裂或不分裂，边缘有不整齐的锯齿。花小，排列成总状花序，花梗长约0.5cm；萼片4，开展，基部等宽，背部先端略带褐色；花瓣4，黄色，倒卵形，基部狭窄；雄蕊6枚，4强；心皮2，花柱1，柱头不分裂。长角果线形，长约2.5cm，隔膜薄而透明，具短柄，无小苞片，有种子2列。种子小，极多，卵状，褐色。花期5～9月，边开花，边结果。

产于湖南、贵州、广西、湖北。生于路旁、田间、园圃、沟、河边、屋边墙脚及山坡林缘潮湿处。

（凌建新 田婷婷 汪治）

Mal nganh gueec jil 骂安咯饥

石胡荽 Shihusui

【异名】猪屎草、天胡荽、鹅仔不食草、五月苗、鹅不含草、小救驾、吐金草、鹅仔香、珠仔草、鹅仔喉香、鹅喉香、地芫荽、鞭打绣球、鹅仔草、儿郎箭、石胡椒、鹅仔菜、三郎箭、鹅仔辣、三箭、野园荽、野芫荽、小龙牙草、食胡荽、石胡荽、翳子草、满天星、二郎箭、鹅不食草、鹅不食、地胡椒、不食草、白顶顶、鸡肠草、三牙戟、球子草、沙药草。

【来源】本品为菊科植物鹅不食草 *Centipeda minima*（L.）A. Br. et Aschers. 的干燥全草。

【采收加工】夏秋季采收，洗净鲜用或阴干备用。

【性味】辛，温。

【功能与主治】通窍散寒，祛风利湿，散瘀消肿。用于伤风感冒，急、慢性鼻炎，慢性支气管炎，疟疾，跌打损伤，风湿痹痛，蛔虫性肠梗阻，毒蛇咬伤。

【用法用量】内服：煎汤；5～9g；或捣汁。外用：适量，捣敷；或捣烂塞鼻；或研末畜鼻。

【现代临床研究】

1. 治疗疟疾 将石胡荽制成注射剂（每毫升含生药2g），在发作前2h注射1次，连用3日。每次剂量：1～3岁2mL，4～8岁3mL，9～14岁4mL，15岁以上5mL。通过观察各型疟疾现症患者187例，经1～3次用药，痊愈175例（93.6%）。与氯喹、伯氨喹对照组相比，疗效无显著差别。治疗中有3例注射后发生恶心和轻度呕吐，停药后自行消失。

2. 治疗百日咳 据文献报道，经300余例的观察，治愈率一般在90%左右。大都在用药后24h内典型痉咳开始减轻。治愈时间，短者3～6天，长者10～15天。

3. 治疗软组织损伤 将鹅不食草研成粉末，成人每次用2～3钱（小儿减半），以黄酒6～8两（不饮酒者用酒水各半）、红糖1～2两同煮（沸后密盖勿令泄气），过滤后温服；药渣趁热敷于患部。亦可用粉剂每日3～6g，或以鲜草30～60g捣汁，分3次以温酒冲服。治疗胸、背、腰部等软组织损伤（包括跌伤、打伤、挫伤、扭伤等），均有效。据数十例观察，大多于用药后1～2天痊愈。除胃痛患者服酒煮剂后间有疼痛外，一般无不良反应。另有文献报道，将鲜石胡荽制成注射剂（每1500g

鲜药制成 500mL）作穴位注射，治疗关节扭伤、腰肌劳损、风湿疼痛等症，观察 94 例，痊愈 31 例，好转 60 例，有效率达 97%。用法：于痛点或循经取穴注射，每次 0.2～0.5mL，隔日 1 次，一般 3～5 次为 1 个疗程。

4. 治疗鼻炎 包括急性鼻炎、慢性单纯性鼻炎、肥厚性鼻炎、变态反应性鼻炎等。大多数病例用药后头痛、鼻塞等症状消失或减轻。用法：将鹅不食草研成细粉吸入鼻孔，每日数次；或用棉花浸湿拧干后，包药粉少许，卷成细条塞鼻，20～30min 后取出，每日 1 次；或制成油膏纱条，放置鼻腔内，1h 后取出。用药后除初起有打喷嚏、流泪与流鼻涕外，余无不良反应。

【化学成分】 全草中含桉油精、樟脑、马鞭草烯醇、反式乙酸菊烯酯、香芹酚、1,2,3,6-四甲基双环［2,2,2］-2,5-环辛二烯、异石竹烯、石竹烯、香柠檬醇、6,6-二甲基-2-亚甲基双环［3,1,1］庚烷、里那醇乙酸酯、蒲公英赛醇、蒲公英甾醇、山金车烯二醇及山金车内酯 C、短叶老鹳草素、山金车内酯 D、堆心菊灵、异丁酸堆心菊灵内酯、四氢堆心菊灵、异戊酸堆心菊灵内酯、当归酸堆心菊灵内酯、银胶菊素、千里光酰二氢堆心菊灵、棕榈酸蒲公英甾醇酯、乙酸蒲公英甾醇酯、豆甾醇、山金车二醇、谷甾醇、十九酸三十四醇酯、2-异丙基-5-甲基氢醌-4-O-β-D-吡喃木糖苷、$2\alpha,3\beta,19\alpha,23$-四羟基-12-乌苏烯-28-$O$-$\beta$-D-吡喃木糖苷。

【药理作用】

1. 抗过敏作用 全草热水提取物对大鼠被动皮肤超敏反应（PCA）和化合物 48/80 或刀豆素 A（ConA）诱导的腹腔肥大细胞组胺释放有显著抑制作用，其有效成分为伪愈创内酯类和黄酮类。黄酮类的槲皮素-3,31-二甲醚、槲皮素-3-甲醚及芹黄素体外抑制肥大细胞组胺释放；PCA 实验，50mg/kg 灌胃，抑制色素渗出率为 39%～67%。组胺和 PCA 实验表明蜜橘黄素也有抗过敏作用。

运用豚草花粉过敏原建立豚鼠过敏性鼻炎的动物模型，过敏性鼻炎阳性对照组鼻黏膜上皮组织充血、水肿，炎性细胞浸润，可见大量中性粒细胞、嗜酸性粒细胞、淋巴细胞以及肥大细胞，鼻黏膜上皮细胞出现大量溶酶体、细胞器空泡化、细胞核变形，固有层结缔组织细胞结构紊乱，细胞器呈碎片状。鹅不食草挥发油治疗后上述变化明显减轻至接近阴性对照。

2. 抗炎作用 研究表明，鹅不食草挥发油 0.05mL/kg 和 0.1mL/kg 剂量组对小鼠急性炎症均有明显抑制作用，以抑制急性炎症早期毛细血管通透性亢进（抗渗出）的效果较好，同时对炎症组织的 PGE_2 释放也有较好的对抗作用，提示其抗炎作用与抑制外周酸性脂类炎症介质（如 PGE_2）的生成或释放有关。

研究表明鹅不食草挥发油（VOCM）中具有抗炎镇痛作用的主要化学成分。以大鼠足趾肿胀程度和小鼠耳肿胀程度为指标观察挥发油及其分离组分的抗炎作用；用热板试验评价挥发油及其分离组分的镇痛作用。共分离挥发油得到 4 个组分分别记为 VOCM1、VOCM2、VOCM3 和 VOCM4；VOCM1、VOCM2 和 VOCM3 对蛋清致大鼠足趾肿胀、二甲苯致小鼠耳肿胀和热板致小鼠疼痛有显著抑制作用；VOCM2 和 VOCM3 的化学成分为鹅不食草挥发油的抗炎镇痛主要有效成分。

3. 抗诱变作用 Ames 试验，全草水提物对直接诱变剂酚酮酸诱变的抑制率在 10% 以上，对间接诱变剂苯并芘的诱变抑制率超过 50%。

4. 抗菌与抗原生物作用 对临床分离的铜绿假单胞菌 R 质粒进行了检测，并选用中药鹅不食草水煎剂对该质粒进行了体外消除试验，表明鹅不食草水煎剂对铜绿假单胞菌 R 质粒具有较强的消除作用；随作用时间的延长，其消除作用也明显增强。鹅不食草所含成分伪愈创木内酯具有抗金黄色葡萄球菌、分枝杆菌、枯草杆菌的作用，并且抗枯草杆菌作用在紫外光照射下增强。其中山金车内酯 C 和 D 具有相似的抗枯草杆菌作用，MIC 值为 150μg/mL；短叶老鹳草素低于前者，MIC 值为 300μg/mL。

5. 抗肿瘤 鹅不食草总黄酮对 S180 实体瘤抑瘤率达到 71.92%。研究表明，鹅不食草醇提物能显著抑制鼻咽癌细胞 CNE-1 增殖，并呈现明显的时间和剂量依赖性，其中诱导 48 和 72h 的 IC_{50} 分别为 30.0 和 25.0μg/mL，其分子作用机制可能与 Bcl-2 蛋白表达下调、Bax 蛋白表达上调有关。

【原植物】鹅不食草 *Centipeda minima*（L.）A. Br. et Aschers.

一年生小草本。茎多分枝，高 5 ～ 20cm，匍匐状，微被蛛丝状毛或无毛。叶互生，楔状倒披针形，长 7 ～ 18mm，顶端钝，基部楔形，边缘有少数锯齿，无毛或背面微被蛛丝状毛。头状花序小，扁球形，直径约 3mm，单生于叶腋，无花序梗或极短；总苞半球形；总苞片 2 层，椭圆状披针形，绿色，边缘透明膜质，外层较大；边缘花雌性，多层，花冠细管状，长约 0.2mm，淡绿黄色，顶端 2 ～ 3 微裂；盘花两性，花冠管状，长约 0.5mm，顶端 4 深裂，淡紫红色，下部有明显的狭管。瘦果椭圆形，长约 1mm，具 4 棱，棱上有长毛，无冠状冠毛。花果期 6 ～ 10 月。

产于湖南、贵州、广西、湖北。生长于路旁、荒野阴湿地。

（田婷婷　汪冶）

Mal ngeenx liuih 骂淹力

茅膏菜 Maogaocai

【异名】石龙芽草、山胡椒、胡椒草、夏无踪、白花叶、黄金丝、滴水不干、山地皮、捕虫草、食虫草、柔鱼草、苍蝇草、捕蝇草、苍蝇网、珍珠草、野高粱、一粒金丹。

【来源】本品为茅膏菜科植物茅膏菜 *Drosera peltata* Smit var.multisepala Y.Z.Ruan 的干燥全草。

【采收加工】夏季采挖，鲜用或晒干备用。

【性味】甘，平，有毒。

《中国侗族医药研究》：甜，热，有毒。

《侗族医学》：甜、热，有毒。

【功能与主治】行气活血，消食化积，调气。用于胃痛，赤白痢，小儿疳积，跌打损伤。

《中国侗族医药研究》：搜风，活血，止痛。用于蛇咬伤。

《侗族医学》：搜风，活血，止痛。用于蛇咬伤。

【用法用量】内服：煎汤，3 ～ 9g；研末或浸酒。外用：捣敷。

《中国侗族医药研究》：外用适量。不作内服。

《侗族医学》：捣烂，外敷伤口周围。

【现代临床研究】

1. 治疗风湿、类风湿性关节炎　将茅膏菜全草晒干研末，用水调和，做成绿豆或黄豆大小的丸子敷患处（痛点），外加胶布固定，24h 后取去。敷药后局部有轻微灼痛感，并可出现水泡，此为正常反应。曾治 40 例，均获一定效果。

2. 治疗神经性皮炎　取鲜茅膏菜全草适量捣烂外擦患处，擦至皮肤灼痛为度，每日 1 次（无鲜品可用干草加白酒适量捣烂）。治疗神经性皮炎 8 例，经 3 ～ 4 次治疗后，局部痒止，鳞屑脱落，收到近期疗效。

3. 抗炎　据文献报道，茅膏菜在治疗神经炎、关节炎等炎症上具有很好的疗效。将茅膏菜粉碎后用 60% 乙醇浸泡以提取其成分，然后做成浸膏，使用时用蒸馏水溶解，将溶液用于患有角叉菜胶性关节炎和蛋清性关节炎的大鼠。结果显示，提取物具有明显的抗炎作用，机制是提取物能降低组织胺和 5- 羟色胺所致微血管通透性增加和减少炎症渗出有关。也有临床应用于人体的试验，有研究者从

1992～2004 年先后对 150 例神经性皮炎患者用茅膏菜乙醇提取物制剂进行治疗，每日搽 1～2 次，7 天为 1 个疗程，治疗总有效率 96%，治愈率 90%，主要机制是茅膏菜含有 2 种腐蚀色素及氢氰酸，具有抗真菌和角质溶解作用，角质溶解可进一步杀死皮内损内的真菌，故疗效较好。也有研究者直接将茅膏菜全草或小球根捣烂外搽患处来治疗神经性皮炎和疗疮，治愈率也在 90% 以上。

4. 治疗跌打损伤和关节炎　用 1～2 粒茅膏菜球茎压碎放在胶布中，贴于关节酸痛点上，待局部发泡后取下，刺破水泡，涂上紫药水即可，一般 1～2 次即可止痛治愈，用此法已治愈多人。

5. 术后修复　茅膏菜对某些手术后创伤的修复也有较好的效果，目前相关的报道体现在痔疮手术和肛裂手术上。混合痔手术后，由于肛部神经丰富，术后前列腺素、组胺、5- 羟色胺等止痛物质释出，刺激肛门括约肌收缩痉挛，导致伤口受挤压引起疼痛。将茅膏菜乙醇提出物制成栓剂，在术后塞肛，并进行比较。结果显示：茅膏菜栓剂具有松肌作用，能物理性减轻括约肌痉挛，从而减轻疼痛、缩短愈合时间。研究者研究了茅膏菜栓剂对三期肛裂手术患者术后恢复的影响，结果显示使用茅膏菜栓剂后疼痛程度减轻、括约肌痉挛减缓及肛管静息压下降，有利于患者伤口的愈合，主要原因是茅膏菜含有的肌松素具有消炎作用，含有萘醌衍生物，具有强大的解痉作用，故能缓解内括约肌的痉挛。

【化学成分】羟萘醌、氢化萘醌、矶松素、脂肪酸、羟基奈醌、紫草素、蓝雪醌、茅膏菜醌、羟氰酸、异柿萘醇酮 -4-O-β-D- 葡萄糖苷、异柿萘醇酮、表异柿萘醇酮、茅膏醌、茅膏醌 -5-O- 葡萄糖苷、槲皮素、山柰酚、棉花皮素 -8-O- 葡萄糖苷、3,3′- 二甲氧基鞣花酸、鞣花酸。

【药理作用】抑菌作用　茅膏菜水提物及醇提物对沙门菌、大肠埃希菌和金黄色葡萄球菌生长均有较强的抑制作用；茅膏菜醇提物的抑制效果更为显著；茅膏菜水提物对沙门菌、大肠埃希菌的最低抑菌浓度（MIC）与最低杀菌浓度（MBC）值相等，为 62.50mg/mL；对金黄色葡萄球菌的 MIC 与 MBC 也相同，为 125.00mg/mL；醇提物对沙门菌、大肠埃希菌的 MIC 与 MBC 值相等，为 31.25mg/mL；对金黄色葡萄球菌的 MIC 与 MBC 也相同，为 15.63mg/mL。茅膏菜水提物及醇提物对羟自由基有较强的清除作用，其效果随浓度的增加而提高。由此可见，茅膏菜水提物和醇提物有较好的体外抑菌活性和抗氧化活性。

【原植物】茅膏菜 *Drosera peltata* Smith var.multisepala Y.Z.Ruan

多年生柔弱小草本，高 6～25cm。根球形。茎直立，纤细，单一或上部分枝。根生叶较小，圆形，花时枯凋；茎叶互生，有细柄，长约 1cm；叶片弯月形，横径约 5mm，基部呈凹状，边缘及叶面有多数细毛，分泌黏液，有时呈露珠状，能捕小虫。短总状花序，着生枝梢；花细小；萼片 5，基部连合，卵形，有不整齐的缘齿，边缘有腺毛；花瓣 5，白色，狭长倒卵形，较萼片长，具有色纵纹；雄蕊 5，花丝细长；雌蕊单一，子房上位，1 室，花柱 3，指状 4 裂。蒴果室背开裂。种子细小，椭圆形，有纵条。花期 5～6 月。

产于湖南、贵州、广西、湖北。生长于林下、草丛等半阴湿地。

（凌建新　田婷婷　汪冶）

Mal nyenl 骂吢

陆英 Luying

【异名】蒴藋、接骨草、排风藤、铁篱笆、臭草、苛草、英雄草、走马箭、排风草、八棱麻、大臭草、七叶麻、马鞭三七、落得打、珍珠连、秧心草、乌鸡腿、小接骨丹、水马桑、七叶根、水椿皮、七爪阳姜、屎缸杖、掌落根、散血椒、梭草、七叶莲、七叶黄香。

【来源】本品为忍冬科植物接骨草 *Sambucus chinensis* Lindl. 的干燥茎叶。

【采收加工】四季可采，洗净晒干，或鲜用。

【性味】甘、微苦，平。

《侗族医学》：甜、微苦，平。

《中国侗族医药研究》：甘、微苦，平。

【功能与主治】祛风湿，舒筋活血。用于风湿痹痛，腰腿痛，水肿，黄疸，跌打损伤，产后恶露不行，风疹瘙痒，丹毒，疮肿。

《侗族医学》：退水，消肿，止痛。用于命刀（扭伤），北刀（跌伤）。

《中国侗族医药研究》：退水，消肿，止痛。用于扭伤，跌伤。

【用法用量】内服：煎汤，15～30g。外用：适量，捣敷；或煎水洗；或研末调敷。

【附方】

1. 命刀 骂吝（陆英）捣烂，酒炒外敷患处。（《侗族医学》）

2. 北刀 骂吝（陆英），虐堆（千年老鼠屎），尚美上邓（黄荆），捣烂酒炒包患处。（《侗族医学》）

【现代临床研究】

1. 治疗肝炎 选用甲、乙型急性病毒性肝炎 221 例。临床采用病例随机分组，以齐墩果酸为对照，双盲法给药进行试验观察。试验组用乌索酸片（每片 20mg），以 120mg/d，每 60mg/ 次的剂量给药，治疗甲、乙型急性病毒性肝炎 121 例，平均治疗时间 21 天，治愈率 91.2%，治愈率优于同期 100 例齐墩果酸片对照组的疗效（$P < 0.01$）。乌索酸具有显著而迅速降低谷丙转氨酶、消除黄疸、增进食欲和恢复肝功能的作用。对 42 例 HBsAg 阳性患者的转阴率为 61.9%，对 42 例 HBeAg 阳性转阴率为 73.5%。表明对乙型肝炎病毒也具有一定的治疗作用。证实乌索酸是陆英抗肝炎的主要活性成分。

2. 治疗肝损伤 采用稳性 CCl_4 肝损伤模型、D- 半乳糖胺盐酸盐大鼠急性肝损伤模型、ConA 致小鼠急性肝损伤模型研究陆英颗粒灌胃给药对急性实验性肝损伤的保护作用。陆英颗粒对 CCl_4 致小鼠急性肝损伤有明显的保护作用。

【化学成分】乌索酸、齐墩果酸、山奈酚 -3-*O*-β-D- 葡萄糖苷、对羟基苯甲酸、丁子香基 -3-*O*-β-D- 葡萄糖苷、胡萝卜苷、去甲基猪毛菜碱、陆英甲素、陆英甲苷、4- 甲氧苄基 - 吡喃葡萄糖苷、野黑樱苷、败酱苷、红景天苷、异鼠李素 3-*O*-［α- 吡喃鼠李糖基 -（1→6）-β- 吡喃葡萄糖苷］、绿原酸甲酯、白麻苷、槲皮素 3-*O*-β- 吡喃木糖基 -（1→2）-β- 半乳糖苷、乌苏酸、3-*O*- 咖啡酰 -1- 甲基奎宁酸、绿原酸、3- 甲基戊酸、3- 甲基丁酸、E-4- 己烯 -1- 醇。

【药理作用】

1. 保肝作用 采用稳性 CCl_4 肝损伤模型、D- 半乳糖胺盐酸盐大鼠急性肝损伤模型、ConA 致小鼠急性肝损伤模型研究陆英颗粒灌胃给药对急性实验性肝损伤的保护作用。陆英颗粒对 CCl_4 致小鼠急性肝损伤有明显的保护作用。

2. 抗炎镇痛作用 接骨草水、醇提取物或有机溶剂萃取物均具有较好的抗炎及镇痛作用。研究表明服用临床常用剂量接骨草时较安全，其水及醇提物对急性炎症（二甲苯致小鼠耳廓肿胀、醋酸致小鼠扭体）及中枢性疼痛（热板致小鼠足痛）均有明显的抑制作用。接骨草水煎剂有很好的镇痛作用，但比盐酸曲马朵稍弱。用不同有机溶剂萃取接骨草醇提取物，发现正丁醇和氯仿部位都能抑制醋酸刺激腹腔黏膜引起的疼痛反应，但前者镇痛效果好于后者。

3. 抗菌消炎作用 接骨草针剂可用于治疗急性菌痢、急性化脓性扁桃腺炎、多发性疖肿等炎症，所以有一定的消炎和清热解毒作用。有研究认为，齐墩果酸能抑制血管通透性增高，使组织释放 PGE 量下降，抑制肉芽组织增生，有较好的抗炎作用，其机制可能是激活垂体 - 肾上腺皮质系统，抑制

PGE 的合成或释放。

【原植物】接骨草 *Sambucus chinensis* Lindl.。注：名称已修订，正名是接骨草 *Sambucus javanica*。

灌木状草本，高达 3m。茎具棱，髓部白色，单数羽状复叶；小叶 3 ～ 9，长 8 ～ 15cm，长椭圆状披针形，先端渐尖，基部偏斜，边缘锯齿，两面无毛。复伞房花序顶生；花小，萼 5 裂，下部愈合成钟状，萼齿三角形；花冠辐射，5 裂，裂片卵形；雄蕊 5，花丝短，药室向外开裂；雌蕊 1，子房卵圆形，柱头头状，花间杂有出不育花变成的黄色杯状腺体。浆果状核果，近球形，红色，核 2 ～ 3 颗，卵状，表面有小瘤状突起。

产于湖南、贵州、广西、湖北。生长于林下、沟边。

【备注】孕妇禁服

（刘建新　汪冶　张在其）

Mal piap nanh 骂叭安

猪殃殃 Zhuyangyang

【异名】拉拉藤、锯锯藤、细叶茜草、锯子草、小锯子草、活血草、小禾镰草、锯耳草、爬拉殃、八仙草。

【来源】本品为茜草科植物猪殃殃 *Galium aparine* var. *tenerum* (Gren.et Godr.) Reichb. 的干燥全草。

【采收加工】夏季采收，鲜用或晒干。

【性味】辛、苦，凉。

《中国侗族医药研究》：辣、苦，凉。

《侗族医学》：味辣、苦，性凉。

【功能与主治】清热解毒，消肿止痛，利尿，散瘀。用于淋浊，尿血，肠痈、疖肿，水肿，痛经，崩漏，白带，痈疖肿毒，跌打损伤。

《中国侗族医药研究》：退热，退水，消肿，祛毒。用于月家肿。

《侗族医学》：退热，退水，消肿，祛毒。用于宁乜架信播邓。

【用法用量】内服：煎汤，50 ～ 100g；外用适量，鲜品捣烂敷或绞汁涂患处。

【附方】

1. 乳癌溃烂　猪殃殃 180g，水煎服每日剂，连服 7 天。另用鲜草捣烂取汁和猪油外敷患处，每日换 3 ～ 6 次。(《中国侗族医药研究》)

2. 毒蛇咬伤　猪殃殃鲜品捣烂敷患处，又用鲜草 120g，水煎服。(《中国侗族医药研究》)

3. 宁乜架信播邓　猪殃殃、白花蛇舌草，煎水内服。(《侗族医学》)

【化学成分】diosmetin-7-*O*-*β*-Dxylopyranosyl-（1→6）-*β*-D-glucopyranoside、isorhamnetin、hesperetin、Kaempferol、quercetin、diosmetin、diosmetin-7-*O*-*β*-D-glucoside、caffeic acid、chlorogenic acid、ursolic acid.

【药理作用】抗肿瘤　据报道猪殃殃粗提物具有潜在的抗肿瘤活性。

【原植物】猪殃殃 *Galium aparine* var. *tenerum* (Gren.et Godr.) Reichb.。注：名称已修订，正名是拉拉藤 *Galium spurium*。

一年生草本，高达 1m。茎稍蔓生或攀援，细弱，具 4 棱，沿棱有倒生小刺。叶 6 ～ 8 枚轮生，近无柄，线状披针形或倒披针形，长 1.5 ～ 4cm，宽 2 ～ 5（8）mm，基部渐狭，先端凸尖，具 1 脉，边缘及背面具倒生小刺。聚伞花序顶生或腋生，有花 3 ～ 10 朵，花小，花冠白色，径约 1.5mm，4 裂，裂片长圆形，雄蕊 4，花柱 2 裂。果实双生，长 2～3mm，宽 3～5mm，密生钩刺毛。花期 5～6 个月，果期 7～9 月。

产于湖南、贵州、广西、湖北。生长于耕地、路旁或草地。

（凌建新　田婷婷　汪冶）

Mal sanc xih 骂散希

仙人架桥 Xianrenjiaqiao

【异名】仙人桥、骂散希、神贤阿究、行寸架条。

【来源】本品为铁角蕨科植物长叶铁角蕨 *Asplenium prolongatum* Hook. 的干燥全草。

【采收加工】夏季采集，晒干。

【性味】辛、甘，平。

《侗族医学》：辣，淡。

《中国侗族医药研究》：辛、苦，平。

【功能与主治】清热除湿；化瘀止血。用于吐血，咳嗽痰多，风湿痹痛，痢疾，热淋，乳痈，外伤出血，跌打损伤，烧烫伤。

《侗族医学》：退水搜风。用于拌忸瘟碰（尿路结石）。

《中国侗族医药研究》：活血散瘀，清热除湿。用于小儿惊风，跌打损伤，内痨吐血，尿脬结石。

【用法用量】内服：煎汤，9～30g，或泡酒服。外用适量鲜草捣烂敷，或全草晒干研粉敷患处。

【原植物】长叶铁角蕨 *Asplenium prolongatum* Hook.

草本，植株高达 40cm。根状茎直立，有披针形鳞片。叶簇生；叶柄干后压扁，淡绿色；叶片条状披针形，先端突然引出一长尾，干后皱缩，幼时有纤维状小鳞片梳生，2 回羽状深裂；羽片矩圆形，裂片狭条形，先端钝，全缘，每裂片有小脉 1 条，顶端有水囊。孢子囊生小脉中部，囊群盖膜质，条形，全缘，开向叶边。

产于湖南、贵州、广西。生长于阴湿石岩上或附生于林中树干上。

（刘建锋　汪冶）

Mal saop lees 骂少灵

骚羊牯 Saoyanggu

【异名】八月白、苦爹菜、山当归、鹅脚板、蛇倒退、柴胡、羊膻七、拦蛇风、野芹菜、白花菜根、鸭脚板、肚寒药、小当归、六月雪、六月寒、白花雷公根、百路通、冬青草、虎羊丁、茴芹、空心草、流民草、土当归、空心菜、异地茴芹、异叶回芹、俄起剐莫、异叶防风、蛇倒退、野芫荽、苦爹草、异叶茴芹、白花莲、苦爹菜、八月白、毛升苋、三叶茴香、山当归、异叶茴香、苦爷菜。

【来源】本品为伞形科植物异叶茴芹 *Pimpinella diversifolia* DC. 的全草。

【采收加工】夏、秋二季果实近成熟时采收，除去杂质，干燥。

【性味】辛、苦，温。

《侗族医学》：辣、微苦，热。

《中国侗族医药研究》：辛、微苦，温。

【功能与主治】散寒消积，健脾止泻，祛瘀消肿。用于风寒感冒，痢疾泄泻，小儿疳积，皮肤瘙痒，偏头痛，血枯，痛经，跌打损伤、瘰疬、乳腺炎、肺脓疡、蛇虫咬伤、湿疹。

《侗族医学》：退水，除寒，去毒。用于宾耿涠（水蛊病），更巴烈（羊痉证）。

《中国侗族医药研究》：祛风活血，解毒消肿。用于毒蛇咬伤，水蛊病，羊症。

【用法用量】内服：煎汤，9～15g。外用：适量，鲜品捣敷或煎水洗。

《侗族医学》：9～30g。

《中国侗族医药研究》：9～30g。外用适量。

【附方】

1. 宾耿涠 骂少灵（骚羊牯）、娘行寸内（小二仙草）、鸡爪参、尚吻榜（白折耳）、叫荡丽（小青木香）、尚朗丈（木姜子），煎水或炖鸡内服。（《侗族医学》）

2. 更巴烈 骂少灵（骚羊牯）、教唉茂（野母猪藤）、尚金没挽（小远志）、美奥夺（钩藤），煎水内服。（《侗族医学》）

3. 大气脬 夜寒苏、黄精各25g，商陆、骂少灵各10g。煮豆腐内服或炖猪肉内服。本方有补气血之功效。（《中国侗族医药研究》）

【现代临床研究】采用单味异叶茴芹酊治疗急性扭伤（挫伤）357例，一般3～5天治愈，少数病例1周治愈，收到了较好的效果。

【化学成分】1H-苯并环庚烯、水芹烯、β-花柏烯、β-榄香烯、β-法尼烯。

【药理作用】异叶茴芹挥发油中的石竹烯、榄香烯、橙花叔醇等具有镇痉、抗病毒、平喘、抗菌等作用，这些化合物的存在与异叶茴芹具有温中散寒、理气止痛、祛痰、解毒等功效一致。

以异叶茴芹为原材料，以超声波辅助提取法提取总黄酮。以维生素C为对照，通过羟基自由基、超氧阴离子、还原力、FRAP法测定异叶茴芹总黄酮抗氧化活性，采用分光光度法测定异叶茴芹总黄酮对亚硝酸钠的清除率，利用紫外光解法及比色法测定异叶茴芹总黄酮对亚硝胺的合成阻断率。结果表明：在羟基自由基的清除上，异叶茴芹总黄酮优于同等浓度的维生素C，其他3种方法的测定结果显示，维生素C的抗氧化活性优于异叶茴芹总黄酮。此外，异叶茴芹总黄酮在较低pH、一定的浓度和时间内，能够有效地清除亚硝酸钠，在pH为3.0时，异叶茴芹总黄酮在试验浓度范围内，能有效地抑制亚硝胺的合成。异叶茴芹总黄酮具有较强的抗氧化活性以及抑制亚硝化反应的作用。

选取健康小鼠，采用二甲苯致小鼠耳廓肿胀，测定异叶茴芹醇提液和水提液的抗炎作用效果；采用小鼠断尾法止血实验、小鼠载玻片法凝血实验评价异叶茴芹醇提液和水提液的止血和凝血作用效果。异叶茴芹提取物灌胃能减轻二甲苯致小鼠耳廓肿胀程度，水提液组其足肿胀抑制率达24.51%，缩短剪尾法所致小鼠出血时间，水提液组其缩短率为33.41%，加速实验小鼠的凝血时间，醇提液组其缩短率达47.59%。异叶茴芹提取物具有一定程度的抗炎、止血、凝血活性。

【原植物】异叶茴芹 *Pimpinella diversifolia* DC.

多年生草本，高达50cm，全体披柔毛。茎直立，上部分枝。基生叶和茎下部叶不分裂，中上部叶1～2回3出式羽状分裂。中裂片卵形，长4～6cm，宽1.5～3cm。顶端渐尖，侧裂片基部偏斜，边缘有锯齿，叶柄长达10cm。复伞形花序顶生；总苞片缺或具2～4片；小总苞片3～8个，条形；伞梗6～12；花白色，花萼5；花瓣5，卵形，先端内折；雄蕊5；花柱短。双悬果球状卵形，侧扁，果棱显著，每棱槽具油管2～3个。

产于湖南、贵州、湖北、广西。生长于阴湿的路边、草丛中或林下。

（刘建锋　汪冶）

Mal saov naos 骂少劳

三七草 Sanqicao

【异名】土三七、见肿消、乳香草、奶草、泽兰、叶下红、散血草和血丹、天青地红、破血丹、血牡丹、九头狮子草、白田七草。

【来源】本品为菊科植物菊三七 *Gynura japonica*（Thunb.）Juel. 的干燥全草。

【采收加工】7～8月间生长茂盛时采，或随用随采。

【性味】甘，平。

【功能与主治】《中国侗族医药学基础》：止血，消肿止痛，清热解毒。用于吐血，衄血，咯血，便血，崩漏，外伤出血，痛经，产后瘀滞腹痛，跌打损伤，风湿痛。

【用法用量】内服：煎汤，3～15g；或研末，1.5～3g。外用：适量，鲜品捣烂敷；或研末敷。

《中国侗族医药学基础》：内服：煎汤，3～15g；或研末，1.5～3g。外用：适量，鲜品捣烂敷；或研末敷。

【原植物】菊三七 *Gynura japonica*（Thunb.Lour）Juel.。

高大多年生草本植物，高可达150cm，或更高。根粗大成块状，纤维状根茎直立，中空，基部木质，多分枝，小枝斜生。基部叶在花期常枯萎。叶片椭圆形或长圆状椭圆形，羽状深裂，顶裂片大，倒卵形，长圆形至长圆状披针形，侧生裂片椭圆形，长圆形至长圆状线形，头状花序多数，花茎枝端排成伞房状圆锥花序；花序梗细，被短柔毛，总苞狭钟状或钟状，小花多个，花冠黄色或橙黄色，管部细，裂片卵形，顶端尖；花药基部钝；瘦果圆柱形，棕褐色，冠毛丰富，白色，易脱落。8～10月开花结果。

产于湖南、贵州、广西、湖北。生长于山野或荒地草丛中。

（田婷婷　郑钦方　汪冶）

Mal saov nyox niv 骂少虐内

地锦 Dijin

【异名】地联、夜光、酱瓣草、草血竭、血见愁、血风草、马蚁草、雀儿卧单、猢狲头草。

【来源】本品为大戟科植物地锦 *Euphorbia humifusa* Willd 的干燥全草。

【采收加工】夏、秋间采收。去根，晒干。

【性味】辛，平。

【功能与主治】清热解毒，凉血止血，利湿退黄。用于黄疸，泄泻，疳积，血痢，尿血，血崩，外伤出血，乳汁不多，痈肿疮毒，跌打肿痛。

【用法用量】内服：煎汤。3～6g（鲜用25～50g）；或入散剂。外用：捣敷或研末撒。

【现代临床研究】止痒抗过敏　鲜地锦草200g，水煎服，每日1剂，分2次服。药渣加水再煎，用煎液趁热擦洗皮肤，每晚睡前1次。治疗老年性皮肤瘙痒症共11例，有效率为100%。

【化学成分】槲皮素、没食子酸、内消旋肌醇、鞣质、没食子酸甲酯。

【药理作用】

1.抗细菌作用　地锦草鲜汁、水煎剂以及水煎浓缩乙醇提取物等对金黄色葡萄球菌、白色葡萄球菌、溶血性链球菌、卡他球菌、白喉杆菌、大肠埃希菌、伤寒杆菌、副伤寒杆菌、施氏痢疾杆菌、福氏痢疾杆菌、宋内痢疾杆菌、铜绿假单胞菌、肠炎杆菌、猪霍乱沙门菌等多种致病性球菌及杆菌有明显的抑菌作用。用葛根地锦草汤治疗慢性结肠炎 58 例，痊愈 50 例，好转 6 例，总有效率为 96.6%，说明地锦草具有明显的抑菌作用。

2. 抗真菌作用 地锦草提取物作用于皮肤癣菌后，真菌细胞表面皱缩不平，有严重皱褶、破裂现象；电镜下可见真菌细胞壁不完整，局部有缺损，厚薄不均，细胞膜轮廓不清，局部有破损，胞内细胞器损伤严重，多见空泡化，细胞内成分聚集成电子密度较高的团块，揭示了地锦草的抗真菌作用机制，对真菌的生长具有抑制作用。

3. 止血作用 地锦草能快速缩短小鼠的凝血时间及出血时间，显著增加血小板数量。用地锦乌茜汤治疗青春期功能性子宫出血 76 例，显效 51 例，有效 23 例，总有效率为 97.4%。

4. 护肝作用 地锦草水煎剂对小鼠所致肝损害有明显保护作用，可显著降低 D- 半乳糖所致的 SGPT 升高，显著降低异硫氰酸 -α- 萘酚所致的 SGPT、SGOT 以及血清胆红素升高。地锦草醇提取物可显著降低 CCl_4 所致小鼠的谷丙转氨酶（GPT）及 MDA 升高，提高肝脏 SOD 活力，对小鼠急性肝损伤具有保护作用，提示地锦草具有保肝作用。

【原植物】 地锦 *Euphorbia humifusa* Willd

一年生草本。根纤细，长 10 ~ 18cm，直径 2 ~ 3mm，常不分枝。茎匍匐，自基部以上多分枝，偶尔先端斜向上伸展，基部常红色或淡红色，长达 20（30）cm，直径 1 ~ 3mm，被柔毛或疏柔毛。叶对生，矩圆形或椭圆形，长 5 ~ 10mm，宽 3 ~ 6mm，先端钝圆，基部偏斜，略渐狭，边缘常于中部以上具细锯齿；叶面绿色，叶背淡绿色，有时淡红色，两面被疏柔毛；叶柄极短，长 1 ~ 2mm。花序单生于叶腋，基部具 1 ~ 3mm 的短柄；总苞陀螺状，高与直径各约 1mm，边缘 4 裂，裂片三角形；腺体 4，矩圆形，边缘具白色或淡红色附属物。雄花数枚，近与总苞边缘等长；雌花 1 枚，子房柄伸出至总苞边缘；子房三棱状卵形，光滑无毛；花柱 3，分离；柱头 2 裂。蒴果三棱状卵球形，长约 2mm，直径约 2.2mm，成熟时分裂为 3 个分果爿，花柱宿存。种子三棱状卵球形，长约 1.3mm，直径约 0.9mm，灰色，每个棱面无横沟，无种阜。花果期 5 ~ 10 月。

产于湖南、贵州、广西、湖北。生长于原野荒地、路旁、田间、沙丘、海滩、山坡。

（田婷婷　汪冶）

Mal sax bah bav laox 骂耍巴把老

大蓟 Daji

【异名】 马蓟、虎蓟、刺蓟、山牛蒡、鸡项草、鸡脚刺、野红花、茨芥、牛触嘴、鼓椎、鸡姆刺、鸡母刺、恶鸡婆、大牛喳口、山萝卜、猪姆刺、六月霜、蚁姆刺、牛口刺、大刺儿菜、大刺盖、老虎胭、刺萝卜、牛喳口、大恶鸡婆、山老鼠簕、刺角芽。

【来源】 本品为菊科植物蓟 *Cirsium japonicum* Fisch. ex DC. 的干燥全草。

【采收加工】 夏、秋二季花开时采割地上部分，除去杂质，晒干。

【性味】 甘、苦，凉。

《中国侗族医药学基础》：甘、苦，凉。

【功能与主治】 凉血止血，散瘀消肿。用于衄血，咯血，吐血，尿血，功能性子宫出血，产后出血，乳痈，跌打损伤；外用治外伤出血，痈疖肿毒。

《中国侗族医药学基础》：凉血止血，祛瘀消肿。用于吐血，尿血，便血，外伤出血，痈肿疮毒等。

【用法用量】内服：煎汤。5 ～ 9g（鲜者30 ～ 60g），捣汁或研末。外用：捣敷或捣汁涂。

《中国侗族医药学基础》：内服：煎汤，9 ～ 15g，或研末；外用：适量，捣烂敷。

【现代临床研究】

1.传染性肝炎　大、小蓟鲜草适量，捣烂绞汁，温水和服，每次服一小杯。大蓟根每日30g，分2次水煎服。

2.尿路感染　小蓟草15g，马兰根15g，水煎服。

3.肾炎尿蛋白不消失，肝炎转氨酶不下降　大蓟根15g，薏苡仁根30g，水煎服。

4.血友病，口鼻出血，紫斑　鲜大蓟草捣汁，和入少许黄酒，每次服一小杯，每日2 ～ 3次。

5.妇女血崩，经漏　大、小蓟连根苗30g，益母草15g，水煎，每日2次分服。

6.高血压　大、小蓟3 ～ 15g，水煎代茶。

【化学成分】乙酸蒲公英甾醇、豆甾醇、α- 香树脂醇、β- 香树脂醇、β- 谷甾醇、柳穿鱼苷、蒙花苷。

【药理作用】

1.凝血止血作用　大蓟全草汁能使凝血时间、凝血酶原时间缩短，血沉加速，炒炭后能明显缩短凝血和出血时间。但不同地区的大蓟炭止血药效存在差异，湖南产大蓟止血效果较强，而安徽产大蓟没有止血作用。大蓟醇提浸膏正丁醇萃取物给小鼠灌胃给药后有止血功效。体外实验发现，柳穿鱼苷、蒙花苷具有一定的止血和促凝血作用。

2.降血压作用　给予大鼠大蓟草醇提物（2.7g/kg）灌胃，通过增加促黑激素（intermedin，IMD）的量，激活一氧化氮 / 一氧化氮合酶，对肾性高血压有降压作用。大蓟水提取物对离体大鼠内皮完整的胸主动脉环均有浓度依赖性舒张作用，该作用可能通过 NO- 鸟苷酸环化酶途径产生内皮依赖性血管舒张作用。

3.抗肿瘤作用　大蓟提取液（2mg/mL、6mg/mL、12mg/mL）对人白血病 K562 细胞的最高抑制率为 81.73%，肝癌 HepG-2 细胞抑制率为 73.46%，宫颈癌 HeLa 细胞抑制率为 59.75%，胃癌 BG823 细胞抑制率为 53.83%。大蓟总黄酮对人肝癌 SMMC-7721 细胞的半数抑制浓度（IC_{50}）为 93.64μg/mL，对 HeLa 细胞的 IC_{50} 为 85.12μg/mL。每日给予荷瘤小鼠大蓟提取物（10.20g/kg）灌胃，对 Hep-2 细胞生长抑制率分别为 46.40% 和 59.70%。

4.抗糖尿病作用　通过葡萄糖苷酶抑制实验测得大蓟的甲醇提取物和水提取物有治疗糖尿病的作用。从大蓟中分离出的柳穿鱼苷和 5,7- 二羟基 -6,4′- 二甲氧基黄酮 2 种黄酮对静脉滴注链脲佐菌素诱导的糖尿病大鼠均有治疗作用。

【原植物】蓟 *Cirsium japonicum* Fisch. ex DC.

多年生草本，高 0.5 ～ 1.0m。根簇生，圆锥形，肉质，表面棕褐色。茎直立，有细纵纹，基部有白色丝状毛。大蓟基生叶丛生，有柄，倒披针形或倒卵状披针形，长 15 ～ 30cm，羽状深裂，边缘齿状，齿端具针刺，上面疏生白色丝状毛，下面脉上有长毛；茎生叶互生，基部心形抱茎。头状花序顶生；总苞钟状，外被蛛丝状毛；总苞片 4 ～ 6 层，披针形，外层较短；花两性，管状，紫色；花药顶端有附片，基部有尾。瘦果长椭圆形，冠毛多层，羽状，暗灰色。花期 5 ～ 8 月，果期 6 ～ 8 月。

产于湖南、贵州、广西、湖北。生于山野、路旁、荒地。

（田婷婷　汪冶）

Mal sax bav niv 骂耍把丽

小蓟 Xiaoji

【异名】千针草、刺儿菜、刺菜、曲曲菜、青青菜、荠荠菜、刺角菜、白鸡角刺、小鸡角刺、小牛扎口、野红花。

【来源】本品为菊科植物刺儿菜 *Cirsium setosum*（Willd.）MB. 的干燥全草。

【采收加工】夏、秋二季花开时采割，除去杂质，晒干。

【性味】甘、苦，凉。

《中国侗族医药学基础》：甘、苦，凉。

【功能与主治】凉血止血，祛瘀消肿。用于衄血，吐血，尿血，血淋，便血，崩漏，外伤出血及痈肿疮毒。

《中国侗族医药学基础》：凉血止血，祛瘀消肿。用于吐血，尿血，便血，外伤出血及痈肿疮毒等。

【用法用量】内服：煎汤，4.5～9g。外用：鲜品适量，捣烂敷患处。

《中国侗族医药学基础》：内服：煎汤，5～10g，或捣汁，鲜品，30～60g；外用：适量，捣烂敷或煎水洗。

【现代临床研究】

1. 尿痛，尿急，尿血 （小蓟饮子）小蓟、生地黄、藕节、炒蒲黄、滑石、当归、木通、栀子、甘草、淡竹叶各等量，研成粗粉，每次25g，水煎服，每日2次。

2. 传染性肝炎 鲜小蓟根状茎100g，水煎服。

3. 功能性子宫出血 鲜小蓟100g，水煎分2次服。

4. 肾炎（血尿症状为主） 小蓟、藕节、蒲黄各25g，生地黄20g，山栀子15g，竹叶、木通各7.5g，生甘草5g，水煎服。若肉眼见血尿者加琥珀屑0.006～0.01g吞服或同用大小蓟、地锦草等，若有高血压及血尿同见，另加荠菜花干草25～50g。

【化学成分】刺槐素-7-鼠李糖苷、芸香苷、咖啡酸、绿原酸、原儿茶醛、蒲公英甾醇、蒙花苷、刺槐苷、芸香苷、芦丁、柳穿鱼苷、4-乙酰蒲公英甾醇、蒲公英甾醇、三十烷醇、β-谷甾醇和豆甾醇等。

【药理作用】

1. 止血作用 小蓟是传统的止血中药，据研究证实，其主要通过使局部血管收缩，抑制纤溶而发挥作用，目前临床上主要用小蓟炭止血。多用于治疗尿血、血淋、肾炎等，还可以外敷用于止血。

2. 抗肿瘤作用 小蓟是中医治疗肿瘤的常用药，有文献报道证实其具有抗肿瘤作用。研究结果显示，小蓟水提液可使人白血病细胞K562、肝癌细胞HepG-2、宫颈癌细胞Hela、胃癌细胞BGC3234中细胞形态上发生皱缩、变圆、脱壁、裂碎等变化，生长明显受到抑制，抑制率最高可达86.03%。

3. 抗氧化作用 据研究证实，小蓟的60%乙醇、50%甲醇、丙酮、蒸馏水提取物，对羟自由基（HFR）和氧阴离子自由基（SAFR）均有明显的清除作用。说明小蓟具有良好的清除氧自由基、抗氧化及抗衰老的作用。

4. 抗菌作用 据报道，小蓟水煎剂在试管内对溶血性链球菌、肺炎球菌、白喉杆菌有抑制作用。此外，小蓟对金黄色葡萄球菌、铜绿假单胞菌、变形杆菌、大肠埃希菌、伤寒杆菌等均有抑制作用。

5. 抑菌 水煎剂对白喉杆菌、肺炎球菌、溶血性链球菌、金黄色葡萄球菌、铜绿假单胞菌、变形杆菌、福氏痢疾杆菌、大肠埃希菌、伤寒杆菌、副伤寒杆菌等均有抑制作用。

【原植物】刺儿菜 *Cirsium setosum*（Willd.）MB.

多年生草本，地下部分常大于地上部分，有长根茎。茎直立，幼茎被白色蛛丝状毛，有棱，高30～80cm，基部直径3～5mm。有时可达1cm，上部有分枝，花序分枝无毛或有薄绒毛。叶互生，基生叶花时凋落，下部和中部叶椭圆形或椭圆状披针形，长7～10cm，宽1.5～2.2cm，表面绿色，背面淡绿色，两面有疏密不等的白色蛛丝状毛，顶端短尖或钝，基部窄狭或钝圆，近全缘或有疏锯齿，无叶柄。

产于湖南、贵州、湖北。生于山坡、河旁或荒地、田间，海拔170～2650m。

（田婷婷　汪冶）

Mal sedp bav lax 骂寸巴老

牛繁缕 Niufanlü

【异名】鹅儿肠、鹅肠草、抽筋草、鹅肠菜、伸筋藤、壮筋丹、鸡卵菜、抽筋草、鹅鸡卵茶、石灰菜、白头娘草、鸡娘草。

【来源】本品为石竹科植物鹅肠菜 *Myosoton aquaticum* Moench 的全草。

【采收加工】夏、秋季采收全草，洗净，切碎，晒干。

【性味】甘、淡，平。

【功能与主治】清热解毒，活血消肿。用于肺热病，痢疾，眩晕，月经病，痈疽，牙痛，痔疮肿痛。

《侗族医学》：退热消肿，止痛。用于岑皮恺来（皮肤发痒），耿虐（痛奶）。

【用法用量】内服：煎汤，6～15g；外用：捣敷或煎水熏洗。

【附方】

1. 岑皮恺来　鲜骂寸巴老（鹅儿肠）捣烂，外敷患处。（《侗族医学》）

2. 耿虐　骂寸巴老（鹅儿肠）、骂菩姑（蒲公英）、骂麻剃（紫花地丁），煎水内服。（《侗族医学》）

【现代临床研究】民间用于治疗肺炎、痢疾、高血压、月经不调和痔疮等。

【化学成分】牡荆苷、异牡荆苷、β-谷甾醇、芹菜素、胡萝卜苷和 6-C-β-D-葡萄糖-8-C-β-D-半乳糖芹菜素等。

【原植物】鹅肠菜 *Myosoton aquaticum* Moench。注：名称已修订，正名是鹅肠菜 *Stellaria aquatica*。

两年生或多年生草本，具须根。茎上升，多分枝，长50～80cm，上部被腺毛。叶片卵形或宽卵形，长2.5～5.5cm，宽1～3cm，顶端急尖，基部稍呈心形，有时边缘具毛；叶柄长5～15mm，上部叶常无柄或具短柄，疏生柔毛。顶生二歧聚伞花序；苞片叶状，边缘具腺毛；花梗细，长1～2cm，花后伸长并向下弯，密被腺毛；萼片卵状披针形或长卵形，长4～5mm，果期长达7mm，顶端较钝，边缘狭膜质，外面被腺柔毛，脉纹不明显；花瓣白色，2深裂至基部，裂片线形或披针状线形，长3～3.5mm，宽约1mm；雄蕊10，稍短于花瓣；子房长圆形，花柱短，线形。蒴果卵圆形，稍长于宿存萼；种子近肾形，直径约1mm，稍扁，褐色，具小疣。花期5～8月，果期6～9月。

产于湖南、贵州、广西、湖北。生于海拔350～2700m的河流两旁冲积沙地的低湿处或灌丛林缘和水沟旁。

（刘建锋　汪冶）

Mal semp beengc 骂寸旁

益母草 Yimucao

【异名】郁臭草、茺玉子、茺蔚子、旋风草、益母苦低草、质知莫、德莫司、月母草、辣母藤、郁臭苗、野天麻、山麻、森带、九塔花、充蔚。

【来源】本品为唇形科植物益母草 *Leonurus japonicus* Houtt. 的新鲜或干燥全草。

【采收加工】鲜品春季幼苗期至初夏花前期采割；干品夏季茎叶茂盛、花未开或初开时采割，晒干，或切段晒干。

【性味】辛、苦，微寒。

《中国侗族医药学基础》：辛、苦，凉。

《侗药大观》：辛、苦，微寒。

【功能与主治】活血调经，利尿消肿，清热解毒。用于月经不调，痛经、经闭，恶露不下或不尽，水肿尿少，跌打瘀滞，疮疡肿毒。

《中国侗族医药学基础》：活血，祛瘀，调经，消水。用于月经不调，胎漏难产，胞衣不下，产后血晕，瘀血腹痛及崩中漏下等。

《侗药大观》：活血调经，祛瘀止痛，利尿消肿。用于月经不调，痛经，闭经，产后血瘀，腹痛，肢体浮肿，小便不利等。

【用法用量】内服：煎汤，10～20g；外用：煎水洗或捣烂外敷。

《中国侗族医药学基础》：内服：煎汤，9～15g，熬膏，或入丸、散；外用：适量，鲜品捣烂敷或煎水洗。

《侗药大观》：干品10～15g，水煎内服。月经不调配当归、赤芍、川芎、木香等。

【现代临床研究】

1. 治疗功能性子宫出血　功能失调性子宫出血是妇科常见病，有研究证明益母草有增强子宫收缩力的作用，其作用与垂体后叶素、麦角新碱相似。

2. 预防和治疗产后出血　有报道将400例剖宫产患者随机分为两组，每组各200例，益母草组术后立即于子宫壁注射益母草注射液2mL，与对照组注射缩宫素2U比较，结果益母草组术后2h及24h出血量比对照组明显减少（$P < 0.05$）。以上所述提示益母草具有明显预防及治疗产后出血的作用，且用药方便、安全。

3. 治疗高黏血症　研究发现，益母草注射液可明显增加红细胞变形性，减少红细胞聚集，降低血流阻力，这些作用均可加快血液流速，改善高黏血症，缓解微循环障碍时组织细胞灌流不足的状态，恢复组织细胞功能。

4. 治疗冠心病　有文献研究对52例冠心病及30例无症状性心肌缺血患者静脉滴注益母草注射液，54例心肌缺血患者口服益母草片，治疗15天后冠心病患者症状、体征、心电图、血脂、微循环及血液流变学指标均明显改善，治疗30天后心肌缺血患者症状、心电图、血脂、血液流变学指标亦明显改善。

【化学成分】益母草碱、水苏碱、益母草啶、月桂酸、油酸、甾酸、芸香苷、芦丁、金丝桃苷、葡萄糖基、鼠李糖基、阿拉伯糖基、6-*O*-乙酰筋骨草醇、筋骨草苷、佛手柑内酯、花椒毒素。

【药理作用】

1. 对子宫的影响　研究结果显示，益母草水提液可兴奋正常大鼠离体子宫，并可抑制缩宫素致子宫兴奋。提取益母草的不同部位考察其对小鼠子宫平滑肌双向调节作用，结果显示益母草水溶性生物碱、总黄酮对小鼠离体子宫有兴奋作用，作用机制与增加子宫平滑肌细胞胞浆 Ca^{2+} 含量有关，益母草脂溶性生物碱对离体子宫有抑制作用。

2. 抗炎镇痛作用　研究发现益母草有抗炎镇痛的作用，小鼠腹腔注射益母草甲醇提取物（500mg/kg、250mg/kg），其对醋酸扭体小鼠的抑制率分别为 69.68%、44.15%，阳性药双氯芬酸钠抑制率为 74.67%。此外，益母草甲醇提取物（400mg/kg、200mg/kg）对角叉菜胶所致的大鼠足肿胀有很好的抑制效果。

3. 抗氧化作用　现代药理研究表明益母草抗心肌缺血的作用与其抗氧化活性有关。益母草含有的黄酮类成分和多糖类成分经实验证实有抗氧化效果。采用二苯代苦味酰基自由基（DPPH·）法测定了益母草 75% 乙醇水提取液的抗氧化活性，益母草 75% 乙醇水提取液和维生素 E 的半数有效浓度（EC_{50}）分别为 2.70g/L、5.92g/L。

【原植物】益母草 *Leonurus japonicus* Houtt.

一年生或二年生草本。茎直立，高 30～120cm，四方形，有伏毛。叶形多样，一年的基生叶有长柄，叶片略呈卵圆形，边缘 5～9 浅裂，裂片有 2～5 钝齿，基部心形；茎中部的叶有短柄，3 全裂，裂片近披针形，中央裂片常再 3 裂，两侧裂片常再 1～2 裂，上部叶不裂，条形，近于无柄。轮伞花序腋生，苞片针刺状；花萼钟状，先端有 5 长尖齿，前 2 齿靠合；花冠军唇形，淡红色至紫外线红色，长 1～2cm，花冠筒内有毛环，上下唇几等长，柱头 2 裂，小坚果褐色，三棱形，上端窄，下端较宽而平截。花期 6～8 月，果期 8～10 月。

产于湖南、贵州、广西、湖北。生于山野、河滩草丛中及溪边湿润处。

（田婷婷　汪冶）

Mal suic 骂隋

蛇含委陵菜 Shehanweilingcai

【异名】蛇包小鸡腿、王皮草、紫背草、五皮草、小龙牙草、狗脚迹、五大风、地五加、五披风、老鹰爪、金丝弦、狗脚迹、五叶蛇扭、蛇泡、五匹凤、五皮风、五匹风、五叶莓、五爪虎、五爪金龙、蛇含草、五叶莓、五虎下山、五星草、五虎草、五叶蛇莓、委陵菜、地五爪、五龙爪、蛇含、五爪龙、威蛇、小龙牙、紫背龙牙、蛇包五披风、地五甲、地五加。

【来源】本品为蔷薇科植物蛇含委陵菜 *Potentilla kleiniana* Wight et Arn. 的干燥全草。

【采收加工】夏秋采收，鲜用或晒干。

【性味】苦、辛，凉。

《中国侗族医药研究》：苦、辛，凉。

《侗族医学》：苦，微凉。

【功能与主治】清热定惊，截疟，止咳化痰，解毒活血。用于高热惊风，疟疾，肺热咳嗽，痢疾，疮疖肿毒，咽喉肿痛，风火牙痛，蛇串疮，目赤肿痛，虫蛇咬伤，风湿麻木，跌打损伤，月经不调，外伤出血。

《中国侗族医药研究》：清热解毒，发汗解肌，散瘀，利湿。用于风寒，脐痛，霍乱干呕，蛇皮带，火疗，小儿大人月家，望天风，蛤蟆风，小儿起风，小儿迷风，小儿摆头风，小儿白眼风，小儿惊风，小儿开口，小儿发热，小儿小便白色，眼睛生白云，走马入筋，慢惊风，点子风，砂林，小儿推磨风，发热，串串咳。

《侗族医学》：退热，去毒，止咳。用于发热，串串咳。

【用法用量】内服：煎汤，9～15g，鲜品倍量；外用：适量，煎水洗或捣敷，或捣汁涂，或煎水含漱。

【附方】

1. 发热 蛇含委陵菜、大青叶，煎水调蜂糖。(《侗族医学》)

2. 串串咳 骂隋、骂莘蜥（蛇倒退）、靠朵（一朵云）、巴登马（假紫苑）、百花前胡，煎水内服。(《侗族医学》)

【现代临床研究】

1. 治小儿惊风 五皮风 12g，土升麻 9g，辰砂草 6g，银花藤 6g，土瓜根 6g。煎水服。或五皮风 9g，全虫一个，僵虫一个，朱砂 1.5g。各药研成细末，混合成散剂，开水吞服。

2. 治温疟、高烧、咳嗽 五匹风 15g，白蔹 6g，紫苏 9g。加水煎汤，于发疟前两小时服用，每日一剂，连服三剂。

3. 治麻疹后热咳 五皮风、白蜡花、枇杷花各 9g。研末，加蜂蜜蒸服。

4. 治风湿麻木 五匹风、生姜。熬水洗患处。

5. 治痈肿、偏头痛 蛇含全草捣汁搽，或捣烂敷患处。

【化学成分】β- 谷甾醇、胡萝卜苷、齐墩果酸、熊果醇、$3\alpha,19,24$- 三羟基 -12- 烯 -28- 乌苏酸、委陵菜酸、2α- 羟基乌苏酸、$2\alpha,3\alpha,19\alpha$- 三羟基 -12 烯 -28- 乌苏酸、槲皮素 -3-O-α-L- 鼠李糖苷、槲皮素 -3-O-β-D- 葡萄糖苷、山奈酚 -3-O-β-D- 鼠李糖苷、$2\alpha,3\beta,19\alpha,23$- 四羟基 -12- 烯 -28- 齐墩果酸、$2\alpha,3\beta,19\alpha,23$- 四羟基 -12- 烯 -28- 乌苏酸、熊果酸。

【药理作用】

1. 降血糖作用 研究蛇含委陵菜总黄酮（TFP）的体外和体内降血糖效果。结果显示：TFP 体外降血糖效果发现，TFP 对 α- 葡萄糖苷酶具有较强的抑制活性并且体现剂量依赖性，而对 α- 淀粉酶的抑制活性不高，对 ORAC 的抑制活性较高，而体内降血糖效果发现，TFP 不同剂量对糖尿病小鼠具有很好的降血糖效果，特别是 400mg/kg 的剂量组降血糖效果非常明显，血清胰岛素的含量得到明显提高，另发现，TFP 有利于丙酮酸激酶的分泌，从而促使肝糖原的合成，使肝糖原的含量增加。

2. 抑菌作用 通过抑菌活性研究发现，蛇含委陵菜的乙醇提取物、石油醚、氯仿、正丁醇萃取物对枯草杆菌、铜绿假单胞菌、藤黄微球菌、大肠埃希菌和金黄色葡萄球菌均无明显抑制作用。乙酸乙酯萃取物对上述受试菌都有抑制活性，尤其对金黄色葡萄球菌有很强的抑菌活性，说明乙酸乙酯萃取物为主要抑菌活性部位，对其进行系统预试，发现该部分中含有黄酮、皂普、甾体、三萜类、酚酸、鞣质等。

3. 抗炎活性 蛇含委陵菜乙醇提取物能抑制高糖诱导的分化后 PC12 神经细胞活性下降，其机制可能与其抗炎活性有关。

【原植物】蛇含委陵菜 *Potentilla kleiniana* Wight et Arn.

一年生、二年生或多年生宿根草本。多须根；茎平卧，具匍匐茎。基生叶为近于鸟足状 5 小叶；叶柄被疏柔毛或开展长柔毛。花两性；聚伞花序密集枝顶如假伞形，花梗密被开展长柔毛，下有茎生叶如苞片状；花直径 0.5～1cm；萼片 5，三角卵圆形，先端急尖或渐尖，副萼片 5，披针形或椭圆披针形，先端急尖或渐尖。花瓣 5，倒卵形，先端微凹。长于萼片，黄色；花柱近顶生。瘦果近圆形，一面稍平，直径约 0.5mm，具皱纹。花、果期 4～9 月。

产于湖南、贵州、广西、湖北。生于田边、水旁、草甸及山坡草地。

（凌建新 田婷婷 汪治）

Mal xedp suic 骂辛隋

杠板归 Gangbangui

【异名】蛇倒退、犁头刺、河白草、蚂蚱簕、急解素、老虎脷、猫爪刺、蛇不过、蛇牙草、穿叶蓼。

【来源】本品为蓼科植物杠板归 *Polygonum perfoliatum* L. 的干燥全草。

【采收加工】秋季采收，洗净，晒干或鲜用。

【性味】酸，凉。

《侗药大观》：酸、苦，寒。

【功能与主治】清热解毒，利尿消肿。内服用于水肿、疟疾、痢疾、湿疹、疱疹、疥癣、毒蛇咬伤；外治用于带状疱疹、湿疹、痈疖肿毒、蛇咬伤。

《侗药大观》：利尿消肿，清热解毒，利咽祛湿。用于肾炎水肿，咽喉肿痛，肺热咳嗽（百日咳），慢性湿疹，泻痢，毒蛇咬伤等。

【用法用量】内服：煎汤，9～30g；外用：捣敷或煎水熏洗。

《侗药大观》：用干品 10～15g，水煎内服；外用，鲜品适量，捣烂外敷；慢性湿疹配千里光、枫树球同用，水煮洗浴。

【化学成分】大黄素、大黄素甲醚、芦荟大黄素、cucurbitacin IIa、cucurbitacin U、asteryunnanoside F、saikosaponin M、原儿茶酸、没食子酸、鞣花酸、3,3'- 二甲氧基 - 鞣花酸、1-*O*- 没食子酰基 -β-D- 葡萄糖、黏酸二甲酯 -2-*O*- 没食子酰基、咖啡酸乙酯、黏酸二甲酯、反式 - 对羟基肉桂酸甲酯、山奈酚、咖啡酸甲酯、槲皮素、阿魏酸、白桦脂醇、靛苷、水蓼素、*p*- 香豆酸、香草酸、咖啡酸。

【药理作用】

1. 抗炎作用 研究表明，杠板归及其主要化合物槲皮素 -3-*O*- 葡萄糖醛酸都具有抗炎作用，其乙醇提取物具有显著的抑制二甲苯诱发小鼠耳廓炎症，抑制醋酸所致小鼠腹腔毛细血管通透性的增高，降低角叉菜胶致足趾肿胀大鼠血清和足爪局部炎症组织中前列腺素（PGE$_2$）、丙二醛（MDA）的含量，亦具有抑制新鲜鸡蛋清致小鼠足肿胀的作用。

2. 抗菌作用 研究发现杠板归 75% 乙醇提取物对金黄色葡萄球菌、铜绿假单胞菌、枯草杆菌和变形杆菌均有较强的抑制作用，杠板归乙酸乙酯提取物和正丁醇提取物也对枯草杆菌和铜绿假单胞菌有较强的抑制作用。研究报道杠板归乙酸乙酯部位对金黄色葡萄球菌、大肠埃希菌、粪链球菌有明显的抑菌作用，对真菌也有一定的抑菌作用，如白色念珠菌。

3. 抗病毒作用 杠板归醇提部分、杠板归醇洗脱部位及总体物有显著的抗单纯疱疹病毒 -1（HSV-1）作用，最高抑制率可达 78.1%。杠板归醇提部分、杠板归醇洗脱部位药物浓度在 8μg/mL 以上时，对 HSV 的抑制浓度可达 50.0% 以上，两者效果与阿昔洛韦（ACV）相当。杠板归醇洗脱后母液中黄酮含量达 80.0% 以上，提示杠板归中抗单纯疱疹病毒 -1 的主要有效成分为黄酮类化合物。鸡胚外抗病毒试验显示，杠板归对亚洲甲型流感病毒和副流感 I 型病毒的抗病毒效价分别为 1∶160 和 1∶64。

4. 抗癌作用 体内实验显示，杠板归对实验性动物移植肿瘤有抑制作用；体外实验显示，杠板归具有抗癌活性，对放疗及化疗引起的白细胞减少有防治作用。

【原植物】杠板归 *Polygonum perfoliatum* L.。注：名称已修订，正名是扛板归 *Persicaria perfoliata*。

一年生草本。茎攀援，多分枝，长 1 ～ 2m，具纵棱，沿棱具稀疏的倒生皮刺。叶三角形，长 3 ～ 7cm，宽 2 ～ 5cm，顶端钝或微尖，基部截形或微心形，薄纸质，上面无毛，下面沿叶脉疏生皮刺；叶柄与叶片近等长，具倒生皮刺，盾状着生于叶片的近基部；托叶鞘叶状，草质，绿色，圆形或近圆形，穿叶，直径 1.5 ～ 3cm。总状花序呈短穗状，不分枝顶生或腋生，长 1 ～ 3cm；苞片卵圆形，每苞片内具花 2 ～ 4 朵；花被 5 深裂，白色或淡红色，花被片椭圆形，长约 3mm，果时增大，呈肉质，深蓝色；雄蕊 8，略短于花被；花柱 3，中上部合生；柱头头状。瘦果球形，直径 3 ～ 4mm，黑色，有光泽，包于宿存花被内。花期 6 ～ 8 月，果期 7 ～ 10 月。

产于湖南、贵州、广西、湖北。生长于海拔 80 ～ 2300m 的田边、路旁、山谷湿地。

（田婷婷　汪治）

Mal yangc yw 骂杨游

土荆芥 Tujingjie

【异名】臭草、臭藜藿、杀虫芥、钩虫草、鹅脚草、鸭脚草、狗咬癀、醒头香、香草、省头香、罗勒、胡椒菜、九层塔、红泽兰、天仙草、火油根、香藜草、臭蒿、藜荆芥、洋蚂蚁草、虎骨香、虱子草、狗咬、火油草、痱子草、杀虫草、大本马齿苋。

【来源】本品为藜科植物土荆芥 *Chenopodium ambrosioides* L. 的干燥全草。

【采收加工】8 ～ 9 月果实成熟时，割取全草，放通风处阴干。

【性味】辛、苦，微温。有小毒。

《侗族医学》：辣、苦，微热。有小毒。

《侗药大观》：辛、温。有小毒。

【功能与主治】祛风，杀虫，通经，止痛。用于风湿痹痛、蛔虫病、黄胖病、蛲虫病、经行腹痛、血枯、湿疡、蛇虫咬伤。

《侗族医学》：搜风除寒，杀虫。用于份审（癣）。

《侗药大观》：杀虫祛风，止痒，通经止痛。用于钩虫、蛔虫，风湿性关节炎等。

【用法用量】内服：煎汤，3 ～ 9g，研粉或制成丸剂，或制成土荆芥油；外用：适量，煎水洗患处。

《侗族医学》：3 ～ 9g。外用适量。

《侗药大观》：用干品 5 ～ 10g，水煎内服。土荆芥油，每次 1mL，口服，每日 1 次。

【现代临床研究】

应用土荆芥洗液治疗股癣，总有效率达 95.61%；采用土荆芥防治稻田皮炎治愈率达 100%；有相关研究报道，由土荆芥制备成的土荆芥油治疗钩虫病有效率达 85%；用含有土荆芥成分的搽剂外用联合罗红霉素胶囊治疗寻常性痤疮 40 例，痊愈 22 例，显效 11 例，好转 7 例，无效 0 例；用含有土荆芥成分的中成药荆花胃康胶丸联合泮托拉唑、阿莫西林、克拉霉素治疗幽门螺杆菌相关慢性胃炎，总有效率达 94.1%；通过抗过敏联合应用含有土荆芥成分的七味姜黄搽剂治疗脂溢性皮炎疗效佳，复发率低。

【化学成分】α- 松油烯、甲酸松油酯、对聚伞花素、3- 异丙基 -6- 甲基 -7- 氧杂双环［4.1.0］庚 -2-

酮、1-甲基-4-（1-甲基己烯基）环己烯及邻甲基异丙苯、冰片烯、驱蛔素、对伞花烃、β石竹烯、吉马烯B、β榄香烯、莪术烯、β侧柏烯、α杜松醇、山柰酚-7-O-α-L-鼠李糖苷、山柰酚-3,7-O-α-L-二鼠李糖苷、万寿菊素、槲皮素-7-O-α-L-鼠李糖苷、dendranthemoside B、蚱蜢酮、丁香脂素、苄基-β-D-葡萄糖苷、β-谷甾醇、α-菠菜甾醇。

【药理作用】

1. 抑菌作用　据报道土荆芥总黄酮对铜绿假单胞菌、大肠埃希菌和福氏志贺菌等均具有较强的抑制作用；研究表明土荆芥挥发油对幽门螺杆菌（Hp）甲硝唑耐药株及敏感株均具有明确的抗菌作用，其抗菌效能与药物剂量呈正相关，并于 72h 后趋向稳定；研究发现土荆芥植株的地上部分提取的挥发油对铜绿假单胞菌、金黄色葡萄球菌、枯草芽孢杆菌、普通变形杆菌和大肠埃希菌 5 种细菌均有不同程度的抑菌活性。

2. 杀虫作用　研究土荆芥精油对灰茶尺蠖的熏蒸活性及对其体内 2 种解毒酶活性的影响，结果显示随着土荆芥精油剂量的增加和处理时间的延长，灰茶尺蠖幼虫的死亡率也相应升高；汪玉平等报道土荆芥 4 种溶剂（100% 乙醇、丙酮、乙酸乙酯和石油醚）提取物具有触杀和熏蒸活性，能在适宜的时间和浓度下可使玉米象害虫死亡；通过实验发现土荆芥挥发油对玉米象和赤拟谷盗两种仓储害虫均有良好的熏蒸、触杀与驱避活性，可进一步从土荆芥挥发油中研究对两种仓储害虫具有良好生物活性的化合物。

3. 抗肿瘤作用　探索土荆芥挥发油对人肝癌 SMMC-7721 细胞和人正常肝 LO$_2$ 细胞的抑制作用及体外抗肿瘤机制，结果显示土荆芥挥发油能抑制人肝癌 SMMC-7721 细胞生长，其机制可能与阻滞细胞周期，诱导细胞发生 Caspase 依赖性凋亡有关；据报道土荆芥挥发油及其主要成分的体外抗肿瘤活性以挥发油最为明显，对聚散花素次之，α-萜品烯最弱；研究发现土荆芥总黄酮类化合物对 MCF-7 细胞增殖有显著的抑制作用，其抑制作用可能主要通过氧化损伤所致的细胞毒性实现，为土荆芥作为抗癌药物开发奠定了一定的基础。优化土荆芥种子总黄酮提取条件并评价其抗肿瘤活性，结果表明石油醚-乙酸乙酯-正丁醇提取物的总黄酮含量最高，溶解性最好，且抗肿瘤活性最强。

【原植物】土荆芥 *Chenopodium ambrosioides* L.。注：名称已修订，正名是土荆芥 *Dysphania ambrosioides*。

一年生或多年生草本，高 50 ～ 80cm，有强烈香味。茎直立，多分枝，有色条及钝条棱；枝通常细瘦，有短柔毛并兼有具节的长柔毛，有时近于无毛。叶片矩圆状披针形至披针形，先端急尖或渐尖，边缘具稀疏不整齐的大锯齿，基部渐狭具短柄，上面平滑无毛，下面有散生油点并沿叶脉稍有毛，下部的叶长达 15cm，宽达 5cm，上部叶逐渐狭小而近全缘。花两性及雌性，通常 3 ～ 5 个团集，生于上部叶腋；花被裂片 5，较少为 3，绿色；雄蕊 5，花药长 0.5mm；花柱不明显，柱头通常 3,较少为 4,丝形，伸出花被外。胞果扁球形，完全包于花被内。种子横生或斜生，黑色或暗红色，平滑，有光泽，边缘钝，直径约 0.7mm。花期和果期的时间都很长。

产于湖南、贵州、广西、湖北。生于村旁、路边、河岸和沟边。北方多有栽培。

（刘建锋　汪冶）

Meix demh xeec 美登屑

滇白珠 Dianbaizhu

【异名】美登埋、老鸦果树、野鸡凉小风根、小风野鸡、野鸡葆、满山香、风葆根、葆风根、满天香、花香草、两草、登能、鸡葆藤、梅腊龙，梅登埋、屏边白珠。

【来源】本品为杜鹃花科植物滇白珠 *Gaultheria leucocarpa* var. *yunnanensis*（Franchet）T. Z. Hsu & R. C. Fang 的干燥根和全株。

【采收加工】四季可采，洗净晒干。

【性味】辛，热。

《侗族医学》：辣，热。

《中国侗族医药研究》：辛，温。

《中国侗族医药学基础》：苦，微寒。有小毒。

【功能与主治】祛风除湿，舒筋活络，活血止痛。用于风湿性关节炎，跌打损伤，胃寒疼痛，风寒感冒。

《侗族医学》：退热，去痛。用于风团块、寸耳癀，内伤。

《侗药大观》：通筋除寒，搜风止痛。用于宾耿腌老（骨节肿大），搜风止痛。

《中国侗族医药研究》：祛风除湿，活血通络，理气，止血。

《侗族医药探秘》：祛风除湿，舒筋活络，活血止痛。

【用法用量】内服：6～9g，煎汤；外用：适量，煎汤熏洗患处。

【附方】

1. 宾耿腌老 美登埋（老鸦果）、美兜介（六月雪）、教素荡（青藤香）、教播盘亚麻（大血藤）、美下孩（八角风），泡酒内服。（《侗族医学》）

2. 风湿骨痛 美登埋（老鸦果）、教素昆（威灵仙），煎水熏洗。（《侗族医学》）

3. 阿米巴痢疾 取梅登埋干品 15g，煎水兑酒内服，每日 3 次，7 日为 1 个疗程。

4. 过敏性皮炎 梅登埋鲜品 100g，洗净水煎服，每日 2 次。（《侗族医药探秘》）

【现代临床研究】滇白珠提取物对大肠及小肠性腹泻小鼠均具有明显的止泻作用。

据报道在大肠及小肠性腹泻小鼠中，20g/kg、10g/kg 滇白珠提取物及易蒙停作用后小鼠稀便率、稀便级及腹泻指数均较溶媒作用后降低，5g/kg 滇白珠提取物作用后小鼠腹泻指数均较溶媒作用后降低（P 均 < 0.01）。与溶媒作用后比较，20g/kg、10g/kg 滇白珠提取物及易蒙停作用后正常小鼠小肠推进率均降低，胃肠功能亢进小鼠胃内残留率升高、小肠推进率均降低（P 均 < 0.05）。与溶媒作用后相同时间点比较，加入不同终浓度滇白珠提取物及硫酸阿托品作用 2.5min、5.0min 的大鼠离体正常小肠及张力亢进小肠张力均降低、张力抑制率均升高（P < 0.05）。其机制可能与通过拮抗 M 胆碱能受体而增加胃内残留率、降低小肠推进速度、解除胃肠道平滑肌痉挛有关。

【化学成分】槲皮素 -3-*O*-β-D 葡萄糖醛酸苷、山奈酚 -3-*O*-β-D- 葡萄糖醛酸苷、龙胆酸甲酯、水杨酸甲酯、白珠树苷、滇白珠素 A、滇白珠素 B、水杨酸、槲皮素、熊果酸、香豆素、龙胆酸、槲皮苷、对香豆酸、芦丁、对羟基苯乙酸、对羟基苯乙酸甲酯、胡萝卜苷、冬绿苷、乙基 -*O*-β-D- 吡喃木糖苷、乙基 -*O*-β-D- 吡喃木糖基（1→6）-*O*-β-D- 吡喃葡萄糖苷、甲基 -*O*-β-D- 吡喃木糖基（1→6）-*O*-β-D- 吡喃葡萄糖苷、长寿花糖苷、芍药苷、香草酸、2,5- 二羟基苯甲酸、3,4- 二甲氧基肉桂酸、阿魏酸、绿原酸、4- 羟基 -2,6- 二甲氧基苯基 -*O*-β-D- 葡萄糖苷、3- 甲氧基 -1H- 吡咯、桉树素、齐墩果酸、乌索酸内酯、坡模酸、（7S,8R）-4,9,9'- 三羟基 -3,3'- 二甲氧基 -7,8- 二氢苯并呋喃 -1'- 丙基新木脂素、顺 -3- 癸烯、东莨菪素、棕榈酸、（＋）- 儿茶素、原花色素 A$_2$、2,5- 二羟基苯甲酸、原儿茶酸。

【药理作用】

1. 抗炎、镇痛 抗炎镇痛活性是滇白珠药理作用的研究热点。其作用机制主要与抑制炎症介质的产生和分泌，自由基的产生及细胞因子的产生有关。目前关于滇白珠不同药用部位的抗炎镇痛活性均有报道。研究发现滇白珠根部的乙酸乙酯和正丁醇部位能显著抑制小鼠腹腔毛细血管通透性而具有抗炎作用。同时也报道了滇白珠全株的乙酸乙酯、正丁醇提取物及其经大孔树脂层析的乙醇洗脱部分对小鼠热刺激法所致疼痛有明显的镇痛作用，其 30% 乙醇洗脱部分作用最强。研究发现滇白珠种子 75% 乙醇提取物的乙酸乙酯萃取物能显著减轻二甲苯致炎小鼠的耳廓肿胀度，其药效与阳性对照药阿司匹林相当。发现滇白珠全株的正丁醇提取物经大孔树脂层析的 30% 乙醇洗脱部分有明显的抗大鼠佐剂性关节炎作用。该部位的主要成分是木脂素类化合物，如（-）-5′- 甲氧基异落叶松树脂醇 -2α-O-β-D 木糖苷、（-）- 异落叶松树脂醇 -2α-O-β-D- 木糖苷和（+）-lyoniresinol-2α-O-β-D-glueopyranosid 等。研究分别比较了同等摩尔剂量的冬绿苷、阿司匹林对醋酸诱导的小鼠扭体模型的镇痛作用，发现二者的药效作用基本相同；体外实验表明，人肠道细菌产生的 β- 糖苷酶和肠、血、肝中的酯酶依次代谢冬绿苷，最终释放出水杨酸盐，而不在胃内释放水杨酸盐，从而减少对胃部的刺激，降低不良反应。滇白珠的抗炎作用主要与抑制炎症介质一氧化氮（NO）、肿瘤坏死因子 α（TNF-α）、白细胞介素 1β（IL-1β）和 IL-6 等的产生和分泌及自由基的产生有关。有学者发现滇白珠水提物可以降低大鼠肺组织和血清中的 C 反应蛋白及 IL-8，减轻肺组织及气道炎症，降低肺组织中 NF-κB、TNF-α 的表达，诱导 Nrf2 的表达，升高 HO-1，从而抑制慢性阻塞性肺疾病大鼠氧化应激。高剂量滇白珠（16g/kg）能降低急性痛风性关节炎模型大鼠踝关节关节液 K^+、DA、NE、5-HT 及血清 PGE_2、LTB_4 水平。滇白珠中水杨酸甲酯糖苷通过降低胸膜炎大鼠胸腔炎性渗出液的体积、白细胞数量和蛋白质含有量，抑制 NO、TNF-α、IL-1β 和 PGE_2 而发挥抗角叉菜胶诱导的大鼠急性胸膜炎作用。该类成分还能够抑制小神经胶质细胞活化产生的炎症反应，剂量依赖（2μmol/L、10μmol/L、50μmol/L）地抑制 LPS 诱导的 BV-2 细胞 NO、TNF-α 及 IL-6 的释放。水杨酸甲酯糖苷还具有降低狼疮小鼠体内自身抗体和炎症因子的表达水平、改善免疫功能的药理作用，可作为新型的治疗系统性红斑狼疮及其免疫功能失调、狼疮关节炎、狼疮性肾炎、狼疮性脾脏损伤等并发症的活性单体。

2. 抗氧化　采用清除 DPPH 和 ABTS 自由基方法研究发现滇白珠地上部分具有较为显著的抗氧化能力，其中乙酸乙酯部位的抗氧化能力与阳性对照药维生素 C 和维生素 E 相近，该部位主要成分为黄酮类化合物。滇白珠乙醇提取物经大孔吸附树脂层析 100% 甲醇洗脱部分抗氧化能力强于阳性对照药，薄层色谱表明其中主要成分为槲皮素 -3-O-β-D- 葡萄糖醛酸苷。滇白珠水杨酸甲酯糖苷能明显抑制大鼠胸膜炎模型血浆中丙二醛（MDA）水平，并且明显增强超氧化物歧化酶（SOD）的活力，该研究结果提示滇白珠的抗炎作用可能与抗氧化作用有关。

3. 其他　滇白珠抗菌、抗疟、祛痰、改善眩晕、改善小肠功能及止泻等作用也被报道。滇白珠根部的挥发油中水杨酸甲酯含有量达到 93.36%，可能是抑制金黄色葡萄球菌、铜绿假单胞菌、大肠埃希菌和变形杆菌主要药效成分。研究发现滇白珠提取物具有较好的 β- 羟高铁血红素形成抑制活性（IC_{50} > 1388.9μg/mL），表明滇白珠具有一定的抗疟活性。小鼠、家兔祛痰酚红排泄实验证明滇白珠虽有祛痰作用（以生理盐水为对照），但与冬青油无显著差异。白珠树属植物挥发油中的庚醛可显著地软化、溶解小鼠自发形成的乳腺肿瘤。挥发油中所含的柠檬醛和庚醛均有抑制移植性肿瘤的作用。滇白珠糖浆对老年痰瘀互阻型眩晕患者进行辅助治疗，能够显著改善患者的椎动脉血流，同时改善眩晕症状，提高治疗效果。有文献报道滇白珠提取物还具有显著抑制胃肠运动亢进，改善小肠吸收功能以及止泻作用。

【原植物】 滇白珠 *Gaultheria leucocarpa* var. *yunnanensis*（Franchet）T. Z. Hsu & R. C. Fang

常绿灌木。树皮灰黑色。叶卵状长圆形至长卵形，革质，有香味，先端尾状渐尖具尖尾，基部钝圆或心形，边缘具锯齿。浆果状蒴果球形，黑色，5 裂，种子多数。花期 5 ～ 6 月，果期 7 ～ 11 月。产于我国长江流域及其以南各省区。枝、叶含芳香油，全株入药。

产于湖南、贵州、广西。生于山地。

（杨鹏　黄斌　汪治）

Meix deus aiv 美苋介

六月雪 Liuyuexue

【异名】白马骨、路边荆、鸡骨柴、满天星、碎叶冬青、美景苋界、尚勇眼泪、喷雪、喷雪花、白丁花、路边金、日日有、野千年矮、野丁香、白雪丹。

【来源】本品为茜草科植物六月雪 *Serissa japonica*（Thunb.）Thunb. Nov. Gen. 的干燥全株。

【采收加工】全年可采，洗净晒干备用。

【性味】淡、微辛，凉。

《侗族医学》：淡，退。

《侗药大观》：微辛，凉。

《中国侗族医药》：淡、微辛，凉。

《中国侗族医药学基础》：淡、微辛，凉。

【功能与主治】疏风解表，清热利湿，舒筋活络。用于咳嗽，牙痛，咽喉肿痛，肝疫，痢疾，小儿疳积，偏头痛，骨骺痹，白带；茎烧灰点眼治眼翳。

《侗族医学》：退气、退水、排毒。用于耿并焙（火牙），朗鸟叽苟没馊（小儿隔食），宾吓蛾（蜘蛛痧证），胎蛮（胎黄）。

《侗药大观》：疏风解毒、清热利湿、舒筋活络。用于风寒感冒，湿疹，风湿，骨痛，偏头痛等。

《中国侗族医药学基础》：疏风解表，清热利湿，舒筋通络。用于感冒，牙痛，急性扁桃体炎，咽喉炎，急、慢性肝炎，肠炎，痢疾，小儿疳积，高血压头痛，偏头痛，风湿性关节痛。

【用法用量】内服：煎汤，25～50g。

《侗族医学》：15～30g。外用适量。

《侗药大观》：干品10～20g，水煎内服或外洗。

《中国侗族医药学基础》：内服，煎汤，干品15～30g，鲜品30～60g；或捣汁。外用：适量，捣烂敷；或煎水熏洗。脾胃虚寒者慎服。

《中国侗族医药》：内服，15～25g。

【附方】

1. 耿并焙　美苋介（六月雪）、奴金奴银（金银花），煎水内服。（《侗族医学》）。

2. 朗鸟叽苟没馊（小儿隔食）　美苋介（六月雪）、美登埋（老鸦果），蒸鸡内服。（《侗族医学》）

3. 宾吓蛾　美苋介（六月雪）、奴金奴银（金银花）、骂嘎库（车前草）、尚吻（鱼腥草），煎水内服。（《侗族医学》）

4. 胎蛮　美苋介（六月雪）、达坑蛮（金钱草）、骂嘎库（车前草）、骂巴亮（九头狮子草），煎水内服。（《侗族医学》）

5. 蛋皮风（阴囊湿疹）　用50g鲜品煎水煮白豆腐内服，日服2次，连服3～5天。《中国侗族医药》

【现代临床研究】

1. 治疗感冒、头痛等　六月雪性凉，味淡、微辛，具有疏风解表、清热利湿、舒筋活络、镇惊补虚的功能，在山区农家常用于治疗感冒、头痛、急性黄疸型肝炎、急性角膜炎、盛夏解暑等。据报道不同民族对六月雪的应用有很多不同之处，各民族用药皆有各自的特殊之处，综合各民族对六月雪治疗的各种病症，可以看出六月雪应用范围广，是中草药中少见药物之一。

2. 治疗支气管疾患 据文献报道，六月雪与柴胡、前胡、青黛、丹皮、炒蒲黄、茜草根、平地木、野菊花等可用于治疗支气管扩张肝旺型患者，该方以平肝清肺，凉血止血法。根据有关学者运用膏方治疗支气管哮喘的经验，六月雪等组成膏方可用于治疗肺肾两虚，痰瘀阻络。

3. 治疗肾脏疾病 六月雪在体内可活血解毒，在外可导热下泄，临床上治疗肾脏疾病可大剂量服用，现代研究发现六月雪可用于降低蛋白尿、血尿素氮、肌酐水平，对慢性肾衰竭等有较好的疗效。临床试用于治疗乙型、丙型病毒性肝炎、肝硬化等效果显著。六月雪与生黄芪、生大黄、茯苓、黄柏、山茱萸、丹参、鹿衔草、怀山药等配伍组成益肾解毒汤，用于治疗 UUO 大鼠，结果发现肾组织匀浆超氧化物歧化酶（SOD）、谷胱甘肽（GSH）明显升高，而 Scr、BUN、24hUpro、丙二醛（MDA）明显下降，益肾解毒汤具有效减轻氧化应激反应，抑制肾间质纤维化。有学者采用六月雪与生大黄等配伍用于灌肠治疗慢性肾衰竭患者 48 例，有效率为 93.8%，治疗慢性肾功能不全氮质血症期采用温肾解毒，调理三焦，药用炮附子、半夏、党参、白术、紫苏、黄连、大黄、丹参、六月雪、绿豆衣、砂仁、生姜等。有学者认为湿、热、瘀、浊、风、痰亦是慢性病的诱因，亦是其病程中的病理产物，又可使其病情进一步恶化，慢性肾病患者在恢复期或病情稳定期使用白花蛇舌草、积雪草、六月雪、土茯苓、凤尾草等膏方调理，清热泄浊效果明显。临床灵活辨证运用六月雪治疗糖尿病肾病，可能与该药在体内能活血解毒，在外可导热下泄，使湿浊之邪从小便而解有关。

4. 治疗癌症、肝炎 复方六月雪可治疗因卵巢癌进行切除并辅以"顺铂"化疗，出现的面色黄无华，右腹胀痛，腰区酸痛，尿频，色黄，大便调，口干不欲饮，食纳可。舌暗红、苔淡黄腻，脉细弦等症。可有效减轻肝细胞的变性、坏死以及炎性反应和纤维化等，既可促进肝细胞的再生及修复，还可用于因化疗或放射治疗引起的白细胞下降。

5. 治疗胃病 运用六月雪联合金荞麦治疗胃痛。胃痛主要与外邪客胃、饮食伤胃、七情内伤、脾胃虚弱和瘀血阻络有关。六月雪通过活血、凉血、疏肝泻湿、消肿止痛，达到治疗胃病的效果。

【化学成分】 3- 羟基 -1,2- 二甲氧基蒽醌、1,2,4- 三甲氧基 -3- 羟基 -6- 甲基蒽醌、大黄素、松脂素、杜仲树脂酚、（7S,8）- 苯并二氢呋喃新木脂素 -4-*O*-*β*-D- 葡萄糖苷、羽扇豆醇、淫羊藿次苷 F2、没食子酸、咖啡酸甲酯、4- 羟基 -3- 甲氧基苯基 -*β*-D- 吡喃葡萄糖苷、齐墩果酸、齐墩果酸的乙酰化物及 *β*- 谷甾醇、5- 乙酰基 -6- 羟基 -2- 乙丙烯苯并呋喃、5- 乙酰基 -6- 羟基 -2- 丙酮苯并呋喃、邻苯二甲酸二乙酯、豆甾醇、（+）- 异落叶松脂素、（+）- 环橄榄树脂素、（-）-vladinol D、（-）-（7′S,8S,8′R）4,4′- 二羟基 -3,3′,5,5′- 四甲氧基 -7′,9- 环氧木脂烷 -9′- 醇 -7- 酮、（-）-wikstrone、（+）-8- 羟基松脂酚、（+）-8- 羟基杜仲树脂酚、（+）- 表丁香树脂酚、（+）- 表松脂醇、（-）- 丁香树脂酚、（-）-（7R,7′R,7″R,8S,8′S,8″S）-4′,4″- 二羟基 -3,3′,3″,5- 四甲氧基 -7,9′,7′,9- 双氧环 -4,8″- 氧 -8,8′- 倍半新木脂烷 -7″,9″- 二醇、（-）-（7R,7′R,7″R,8S,8′S,8″S）-4′,4″- 二羟基 -3,3′,3″,5,5′- 五甲氧基 -7,9′,7′,9- 双氧环 -4,8″ 氧 -8, 8′- 倍半新木脂烷 -7″,9″- 二醇、8- 羟基表丁香树脂酚、8- 羟基松脂酚、8- 羟基杜仲树脂酚、1,2- 二甲氧基 -3- 羟基 -6- 甲基蒽醌、3- 羟基 -1,2- 二甲氧基蒽醌、1,2,4- 三甲氧基 -3- 羟基 -6- 甲基蒽醌、松脂素、杜仲树脂酚。

【药理作用】

1. 解热、抑菌作用 六月雪在民间用大剂量水煎液治疗不明原因的高热或高热用药无效者效果显著。以干酵母所致大鼠发热以及内毒素所致家兔发热实验，结果发现六月雪水提物的抗菌解热活性最强。采用平板测定法发现六月雪具有明显的抑菌作用。

2. 抗肝炎与保肝作用 六月雪与白花蛇舌草等配伍对四氯化碳、对乙酰氨基酚、D- 半乳糖胺等所致小鼠急性化学性肝损伤均有明显的保护作用。观察发现复方六月雪（CLYX）在体外具有显著抗乙型肝炎病毒（HBV）的作用，且毒性较低。复方六月雪（CLYX）采用血清药理学法进行实验，复方六月雪含药血清主要作用于 HepG2.2.15 细胞，其含药血清在体外有显著的抗 HBV 的作用。六月雪与白花蛇舌草、栀子花根、半枝莲、天胡荽、垂盆草组成复方六月雪（CLYX），观察其对鸭乙型肝炎病毒（DHBV）DNA 的抑制作用，发现复方六月雪（CLYX）抑制乙型肝炎病毒（DHBV）DNA 有明显的量效和时效反应关系，对（DHBV）DNA 具有很强的抑制作用。

3. 抗氧化作用　根据抗坏血酸可以还原 Cu^{2+} 为 Cu^+，Cu^+ 还原 H_2O_2 形成羟自由基，氧化邻菲罗啉，使其处于激发状态，退激发时发光。抗氧化剂可以清除羟自由基，可以减少激发态邻菲罗啉的产生，使发光强度降低，运用此技术检测六月雪水提取物体外清除羟自由基的能力，结果显示六月雪具有良好的体外清除羟自由基活性的能力，同时浓度越低其清除能力也随之降低。

4. 保护胃黏膜作用　通过无水乙醇法、阿司匹林法等实验小鼠胃黏膜损伤动物模型，测定给药后胃黏膜损伤面积，结果证明六月雪对胃黏膜损伤具有保护作用。用无水乙醇诱发胃黏膜损伤模型中发现，六月雪提取物对实验性胃黏膜损伤具有显著的修复作用。

5. 促凝血、耐缺氧、免疫等作用　研究六月雪水提取物发现其具有明显的促凝血作用。六月雪水提取物具有显著的耐缺氧作用。研究发现六月雪提取物不仅可以显著提高小鼠食欲，还可显著增加小鼠的体重，提高胸腺指数，且出现剂量依赖性。

6. 对肾脏作用　对六月雪古今文献的梳理，结合六月雪在临床肾炎等肾脏疾病治疗中的应用，阐释六月雪通过降低蛋白尿、血尿素氮及肌酐水平治疗肾病的作用机制，为临床合理应用六月雪治疗肾病提供理论依据。

7. 抗肿瘤作用　采用体外抗肿瘤药物筛选法（MTT）筛选有抗肿瘤作用的中草药，其中测定了六月雪提取原液及其稀释 10 倍、100 倍和 1000 倍时的溶液对肿瘤细胞的杀伤率分别为 85.30%、56.63%、48.35%、16.94%。证明六月雪提取原液及其稀释液有很强的抗肿瘤活性。

8. 对免疫功能的作用　采用称重法测定小鼠的体重和脾脏、胸腺重量以研究六月雪提取物对免疫器官的影响。研究发现六月雪提取物能显著增加小鼠的体重和胸腺指数。以上结果说明六月雪提取物具有增强机体免疫的作用，但其作用机理还有待进一步研究。

9. 抗关节炎作用　通过构建大鼠蛋白性及甲醛性关节炎病理模型，对十三种中药及民间草药进行了抗关节炎作用的研究。其中六月雪对大鼠蛋白性关节炎有一定的抑制作用。

10. 耐缺氧作用　采用常压耐缺氧实验、快速断头实验、异丙肾上腺素增加心肌耗氧量实验，探究六月雪水提物的耐缺氧作用，发现其能显著延长常压耐缺氧条件下小鼠的存活时间，延长断头小鼠的喘息时间，延长皮下注射异丙肾上腺素的小鼠在常压缺氧条件下的生存时间。证明六月雪水提物有比较显著的耐缺氧作用。

11. 抑制酪氨酸酶作用　用多己色素法测定六月雪对酪氨酸酶的抑制作用，发现其能有效抑制酪氨酸酶作用，可尝试将六月雪用于治疗针对因酪氨酸酶活性异常所致的色素增加性皮肤病。

【原植物】六月雪 *Serissa japonica*（Thunb.）Thunb. Nov. Gen.

小灌木，高 60～90cm，有臭气。叶革质，卵形至倒披针形，长 6～22mm，宽 3～6mm，顶端短尖至长尖，边全缘，无毛；叶柄短。花单生或数朵丛生于小枝顶部或腋生，有被毛、边缘浅波状的苞片；萼檐裂片细小，锥形，被毛；花冠淡红色或白色，长 6～12mm，裂片扩展，顶端 3 裂；雄蕊突出冠管喉部外；花柱长突出，柱头 2，直，略分开。花期 5～7 月。

产于湖南、贵州、广西、湖北。生于路旁、林缘、灌丛中。

（刘建锋　汪冶）

Meix donc suic 美董蜥

一支箭 Yizhijian

【异名】独叶一枝枪、一支箭、单枪一支箭、蛇舌草、蛇吐须、蛇咬一支箭、吞弓含箭、独脚黄、矛盾草、一枝枪、一矛一盾、拨云草、蛇头一支箭、独叶一支箭、蛇须草、独叶一枝蒿、一枝箭、青藤、蛇咬子、蛇须草。

【来源】本品为瓶尔小草科植物心叶瓶尔小草 *Ophioglossum reticulatum* L. 的干燥全草。

【采收加工】夏、秋采收，洗净晒干，或鲜用。

【性味】苦、酸，凉。

《中国侗族医药研究》：甘、苦，凉。

《侗族医学》：酸甜，凉。

【功能与主治】清热，凉血，镇痛，解毒。用于肺热咳嗽，劳伤吐血，肺痈，黄疸，胃痛，痧症腹痛，淋浊，痈肿疮毒，目赤肿痛，蛇虫咬伤，跌打损伤，脘腹胀痛、乳痈，疔疮，疥疮身痒，癫痫，跌打损伤。

《中国侗族医药研究》：清热解毒。主治：红痢。

《中国侗族医药》：清热解毒，消肿止痛。用于毒蛇咬伤。

《侗族医学》：退热、解毒，消肿。主治毒蛇咬伤。

【用法用量】内服：煎汤，10～15g；或研末，每次 3g。外用：鲜品捣敷或煎水洗，或研末调敷。

《中国侗族医药研究》：15～30g。

《侗族医学》：9～15g。外用适量。

【附方】

1. 兜隋啃　捣烂泡淘米水内服，药渣外撮伤处。(《侗族医学》)

2. 兜隋啃　一向一挡（一支箭）、奴拜慢（半支莲）、教因因（四两麻）、骂卡马辰（土大黄），煎水内服。(《侗族医学》)

【现代临床研究】民间常用来主治毒蛇咬伤、跌打损伤、痈肿疮毒、瘀滞腹痛、疥疮身痒、瘀血肿痛、烧烫伤、肝炎、肺炎和呼吸道感染等。

据报道，一男孩被蛇咬伤，后休克。给患者服用一支箭 30g，约 1h 后，神志渐清，血压正常。继续服用一支箭 10g，并采新鲜一支箭敷患处，3d 后痊愈。据报道临床治疗的 76 例毒蛇咬伤病例，发现一支箭对治疗蛇伤有肯定的功效，对实热性病症有明显的抗毒止痛作用，无不良反应。

【化学成分】3-*O*-甲基槲皮素、槲皮素-3-*O*-［(6-咖啡酰基)-*β*-葡萄糖基-(1→3)-*α*-鼠李糖苷］-7-*O*-*α*-鼠李糖苷、山柰酚-3-*O*-［(6-咖啡酰基)-*β*-葡萄糖基-(1→3)-*α*-鼠李糖苷］-7-*O*-*α*-鼠李糖苷、棕榈酸甲酯、7,10,13-十六碳烯酸甲酯、亚麻酸甲酯、叶绿醇、邻苯二甲酸二丁酯、7,10,13-二十碳烯酸甲酯、花生四烯酸甲酯、6,10,14-三甲基-2-十五烷酮、(Z)-十六烯酸甲酯、正三十七烷醇、油酸甲酯、亚油酸甲酯、1,2-二-*O*-9-壬醛酸-3-*O*-*β*-D-半乳吡喃糖基-甘油酯、1,2-二-*O*-7,10-十六碳二烯酸-3-*O*-*β*-D-半乳吡喃糖基-甘油酯、1,2-二-*O*-棕榈酸-3-*O*-*β*-D-半乳吡喃糖基-甘油酯、1,2-二-*O*-7,10,13-十六碳三烯酸-3-*O*-*β*-D-半乳吡喃糖基-甘油酯、1,2-二-*O*-亚油酸-3-*O*-*β*-D-半乳吡喃糖基-甘油酯、1,2-二-*O*-亚麻酸-3-*O*-*β*-D-半乳吡喃糖基-甘油酯、4,7-十九碳二烯酸。

【药理作用】

1. 抗肝炎作用 将一支箭应用于治疗慢性乙型肝炎，并成功治愈。一支箭中的 3-O- 甲基槲皮素、瓶尔小草素对乙型肝炎病毒表面抗原活性有轻度抑制作用。抗炎活性测试结果表明具有抑制脂多糖（LPS）诱导巨噬细胞 RAW264.7 释放 NO 的活性，糖苷化后该活性显著降低。

2. 抗胃溃疡作用 一支箭的根是一种治疗胃溃疡的民间药物。有学者发现一支箭乙醇提取物能明显促进大鼠乙酸型胃溃疡的愈合，溃疡愈合率可达到 62.5%。

3. 血凝集作用 凝集素是生物体内一类特殊的蛋白质，在防御病原体入侵、存贮营养物质等方面有其独特的功能。研究人员从一支箭根部分离纯化得到一支箭凝集素纯品（OPA）。研究表明，OPA 能凝集天然兔血细胞，还能凝集人 O 型血细胞，但对人 A、B 型血和鸡血均不凝集。OPA 有较强的温度和酸碱度的耐受性，当温度低于 50℃，pH 为 4 ～ 9 时活性相当稳定。

4. 抗氧化作用 据研究发现瓶尔小草多糖有较强的抗氧化活性，其清除自由基能力较强。

5. 抗菌作用 研究表明一支箭凝集素对玉米絮孢，小麦赤霉等真菌的生长都有抑制作用，最低的抑制浓度分别为 20μg/mL 和 17.5μg/mL。狭叶瓶尔小草对金黄色葡萄球菌、枯草芽孢杆菌和大肠埃希菌有抑制作用。一支箭水提取物在较低的浓度时，能够有效抑制牛病毒性腹泻病毒。

6. 伤口愈合作用 研究发现化合物 3-O- 甲基槲皮素、槲皮素 -3-O- [（6- 咖啡酰基）-β- 葡萄糖基 -（1→3）-α- 鼠李糖苷]-7-O-α- 鼠李糖苷、山奈酚 -3-O- [（6- 咖啡酰基）-β- 葡萄糖基 -（1→3）-α- 鼠李糖苷]-7-O-α- 鼠李糖苷能够治疗角质细胞损伤。从瓶尔小草中提取到的一类脂肪酸甘油酯（化合物 1,2- 二 -O-9- 壬醛酸 -3-O-β-D- 半乳吡喃糖基 - 甘油酯、1,2- 二 -O-7，10- 十六碳二烯酸 -3-O-β-D- 半乳吡喃糖基 - 甘油酯、1,2- 二 -O- 棕榈酸 -3-O-β-D- 半乳吡喃糖基 - 甘油酯、1,2- 二 -O-7,10,13- 十六碳三烯酸 -3-O-β-D- 半乳吡喃糖基 - 甘油酯、1,2- 二 -O- 亚油酸 -3-O-β-D- 半乳吡喃糖基 - 甘油酯、1,2- 二 -O- 亚麻酸 -3-O-β-D- 半乳吡喃糖基 - 甘油酯），该类脂肪酸化合物以亚麻酸为主，该类化合物通过细胞内 Ca^{2+} 和激活 ERK1/2MAP 激酶在非基因机制下发挥皮肤修复作用。

【原植物】 心叶瓶尔小草 *Ophioglossum reticulatum* L.

根状茎短细，直立，有少数粗长的肉质根。总叶柄长 4 ～ 8cm，淡绿色，基部为灰白色，营养叶片长 3 ～ 4 cm，宽约 6 ～ 3.5 cm，为卵形或卵圆形，先端圆或近于钝头，基部深心脏形，有短柄，边缘多少呈波状，草质，网状脉明显。孢子叶自营养叶柄的基部生出，长 10 ～ 15 cm，细长，孢子囊穗长 3 ～ 3.5 cm，纤细。

产于湖南、贵州、广西、湖北。生于气温低、湿度大的山地草坡、河岸、沟边、林下或温泉附近。

（凌建新　郑钦方　汪冶）

Meix emh baengh 美瓮苯

扁枝槲寄生 Bianzhihujisheng

【异名】虾蚶草、百子痰梗、螃蟹夹、寄生包、路路通寄生、风饭寄生、麻栎寄生、枫香寄生、枫树寄生、桐寄生、栗寄生。

【来源】本品为桑寄生科植物扁枝槲寄生 *Viscum articulatum* Burm. F. 的全株。

【采收加工】全年可采挖，洗净，鲜用或晒干。

【性味】辛、苦，平。

【功能与主治】祛风湿，补肝肾，强筋骨，止血，安胎。用于风湿痹痛，腰膝酸软，跌打疼痛，劳伤咳嗽，崩漏带下，妊娠漏血，胎动不安，头晕目眩。

【用法用量】内服：煎汤，10～15g；或入丸、散，浸酒或捣汁。外用：适量，捣敷本品。

【现代临床研究】

1. 治疗更年期女性干眼症　有学者对槲寄生水煎液治疗更年期女性干眼症做了临床研究，60 例干眼症患者被随机分为两组：实验组 30 例服槲寄生水煎液和对照组 30 例安慰剂维生素 C 片。两组均加用羟糖甘滴眼液滴眼治疗。治疗 2 个月后，研究结果表明槲寄生水煎液可以明显改善干眼症状。

2. 治疗肝癌　相关学者以槲寄生为治肝癌特色药，并创制了以其作为君药之一的槲芪方，获得了良好的临床效果。其方在改善临床症状及体征、改善肝功能、抑制病毒复制、抗肝纤维化方面具有较好的疗效。

3. 治疗原发性高血压　相关学者运用补肾和脉方（生黄芪、黄精、槲寄生、淫羊藿、炒杜仲、女贞子、怀牛膝、泽泻、川芎、当归、地龙）对原发性高血压做了临床研究，疗效显著，具有较好的临床效果。

4. 治疗肝炎　相关学者用槲寄生治疗 34 例 HBsAg 阳性肝炎，有 10 例阴转，其余 24 例的 HBsAg 的滴度均有不同程度下降。证明槲寄生治疗乙型肝炎有一定疗效。

5. 其他临床研究　槲寄生治疗癌症的适应证很广，不但适用于癌前状态，而且还适用于预防术后复发。跟随观察乳腺癌术后疗效，治疗组 319 例，对照组 253 例。结果表明，治疗组各方面改善明显。

【化学成分】高圣草素 -7-*O*-β-D- 葡萄糖苷、圣草酚 -7-*O*-β-D- 葡萄糖苷、槲寄生新苷、羽扇豆醇硬脂酸脂、羽扇豆醇棕榈酸酯、羽扇豆醇乙酸酯、柚皮素、β- 谷甾醇、齐墩果酸、古柯二醇、肌醇、羽扇豆醇、白桦脂醇、白桦脂酸、黄酮苷、反式 - 桂皮酸、白杨素、圣草酚、扁枝槲寄生苷以及三萜。

【药理作用】

1. 抑菌作用　相关学者发现三萜和甾醇类化合物具有一定抗肿瘤活性。另一些学者研究证明，95％乙醇扁枝槲寄生提取物对大肠埃希菌、金黄色葡萄球菌、李斯特菌、铜绿假单胞菌、鼠伤寒沙门菌及变异微球菌均有明显抑菌效果。

2. 抗肿瘤作用　通过研究发现其抗肿瘤活性成分主要是槲寄生凝集素、毒肽和生物碱。槲寄生凝集素具有抑制肿瘤细胞增殖、诱导肿瘤细胞凋亡、免疫调节作用，影响肿瘤血管生成、抑制肿瘤复发、增强化疗药物的作用，以及抑制端粒酶活性的作用，从而抑制肿瘤细胞的生长和增殖。

3. 抗心律失常作用　相关学者研究表明槲寄生黄酮苷对大鼠心律失常有一定的拮抗作用，可能是其抗心律失常的作用机制之一。

4. 降低心肌耗氧，防治心肌梗死　槲寄生总黄酮注射液有明显降低心肌耗氧作用，实验表明槲寄生对冠脉血流量有明显的促进作用，使冠脉阻力下降，槲寄生能一定程度上降低心肌氧利用率和心肌耗氧量。

5. 抑制血小板聚集，抗血栓形成，改善微循环　槲寄生有抗血小板聚集，防止其活性物质释放，避免血管收缩和血栓形成的作用。

6. 增强免疫调节作用　槲寄生提取物在某种条件下可作为生物反应调节剂，刺激免疫系统的几乎所有细胞成分，包括那些直接参与破坏肿瘤细胞的成分。槲寄生中的凝集素具直接杀伤肿瘤细胞及促进细胞凋亡的作用，并通过促进细胞因子分泌而调节免疫系统功能。并且槲寄生毒素还可以刺激免疫细胞，尤其是粒细胞的功能活性。

7. 其他作用　槲寄生还有抗氧化、抗衰老、抗病毒、抗菌、抗骨质疏松作用等。

【原植物】扁枝槲寄生 *Viscum articulatum* Burm. F.

亚灌木，高 0.3～0.5m，直立或披散，茎基部近圆柱状，枝和小枝均扁平；枝交叉对生或二歧地分枝，节间长 1.5～2.5cm，宽 2～3mm，稀长 3～4cm，宽 3.5mm，干后边缘薄，具纵肋 3 条，中肋明显。叶退化呈鳞片状。聚伞花序，1～3 个腋生，总花梗几无，总苞舟形，长约 1.5mm，具花 3～1 朵，中央 1 朵为雌花，侧生的为雄花，通常仅具 1 朵雌花或 1 朵雄花；雄花：花蕾时球形，长 0.5～1mm，萼片 4 枚；花药圆形，贴生于萼片下半部；雌花：花蕾时椭圆状，长 1～1.5mm，基部具环状苞片；花托卵球形；萼片 4 枚，三角形，长约 0.5mm；柱头垫状。果球形，直径 3～4mm，白色或青白色，果皮平滑。花果期几乎全年。

产于湖南、贵州、湖北、广西。沿海平原或山地南亚热带季雨林中，常寄生于桑寄生科的鞘花、五蕊寄生、广寄生、小叶梨果寄生等的茎上，也寄生于壳斗科、大戟科、樟科、檀香科植物上。

（金岸　郑钦方　汪冶）

Miac munh 孖烷

卷柏 Juanbai

【异名】老虎爪、石花子、佛手拳、回阳草、万年松、九死返魂草、佛手柏、拳手松、孩儿拳、佛手草、神仙一把抓、佛手、长生草、长生不死草、铁拳头、老寿星、老虎爪子、山佛手、老虎拳头、还阳草、石连花、石花、鸡爪还阳、回生草、生卷柏、卷柏还魂草、岩松、返魂草、打不死、长生不老草、九死还阳草、还魂草、石莲花、水湿还阳草、岩头松、万岁、万年青、一把抓、九死还魂、鸡爪还阳草。

【来源】本品为卷柏科植物卷柏 *Selaginella tamariscina*（Beauv.）Spring 的干燥全草。

【采收加工】全年均可采收，除去须根和泥沙，晒干。

【性味】辛，平。

【功能与主治】活血通经。用于经闭痛经，癥瘕痞块，跌仆损伤。卷柏炭化瘀止血，用于吐血，崩漏，便血，脱肛。

【用法用量】内服：煎汤，5～10g。

【现代临床研究】

1. 抗肿瘤作用　卷柏对化学抗癌剂敏感的肿瘤有疗效。卷柏全草的热水提取物对小鼠肉瘤和小鼠艾氏腹水癌有一定的抑制作用，并能够延长移植肿瘤动物的寿命。临床实践表明，卷柏提取物对瘤体较小的肿瘤抑制效果最好。

2. 美白作用　将磨碎的卷柏干粉和鸡蛋清调和后就得到了自制面膜，长期敷用有祛痘美白的效果，可以使面部光洁。

【化学成分】芹菜素、穗花杉双黄酮、扁柏双黄酮、异柳杉素、海藻糖、芹菜素、苏铁双黄酮、异柳杉双黄酮。

【药理作用】

1. 免疫及抗肿瘤作用　卷柏全草的热水提取物和乙醇提取物，用总细胞容积法测定，对小鼠肉瘤 S180 有较强的抑制作用。体内实验结果：对小鼠艾氏腹水癌也有一定的抑制作用，并能延长移植肿瘤动物的寿命。

2. 对血液系统的作用　有学者用卷柏提取液小鼠灌胃给药，以毛细玻璃管法测定凝血时间，以小鼠剪尾法测定出血时间。结果：卷柏和垫状卷柏及炮制品均能显著地缩短出血时间，其水溶性部分效果最佳，并证明生品比炒炭后的炮制品效果好。

3. 抑菌作用　有学者用卷柏及其炮制品卷柏炭做了抑菌实验，结果发现仅对铜绿假单胞菌有抑制作用。有报道：采用卷柏熏的方法进行抑菌实验，结果发现卷柏烟熏法对感冒杆菌、奈瑟菌有抑制作用，时间越长效果越佳，与空白对照组比较，$P < 0.01$。

4. 抗炎作用　根据文献报道，有学者使用中华卷柏流浸膏治疗慢性气管炎，通过396例临床观察，证明中华卷柏在治疗慢性气管炎上有着较好的疗效；其后，他们还研制出了中华卷柏合剂，对1616例患者进行了临床观察，发现其对慢性气管炎的治疗总有效率为84.7% ～ 98.5%。有文献显示，双黄酮类化合物有多种生理活性，该类化合物多存在于银杏和卷柏等植物中，具有抗炎和抗氧化、抗微生物等多种作用。穗花杉双黄酮能通过抑制炎性因子发挥抗炎作用，有助于新型抗炎药物的研发，还能抑制前列腺素 E_2 的生成。银杏双黄酮也具有很强的抗炎作用，并具有剂量依赖性，可减轻与非甾体抗炎药物类似的不良反应。

5. 抗病毒作用　据文献报道，穗花杉双黄酮对甲型流感病毒、乙型流感病毒及单纯疱疹病毒的增殖均具有显著的抑制作用，可降低由去氧肾上腺素引起的动脉血管收缩。罗伯斯特杉双黄酮对甲型和乙型流感病毒也有极强的抑制作用。体外研究显示，从卷柏中得到的穗花杉双黄酮还对体外抗呼吸道合胞病毒有较显著的抑制活性（IC_{50} 值为 5.5mg/L）。

6. 其他作用　有研究显示，穗花杉双黄酮、扁柏双黄酮对活性氧、活性氮、β-淀粉样蛋白（Aβ）及 DNA 损伤诱导的神经毒性具有保护作用。穗花杉双黄酮在小鼠中表现出显著的抗抑郁和抗焦虑作用，能显著增强骨髓间充质干细胞增殖及碱性磷酸酶活性；对肥大细胞分泌的组胺表现出高效抑制作用；还能引起动物血管的扩张，增加血流量。

【原植物】 卷柏 *Selaginella tamariscina*（Beauv.）Spring

全体呈垫状。根托只生于茎的基部，长 0.5 ～ 3cm，直径 0.3 ～ 1.8mm，根多分叉，密被毛，和茎及分枝密集形成树状主干，有时高达数十厘米。主茎自中部开始羽状分枝或不等二叉分枝，不呈"之"字形，无关节，禾秆色或棕色，不分枝的主茎高 10 ～ 20（～ 35）cm，茎卵圆柱状，不具沟槽，光滑，维管束 1 条；侧枝 2 ～ 5 对，2 ～ 3 回羽状分枝，小枝稀疏，规则，分枝无毛，背腹压扁，末回分枝连叶宽 1.4 ～ 3.3mm。叶全部交互排列，二形，叶质厚，表面光滑，边缘不为全缘，具白边，主茎上的叶较小枝上的略大，覆瓦状排列，绿色或棕色，边缘有细齿。分枝上的腋叶对称，卵形，卵状三角形或椭圆形，（0.8 ～ 2.6）mm×（0.4 ～ 1.3）mm，边缘有细齿，黑褐色。中叶不对称，小枝上的椭圆形，（1.5 ～ 2.5）mm×（0.3 ～ 0.9）mm，覆瓦状排列，背部不呈龙骨状，先端具芒，外展或与轴平行，基部平截，边缘有细齿（基部有短睫毛），不外卷，不内卷。侧叶不对称，小枝上的侧叶卵形到三角形或距圆状卵形，略斜升，相互重叠，（1.5 ～ 2.5）mm×（0.5 ～ 1.2）mm，先端具芒，基部上侧扩大，加宽，覆盖小枝，基部上侧边缘不为全缘，呈撕裂状或具细齿，下侧边近全缘，基部有细齿或具睫毛，反卷。孢子叶穗紧密，四棱柱形，单生于小枝末端，（12 ～ 15）mm×（1.2 ～ 2.6）mm；孢子叶一形，卵状三角形，边缘有细齿，具白边（膜质透明），先端有尖头或具芒；大孢子叶在孢子叶穗上下两面不规则排列。大孢子浅黄色；小孢子橘黄色。

产于湖南、贵州、广西、湖北。生于向阳的山坡岩石上，或干旱的岩石缝中。

（田婷婷　凌建新　汪冶）

Naenl dongl bav 仑冬巴

石豆兰 Shidoulan

【异名】务巴、果上叶。

【来源】本品为兰科植物密花石豆兰 *Bulbophyllum odoratissimum* Lindl. 的干燥全草。

【采收加工】全年可采，洗净，晒干或鲜用。

【性味】甘，平。

《中国侗族医药研究》：甘、淡，平。

《侗族医学》：甜、淡，平。

【功能与主治】润肺化痰，舒筋活络，消肿。用于肺痨咯血，咳嗽痰喘，咽喉肿痛，虚热咳嗽，风火牙痛，小便淋沥，风湿筋骨痛，跌打损伤，骨折，刀伤，乳痈，疮肿。

《中国侗族医药研究》：补体，化痰，止血。用于喉老（哮喘）。

《侗族医学》：补体、化痰、止血。用于喉老（哮喘）。

【用法用量】内服：煎汤，6～15g。

【附方】喉老哮喘　仑冬巴、巴冬仑（叶上果）、骂卡国（牛蒡子）、娘蛮（石斛）、煎水冲蜂糖内服。（《侗族医学》）

【化学成分】(＋)-lyoniresinol-3α-O-β-D-glucopyranoside、苔色酸乙酯、3-甲氧基-4-羟基-桂皮醛、4-羟基3,5二甲氧基-苯甲醛、对羟基苯丙酸、对羟基苯丙酸甲酯、3′,4″-二羟基-3″,5′-二甲氧基联苄、3′,3″-二羟基-5′-甲氧基联苄、7-羟基-2-甲氧基-1,4-菲醌、2,5-二羟基-4-甲氧基菲、2,7-二羟基-3,4-二甲氧基菲、2,5-二羟基-3,4-二甲氧基菲、2,7-二羟基-4-甲氧基菲。

【原植物】密花石豆兰 *Bulbophyllum odoratissimum* Lindl.

多年附生常绿草本，根状茎粗2～4mm，分枝，被筒状膜质鞘，在每相距4～8cm处生1个假鳞茎。根成束，分枝，出自生有假鳞茎的节上。假鳞茎近圆柱形，直立，长2.5～5.0cm，中部通常粗3～6mm，有时达9mm，顶生1枚叶，幼时在基部被3～4枚鞘。叶革质，长圆形，长4.0～13.5cm，宽0.8～2.6cm，先端钝并且稍凹入，基部收窄，近无柄。花葶淡黄绿色，从假鳞茎基部发出，1～2个，直立，比叶长或短，最长达14cm；总状花序缩短呈伞状，常点垂，密生10余朵花；花序柄粗1～3mm，被3～4枚膜质鞘；鞘宽筒状，宽松地抱于花序柄，长8～10mm，从基部向先端扩大；鞘口斜截形，稍张开，淡白色；花苞片膜质，卵状披针形，凹的，比花梗连同子房长，长7～10mm，先端渐尖，具3条脉，淡白色；花稍有香气，初时萼片和花瓣白色，以后萼片和花瓣的中部以上转变为橘黄色；萼片离生，质地较厚，披针形，从基部上方向先端骤然收窄，其两侧边缘内卷呈窄筒状或钻状，先端钝或稍尖；中萼片凹的，卵形或卵状披针形，长3～7mm，基部宽1.5mm，具3条脉；侧萼片比中萼片长，长4～14mm，基部宽约2mm，常具3条脉。花瓣质地较薄，白色，近卵形或椭圆形，长1～2mm，中部宽1～1.5mm，先端稍钝，具1条脉，有时3条，但仅中肋到达先端；唇瓣橘红色，肉质，舌形，稍向外下弯，基部具短爪并且与蕊柱足末端连接，先端钝，边缘具细乳突或白色腺毛，上面具2条密生细乳突的龙骨脊；蕊柱粗短，长约1mm；蕊柱齿短钝，呈三角形或牙齿状，与药帽近等高，长约0.2mm，先端稍锐尖；蕊柱足橘红色，长约1mm，其分离部分长约0.5mm；药帽近半球形或心形，前端稍收窄，先端下弯，上面被细乳突。花期4～8月。

产湖南、贵州、广西。生于混交林中树干上或山谷岩石上。

（邱飞　汪冶）

Naos dangl nugs ebl 闹荡奴吾

藿香 Huoxiang

【异名】薄荷、家苗香、兜娄、猫巴虎、猫把蒿、猫尾巴香、排香草、兜娄婆香、大叶薄荷、大藿香、拉拉香、川藿香、猫巴蒿、大薄荷、红花小茴香、家茴香、鸡苏、伙香、白薄荷、合香、白荷、棍都桑布、霍香、机改拉木儿、猫把虎、乌努日根纳、枝香、广藿香、八蒿、水麻叶、土藿者、山猫巴、仁丹草、山薄荷、把蒿、小薄荷、乌努日根讷、土藿香、山灰香、水麻叶、苏霍香、铁马鞭、山苗香、苍告、鱼子苏、香薷、兜米婆香、婆香、香荆芥花、狗尾巴香、山藿香、紫苏草、鱼香、叶藿香、野苏子、野藿香、野薄荷、杏仁花、青茎薄荷。

【来源】本品为唇形科植物藿香 *Agastache rugosa*（Fisch. et Mey.）O. Ktze. 的干燥地上部分。

【采收加工】夏、秋二季枝叶茂盛或花初开时采割，阴干或趁鲜切段，阴干。

【性味】辛，温。

《侗药大观》：辛，微温。

《中国侗族医药研究》：辣，热。

【功能与主治】化湿醒脾，辟秽和中，解暑，发表。用于湿阻脾胃，脘腹胀满，湿温初起，呕吐，泄泻，暑湿，恶寒发热，胸脘满闷等症。

《侗药大观》：化浊，温胃，降逆止呕，止泻，清热解暑。用于胸闷不适，腹痛吐泻，中暑等。

《中国侗族医药研究》：解暑，化湿，开胃。用于痧证。

【用法用量】内服：煎汤，3～9g，鲜者加倍，煎服。

《侗药大观》：干品 5～10g，水煎内服。

【附方】

1. 烧热病　十大功劳 10g，茵陈蒿、野藿香、红旱莲、金银花、麦冬、芦根各 9g，黄芩、厚朴、水黄连、小青草各 6g。煎水内服，每日 3 次。（《中国侗族医药研究》）

2. 火痧，绞肠痧　劳岑、天葵、美骂恩、小青藤香、橘皮各 6g，野藿香 10g，姜 3 片。煎水内服，每日 3 次。（《中国侗族医药研究》）

3. 霍乱病　藿香、陈皮、百草霜、千里光、丁香、茯苓、人参各 15g，干姜 5g。水煎服，每日 1 剂，日服 3 次，连服 5 天。（《中国侗族医药》）

【现代临床研究】

1. 保护胃肠道　近年来藿香正气方对肠道的保护作用研究取得了重要进展，主要体现在对肠道菌群、肠黏膜及其屏障功能保护，胃肠动力及肠道疾病的治疗等方面。

2. 治疗胃肠炎　藿连汤联合西医治疗较急性肠炎相关性脓毒症可快速提高治疗中医治疗疗效和总有效率。藿连汤联合西医治疗在缓解肠鸣、大便次数、大便性状、腹胀、腹部压痛、周身酸困、肠鸣音等症状方面效果明显。藿连汤联合西医内科基础治疗可有效改善急性肠炎相关性脓毒症患者的 SOFA 积分、APACHE-Ⅱ评分及 PCT、Lac 水平等指标。

藿香正气散治疗急性胃肠炎的疗效及药理作用：方法选取 2016 年 10 月至 2017 年 10 月收治的急性胃肠炎患者 102 例作为研究对象，随机分为对照组和治疗组，每组 51 例，对照组采用常规方法进行治疗，治疗组在此治疗基础上采用藿香正气散治疗，观察并比较 2 组患者的临床症状改善情况、治疗效果。结果：治疗组止泻时间、止痛时间、退热时间、恶心纳呆消除时间均显著短于对照组（$P < 0.05$）；治疗组患

者的治疗总有效率为98.0%，其与对照组治疗总有效率86.3%比较，存在显著性差异（*P* < 0.05）。结论：藿香正气散治疗急性胃肠炎效果良好，安全性高，临床价值显著，值得借鉴和全面推广普及。

【化学成分】刺槐素、芹菜素、香叶木素、滨蓟黄素、acidoflavanone、木犀草素、田蓟苷、藿香苷、乙基迷迭香酸、熊果酸、山楂酸、乙酰熊果酸、豆甾醇、豆甾醇-3-*O*-β-D-葡萄糖苷、肉豆蔻酸、棕榈酸。

【药理作用】

1. 杀叶螨　藿香精油对朱砂叶螨有一定的触杀毒力，能有效抑制雌成螨产卵，可通过扰乱蛋白酶和保护酶的动态平衡来影响其正常生理代谢，从而起到毒害作用。因此，藿香精油在农业防治朱砂叶螨方面有一定的开发潜力。

2. 改善胃肠动力　与模型组比较，川藿香（2.25g/kg）可明显改善胃肠动力障碍小鼠一般状况，对模型小鼠的胃排空和肠推进以及D-木糖吸收有明显促进作用，同时对胃肠激素胃动素和胃泌素的分泌有明显的修复作用；川藿香（2.25g/kg、1.125g/kg）组丙酮酸、葡萄糖和琥珀酸脱氢酶活性水平明显升高，川藿香（4.5g/kg）组虽对上述指标有影响，但效果不及川藿香（2.25g/kg、1.125g/kg）组。结论：川藿香（2.25g/kg）对胃肠动力障碍模型小鼠胃肠动力吸收和有氧代谢具有明显调节作用。

【原植物】藿香 *Agastache rugosa*（Fisch. et Mey.）O. Ktze.

本品茎方柱形而直，常有对生的分枝，四面平坦或凹入成宽沟，长 30 ～ 90cm，直径 0.2 ～ 1cm；表面绿色或黄绿色；质脆易折断，断面白色，髓部中空。叶对生，叶片较薄，多皱缩或破碎，完整的叶片湿润展开后呈卵形或长卵形，长 2 ～ 8cm，宽 1 ～ 5cm；上表面深绿色，先端尖锐或短渐尖，基部圆形或心形，边缘有钝圆或锯齿；叶柄长 1 ～ 4cm。穗状轮伞花序顶生。气香而特异，味淡而微凉。

产于湖南、贵州、广西、湖北。生长于山坡或路旁。

（曹亮　田婷婷　汪冶）

Naos sup 闹素

薄荷 Bohe

【异名】人丹草、薄荷草、蕃荷花、夜息花、狗肉香、骂薄荷、恩信、闹十荷。

【来源】本品为唇形科植物薄荷 *Mentha haplocalyx* Briq. 的干燥全草。

【采收加工】通常收割 2 次，第 1 次收割在小暑后大暑前（7月中下旬），主要提取薄荷油用；第 2 次收割在霜降之前（10月中下旬），主要作药材用，晒干或阴干。

【性味】辛，凉。

《侗药大观》：辛，凉。

《中国侗族医药学基础》：辛，凉。

《侗族医药探秘》：辛，凉。

《中国侗族医药》：香，凉。

《中国侗族医药》：辛，凉。

【功能与主治】疏散风热，清利头目，利咽透疹，疏肝行气。用于外感风热，头痛，咽喉肿痛，食滞气胀，口疮，牙痛，疮疥，瘾疹，温病初起，风疹瘙痒，肝郁气滞，胸闷胁痛。

《侗药大观》：宣散风寒、清头、透疹。用于风热感冒、头痛、目赤、咽喉肿痛、荨麻疹、麻疹不透等。

《中国侗族医药学基础》：疏散风热，清利头目，利咽透疹，疏肝行气。用于外感风热，头痛，咽喉肿痛，食滞气胀，口疮，牙痛，疮疥，瘾疹，温病初起，风疹瘙痒，肝郁气滞，胸闷胁痛。

《侗族医药探秘》：祛风解毒。用于胎惊（婴儿落地两眼不开，无哭声）。

《中国侗族医药》：祛风解表。用于胎惊（婴儿落地两眼不开，无哭声）。

《中国侗族医药》：芳香散凉，消肿止痛。用于感冒，食滞气胀，口疮，牙痛等。

【用法用量】内服：煎汤，3～6g，入煎剂宜后下。

《中国侗族医药》：内服，10～30g。外用：适量。10～15g煎水服。

【附方】

1.胎惊（婴儿两眼不开，哭不出声）　鲜闹荡奴吾（野藿香）3g，鲜闹素野（野薄荷）2g，白糖5g。搅拌挤汁搽口。或鲜闹素野（野薄荷）5g，冰片少许。揉烂挤汁清洗口腔。(《侗族医学》)

2.胞衣不下（胎盘滞留）　薄荷根10g，踏地香15g，瓦茶根（岩上生的）15g，踩不死25g，打不死25g，马鞭草15g，过江龙15g。水煎服，一般服1次见效，必要时再服1次。(《侗族医药探秘》)

3.下界野鸡（便血、尿血、摆红、小产流血）　薄荷叶、牛膝根、三七、千年艾、卷柏、黄连、马齿宽各15g，地榆20g。煮水服，每日1剂，日服3次，连服3～5天。(《侗族医药探秘》《中国侗族医药》)

4.胎惊　鲜品5g揉烂挤汁清洗口腔。(《中国侗族医药》)

【现代临床研究】

1.改善便秘　临床对混合痔术后便秘者使用薄荷油湿热敷治疗能有效改善便秘情况。

2.抗病毒、抗菌、抗炎等作用　薄荷具有抗病毒、抗菌、抗炎、抗癌、抗氧化、镇痛、解痉等药理作用，临床多用于疏风散热、发汗解表。

3.有助于口腔护理　全麻术后患者采用薄荷辅助口腔护理，临床应用效果明显，可降低口腔并发症，维持口腔健康，提高口腔护理效果。

4.薄荷的特点　搜集古医籍和现代医家临床经验，总结出薄荷具有以下特点：汤剂用量为2～20g。根据疾病、证型、症状寻求最佳用量，如疏散风热治疗风热咳嗽、咽痛、鼻衄、过敏性哮喘等呼吸系统疾病，为2～12g；疏肝行气治疗失眠、眩晕等神经内科疾病，为3～10g。根据疾病、证型及症状，配伍相应中药，如疏风利咽常配伍生地黄、麦冬、蒲公英、连翘；清热透疹常配伍牡丹皮、栀子、柴胡。

【化学成分】胡薄荷酮、左旋薄荷酮、乙酸薄荷酯、乙酸癸酯、石竹烯、柠檬烯、大根香D、桉叶素、α-蒎烯、木犀草素-7-葡萄糖苷、刺槐素-7-O-新橙皮糖苷、异黄酮苷、异瑞福灵、橙皮苷、香叶木素-7-O-葡萄糖苷、β-胡萝卜苷、赖氨酸、组氨酸、酪氨酸、缬氨酸、精氨酸、天冬氨酸、迷迭香酸、咖啡酸、苯甲酸、反式桂皮酸、大黄素、大黄酚、大黄素甲醚、芦荟大黄素、熊果酸、胡萝卜苷、反式桂皮酸、苯甲酸和等β-谷甾醇。

【药理作用】

1.抗菌作用　以水蒸气蒸馏法提取薄荷、亚洲薄荷、留兰香、唇萼薄荷的挥发油，利用气相色谱-氢火焰离子化检测器分析定量，采用微量稀释法评估4种薄荷挥发油抗菌活性，薄荷挥发油主要成分为薄荷醇（70.51%），唇萼薄荷挥发油主成分为胡薄荷酮（69.30%），辣薄荷烯酮氧化物（62.57%）是亚洲薄荷的主要成分，香芹酮（74.00%）为留兰香挥发油的主要成分。4种薄荷属植物间种类差异与其挥发油组成有关。4种不同品种的薄荷挥发油均有较好的抗氧化活性，对菌株（白色念珠菌、金黄色葡萄球菌）具有较好的抗菌活性。

2. 抗炎镇痛、抗病毒、抗氧化、抗生育、促进透皮吸收等药理作用 目前，对薄荷化学成分的研究主要集中在挥发油方面，薄荷挥发油中含有薄荷醇、乙酸薄荷酯、柠檬烯、薄荷酮等抑菌抗病毒的成分，中医用以疏风清热治感冒。薄荷挥发油具有祛痰、利胆、抗炎镇痛、抗病毒、抗肿瘤、促渗透、抗早孕等多方面的药理作用。

薄荷水提液对呼吸道合胞病毒、流感病毒、单纯疱疹病毒均有一定的治疗作用，其治疗指数分别是 25.99、9.28、14.85。以呼吸道合胞病毒作为研究对象，最佳的提取方法为水提醇沉法。分离效果最佳的大孔吸附树脂型号为 D101 型。薄荷抗呼吸道合胞病毒的有效部位为以氯仿 - 甲醇 - 水 - 冰乙酸为展开系统的斑点部位。药理实验表明薄荷大剂量组具有较为显著的体内抗病毒作用。

3. 非挥发油部位活性 薄荷石油醚提取部位有明显的保肝利胆功效，而水提部位有一定的抗肿瘤作用。薄荷非挥发性提取部位有明显的药理作用，且不同提取部位有不同的活性。

【原植物】薄荷 *Mentha haplocalyx* Briq. SYN 注：学名已修订，接受名为 *Mentha canadensis*。

多年生草本，高 30～60cm。茎直立或基部外倾，有伏生根茎，有清凉浓香气，上部有倒向微柔毛，下部仅沿棱上有微柔毛。叶对生，长圆状披针形或长圆形，长 2～8cm，宽 10～25mm，先端急尖，基部楔形，边缘有尖锯齿，两面有疏短毛，下面有透明腺点；叶柄长 4～14mm，有短柔毛。花小，成腋生轮伞花序；花萼钟状，长 2～3mm，外被细毛或腺点，5 齿，齿呈三角状钻形；花冠军淡红紫色，外被细毛，檐部 4 裂，上裂片较大，顶端微凹，其余 3 裂片较小，全缘；雄蕊 4 裂，2 对，前对较长，均伸出花冠军外；花柱顶端 2 裂，伸出花冠军外。小坚果长圆状卵形，平滑。花期 10 月，果期 11 月。

产于湖南、贵州、广西、湖北。各地多有栽培。

（曹亮 郑钦方 汪冶）

Neit 乃

红浮飘 Hongfupiao

【异名】水浮漂、草无根、红浮萍、浮漂、紫藻、带子藻、三角藻、红浮漂、紫萍、红叶草、绿萍。

【来源】本品为浮萍科植物紫萍 *Spirodela polyrrhiza*（L.）Schleid. 的干燥全草。

【采收加工】夏、秋季捞取，晒干或鲜用。

【性味】微苦、辛，寒。

《中国侗族医药研究》：辛，寒。

《侗族医学》：淡，退。

【功能与主治】发汗，祛风，透疹。用于风湿疼痛，风瘙瘾疹，麻疹透发不出，癣疮，火伤。

《中国侗族医药研究》：祛风，清热，行水，解毒。用于麻风丹痒，落肛，麻疹，腰痛水肿。

《侗族医学》：退水，退热。用于麻疹、腰痛水肿。

【用法用量】内服：煎汤，3～15g，大剂量可用至30g。外用：适量，煎水洗或热熨；炒存性，研末，调油敷。

【附方】

1. 麻风丹痒 红浮飘、苏梗、夏枯草，煎汁，兑酒服，并取煎液洗澡。可治疗。（《中国侗族医药研究》）

2. 腰痛水肿　乃（红浮飘）、小青草、六月雪、四季红、陆英、红旱莲合用。(《侗族医学》)

3. 麻疹　乃（红浮飘）、云实根皮、鹅不食草、紫苏、苍耳、牛蒡子、土荆芥，煎水内服可治疗。(《侗族医学》)

4. 风湿痛　红浮飘捣烂焙热，趁热包于风湿痛处，包后用针（先消毒）刺患处周围出气，以免内窜，同时将红浮飘捣烂，煮甜酒内服。(《贵州民间方药集》)

5. 风瘫、麻风癫　红浮飘、苍耳草各 60g。煨水服；再取上药各适量，煨水洗全身。(《贵州草药》)

【**化学成分**】3,4,5,6,7,-四羟基花色 -5- 葡萄糖苷、绿原酸、马栗树皮素、咖啡酸 -3,4- 二葡萄糖苷、6-（3- 葡萄糖基咖啡酰）马栗树皮素、对 - 香豆酸的葡萄糖酯。

【**原植物**】紫萍 *Spirodela polyrrhiza*（L.）Schleid.

叶状体扁平，阔倒卵形，长 5 ～ 8mm，宽 4 ～ 6mm，先端钝圆，表面绿色，背面紫色，具掌状脉 5 ～ 11 条，背面中央生 5 ～ 11 条根，根长 3 ～ 5cm，白绿色，根冠尖，脱落；根基附近的一侧囊内形成圆形新芽，萌发后，幼小叶状体渐从囊内浮出，由一细弱的柄与母体相连。花未见，据记载，肉穗花序有 2 个雄花和 1 个雌花。

产于湖南、贵州、广西、湖北。生于水田、水塘、湖湾、水沟，常与浮萍形成覆盖水面的飘浮植物群落。

（凌建新　田婷婷　汪冶）

Ngeit yak 雷哑

满江红 Manjianghong

【**异名**】紫藻、三角藻、红浮萍。

【**来源**】本品为满江红科植物满江红 *Azolla imbricata*（Roxb.）Nakai 的干燥全草。

【**采收加工**】夏、秋季捞取，晒干。

【**性味**】辛，凉。

【**功能与主治**】发汗，祛风，透疹。用于风湿疼痛，风瘙瘾疹，麻疹不透，癣疮，火伤，丹毒，水肿，小便不利。

《中国侗族医药》：用于麻疹，风湿疼痛，烧、烫伤等。

【**用法用量**】内服：煎汤，3 ～ 15g，大剂量可用至 30g。外用：适量，煎水洗或热熨；炒存性，研末，调油敷。

《中国侗族医药》：内服：3 ～ 10g。外用：适量。

【**附方**】

1. 麻疹不透　红浮萍 9g，芫荽、椿根皮各 6g。煎服，药渣外擦。(《贵州草药》)

2. 风湿痛，发汗祛风　红浮飘 40 个。取 20 个捣烂焙热，趁热包于风湿痛处，包后用针（先消毒）刺患处周围出气，以免内窜，同时将另 20 个红浮飘捣烂，煮甜酒内服。(《贵州民间方药集》)

【**现代临床研究**】现代临床用于治疗麻疹，风疹，风湿病筋骨关节疼痛和腹胀满疼痛等。

【**化学成分**】绿原酸甲酯、4-*O*- 咖啡酰基奎宁酸、3,4-*O*- 双咖啡酰基奎宁酸甲酯、3,4,5-*O*- 三咖啡酰基奎宁酸甲酯、(-)-N-［3′,4′- 双羟基 -（*E*）- 肉桂酰基］-3- 羟基 -L- 酪氨酸、(-)-N-［3′,4′- 双羟基 -（*E*）- 肉桂酰基］-L- 酪氨酸、(-)-N-［3′,4′- 双羟基 -（*E*）- 肉桂酰基］-L- 酪氨酸甲酯、(-)-N-［4′- 羟基 -

（*E*）- 肉桂酰基]-L- 酪氨酸、brainicin、槲皮素 -3-*O*-β-D- 葡萄糖苷、柚皮素 -7-*O*-β-D- 葡萄糖苷、山奈酚 -3-*O*-（6''-*O*- 咖啡酰基）-β-D- 葡萄糖苷、咖啡酸、表白色杜鹃素，myzodendrone、反式阿魏酸 -β-D- 葡萄糖苷、5,7- 二羟基色原酮 -2- 羧酸、松脂素 -4-*O*-β-D- 葡萄糖苷、植醇、反式 -12- 氧 -（10Z,15Z）- 植物二烯酸。

【药理作用】抗氧化作用 使用液相质谱联用方式，从满江红植物鉴定化合物 93 个，采用成分敲出等方式发现 5 个主要化合物及 88 个微量成分，其中 64 化合物，包括一个新的黄酮化合物 brainin D，表现出良好的氧化活性，brainin D 的清除自由基能力（DPPH 测试）IC_{50} 值为 9.3±0.6μg/mL。

【原植物】满江红 *Azolla imbricata*（Roxb.）Nakai

漂浮植物，略呈三角形。根状茎横走，羽状分枝，须根极多，悬垂水中。叶小形，互生，密生枝上，呈 2 行覆瓦状排列，梨形、斜方形或卵形，无柄；叶片绿色，成熟时红色，上面有多数乳状突起，下面有空腔，内含胶质，有蓝藻共生其中；孢子果有大小两种，成对生于侧枝第一片叶的下面；孢子果小，长卵形，果内有 1 大孢子囊，内含 1 个大孢子；小孢子果大，球形，果内有许多小孢子囊，各含 64 个小孢子囊。

产于湖南、贵州、广西、湖北。生长于稻田或池塘中。

（曹亮　田婷婷　汪冶）

Nugs bail mangv 奴拜慢

半枝莲 Banzhilian

【异名】娘谬马、狭叶韩信草、通经草、并头草、牙刷草、四方马兰、半支莲、鼻尖菜、鼻尖草、耳挖草、赶山鞭、金挖耳、瘦黄芩、水黄芩、水荆芥、田基草、挖耳草、望江南、望江青、望江清、向天盏、紫连草、水韩信、溪边黄芩、野夏枯草、言草儿、半向花、偏头草、四方草、小号向天盏、狭叶向天盏。

【来源】本品为唇形科植物半枝莲 *Scutellaria barbata* D.Don 的干燥全草。

【采收加工】夏、秋二季茎叶茂盛时采挖，洗净，晒干。

【性味】辛、苦，寒。

《中国侗族医药学基础》：辛、苦，寒。

《中国侗族医药研究》：微苦，凉。

《侗族医学》：微苦，凉。

【功能与主治】清热解毒，化瘀利尿。用于疔疮肿毒，咽喉肿痛，跌仆伤痛，水肿，黄疸，蛇虫咬伤。

《中国侗族医药学基础》：清热解毒，散瘀止血，利尿消肿。用于肝硬化腹水，毒蛇咬伤，疮疖痈肿。

《中国侗族医药研究》：退热，解毒，凉血，消肿。用于水蛊病，黄疸，内伤。

《侗族医学》：退热，解毒，凉血，消肿。用于宾耿涽（水蛊病），宾夷倭蛮（黄疸），降吤（内伤）。

【用法用量】内服：煎汤，15～30g，鲜品 30～60g，或入丸、散。外用鲜品适量，捣敷患处。

【附方】

1.宾耿涽 奴拜慢（半枝莲）、散梅尽（三棵针）、娘欠劳（夏枯草）、尚娘架（白茅根）、红糖，

煎水内服。(《侗族医学》)

2. 宾夷偻蛮(黄疸)　奴拜慢(半枝莲)、尚送(酸汤杆)、美兜介(六月雪)、美奉虽(羊耳菊)、尚布冬(猕猴桃根)、卡罗丽(小青草)、煎水内服。(《侗族医学》)

3. 降吆(内伤)　奴拜慢(半枝莲)、门癸刮蛮(黄药子)、教素昆(威灵仙)、骂聂(泥鳅串),泡酒内服。(《侗族医学》)

【现代临床研究】

1. 治疗急性肾炎　半枝莲 10 ~ 30g,麻黄 4 ~ 15g,鲜茅根 50 ~ 100g,白花蛇舌草 10 ~ 30g,二花、连翘、茯苓、泽泻各 10 ~ 30g,猪苓 5 ~ 10g,水煎服,每日 1 剂,治疗急性肾炎 62 例,治愈 52 例,好转 8 例,尿常规轻度异常。无效 2 例。

2. 治疗慢性肾衰竭　治疗慢性肾功能衰竭 6 例,用半枝莲、公英各 30g,制附片、生大黄各 12g,结果 1 例尿素氮降至正常,2 例下降 < 50%,另 2 例下降 40% 和 20%,1 例无效。

3. 治疗癌症　以半枝莲 50g,黄连 20g,白花蛇舌草 100g,生黄芪 100g,每日 1 剂,水煎服,连服 150 剂症状改善。治疗鼻咽癌 1 例,病理检查癌细胞核分裂数明显减少,随访 5 年情况良好。

4. 治疗病毒性角膜炎　用半枝莲、丹参、青葙、氯化钠、对羟基苯甲酸乙酯制成复方半枝莲滴眼液,用于治疗病毒性角膜炎,取得了较理想的疗效,且无任何不良反应。

5. 复方半枝莲胶囊治疗乳腺增生　将 100 例女性单纯性乳腺增生患者随机分为观察组与对照组各 50 例,对照组给予心理安慰治疗,观察组在心理安慰治疗的同时,给予复方半枝莲胶囊治疗,疗程为 1 个月,观察治疗前后乳房肿块硬度、大小,检测治疗前后血清雌二醇(E_2)、黄体生成素(LH)、孕酮(P)水平,评价临床疗效、记录不良反应。结果通过治疗后两组分别与治疗前进行组内比较,其肿块的硬度、大小评分均降低,差异均具有统计学意义($P < 0.05$),且观察组降低明显优于对照组($P < 0.05$);治疗后与组内治疗前比较,血清 E_2 均降低而 LH、P 均升高($P < 0.05$),两组治疗后比较,差异具有统计学意义($P < 0.05$);观察组总有效率为 96.0%(48/50),显著高于对照组的 68.0%(34/50)($P < 0.05$);观察组不良反应率为 10%(5/50),显著低于对照组的 36%(18/50)。研究表明复方半枝莲胶囊治疗乳腺增生疗效显著,不良反应率低。

6. 半枝莲方治疗银屑病血热证　采用随机对照分组法,将 75 例寻常型银屑病血热证患者分为 3 组。治疗组 25 例,予半枝莲方口服联合卡泊三醇乳膏外用治疗;对照 1 组 25 例,给予卡泊三醇乳膏外用;对照 2 组 25 例,给予半枝莲方口服。于治疗前后分别对 3 组患者皮损进行真菌培养,同时进行 PASI 评分及中医证候评分,4 周后观察 3 组患者临床疗效。结果发现治疗后 3 组 PASI 评分,中医证候评分较前均有改善($P < 0.05$)。治疗组愈显率为 88.0%,对照 1 组为 48.0%,对照 2 组为 76.0%,治疗组与对照 1 组比较,差异有统计学意义($P < 0.05$);与对照 2 组比较,差异无统计学意义($P > 0.05$)。研究表明半枝莲方可能通过降低皮损真菌感染率而达到治疗血热证银屑病的效果。

7. 新鲜草药半枝莲外敷辅助治疗毒蛇咬伤致肢体肿痛　将 114 例毒蛇咬伤患者随机分为空白对照组、观察组、常规对照组 3 组,每组 38 例,空白对照组患者予以基础治疗;在此基础上,观察组患者辅助鲜药半枝莲外敷,常规对照组患者辅以季德胜蛇药外敷,对 3 组患者的止痛起效时间、肿胀消退时间和消退程度进行比较分析。结果:观察组患者止痛起效时间最快,约 4h,肿胀消退时间为(5.24±1.20)天,肿胀消退程度为第 3 天退肿(1.71±0.57)cm,第 5 天退肿(2.76±0.64)cm,均明显优于常规对照组和空白对照组,差异具有统计学意义($P < 0.05$)。研究结论为新鲜草药半枝莲外敷辅助治疗毒蛇咬伤在缓解肢体疼痛、消肿方面起效迅速,优于常规使用的季德胜蛇药。

【化学成分】六氢法尼基丙酮、3,7,11,15- 四甲基 -2- 十六烯 -1- 醇、薄荷脑、1- 辛烯 -3- 醇、n- 棕榈酸、(Z,Z)-9,12- 亚油酸、1- 辛烯 -3- 醇、苯甲酸、硬脂酸、肉桂酸、绿原酸、香草酸、熊果酸、齐墩果酸、反式 -4- 甲基肉桂酸、2- 羟基 -3- 甲基蒽醌、大黄素甲醚、β- 谷甾醇、豆甾醇、胡萝卜苷、对羟基苯甲醛、金色酰胺醇酯、对羟基苯乙酮、香草醛、反式 -1-（4′- 羟基苯基）- 丁 -1- 烯 -3- 酮等。

【药理作用】

1. 抗癌作用　采用 MTT 比色法检测半枝莲提取物，发现半枝莲提取物具有抗胃癌 SGC7901 细胞增殖和诱导胃癌细胞凋亡的作用。半枝莲含药血清在一定程度上均能够逆转肿瘤 K562/A02 细胞的多药耐药性，提高对化疗药物的敏感性。半枝莲对 H22 肝癌淋巴道转移有一定的抑制作用。

半枝莲醇提物对结直肠干细胞自我更新和分化的影响并阐明其分子作用机制：研究表明半枝莲醇提物能抑制 HT-29Smo-CSC 的增殖和分化，对非经典 Hedgehog 信号通路关键靶基因和蛋白有显著抑制作用，提示半枝莲能通过非经典 Hedgehog 信号通路抑制结直肠肿瘤干细胞自我更新和分化。

通过网络药理学与分子对接方法探究白花蛇舌草和半枝莲药对治疗宫颈癌的潜在活性成分及作用机制。"活性成分 - 靶点 - 通路"网络显示，白花蛇舌草和半枝莲药对治疗宫颈癌有 25 个主要活性成分，38 个主要靶点，与 18 个信号通路有关。分子对接结果显示，白花蛇舌草和半枝莲药对 25 个活性成分与 38 个靶点部分或全部对接成功。白花蛇舌草和半枝莲药通过多成分、多靶点、多通路参与宫颈癌细胞凋亡。

研究确定半枝莲碱（SBT）对骨肉瘤细胞有抑制作用，并对 SBT 抑制骨肉瘤细胞的相关分子机制进行初步解析，结果发现 SBT 可抑制骨肉瘤细胞的增殖，减弱细胞迁移和侵袭；促进骨肉瘤细胞发生凋亡，抑制 BCL 蛋白水平但上调 BAD 和 cleaved Caspase 3 蛋白水平；抑制 TopLuc 荧光素酶活性、Ser9 的磷酸化，下调 β-catenin 及其靶分子 C-myc 和 Cyclin D1 的蛋白水平，最终使 Wnt/β-catenin 信号失活。可见 SBT 可抑制人骨肉瘤细胞的增殖、迁移和侵袭，促进骨肉瘤细胞发生凋亡，这可能与 SBT 抑制 Wnt/β-catenin 信号途径有关。

通过网络药理学和分子对接方法探讨"半枝莲 – 山慈菇"抗乳腺癌的作用机制。研究揭示了"半枝莲 – 山慈菇"抗乳腺癌的关键靶点和涉及的生物学过程及信号通路，并结合分子对接技术，发现其作用是多靶点、多通路的，为今后的分子生物学实验奠定了基础。

通过网络药理学探讨半枝莲抗结直肠癌的作用机制，并通过实验验证相关靶点。通过网络药理学预测并通过实验验证半枝莲可能通过 CCND1、MYC 相关靶点等发挥抗结直肠癌的作用，揭示了半枝莲抗结直肠癌具有多成分、多靶点和多通路的特点。

2. 护肝作用　半枝莲的正己烷、三氯甲烷、乙酸乙酯、正丁醇和水的各个提取部位对 CCl_4、D-GalN 和 APAP 所致的大鼠肝细胞毒性的护肝效果被研究。结果表明，三氯甲烷和乙酸乙酯提取部位对 CCl_4 造成的肝损伤有最大的护肝作用，三氯甲烷和正己烷提取部位对 D-GalN 所致的肝中毒最有效，并且三氯甲烷提取部位对 APAP 导致的肝细胞毒性有最大的保护作用。3 种物质引起肝损伤的病理学变化通过上述各个提取部位的治疗均得以改善。半枝莲醇提物有一定的抗大鼠肝纤维化作用，能影响活化肝星状细胞的凋亡，改善肝组织的纤维化程度。

3. 抗氧化、抑菌和抗病毒作用　半枝莲乙醇提取物及不同极性溶剂萃取后体外抗氧化活性，发现半枝莲乙醇提取物具有明显抗氧化活性，各萃取部分可降低其抗氧化活性。半枝莲中总生物碱提取物对金黄色葡萄球菌、大肠埃希菌、粪肠球菌、铜绿假单胞菌有抑菌作用。半枝莲总黄酮对甲型 H1N1 流感病毒所致的小鼠感染及其导致的死亡表现了一定的治疗和（或）拮抗作用，并且其药效表现了剂量相关特征。从半枝莲中分离得到 3 个黄酮类化合物，分别为山柰酚 -3-O- 鼠李糖苷，山柰酚 -3-O- 葡萄糖苷，山柰酚 -3,7- 二鼠李糖苷，发现其具有较好的抗幽门螺杆菌活性，并能降低氨苄西林对幽门螺杆菌的最小抑菌浓度。

4. 免疫调节作用　半枝莲黄酮活性成分具有双向调节抗肿瘤免疫作用，也能通过调节肿瘤免疫而发挥多靶点治疗肿瘤作用，其机制可能与其黄酮单体芹菜素和木犀草素调节脾细胞和肿瘤细胞内活性氧、调节巨噬细胞内活性氧及相关信号通路蛋白表达有关。研究为解释半枝莲黄酮抗肿瘤的作用机制提供了一定的科学依据，为进一步研究其抗肿瘤作用机制奠定了一定的科学基础。

【原植物】半枝莲 Scutellaria barbata D.Don

多年生草本，高 15～50cm。茎四棱形，无毛或在花序轴上部疏被紧贴小毛，不分枝或具或多或少的分枝。叶对生；叶柄长 1～3mm；叶片卵形、三角状卵形或披针形，长 1～3cm，宽 0.4～1.5cm，先端急尖或稍钝，基部宽楔形或近截形，边缘具疏浅钝齿，上面橄榄绿色，下面带紫色，两面沿脉疏生贴伏短毛或近无毛，侧脉 2～3 对，与中脉在下面隆起。花对生，偏向一侧，排列成 4～10cm 的顶生或腋生的总状花序；下部苞叶叶状，较小，上部的逐渐变得更小，全缘；花梗长 1～2mm，有微柔毛，中部有 1 对长约 0.5mm 的针状小苞片；花萼长 2.0～2.5mm，果时达 4mm，外面沿脉有微柔毛，裂片具短缘毛，盾片高约 1mm，果时高约 2mm；花冠蓝紫色，长 1～1.4cm，外被短柔毛，花冠筒基部囊状增大，宽 1.5mm，向上渐宽，至喉部宽 3.5mm，上唇盔状，长约 2mm，下唇较宽，中裂片梯形，长约 3mm，侧裂片三角状卵形；雄蕊 4，前对较长，具能育半药，退化半药不明显，后对较短，具全药，花丝下部疏生短柔毛；花盘盘状，前方隆起，后方延伸成短子房柄；子房 4 裂，花柱细长。小坚果褐色，扁球形，径约 1mm，具小疣状突起。花期 5～10 月，果期 6～11 月。

产于湖南、贵州、广西、湖北。生于溪沟边、田边或湿润草地上。

【备注】体虚者及孕妇慎用。

（刘建锋　曹亮　田婷婷　汪冶）

Nugs bav bial yak 奴把拜亚

头花蓼 Touhualiao

【异名】青影子、石荞草、太阳花、太阳草、酸酱草、四季红、石头菜、石辣蓼、省丁草、沙滩子、草石椒、石头花、小红蓼、红酸杆、头状蓼、水绣球、岩乔连、满地红、阿实俄、骨虫草、惊风草、小红草、酸浆草、小红藤、绣球草、岩荞麦。

【来源】本品为蓼科植物头花蓼 Polygonum capitatum Buch.-Ham. ex D. Don Prodr 的干燥全草。

【采收加工】春、夏、秋三季采收，鲜用或晾干。

【性味】苦、辛，凉。

《中国侗族医药研究》：酸、苦，平。

【功能与主治】清热利湿，解毒散瘀，利尿通淋。用于痢疾，石淋，风湿痛，跌打损伤，疮疡湿疹。

《中国侗族医药研究》：祛毒，消肿，杀虫。用于腰痛水肿，摆红（尿血）。

【用法用量】内服：煎汤，15～30g，外用适量，捣烂敷或煎水洗。

《中国侗族医药研究》：15～30g，外用适量。(《中国侗族医药研究》)

【附方】

1. 热咳　把美桑（桑叶）10g，奴菊高芹（野菊花）15g，四季红（头花蓼）10g，杏仁 5g，连翘 10g，芦根 15g，桔梗 10g，薄荷 5g，甘草 5g。每日 1 剂，水煎服。(《中国侗族医药学基础》)

2. 湿热　猪苓 15g，门松（茯苓）15g，车前子 15g，泽泻 15g，门嗦哑（赤芍）10g，丹皮 15g，培美蛮（黄柏）15g，黄珠子（栀子）15g，牛膝 15g，四季红（头花蓼）20g，骂萨菇（蒲公英）15g，地肤子 15g，淡竹叶 10g。每日 1 剂，水煎服。(《中国侗族医药学基础》)

3. 牙痛 奴金奴银（金银花）15g，门地削（熟地）15g，坳夺辰（水牛角）（先煮）20g，玄参15g，苦参15g，苦竹叶15g，把斜偶（九节茶）20g，四季红（头花蓼）15g，芦苇20g，门冬墨（麦冬）15g。每日1剂，水煎服。（《中国侗族医药学基础》）

【现代临床研究】头花蓼及头花蓼类中药可以降低草酸钙结石大鼠的尿草酸及钙浓度，增加尿枸橼酸浓度，减轻肾近曲小管上皮细胞损害，进而产生保护肾脏的作用；头花蓼及头花蓼类中药防治草酸钙结石的作用机制可能与其下调 OPN 表达相关；头花蓼及头花蓼类中药可以减轻肾近曲小管上皮细胞损害，进而产生保护肾脏的作用，与上调 PI3K、AKT 的表达相关。

【化学成分】丁香酸、儿茶酚、5,7- 二羟基色原酮、3,5- 二羟基 -4- 甲氧基苯甲酸、原儿茶酸乙酯、没食子酸乙酯、没食子酸、原儿茶酸、槲皮素、槲皮苷、陆地棉苷、槲皮素 -3-O-（2″- 没食子酰基）- 鼠李糖苷、芦丁及槲皮素 -3-O-（4″-O- 乙酰基）-α-L- 鼠李糖苷、槲皮素、槲皮苷、杨梅苷、槲皮素 -3-O-（2″- 没食子酰基）- 鼠李糖苷、原儿茶酸、胡萝卜苷、没食子酸、没食子酸乙酯。

【药理作用】

1. 抗菌作用 头花蓼提取物的 35% 甲醇洗脱物具有良好的抗淋球菌作用，其主要成分为三没食子酰葡萄糖，可能为头花蓼抗淋球菌的物质基础。

2. 抗炎作用 头花蓼不同提取物均可以抑制 RAW264.7 细胞的炎症反应，谱效关系分析得出槲皮苷、鞣花酸、金丝桃苷对头花蓼的抗炎药效（调节 TNF-α 水平）有较大贡献。

【原植物】头花蓼 *Polygonum capitatum* Buch.-Ham. ex D. Don Prodr。名称已修订为头花蓼 *Persicaria capitata*。

多年生草本。茎匍匐，丛生，基部木质化，节部生根，节间比叶片短，多分枝，疏生腺毛或近无毛，一年生枝近直立，具纵棱，疏生腺毛。叶卵形或椭圆形，长 1.5 ~ 3cm，宽 1 ~ 2.5cm，顶端尖，基部楔形，全缘，边缘具腺毛，两面疏生腺毛，上面有时具黑褐色新月形斑点；叶柄长 2 ~ 3mm，基部有时具叶耳；托叶鞘筒状，膜质，长 5 ~ 8mm，松散，具腺毛，顶端截形，有缘毛。花序头状，直径 6 ~ 10mm，单生或成对，顶生；花序梗具腺毛；苞片长卵形，膜质；花梗极短；花被 5 深裂，淡红色，花被片椭圆形，长 2 ~ 3mm；雄蕊 8，比花被短；花柱 3，中下部合生，与花被近等长；柱头头状。瘦果长卵形，具 3 棱，长 1.5 ~ 2mm，黑褐色，密生小点，微有光泽，包于宿存花被内。花期 6 ~ 9 月，果期 8 ~ 10 月。

产于湖南、贵州、广西、湖北。生于山坡、山谷湿地，常成片生长。贵州有栽培。

（曹亮　田婷婷　汪冶）

Nugs laemp yav 奴仑亚

蜀葵 Shukui

【异名】一丈红、大蜀季、戎葵、麻杆花、棋盘花、斗篷花、端午花、秋葵、棉花葵、假阳桃、野芙蓉、黄芙蓉、黄花莲、鸡爪莲、疳疮药、追风药、豹子眼睛花、荞面花、蜀季花、饽饽花、光光花、熟季花。

【来源】本品为锦葵科植物蜀葵 *Althaea rosea*(Linn.) Cavan. 的干燥茎、叶。

【采收加工】春秋采茎，开花前采叶，晒干。

【性味】甘，凉。

《侗族医学》：甜，凉。

《中国侗族医药研究》：甜，凉。

【功能与主治】 退水，祛毒，排尿。用于腰痛水肿，水肿病。

《侗族医学》：退水，去毒，排尿。用于耿来（腰痛水肿）、涸冷（水肿病）。

《中国侗族医药研究》：退水，祛毒，排尿。用于腰痛水肿，水肿病。

【用法用量】 内服：煎汤，内服，根 9～18g、子、花均为 3～6g；外用：适量鲜花、叶捣烂敷或煎水洗患处。

【附方】 涸冷　奴仑亚（蜀葵）、同辰巴细（满天星）、尚告靠老（芒其根）、亢蛮（小过路黄）、美灼虽（地胆草）、甚岑（田基黄），煎水内服。(《侗族医学》)

【现代临床研究】

1. 治疗河豚毒素中毒　有研究者将蜀葵全草煎剂用于河豚毒素中毒的抢救治疗，取得了较好的临床效果。分析其作用机理，可能有以下治疗作用：①通过其"通利二便"的作用，加快毒素排泄，同时可拮抗河豚毒素对尿液分泌的抑制作用；②通过溶栓、抗血小板凝集作用，抑制河豚毒素的凝血作用；③通过其抑制毛细血管通透性增高和消肿作用，拮抗毒素扩张血管、引起内脏充血的作用；④通过其抗炎和对黏膜的保护作用，减轻毒素对胃肠道的刺激。蜀葵这些作用可缩短河豚毒素在体内潴留的时间，减轻毒素对神经系统及重要器官的损伤。

2. 治疗膀胱癌　有研究者采用蜀葵全草煎汤口服的办法，先后治愈 2 名患膀胱癌 8 年的中年患者，证明蜀葵对膀胱癌有治疗作用。

3. 治疗血栓性外痔　有研究者采用蜀葵花酒治疗"血栓性外痔"，疗效显著。观察患者的甲襞微循环情况，发现治疗前甲襞管袢输入枝变细、输出枝增粗、瘀顶和交叉、畸形管袢相对增多，而治疗后这种现象显著改善，且血流加快，红细胞聚集明显减轻，说明蜀葵花酒有改善全身微循环的作用。

【化学成分】 戊糖、戊聚糖、甲基戊聚糖、糖醛酸、蜀葵黄酮苷 A、正二十九烷、棕榈酸乙酯、正二十八烷酸、β- 谷甾醇、桂皮酸、茴香酸、阿魏酸、香豆酸、胡萝卜苷、水杨酸、虎耳草苷、柚皮素、5,7,8,4′- 四羟基 -3- 甲氧基黄酮、芹菜素、香橙素、延胡索酸、山奈酚、(2S,3S)-3,5,7,4′- 四羟基二氢黄酮、南酸枣苷、紫云英苷、(2R,3R)-5,7,4′- 三羟基二氢黄酮 -3-O-β-D- 葡萄糖苷、异甘草苷、银椴苷、芦丁、杨梅黄素 3-O-β-D- 葡萄糖苷、银椴苷、芸香苷、虎耳草苷、藏报春苷、二氢槲皮素 -4′-O-β-D- 葡萄糖苷。

【药理作用】

1. 镇痛抗炎作用　有研究者发现，蜀葵干燥茎叶的水煎液在小鼠醋酸扭体法和热板法试验中及甲醛测痛试验中显示较明显的镇痛作用，且能明显抑制炎症组织内 PGE 的释放。另外，蜀葵花乙醇提取物也能显著抑制小鼠醋酸扭体反应及大鼠光辐射甩尾反应，对醋酸所致的小鼠腹腔毛细血管通透性增加、大鼠角叉菜胶、右旋糖酐性足浮肿及炎症组织内 PGE 的释放均有显著的抑制作用。表明蜀葵花提取物具有一定的镇痛抗炎作用。

2. 对心血管系统的作用　蜀葵花乙醇提取物能明显增加离体豚鼠心脏冠状动脉流量，对大鼠离体下肢血管有明显的扩张作用，对麻醉猫的血压具有一过性降压作用，说明蜀葵花具有扩张冠状动脉和外周血管的作用。蜀葵花还能明显抑制 ADP 诱导的血小板聚集，抑制大鼠试验性血栓的形成。试验表明蜀葵花可能对心血管疾病及血栓性疾病有较好的治疗作用。

3. 抑菌活性　有研究者研究了蜀葵花提取物体外抑制细菌、真菌的活性，发现蜀葵花乙醇提取物对金黄色葡萄球菌、炭疽杆菌、白色葡萄球菌、大肠埃希菌均有不同程度的抑制作用，而水提物对以上受试菌均无抑制作用。

4. 抗雌激素作用　研究表明，蜀葵花中富含的黄酮类化合物，具有植物雌激素作用，可以轻度抑制雌激素的产生。

【原植物】蜀葵 *Althaea rosea* (Linn.) Cavan.

两年生直立草本，高达 2m，茎枝密被刺毛。叶近圆心形，直径 6 ～ 16cm，掌状 5 ～ 7 浅裂或波状棱角，裂片三角形或圆形，中裂片长约 3cm，宽 4 ～ 6cm，上面疏被星状柔毛，粗糙，下面被星状长硬毛或绒毛；叶柄长 5 ～ 15cm，被星状长硬毛；托叶卵形，长约 8mm，先端具 3 尖。花腋生，单生或近簇生，排列成总状花序式，具叶状苞片，花梗长约 5mm，果时延长至 1 ～ 2.5cm，被星状长硬毛；小苞片杯状，常 6 ～ 7 裂，裂片卵状披针形，长 10mm，密被星状粗硬毛，基部合生；萼钟状，直径 2 ～ 3cm，5 齿裂，裂片卵状三角形，长 1.2 ～ 1.5cm，密被星状粗硬毛；花大，直径 6 ～ 10cm，有红、紫、白、粉红、黄和黑紫等色，单瓣或重瓣，花瓣倒卵状三角形，长约 4cm，先端凹缺，基部狭，爪被长髯毛；雄蕊柱无毛，长约 2cm，花丝纤细，长 2mm，花药黄色；花柱分枝多数，微被细毛。果盘状，直径约 2cm，被短柔毛，分果爿近圆形，多数，背部厚达 1mm，具纵槽。花期 2 ～ 8 月。

本种原产于我国西南地区，全国各地广泛栽培，供园林观赏用。

（金岸　郑钦方　汪冶）

Nugs mant bail jangl 奴蛮败酱

白升麻 Baishengma

【异名】鹿肠、鹿首、马草、泽败、鹿酱、酸益、苦菜、苦藏、野苦菜、苦猪菜、苦斋公、豆豉草、豆渣草、白苦爹、苦苣、观音菜、苦叶菜、萌菜、女郎花。

【来源】本品为败酱科植物败酱 *Patrinia scabiosaefolia Fish.* ox Trev. 的干燥全草。

【采收加工】一般多在夏季采收，将全株拔起，除去泥沙后晒干或鲜用。

【性味】苦，平。

《中国侗族医药研究》：苦、辛，微温。

《侗族医学》：苦、辣，凉。

【功能与主治】清热解毒，排脓破瘀。用于肠痈，下痢，赤白带下，产后瘀滞腹痛，目赤肿痛，痈肿疥癣。

《中国侗族医药研究》：清热解毒，发汗解表，退水。用于伤寒，红痢，小儿腹泻。

《侗族医学》：退热，退水，排毒消肿，消痈。用于红痢，小儿腹泻。

【用法用量】内服：煎汤，10 ～ 15g。外用：鲜品适量，捣敷患处。

【附方】

1. 红痢　奴蛮败酱（白升麻）、蒲公英、车前草，煎水冲白糖服。(《侗族医学》)

2. 小儿腹泻　奴蛮败酱（白升麻）、海蚌含珠、鬼针草、土大黄，煎水内服。(《侗族医学》)

【现代临床研究】

治疗流行性腮腺炎　有文献报道，取黄花败酱鲜叶适量，加生石膏 15 ～ 30g 共捣烂，再用 1 个鸭蛋清调匀，敷于肿痛处，24h 后取下。重者需敷 2 次。有并发症者加服 20% ～ 50% 黄花败酱草煎剂，每日 3 ～ 4 次，每次 20 ～ 30mL；或当茶饮。治疗 200 余例，90% 的病例在局部敷药后 24h 内症状消失，重症（包括有睾丸炎合并症的）患者在第 2 次敷药后一般症状也能消失。此外，本品对疖、痈、乳腺炎、淋巴管炎等也有效果。

【化学成分】败酱皂苷、败酱皂苷 A_1、败酱皂苷 B_1、败酱皂苷 C_1、败酱皂苷 D_1、败酱皂苷 E、败酱皂苷 F、败酱皂苷 G、败酱皂苷 H、败酱皂苷 J、败酱皂苷 K、败酱皂苷 L、黄花败酱皂苷 A、黄花败酱皂苷 B、黄花败酱皂苷 C、黄花败酱皂苷 D、黄花败酱皂苷 E、黄花败酱皂苷 F、黄花败酱皂苷 G，齐墩果酸 -3-O-α-L- 吡喃阿拉伯糖苷、常春藤皂苷元 -3-O-α-L- 吡喃阿拉伯糖苷、齐墩果酸、常春藤皂苷元、β- 谷甾醇 -β-D- 吡喃葡萄糖苷、菜油甾醇 -D- 葡萄糖苷、东莨菪素、马栗树皮素。

【药理作用】

1. 镇静作用 有文献报道，黄花败酱的乙醇浸膏或挥发油口服，对小鼠都有明显镇静作用，且能增强戊巴比妥钠的催眠作用。而蒸去挥发油的药渣浸膏和总皂苷都有镇静作用。在挥发油中主要起作用的是败酱烯和异败酱烯，异戊酸无镇静作用。败酱的镇静作用比同属植物缬草强一倍以上。

2. 抗癌作用 有研究显示，败酱根的热水提取物经腹腔注射给荷瘤小鼠（肉瘤 -180）抑制癌细胞生长率为 57.4%。

3. 其他作用 据文献报道，败酱有促进肝细胞再生，防止肝细胞变性的作用。是否与其所含墩果酸有关，值得探讨。因为齐墩果酸对肝脏有保护作用。败酱根热水提取物 500μg/mL 对人子宫颈癌细胞的抑制率为 100%，而对正常细胞则反有促进增殖的作用。

【原植物】败酱 *Patrinia scabiosaefolia* Fish. ex Trev.

多年生草本植物，高可达 200cm；茎直立，基生叶片丛生，花时枯落，卵形、椭圆形或椭圆状披针形，顶端钝或尖，基部楔形，边缘具粗锯齿，上面暗绿色，背面淡绿色，两面被糙伏毛或几乎无毛，茎生叶对生，宽卵形至披针形，顶生裂片卵形、椭圆形或椭圆状披针形，花序为聚伞花序组成的大型伞房花序，顶生，总苞线形，苞片小；花小，萼齿不明显；花冠钟形，黄色，花冠裂片卵形，花丝不等长，花药长圆形，瘦果长圆形，扁平种子。7 ～ 9 月开花。

产于湖南、贵州、广西、湖北。常生于海拔 50 ～ 2600m 的山坡林下、林缘和灌丛中，以及路边、田埂边的草丛中。

（凌建新 田婷婷 汪冶）

Nugs qemk gaos yuil zans 奴灰高意山

紫萼 Zie

【异名】紫鹤、竹节三七、小玉簪花、化骨连、耳叶七、耳叶草、棱子草、紫花玉簪、山玉簪、白鹤仙、喉痛草、石玉簪、老虎耳朵、玉盏花、白背三七、紫萼玉簪、紫玉簪、玉兰、玉簪花、罗虾草。

【来源】本品为百合科植物紫萼 *Hosta ventricosa*（Salisb.）Stearn 的干燥全草。

【采收加工】夏、秋季采收，洗净，晒干。

【性味】微甘、凉。

《侗族医药探秘》：微甘，凉。

【功能与主治】散瘀止痛、解毒。用于胃痛，牙痛，跌打损伤，鱼骨梗喉，虫蛇咬伤、痈肿疔疮。

《侗族医药探秘》：散瘀、止痛、解毒。用于心绞痛、支气管炎。

《中国侗族医药》：散瘀，止痛，解毒。主用于心绞痛、支气管炎，咽喉肿痛，疮毒，烧伤。

【用法用量】内服：煎汤，2 ～ 4g，鲜用20g。

《中国侗族医药》：内服：2 ～ 4g。外用：适量。

【附方】

1. 支气管炎　全草 20g 洗净，煎水内服，每日 3 次。(《侗族医药探秘》)

2. 心绞痛　根 20g 煮猪脚吃，连服 7 天为一疗程。(《侗族医药探秘》)

【现代临床研究】紫萼作为一种常见药用植物，资源分布广泛，药用历史悠久，多部位均可入药，体内抗炎疗效显著。紫萼也是药食两用植物，是重要的园林造景、美化绿地及室内观赏植物，但目前对其化学成分研究极少且临床研究基础不足。

【化学成分】紫花玉簪根中黄酮类物质的主要成分是芦丁及齐墩果酸。

【药理作用】

1. 抗肿瘤　通过体外实验（MTT 法）对紫玉簪花总皂苷进行抗肿瘤活性研究。实验结果显示：使用 AB-8 型大孔树脂纯化获得的紫萼玉簪花总皂苷（纯度 57.49%）对 SGC-7901、MCF-7、HepG-2 肿瘤细胞有较强的抑制作用，IC_{50} 分别为 15.47μg/L、28.08μg/L、17.37μg/L，表明具有良好的抗肿瘤活性。

2. 抗菌　采用 HPLC 技术，对紫玉簪中具有抑制 5α- 还原酶、抗白色念珠菌的活性甾体皂苷进行了制备方法研究。使用优化的制备方法获得精制皂苷纯度高、活性好，其中单一甾体皂苷含量即大于 50%，具有显著抑制 5α- 还原酶活性（IC_{50}=17.3μg/mL）及抗白色念珠菌作用（IC_{50}=29.1μg/mL）。

【原植物】紫萼 *Hosta ventricosa*（Salisb.）Stearn

多年生草本植物。根状茎粗，叶卵状心形、卵形至卵圆形，先端近短尾状或骤尖，基部心形或近截形；花葶可高达 100cm，有花；苞片矩圆状披针形，白色，膜质；花单生，盛开时从花被管向上骤然呈近漏斗状扩大，紫红色；雄蕊伸出花被之外。蒴果圆柱状，6～7 月开花，7～9 月结果。

产于湖南、贵州、广西、湖北。生于林下、草坡或路旁。

（曹亮　田婷婷　汪冶）

Nugs wangsweep 奴王或

千里光 Qianliguang

【异名】山黄菊、千里明、金花草、千里急、七里光、木把莫、勐奴、蔓黄苑、蔓黄菀、金素英、风藤草、百花草、钓鱼杆、九岭光、九灵官、九领光、九里及、光明草、九领先、一扫光、眼明草、清云丹、千里及、怒江千里光、粗糠花、九灵光、九龙光、九里香、九里明、九里光、黄花草、黄花子草、梦路。

【来源】本品为菊科植物千里光 *Senecio scandens* Buch.-Ham. 的干燥全草。

【采收加工】夏秋采收，鲜用或晒干。

【性味】苦、辛，寒。

《侗族医学》：苦、辣，凉。

《侗药大观》：苦，寒。

《中国侗族医药研究》：苦，寒。

《中国侗族医药学基础》：苦，寒。

《中国侗族医药》：苦、辛，凉。

【功能与主治】清热解毒，明目退翳，杀虫止痒，利湿。用于痈肿疮毒，外感发热，目赤肿痛，泄泻痢疾，皮肤湿疹。

《侗族医学》：退热，解毒，凉血消肿，清肝明目。用于风团块、急性湿疹。

《侗药大观》：清热解毒，凉血消肿，清肝明目，杀虫，止痒。用于治疗风热感冒，流行性感冒，支气管炎、湿疹、荨麻疹等。

《中国侗族医药研究》：清热解毒，明目，散瘀。用于烧热身痛，少年黄筋病，小便摆红，白泻，下阴痒烂，明暗两伤，杨梅疮，火眼，头痛，疳虫，无名肿痛，风团块，急性湿疹，鸡婆风，蚂蚁症，眼生挑针。

《中国侗族医药学基础》：清热解毒，清肝明目，凉血消肿，利湿。用于痈肿疮毒，感冒发热，目赤肿痛，泄泻痢疾，皮肤湿疹，肠炎，痢疾，阑尾炎。

《侗族医药探秘》：清热解毒，凉血消肿，清肝明目。用于疮疖，肿毒。

【用法用量】内服：煎汤，15～30g。外用适量，煎水洗；或熬膏搽：或鲜草捣敷；或捣取汁点眼。

《侗药大观》：干品 10～15g，水煎内服。外用：鲜品适量，捣烂外敷或煎水外洗。

《中国侗族医药学基础》：内服：10～30g，煎汤。外用：适量，煎水熏洗。注意事项：中寒泄泻者勿服。

《侗族医药探秘》：全草 30～50g，煎水，每日服 3 次，连服 3～5 日；鲜品适量捣烂外敷。

《侗族医学》：15～30g。外用适量。

【附方】

1. 酿鬼证（风团块） 奴王或（九里光）、尚勒（黎罗根）、骂莘隋（蛇倒退）、省亚（红禾麻），煎水洗身上。(《侗族医学》)

2. 宾岷门（急性湿疹） 奴王或（九里光）、骂挡仑（防风）、教门野（何首乌）、省亚（红禾麻根）、骂麻剃（紫花地丁），煎水内服。(《侗族医学》)

3. 宾岷门（急性湿疹） 奴王或（九里光）、骂麻剃（紫花地丁），煎水洗患处。(《侗族医学》)

4. 乳癣 千里光、骂萨菇（蒲公英）、娘随退（蛇倒退）、把美桑（桑叶）鲜品各 50g，加水煮沸 30min，倒出药液，待温度适中后，用毛巾浸药液敷于患处，或浸泡患处（手、足部位），每日 1～2 次。(《中国侗族医药学基础》)

5. 痔疮 单味千里光鲜品 200～300g（干品 100～200g）加水 3000mL，煎熬成 2000mL，过滤去渣盛盆中熏洗患处，当水温降到 40℃ 时，即坐浴直至药液冷却，每日 2～3 次，连用 3～5 日。(《侗族医药探秘》《中国侗族医药》)

6. 生挑针 千里光 15g，鸡爪黄连 10g，金银花藤 15g，桃树枝 10g，鸡毛 15g。上药水煎开后用一竹筒对着药罐，另一头对着患处熏蒸 10min，熏完后再用纱布粘药水外敷患处 20min，每日 2 次。(《中国侗族医药》)

【现代临床研究】

1. 治疗炎症性疾病，多种眼科疾病及滴虫性阴道炎 千里光在多种炎症性疾病、多种眼科疾病及滴虫性阴道炎疾病患者中临床应用治疗疗效甚好。文献报道了千里光在医院的使用情况，为千里光的临床合理使用提供参考。从医院信息系统中收集 2013～2014 年含有千里光的中药处方数据，按科室、病症、用法用量分类，并采用 Excel 2003 软件进行统计分析及排序。结果显示，在 2013～2014 年使用千里光中药饮片的科室中，肛肠科的使用频次最大，主要用于混合痔及肛裂病的治疗；其次是中外皮肤科，用于治疗寻常型银屑病及粉刺。对千里光的使用主要集中在外用上，达到了 84%。结论为千里光中药饮片作为治疗痔疮、寻常性银屑病、湿疹的常用药，疗效显著。

2. 治疗湿疹 将 90 例患者随机分为对照组与治疗组各 45 例，对照组采用硼酸氧化锌冰片软膏治疗，治疗组采用中药千里光煎剂外洗结合硼酸氧化锌冰片软膏治疗，2 周后观察疗效。结果发现对照组治愈 3 例，显效 13 例，有效 19 例，无效 10 例，总有效率 77.8%。治疗组治愈 6 例，显效 23 例，有效 12 例，无效 4 例，总有效率 91.1%，两组差异有统计学意义（$P < 0.05$）。千里光外洗配合硼酸氧化锌冰片软膏治疗婴儿急性湿疹疗效确切。

3. 治疗银屑病 中药治疗银屑病血热证常采用清热凉血复方，有一定的临床疗效，不良反应较低，患者耐受性好，但存在的问题是中药复方汤剂、现代中药复方制剂均成分复杂、作用机制不明等，限制了中药在临床的应用。千里光常被辨证用于银屑病血热证的中医治疗，有关千里光单味制剂治疗银屑病的临床疗效和安全性未见文献报道。本文检测了银屑病血热证患者外周血 NKT 细胞、NK 细胞、二者皮肤归巢细胞亚群，以及各自的增殖、活化能力，初步探讨 NKT 细胞、NK 细胞在银屑病血热证中可能的作用机制，并对千里光治疗银屑病血热证的疗效和安全性进行了初步研究。研究表明千里光联合外用药治疗银屑病血热证有一定疗效，安全性较好，值得开展大样本的临床研究，以进一步佐证其疗效和安全性，为银屑病临床治疗用药提供依据。

4. 治疗各种眼科疾病 据文献报道，应用 50% 千里光眼药水，每 2 ~ 4h 滴 1 次，治疗急性、亚急性结膜炎 200 例，慢性结膜炎 150 例，沙眼急性期 60 例，沙眼慢性期（瘢痕）40 例，游泳池性结膜炎 20 例，浅层点状角膜炎 30 例，树枝状角膜炎 60 例，角膜溃疡 40 例，共计 600 例，治后显效者 378 例（63%），有效者 215 例（36.8%），总有效率为 98.8%，无效者 7 例（1.2%）。另外，用九里明（千里光）眼药水治急性结膜炎 32 例，全部治愈。曾将其中结膜囊分泌物培养为金黄色葡萄球菌的病例，与氯霉素眼药水治疗组（18 例）相对比，结果两者细菌培养转阴及临床治愈平均天数都很接近。此外，曾用 200% 千里光注射液耳穴注射治疗中央视网膜脉络膜炎 62 例，经 1 ~ 2 个疗程，基本治愈 28 例（视力恢复到 1.0 以上），显效 7 例，有效 21 例（视力略有增进），无效 4 例，恶化 2 例。治疗方法：将耳穴分为 2 组：第 1 组为肾、眼穴，第 2 组为肝、目穴。每日注射 1 次，两组穴位轮换注射，10 天为一疗程，隔 2 ~ 3 天再行第二疗程。肝、肾两穴位可各注 0.1mL（小皮丘）；眼、目两穴位可各注射 0.4mL。用千里光治疗本病无禁忌证及不良反应，病程在 1 月以内者痊愈率较高。

5. 治疗滴虫性阴道炎 据研究显示，在阴道常规冲洗后，用带线尾的棉花纱布塞蘸 100% 千里光溶液放入阴道内，24h 后，由患者自行取出。滴虫多者可先用棉签或棉球蘸药抹洗阴道壁，再放纱布塞。隔日 1 次，5 次为一疗程，月经期暂停治疗。120 例患者治疗后，症状消失，白带减少或消失，1 周后复查白带镜检阴性者 99 例为痊愈，占 82.5%；症状减轻，白带减少，复查滴虫数减少者 16 例为进步，占 12.5%；治疗 5 次，症状消失，白带减少，但白带镜检阳性者 6 例，占 5%。

6. 治疗钩端螺旋体病 有研究曾应用千里光合剂治疗中型及轻型的流感伤寒型钩端螺旋体病 7 例，全部治愈。

【化学成分】阿魏酸、木犀草素、丁香脂素、香草酸、香草醛、胡萝卜苷、β- 谷甾醇和咖啡酸、咖啡酸乙酯、对香豆酸、对羟基肉桂酸乙酯、咖啡酸甘油酯、4,5- 二咖啡酰基奎宁酸甲酯、3,5- 二咖啡酰基奎宁酸甲酯、3,4- 二咖啡酰基奎宁酸酯、毛茛黄素、菊黄质、β- 胡萝卜素、千里光宁碱、千里光菲灵碱、氢酯、对 - 羟基苯乙酸、香草酸、水杨酸、焦黏酸。

【药理作用】

1. 抗菌作用 千里光有广谱的抗菌作用，研究了黔产千里光乙醇提取液对金黄色葡萄球菌、大肠埃希菌、肺炎链球菌和铜绿假单胞菌的抗菌作用，发现 60% 乙醇提取液对金黄色葡萄球菌、大肠埃希菌、肺炎链球菌三种所试病原菌均有较强的抑制作用，而 95% 乙醇提取液对金黄色葡萄球菌、大肠埃希菌、肺炎球菌的抑制作用较弱，对铜绿假单胞菌基本无抑制作用。

2. 抗肿瘤作用 采用 MTT 法测定千里光总黄酮体外对人肝癌细胞株 SMMC-7721、人胃癌细胞株 SGC-7901 和人乳腺癌细胞株 MCF-7 三种肿瘤细胞的生长抑制作用，发现千里光总黄酮提取物浓度为

100μg/mL 时对 3 种肿瘤细胞生长抑制作用明显。

3. 抗病毒作用 采用细胞体外病变效应法检测千里光总黄酮在人宫颈癌 HeLa 细胞中对人呼吸道合胞病毒（RSV）的抑制作用，发现千里光总黄酮对 RSV 有很好的抑制作用。抗病毒作用机制可能与千里光总黄酮能够抑制病毒的遗传物质有关。

【原植物】千里光 *Senecio scandens* Buch.-Ham.

多年生攀援草本，根状茎木质，粗，径达 1.5cm，高 1～5m。茎伸长，弯曲，长 2～5m，多分枝，被柔毛或无毛，老时变木质，皮淡色。叶具柄，叶片卵状披针形至长三角形，长 2.5～12cm，宽 2～4.5cm，顶端渐尖，基部宽楔形，截形，戟形或稀心形，通常具浅或深齿，稀全缘，有时具细裂或羽状浅裂，至少向基部具 1～3 对较小的侧裂片，两面被短柔毛至无毛；羽状脉，侧脉 7～9 对，弧状，叶脉明显；叶柄长 0.5～1（～2）cm，具柔毛或近无毛，无耳或基部有小耳；上部叶变小，披针形或线状披针形，长渐尖。

产于湖南、贵州、广西、湖北。生于山坡、路旁。

（曹亮　邱飞　田婷婷　汪治）

Nyanc 敛

黄毛草莓 Huangmaocaomei

【异名】三匹风、野杨莓、草莓、白泡儿、白藨、白蒲草、白地莓。

【来源】本品为蔷薇科植物黄毛草莓 *Fragaria nilgerrensis* Schlecht. ex Gay 的干燥全草。

【采收加工】春、夏季采收全草，洗净，切段，阴干或鲜用。

【性味】甘、苦，凉。

【功能与主治】清肺止咳，解毒消肿。用于肺热咳嗽，口舌生疮，血尿，泌尿系统感染，疔疮，蛇咬伤，烫火伤。

【用法用量】内服：煎汤，15～30g。外用：适量，捣敷。

【现代临床研究】黄毛草莓现代临床资料少，传统上可用于治疗风热咳嗽，百日咳，口腔炎，口腔溃疡，痢疾，尿血，疮疖，腰椎结核，骨折，小儿疳积等。

【化学成分】肉桂酸乙酯、丁酸乙酯、3- 羟基丁酸乙酯，（*Z*）-7- 癸烯 -5- 酸、丁位十一内酯、δ- 癸内酯。

【药理作用】该药具有清热解毒，续筋接骨之功效。常用于风热咳嗽，百日咳，口腔溃疡，血尿，泌尿系统感染。外用适用于毒蛇咬伤，疮疖，烫火伤，以及腰椎结核、骨折。

【原植物】黄毛草莓 *Fragaria nilgerrensis* Schlecht. ex Gay

多年生草本，粗壮，密集成丛，高 5～25cm，茎密被黄棕色绢状柔毛，几与叶等长；叶三出，小叶具短柄，质地较厚，小叶片倒卵形或椭圆形，长 1～4.5cm，宽 0.8～3cm，顶端圆钝，顶生小叶基部楔形，侧生小叶基部偏斜，边缘具缺刻状锯齿，锯齿顶端急尖或圆钝，上面深绿色，被疏柔毛，下面淡绿色，被黄棕色绢状柔毛，沿叶脉上毛长而密；叶柄长 4～18cm，密被黄棕色绢状柔毛。聚伞花序（1）2～5（6）朵，花序下部具一或三出有柄的小叶；花两性，直径 1～2cm；萼片卵状披针形，比副萼片宽或近相等，副萼片披针形，全缘或 2 裂，果时增大；花瓣白色，圆形，基部有短爪；雄蕊 20 枚，不等长。聚合果圆形，白色、淡白黄色或红色，宿存萼片直立，紧贴果实；瘦果卵形，光滑。花期 4～7 月，果期 6～8 月。

产于湖南、贵州、湖北。生长于海拔 800 ～ 2700m 的山坡、草地、沟谷、灌丛及林缘。

（曹亮　田婷婷　汪冶）

Nyangt baos donc 娘宝团

元宝草 Yuanbaocao

【异名】相思、灯台、双合合、对月草、大叶对口莲、穿心箭、排草、对经草、对口莲、刘寄奴、铃香、对叶草、蛇喳口、对月莲、穿心草、红元宝、尖金花、王不留行、大甲母猪香、叶抱枝、红旱莲、宝塔草、蛇开口、莽子草、野旱烟、叫珠草、翳子草、烂肠草、蜻蜓草、大刘寄奴、哨子草、散血丹、黄叶连翘、蜡烛灯台、合掌草、上天梯、叫子草、帆船草。

【来源】本品为藤黄科植物元宝草 *Hypericum sampsonii* Hance 的干燥全草。

【采收加工】夏秋采收，洗净晒干或鲜用。

【性味】辛、苦，寒。

《侗族医学》：苦、辣，凉。

《中国侗族医药研究》：苦、辣，凉。

【功能与主治】凉血止血，清热解毒，活血调经，祛风通络。用于小儿高热，吐血，咯血，衄血，血淋，创伤出血，痢疾，乳痈，痈肿疔毒，烫伤，蛇咬伤，月经不调，痛经，白带，跌打损伤，风湿痹痛，腰腿痛。外用还可治头癣，口疮，目翳。

《侗族医学》：退热去毒，调经止血。用于耿噱（痛奶），喉老（哮喘）。

《中国侗族医药研究》：退热祛毒，调经止血。用于痛奶，喉老（哮喘）。

【用法用量】内服：煎汤，9 ～ 15g，鲜品 30 ～ 60g。外用适量，鲜品捣烂或干品研末敷患处。

《侗族医学》：9 ～ 15g。外用适量。

《中国侗族医药研究》：9 ～ 15g。外用适量。

【附方】

1. 耿噱（痛奶） 娘宝团（元宝草）、美芙蓉（芙蓉叶），捣烂外敷患处。（《侗族医学》）

2. 喉老（哮喘） 娘宝团（元宝草）、仑仑冬（果上叶）、骂卡歌（毛大丁草）、娘蛮（石斛），煎水加蜂糖冲服。（《侗族医学》）

3. 妇女月经不调 元宝草 25g，大览菜 15g，米烧酒 100mL，热泡 1 天，每次服 10mL，日服 2次，连服 5 天。（《侗族医药探秘》《中国侗族医药》）

4. 肺热咳嗽咯血 元宝草炖猪瘦肉：元宝草（鲜品）60g，白茅根（鲜品）50g，猪瘦肉 100g。将元宝草，白茅根洗净用消毒纱布包好和瘦肉一起放瓦罐内，加水适量，炖至肉烂熟，去药渣。食肉和汤，每日 1 剂，连服 3 ～ 5 天。（《中国侗族医药》）

【现代临床研究】民间以全草入药，可用于治疗炎症、无名肿痛、腹泻及虫蛇咬伤。现代药理研究结果表明：金丝桃属植物具有抗抑郁、抗病毒和抗肿瘤等多种生物活性。

【化学成分】1,7- 二羟基酮、1,3,5,6- 四羟基酮、5,7,4′- 三羟基 - 黄酮醇、5,7,3′,4′- 四羟基 - 黄酮醇、金丝桃苷、山奈酚 -3-*O*- 葡萄糖苷、对羟基苯甲酸、3,4- 二羟基苯甲酸、白桦脂酸、2,4,6- 三甲氧基 -3′,5′- 二羟基二苯甲酮、2,4,6- 三甲氧基 -3′- 羟基二苯甲酮 -5′-*O*-α-L- 吡喃鼠李糖苷、2- 羟基 -4,6- 二甲氧基二苯甲酮、2,4,6,3′,5′- 五甲氧基二苯甲酮等。

【药理作用】

1. 全草入药，具有凉血止血、清热解毒、活血调经、祛风通络的作用　可用于治疗吐血、咯血、创伤出血、肠炎、痢疾、乳痈、痈肿疔毒、烫伤、蛇咬伤、月经不调、风湿痹痛等。元宝草作为一种传统的中草药材，现代药理研究结果表明其具有抗抑郁、抗菌、抗病毒和抗肿瘤等多种生物活性。

2. 抗抑郁作用　利用开野实验、小鼠强迫游泳实验和悬尾实验三个模型对元宝草粗提取物、元宝草总黄酮部位和单体芒果苷进行抗抑郁实验，采用高中低剂量组分别考察其对小鼠不动时间的影响。在开野实验中，均无兴奋作用。在强迫游泳实验中，都可显著延长小鼠的不动时间，芒果苷和总黄酮显剂量依赖性；在悬尾实验中，芒果苷高剂量，黄咕酮中、高剂量，粗提物低、中剂量可延长小鼠的不动时间。总黄酮部位还有其他成分起协同作用。同时对小鼠脑内海马组织中的神经递质 5-HT、NA 和 DA 进行含量测定，初步揭示元宝草总黄酮抗抑郁活性机制可能与神经递质 NA 有关。

【原植物】 元宝草 *Hypericum sampsonii* Hance

多年生草本，高 0.2 ～ 0.8m，全体无毛。叶披针形、长圆形或倒披针形，长（2 ～）2.5 ～ 7（～ 8）cm，宽（0.7 ～）1 ～ 3.5cm，先端钝或圆形，基部合生，边缘密生黑色腺点，侧脉 4 对；伞房状花序顶生，多花组成圆柱状冈锥花序；蒴果宽卵球形或卵球状圆锥形，长 6 ～ 9mm，被黄褐色囊状腺体。

产于湖南、贵州、广西、湖北。生于路旁、山坡、草地、灌丛、田边、沟边等处。

（曹亮　田婷婷　汪治）

Nyangt biedc suic 娘鳖隋

绶草 Shoucao

【异名】 猪鞭草、盘龙七、盘龙参、红龙抱柱、扭劲兰、米洋参、中华绶草、懒蛇上树、蛇头草、九龙蛇、龙抱柱、中国绶草、一窝咀、四脚蛇、蟠龙参、捩花、拧劲兰、大一枝箭、手参、扭兰、绶兰、一支箭、一枝枪、蛇崽草、盘龙草、盘龙棍、盘龙花、盘龙箭、青龙抱柱、双湖草、双瑚草、红旋草、扭扭兰、金龙抱柱、龙缠柱、主辽参、左转草、一叶一枝花绶草、敖朗黑伯、二郎箭、过水龙、海珠草、扭劲草、笑天龙。

【来源】 本品为兰科植物绶草 *Spiranthes sinensis*（Pers.）Ames 的干燥全草。

【采收加工】 夏、秋季采收，洗净晒干。

【性味】 甘、淡，平。

《侗族医学》：甜，补。

【功能与主治】 滋阴益气，凉血解毒，涩精。用于瘰病咯血，咽喉肿痛，病后气血两虚，少气无力，气虚白带，遗精，失眠，燥咳，缠腰火丹，肾虚，肺痨咯血，消渴，小儿暑热症；外用于毒蛇咬伤，疮肿。

《中国侗族医药》：用于治疗病后虚弱，阴虚内热，咳嗽吐血，头晕，腰酸，疮疡，痈肿等。

《中国侗族医药研究》：清热、凉血、祛风之功。用于小儿跨瘸。

《侗族医学》：补水，凉血，补体排毒。用于宾蛾谬（头皮湿疹），宾奇卯（痨病）。

【用法用量】 内服：煎汤，9 ～ 15g；鲜草 15 ～ 30g。外用：适量，鲜品捣敷。

《中国侗族医药》：内服，煎汤，鲜者 20 ～ 40g。外用，捣烂外敷。

《侗族医学》：9 ～ 30g。外用适量。

【附方】

1. 小儿跨瘸　绶草、乌蔹莓、钩藤各 6g，伸筋草、威灵仙、骨碎补、四块瓦、青藤香、刺五加各

5g。煎水内服，每日 3 次。(《中国侗族医药研究》)

2. 宾蛾谬（头皮湿疹） 高宁岑焙干研末，调茶油外涂患处；或高宁岑 30g，如救碰（檵木）30g，研末，调茶油外搭患处。(《侗族医学》)

3. 宾奇卯（痨病） 高宁岑（绶草）、旁奴帕（桔梗）、杀觉（白及），煎水内服。(《侗族医学》)

【**现代临床研究**】绶草是我国重要的药用植物资源，已被列入国家二级保护植物范畴。绶草的根为中药盘龙参，分布广，各少数民族用药均有记载，具有益气养阴，清热解毒之功效。常用于病后虚弱，阴虚内热，咳嗽吐血，头晕，腰痛酸软，糖尿病，遗精，淋浊带下，咽喉肿痛，毒蛇咬伤，烫火伤，疮疡痈肿。

【**化学成分**】3β- 羟基 - 乌苏 -12- 烯 -28- 酸、5- 羟基 -3,7,4′- 三甲氧基黄酮、sinetirucallol、β- 谷甾醇、胡萝卜苷、绶草酚、阿魏酸二十八醇酯等。

【**药理作用**】

1. 糖尿病相关药理活性 绶草 70% 乙醇提取物有促进人肝癌细胞 Hep-G$_2$ 和人正常肝细胞 L02（HL-7721）细胞株增殖的作用；有改善胰岛素抵抗细胞模型抗性的作用；有降低糖尿病小鼠血糖的作用；有促进糖尿病小鼠伤口愈合的作用。研究采用 db/db 小鼠模型，探讨 T2DM 发生发展中胰腺组织内髓源抑制性细胞（MDSCs）、CD8$^+$T 和胰岛 β 细胞损伤之间的关系，阐明其调控作用及内在机制，并部分揭示壮药绶草中天麻苷修复胰岛 β 细胞损伤的过程及机制。研究发现胰腺 MDSCs 通过抑制 CD8$^+$T 细胞的增殖改善 CD8$^+$T 细胞介导的胰岛 β 细胞损伤。壮药绶草中天麻苷通过激活 TNFR2/MAPK 信号通路，促进 MDSCs 细胞增殖进而修复胰岛 β 细胞损伤。

2. 抗氧化活性 采用 DPPH 法、ABTS 法测定绶草不同有机溶剂萃取物的体外抗氧化活性，并用福林酚法测定其总酚含量。结果表明：绶草各溶剂萃取物均有明显的体外抗氧化活性，且呈剂量依赖性；各溶剂萃取物的抗氧化活性强弱大小顺序均为：乙酸乙酯萃取物＞正丁醇萃取物＞石油醚萃取物。乙酸乙酯萃取物的清除 DPPH 及 ABTS$^+$ 的 IC$_{50}$ 值分别为（45.270±0.005）μg/mL，（75.420±0.015）μg/mL，总酚含量为（13.861±0.002）%。

【**原植物**】绶草 *Spiranthes sinensis*（Pers.）Ames

植株高 13～30cm。根数条，指状，肉质，簇生于茎基部。茎近基部生 2～5 叶；叶宽线形或宽线状披针形，稀窄长圆形，直伸，基部具柄状鞘抱茎。花茎高达 25cm，上部被腺状柔毛或无毛；花序密生多花，长 4～10cm，螺旋状扭转；苞片卵状披针形；子房纺锤形，扭转，被腺状柔毛或无毛，连花梗长 4～5mm；花紫红、粉红或白色，在花序轴螺旋状排生；萼片下部靠合，中萼片窄长圆形，舟状，长 4mm，宽 1.5mm，与花瓣靠合兜状，侧萼片斜披针。

产于湖南、贵州、广西、湖北。生于海拔 200～3400m 的山坡林下、灌丛下、草地或河滩沼泽草甸中。

（曹亮　田婷婷　汪冶）

Nyangt ganh sibt 娘竿锡

钓鱼杆 Diaoyugan

【**异名**】疗疮草仙桥草、翠梅草、毛叶仙桥、两头蛇、三节两梗、霜里红、两头根、钓鱼竿、吊线风、梅叶伸筋、金鸡尾、倒地龙、吊杆风、叶下红、双头粘、散血丹、两头绷、惊天雷、万里云、仙人搭桥、二头马兰、蟹珠草、过山龙、汤生草、金桑鸟草、天桥草、过天桥、一条筋、秋草、穿山鞭、腹水草。

【来源】本品为玄参科植物爬岩红 *Veronicastrum axillare*（Sieb. et Zucc.）Yamazaki 的干燥全草。

【采收加工】10 月采收，晒干或鲜用。

【性味】苦、辛，凉。有小毒。

《中国侗族医药研究》：微苦，凉。

《侗族医学》：微苦，凉。

【功能与主治】利尿消肿，散瘀解毒。用于水肿，小便不利，月经不调，闭经，跌打损伤，疔疮，烧烫伤，毒蛇咬伤。

《中国侗族医药研究》：退热解毒，凉血退水。用于烧伤，烫伤，骨痈。

《侗族医学》：退热解毒，凉血退水。用于烧伤，烫伤，巴骨癀。

【用法用量】内服：煎汤，10 ～ 15g，鲜品 30 ～ 60g；或捣汁服。外用：鲜品适量，捣敷；或研粉调敷；或煎水洗。

【附方】烧伤　娘竿锡（钓鱼杆焙干研末成粉，调茶油外敷患处）。(《侗族医学》)

【现代临床研究】

1. 护肝治疗　报道用含腹水草的民间偏方治 110 例肝硬化，效果较好。在治肝硬化腹水的方子中加腹水草，可利水退肿。研究者发现腹水草与其他药配伍可治胸腔积液、渗出性胸膜炎，且疗效较好。有研究者报道腹水草 10 根水煎，加陈酒少许冲服；或腹水草鲜叶 1 把，加陈酒适量，捣烂外敷，每日 1 剂，可治疗软组织损伤。

2. 急、慢性肾炎　据报道腹水草和其他药经配伍在治急慢性肾炎方面疗效显著。有研究者将菱叶腹水草全草用于利尿消肿，散瘀解毒效果明显。

【化学成分】金合欢素、木犀草素、桃叶珊瑚苷、熊果苷、胡萝卜苷、甘露醇、对苯二酚、β- 谷甾醇、甘露醇、β- 谷甾醇、胡萝卜苷、3-*O*- 乙酰齐墩果酸、3,4- 二甲异阿魏酸、肉桂酸等。

【药理作用】

1. 对血吸虫的作用　有文献报道，腹水草体外实验，经 40min 以上可使血吸虫体全部死亡。但对实验性小白鼠、家兔、犬的血吸虫病，连续治疗 2 个月，未能证明其具有杀灭动物体内血吸虫的作用。

2. 对胃肠道及尿量的影响　据研究显示，正常人口服腹水草 5 ～ 10g，1 ～ 4h 尿量略增加，4h 后尿量显著减少，氧化物排泄情况与尿量相似；服药后即感头晕，约 1h 后恶心、呕吐，4h 后腹部绞痛，腹泻，至 8h 后逐渐恢复，犬口服及肌内注射均出现呕吐，说明腹水草引起呕吐是吸收后的中枢作用。因此腹水草消除腹水的作用，是通过猛烈的吐泻来达到排除体内液体，并非利尿作用。

3. 抗菌作用　有文献报道，对金黄色葡萄球菌和大肠埃希氏杆菌均有抑制作用，对前者作用更强。

【原植物】爬岩红 *Veronicastrum axillare*（Sieb. et Zucc.）Yamazaki

根状茎短而横走。茎弓曲，顶端着地生根，圆柱形，中上部有条棱，无毛或极少在棱处有疏毛。叶互生，叶片纸质，无毛，卵形至卵状披针形，长 5 ～ 12cm，顶端渐尖，边缘具偏斜的三角状锯齿。花序腋生，极少顶生于侧枝上，长 1 ～ 3cm；苞片和花萼裂片条状披针形至钻形，无毛或有疏睫毛；花冠紫色或紫红色，长 4 ～ 5mm，裂片长近 2mm，狭三角形；雄蕊略伸出至伸出达 2mm，花药长 0.6 ～ 1.5mm。蒴果卵球状，长约 3mm。种子矩圆状，长 0.6mm，有不甚明显的网纹。花期 7 ～ 9 月。

产于湖南、贵州、广西、湖北。生于山谷阴湿处。

（凌建新　田婷婷　汪冶）

Nyangt gonh genh 娘观音

吉祥草 Jixiangcao

【异名】松寿兰、小叶万年青、竹根七、蛇尾七。

【来源】本品为百合科植物吉祥草 *Reineckea carnea*（Andr.）Kunth 的干燥全草。

【采收加工】全年可采收，除去杂质，洗净，晒干。

【性味】甘，凉。

《侗族医学》：甜，平。

【功能与主治】清肺止咳，凉血解毒。用于肺热咳嗽，咯血，咽喉肿痛，目赤翳障，痈肿疮毒。

《侗族医学》：补体，止咳，接骨。用于惊蜥豆麻（蛇丝惊）。

【用法用量】内服：煎汤，15 ～ 30g。外用适量，捣烂酒炒敷患处。

【附方】

1. 治目翳，疳积　吉祥草根 9g，猪肝 90g。同煎汤服。

2. 治急惊　洋吉祥草根捣汁，加冰片少许，灌下三匙。

3. 治健忘　吉祥草为末，调酒服方寸。

4. 治痰湿流注　吉祥草根洗净捣汁半酒杯，和酒冲服，取汗自消，且不生疮毒。

5. 惊蜥豆麻　娘观音（吉祥草）、徐蓬杀（墨旱莲）、尚吻（鱼腥草）、尚邦（臭牡丹）、骂辛隋（蛇倒退）、骂茶仰（枸杞），煎水内服。（《侗族医学》）

【现代临床研究】药吉祥草治疗痰热郁肺型慢性阻塞性肺疾病（COPD）急性加重期的临床疗效。选取 2020 年 1 月～ 2021 年 2 月某医院收治的 48 例痰热郁肺型 COPD 急性加重期患者作为研究对象，采用随机数表法分为参照组和试验组，各 24 例。参照组予以常规西药治疗，试验组予以苗药吉祥草治疗。结果：治疗后试验组昼夜排痰量、黏稠度指标低于参照组（$P < 0.05$）；试验组通换气指标高于参照组 P 组（$P < 0.05$）。吉祥草可有效缓解痰热郁肺型 COPD 急性加重期气道黏液高分泌情况，改善通换气功能，促使疾病转归。

【化学成分】（25s）-22,3-dihdroxoy-5β-furost-3β、26-diol-26-*O*-β-D-glucopyranosid、26-*O*-β-D-glucopyranosylfurostane-3β，26-diol-3-*O*-β-D-glucopyranoside、1-*O*-（6-*O*-α-L-rhamnopyranosyl-β-D-glucopyranosyl-2-hydroxy-4-allybenzene、lariciresinol-9-*O*-β-D-glucopyranoside。

【药理作用】

1. 抗肿瘤活性　根据吉祥草和其果实的乙醇提取物及其不同溶剂萃取部位对肿瘤细胞的体外抑制作用，筛选抗肿瘤活性部位。分别以人肾透明细胞腺癌 786-O 细胞、人结肠癌 HT-29 细胞及人肺腺癌 A549 细胞为供试细胞，采用噻唑蓝（MTT）比色法对吉祥草和其果实不同提取部位进行体外抗肿瘤活性筛选。结果表明：吉祥草乙醇提取部位、正丁醇分离部位和其果实乙酸乙酯分离部位、正丁醇分离部位对肿瘤细胞均有不同程度的抑制作用，其中吉祥草正丁醇分离部位对 786-O、HT-29、A549 的细胞毒性较强，其半数抑制浓度（IC_{50}）分别为 92.78mg/L、96.04mg/L、63.24mg/L，果实正丁醇分离部位对 786-0、HT-29、A549 细胞有一定的增殖抑制作用，其 IC_{50} 分别为 179.03mg/L、189.67mg/L、329.95mg/L。研究表明吉祥草正丁醇分离部位是吉祥草主要的抗肿瘤活性部位。

2. 抗氧化活性　对吉祥草中总黄酮的体外抗氧化活性进行研究，采用盐酸镁粉法测定黄酮含量，通过 1,1- 二苯基 -2- 三硝基苯肼法和铁离子还原法评价吉祥草总黄酮提取物的抗氧化活性。结果表明，吉祥草中总黄酮具有较强的抗氧化活性，总黄酮提取物和脂溶性成分的半数有效浓度（EC_{50}）为（0.253+0.009）g/L，FRAP 值为（0.964+0.028）mmol/g。

3. 抗炎活性　据文献报道，研究吉祥草药材抗炎、止咳作用及谱效关系分别采用二甲苯致小鼠耳廓肿胀法、小鼠氨水引咳法，观察吉祥草药材不同提取部位抗炎、止咳作用。结果表明，吉祥草药材食用乙醇提取物 3 个剂量给药组抗炎作用非常显著（$P < 0.05$），大、小剂量组明显延长咳嗽时间（$P < 0.05$），大剂量组明显减少咳嗽次数（$P < 0.05$）；水提物 3 个剂量组同样具有明显抗炎作用（$P < 0.05$），水提物大剂量组咳嗽次数明显增多（$P < 0.05$），咳嗽时间缩短（$P < 0.05$）；石油醚提取物各剂量组抗炎及止咳作用不显著。文献记载对吉祥草中 60% ～ 90% 醇提取物进行化痰和镇咳效果评价，在 0.372g/kg 剂量可有效降低咳嗽次数。

【原植物】吉祥草 *Reineckea carnea*（Andre.）Kunth

多年生常绿草本。茎匍匐于地下或地上，绿色，间有紫白色，径达 5mm，具节，节着地生根。叶簇生于茎顶或节上，条形、卵状披针形，长 15 ～ 30cm，宽 1 ～ 1.6cm，顶端长尖，基部渐狭呈叶柄状，全缘，两面无毛，中脉显著，侧脉约 9 对。花茎生于叶腋，花无梗，形成稀疏的穗状花序，长达 15cm，花着生于苞腋内，花片卵形，无毛；花被片 6，下部呈筒状，外面紫红色，里面粉红色或白色，顶端 6 裂，裂片反卷，筒长约 4mn，裂片长约 6mm，顶端圆钝；雄蕊 6；着生在花被的喉部，与花被的裂片对生，花丝白色或淡粉红色，直立，伸出花被外，花药 2 室，内面开裂；雌蕊 1，子房上位，3 室，花柱长达 1cm，柱头头状，不完全 3 裂。浆果圆球形，紫红色，径约 1cm。种子 1，白色。花期 11 月。

产于湖南、贵州、广西。生于山沟阴处、林边、草坡及疏林下，或庭园栽培。

（刘建新　汪冶　张在其）

Nyangt gugx 娘满

委陵菜 Weilingcai

【异名】根头菜、黄州白头翁、大叶天青地白、翁高帕、白草、生血丹、扑地虎、五虎噙血、天青地白。

【来源】本品为蔷薇科植物委陵菜 *Potentilla chinensis* Ser. 的干燥全草。

【采收加工】春季采挖，洗净晒干或鲜用。

【性味】苦，寒。

《侗族医学》：甜、微苦，平。

《中国侗族医药研究》：苦、平。

《中国侗族医药学基础》：苦，寒。

【功能与主治】清热解毒，凉血止痢。用于赤痢腹痛，久痢不止，痔疮出血，痈肿疮毒。

《侗族医学》：退热，止血，止泻。用于啰给冻榜（白痢）。

《中国侗族医药研究》：清热解毒，止血止泻。用于望天风，小儿腹积，走胎，肚痛，白痢。

《中国侗族医药学基础》：清热解毒，凉血止血。用于痢疾，痔疮出血，吐血，咯血，痈疮肿毒，咽喉炎，百日咳。

【用法用量】内服：煎汤，9 ～ 15g；外用适量。

《侗族医学》：9 ～ 15g，外用适量。

《中国侗族医药研究》：15 ～ 30g。

【附方】

1. 啰给冻榜（白痢） 骂高罡（委陵菜）、尚送（虎杖），煎水内服。

2. 啰给冻榜（白痢） 骂高罡（委陵菜）20g，如亚（地榆）20g，骂忿（马齿苋）30g，皮柑（枳壳）10g，尚耆（葛根）20g，芍药 10g。瓮括（金樱子）12g。均用鲜品煎水内服，每日 3 次。（《侗族医学》）

3. 白痢 马齿苋、龙芽草、委陵菜、小血藤各 10g，十大功劳、枣儿红、蒲公英、萹蓄、车前草各 9g，野葛根、厚朴各 6g。煎水内服，每日 3 次。（《中国侗族医药研究》）

4. 妇女摆白 龙芽草 15g，委陵菜、阳雀花、益母草各 10g，苦参、野薏苡仁根、龙葵各 9g，徐长卿 6g。煎水内服，每日 3 次。（《中国侗族医药研究》）

【现代临床研究】

1. 临床用于痢疾、细菌感染的治疗 使用委陵菜属植物进行临床痢疾的治疗，收到良好的治疗效果。匍枝委陵菜及其对仔猪大肠埃希菌病临床疗效的实验研究表明，该植物对大肠埃希菌的疗效突出。

2. 临床使用注意 委陵菜属药材的区分，该属植物众多，容易混用，在使用中需要加以区分。

【化学成分】Phloridzosid、4′-O- 乙基 - 儿茶素、3- 甲基鞣花酸 -4-O-β-D- 木糖苷、clethricacid-28-O-β-D-glucopyranosylester、niga-ichigoside F$_2$、儿茶素、β- 胡萝卜苷、β- 谷甾醇等。

【药理作用】

1. 具有肝保护、抗炎镇痛、抑菌、抗病毒、抗氧化、调节免疫等药理作用 本品流浸膏有扩张支气管作用。对阿米巴滋养体有杀灭作用。

2. 对人胃黏膜上皮细胞 GES-1 损伤的保护作用 研究委陵菜酸对幽门螺杆菌（*Helicobacterpylori*，Hp）诱导人胃黏膜上皮细胞 GES-1 损伤的影响，结果表明委陵菜酸对 Hp 诱导的 GES-1 细胞损伤具有明显保护作用，其作用机制可能与增强内源性抗氧化系统功能、抑制氧化应激、炎性反应及 TLR4/NF-κB/NLRP3 炎症小体信号通路激活，从而减少线粒体介导的凋亡密切相关。

3. 急性肝损伤保护 委陵菜积雪草酸（AAPC）对脂多糖 /D- 氨基半乳糖（LPS/D-GalN）诱导的急性肝损伤小鼠的影响及其作用机制。将 60 只雄性 C57 小鼠随机分成正常组（生理盐水）、AAPC 阴性对照组（8mg/kg）、模型组（生理盐水）和 AAPC 低、高剂量组（4mg/kg、8mg/kg），连续灌胃给药 15d，每日 1 次。末次给药 1h 后，除正常组和 AAPC 阴性对照组外，其余各组小鼠腹腔注射 LPS（50μg/kg）/D-GalN（800mg/kg）复制小鼠急性肝损伤的模型。观察 AAPC 对急性肝损伤小鼠肝脏大体、病理和肝脏系数的影响；结果发现与模型组相比较，AAPC 低、高剂量组小鼠肝脏体积明显减小，充血明显减轻，可明显改善肝细胞坏死；血清中的 ALT 和 AST 的活性、ALB/GLB 比值明显下降；AAPC 高剂量组肝脏系数显著降低；此外，AAPC 低、高剂量组能显著促进 LC3 Ⅱ/Ⅰ 蛋白的表达，明显降低 P62 蛋白的表达，AAPC 高剂量组能显著促进 Beclin1 蛋白的表达（$P < 0.05$）。研究结论为 AAPC 可以预防 LPS/D-GalN 诱导的小鼠肝损伤，其机制可能与自噬的增加和凋亡的抑制有关。

【原植物】委陵菜 *Potentilla chinensis* Ser.

多年生草本。根粗壮，圆柱形，稍木质化。花茎直立或上升，高 20 ～ 70cm，被稀疏短柔毛及白色绢状长柔毛。基生叶为羽状复叶，叶柄被短柔毛及绢状长柔毛；小叶片对生或互生，上部小叶较长，向下逐渐减小，无柄，长圆形、倒卵形或长圆披针形，长 1 ～ 5cm，宽 0.5 ～ 1.5cm，边缘羽状中裂，裂片三角卵形，三角状披针形或长圆披针形，顶端急尖或圆钝，边缘向下反卷，上面绿色，被短柔毛或脱落几无毛，中脉下陷，下面被白色绒毛，沿脉被白色绢状长柔毛，茎生叶与基生叶相似，唯叶片对数较少；基生叶托叶近膜质，褐色，外面被白色绢状长柔毛，茎生叶托叶草质，绿色，边缘锐裂。伞房状聚伞花序，基部有披针形苞片，外面密被短柔毛；萼片三角卵形，顶端急尖，副萼片带形或披针形，顶端尖，比萼片短约 1 倍且狭窄，外面被短柔毛及少数绢状柔毛；花瓣黄色，宽倒卵形，顶端微凹，比萼片稍长；花柱近顶生，基部微扩大，稍有乳头或不明显，柱头扩大。瘦果卵球形，深褐色，有明显皱纹。花果期 4 ～ 10 月。

产于湖南、贵州、广西、湖北。生山坡草地、沟谷、林缘、灌丛或疏林下。

（曹亮　田婷婷　汪冶）

Nyangt kap not 娘卡挪

地耳草 Diercao

【异名】田基黄、对叶草、水榴子、香草、雀舌草、合掌草、斑鸠窝、跌水草、小蚁药、小付心草、小对叶草。

【来源】本品为藤黄科植物地耳草 *Hypericum japonicum* Thunb. ex Murray 的干燥全草。

【采收加工】全草入药，夏秋采集，晒干。

【性味】苦、甘，凉。

《侗族医学》：甜、微苦，凉。

《侗药大观》：苦、甘，凉。

《中国侗族医药研究》：甘、微苦，凉。

《侗族医药探秘》：甘、苦，寒。

《中国侗族医药》：甘、苦，寒。

【功能与主治】清热利湿，消肿解毒。用于肝炎，泻痢，小儿惊风，疳积，喉蛾，肠痈，疖肿，蛇咬伤。

《侗族医学》：退热，退水，消肿止痛。用于宾夷偻蛮（黄疸）。

《侗药大观》：利湿退黄，清热解毒，活血消肿，健胃补脾。用于急性黄疸型肝炎，胆管炎，感冒发热，肺炎，疳积等。

《中国侗族医药研究》：退热，退水，消肿止痛。用于黄疸，水肿病，亮鬼（妇人阴风症）。

《侗族医药探秘》：清热利湿、解毒消肿、散瘀止痛。用于小儿走胎。

《中国侗族医药》：清热利湿、解毒消肿、散瘀止痛。用于小儿走胎。

【用法用量】内服：煎汤，15 ～ 30g（鲜品 30 ～ 60g）；或捣汁。外用：捣敷或煎水洗。

《侗族医学》：15 ～ 30g。

《侗药大观》：干品 5 ～ 10g，水煎内服。小儿疳积配糯谷草、禾秧、鸡蛋壳、谷精草同用。

《中国侗族医药研究》：15 ～ 30g。

《中国侗族医药》：10 ～ 20g，水煎服。

【附方】

1. 宾夷偻蛮（黄疸） 甚岑（田基黄）、散梅尽（三棵针）、刺猬毛煅存性，煎水内服。（《侗族医学》）

2. 胎黄 地耳草、淡竹叶、水灯草、糯米藤、白茅根、抱石莲各 3g，栀子、土大黄、黄芩各 2g。煎水内服，每日 3 次。本方有清热、解毒，祛风之功效。（《中国侗族医药研究》）

3. 小儿走胎 取马星鲜品适量，用青布包成三角形，制成药佩，戴在患儿胸前，连戴 7 天。（《侗族医药探秘》）

4. 小儿走胎 取马星鲜品适量，用青布包成三角形，制成药佩，戴在患儿胸前，连戴 7 天，同时

忌过桥、忌夜行受惊、忌到孕妇家串门。(《中国侗族医药》)

【现代临床研究】治疗肝炎 研究探讨地耳草汤治疗急性淤胆型肝炎的临床疗效。将70例急性淤胆型肝炎患者分成治疗组、对照组各35例，两组均应用保肝基础治疗，治疗组加用地耳草汤，疗程为4周，观察黄疸消退及肝功能改善情况。结果表明治疗组有效率为97%，对照组有效率为71%，两组比较差异有统计学意义，采用地耳草汤治疗急性淤胆型肝炎，能获得满意疗效。

研究探讨地耳草免煎颗粒联合耳穴压豆治疗肝胆湿热型急性淤胆型肝炎的临床疗效。选取青岛市黄岛区中医医院100例中医辨证为肝胆湿热型急性淤胆型肝炎患者为研究对象，采用组间性别、年龄和病程匹配的方法，将100例研究对象分为观察组和对照组各50例。2组患者均应用保肝基础治疗，观察组在对照组基础上加用地耳草免煎颗粒口服联合耳穴压豆治疗，治疗4周后，对比2组患者综合疗效，临床症状缓解及肝功能改善情况。结果观察组患者治愈31例，好转17例，总有效率为96.0%；对照组患者治愈18例，好转24例，总有效率为84.0%，差异有统计学意义，肝功能指标比较，观察组总胆红素水平低于对照组（$P < 0.001$），其他指标也有明显改善。说明肝胆湿热型急性淤胆型肝炎在保肝基础治疗上加用地耳草免煎颗粒联合耳穴压豆治疗总有效率高，临床症状缓解突出，具有改善肝脏功能和利胆退黄的作用。

【化学成分】白桦酸、oleanolic acid 3-O-arabinoside、齐墩果酸、diospyrolide、6-hydroxystigmast-4-en-3-one、N-benzoyl-L-phenylalaninyl-N-benzoyl-L-phenylalaninate、sampsone C、wightianin、isoferulic acid、blumenol A、apocynol A、槲皮素 -7-O 鼠李糖苷、（2R,3R）双氢槲皮素 -7-O-α-L 鼠李糖苷、槲皮苷等。

【原植物】地耳草 Hypericum japonicum Thunb. ex Murray

一年生或多年生草本，高 2 ~ 45cm。茎单一或多少簇生，直立或外倾或匍地而在基部生根。叶无柄，叶片通常为卵形或卵状三角形至长圆形或椭圆形。花序具 1 ~ 30 花，两歧状或多少呈单枝状，有或无侧生的小花枝。蒴果短圆柱形至圆球形。种子淡黄色，圆柱形。花期 5 ~ 6 月，果期 6 ~ 10 月。

产于湖南、贵州、广西、湖北。生长于海拔 2800m 以下的田边、沟边、草地及荒地上。

（曹亮　田婷婷　汪冶）

Nyangt kebp naemx 娘更冷

水蜈蚣 Shuiwugong

【异名】更冷、金钮草、三荚草、散寒草、球子草、疟疾草、金牛草、金钮子、夜摩草、寒气草、十字草、姜虫草、露水草、水牛草、三步跳、散寒草、姜芽草、寒筋草、水香附、燕含珠、发汗草、山蜈蚣、水乌梅、无头香附、龙吐珠、金牛草、水香草、一粒雪、土柴胡、三角草、落地杨梅、三箭草、球头草、顶棍草、水土香。

【来源】本品为莎草科植物短叶水蜈蚣 Kyllinga brevifolia Rottb. 的干燥全草。

【采收加工】全草入药。四季可采，洗净晒干。

【性味】辛，平。

《侗族医学》：辣，平。

《中国侗族医药研究》：辛，平。

【功能与主治】疏风解表，清热利湿，止咳化痰，祛瘀消肿。用于感冒风寒，寒热头痛，筋骨疼痛，咳嗽，疟疾，黄疸，痢疾，疮疡肿毒，跌打刀伤，毒蛇咬伤，皮肤瘙痒。

《侗族医学》：搜风，退水，退热。用于喂疟（打摆子）。

《中国侗族医药研究》：清热，利尿，止痢。用于小儿久泻，喂疟（打摆子）。

【用法用量】内服：煎汤，15 ～ 30g，鲜品 30 ～ 60g；或捣汁；或浸酒。外用：适量，捣敷。

《侗族医学》：15 ～ 30g。

《中国侗族医药研究》：15 ～ 30g（鲜品 50 ～ 80g）。

【附方】

1. 喂症（打摆子） 娘更冷（水蜈蚣）、娘囚（马鞭草）、骂茂巴同（豨莶草），煎水内服。（《侗族医学》）

2. 打摆子（喂疟） 马鞭草 50g，常山、鹅不食草、水蜈蚣、豨莶草各 30g。均用鲜品煎水内服，每日 3 次。本方有清热、解毒、截疟之功效。

3. 小儿久泻 水蜈蚣 6g，水煎服。（《中国侗族医药研究》）

【现代临床研究】

1. 治疗疟疾 取水蜈蚣全草连根（晒至半干）60 ～ 90g，水煎 3 ～ 4h。于疟疾发作前 2h 或前 1 天顿服，连服 3 天。共治 48 例，其中 21 例用 60g，服药后症状消失者 15 例；用 90g 的 27 例，有效 24 例。认为剂量不宜少于 90g，煎药时间不少于 3h，服药不少于 3 天。但据中国医学科学院江苏分院寄生虫病研究所用小白鼠所做的实验结果证明：水蜈蚣对鼠疟原虫作用不佳，同时观察到水蜈蚣根部的浓缩煎剂与乙醇回流浓缩液均具毒性，极有必要在进行临床试验前先做毒性试验。

2. 治疗菌痢 取水蜈蚣、白粉藤（即独角乌桕）各 30g，水煎分 2 次服（重症可每日 2 剂）。治疗 70 例，平均服药 7 天左右，痊愈 54 例，显效 14 例，无效 2 例。其疗效与磺胺脒对照组相比，似无逊色。

3. 治疗慢性气管炎 取水蜈蚣 500g，香叶树（山苍树）根、叶各 250g，加水 1000mL 蒸馏，取中段蒸馏液 500mL，日服 3 次，每次 20mL，10 天为一疗程。有一定的镇咳、平喘、祛痰作用，在服药后 2 ～ 4 天出现疗效，不良反应轻微。

【化学成分】β- 蒎烯、β- 榄烯、牡荆素等。

【药理作用】

1. 抗氧化作用 研究利用大孔吸附树脂对水蜈蚣总多酚进行纯化的最佳工艺及其体外抗氧化性能。采用静态和动态吸附与解吸的方法对水蜈蚣提取液中的总多酚进行纯化，纯化后浸膏中的总多酚纯度可达 39.4%。考察提取液对 DPPH、ABTS、超氧阴离子自由基的清除能力，并用 Vc 作为对比，结果表明，水蜈蚣总多酚的抗氧化能力与 Vc 的抗氧化能力接近。

2. 清除自由基作用 采用乙醇浸提法提取水蜈蚣中的黄酮类物质，探讨乙醇浓度、温度、时间和料液比对黄酮提取的影响，并用正交法优化提取工艺。结果表明优化条件下总黄酮提取率为 4.82%，羟自由基消除试验表明，水蜈蚣黄酮对·OH 具有良好的清除能力。

3. 抗感染作用 水蜈蚣在传染病防治中的应用，该植物具有良好的修复肺损伤，对肺、肾、肝脏、心血管系统可能有良好的保护作用，研究人员探讨其是否可用于新冠病毒引起的损伤的治疗。

【原植物】短叶水蜈蚣 *Kyllinga brevifolia* Rottb.

根状茎长而匍匐，外被膜质、褐色的鳞片，具多数节间，节间长约 1.5cm，每一节上长一秆。秆成列散生，细弱，高 7 ～ 20cm，扁三棱形，平滑，基部不膨大，具 4 ～ 5 个圆筒状叶鞘，最下面 2 个叶鞘常为干膜质，棕色，鞘口斜截形，顶端渐尖，上面 2 ～ 3 个叶鞘顶端具叶片。叶柔弱，短于或稍长于秆，宽 2 ～ 4mm，平张，上部边缘和背面中肋上具细刺。叶状苞片 3 枚，极展开，后期常向下反折。穗状花序单个，极少 2 或 3 个，球形或卵球形，长 5 ～ 11mm，宽 4.5 ～ 10mm，具极多数密生的小穗。小穗长圆状披针形或披针形，顶端延伸成外弯的短尖，压扁，长约 3mm，宽 0.8 ～ 1mm，具 1

朵花；鳞片膜质，长 2.8～3mm，下面鳞片短于上面的鳞片，白色，具锈斑，少为麦秆黄色，背面的龙骨状突起绿色，具刺，顶端延伸成外弯的短尖，脉 5～7 条；雄蕊 3～1 个，花药线形；花柱细长，柱头 2，长不及花柱的 1/2。小坚果倒卵状长圆形，扁双凸状，长约为鳞片的 1/2，表面具密的细点。花果期 5～9 月。

产于湖南、贵州、广西、湖北。生长于水边、路旁、水田及旷野湿地。

（曹亮　郑钦方　汪治）

Nyangt liins bagx 娘柠北

翻白草 Fanbaicao

【异名】鸡腿根、鸡腿子、白头翁、天藕、翻白委陵菜、叶下白，鸡爪参、郁苏参、土洋参、天藕儿、湖鸡腿、鸡脚草、鸡距草、乌皮浮儿、觞角草、土菜、茯苓草、金线吊葫芦、鸭脚参、细沙扭、鸡脚爪、野鸡坝、兰溪白头翁、黄花地丁、千锤打、天青地白、鸡腿儿、独脚草、金钱吊葫芦、老鸹枕、老鸦爪、山萝卜、结梨、大叶铡草、鸡爪莲、黄花地丁、茯苓草。

【来源】本品为蔷薇科植物翻白草 *Potentilla discolor* Bge. 的干燥全草。

【采收加工】夏、秋二季开花前采挖，除去泥沙和杂质，干燥。

【性味】甘、微苦，平。

《侗药大观》：甘、微苦，平。

《中国侗族医药研究》：甘、苦，平。

《侗族医学》：微苦，凉。

【功能与主治】清热解毒，止痢止血，消肿。用于湿热泻痢，痈肿疮毒，血热吐衄，咳血，便血，肺痈，痈肿，崩漏，白带，疟疾，瘰疬结核。外用治创伤，痈疖肿毒。

《侗药大观》：止血，止痢，解毒的功能。用于治疗吐血，便血，崩漏，痢疾，咽炎等。

《中国侗族医药研究》：清热解毒，祛瘀生新。用于墨风，迷风，斑麻症入内，气喘，伤寒漏底，月家肚痛，草鞋伤，钉耙伤，饱嗝，霍乱，小儿推磨风，便血。

《侗族医学》：退热退水。用于吓谬吕·给盘（便血）。

【用法用量】内服：煎汤，9～15g，或浸酒。外用：捣敷。

《侗药大观》：干品 5～10g，水煎内服。

《中国侗族医药研究》：9～15g（鲜品 30～60g）。

【附方】

1. 治妇人"崩漏"方　翻白草根、鸡脚草各 50g，捣碎，米酒送服，每日 1 剂，3 次分服，连服 7～10 天。（《中国侗族医药》）。

2. 吓谬吕·给盘　骂人榜（翻白草）、骂卡马辰（土大黄）、娘囚（马鞭药）、骂少虐亚丽（地锦草）、骂忿（马齿苋），煎水内服。（《侗族医学》）

【现代临床研究】

1. 治疗消渴　临床大剂量使用翻白草调治消渴，效果良好。用法：每日取翻白草 30g，加水 300mL，浓煎至 100mL，分 2 次服用；或加沸水 500mL 冲泡，代茶饮。用量不宜过大，每周共 200g 即可，连服 20 天左右，即可改善口渴，起到辅助调控血糖的作用。

2. 治疗糖尿病　翻白草水提物联合二甲双胍治疗 2 型糖尿病，可通过促进胰岛素释放，改善胰腺

β 细胞功能紊乱。与单独使用二甲双胍相比，中西医结合治疗，对 2 型糖尿病大鼠胰腺细胞有更好的保护和修复作用，提高胰岛素敏感性。

观察复方翻白草汤治疗气阴两虚证 2 型糖尿病的临床疗效。将 116 例辨证为气阴两虚证的 2 型糖尿病患者随机分治疗组 60 例与对照组 56 例。对照组皮下注射人胰岛素 0.4 ～ 0.6U/（kg·d），治疗组在此基础上加服自拟经验方复方翻白草汤，均治疗 1 个疗程（1 个月）后评价疗效，结果：总有效率治疗组为 93.3%，对照组为 83.9%，两组比较，差异有统计学意义（$P < 0.05$）；患者口渴欲饮、尿频量多、乏力短气等证候改善及生理生化指标的例数两组比较，差异有统计学意义（$P < 0.05$ 或 $P < 0.01$），治疗组均优于对照组。研究表明在常规治疗方法上加用复方翻白草汤治疗气阴两虚证 2 型糖尿病具有较好疗效。

观察翻白草合剂治疗 2 型糖尿病气阴两虚证患者的疗效。使用翻白草合剂治疗 2 型糖尿病气阴两虚证患者 80 例，另随机设迪沙片对照组 36 例，观察本方对患者血糖、总胆固醇等的影响。治疗组总有效率 93.75%，显效率 56.25%，对照组总有效率 72.22%，显效率 30.55%。两组比较，治疗组疗效优于对照组（$P < 0.01$）。结论：翻白草合剂治疗 2 型糖尿病气阴两虚证疗效确切，未发现明显不良反应。

【化学成分】 3,3′,4,4′- 四羟基联苯、反式银椴苷、顺式银椴苷、柚皮素 -5-O-β- 葡萄糖苷、异杞柳苷、黑色五味子单体苷、紫椴苷 B、(-)- 异落叶松脂素 -9′-O-β-D- 吡喃木糖苷、2- 羰基 - 坡模酸、齐墩果酸、熊果酸、2α，3α，19α- 三羟基 -12- 烯 -28- 熊果酸、2α- 羟基齐墩果酸、覆盆子酸、山奈酚、山奈酚 -3-O-β-D- 葡萄糖醛酸苷、槲皮素 -3-O-β-D- 葡萄糖醛酸 -6″- 甲酯、β- 谷甾醇、山奈酚 -3-O-β-D- 葡萄糖苷、槲皮素 -3-O-β-D- 葡萄糖苷、8- 甲氧基草质素 -3-O-β-D- 槐糖苷、芦丁、山奈酚 -3-O-β-D- 葡萄糖醛酸苷、异鼠李素 -3-O-β-D- 葡萄糖醛酸苷、槲皮素 -3-O-β-D- 葡萄糖醛酸苷、槲皮素 -7-O-β-D- 葡萄糖苷、短叶苏木酚酸。

【药理作用】

1. 一般药理毒理 翻白草的长期毒性实验结果显示，翻白草对大鼠的一般形态学、体重、摄食量、血液学及主要脏器指数无明显影响，长期经口给药后翻白草中剂量可引起大鼠恢复期 ALB 值升高，但无临床生物学意义。对观测的器官组织都没有明显的影响，这些组织器官主要有肝、心、肺、脾、肾、胰腺、脑、睾丸及卵巢组织。翻白草的一般药理学实验结果显示，翻白草对受试动物一般行为学、协调作用、睡眠、心脏搏动、血压、呼吸系统均无明显影响。综上所述，翻白草制剂对受试动物无明显毒性反应，安全剂量范围大，在有效剂量下，长期用药安全，为新药开发奠定了基础。

2. 降血糖及其他作用 近年来，翻白草在临床运用和科学研究中表现出了明显的降血糖活性、抗菌活性、抗肿瘤活性和抗癌活性等药理活性。翻白草能修复胰岛细胞，研究表明翻白草总黄酮修复 2 型糖尿病大鼠胰岛 β 细胞，其机制可能是通过激活胰高血糖素样肽 -1（Glp-1）介导的 MAPK 信号通路，上调肌肉组织 Glp-1、AktmRNA 表达，下调肌肉组织 Erk、Caspase-9mRNA 表达，上调胰岛 β 细胞 Glp-1、Akt 蛋白表达，下调胰岛 β 细胞 Erk、Caspase-9 蛋白表达，从而修复胰岛细胞，增强胰岛 β 细胞功能。

【原植物】翻白草 *Potentilla discolor* Bge.

多年生草本。根粗壮，下部常肥厚呈纺锤形。花茎直立，上升或微铺散，高 10 ～ 45cm，密被白色绵毛。基生叶有小叶 2 ～ 4 对，间隔 0.8 ～ 1.5cm，连叶柄长 4 ～ 20cm，叶柄密被白色绵毛，有时并有长柔毛；小叶对生或互生，无柄，小叶片长圆形或长圆披针形，长 1 ～ 5cm，宽 0.5 ～ 0.8cm，顶端圆钝，稀急尖，基部楔形、宽楔形或偏斜圆形，边缘具圆钝锯齿，稀急尖，上面暗绿色，被稀疏白色绵毛或脱落几无毛，下面密被白色或灰白色绵毛，脉不显或微显，茎生叶 1 ～ 2，有掌状 3 ～ 5 小叶；基生叶托叶膜质，褐色，外面被白色长柔毛，茎生叶托叶草质，绿色，卵形或宽卵形，边缘常有缺刻状牙齿，稀全缘，下面密被白色绵毛。聚伞花序有花数朵至多朵，疏散，花梗长 1.0 ~ 2.5cm，外被绵毛；花直径 1 ~ 2cm；萼片三角状卵形，副萼片披针形，比萼片短，外面被白色绵毛；花瓣黄色，倒卵形，顶端微凹或圆钝，比萼片长；花柱近顶生，基部具乳头状膨大，柱头稍微扩大。瘦果近肾形，宽约 1mm，光滑。花果期 5 ~ 9 月。

产于湖南、贵州、广西、湖北。生长于海拔 100 ~ 1850m 的荒地、山谷、沟边、山坡草地、草甸及疏林下。

（曹亮　田婷婷　汪冶）

Nyangt mac suic 娘麻隋

白花蛇舌草 Baihuasheshecao

【异名】地不榴、蛇箭草、蛇舌仔、蛇利草、羊须草、竹叶菜、软枝蛇舌草、黄瓜米草、小杉叶、丹草、长梗白花蛇舌草、白花蛇耳草、白花蛇草、蛇胴草、金石榴、千打捶、矮脚白花蛇利草、龙舌草、南地珠、牙灵俄、小叶锅巴草、蛇总管、蛇针草、竹叶草、牙伶我、蛇舌癀、蛇雀草、尖刀草、甲猛草、鹤舌草、二叶葎、定经草、白花十字草、蛇舌草。

【来源】本品为茜草科植物白花蛇舌草 *Hedyotis diffusa* Willd. 的干燥全草。

【采收加工】夏秋采集，洗净晒干。

【性味】微苦、微甘，微寒。

《侗族医学》：淡，凉。

《中国侗族医药研究》：淡，凉。

【功能与主治】清热解毒，利尿消肿，活血止痛。用于肠痈（阑尾炎），疮疖肿毒，湿热黄疸，小便不利，肺热喘咳，咽喉肿痛，毒蛇咬伤，热淋涩痛，水肿，痢疾，湿热黄疸。

《侗族医学》：退热，去毒，退水。用于降呓（内伤）、黄雀病（黄疸）。

《中国侗族医药研究》：退热，祛毒，退水。用于降呓（内伤），黄雀病（黄疸），急性扁桃体炎（鲤鱼·断滩），睾丸肿痛（男肿睾蛋）。

【用法用量】内服：煎汤，15 ~ 30g，大剂量可用至 60g；或捣汁。外用：捣敷。

【附方】

1.降呓　骂华蜥（白花蛇舌草）、骂卡罗绒榜（白毛夏枯草）、骂告夺（牛膝）、教荡丽（小青藤香）、教播盘亚麻（大血藤）、构岑（山慈姑），煎水内服。黄雀病：骂华蜥（白花蛇舌草）、美兜介（六月雪），煎水内服。（《侗族医学》）

2.宾吓夜，蛤蟆证　骂华蜥（白花蛇舌草）50g，皮汗（橘皮）10g，教任麻（海金沙）25g，奴金奴银（金银花）25g，骂麻剃（紫花地丁）25g，骂同辰巴老（积雷草）25g。煎水内服，每日 3 次。（《侗族医学》）

3.咳喘、蛤蟆症　白花蛇舌草 50g，海金沙、金银花、紫花地丁、积雪草各 25g，橘皮 10g。煎水内服，每日 3 次。（《中国侗族医药研究》）

【现代临床研究】

1.治疗感染　探讨白花蛇舌草联合抗生素治疗阑尾炎术后腹腔残余感染的临床效果。选取 62 例阑尾炎术后腹腔残余感染的患者，按治疗方案分为单用抗生素治疗组和抗生素联合白花蛇舌草治疗组，比较两组患者的治疗效果，包括体温的下降情况、腹痛改善情况、脓腔吸收变化情况及血白细胞的变化情况。结果通过各项指标观察，抗生素联合白花蛇舌草治疗组在体温恢复时间和腹痛缓解消失时间优于单用抗生素治疗组，$P < 0.05$。采用抗生素联合白花蛇舌草的中西医结合治疗方法对阑尾炎术后腹腔残余感染治疗效果较单用抗生素治疗组具有较好的临床效果。

2. 治疗毒蛇咬伤　取该品 15g，以白酒 250g 煮沸 3～5min，去渣，以 2/3 口服（每日分 2～3 次服完），1/3 外敷伤口。敷药时先吸出伤口毒血，清洗消毒后用消毒棉垫覆盖包扎，然后将药酒浇湿敷料（以保持湿润为度）。对水肿顽固不退，病情严重及伤口感染者，适当加用其他中草药及抗生素；对于轻型或中型病例，单用本法治疗即可。据观察，一般用药 3～6 剂即获痊愈。

3. 治疗肝炎　白花蛇舌草、丹参、板蓝根治疗急性黄疸型肝炎疗效显著。白花蛇舌草、金钱草、益母草，加水浓煎去渣取汁服用，治疗急性病毒性肝炎疗效满意。白花蛇舌草、白茅根、丹参、党参水煎服，以餐后服药为宜，每连服几剂后停药 2～3 天，再续服，并适当加减，对治疗急性病毒性肝炎的效果也佳。各方药剂量及服法要严格遵从医嘱。

4. 治疗痤疮　取 50g 该药煎水内服，每日 1 剂；再把药渣加水 1L 煎好晾温轻洗患处，每日 3 次。如果与其他药如蒲公英、野菊花、桑白皮等组方加减，效果更佳。

5. 治疗食道癌　观察了白花蛇舌草注射液治疗 106 例中晚期食道癌患者，完全缓解 19 例，部分缓解 43 例，稳定 27 例，进展 17 例，表明白花蛇舌草注射液对腹水、癌痛、癌性炎症有抑制作用。

6. 治疗腹腔粘连　采用白花蛇舌草注射液治疗腹腔粘连。在患者腹腔肿瘤术后化疗时，在注射药物部位加注白花蛇舌草注射液、胸腺素和地塞米松。结果显示 80 例中 73 例治愈，治愈率达 90.1%。

【化学成分】2- 甲氧基 -3- 甲基 -9,10 蒽醌、豆甾醇、β- 谷甾醇、槲皮素、木犀草素、山奈酚、刺槐素、环三烯酚、车叶草苷、车叶草苷酸、鸡屎藤次苷、鸡屎藤次苷甲酯、2- 甲基 -3- 羟基蒽醌、2- 甲基 -3- 甲氧基蒽醌、2- 甲基 -3- 羟基 -4- 甲氧基蒽醌、棕榈酸、角鲨烯、顺式 - 异油酸、亚油酸、去乙酸基车叶草苷酸、都桷子苷酸、6-O- 对 - 羟基桂皮酰鸡屎藤次苷甲酯、6-O- 对 - 甲氧基桂皮酰鸡屎藤次苷甲酯、6-O- 阿魏酰鸡屎藤次苷甲酯、熊果酸、三十一烷、齐墩果酸，β- 谷甾醇 -β- 葡萄糖苷，对 - 香豆酸、京尼平苷、松柏苷、galioside10-acetate、地芰普内酯、（+）-neo-olivil、耳草酮 B、邻苯二甲酸二丁酯、2- 羟基 -3- 羟甲基蒽醌、正十六烷。

【药理作用】

1. 抗肿瘤作用　清热解毒中药白花蛇舌草具有抗肿瘤作用，在临床上常用于各种肿瘤的预防与治疗。白花蛇舌草抗肿瘤研究主要为抗肠癌、抗肺癌、抗肝癌、抗乳腺癌、抗胃癌等，机制涉及 PI3K/AKT、TGF-β/Smad、MAPK、STAT3 等信号通路，并可能通过 NF-kB、MAPK、VEGF 等途径在"炎 - 癌"转化过程中发挥重要作用。

通过斑马鱼异体肝癌细胞移植模型和 Hep3B 细胞体外实验，评价白花蛇舌草水、正丁醇、乙酸乙酯和石油醚提取部位的体内抗肝癌作用。结果发现白花蛇舌草乙酸乙酯部位能显著抑制斑马鱼异体移植肝癌细胞的生长，时间、剂量依赖性地抑制 Hep3B 细胞增殖，促进其凋亡，并阻滞其细胞周期于 G2/M 期。此外，该提取物能降低 Hep3B 细胞中 Nur77、p-Nur77、JNK 和 p-JNK 的表达。推测白花蛇舌草乙酸乙酯部位通过抑制 Nur77/JNK 信号通路发挥抗肝癌作用。

2. 抗肾纤维化作用　运用液相色谱 - 四极杆 - 飞行时间质谱（LC-Q/TOF-MS）技术对白花蛇舌草环烯醚萜类成分进行分析鉴定；通过 DisGeNET 和 MalaCards 数据库检索与肾脏纤维化相关靶点；利用 SYBYL-X7.3 软件进行分子对接，筛选出化合物作用的潜在靶点；通过构建化合物 - 靶点网络和蛋白互作（protein-protein interaction，PPI）网络，进行基因本体（gene ontology，GO）功能富集分析和 KEGG 通路富集分析，探究环烯醚萜类成分治疗肾纤维化的作用机制。结果发现化合物 - 靶点网络包含 10 个化合物和 111 个相关靶点，关键靶点涉及二甲基精氨酸二甲胺水解酶 1（DDAH1）、乙酰肝素酶（HPSE）等。GO 功能富集分析得到 GO 条目 211 个。KEGG 通路富集分析筛选出 20 条信号通路，涉及 Toll 样受体信号通路、转化生长因子（TGF-β）信号通路等。研究初步探讨了白花蛇舌草环烯醚萜化合物治疗肾纤维化的分子机制，为后续实验研究及临床应用提供先导信息。

3. 抗菌作用 将白花蛇舌草置于体积分数为 70% 的乙醇溶液中冷浸，对其中的黄酮类化合物进行粗提；再通过 AB-8 型大孔吸附树脂对粗提物进行处理，获得纯化后的黄酮类化合物。研究发现粗提物和纯化后的黄酮类化合物对大肠埃希菌、枯草芽孢杆菌和金黄色葡萄球菌的最小抑菌浓度分别为 3.125mg/mL、1.562mg/mL 和 50mg/mL，而纯化后的黄酮类化合物对以上三种细菌的 MIC 为 125μg/mL、63μg/mL 和 1000μg/mL。可见白花蛇舌草乙醇提取物对大肠埃希菌、枯草芽孢杆菌和金黄色葡萄球菌均有较强的抑菌作用。

采用 DPPH 法及 FRAP 法来评价药对中总黄酮的抗氧化活性。采用"双层平板打孔法"评价药对中总黄酮对金黄色葡萄球菌和大肠埃希菌的抑制作用，二倍稀释法测定总黄酮的最低抑菌浓度（MIC），通过绘制生长曲线、测定菌体胞内蛋白的泄漏初步探讨其抑菌机制。抗氧化作用表明：富集黄酮的 IC_{50} 为 26.7μg/mL，粗黄酮的 IC_{50} 为 69.7μg/mL，对 DPPH 均有良好的清除作用，富集黄酮和粗黄酮的 FRAP 值较高，都具有良好的总抗氧化能力。抑菌作用表明：药对中总黄酮对金黄色葡萄球菌有抑制作用，对大肠埃希菌无明显的抑制作用。粗黄酮、富集黄酮对金黄色葡萄球菌的 MIC 均为 3.75mg/mL。药对中总黄酮可能是通过破坏细胞壁或膜的结构，导致细胞膜通透性增加，从而影响细菌正常的生长和繁殖。研究表明该药对有一定的抗氧化及抑菌作用，且均呈浓度依赖关系。

4. 抗氧化作用 白花蛇舌草具较强的抗氧化活性。经大量研究发现，很多疾病如心脑血管相关疾病、癌症，以及人体的衰老与机体的有机大分子 DNA、蛋白质等的氧化损伤有关，提示白花蛇舌草的抗癌作用可能与其强抗氧化性有密切关系。研究者用白花蛇舌草的醇提取物给正常小鼠灌胃，14 天后对小鼠体内血清、肝脏和脑组织的氧化活性指标进行检测对比发现，白花蛇舌草能不同程度地增强体内多种抗氧化酶，尤其在对肝脏的抗氧化活性能力提高上比较明显。

5. 抗炎作用 白花蛇舌草还有比较明显的抗炎作用。王露瑶等将确诊的肿瘤患者随机均分，对照组只给予相应的化疗，观察组在化疗的基础上另给白花蛇舌草注射液肌注。两个治疗周期后，观察组的白细胞计数和自然杀伤细胞的活性明显高于对照组。研究者用不同浓度的白花蛇舌草醇提取物作用于产生炎症的小鼠（采用二甲苯致耳廓肿胀、羧甲基纤维素钠致小鼠腹腔白细胞增多这两种炎症模型），8 天后分别观察其炎性指标，统计小鼠耳肿胀率和小鼠腹腔血液白细胞计数。结果显示，白花蛇舌草的醇提取物有明显的抗炎效果，并随着浓度的增加而增加。

6. 免疫调节作用 白花蛇舌草对机体还有较好的免疫调节作用。用不同浓度的白花蛇舌草多糖对已注射 3 天环磷酰胺的小鼠灌胃，模型组只注射环磷酰胺注射液。用药 15 天后，模型组小鼠的免疫系数与各免疫器官的指标较正常对照组均明显降低，而白花蛇舌草多糖组的各项指标如脾脏系数、胸腺系数、血清溶血素等都较正常组有不同程度的提高。并随用药浓度的增加而增加。说明白花蛇舌草多糖对有免疫损伤小鼠的脾脏和胸腺发育有促进作用，可显著增加自然杀伤细胞的细胞活性，从而起到提高机体免疫力的作用。研究者通过给接种各类型癌细胞病株的小鼠注射白花蛇舌草的试验，进一步证实白花蛇舌草不仅能抑制肿瘤细胞增殖，还能提高免疫细胞的活性，进而使机体免疫水平提高。

7. 负性肌力作用 高浓度的白花蛇舌草对心率有减缓作用。研究者引用不同浓度的白花蛇舌草，灌注已用斯氏蛙心灌流法制备好的离体蟾蜍心脏，随着浓度的上升，蟾蜍心脏心率变缓，同时心肌收缩张力变弱，当浓度达到 21.25mg/mL 时，心脏骤停。说明一定量的白花蛇舌草溶液具有负性肌力作用，使能量和氧气消耗减少，帮助心脏恢复正常。

【原植物】白花蛇舌草 *Hedyotis diffusa* Willd.

一年生无毛纤细披散草本，高 20 ～ 50cm；茎稍扁，从基部开始分枝。叶对生，无柄，膜质，线形，长 1 ～ 3cm，宽 1 ～ 3mm，顶端短尖，边缘干后常背卷，上面光滑，下面有时粗糙；中脉在上面下陷，侧脉不明显；托叶长 1 ～ 2mm，基部合生，顶部芒尖。花 4 数，单生或双生于叶腋；花梗略粗壮，长 2 ～ 5mm，罕无梗或偶有长达 10mm 的花梗；萼管球形，长 1.5mm，萼檐裂片长圆状披针形，长 1.5 ～ 2mm，顶部渐尖，具缘毛；花冠白色，管形，长 3.5 ～ 4mm，冠管长 1.5 ～ 2mm，喉部无毛，花冠裂片卵状长圆形，长约 2mm，顶端钝；雄蕊生于冠管喉部，花丝长 0.8 ～ 1mm，花药突出，长圆形，与花丝等长或略长；花柱长 2 ～ 3mm，柱头 2 裂，裂片广展，有乳头状凸点。蒴果膜质，扁球形，直径 2 ～ 2.5mm，宿存萼檐裂片长 1.5 ～ 2mm，成熟时顶部室背开裂；种子每室约 10 粒，具棱，干后深褐色，有深而粗的窝孔。花期春季。

产于湖南、贵州、广西、湖北。多见于水田、田埂和湿润的旷地。

（曹亮　邱飞　田婷婷　汪治）

Nyangt mant 娘蛮

黄草 Huangcao

【异名】叠鞘石斛、紫斑金兰。

【来源】本品为兰科植物迭鞘石斛 *Dendrobium denneanum* Kerr 的全草。

【采收加工】夏秋采集，洗净晒干或鲜用。

【性味】甘，凉。

《侗族医学》：甜、淡，凉。

《中国侗族医药研究》：甘、淡，凉。

【功能与主治】生津益胃，清热养阴。用于热病伤津，口干烦渴，病后虚热，阴伤目暗，肺气久虚，咳嗽不止，安神定惊，解盗汗，能散暑。

《侗族医学》：补体补水，退热。用于喉老（哮喘）。

【用法用量】内服：煎汤，6 ～ 15g，鲜品加倍；或入丸、散；或熬膏。鲜石斛清热生津力强，热津伤者宜之；干石斛用于胃虚夹热伤阴者为宜。

【附方】喉老　娘蛮（黄草）、仑冬巴（果上叶）、娘宝团（元宝草）、骂卡国（牛蒡子），煎水冲蜂糖内服。（《侗族医学》）

【化学成分】石斛酚、杓唇石斛素、玫瑰石斛素、鼓槌石斛素、2,5- 二甲基 -4 甲氧基菲、毛兰菲、2,5- 二羟基 -4- 甲氧基菲 2-*O*-β-D 葡萄糖苷、顺式 - 草木樨苷、反式 - 草木樨苷、双羟基木犀草苷、松柏醛、反式丁香苷、二氢丁香苷、木犀草素、山奈酚、柚皮素、β- 谷甾醇、胡萝卜苷、豆甾醇、大黄素、他乔糖苷、香草苷、香兰素、丁香醛、丁香酸、香草酸。

【药理作用】

1. 抗肿瘤　研究认为，石斛抗肿瘤活性通常不是直接杀死癌细胞，而是通过宿主中介刺激机体各种免疫活性细胞的成熟、分化、繁殖，使机体通过自身的抵抗力去清除、吞噬癌细胞而达到抗肿瘤的目的。研究叠鞘石斛不同浓度多糖、水提物、醇提物对小鼠 S180 肉瘤的抑制作用，以探究叠鞘石斛对动物抗肿瘤的作用，结果发现，不同浓度多糖对小鼠 S180 肉瘤的抑制作用都较强，醇提物高、中浓度对小鼠 S180 肉瘤的抑制作用很强，水提物各个浓度的抑瘤效果均不及多糖组和醇提组。因此认为，叠鞘石斛多糖和醇提物均具有一定的体内抑瘤效果，且多糖的抑瘤效果优于醇提物。此外，还研究 3 种提取物不同浓度对人肝癌细胞体外抑制及对正常肝脏细胞的毒性作用，发现叠鞘石斛多糖作用48h 时对人肝癌的抑制作用最强，且对人正常肝脏细胞的毒害作用最小；该研究还进一步研究 3 种提取物对荷瘤小鼠血清中 SOD 活力、MDA 含量的影响，发现注射叠鞘石斛多糖能显著增强荷瘤小鼠血清中 SOD 活力，降低 MDA 含量。因此认为，叠鞘石斛多糖是一种具有潜力、不良反应小的抗肿瘤天然药物。

2. 增强免疫力　现代药理研究表明，石斛对特异性免疫和非特异性免疫均有增强作用，能够有效地提高机体免疫力。将叠鞘石斛不同浓度多糖、水提物、醇提物添加到生理盐水里，连续 10 天注射到荷瘤小鼠腹腔，发现注射了高浓度多糖的小鼠脾指数、胸腺指数极显著上升；注射高浓度水提物、高浓度醇提物组小鼠脾指数、胸腺指数有显著上升，表明叠鞘石斛多糖能促进荷瘤小鼠的免疫功能恢复，高浓度醇提取物和水提取物对小鼠的免疫功能也有一定促进恢复作用。石斛多糖作为中药的药用成分之一，已被证实具有增强免疫力的作用。研究者通过分离提取小鼠脾淋巴细胞和腹腔巨噬细胞，分别添加和不添加叠鞘石斛多糖进行体外培养，探究石斛多糖对提高免疫力的作用机理，先以 MTT 法检测这些免疫细胞增殖的变化情况，发现叠鞘石斛多糖在体外能够增强小鼠脾淋巴细胞增殖以及腹腔巨噬细胞的增殖；当对小鼠脾淋巴细胞增殖及腹腔巨噬细胞给予 LPS 和 ConA 刺激，发现叠鞘石斛多糖能够明显促使小鼠分泌 IL-2、IL-6 来增强机体的免疫能力，该实验证实叠鞘石斛多糖提取物能够正向调节小鼠腹腔巨噬细胞的免疫作用。有研究者测定不同浓度叠鞘石斛中性多糖 DDP1-1 对小鼠免疫指数的影响，发现低浓度 DDP1-1 能明显增强 IFN-γ、IL-2、TNF-α 在机体内的分泌量，表明叠鞘石斛中性多糖能够促使细胞分泌免疫分子，提高机体免疫器官的免疫功能。有研究者从叠鞘石斛中提取联苄类化合物，将不同剂量灌胃给药昆明种小鼠，与药材组、对照组作对比，发现高剂量联苄类提取物使小鼠胸腺明显增加，且小鼠对巨噬细胞的吞噬功能显著增强，表明叠鞘石斛中联苄类提取物可显著提高机体免疫功能。

3. 降血糖　多糖是叠鞘石斛主要化学成分之一，其不仅具有抗肿瘤、增强免疫力等功效，且具有降血糖的作用，在糖尿病的治疗中显示出独特功效。研究者为研究叠鞘石斛多糖对动物血糖的调节作用，通过尾静脉注射四氧嘧啶使动物成为高血糖模型，将不同剂量的叠鞘石斛多糖分别对小鼠进行灌胃，测定其血糖水平变化，实验结果显示，叠鞘石斛多糖能显著降低四氧嘧啶高血糖小鼠的空腹血糖值，增强四氧嘧啶高血糖大鼠的糖耐量，而对正常小鼠空腹血糖和正常大鼠耐糖量没有明显影响，表明叠鞘石斛多糖具有明显的降血糖作用，但对其具体作用机理尚不清楚。

4. 抗氧化　抗氧化与人类健康密切相关。研究认为，人体内过多自由基容易引起动脉硬化、癌症、神经性疾病等多种疾病。叠鞘石斛多糖能够清除自由基，具有较强的抗氧化性。研究者等采用超声提取法提取叠鞘石斛中的多糖，采用分光光度法测定叠鞘石斛多糖对 DPPH 自由基、羟基自由基的清除率以及对 Fe^{2+} 螯合率的影响，以研究不同浓度叠鞘石斛多糖提取液的抗氧化活性，结果显示，多糖提取液在质量浓度 0.5 ~ 2.5mg/mL 时，随着提取液浓度的增大，其对 DPPH 自由基、羟基自由基清除率几乎呈线性增加，多糖提取液使 Fe^{2+} 螯合率不断增加，且相同浓度下，其对 DPPH 自由基清除率优于维生素 C，对羟基自由基清除率与 BHT 相当，对 Fe^{2+} 螯合率的促进作用低于 EDTA；多糖提取液在 0.5 ~ 1.0mg/mL 时，其对脂质过氧化的清除率高于维生素 E，当浓度高于 1.0mg/mL 时，其对脂质过氧化的清除率低于维生素 E。研究表明，高质量浓度的叠鞘石斛多糖具有较强的抗氧化活性。研究者采用 ORAC 法、1,1- 苯基苦基苯肼法、邻苯三酚自氧化法、fenton 反应法测定叠鞘石斛中联苄类化合物清除 AAPH 自由基、DPPH 自由基、超氧阴离子自由基和羟自由基的能力。结果显示，联苄类化合物的 ORAC 值为 0.33mg/L，高于 VC 的 ORAC 值（0.21mg/L），即联苄类化合物清除 AAPH 自由基的能力强于维生素 C；随着质量浓度的增大，联苄类化合物、维生素 C 对 DPPH 自由基、超氧阴离子自由基清除能力不断增加，但联苄类化合物对二者清除能力均弱于维生素 C；此外，通过回归方程发现，联苄类化合物对 DPPH 自由基清除能力半数清除率约为维生素 C 的 18 倍，对超氧阴离子自由基清除能力半数清除率约为维生素 C 的 29 倍，一定浓度的联苄类化合物对羟自由基的抑制能力高于维生素 C，但叠鞘石斛中联苄化合物抑制羟自由基释放的能力整体上弱于维生素 C。研究表明，叠鞘石斛联苄类化合物具有很好的抗氧化活性。

5. 其他作用 叠鞘石斛具有促进小肠运动、抗炎、镇痛、抗菌、抑制白内障形成等作用。研究者采用石油醚、醋酸乙酯、正丁醇等不同溶剂提取分离叠鞘石斛，将其作用于小肠后，发现经醋酸乙酯提取的叠鞘石斛具有显著促进小鼠小肠运动的作用。研究者采用二甲苯处理昆明种小鼠，研究叠鞘石斛中联苄类提取物抗炎、镇痛作用，结果显示，叠鞘石斛联苄类提取物能够抑制毛细血管通透性，减少炎性液体渗出，降低耳廓肿胀度，小鼠甩尾时间显著延长，痛阈值提高，表明叠鞘石斛联苄类提取物可抑制炎症反应，对物理性疼痛具有良好镇痛作用。研究发现，从叠鞘石斛中提取的石斛酚可以抑制半乳糖诱导的白内障形成。还有研究者通过研究叠鞘石斛水提物、醇提物对金黄色葡萄球菌、大肠埃希菌、小肠结肠炎耶尔森菌和沙门菌 4 种致病菌的抑制作用，发现醇提物对金黄色葡萄球菌、大肠埃希菌的杀菌、抑菌作用较好，水提物对小肠结肠炎耶尔森菌表现出较强的抑制作用。但叠鞘石斛提取物中哪些成分发挥抗菌活性且以何种机制起作用，有待进一步研究。

【原植物】迭鞘石斛 *Dendrobium denneanum* Kerr

茎圆柱形，长 25～35cm，粗 4mm 以上，不分枝，具多数节。叶互生，革质，线形或狭长圆形，长 8～10cm，宽 1.4～1.8cm，基部具鞘；叶鞘紧抱于茎。总状花序侧生于茎的上端，长 4～8cm，具 3～5 朵花，花苞片膜质，浅白色，舟状；花橘黄色，开展；中萼片长圆状椭圆形，先端钝，全缘，极 5 条脉；侧萼片长圆形，先端钝，具 5 条脉；花瓣椭圆形或宽椭圆状倒卵形，长 2.4～2.6cm，宽 1.4～1.7cm，先端钝，全缘，具 3 条脉；唇瓣近圆形，长 2.5cm，宽约 2.2cm，上面具有密布绒毛和一个大的紫色斑块，边缘具不整齐的细齿。花期 5～6 月。

产于贵州、广西。生于山地雨林大树上。

兰科植物金钗石斛 *Dendrobium nobile* Lindl.、美花石斛 *Dendrobium Loddigesii* Rolfe、铁皮石斛 *Dendrobium officinale* KimuraetMigo、束花石斛 *Dendrobium chrysanthum* Lindl.、马鞭石斛 *Dendrobium fimhriatum* Hook. *var. oculatum* Hook. 等的全草均可作黄草入药。

【备注】温热病早期阴未伤者、湿温病未化燥者、脾胃虚寒者均禁服。

（刘建锋 汪冶）

Nyangt menl xoac 娘闷乔

红旱莲 Honghanlian

【异名】娘对讪老、湖南连翘、黄花刘寄奴、金丝蝴蝶、伞旦花、大汗淋草、大黄心草、房心草、假连翘、箭花茶、一枝箭、金丝桃、鸡心茶、牛心茶、大金雀、大茶叶、大精血、元宝草、长柱金丝桃、牛心菜。

【来源】本品为藤黄科植物黄海棠 *Hypericum ascyron* L. 的全草。

【采收加工】夏季花期采收，晒干或鲜用。

【性味】微苦，寒。

657

【功能与主治】平肝，止血，败毒，消肿。用于头痛，吐血，跌打损伤，疮疖，外伤出血、疮疖痈肿、痹证、痢疾，月经不调等症。

《侗族医学》：凉血止血，凉血解毒。用于兜亮焜（烧热病），代侯老（老年咳嗽）。

【用法用量】内服：煎汤，10～15g。

【附方】

1. 兜亮焜　娘闷乔（红旱莲）、美比王巴老（十大功劳）、王连冷（水黄连）、闹荡奴吾（野藏香）、奴金奴银（金银花）、娘大卯（麦冬），煎水内服。（《侗族医学》）

2. 代喉老　娘闷乔（红旱莲）、巴登马（假紫菀）、奴金奴银（金银花）、旁奴罢（桔梗）、娘大卯（麦冬）、骂在耿（白芷）、骂挡仑（防风）、岁巴同（四块瓦）、仑冬巴（果上叶）、邪吞（短地茶），煎水内服。（《侗族医学》）

【现代临床研究】红旱莲治疗喘息型慢性支气管炎，近期疗效肯定，远期疗效有待观察。

【化学成分】槲皮素、山奈酚、金丝桃苷、异槲皮苷、芦丁、金丝桃素、hypericin otogirin、otogirone、erectquione A、erectquione B、erectquione C、3,4-seco-olean-13（18）-ene-12,19-dione-3-oicacid、Friedelin、木栓酮、豆甾醇、正二十八烷醇、十一酸、正二十八烷、正二十六酸（hexacosanoic acid）、正二十烷酸、硬脂酸、正三十烷酸（n - triacontanoic acid）、正十八烷。

【药理作用】

1. 抗抑郁作用　从红旱莲中分离出四个多环多异戊烯基间苯三酚衍生物（79～82），并使用pax6-GFP报告系统探究了它们的抗抑郁作用，最终确定化合物81显著促进了神经干细胞的生成和ESC的血清素能神经元分化。此外，使用体外实验评估了其对神经再生的作用，化合物81提高了神经干细胞的分化效率，还促进了5-羟色胺能神经元的产生在小鼠抑郁症模型中，将化合物81与氟西汀进行了比较，60只小鼠随机分为六组，每组5只雄性和5只雌性。对三组小鼠进行尾部悬吊测试、强制游泳测试。对于尾部悬吊测试，将腹膜内注射生理盐水，氟西汀（2pg/kg）或化合物81（2pg/kg）。氟西汀和化合物81均缩短了在尾部悬吊中静止不动所花费的时间，两组之间无显著差异。在强迫游泳试验中使用相同的给药方案，与生理盐水相比，氟西汀和化合物81均减少了游泳不动时间。

2. 抗菌、抗炎和抗病毒作用　研究发现用红旱莲煎剂（4mL/kg）对豚鼠进行腹腔注射和灌胃，结果显示红旱莲煎剂均有显著的平喘效果，且两种实验结果差异很小，表明煎剂口服时能够有效吸收平喘有效成分，煎剂的平喘效果接近于氨茶碱；实验还评估了红旱莲煎剂对金黄色葡萄球菌、白色葡萄球菌、对肺炎杆菌、肺炎双球菌、卡他球菌、甲型链球菌、乙型链球菌和白色念珠菌的抗菌作用，结果发现红旱莲对金黄色葡萄球菌和白色葡萄球菌具有较强的抗菌作用，对肺炎杆菌、肺炎双球菌、卡他球菌也有一定抑菌作用。

3. 保肝作用　评估了从红旱莲中分离得到的甲基化PPAPs的保肝活性，结果显示化合物90和91在10pM时显示出对HepG-2细胞损伤（对乙酰氨基酚诱导）的保护作用。

4. 抗癌活性　研究测试了从红旱莲分离得到的8个PPAPs Tomoeones A-H对人肿瘤细胞系［包括多耐药（MDR）癌细胞系］的细胞毒性。结果显示：Tomoeones F对κB细胞表现出明显的细胞毒性。IC值若为6.2pM：Tomoeones F对MDR癌细胞系（κB-C2和K562/Adr）具有中度毒性，并且其对MDR癌细胞系的细胞毒性比表柔比星更有效。

【原植物】黄海棠 *Hypericum ascyron* L.

多年生草本；叶披针形、长圆状披针形、长圆状卵形或椭圆形，长（2～）4～10cm，基部楔形或心形，抱茎，无柄，下面疏被淡色腺点；花序近伞房状或窄圆锥状，具1～35花，顶生；蒴果卵球形或卵球状三角形，长0.9～2.2cm，深褐色。花期7～8月，果期8～9月。

产于湖南、贵州、广西、湖北。生长于海拔 2800m 以下的山坡林下、林缘、灌丛间、草丛或草甸中、溪旁及河岸湿地等处。

【备注】阴虚火旺者忌用。

（刘建锋 汪冶）

Nyangt mudx jenc 娘满近

粉条儿菜 Fentiaoercai

【异名】牙虫草、金线吊米、肺筋草、金线吊白米、金钱吊白兰、翠绿草、一窝咀、金钱吊白米、束心兰、蛆草、粉条儿菜肺筋草、灯龙草、狮子草、粉条儿苗、见子草、粉条菜、蛆虫草、绿翠草、千年老鼠屎、蛔虫草、蛆儿草、蛆芽草、小肺筋草、一支箭、一窝蛆、粉条草、百味参、瞿麦草、肺经草、瞿麦、粉条儿草、咀儿草。

【来源】本品为百合科植物肺筋草 Aletris spicata（Thunb.）Franch. 的干燥全草。

【采收加工】夏秋季采挖，洗净晒干或鲜用。

【性味】甘，平。

《侗族医学》：甜，平。

《中国侗族医药研究》：甘，平。

《中国侗族医药学基础》：辛、甘，凉。

《中国侗族医药》：苦、甘，平。

【功能与主治】润肺止咳，养心安神，消积驱蛔。用于支气管炎，百日咳，神经官能症，小儿疳积，蛔虫病，腮腺炎。

《侗族医学》：补水，止咳，安神。用于烈昆菲（走羊胎）。

《中国侗族医药研究》：补水，止咳，安神。用于走羊胎。

《中国侗族医药学基础》：清肺热，利水，止咳平喘。用于感冒，咳嗽，哮喘，小儿疳积，膀胱炎。

《中国侗族医药》：润肺止咳，解毒。用于肺结核，疳积，咳嗽吐血，百日咳，气喘，肺痈，乳痈，妇人少乳，经闭，小儿疳积，蛔虫等。

【用法用量】内服：煎汤，15～50g。

《侗族医学》：9～30g。

《中国侗族医药》：10～20g，水煎服。

《中国侗族医药学基础》：10～15g，煎服。

【附方】

1. 烈昆菲（走羊胎） 骂满岑（一窝蛆）、骂顺（鹅不食草）、讯藕岑（夜寒苏）、骂少虐亚丽（地锦草）、美松柏（松），蒸鸡肝或猪肝内服。（《侗族医学》）

2. 百日咳 肺筋化痰汤，门松（茯苓）15g，陈皮 10g，三步跳（半夏）5g，肺筋草 10g，丝瓜络 6g，甘草 5g，芦根 15g。每日 1 剂，水煎服。（《中国侗族医药学基础》）

【化学成分】环石仙桃萜醇、白桦脂酸、熊果酸、13- 表柏油酸、5- 羟基 -3,7,4′- 三甲氧基黄酮、二十二烷酸 -1- 甘油酯、正十七烷醇、正二十四烷酸、24,24- 二甲基 - 环木菠萝烷 -3- 醇、β- 谷甾醇、阿魏酸甲酯、4- 羟基苯甲酸、香豆酸、二十六碳烷酸甲酯。

【原植物】肺筋草 *Aletris spicata*（Thunb.）Franch.

多年生草本。根状茎短，须根多数根毛末端膨大，白色。叶基生，成丛，线形，长 10 ～ 30cm，宽 2 ～ 5mm。花葶直立，高 30 ～ 60cm，有棱，密生柔毛，花疏生，排列成总状花序，几无花梗，花被短筒状，上端 6 裂，白色带淡红或粉红色，外面有柔毛，雄蕊生于花被裂片上，花丝短；蒴果倒卵形或矩圆状倒卵形：有棱角，长 3 ～ 4mm，宽 2.5 ～ 3mm，密生柔毛。花期 4 ～ 5 月，果期 6 ～ 7 月。

产于湖南、广西、湖北。生山坡上、路边、灌丛、边或草地上。

（曹亮　田婷婷　汪冶）

Nyangt mudx niv 娘满类

谷精草 Gujingcao

【异名】谷精、谷精珠、鼓搥草、鼓锤草、金箍棒、瘌痢头草、波氏谷精草、连萼谷精草、谷精只、佛顶珠、戴星草、挖耳朵草、耳朵刷子、水星草、流星草、文星草、羊壳珠、衣钮草、移星草、翳子草、珍珠草、癫痫头草、满天星、鱼眼草。

【来源】本品为谷精草科植物谷精草 *Eriocaulon buergerianum* Koern. 的干燥全草。

【采收加工】秋季采收，晒干。

【性味】辛、甘，平。

《侗族医学》：辣、甜，平。

《侗药大观》：辛、甘，平。

《中国侗族医药研究》：辛、甘，凉。

《侗族医药探秘》：辛、甘，凉。

《中国侗族医药》：辛、甘，凉。

【功能与主治】疏散风热，明目退翳。用于风热目赤，翳膜遮睛，风热头痛。

《侗族医学》：退热，明目。用于耿塔敢（火眼），宾夷偻蛮（黄雀证）。

《侗药大观》：疏散风热，清肝明目，健脾。用于目赤肿痛，目生翳障，小儿疳积等。

《中国侗族医药研究》：疏散风热。用于小儿发热。

《侗族医药探秘》：退热明目。用于火眼。

《中国侗族医药》：退热，明目。用于治疗火眼。

【用法用量】内服：煎汤，5 ～ 10g。

《侗族医学》：9 ～ 15g。

《侗药大观》：干品 10 ～ 15g，水煎内服。

《中国侗族医药研究》：10 ～ 30g。

《侗族医药探秘》：9 ～ 15g，煎水内服，每日 3 次，连服 3 ～ 5 天。

【附方】

1. 耿塔敢　娘满丽（谷精草），煎水内服。（《侗族医学》）

2. 宾夷偻蛮　娘满丽（谷精草）、骂同辰巴老（崩大碗）、骂莘蜥（蛇倒退）、尚布冬（猕猴桃根），煎水内服。（《侗族医学》）

3. 小儿发热　谷精草 30g，水煎服。（《中国侗族医药研究》）

4. 萝卜花　野菊花、羊耳菊、草决明、狗肝菜、谷精草各 10g，土荆芥 9g，小龙胆草、防风、狗

肉香各 6g，煎水内服，每日 3 次。(《中国侗族医药研究》)

5. 小儿高热不退　谷精草 50g，加水 250mL，煎至 100mL，每次服 10mL，每 2h 服 1 次，直至热退。(《侗族医药探秘》)

6. 眼生白翳：谷精草、决明子各 25g，煮水洗眼并口服，每日 1 剂，每日 3 ～ 4 次，连续 3 ～ 5天。(《侗族医药探秘》)

7. 男人小便短塞　谷精草、鸭舌草煨水。(《中国侗族医药》)

8. 小儿疳积，目赤肿痛，目生贅障　谷精草煮鸡蛋，谷精草 10g，鸡蛋壳（孵化后）5g，糯稻根5g，鸡蛋一个。将谷精草、糯稻根、鸡蛋壳洗净，与鸡蛋一起放入锅内煮熟。每日 1 剂，吃蛋，用药汤送服，食用时可加少许冰糖，连服 3 ～ 5 天。(《中国侗族医药》)

【现代临床研究】

1. 治疗鼻渊　对 158 例鼻渊患者，随机按 3∶1 的比例，分为观察组和治疗组。观察组 118 例，采用谷精草合剂加减治疗；对照组 40 例，采用藿胆丸治疗。结果：观察组的治愈率为 62.71%，总有效率为 96.61%；对照组的治愈率为 45.00%，总有效率为 82.50%。运用谷精草合剂治疗鼻渊疗效满意。

2. 防治花斑癣等皮肤病　用复方谷精草水煎剂每日外涂 1 ～ 2 次，每周洗浴 1 ～ 2 次，14 天为一疗程。结果：临床治愈 41 例（82%），其中第一疗程治愈 15 例，第二疗程治愈 17 例，第三疗程治愈9 例；好转 9 例（18%）。本配方有较强的抑制真菌繁殖作用，具有祛湿止痒，收湿敛干，解毒杀虫，润肤祛癣的功能。

3. 治疗血管神经性头痛　血管神经性头痛是以头颅血管舒缩功能障碍及大脑皮层功能失调为主要特点的临床综合征，病程缠绵，治疗困难，经久不愈。西药治疗虽然能够减轻疼痛，缓解症状，但不能祛除病灶，且常易复发。有相关报道介绍有医师自 2005 年 1 月～ 2009 年 6 月应用自拟谷精草汤治疗血管神经性头痛病例，疗效可靠。

【化学成分】（R）-semixanthomegnin、决明内酯 -9-O-β-D- 葡萄糖苷、(-)-semivioxanthin-9-O-β-D-glucopyranoside、4- 酮基松脂酚、β- 胡萝卜苷、3,3′- 二羟基 -4,4′- 二甲氧基联苯等。

【药理作用】

1. 抗菌作用　用纸片法和试管法对谷精草水提取液进行了体外抗菌作用试验，结果表明谷精草水提取液对金色葡萄球菌、链球菌、巴氏杆菌、沙门菌、大肠埃希菌等兽医临床常见病原微生物都有较强的抗菌作用，谷精草水提取液对金色葡萄球菌、链球菌、巴氏杆菌、沙门菌、大肠埃希菌的最低抑菌浓度（MIC）分别为 0.125g/mL、0.063g/mL、0.125g/mL、0.5g/mL、0.25g/mL。

2. α– 葡萄糖苷酶抑制活性　研究报道从谷精草分离鉴定了 26 个化合物，对所有分离得到的化合物都进行了抗 α- 葡萄糖苷酶活性的体外筛选试验。其中化合物决明内酯 -9-O-β-D- 葡萄糖苷、万寿菊素、1,3,6,8- 四羟基 -2- 甲氧基口山酮、万寿菊素 -3-O-β-D- 吡喃葡萄糖苷显示出显著的抑制活性，IC_{50}分别为 106.7μM、8.73μM、56.6μM、80.4μM。

3. 抗氧化作用　利用超声波乙醇浸提法提取谷精草中的黄酮类化合物，采用化学方法对提取物进行定性鉴别，通过分光光度法测定总黄酮含量，并且考察黄酮提取液对羟自由基的清除作用。结果：谷精草中总黄酮含量为 5.09%，回收率为 102.1%。而且黄酮提取液对羟自由基有一定的清除作用。采用 UV 检测谷精草水提物和醇提物对超氧阴离子自由基、羟基自由基和 DPPH 自由基的清除能力，通过普鲁士法测定提取物还原 Fe^{3+} 的能力，并以丁基羟基茴香醚（BHA）为参比测定提取物对金属离子（Fe^{2+}）的螯合能力。结果表明谷精草水提物和醇提物对 3 种自由基均具有较强的清除作用，水提物的半数抑制浓度（IC_{50}）分别为 1.389g/L、3.507g/L、0.341g/L，醇提物的 IC_{50} 分别为 0.792g/L、5.525g/L、0.192g/L。提取物对 Fe^{3+} 有还原能力，对金属离子（Fe^{2+}）有较强的螯合能力，且随着提取液质量浓度的增加而增强，呈剂量效应关系。研究表明谷精草水提物和醇提物均具有较强的抗氧化活性，在相对低质量浓度下醇提物的抗氧化作用比水提物强。

【原植物】谷精草 *Eriocaulon buergerianum* Koern.

草本；叶线形，丛生，长 4～10(～20)cm，脉 7～12(～18)；花葶多数，长 25(～30)cm，扭转，4～5 棱；鞘状苞片长 3～5cm；花序近球形，禾秆色，长 3～5mm；外苞片倒卵形或近圆形，长 2～2.5mm，无毛或下部的有毛；总（花）托常有密柔毛；苞片倒卵形或长倒卵形，长 1.7～2.5mm，背面上部及先端有白毛；雄花：花萼佛焰苞状，外侧裂开，3 浅裂，长 1.8～2.5mm，背面及先端多少有毛；花冠裂片 3，近锥形，几等大，近顶处有黑色腺体，端部常有白毛；雄蕊 6，花药黑色；种子长圆状，具横格及 T 形突起；花果期 7～12 月。

产湖南、贵州、湖北、广西。生于浅水池沼边、水田中及水沟边。

（曹亮　田婷婷　汪冶）

Nyangt penc padt 娘盆盼

血盆草 Xuepencao

【异名】破罗子、反背红、朱砂草、红五匹、红青菜、罗汉草、破罗子、破落子、单叶波罗子、翻背红、鼠雀菜、退节草、气喘药、红薄洛、红肺筋、反背红、朱砂草、叶下红。

【来源】本品为唇形科植物贵州鼠尾草 *Salvia cavaleriei* Lévl. 的干燥全草。

【采收加工】夏秋季采收，全草入药。

【性味】微苦，凉。

【功能与主治】清热，止血，利湿。用于吐血，咳血，刀伤出血，赤痢，产后寒及血崩。

【用法用量】内服：煎汤，15～30g。外用：研末撒布伤口。

【附方】

1. 吐血　鲜朱砂草（血盆草）15g，鲜八爪金龙五分。煎水服，分 3 次服完。

2. 咳血　鲜朱砂草（血盆草）30g。煎水服。

3. 产后寒及血崩　鲜朱砂草（血盆草）30g。煮甜酒吃。

4. 赤痢　鲜朱砂草（血盆草）30g。用白糖炒后煎水服。

5. 刀伤出血　朱砂草叶（血盆草）烘干。研末撒伤口。（《贵州草药》）

【现代临床研究】全草入药，治吐血、咳血、刀伤出血、赤痢、产后寒及血崩，有清热、止血、利湿的功效；湖北有用叶外敷疮毒的。民间常用于止血，但系统研究较少，未见临床研究文献报道。

【化学成分】丹参酚酸、异丹参酚酸、紫草酸、迷迭香酸、熊果醛、β-谷甾醇、（22E）-5α，8α-epidioxyergosta-6,22-dien-3β-ol、棕榈酸、20-taraxasten-3β-ol,11,12- 去氢熊果酸内酯、eupatoricacid、白桦脂酸、吲哚 -3- 甲酸乙酯、3,13- 二羟基 - 乌苏烷 -13,28- 内酯、乌苏酸、齐墩果酸、2α,3β- 二羟基 -乌苏酸、香树脂醇、白桦脂酮酸、阿魏酸二十六烷酯、豆甾 -4- 烯 -3- 酮、豆甾 -4,22- 二烯 -3- 酮、1,2-Benzenedicarboxylic acid bis（2S-methyl heptyl）ester、1, 2, 3-Propanetriyl tris、反式植醇、β- 谷甾醇、胡萝卜苷。

【药理作用】

1. 止血作用　采用中药造模的方法建立小鼠出血模型，醇提物灌胃给药 7 天后用剪尾法和毛细玻管法测定出血、凝血时间，并统计小鼠血小板数，评价血盆草醇提物的止血作用；采用经典的系统溶剂法（极性由小到大：石油醚 - 氯仿 - 乙酸乙酯 - 正丁醇）萃取血盆草的 95% 乙醇提取物，经中药造模方法建立小鼠出血模型，灌胃给药 7 天后，取眼眶血离心后取血浆检测小鼠血浆的 TT、PT、APTT 及 Fib 浓度，综合分析全面评价，确定血盆草的止血药效活性部位。结果发现模型用药组的出血时间、凝血时间均缩短，血小板数升高；凝血四项检测中，与空白组比较，模型组小鼠的 TT、PT、APTT 均缩短，Fib 浓度降低，具极显著性差异（$P < 0.01$）；与模型组比较，各组出血性小鼠的 TT、PT、APTT 均缩短，Fib 浓度升高，石油醚和氯仿组具极显著性差异（$P < 0.01$）。可见血盆草有较好的止血药效，其活性部位为石油醚和氯仿部位；检测方法简便、可靠。

2. 耐缺氧作用　贵州鼠尾草注射液以相当于 30g（生药）/kg 剂量给小鼠腹腔注射，给药 1.5h 后显著提高小鼠常压耐缺氧能力，给药 3h 后作用有所下降。

【原植物】贵州鼠尾草 *Salvia cavaleriei* Lévl.

血盆草是贵州鼠尾草的一个变种。原植物为一年生草本；主根粗短，纤维状须根细长，多分枝。茎单一或基部多分枝，高 12 ～ 32cm，细瘦，四棱形，青紫色，下部无毛，上部略被微柔毛。叶形状不一，下部的叶为羽状复叶，较大，顶生小叶长卵圆形或披针形，长 2.5 ～ 7.5cm，宽 1 ～ 3.2cm，先端钝或钝圆，基部楔形或圆形而偏斜，边缘有稀疏的钝锯齿，草质，上面绿色，被微柔毛或无毛，下面紫色，无毛，侧生小叶 1 ～ 3 对，常较小，全缘或有钝锯齿，上部的叶为单叶，或裂为 3 裂片，或于叶的基部裂出 1 对小的裂片；叶柄长 1 ～ 7cm，下部的较长，无毛。轮伞花序 2 ～ 6 花，疏离，组成顶生总状花序，或总状花序基部分枝而成总状圆锥花序；苞片披针形，长约 2mm，先端锐尖，基部楔形，无柄，全缘，带紫色，近无毛；花梗长约 2mm，与花序轴略被微柔毛。花萼筒状，长 4.5mm，外面无毛，内面上部被微硬伏毛；二唇形，唇裂至花萼长 1/4，上唇半圆状三角形，全缘，先端锐尖，下唇比上唇长，半裂成 2 齿，齿三角形，锐尖。花冠蓝紫或紫色，长约 8mm，外被微柔毛，内面在冠筒中部有疏柔毛毛环，冠筒长 5.5mm，略伸出，自基部向上渐宽大，基部宽 1mm，至喉部宽约 2mm，冠檐二唇形，上唇长圆形，长约 3.5mm，宽约 2mm，先端微缺，下唇与上唇近等长，宽达 4mm，3 裂，中裂片倒心形，先端微缺，侧裂片卵圆状三角形。能育雄蕊 2，伸出花冠上唇之外，花丝长 2mm，药隔长 4.5mm，上臂长 3mm，下臂长 1.5mm，药室退化，增大成足形，顶端相互联合。退化雄蕊短小。花柱微伸出花冠，先端不相等 2 裂，后裂片较短。花盘前方略膨大。小坚果长椭圆形，长 0.8mm，黑色，无毛。花期 7 ～ 9 月。

产于湖南、贵州、广西、湖北。生于山坡、林下或沟边。

（曹亮　田婷婷　汪冶）

Nyangt piudt 娘囚

马鞭草 Mabiancao

【异名】娘球马鞭、蜻蜓草、凤颈草、紫顶龙芽、娘便马、铁马鞭、马鞭梢、疟马鞭、马鞭梢、血马鞭、疟马鞭。

【来源】本品为马鞭草科植物马鞭草 *Verbena officinalis* L. 的干燥全草。

【采收加工】6 ～ 8 月花开时采割，除去杂质，晒干。

【性味】苦，凉。

《侗族医学》：苦，凉。

《侗药大观》：苦，凉。

《中国侗族医药研究》：苦，凉。

《中国侗族医药学基础》：苦，凉。

《侗族医药探秘》：苦，微寒。

《中国侗族医药》：苦，微寒。

【功能与主治】活血散瘀，截疟，解毒，利水消肿。用于症瘕积聚，经闭痛经，疟疾，喉痹，痈肿，水肿，热淋。

《侗族医学》：退热，杀虫。用于喂疟（打摆子），兜亮煜（烧热病）。

《侗药大观》：活血散瘀，利水消肿，清热解毒，破血通经。用于风寒发热，菌痢，急性肠炎，水肿腹胀，黄疸型肝炎，跌打损伤肿痛，月经不调，经闭等。

《中国侗族医药研究》：退热，杀虫。用于喂疟（打摆子），烧热病，烂穷脚杆。

《中国侗族医药学基础》：活血散瘀，清热解毒，利水消肿。用于外感发热，湿热黄疸，症瘕积聚，经闭，痛经，喉痹，水肿，热淋。

《侗族医药探秘》：清热解毒，活血化瘀，通经消积，利水消肿，截疟杀虫。用于肝硬化腹水、咽喉肿痛。

【用法用量】内服：煎汤，4.5～9g。

《侗族医学》：15～30g。

《侗药大观》：干品5～10g，水煎内服。外用，适量捣烂敷患处。

《中国侗族医药研究》：15～30g。

【附方】

1. 喂疟（打摆子） 娘囚（马鞭草）、尚美哽（常山）、讯藕岑（夜寒苏）、尚送（酸汤杆），煎水内服。（《侗族医学》）

2. 烧热病 娘囚（马鞭草）、巴素借困（大青叶）、美比王巴老（十大功劳）、美芦根（芦根）、娘大卯（麦冬）、仁素（青蒿），煎水内服。（《侗族医学》）

3. 小儿发热 娘囚（马鞭草）6g，娘柳冷（水杨柳）5g，靠介朗农（贯众）5g，尚送（酸汤杆）3g，生姜3片。煎水内服，每日多次。（《侗族医学》）

4. 烂穷脚杆 娘囚（马鞭草）30g，美灼虽（地胆草）30g，花椒30g，尚登更（乌泡）30g，冰片少许。研末，用花椒叶煮水洗净创面，涂上茶油，将药粉撒于伤面上，每日1次。（《侗族医学》）

马鞭草、地胆草、花椒根、乌泡各30g，冰片少许，花椒根叶适量。研末，用花椒根叶煮水洗净创面，涂上茶油，将药粉撒于创面上，每日1次。（《中国侗族医药研究》）

5. 菌痢、月经不调、跌打损伤等 菌痢、急性肠炎配陈茶叶、马齿览、白葛根。水肿腹胀、黄疸型肝炎配茵陈、车前草、青木香、田基黄。月经不调、经闭配益母草、艾叶、当归。跌打损伤，单用本药，煎水兑白酒服。风寒高热单用鲜品50～100g，捣烂浸冷水刮背。（《侗药大观》）

6. 肝痛 马鞭草15g，水煎服。（《中国侗族医药研究》）

7. 走马入筋 马鞭草、巴岩藤各10g，老鸦酸、海筋藤、火草、五爪龙各6g。用醋浸泡，取汁涂搽。（《中国侗族医药研究》）

8. 月家烧热 马鞭草10g，大青木、酸汤杆、防风、紫苏各6g，土大黄5g，水灯草2g，生姜3片。煎水内服，每日3次。（《中国侗族医药研究》）

9. 小儿跨瘫 马鞭草20g，大青木8g。均用鲜品煎水内服，每日3次。（《中国侗族医药研究》）

10. 单鹅 马鞭草适量。泡米泔水，含漱。本方有清热解毒、消肿之功效。（《中国侗族医药研究》）

11. 扭伤　内治法：酸汤杆（虎杖）20g，马鞭草 20g，泽兰 15g，门挡归（当归）10g，门血用（川芎）15g，大血藤 20g，小血藤 15g，红牛膝 15g。每日 1 剂，用水、酒各半煎服。(《中国侗族医药学基础》)(《侗族医药探秘》)

12. 肝硬化腹水　娘囚全草 50g，洗净切碎填充猪肚蒸烂或煮烂，喝汤食肉，每日分 3 次服，连服 5 天为一疗程。(《侗族医药探秘》)

13. 咽喉肿痛　娘囚鲜品 100g 捣汁，兑人乳少许调匀，分 2～3 次服，连服 3～5 天。(《侗族医药探秘》)

14. 心悸气促　车前草、马鞭草各 25g，鲜品捣烂，用淘米水浸泡半小时，然后滤汁口服，每日 1 剂，日服 3 次，连服 3～5 日。(《侗族医药探秘》)

15. 全身水肿　马鞭草、鼠尾草、马兜铃草各 15g，煎水服，日服 1 剂，3 次分服，连服 5～7 剂。(《侗族医药探秘》)

【现代临床研究】

1. 治疗围绝经期功血　收治围绝经期功血患者 45 例，随机分为治疗组和对照组，治疗组予复方马鞭草汤治疗，对照组采用米非司酮治疗，一个出血周期为 1 疗程，用药 3 个疗程，观察两组治疗前后的临床症状积分的变化以及 PT、APTT 的变化。结果：治疗组和对照组两组 DEV 总有效率分别为 95.46%、76.19%，两组的总有效率相比有统计学差异（$P < 0.05$）；在 PT、APTT 方面，治疗组治疗前后比较，差异有显著性（$P < 0.01$），治疗组对降低患者 PT、APTT 值方面优于对照组。复方马鞭草汤是治疗围绝经期功血的有效药物。

2. 预防与治疗放射性口腔炎　将 102 例头颈部肿瘤放射治疗患者用计算机随机平均分为观察组和对照组。对观察组进行放射治疗并给其含服马鞭草煎剂；对照组放疗并含服生理盐水。每组患者从放疗疗程起，在第 2 周末、第 4 周末、第 6 周末、第 8 周末时评价口腔黏膜情况。结果：全部患者均出现不同程度的放射性口腔黏膜炎，放疗开始至第 2 周末两组发生放射性口腔黏膜炎的分级比较无统计学差异（$P > 0.05$），放疗第 4 周末、第 6 周末、第 8 周末，两组比较有显著性差异（$P < 0.05$），但实验组患者口腔黏膜的损伤程度明显低于对照组。结论：马鞭草煎水含服可以延缓放疗口腔黏膜反应发生的时间改善患者临床症状，提高生活质量，防治鼻咽癌引起的放射性口腔黏膜炎安全有效，值得临床推广应用。

3. 马鞭草的临床应用特点　马鞭草临床应用具有以下特点：用量多为 5～50g，常用剂量为 15～30g。根据疾病、证型、症状寻求最佳用量，如清热凉血，消肿止痛治疗慢性肾小球肾炎、慢性肾衰竭等泌尿系统疾病，为 10～30g；清热活血，化瘀利尿治疗甲状腺腺瘤等内分泌系统疾病，原发性胆汁瘀积性肝硬化等免疫系统疾病，为 15～30g。根据疾病、证型及症状，配伍相应中药，如清热凉血，消肿止痛，常配伍车前草、黄芩、鱼腥草等；清热活血、化瘀利尿常配伍莪术、三棱、秦艽等。

【化学成分】戟叶马鞭草苷、香叶木素、8- 羟基 - 柚皮素 -4′- 甲基醚、甘草素、二氢咖啡酸丙酯、2-（3,4- 二羟基苯基）- 乙醇乙酸酯、2- 羟基 -3- 甲氧基蒽醌和山柰酚、芹菜素、4′- 羟基汉黄芩素、槲皮苷、木犀草素、异鼠李素、毛蕊花糖苷、马鞭草苷、桃叶珊瑚苷、龙胆苦苷、β- 谷甾醇、5- 羟基马鞭草苷、苦杏仁酶、鞣质、羽扇豆醇、熊果酸、桃叶珊瑚苷、蒿黄素、马鞭草新苷、腺苷、β- 胡萝卜素、水苏糖等。

【药理作用】

1. 抗炎镇痛作用　实验研究马鞭草总苷对小鼠慢性非细菌性前列腺炎（CNP）的影响及其抗炎、镇痛作用。取 60 只小鼠随机分为正常组（生理盐水）、模型组（生理盐水）、阳性组（前列康片 1.5g/kg）和马鞭草总苷高、中、低剂量组（0.2g/kg、0.1g/kg、0.05g/kg），每组 10 只，除正常组外，其余各组小鼠复制 CNP 模型；从造模第 8 天开始，各组小鼠灌胃相应药物，每日 1 次，连续 21 天；观察小鼠前列腺组织白细胞数、卵磷脂小体密度和病理形态变化。与模型组比较，各给药组小鼠前列腺组织白细胞数减少、卵磷脂小体密度升高，阳性组和马鞭草总苷高、中剂量组小鼠病理形态明显改善，多集中于 0、I 级；马鞭草总苷对小鼠 CNP 具有改善作用。

分别取 50 只小鼠随机分为模型组（生理盐水）、阳性组（阿司匹林片 0.3g/kg 或醋酸地塞米松片 0.01g/kg）和马鞭草总苷高、中、低剂量组（0.2g/kg、0.1g/kg、0.05g/kg），灌胃给药，每日 1 次，连续 7 天；进行二甲苯致小鼠耳廓肿胀实验（阳性药物为阿司匹林片）和小鼠棉球肉芽肿实验（阳性药物为醋酸地塞米松片），测定小鼠耳廓肿胀度、肉芽肿净质量；进行小鼠醋酸扭体实验和小鼠热板舔足实验（阳性药物均为阿司匹林片），测定小鼠扭体潜伏期、20min 内扭体次数、痛阈值。结果：阳性组和马鞭草总苷高、中剂量组小鼠耳廓肿胀度降低、肉芽肿净质量减少；各给药组小鼠 20min 内扭体次数减少，阳性组和马鞭草总苷高剂量组小鼠扭体反应潜伏期延长、痛阈值提高，以上差异均有统计学意义（$P < 0.05$ 或 $P < 0.01$）。马鞭草表现出良好的抗炎、镇痛作用。

2. 抗肿瘤作用　有研究探讨马鞭草总黄酮诱导肝癌 HepG-2 细胞凋亡及机制。采用不同质量浓度的马鞭草总黄酮处理体外培养的肝癌 HepG-2 细胞，CCK-8 检测细胞活力；流式细胞仪检测细胞凋亡；Western blot 法分析 Caspase-3、Caspase-8、Caspase-9、Apaf-1 和 Survivin 蛋白表达水平。结果与对照组比较，马鞭草总黄酮呈剂量依赖性抑制肝癌 HepG-2 细胞的活性，促进 HepG-2 细胞凋亡，能提高 Caspase-3、Caspase-9、Apaf-1 蛋白水平，降低 Survivin 蛋白水平，能增加 Caspase-3、Caspase-9 的活性，差异均有统计学意义（$P < 0.05$），马鞭草总黄酮对 Caspase-8 蛋白水平影响不明显，差异无统计学意义（$P > 0.05$）；Caspase-3、Caspase-9 抑制剂能逆转马鞭草总黄酮对 HepG-2 细胞的活性的抑制（$P < 0.05$）。可见马鞭草总黄酮诱导细胞凋亡可能与增强 Caspase-3、Caspase-9 酶相对活性有关。

【原植物】马鞭草 *Verbena officinalis* L.

多年生草本，高 30 ～ 100cm。茎直立，有分枝基部木质，四棱形，在棱上或节上有毛。叶对生，卵形、长方形或近于菱形，长 2 ～ 6cm，宽 1 ～ 3cm，顶端尖，基部楔形，边缘多数成深 3 裂或羽状深裂，裂片具粗锯齿，叶柄两面均披粗毛，基生叶具叶柄，长约 0.5cm，上部叶无柄或近无柄。穗状花序，细长，顶生或腋生；每花有 1 苞片，苞片细小，卵状披针形，外披粗毛；花萼与苞片等长，具 5 齿，外有粗毛和腺点；花冠淡蓝紫色，漏斗状，长约 5mm，具 5 裂片，略作 2 唇状分裂；雄蕊 4，着生于花冠筒上部，花丝短；子房长圆形。蒴果长约 2mm，外果皮薄，成熟时裂。花期 5 ～ 8 月，果期 7 ～ 10 月。

产于湖南、贵州、广西、湖北。生于路旁、田边及山野草丛中。

（曹亮　田婷婷　汪冶）

Nyangt qink laol 娘欠劳

夏枯草 Xiakucao

【异名】棒槌草、棒头柱、棒柱头花、铁色草、大头花、夏枯头、麦穗草、柱头草、牛苦草、丝线吊铜钟、团花草、夏枯穗、夕句、乃东、燕面、麦穗夏枯草、麦夏枯、铁线夏枯、灯笼头、羊肠菜、椰头草、白花草、胀饱草、干叶叶、锣锤草、东风、地枯牛、广谷草、六月干。

【来源】本品为唇形科植物夏枯草 *Prunella vulgaris* L. 的干燥全草。

【采收加工】夏季果穗呈棕红色时采收，除去杂质，晒干。

【性味】辛、苦，寒。

《中国侗族医药研究》：苦、辛，寒。

《侗族医学》：苦、辣，凉。

《中国侗族医药学基础》：辛、苦，寒。

【功能与主治】清火，明目，散结，消肿。用于目赤肿痛，目珠夜痛，头痛眩晕，瘰疬，瘿瘤，乳痈肿痛。

《中国侗族医药研究》：清热，解毒，凉血，散瘀。用于妇人摆红，喉咙痛，麻风丹痒，毒蛇咬伤，妇人闭经，歪嘴风，青紫病（乌鸦症），头昏晕倒，大脖子，贯耳底，眩晕，虫牙，火牙，睾丸肿痛。

《侗族医学》：退热，排毒。用于歪嘴风，头昏晕倒。

《中国侗族医药学基础》：清肝明目，散结消肿。用于目赤肿痛，目珠夜痛，头痛眩晕，瘰疬，瘿瘤，乳痈肿痛，甲状腺肿大，淋巴结结核，头痛眩晕。

【用法用量】内服：煎汤，6～15g，大剂量可用至30g；熬膏或入丸、散。外用：煎水洗或捣敷。

【附方】

1. 歪嘴风　夏枯草、岁巴同（四块瓦）、云实根、尚吝（野葛根）、娘大卵（麦冬）、美奥夺（钩藤）、僵蚕、茖叶细辛，煎水内服，药渣外敷患处。（《侗族医学》）

2. 头昏晕倒　夏枯草、杜仲、牛膝、野菊花、小龙胆草、百木通、萹蓄，煎水内服。（《侗族医学》）

3. 挑针症　夏枯草、骂萨菇（蒲公英）、骂喀茂（车前草）、奴菊高芹（野菊花）、笔筒草（木贼、苦参、娘闹（夏枯草）、丹皮、刺黄连。每日1剂，水煎服。（《中国侗族医药学基础》）

4. 鼻疔　夏枯草、金银花、奴菊高芹（野菊花）、骂萨菇（蒲公英）、犁嘴菜（紫花地丁）、天葵，娘闹（夏枯草）、门蓝靛（板蓝根）、骂吻（鱼腥草）、天丁、桔梗。每日1剂，水煎服。（《中国侗族医药学基础》）

【现代临床研究】

1. 治疗肺结核　据研究，该药对浸润型、慢性纤维空洞型、血型播散型肺结核，均有一定疗效。取夏枯草60g，水煎分2～3次口服；或用夏枯草20kg加水煎至5000mL时，加红糖1kg收膏，早晚各服1次，每次8～15mL，1个月为一疗程。服药后咳嗽、胸痛、咳痰、发热、咯血等症状均见消失或减轻，病灶亦见不同程度的吸收好转。对肺结核咯血者，可用夏枯草30g，以黄酒60g加水适量浸泡，然后蒸至无酒味时过滤，成人每次20～40mL，日服3～4次，有止血效果。

2. 治疗渗出性胸膜炎　有文献报道，用夏枯草500g，加水2000mL，煎至1000～1200mL，每次口服30～50mL，日服3次。必要时配合其他对症治疗，但不加抗痨药物。治疗9例渗出性胸膜炎患者，除2例好转自动出院外，余均痊愈。平均住院35.6天，退热7.7天，积液吸收24.7天。

3. 治疗细菌性痢疾　有研究显示，取夏枯草60g，水浸10h，文火煎2h左右，每日4次分服，7天为一疗程。或取夏枯草干枯花穗制成100%流浸膏，小儿每岁每次1～2mL，成人每次20～30mL，日服2～3次。服药后平均3天退热；里急后重及大便次数多平均4～6天消失或转为正常；腹痛及黏膜病变消失较慢，平均10天。服药期未发现不良反应。

4. 治疗急性黄疸型传染性肝炎　有文献报道，以夏枯草为主治疗本病75例，其中62例达临床治愈标准。剂量及用法：每日用夏枯草60g，大枣30g，加水1500mL，文火煨煎，捣枣成泥，煎取300mL，去渣，3次分服。重症病例可酌增剂量。或每日用夏枯草60g，瘦肉60g（剔除脂肪），各加水1200mL，分别煎煮1h余，再将两者合并，用文火煨至300mL，去渣，3次分服。一般均以30天为一疗程，必要时可停药 2 ~ 3 日后给第二疗程。治疗期间，可给维生素 B、维生素 C 及少量葡萄糖作为辅助治疗。患者的临床自觉症状消失或改善时间为 2 ~ 14 天；肝脾退缩时间为 10 ~ 65 天；黄疸消退时间为 3 ~ 31 天；各种絮状浊度试验的阴转时间为 7 ~ 71 天。治疗过程中未发现毒性作用。

【化学成分】齐墩果酸、熊果酸、芸香苷、金丝桃苷、顺 - 咖啡酸、反 - 咖啡酸、维生素 B_1、维生素 C、维生素 K、胡萝卜素、树脂、苦味质、鞣质、挥发油、生物碱、飞燕草素、花色苷、d- 樟脑、d-小茴香酮等。

【药理作用】

1. 降压作用　夏枯草的水浸出液、乙醇 - 水浸出液和 30% 乙醇浸出液，对麻醉动物有降低血压作用。煎剂（100mg/kg）注射于麻醉犬，可产生显著持久的降压作用，但易产生急速耐受；如给带有皮桥的犬服夏枯草。每日 2 次，每次 2g/kg，也可使血压有所下降；对肾性高血压犬，连续服药 2 周后，血压有中等程度之降低，停药后又恢复至最初水平。夏枯草茎、叶、穗及全草均有降压作用，穗之作用较弱。切断迷走神经后，夏枯草的降压作用显著减弱。对在位及离体兔心、离体蟾蜍心脏，均见有兴奋现象，均认为降压非由于对心脏的抑制所引起。在蟾蜍下肢灌流中，煎剂有扩张血管的作用。在用夏枯草的总无枫盐的用量与煎剂相当时，未出现明显的降压作用，其用量相当于煎剂 1 倍以上时，降压程度仅及煎剂的 1/6-1/4；灌胃给药，虽降压作用出现较迟，但持续却较久，故认为夏枯草的降压与其中所含的无机盐无关。近年来有人对上述试验做了重复验证，测得夏枯草茎、叶的酊剂（30%醇）中含钾量即相当高，约每毫升 83 毫当量，穗中含量较少；口服对正常麻醉犬未出现明显降压作用；煎剂在除去其中无机盐后，降压作用即甚微，即夏枯草静脉注射，对麻醉动物的降压作用，不能排除其中所含的无机盐（主要是钾）的因素，故其降压成分及降压原理均有待研究。

2. 抗菌作用　据体外初步试验，夏枯草煎剂对痢疾杆菌、伤寒杆菌、霍乱弧菌、大肠埃希菌、变形杆菌、铜绿假单胞菌和葡萄球菌、链球菌有抑制作用，抗菌谱亦较广。其水浸剂（1∶4）在试管内对某些常见的致病性皮肤真菌也有些抑制作用。对小鼠的实验性结核病，夏枯草可使肺部病变有所减轻。

3. 其他作用　夏枯草煎剂（1∶50 ~ 1∶200）可使家兔离体子宫出现强直收缩。对离体兔肠，高浓度能增强蠕动。曾报道夏枯草煎剂能抑制小鼠 S-160 肿瘤及艾氏腹水癌的生长，但死亡率反较不给药组更高，故实为其毒性作用。

【原植物】夏枯草 *Prunella vulgaris* L.

茎高达 30cm，基部多分枝，紫红色，疏被糙伏毛或近无毛；叶卵状长圆形或卵形，先端钝，基部圆、平截或宽楔形下延，具浅波状齿或近全缘；穗状花序，苞叶近卵形，苞片淡紫色，宽心形，花萼钟形，花冠紫、红紫或白色，上唇近圆形，稍盔状，下唇中裂片近心形，具流苏状小裂片；前对雄蕊长；小坚果长—圆状卵球形，长 1.8mm，微具单沟纹；花期 4 ~ 6 月，果期 7 ~ 10 月。

产于湖南、贵州、广西、湖北。生于荒地、路旁及山坡草丛中。

（凌建新　田婷婷　汪冶）

Nyangt sanh sedp nunh 娘三寸乱

小二仙草 Xiaoerxiancao

【异名】豆瓣草、蚁塔、砂生草、女儿红、沙生草、水豆瓣、豆瓣菜、蚁塔、地茜、白粘草、同丹药、斑鸠窝、船板草、地花椒。

【来源】本品为小二仙草科植物小二仙草 *Haloragis micranthus*（Thunb.）R.Br. 的全草。

【采收加工】夏季采收全草，洗净鲜用或晒干。

夏秋采集，除去泥沙，晒干。(《中国侗族医药》)

【性味】苦、涩，凉。

《侗族医学》：苦，凉。

《中国侗族医药研究》：苦，凉。

《侗族医药探秘》：苦，凉。

《中国侗族医药》：苦，凉。

【功能与主治】止咳平喘；清热利湿；调经活血。用于咳嗽，哮喘，热淋，便秘，痢疾，月经不调，跌损骨折，疔疮，乳痈，烫伤，毒蛇咬伤。

《侗族医学》：退热，调经，止咳。用于兜焙略（烧伤），兜冷赖（烫伤）。

《中国侗族医药研究》：退热，调经，止咳。用于烧伤，烫伤。

《侗族医药探秘》：清热利湿、止咳平喘、调经活血。用于烧、烫伤。

《中国侗族医药》：清热利湿、止咳平喘、调经活血。用于烧、烫伤。

【用法用量】内服：煎汤，10～20g，鲜品20～60g；或捣绞汁。外用：适量，干品研末调敷；或鲜品捣敷。

《侗族医学》：15～30g。

《中国侗族医药研究》：15～30g。

【附方】

1. 兜焙略（烧伤）、兜冷赖（烫伤） 娘行寸内（豆瓣草）焙干研末，调油外涂伤处。(《侗族医学》)

小二仙草、石松、苦乔头、地衣、浮萍各适量。任选一味，焙干为末，调拌茶油外涂患处，或在伤面上先涂茶油再撒药末，每日1次。(《中国侗族医药研究》)

15～30g焙干研末，调香油外搽。每日3～5次，直至痊愈。(《侗族医药探秘》《中国侗族医药》)

2. 妇人摆红 龙芽草15g，小二仙草、地榆各10g，小血藤、墨旱莲各9g，野棉花6g。煎水内服，每日3次。(《中国侗族医药研究》)

3. 男女尿血症 仙鹤草15g，地榆、小二仙草、红鸡冠花各10g，旱莲草、小血藤各9g，野棉花6g。煎水服，日服1剂，分3次服，连服1周。(《侗族医药探秘》)

4. 下界野鸡（便血、尿血、摆红、小产流血） 仙鹤草15g，地榆、小二仙草、红鸡冠花各10g，旱莲草、小血藤各9g，野棉花6g。煎水服，日服1剂，分3次服，连服1周。(《中国侗族医药》)

【现代临床研究】小二仙草常用治疗烫伤，水肿，细菌性痢疾脓血便和月经不调等。也有记载用于消瘀血，治大小便不通，疗赤痢，热淋，跌打损伤，月经不调及咳嗽哮喘。有清热，解毒，除湿，消肿等药理作用，但临床研究少。

【化学成分】β- 谷甾醇、槲皮 -3-*O*-β-D- 葡萄糖苷、槲皮素、儿茶素、3,4,5- 三羟基苯甲酸、没食子儿茶素、5,6,7,3′,4′- 五羟基异黄酮等。

【药理作用】小二仙草具有止咳平喘清热利湿调经活血的功效和作用，对咳嗽、哮喘、热淋、便秘、痢疾、月经不调、跌损骨折、疔疮、乳痈、烫伤、毒蛇咬伤都有良好的作用。

【原植物】小二仙草 *Haloragis micranthus*（Thunb.）R.Br.。学名已修订，接受名为 *Gonocarpus micranthus*。

多年生陆生草本，高5～45cm；茎直立或下部平卧，具纵槽，多分枝，多少粗糙，带赤褐色。叶对生，卵形或卵圆形，长 6 ～ 17mm，宽 4 ～ 8mm，基部圆形，先端短尖或钝，边缘具稀疏锯齿，通常两面无毛，淡绿色，背面带紫褐色，具短柄；茎上部的叶有时互生，逐渐缩小而变为苞片。花序为顶生的圆锥花序，由纤细的总状花序组成；花两性，极小，直径约 1mm，基部具 1 苞片与 2 小苞片；萼筒长 0.8mm，4 深裂，宿存，绿色，裂片较短，三角形，长 0.5mm；花瓣 4，淡红色，比萼片长 2 倍；雄蕊 8，花丝短，长 0.2mm，花药线状椭圆形，长 0.3 ～ 0.7mm；子房下位，2 ～ 4 室。坚果近球形，小形，长 0.9 ～ 1mm，宽 0.7 ～ 0.9mm，有 8 纵钝棱，无毛。花期 4 ～ 8 月，果期 5 ～ 10 月。

产于湖南、四川、贵州、广西。生于荒坡阴湿地与荒山草丛中。

（曹亮　田婷婷　汪治）

Nyangt sanp begs 娘善百

塘边藕 Tangbianou

【异名】藕借塘、三白根、地藕、百节藕、过塘藕、水莲藕、白莲藕、九节藕、天性草根、水木通、五路白、三点白、白面姑、白舌骨。

【来源】本品为三白科植物三白草 *Saururus chinensis*（Lour.）Baill. 的干燥全草。

【采收加工】全年可采，洗净晒干或鲜用。

【性味】甘、辛，寒。

【功能与主治】利尿消肿，清热解毒。用于水肿，小便不利，淋沥涩痛，带下，疮疡肿毒，湿疹。

【用法用量】内服：煎汤，15 ～ 30g。外用适量。

【附方】

1. 挫缝刀任　娘善白（塘边藕）、尚农（黑根）、门野格岑罪（飞来鹤），煎水服。（《侗族医学》）

2. 宾宁乜崩榜　尚娘善白（塘边藕根）、骂登鲜（地苓）、美梧龙巴（木槿花），炖鸡内服。（《侗族医学》）

【现代临床研究】

1. 取三白草加瘦猪肉内服，可起到清热解毒、除湿邪、培补脾肾、扶正祛邪的作用，从而达到改善慢性盆腔炎症状的目的。

2. 采用三白草洗剂治疗妇科炎症临床效果显著，可有效减轻患者的不适。

3. 自拟方黄芪三白草乌汤（黄芪、白术、白及、白芍、陈皮、五加皮、威灵仙等）治疗消化性溃疡，总有效率 93.4%。该方具有益气健胃，制酸止痛，促进溃疡愈合的功效。

【化学成分】三白草酮、三白草酮 A、1'- 表 - 三白草酮、三白草醇、三白草醇 A、三白草醇 B、三白草醇 C、红楠素 D、4- 甲氧基红楠素 D、Saurucinol I、里卡灵 A、里卡灵 B、5- 甲氧基 - 里卡灵 A、马纳萨亭 A、马纳萨亭 B、4-O- 马纳萨亭 B、三白脂素、三白脂素 -8、三白脂素 -7、5,5'- 二甲氧基 - 三白脂素、三白脂酮、三白脂酮 A、1'- 表三白脂酮、nectandrin B、5,5'-dimethoxy-nectandrin B、3',4' - methylenedioxy-3,4,5,5'-tetramethoxy-7,7'-epoxylignan、3',4'-methylenedioxy-3,4,5-trimethoxy-7,7'-epoxylignan、machilin D、蜥尾草亭 A 和 B、芦丁、金丝桃苷、异槲皮苷、槲皮苷、槲皮素、山奈酚、木犀草素、槲皮素 -7-O-β-D- 葡萄糖苷、槲皮素 7-O-α-D- 葡萄糖苷、槲皮素 -3-O-β-D- 半乳糖 -7-O-β-D- 葡萄糖苷、槲皮素 -3-O-α-L- 鼠李糖 -7-O-α-D- 葡萄糖苷、rutin、蒙花苷、5,7- 二羟基 -3,4'- 二甲氧基黄酮、槲皮素 -3-O-β-D- 葡萄糖（1→4）-α-L 鼠李糖苷、榄香烯、(-)- 匙叶桉油烯醇和石竹烯、荜烯、β- 月桂烯、柠檬烯、芳樟醇、顺式氧化宁烯、香茅醛、顺式柠檬醛、柠檬醛、α- 荜澄茄油烯、古巴烯、石竹烯、（Z）-b- 金合欢烯、1-b- 红没药烯、1- 去氢白菖烯、β- 倍半水芹烯、γ- 榄香烯、芳香族化合物枯茗醇和姜黄烯、脂肪族化合物 4-（1,5- 二甲基己基 -4- 烯）环己烯 -2- 酮和二十一烷、大根香叶 D、γ- 榄香烯、β- 榄香烯、反式 -α- 柑油烯和大根香叶烯 B、N- 对 - 反式 - 香豆酰胺、马兜铃内酰胺 BII、天然马兜铃内酰胺、对羟基苯甲酸、鞣花酸、柯里拉京、没食子酸等鞣质类成分、藜芦酸、对羟基苯甲酸、咖啡酸、原儿茶酸等。

【药理作用】

1. 保肝　有研究者用 H_2O_2 溶液损害人正常的 LO2 肝细胞，研究三白草木脂素类和黄酮类成分对受损细胞的保护作用，结果表明黄酮类成分槲皮素和异槲皮苷保护作用明显，木脂素类无明显作用。文献表明，三白草酮衍生物保肝作用更佳，徐春蕾等将三白草酮羰基还原得到其衍生物，保肝效果明显增强。有研究者用四氯化碳注射致小鼠急性肝损伤后，取三白草提取物不同萃取部位进行给药，测定结果表明石油醚部位和正丁醇部位对肝损伤所致血液中升高的谷草转氨酶和谷丙转氨酶有明显降低效果。正丁醇部位分离出黄酮类成分，由此可初步说明三白草黄酮类如槲皮素和异槲皮苷成分具有保肝作用，应进行进一步研究。

2. 抑制中枢神经　研究表明用三白草 95% 乙醇提取物的氯仿部位和醋酸乙酯部位作用于尼古丁依赖小鼠，结果表明氯仿部位对小鼠依赖尼古丁症状抑制作用明显，而醋酸乙酯部位作用不明显。研究发现对三白草氯仿提取部位进行中枢神经抑制作用研究，用行为分级、斜板法、爬杆法对健康小鼠进行实验，小鼠的自发活动和协调运动皆增强，证明三白草氯仿部位有中枢神经抑制作用。而氯仿提取部位主要含木脂素类成分，应进一步确定三白草抗尼古丁作用的具体成分和作用机制。

3. 抗炎　将妇炎洁洗液与三白草洗剂作用于患者，进行对比，结果表明三白草洗剂抗炎效果更佳。三白草洗剂抗炎镇痛药理实验研究，结果表明其对二甲苯所致小鼠耳肿胀和小鼠棉球肉芽肿有明显的抗炎镇痛药效，而以三白草为君药的三白草洗剂主要成分为黄酮类槲皮素及金丝桃苷。研究报道开展了三白草根茎 95% 乙醇提取物和地上部分 95% 乙醇提取物抗炎实验，结果表明根茎的抗炎作用更明显。研究发现 LPS（脂多糖）作用于 Raw264.7 细胞时，会加倍产生 NO，而用三白草提取物作用于经 LPS 处理的 Raw264.7 细胞时，会以浓度依赖形式抑制 NO 的产生，达到抗炎作用。有研究者发现三白草提取物中木脂素类可通过调控 Nrf2/HO-1 通路，产生抗炎作用。研究发现三白草提取物中木脂素类成分三白草酮通过 Blimp-1 途径增加 Th17 细胞释放 IL-10 缓解炎症性肠炎（IBD）。研究发现从三白草中提取的三白草酮可以通过促进 HO-1 的释放抑制亚硝酸盐和促炎介质的释放，从而抑制 LPS 刺激 RAW264.7 细胞的炎症反应。综上，三白草黄酮类槲皮素及金丝桃苷和木脂素类 Sauchinone 为发挥抗炎作用的药效物质基础。

4. 降血糖　四氧嘧啶型糖尿病与人类 1 型糖尿病相似，三白草活性成分广泛，对糖尿病亦有治疗作用。用三白草水提物作用于四氧嘧啶型糖尿病小鼠，发现其可通过减弱 β 细胞的损伤或者改善受损 β 细胞的功能，起到明显的降血糖作用。后续研究发现三白草中多糖类和黄酮类成分对四氧嘧啶型糖尿病兔模型有降血糖作用，可提高兔体内的超氧化物歧化酶活性，降低丙二醛，使血糖降低。研究三白草总黄酮类成分的降血糖作用，用高糖高脂饲料喂养联合小剂量链脲佐菌素腹腔注射的方法成功造模 2 型糖尿病小鼠，结果表明三白草总黄酮可降低 FFA，改善体内氧化应激反应，从而达到降血糖的目的。综上可知，三白草对 1 型和 2 型糖尿病均有治疗作用，但具体如何发挥作用并不清楚，后续研究可深入探索其发挥药效的具体成分和作用机制。

5. 抗肿瘤　转录因子 Runx2 参与乳腺细胞的生长发育和乳腺癌细胞体内的发展，用三白草 95% 乙醇提取物作用于乳腺癌细胞，结果证明其可抑制 Runx2 的转录，产生抗乳腺癌转移的作用以达到抗肿瘤的目的。用三白草 80% 乙醇提取物作用于肝癌和肉瘤造模小鼠，进行体内外抑瘤试验，结果显示荷瘤小鼠体质量增加、生存期延长、胸腺和脾脏指数增加，抑瘤作用明显。研究表明用超临界 CO_2 萃取法萃取的三白草提取物作用于肝癌细胞 7721/Adm 耐药株，其抑制癌细胞增值效果优于乙醇提取物。丝裂原活化蛋白激酶（MAPK）是肿瘤细胞在体内发展的重要通路。

6. 抗病毒　NF-κB 活化才能使单纯疱疹病毒复制，研究发现三白草水提物可抑制 NF-κB 通路的活化，从而抑制炎症因子的产生，达到抗病毒的作用。三白草水提物中黄酮类成分芦丁可通过抑制 MEK1ERK 通路，在不同浓度下，可阻断 EV71 诱导的细胞病变效应（CPE）和感染病毒粒子的产生，抑制 EV71 病毒的复制，从而产生抗病毒作用。CVB_3 是一种与胰腺炎、心肌炎和 I 型糖尿病相关的病原体。研究发现马纳萨亭 B 可通过减少炎性细胞因子和趋化因子（包括 TNF-α、IL-6、IFN-γ、CCL2 和 CXCL-1）的产生而减弱 CVB_3 感染，并可增加线粒体 ROS（mROS）水平，尚可增加 Manass 和 IRF-3 表达以及 STING 和 TBK-1 磷酸化，从而发挥抗病毒作用。

7. 抗氧化　通过正交试验验证三白草在不同提取条件下得到的总黄酮对羟基自由基和超氧阴离子自由基的清除能力，从而确定了三白草总黄酮浓度与清除率呈正相关。有研究者通过测定不同采收期三白草总黄酮含量，验证了不同采收期三白草对 DPPH 自由基均有清除能力，并可还原 Fe^{3+}，且最佳采收期的三白草清除和还原能力较强。将三白草 70% 乙醇提取物不同萃取部位作用于 1,1- 二苯基 -2- 三硝基苯肼（DPPH）自由基、羟基自由基和超氧自由基，结果表明，各部位均具有清除能力，浓度越高，清除能力越强，其中乙酸乙酯萃取部位对三种自由基的清除能力均最强；对乙酸乙酯部位进行层析分离，通过 HPLC、UV 和 MS 分析，推测抗氧化作用属黄酮类的芦丁和槲皮素。综上所述，前人的研究均证明三白草抗氧化作用的主要成分为黄酮类。

8. 其他　用高脂饲料建造高脂血症大鼠模型，并灌胃三白草总黄酮，结果证明三白草总黄酮可降低大鼠胆固醇、三酰甘油、高密度脂蛋白表达，升高低密度脂蛋白、血管内皮舒缩因子表达，改善大鼠血流变指标和血管内皮功能，从而恢复机体脂质代谢。研究表明三白草酮可使心肌肥厚标志基因 Nppa、Myh7 表达降低，抑制了异丙肾上腺素激活的 MAPK 信号通路，降低通路相关 JNK3 基因表达，对心肌肥厚疾病有明显的治愈力。有研究表明三白草酮可通过调节 LKB1/AMPK 和 SHP-1/Syk 途径抑制 FcεRI 介导的肥大细胞活化和过敏反应，可能是治疗过敏性炎性疾病的潜在治疗剂。有研究发现三白草酮可通过调节高糖（HG）诱导的 RPE 细胞中的 Akt/Nrf2/HO-1 途径预防 HG 诱导的氧化应激和细胞凋亡现象，从而治疗糖尿病视网膜病变。

【原植物】三白草 *Saururus chinensis*（Lour.）Baill.

多年生草本，高达 80cm。茎直立或下部伏地。单叶互生，叶柄长达 3cm，基部抱茎；叶片卵形或状披针形，先端渐尖，基部心形，略成耳状，全缘，基出脉 5；在花序下的 2～3 片叶常为乳白色。总状花序生于茎上端与叶对生，花序轴及花梗被毛；花小，两性，苞片倒披针形；无花被；雄蕊 6，花丝与花药等长；雌蕊 1，由 4 心皮联合而成；子房圆形，柱头 4，向外反曲。蒴果成熟后顶端开裂，表面多疣状突起。

产湖南、贵州、广西、湖北。生于沟旁、沼泽等低湿处。

（刘建锋　汪冶）

Nyangt senp bal 娘顺坝

石松 Shisong

【异名】伸筋草、地刷子、地棱罗、狮子尾、寸金草、伸肋草、金腰带、凤尾伸筋草、石松子、绿毛伸筋、龙须草、过山龙、蜈蚣七、木杉马爪普、铺地蜈蚣、蛇足石松、猴子背带、日本石松、宽筋藤。

【来源】本品为石松科植物石松 *Lycopodium japonicum* Thunb. ex Murray 的干燥全草。

【采收加工】四季可采，晒干备用。

【性味】甜、微苦，平。

《中国侗族医药学基础》：微苦、辛，温。

《侗族医学》：甜、苦，平。

【功能与主治】祛风除湿，舒筋活络。用于风寒湿痹、关节酸痛、屈伸不利、皮肤麻木、四肢软弱、水肿、跌打损伤、关节酸痛。

《中国侗族医药学基础》：祛风除湿，舒筋活络。用于关节酸痛、屈伸不利、皮肤麻木、四肢软弱、跌打损伤。

《侗族医学》：退水，除寒，伸筋，止血。用于扭伤。

【用法用量】内服：煎汤，9～15g；或浸酒。外用：适量，捣烂敷。（《中国侗族医药学基础》）

【附方】命刀（跌伤） 本品煎水热洗患处。（《侗族医学》）

【现代临床研究】治疗类风湿性关节炎 研究人员采用弗氏完全佐剂法造模后第 8 天分别灌胃给药，连续给药 21 天后将大鼠处死取踝关节滑膜，光镜下对佐剂性关节炎大鼠滑膜炎性细胞浸润、滑膜细胞增生、纤维组织增生进行病理学评分，并应用光、电观察其形态变化，发现伸筋草醇提物能有效控制炎细胞的数量，改善佐剂性关节炎大鼠滑膜细胞线粒体及粗面内质网的功能状态，具有显著的抗炎修复作用。研究者给予大鼠佐剂性关节炎模型不同剂量的伸筋草乙醇提取物，分别检测其对类风湿因子 RF、血清细胞因子 IL-1β、TNF-α 和 IL-6 的影响。发现不同剂量的伸筋草乙醇提取物均能显著抑制大鼠佐剂性关节炎继发病变，使大鼠类风湿因子模型和血清细胞因子 IL-1β、TNF-α 和 IL-6 水平都显著降低。发现伸筋草乙醇提取物是通过有效地减少炎性细胞因子的产生，从而抑制类风湿因子 RF 和关节炎指数这一途径，达到治疗风湿性关节炎的目的。伸筋草提取物还通过影响免疫调节机制对佐剂性关节炎起治疗作用。

【化学成分】石松碱、伸筋草碱、伸筋草宁碱、α- 芒柄花根萜醇、千层塔烯二醇、伸筋草醇、伸筋草萜四醇、芹黄素等。

【药理作用】

1. 抗炎、镇痛 据报道，伸筋草煎剂具有显著的抗炎、镇痛作用。伸筋草煎剂在抗炎作用上对小鼠耳肿胀和棉球肉芽肿等急、慢性炎症均有很好的抑制作用；与生理盐水组相比，疗效差别有统计学意义（$P < 0.05$），与扶他林组对照组相比作用相当。镇痛作用上伸筋草煎剂对小鼠扭体法所致疼痛的镇痛作用不明显，热板法所致疼痛的镇痛作用明显、持久，但起效慢，与生理盐水组相比，疗效差别有统计学意义（$P < 0.05$），和扶他林组对照组相比作用相当。伸筋草氯仿提取部位、正丁醇和水提取部位对热致痛有良好的镇痛作用，其中以氯仿提取部位作用最强，但 3 个提取部位对醋酸引起的扭体反应无影响。3 个提取部位均对二甲苯致小鼠耳炎、醋酸致腹膜炎具有显著抑制作用，其中均以氯仿提取部位作用最强；氯仿提取部位对甲醛致大鼠踝关节肿胀有显著的消炎作用，而其他 2 个部位则无此作用。因此伸筋草具有显著的抗炎镇痛作用，其有效成分集中在氯仿提取部位。研究者报道伸筋草汤治疗神经根型颈椎病的作用机制，伸筋草汤能显著减少醋酸致小鼠扭体反应的次数，减轻二甲苯引起的小鼠的耳廓肿胀及蛋清致大鼠足踝肿胀，改善急性血瘀模型大鼠血液流变学。因此，伸筋草汤具有镇痛、抗炎、改善血液流变学及活血化瘀作用。有研究者报道超临界 CO_2 流体萃取物对热致痛和冰醋酸所致的小鼠扭体疼痛具有良好的镇痛作用，对二甲苯致小鼠耳炎有显著的作用。

2. 调节免疫功能 伸筋草煎剂能抑制小鼠脾脏抗体形成细胞产生和分泌抗体，降低血清溶血素水平；对紊乱的 T 细胞 CD4+、CD3+、亚群及 CD4+/CD3+ 起到双向调节作用。因此，伸筋草煎剂可抑制小鼠脾脏抗体形成细胞产生和分泌抗体能力，降低血清溶血素水平，对亢进的体液免疫有抑制作用；对免疫超常和免疫抑制小鼠 T 细胞介导的细胞免疫起到双向调节作用。

3. 对中枢神经系统药物作用的影响 研究表明 100% 伸筋草混悬液按照每只 0.5mL 给小鼠灌胃，能显著延长戊巴比妥钠催眠小鼠的睡眠时间。可增强小鼠对盐酸可卡因引起的步履歪斜、窜行、环行等毒性反应，而对士的宁等中枢兴奋等无抑制作用。

【原植物】石松 *Lycopodium japonicum* Thunb. ex Murray

多年生土生植物。匍匐茎地上生，细长横走，2 ～ 3 回分叉，绿色，被稀疏的叶；侧枝直立，高达 40cm，多回二叉分枝，稀疏，压扁状（幼枝圆柱状），枝连叶直径 5 ～ 10mm。叶螺旋状排列，密集，上斜，披针形或线状披针形，长 4 ～ 8mm，宽 0.3 ～ 0.6mm，基部楔形，下延，无柄，先端渐尖，具透明发丝，边缘全缘，草质，中脉不明显。孢子囊穗（3）4 ～ 8 个集生于长达 30cm 的总柄，总柄上苞片螺旋状稀疏着生，薄草质，形状如叶片；孢子囊穗不等位着生（即小柄不等长），直立，圆柱形，长 2 ～ 8cm，直径 5 ～ 6mm，具 1 ～ 5cm 长的小柄；孢子叶阔卵形，长 2.5 ～ 3.0mm，宽约 2mm，先端急尖，具芒状长尖头，边缘膜质，啮蚀状，纸质；孢子囊生于孢子叶腋，略外露，圆肾形，黄色。

产于湖南、贵州。生于林下、灌丛下、草坡、路边或岩石上。

（邱飞 汪冶）

Nyangt yeenl suit 娘印虽

金毛耳草 Jinmaoercao

【异名】石打穿、仙人对坐草、蜈蚣草、黄毛耳草、扑地蜈蚣、下山蜈蚣、野地脚、白地茄。

【来源】本品为茜草科植物金毛耳草 *Hedyotis chrysotricha*（Palib.）Merr. 的干燥全草。

【采收加工】秋季采挖，洗净，晒干或鲜用。

【性味】苦，凉。

《侗族医学》：苦，凉。

《中国侗族医药研究》：苦，凉。

【功能与主治】清热解毒、利湿消肿，活血舒筋。用于外感风热，吐泻，痢疾，黄疸，消肿止血，乳糜尿，血崩，便血，盗汗，毒蛇咬伤，蜈蚣咬伤，跌打损伤，外伤出血，疔疮肿毒，骨折，凉血，固齿，明目。

《侗族医学》：退热，祛毒，消肿。用于蛇咬伤。

《中国侗族医药研究》：退热，祛毒，消肿。用于蛇咬伤。

【用法用量】内服：煎汤，6 ～ 10g；或入丸、散；或泡酒。外用适量。

【化学成分】鸡屎藤苷甲酯、芦丁、乌索酸、车叶草苷、熊果酸、白桦脂酸、齐墩果酸、异落叶松脂素、乌苏酸、马钱子素、白桦脂酸、东莨菪内酯、甲基异茜草素、车叶草苷、2-羟基-1-甲氧基蒽醌、2,6-二羟基-1-甲氧基-3-甲基蒽醌、2-羟基-3-羟甲基蒽醌、1,3,6-三羟基-2-甲基蒽醌、异乔木萜醇、芦丁、（12S）-hydroxygeranylgeraniol、异鼠李素-3-*O*-β-芸香糖苷、(-)-（7R，8R）-7-*O*-acetylpolysphorin、isomitraphylline N-oxide、蒲公英赛醇、（2S）-3-*O*-octadeca-9Z，12Z，

15Z-trienoylglyceryl-*O*-*β*-D-galactopyranoside、24-ethylcholesta-4,24（28）Z-lien-3-one、6- 甲 氧 基 -7- 羟基香豆素、紫丁香脂素、金毛耳草蒽醌等。

【原植物】金毛耳草 *Hedyotis chrysotricha*（Palib.）Merr.

多年生披散草本，高约 30cm，基部木质，被金黄色硬毛。叶对生，具短柄，薄纸质，阔披针形、椭圆形或卵形，长 20 ～ 28mm，宽 10 ～ 12mm，顶端短尖或凸尖，基部楔形或阔楔形，上面疏被短硬毛，下面被浓密黄色绒毛，脉上被毛更密；侧脉每边 2 ～ 3 条，极纤细，仅在下面明显；叶柄长 1 ～ 3mm；托叶短合生，上部长渐尖，边缘具疏小齿，被疏柔毛。聚伞花序腋生，有花 1 ～ 3 朵，被金黄色疏柔毛，近无梗；花萼被柔毛，萼管近球形，长约 13mm，萼檐裂片披针形，比管长；花冠白或紫色，漏斗形，长 5 ～ 6mm，外面被疏柔毛或近无毛，里面有髯毛，上部深裂，裂片线状长圆形，顶端渐尖，与冠管等长或略短；雄蕊内藏，花丝极短或缺；花柱中部有髯毛，柱头棒形，2 裂。果近球形，直径约 2mm，被扩展硬毛，宿存萼檐裂片长 1 ～ 1.5mm，成熟时不开裂，内有种子数粒。花期几乎全年。

产于湖南、贵州、广西、湖北。生于山谷杂木林下或山坡灌木丛中，极常见。

（凌建新　田婷婷　汪治）

Nyil jeengx padt 里尽盼

秋海棠 Qiuhaitang

【异名】一点血、一口血、红砖草、一点红、石鼓子、威氏秋海棠、一点血秋海棠。

【来源】本品为秋海棠科植物一点血 *Begonia wilsonii* Gagnep. 的全草。

【采收加工】秋后挖取根茎，洗净，切片，晒干或鲜用。

【性味】甘、苦，微寒。

【功能与主治】补气养血，散瘀止血。用于病后虚弱，劳伤，血虚经闭，崩漏，白带，吐血，咯血，衄血，外伤出血，跌打肿痛。

《四川常用中草药》：散血止血。用于吐血，肾病黄肿，蛇咬伤，妇女干病。

《全国中草药汇编》：补气健脾，养血，止血。用于病后虚弱，咳嗽咯血，功能性子宫出血，白带。

【用法用量】内服：煎汤，15 ～ 30g；或鲜药绞汁、炖肉或浸酒。外用：适量，鲜品捣敷。

【现代临床研究】民间常用于治疗红崩白带、女子干病、血虚经闭、外伤出血等。

治疗烧伤：使用侗药一口血治疗 Ⅲ 度烧伤 38 例，其中男性 17 例，女性 21 例，年龄 16 ～ 68 周岁。火焰烧伤 31 例，开水烫伤 3 例，电烧伤 4 例，经过治疗后收效甚好。

【化学成分】含强心苷、黄酮类、糅质、酚类、甾醇、三萜成分、皂苷等成分。

【原植物】一点血 *Begonia wilsonii* Gagnep.

多年生无茎草本；叶全基生，常 1（2），菱形或宽卵形，稀长卵形，长 12 ～ 20cm，先端长尾尖，基部心形，常 3 ～ 7（～ 9）浅裂，裂片三角形，有三角形齿，齿尖有短芒，两面近无毛；叶柄长 11 ～ 19（～ 25）cm，近无毛；花葶高达 12cm，无毛；花粉红色，5 ～ 10 朵，成 2 ～ 3 回二歧聚伞状，花序梗长 0.8 ～ 3.5（～ 5）cm，无毛；花梗长 1 ～ 1.8（～ 2.2）cm，无毛；苞片和小苞片均膜质，卵状披针形；雄花花被片 4，外轮 2 枚，卵形或宽卵形，长 1 ～ 1.4cm，无毛，内轮 2 枚长圆状倒卵形，长约 8mm；花丝离生；雌花花被片 3，外轮 2 枚，宽长圆形或近圆形，长约 1cm，内轮 1 枚椭圆形，长 5 ～ 6mm；子房 3 室，中轴胎座，每室胎座具 1 裂片；花柱 3，基部或 1/2 合生，柱头 3 裂，顶端头状或环状，带刺状乳突；蒴果下垂，纺锤形，无毛，无翅，具 3 棱；无毛；花期 8 月，果期 9 月开始。

产于贵州。生长于阴湿石岩处。

（曹亮　田婷婷　汪冶）

Nyil jeengx yak 里尽亚

一点红 Yidianhong

【异名】土公英、叶下红、紫背菜、土黄连、红背仔、伪芥兰、红背叶、野芥菜、野芥兰、叶背红、羊蹄草、牛石菜、饿死老公草、花古帽、大号红背子、旱地蒲公英、红背紫丁、牛石花、牛屎花、野苦菜、乳汁草、片江青、红头草、片红青、仁背叶、绒缨菊、散血丹、小蒲公英、紫背叶、野木耳菜、紫背草、牛石条、红背果、大苦麻菜、牛奶奶、红背绒缨菊、红背草、红背菜、饿死老公公、单蹄草、假芥兰、大苦窝麻、野芥蓝、红背蓬。

【来源】本品为菊科植物一点红 *Emilia sonchifolia*（L.）DC. 的干燥全草。

【采收加工】夏、秋季采收，洗净，鲜用或晒干。

【性味】苦，凉。

《侗药大观》：微苦，凉。

《中国侗族医药研究》：苦，凉。

《中国侗族医药学基础》：苦，凉。

《侗族医药探秘》：苦，凉。

【功能与主治】清热解毒，散瘀消肿。用于感冒发热，咽喉肿痛，尿路感染，腹泻，疗疮，乳痈，湿疹，疮疖痈肿，跌打损伤，毒蛇咬伤。

《侗药大观》：清热解毒、消炎利尿。用于治疗肠炎，痢疾，尿路感染，上呼吸道感染，结膜炎，口腔溃疡，疮痈等。

《中国侗族医药研究》：清热解毒，活血消肿。用于毒蛇咬伤，跌打损伤。

《中国侗族医药学基础》：清热解毒，散瘀消肿。用于上呼吸道感染，口腔溃疡，肺炎，乳腺炎，肠炎，细菌性痢疾，尿路感染，疮疖痈肿，湿疹，跌打损伤。

《侗族医药探秘》：清热解毒、散瘀消肿。用于角膜炎，乳腺炎，咽喉炎。

《中国侗族医药》：清热解毒、散瘀消肿。用于角膜炎，乳腺炎，咽喉炎。

【用法用量】内服：煎汤，9 ～ 18g；或捣汁含咽。外用：适量，煎水洗或捣敷。

《侗药大观》：干品 10 ～ 15g，水煎内服。外用，用鲜品适量捣烂外敷患处。（《侗药大观》）

《中国侗族医药研究》：15 ～ 25g（鲜品 30 ～ 60g）。

《中国侗族医药学基础》：内服，煎汤，10 ～ 20g；或捣汁含漱。外用，适量，煎水洗；或捣烂敷。孕妇慎用。

【附方】

1. 角膜炎　取全草鲜品适量捣烂敷患处，每日换药 1 次，直至痊愈。

2. 乳腺炎　全草鲜品适量捣烂，兑甜酒渣少许和匀敷患处，每日换药 1 ～ 2 次，直至痊愈。

3. 咽喉炎　取根适量，洗净后用口嚼烂含服。（《中国侗族医药》）

【现代临床研究】

1. 治疗慢性盆腔炎　慢性盆腔炎大鼠为模型，探究一点红对其血清中炎症因子（TNF-α、IL-2、IL-6）含量、子宫肿胀程度及组织病变程度的影响。实验中采用苯酚胶浆法制备慢性盆腔炎模型大鼠，分为空白组、模型组、假手术组、妇科千金片阳性组［0.86g/（kg·d）］、一点红醇提物低、中、高剂量组［0.8g/（kg·d）、1.6g/（kg·d）、3.2g/（kg·d）］。以血清中 TNF-α、IL-2、IL-6 含量和子宫的肿胀度来探究大鼠体内炎症情况，以模型大鼠子宫组织病变情况对病理形态学进行评价，进而考察一点红对慢性盆腔炎大鼠的影响。结果发现，与模型组比较，一点红醇提物可有效抑制大鼠血清内中 TNF-α、IL-2、IL-6 含量（$P < 0.05$），改善盆腔炎大鼠子宫炎症病变，减轻细胞炎症物质浸润程度，缓解组织粘连情况。上述研究表明，一点红可有效抑制大鼠体内的相关炎症反应，对慢性盆腔炎具有显著的治疗作用，其作用机制可能与 TNF-α、IL-2、IL-6 含量的降低有关。

2. 保护肾脏　研究一点红对链脲佐菌素（STZ）致 2 型糖尿病大鼠肾脏的保护作用及机制。研究发现一点红可改善 2 型糖尿病大鼠肾脏病变，对肾脏有一定的保护作用，其机制可能与调控糖尿病肾组织的 TGF-β1 和 BMP-7 的表达失衡有关。

【化学成分】对羟基苯乙酸、对羟基苯甲酸、对羟基肉桂酸、原儿茶酸、丁香酸、cholesta-22,24-dien-5-ol、campesterol、1,5,9,9- 四甲基 -1,4,7,- 三烯 - 环十一烷、豆甾醇、β- 谷甾醇、胡萝卜苷。

【药理作用】

1. 抗菌作用　一点红生物碱类化合物，在较高浓度时，对金黄色葡萄球菌、大肠埃希菌及枯草杆菌的抑菌效果相差不大，都属于中度敏感。一点红黄酮类化合物对金黄色葡萄球菌有较强的抑菌作用，抑菌圈直径达到 20mm，可媲美硫酸链霉素的 21mm。但是对大肠埃希菌及枯草杆菌的抑制较弱。

2. 抗氧化作用　通过分析国内外对一点红植物抗氧化活性的研究，对一点红进行提取分离以及测定原儿茶酸的含量，并追踪其抗氧化活性部位，为找到一点红抗氧化作用的活性及原儿茶酸成分建立基础。

3. 抗炎作用　研究利用 Autodock 4.2 计算出 5- 脂氧合酶和抗 5- 脂氧合酶阳性抑制剂间的结合自由能，建立抑制剂结合自由能（$\triangle$ G）与生物活性 pIC50 之间的关系模型，并利用此模型和分子对接结果从中药一点红中筛选出具有抗 5- 脂氧合酶活性的优选化合物，从中筛选出 8 种优选化合物对 5- 脂氧合酶和环氧化酶 -2 具有双重抑制作用，8 种化合物分别是咖啡酸、3,4- 二羟基苯乙酸、4- 羟基苯乙酸、鼠李素、槲皮素、木犀草素、Tau.muurolol、α- 雪松烯。

【原植物】一点红 *Emilia sonchifolia*（L.）DC.

一年生草本，根垂直。茎直立或斜升，高 25 ～ 40cm，稍弯，通常自基部分枝，灰绿色，无毛或被疏短毛。叶质较厚，下部叶密集，大头羽状分裂，长 5 ～ 10cm，宽 2.5 ～ 6.5cm，顶生裂片大，宽卵状三角形，顶端钝或近圆形，具不规则的齿，侧生裂片通常 1 对，长圆形或长圆状披针形，顶端钝或尖，具波状齿，上面深绿色，下面常变紫色，两面被短卷毛；中部茎叶疏生，较小，卵状披针形或长圆状披针形，无柄，基部箭状抱茎，顶端急尖，全缘或有不规则细齿；上部叶少数，线形。头状花序长 8mm，后伸长达 14mm，在开花前下垂，花后直立，通常 2 ～ 5，在枝端排列成疏伞房状；花序梗细，长 2.5 ～ 5cm，无苞片，总苞圆柱形，长 8 ～ 14mm，宽 5 ～ 8mm，基部无小苞片；总苞片 1 层，8 ～ 9，长圆状线形或线形，黄绿色，约与小花等长，顶端渐尖，边缘窄膜质，背面无毛。小花粉红色或紫色，长约 9mm，管部细长，檐部渐扩大，具 5 深裂瘦果圆柱形，长 3 ～ 4mm，具 5 棱，肋间被微毛；冠毛丰富，白色，细软。花果期 7 ～ 10 月。

产于湖南、贵州、广西、湖北。生于山坡荒地、田埂、路旁。

（曹亮　田婷婷　汪冶）

Ongv muic gaos 翁门告

蓝布正 Lanbuzheng

【异名】头晕药、南布正、追风七、老五叶、海棠菜、水石榴、小叶团花、白消木、鱼串鳃、水杨梅、路边黄、香鸡归、路边青、凤凰窝、老蛇骚、地椒、路边香、卜地香、换骨丹、水益母、老蛇骚、乌骨鸡、五气朝阳草、红心草。

【来源】本品为蔷薇科植物路边青 *Geum aleppicum* Jacq. 的干燥全草。

【采收加工】春季花开时采收，除去泥沙，晒干。

【性味】甘、微苦，凉。

【功能与主治】益气健脾，补血养阴，润肺化痰。用于气血不足，虚痨咳嗽，脾虚带下。

《侗族医学》：退水退气，排毒消肿。用于惊啰给（小儿泻肚惊），惊招形（小儿潮焜惊），闷高瘟扁（头昏晕倒）。

【用法用量】内服：煎汤，9 ～ 30g。外用适量，鲜品捣烂敷患处。

《侗族医学》：10 ～ 20g。

【附方】

1. 惊啰给 瓮门告（头晕药）、骂岺（马齿苋），煎水内服。(《侗族医学》)

2. 惊招形 瓮门告（头晕药）、美芦根（芦根）、金脉弯（小远志）、候秀大（薏仁），煎水内服。(《侗族医学》)

3. 闷高瘟扁 瓮门告（头晕药）、美兜介（六月雪）、美奥夺（钩藤）、尚朗丈（木姜子）、美我芭（刺五加）、骂比康（鹿衔草），煎水内服。(《侗族医学》)

【现代临床研究】

1. 治疗婴幼儿湿疹 以 2017 年 8 月～ 2019 年 8 月于某院治疗的湿疹患儿 64 例为研究对象，随机将其分为研究组、对照组各 32 例，对照组常规治疗，研究组加用水杨梅汤治疗，比较两组患儿的治疗效果。结果：两组治疗总有效率分别为 93.75%（30/32）、68.75%（22/32），研究组患儿治疗效果明显优于对照组。结论：水杨梅汤对婴幼儿湿疹的治疗效果显著，有助于患儿临床症状的缓解，同时具有较高的安全性，可在临床上进行广泛的推广和应用．

2. 治疗痢疾、肠炎 300 多例中，痢疾 100 多例，其余为急性肠炎，小儿消化性腹泻等，症状主要有发热、腹泻、呕吐等，经用水杨梅治疗后，一般当天见效，2 ～ 3 天内痊愈。

【化学成分】果胶、鞣质、熊果酸、β- 谷甾醇、土当归酸、齐墩果酸、胡萝卜素、丁香油酚、水杨梅苷、葡萄糖、*L*- 阿拉伯糖。

【药理作用】抗微生物作用 水杨梅的甲醇提取物具有抑制微生物生长的作用。其同属近缘植物 *Geum rivale* 也显示出抗微生物的活性。研究人员检测了粗提物、各相萃取物以及纯品化合物对细菌和真菌的体外抑制作用。结果表明其中的三萜类成分活性最强，其次为黄酮类和鞣质类成分。

【原植物】路边青 *Geum aleppicum* Jacq.

多年生草本。须根簇生。茎直立，高 30 ～ 100cm，被开展粗硬毛稀几无毛。基生叶为大头羽状复叶，通常有小叶 2 ～ 6 对，连叶柄长 10 ～ 25cm，叶柄被粗硬毛，小叶大小极不相等，顶生小叶最大，菱状广卵形或宽扁圆形，长 4 ～ 8cm，宽 5 ～ 10cm，顶端急尖或圆钝，基部宽心形至宽楔形，边缘常浅裂，有不规则粗大锯齿，锯齿急尖或圆钝，两面绿色，疏生粗硬毛；茎生叶羽状复叶，有时重复分裂，向上小叶逐渐减少，顶生小叶披针形或倒卵披针形，顶端常渐尖或短渐尖，基部楔形；茎生叶托叶大，绿色，叶状，卵形，边缘有不规则粗大锯齿。花序顶生，疏散排列，花梗被短柔毛或微硬毛；花直径 1～1.7cm；花瓣黄色，几圆形，比萼片长；萼片卵状三角形，顶端渐尖，副萼片狭小，披针形，顶端渐尖稀 2 裂，比萼片短 1 倍多，外面被短柔毛及长柔毛；花柱顶生，在上部 1/4 处扭曲，成熟后自扭曲处脱落，脱落部分下部被疏柔毛。聚合果倒卵球形，瘦果被长硬毛，花柱宿存部分无毛，顶端有小钩；果托被短硬毛，长约 1mm。花果期 7～10 月。

产于湖南、贵州、广西、湖北。生于海拔 200～2300m 的山坡草地、田边、河边、灌丛或疏林下。

（刘建锋　汪治）

Piudt bangh 求邦

山蚂蟥 Shanmahuang

【异名】逢人打、扁草子、山马蟥、大叶拿身草、饿蚂蟥、野毛豆、路蚂蟥、羊带归、粘衣草、白花饿蚂蟥、水倒提、红半边莲、鬼边榜、肉半边莲、红叶子、大半边莲、半边风、小石韦、飞惊草、反食草、人头发、粘人花、黄粘粑草、长波状叶山蚂蟥、野豆子、过路黄、牛巴嘴、满鼎糊草、山毛豆花、乌山黄檀草。

【来源】本品为豆科植物尖叶长柄山蚂蟥 *Hylodesmum podocarpum* subsp. *oxyphyllum*（Candolle）H. Ohashi & R. R. Mill 的干燥全草。

【采收加工】夏秋季采收，洗净晒干或鲜用。

【性味】苦，平。

《侗族医学》：苦、涩，热。

《中国侗族医药研究》：苦、涩，热。

【功能与主治】祛风湿，活络，消肿。用于哮喘，风湿痛，崩中带下，乳痈，跌打损伤，毒蛇咬伤。

《侗族医学》：止咳，止血，杀虫。用于寸白虫。

《中国侗族医药研究》：止咳，止血，杀虫。用于寸白。

【用法用量】内服：煎汤，9～15g。

【附方】脚转筋　乌葆根、刺梨根、求邦、白茅根、登介应各 10g，布冬及、土党参各 25g，煎水内服，每日 3 次。(《中国侗族医药研究》)

【现代临床研究】肾功能衰竭　研究显示山蚂蟥高剂量组对慢性肾功能衰竭的防治作用明显，其机制与防治慢性肾功能衰竭模型大鼠贫血指征、降低血清 BUN、Scr 水平，升高 SG，降低尿 α_1-MG、KIM-1 水平、上调 AQP2 的表达，以及降低 TGF-β_1、HIF-1α 及 CTGF 表达有关。

【化学成分】山奈苷、N,N-二甲基色胺、蟾毒色胺、当药素、刀豆氨酸等。

【药理作用】

1. 抗氧化性　近年来，山蚂蟥属植物的抗氧化活性日渐受到研究学者们的关注。运用多种体外抗氧化方法对山蚂蟥各部位进行抗氧化研究，发现山蚂蟥茎和叶的乙醇提取物具有很好的清除 DPPH（1,1-二苯基-2-三硝基苯肼）和 ABTS［2,2'-联氨-双（3-乙基苯并噻唑啉-6-磺酸）］能力及还原 TPTZ（Fe^{3+}-三吡啶三哑嗪）的能力，这些结果表明山蚂蟥醇提取物具有明显的抗氧化活性。山蚂蟥在印度传统药物中有着广泛的应用，这种植物也具有良好的清除 DPPH 活性。对山蚂蝗属三种植物广金钱草、三点金草和大叶山蚂蝗（红母鸡草）的抗氧化性分别进行了研究，发现这三种植物的乙醇提取物有较强的抗氧化活性。由于山蚂蝗属中的主要成分为黄酮及黄酮苷，猜测其良好的抗氧化活性源于黄酮类物质。

2. 抗炎、镇痛、解热 使用小鼠醋酸扭体实验和热板实验作为检测模型，山蚂蝗对醋酸所致小鼠腹腔毛细管通透性有抑制作用，其抑制作用与剂量成正比。这些结果显示山蚂蝗具有很好的抗炎作用，其作用机制猜测是通过抑制毛细管扩张，降低通透性而达到抗炎效果。

3. 抗菌和抗虫活性 山蚂蝗属植物在农业上广泛用于防治虫害，提示其或许具有抗菌及抗微生物活性。

4. 其他生物活性 除以上提到的各种药理作用外，山蚂蝗植物还具有治疗糖尿病、治疗肾结石、降血压等作用。这些药理活性有力地验证了山蚂蝗属在传统中药中的各种应用。

【原植物】尖叶长柄山蚂蝗 *Hylodesmum podocarpum* subsp. *oxyphyllum*（Candolle）H. Ohashi & R. R. Mill.。

小灌木，高达 1m。茎基部直径 2.5mm，有棱角。3 出复叶，顶端小叶片椭圆状菱形，先端短渐尖，钝，基部楔形，无毛；长 4.5 ~ 8cm，阔 2.1 ~ 3.5cm，侧生小叶较小，呈斜长椭圆形；叶柄长 4 ~ 7cm；托叶披针状钻形，长 5mm。花序顶生者，圆锥状，长达 30cm，腋生者总状；花梗长 3 ~ 5mm；花小，粉红色，长 3.5mm；萼长 1.5mm，萼齿短；花冠蝶形，旗瓣圆形，先端微凹，翼瓣贴生于龙骨瓣；雄蕊 10；雌蕊 1。荚果通常具 2 节，背部弯，节深裂达腹缝线，上面截形，基部楔形，长 6mm，阔 3.5mm，表面密被带钩小毛；果柄长 3 ~ 4mm。花期 7 ~ 9 月。

产于湖南、贵州、广西、湖北。生长于山地草坡或林边。

（凌建新　田婷婷　汪冶）

Saeml not 甚络

大过路黄 Daguoluhuang

【异名】姜花草、痰药、聚花过路黄。

【来源】本品为藤黄科金丝梅 *Hypericum patulum* Thunb. ex Murray 的干燥全草。

【采收加工】夏秋采集，洗净晒干备用。

【性味】苦，凉。

【功能与主治】祛风散寒，止咳化痰，消积解毒。用于风寒头痛，咽喉肿痛，咳嗽多痰，大便带血，坠胀，热毒疮疖，小儿疳积，腹泻，毒蛇咬伤。

《侗族医学》：退热，解毒，凉血。用于宾夷偻蛮（黄疸），耿来布冷（腰痛水肿）。

【用法用量】内服：煎汤，15 ~ 30g。外用：适量，鲜品捣敷；或煎水洗。

《侗族医学》：8 ~ 15g。

【附方】

1. 宾夷偻蛮 甚络（大过路黄）、仁野（茵陈蒿）、黄芩、骂嘎库（车前）、登桃岁（山楂）、尚娘仑（香附）、候秀大（薏仁），煎水内服。（《侗族医学》）

2. 耿来布冷 甚络（大过路黄）、卡罗丽（小青草）、美兜介（六月雪）、亮野（龙葵）、骂吞（陆英），煎水内服。（《侗族医学》）

【化学成分】山奈酚、槲皮素、异鼠李素、4'-羟基-二氢黄酮-7-O-D-葡萄糖苷、柚皮素（5,7,4'-三羟基二氢黄酮）、马斯里酸-3-O-对香豆酸酯、羟基乌苏酸-3-O-对香豆酸酯、萎陵菜酸-3-O-对香豆酸酯。

【原植物】金丝梅 *Hypericum patulum* Thunb. ex Murray

灌木，高 0.3～1.5（～3）m，丛状；茎开展，具 2 棱；叶披针形、长圆状披针形、卵形或长圆状卵形，长 1.5～6cm，先端钝或圆，具小突尖，基部宽楔形，下面微苍白色，侧脉 3 对；叶柄长 0.5～2mm；花序伞房状，花瓣金黄色，长圆状倒卵形至宽倒卵形；蒴果宽卵形，长 0.9～1.1cm；花期 6～7 月，果期 8～10 月。

产于湖南、贵州、广西、湖北。生于山坡或山谷的疏林下、路旁或灌丛中。

（刘建锋　汪治）

Sangl laol mens 尚闹蛮

博落回 Boluohui

【异名】野麻秆、博落迴、勃逻回、勃勒回、菠萝筒、波萝葵、叭拉筒、蛇罗麻、黄杨杆、野麻杆、哇麻竹、土霸王、号筒梗、号筒草、地陀罗、通大海、哈哈筒、哈筒树、蛤蟆竹、号筒、号筒树、大叶莲、号筒根、号筒管、号筒秆、博落筒、蒿筒杆、猢狲竹、黄薄荷、薄落茴、泡通珠、人血草、滚地龙、通天大黄、小果博落回、血水草、角罗吹、博回根、山梧桐、翻牛白、空洞草、山麻杆、山火筒、山号筒、博落、泡洞珠、喇叭草、筒秆、喇叭竹、喇叭筒、三钱三、麻骨、山大筒。

【来源】本品为罂粟科植物博落回 *Macleaya cordata*（Willd.）R. Br. 的干燥全草。

【采收加工】秋季采收，晒干。

【性味】苦、辛，寒。大毒。

《侗族医药探秘》：苦，凉，有毒。

《中国侗族医药研究》：苦，凉，有毒。

【功能与主治】祛风解毒，散瘀消肿。用于跌打损伤，风湿关节痛，痈疖肿毒，下肢溃疡，阴道滴虫，湿疹，烧烫伤，并可杀蛆虫。

《侗族医药探秘》：排毒消肿，杀虫止痛。用于蜈蚣咬伤。

《中国侗族医药研究》：排毒，消肿，杀虫，止痛。用于蜈蚣咬伤，腰腿痛。

《侗族医学》：排毒，消肿，杀虫，止痛。用于兜故凯（蜈蚣咬伤），耿胧耿幽（腰腿痛）。

《中国侗族医药》：排毒消肿，杀虫止痛。用于治疗指疗，脓肿，急性扁桃体炎，中耳炎，烫伤，顽癣，下肢溃疡。亦作卫生杀虫剂用。

【用法用量】外用：适量，捣敷；煎水熏洗或研末调敷。

《中国侗族医药》：捣敷，外用，煎水熏洗或研末调敷。

《侗族医学》：外用适量。

《中国侗族医药研究》：外用适量（一般多作外用，内服慎用）。

【附方】蜈蚣咬伤　鲜博落回适量。捣烂取汁搽患处，每日 2 次。(《中国侗族医药研究》)

【现代临床研究】

1. 禽病　根据兽医学理论，选用三颗针或十大功劳、草珊瑚、穿心莲、博落回、苦参等纯中草药为原料精制而成的禽痢净口服液，是一种新型的混悬液剂型。试验表明：这种剂型对常见的禽霍乱、鸡白痢、伤寒下痢等禽病有较好的治疗和预防效果，对追踪调查的 2 493 只本地杂交鸡、鸭治愈率分别为 93.9%、93.3% 及 94.7%。

2. 蜈蚣咬伤 资料与方法，一般临床资料，男 38 例、女 4 例。年龄 14 ～ 63 岁。咬伤在手足部 38 例，占 90%，其余 4 例分别为前臂、背、臀、股各 1 例。临床表现为局部症状和体征，自诉伤处疼痛、麻胀感。被咬部位均可见粗大而深的毒痕，多数伤口流出淡黄液，经治疗后显示良好的解毒效果。

【化学成分】 血根碱、白屈菜红碱、博落回碱、原阿片碱、α- 别隐品碱、氧化血根碱、别隐品碱、去甲基白屈菜红碱、去氢紫堇碱、N- 甲基四氢黄连碱、黄柏碱、6- 甲氧基去甲基血根碱、6- 氰基二氢血根碱、6- 氰基二氢白屈菜红碱、6- 丙酮基二氢血根碱、二氢血根碱、二氢白屈菜红碱、7- 去甲基二氢白屈菜红碱、四氢非洲防己胺、四氢小檗红碱、白藜芦醇、对羟基苯甲醛、2,2- 二甲氧基乙酸、十九烷、邻苯二甲酸丁酯、正十五碳醛、6- 丙酮基二氢白屈菜红碱、岩黄连灵碱、6- 丙酮基二氢血根碱、6- 甲氧基二氢血根碱、二氢血根碱等。

【药理作用】

1. 杀虫作用 实验表明，博落回有强大的杀阴道滴虫作用，在玻片上将滴虫与博落回浸膏相接触，滴虫立刻被全部杀死。此外，血根碱、白屈菜红碱及博落回碱还有杀线虫和防植物霉菌作用，其中的生物碱对植物蚜虫也有杀灭作用。

2. 抗菌作用 水蒸气蒸馏法对博落回根、茎、叶 3 个部位的挥发油进行提取，利用气相色谱 - 质谱联用法对挥发油进行化学成分分析，并初步评价了其抗菌活性。从博落回根、茎、叶 3 个部位的挥发油中共鉴定出 96 种成分，但 3 个部位的挥发油成分存在极大差异。博落回叶挥发油具有一定的抗菌活性，对枯草芽孢杆菌 ATCC6633、金黄色葡萄球菌 ATCC27217、溶血性葡萄球菌 ATCC29213、青枯病菌 GMI1000、农杆菌 ATCC11158、大肠埃希菌 CMCC44102、黑曲霉 CMCC98003、白色念珠菌 ATCC10231 的抑菌圈直径为（7.7±0.6）～（15.9±0.8）mm，MIC 值为 125 ～ 500μg/mL。

3. 改善肝功能、增强免疫力 动物实验证明博落回具有较好的免疫增强作用，对 T 淋巴细胞和 B 淋巴细胞功能均有刺激作用。对多种药物所致的急性肝损伤，博落回显示出良好的改善肝功能、有效保护细胞膜、抑制肝脏纤维化的作用。

【原植物】 博落回 *Macleaya cordata*（Willd.）R. Br.

多年生草本，高 1 ～ 2m。全体带有白粉，折断后有黄汁流出。茎圆柱形，中空，绿色，有时带红紫色。单叶互生，阔卵形，长 15 ～ 30cm，宽 12 ～ 25cm，5 ～ 7 或 9 浅裂；裂片有不规则状齿，上面绿色、光滑，下面白色并具密细毛；叶柄长 5 ～ 12cm，基部膨大而抱茎。圆锥花序顶生或腋生；萼 2 片，白色，倒披针形，边缘薄膜质，早落；无花瓣；雄蕊多数；花丝细而扁；雌花 1；子房倒卵形，扁平；花柱短；柱头 2 裂。蒴果下垂，倒卵状长椭圆形，长约 2cm，宽约 5mm，扁平，红色，表面带白色粉，花柱宿存。种子 4 ～ 6 粒，矩圆形，褐色而有光泽。花期 6 ～ 7 月。果期 8 ～ 11 月。

产于湖南、贵州、广西、湖北。生于山坡、路边及沟边。

（曹亮　田婷婷　汪冶）

Sangp seit taemc 尚岁縢

红凉伞 Hongliangsan

【异名】 三两金、百两银、平地木、天青地红、铁凉伞、红八爪金龙、红凉（郎）伞、绿天红地、铁伞、叶下红、紫背紫金牛、红色紫金牛、大罗伞、大凉伞、珍珠伞。

【来源】本品为紫金牛科植物朱砂根 *Ardisia crenata* Sims 的干燥全草。

【采收加工】5 ～ 6 月，挖出根茎，洗净，晒干。

【性味】苦、辛，平。

《侗族医药探秘》：辛、苦，平。

【功能与主治】行血祛风，解毒消肿。用于上呼吸道感染，咽喉肿痛，扁桃体炎，白喉，支气管炎，风湿性关节炎，腰腿痛，跌打损伤，丹毒，淋巴结炎，外伤肿痛，骨折，毒蛇咬伤。

《侗族医药探秘》：清热解毒，行血祛瘀，舒筋止痛，化痰止咳。用于痢疾及肠炎。

《中国侗族医药》：用于牙痛，风湿筋骨疼痛，跌打损伤，无名肿毒。

《湖南药物志》：用于劳伤吐血，血崩，心胃气痛，腹胀腹痛。

【用法用量】内服：煎汤，3 ～ 9g。外用：适量，鲜根或鲜叶捣烂敷患处。

《中国侗族医药》：内服：10 ～ 20g。

【附方】

1. 急性菌痢 取尚岁滕鲜品 50g 洗净煎水内服，每日 3 次，连服 3 天。治疗慢性阿米巴痢疾：取尚岁滕晒干或烘干备用，用时取 15 ～ 20g 研末蒸鸡蛋吃，每日 3 次，7 天为一疗程。(《侗族医药探秘》)

2. 急性肠炎 取尚岁滕 5 ～ 10g 鲜品洗净，口嚼碎咽服。(《侗族医药探秘》)

【现代临床研究】治疗乳腺癌 探讨红凉伞提取物对乳腺癌细胞增殖和凋亡的影响及分子机制。将乳腺癌细胞 MDA-MB-453 分为对照组，红凉伞提取物低、中、高剂量组，红凉伞提取物 +pcDNA3.1 组和红凉伞提取物 +pc DNA3.1-MNX1-AS1 组。四甲基偶氮唑盐比色法检测细胞增殖抑制率，克隆形成实验检测细胞克隆形成能力，流式细胞术检测细胞凋亡，Transwell 检测细胞迁移和侵袭，实时荧光定量 PCR 检测 MNX1-AS1 表达水平，蛋白质印迹法检测细胞周期蛋白依赖性激酶抑制剂 1A（P21）、半胱氨酸天冬氨酸蛋白酶 -3（Caspase-3）、上皮钙黏蛋白（E-cadherin）、基质金属蛋白酶 -2（MMP-2）表达水平。结果与对照组比较，红凉伞提取物低、中、高剂量组细胞增殖抑制率，凋亡率及 P21、Caspase-3、E-cadherin 表达水平均升高（$P < 0.05$），细胞克隆形成数、迁移、侵袭细胞数及 MNX1-AS1、MMP-2 表达水平均降低（$P < 0.05$）。与红凉伞提取物 +pcDNA3.1 组比较，红凉伞提取物 +pcDNA3.1-MNX1-AS1 组细胞增殖抑制率、凋亡率及 P21、Caspase-3、E-cadherin 表达水平均降低（$P < 0.05$），细胞克隆形成数、迁移、侵袭细胞数及 MNX1-AS1.MMP-2 表达水平均升高（$P < 0.05$）。结论：红凉伞提取物可抑制乳腺癌细胞 MDA-MB-453 增殖、迁移和侵袭，促进细胞凋亡，其机制可能与 MNX1-AS1 有关。

【化学成分】朱砂根皂苷 A、朱砂根皂苷 C、百两金皂苷 B、3-*O*-［6′-*O*-palmitoyl-*β*-D-glucosyl-］-spinasta7,22（23）-diene,3-*O*-［6′-*O*-palmitoyl-］-*β*-D-glucopyranosyl stigmasterol、车叶草酸、岩白菜素、正丁基 -*α*-D- 呋喃果糖苷、正丁基 -*β*-D- 呋喃果糖苷、甲基 -*α*-D- 呋喃果糖苷、丁香酸、乙基 -*β*-D- 吡喃果糖苷、5- 羟甲基糠醛等。

【药理作用】抗肿瘤作用 从红凉伞乙醇提取物中分离得到 9 个化合物，分别为 5- 羟甲基糠醛（1）、乙基 -*β*-D- 吡喃果糖苷（2）、丁香酸（3）、正丁基 -*β*-D- 呋喃果糖苷（4）、正丁基 -*α*-D- 呋喃果糖苷（5）、甲基 -*α*-D- 呋喃果糖苷（6）、岩白菜素（7）、百两金皂苷 B（8）、车叶草酸（9）。抗肿瘤转移实验结果表明化合物 1 ～ 9 均有明确的抗肿瘤转移作用，其中化合物 1、5 和 8 的抗肿瘤转移活性较强，化合物 5 在质量浓度 0.8mg/L 下对人乳腺癌细胞 MDA-MB-231 趋化抑制率达到 93.8%。

【原植物】朱砂根 *Ardisia crenata* Sims

紫金牛科紫金牛属朱砂根的变种，灌木，高可达 2m，茎粗壮，叶背、花梗、花萼及花瓣均带紫红色，有的植株叶两面均为紫红色。叶片革质或坚纸质，椭圆形、椭圆状披针形至倒披针形，顶端急尖或渐尖，基部楔形，边缘具皱波状或波状齿，叶柄长约 1cm。伞形花序或聚伞花序，着生花枝顶端；花梗无毛；花萼仅基部连合，萼片长圆状卵形，顶端圆形或钝，两面无毛，花瓣白色，盛开时反卷，外面无毛，花药三角状披针形，子房卵珠形，果球形，鲜红色，5 ～ 6 月开花，10 ～ 12 月结果（有时 2 ～ 4 月）。

产于湖南、贵州、广西、湖北。生长在海拔 90 ～ 2400m 的疏密林下阴湿的灌木丛中。

（曹亮　郑钦方　汪冶）

Sangp wadc 尚吻

蕺菜 Jicai

【异名】岑草、臭菜根、折耳根、臭菜、侧耳根、臭根草、臭灵丹、狗心草、狗点耳、蕺、菹菜、紫背鱼腥草、紫蕺、菹子、臭猪巢、猪鼻孔、九节莲、重药、狗贴耳、肺形草、鱼鳞真珠草、猪姆耳、秋打尾、狗子耳、臭草、野花麦、热草、臭质草、臭腥草、臭牡丹、臭灵丹、辣子草、奶头草、草摄、红桔朝、臭蕺。

【来源】本品为三白草科植物蕺菜 *Houttuynia cordata* Thunb. 的全草。

【采收加工】夏季茎叶茂盛花穗多时采割，洗净，除去杂质，阴干或鲜用。

【性味】辛，微寒。

《侗药大观》：辛、平、微寒。

《中国侗族医药》：辛，微寒。

《中国侗族医药学基础》：辛，微寒。

【功能与主治】清热解毒，消肿疗疮，利尿通淋，除湿，清热止痢，健胃消食。用于肺痈吐脓，痰热喘咳，热痢，热淋，痈肿疮毒，热毒湿邪，痔疮便血，脾胃积热。

《侗药大观》：清热解毒，消肿排脓，止咳，利尿。用于急性肾炎，肺炎咳嗽，肾结石，局部脓肿，白带过多，感冒。

《中国侗族医药》：清热解毒，消痈肿。用于上呼吸道感染，腮腺炎。

《中国侗族医药学基础》：清热解毒，消痈排脓，利尿通淋。用于肺脓肿，痰热咳嗽，肺热病，水肿，脚湿气，淋证，白带。痈肿疮毒，热痢，热淋。

【用法用量】内服：煎汤，15 ～ 25g，不宜久煎；鲜品用量加倍，水煎或捣汁服。外用：适量，捣敷或煎汤熏洗患处。

《侗药大观》：干品 10 ～ 20g，水煎内服。外用鲜品适量捣烂外敷。急性肾炎配车前草、十大功劳、半边莲、茅草根、大戟。肺炎咳嗽配矮地茶、金银花、连翘、黄连。肾结石配鸡内金、石韦、木通、海金沙、金钱草。白带过多配败酱草、黄柏。感冒配荆芥、连翘、桂枝、细辛同用。

《中国侗族医药》：15 ～ 30g，水煎服。

【现代临床研究】

1. 抗炎作用　以鱼腥草为主的复方鱼腥草片是最常见的口服剂型，复方鱼腥草片口服治疗流行性腮腺炎临床疗效佳，发热、肿胀、头痛、呕吐等临床症状和体征均能在较短时间内迅速得到缓解。另外，对感冒发热、急性咽炎、急性扁桃体炎、支气管肺炎、肺脓疡等应用该药治疗，均有良好效果。

2. 治疗小儿手足口病　有学者研究表明，复方鱼腥草口服液在联合利巴韦林治疗小儿手足口病时，有显著抗病毒、退热及改善症状等作用。

3. 治疗小儿泪囊炎　有学者应用鱼腥草滴眼液治疗新生儿泪囊炎，疗效确切。有学者应用鱼腥草滴眼液治疗 60 例急性细菌性结膜炎患者，其疗效优于应用氯霉素滴眼液治疗。另有临床报道，鱼腥草滴眼液联合奥洛他定治疗小儿过敏性结膜炎临床疗效显著，可有效改善眼部相关症状、体征，且起作用时间更为快速。

4. 呼吸道感染　呼吸道感染是全球范围内发病率和病死率较高的疾病之一。患者发病后，轻者往往以普通感冒为主，严重者可出现急慢性支气管炎、肺炎、疱疹性咽峡炎、高热等症状，不但影响患者健康，而且降低患者日常的生活质量。有研究显示，鱼腥草注射液与阿莫西林联用，治疗上呼吸道感染疗效显著。

5. 病毒性肠炎　病毒性肠炎是由病毒感染引起的一类肠道传染性疾病，患者中小儿所占比例较高。有学者应用常规治疗方法联合鱼腥草注射液治疗病毒性肠炎患儿，结果显示鱼腥草注射液可显著改善病毒性肠炎患儿的免疫状态及炎性状态。

6. 妇科疾病　鱼腥草注射液可有效治疗盆腔炎、输卵管炎性堵塞等妇科疾病。有学者应用常规西医治疗方法联合鱼腥草注射液治疗 92 例慢性盆腔炎患者结果显示，鱼腥草注射液治疗慢性盆腔炎的临床效果较好。另有临床研究报道，往宫腔及输卵管内注射入鱼腥草注射液，治疗输卵管炎性阻塞性不孕症 390 例，同时进行有针对性的护理，有半数的患者获效。

7. 外科术后感染　有学者研究表明，鱼腥草注射液能降低胸外科术后肺部感染患者血清炎症因子表达水平，提高抗菌治疗效果，促进患者康复，对改善胸外科术后肺部感染有良好效果。

8. 泌尿系统疾病　以鱼腥草为主的复方制剂如鱼腥草注射液、鱼金注射液、复方鱼腥草汤剂等，常用于治疗中医的湿热淋证，相当于西医学的泌尿系统感染。有学者应用鱼腥草注射液治疗小儿尿路感染 68 例，发现总有效率为 97.06%，表明鱼腥草注射液治疗小儿尿路感染疗效确切，优于传统西药治疗。有学者采用麻蝉茅鱼汤（鱼腥草、白茅根、麻黄、蝉蜕）治疗急性肾炎 20 例，治愈率 98.3%，显著高于西药治疗组的 77.5%，这进一步说明鱼腥草具有利尿通淋功效，值得临床上推广应用。

9. 其他疾病　另有研究报道称，鱼腥草注射液还可应用于烧伤、湿疹、带状疱疹、心肌炎、肠炎腹泻等疾病的治疗。

【**化学成分**】甲基正壬酮、月桂醛、癸酰乙醛、香叶乙酯、冰片乙酯、柠檬烯、槲皮素、槲皮苷、异槲皮苷、瑞诺苷、金丝桃苷、阿芙苷、芦丁、广寄生苷、山奈酚 -3-O-β- 芸香糖苷、槲皮素 -3-O-β-D- 半乳糖基 -7-O-β-D 葡萄糖苷、染料木素、染料木素 -4'-O-β-D- 葡萄糖苷、黄烷 -3- 醇、去甲头花千金藤二酮 B、橙黄胡椒酰胺苯甲酸酯、橙黄胡椒酰胺乙酸酯、N- 反式 - 阿魏酰酪胺、橙黄胡椒酰胺、绿原酸、新绿原酸、隐绿原酸、咖啡酸、琥珀酸、苯甲酸、β- 谷甾 -4- 烯 -3- 酮、β- 谷甾 -3,6- 二酮、胡萝卜苷、芳樟醇、樟烯、月桂烯、乙酸龙脑酯、丁香烯、阿福苷、金丝桃苷、芸香苷、硬脂酸、油酸、亚油酸、槲皮苷、异槲皮苷等。

【**药理作用**】

1. 抗菌作用　鱼腥草具有广谱的抗菌作用，鱼腥草煎剂在体外对金黄色葡萄球菌、溶血性链球菌、肺炎双球菌、流感杆菌、大肠埃希菌和痢疾杆菌均有不同程度的抑制作用，鱼腥草乙醚提取物对结核杆菌也有抑菌作用。有临床研究表明，鱼腥草注射液可参与肺结核病的治疗，加用鱼腥草注射液既能防治肺部感染、心功能不全等并发症，又可避免长期使用抗结核药和广谱抗生素所引起的毒性反应。鱼腥草抗菌有效成分为挥发油中的癸酰乙醛，其性质不稳定，易发生聚合，故鱼腥草鲜品抗菌作用优于干品。

2. 抗病毒作用　实验研究显示，鱼腥草煎剂对流感病毒亚洲甲型京科 68-1 株有抑制作用，并能延缓孤儿病毒所致的细胞病变。鱼腥草醇提取物滴鼻或腹腔注射，对甲型流感病毒 FM1 感染的小鼠均有保护作用。鲜鱼腥草水蒸馏物对单纯疱疹病毒、流感病毒、艾滋病病毒有直接的抑制作用。鱼腥草注射液可改善流感病毒引起的小鼠肺炎，降低肺指数，在体内对甲型 H1N1 流感病毒感染有预防和保护作用。鱼腥草水煎剂还有抗乙型肝炎病毒抗原和抑制乙肝病毒的作用。

3. 抗炎作用 临床研究发现，高剂量的鱼腥草挥发油能够对二甲苯所致的炎症起到抑制作用，并且能显著缓解关节炎大鼠的足肿胀情况。鱼腥草注射液、鱼腥草素、槲皮素、槲皮苷均能抑制巴豆油、二甲苯所致小鼠耳肿胀，抑制乙酸所致腹腔毛细血管通透性亢奋。另外，鱼腥草煎剂及其复方制剂对急慢性呼吸道炎症、妇科各类炎症及不孕症均有一定的治疗作用。

4. 增强免疫功能 鱼腥草水煎液能明显增强人外周血中性粒细胞吞噬金黄色葡萄球菌的能力，对 X 线照射和环磷酰胺所致的小鼠白细胞减少也有保护作用；鱼腥草黄酮提取物雾化吸入，能显著增加大鼠肺巨噬细胞的吞噬率及外周血酸性非特异性酯酶阳性淋巴细胞百分率。

5. 抗肿瘤作用 鱼腥草黄酮类提取物能抑制人子宫颈癌细胞株 SiHa 肿瘤细胞生长，诱导其凋亡，为鱼腥草的抗子宫颈癌的药效学效应提供了实验依据。采用 95% 乙醇回流提取鱼腥草生物碱，经体外实验观察表明，鱼腥草生物碱能抑制人大细胞肺癌细胞株 H460 的生长，具有诱导其发生凋亡的作用。

6. 抗辐射作用 采用受 X 射线辐射损伤模型的大鼠 24 只，随机分为 3 个组，分别为模型对照组、鱼腥草总黄酮组、鱼腥草多糖组，每组各 8 只，分别给予等体积的蒸馏水、总黄酮提取液和多糖粉末混悬液灌胃。结果显示：鲜鱼腥草多糖组与总黄酮组皆能对受 X 射线辐射损伤大鼠起到保护作用；鱼腥草总黄酮可显著增加白细胞数，升高脾脏指数，增加骨髓 DNA 含量，降低外周血网织红细胞微核率和骨髓嗜多染红细胞微核率；鱼腥草多糖可显著升高大鼠胸腺指数和脾脏指数，明显降低外周血和骨髓微核率。实验证明：鲜鱼腥草具有较好的抗辐射作用，其水煎液及提取物对 X 线照射引起的免疫功能损伤有一定的保护作用。

7. 解热作用 鱼腥草注射液对酵母致大鼠发热及大肠埃希菌内毒素致家兔发热均有解热作用，可降低大鼠及家兔血清肿瘤坏死因子 -α、白细胞介素 -β、前列腺素 E$_2$（PGE$_2$）水平，其解热机制可能与抑制下丘脑 cAMP 含量升高有关。

8. 平喘作用 鱼腥草挥发油有平喘作用。鱼腥草挥发油具有拮抗慢反应物质的分泌，增加豚鼠肺溢流，拮抗乙酰胆碱对呼吸道平滑肌发生作用，减少卵白蛋白所致豚鼠过敏性哮喘发生的作用。鱼腥草挥发油对豚鼠离体气管平滑肌也有舒张作用。

9. 利尿作用 鱼腥草由于含有槲皮苷和大量的钾盐，具有一定的利尿作用。有实验表明，用鱼腥草的提取液灌流蟾蜍肾，能使毛细血管扩张，增加肾脏血流量，从而增加尿量。

【原植物】 蕺菜 *Houttuynia cordata* Thunb.

多年生草本，高 30 ～ 50cm，全株有腥臭味，茎上部直立，常呈紫红色，下部匍匐，节上轮生小根。叶互生，薄纸质，有腺点，背面尤甚，卵形或阔卵形，长 4 ～ 10cm，宽 2.5 ～ 6cm，基部心形，全缘，背面常紫红色，掌状叶脉 5 ～ 7 条，叶柄长 1 ～ 3.5cm，无毛，托叶膜质长 1 ～ 2.5cm，下部与叶柄合生成鞘。花小，夏季开，无花被，排成与叶对生、长约 2cm 的穗状花序，总苞片 4 片，生于总花梗之顶，白色，花瓣状，长 1 ～ 2cm，雄蕊 3 枚，花丝长，下部与子房合生，雌蕊由 3 个合生心皮所组成。蒴果近球形，直径 2 ～ 3mm，顶端开裂，具宿存花柱。种子多数，卵形。花期 5 ～ 6 月，果期 10 ～ 11 月。

产于湖南、贵州、广西、湖北。生于山地、沟边、塘边、川埂或林下湿地。

【备注】 蕺菜性寒，凡属脾胃虚寒或虚寒性病证者忌食。

（刘建锋　汪冶）

Sank xuip lemc 伞虚伦

追风伞 Zhuifengsan

【异名】伞叶排草、背花草、灯台草、破凉伞、伞形排草、一把伞、狭叶落地梅。

【来源】本品为报春花科植物狭叶落地梅 *Lysimachia paridiformis* var. *stenophylla* Franch. 的干燥全草。

【采收加工】全年可采，晒干或鲜用。

【性味】苦、辛，温。

《中国侗族医药研究》：苦、辣，热。

《侗族医学》：苦、辣，热。

【功能与主治】祛风除湿，活血散瘀。用于风湿疼痛，跌打损伤，骨折。

《中国侗族医药研究》：除寒，消肿。用于扭伤，风湿病。

《侗族医学》：除寒，消肿。主治命刀（扭伤），风湿病。

【用法用量】内服：煎汤，15～20g。外用：适量。

【附方】

1. 命刀　伞虚伦（追风伞）、美奥夺（钩藤根）、教播盘亚麻（大血藤）、教素巴号我格（木防己）、削昆（岩马桑），泡酒内服。(《侗族医学》)

2. 风湿病　伞虚伦（追风伞）、削昆（岩马桑）、醉蛮（见血飞）、尚美丈垣（云实根）、岁放美（鬼箭羽）、教农罢（排风藤）、教蓄惊（络石藤）、教素昆（威灵仙），煎水内服。(《侗族医学》)

【现代临床研究】

1. 治风湿麻木　追风伞、红活麻各15g，大风藤30g。泡酒250mL，每次60mL。(《贵阳民间药草》)

2. 治风湿瘫痪　追风伞、藤五加、大风藤、阎王刺、姨妈菜各60g。煎水服，每日1服；煎水服3次后，再煎水洗，连续使用。(《贵阳民间药草》)

3. 治小儿惊风　追风伞、金钩莲各9g。煎水服。(《贵阳民间药草》)

4. 治脚抽筋　追风伞60g，伸筋草15g。煨猪肉吃。(《贵阳民间药草》)

5. 治骨折　追风伞、岩豇豆、红四块瓦各等分晒干研末，调酒外包；若破口骨折，用开水调敷包扎，每日1换。(《贵州草药》)

【化学成分】甜菜碱、六氢吡啶羧酸、腺苷、原花青素 B_2、格链孢醇、芒果苷、芹菜素、7-羟基香豆精、莰酮、木犀草素、异鼠李素-3-O-β-D-葡萄糖苷、淫羊藿苷、路路通酸、5-甲基山柰酚、刺槐素、左旋乙酸冰片酯、肉桂酸、L-苹果酸、柠檬酸、没食子酸、鸟苷、原儿茶酸、没食子儿茶素、原儿茶醛、阿魏酸乙酯、芦丁、华中冬青素、金丝桃苷、山柰酚-3-O-芸香糖苷、2,5-二羟基苯甲酸甲酯、连翘酯苷 A。

【药理作用】

1. 抗炎　以抗炎药理活性为药效学指标，对追风伞总提物及其各萃取层进行筛选研究，以确定追风伞抗炎活性的有效部位，结果发现追风伞总提物组对二甲苯所致的小鼠耳肿胀有显著的抑制作用，水层低剂量组有明显的抑制作用。由此可见追风伞具有良好的抗炎药理活性，其有效部位为水层。

2. 镇痛　研究追风伞总黄酮的抗风湿活性及其作用机制。结果发现追风伞总黄酮能显著抑制醋酸所致的小鼠扭体反应，对二甲苯诱导的小鼠耳肿胀、棉球诱导的小鼠肉芽肿具有抑制作用，对大鼠佐剂性关节炎继发性足肿胀有较好的抑制作用，并使大鼠血清中 NO 和炎性组织中 PGE_2 的含量降低。可见，追风伞总黄酮具有显著的镇痛抗炎作用，其作用机制可能与抑制大鼠血清中 NO 和炎性组织中 PGE_2 的合成有关。

【原植物】狭叶落地梅 *Lysimachia paridiformis* var. *stenophylla* Franch.

多年生草本，高 20～50cm。须根淡黄色，数条丛生。茎基部红色，上部绿色，节间长，节处稍膨大，有短柔毛。叶 6～18 片轮生茎端，近乎无柄；叶片披针形至线状披针形，长 4～16cm，宽 1.2～5cm。先端渐失或短渐尖，基部渐狭，枣红色，有柔毛，全缘，稍成皱波状；茎下部叶退化成鳞片状或有时发育成正常叶，但较顶部叶远小，对生或 3 枚轮生。花 6 至多朵集生茎端成伞形花序，有时亦生于近顶端 1～2 轮鳞片状叶腋中；花梗可达 3cm，密被褐色腺体；花萼 5 深裂，裂片线状披针形，淡绿色；花较大，花冠钟状，黄色，长可达 17mm，5 裂，裂片长圆形，通常有黑色腺条；雄蕊 5，长约为花冠的一半，花丝下部合生成筒；子房上位，卵珠形，红色，1 室，花柱细长。蒴果球形。花期 5 月，果期 5～6 月。

产于湖南、贵州、广西、湖北。生于林下和阴湿沟边。

（刘建锋　汪冶）

Sanv maenc naemx 占门冷

灯心草 Dengxincao

【异名】水灯草，野席草，龙须草，占门冷、占门虽、细灯草、水木通、水灯心草，娘灯芯、水葱、野草、水三棱草、水中心。

【来源】本品为灯心草科植物灯心草 *Juncus effusus* L. 的干燥茎髓。

【采收加工】夏末至秋季割取茎，晒干，取出茎髓，理直，扎成小把。

【性味】甘、淡，微寒。

《侗族医学》：甜、淡，凉。

《侗药大观》：苦、淡，微寒。

《中国侗族医药研究》：甘、淡，寒。

《侗族医药探秘》：甘、淡，寒。

【功能与主治】清心火，利小便。用于心烦失眠，尿少涩痛，口舌生疮。

《侗族医学》：退热，退水。用于惊应纳（挽弓惊）、妇女月家风。

《侗药大观》：清心火，利小便，通淋利湿。用于治疗心烦失眠、尿少涩痛、小便不利、肾炎水肿、小儿夜啼、泌尿系统结石等。

《中国侗族医药研究》：清肺，降火，散瘀，利尿，止血。用于麻狂风，咳嗽，吐血不止，风入心内，黄疸病，羊毛痧，火痧，伤寒，伤寒漏底，呕吐，小便不通，小儿大人月家，妇女月家风，筋风半边，小儿单马症，伤寒血结，迷风，小儿疮风，肚痛风，小儿起风，小儿走胎风，扯锯风，小儿白眼风，小儿扯合风，小儿惊风，猴子疳积，挽弓惊。

《侗族医药探秘》：清肺，降火，散瘀，利尿，止血。

《中国侗族医药》：用于水肿，小便不利，创伤等。

【用法用量】内服：煎汤，1～3g。

【附方】

1.惊应纳（挽弓惊） 占门冷（水灯草）、骂菩姑（蒲公英）、义尽奴蛮（一枝黄花）、骂卡国（牛蒡子）、闹亚（紫苏）、骂嘎库（车前草）、尚娘架（白茅根），煎水内服。妇女月家风：占门冷（水灯草）、巴素借困（大青木）、尚送（酸汤杆）、娘囚（马鞭草）、骂挡仑（防风）、闹亚（紫苏）、骂卡马辰（土大黄）、生姜，用量 10 ～ 15g。煎水内服。（《侗族医学》）

2.火疳积 本病多因疳症心经郁热所致。症见面黄、颊赤、壮热、烦躁、口舌生疮、渴喜冷饮、小便赤涩、盗汗或易虚惊。类似中医"心疳""惊疳""疳热"。灯心草每次 15 ～ 30g，煮水分 3 次服，连服 7 天为一疗程。（《侗族医药探秘》）

3.防治小儿感冒 "三星汤"方剂：水灯草、田边菊、车前草、黄瓜香、金银花、紫苏、白头花、蒲地蓝各 5g 煮水服，每日 1 剂，日服 3 次，连服 3 ～ 5 天。本方清热解毒、消炎镇痛、祛风去湿。

4.腮腺炎 灯心草一根。点油烧之，在虎口之下寸许。手背微窝处，左腮烧右手，右腮烧左手。（《中国侗族医药》）

【现代临床研究】

1.治疗顽固性口腔溃疡 调查发现至少 10% ～ 25% 的人患有口腔溃疡，采用灯心草治疗顽固性口腔溃疡，可以取得满意的治疗效果。选取 2014 年 1 月～ 2017 年 1 月在口腔门诊诊断为顽固性口腔溃疡的患者（孕妇除外）240 例。全部患者随机分为两组。分组研究结果表明，灯心草治疗顽固性口腔溃疡取得了良好的效果。

2.治疗带状疱疹 探讨普济消毒饮合中药外敷、灯心草灸治疗带状疱疹的临床疗效。研究者将 87 例患者分为观察组 44 例采用普济消毒饮合中药外敷、灯心草灸治疗，对照组 43 例采用阿昔洛韦分散片治疗，观察比较 2 组患者疗效。结果发现观察组的止疱、止痛、结痂时间及评分均明显优于对照组（$P < 0.05$）。普济消毒饮合中药外敷、灯心草灸治疗带状疱疹的疗效显著。

【化学成分】2-甲氧基-7-羟基-1-甲基-5-乙烯基菲、灯心草素、去氢厄弗酚、灯心草酚、厄弗酚、去氢厄弗醛。

【药理作用】

1.抗大鼠心肌纤维化作用 研究灯心草提取物（JE）对异丙肾上腺素（ISO）诱导的大鼠心肌纤维化的影响并探讨相关机制。灯心草可以改善 ISO 诱导的大鼠心肌纤维化，随着 JE 剂量增加其效果更加明显，其机制可能与 JE 剂量下 TGF-β_1 及 SMAD2/3 蛋白表达的变化有关。

2.抑制 RANKL 诱导的破骨细胞形成 观察灯心草对核因子（NF）-κB 受体活化因子配体（RANKL）诱导骨髓巨噬细胞（BMMs）分化形成破骨细胞的作用，并探讨其机制。结果 CCK-8 实验结果显示，灯心草浓度低于 12.5μmol/L 时对 BMMs 细胞增殖无明显抑制。50μg/L RANKL 可诱导 BMMs 细胞分化成抗酒石酸酸性磷酸酶（TRAP）染色阳性的多核巨细胞，即成熟的破骨细胞。不同浓度的灯心草可显著抑制破骨细胞形成，且呈现浓度依赖性；RT-PCR 结果显示，灯心草浓度依赖性地抑制破骨细胞分化过程中特异性基因的表达。研究表明灯心草浓度依赖性地抑制破骨细胞的形成，其机制可能是通过抑制破骨细胞分化过程中特异性基因的表达来实现的。

3.抗焦虑作用 灯心草 95% 乙醇提取物的乙酸乙酯部位具有抗焦虑作用，同时证实灯心草乙酸乙酯部位中含量较高的菲类成分去氢厄弗酚、厄弗酚、灯心草酚、去氢灯心草酚具有显著抗焦虑作用。研究结果进一步表明，灯心草抗焦虑作用的有效部位为菲类部位；含量较高的菲类成分去氢厄弗酚和厄弗酚联合用药时相互作用为相加作用。研究成果不仅为构建灯心草质量评价体系提供理论支撑，也为合理利用灯心草资源提供了科学依据。

4.治疗甲状腺功能亢进症作用 研究壮医灯心草疗法治疗甲状腺功能亢进症的临床疗效。研究者将 200 例甲状腺功能亢进症门诊患者随机分为观察组和对照组，每组 100 例，观察组采用壮医灯心草灸疗法治疗，对照组采用口服他巴唑治疗。观察两组的临床疗效，15 次为 1 个疗程，共 4 个疗程观察总疗效，甲状腺激素水平变化。结果发现两组总有效率（91.0% 与 79.0%）比较有显著性差异（$P < 0.05$）。壮医灯心草灸治疗甲状腺功能亢进症具有较好的临床疗效，主要通过灯心火对皮肤的温热刺激，借助经络的传导作用，起到"外热内效"之功，以疏通经脉、调和气血、调整脏腑的阴阳平衡，促进机体功能活动恢复正常，从而抑制甲状腺激素分泌、阻断甲状腺激素吸收，达到治疗甲状腺功能亢进症的目的。

【原植物】灯心草 *Juncus effusus* L.

多年生草本，高 35 ～ 100cm。根茎横走，具多数须根。茎圆筒状，直径 1 ～ 2mm，外具明显条纹，淡绿色。无茎生叶，基部具鞘状叶，长者呈淡赤褐色，短者呈褐色或黑褐色，有光泽。复聚伞花序，假侧生，由多数小花密聚成簇；花淡绿色，具短柄；花被 6，2 轮，裂片披针形，长 2 ～ 2.5mm，背面被柔毛，边缘膜质，纵脉 2 条；雄蕊 3，较花被短；子房 3 室，花柱不明显，柱头 3 枚。蒴果卵状三棱形或椭圆形，长约 2mm，先端钝，淡黄褐色。种子多数，斜卵形。花期 5 ～ 6 月。果期 7 ～ 8 月。

产于湖南、贵州、广西、湖北。生于湿地或沼泽边缘。

（曹亮　田婷婷　汪冶）

Siik bav ngueex done 岁把额团

金粟兰 Jinsulan

【异名】四叶细辛、万根丹、四块瓦、及己、四大天王、四儿风、四匹瓦、鸡脚兰、啰半啰奇、洛办洛七、摸滇、小疙瘩、鱼子兰、珍珠兰、株兰、珠兰、叶枝兰、莫滇、鸡爪兰、茶兰、鱼籽兰、珠兰花、朱兰。

【来源】本品为金粟兰科植物宽叶金粟兰 *Chloranthus henryi* Hemsl. 的干燥全草。

【采收加工】夏、秋季采收，洗净，晒干。

【性味】辛，温。

《中国侗族医药》：辛，温。

《中国侗族医药学基础》：辛，温，有毒。

《侗族医药探秘》：辛，温。

【功能与主治】祛风除湿，活血散瘀，解毒。用于风湿痹痛，肢体麻木，风寒咳嗽，跌打损伤，疮肿及毒蛇咬伤。

《中国侗族医药》：祛风除湿，活血散瘀，散寒止咳。用于胃病。

《中国侗族医药学基础》：祛风除湿，散瘀止痛，解毒消肿，散寒止咳。用于风湿痹痛，风寒咳嗽，经闭，肢体麻木，跌打损伤，血瘀肿痛，无名肿痛，毒蛇、毒虫咬伤等。

《侗族医药探秘》：祛风除湿，活血散瘀，散寒止咳。用于胃病。

【用法用量】内服：煎汤，5 ～ 10g。

《中国侗族医药学基础》：煎服，5 ～ 10g。孕妇禁服。

《侗族医药探秘》：15 ～ 25g，煎水服，日服 3 次，连服半月。

《中国侗族医药》：15 ～ 25g，煎水服，日服 3 次，连服半月。

【附方】**毒蛇咬伤**　四块瓦根、朱砂根鲜品打烂，用二道淘米水拌匀，自上而下外洗，直至把毒汁排尽。忌酸、辣、酒、露水、房事。(《侗族医药探秘》)

【现代临床研究】

1. 治疗肿疖、毒蛇咬伤和跌打损伤　金粟兰属植物在民间是治疗肿疖、毒蛇咬伤和跌打损伤的良药，该植物中发现的化合物种类较多，包括萜类、酚类、醇苷类及一些其他类型的化合物。其中，萜类化合物较多，研究热点是倍半萜二聚体类的大环化合物。现代药理研究表明金粟兰属植物多具有抗菌、抗炎、抗肿瘤、抗人体免疫缺陷病毒 1 型以及增强免疫等活性。

2. 治疗带状疱疹　探讨金粟兰搽剂外敷配合红外线照射对带状疱疹的疗效。将 168 例确诊为带状疱疹的患者随机分为两组，即观察组和对照组各 84 例。观察组应用常规疗法加金粟兰搽剂外敷患处配合红外线照射治疗局部，对照组应用常规疗法加红外线照射治疗局部。结果观察组止痛、消疱、结痂、脱痂的时间及病程较对照组明显缩短，组间比较差异具有统计学意义($P < 0.05$)。金粟兰搽剂外敷配合红外线照射治疗带状疱疹，能减轻疼痛，促进疱疹吸收，缩短病程。

【化学成分】atractylenolid Ⅲ、curcuzederone、curcolonol、(1R,3S,5S,8S,10R)-14-acetylshizukanolide、13-dien-15,12R-olid-19-oic acid、guaianediol、N-trans-cinnamoyltyramine、(1S,6S,8R)-8-ethoxychl +)-phaeocaulin D、白术内酯Ⅰ、8-β-ethoxyasterolid、(1S,6S,8R)-8-ethoxychlomultinC、(1R,6R,8S)-8-ethoxychlomultinC、乙酸冰片酯、3- 亚甲基 -2- 降冰片酮、莰烯。

【药理作用】

1. 抗乳腺癌转移作用　多种色谱分离方法和波谱学鉴定方法对宽叶金粟兰乙酸乙酯部位的化学成分进行了分离鉴定，并借助药理学方法对其中得到的部分化合物进行了抗乳腺癌转移活性的初步筛选。其中化合物 curcolonol 等表现出较强的活性。

2. 抗氧化作用　采用水蒸气蒸馏法获得宽叶金粟兰挥发油，运用气相色谱 - 质谱联用进行成分分析，同时运用紫外分光光度计测定其对 1,1- 二苯基 -2- 三硝基苯肼(DPPH)自由基的清除能力以及总还原能力。研究宽叶金粟兰挥发油的主要化学成分及其抗氧化活性。结果表明挥发油具有较好的还原能力，但对 DPPH 自由基的清除能力较弱。研究表明挥发油具有一定的抗氧化活性。

3. 神经保护作用　研究发现萜类化合物 shizukanolide H 具有较强的神经保护的作用，其机理主要是通过抑制半胱氨酸天冬氨酸蛋白酶 3(Caspase-3)活性降低 PC12 细胞凋亡，同时激活 Akt 蛋白激酶信号通路，从而对神经起到保护作用。

4. 抗疟活性　金粟兰中分离得到 3 个倍半萜二聚体，其中，化合物 fortunoid A 和化合物 fortunoid B 被检测到具有中等的抗疟活性，其化合物 A 的抗疟活性 IC_{50} 数值是 $10.2\mu M \pm 0.37\mu M$、化合物 B 的 IC_{50} 数值是 $0.5\mu M \pm 0.01\mu M$。

【原植物】宽叶金粟兰 *Chloranthus henryi* Hemsl.

多年生草本，高 40 ～ 65cm；根状茎粗壮，黑褐色，具多数细长的棕色须根；茎直立，单生或数个丛生，有 6 ～ 7 个明显的节，节间长 0.5 ～ 3.0cm，下部节上生一对鳞状叶。叶对生，通常 4 片生于茎上部，纸质，宽椭圆形、卵状椭圆形或倒卵形，长 9 ～ 18cm，宽 5 ～ 9cm，顶端渐尖，基部楔形至宽楔形，边缘具锯齿，齿端有一腺体，背面中脉、侧脉有鳞屑状毛；叶脉 6 ～ 8 对；叶柄长 0.5 ～ 1.2cm；鳞状叶卵状三角形，膜质。托叶小，钻形。穗状花序顶生，通常两歧或总状分枝，连总花梗长 10 ～ 16cm，总花梗长 5 ～ 8cm；苞片通常宽卵状三角形或近半圆形；花白色；雄蕊 3 枚，基部几分离，仅内侧稍相连，中央药隔长 3mm，有 1 个 2 室的花药，两侧药隔稍短，各有 1 个 1 室的花药，药室在药隔的基部；子房卵形，无花柱，柱头近头状。核果球形，长约 3mm，具短柄。花期 4 ～ 6 月，果期 7 ～ 8 月。

产于湖南、贵州、广西、湖北。生于山坡林下阴湿地或路边灌丛中。

（曹亮　田婷婷　汪冶）

Sinp cenc tac 顺层塔

蛇足石杉 Shezushishan

【异名】千层塔、草木兰、宝塔草、蛇足草、虱子草、长柄千层塔、蛇足石松、蛇交子、长柄石杉、长柄蛇足石杉、生扯拢、近全缘石杉、虱婆草、石杉、矮罗汉、百足蜈蚣、近全缘蛇足石杉。

【来源】本品为石杉科植物蛇足石杉 *Huperzia serrata*（Thunb. ex Murray）Trev. 的干燥全草。

【采收加工】四季可采，洗净晒干。

【性味】苦、辛、微甘，平。有小毒。

《侗族医学》：苦，微甜，平。有小毒。

《中国侗族医药研究》：苦、微甜，平，有小毒。

【功能与主治】清热解毒，止血散瘀，消肿止痛，清热除湿。用于跌打损伤，瘀血肿痛，内伤吐血，尿血，痔疮下血，白带，肿毒，毒蛇咬伤，烧烫伤。

《侗族医学》：退水，解毒，止痛。用于兜焙略（烧伤），兜冷赖（烫伤）、耿来（腰痛水肿）。

《中国侗族医药研究》：退水，解毒，止痛。用于烧伤，烫伤，腰痛水肿。

《中国侗族医药》：用于治疗胃痛，牙痛，风湿疼痛，经期腹痛，慢性气管炎，荨麻疹，毒蛇咬伤等。

【用法用量】内服：煎汤，3～9g。外用：适量，或鲜品捣烂外敷。

《侗族医学》：3～9g，外用适量。

《中国侗族医药研究》：3～9g，外用适量。

《中国侗族医药》：9～15g。

【附方】

1. 兜焙略（烧伤）、兜冷赖（烫伤） 顺层塔（千层塔）、娘行寸内（豆瓣草）、教寸尽（山乌龟）、乃（浮萍），焙干研末，调茶油外敷。（《侗族医学》）

2. 耿来（腰痛水肿） 顺层塔（千层塔）、美兜介（六月雪）、卡罗丽（小青草）、尚娘架（白茅根），前水内服。（《侗族医学》）

【现代临床研究】

1. 治疗阿尔茨海默病 石杉碱甲是来源于蕨类植物蛇足石杉的一种倍半萜生物碱，为高效、高选择性、可逆性的乙酰胆碱酯酶（AChE）抑制剂。石杉碱甲在治疗阿尔茨海默病（Alzheimers disease，AD）方面的显著疗效，近年研究还证明石杉碱甲有神经保护和预防化学武器的潜力，引起世界各国药学工作者广泛关注和研究。石杉碱甲为高选择性的乙酰胆碱酯酶抑制剂，优于国外已上市的 AD 治疗药物，是首先从蛇足石杉中发现的 lycodine 生物碱类型，从蛇足石杉分离的该类型其他生物碱也具有较强的类似活性，具备进一步研究与开发的潜力。

2. 治疗重症肌无力 石杉碱甲对 127 例患者均有效，其中显效 71 例，有效 56 例。最佳疗效出现的时间在用药后（50±26）分钟，平均作用维持时间（5±6）小时。

3. 治疗老年性记忆功能减退 应用双盲及 10 词选择性提醒测验和限制性提醒修订的 10 词提醒法，肌内注射石杉碱甲 30μg/kg 剂量，83 例良性衰老性记忆功能障碍患者中，72 例的记忆有增强；良性衰老性遗忘症（BSF）66 例患者应用石杉碱甲进行治疗，结果治疗后 1 组 MQ 核 MMSE 分别增加 24 分 ±8 分和 1.6 分 ±0.9 分；2 组分别增加 23 分 ±10 分和 1.5 分 ±1.1 分，治疗前后有非常显著差异（$P < 0.01$）。有学者等采用随机分组，配对及双盲法测验，以韦氏记忆量表评定疗效，52 例老年及初老期单纯记忆障碍患者，分别皮下注射石杉碱甲 30μg，连续用药两周，记忆效应明显优于对照组，与用药前相比也有显著改善。

4. 治疗早老性痴呆 在 17 例老年性痴呆患者中，经治疗有 11 例患者的记忆功能有增强。用药后 0.5 小时起效，2 小时后疗效较好，作用持续最长可达 8 小时。石杉碱甲 30μg，每日两次，可使患者白天保持较好的记忆效应。该剂量在治疗中无不良反应。92 例早老性痴呆患者应用石杉碱甲进行治疗，结果总有效率为 63%。

5. 治疗血管性痴呆 有 28 例多发梗死性痴呆或合并老年性痴呆患者，经石杉碱甲 50μg 肌内注射连续用药 4 周，记忆功能明显优于对照组，与用药前相比也有显著改善。

6. 增强正常青春期学生记忆和学习成绩 石杉碱甲胶囊提高青春期学生记忆和学习成绩：采用双盲法，按照心理健康、记忆商接近、同班同性别的要求，将 68 例初中学生配对成两组，4 周一疗程，以记忆商及语文、英语和数学三课成绩平均分为观测指标评定疗效，结果用药组记忆商明显高于安慰剂组（$P < 0.01$），语文成绩也明显提高。

7. 治疗缺碘地区智力低下 有研究观察了石杉碱甲对 42 例克汀病患者轻度智力低下的临床效果，其中用药组 28 例，安慰剂组 14 例，持续服药 90 天，显示出良好的效果。

【化学成分】 石松碱（lycopodine）、石松定碱（lycodine）、蛇足石松碱（lycoserrine）、石松灵碱（lycodoline）、棒石松宁碱（clavolonine）、千层塔碱（serratine）、千层塔宁碱（serratinine）、千层塔尼定碱（serratanidine）、千层塔它宁碱（serratanine）、千层塔它尼定碱（serratanidine）、石松文碱（lycoclavine）、石杉碱 A（huperzine A）、石杉碱 B（huperzine B）、光泽石松灵碱（lucidioline）、千层塔烯二醇 -21β- 对二氢香豆酸酯（3β-hydroxyserrat-14-cn-21β-yl-*p*-dihydrocoumarate）、千层塔烯二醇 -3,21- 二乙酸酯（seratenediol-3，21-diacetate）、千层塔烯二醇 -3- 乙酸酯（seratenediol-3-acetate）、21- 表千层塔烯二醇 -3- 乙酸酯（21-*epi*-serratenediol-3-acetate）、3α,21β,24- 千层塔烯三醇（3α,21β,24-trihydroxyserrat-14-en）、21- 表千层塔烯二醇（21-*epi*-serratenediol）、千层塔烯二醇（serratenediol）、16- 羰基 -3α,21β- 千层塔烯二醇（3α,21β-dihydroxyserrat-14-en-16-one）、3β,21β,24- 千层塔烯三醇（3β,21β,24-trihydroxyserrat-14-en）、16- 羰基 -3α,21β,24- 千层塔烯三醇（3α,21β，24-trihydroxyserrat-14-en-16-one）、1- 羟基二苯并呋喃醇（1-dibenzofuranol）等。

【药理作用】

1. 杀螨活性 以二斑叶螨为靶标试虫，对蛇足石杉乙醇提取物的作用方式、杀螨作用机理及制剂加工做了初步研究，为开发果树专用型植物源杀螨剂提供理论和实验基础。采用冷浸法制备了四种不同极性溶剂的蛇足石杉提取物，结果表明，乙醇提取物对二斑叶螨雌成螨的触杀活性和杀卵活性明显高于石油醚、乙酸乙酯和丙酮提取物，对雌成螨的半数致死浓度（LC_{50}）为 0.26mg/mL，对卵的 LC_{50} 为 0.82mg/mL。此外，蛇足石杉乙醇提取物还表现出一定的雌成螨驱避、内吸毒性，产卵抑制和驱避等活性，具有进一步研究和开发的价值。乙醇提取物对二斑叶螨体内的乙酰胆碱酯酶和 Na^+，K^+-ATP 酶的活性均表现出抑制作用，而对超氧化物歧化酶（SOD）和过氧化氢酶（CAT）表现出激活作用，表明乙酰胆碱酯酶和 Na^+，K^+-ATP 酶可能为蛇足石杉乙醇提取物中活性物质的作用靶酶。乙醇提取物乳油最终配方：蛇足石杉乙醇提取物（10%）+ 二甲苯（80%）+ 吐温 80（10%），其乳化性、分散性、乳油稳定性、低温稳定性、热贮稳定性和挥发性均合格。室内毒力测定结果显示，10% 的蛇足石杉乙醇提取物乳油 200 倍稀释液与 15% 哒螨灵 3000 倍稀释液的毒力相当。

2. 抗胆碱酯酶作用 石杉碱甲是一种高选择性的乙酰胆碱酯酶抑制药，能进入中枢而发挥作用，可明显促进神经肌肉接头处的胆碱能传递，对乙酰胆碱酯酶的抑制作用为毒扁豆碱的 3 倍、加兰他敏的 30 倍。

3. 保护神经细胞和抗凋亡 有研究发现石杉碱甲具有抗谷氨酸受体的神经保护作用，可能通过此机制减轻海马神经元的缺血缺氧损伤，从而保护脑神经细胞。近年发现石杉碱甲具有明显保护脑神经细胞，对抗 β- 淀粉样蛋白引发的细胞凋亡，减轻新生小鼠由于缺血性缺氧引发的脑损伤和认知能力减退的作用。研究表明，石杉碱甲是 N- 甲基 -D- 天冬氨酸（NMDA）受体的非竞争性抑制剂，通过降低 NMDA 受体的活性，从而抑制 NMDA 受体对 β- 淀粉样蛋白积累的促进作用。另外，石杉碱甲能对抗多种介质诱导的神经凋亡作用，包括过氧化氢、蛋白激酶 C 抑制剂、星形孢菌素等。石杉碱甲改善细胞凋亡作用与上调 Bel-2 基因水平，下调 Bax 和 P53 的表达，抑制活性氧自由基水平上升和降低 Caspase-3 的活性有关。

4. 抗氧化 石杉碱甲能够提高过氧化氢酶 GSH-Px 的活性，抑制 β- 淀粉样蛋白的积累，维持脑细胞氧化还原系统的稳态。β- 淀粉样蛋白的神经毒性作用导致氧自由基增加，损伤神经细胞膜和线粒体 DNA，产生氧化应激反应。如果将神经细胞与石杉碱甲预先孵育 2h，然后再与 β- 淀粉样蛋白孵育，可使 β- 淀粉样蛋白产生的毒性明显减弱，细胞存活率及抗氧化酶活力明显上升，丙二醛（MDA）水平下降。该实验表明石杉碱甲的抗 β- 淀粉样蛋白神经毒性与其能提高抗过氧化酶活力有关。

以 D- 半乳糖 50mg/（kg·d）剂量皮下注射大鼠 6 周后，按石杉碱甲 0.1mg/（kg·d）、0.2mg/（kg·d）剂量分别给予 2 周后检测血清和脑组织中超氧化物歧化酶（SOD）活力和丙二醛（MDA）含量。结果表明，石杉碱甲能显著提高大鼠血清和脑组织中 SOD 的活力，同时降低 MDA 的含量，从而加快氧自由基的清除。减少自由基损伤是石杉碱甲抗 AD 的作用机制之一。

【原植物】蛇足石杉 *Huperzia serrata*（Thunb. ex Murray）Trev.

多年生植株，丛生，高达 30cm。茎直立或平卧，1～2 次两歧分枝，顶端常见生殖芽，落地成新苗。叶纸质，椭圆状披针形，锐尖头，基部楔形，边缘尖锯齿，仅主脉 1 条，孢子叶和营养叶同形。孢子囊肾形，横生叶腋，淡黄色，孢子同型。

产于湖南、贵州、广西、湖北。生于密林下或沟谷石上。

【备注】本品有毒，中毒时可出现头昏、恶心、呕吐等症状。

（邱飞　曹亮　汪冶）

Snagp tux send mac 尚土升麻

土升麻 Tushengma

【异名】尖佩兰、野马追、升麻、路边升麻、秤杆升麻、白鼓钉、林泽兰。

【来源】本品为菊科植物轮叶泽兰 *Eupatorium lindleyanum* DC. 的干燥全草。

【采收加工】夏、秋二季茎叶茂盛时采割，晒干。

【性味】辛、香，散。

《侗族医学》：辛，香，散。

《中国侗族医药研究》：辛，香。

【功能与主治】化痰止咳平喘。用于痰多咳嗽气喘。

《侗族医学》：散热止痛，除邪。吓（痧证），预防着寒（感冒）。

《中国侗族医药研究》：散热止痛，除邪。痧证，预防着寒。

【用法用量】内服：煎汤，6～8g。

【附方】

1. 吓（痧证） 尚土升麻（土升麻）、美骂恩（藁本）、闹素（狗肉）、高劳（蜘蛛香），煎水内服。（《侗族医学》）

2. 预防着寒 尚土升麻（土升麻）、尚朗丈（木姜子）、美奥夺（钩藤）、茶叶、讯九坝（石菖蒲）、高劳（蜘蛛香），作成香囊佩戴预防感冒。（《侗族医学》）

【现代临床研究】据报道，土升麻为治毒蛇咬伤特效草药。海南省万宁市合作医疗站采用单味白鼓钉草治疗急、慢性痢疾24例，收到良好效果。

【化学成分】金丝桃苷、槲皮素、山柰酚、棕矢车菊素、黄苗苷、三叶豆苷、泽兰叶黄素、泽兰黄素、木犀草素、异槲皮素、桔梗苷等。

【原植物】林泽兰 *Eupatorium lindleyanum* DC.

多年生草本，高1m左右。茎直立，右茎有细柔毛。叶对生，无柄或几无柄，条状披针形，长5～12cm，宽1～2cm，3裂或不裂，两面粗糙无毛或下面仅沿脉有细柔毛，但下面有黄色腺点，边缘具粗锯齿，基出3脉，脉在下面隆起。头状花序多数，在茎顶或分枝顶端排列成紧密的聚伞花序状；总苞针状；总苞片淡绿或带紫红色，顶端急尖，头状花序含5个筒状两性花；冠毛比花冠简短。瘦果长2～3mm，有腺点，无毛，秋季开花。

产于湖南、贵州、广西、湖北。生于山谷阴处水湿地、草坡、草地及溪边、路旁、林下湿地或草原上。

（刘建锋 汪冶）

Sugs dui lbaengl dih 奴豆棒堆

地桃花 Ditaohua

【异名】天下捶、八卦拦路虎、野茄子、小朝阳、假桃花、野梅花、粘油子、羊带归、虱麻头、八卦草、红孩儿、石松毛、毛桐子、牛毛七、三角风、桃子草、迷马桩、野桃花、红花地桃花、土口芪、刀伤药、大迷马桩棵、大梅花树、野棉花、油玲花、土杜仲、野桐乔、山棋菜、肖梵天花。

【来源】本品为锦葵科植物地桃花 *Urena lobata* L. 的全株。

【采收加工】秋季采集，洗净晒干。

【性味】甘、辛，凉。

【功能与主治】祛风利湿，活血消肿，消热解毒。用于风湿痹痛、痢疾、泄泻、淋证、带下、月经病、跌打肿痛、喉痹、乳痈、疮疖、毒蛇咬伤。

《侗族医学》：退热，退水，去毒。用于呃汹形（闭经）。

【用法用量】内服：煎汤，30～60g；或捣汁。外用：适量，捣敷。

《侗族医学》：15～30g。

【附方】呃汹形（闭经） 奴豆棒堆（地桃花）、娘囚（马鞭草）、尚弄（黑根药）、尚邦（臭牡丹）、骂告夺（牛膝）、巴奉虽（鼠油草）、教播盘亚麻（大血藤）、蒂棒（桃仁）、较瑞林（小血藤），煎水内服，以糖酒为引。（《侗族医学》）

奴豆棒堆（地桃花）、岁放美（鬼箭羽）、三百尚里（白薇）、骂劳堆（拳参）、尚娘仑（香附）、够

昔芒（茯苓）、骂莘蜥（蛇倒退）、骂俺力（茅膏菜）、骂大化（狗肝菜），煎水内服。（《侗族医学》）

【现代临床研究】急性菌痢 取鲜地桃花根 1 斤，洗净切片，加水煎煮 2 次，过滤，药液混合浓缩至 500mL，加苯甲酸钠 1.5g，瓶装备用。1 ～ 3 岁每日 80mL，4 ～ 9 岁 120mL，10 ～ 15 岁 200mL，16 岁以上 250mL，2 次分服。亦可取地桃花根 90 ～ 150g（干品 60 ～ 90g）煎水 3 次分服。共治 73 例患者，临床治愈（自觉症状消失，体力恢复，便次每日在 2 次以下，肉眼观察无黏液脓血）69 例，好转 10 例，无效 3 例，不明 1 例。平均治愈时间（以 59 例计）为 4.5 天，最长为 12 天。5 例发热患者中服药后 8h 内降至正常者 1 例，24h 内退热者 3 例，48h 退热者 1 例；腹痛者 67 例，于服药后 24h 消失者 36 例；脓血便及里急后重多数在 3 天内消失。

【化学成分】 山奈酚、槲皮素、紫云英苷、芦丁、阿福豆苷、银椴苷、过山蕨素、山奈酚 -7-*O*-α-L- 鼠李糖苷、山奈酚 -7-*O*-α-L- 鼠李糖 -4′-*O*-β-D- 吡喃葡萄糖苷、红景天苷、5,6,7,4′-tetrahydroxy-flavone-6-*O*-β-D-xylopyranosyl-7-*O*-α-L-rhamnopyranoside、6,8- 二羟基山奈酚 -3-*O*-β-D- 葡萄糖苷、山奈酚 -4′-*O*-β-D- 葡萄糖苷、山奈酚 -3-*O*- 葡萄糖（1→3）-β-D- 葡萄糖苷、山奈酚 -3-*O*-β- 洋槐糖苷、kaempferol-3-*O*-β-D-apiofuranosyl（1→2）-β-D-glucopyranosyl-7-*O*-α-L-rhamnopyranoside、kaempferol-4′-*O*-β-D-apiofuranosyl-3-*O*-β-D-glucopyranosyl-7-*O*-α-L-rhamnopyranoside、5,6,7,4′-tetrahydroxy-flavone-6-*O*-β-Darabinopyranosyl-7-*O*-α-L-rhamnopyranoside、芹菜素、芹菜素 -6-C-（6″-*O*- 反式咖啡酰基）-β-D- 吡喃葡萄糖苷、山奈酚 -3-*O*-（6″-*O*- 顺式对香豆酰基）-β-D- 吡喃葡萄糖苷、山奈酚 -3-*O*-β-D- 吡喃葡萄糖 -（1→2）-β-D- 吡喃半乳糖苷、黄芩素、黄芩苷、杨梅苷、异槲皮苷、木犀草素、芒果苷、urenalignoside A、urenalignoside B、urenalignoside C、urenalignoside D、（7R,8R）-threo-4,9,9′-trihydroxy-3,3′,5′-trimethoxy-8-*O*-4′-neolignan-7-*O*-β-D-glucopyranoside、rourinoside、（7R,8R）-threo-guaiacylglycerol-8-*O*-4′-sinapylether-7-*O*-β-D-glucopyranoside、（7S,8R）-erythro-4,9,9′-trihydroxy-3,3′-dimethoxy-8-*O*-4′-neolignan-7-*O*-β-D-glucopyranoside、（7S,8S）-threo-4,9,9′-trihydroxy-3,3′-dimethoxy-8-*O*-4′-neolignan-7-*O*-β-D-glucopyranoside、（–)-（7R,8S）-4,7,9,3′,9′-pentahydroxy-3-methoxy-8-*O*-4′-neolignan-9′-*O*-β-D-glucopyranoside、（7S,8S）-4,7,9,3′,9′-pentahydroxy-3-methoxyl-8-*O*-4′-neolignan-4-*O*-β-D-glucopyranoside、（7S,7′S,8R,8′R）-icariol A$_2$-9-*O*-β-D-glucopyranoside、（7S,7′S,8S,8′S）-icariolA2-4-*O*-β-D-glucopyranoside、lyoniresinol-9′-*O*-β-D-glucopyranoside、（–)- 异落叶松脂素 -4-*O*-β-D- 葡萄糖苷、cedrusin-4′-*O*-β-D-glucopyranoside、（–)- 络石苷元、肥牛木素 -4-*O*-β-D- 葡萄糖苷、urenalobaside A、urenalobaside B、urenalobaside C、urenalobaside D、urenalobaside E、lauroside B、inamoside、lauroside C、3-oxo-α-ionyl-9-β-D-apiofuranosyl-（1→6）-β-D-glucopyranoside、guettardionoside、（6S,9S）–roseoside、vomifoliol-9-*O*-β-D-glucopyranoside、（3R,9R）-3-hydroxy-7,8-dehydro-ionol-9-*O*-β-D-glucopyranosides、vomifoliol-9-*O*-β-D-apiofuranosyl-（1→6）-β-D-glucopyranoside、（6S,7E,9ξ)-6,9,10 ～ trihydroxy-4,7-megastigmadien-3-one-10-*O*-β-D-glucopyranoside、bridelionoside A、水杨酸、丁香酸、丁香酸葡萄糖苷、原儿茶酸、原儿茶酸甲酯、咖啡酸、urenoside A、欧前胡素、七叶苷、东莨菪亭、clematoside-S。

【药理作用】

1. 抗菌作用 研究发现，地桃花根具有广谱的抗菌活性，除伤寒沙门菌外，其甲醇提取物对枯草杆菌、金黄色葡萄球菌、表皮葡萄球菌、藤黄微球菌、大肠埃希菌、肺炎克雷伯菌、痢疾志贺菌、霍乱弧菌均具有一定的抑制活性。对地桃花地上部分水提物进行体外抗菌试验，发现对大肠埃希菌、铜绿假单胞菌、普通变形杆菌、金黄色葡萄球菌和肺炎球菌均有抑制活性，特别是金黄色葡萄球菌和普通变形杆菌。研究表明，地桃花地上部分水提液可显著降低金黄色葡萄球菌性肺炎小鼠体内 IgG、IgM、IL-6、IL-10 的水平，明显改善肺组织的病理损伤。研究发现，地桃花叶中的 clematoside-S 具有抗酵母菌的活性。地桃花水提取物与左氧氟沙星、头孢唑林钠合用时，对金黄色葡萄球菌呈现不同程度的体外、体内联合抗菌作用；与哌拉西林钠 / 他唑巴坦钠、阿米卡星和左氧氟沙星合用时，对大肠埃希菌呈现体外联合抗菌作用。地桃花叶的甲醇提取物对大肠埃希菌、金黄色葡萄球菌、克雷伯菌、肠球菌具有一定的抗菌作用，但对铜绿假单胞菌作用不明显。

2. 抗炎作用 研究表明，地桃花水提物可有效抑制对二甲苯致小鼠耳廓肿胀和角叉菜胶致小鼠足趾肿胀，可能与抑制炎性介质释放、减少炎性渗出等有关。研究者以小鼠棉球肉芽肿、冰醋酸致小鼠腹腔炎和角叉菜胶致小鼠气囊滑膜炎为模型，发现地桃花水提物可有效减轻小鼠棉球肉芽组织增生；降低腹腔炎症冲洗液的前列腺素 E_2 含有量；减少气囊渗出液体积，恢复灌洗液中超氧化物歧化酶活性，降低气囊灌洗液中丙二醛、蛋白、前列腺素 E_2 含有量，抑制一氧化氮产生。银椴苷的抗炎机制可能与降低 iNOS 和 COX-2 蛋白表达、抑制丝裂原活化蛋白激酶（MAPK）/JNK 和 p38/MAPK 信号通路的激活有关。

3. 抗氧化作用 比较花红片中地桃花、白背叶根、鸡血藤、一点红、桃金娘根、白花蛇舌草、薢蓑 7 种药材的体外抗氧化活性，发现地桃花提取物还原 Fe^{3+} 的能力大于鸡血藤、薢蓑、白花蛇舌草和一点红，清除 DPPH 自由基能力大于薢蓑、鸡血藤、白花蛇舌草和一点红，清除羟基自由基能力大于薢蓑和白花蛇舌草，对油脂氧化的抑制作用大于薢蓑、一点红和白花蛇舌草。考察地桃花地上部分不同富集部位的抗氧化活性，包括水提醇沉（Ⅰ），水提醇沉后过聚酰胺树脂再依次用 10% 乙醇（Ⅱ）、20% 乙醇（Ⅲ）、30% 乙醇（Ⅳ）、40% 乙醇（Ⅴ）洗脱，以及水提醇沉后过 D101 大孔树脂再依次用 10% 乙醇（Ⅵ）、30% 乙醇（Ⅶ）洗脱，结果显示各部位均有一定的抗氧化活性，部位Ⅱ-Ⅶ的抗氧化性均高于部位Ⅰ，表明过聚酰胺树脂和 D101 大孔树脂可以对水提醇沉部位中的抗氧化成分起到富集作用，以部位Ⅲ、Ⅴ较强。由于银椴苷中 6″-O- 对 - 香豆酰基的存在，增加了电子转移和氢原子转移的多途径可能性，同时也增加了铁螯合的可能性，较紫云英苷显示出更强的抗氧化和细胞保护作用。

4. 抗肿瘤作用 地桃花中的山柰酚、槲皮素等具有抗肿瘤的活性。研究发现地桃花甲醇提取物可显著降低人乳腺癌高转移细胞的增殖，显著升高超氧化物歧化酶、过氧化氢酶和谷胱甘肽转移酶的活性。

5. 其他 地桃花叶的甲醇提取物具有止泻的作用，地桃花乙醇提取物具有镇痛、膜稳定的作用。

【原植物】地桃花 *Urena lobata* L.

直立半灌木，有分枝，高达 1m，全株被柔毛及星状毛。叶互生，下部叶心脏形或近圆形，上部叶椭圆形或近披针形，长 3～8cm，宽 1～6cm，基部近圆形、心形或楔形，先端短尖，边缘具细锯齿，有时 3～5 浅裂或具角，上面绿色，下面淡绿色，掌状网脉，中脉基部有一腺体；叶柄长 2～6cm；托叶 2 枚，线形，早落。花单生叶腋或稍丛生；副萼 5 裂，裂片三角形；花萼 5 裂，裂片较副萼小，二者表面均被星状毛；花瓣 5，粉红色，呈椭圆形，基部与雄蕊管相连合；雄蕊合生，花丝连成管状，管口具浅齿，花药紫红色；雌蕊 1，花柱圆柱状，先端 10 裂，柱头头状，红色，被短毛，子房 5 室，外被短毛，每室胚珠 1 粒。蒴果扁球形，纵向直径约 5mm，横向直径约 8mm，自中轴分裂为 5，每一分蒴呈球状五等分楔形，具细毛和勾刺，钩呈星状，分蒴中各有种子 1 粒。花期 5～12 月。果期 6 月至次年 1 月。

产于湖南、贵州、广西、湖北。生于干热的空旷地、草坡或疏林下。

（刘建锋 汪冶）

Sumx yak 省亚

红禾麻 Honghema

【异名】牡丹三七、华艾麻草、野绿麻、铁秤铊、红火麻、大荨麻、大茎麻、蝎子草、异叶大蝎子草、尼尔吉里荨麻、活血丹、连钱草、虎掌荨麻、掌叶蝎子草、喜马拉雅大荨麻、印度刺荨麻。

【来源】本品为荨麻科植物大蝎子草 *Girardinia diversifolia*（Link）Friis 的干燥全草。

【采收加工】夏、秋季采挖，洗净，晒干或鲜用。

【性味】苦、辛，凉。有毒。

【功能与主治】健脾消积，祛痰，利湿，解毒。用于小儿疳积，咳嗽痰多，水肿，治疮毒，疟疾，发热，头痛，咳嗽，便秘，蛇伤。

《侗族医学》：退水，除湿，去毒。用于宾炬疼（风团块），挡朗（骨折）。

【用法用量】内服：煎汤，15～30g。外用：适量煎水洗。

【附方】

1. 宾炬遂 鲜省亚（红禾麻）煎水洗澡。

2. 挡朗 省亚（红禾麻根）、骂卡罗绒榜（白毛夏枯草）、巴邪母（九节茶），捣烂外敷骨折处。

【化学成分】儿茶素、异鼠李素 -7- *O*-α- 鼠李糖苷、异鼠李素 -3- *O*-α- 鼠李糖苷、异鼠李素 -3,7- *O*-α-L-狄拉莫苷、异鼠李素 -3- *O*-α- 鼠李糖吡喃糖基 -（1-2）-β- 吡喃半乳糖苷、异鼠李素 -3- *O*-α- 鼠李糖基 -（1-2）-鼠李糖苷、1,3-（6′,6′,7，7′- 四甲氧基 -8,8′- 双香豆素）- 丙酮、1,3-（7′,7- 二羟基 -6′,6′- 二甲氧基 - 双香豆素）-丙酮、1,3-（6′,6′- 二甲氧基 - 双香豆素）- 丙酮、6,7- 二甲氧基香豆素、香草酸、胡萝卜苷、β- 谷甾醇、β -胡萝卜苷、2,2′-oxy-bis（1-phenylethano）、1-（2-phenylcarbonyloxyacetly）benzene、亚硝酸甲酯、1,4 二苯基 -1,4-丁二酮、棕榈酸甲酯、棕榈反油酸甲酯、棕榈酸乙酯、8,11- 亚油酸甲酯、油酸甲酯、硬脂酸甲酯、亚油酸乙酯、油酸乙酯。

【药理作用】

1. 免疫抑制作用 研究红禾麻的药理活性，采用 T 淋巴细胞增殖实验，应用酶联免疫分析法（ELISA）对脾细胞上清液中的 INF-γ、IL-2 和 IL-4 的含量进行测定，结果表明红禾麻甲醇提取物乙酸乙酯部位高浓度组（1g/mL）对淋巴细胞抑制增殖作用相对较强，抑制率达到 35%，并且其对淋巴上清液中的 IL-2 和 IFN-γ 的分泌起到抑制作用，说明红禾麻拥有体外免疫抑制作用。

2. 镇痛作用 研究表明，红禾麻甲醇提取物的乙酸乙酯部位具有镇痛活性，其药理实验主要是通过采用热板镇痛法、醋酸致小鼠扭体反应建立小鼠疼痛模型，以期对红禾麻的镇痛生物活性进行评价。实验结果表明，红禾麻乙酸乙酯高剂量组（原药材 50g/kg）对采用热板、醋酸所致物理、化学疼痛建立的疼痛模型均能起到明显的镇痛作用。

3. 抗炎作用 研究红禾麻的药理活性表明，红禾麻甲醇提取物乙酸乙酯部位有显著的抗炎活性，其药理实验主要是通过采用二甲苯致小鼠耳廓肿胀建立小鼠炎症模型。实验结果表明，红禾麻乙酸乙酯高剂量组（原药材 50g/kg）的肿胀抑制率与正常组相比有显著性差异，与阳性对照组相比无显著性差异，与溶媒组相比有显著性差异，抑制率高达 70.5%。值得一提的是，中、低浓度组与溶媒组比较也显示出显著性差异，且具有一定的抑制率。

4. 抗氧化作用 对红禾麻的研究表明，其黄酮类成分是其抗氧化作用的活性成分。

【原植物】大蝎子草 *Girardinia diversifolia*（Link）Friis

多年生草木，高达 2m，全株披短毛和锐刺状螫毛。单叶互生，叶片轮廓五角形，长 10～25cm，基部浅心形或近截形，掌状 3 深裂，边缘粗锯齿，上面生粗毛，下面生粗伏毛；叶柄长达 14cm；托叶合生，宽卵形。雌雄同株，雄花序长达 12cm，雄花密集，花被片，雄蕊 4；雌花序长达 18cm，具少数分枝，雌花密集，花被片 2，不等大，柱头丝状。瘦果宽卵形，扁、光滑。

产于湖南、贵州、广西、湖北。生于山坡草地、荫坡阔叶林内、针阔叶混交林下或林缘稍湿地。

（刘建锋　汪治）

Tux sanh qic 土三七

养心草 Yangxincao

【异名】费菜、毛田七、景天三七、八仙草、活血丹、血山草、倒山黑豆、马三七、白三七、胡椒七、七叶草、晏海豆卉、回生草。

【来源】本品为景天科植物费菜 *Sedum aizoon* L. 的干燥全草。

【采收加工】夏、秋采收，鲜用或晒干。

【性味】酸，平。

【功能与主治】活血止血，宁心利湿，消肿止痛，清热解毒。用于跌打损伤，外伤出血，咳血，吐血，衄血，咯血，便血，崩漏，心悸，痈肿，痛经，产后瘀滞腹痛，跌打损伤，风湿痛。

【用法用量】内服：煎汤，3～15g；研末，1.5～3g。外用：适量，鲜品捣烂敷；或研末敷。

【现代临床研究】

1. 养血安神　用于治疗神经衰弱、失眠、烦躁不安等症，多与其他药品配伍使用。

2. 强壮身体，治疗虚弱　民间认为土三七可强壮身体，治疗虚弱等，并有制养心茶和费菜汁、酿酒、烤胶等加工利用。

【化学成分】二十六烷酸、β- 谷甾醇、Glutin-5-en-3-one、Isomoliol-3-β-acetate、槲皮素、胡萝卜苷、红景天苷、大黄酚 -8-O-β-D- 葡萄糖苷、葡萄糖、果糖、蔗糖、景天庚糖、消旋 - 甲基异石榴皮碱、左旋景天宁、消旋景天胺、槲皮素 -3- 鼠李糖苷、杨梅素、杨梅苷、齐墩果酸、熊果酸、熊果苷、没食子酸甲酯、氢醌、杨梅素 -3- 葡萄糖苷、杨梅素 -3- 半乳糖苷、杨梅素 -3-O-β-D- 半乳糖苷、没食子酸、2- 十一酮、醋酸冰片酯、1- 壬烯、乙酸香叶醇酯、顺式香木兰烯、卡拉烯、橙花叔醇、反式斯巴醇、环氧石竹烯、雪松醇、兰桉醇、熊果酚苷。

【药理作用】

1. 解毒消肿　据报道，土三七鲜叶捣烂外敷对蜂蜇伤有良好的解毒、消肿、止痛的作用；用醋或乙醇湿敷对急性单纯性关节扭伤有良好的效果。用新鲜土三七洗净捣烂与大黄粉混合外敷结合常规的西医治疗毒蛇咬伤，效果明显优于单纯西医治疗组。研究表明，用新鲜土三七洗净捣烂，加入红糖拌匀后外敷毒蛇咬伤局部炎症水肿疗效显著。使用经白酒加工后的土三七治疗 67 例慢性腰腿痛患者，经 1～4 周的治疗全部获效。

2. 止血活血　实验证明，土三七能提升血小板计数，缩短动物的凝血时间，为治疗各种中小量出血的良药，应用于衄血、咳血、吐血、尿血、子宫出血、外伤和内脏出血、血小板减少性紫癜、白血病等症，尤其适用于溃疡病合并上消化道出血，亦可外用止血。新鲜叶片榨汁可治疗肺癌患者大咯血、鼻衄血。

　3. 防治心脑血管疾病　用鲜费菜 100g 水煎加蜂蜜调服治疗高血压，连服 1 周，血压即可降至正常，对面红耳赤、心烦易怒的高血压患者尤为适宜；治心悸用鲜费菜茎叶、蜂蜜、猪心食疗，隔日 1

次，连吃六七个，可望获愈。

【原植物】费菜 *Sedum aizoon* L.。注：名称已修订，正名是费菜 *Phedimus aizoon*。

多年生草本；块根胡萝卜状，根状茎粗短；茎高达 50cm，无毛，不分枝；叶近革质，互生，窄披针形、椭圆状披针形或卵状披针形，长 3.5～8.0cm，先端渐尖，基部楔形，有不整齐锯齿；萼片 5，线形，肉质，不等长，长 3～5mm，先端钝；花瓣 5，黄色，长圆形或椭圆状披针形，长 0.6～1.0cm，有短尖；雄蕊 10，较花瓣短；鳞片 5，近正方形，长 0.3mm；心皮 5，卵状长圆形，基部合生，腹面凸出，花柱长钻形；蓇葖果芒状排列，长 7mm；种子椭圆形，长约 1mm；花期 6～7 月，果期 8～9 月。

产于湖南、贵州、湖北。生在山坡岩石上和荒地上。

（刘建锋　汪冶）

Wangc lieenc naemx 王连嫩

水黄连 Shuihuanglian

【异名】黄连冷、黄脚鸡、硬水黄连、硬杆子水黄连、王连冷。

【来源】本品为毛茛科植物多枝唐松草 *Thalictrum ramosum* Boivin 的干燥全草。

【采收加工】3、4 月采集，晒干。

【性味】苦，寒。

【功能与主治】清肝明目，清热解毒，利湿。用于痢疾、黄疸、腹水、小便不利、目赤、痈肿疮疖。

【用法用量】内服：煎汤，9～15g。外用：适量，捣敷；或煎水熏洗。

《侗族医学》：9～15g。

【附方】

1. 惊隋豆麻　王连冷（水黄连）、尚吻（鱼腥草）、骂辛隋（蛇倒退）、娘观音（吉祥草）、尚骂茶仰（地骨皮），煎水内服。

2. 独猡穹给　王连冷（水黄连）、美比王巴老（十大功劳）、美比蛮（黄柏）、巴素借困（大青木）、奴王或（九里光），煎水坐浴。

【药理作用】研究发现多枝唐松草对硅肺大白鼠早期治疗显示较好疗效。

【原植物】多枝唐松草 *Thalictrum ramosum* Boivin。

植株全部无毛。茎高 12～45cm，有细纵槽，自基部之上分枝。基生叶数个，与茎下部叶有长柄，为二至三回三出复叶；叶片长 7～15cm；小叶草质，宽卵形、近圆形或宽倒卵形，长 0.7～2cm，宽 0.5～1.5cm，顶端钝，有短尖，基部圆形或浅心形，不明显三浅裂，边缘有疏钝齿，脉在表面平，在背面稍隆起，脉网明显，小叶柄长 0.6～1.5cm；叶柄长 7～9cm，基部有膜质短鞘。复单歧聚花序圆锥状；花梗丝形，长 5～10mm；萼片 4，淡堇色或白色，卵形，长约 2mm，早落；花药淡黄色，长圆形，长约 0.7mm，花丝长为花药的 4～6 倍，比花药窄，上部狭倒披针形，下部变为丝形；心皮（6～）8～16，长约 2mm，花柱细，比子房稍长，向外弯曲，沿腹面生柱头组织。瘦果无柄，狭卵形或披针形，长 3.5～4.5mm，有 8 条细纵肋，宿存花柱长 0.3～0.5mm，拳卷。4 月开花，5～6 月结果。

产于湖南、贵州、广西。生于海拔 540～950m 的丘陵或低山灌丛中。

（刘建锋　汪冶）

Weeh nyinc sup 弯宁素

万年青 Wannianqing

【异名】白河车、白沙车、包谷七、苞谷七、冬不凋草、癀药、九节连、九节莲、九石马、开口剑、开口箭、牛尾七、青龙胆、青龙七、搜山虎、铁扁担、土三七、心不甘、斩蛇剑、诸总管、千年润、蒀、千年蒀、屋周、万年青根、冲天七、竹根七、野郁蕉、状元红、白重楼、铁棕榈、万年肥。

【来源】本品为百合科植物万年青 *Rohdea japonica*（Thunb.）Roth 的干燥全草。

【采收加工】四季可采，干燥或鲜用。

【性味】苦、甘，寒。有小毒。

《侗族医学》：苦，甜，凉。有小毒。

《侗药大观》：苦、涩，微寒。有小毒。

【功能与主治】清热解毒，强心利尿。用于咽喉肿痛，狂犬咬伤，痢疾，心痹，跌打损伤，毒蛇咬伤，烧烫伤，乳痈，痈疖肿毒。

《侗族医学》：退热退水，去毒。用于耿受高（偏头痛）。

《侗药大观》：清热解毒，疏风散寒，强心利尿。用于风寒发热，肺气肿，风湿性心脏病，肺心病，心、肾性水肿，脑血栓失音后遗症等。

【用法用量】内服：煎汤，3～6g。外用：适量，捣烂取汁搽患处，或捣烂敷患处。

《侗族医学》：9～16g。外用适量。

《侗药大观》：用干品 10～15g，水煎内服或用鲜品根磨冷开水取汁内服。

【附方】耿曼高　弯年素（包谷七）、皮汗（橘皮）、美芙蓉（木芙蓉）、美骂恩（藁本）、尚美上邓（黄荆条），煎水内服。

【现代临床研究】

1. 治疗心力衰竭　将鲜万年青全植物制成浸膏，每 1g 含鲜生药 30g。每次服 1g，每日 2～3 次，治疗因阵发性心动过速、风湿性心脏病及梅毒性心脏病引起的心力衰竭患者 15 例，效果良好，未见毒性反应。研究者以万年青根及茎，干品每日 9～15g；鲜品每日 15～36（～45）g，用到每日 60g，但有不良反应。一般 7～10 天为一疗程（达到饱和量）。儿童：按 1.5～3.0g/kg 计算为饱和量，分数天服。维持量（包括成人与儿童）为饱和量的 1/15。采取在饱和量的基础上逐步减量的办法，根据心衰控制情况及不良反应而酌情增减。将全日量药物加适量水，浓煎到 30～50mL，于早、中、晚 3 次煎服之或煎 3 次，将汁混合，分早、中、晚 3 次服。对呕吐严重者，改为肛门灌注。结果：12 例患者中，11 例获得显著疗效，心衰得到控制出院，其中 1 例患者虽有显效，但胃肠反应严重，被迫停药，又出现合并症，改用洋地黄制剂无效而死亡。

2. 治疗心律失常　万年青鲜品 10g 或干品 5g，煎服，治疗阵发性心动过速、房性期前收缩、心房颤动患者共 8 例。结果 24h 内起效，平均 2 天内基本控制症状，最迟 5 天症状消失，及时停药，治疗期间未见毒副反应。但万年青的起效时间在抗心律失常方面还是逊于抗心律失常药维拉帕米片。

3. 治疗白喉　将万年青根 40g，洗净，切细，加醋 100mL，浸 2 天后过滤去滓，再加冷开水 100mL，制成每 1mL 含生药 0.2g 的溶液，服用时可加少许糖浆。每日服 6 次，4h1 次，首次倍量。多数病例每日用药总量随年龄的增加而增加，最多用药量为 3g。年龄较大者可用含咽法，并用棉签蘸药液涂局部白膜，可缩短病程。治疗 128 例患者，结果治愈 123 例，死亡 5 例。有 2 例患者出现缓脉及心跳间歇现象，停药 5 ～ 7 天后恢复。

【化学成分】万年青苷 A、万年青苷 B、万年青苷 C、万年青苷 D、α,β- 脱水万年青苷元 A、毕平多苷元 -3-D- 吡喃木糖基（1→4）-β-D 吡喃阿洛粮基、洋地黄毒苷元、萝苷元、万年青皂苷元、异万年青皂苷元、22- 表万年青皂苷元、铃兰苦苷元、1,2,3,4,5,7- 六羟基螺甾 -25（27）- 烯 -6- 酮、螺甾 -25（27）- 烯 -1,2,3,4,5,6,7- 七醇、谷甾醇、脂肪酸。

【药理作用】

1. 对心脏的作用　万年青有正性肌力与负性传导、扩张冠状动脉、改善心肌血供和增强心肌收缩力、增加心排血量的作用，也可起到兴奋迷走神经，从而减缓心率的作用。离体蟾蜍心脏灌注试验表明，万年青浸膏 0.1mg/mL 可使心脏振幅逐渐增大，在 15min 内达到顶点，而频率减慢。从万年青根中分离所得的苷类化合物与洋地黄毒苷有相似的药理作用，其苷类化合物兴奋迷走神经作用较洋地黄毒苷强 67%，而强心持续性作用较洋地黄差，即万年青易于排泄，蓄积作用较弱。万年青大剂量中毒时可产生完全性房室传导阻滞，阻断迷走神经作用的阿托品不能恢复房室传导，其作用机制尚待进一步研究。

2. 对血压的影响　麻醉猫静脉注射万年青提取液（含生药 0.5%）13.5mL，可使血压轻度升高，19.0mL 出现心率不规则时有血压下降，29.0mL 引起心跳停止则血压骤降。

3. 对血管的作用　万年青有扩张肾血管作用，从而增加肾血流量，产生利尿作用，减少机体的血容量，从而减轻心脏负荷。

4. 对平滑肌的作用　万年青 1∶10000 提取液对犬离体小肠有兴奋作用，可使小肠蠕动增加及张力稍有增加；万年青 1∶100 提取液滴入兔眼后 15 ～ 20min，瞳孔出现显著缩小，16h 后恢复正常。

5. 催吐作用　猫皮下注射 1/3 最小致死量约 20mg（生药）/kg 的万年青提取液，可于 6h 内出现剧烈呕吐。

6. 抗菌作用　万年青酊剂用试管稀释法，1∶512 对白喉棒状杆菌，1∶128 对金黄色葡萄球菌、乙型溶血性链球菌及枯草杆菌等均有抑制作用。

【原植物】万年青 *Rohdea japonica*（Thunb.）Roth

根状茎粗 1.5 ～ 2.5cm。叶 3 ～ 6 枚，厚纸质，矩圆形、披针形或倒披针形，长 15 ～ 50cm，宽 2.5 ～ 7cm，先端急尖，基部稍狭，绿色，纵脉明显浮凸；鞘叶披针形，长 5 ～ 12cm。花葶短于叶，长 2.5 ～ 4cm；穗状花序长 3 ～ 4cm，宽 1.2 ～ 1.7cm；具几十朵密集的花；苞片卵形，膜质，短于花，长 2.5 ～ 6mm，宽 2 ～ 4mm；花被长 4 ～ 5mm，宽 6mm，淡黄色，裂片厚；花药卵形，长 1.4 ～ 1.5mm。浆果直径约 8mm，熟时红色。花期 5 ～ 6 月，果期 9 ～ 11 月。

产于湖南、贵州、广西、湖北。生于林下潮湿处或草地上，海拔 750 ～ 1700m。

【备注】本品有毒，孕妇禁服。

本品服用过量会出现不良反应，中毒症状为恶心，呕吐，头痛，头晕，腹痛，腹泻，四肢麻木，肢端发冷，严重时出现心律失常，心脏传导阻滞，谵妄，昏迷，甚至死亡。

（刘建锋　郑钦方　　汪治）

Yaemt sup 仁素

青蒿 Qinghao

【异名】臭蒿、草蒿、香丝草、酒饼草、马尿蒿、苦蒿、黄香蒿、黄蒿、野筒蒿、鸡虱草、秋蒿、香苦草、野苦草。

【来源】本品为菊科植物黄花蒿 *Artemisia annua* L. 的干燥全草。

【采收加工】秋季花盛开时采割，除去老茎，阴干。

【性味】辛、苦，凉。

《中国侗族医药研究》：苦，凉。

《侗族医学》：苦，凉。

《中国侗族医药学基础》：苦、辛，寒。

【功能与主治】清热解疟，祛风止痒。用于伤暑，疟疾，潮热，小儿惊风，热泻，恶疮疥癣。

《中国侗族医药研究》：退热，消暑。用于黄病，胎黄，鸡蒙眼，哑风。

《侗族医学》：退热，消暑。用于黄病，胎黄。

《中国侗族医药学基础》：清热解毒，除骨蒸，截疟。用于温病，骨蒸劳热，暑邪发热，疟疾，痢疾，阴虚发热，疮疡，湿热黄疸等。

【用法用量】内服：煎汤，6 ~ 15g，治疟疾可用 20 ~ 40g，不宜久煎；鲜品用量加倍，水浸绞汁饮；入丸、散。外用：适量，研末调敷；或鲜品捣敷；或煎水洗。

【附方】

1. 黄病　青蒿、马鞭草、栀子、满天星、六月雪，煎水内服。(《侗族医学》)

2. 胎黄　青蒿、凤尾蕨、车前草、六月雪，煎水内服。(《侗族医学》)

3. 阴虚内热所致午后或夜间潮热　青蒿、醋炒鳖甲（先煎）、知母、丹皮、地骨皮、门地贤（生地黄）、玄参、银柴胡、牛膝。每日 1 剂，水煎服。(《中国侗族医药学基础》)

4. 肺阴虚　青蒿、炙鳖甲、地骨皮、门芹蛮（黄芩）、门地贤（生地黄）、丹皮、把斜顿（矮地茶）、沙参、银柴胡。每日 1 剂，水煎服。(《中国侗族医药学基础》)

【现代临床研究】

1. 疟疾　经临床研究证实，青蒿素是一种高效、速效、低毒的抗疟药。特别是在救治脑型疟疾和抗氯喹恶性疟疾方面达到了国际新水平。通过结构改造，获得的青蒿琥酯钠及蒿甲醚，因其溶解度增大，故剂量减小，而抗疟效价提高。青蒿素及其衍生物在治疗疟疾中，均未发现明显的不良反应，对部分患者进行心电图，肝、肾功能和血象检查也未发现有意义的变化。

2. 慢性气管炎　据文献报道，用青蒿油丸治疗慢性支气管炎临床证实显控率为 58.29%，总有效率为 89.98%。青蒿油丸与牡荆油丸疗效相似，具有祛痰、止咳、平喘作用，而平喘作用强于牡荆油丸对照组。

3. 急性感染及高热病　据研究显示，青蒿具有抑菌、解热、调节机体免疫及抗流感病毒的作用。临床用青蒿制剂治疗流感、上呼吸道感染及多种感染性高热均获得满意的疗效。青蒿煎剂治疗登革热与吗啉胍同步进行疗效观察，结果青蒿组治愈率为 100%，吗啉胍组治愈率为 68%。平均治愈时间，青蒿组 5.1 天，吗啉胍组 6.6 天，退热天数和镇痛天数分别 4.4 天，5.6 天与 2.6 天，4.7 天，青蒿煎剂的疗效显著优于吗啉胍。青蒿注射液治疗体温 38 ~ 40℃ 的各种发热患者 126 例，每日肌内注射 1 ~ 2 次，每次 2 ~ 4mL，在其他中药配合下，一天退热者 45 例（35.7%），1 ~ 2 天退烧者 41 例（32.5%），总有效率为 68.25%。该注射液对外感、内伤发热都有一定疗效，退热不伤阴且不良反应少是其优于西药之处。将青蒿与金银花组方，研制成青银注射液，临床对比观察急性上呼吸道感染患者 110 例，急性感染性高热 260 例。结果青银注射液治疗急性上呼吸道感染的显效率和总有效率分别为 56.1% 及 87.7%；对急性感染性高热患者的退热显效率和总有效率分别为 76.9% 及 89.9%，其疗效优于同步对照药银黄注射液、柴胡、安痛定注射液以及上述单味青蒿的所有制剂。说明金银花有增强青蒿解热和抗感染的作用。

4. 皮肤病 有文献报道，用青蒿蜜丸、青蒿浸膏片、青蒿素治疗 50 例盘状红斑狼疮患者，疗程一般为 3 个月，有效率高达 90%，说明青蒿各种制剂对盘状红斑狼疮均有一定的治疗作用。用青蒿挥发油治疗神经性皮炎，观察随访 30 例患者，疗程 60 天，结果痊愈 28 例，无效 2 例。无效者均为播散性神经性皮炎。用青蒿油搽剂与咪康唑霜对比观察皮肤真菌病患者（手、足、体、股癣）105 例，结果青蒿油搽剂组两周痊愈率为 77.3%。痊愈率高于咪康唑对照组（67.74%）。

5. 鼻出血、鼻炎 有研究者用鲜青蒿采取蒸馏法制备滴鼻剂，临床用以治疗鼻出血、鼻炎患者，收到满意的疗效。观察随访鼻出血患者 36 例，痊愈 34 例，治愈率为 94%，无效 2 例。初步认为青蒿滴鼻液对局部创伤、鼻黏膜干燥和溃疡性鼻出血疗效显著；对肿瘤、血液病、倒经等鼻出血疗效较差。与麻黄素对照组观察急性鼻炎、变应性鼻炎患者各 6 例，发现青蒿滴鼻液治疗变应性鼻炎的疗效优于麻黄素，而治疗急性鼻炎的效果略次之。

【化学成分】 山道年、樟脑、1,8- 桉叶素、蒎烯、莰烯、荜澄茄烯、石竹烯、枯醛、苯酚、丁酸、己醛、乙酸苄酯、D-2- 甲基丁酸苄酯、石竹烯氧化物、廿五烷、东莨菪素、东莨菪苷等。

【药理作用】

1. 抗疟作用 研究证实，青蒿乙醚提取中性部分和其烯醇浸膏对鼠疟、猴疟和人疟均呈显著抗疟作用。体内试验表明，青蒿素对疟原虫红细胞内期有杀灭作用，而对红细胞外期和红细胞前期无效。青蒿素具有快速抑制原虫成熟的作用。蒿甲醚乳剂的抗疟效果优于还原青蒿素琥珀酸钠水剂，是治疗凶险型疟疾的理想剂型。青蒿琥酯 2.5mg/kg、5mg/kg、10mg/kg、15mg/kg，2 次 / 天，连续 3 天，皮肤外搽，治疗猴疟均有不同程度疗效。5mg/kg、10mg/kg，2 次 / 天，连续 10 天，皮肤外搽即可使猴疟转阴。加入适量促透氮酮，可提高抗疟作用。脱羧青蒿素和碳杂脱羧青蒿素对小鼠体内的伯氏疟原虫 K173 株的 ED_{50} 和 ED_{90} 分别为 12.6mg/kg 和 25.8mg/kg。体外实验表明，青蒿素可明显抑制恶性疟原虫无性体的生长，有直接杀伤作用。青蒿素、蒿甲醚和氯喹对恶性疟原虫的 IC_{50} 分别为 75.2nmol/L，29.4nmol/L 和 43.2nmol/L。青蒿素酯钠对恶性疟原虫 6 个分离株（包括抗氯喹株）有抑制作用。

2. 抗菌作用 据报道，青蒿水煎液对表皮葡萄球菌、奈瑟卡他球菌、炭疽杆菌、白喉棒状杆菌有较强的抑菌作用，对金黄色葡萄球菌、铜绿假单胞菌、志贺菌属、结核杆菌等也有一定的抑制作用。青蒿挥发油在 0.25% 浓度时，对所有皮肤癣菌有抑菌作用，在 1% 浓度时，对所有皮肤癣菌有杀菌作用。青蒿素有抗流感病毒的作用。青蒿琥酯钠对金黄色葡萄球菌、福氏志贺菌、大肠埃希菌、奈瑟卡他球菌、甲型和乙型副伤寒沙门菌均有一定的抗菌作用。青蒿中的谷甾醇和豆甾醇亦有抗病毒作用。

3. 抗寄生虫作用 据研究显示，青蒿乙醚提取物、烯醇浸膏及青蒿素对鼠疟、猴疟、人疟均呈显著抗疟作用。体外培养提示，青蒿素对疟原虫有直接杀灭作用。电镜观察证明，青蒿素主要作用于疟原虫红细胞内期无性体的膜相结构，首先作用于食物泡膜、表膜和线粒体膜，其次是核膜和内质网。此外对核内染色体亦有影响。由于食物泡膜发生变化，阻断了疟原虫摄取营养的早期阶段，使疟原虫迅速发生氨基酸饥饿，形成自噬泡，并不断排出体外，使泡浆大量损失，内部结构瓦解而死亡。青蒿素对间日疟、恶性疟及抗氯喹地区恶性疟均有疗效高、退热及原虫转阴时间快的特点，尤其适于抢救凶险性疟疾，但复燃率高。此外，青蒿尚有抗血吸虫及钩端螺旋体作用。

4. 解热作用 据研究显示，用蒸馏法制备的青蒿注射液，对百、白、破三联疫苗致热的家兔有明显的解热作用。青蒿与金银花组方利用蒸馏法制备的青银注射液，对伤寒，副伤寒甲、乙三联菌苗致热的家兔，有比单味青蒿注射液更为显著的退热效果，其降温特点迅速而持久，优于柴胡和阿尼利定注射液对照组。金银花与青蒿有协同解热作用。

5. 免疫作用 据文献报道，用小鼠足垫试验、淋巴细胞转化试验、免疫特异玫瑰花试验和溶血空斑试验 4 项免疫指标观察青蒿素的免疫作用，发现青蒿素对体液免疫有明显的抑制作用，对细胞免疫有促进作用，可能具有免疫调节作用。青蒿素、蒿甲醚有促进脾抑制性 T 细胞增殖功能。肌内注射蒿甲醚对 Begle 大外周血 T、B、Tu 及 Tr 淋巴细胞亦有明显抑制作用。青蒿素亦可明显降低正常小鼠血清 IgG 含量、增加脾脏重量，降低鸡红细胞致敏小鼠血清 IgG 含量。静脉注射青蒿素 50 ～ 100mg/kg 能显著提高小鼠腹腔巨噬细胞吞噬率（50.2% ～ 53.1%）和吞噬指数（1.58 ～ 1.91）。青蒿素还可提高淋巴细胞转化率，促进细胞免疫作用。青蒿琥酯可促进抑制性 T 细胞增殖，抑制 TE 细胞产生，阻止白细胞介素及各种炎症介质的释放，从而起到免疫调节作用。

6. 对心血管系统的作用　兔心灌注试验表明，青蒿素可减慢心率，抑制心肌收缩力，降低冠脉流量。静脉注射有降血压作用，但不影响去甲肾上腺素的升压反应，认为主要系对心脏的直接抑制所致。静脉注射 20mg/kg 青蒿素可抗乌头碱所致兔心律失常。

7. 其他作用　有文献报道，青蒿琥酯能显著缩短小鼠戊巴比妥睡眠时间。青蒿素对实验性硅肺有明显疗效。蒿甲醚对小鼠有辐射防护作用。

【原植物】黄花蒿 *Artemisia annua* L.

一年生草本，高达 1.5m，全体近于无毛。茎直立，圆柱形，表面具有纵浅槽，幼时绿色，老时变为枯黄色；下部木质化，上部多分枝。茎叶互生；3 回羽状细裂，裂片先端尖，上面绿色，下面黄绿色，叶轴两侧有狭翅，茎上部的叶向上渐小，分裂更细。头状花序球形，下垂，排列成金字塔形、具有叶片的圆锥花序，几密布在全植物体上部；每一头状花序有短花柄，基部具有或不具有线形苞片；总苞平滑无毛，苞片 2 ～ 3 层，背面中央部分为绿色，边缘呈淡黄色，膜质状而透明；花托矩圆形，花均为管状花，黄色，外围为雌花，仅有雌蕊 1 枚；中央为两性花，花冠先端 5 裂，雄蕊 5 枚，花药合生，花丝细短，着生于花冠管内面中部，雌蕊 1 枚，花柱丝状，柱头 2 裂，呈叉状。瘦果卵形，微小，淡褐色，表面具隆起的纵条纹。花期 8 ～ 10 月，果期 10 ～ 11 月。

产于湖南、贵州、广西、湖北。生于荒野、山坡、路边及河岸边。

（凌建新　田婷婷　汪治）

Yaemt yit 仁野

茵陈蒿 Yinchenhao

【异名】茵陈、由胡、白蒿、则蒿、茵蒿、臭蒿、陈茵、绒蒿、绵茵陈、绵陈、猴子毛、白蒿、滨蒿、猪毛蒿、北茵陈、山茵陈、因尘、马先、因陈蒿、茵藏蒿、细叶青蒿、细叶蒿、安吕蒿、安吕草、婆婆蒿、马新蒿、野兰蒿、白茵陈、白莲蒿、铁杆蒿。

【来源】本品为菊科植物茵陈蒿 *Artemisia capillaris* Thunb. 的干燥地上部分。

【采收加工】早春季幼苗高 6 ～ 10cm 时采收或秋季花蕾长成至花初开时采割，除去杂质和老茎，晒干。

【性味】苦，凉。

《侗族医学》：苦，凉。

《中国侗族医药研究》：苦、辛，凉。

【功能与主治】清热利湿，退水退黄。用于湿热黄疸，小便不利，风痒疮疥。

《侗族医学》：退热，退黄，退水，退气。用于治大蛮（黄疸），宾奇卵（结核病）。

《中国侗族医药研究》：清利湿热，退水退黄。用于治黄疸初起，黄疸，结核病。

【用法用量】内服：煎汤，10 ～ 15g。

【附方】

1. 早期黄疸 百解皮、水灯草各 10g，茵陈蒿 15g。煎水服，每日 1 剂，分 2 ～ 3 次服，连服 3 ～ 5 剂。(《侗族医药探秘》)

茵陈蒿 10g，白鲜皮 6g，水煎服。(《中国侗族医药研究》)

2. 烧热病 十大功劳 10g，茵陈蒿、野藿香、红旱莲、金银花、麦冬、芦根各 9g，黄芩、厚朴、水黄连、小青草各 6g，煎水内服，每日 3 次。(《中国侗族医药研究》)

3. 胎黄 茵陈蒿、金银花、钩藤、鸡内金各 3g，煎水内服，每日 3 次。(《中国侗族医药研究》)

4. 水蛊病 九头狮子草、茵陈蒿、酸筒杆、藁本、土大黄、地苃、六月雪、黄毛耳草、凤尾蕨、白茅根各 30g，均采用鲜品煎水内服，每日 3 次。(《中国侗族医药研究》)

【现代临床研究】

1. 治疗急性病毒性肝炎 研究者以茵陈蒿汤为主方治疗乙型肝炎病毒引起的急性肝炎，以甘草酸苷、还原型谷胱甘肽等为对照，结果显示治疗组在改善肝功能和症状好转方面有显著优势。

2. 治疗急性黄疸性肝炎 有研究者选取急性黄疸性病毒性肝炎患者 63 例，随机分为治疗组 30 例和对照组 33 例。对照组给予西医对症治疗，治疗组在对照组治疗的基础上加用茵栀清化汤（茵陈 30g，栀子 9g，茯苓 12g，金钱草 30g，车前草 30g，制大黄 6g）治疗。湿重于热者减大黄，加苍术、白术；热重于湿者加黄芩、黄连；肝区不适者加厚朴、延胡索；有恶心呕吐者加竹茹、制半夏。结果显示治疗组有效率为 93.3%，对照组有效率为 69.7%，且治疗组在肝功能指标改善方面也具有显著优势。

3. 治疗妊娠期肝内胆汁淤积症 研究人员选取 80 例妊娠期肝内胆汁淤积症患者，随机分为对照组和研究组，每组 40 例，对照组给予熊去氧胆酸治疗，研究组给予茵陈蒿汤联合熊去氧胆酸治疗。结果显示，研究组的瘙痒评分降低幅度比对照组更大，研究组新生儿窒息、胎儿窘迫、早产和产后出血等发生率均较对照组更低，差异有统计学意义，且研究组在肝功能和免疫指标改善方面具有显著优势。

4. 治疗慢性乙型肝炎 给予茵陈蒿汤：茵陈 30g，栀子 15g，大黄 10g。加减：黄疸显著者，茵陈加至 40g；乏力显著者，加党参 15g；食欲缺乏显著者，加炒山楂 15g；腹胀显著者，加大腹皮 10g；肝区疼痛明显者，加川楝子 15g；脾肿大明显者，加桃仁 10g。每日 1 剂，取汁 330mL，分两次温服。

研究人员选取 80 例湿热型慢性乙型肝炎肝纤维化患者，随机分为试验组和对照组各 40 例，试验组给予加味茵陈蒿汤治疗，对照组给予护肝片，治疗疗程为 6 个月，研究结果显示茵陈蒿汤对慢性乙型肝炎的治疗具有显著优势。

【化学成分】α- 蒎烯、β- 蒎烯、柠檬烯、α- 松油烯、γ- 松油烯、月桂烯、α- 葎草烯、β- 榄香烯、茵陈二炔、茵陈烯酮、茵陈二炔酮、5- 苯基 1,3- 戊二炔、苯酚、邻甲苯酚、对甲苯酚、间甲苯酚、邻乙基苯酚、对乙基苯酚、丁香油酚、棕榈酸、硬脂酸、亚油酸、油酸、肉豆蔻酸、月桂酸、癸酸、己酸、丁酸、茵陈素、去氢镰叶芹醇、去氢镰叶芹酮、茵陈色原酮、4- 甲基茵陈色原酮、6- 去甲氧基 -4'- 甲氧基茵陈色原酮、6- 去甲氧基茵陈色原酮、中国蓟醇、滨蓟黄素、芫花素、鼠李柠檬素、茵陈蒿黄酮、茵陈蒿酸 A、茵陈蒿酸 B、马栗树皮素二甲醚、东莨菪素、异东莨菪素、茵陈色原酮、7- 甲基茵陈色原酮、茵陈蒿灵、A、C、滨蓟黄素、4- 甲基茵陈色原酮、7- 甲基茵陈色原酮、泽兰苷元、异鼠李素、槲皮素、异鼠李素 -3-O- 半乳糖苷、异鼠李素 -3-O- 葡萄糖苷、金丝桃苷、咖啡酸、甲基七叶树内酯、甲基茵陈色原酮等。

【药理作用】

1. 利胆保肝作用 动物试验表明，茵陈蒿煎剂、去挥发油水提取物均有促进胆汁分泌与利胆作用。

煎剂对大鼠四氯化碳所致肝损害有一定保肝作用，且治疗组动物肝细胞肿胀、气球样变、脂肪变与坏死有不同程度的减轻。

茵陈蒿的利胆作用机制可能是通过调节肝组织细胞黏附因子 -1 的表达来实现的。茵陈蒿能通过诱导肝脏酶系统增加肝脏对胆红素的摄取、结合、排泄能力，以及保肝杀菌作用，降低细菌代谢产物对肝的损害，从而治疗黄疸。

2. 降压作用 动物试验表明，茵陈蒿水浸液、乙醇 - 水浸液、挥发油和 6,7- 二甲基七叶树内酯动物试验均有降血压作用。本品具有降血脂、扩张冠脉及促纤溶作用。

3. 抑菌、抗病毒及抗病原微生物作用 茵陈蒿有较强的抗病原微生物作用，其抗菌的主要成分为茵陈二炔酮、对羟基苯乙酮。试验表明，茵陈蒿水提物对金黄色葡萄球菌、痢疾杆菌、白喉杆菌等及某些皮肤真菌有一定的抑制作用，对人型结核菌有完全抑制作用；另外，茵陈蒿煎剂能抑杀波摩那型钩端螺旋体，煎剂和挥发油提取物对蛔虫有麻醉作用。茵陈蒿对流感病毒、肝炎病毒、单纯疱疹病毒、SARS 病毒、脊髓灰质炎病毒等也有不同的抑制作用。

4. 利尿作用 茵陈蒿中含有的 6,7- 二甲氧基香豆素能使酒精性肝损伤家兔的食量及尿量增加，有利尿之功效。

5. 对心血管系统的作用 茵陈蒿中的香豆素类化合物具有扩张血管，促使血管内皮细胞释放一氧化氮和前列环素，降血脂，抗凝血等作用；黄酮类物质具有减轻高胆固醇血症家兔动脉粥样硬化、减少内脏脂肪沉着的作用；水提物可提高正常小鼠心肌耗氧量，增加模型小鼠的耐低氧能力。

6. 其他作用 各试验表明，茵陈蒿同时具有抗肿瘤作用及免疫调节、解热镇痛消炎作用等。

【原植物】 茵陈蒿 *Artemisia capillaris* Thunb.

半灌木状草本，植株有浓烈的香气。主根明显木质，垂直或斜向下伸长；根茎直径 5 ~ 8mm，直立，稀少斜上展或横卧，常有细的营养枝。茎单生或少数，高 40 ~ 120cm 或更长，红褐色或褐色，有不明显的纵棱，基部木质，上部分枝多，向上斜伸展；茎、枝初时密生灰白色或灰黄色绢质柔毛，后渐稀疏或脱落无毛。营养枝端有密集叶丛，基生叶密集着生，常成莲座状；基生叶、茎下部叶与营养枝叶两面均被棕黄色或灰黄色绢质柔毛，后期茎下部叶被毛脱落，叶卵圆形或卵状椭圆形，长 2 ~ 4（~ 5）cm，宽 1.5 ~ 3.5cm，二（至三）回羽状全裂，每侧有裂片 2 ~ 3（~ 4）枚，每裂片再 3 ~ 5全裂，小裂片狭线形或狭线状披针形，通常细直，不弧曲，长 5 ~ 10mm，宽 0.5 ~ 1.5（~ 2）mm，叶柄长 3 ~ 7mm，花期上述叶均萎谢；中部叶宽卵形、近圆形或卵圆形，长 2 ~ 3cm，宽 1.5 ~ 2.5cm，（一至）二回羽状全裂，小裂片狭线形或丝线形，通常细直、不弧曲，长 8 ~ 12mm，宽 0.3 ~ 1mm，近无毛，顶端微尖，基部裂片常半抱茎，近无叶柄；上部叶与苞片叶羽状 5 全裂或 3 全裂，基部裂片半抱茎。头状花序卵球形，稀近球形，多数，直径 1.5 ~ 2mm，有短梗及线形的小苞叶，在分枝的上端或小枝端偏向外侧生长，常排成复总状花序，并在茎上端组成大型、开展的圆锥花序；总苞片 3 ~ 4层，外层总苞片草质，卵形或椭圆形，背面淡黄色，有绿色中肋，无毛，边膜质，中、内层总苞片椭圆形，近膜质或膜质；花序托小，凸起；雌花 6 ~ 10 朵，花冠狭管状或狭圆锥状，檐部具 2（~ 3）裂齿，花柱细长，伸出花冠外，先端 2 叉，叉端尖锐；两性花 3 ~ 7 朵，不孕育，花冠管状，花药线形，先端附属物尖，长三角形，基部圆钝，花柱短，上端棒状，2 裂，不叉开，退化子房极小。瘦果长圆形或长卵形。花果期 7 ~ 10 月。

产于湖北、湖南、广西、贵州。

（金岸 杨鹏 黄斌 汪冶）

Yangc luux naemx 梁柳冷

扯根菜 Chegencai

【异名】赶黄草、山黄鳝、水杨柳、水泽兰、水滓蓝。

【来源】本品为虎耳草科植物扯根菜 *Penthorum chinense* Pursh 的地上部分。

【采收加工】秋季采收。除去杂质，切片，晒干。

【性味】甘，温。

【功能与主治】除湿利尿，解毒活血，平肝健脾。用于黄疸，经闭，水肿，跌打损伤，痔疮，胆结石，膀胱结石等。

【用法用量】内服：煎汤，9～15g。外用适量捣烂敷患处。

【现代临床研究】

1. 治疗病毒性肝炎 临床上采用赶黄草治疗急性黄疸性肝炎、乙型肝炎。治疗方法采用赶黄草片，成人每剂 1.5g（儿童每剂 0.6～0.9g），每日 3 剂，经 30 天疗程后，治疗急性黄疸型肝炎和乙型肝炎有效率分别为 93.20%、79.50%。此外，针对 1 例亚急性重型肝炎患者持续用药 30 日，病情明显缓解。

另有用单味赶黄草片或冲剂治疗儿童急性黄疸型肝炎、乙型肝炎的临床报道。方法也是口服赶黄草片（每片 0.3g），或冲剂（每包 12g），每日摄入量为 2～12g，口服 3 次 / 日，治疗结果表明，急性黄疸型肝炎患者经 20d 疗程后，临床治愈率为 96.30%，乙型肝炎患者的近期治愈率为 90.48%。

另有一类似报道采用肝酶灵（赶黄草制备的中成药制剂）对 170 例急性黄疸型肝炎患者、18 例慢性活动性肝炎患者临床试用观察，其疗效明显，且无不良反应。近年来，国内临床上常用肝苏颗粒（扯根菜提取物制备的单味中成方制剂）对慢性乙型肝炎、急性甲型肝炎、戊型肝炎、慢性乙型肝炎、慢性乙型肝炎合并糖尿病进行治疗，疗效显著。

2. 治疗肝纤维化 扯根菜临床上对肝纤维化显示出良好治疗作用。用肝苏颗粒对 112 例慢性肝病纤维化患者治疗，与益肝灵片口服进行对照，结果表明，肝苏颗粒能显著降低患者血清透明质酸、Ⅲ型前胶原水平，对逆转肝纤维化的进程有良好疗效。另有一报道亦采用肝苏颗粒治疗 82 例慢性肝炎肝纤维化患者，通过与常规保肝治疗对照组（78 例）比较，结果显示，患者经 1 个月治疗后，肝苏颗粒能显著改善慢性乙型肝炎肝纤维化患者临床症状。陈英杰等通过临床及生化分析研究，推测出赶黄草抗肝纤维化机制：10% 赶黄草浸膏可抑制肝星状细胞（HSC）增殖，下调 HSC 细胞中致纤维化细胞因子表达，抑制 HSC 活化，调节细胞内外信号转导通路，减少 Ⅰ 型胶原表达与分泌，减少细胞外基质生成与沉积，从而起到抗肝纤维化的作用。

3. 治疗脂肪肝 目前有关扯根菜治疗脂肪肝研究报道较少。运用肝苏颗粒结合脂必妥胶囊对 32 例脂肪肝患者治疗，与单用脂必妥胶囊进行对照，结果表明，两药合用具有明显协同作用，治疗有效，值得推行，但其远期疗效尚需进一步观察。

【化学成分】乔松素、乔松素 -7-*O*-β-D- 葡萄糖苷、洋芹素、山奈黄素、木犀草素、槲皮素、芦丁、槲皮素 -3-*O*-β-D- 葡萄糖苷、乔松素 -7-*O*- 葡萄糖苷、异鼠李素 -7- 新橙皮糖苷、槲皮素 -3- 鼠李糖苷、东莨菪素、(-)- 丁香树脂醇、东莨菪内酯、东莨菪苷、羽扇豆醇、桦木酸、乌苏酸、2β,3β,-23- 三羟基 - 乌苏酸、熊果酸、熊果酸 -28- 木糖 -（1-3）- 葡萄糖苷、β- 谷甾醇、β- 胡萝卜苷、棕榈酸甘油酯、月桂酸、甘油酯、棕榈酸、没食子酸、没食子酰葡萄糖苷。

【药理作用】

1. 保肝作用　赶黄草乙醇提取物（浸膏）抗肝毒素活性。四氯化碳诱导大鼠体内肝损伤实验表明，赶黄草剂量为 4.4g/kg 能显著降低大鼠四氯化碳肝损伤血清中丙谷转氨酶；赶黄草剂量为 2.2g/kg 对四氯化碳肝损伤小鼠起显著保护作用；赶黄草剂量为 2.20g/kg 可显著降低四氯化碳肝损伤小鼠血清中磺溴酞钠 20min 的滞流量，且缩短四氯化碳肝损伤小鼠戊巴比妥钠睡眠时间，提示扯根菜浸膏对四氯化碳诱导的肝损伤具有一定的保护作用。丁庆从扯根菜中提取分离出总皂苷，并对其进行毒性与抗肝炎试验，结果表明扯根菜总皂苷无毒，且中（200mg/kg×9d）、高（400mg/kg×9d）剂量总皂苷（未去蛋白）能显著拮抗由四氯化碳所致的谷丙转氨酶升高，说明总皂苷具备较好的抗肝炎功能。

从扯根菜提取物中分离得到熊果酸、乔松素、东莨菪内酯、没食子酸、熊果酸 -28- 木糖 -（1-3）-葡萄糖苷、乔松素 -7- 葡萄糖苷、异鼠李素 -7- 新橙皮糖苷、东莨菪苷及没食子酰葡萄糖苷，均能显著抑制四氯化碳引起的天冬氨酸氨基转移酶、丙氨酸氨基转移酶和碱性磷酸酶的升高，其作用接近或好于阳性药联苯双酯，表明扯根菜中活性物质可有效预防肝损伤及肝炎。

2. 抗病毒作用　采用 2215 细胞株为模型，对扯根菜水提物进行抗乙型肝炎病毒（DHBV）实验研究。结果发现，当扯根菜水提取物浓度为 264μg/mL、直接水提取物浓度为 57μg/mL 时，对 2215 细胞分泌 HBeAg 的抑制率分别为 54.79% 和 54.09%，治疗指数（TI）＞ 2，证实扯根菜水提取物具备一定体外 DHBV 活性，推测抗病毒活性成分可能存在于其水提物及直接水提物中，但抗乙肝病毒的单体活性成分尚需进一步分离纯化。

应用鸭乙型肝炎动物模型进行 DHBV 研究，与病毒对照组和拉米夫定阳性对照组比较发现，经连续 4w（1 次 / 日）给 DHBV DNA 阳性的 3 周龄鸭分别灌喂高剂量（20g/kg）、中剂量（10g/kg）、低剂量（5g/kg）肝苏（即用扯根菜为单一原料制备的中成药），其用药后血清 DHBV DNA 滴度显著降低或极显著降低（$P < 0.01$ 或 $P < 0.05$），停药 1 周后其高剂量（20g/kg）DHBV DNA 回升现象不明显，而中剂量（10g/kg）、低剂量（5g/kg）DHBV DNA 回升现象明显，呈现一定量效关系。此外，经肝脏病理检查，治疗 3 周与停药 1 周后检查其血清中谷丙转氨酶和谷草转氨酶，并未发现肝苏对鸭肝组织有明显毒性损害，且连续服用 1 个月肝苏，可在鸭体内产生抗鸭乙型肝炎病毒作用。

3. 降血脂作用　对扯根菜醇提液及其单体化合物降脂作用进行研究。通过与空白对照组和立普妥阳性对照组比较发现，经连续 4 周（1 次 / 日）给正常小鼠灌服扯根菜提取液（750mg/kg），其血脂中甘油三酯及总胆固醇浓度均极显著降低（$P < 0.01$）；而从扯根菜中分离的熊果酸、乔松素、东莨菪内酯、没食子酸、熊果酸 -28- 木糖 -（1-3）- 葡萄糖苷、乔松素 -7- 葡萄糖苷、乔松素 -7- 新橙皮糖苷、东莨菪苷、没食子酰葡萄糖苷等 9 种单体化合物，各组均按剂量（75mg/kg）给正常小鼠连续灌服 4周，其血脂中甘油三酯及总胆固醇浓度均极显著降低（$P < 0.01$）。可见，扯根菜醇提液及各单体化合物均具有潜在降脂活性。

4. 防醉、解酒作用　用五粮春（40°）诱导小鼠醉酒模型研究扯根菜防醉解酒作用，发现给酒前灌胃不同剂量的扯根菜可降低小鼠醉酒率、延迟小鼠发生醉酒时间，其中高剂量（0.75g/kg）发生醉酒时间比对照组显著延长（$P < 0.05$），酒前灌喂不同剂量扯根菜均可降低小鼠血清中乙醇浓度，但各剂量组与对照组相比差异无统计学意义（$P > 0.05$）；酒后灌喂不同剂量扯根菜均可延迟小鼠发生醉酒时间，其中高剂量（0.75g/kg）发生醉酒时间与对照组相比显著延长（$P < 0.05$），而扯根菜各剂量组在30min、60min、90min、180min，4 个时点的乙醇浓度均低于对照组，但差异无统计学意义（$P > 0.05$）。由此证明，扯根菜水提取物具有明显防醉、解酒作用。

5. 抗突变、抗癌作用　扯根菜总皂苷在高剂量（100mg/kg×10d）和低剂量（100mg/kg×5d）下，均对环磷酰胺（50mg/kg×2d）所致突变具有明显拮抗作用。研究人员分别对扯根菜 50% 乙醇提取物及其 9 个单体化合物（熊果酸、乔松素、东莨菪内酯、没食子酸、熊果酸 -28- 木糖 -（1-3）- 葡萄糖苷、乔松素 -7- 葡萄糖苷、乔松素 -7- 新橙皮糖苷、东莨菪苷及没食子酰葡萄糖苷）对人肝癌 HepG-2 细胞增殖凋亡影响进行研究，结果显示，扯根菜醇提取液及其单体化合物均对人肝癌 HepG-2 生长具有显著抑制作用。

【原植物】扯根菜 *Penthorum chinense* Pursh

多年生草本，高 40 ～ 65（～ 90）cm。根状茎分枝；茎不分枝，稀基部分枝，具多数叶，中下部无毛，上部疏生黑褐色腺毛。叶互生，无柄或近无柄，披针形至狭披针形，长 4 ～ 10cm，宽 0.4 ～ 1.2cm，先端渐尖，边缘具细重锯齿，无毛。聚伞花序具多花，长 1.5 ～ 4cm；花序分枝与花梗均被褐色腺毛；苞片小，卵形至狭卵形；花梗长 1 ～ 2.2mm；花小型，黄白色；萼片 5，革质，三角形，长约 1.5mm，宽约 1.1mm，无毛，单脉；无花瓣；雄蕊 10，长约 2.5mm；雌蕊长约 3.1mm，心皮 5（～ 6），下部合生；子房 5（～ 6）室，胚珠多数，花柱 5（～ 6），较粗。蒴果红紫色，直径 4 ～ 5mm；种子多数，卵状长圆形，表面具小丘状突起。染色体 2n=16。花果期 7 ～ 10 月。

产于湖南、广西、贵州、湖北。生于林下、灌丛草甸及水边。

（郑钦方　汪治）

Zaol goc naemx 皂阁冷

含羞草决明 Hanxiucaojueming

【异名】假牛甘、细杠木、水皂角、黄瓜香、鸡毛箭、山扁豆、梦草、黄瓜香、还瞳子、关门草、山梅豆、金豆子、水通、山扁豆、山茶叶。

【来源】本品为豆科植物含羞草决明 *Cassia mimosoides* L. 的干燥全草。

【采收加工】夏季采收，晒干。

【性味】甘、微苦，平。

【功能与主治】清肝利湿，散瘀化积，清热解毒，健脾利湿，通便。用于黄疸，暑热吐泻，小儿疳积，水肿，小便不利，肠捞，疔疮痈肿，毒蛇咬伤。

【用法用量】内服：煎汤，9 ～ 15g。外用：研末，调敷。

【化学成分】大黄素、木犀草素 -7-*O*- 葡萄糖苷、大黄素甲醚、大黄酸、间苯二酚、齐墩果酸、（R）- 鹰爪三醇、*β*- 谷甾醇、胡萝卜苷、plumbagine A、plumbagine B、citroside A、icariside B$_1$、丁烯酮、4-［（1R，2R，4S）-1,2,4-trihydroxy-2,6,6-trimethylcyclohexyl］-（3E）-rel、alangionsoideO、（6S,7E,9R）-6,9-dihydroxy-4,7-megastigmadien-3-one-9-0-［α-L-arabinopyranosyl-（1→6）-*β*-D-glucopyranoside］、demethyltorosaflavone D、*β*-D-glucopyranoside、4-hydroxy-3、5-dimethoxyphenyl、luteoloside、benzoicacid，4-（*β*-D-glucopyranosyloxy）-3-hydroxy-，methylester、4H-1-Benzopyran-4-one，2-［3-（*β*-D-glucopyranosyloxy）-4-hydroxyphenyl］-2,3-dihydro-7-hydroxy-，（2S）、millettiaspecosideA、seguinosideK、（-）-festidinol、syringin、coniferin、cis−coniferin、1-propanone.3-（*β*-D-glucopyranosyloxy）-1-（4-hydroxy-3-methoxyphenyl）、1-propanone，3-（*β*-D-glucopyranosyloxy）-1-（4-hydroxy-3,5-dimethoxyphenyl）、methyl（6-0-*p*-hydroxybenzoyl）-*β*-D–glucopyranoside、hastatoside、7R,7′R,8S,8′S-（+）-neo-olivil4-0-ß-D–glucopyranoside、（7R,8S,7′R,8′S）-4,9,4′,9′-tetrahydroxy-3,3′-dimethoxy-7,7′-epoxylignan9-0-b-d-glucopyranoside1）。

【药理作用】

1.肝损伤保护　对含羞草决明进行了初步分离，做了不同提取物护肝降酶作用的试验。结果显示含羞草决明水及醇提取物对二甲基亚硝胺所致的大鼠肝细胞损伤具有较好的降低血清转氨酶的作用，可以提高肝损伤大鼠的合成白蛋白的能力，表现出一定的护肝降酶作用；含羞草决明醇提取物对二甲基亚硝胺诱导的大鼠肝纤维化形成，具有明显的抑制作用，其作用机制可能与保护肝细胞和抑制胶原纤维合成有关。

2.抗病毒活性　含羞草决明80%乙醇水提取物有抗1型疱疹病毒（HSV1）的作用，且对麻疹病毒株 EdmonstonA（MV-EA）有一定的抵抗能力。

【原植物】含羞草决明 *Cassia mimosoides* L.。注：名称已修订，正名是含羞草山扁豆 *Chamaecrista mimosoides*。

一年生或多年生亚灌木状草本，高30～60cm，多分枝；枝条纤细，被微柔毛。叶长4～8cm，在叶柄的上端、最下一对小叶的下方有圆盘状腺体1枚；小叶20～50对，线状镰形，长3～4mm，宽约1mm，顶端短急尖，两侧不对称，中脉靠近叶的上缘，干时呈红褐色；托叶线状锥形，长4～7mm，有明显肋条，宿存。花序腋生，1或数朵聚生不等，总花梗顶端有2枚小苞片，长约3mm；萼长6～8mm，顶端急尖，外被疏柔毛；花瓣黄色，不等大，具短柄，略长于萼片；雄蕊10枚，5长5短相间而生。荚果镰形，扁平，长2.5～5cm，宽约4mm，果柄长1.5～2cm；种子10～16颗。花果期通常8～10月。

产于湖南、贵州、广西、湖北。生于坡地或空旷地的灌木丛或草丛中。

（刘建锋　郑钦方　汪冶）

第十七章　菌　类

Lac dinl guas 腊丁挂

紫芝 Zizhi

【异名】紫灵芝、黑芝、玄芝、灵芝菇、灵芝草。

【来源】本品为多孔菌科真菌紫芝 *Ganoderma sinense* Zhao，Xu et Zhang 的干燥子实体。

【采收加工】全年采收，除去杂质，剪除附有朽木、泥沙或培养基质的下端菌柄，阴干或在 40 ～ 50℃ 烘干。

【性味】甘，平。

【功能与主治】补气安神，止咳平喘。用于心神不宁，失眠心悸，肺虚咳喘，虚劳短气，不思饮食。

【用法用量】内服：煎汤，3 ～ 15g。

【现代临床研究】救治蘑菇中毒：研究人员运用以紫芝煎液为主，用于救治毒蘑菇中毒，成功治愈 27 例，其中白毒伞中毒 10 例，角鳞白伞中毒 6 例，豹斑白伞中毒 11 例，表明紫芝对治疗毒蘑菇中毒有较好的疗效。

【化学成分】主要含麦角甾醇、有机酸、氨基葡萄糖、多糖类、树脂、甘露醇、多糖醇、脂肪酸、生物碱、内酯、香豆精、水溶性蛋白质和多种酶类。

【药理作用】

1. 抗菌作用　检测紫芝发酵菌体中三萜类化合物对大肠埃希菌、金黄色葡萄球菌以及枯草芽孢杆菌的体外抑菌作用。发现紫芝三萜组分对大肠埃希菌和金黄色葡萄球菌的生长有较明显的抑制作用，而对枯草芽孢杆菌的抑制作用相对较弱；该三萜对大肠埃希菌和金黄色葡萄球菌的最小抑菌浓度为 30mg/mL；而对枯草芽孢杆菌的最小抑菌浓度为 60mg/mL。此外，该三萜的抑菌成分在 40℃ 和 60℃ 下（处理 2h）较稳定，但在 80℃ 和 100℃ 温度下，热稳定性较差。可见紫芝三萜类化合物对大肠埃希菌和金黄色葡萄球菌有明显的抑制作用。

2. 抗肿瘤作用　采用液体深层发酵得到菌丝体，并追踪得到其最佳抗肿瘤活性部位为紫芝液体深层发酵液的胞内水提醇沉物可溶于水部分（多糖 88.4%，含还原糖 3.15%），利用小鼠移植肿瘤模型追踪测试抗肿瘤活性，给药剂量为 40.5mg/kg 时，该活性部位对肝癌 H22 小鼠、Lewis 肺癌小鼠的抑瘤率分别为 94%、58.32%。该活性部位对 A549、LoVo、CEM、QGY-7703 肿瘤细胞的 IC_{50} 值分别为 160mg/mL、29.28mg/mL、45.06mg/mL 和 37.38mg/mL 表明紫芝液体发酵液对小鼠移植肿瘤有较好的抑制作用。

3. 抗炎镇痛作用 有研究报道了人工紫芝和天然紫芝对多种实验性炎症有明显的预防和治疗作用，对急、慢性炎症也有明显的作用，无明显的不良反应和毒性。此外两者均有明显的镇痛作用。

4. 抗 HIV 作用 有研究报道了从紫芝中分离得到的化合物灵芝酸 GS-2、20- 羟基赤芝酸 N、20（21）-dehydrolucidenicacid N、灵芝醇 F，均具有抑制人类免疫缺陷病毒 -1 蛋白酶的活性，其 IC_{50} 值范围为 20 ～ 40mmol/L。

【原菌类形态】紫芝 *Ganoderma sinense* Zhao，Xu et Zhang

紫芝：皮壳紫黑色，有漆样光泽。菌肉锈褐色。菌柄长 17 ～ 23cm。

栽培品子实体较粗壮、肥厚，直径 12 ～ 22cm，厚 1.5 ～ 4.0cm。皮壳外常被有大量粉尘样的黄褐色孢子。产于湖南、贵州、广西、湖北。多生于阔叶树木桩旁地上，或松木上，或生于针叶树朽木上。

（邱飞 汪冶）

Lacdinlguasyak 腊丁挂亚

赤芝 Chizhi

【异名】灵芝、丹芝、潮红灵芝。

【来源】多孔菌科植物赤芝 *Ganodermalueidum*（Leyss.ex Fr.）Karst. 的子实体。

【采收加工】全年可采收，除去杂质，剪除附有朽木，泥沙或培养基质的下端菌柄，阴干或在 40 ～ 50℃烘干。

【性味】苦，平。

【功能与主治】补气安神，止咳平喘。用于心神不宁，失眠心悸，肺虚咳喘，虚劳短气，不思饮食。

【用法用量】内服：煎服，6 ～ 12g；研末吞服 1.5 ～ 3g。

【现代临床研究】

1. 治疗慢性支气管炎 灵芝具有止咳（非中枢性镇咳）、祛痰、平喘之功效，能明显缓解慢性支气管炎的咳、痰、喘症状。灵芝治疗慢性支气管炎的总有效率达 97.6%，显效率可达 1.9%。

2. 治疗肿瘤 用灵芝孢子粉胶囊对脾虚证的肿瘤放化疗患者 100 例临床疗效的研究，并设对照组 60 例比较肿瘤 Karnofsky 评分法有效率分别为 91%、30%，中医症候积分法有效率分别为 87.6%、26.7%，按虚证五大症状改善平均有效率分别为 73.9%、15.8%，2 组各项有效率均有显著差异（$P < 0.05$），说明灵芝对肿瘤患者具有一定的治疗作用。

【化学成分】赤芝中含有三萜类成分如灵芝酸 A、B、C1、C2、D1，赤芝酸 A、B、C、D1，灵赤酸等；多糖类成分灵芝多糖等；此外，还含有麦角甾醇、核苷类、氨基酸类、蛋白质等。

【药理作用】

1. 抗肿瘤作用 从赤芝菌丝体中提取得到 6 个有细胞毒活性的三萜类化合物灵芝酸 U、V、W、X、Y 和 Z，其体外实验表明能明显抑制小鼠肝肉瘤细胞的增殖。从赤芝子实体中分离得到 2 个三萜类化合物灵芝醛 A 和双氢灵芝醛 A，体外实验表明两者有较强的抑瘤活性，且以灵芝醛 A 作用最强。研究发现灵芝酸 T 可引起线粒体功能紊乱而导致肺瘤转移细胞的凋亡，研究者进一步研究表明赤芝中的三萜类成分对人肝癌生长有一定的选择性抑制作用。

2. 对免疫系统的调节作用 从红芝子实体的甲醇提取的生物活性组分中分离出三萜化合物 ganodeneacidA、B、C、D，结果表明这些化合物能明显抑制伴刀豆球蛋白 A 等的肥大细胞的组胺释放。据报道灵芝醇 F，灵芝酮二醇和灵芝酮三醇能有效抑制补体激活的经典途径，补体激活在器官移植后是致命的，因而此类赤芝三萜具有发展成为免疫抑制剂的潜能。研究发现灵芝酸能促使带 lewis 肺癌的 Guinea 猪体内白细胞介素 IL-2 的含量上升，并提高其自然杀伤细胞 NK 的免疫活性，具免疫促进的功能。

3. 对心血管系统的调节作用　据报道从赤芝的 70% 乙醇提取物中分离出 5 种新的羊毛甾烷三萜（灵芝醛 A、灵芝醇 A、灵芝醇 B、灵芝酸 K、灵芝酸 S）具有抑制猪肾血管紧张素反转酶的活性。从红芝中分离出的灵芝酸 B、C 在 7,15 位上有氧基，许多加氧的甾醇可抑制培养的动物细胞中的甾醇合成，进一步的构效关系表明赤芝三萜类成分化学结构中的 7-O 或 150r-OH 在这方面有重要的作用。使用鼠肝匀浆，灵芝酸 B 和灵芝酸 B、C 的衍生物对由羊毛甾醇或 24,25 一二羟基羊毛甾醇生物合成胆固醇有抑制作用。报道灵芝酸 S 对 TXA2 拟似物 U46619 所诱导的人源硅胶过滤处理的血小板聚集具有明显抑制作用，可延迟血小板发生形态改变的时间，减少血小板的初始聚集并降低其聚集百分率，该抑制作用有剂量依赖性。

4. 保肝、解毒作用　灵芝总三萜 GT 和其组分 GT2 与阳性对照药五洛替酯均可明显降低模型动物的血清 ALT 和肝脏 TG 含量，对动物肝损伤具有不同程度的减轻作用，表明灵芝三萜类化合物 GT 和 GT2 具有明显的保肝作用。

5. 抗衰老作用　从赤芝水煮液提取分离得到灵芝酸 A、B、C、D；赤芝酸 B 和灵芝酮三醇，发现其具有较高的抗氧化活性，可抵抗连苯三酚引起的红细胞膜氧化和 Fe^{2+}- 抗坏血酸引起的类酯过氧化。

6. 抗病毒作用　从赤芝子实体中分离得到赤芝酸 D、赤芝酸 O 和赤芝内酯不仅可抑制牛 DNA 聚合酶 B 和 DNA 聚合酶的活性，也可抑制 HIV-1 逆转录酶的活性。从赤芝孢子粉中分离得到灵芝酸 B，赤芝萜醇 B，灵芝酮二醇，灵芝酮三醇，丹芝酸 A。体外实验表明对 HIV-1 蛋白酶活性有明显抑制作用，此外，灵芝酸 A，灵芝酸 B 和灵芝酸 C1 亦有中度的抑制作用。

7. 消炎抗菌作用　从灵芝深层发酵菌丝体中分离得到 3 种灵芝酸，其抗菌活性实验显示 3 种四环三萜酸具有抑制大肠埃希菌、产气荚膜梭菌、肠炎沙门菌、金黄色葡萄球菌和枯草杆菌生长的活性。

8. 其他作用　赤芝中的五环三萜类化合物还具有保护大鼠慢性肾病，治疗糖尿病、慢性肝炎、抗癌、抗衰老、降血糖、高脂血症及防组织纤维化等效果。

【原菌类形态】赤芝 *Ganoderma lucidum*（Leyss.ex Fr.）Karst.

赤芝：外形呈伞状，菌盖肾形、半圆形或近圆形，直径 10～18cm，厚 1～2cm。皮壳坚硬，黄褐色至红褐色，有光泽，具环状棱纹和辐射状皱纹，边缘薄而平截，常稍内卷。菌肉白色至淡棕色。菌柄圆柱形，侧生，少偏生，长 7～15cm，直径 1～3.5cm，红褐色至紫褐色，光亮。孢子细小，黄褐色。气微香，味苦涩。

产于湖南、贵州、广西。常生于山中的深谷处，向阳的壳斗科、松科、松属等植物的根际或枯树桩上。

（邱飞　汪冶）

Meix songc sangp lac fuc lienc 美从尚腊茯苓

茯苓 Fuling

【异名】茯菟、松腴、松鼠、松苓、茯灵、松茯苓、门松苓、门松、茯薯、绛晨伏胎、云苓、茯兔、松薯、松木薯。

【来源】本品为多孔菌科真菌茯苓 *Poria cocos*（Schw.）Wolf 的干燥菌核。

【采收加工】多于 7 ～ 9 月采挖，挖出后除去泥沙，堆置"发汗"后，摊开晾至表面干燥，再"发汗"，反复数次至现皱纹、内部水分大部散失后，阴干，称为"茯苓个"；或将鲜茯苓按不同部位切制，阴干，分别称为"茯苓块"和"茯苓片"。

【性味】甘、淡，平。

【功能与主治】利水渗湿，健脾，宁心。用于水肿尿少，痰饮眩悸，脾虚食少，便溏泄泻，心神不宁，惊悸失眠。

《中国侗族医药学基础》：利水渗湿，健脾和胃，宁心安神。用于水肿尿少，痰饮眩晕，脾虚食少，便溏泄泻，心神不安，惊悸失眠。

【用法用量】内服：煎汤，10 ～ 15g；或入丸、散。宁心安神用朱砂拌。

《中国侗族医药学基础》：煎服，9 ～ 20g；或入丸剂。

【现代临床研究】

1. 治疗水肿 在原方的基础上仅改变云苓的剂量来治疗心源性水肿 55 例，结果发现茯苓剂量在 30g 以上才能达到利尿的作用，且 100g/d 时利尿作用最强，提示茯苓利水渗湿的作用具有量效关系，且随着剂量的增加而增强。研究者用桂枝茯苓汤辅助治疗老年性白内障术后黄斑囊样水肿 38 例，有效率为 87.5%。

2. 治疗慢性乙肝 用加味茯苓戒盐汤治疗慢性活动性乙型肝炎 52 例，总有效率达 94%，ALT、SB、TTT、A/G 总有效率分别为 96%、96%、93%、92%，HBeAg 转阴率为 52%，说明本方可以改善肝功能，提高免疫力，抑制乙型肝炎病毒，促进肝细胞的修复与再生。用自拟方珍珠茯苓汤（珍珠草 15g、茯苓 20g、郁金 15g 等，随症加减）治疗慢性乙肝 60 例，每日 1 剂，3 个月为 1 个疗程，总疗程 1 年，结果显示 ALT、AST 明显降低，总有效率为 81.6%。

3. 治疗盆腔良性肿瘤 用桂枝茯苓胶囊治疗盆腔良性肿瘤 100 例，每日 3 次，每次 3 粒，3 个月为 1 个疗程，经 2 个疗程治疗后盆腔良性肿瘤消失或缩小，其有效率达 93.0%。

4. 治疗系统性红斑狼疮 自拟方真武茯苓汤联合激素治疗 65 例系统性红斑狼疮，其有效率达 82.86%，显著高于单纯的激素治疗，并能加速激素减量速度，减轻激素不良反应，因其复方中的很多中药的药理研究均具有提高机体非特异性免疫功能的作用。

5. 治疗湿疹 用自拟方二黄茯苓汤治疗亚急性湿疹 62 例，跟对照组相比，其综合疗效有效率、皮肤瘙痒及皮疹面积的愈显率或有效率均有所提高。

【化学成分】β- 香树脂醇乙酸酯、齐墩果酸乙酸酯、齐墩果酸、α- 香树脂醇乙酸酯、果糖、半乳糖、葡萄糖、茯苓聚糖。

【药理作用】

1. 利尿作用 健康人服用茯苓水煎剂，有明显的利水效果；对心源性水肿患者的利水效果非常好，日剂量 100g 时效果最好。研究表明，茯苓水煎醇沉提取液对家兔的利尿作用具有明显的量效关系，而相同剂量水煎液灌胃无利尿作用；对于盐水负荷鼠模型，0.5 ～ 1.0g/mL 剂量的茯苓水煎剂灌胃具有较显著的利尿作用，该作用并未受到受体内酸碱平衡变化的影响。

2. 抗炎作用 茯苓能够对抗不同实验模型下的急、慢性炎症，其显著的抗炎效果在国外公认度很高。实验显示，防己茯苓汤中茯苓对激活巨噬细胞中的亚硝酸盐含量具有一定的抑制作用，其高剂量乙醇提取物对静息巨噬细胞有一定的细胞毒性。茯苓多糖小剂量下能抑制二甲苯所致的小鼠耳肿，同时对棉球所致大鼠皮下肉芽肿的形成有抑制作用，证明茯苓多糖具有抑制急、慢性炎症反应的作用。

3. 保肝作用 实验显示，连续 8 天对大鼠皮下注射茯苓注射液能够对抗四氯化碳致转氨酶升高。茯苓醇能降低转氨酶活性，防止肝细胞坏死，保护四氯化碳致肝硬化模型大鼠肝损伤。新型羧甲基茯苓多糖可明显减轻肝损伤小鼠的代谢障碍，降低血清转氨酶活性，连续给药可明显加快肝再生速度、增加肝质量、防止肝细胞坏死。茯苓多糖能够显著改善黄疸大鼠的肝功能。

4. 对胃肠功能的作用　茯苓对健康小鼠腹膜孔的调控作用不明显。茯苓的水煎液能直接松弛家兔离体肠肌，减小肠肌收缩振幅，防治大鼠实验性胃溃疡，抑制胃液分泌。研究表明，茯苓三萜及其衍生物可抑制无水硫酸铜引起的呕吐。茯苓醇提液及其 17 种三萜类成分的镇吐作用显示，侧链上的 C-24 位含有末端双键基团的三萜具有极好的止吐作用。茯苓多糖的代谢主要在肠道中进行。

5. 对免疫功能的作用　研究表明，茯苓能清除自由基，增强小鼠特异性细胞免疫的活性，但对其特异性体液免疫的干预作用不明显。茯苓的纯乙醇提取液能抑制白细胞介素 -1β（IL-1β）、白细胞介素 -6、肿瘤坏死因子 -α（TNF-α）及粒细胞集落刺激因子分泌，明显抑制大鼠异位心脏移植的急性排斥反应。茯苓增强免疫功能的主要机制被广泛认为是由于茯苓中主要成分三萜及多糖能增强机体免疫功能、调节机体免疫。

6. 镇静作用　腹腔注射茯苓水煎液对戊巴比妥的麻醉作用有明显的协同作用，能显著降低小鼠自发活动，对抗咖啡因致小鼠过度兴奋。茯苓总三萜能对抗电休克及戊四氮惊厥发作，其机制与降低海马区天冬氨酸和谷氨酸含量有关，具有镇静兴奋性神经元和抗惊厥等作用。

【**原菌类形态**】茯苓 *Poria cocos*（Schw.）Wolf.

茯苓个，呈类球形、椭圆形、扁圆形或不规则团块，大小不一。外皮薄而粗糙，棕褐色至黑褐色，有明显的皱缩纹理。体重，质坚实，断面颗粒性，有的具裂隙，外层淡棕色，内部白色，少数淡红色，有的中间抱有松根。气微，味淡，嚼之粘牙。

产于湖南、贵州、广西、湖北。常寄生于松科植物赤松或马尾松等树根上，深入地下 20～30cm。现多为栽培。

（邱飞　汪冶）

第十八章　动物类

Aens geiv aiv 哽给盖

鸡蛋壳 Jidanke

【来源】本品为雉科动物家鸡 *Callus gallus* domesticus Brisson 所产的蛋的蛋壳。

【采收加工】收集蛋壳，晒干。

【性味】淡，平。

【功能与主治】收敛制酸，补钙。用于慢性胃炎，胃及十二指肠溃疡，佝偻病。

【用法用量】3～6g，焙黄研粉服。

【附方】

1. 胃溃疡、慢性胃炎　将鸡蛋壳 900g（洗净微炒），陈皮 30g，共研细粉。每服 4.5g，每日 2～3 次。（《中国侗族医药学基础》）

2. 干霍乱　鸡蛋壳 10g，炒黄，研末，开水冲服。（《中国侗族医药学基础》）

3. 五色痢　盖品酒炒，研末，开水送服。（《中国侗族医药学基础》）

4. 转食病　鸡蛋壳适量，焙干，研末，每次 7.5g，开水冲服。（《中国侗族医药学基础》）

5. 小儿磨牙　取孵化后的鸡蛋壳 3 个，糯稻根 5g，磨心木（石磨中央的木栓芯）5g。每日 1 剂，水煎服，3～5 剂为 1 个疗程。（《中国侗族医药学基础》）

【现代临床研究】

1. 治疗慢性浅表性胃炎　将 84 例患者随机分为两组，治疗组 48 例拟用中药复方鸡蛋壳粉，根据临床症状加减辨证治疗；对照组 36 例予常规西药口服治疗，治疗 2 个疗程后统计疗效，治疗组临床治愈 37 例，总有效率为 95.83%，1 年内复发率 8.33%；对照组临床治愈 8 例，总有效率为 80.55%，1 年内复发率为 30.55%，两组总有效率和 1 年内复发率差异均有统计学意义（$P < 0.05$）。

2. 治疗烫伤　将鸡蛋壳 2 个，花椒 30g，炙成金黄色，研磨成末，加入麻油调和成膏状制成炙鸡蛋壳花椒麻油膏。烫伤处清创后，外涂炙鸡蛋壳花椒麻油膏，治疗 I 度、II 度烫伤，每日 1 次，7 天为 1 个疗程，可取得良好疗效。

【化学成分】碳酸钙。

【动物形态】家鸡 *Callus gallus* domesticus Brisson

家禽。嘴短而坚，略呈圆锥状，上嘴稍弯曲。鼻孔裂状，被有鳞状瓣。眼有瞬膜。头上有肉冠，喉部两侧有肉垂，通常呈褐红色；肉冠以雄者为高大，雌者低小；肉垂亦以雄者为大。翼短；羽色雌、雄不同，雄者羽色较美，有长而鲜丽的尾羽；雌者尾羽甚短。足健壮，跗、跖及趾均被有鳞板；趾4，前3趾，后1趾，后趾短小，位略高，雄者跗跖部后方有距。

产于湖南、贵州、广西、湖北。多为家养。

（邱飞 汪冶）

Aens lemc leengh 哽叻昵

蝉蜕 Chantui

【异名】炸老壳、蝉壳、伏壳、枯蝉、蝉甲、蝉退壳、金牛儿、蝉脱、蝉衣、催米虫壳、唧唧猴皮、唧唧皮、知了皮、热皮、麻儿鸟皮、黑炸皮、炸蝉皮、秋蝉壳。

【来源】本品为蝉科昆虫黑炸 *Cryptotympana pustulata* Fabr. 羽化后的蜕壳。

【采收加工】在夏、秋季可到蝉所栖息的树下附近地面收集，或树上采集。收集后去净泥杂，晒干。可用竹篓包装置高处保存，防止压碎和潮湿。

【性味】甘，寒。

《中国侗族医药研究》：甘、咸，凉。

【功能与主治】疏风散热，透疹利咽，退翳明目，祛风止痉。用于风热感冒，温病初起，咽痛喑哑，麻疹不透，风疹瘙痒，目赤翳障，急慢惊风，破伤风等。

《中国侗族医药研究》：散风热，宣肺，定痉。用于麻收后出麻疱，暗风，小儿天吊风。

【用法用量】内服：煎服，3～6g，或入丸、散。外用：煎水洗；或研末调敷。

【现代临床研究】

1. 治疗小儿夜啼 采用蝉蜕清心汤（蝉蜕、钩藤、玄参等）随症加减治疗，水煎，每日1剂，分多次服，共服3～5剂不等，随访一个月。结果46例患儿全部治愈，总有效率100%，未见复发。将52例患儿随机分为中药治疗组与西药对照组，治疗组32例，采用蝉蜕钩藤散（蝉蜕、钩藤、白芍等）加减治疗；对照组20例，采用颠茄合剂治疗，0.2mL/kg，每晚1次，B族维生素110mg，每日3次。结果，治疗组总有效率（81.25%）明显高于对照组（55.00%）。证明，蝉蜕清心汤或蝉蜕钩藤散治疗小儿夜啼疗效显著。

2. 治疗小儿抽动症 将60例患儿随机分为治疗组和对照组，各30例。治疗组采用蝉蜕钩藤饮（蝉蜕、钩藤、荆芥等）加减治疗，水煎取汁，每日1剂，分早、晚两次温服；对照组采用口服氟哌啶醇，每次0.5mg，每日1次，睡前服，两组均治疗2个疗程（30天）。结果，治疗组总有效率（96.7%）明显优于对照组（80.0%）。采用蝉蜕钩丁汤（蝉蜕、钩丁、僵蚕等）水煎200mL，每日3次，饭后半小时服用，每疗程7～14剂，辅以锌硒宝片每次2片（症状控制后减至1片），每日3次，饭前半小时嚼服，共服6～12个月。结果，56例患儿总有效率92.9%。证明，蝉蜕钩藤饮或蝉蜕钩丁汤辅以锌硒宝片治疗小儿抽动症疗效确切。

3. 治疗咳嗽 应用蚕蝉颗粒（蝉蜕、僵蚕、辛夷等）治疗儿童上气道咳嗽综合征15例，并与仙璐贝滴剂治疗41例对照观察，两组均治疗2个疗程（14天）。结果，治疗组有效率（91.11%）明显高于对照组（73.17%）。将93例慢性咳嗽患者随机分成治疗组、对照1组和对照2组，各31例。对照1组采用芪蝉止咳汤（蝉蜕、黄芪、白术等）加减治疗，水煎取汁1 000mL，每日1剂，分早中晚3次服；对照2组用复方磷酸可待因口服溶液10mL，每日3次；治疗组采用芪蝉止咳方加复方磷酸可待因口服溶液治疗，方法、剂量同对照1组和2组。结果，治疗组（93.55%）和对照1组（90.32%）总有效率高于对照 2 组（83.87%）。证明，采用芪蝉止咳汤单用或联合复方磷酸可待因治疗慢性咳嗽效果显著。

4. 治疗产后急性尿潴留 将 111 例患者随机分成治疗组和对照组，治疗组 60 例，采用蝉蜕通黄汤（蝉蜕、通草、生大黄）加减治疗，水煎取汁，顿服；对照组 51 例，口服温开水 500mL，两组均服用数日，辅助疗法相同。结果：治疗组总有效率（95.0%）明显优于对照组（54.9%），未见不良反应。采用上述方法配合护理干预治疗 64 例患者总有效率 98.44%。证明，蝉蜕通黄汤治疗产后急性尿潴留安全有效，配合护理干预效果更好。

5. 治疗肾炎 采用蚁蝉慢肾康（蝉蜕、黑多刺蚁、蝼蛄等）治疗 492 例慢性肾小球肾炎患者，服 1 个疗程（3 个月）以上，总有效率 100%。将 65 例急性肾炎患者随机分成治疗组和对照组，治疗组 35 例水肿期服蝉衣麻己汤（蝉蜕、麻黄、防己等）加减，水肿缓解期服蝉衣苓术汤（蝉蜕、茯苓、白术等），服用 1 个疗程（4 周）并肌注青霉素 1 周；对照组 30 例，法同治疗组，仅在方中减去蝉蜕。结果，治疗组在总有效率（91.4%）、尿蛋白阴转率（80%）、血尿阴转率（82.8%）方面均优于对照组（70.9%、54.8%、80.6%）。证明以蝉蜕为主分期论治急性肾炎效果显著。

6. 治疗荨麻疹 用乌蛇蝉蜕汤（蝉蜕、乌梅、蛇蜕等）加减治疗，水煎服，每日 1 剂，分早、晚 2 次服，服 1 个疗程（7 天）。结果，48 例患者（急性者 11 例，慢性者 37 例）总有效率为 95.8%。采用祛风调血汤（蝉蜕、荆芥、防风等）加减治疗 30 例慢性荨麻疹患者。结果：治疗组有效率（86.6%）优于口服氯雷他定片对照组（82.8%），治疗组复发率（26.9%）低于对照组（58.5%）。证明乌蛇蝉蜕汤或祛风调血汤治疗荨麻疹疗效确切。

7. 治疗失眠 将 90 例患者随机分成治疗组和对照组，各 45 例。治疗组采用蝉蜕二藤汤（蝉蜕、夜交藤、钩藤）加减治疗，每日 1 剂，水煎取汁，分 2 次温服（早、晚饭后各 1 次）；对照组给予地西泮 5mg，每日 1 次，睡前口服，两组均连服 2 个疗程（30 天）。结果：治疗组总有效率（95.56%）明显优于对照组（73.33%）。证明蝉蜕二藤汤治疗失眠疗效可靠安全。

【化学成分】含多种水解氨基酸，包括蛋氨酸、天冬氨酸、谷氨酸等；多种微量元素，以钙、铝、铁、锰为主；大量甲壳质及其降解产物壳聚糖、盐酸氨基葡萄糖等。

【药理作用】

1. 镇咳、祛痰、平喘作用 通过小鼠实验证明蝉蜕水提物具有明显的镇咳、祛痰作用，但对两种豚鼠哮喘模型表现出不同的结果：对 2%Ach 和 0.1%His 等量混合液诱导的哮喘具有明显的平喘作用，对单纯 4%Ach 诱导支气管平滑肌痉挛所致的哮喘无效。在离体支气管环实验中也证实蝉蜕水提物对 Ach 或 His 诱导的豚鼠支气管平滑肌收缩反应无拮抗作用，推测其平喘作用机制是通过抑制过敏介质的释放和神经 - 体液 - 免疫系统的整体调节来发挥效应的。

2. 抗惊厥作用 采用 95% 乙醇和水对蝉蜕进行提取，制备了蝉蜕醇提物和水提物，研究两种提取物对戊四氮致小鼠惊厥模型的抗惊厥活性。结果证明，两种提取物均可明显延长小鼠发生惊厥的潜伏期、死亡时间，降低死亡率。其中水提物的直接抑制作用显著（降低惊厥发生率），且抗惊厥作用强度强于醇提物（对惊厥发生率无影响），推测其抗惊厥活性成分为水溶性成分。通过蝉蜕醇提物抗惊厥作用的药效学研究发现，蝉蜕醇提物对最大电休克惊厥模型、戊四氮惊厥发作和青霉素点燃惊厥发作均有对抗作用，其作用机制是通过降低 Glu 的含量，限制 Glu 兴奋系统功能而发挥效应的。

3. 抑菌作用 采用 4 种提取方法和 7 种提取溶剂提取蝉蜕抑菌活性成分，并进行抑菌活性实验研究。结果：不同提取方法获得提取物对大肠埃希菌均有明显的抑菌作用，但抑菌活性无显著差异。其中采用超声波提取法，以 95% 乙醇为提取溶剂时，所得提取物的抑菌活性最高，对大肠埃希菌的最小抑菌浓度为 0.078mg/mL。证明蝉蜕的活性成分具有较强的抑菌活性，推断其消炎功效与抑菌活性有关。代敏等采用琼脂平板二倍稀释法测定蝉蜕对 33 种奶牛乳腺炎病原菌的最低抑菌浓度实验发现，蝉蜕体外对该试验所用菌株无抑菌活性。

4. 解热、抗炎作用　通过蝉蜕与连翘不同比例配伍研究其对发热大鼠解热、抗炎等方面的影响。结果发现，蝉蜕、连翘及其不同比例配伍均具有一定的降低大鼠体温、血清中 IL-1β 和 NO 含量的作用，二药配伍具有一定的协同增效作用，药后 2h 发挥解热、抗炎等作用的最佳配伍比例是 1∶1。推测其退热机制可能是通过降低血清中 IL-1β 等促炎症细胞因子的含量，间接降低了体温；通过降低 NO 等自由基的含量，来减少发热对机体的损伤。

5. 对子宫平滑肌作用　通过实验研究证明蝉蜕水煎剂对未孕大鼠离体子宫平滑肌有明显的兴奋作用，可增加其收缩波持续时间、收缩张力及子宫活动力，并呈量效关系。同时观察到 M 型受体阻断剂、H1 型受体阻断剂、前列腺素合酶抑制剂均不能阻断蝉蜕的兴奋作用，但可被 L 型电压依从性 Ca^{2+} 通道阻断剂完全阻断；A 受体阻断剂使蝉蜕对子宫平滑肌的兴奋作用增强。推测其机制可能是通过 L 型 Ca^{2+} 通道或其他受体而发挥作用的。

6. 对血液流变学影响　通过高脂血症大鼠血液流变学实验发现蝉蜕水提液对正常大鼠的血液流变学无显著影响，但可显著降低高脂喂养大鼠的全血和血浆黏度、体外血栓形成、红细胞聚集指数、血清甘油三酯及总胆固醇水平。证明蝉蜕具有显著改善高脂血症病理状态下的血液流变学作用，使之恢复或接近正常水平。应用龙蝉四物汤对 2 型糖尿病肾病患者治疗后，发现患者细胞比容、血小板聚集率、纤维蛋白原等指标和 CD11b/CD18 表达均显著下降，表明龙蝉四物汤可改善微循环障碍，降低血液黏稠度。

【原动物】黑蚱 *Cryptotympana pustulata* Fabr.

雄成虫体长 44 ～ 48mm，翅展 125mm。体黑色，有光泽，被金色绒毛。复眼淡赤褐色。头部中央及颊上方有红黄色斑纹。中胸背板宽大，中央有黄褐色"X"形隆起。前翅前缘淡黄褐色，基部黑色，亚前缘室黑色，前翅基部 1/3 黑色，翅基室黑色，具一淡黄褐色斑点；后翅基部 2/5 黑色，翅脉淡黄色及暗黑色。体腹面黑色。足淡黄褐色，腿节的条纹、胫节的基部及端部黑色，腹部第一、二节有鸣器，腹瓣不及腹部之半。雌虫体长 38 ～ 44mm，翅展 125 ～ 150mm，无鸣器，有听器，腹瓣很不发达，产卵器显著而发达。卵长椭圆形，微弯曲；长 2.4mm，宽 0.5mm；乳白色，有光泽。末龄若虫体长 35mm，黄褐色，前足开掘式，翅芽非常发达。

产于湖南、贵州、广西、湖北。多为野生。

（邱飞　汪治）

Aens louv 哽蒌

田螺壳　Tianluoke

【异名】大田螺。

【来源】本品为科动物中国圆田螺 *Cipangopaludina Chinansis*（Gray）及其同属动物的壳。

【采收加工】四季均可采集。田螺洗净，除去肉，将壳晒干。

【性味】甘，平。

【功能与主治】和胃，收敛。主治反胃吐食，胃脘疼痛，泄泻，便血，疮疡脓水淋漓，子宫脱垂。

【用法用量】内服：煅研为末，3 ～ 6g。外用：适量，研磨调敷。

【原动物】中国圆田螺 *Cipangopaludina Chinansis*（Gray）

贝壳大，外形呈圆锥形，壳质薄而坚固。壳高 60mm，宽 40mm。有 6 ～ 7 个螺层，各螺层高、宽度增长迅速，壳面凸，缝合线极明显。螺旋部高起呈圆锥形，其高度大于壳口高度。壳顶尖，体螺层膨大。贝壳表面光滑无肋，具有细密而明显的生长线，有时在体螺层上形成褶襞。壳面黄褐色或绿褐色。壳口呈卵圆形，上方有一锐角，周缘具有黑色框边，外唇简单，内唇上方贴覆于体螺层上，部分或全部遮盖脐孔。脐孔呈缝状。厣角质，为一黄褐色卵圆形薄片，具有明显的同心圆的生长纹，厣核位于内唇中央处。

产于湖南、贵州、广西、湖北。生长于田间或池塘，多为人工饲养，也有野生。

（邱飞　汪冶）

Bal bigx 罢比

鲫鱼 Jiyu

【来源】本品为鲤科动物鲫 *Carassius auratus*（Linnaeus）的全体。

【采收加工】四季均可捕捞。捕后，除去鳞、鳃及内脏，鲜用。

【性味】甘，平。

【功能与主治】健脾和胃，利水消肿。治疗脾胃虚弱，纳少无力，痢疾，便血，水肿，淋病，痈肿，溃疡。

【用法用量】内服：适量，煮食或煅研入丸、散。外用：捣敷、煅存性研末撒或调敷。

【现代临床研究】

1. 治疗肾病综合征　临床中将 120 例肾病综合征患者随机分为两组各 60 例，对照组予以常规西药治疗，治疗组除常规西药治疗外，予以鲫鱼冬瓜皮汤，每日 2 次，隔日 1 剂，连续 14 天为 1 疗程，共治疗 2 个疗程。观察两组患者水肿消退时间、腿围、腹围、体质量及血清肌酐（Cr）、尿素氮（BUN）、尿酸（UA）水平的变化。治疗组较对照组水肿消退时间明显缩短（$P < 0.05$）；治疗 4 周后，两组患者的腿围、腹围及体质量较治疗前均明显降低（$P < 0.05$），且治疗组腹围及体质量下降更明显（$P < 0.05$）；治疗组血清 Cr、BUN、UA 水平较治疗前显著下降（$P < 0.05$），与对照组比较差异有统计学意义（$P < 0.05$）。鲫鱼冬瓜皮汤辅助治疗肾病综合征水肿患者可有效改善水肿及肾功能，疗效确切，食用安全，可在临床上进一步推广。

2. 通乳　将 72 例阴道分娩产妇随机分为观察组和对照组各 36 例。观察组除常规护理外，于产后当天开始服食通草鲫鱼汤 3 ～ 4 天，对照组产后行常规护理，普通饮食。对两组产妇产后 2 ～ 4 天的乳胀情况进行比较，差异均有统计学意义（$P < 0.05$）。这提示产后食通草鲫鱼汤能有效疏通乳腺管，促进泌乳，减轻乳胀，提高母乳喂养信心。

3. 治疗肝硬化腹水　有研究以 60 例肝硬化腹水患者作为观察对象，按就诊顺序随机分为治疗组和对照组。对照组予西药治疗，治疗组在对照组基础上配合黑鲫鱼汤治疗，治疗 90 天后比较体重、腹围、总胆红素（TBIL）、白蛋白（ALB）、凝血酶原活动度（PTA）、腹水分级积分、肝门静脉主干内径宽度（MPV）及 Child-Pugh 评分等指标，以及两组的临床疗效。结果：治疗 90 天后，治疗组的体重、腹围、TBIL、ALB、PTA、腹水分级积分、MPV 及 Child-Pugh 评分等指标优于对照组，差异有统计学意义（$P < 0.05$），治疗组总有效率为 96.66%（29/30），对照组总有效率为 76.66%（23/30），两组比较差异有统计学意义（$P < 0.05$）。结论：黑鲫鱼汤治疗肝硬化腹水疗效肯定。

【化学成分】蛋白质，脂肪，碳水化合物，灰分，钙，磷，铁，硫胺素，核黄素，烟酸，维生素

A，维生素 B，烟酸。

【药理作用】减少肿瘤患者放、化疗骨髓抑制　研究者将 54 例放、化疗后慢性骨髓抑制患者随机分为中药食疗组（食疗组）和西药治疗组（西药组）各 27 例。食疗组采用鲫鱼升白汤（鲫鱼、黄芪、党参、当归、女贞子、枸杞、砂仁、陈皮组成）治疗，每日 2 次；西药组采用利血生 20mg，维生素 B$_4$20mg 治疗，每日 3 次，口服。观察两组外周血白细胞、红细胞、血红蛋白及临床症状等的变化，食疗组对白细胞、红细胞计数及血红蛋白、中医证候疗效、总体疗效比较的改善均明显优于治疗组（$P < 0.05$）可见鲫鱼升白汤对肿瘤患者放、化疗骨髓抑制有明显的治疗作用。

【动物形态】鲫 *Carassius auratus*（Linnaeus）

体侧扁，宽而高，腹部圆。体长可达 25cm 以上。头小，吻钝，吻长等于吻宽。口端位，呈弧形。眼大。下咽齿单行，成侧扁，倾斜面有一沟纹。鳃耙一般为 37 ～ 46mm，细长，呈披针形。鳞大形圆，侧线鳞 28 ～ 30mm。背鳍Ⅲ 16 ～ 18mm，起点在吻端至尾基距离的中间。臀鳍Ⅲ 5 ～ 6mm。背、臀鳍均有硬刺，后缘呈锯齿状。体呈银灰色，背部较深，各鳍均呈灰色。生活于河流、湖泊、池沼中，尤以水草丛生的浅水湖和池塘较多。适应性很强。

产于湖南、贵州、广西、湖北。生长于田间、池塘与河湖，多为人工饲养与野生。

（邱飞　汪冶）

Bal miix 罢米

鲤鱼 Liyu

【异名】赤鲤鱼、鲤拐子、鲤子。

【来源】本品为鲤科动物鲤鱼 *Cyprinus carpio* L. 的全体。

【采收加工】鲤鱼可用网捕、钩钓捕等。多为鲜鱼入药。

【性味】甘，平。

【功能与主治】健脾和胃，利水下气，通乳，安胎。常用于胃痛，泄泻，水湿肿满，小便不利，脚气，黄疸，咳嗽气逆，胎动不安，妊娠水肿，产后乳汁稀少。

【用法用量】内服：蒸汤或煮食，100 ～ 240g。外用：适量，烧灰，醋调敷。

【现代临床研究】治疗水肿　研究者将符合标准的 60 例妊娠水肿患者应用鲤鱼白术汤治疗，同时根据不同的临床症状，辨证加减药物。治疗后痊愈 41 例，有效 11 例，无效 8 例，总有效率为 86.6%。可见鲤鱼白术汤治疗妊娠水肿临床疗效较好，可明显减轻水肿，对妊娠水肿的预防与治疗具有一定意义。

【药理作用】

1. 清除自由基　研究者采用化学发光法测定鲤鱼精巢 DNA 对 Cu^{2+}-VitC-H_2O_2 的发光体系产生的 ·OH 自由基的清除作用，采用分光光度法检测鲤鱼精巢 DNA 对大鼠腹腔多形核白细胞呼吸爆发产生 O^{2+} 自由基的清除作用，采用电子自旋共振法测定鲤鱼精巢 DNA 对 DPPH 有机自由基的清除作用，发现鲤鱼精巢 DNA 使 Cu^{2+}-VitC-H_2O_2 发光体系的发光计数率降低，使 PMNS 呼吸爆发产生 O^{2+} 自由基的数量减少，使 DPPH 的特征波峰逐渐降低直至消失，可见鲤鱼精巢 DNA 对 ·OH 自由基、O^{2+} 自由基和有机自由基均有显著的消除作用。

2. 提高抗氧化酶的活性　研究者以自然衰老小鼠为实验对象，采用邻苯三酚自氧化法测定 SOD 活性，紫外分光光度法测定 CAT 活性、愈创木酚法测定 POD 活性、DTNB 直接比色法测定 GSH-Px 活性，研究了鲤鱼精巢 DNA 对老龄动物体内抗氧化酶活性的影响。结果表明，鲤鱼精巢 DNA 可明显提高自然衰老小鼠体内抗氧化酶的活性。

【原动物】鲤鱼 *Cyprinus carpio* L.

体呈纺锤形，侧扁，腹部圆。头宽阔。吻钝。口端位，呈马蹄形。须 2 对。眼小，位于头纵轴的上方。下咽齿 3 行，内侧的齿呈臼齿形。鳞大，侧线鳞 33～39。鳃耙一般为 18～22。背鳍 3，15～21，第 3 硬刺坚强，后缘有锯齿。臀鳍 3，5。第 3 硬刺后缘也有锯齿。身体背部呈纯黑色，侧线的下方近金黄色，腹部淡白色。背、尾鳍基部微黑，雄鱼尾鳍和臀鳍橙红色。

产于湖南、贵州、广西、湖北。生长于田间、池塘与河湖，多为人工饲养与野生。

（邱飞　汪冶）

Baol guic 报奎

水牛角　Shuiniujiao

【异名】牛角。

【来源】本品为牛科动物水牛 *Bubalus bubalis* L. 的角。药用牛角尖部。

【采收加工】全年可采收，宰牛取角，水煮，除去角塞，干燥。

【性味】寒，苦。

【功能与主治】清热解毒、凉血定惊。用于温病高热，神昏谵语，发斑发疹，吐血，惊风，癫狂。

【用法用量】内服：镑片或粗粉煎服，15～30g，宜先煎 3h 以上。水牛角浓缩粉冲服，每次 1.5～3.0g，每日 2 次。

【现代临床研究】

1. 治疗紫癜　有研究对 35 例难治性特发性血小板减少性紫癜患者采用水牛角联合泼尼松治疗，取得明显疗效；这表明水牛角粉不仅有升高血小板的作用，而且效果巩固，不易复发，与泼尼松合用有协同作用。

2. 治疗慢性胃炎出血　在辨证用药的基础上均加用水牛角 20～25g（出血严重加至 30g），治疗慢性胃炎有黏膜糜烂出血或充血患者 56 例，治疗 25 日后复查胃镜，黏膜糜烂、出血及充血全部消失者 35 例，好转者 18 例，无效 3 例。水牛角能明显杀灭幽门螺杆菌。

3. 治疗白血病高热及出血　白血病患者化疗后及重度再生障碍性贫血患者由于白细胞和血小板质和量的低下，常合并严重感染而出现高热和出血倾向。经临床观察发现，此类患者除高热出血外均有舌质红、脉细数等热入血分的证候，试用牛角地黄汤加减治疗 10 例病患者，取得良好疗效。

4. 治疗痤疮　治疗该症用加味犀角地黄汤加减（水牛角代犀角），全方凉血解毒，活血消肿，清热疏风，能针对痤疮的主要病机血热瘀滞、热毒蕴结而治，故疗效较好；治疗 80 例，2 周为一疗程，1～3 疗程后，治愈 48 例，好转 28 例，总有效率 95%。

5. 治疗眼科疾病　根据水牛角具清热凉血功效，应用水牛角代替犀角作为主药，并辅以生地黄、丹皮、玄参、竹叶、赤芍等治疗热性血证眼病，取得满意效果。

【化学成分】主要含有天冬氨酸、苏氨酸、丝氨酸、谷氨酸等多种氨基酸，并含铁、锌、铜、锰等多种微量元素。

【药理作用】

1. 抗菌作用　水牛角浓缩粉水煎液均能明显降低大肠埃希菌内毒素所致小鼠的死亡率。

2. 对血液系统的影响 水牛角可缩短 DIC 模型大鼠血中的白陶土部分凝血活酶时间、凝血酶原时间、凝血酶时间和升高血小板数。

3. 镇静作用 水牛角能协同戊巴比妥钠延长小鼠睡眠时间，显现有一定的镇静作用。

【原动物】水牛 *Bubalus bubalis* L.

水牛体比黄牛肥大，长 2.5m 以上。角较长大面扁，上有很多工发纹，颈短，腰腹隆凸。四肢较短，蹄较大。皮厚无汗腺，毛粗而短，体前部较密，后背及胸腹各部较疏。体色大多灰黑色，但亦有黄褐色或白色的。

产于湖南、贵州、广西、湖北。多为人工饲养。

（邱飞 汪冶）

Baol liees 报咧

山羊角 Shanyangjiao

【异名】公羊角、雄山羊角。

【来源】本品为牛科动物山羊 *Capra hircus* L. 的干燥角。

【采收加工】捕得后，锯取羊角，干燥。

【性味】苦、咸，寒。

【功能与主治】清热，镇惊，明目，解毒。用于风热头痛，温病发热神昏，烦闷，吐血，小儿惊痫，惊悸，青盲内障，痈肿疮毒。

【用法用量】内服：煎汤，9～30g；或烧存性研末。外用：适量，烧灰研末调敷。

【化学成分】主要成分有蛋白质、多肽及氨基酸、磷酸钙、不溶性无机盐、甾族及磷脂类等。蛋白质主要成分为角蛋白。

【药理作用】

1. 解热 研究表明 0.8g/kg 山羊角注射液静脉注射，对人工发热的家兔有明显解热作用。此外，静脉注射山羊角醇提取液 2g/kg，对静脉注射霍乱等菌苗发热的家兔亦有明显解热作用，作用与羚羊角相似或稍弱。山羊角水提液 240g/kg 灌胃，能够降低大耳兔伤寒 Vi 多糖菌苗所致的体温升高，但其酸水解液调至中性 0.5g/kg 溶液则无解热作用。

2. 镇痛 山羊角 10g/kg 水煎液腹腔注射、240g/kg 水煎液灌胃给药及 2.5g/kg 和 5g/kg 山羊角注射液腹腔注射，均能明显减少小鼠醋酸扭体次数。1.5g/kg 和 2.5g/kg 山羊角注射液腹腔注射、240g/kg 水提液灌胃给药都能明显提高小鼠痛阈值。上述实验均表明山羊角有镇痛的作用。

3. 抗惊厥 山羊角 0.16g/kg 酸水解液具有对抗士的宁所致惊厥的作用，但碱水解液无效，腹腔注射 20g/kg 山羊角水煎液也能显著对抗士的宁致惊厥作用。腹腔注射 20g/kg 水煎液，一定程度上能抑制小鼠戊四氮阵挛性惊厥，但不减少强直性惊厥，并且能增加苯甲酸钠惊厥率，对尼可刹米引起的抽搐反应无效，而且对最大电休克发作也无对抗作用。

4. 镇静 10g/kg 的山羊角注射液、醇提取液、水煎液分别采用吊笼法、砂子滴落量法、光电计数法实验，结果显示它们均能显著减少小白鼠的活动量，表现出明显的抑制作用，而口服山羊角水煎液对小鼠自发性活动无明显影响。1.6g/kg 山羊角注射液腹腔注射，能明显协同巴妥钠延长小鼠睡眠时间，而口服或皮下注射最大耐受剂量水煎液无效，口服最大耐受剂量的水解液亦无效。山羊角 10g/kg 醇提取液或水煎液，亦能明显延长硫喷妥钠睡眠时间，但是口服或皮下给予最大耐受剂量的水煎液或水解液无效。此外，腹腔注射或静脉注射山羊角水煎液和水解液，均能延长小鼠水合氯醛睡眠时间，但口服、皮下给予山羊角水煎液或水解液均无此作用。

5. 对平滑肌的作用 山羊角水煎液对离体兔十二指肠和豚鼠回肠有兴奋作用，但其水解液对肠肌有抑制作用。对离体大鼠子宫，其水煎液和水解液均呈明显兴奋作用。硫酸阿托品、乙酸胆碱和氯化钡的拮抗实验表明，水煎液兴奋肠肌的作用和水解液抑制肠肌的作用均与 M 受体无关。对在体家兔小肠和在体大鼠子宫，静脉注射其水煎液或水解液均无明显影响。30mg/kg 山羊角药液静脉注射，对在体兔肠会有兴奋作用，促进肠管收缩，使振幅加大，张力增强；剂量在 160mg/kg 时表现为抑制作用，剂量达 500g/kg 时，使肠管节律性收缩基本停止，而呈舒张状态。

6. 对心血管的作用 山羊角水煎液或醇提取液对蟾蜍离体心脏表现为小剂量时使心肌收缩加强，中剂量使心传导阻滞，大剂量时使心率减慢，振幅变小，最后心跳停止。静脉注射 1g/kg 水煎液，猫血压先下降，然后很快恢复至原水平，接着又上升，再继发性下降，降压维持 10min 后恢复正常，其间伴有心率减慢和心律不齐，其降压强度稍低于羚羊角。静脉注射 1g/kg 醇提取液，仅有短暂的降压作用，而无继发性降压现象，切断迷走神经后仍有轻度降压作用。

7. 抗凝血和抗血栓 山羊角生理盐水溶液能够延长兔血浆复钙化时间和凝血酶时间，增加凝血酶消耗量，并能溶解体外血栓和全血，表现出较强的抗凝血和抗血栓作用。

8. 抗病毒 研究人员发现山羊角本身没有直接灭活病毒的作用，但是经其处理过的细胞对 10TCLD50 和 100TCLD50 流感和副流感病毒有一定的抑制作用。小鼠体内预先腹腔注射山羊角水煎液再用流感 FM 鼠适应株进行攻击，死亡率降低。山羊角注射液先作用细胞 24h，再加病毒，或注射液和病毒同时接种于细胞，都能减轻呼吸道合胞病毒对人宫颈癌（HeLa）细胞或人肾（HK）细胞的致病作用，但是病毒先作用细胞 2h，再加药物则效果减弱。山羊角注射液没有直接抗病毒作用，研究人员推断其抗病毒作用机制可能是提高机体非特异性免疫。

【原动物】山羊 *Capra hircus* L.

山羊又名青羊、斑羚。体长 0.9 ～ 1.1m，尾长 13 ～ 17cm，重约 30kg。四肢短，蹄狭窄。眶下腺甚为退化，有足腺，无鼠踩腺。雌雄皆有角，角短而直，斜向后上方伸出，二角基部很靠近，尖端略向下弯。余部角有环棱。一般身体色为灰棕色，个体有差异或呈深灰或为棕褐色。喉部后方有一白斑。四肢、腹部、尾几同身色。

产于湖南、贵州、广西、湖北。各地均有饲养。

（邱飞　汪冶）

Baol duc 报独

黄牛角 Huangniujiao

【异名】牛角。

【来源】本品为牛科动物黄牛 *Bostaurus domesticus* Gmelin 的角。

【采收加工】全年可采收，宰牛取角，水煮，除去角塞，干燥。

【性味】苦、咸，寒。

【功能与主治】清凉止血，清热解毒。主治血热妄行的吐血，痈疮疖肿。

【用法用量】内服：5 ～ 15g 锉为细粉或磨汁服。或入丸散剂。

【现代临床研究】黄牛角不但能强心，抗炎，抗感染，而且能使血小板数量增加，出、凝血时间缩短，故临床常用于治疗流行性脑膜炎，乙型脑炎，出血症，流行性出血热，咽喉肿痛等疾病，且疗效令人满意。

【原动物】黄牛 *Bostaurus domesticus* Gmelin

体重 200 ～ 900kg 不等，最大的 1 600kg。代表物种"野牛"，体型巨大，体长 250 ～ 330cm，尾长 70 ～ 105cm，肩高 165 ～ 220cm，体重 650 ～ 1 000kg。雄性较大。体毛大都是棕褐色、黑色，鼻子和嘴唇呈灰白色，四肢膝盖以下的毛呈白色。颈下具肉垂，喉部有黑色长毛。尾细长，被毛较短。雄兽和雌兽均有角，但雌兽的较小。雄兽的双角弯度很大，由额骨高起的棱上长出，先垂直上升，再向外弯，复又向上，最后角尖又向内并略向后弯转，长度可达 60 ～ 100cm。角基部色淡向角尖渐深，角尖黑色。

产于湖南、贵州、广西、湖北。各地多有饲养。

（邱飞　汪冶）

Bax 罢

蚱蜢 Zhameng

【异名】油蚂蚱、草蜢子、扁旦勾、剑角蝗。

【来源】本品为蝗科昆虫中华稻蝗 *Oxya chinensis* Thunb. 的干燥全虫。

【采收加工】夏、秋季捕捉，鲜用；或用沸水烫死，晒干或烘干。

【性味】辛、甘，温。有小毒。

【功能与主治】祛风解痉，止咳平喘。用于小儿惊风，破伤风，百日咳，哮喘。

【用法用量】内服：煎汤，5 ～ 10 只；或煅存性研末。外用：研末撒或调敷。

【化学成分】蛋白质，脂肪，碳水化合物，灰分，维生素 A、B、C 等。

【原动物】中华稻蝗 *Oxya chinensis* Thunb.

雌虫头至翅端长 3.6 ～ 4.4cm；雄虫长 3 ～ 3.3cm。头部略呈方形，在复眼后方各有一条褐色纵带，由头部侧面伸至前胸背板的侧面。复眼呈椭圆形，位于头顶两侧，单眼 3 个，在复眼中间的头顶部。触角丝状，有多数小节组成；口器咀嚼式。前胸背板较大，中、后胸背板较小。翅 2 对，前翅狭长，灰褐色，后翅阔，半透明，翅长超过腹部的末端。足 3 对，灰褐色，跗节 8 节，具 2 爪，后肢的腿节特大，善于跳跃。腹部可见 11 节，第 1 节两侧有听器，雌虫腹部的末端有产卵管。

产于湖南、贵州、广西、湖北。多生活于水稻、玉米、高粱、甘蔗等田中，以及潮湿近水的草滩和田埂上。

（邱飞　汪冶）

Bic aox yaeml aiv 枇咬应盖

鸡内金　Jineijin

【异名】鸡食皮、鸡合子、鸡中金、化骨胆、鸡黄皮、培盖捣。

【来源】本品为雉科动物家鸡 *Gallus gallus* domesticus Brisson 砂囊的干燥内膜。

【采收加工】杀鸡后，取出鸡肫，立即剥下内壁，洗净，干燥。

【性味】甘，平。

《中国侗族医药学基础》：味甘，性平。

【功能与主治】健胃消食，涩精止遗，通淋化石。用于食积不消、呕吐泻痢、小儿疳积、遗尿、遗精、石淋涩痛、胆胀胁痛。

《中国侗族医药学基础》：健胃消食，涩精止遗。用于食积不消、呕吐泻痢、小儿疳积、遗尿、遗精。

【用法用量】内服：煎汤，3～10g；研末，每次1.5～3g；或入丸、散。外用：适量，研末敷或生贴。

【现代临床研究】

1. 治疗小儿疳积　疳积是影响小儿生长发育的常见因素，《儿科要略》记载："疳积者，因疳而成积，起于肠胃之受伤"，化滞消积是其基本治疗思路。《要药分剂》曰：鸡内金入肝而除肝热，入脾而消脾积，为治疗疳积要药，汤剂用量10～30g不等，入散剂1.5～6g，如鸡内金、神曲、麦芽各50g研末治疗疳积，1岁以内小儿每次1.5g；1～3岁小儿每次3g；3岁以上小儿每次6g。

2. 治疗遗精　鸡内金治疗遗精首次记载于《日华本草》，对肾虚下元不固之遗精、滑精，遗尿、尿频等有良效，常配伍菟丝子、桑螵蛸等补肾止遗之品。治疗遗精滑泄，取鸡内金50g焙干研末，早晚各3g，白酒或黄酒送下；王琦治疗遗精、早泄等男科病，必用鸡内金，一般10g生用，取其固摄肾精的功效。

3. 治疗遗尿　肾失封藏、膀胱失约则小便自遗，《灵枢·九针十二原》："膀胱不约为遗溺"；《景岳全书》："鸡内金烧灰研末，温酒调服，主气虚遗尿"；《神农本草经疏》言鸡内金其气通达大肠，膀胱二经，故能健脾固精缩尿治疗遗尿诸证，广泛用于小儿遗尿、产后遗尿、老年性多尿等；《十便良方》以酒调服鸡内金粉治小便失禁；《济阴纲目》中鸡内金散治疗产后小便失禁。现代临床用鸡内金治疗遗尿取得了满意疗效，每日2次，每次5g吞服，从温肾益脾补肺的角度治疗小儿顽固性遗尿，鸡内金的常用剂量为6～9g。

4. 治疗止泻　用鸡内金治疗婴幼儿腹泻100例，总有效率达到96%，具有见效快、疗效明显、易于接受的优点。

5. 治疗泌尿系统结石　砂淋丸用生鸡内金30g，治疗砂石梗阻尿道之石淋。鸡内金生者化石，炙则排石，常生炙并用以化坚消石，伍滑石、石韦、木通、大黄等促进排石，达到标本兼治的目的。常用鸡内金30g，配伍海金沙，金钱草，郁金等化石消石治疗尿石症，常用鸡内金治疗肾结石，结石体积较大者加甲珠、皂角刺，伴气虚者配伍党参、黄芪。利用其化石和排石的双重功用，常用剂量为10～30g，与桃仁和金钱草配伍治疗尿石症。

【化学成分】胃激素、角蛋白、微量胃蛋白酶、淀粉酶。

【药理作用】

1. 调节胃肠道功能　鸡内金可对新斯的明所致的小肠运动亢进和阿托品引起的小肠运动抑制分别起到对抗和协同作用；可增强稀盐酸诱导的功能性消化不良大鼠的胃排空率和小肠推进率，并通过提高血清中胃泌素、胃动素的水平，增强水通道蛋白4和降低内皮型一氧化氮合酸蛋白的表达，改善实验大鼠的胃肠道功能。生品、清炒品、砂烫品、醋炒品和烘制品的混悬液及水煎液均可促进小鼠的胃肠推进功能，水煎液的胃肠推进效果较好，且各炮制品中以砂烫品和烘品的胃肠推动功能较生品更强。

2. 抗肾结石作用　有研究鸡内金在体内和体外对肾结石的影响及作用机制，体外实验模拟了草酸钙结石的形成，对草酸钙结晶进行了电镜扫描、红外光谱、X射线衍射和电导率的测定，发现鸡内金可以延迟Ca^{2+}和$C_2O_4^{2-}$化学反应的平衡时间，促进不稳定的草酸钙二水合物晶体的形成，抑制稳定的草酸钙一水合物的形成；体内实验采用氯化铵和乙二醇造模，制备了大鼠肾结石模型，研究发现鸡内金给药组可以降低肾结石的发生率、肾结石量和肾脏损伤程度，降低尿液中尿酸和草酸含量，血清肌酐、尿素氮和尿酸含量，肾组织草酸和钙含量，同时增加肾组织和尿液中镁、超氧化物歧化酶水平，这显示鸡内金具有很好的抗肾结石作用。

3. 调节心血管系统作用　研究者发现生鸡内金能有效改善肝郁脾虚证乳腺增生大鼠的乳房外形、病理变化及小叶和腺泡的数量，并可改善血液流变学和血清中雌二醇、催乳素和孕酮的含量。鸡内金提取冻干粉对高脂饲料喂养所致动脉粥样硬化家兔的凝血系统有抑制作用，全血黏度和血浆黏度明显降低，动脉粥样硬化程度减轻，提示鸡内金提取物对动脉粥样硬化的发生有一定程度的预防作用，其作用可能与抗凝及改善血液流变学作用有关。

4. 解酒作用　鸡内金水煎液可延长醉酒初期小鼠的金属网攀附时间，降低小鼠血中乙醇浓度，减缓醉酒情况，具有一定的解酒作用。含有鸡内金的不醉复方制剂可以促进小鼠清醒，预防急性酒精中毒，促进酒精在肝脏的代谢，减少急性酒精中毒引起的氧化损伤。

【原动物】家鸡 *Gallus gallus* domesticus（Brisson），见"Aens geiv aiv 哽给盖，鸡蛋壳"。

（邱飞　汪冶）

Bouc 播

鸽子肉 Gezirou

【异名】鸽。

【来源】本品为鸠鸽科动物原鸽 *Columba livia* domestica Gmelin 的全体。

【采收加工】全年均可捕捉，除去羽毛及内脏，取肉鲜用。

【性味】咸，平。

【功能与主治】滋肾益气，祛风解毒，调经止痛。用于虚赢，妇女血虚经闭，消渴，久疟，肠风下血，疥癣。

【用法用量】内服：煮食。

【化学成分】粗蛋白质，粗脂肪，灰分。

【原动物】原鸽 *Columba livia* domestica Gmelin

体长约30cm。头较小而圆。嘴近黑色，先端略膨大，基部色较淡或带褐色，具蜡膜。虹膜柠檬黄色。头、颈、胸和上背为石板灰色，在颈部、上背、前胸有金属绿和紫色的闪光；背的其余部分和两翼覆羽呈暗灰色，下背的羽色略淡，翼上各有一道黑色横斑；初级和次级飞羽的先端均为宽的黑褐色；腰和尾上覆羽石板灰色；尾色相同而末端有宽的黑色横斑；下体自胸以下为鲜灰色，尾下覆羽色较深。脚短健；铜黄色以至红色不等，爪黑色。雌者体色较暗；幼鸟背部灰黑，羽端多少为白色，下体亦较暗。

产于湖南、贵州、广西、湖北。一般为人工饲养。

（邱飞　汪冶）

Dangc laol medc 糖闹每

蜂蜜 Fengmi

【异名】石蜜、食蜜、蜜、白蜜。

【来源】本品为蜜蜂科昆虫中华蜜蜂 *Apis cerana* Fabriciushus 或意大利蜂 *Apis mellifera* Linnaeus 所酿的蜜。

【采收加工】蜂蜜采收多在 4 ～ 9 月进行。取蜜时先将蜂巢割下，置于布袋中将蜜挤出。新式取蜜法是将人工蜂巢取出，置于离心机内，把蜜摇出过滤，除去蜂蜡和碎片及其他杂质即可。

【性味】甘，平。

【功能与主治】补中，润燥，止痛，解毒。用于脘腹虚痛，肺燥干咳，肠燥便秘，外治疮疡不敛，水火烫伤。

【用法用量】内服：冲调，15 ～ 30g；或丸剂、膏剂。外用：适量，涂敷。

【化学成分】含糖类、挥发油、蜡脂、有机酸、花粉粒、泛酸、乙酰胆碱、维生素、抑菌素、酶类、微量元素等多种成分。

【药理作用】

1. 润肠作用　蜂蜜具有润畅通变的作用，对小鼠的小肠推进有明显的促进作用，显著缩短小鼠的通便时间，有较好的调节肠胃功能的作用。蜂蜜具有中度抗肿瘤和显著的抗肿瘤转移作用。

2. 护肝作用　蜂蜜中含有多种的营养成分，使蜂蜜具有良好的保肝作用；能增加实验动物的肝糖原，使肝糖含量升高，对四氯化碳引起的肝损伤有明显的保护作用。蜂蜜还能促进大鼠肝脏切除后的再生，增强蛋氨酸对肝组织再生的作用，促使动物的血糖、氨基己糖的含量升高和血胆固醇含量恢复正常。

3. 对心脏的保护作用　蜂蜜可补偿心肌不间断工作的能量消耗，它还能使心血管扩张，改善冠状动脉的血液循环，促使冠状动脉血流正常。蜂蜜中含有微量乙酰胆碱类物质，对心脏疾病有良好的治疗作用。蜂蜜可使血流通畅，胆固醇降低，并能提高血液中高密度质蛋白的水平。

4. 抗菌作用　蜂蜜抗菌的机制有以下几个方面。一是蜂蜜的渗透压较大，能使细菌大量脱水死亡。二是天然蜂蜜中少有细菌可利用的自由水；天然蜂蜜为酸性，蜂蜜的 DH 不适于细菌生长。三是蜂蜜中含有许多抗细菌生长的酶，如溶菌酶和葡萄糖抗氧化酶等，但此类物质多不耐高温，加热会使其破坏，影响抗菌效果。四是蜂蜜中夹杂了许多植物中带来的抗菌物质。以上的因素都使蜂蜜的抗菌作用得以表现。蜂蜜对化脓性金色葡萄球菌、乙型溶血性链球菌、铜绿假单胞菌、部分大肠埃希菌都有明显的抑制效果。

5. 抗炎作用　蜂蜜用于创伤能明显减轻炎症和创伤发炎引起的周围组织浮肿，减少渗出液和疼痛。创伤活组织检查表明，创伤组织炎有较少的白细胞，蜂蜜具有直接的抗炎作用。临床试验发现蜂蜜可以防止局部深度烧伤部位引发炎症。蜂蜜创伤敷料可以减少斑痕和结痂，美容效果好，这是蜂蜜的抗炎活性。

【原动物】中华蜜蜂：工蜂腹部颜色因地区不同而有差异，有的较黄，有的偏黑；吻长平均 5mm。蜂王有两种体色：一种是腹节有明显的褐黄环，整个腹部呈暗褐色；另一种的腹节无明显褐黄环，整个腹部呈黑色。雄蜂一般为黑色。南方蜂种一般比北方的小，工蜂体长 10 ～ 13mm，雄蜂体长 11 ～ 13.5mm，蜂王体长 13 ～ 16mm。

意大利蜂：似中华蜜蜂，个体较大，区别为：①唇基黑色，不具黄斑。②后翅中央不分叉。

产于湖南、贵州、广西、湖北。一般为人工饲养。

（邱飞　汪冶）

Gabs 挂

蟑螂　Zhanglang

【异名】东方蟑螂、东方蠊。

【来源】本品为蜚蠊科昆虫东方蜚蠊 *Blatta orrentalis* Linnaeus 的成虫。

【采收加工】四季可捕捉，用开水烫死，晒干或烘干，或新鲜全体。

【性味】咸，寒，有毒。

【功能与主治】破瘀，化积，消肿，解毒。主治症瘕积聚，小儿疳积，喉蛾，痈肿，蛇虫咬伤等。

【用法用量】内服：煎汤，0.5 ～ 1.5g（或 1 ～ 3 只）；或研末。

外用：3 ～ 5 只，去足翅焙干研粉服。外用适量捣烂敷患处。

【化学成分】为多元醇类及肽类活性物质，含有 18 种氨基酸。

【原动物】东方蜚蠊 *Blatta orrentalis* Linnaeus

雄虫体长 19mm，前翅长 12.5mm，总长 19mm；雌虫体长 22mm，前翅长 4mm，总长 22mm。雌雄异型，雄虫翅短，仅能盖住腹部的 2/3，后翅短于前翅，前部分棕色，后半部无色透明，体长 19mm。雌虫比雄虫既大又长，体长 22mm。翅已退化，前翅仅剩 2 小片状，分列于中胸两侧。胸腹背面裸露，体色深褐，触角细长，几乎与身体等长。肛上板横阔。头顶及复眼间深褐色，上唇深褐色，上唇基淡褐色，下颚须褐色，触角和虫体几乎等长，其第 2 节和第 3 节约等长。前胸背板略呈梯形，前缘弧形，后缘略呈弧形，雄虫前翅黑褐色，较短，仅覆盖腹部的 2/3，有时端部平截，后翅比前翅略短，前半部褐色，后半部无色透明，雌虫前翅呈叶片状，位于中胸背板两侧，由于翅短而窄，两翅互不接触，其长度仅超过中胸背板后缘，达后胸背板处，后翅缺。腹部各节发育正常，不特化，雄虫仅第 9 节后缘凹陷。肛上板横宽，梯形，后缘有一较深的三角形缺刻，基部两侧长尾须 1 对，黑褐色，各节上均生有许多感觉毛，下生殖板宽阔，后缘向后突，呈弧形，基部两侧长尾须 1 对，细棒状，较长。雌虫肛上板后缘弧形，基部两侧长尾须 1 对，其形及颜色与雄虫尾须相同，下生殖板中部隆起，两侧上倾，形如船底。

产于湖南、贵州、广西、湖北。常栖息在地下室、地窖、屋顶、排水管、污水沟、壁缝、地板、砖石、落叶、树皮下，以及其他有利环境中。

（邱飞　汪冶）

Geiv aiv 盖给

鸡蛋　Jidan

【异名】鸡卵白、鸡子清、鸡蛋白。

【来源】本品为雉科动物原鸡 *Gallus gallus* domesticus Brisson 所产的蛋的蛋清。

【采收加工】敲碎蛋壳的一端，使蛋清流出，收集生用，或将蛋煮熟，取蛋白用。

【性味】甘，凉。

【功能与主治】润肺利咽，清热解毒。用于咽痛，目赤，咳逆，疟疾，烧伤，热毒肿痛。

【用法用量】内服：生服、煮食，或与药汁调服。外用：涂敷。

【化学成分】含蛋白质、脂肪、碳水化合物、核黄素、烟酸、硫胺素、泛酸、对氨基苯甲酸等。

【原动物】原鸡 *Callus gallus* domesticus Brisson，见 "Aens geiv aiv 哽给盖，鸡蛋壳"。

（邱飞　汪冶）

Geiv bax jais 给霸界

桑螵蛸 Sangpiaoxiao

【异名】蜱蛸、桑蛸、冒焦、团螵蛸、长螵蛸、黑螵蛸、螳螂巢、螳螂子、刀螂子、螳螂蛋、流尿狗、螵蛸、致神、桑上螳螂窠、赖尿郎、尿唧唧、猴儿包、螳螂壳。

【来源】本品为螳螂科昆虫大刀螂 *Paratenodera sinensis* Saussure、小刀螂 *Statilia maculata* Thunb.、薄翅螳螂 *Mantis religiosa* L.、巨斧螳螂 *Hierodula patellifera* Serville 或华北刀螂 *Paratenodera augustipennis* Saussure 的卵鞘。

【采收加工】每年秋季至翌年春季在树上采集卵鞘，蒸 30～40min，以杀死其中虫卵，晒干或烘干。

【性味】甘、咸，平。

【功能与主治】固精缩尿，补肾助阳。用于遗精滑精，遗尿尿频，小便白浊。

【用法用量】内服：煎汤，5～10g；研末，3～5g；或入丸剂。外用：研末撒或油调敷。

【现代临床研究】

1. 治疗小儿遗尿　有研究分析桑螵蛸散合桂甘龙牡汤加减应用于小儿遗尿的治疗效果。随机抽取遗尿患儿 78 例，分为对照组和中药组，每组 39 例，对照组采用西药尿多灵治疗，中药组采取桑螵蛸散合桂甘龙牡汤加减治疗，对比两组治疗情况。发现中药组显效率及不良反应明显优于对照组。可见对小儿遗尿采取中药桑螵蛸散合桂甘龙牡汤加减治疗，效果明显高于传统西药，不良反应较少。

2. 治疗尿道综合征　有研究观察传统桑螵蛸散治疗尿道综合征的临床疗效。采用加减桑螵蛸散为基础方（桑螵蛸、煅龙骨、龟甲、党参、当归、菖蒲等）治疗本病 36 例，并与西药对照组（地西泮、谷维素）进行对比。结果：总有效率为 94.4%，对照组为 68.7%。

3. 治疗老年糖尿病性便秘　研究者观察了应用桑螵蛸散加减治疗 54 例老年糖尿病性便秘，并与莫沙比利治疗 52 例对照观察，治疗组在基础治疗配合桑螵蛸散。药物组成：桑螵蛸、当归、肉苁蓉、枳壳、枳实各 10g，生地黄 15g，煅龟甲 20g。舌紫黯加桃仁、杏仁各 10g；疲倦乏力加白术 15g，炙黄芪 20g；腹胀明显加莱菔子 20g；寐差加远志、茯神各 10g。每日 1 剂，水煎取汁 300mL，分 2 次口服。对照组在基础治疗配合莫沙比利 5mg，每日 3 次，餐前 15min 口服。发现 2 组治疗 1 个疗程后及停药后 3 个月总有效率比较差异均有统计学意义（$P < 0.05$），治疗组临床疗效明显优于对照组。

4. 治疗少弱精症　采用益精方（菟丝子、熟地、桑葚、桑螵蛸、肉苁蓉、韭菜子、仙灵脾、黄精、苍术、当归、红花等）治疗少弱精症 207 例，并设对照组对比。结果发现益精方总有效率明显优于对照组（$P < 0.05$）。

【化学成分】对羟基苯乙醇、对羟基苯甲醇、3- 苯基 -1,2 丙二醇、胆甾醇、N-（3,4- 二羟基苯基乙基）乙酰胺、2,4- 二丁基苯酚、7- 氧代 -15- 羟基脱氢松香酸、槲皮素、二氢槲皮素、山柰酚、没食

731

子酸。

【药理作用】

1. 抗利尿作用 比较桑螵蛸炮制前后的抗利尿作用，并探究桑螵蛸的最佳药用部位及其机制，发现与空白组比较，模型组大鼠体质量减少、肾脏指数升高、尿量增加、血清中 ADH 和 ALD 含量减少（$P < 0.05$）。给药 4 周后，与模型组比较，桑螵蛸各组大鼠体质量增加、尿量减少、肾脏指数降低、血清中 ADH 含量增加（$P < 0.05$），各给药组大鼠血清中 ALD 含量均有增加，除桑螵蛸生品组、桑螵蛸盐炒组和桑螵蛸蒸品卵壳组外其余各组大鼠血清中 ALD 含量差异有统计学意义（$P < 0.05$）；除 ALD 外，各指标变化桑螵蛸蒸品组＞桑螵蛸盐炒品组＞桑螵蛸生品组，且桑螵蛸蒸品卵壳组变化最大。可见桑螵蛸经炮制后抗利尿作用增强；卵壳是桑螵蛸抗利尿作用的主要药用部位；增加血清中 ADH 含量可能是其缩尿作用的主要机制之一。

2. 补肾助阳 比较桑螵蛸生品、制品的补肾助阳作用，并探究最佳药用部位，发现桑螵蛸各给药组均能提高肾阳虚大鼠的甲状腺指数、肾上腺指数及 TSH、T3、T4、EPI、NE、17-OH、CORT、T 含量，增加体质量和体温，并能降低 NO、E2 含量和肾脏指数，减小饮水量，其中盐炒组和盐炒虫卵组效果最为显著。结论：桑螵蛸经炮制后补肾助阳作用增强，盐炒品＞蒸品＞生品。盐炒品的虫卵是桑螵蛸补肾助阳的主要药用部位，其药效是通过增强下丘脑 - 垂体 - 甲状腺轴、肾上腺轴、性腺轴的功能来实现的。

3. 抗菌 探究桑螵蛸脂类提取物的成分及对铜绿假单胞菌的抗菌和抗生物膜作用，发现桑螵蛸脂类提取物中含有 16 种化合物，最丰富的成分分别是倍半萜类化合物、单萜和微量芳香族化合物。桑螵蛸脂类提取物对铜绿假单胞菌的 MIC 为 4mg/mL，对铜绿假单胞菌生物被膜的抑制作用明显。

【原动物】螳螂科大刀螳属动物大刀螳、小刀螳属动物小刀螳、螳螂属动物南方刀螳、巨斧螳螂属动物巨斧螳螂。

1. 大刀螳 体形较大，长约 8cm。黄褐色或绿色，头三角形，前胸背板、肩部较发达，后部至前肢基部稍宽。前胸细长。前翅革质，前缘带绿色，末端的较明显的褐色翅脉；后翅比前翅稍长，有深浅不等的黑褐色斑点散布其间。雌虫腹部特别膨大。足 3 对，前胸足粗大，镰刀状。中足和后足细长。

2. 小刀螳 体中等大小，长 4.8～6.5cm，色灰褐色至暗褐色，有黑褐色不规则的刻点散布其间。头部稍大，呈三角形。前胸背细长，侧缘细齿排列明显。侧角部的齿稍特殊。前翅革质，末端钝圆，带黄褐色或红褐色，有污黄色斑点。后翅翅脉为暗褐色。前胸足腿节内侧基部及胫节内侧中部各有一大形黑色斑纹。

3. 南方刀螳 体中等大小，细长，体绿色、黄褐色或浅灰褐色。头三角形，触角丝状，复眼大而突出，单眼 3 个，红棕色，呈"品"字形排列，前胸长，前胸背板两侧几平行，中间有一浅纵沟。翅淡绿色、黄褐色或浅灰褐色，半透明。前足腿节三角形，两前足基部中央有一明显的橘红色斑纹。中足和后足细长。

4. 巨斧螳螂 体中等大小，绿色。头三角形，触角丝状。复眼发达，单眼 3 个。前胸粗短，前半部两侧扩大，最大宽度为最狭处的 2 倍。两侧有明显的小齿。前翅革质，狭长如叶片状，外缘及基部青绿色，中部透明，外缘中间有淡黄色斑块；后翅膜质。前中镰刀状，前足基节下缘有 4 个齿。中足和后足细长。

产于湖南、广西、湖北。目前，均为野生。

（邱飞　汪冶）

Geiv lieit kuap 给擂挂

黄狗肾　Huanggoushen

【异名】狗精、狗阴、狗鞭。

【来源】犬科动物狗 *Canis familiaris* L. 的雄性生殖器。

【采收加工】全年可采，以冬季所取者为佳。将狗杀死后，割下阴茎及睾丸（亦有不带睾丸的），去净附着的肉、骨及油脂，拉直，晾干或焙干。

【性味】咸，温。

【功能与主治】壮阳益精。用于肾虚精亏，阳痿宫冷，健忘耳鸣，神思恍惚，腰酸足软。

【用法用量】内服：煎汤，4.5 ～ 9.0g，研粉冲服或入丸、散剂服，1 ～ 3g。鲜品可加调料煮熟服食。

【化学成分】含雄性激素、蛋白质、脂肪等。

【药理作用】壮阳　研究者研究了鹿鞭、狗鞭、牛鞭的壮阳作用，鹿鞭、狗鞭、牛鞭药材匀浆后的混悬液对肾阳虚型动物有不同程度的壮阳作用，能使去势雄性大鼠附性器官（包皮腺、精液囊、前列腺）重量明显增加，而对去势雌性大鼠包皮腺、子宫可增重。统计学处理无显著性差异。同时，能明显提高大鼠的交配能力，雄鼠扑捉雌鼠的潜伏期明显缩短，20min 内扑捉次数明显高于对照组，提示 3 种鞭均有一定的壮阳作用。

【原动物】狗 *Canis familiaris* L.

狗是家畜之一。体形大小毛色因品种不同而异。一般的狗，体格匀称。鼻吻部较长，眼呈卵圆形，两耳或竖或垂。四肢矫健，前肢 5 趾，后肢 4 趾。具爪，但爪不能伸缩。尾呈环形或镰刀形。狗为肉食性动物，因长期驯化的结果，已变为杂食性动物。其嗅觉与听觉都很灵敏，记忆力很强，奔跑迅速。其干燥的阴茎呈直棒状，长约 12cm，直径约 2cm，先端稍尖，另一端有细长的输精管，连接睾丸。睾丸呈椭圆形，长 3 ～ 4cm，宽约 2cm。全体淡棕色，外表光滑。阴茎部分质坚硬，不易折断。气腥臭。以色淡黄，带红筋，条长大，粗壮，带睾丸者为佳。

产于湖南、贵州、广西、湖北。均为人工饲养。

（邱飞　汪冶）

Labx mant 蜡门

蜂蜡 Fengla

【异名】黄蜡、蜜蜡、川蜡、蜡、黄占、川占、川箭、白蜡、蜂白蜡。

【来源】本品为蜜蜂科昆虫中华蜜蜂 *Apis cerana* Fabriciushus 或意大利蜂 *Apis mellifera* Linnaeus 分泌的蜡。

【采收加工】春、秋季，取去蜂蜜后的蜂巢，入水锅中加热熔化，除去上层泡沫杂质，趁热过滤，放冷，蜂蜡即凝结成块，浮于水面，取出，即为黄蜡。黄蜡经熬炼、脱色等加工过程，即成蜂蜡。

【性味】甘，微温。

【功能与主治】解毒，敛疮，生肌，止痛。用于溃疡不敛，臁疮糜烂，外伤破溃，烧烫伤。

【用法用量】外用适量，熔化敷患处；常用作成药赋形剂及油膏基质。

【现代临床研究】

1. 治疗烧伤和皮肤溃疡　据报道，民间秘方陈氏疮疡膏，经湖南省儿童医院 1 期临床治疗烧伤和各种体表慢性溃疡 65 例，取得了良好效果，其中主要成分中大约 20% 为蜂蜡。

2. 治疗小儿肛门溃烂　小儿肛门溃烂多与腹泻有关。文献报道，由于小儿肛门处皮肤薄，易损伤，因而当腹泻次数多时，使得肛门处过分潮湿，多次摩擦，加之粪便中存在化学性刺激物和微生物的感染，极易造成小儿肛周皮肤发生溃烂。蜂蜡具有解毒、生肌、止痛之功效，临床主治下痢脓血、久泻不止，以及皮肤的水火烫伤、久溃不敛等。故而亦可用于治疗小儿肛门溃烂，发挥其解毒、生肌、定痛之功效。

3. 治疗体癣　研究人员用巴豆蜂蜡膏对 31 例患者进行了观察治疗，结果表明其疗效好、见效快、疗程短。

4. 治疗风疹　风疹是小儿多发病，成人也有少数人患此疾病。研究表明，采用蜂蜡治疗风疹效果好，见效快，且治疗费用相对较低。

5. 治疗风湿性关节炎　研究发现，蜂蜡治疗风湿性关节炎效果好。

6. 治疗跌打扭伤　文献报道蜂蜡能治跌打扭伤。

【化学成分】酯类、游离长链酸类、游离长链醇类、烷烃类（二十五、二十六、二十七烷烃）、黄酮类、脂肪酸（棕榈酸、棕榈酸）、高级烷醇、甾醇和内酯类。

【药理作用】

1. 降血浆胆固醇作用　研究者开展了蜂蜡素降低血浆胆固醇作用机制的研究，发现蜂蜡素可以抑制胆固醇生物合成，是从乙酸消耗到甲羟戊酸生成之间某一酶催化水平上，与 HMG-CoA 还原酶有关。蜂蜡素对 HMG-CoA 还原酶无直接抑制作用，但可通过抑制 HMG-CoA 还原酶上调而抑制其活性，这提示蜂蜡素降低血浆胆固醇的作用点可能在对该酶的合成或降解上。

2. 消炎镇痛作用　研究试验证明蜂蜡具有明显的消炎和镇痛作用，能显著降低蛋清所致的大鼠脚趾肿胀程度和小鼠肿胀程度，使醋酸所致的扭体疼痛次数减少，提高小鼠的痛阈值。

3. 抗溃疡作用　文献报道用蜂蜡可治疗十二指肠溃疡，发现了蜂蜡的细胞保护机制可用以治疗复发性溃疡。同时据报道蜂蜡中的长链脂肪醇族能改善由卡拉胶引起的豚鼠结肠溃疡的前期症状，对醋酸引起的慢性胃溃疡也有很好的治疗作用，有效率为 65.8%。

4. 抗炎症抑菌作用　文献记载用蜂蜡中长链脂肪醇族饲养小鼠，降低小鼠的 LTB4 水平，从而达到抗皮肤炎症的作用。研究人员探究了蜂蜡中提取的黄酮类化合物的抑菌活性，蜡黄酮提取物对金黄色葡萄球菌、白色葡萄球菌、枯草芽孢杆菌、酵母菌、大肠埃希菌和黑曲霉菌均有不同程度的抑制作用，最低抑菌浓度（MIC）分别为 6.255%、3.125%、3.125%、3.125%、6.250% 和 3.125%。

（姚采平　汪冶）

Meeux biaemL 谬乒

猫骨 Maogu

【来源】本品为猫科动物猫 *Felis domestica* Brisson 的干燥骨骼。

【采收加工】家猫宰杀后，洗净，取出骨骼，干燥。

【性味】甘，温。

【功能与主治】解毒，消肿，杀虫。用于瘰疬，水肿，虫积。

【用法用量】外用。

【现代临床研究】

1. 治疗疼痛　将中药猫骨、鳖甲、独角莲、石上柏、鲜蟾皮、蓖麻籽、洋金花、生草乌、生川乌、天南星、白芷、乳香、没药、马钱子、樟脑、冰片、章丹、香油等加工炮制后用传统方法制作而成的药膏或擦剂。将膏剂贴于患处穴位或将擦剂擦患处，可使皮下包块，无名肿核缩小或消失，缓解癌症的疼痛。并对各种软骨组织损伤，扭伤，挫伤造成的肿胀，疼痛以及蚊虫叮咬，皮肤疾患引起的瘙痒疗效尤为显著，经多年临床使用，总有效率达 90% 以上。

2. 治疗肛漏　单用猫骨，经煅烧碳化后研磨成粉或直接干燥后研磨成粉，过 100 目筛制成粉剂即成。使用时将猫骨粉敷在患处，七日后便可治愈。

3. 治疗骨折　将 500g 大伸筋草，500g 分筋草和 500g 红背鹿汉草水煎煮；将 500g 贝母，20g 猫骨和 60g 自然铜装入器具内放入前者溶液中，行九蒸九晒后制得骨折挫伤散。本发明的骨折挫伤散治疗红肉不除，新肉不生，愈骨长神经，对软组织损伤，接续骨无痛。本发明的骨折挫伤散具有活血，调筋，长骨，调神经的效用。

在药锅中放入猫骨 10g，羊耳菊 15g，千斤拔 7g，草乌 3g，薄荷脑 10.5g，樟脑 2.2g，再加入 10kg 水，加温煮 3min，用滤网将水过滤干净，然后再加入 15kg 水，加温煮 20min；将所得的药液导入搅拌器中，加入 3.5g 乙醇后搅拌 5min，并用滤网过滤一遍。

4. 治疗烧烫伤　由下列等重量的材料配成：鳖甲 10 ～ 30 份，乌龟壳 10 ～ 50 份，猫骨 10 ～ 20 份，长波叶山蚂蝗 10 ～ 100 份和山茶油 100 ～ 1000 份。本发明的烧烫伤药对症下药，能够达到活血化瘀，消炎止痛，收敛伤口，促进血液循环的作用，能够迅速解除烧烫伤后创面流脓的现象，防止创面感染，使得创面结痂快，预防皮肤疤痕组织增生，具有独特的治疗效果；且该烧烫伤药对治愈皮肤溃烂也有显著的疗效。制备方法简单，使用方式易行，具有疗效高，疗程短，成本低，痛苦少，伤口无瘢痕等优点。

5. 治疗肢体疼痛麻木　由白芷，僵蚕，西红花，（制）穿山甲，地龙，（制）王不留行，血竭，千年健，桑寄生，川乌，草乌，独活，羌活，荆芥，防风，祖师麻，天麻，黑骨藤，伸筋草，钻地风，雪莲花，乳香，没药，当归，川芎，艾叶，五加皮，桂枝，葱白，小茴香，花椒，附子，肉桂，寻骨风，防己，苍术，桔梗，木瓜，蕲蛇，泽兰，苏木，丹参，怀牛膝，益母草，马钱子，雷公藤，杜仲，续断，（制）猫骨，大风子，天仙子，凤仙根，蚕沙，藁本，鸡血藤，海风藤，蚂蚁等中药组成，经粉碎调入白酒和醋混合，拌匀，渗透，装入棉布袋中，置于微波炉中加热，敷于患处，对治疗肢体疼痛，麻木有显著的疗效。

【化学成分】氨基酸、微量元素。

【原动物】猫 *Felisdomestica* Brisson。

猫的身体分为头、颈、躯干、四肢和尾五部分，大多数猫全身披毛，少数为无毛猫。猫的趾底有脂肪质肉垫，因而行走无声，捕鼠时不会惊跑鼠。趾端生有锐利的爪，爪能够缩进和伸出。猫在休息和行走时爪缩进去，捕鼠时伸出来，以免在行走时发出声响，防止爪被磨钝。猫的前肢有五趾，后肢有四趾。猫的牙齿分为门齿、犬齿和臼齿。犬齿特别发达，尖锐如锥，适于咬死捕到的鼠类，臼齿的咀嚼面有尖锐的突起，适于把肉嚼碎；门齿不发达。猫行动敏捷，善跳跃。

产于湖南、贵州、广西、湖北。均为人工饲养。

（姚采平　汪冶）

Miingc 螟

水蛭 Shuizhi

【异名】蛭蟆、至掌、蚊、马蜞、马蛭、蜞、马蟥、马鳖、红蛭、蚂蝗蜞、黄蜞、水麻贴、沙塔干、肉钻子、门尔哥蚂里。

【来源】本品为水蛭科动物宽体金线蛭 *Whitmania pigra*（Whitman）或日本水蛭 *Hirudo nipponica*（Whitman）的全体。

【采收加工】夏、秋捕捉。捕得后洗净，先用石灰或酒闷死，然后晒干或焙干。

【性味】咸、苦，平。有小毒。

《中国侗族医药学基础概论》：味咸、苦，性平，有毒。

【功能与主治】破血，逐瘀，通经。用于血滞闭经、外伤瘀血、癥瘕积聚症。

《中国侗族医药学基础概论》：用于症瘕痞块、血瘀经闭、跌打损伤。

【用法用量】内服：用量 1.5～3g，煎服；或入丸、散。外用：适量，研末撒。

【附方】**跌倒滚伤** 黄珠子（栀子）100g，水蛭15g，打跌倒滚伤成细粉，加入鸡蛋清调匀，敷伤痛处，每日换药1次。（《中国侗族医药学基础概论》）

扯丝皮（杜仲）20g，骨碎补15g，娘散盼（筋骨草）15g，水蛭3g，见血飞20g，四大天王（四块瓦）15g，门挡归（当归）15g，门血用（川芎）15g，门地贤（生地黄）15g，小血藤15g，观音虫（土鳖虫）15g。每日1剂，用水、酒各半煎服。（《中国侗族医药学基础概论》）

【现代临床研究】

1.治疗中风 将94例缺血性中风患者随机分为两组，治疗组49例在西医常规治疗的基础上服用生水蛭胶囊（生水蛭研粉装空心胶囊，每粒含生药0.4g），对照组45例单用西医治疗，通过6周临床观察，治疗组显效率75.51%、总有效率91.84%，对照组分别为44.45%、77.78%，治疗组临床疗效明显优于对照组（$P < 0.01$）。说明水蛭治疗缺血性中风疗效确切。

2.治疗冠心病 文献报道用水蛭三黄汤治疗冠心病患者120例，组方：水蛭9g，生大黄6g，黄连9g，黄芩9g，甘草6g，每日1剂，水煎，连续服用30天，收到满意效果。用水蛭配五爪龙等药物治疗阳虚水泛、痰瘀阻络性心衰和气虚痰瘀型胸痹，疗效满意。水蛭入血分而不伤气分，具有破瘀血而不伤新血的特点。

3.治疗高脂血症 通过临床观察，发现水蛭微粉治疗高脂血症患者能达到满意疗效。主要观察总胆固醇、甘油三酯、低密度脂蛋白、高密度脂蛋白、载脂蛋白AI（ApoAI）、载脂蛋白B100（ApoB100）及ApoAI/ApoB100水平。结果表明，水蛭有降低血脂的作用。

4.治疗周围神经疾病 观察水蛭胶囊（规格0.3克/颗）对糖尿病性周围神经病变（PDN）患者的疗效及安全性，采用随机分组双盲法，将40例DPN患者分成水蛭胶囊治疗组20例及甲钴胺对照组各20例进行治疗观察。治疗前后分别监测临床症状及体征、神经传导速度（NCV）的影响。结果，治疗组临床痊愈率及显效率均优于对照组，且无明显不良反应。

5.治疗糖尿病肾病 在治疗112例糖尿病肾病（DN）患者时观察发现，给予水蛭注射液静脉滴注治疗组症状明显改善；治疗后各项指标均有统计学意义。可以得出结论，水蛭注射液对DN有良好的治疗作用，可以延缓DN的进展，提高生活质量。

6.对其他疾病的治疗 据报道全耳再植术中，断耳缺血18h，无法进行静脉吻合，应用水蛭治疗和全身抗凝，再植耳完全存活。此外，水蛭素对瘢痕挛缩也具有一定的治疗作用。文献还表明水蛭复聪汤治疗患者突发性耳聋，收到满意效果。

【化学成分】水蛭素、类肝素、吻蛭素、组织胺、待可森、溶纤素、蝶啶类、糖脂类、羧酸酯类、甾体类、微量元素。

【药理作用】

1. 抗凝作用　据报道水蛭中的水蛭肽能够延长凝血酶时间、凝血酶原时间、活化的部分凝血活酶时间。水蛭肽具有明显抗凝作用，量效关系明确，不亚于现有抗凝药肝素。研究者通过实验观察水蛭提取物对小鼠凝血、出血时间和家兔离体血浆复钙时间的影响。研究结果表明，水蛭提取物可明显延长小鼠凝血、出血时间及家兔离体血浆复钙时间，说明水蛭提取物能抑制内源性凝血系统，具有抗凝作用。

2. 抗血栓形成作用　通过实验研究，发现水蛭醇提物对胶原蛋白 - 肾上腺素诱导的小鼠体内血栓和大鼠动 - 静脉旁路血栓形成有明显的抑制作用，并能提高红细胞和血小板膜脂流动性，表明水蛭提取物有抗血栓形成的作用。另据文献报道，水蛭有直接溶解血栓的作用，它既可以与血浆中游离的凝血酶结合，又可以中和与纤维蛋白结合的凝血酶，可以防止血栓的形成和延伸。

3. 抗纤维化作用　研究者用 40% 四氯化碳（CCl_4）制备大鼠纤维化模型，观察水蛭素对纤维化大鼠肝脏组织结缔组织生长因子（CTGF）mRNA 表达的影响，采用实用荧光定量法检测大鼠肝组织 CTGFmRNA 的表达。研究表明，水蛭素能通过下调 CTGFmRNA 的表达，抑制肝细胞外基质异常增生发挥抗肝纤维化作用。

4. 抗肿瘤作用　研究表明，水蛭素能够抑制荷瘤鼠肝癌实体瘤 Ki-67 增生抗原与 VEGF 细胞因子的高表达，具有明显的抗肿瘤作用。研究者通过复方水蛭素提取物（CEH）抑瘤并检测 Th1/Th2 类细胞因子实验，研究发现 CHE 对于小鼠移植性肿瘤具有明显的抑制作用，同时使荷瘤小鼠低下的 Th1 类细胞因子增多，免疫能力提高，促使漂移失调的 Th1/Th2 类细胞达到平衡状态。

5. 其他作用　据报道，水蛭微粉可以减少炎症因子的产生，减轻炎症反应。另据研究者研究结果，复方水蛭滴眼液通过提高人晶状体上皮细胞活性、升高线粒体跨膜电位，达到保护人晶状体细胞的作用。此外，动物实验也表明，水蛭能显著降血脂、改善血液流变学、终止妊娠等。

【原动物】日本水蛭 *Hirudo nipponica*（Whitman）

体狭长稍扁，略呈圆柱形，体长 3 ～ 5cm，宽 4 ～ 5mm(固定)。背面绿中带黑，有黄色纵线 5 条。腹面子坦，灰绿色，无杂色斑纹。体环数 103；环带不显著，占 15 环。雄生殖孔在 31 ～ 32 环沟间；雌孔在 36 ～ 37 环沟间。眼 5 对，列成弧形。体前端腹面有一前吸盘。食道纵褶 6 条，颚 3 片，半圆形，颚齿发达。后端腹面有一后吸盘，碗状，朝向腹面，肛门在其背侧。生活于水田及沼泽中。吸人、畜血液。行动敏捷，能作波浪式游泳和尺蠖式移行。春暖时即活跃，6 ～ 10 月为产卵期，冬季蛰伏。再生力很强，如将其切断饲养，能由断部再生成新体。全国各地均有分布。

宽体金线蛭 *Whitmania pigra*（Whitman）

体长大，略呈纺锤形，扁平，长 6 ～ 13cm，宽 0.8 ～ 2.0cm。背面通常暗绿色，具 6 条细密的黄黑色斑点组成的纵线，背中线 1 条较深。腹面淡黄色，杂有许多不规则的茶绿色斑点。体环数 107。环带明显，占 15 环。雄生殖孔在 33 ～ 34 环沟间；雌孔在 38 ～ 39 环沟间。眼与日本医蛭同。前吸盘小，颚齿不发达。

产于湖南、贵州、广西、湖北。生活于水田、河流、湖沼中。

（姚采平　汪冶）

Miungc 猕

蝼蛄 Lougu

【异名】土狗子、鸡虫香。

【来源】本品为蝼蛄科昆虫蝼蛄 *Gryllotalpa africana* Palisot et Beaurois 的干燥全体。

【采收加工】用部分为蝼蛄的干燥成虫。体形较大的若虫也可以入药。当采到或用光诱捕到虫体后，应尽快用沸水烫死，晒干或烘干备用，但应防发霉虫蛀。也有记载将活虫埋入石灰中焙干备用。

【性味】咸，寒。

《中国侗族医药研究》：咸，寒。

【功能与主治】利水，通便。用于水肿，石淋，大小便不利，瘰疬，痈肿恶疮。

《中国侗族医药研究》：用于水肿，单腹胀，大便不通，落肛，难产，泥鳅症。

【用法用量】内服：煎汤，3～4.5g；或入散剂。外用：研末撒或搐鼻。

【现代临床研究】

1. 大小便不通　蝼蛄的药用部分为干燥成虫和大个若虫全体，有利尿解毒之功效。内用可消水肿利尿，能治跌打损伤，外用可治疗脓肿疮毒。

2. 水肿和肝硬化腹水症　取蝼蛄粉约 6g，分 3 次用开水或米汤送服，其疗效明显，适用于各性水肿症，如贫血性、营养性、心脏性、肾脏性、膀胱性、脚气性引起的水肿，以及其他疾病引起的水肿等均有不同效果，仅是疗程长短不同。取 100 条干蝼蛄，50g 附片，30g 干姜研末分成 30 份，每日 2 份，治疗顽固性水肿效果好。用蝼蛄治疗肝硬化腹水，用蝼蛄 20g，肉桂 5g，盐水炒黄柏 10g，盐水炒知母 10g，可内服或外敷，观察万人病例以上，证实具有良好的消水功效。

3. 癃闭蝼蛄汤　用于治疗前列腺肥大导致的癃闭。采用黄芪、当归、蝼蛄汤治产后瘀血性癃闭，黄芪、益母草各 30g，当归 20g，蝼蛄 12 只（用酒醉死，去足，翅焙干，研末，白米酒或黄酒兑服），大黄、车前子、桂枝、怀牛膝、炙甘草各 10g，水煎服，此药屡用屡验，一般 1 剂见效，2 剂病除。

4. 瘰疬　将鸡蛋一端打小孔，将蝼蛄放入鸡蛋中，用纸糊住小孔，用文火将鸡蛋烧熟后剥皮后服用，治疗瘰疬，同样的方法还可以治疗脾胃受损而引发的疳积。

5. 尿潴留　用中药汤剂加蝼蛄琥珀散治疗尿潴留，其中中药用龟甲、知母、黄柏各 10g，鹿角胶 10g，熟地 10g，白参 6g，当归 10g，牛膝 12g，菟丝子 12g，杜仲 12g，茯苓 12g，黄芪 1g，每日一剂，煎服，另用蝼蛄 7 只（去头、翼、爪）焙干加琥珀 3g 研粉冲服，补中益气，填精益髓，补肾健脾。蝼蛄治疗尿潴留出自《验方新编》，用干蝼蛄 6g，研末，以温开水冲服，服药后 2h 内即可小便通畅。用蝼蛄单方治疗产后尿潴留，以干蝼蛄 5g 研末，温开水送服，1～2h 内恢复排尿 60% 以上。

6. 泌尿系统结石　文献报道，以化石丸为主治疗泌尿系统结石。用冬葵子 20g，金钱草 15g，广地龙 15g 组成的自拟冬海金蝼蛄汤加碱治疗尿路结石。用蝼蛄合剂以蝼蛄为主组方，辨证论治泌尿系统结石，排石率可达 79.5%。

7. 其他用处　据报道，将活蝼蛄 6 只洗净、与红糖 25g 共捣烂如泥膏状，外敷竹木刺造成的伤口处，约 3～6h 后竹或木刺即可自行退出。取适量的鲜蝼蛄和红糖捣烂成膏状，敷于外伤蜂窝织炎或疖疮的伤口处，每日换药 1 次，换 3～5 次后即可痊愈。

【化学成分】新黄杨生物碱化合物（gryllotalpa A、gryllotalpa B、gryllotalpa C 和 gryllotalpa D）、3- 氨基 -5- 异丙基环戊内酰胺、2- 氨基嘧啶、甘油、2- 甲基 -1,6- 二羟基蒽醌 -3-*O*-β- 葡萄糖苷、2- 甲

基 -1,3,6- 三羟基蒽醌、2- 甲基 -1,6- 二羟基蒽醌 -3-*O*-β- 葡萄糖 -（2′→1″）-α- 鼠李糖苷、小檗碱、巴马 汀、2-methyl-1，6-dihydroxy-9，10-anthraquinone-3-*O*-（6′-*O*-acetyl）-α-L-rhamnosyl-（1″→2′）-β-D-glucoside。

【药理作用】

1. 毒性实验　文献表明，蝼蛄对家兔和小白鼠的毒性很小，虽经常饲喂亦未出现中毒现象，实验小白鼠健康状况良好，发育正常，所有母鼠均怀孕生育，生产之幼鼠发育良好；实验家兔体重未减轻，活动及一般状况均正常。笔者给实验大鼠灌胃蝼蛄粉 0.8g/（kg·d），连续 28 天，未见任何毒性反应。

2. 利尿实验　给家兔灌胃 2% 蝼蛄粉（不去头、足、翼）混悬液 100mL/d，连续 1 周，白天排尿未见增加的占 50%，排尿率增加 15% 以上者占 12.5%，表明无显著的利尿作用。用去头、足、翼的蝼蛄治疗 17 例水肿病，多数患者于服蝼蛄粉后 3～5h 即开始小便，其量和次数逐渐增加，在服药后第 3～5 天时利尿通便作用最为显著，而消肿也最明显。研究者将东方蝼蛄干燥虫体先用 75% 乙醇浸泡，然后将蝼蛄取出、晾干、粉碎，再用水煎煮，取水煎液给小鼠灌胃，发现水煎液对小鼠有较明显的利尿作用。

3. 镇静实验　通过实验观察发现，服用上述东方蝼蛄水提物的小鼠，活动明显减少，多聚集在一起，表明东方蝼蛄水提物对小鼠具有一定的镇静作用。

4. 抑菌实验　据报道，从蝼蛄中分离出的 gryllotalpa A 具有广谱的抗革兰阳性菌（枯草芽孢杆菌、金黄色葡萄球菌）和革兰阴性菌（大肠埃希菌）活性，从蝼蛄中分离出的 gryllotalpa B 对枯草芽孢杆菌有较好的抑菌活性。研究者发现，从蝼蛄中分离得的小檗碱、巴马汀有一定的抗病原真菌薯蓣炭疽菌的活性。研究者发现，蝼蛄乙酸乙酯提取液对金黄色葡萄球菌及结核杆菌均有较强的抑菌活性。

5. 细胞毒性实验　研究发现，东方蝼蛄提取物中有 1 个分离样品对 3 种人类宫颈癌细胞株均具有明显的细胞毒性，提示该提取物中存在抑制肿瘤细胞生长的物质；还有文献表明，东方蝼蛄醇提取物中有 2 个分离组分对人类肝癌细胞具有明显的细胞毒性，提示该提取物中存在抑制肿瘤细胞生长的物质。

【原动物】蝼蛄 *Gryllotalpa africana* Palisot et Beaurois。

体长圆形，淡黄褐色或暗褐色，全身密被短小软毛。雌虫体长约 3cm 余，雄虫略小。头圆锥形，前尖后钝，头的大部分被前胸板盖住。触角丝状，长度可达前胸的后缘，第 1 节膨大，第 2 节以下较细。复眼一对，卵形，黄褐色；复眼内侧的后方有较明显的单眼 3 个。口器发达，咀嚼式。前胸背板坚硬膨大，呈卵形，背中央有 1 条下陷的纵沟，长约 5mm。翅 2 对，前翅革质，较短，黄褐色，仅达腹部中央，略呈三角形；后翅大，膜质透明，淡黄色，翅脉网状，静止时蜷缩折叠如尾状，超出腹部。足 3 对，前足特别发达，基节大，圆形，腿节强大而略扁，胫节扁阔而坚硬，尖端有锐利的扁齿 4 枚，上面 2 个齿较大，且可活动，因而形成开掘足，适于挖掘洞穴隧道之用。后足腿节大，在胫节背侧内缘有 3～4 个能活动的刺，腹部纺锤形，背面棕褐色，腹面色较淡，呈黄褐色，末端 2 节的背面两侧有弯向内方的刚毛，最末节上生尾毛 2 根，伸出体外。

产于湖南、贵州、广西、湖北。生活于潮湿温暖的沙质土壤中，在大量施过有机质肥料的地中更多。

（姚采平　汪冶）

Naemx bov nguk 嫩播库

猪胆汁 Zhudanzhi

【来源】本品为猪科动物家猪 *Sus scrofa chirodontus* Heude 的胆汁。

【采收加工】在宰杀家猪时收集胆囊与胆汁，放在盘中加入 10% 乙醇后置于阳光下曝晒或用文火烤干，装入玻璃瓶中密封备用，或用鲜品。

【性味】苦，寒。

《中国侗族医药研究》：苦，寒。

【功能与主治】益肺，补脾，润燥。用于消渴，便秘，黄疸，百日咳，哮喘，泄泻，痢疾，目赤，喉痹，盯耳，痈肿。

《中国侗族医药研究》：火眼，黄痧走胆，耳聋气闭。

【用法用量】内服：煎汤，取汁冲服 3 ～ 6g；或入丸、散。外用：点眼或灌肠。

【附方】

1. 火眼 公猪胆 1 个，白矾 6g，将白矾研末，混合调匀点眼。(《中国侗族医药研究》)

2. 劳疸 龙胆草、栀子各适量，研末，以猪胆汁为丸，每次 6g，日服 3 次。(《中国侗族医药研究》)

3. 黄痧走胆 苍耳根 15g，猪胆 1 个，煮服。(《中国侗族医药研究》)

【现代临床研究】

1. 治疗便秘 选择习惯性便秘 1 年以上患者 13 例，用新鲜猪胆 1 个与等量蜂蜜混合口服。第 1 周每日 1 次，第 2 周隔天 1 次，第 3 周每 3 日 1 次。同时多食含纤维素较高的食物。结果 9 例每日自然排便 1 次，另 4 例 1 ～ 2 天自然排便 1 次。治疗下肢瘫痪或因腰椎及腰以下骨折而致便秘者 48 例，取新鲜猪胆汁用注射器吸胆汁 20mL，通过导尿管注入直肠内，20min 后即可排便。其中灌肠 1 次大便畅通者 29 例，2 次 19 例。

2. 治疗肠梗阻 选择粘连性、蛔虫性、麻痹性、肠扭转、肠套叠、结肠肿瘤及原因不明性肠梗阻患者共 186 例，在西医疗效不著后即用新鲜猪胆汁 100mL 保留灌肠（儿童用量酌减）1 次，如无效可再用 1 次。结果腹痛、腹胀、呕吐消失，肛门排气或排便者 61 例，总有效率 71.5%，起效时间 15 ～ 60min。

研究者治疗粘连性肠梗阻患者 64 例，取鲜猪胆囊 1 枚煎取 100mL 灌肠，同时配合禁饮食、胃肠减压、输液等治疗。0.5h 后根据病情再用党参、陈皮、赤芍等中药煎液灌肠。结果经 1 次灌肠症状即消失，肠功能恢复，腹透气液平面消失，大小便正常进食无不适者 20 例，总有效率为 93.7%。

治疗急性肠梗阻患者 21 例，用鲜猪胆 1 只或干猪胆 2 只，加白酒 30g 炖热后 1 次服下，结果 2 ～ 4h 即便通。治疗蛔虫性肠梗阻 51 例患者，用新鲜猪胆汁 20 ～ 30mL 和食醋 10 ～ 20mL 分别注入直肠内，结果灌肠 1 次即排便或排虫者 45 例，2 次 6 例。

3. 治疗胆道蛔虫症 治疗胆道蛔虫症患者 100 余例，用猪胆 1 枚取汁，加川椒末、胡椒末各 20g，酸醋 300mL，分 2 次服下。结果服药数分钟后腹痛即可停止，所有患者均蛔退而病愈。

4. 治疗胆石症 猪胆用于治疗胆石症患者 39 例，以猪胆为主药加穿破石、虎杖、广东金钱草煎服。结果经 7 天治疗临床症状消失，B 超复查结石影像消失者 17 例，总有效率为 82.5%。开始排石时间最短 9 天，最长 31 天，平均 21.5 天。

5. 治疗急性传染性肝炎 取鲜猪胆汁烘干研粉装胶囊，治疗急性传染性肝炎，用量以黄疸指数为依据，若在 10 ～ 40mg/dL 者每次 3g，在 41 ～ 70mg/dL 者每次 4g，在 71 ～ 100mg/dL 者每次 5g，均每日 3 次口服。服药 3 天后症状改善，黄疸指数在 1 ～ 2 周内恢复正常。疗程 11 ～ 25 天。

6. 治疗慢性活动型乙型病毒性肝炎 选择慢性活动型乙型病毒性肝炎患者 35 例，将猪胆汁加鸡蛋清制粉装入胶囊口服。结果 ALT 降至正常者 33 例，γ-GT 及 ALP 呈轻度异常者 18 例，A/G 之比呈轻度异常者 3 例，HBsAg 转阴者 14 例，临床症状消失或基本消失 33 例。

7. 治疗急性细菌性痢疾 治疗急性细菌性痢疾患者 100 例，用猪胆汁加绿豆粉制成细末装胶囊或制成水丸口服。对脱水严重，不能进食者，可给予葡萄糖盐水等支持治疗。结果用药 2 ～ 4 天症状与体征全部消失，大便镜检阴性者 89 例，用药 3 天症状无改变者 11 例应用了抗生素，总治愈率为 89%。

8. 治疗慢性非特异溃疡性结肠炎 治疗慢性非特异性溃疡性结肠炎患者 52 例，以鲜猪胆 15 ～ 20mL，儿茶细末 2g，加入生理盐水 25 ～ 30mL，睡前排便后将药物加温做保留灌肠。每晚 1 次，30 次为 1 个疗程，同时口服肠炎片。结果临床症状消失，大便培养阴性，肠镜检查肠黏膜恢复正常 38 例，总有效率为 88.5%。

9. 治疗压疮 猪胆汁用于治疗压疮溃疡期患者 65 例，取新鲜猪胆汁 15 ～ 20mL，红霉素粉剂 0.5g，云南白药 16 粒，将上药制成胆汁膏，用无菌棉棒蘸取胆汁膏外敷，每日 4 ～ 6 次。结果 5 ～ 7 天痂皮脱落，疮面逐渐愈合痊愈者 39 例，8 ～ 10 天痊愈者 26 例。

10. 治疗创伤感染 猪胆汁用于治疗创伤感染患者 116 例，用猪胆汁、红花、连翘、黄连、黄柏、冰片制成复方猪胆汁液，平敷伤口，每日更换 1 次，直至伤口愈合。结果创面全部愈合者 107 例，愈合时间 5 ～ 22 天，平均 11 天。其余 9 例也较原面积平均缩小 60%。

11. 治疗创伤出血 猪胆汁治疗创伤性出血患者 25 例，取鲜猪胆 1 个，把纯生石灰风化成熟石灰，置于猪胆内到胆汁浸透熟石灰为止，把装好的猪胆用线绳吊在屋檐下风干，取出石灰，过 120 目筛备用。用时将猪胆石灰末洒在伤口处，血即止。不用任何消炎药即可。

12. 治疗疖肿 选择多发、单发及外伤合并感染疖肿患者 54 例，取藤黄 10g，马钱子 6g，龙脑 6g，新鲜猪胆汁 100g，将前 3 味研成粉末，与猪胆汁掺和，搅匀。用时取棉签蘸药涂在疖上，每日 3 次。若出现畏寒、发热者，加用利福平、红霉素等。结果经 5 ～ 7 天治疗，全部患者创面愈合，全身及局部症状消失。

13. 治疗手足疗疮 发现猪胆汁可治疗手足疗疮患者 70 余例，用白胡椒 7 粒，研细末放入猪苦胆内，然后将初患疗疮的手指或足趾放入猪苦胆中，用胶布固定猪苦胆，隔日换药 1 次。结果全部患者经 2 ～ 3 次治疗疼减肿消而病愈。

14. 治疗阴道炎 选择念珠菌阴道炎患者 547 例，其中治疗组 274 例用新鲜猪胆汁均匀涂擦外阴阴道，每晚 1 次；对照组 273 例以达克宁栓 1 粒每晚阴道深部放置。治疗结束镜检阴道分泌物霉菌阴性为治愈，2 组平均治愈用药时间分别为（10±2.95）天和（15±3.68）天，复发人数分别为 18 人和 37 人，治愈率分别为 93.4% 和 86.4%。2 组中共 55 例复发患者，给予猪胆汁治疗后再次获效。研究者治疗滴虫性阴道炎 1452 例，以猪胆汁提取物制成栓剂，放入阴道窘窿处，治疗结束症状消失、阴道分泌物镜检滴虫阴性者为治愈，其中有白带症状治愈率为 89.6%，阴痒症状治愈率为 83.9%，阴道充血治愈率为 95.3%，滴虫镜检阳性治愈率为 97.5%。

15. 治疗宫颈糜烂 治疗宫颈糜烂患者 147 例，以猪胆汁提取物制成栓剂，放入阴道深部，紧贴宫颈口，患者仰卧 30min，5 次为 1 个疗程。结果宫颈糜烂或充血完全消失，肥大宫颈缩小，表面光滑病愈者 113 例，总有效率为 98.6%。

16. 治疗外阴溃疡 选择外阴溃疡患者 46 例，取猪胆 3 个、大黄 60g，焙干研成极细粉。治疗时将此药粉涂撒在经高锰酸钾溶液清洗后的溃疡面上，每日3～4次，6天为1个疗程。结果症状消失溃疡愈合者32例，总有效率为100%。

17. 治疗小儿百日咳 发现猪胆汁可治疗小儿百日咳40例，根据患儿体重予适量红霉素、维生素K₁加入5%葡萄糖液中静脉滴注。同时使用猪胆百部膏（由鲜猪胆汁、百部粉、蜂蜜制成）。5天为1个疗程。结果经1～3个疗程全部患儿咳嗽完全消失而病愈。

18. 治疗痔疮 选择内痔、混合痔、外痔患者共50例，用新鲜猪胆汁、冰片、盐酸小檗碱和95%乙醇制成药液，每日早晚涂擦患处，7～10天为1个疗程。结果治疗后随访10年以上未复发者2例，5年以上未复发者27例，1年以上未复发者49例。

19. 治疗眼结膜干燥症 选择猪胆治疗实质性眼结膜干燥症患者35例，取鲜猪胆汁过滤澄清溶液，以0.9%氯化钠注射液稀释成10%浓度，高压消毒后，每日3次点眼。同时予鲜猪胆汁6g，每日3次饭前冲服。结果经1周后症状消失，泪液分泌量正常病愈者11例，总有效率为85.71%。

20. 治疗化脓性中耳炎 猪胆汁用于治疗化脓性中耳炎患者（无骨质破坏和胆脂瘤者）10余例，治疗时以3%双氧水清洗患者外耳道后挤入新鲜猪胆汁2～3滴，每日2次，一般1次见效，3天痊愈。文献还表明，猪胆可治疗中耳炎患者40余例，以猪胆汁和枯矾制粉，取粉少许置于芝麻油中，调匀滴耳。结果所有患者耳内闷疼、脓水均消而病愈。

21. 治疗灰指甲 猪胆汁治疗灰指甲患者用冰片研成细末与猪胆汁混匀，每日以蚕豆大小的棉球浸蘸药水置于病甲处，每次1h，每日3次。若能直接用药水浸泡病甲，疗效更佳。患者一般1个月左右即愈。

22. 治疗外阴神经性皮炎 选择外阴神经性皮炎患者27例，取猪胆汁100mL经高温消毒后，加雄黄1.5g，冰片2g。将浸泡过胆汁的无菌纱布直接敷于外阴部，同时配合光热理疗30min，去除敷贴后局部涂鱼肝油，隔日1次，5次为1个疗程，连续3个疗程。结果治愈10例，显效14例，有效2例，效果不明1例，总有效率为96.30%。

【化学成分】 猪胆酸、猪去氧胆酸、鹅去氧胆酸、牛磺猪去氧胆酸、牛磺鹅去氧胆酸、甘氨猪去氧胆酸、甘氨鹅去氧胆酸、胆红素。

【药理作用】

1. 镇咳作用 动物试验证明从猪胆汁中提出的胆酸钠有中枢性镇咳作用。

2. 对平滑肌的影响 具有扩张支气管平滑肌的作用；小剂量胆酸钠兴奋肠道平滑肌，增加紧张性及节律性，大剂量则抑制肠道平滑肌的兴奋性；对血管平滑肌有扩张作用。

3. 对离体蛙心的作用 主要表现为抑制作用，使收缩振幅减少，但紧张性增高。

4. 抑菌作用 猪胆粉具有明显的抑菌作用（金黄色葡萄球菌和大肠埃希菌），并且与其他动物胆粉类药材的作用效果基本一致。在各类胆汁酸中，结合型胆汁酸比游离型胆汁酸的抑菌作用要强。

5. 抗炎镇痛作用 据报道，猪胆可有效抑制小鼠耳朵的肿胀状况（二甲苯引起的机体肿胀），同时降低小鼠的毛细血管通透性。同时其具有一定的抗炎效果，该机制可能与猪胆的降低血管通透性、抑制炎症介质生成及增强清除氧自由基、抗脂质过氧化等能力有一定联系。此外猪胆对减轻大鼠足跖肿胀以及减少小鼠的扭动次数均有较好的效果。

6. 其他药理作用 猪胆粉对咳嗽、惊厥和发热均具有一定的作用，其不仅可作用于呼吸系统，同时也可作用于消化系统、心血管系统及中枢神经系统等。猪去氧胆酸作为尿激酶型的纤溶酶原活化剂受体可影响肿瘤细胞周围基质的纤溶状况及肿瘤细胞的侵袭和转移，体外实验表明其可影响肝癌细胞HepG2培养上清液中的uPAR，而具有一定的抑制肝癌细胞HepG2转移的能力。有研究表明，猪胆可以保护由连二亚硫酸钠引起的ECV304细胞系缺氧损伤，并且通过药效学差别研究发现，猪胆与熊胆中各自的主要成分，即猪去氧胆酸和牛磺熊去氧胆酸的该保护作用类似。此外，该课题组使用了同样由连二亚硫酸钠造成的人神经母细胞瘤细胞缺氧缺糖再给氧损伤模型，结果表明猪去氧胆酸和牛磺熊去氧胆酸对该模型均具有显著的保护作用，而且两者无显著性差别，该课题组通过以上研究得出了在治疗中风病和脑卒中急性期的过程中，猪胆粉具有与价格昂贵且资源稀少的熊胆粉同等疗效的结论。

【原动物】家猪 *Sus scrofa chirodontus* Heude

家猪是脊椎哺乳类古杂食类哺乳动物。口吻部较长，形成猪鼻，嗅觉极发达。犬齿发达，雄性上犬齿外露并向上弯曲，形成獠牙，獠牙较野猪短。每足 4 趾，仅中间 2 趾着地。食性杂，胃较简单，不反刍，身体肥壮，四肢短小，有黑、白、酱红或黑白花等色。

产于湖南、贵州、广西、湖北。为人工饲养。

（姚采平　汪冶）

Ngoh 诺

黄鳝 Huangshan

【异名】鳝鱼、罗鳝、蛇鱼、血鳝、常鱼、长鱼、无鳞公子、海蛇、蛆鱼、黄蛆。

【来源】本品为鳝科动物黄鳝 *Monopterus albus*（Zuiew）的干燥全体。

【采收加工】捕获后洗净、干燥。

【性味】甘、咸，温。

【功能与主治】补脾益气，除济理血，补虚损，强壮筋骨，疏散风湿，补血，补气。用于消除腹中冷气，肠鸣，湿痹气，湿热身痒，内外痔漏，产后淋漓，血气不调，面瘫，热邪入耳，肾虚腰痛，内痔出血，气虚脱肛，子宫脱垂，小儿疳积。

【用法用量】内服或外用。

【现代临床研究】

1. 面神经麻痹和口眼歪斜　用鲜黄鳝血一汤匙，加麝香或冰片 0.3g 调匀，左歪涂右颊，右歪涂左颊，每日 3 次。无麝香或冰片也可。

2. 下肢溃疡、臁疮　鲜黄鳝去骨，将鳝肉剁成肉泥敷于患处，2～3h 更换 1 次。

3. 湿疹、顽癣、婴儿臀部赤烂　洗净患处，用鲜黄鳝血频频涂抹。

4. 慢性化脓性中耳炎　用鲜黄鳝血滴入患者耳内，2～3 次即可痊愈。

5. 久痢　取鲜黄鳝一条剖膛去掉内脏，洗净焙干研粉，与 9g 炒过的红糖拌和后，用开水冲服。

6. 病后体虚、食欲不振　鲜黄鳝 150g，莲子 100g，芡实 100g，共煨熟后，一次炖服。

7. 浮肿　鲜黄鳝 100g，赤小豆 50g，苡仁 50g，共煮熟后炖服。

8. 内痔出血　取鲜黄鳝 150g，清炖服用，连续 3～5 次即可见效。

9. 淋巴结肿大、妇女乳房硬结疼痛　鲜黄鳝 150g，海带 150g，共煮至将熟时，加调料适量再煮 10min，经常服用，有软坚散结作用。

10. 小儿遗尿　鲜黄鳝肉 100g，益智仁 50g，大枣 50g，共煨烂，每晚睡前服用，能固肾缩小便。

11. 糖尿病　现代医学研究认为，鳝鱼对糖尿病有良好的治疗作用，且无不良反应及毒性，从鳝鱼中提取分离出来的"黄鳝鱼素 A"及"黄鳝鱼素 B"具有显著的降血糖和恢复正常调节血糖生理功能的作用。

【化学成分】维生素 B_1、维生素 B_2、尼古酸（维生素 pp）、维生素 C、甲硫氨酸、廿二碳六烯酸

（DHA）、廿碳五烯酸（EPA）、卵磷脂。

【药理作用】黄鳝肉内不仅含有 DHA，还含有较丰富的 EPA。国内外学者都指出，这两种物质具有抑制心血管病和抗癌、消炎的作用，特别指出 DHA 对人体的保健作用，其作用包括：①降低血液中的胆固醇浓度，可预防动脉硬化引起的心血管疾病。②使血液不容易凝固。③减轻炎症。④防止癌症扩散。⑤提高脑的功能，防止大脑衰老。⑥胎儿发育的必需营养。⑦可防治老年性痴呆。

将经预处理后的黄鳝骨经碱提、酶解、过柱（大孔吸附树脂）、脱盐得到黄鳝骨硫酸软骨素多糖（Chondroitin Sulfate Polysaccharides，CHS），灌胃给高脂小鼠，研究其对高脂小鼠的降血脂功能，结果发现多糖低、中剂量组（9.27mg/kg）与高脂模型组比较，能显著降低高脂小鼠血清总胆固醇（TC）和低密度脂蛋白胆固醇（LDL-C）水平（$P < 0.01$），对血清三酰甘油（TG）水平升高也有一定的抑制作用，但差异不显著；而高剂量组（81mg/kg）仅能显著降低血清 TC 水平（$P < 0.05$）；各组对小鼠体重和腹部脂肪均影响不大。这说明，27mg/kg 的 CHS 能显著降低高脂小鼠 TC 和 LDL-C 水平，并在一定程度上抑制小鼠 TG 水平的升高，具有一定降血脂功能。

【原动物】黄鳝 *Monopterus albus*（Zuiew）

体细长圆柱状，呈蛇形，体长 20～70cm，最长可达 1m。体前圆后部侧扁，尾尖细。头部膨大长而圆，颊部隆起。口大，端位，吻短而扁平；口开于吻端，斜裂；上颌稍突出，唇颊发达。上下颌及口盖骨上都有细齿。眼甚小，隐于皮下，为一薄皮所覆盖。鳃裂在腹侧，左右鳃孔于腹面合而为一，呈倒"V"字形。鳃膜连于鳃颊。鳃常退化由口咽腔及肠代行呼吸。体裸露润滑无鳞片，富黏液；无胸鳍和腹鳍，背鳍和臀鳍退化仅留皮褶，无软刺，都与尾鳍相联合。生活时体呈黄褐色，侧线完全，沿体侧中央直走。体背为黄褐色，腹部颜色较淡，全身具不规则黑色斑点纹，黄鳝的体色常随栖居的环境而不同。体鳗形，鳍无棘，背鳍、臀鳍延长，与尾鳍相连，无腹鳍。

黄鳝生殖情况较特殊，幼时为雌性，生殖一次后，转变为雄性。

产于湖南、贵州、广西、湖北。栖息在池塘、小河、稻田等处，常潜伏在泥洞或石缝中。

【备注】红斑狼疮者忌食。

（姚采平　汪冶）

Nguedc 稳

泥鳅 Niqiu

【异名】鳅鱼、鱼鳅、蟮。

【来源】本品为鳅科动物泥鳅 *Misgurnus anguillicaudatus*（Cantor）的干燥全体。

【采收加工】全年都可采收，泥鳅捕捉后，烘干或鲜用。

【性味】甘，平。

【功能与主治】补中益气，益肾暖脾，除湿退黄，祛湿止泻，止虚汗。用于脾虚泄泻，消渴，小儿盗汗，水肿，小便不利，痔疮，阳痿，痈肿，皮肤瘙痒，醒酒。

【用法用量】内服：煎汤，6～9g，每日3次，研粉服；或50g～100 炖汤服。

【现代临床研究】改善肝功能，治疗急慢性肝炎　取活泥鳅入水清养一天，伴其肠内得净，然后用干燥箱烘干温度以 100℃为宜，研粉，每次 100g，日服 3 次，对促使黄疸消退及转氨酶下降均有裨益，尤其对急性肝炎更具显效，对肝功能其他项目的恢复也较一般保肝药物治疗为快，对慢性肝炎患者肝功能的改善其作用也较明显。

泥鳅皮肤分泌的黏液即所谓"泥鳅滑液"，有较好的抗菌消炎作用。以之和水饮服，可治小便不通和热淋；以之拌糖涂抹可治痈肿；以之滴耳可治中耳炎。

【化学成分】二十二碳六烯脂肪酸、十八碳三烯脂肪酸、糖蛋白、胆甾醇、咪唑烷、二十二碳五烯脂肪酸、类胡萝卜素、维生素 B_1 维生素 B_2 尼古酸、泥鳅多糖、透明质酸、抗菌肽 MAAP、泥鳅素、凝集素（MAL-1 和 MAL-2）、超氧化物歧化酶（SOD）、牛磺酸、表型 -6- 磷酸葡萄糖酸脱氧酶，磷酸葡萄糖变位酶，乳酸脱氢酶。还含胞嘧啶，黄嘌呤，腺嘌呤，鸟嘌呤核糖苷，鸟嘌呤，嘧啶，嘌呤碱，核苷，核苷酸（nucleotide），腺苷酸（adenylicacid），鸟苷酸，尿嘧啶核苷酸，脱氧鸟苷酸、F-型前列腺素，肌肉蛋白，4-（2,4,6- 三氯苯氧基）-N- 乙酰苯胺和 4-（2,4,6- 三氯苯氧基）甲酰苯胺，维生素（vitamin）A、B_1、B_2、烟酸。

【药理作用】

1. 抗氧化　通过化学模拟体系研究泥鳅多糖 MAP 对活性氧自由基的清除作用，结果表明，MAP 对活性氧自由基 O^{2-}•、•OH 和 H_2O_2 有清除作用；对 DNA 链起到保护作用。MAP 的抗氧化作用机制可能主要由于它对活性氧自由基的直接消除作用。

2. 免疫调节　根据推荐的人群日摄入量增加 5 ～ 10 倍，给昆明小鼠连续灌胃 MAP30 天后，表明 MAP 具有显著的免疫调节作用，而对小鼠的体重和免疫器官的脏器指数没有明显影响。

3. 耐缺氧和抗疲劳　连续给小鼠灌胃不同剂量 MAP，14 天后进行密闭缺氧试验、亚硝酸钠中毒试验和急性脑缺血性缺氧试验，表明可明显延长小鼠在不同缺氧条件下的存活时间。MAP 可增高小鼠血红蛋白含量，抑制组织脂质过氧化反应以及增加血浆中超氧化物歧化酶活性。增强血液的载氧能力可能是其耐氧的原因之一，其抗氧化机制可能与其清除活性氧的作用有关。研究表明泥鳅粉有提高小鼠耐缺氧能力的作用。对小鼠的抗疲劳实验结果表明，MAP 可显著延长小鼠的游泳时间和爬杆时间，说明 MAP 有抗疲劳作用。

4. 抗炎和保护肝损伤　研究表明，MAP 对急性炎症和小鼠的白细胞游走有抑制作用，其抗炎效果略强于或相当于地塞米松磷酸钠注射液；MAP 对慢性炎症也有一定的抑制作用。因此，MAP 可能是泥鳅及其黏液抗炎作用的活性成分之一，其抗炎作用机制可能与清除活性氧自由基和抗氧化作用有关。用 MAP 给小鼠灌胃 6 天，观察对四氯化碳、硫代乙酰胺和 1- 萘异硫氰酸酯致小鼠肝损伤所引起肝肿胀、血清谷丙转氨酶和谷草转氨酶以及血清黄疸指数升高的影响。结果显示，MAP 能显著抑制 3 种模型物引起的小鼠血清转氨酶升高和肝肿胀，并能显著抑制 1- 萘异硫氰酸酯引起的小鼠胆汁郁结和血清黄疸指数升高，具有保护肝脏的作用。

5. 降血糖、血脂　分别给小鼠腹腔注射链脲霉素和四氧嘧啶，建立 2 种糖尿病小鼠模型，MAP 能明显降低链脲霉素或四氧嘧啶所致糖尿病小鼠的血糖升高，与糖尿病模型组相比，其血糖降低率为 30%，有显著性差异。其降血糖作用可能是增强机体清除活性氧自由基的能力，从而抑制自由基对胰岛 B 细胞的损伤，促进胰岛 B 细胞的修复与再生而实现的。

【原动物】泥鳅 *Misgurnus anguillicaudatus* Cantor

体长形，呈圆柱状，尾柄侧扁而薄。头小。吻尖。口下位，呈马蹄形。须 5 对（吻须 1 对，上颌须 2 对，下颌须 2 对）。眼小，侧上位，被皮膜覆盖，无眼下刺。鳃孔小。鳞甚细小，深陷皮内。侧线完全。侧线鳞多于 150。鳔很小，包于硬的骨质囊内。背鳍短，起点与腹鳍起点相对。胸鳍距腹鳍较远，具不分枝鳍条 1，分枝鳍条 10。腹鳍不达臀鳍，具不分枝鳍条 1，分枝鳍条 5-6。臀鳍具不分枝鳍条 2，分枝鳍条 5。尾鳍圆形。体上部灰褐色，下部白色，体侧有不规则的黑色斑点。背鳍及尾鳍上也有斑点。尾鳍基部上方有一显著的黑色大斑。其他各鳍灰白色。

产于湖南、贵州、广西、湖北。栖息于河流、湖泊、沟渠水田、池沼等各种浅水多淤泥环境水域的底层。

泥鳅被称为"水中之参"，是营养价值很高的一种鱼类。

（姚采平　汪冶）

Nuic jogcinp 雷角应

马陆 Malu

【异名】千足虫、千脚虫、秤杆虫、蛟、百足、马蚿、蛆蝶、马蚰、马蠲、秦渠、飞蚿虫、马轴、蚰、千足、刀环虫、百节虫、蛋、箅子虫、锅耳朵、大草鞋虫、百脚陆、蚿、蜈、马蠼。

【来源】本品为马陆科动物约安巨马陆 *Prospirobolus joannsi*（Brolemann）的干燥全虫。

【采收加工】采收后，用糠炒，至糠焦黑时将马陆取出，用竹刀刮足去头，研末用。

【性味】辛，温。

【功能与主治】破积，解毒。用于症瘕，痞满，痈肿，毒疮，麻风，风湿。

【用法用量】内服：研粉或制成片剂，1～2g。外用：适量，熬膏，研末，或捣敷。

【现代临床研究】

1. 治疗恶疮　马陆能消肿排毒，对恶疮具有很好的治疗效果，治疗时，将马陆、滚山球以及乌梢蛇、蜈蚣等中药材放在一起加桐油熬制，熬成药膏以后降温，取出以瓶装密封保存，需要时取出适量直接涂抹患处，就能消肿止痛，也能让身体内的脓血快速消失。（《四川中药志》）

2. 治疗麻风、祛风湿　治疗麻风时以内服为主，但要注意用量，以免中毒。它治疗风湿时则可研末加醋调匀直接外敷，能让风湿引起的关节肿痛很快好转。（《贵州民间方药集》）

3. 治疗皮肤癌　研究千足虫膏对治疗恶性肿瘤的效果，结果表明，57 例恶性肿瘤（主要为皮肤癌，其次为基底细胞癌）有效率为 42.1%，17 例治愈的病例，5 年内无复发率为 58.8%，最长者达 10 年。

【化学成分】羟基扁桃腈裂合酶、18 种微量元素、新型肽类物质。

【药理作用】

1. 抗肿瘤作用　千足虫提取物千足虫酯及醚提取物对小鼠 S180、U14. 网织细胞肉瘤 Ars、小鼠黑色素瘤 B16 和大鼠癌肉瘤 W258 均有显著的抑制作用。千足虫醇提取物对小鼠白血病 P38 和大鼠癌肉瘤 W255 的生命延长和肿瘤的抑制也有较为明显的疗效。

2. 抗炎作用　以马陆为研究对象，采用耳肿胀法、足跖肿胀法及测定其炎性渗出物含量等方法研究马陆对炎症小鼠模型的抗炎作用，结果表明，马陆对实验动物的抗炎作用达到显著或极显著的效果。

3. 抗血栓作用　从马陆的毒液中分离出的新型 FXa 抑制剂能够有效地抑制胰蛋白酶以及 Xa，在体内外均表现出较好的抗血栓作用，是抗血栓药物开发的潜在候选和模板。

【原动物】约安巨马陆 *Prospirobolus joannsi*（Brolemann）

体长圆形，表面光滑。长约 12cm，宽约 7mm，全体由多数环节组成，马陆从颈板到肛节，约有体节 64 个。头部两侧有许多单眼，集合成 2 团，形似复眼。触角 1 对，有毛，长约 5mm。口器包括大小颚各 1 对，小颚愈合成为颚唇。体背面黑褐色，后缘淡褐色，前缘盖住部分淡黄色。颈板半圆形，深褐色。第 2～4 节为胸部，每节各有步肢 1 对；第 5 节以下为腹部，除末节外，每节有步肢 2 对。雄虫在第 7 节上的步肢变为生殖肢。自第 6 背板后各体节的两侧，有臭腺孔。幼虫环节少，足仅 3 对，每脱皮 1 次，则体节和足陆续增加。

产于湖南、贵州、广西、湖北。多栖于阴湿地区，食草根及腐败的植物。

（姚采平　汪冶）

Padt nganh 盼鹤

鸭血 Yaxue

【来源】本品为鸭科动物鸭 *Anas domestica* L. 的血。

【采收加工】宰鸭时收集血液，鲜用。

【性味】甘、咸，平。

《中国侗族医药研究》：甘、咸，平。

【功能与主治】补血解毒。用于劳伤吐血，贫血虚弱，药物中毒。

【用法用量】内服：趁热生饮或隔水蒸熟，100 ～ 200mL。外用：适量，涂敷。

《中国侗族医药研究》：生鸭血适量，生服，有活血、补血之功效，用于治疗暗伤。

【现代临床研究】

1. 补血，清热解毒　用于失血虚劳或妇女行经潮热、白痢等症；又用于血热上冲、中风眩晕或药物中毒；并能解金、银、砒霜、鸦片、虫咬诸毒；也可用于防治消化道肿瘤。

2. 养肝　鸭血性平，营养丰富，可养血而治贫血，是养肝的最佳食品之一。

3. 清毒，利肠通便　鸭血是人体污垢的"清道夫"，可以利肠通便，清除肠腔的沉渣浊垢，对尘埃及金属微粒等有害物质具有净化作用，以避免积累性中毒。

4. 防治缺铁性贫血　鸭血富含铁，且以血红蛋白铁的形式存在，容易被人体所吸收，多食鸭血可防治缺铁性贫血病能有效预防老年人冠心病、动脉粥样硬化等症。

5. 止血、促进血液凝固　鸭血含有丰富的维生素 K，能促使血液凝固，有止血功效。

6. 病后调养　鸭血还能为人体提供多种微量元素，对营养不良，肾脏疾病，心血管疾病的病后调养都有益处，可用于治疗头晕目眩、吐血、崩漏血晕、损伤出血以及惊厥癫痫等症。

【化学成分】各种氨基酸、血红素、超氧化物歧化酶（SOD）。

【药理作用】抗氧化　鸭血小分子对自由基有很好的清除效果，在实验浓度（2 ～ 10mg/mL）范围内，清除率均随着浓度的增加而增大，血肽浓度为 10mg/mL 时，O^{2-}、OH^-、DPPH、H_2O_2 的清除率分别为 29.42%，73.62%，42.39%，68.8%。

【原动物】鸭 *Anas domestica* L.

家鸭，家禽。嘴长而扁平，颈长，体扁。翅小，覆翼羽大。尾短，公鸭尾有卷羽 4 枚。羽毛甚密，色有全白、栗壳、黑褐等不同。公鸭颈部多黑色而有金绿色光泽，且叫声嘶哑。脚矮，前 3 趾有蹼，后 1 趾略小。

产于湖南、贵州、广西、湖北。均为人工饲养。

【备注】高胆固醇血症、肝病、高血压、冠心病患者忌食。

（姚采平　汪冶）

Qink laol 檎闹

蜂房 Fengfang

【异名】露蜂房、马蜂窝、野蜂窝、黄蜂窝、百穿之巢。

中国侗药学

【来源】本品为胡蜂科昆虫大黄蜂 *Polistes mandarinus* Saussure 或同属近缘昆虫的干燥巢穴。

【采收加工】秋冬二季采收。晒干或略蒸，除去死蜂死蛹后再晒干，除去杂质，剪块，生用或炒用。

【性味】甘，平。

【功能与主治】攻毒杀虫，祛风止痛，抗荨麻疹。用于龋齿牙痛，疮疡肿毒，乳痈，瘰疬，皮肤顽癣，鹅掌风，风湿痹痛，鼻衄。

【用法用量】内服：3～5g。外用：适量，研末油调敷患处，或煎水漱或洗患处。

【现代临床研究】

1. 治疗鼻炎　蜂巢 1.5kg，分 3 次用水煮服。每次取蜂巢 0.5kg 加水 2500mL，用大火烧开后中火煮至蜂巢完全溶解，然后将蜂蜡及杂质过滤干净，剩余汤汁分成 5 份分 5 天服用，每日服 1 份，每份又分为 2 次服用，早晚各服 1 次。蜂巢汤汁凉后可放入冰箱保存，每次服用前微波炉加热即可，并可根据个人口味加适量蜂蜜以改善口感。1.5kg 蜂巢分 3 次水煮连续服用 15 天后，症状体征即可消失，鼻腔黏膜及功能可恢复正常。

2. 治疗高脂血症　蜂巢提取物对降低血脂的作用迅速而明显。笔者在例行体检中发现高血脂严重，后用蜂巢提取物经一个月治疗，血脂基本降至正常。在用蜂巢治疗其他病的很多患者中，也发现蜂巢有降血脂的作用，同时还发现有降血压、升高血小板的作用。

3. 治疗肝炎　研究人员用蜂巢制剂治疗乙型肝炎表面抗原慢性携带者89例，获得表面抗原近期转阴率为85.1%的疗效，明显高于对照组。同时，还观察到蜂巢浸出液对表面抗原有灭活的抑制作用，还有促进细胞的免疫功能、提高人体免疫水平的作用。

4. 治疗风丹　蜂巢治疗风丹患者 21 例，全部有效，无一复发。这是对蜂巢有祛风去痛，解毒止痒之功能的证实，民间用蜂巢治疗疮疖等，也获得好的疗效。

5. 治疗风湿性、类风湿性关节炎　研究者总结了多年治疗类风湿性关节炎时对虫类药物的应用，认为风湿热痹证选用蜂房以清热通络祛风；日久痰瘀痹阻经络者以蜂房搜剔窜透，荡涤瘀浊；主要症状偏于湿者，病位在腰腹、肩背以上痹痛者选用蜂房。研究人员以自拟五藤饮（青风藤、络石藤、忍冬藤、海风藤、鸡血藤、黄芪、当归、露蜂房、甘草等）治疗类风湿关节炎66例，30天为1个疗程，用药3个疗程后，显效16例，有效44例，总有效率达到92.1%。

6. 治疗恶性肿瘤　蜂房自古以来一直用于治疗痈毒、恶疮，现代临床中将其用于治疗肝癌、肺癌、骨癌、胃癌、乳腺癌等。研究人员根据多年临床经验得出癌症转移至肺的患者运用露蜂房、守宫效果甚好。因为露蜂房性平，味苦，有小毒，具有攻毒疗疮、消肿散结、祛风通络、杀虫止痛的功效，露蜂房内空质轻、轻清上浮，取象比类，形同于肺，且入肺经。

7. 治疗呼吸系统疾病　在咳喘治疗中加入蜂房，并取得较好的疗效，其认为露蜂房治疗咳喘具有解痉、消炎、抑菌的作用。研究人员常以小青龙汤加蜈蚣、鹿角片、露蜂房治疗慢性咳喘。其中露蜂房甘平，《本草再新》谓其"入肝肺二经"，具有祛风、攻毒、杀虫、止痛、温肾助阳之功效。又因其内空质轻，轻清上浮，可入肺经又直走肾经，且性善走窜搜剔，故认为其具宣肺解表、祛风通络、温阳益肾之功，诚为风寒袭肺、寒痰阻肺、咳喘之佳品。研究者采用咳喘宁口服液（麻黄、杏仁、蜂房、百部、天竺黄、半夏、陈皮、僵蚕、甘草等）治疗急慢性气管炎发作期患者450例，治疗总有效率达到96%，效果显著。

8. 其他　因历代本草记载蜂房有毒，使其在一些皮肤病与外伤感染时外用较多。蜂房外用治疗外阴硬化性苔藓可明显改善症状，效果显著。研究者外用蜂房方治疗乳腺增生90例，其可以明显改善乳腺增生症状，治疗总有效率达到97.8%。蜂房因其质轻且善走窜，祛风止痒，益肾助阳。

748

【化学成分】白杨素、良姜素、高良姜素、金合欢素、洋芹素、山奈素、鼠李素、3,4- 二甲氧基桂皮酸、异阿魏酸、咖啡酸、硫的多倍体 S8、苯甲酸、维生素 B_1、维生素 PP、维生素 A、多种氨基酸、酶类、多糖、醋酸、褐煤酸、蜂花酸、廿四酸、叶虱酸、新醋酸（即廿五酸）、落花生油酸、蜡酸、蜂花酯、正廿八醇、蜂花醇、廿五烃、廿七烃、廿九烃、卅一烃、不饱和蜂花烯、虫蜡素。

【药理作用】

1. 抗肿瘤作用 蜂巢的 85% 乙醇提取物对小鼠 S180 实体瘤和艾氏腹水癌均有较好的抑制作用，同时对荷 H22 肝癌小鼠放疗、化疗均有增效作用。蜂巢水提物对小鼠 H22 移植性实体瘤有明显的抑制作用，其机制可能与降低肝癌细胞内 C-Met 的表达有关。蜂房不同极性部位均具有抗肿瘤作用，蜂房的 95% 乙醇提取液可有效抑制胃癌细胞 BGC823 增殖；蜂房醇浸石油醚提取物与蜂房醇浸乙酸乙酯提取物对 HepG-2 细胞均有很好的抑制作用。

2. 抗菌作用 蜂房中甾醇类成分（如 α- 谷甾醇、α- 胡萝卜苷）对血液链球菌、唾液链球菌、变形链球菌、内氏放线菌、黏性放线菌和乳酸杆菌等具有较强的抑制作用，其中变形链球菌、内氏放线菌、黏性放线菌和乳酸杆菌为常见的致龋菌，蜂房提取物可防止龋病发生。同时蜂房对金黄色葡萄球菌、铜绿假单胞菌、表皮葡萄球菌等具有一定抑制作用。

3. 抗炎作用 蜂房中酚酸类、黄酮类等成分具有较好的抗炎作用。常化松通过脂多糖和氧化型低密度脂蛋白诱导人脐静脉血管内皮细胞损伤，建立两种炎症模型，从蜂房的蜂胶中分离出 11 种成分，可以通过调控 PI3K/Akt/mTOR 信号通路、MAPK 信号通路和 TLR4/NF-κB 信号通路抑制人脐静脉血管内皮细胞的凋亡与自噬，进而起到抗炎作用。

4. 其他作用 蜂房还具有抗氧化、雄激素样作用、调节机体免疫和镇痛等药理作用。研究者发现蜂胶中总黄酮可以通过调节 PI3K/AKT 信号通路，减轻异丙肾上腺素诱导的心脏功能异常、心肌肥大以及纤维化，对心血管疾病具有一定治疗作用。

【原动物】大黄蜂 *Polistes mandarinus* Saussure

体长 20 ～ 25mm，呈黑色。头部三角形，复眼 1 对，单眼 3 个。触角 1 对，鞭节 12 节，赤褐色。翅 2 对，透明膜质，带赤色。足 3 对，黄褐色。春节期间产卵，幼虫乳白色。

产于湖南、贵州、广西、湖北。营巢于树木上或屋檐下。

（姚采平　汪治）

Sui laol 随尕

眼镜蛇 Yanjingshe

【异名】吹风蛇、扁头蛇、吹风鳖、饭铲头、蝙蝠蛇、琵琶蛇、饭匙头、万蛇、膨颈蛇、扁颈蛇、五毒蛇、白颈丫。

【来源】本品为眼镜蛇科动物眼镜蛇 *Naja naja* L 的干燥全体。

【采收加工】采收后除去内脏，干燥或鲜用。

【性味】甘、咸，温。有毒。

【功能与主治】通经络，祛风湿，止痛。用于风湿关节痛，脚气，中风瘫痪，小儿麻痹症。

【用法用量】内服：浸酒（0.25kg 蛇浸入 1.5kg 酒）。

【现代临床研究】银屑病　五蛇酒：金环蛇 2.5kg，银环蛇 5kg，乌梢蛇 10kg，眼镜蛇 5kg，木防己 5kg，闹羊花 12.5kg，七叶莲 5kg，石南藤 2.5kg，鸡血藤 5kg，钻地风 5kg，豨草 5kg，蕲蛇 2.5kg，

70 ～ 75 度纯粮酒 250L。将上述药材洗净沥干切碎，放入大罐内；倒入酒浸泡，密封，1 年后开取服用。每次服 10 ～ 15mL，每日 2 ～ 3 次，不能饮酒者，可加兑凉开水冲淡服用。亦可用于外擦患处。有祛风湿，活血通络，润肤止痒之功效。(《湖南医药杂志》)

【化学成分】氨基酸、8- 异亮氨酸催产素、8- 精氨酸催产素、胆甾醇、Δ5-3β-,11β-,17β- 羟甾脱氢酶、6- 磷酸脱氢酶、NADH 黄递酶、孕烯醇酮、黄体酮、脱氧皮质甾酮、皮质甾酮、醛甾酮、18- 羟皮质甾酮、碘氨酸、一磺酪氨酸、二磺酪氨酸、三磺酪氨酸、甲状腺素、肌苷、甲状旁腺提取物、神经毒素（neurotoxin，NTX）、细胞毒素（cardiotoxin 或 cytotoxin，CTX）、眼镜蛇毒因子（cobra venom factor，CVF）、神经生长因子（nerve growth factor，NGF）、氧化酶（L-AAO）、PLA2、蛋白酶、核酸酶、乙酰胆碱酯酶、透明质酸酶。

【药理作用】

1. 对神经系统的作用 眼镜蛇毒对人或动物是以神经毒为主的混合毒，对神经系统的作用是广泛、复杂的，且常出现双向性作用，即由于剂量不同，或动物个体差异，或神经系统敏感性差异而表现兴奋或抑制作用。首先是呼吸功能的麻痹，这是引起死亡的主要原因。呼吸停止时心跳尚能继续维持若干分钟；如给动物做人工呼吸，心跳可继续 1 ～ 2h 以上。呼吸麻痹的原因是粗制蛇毒可能对呼吸中枢有直接作用；精制后的单纯神经毒，则为外周性作用。根据作用原理的不同，后者又可分为三类：第一类为眼镜蛇神经毒及甲种环蛇毒素，其作用原理与箭毒相同，即阻断乙酰胆碱对运动终板上受体的作用；第二类为乙种环蛇毒素，作用于突触前的运动神经末梢；第三类为眼镜蛇毒，同时具有上述二类的双重作用。眼镜蛇毒对自主神经系统也有显著而广泛的影响，特别是对颈动脉窦化学感受器有抑制作用。在颈动脉窦灌流试验中，低浓度蛇毒可引起呼吸中枢短期兴奋，以后是较长期的抑制，并能阻断乙酰胆碱的反应；较高浓度还能阻断氰化钾的反应。此种抑制可能在蛇毒引起呼吸抑制的原因中，占据很重要的地位。对肾上腺髓质的胆碱能受体有强度兴奋作用，使肾上腺素大量分泌，此可能与临床上见到的血压与体温的上升、血糖增高有密切关系。眼镜蛇毒神经节的作用很弱，在高浓度时可麻痹感觉神经末梢（咬伤部位有麻木感），降低或阻断神经干的冲动传导。它还能提高离体肠肌紧张力，抑制离体心脏。此皆说明蛇毒对毒蕈碱受体亦有一定影响。在乙酰胆碱寓体合成试验中，蛇毒能抑制胆碱乙酰化酶而发挥对中枢神经系统的毒性作用，阻断蛙腹直肌对乙酰胆碱的反应，比氯化筒箭毒碱的作用强 2 倍以上，新斯的明能消除此种作用。

2. 对循环系统的作用 呼吸麻痹虽然是眼镜蛇科毒蛇咬伤致死的首发原因，但是轻度中毒患者或呼吸尚未遭受抑制以前，大多数患者已呈现心肌损害和心肌炎的心电图变化。而且眼镜蛇咬伤中毒较严重的患者，甚至在呼吸遭受抑制以前已经出现严重休克。因此对循环系统的毒害也是中毒致死的重要因素，不可忽视。给狗注射蛇毒后，血压的变化，大致可分为三期：早期——血压迅速下降，这可能是由于蛇毒所含的磷酸酯酶进入机体后，形成溶血卵磷脂酶使组织细胞破裂，导致组织胺、缓动素、5- 羟色胺、腺苷类物质的释放。大量组织胺释放，使肺血管收缩，肺动脉压升高，肺循环阻力增大，加上组织胺和缓动素使毛细血管扩张，循环血量相对不足，回心血量减少，以致心输出量下降。早期蛇毒使心肌收缩力加强加快，可能是一种代偿而非真正的强心作用。至于对离体兔心和蛙心的直接兴奋作用（所谓"洋地黄样"作用），估计在整体情况下无大意义。中期——由于机体的抗损害作用，发挥代偿，使血压逐渐回升，此时呼吸、循环功能均处于相对稳定状态。晚期——呼吸遭受抑制并逐渐转入麻痹，由于缺氧，血压常有短暂上升，在人工呼吸情况下，心肌收缩力逐渐减弱，心率变慢，血压持续下降，出现心律不齐，死于心力衰竭。心力衰竭的原因是蛇毒对心脏的直接毒害。心电图早期即可出现 ST 段下降、T 波平坦或倒置、QT 间期延长、R 波低电压等心肌损害的变化，晚期还可出现房性或室性期前收缩、束支传导阻滞、室性阵发性心动过速、心室节律或心室停顿等严重心律失常。

病理切片呈现心肌广泛浊肿、灶性坏死、心内膜下出血等急性间质性心肌炎的病理变化。眼镜蛇毒对冠状血管有扩张作用。

3. 对血液系统的作用 因眼镜蛇毒中毒致死的狗及兔，其红细胞、血红蛋白、血细胞比容等均无显著变化，说明无血液浓缩现象。眼镜蛇毒能延长实验动物（兔）的凝血时间，体外加入蛇毒则凝血时间更显著延长，可以解释被蛇咬患者的出血倾向。对于整体动物，眼镜蛇毒能增加其红细胞脆性，但无溶血现象；亦未见产生定氧血红蛋白的作用。眼镜蛇毒对狗、猫、兔及小鼠均有升高血糖的作用，此可能与肾上腺素释放有关；对大鼠则呈降血糖作用。眼镜蛇毒对于动物的白细胞总数及分类似无恒定的影响，在临床上，部分病例似有嗜酸性粒细胞增加现象。

4. 对内分泌系统的作用 蛇毒可引起肾上腺皮质的显著变化，如以小鼠半数致死量作指标，各种肾上腺皮质制剂均能有效地提高动物对眼镜蛇毒的耐受力，切除肾上腺的动物则显著下降，补充皮质激素可使耐受力提高到正常动物水平，加用抗组织胺药氯苯那敏可使耐受力进一步提高，半数致死量升高。因此，肾上腺皮质功能衰竭可能是蛇毒致死的因素之一，治疗时可应用皮质激素，还可加用抗组胺药。眼镜蛇毒激活肾上腺皮质作用也可能是小量蛇毒治疗某些疾病的药理机理之一。眼镜蛇毒对甲状腺功能也有明显的抑制作用，主要是抑制其吸碘功能及甲状腺素生成过程。利用 ^{131}I 测得给蛇毒组大鼠的吸碘率、碘利用率、无机碘含量、甲状腺平均干重均较对照组偏低。在瓦伯氏直接量压法的初步试验中，证明眼镜蛇毒对家兔的心、肝及延脑组织的耗氧量无明显影响，即不抑制细胞呼吸。

5. 酶的作用 蛇毒本身含有很多酶，可对机体起严重的毒害作用。重要的有卵磷脂酶，它可引起溶血、组织胺的释放，侵犯毛细管壁细胞引起肺出血及心室纤维震颤至强直收缩，直接伤害神经系统（呼吸抑制、昏迷）等；蛋白质分解酶可损害血管壁引起严重出血、组织破坏，甚至引起骨组织的坏死。释放的组胺等物质，能影响神经功能。磷酸酯酶及磷酸二酯酶，能水解体内三磷酸腺苷，导致其缺乏。此外，蛇毒对体内某些重要酶的活性也有抑制作用。

6. 镇痛作用 目前，眼镜蛇毒素临床已被应用于治疗各种痛症，应用途径包括口服给药、中枢给药、腹腔给药，均能发挥明显的镇痛作用。

7. 抑制炎症作用 在研究眼镜蛇毒组分时发现，眼镜蛇毒中的血循毒成分可引起局部炎症反应，导致严重的组织坏死，同时也发现中华眼镜蛇毒粗毒（naja naja atra venom，NNAV）、细胞毒素（cytotoxin，CTX）、蛇毒活性组分（cobra venom analgesic factor，CVAF）、CVF 起着相反的作用，而且它们这种抑制炎症作用也逐渐成为研究的热点。研究发现，以 NNAV 作用于肾病综合征模型鼠能减少其肾脏中的 TNF-α 和 IL-1β 水平。有学者采用 CVF 预处理后的脓毒症小鼠与脓毒症小鼠的炎症指标（TNF-α、IL-6、IL-10）变化进行观察发现，CVF 预处理后的小鼠炎症指标显著下降，抑炎因子 IL-10 则相对提高，提示 CVF 可能通过补体系统使致炎因子与抑炎因子达到平衡，从而起到抑制炎症反应。

8. 抗肿瘤作用 有实验证实，眼镜蛇毒中的神经毒素对人肺腺癌 A549 细胞具有抑制作用。研究发现，眼镜蛇毒膜毒素 12（membrane toxin 12，MT-12）能抑制膀胱癌 RT4 和 T24 细胞株生长、促进凋亡。有学者在研究眼镜蛇 NN-32 毒素中发现，NN-32 乳腺癌系中 MCF-7（ER+）和 MDA-MB-231（ER-）显示出抑制作用，而对正常乳腺细胞影响相对减少。在眼镜蛇毒中提取 Nubein6.8 蛇毒肽，并发现其对黑色素瘤细胞系（A375）、卵巢癌细胞具有高选择性，且通过凋亡途径抑制其生长。

9. 抗免疫排斥作用 目前，针对免疫排斥反应多以免疫抑制剂降低发生率。当移植器官发生免疫排斥反应时，通常伴随炎症反应的发生，而眼镜蛇毒神经毒素能有效地降低炎症反应，发挥免疫抑制作用。有研究发现，眼镜蛇毒神经毒素（neurotoxin，NTX）抗免疫排斥可能与其作用于毒蕈碱受体（M 受体）有关，将 T 细胞抑制在 G_0/G_1 期，进而降低细胞免疫的发生。

【原动物】眼镜蛇 *Naja naja* L.

眼镜蛇全长约 120cm，头不甚大。颈部间的肋骨能运动，使颈部骤然膨大。吻鳞的宽比高大 1/2 倍。鼻间鳞与眼前鳞不相接。颊鳞缺如。上唇鳞 7 片，第 3、4 片入眼。下唇鳞 8 片。鼻鳞分为前后 2 片，鼻孔介于其间。眼前鳞 1 片，眼后鳞 2～3 片。体鳞光滑，斜行；颈部鳞列为 24～27 行，体中部为 19～21 行，肛前为 13～15 行。腹鳞 164～178 片，肛鳞 2 分，尾下鳞 41～51 对。全体颜色和花纹有很多变异。典型的在颈的背面有白色或淡黄色眼镜状斑纹；体背的颜色有棕褐、黑褐、灰黑以至深黑色等；背及尾部具有狭窄的白色或淡黄色环纹 15～16 个。腹面呈灰白或灰黑色，其中或杂有微小的黑点。

产于湖南、贵州、广西、湖北。栖于平原及丘陵地带，多见于村庄附近。

（姚采平　汪冶）

Suic lol jigx 隋咯季

乌梢蛇 Wushaoshe

【异名】乌蛇、黑梢蛇、剑脊蛇。

【来源】本品为游蛇科动物乌梢蛇 *Zaocys dhumnades*（Cantor）的全体。

【采收加工】多于夏秋捕捉，剖开腹部或先剥皮留头尾，除去内脏，盘成圆盘状，干燥。

【性味】甘、平。

【功能与主治】祛风，通络，止痉。用于风湿顽痹、麻木拘挛、中风口眼㖞斜、半身不遂、抽搐痉挛、破伤风、麻风、疥癣。

【用法用量】内服：煎汤，6～12g。

【现代临床研究】

1. 治疗肩周炎　采用制川乌（先煎）15g，制草乌（先煎）15g，桂枝 15g，桑枝 30g，杭芍 15g，当归 15g，细辛 10g，红花 9g，防风 12g，炙甘草 10g，乌梢蛇 90g，服 2 剂，痛大减，右臂上举可摸到头顶。再服 2 剂可自己梳头穿衣，但不能用力，时有麻木。再加黄芪 30g，连服 6 剂后诸证消失，手臂屈伸自如，10 年未复发。

2. 治疗脑血栓后遗症　组方：乌梢蛇 60g，水蛭 30g，黄芪 30g，桃仁 15g，当归 15g，地龙 15g，白芍 15g，僵蚕 12g，牛膝 15g，石决明 30g，大黄 9g，车前子 30g。每日 1 剂，连服 10 剂后，患者语言清晰，能自行走路。续服 3 个月，症状消除而愈。

3. 治疗特发性水肿　拟方：乌梢蛇 20g，防风 15g，蝉蜕 10g，白术 15g，泽泻 15g，当归 15g，薏苡仁 30g，川芎 12g，茯苓 30g，郁金 15g，僵蚕 12g，柴胡 12g，杭芍 15g。后复诊，患者述服上方 2 剂后水肿大消，后浮肿又作，症状较前轻。守方 2 剂，随访病愈。

4. 治疗荨麻疹　拟方：荆芥 12g，防风 15g，蝉蜕 9g，僵蚕 15g，红花 9g，赤芍 15g，乌梅 30g，五味子 10g，蜂房 10g，土茯苓 30g，制首乌 20g，服 4 剂，稍有缓解。上方加乌梢蛇 30g。服 1 剂，当天晚上仅面部有风团，身上全退，再服 2 剂风团全消。为巩固疗效又服 2 剂。

5. 治疗药物性皮炎　以乌梢蛇 30g 为主药，加荆芥 10g，防风 15g，桔梗 6g，蝉蜕 10g，僵蚕 15g，连翘 15g，大黄 9g，甘草 10g。连服 6 剂，红疹退尽，痒止，再以养血滋阴善后。

6. 治疗过敏性鼻炎　拟方：麻黄 12g，乌梢蛇 30g，杏仁 15g，蝉蜕 8g，苍耳子 30g，辛夷花 12g，藿香 12g，僵蚕 12g，桔梗 8g，甘草 10g，黄芪 30g，五味子 10g。服 3 剂，症状缓解，再服 6 剂诸症消除。

【化学成分】brachystemidines A、邻苯二甲酸丁酯异丁酯、二氢阿魏酸、β- 谷甾醇、胸腺嘧啶、4-羟基苯甲醛、二十碳五烯酸（EPA）、二十二碳六烯（DHA）。

【药理作用】

1. 抗炎作用　研究者采用大白鼠关节浮肿法以及小鼠扭体法对乌梢蛇提取物的抗炎作用进行研究，结果发现乌梢蛇水煎液和醇提取液对大白鼠琼脂性关节肿胀及二甲苯致炎的鼠耳肿胀都有明显的抗炎作用，效果与氢化可的松（15mg/kg）相当。两种制剂的不同剂量组无显著差异。

2. 镇痛作用　大剂量组的乌梢蛇水煎液和大剂量组的醇提取液对物理热刺激及化学刺激法引起的小鼠疼痛均具有镇痛作用。化学刺激法显示，其大剂量组的乌梢蛇水煎液和大剂量组的醇提取液对化学刺激致痛有一定的镇痛作用，与生理盐水组比较有非常显著差异（$P < 0.001$），作用强度与罗通定（40mg/kg）相当。

3. 镇静作用　采用戊四氮惊厥法、小鼠电惊厥法、戊四氮惊厥法和电惊厥法表示，乌梢蛇的醇提取液对小鼠有一定的抗惊厥作用。尤以大剂量组为优，疗效与苯巴比妥钠（25mg/kg）相当。另外，大剂量组的水煎液对电惊厥也有效。

【原动物】乌梢蛇 *Zaocys dhumnades*（Cantor）

全长可达 2m 以上。头扁圆；头部和颈部分界不明显。吻鳞从背面可以看到。鼻间鳞宽大于长，其与吻鳞的缝合线远较与鼻鳞的缝合线为短。前额鳞大，两鳞间的缝合线等于从其前缘至吻端的距离，宽大于长，外缘包至头侧。额鳞前大后小，长与鼻间鳞和前额鳞的和相等。眼上鳞宽大，长与其额鳞前缘至吻端的距离相等。鼻孔椭圆形，位于 2 鼻鳞中间。颊鳞 1 片，与第 2、3 片上唇鳞相接。眼前鳞 2 片，上缘包至头背。眼大，眼后鳞 2 片。颞鳞前后列各 2 片，前列的狭而长。上唇鳞 8 片，第 4、5 两片入眼；第 6 片最大。前颏鳞比后颏鳞短，与前 5 片下唇鳞相接。后颊鳞与第 1 腹鳞间有小鳞 1 对。下唇鳞 11 片，第 6 片最大。体鳞 16 ～ 14 行，背中央 2 ～ 6 行起棱。腹鳞 186 ～ 205 片，肛鳞 2 分，尾下鳞 101 ～ 128 对。尾部渐细。体呈青灰褐色，各鳞片的边缘黑褐色。背中央的 2 行鳞片呈黄色或黄褐色，其外侧的 2 行鳞片则成黑色纵线。上唇及喉部淡黄色。腹面灰白色。其后半部呈青灰色。

产于湖南、贵州、广西、湖北。生活于丘陵地带及田野草丛或水边。

（姚采平　汪冶）

Suic sup 隋素

竹叶青 Zhuyeqing

【异名】青竹蛇、焦尾巴。

【来源】本品为蝰科动物竹叶青 *Trimeresurus stejnegeri* Schmclt 的干燥全体。

【采收加工】剖开腹部或先剥皮留头尾，除去内脏，盘成圆盘状，干燥或酒浸。

【性味】咸，温。

【功能与主治】祛风止痉，通络，解毒消肿。用于风湿顽痹，麻木拘挛，中风口歪，半身不遂，抽搐痉挛，破伤风，麻风疥癣，瘰疬恶疮。

【用法用量】内服：煎汤，每次 3 ～ 10g；或浸酒；或烘干研末。外用：适量，茶油浸涂。

【化学成分】胆酸、脱氧胆酸、二酯酶、核糖核酸酶、脱氧核糖酸酶、磷酸（酯）酶、5- 核苷酸酶、蛋白水解酶、纤溶酶 -1、纤溶酶 -2、纤溶酶 -3。

【药理作用】

1. 抑制血小板聚集 文献报道，从竹叶青蛇毒中分离得到的 5'- 核苷酸酶能抑制 ADP、AA、蛇毒血小板聚集素（TMVA）、凝血酶诱导的血小板聚集，且对诱导的血小板聚集有明显的解聚作用。其抑制率与剂量增加成正比。该酶在抑制和诱导血小板聚集的同时，对于血小板中 5- 羟色胺释放亦有明显抑制，抑制率同样与剂量相关，不能抑制血栓素 B_2（TXB_2）的生成。洗涤血小板抑制作用实验表明对竹叶青蛇毒 5'- 核苷酸酶抑制血小板聚集的作用可能与水解和积累腺苷有关。上述结果表明竹叶青蛇毒 5'- 核苷酸酶抑制血小板聚集作用主要通过血小板环磷腺苷途径和水解 ADP，同时对血小板 5- 羟色胺释放亦有抑制作用，与 TXA_2 的合成释放无明显关系。

2. 毒性作用 白唇竹叶青蛇毒对小白鼠毒性实验显示，白唇竹叶青毒性较强，当注射剂量达 14mg/kg 致死量时，试验小鼠立即萎靡不振，出现痉挛、被毛竖立等症状，在 30min 内全部死亡。当注射剂量达 7mg/kg 致死量时，试验小鼠半数以上出现发抖和抽搐症状，数小时后半数死亡，半数恢复正常；剖解后观察，发现腹腔皮肤发黑，肠道有出血症状。对照组均表现正常。

3. 凝血与纤溶作用 电泳结果显示白唇竹叶青蛇毒毒液中含有较多的蛋白质组分。酪蛋白水解实验表明，白唇竹叶青蛇毒中含有具水解明胶和酪蛋白的特性的组分，且其水解活性可被乙二胺四乙酸（EDTA）抑制，提示其中可能含有金属蛋白酶；还检测到白唇竹叶青蛇毒其他性质，如磷酯酶 A 活性、5'- 核苷酸酶活性、碱性磷酸单酯酶、磷酸二酯酶活性，当粗毒浓度为 1mg/mL 时，检测到以上酶活性。凝血活性实验显示该蛇毒具有凝血活性，且通过纤维蛋白原凝结发现蛇毒中含有能水解纤维蛋白原和纤维蛋白的成分存在；采用普通纤维蛋白平板法和加热纤维蛋白平板法检测到该蛇蛇毒具有较强的纤溶活性，排除了纤溶酶原激活因子的作用，推测该蛇毒中存在作用较强的纤溶组分，该组分可能对纤维蛋白有特异性水解作用，但是以粗毒为材料的情况下很难确定其纤溶组分的作用机制，其溶纤机理尚待进一步研究。

4. 诱导细胞凋亡作用 从竹叶青中分离得到的竹叶青蛇毒 L- 氨基酸氧化酶（TSV-LAO）在浓度为 1.0μg/mL 以上时可以诱导 C8166 细胞凋亡。

5. 抗菌作用 TSV-LAO 对实验病原微生物具有选择性抗生作用并具有明显的量效关系，对白色念珠菌（ATCC2002）、金黄色葡萄球菌（ATCC2592）和短小芽孢杆菌（CMCCB11207）的最小抑菌浓度分别是 0.3μg/mL、0.4μg/mL 和 1.0μg/mL，即使在最高实验浓度 10μg/mL，TSV-LAO 对其他实验菌株也未显示抑菌作用。

【原动物】 竹叶青 *Trimeresurus stejnegeri* Schmclt

背面通身绿色，上唇色稍浅，尾背及尾尖焦红色；头及躯尾腹面黄白色。眼橘红色，体侧有一条白色、淡黄色或红白各半的纵线纹。雄蛇体侧纵线纹路红白各半，前达口角或眼后下角，后达尾中段或基部；雌性体侧纵线纹路白色或淡黄色，仅占最外行背鳞的中央，故较细，前端多不达颈部，绝不达眼后下角，后端达尾基部或前端。幼蛇色斑与成体基本相似，但体背多有两行白色细点。头背均为小鳞片；仅眼眶上鳞较大，左右眶上鳞一横排有 9 ～ 15 片小鳞；鼻间鳞仅略大于其相邻的小鳞，左右鼻间鳞之间相隔 1 ～ 4 枚小鳞。鼻鳞与第一枚上唇鳞之间以鳞沟完全分开，鼻鳞与颊窝前鳞之间相隔 1 ～ 3 枚小鳞，个别相切。上唇鳞 8 ～ 12 枚；下唇鳞 10 ～ 14 枚。背鳞在颈部 21 ～ 23 行，少数仅 19 行，偶为 22、24 或 25 行；躯干中干 21 行，两侧最外 1 ～ 3 行平滑，其余均起棱；肛前均为 15 行，个别为 12 或 13 行。腹鳞雄性 154 ～ 170，雌性 154 ～ 172；尾下鳞雄性 60 ～ 75，雌性 43 ～ 73。

产于湖南、贵州、广西、湖北。多栖息于山林、菜地中，喜欢缠绕在树枝上或竹枝上。

（姚采平　汪冶）

Suic wangc houp 隋王侯

蕲蛇 Qishe

【异名】尖吻蝮、白花蛇、百步蛇、五步蛇、七步蛇、山谷蘒、百花蛇、中华蝮。

【来源】本品为蝰科动物五步蛇 Agkistrodon acutus（Guenther）的干燥体。

【采收加工】多于夏、秋二季捕捉，剖开腹部或先剥皮留头尾，除去内脏，盘成圆盘状，干燥或浸酒。

【性味】甘、咸，温。有毒。

【功能与主治】祛风，通络，止痉。用于风湿顽痹，麻木拘挛，中风口眼㖞斜，半身不遂，抽搐痉挛，破伤风，麻风，疥癣。

【用法用量】内服：煎汤，3～9g，研末吞服，1次1～1.5g。

【化学成分】凝血酶、纤溶酶、抗凝成分、出血毒素、透明质酸酶，以及神经毒素 Aa-I、AaT-I、AaT-II。

【药理作用】

1. 抗菌作用 研究了蕲蛇毒对金黄色葡萄球菌、甲型溶血性链球菌、大肠埃希菌和枯草芽孢杆菌的抑菌效果，采用微量肉汤稀释法观察其对4种细菌的抑制作用，实验结果表明，蕲蛇毒对金黄色葡萄球菌、甲型溶血性链球菌、大肠埃希菌和枯草芽孢杆菌均有一定的抑制作用，蕲蛇毒对于4种菌孵育48h、72h 的 MIC_{80}、MIC_{50} 值均比孵育24h 提高2倍或以上。

2. 抗炎作用 采用大鼠佐剂性关节炎（adjunctive arthritis，AA）模型，研究蕲蛇毒素对其炎症模型的抑制作用，将雄性健康 SD 大鼠随机分为6组，即正常对照组、模型组、地塞米松治疗组（1mg/kg）、五步蛇毒素不同剂量治疗组（1mg/kg、0.1mg/kg 和 0.01mg/kg）；弗氏完全佐剂（CFA）诱导继发性关节炎；足爪容积测定法观察继发性足爪肿胀度；聚乙二醇（PEG）6000法检测血清循环免疫复合物水平；电子天平测定体重、脾脏指数的变化。结果显示，蕲蛇毒素治疗组（1mg/kg 和 0.1mg/kg）能明显抑制 AA 大鼠的继发性肿胀，降低 AA 大鼠的脾脏指数和血清免疫复合物（CIC）水平，抑制 AA 大鼠体重增长。这说明在该实验条件下，蕲蛇毒素对大鼠 AA 具有抑制作用。

3. 抗肿瘤作用 经凝胶过滤、超滤和离子交换层析法从广西蕲蛇毒中分离纯化获得一种小分子的肽类，采用噻唑蓝比色法检测其对多种体外培养的癌细胞株的生长抑制情况，结果显示从广西蕲蛇毒中分离纯化得到的单一的小肽，其对卵巢癌细胞（A2780）、人胃癌细胞（SGC7901）以及鼠乳腺癌细胞株（782）有抑制作用并呈明显的剂量依赖关系，作用24h 的 IC_{50} 值分别为 0.264μg/mL、0.648μg/mL、0.173μg/mL。

4. 降压作用 有学者比较了从蕲蛇毒中分离出的一个新血管紧张素转换酶抑制剂（ACEI）——AI_{93} 与传统 ACEI 抑制剂卡托普利对大鼠 2K-IC 型急性肾性高血压模型的降压效果，结果表明，AI_{93} 在体外对血管紧张素转换酶的抑制虽较弱（11.0μg/mL），但在体内效应却较强。80μg/kg 和 AI_{93} 卡托普利在大鼠体内抑制血管紧张素 I（AngI）和抗急性肾性高血压已有显著意义。AI_{93} 在 20～180μg/kg 的范围内抑制 AngI 的量 - 效对数回归分析呈正比，在相同条件下用同一剂量的卡托普利做比较，它们的作用功能和反应程度却不一致，卡托普利对肾性高血压有更强的效应，且量 - 效对数回归不呈正比。

5. 抗凝血作用 通过建立大鼠蕲蛇毒中毒模型，检测大鼠凝血功能、凝血因子（Ⅷ、Ⅸ、Ⅺ）活性及部分血常规指标，并于光镜下观察了肺脏微循环改变，旨在探讨蕲蛇咬伤所致凝血功能障碍的发生机制。结果表明，①实验组大鼠在染毒后 30min 均出现不同程度的行为改变，对照组无明显异常。②实验组大鼠血小板及血纤蛋白原较对照组明显减少（$P < 0.05$），白细胞计数增高（$P < 0.05$）；红细胞、血红蛋白、凝血酶原时间及凝血因子（Ⅷ、Ⅸ、Ⅺ）活性与对照组相比无显著差异。③光镜下观察两组大鼠肺脏组织微血管内均未见血栓形成。这说明蕲蛇毒所致机体以出血为主的特征。

6. 其他 蕲毒蛇具有凝血酶样作用，使纤维蛋白原耗竭、血液失凝而广泛出血。蛇毒并能发生急性溶血、心肌损害、水及电解质紊乱。蕲蛇注射剂动物能直接扩张血管，降低血压。蕲蛇对小鼠具有镇静、催眠和镇痛作用。

【原动物】五步蛇 *Agkistrodon acutus*（Guenther）

全长 120 ～ 150cm，大者可达 200cm 以上。头大，三角形，与颈部可明显区分，有长管牙，吻端有鼻间鳞与吻鳞尖出形成一上翘的突起；鼻孔与眼之间有一椭圆形颊窝。背鳞具强棱，21（23）～ 21（23）～ 17（19）行。腹鳞 157 ～ 171。尾下鳞 52 ～ 60，前段约 20 枚为单形或杂以个别成对的，尾后段为双形；末端鳞片角质化程度较高，形成一尖出硬物。背面棕黑色，头侧土黄色，二色分明；体背棕褐色或稍带绿色，其上具灰白色大方斑块 17 ～ 19 个，尾部 3 ～ 5 个，此斑由左右两侧大三角斑在背正中合拢形成，偶尔也有交错排列的，斑块边缘色深；腹面乳白色；咽部排列不规则小黑点；腹部中央和两侧有大黑斑。

产于湖南、贵州、广西、湖北。生活在山区或丘陵地带。

（姚采平　汪冶）

第十九章　矿物类

Hoip 会

石灰 Shihui

【异名】垩灰、希灰、石垩、染灰、散灰、白灰、味灰、锻石、石锻、矿灰、五味、白虎。

【来源】本品为由石灰岩经加热煅烧而成。

【采收加工】为石灰岩经加热煅烧而成的生石灰，及其水化产物熟石灰，即羟钙石，或两者的混合物。

【性味】辛、苦、涩，温。有毒。

《中国侗族医药研究》：辛，温。有毒。

【功能与主治】解毒蚀腐，敛疮止血，杀虫止痒。用于痈疽疔疮，丹毒，瘰疬痰核，赘疣，外伤出血，水火烫伤，下肢溃疡，久痢脱肛，疥癣，湿疹，痱子。

《中国侗族医药研究》：骨折，裙边臁，刀斧伤血出不止。

【用法用量】内服：入丸、散，或加水溶解取澄清液服。外用：研末调敷，或以水溶化澄清涂洗。

【附方】

1. 裙边臁　水龟骨 20g（烧灰），陈石灰 10g，共研末，麻油调敷患处。（《中国侗族医药研究》）

2. 骨折　芭蕉、石灰、二矛各适量，捣烂，复位后外敷患处，外以杉木皮固定。（《中国侗族医药研究》）

3. 刀斧伤血出不止　丝瓜叶、石灰、苦麻菜、蚂蟥各适量，共捣烂，外敷患处。（《中国侗族医药研究》）

【现代临床研究】

1. 治疗下肢溃疡　牛胆一只，石灰 30g，青黛 30g，炉甘石 20g，枯矾 20g，儿茶 20g，冰片 50g，呋喃西林粉 5g。取陈石灰、青黛、炉甘石塞入牛胆内保留胆汁，挂到通风处阴干后研为末；枯矾、儿茶、冰片用乳钵分别研成粉后，加入呋喃西林粉，将各药混合过 100 目筛经高压消毒即成。贮存备用。首先以 1:1000 新洁尔灭溶液洗净患处，剪除坏死组织，再用 75% 酒精消毒疮口四周的皮肤，取药粉少许均匀地撒于疮面，覆盖凡士林纱布块，继以消毒敷料包扎固定。每日换药一次，治愈为止。部分数据报道，在下肢溃疡治疗中患者男性 11 例，女性 5 例，痊愈者 9 例，显效者 6 例，无效 1 例（中断治疗），临床观察治疗时间最短 5 天，最长 20 天痊愈。

2. 治疗烧烫伤　石灰 20g，白矾 10g，金银花 8g，大黄 10g，共制成 1000mL。以上 4 味，石灰加 500mL 水制成石灰水静置，取上清液备用。大黄、金银花加 5 倍水煎煮 2 次，第 1 次 1h，第 2 次

0.5h，合并煎液，滤过，取滤液加入白矾溶解，再加入石灰水上清液混匀，加水至1000mL，滤过，灭菌，灌装，贴签，即得。自1999～2004年烧伤科共收治烧伤患者652例，治疗组602例，对于轻中度烧伤在早期用创面清洗药清洗后，喷洒抗烧伤溶液，每日6～12次，成痂后停药。重度烧伤清创后，持续烤灯，创面喷药每日6～12次，成痂后停药。对照组50例，以烧伤喷雾剂为对照进行观察。治疗组平均愈合天数浅Ⅱ度为（8.5±2）天，深Ⅱ度为（12±2）天，Ⅲ度为（20±3）天。共治愈598例，轻中度400例，治愈率100%，重度202例，治愈199例，治愈率98.5%，死亡3例，其中2例死于重度吸入性损伤，1例死于多功能脏器衰竭。对照组平均愈合天数浅Ⅱ度为（10.5±2）天；深Ⅱ度为（12.5±2）天；Ⅲ度为（21±3）天。共治愈49例，轻中度32例，治愈率100%，重度18例，治愈17例，治愈率94.4%，死亡1例，死于多功能脏器衰竭。

3. 治疗头癣 取刚风化的石灰半碗，加水至1碗，搅拌后沉淀3min，取上层乳状液，加入桐油约4滴，用力搅拌，除去多余水分使成膏状，外搽患部。治疗60余例，一般只搽数次即见效。

4. 蚀疣子、鸡眼、胼胝 取熟石灰粉15g放入茶盅，然后加入浓碱水，使碱水高出石灰面3cm，再以糯米50粒撒于灰上。浸泡24h（冬天36h），将米取出，捣烂成膏。挑少许点在患处，不可太多，防止损伤正常肌肤。

5. 治疗淋巴结核 选用质地较好的生石灰1kg，加少量水放置片刻，待其发热崩散后过120目筛，即得熟石灰粉；称取400g，放干净砂锅中，炒至烫手后加入大黄（研细）10g，拌炒后石灰呈微红色时，取出放凉，再过120目筛，装瓶备用，用时加香油适量，调成糊状，用纱布条浸药后填敷在经局麻切开的病灶中央。

6. 治疗皮肤癌 用60%面碱溶液，加入石灰适量，调成糊状，涂于癌体表面，20min至3h后，除去坏死组织，再以3%硼酸溶液清洗创面，每日1～2次，用药2～5次后，癌体可基本消失，所留溃疡面再涂以氟尿嘧啶溶液或博来霉素癌体内注射，经病理检查无癌细胞发现则停药，让其结痂愈合。

【化学成分】氧化钙、氢氧化钙。

【药理作用】石灰水具碱性，可制液碱、漂白粉等。有抑菌、消毒、杀虫、去污等作用。

【原矿物】石灰岩 *Limestone*

主要由方解石所组成，为致密块状体。白色或灰白色，由所含杂质成分差异，颜色变化甚大。如含铁质则呈褐色，含有机质时呈灰至黑色。土状光泽，透明度较差。非常致密时多呈贝状断口。

石灰晶体结构属等轴晶系。为粒状致密块体，罕见有立方体或八面体状单晶。白色或带灰白、灰黄等色调。土状光泽。硬度3.5。相对密度3.3。

产于湖南、贵州、广西、湖北。石灰为石灰岩经加热煅烧而成。

（姚采平　汪冶）

Jul xap 朱砂

朱砂 Zhusha

【异名】辰砂、丹砂、赤丹、汞沙。

【来源】本品为硫化物类矿物辰砂族辰砂，主含硫化汞（HgS）。

【采收加工】采挖后，选取纯净者，用磁铁吸净含铁的杂质，再用水淘去杂石和泥沙。

【性味】甘，微寒。有毒。

《中国侗族医药研究》：甘，凉。有毒。

《中国侗族医药学基础概论》：甘，凉。有毒。

【功能与主治】清心镇惊，安神，明目，解毒。用于心悸易惊，失眠多梦，癫痫发狂，小儿惊风，视物昏花，口疮，喉痹，疮疡肿毒。

《中国侗族医药研究》：用于麻症，泥鳅症，气喘，短气风，吐血不止，心头痛，嘈心风，单腹胀，呕吐不止，小儿夜啼不止，痘，小儿惊风。

《中国侗族医药学基础概论》：清心镇惊，安神解毒。用于心悸易惊，失眠多梦，癫痫发狂，小儿惊风，视物昏花，口疮，喉痹，疮疡肿毒。

【用法用量】内服：0.1～0.5g，多入丸散服，不宜入煎剂。外用适量。

【附方】

1. 气喘　草果子花、桃仁各6g，木姜子、五加风各10g，朱砂1.5g（冲服），水煎服。(《中国侗族医药研究》）

2. 呕吐不止　倒钩藤10g，朱砂1.5g（冲服），鸡冠血适量，煮食。(《中国侗族医药研究》）

3. 泥鳅症　九节风15g，细米泡、牛膝各10g，生姜3片，朱砂0.6g（冲服），水煎服。(《中国侗族医药研究》）

4. 单腹胀　土狗7个，朱砂0.6g（冲服），将土狗焙干，同朱砂研末，开水送服。(《中国侗族医药研究》）

5. 心头痛　朱砂1g，蜡树皮、茯苓各10g，辣椒3个，胡椒7粒，将上述药物放入猪心内蒸熟，拌四季葱5根（切细），共炒食。(《中国侗族医药研究》）

【现代临床研究】

1. 心神不宁，心悸，失眠　文献表明，朱砂甘寒质重，专入心经，寒能清热；重能镇怯。所以朱砂既可重镇安神，又能清心安神，最适心火亢盛之心神不宁、烦躁不眠，每与黄连、莲子心等合用，以增强清心安神作用。亦可用治其他原因之心神不宁，若心血虚者，可与当归、生地黄等配伍，如朱砂安神丸；阴血虚者，又常与酸枣仁、柏子仁、当归等养心安神药配伍；惊恐或心气虚心神不宁者，将该品纳入猪心中炖服即可。

通过口服朱砂安神丸治疗失眠患者，与口服艾司唑仑片患者比较发现，服用朱砂安神丸组总有效率为91.7%，远高于艾司唑仑组75%的总有效率，二者差异性显著。有研究者在临床应用中也得到了相似的结果，且朱砂安神丸组的不良反应率低于艾司唑仑组。另，利用朱砂安神丸联合镇脑宁胶囊治疗了43例顽固性失眠者，其中治愈11例，好转29例，无效3例，总有效率为93%，且未出现不良反应。这些说明朱砂安神丸具有显著的安神功效，且不良反应低。

2. 惊风，癫痫　文献报道，该品重镇，有镇惊安神之功。治高热神昏、惊厥，常与牛黄、麝香等开窍、息风药物同用，如安宫牛黄丸；治小儿急惊风，多与牛黄、全蝎、钩藤等配伍，如牛黄散；治癫痫卒昏抽搐，与磁石同用，如磁朱丸。

3. 疮疡肿毒，咽喉肿痛，口舌生疮　据记载，该品性寒，有较强的清热解毒作用，内服、外用均效。治疗疮疡肿毒，多与雄黄、大戟、山慈菇等配伍，如紫金锭；治疗咽喉肿痛、口舌生疮，多与冰片、硼砂等配伍，如冰硼散。

【化学成分】硫化汞。

【药理作用】

1. 毒性作用　朱砂的主要毒性成分有Hg^{2+}、$HgCl$、$Hg(CH_2COOH)_2$及其他一些微量元素（例如Ba、Sb、As等）。有相关文献显示，让小鼠连续口服7天的朱砂后，其未发生异常反应；让大鼠口服

21 天的朱砂后，其肝、肾等器官均发生了不同程度的病理学改变，停药 14 天后其中服用低剂量朱砂大鼠出现的不良反应可消失。另有相关研究资料显示，用朱砂对大鼠进行灌胃的 3 个月后，大鼠的肝、肾等器官均发生了明显的病理学改变，在为大鼠增加朱砂的用量后其肾损伤的程度加剧。

有研究表明患者口服朱砂后，Hg^{2+} 在其血液中的达峰时间为 11h，在其体内的半衰期为 65 ~ 70 天。可见，朱砂在人体内的排泄较为缓慢，易在人体内蓄积而导致其中毒。$HgCl_2$ 是朱砂的主要成分之一。$HgCl_2$ 中的 Hg^{2+} 是一种可溶性的二价汞。$HgCl_2$ 的人体吸收率（7% ~ 15%）远高于 HgS 的人体吸收率。甲基汞的人体吸收率可达 100%。有相关研究表明，妊娠中晚期的孕妇服用常规剂量的朱砂对其胚胎发育无明显的影响；妊娠前期及妊娠早期的孕妇每日服用朱砂的剂量 > 0.08g/kg（相当于朱砂常规用量的 5 倍），可对其胎儿造成危害。朱砂的不良反应随其用量的增大而增加。有相关研究表明，患者服用朱砂后可发生氨基酸代谢障碍、能量代谢障碍、肠道菌群失调等不良反应。有研究资料显示，服用同等剂量朱砂的大鼠发生毒性反应的程度与其年龄有关，胎鼠与幼鼠对朱砂不敏感，成年鼠及孕鼠对朱砂较为敏感。有学者让大鼠服用朱砂或服用同等含汞量的 $HgCl_2$ 后，服用 $HgCl_2$ 后的大鼠其基因 Kim-1 的表达随其体内氯化汞水平的升高而增加，服用朱砂后的大鼠其体内基因 Kim-1 的表达则无明显变化。肾脏是 Hg^{2+} 主要的靶器官。但含汞的化合物因其化学结构及价态的不同，其在人体内的代谢途径及靶器官均不同。氯化汞可引起肾损伤。甲基汞可引起肝及肾的损伤，且具有强神经毒性。甲基汞进入脑组织可造成脑部出现不可逆的损伤。

2. 促清醒作用　研究了朱砂、雄黄的去留对安宫牛黄丸促清醒作用的影响及可能的机制，将皮层放置永久电极的雄性 SD 大鼠分为 6 组：对照组、模型组、安宫牛黄丸（全方）高、低剂量组（AGNH，0.4，0.2g/kg）、去朱砂雄黄安宫牛黄丸（简方）高、低剂量组（QZX-AGNH，0.32，0.16g/kg）。连续灌胃给药 3 天，末次给药后 1h，采用内毒素（LPS）16mg/kg 尾静脉注射造成大鼠脑损伤。动态记录 LPS 注射后大鼠皮层脑电图，测定快波 β 波及慢波 δ 波的功率及相对功率。以 LPS 注射 6h 的结果进行组间比较，并测定该时间点各组（除低剂量组）大鼠皮层和脑干乙酰胆碱含量（碱性羟胺比色法）及 M 胆碱受体亲和力（放射性配体结合法）。结果表明全方高、低剂量可使 β 波活动增强，使其功率和相对功率增强，其中以高剂量组作用明显，即表现明显的脑电激活作用；简方的作用弱，仅简方高剂量可提高 β 波相对功率。全方高剂量可增加皮层 M-R 亲和力，同时增加脑干 Ach 的含量（同模型组比较 $P < 0.05$）；简方不明显。结论：全方可提高 LPS 损伤后皮层胆碱系统的功能；加强脑干胆碱系统对皮层的上行激活作用，提高皮层的活动水平，激活 ECoG，从而促进机体的觉醒，简方的作用弱。因此，朱砂、雄黄可能在安宫牛黄丸促清醒作用中发挥重要作用，其机制可能与影响皮层和脑干胆碱能系统的功能相关。

3. 镇静、催眠、抗惊厥作用　朱砂在中枢神经系统的某些药理作用进行了研究结果表明，朱砂对中枢神经系统有一定的抑制作用，对正常小鼠自发活动基本无影响，而对注射苯丙胺后处于兴奋状态的小鼠有一定对抗的趋势，且有明显促进水合氯醛催眠作用及对抗戊四氮所致惊厥的作用，但对戊巴比妥钠睡眠时间及士的宁所致惊厥未见有明显影响。朱砂对小鼠无明显急性毒性，对大鼠灌胃 3 周，肝和肾有一定程度的病理学改变，停药 2 周可恢复。动物试验表明，小鼠口服朱砂 1.0g/（kg·d）、1.5g/（kg·d），连续给药 5 天，朱砂对动物自发活动无明显影响；可使兴奋小鼠的自发活动次数有一定下降；可明显延长给予水合氯醛小鼠的睡眠时间；对小鼠给予戊巴比妥钠，其睡眠时间无影响；对士的宁所致惊厥作用无明显影响；可使小鼠抗惊厥出现的时间明显延长，出现惊厥动物数减少。但亦有试验结果表明，给小鼠一次灌胃相当于成人用量 20 倍的朱砂混悬，不能使阈下剂量的戊巴比妥钠产生催眠作用；不能明显延长催眠剂量戊巴比妥钠睡眠时间；也未观察到朱砂对戊四氮所致惊厥有对抗作用。认为长期连续服用朱砂所引起的戊巴比妥钠睡眠时间延长，是由于朱砂中汞的蓄积影响肝、肾对巴比妥钠盐类的代谢功能和延缓了其自尿中排泄的结果。

4. 抗病毒作用　朱砂主要成分是 HgS，在中药化学里分类为重金属。因其在中药里用量有限，每次用量 100 ～ 200mg，因此对人体有微量毒性，但对病毒蛋白酶有强效的灭活作用。在生物化学中，以下几种物质可明显抑制病毒蛋白酶的活性：酸、碱、紫外线、乙醇、重金属、砷化物等。朱砂就属于重金属。当然，病毒蛋白酶还受酶的激动剂、抑制剂和影响酶的底物浓度等因素来使其活性受到影响。安宫牛黄丸每丸中含有朱砂 166mg，含有雄黄 166mg，这是抗病毒最合理的处方配置。朱砂和雄黄对病毒的 DNA 链接酶、DNA 引物酶、DNA 聚合酶，以及 RNA 逆转录酶等均有强效的灭活作用。2 种药每日用量可达 332mg，在人体血液中的有效浓度可达到万分之 0.7 至万分之 1.2。这样的浓度连用 3 ～ 4 天，人体还未中毒，病毒复制却全部停止了，能有效地清除人体血液中的病毒，挽救患者生命。由于安宫牛黄丸里含有较大剂量的朱砂和雄黄，所以各种中医药典籍里都有记载安宫牛黄丸治疗各种病毒感染的病例，只不过以往中医药学者不知晓朱砂和雄黄有抗病毒作用，所以以前并未有学者能说明安宫牛黄丸抗病毒的药理机理。

【原矿物】辰砂 *Cinnabar*

形态：三方晶系。为粒状或块状集合体，呈颗粒状或块片状。鲜红色或暗红色，条痕红色至褐红色，具光泽。有平行的完全解理。断口呈半贝壳状或参差状。硬度 2.0 ～ 2.5。比重 8.09 ～ 8.20。体重，质脆，片状者易破碎，粉末状者有闪烁的光泽，无味。金刚、半金属、暗淡光泽。其中呈细小颗粒或粉末状，色红明亮，触之不染手者，习称"朱宝砂"；呈不规则板片状、斜方形或长条形，大小厚薄不一，边缘不整齐，色红而鲜艳，光亮如镜面而为透明，质较松脆者，习称"镜面砂"；方块较大，方圆形或多角形，色发暗或呈灰褐色，质重而坚，不易碎者习称"豆瓣砂"。

产于湖南、贵州、广西、湖北。藏于硫化物类矿物辰砂族矿石中。

【备注】本品有毒，不宜大量服用，也不宜少量久服；孕妇及肝肾功能不全者禁用。

（姚采平　汪冶）

Liuc huangc 硫黄

硫黄 Liuhuang

【异名】硫、胶体硫、硫黄块、黄牙、天生黄。

【来源】本品为自然元素类矿物硫族自然硫，经加工制得。

【采收加工】采挖自然硫后，加热熔化，除去杂质；或用含硫矿物经加工制得。

【性味】酸，温；有毒。

《中国侗族医药研究》：辛、苦，温。有毒。

【功能与主治】外用解毒杀虫疗疮；内服补火助阳通便。外治用于疥癣，秃疮，阴疽恶疮；内服用于阳痿足冷，虚喘冷哮，虚寒便秘。

《中国侗族医药研究》：腹痛（腹下截），天蛇头，糠疹。

【用法用量】外用适量，研末油调涂敷患处。内服 1.5 ～ 3g，炮制后入丸散服。

【附方】

1. 腹痛（胀下截）　雄黄 1g，硫黄 1.5g，黄栀子 10g，水煎服。(《中国侗族医药研究》)

2. 天蛇头　将鸡蛋开一个指头大小的孔，放入硫黄粉末，将鸡蛋套患指上，外用布包固定。(《中国侗族医药研究》)

3. 糠疹 黄山药、金果榄、硫黄、冰片各 50g，捣烂泡醋 1000g，外搽患处，连用 1 周。（《中国侗族医药研究》）

【现代临床研究】

1. 治疗慢阻塞性肺病 采用以硫黄为主药的复方中药片剂，治疗 1462 例慢性阻塞性肺疾病患者，其中 1131 例以肾阳虚为主，197 例以脾阳虚为主，134 例以肺气虚为主，取得良好效果，通过研究认为，在北方寒冷的气候条件下更适于发挥硫黄的温补作用。

2. 治疗神经性皮炎 神经性皮炎为临床上常见多发病，治疗极为棘手，用硫黄软膏外敷治疗，不仅疗效佳，而且简便、经济实惠。治疗方法：硫黄 12g，研极细末，医用凡士林 88g，将凡士林微微加温后兑入硫黄粉，搅拌均匀后装瓶后备用。治疗时，先将皮损处用 0.9% 生理盐水棉球清洗后，涂敷包扎，每日换药 1 次，2 周为 1 疗程。

3. 治疗疥疮 据报道，用铁锅煎鸡蛋 1 个，上撒硫黄粉 3g，用鸡蛋包住，待温服下，每日 1 次，连服 3 天，治疗疥疮患者 12 例，全部治愈。硫黄软膏治疗疥疮患者 50 例，硫黄一味擦洗治疗疥疮患者 38 例，两法均见效快，治愈率高。中药浴疗加硫黄膏外用治疗疥疮患者 319 例，也获满意疗效，并在用药过程中未见有任何不良反应。

4. 治疗面部痤疮 有人用自制复方硫黄霜治疗面部寻常痤疮患者 60 例，疗效满意。一般在用药 4 天后逐渐消退，除 2 例面部出现轻微红肿并有脱屑外，未见其他不良反应。本药在疾病复发后仍可再用，无抗药性。对生品过敏者、表皮破损者禁用。

5. 治疗癣 用治癣合剂（硫黄 30g，明矾、大蒜各 10g，炉甘石、氧化锌各 6g，食醋适量。将硫黄、明矾、大蒜（须隔年者）三味研细末，加后三味药于前药中），置一搪瓷碗内加食醋调匀，用火煮沸 10min，待冷后即可涂擦患处，每日 2 次，共治癣 30 例，均用药 3～5 天痊愈。用复方硫黄软膏（硫黄 20g，雄黄 10g，水杨酸 5g，硼酸 5g，冰片 1g，松节油 10mL、凡士林加至 100g）均匀涂擦患处，每日 2 次，治疗奶癣患者 312 例，均获临床治愈。经随访，其中 52 例复发，复治仍然有效。

6. 治疗头皮脂溢性皮炎 据报道，用颠倒散（大黄、硫黄各等份，研细末备用），先用温水洗湿头发，然后把颠倒散搓到头皮上，2～3min 后用温水洗去药粉，每隔 3～5 天用 1 次。共治疗头皮脂溢性皮炎患者 100 例，显效 60 例，有效 31 例，总有效率达 91%。

7. 治疗溃疡不收口 据记载，用新鲜鸡蛋 1 个，硫黄（研细末）30g，用筷子把鸡蛋捣一口，搅匀蛋内清、黄，一边搅一边下硫黄末，药搅匀后，用黄泥包裹封闭严密，投入黄豆秆火内，烧熟为止，取出蛋硫研及细末，装瓶备用。用时疮面清洗后撒上药粉，用敷料胶布包扎，每日 1 次或 2 天 1 次换药。本方治疗溃疡后久不收口，效果良好。对外伤或肛肠手术后创口外渗亦有效。

【化学成分】硫。

【药理作用】

1. 灭真菌、杀疥虫 文献表明，硫黄与皮肤分泌液接触，可形成硫化氢及五硫黄酸，具有杀灭真菌及疥虫的作用。

2. 溶解角质、脱毛 据报道，以硫化钡为主的硫化物，有溶解角质及脱毛的作用，可以软化皮肤，并对皮肤有局部刺激作用。

3. 致泻作用 据文献报道，硫黄内服后，可在肠中形成硫化钾或硫化氢，刺激胃肠黏膜而促肠蠕动，使粪便软化而缓泻。

4. 其他作用 文献表明硫黄一部分经吸收从肺及皮肤排出，而有祛痰发汗之效。

【原矿物】自然元素类硫族矿物。

晶体结构属斜方晶系。晶体为锥柱状、板柱、板状或针柱状，集合体呈致密或疏松块状，或为泉华状及隐晶的土状块体、皮壳、被膜等。黄、蜜黄或褐黄色；因合杂质可带灰、黑或绿、红色调。条痕白色至淡黄色。晶面金刚光泽，断口松脂或油脂状光泽。近透明至半透明。解理多组、不完全。致密块体呈贝壳状至不平坦状断口。硬度 1 ～ 2。相对密度 2.05 ～ 2.08。性脆，易碎；受热易产生裂纹。有硫黄臭味。

产于湖南、贵州、广西、湖北。藏于自然元素类硫族矿物中。

（姚采平　汪冶）

Magx mant 蛮瞒

黄土 Huangtu

【异名】泥巴、土、泥土、好土、好黄土。

【来源】为第四纪陆相沉积物。

【采收加工】采集后除去杂质，干燥，研磨成粉。

【性味】甘，平。

【功能与主治】和中解毒，消肿疗疮。用于痢疾，中暑，腹泻，痈疽疗，跌仆损伤。

【用法用量】内服：煎汤，50 ～ 150g。外用：调敷或炒热布裹温熨，或开水冲化澄清洗涤。

【附方】鸡婆风、蚂蚁症　黄土适量，调鸡蛋清，捏成两个泥饼，厚 1 ～ 2cm，敷在胸口上并用布扎好，待干后又换一个泥饼，来回交换数次。有祛风、退火之功效。(《中国侗族医药研究》)

【现代临床研究】

1. 消化道出血　黄土汤可用于脾虚胃寒之黑便，在临床上观察了 120 例上消化道出血的患者，用黄土汤治疗，平均大便隐血转阴时间为 3 天，确有疗效。用黄土汤加减，并以中药颗粒配方治疗下消化道大出血 1 例，证属阳微欲绝，元气大伤，气不摄血，血出不止。药用西洋参粉 3g，阿胶、熟附子、炒白术、白及、三七、生甘草、生地黄、生黄芪各 1 包。另以灶心土 500g 煎汤冲服上药，隔 4h 服用 1 剂。服药 1 剂后便血止。并认为方证相符、剂型先进、选药得当乃是取得良效之保证。研究人员用黄土汤化裁治疗上消化道出血患者 29 例，治愈 15 例，显效 11 例，无效 3 例，有效率 89.6%。处方为灶心黄土 100g（煎汤代水煎药），阿胶、仙鹤草、白及各 20g，制附子、白术、黄芩、生地黄、党参各 10g，木香、甘草各 6g。大便秘结者加栀子、蒲公英，寒甚者加吴茱萸、干姜，出血量多者加三七、地榆，气血虚脱者加红参。研究人员用黄土汤加味治疗 36 例十二指肠球部溃疡患者，其中痊愈 24 例，显效 6 例，有效 5 例，无效 1 例，有效率为 97%。并且观察到出血量大、呕血伴黑便者，大便隐血转阴时间较出血量少、单纯黑便者时间长，认为黄土汤对轻、中度球部溃疡出血者疗效好。有人用黄土汤加减治疗便血 1 例，证属阴阳气血俱虚，服药 3 剂后大便隐血转为阴性。用黄土汤配合西药治疗食管下段静脉曲张破裂出血患者 52 例，其中常规治疗组有效率为 60%，加服黄土汤组为 82.7%，两组相比较有显著差异，提示黄土汤能提高食管下段静脉曲张破裂出血的止血效果。有人治疗肝硬化合并消化道出血，用仲景的黄土汤，每用辄效。有人在治疗小肠血管畸形出血致失血性休克，证属脾胃虚寒的 1 例病例时，采用中西医结合方法，在西医治疗的基础上，用黄土汤配合独参汤及自制胶囊（大黄粉、白及粉、三七粉），以期标本并图，3 天后停止便血，隐血仍为阳性。1 个月后病情稳定，无血便，且隐血试验为阴性。

2. 子宫出血　用黄土汤加减治疗崩漏患者 16 例，均属脾气虚寒型。若伴肾阳虚者加杜仲炭、川断、续断、赤石脂；伴肾阴虚者加女贞子、龟板胶、山茱萸、旱莲草；出血量多者加地榆炭、侧柏叶炭、仙鹤草、血余炭；出血时间长者加黄芪、党参、升麻、炮姜炭等。治愈 12 例，占 75%；好转 3 例，占 19%；未愈 1 例，占 6%；有效率 94%。认为崩漏的发生过程为先损脾胃，后及冲任。脾气虚弱，统摄无权，冲任不固，致成崩漏。黄土汤温阳健脾、养血止血，故疗效较好。有人用黄土汤加味治疗崩漏 36 例，经量过多者加参三七、血余炭、煅牡蛎、升麻，气随血脱者加人参、黄芪，经色淡、少腹空坠者加黄芪、川断、桑寄生、鹿角胶，经量多、色鲜无块者加生地榆、生地炭、棕榈炭，经色紫黯有血块、伴少腹痛甚者加参三七、生蒲黄、醋柴胡，经色淡、质稀者加炮姜炭、艾叶炭、煅牡蛎、黄芪，经质稠气秽者加蒲公英、生地榆、焦栀子、黄柏、茜草炭，有子宫肌瘤者可合桂枝茯苓丸加味，卵巢囊肿者加皂角刺、夏枯草等。总有效率为 94.4%。认为黄土汤方寒温并用，刚柔相济，温阳而不伤阴，滋阴而不碍脾，有滋阴维阳、健脾补血、收涩止血之功用，故用治崩漏收效满意。

3. 其他部位出血 气管扩张合并咯血出现反复咯血，血色暗淡，伴咯痰稀薄或有泡沫，面色苍白或萎黄，头晕目眩，气短声怯，形寒肢冷，食欲不振，大便溏薄，舌质淡暗苔薄腻，脉细弱。病机为肺脾两虚、气阳不足、固摄无权为主。治以益气、温阳、固摄为法。方选归脾汤合黄土汤加减，疗效较好。用黄土汤治疗紫癜 1 例，其斑点颜色紫黯，并伴有一系列脾胃虚寒之证。遂给黄土汤 2 剂，服后诸症皆有不同程度好转，继续服用 4 剂痊愈。并提出在治疗紫癜时也应考虑其有脾阳虚衰不能统摄所造成络破血溢。用黄土汤加减治疗前房出血，证属脾虚脾失统血，疗效满意。

4. 溃疡性结肠炎 用黄土汤加减治疗慢性溃疡性结肠炎患者 100 例，其中脾肾阳虚型 56 例，肝盛脾虚型 32 例，湿热下注型 12 例。其中脾肾阳虚型加肉豆蔻、当归各 15g，小茴香、肉桂、木香、升麻各 10g，云苓 12g，砂仁 20g；肝盛脾虚型去熟附子、干地黄，加陈皮、木香、延胡索、柴胡、山楂各 10g，薏苡仁 20g，白芍 12g；湿热下注型去熟附子、干地黄，加白头翁 15g，紫花地丁、秦皮、黄柏、木香、升麻各 10g。总有效率 98%。痊愈者半年随访无复发，1 年随访复发 6 例。认为本方既能温肾健脾，固肠止泻，行气止痛又无伤阴损阳之弊，可谓配伍得宜。

5. 治疗呕吐 用黄土汤治疗产后呕吐，取得满意效果，认为产后呕吐并非全由败血上冲所致，脾胃虚寒，致健运失职，统摄无权，胃失和降亦为其重要病机之一。应用黄土汤温脾养血的基础上加用和胃降逆之品治疗均获良效。研究人员用黄土汤加减治疗顽固性呕吐 1 例，证属脾胃虚寒兼胃阴损伤，用黄土汤加减以温补脾胃之寒、滋养脾胃之阴、降逆止呕，仅 4 剂使半年之呕吐治愈。

6. 治疗腹泻 用黄土汤加减治疗糖尿病性腹泻患者 21 例，均用过诺氟沙星、甲硝唑、思密达等西药治疗，但效果不理想。以黄土汤加减（赤石脂 60g，干地黄、白术、炮附子、阿胶、党参、肉豆蔻各 10g，黄芩 6g），气虚下陷者加升麻、柴胡、黄芪，有脂肪泻者加鸡内金、生姜等。结果临床治愈 15 例，显效 2 例，有效 2 例，无效 2 例。认为以黄土汤治疗糖尿病性腹泻，取其温补脾肾、涩肠止泻之功故疗效较好。

7. 其他 用改良黄土汤治疗血友病臀部巨大血肿 1 例。中医诊断为阴疽、阴斑，证属阳虚血失温摄、溢出络外。以黄土汤加地榆、茜草、仙鹤草。外敷桂麝散软膏、撒硇砂散。经 1 个月治疗肿块已基本消散。有研究者用黄土汤、归脾汤、补中益气汤合并化裁治疗胃下垂患者 1 例，大便隐血试验阳性，服 3 剂后大便颜色恢复正常，潜血试验转阴，饮食稍增。再服 5 剂后胃脘痛缓解，余症减轻。继以归脾丸合补中益气丸调治半年后复查钡餐，胃已恢复到正常位置。有人用黄土汤治疗吐涎不止，体形瘦弱，面色萎黄，舌淡苔薄白，舌面津水满布，口淡无味，吐涎清稀，食少纳差，四肢无力，六脉沉细，重按无力。以黄土汤加减，服 3 剂后口涎减少，食纳亦健，继服 5 剂后病去身安，随访至今未发。

【化学成分】SiO_2、Al_2O_3、CaO、Fe_2O_3。

【药理作用】现代药理研究表明，灶心土主要由硅酸、氧化铝、氧化铁组成，另含氧化钠、氧化钾、氧化镁等多种微量元素，灶心土能缩短凝血时间，增加血小板活性，减轻洋地黄酊引起的呕吐；并且能有效减轻肿瘤术后消化道反应，对于防治化疗引起的腹泻、厌食、呕吐作用显著。

【原矿物】第四纪陆相沉积物的黄色粉砂质土状堆积物。

一般呈灰黄色。富含钙盐及钙质结核，疏松，有肉眼可见的大孔隙，柱状节理发育。干燥时较坚实，能保持直立陡壁，遇水浸润后易崩解，并发生沉陷。

产于湖南、贵州、广西、湖北。一般藏于地表层的下层土中。

（姚采平　汪治）

Sic gaoh 石膏

石膏 Shigao

【异名】生石膏、大石膏、玉大石、白虎、冰石、细理石。

【来源】本品为硫酸盐类矿物石膏族石膏。

【采收加工】全年均可采挖，多于冬季采挖。于矿中挖出石膏后，去净泥土杂石。

【性味】辛、甘，大寒。

《中国侗族医药研究》：辛、甘，寒。

《中国侗族医药学基础》：甘、辛，大寒。

【功能与主治】清热泻火，除烦止渴。用于外感热病，高热烦渴，肺热咳嗽，胃火亢盛，头痛，牙痛。

《中国侗族医药研究》：用于霍乱干呕，吐泻霍乱，小儿烧热。

《中国侗族医药学基础》：用于外感热病，高热烦渴，肺热喘咳，胃火亢盛，头痛，牙痛。

【用法用量】内服：煎汤，15 ～ 60g，先煎。

《中国侗族医药研究》：内服：煎汤，9 ～ 30g（大剂可用 180 ～ 240g）；或入丸、散。外用：煅研撒或调敷。

《中国侗族医药学基础概论》：内服：15 ～ 60g，先煎；或入丸、散。外用：适量，多煅后用，研末调敷。

【附方】

1. 吐泻霍乱　苟鸡菜、金银花、石膏各 10g，水煎服。（《中国侗族医药研究》）

2. 小儿发热　石膏粉适量，以醋调湿，草纸包裹，敷脐上。（《中国侗族医药研究》）

3. 蛇串疮、蓝蛇症　生石膏 20g，蛇倒退 15g，车前草 10g，小龙胆草 3g，煎水内服，每日 3 次。（《中国侗族医药研究》）

4. 小儿肺炎　培美桑（桑白皮）5g，生石膏 15g，腌大给（土知母）5g，骂萨菇（蒲公英）10g，淡竹叶 5g，骂喀茂（车前草）10g，娘茅帕（白茅根）15g。每日 1 剂，水煎服。（《中国侗族医药学基础概论》）

生石膏 20g，紫苏叶 10g，知母 10g，把美桑（桑叶）10g，研成细粉，加鸡蛋清或茶油、芝麻油调成糊状，做成药饼，敷贴膻中穴、定喘穴、涌泉穴（双侧），每日换药 1 次，连用 3 ～ 5 天。（《中国侗族医药学基础概论》）

5. 小儿急惊风　坳夺辰（水牛角）20g（先煎），生石膏 25g（先煎），知母 10g，黄珠子（栀子）15g，门芹蛮（黄芩）6g，黄连 10g，连翘 15g，门地贤（生地黄 15g，丹皮 15g，门嗦哑（赤芍）10g。

每日 1 剂，水煎服，可分 4 ～ 6 次服。或坳夺辰（水牛角）20g（先煎），生石膏 30g（先煎），紫苏叶 10g。每日 1 剂，水煎当水频服。(《中国侗族医药学基础概论》)

6. 急性湿疹 防风 6g，荆芥 10g，蝉蜕 6g，牛蒡子 6g，苦参 8g，门地贤（生地黄）10g，丹皮 10g，生石膏 15g，知母 10g，木通 6g。每日 1 剂，水煎服，5 ～ 7 天为 1 个疗程。如大便干结者，加大黄 6g；热重者，加奴菊高芹（野菊花）15g，门蓝靛（板蓝根）10g。(《中国侗族医药学基础概论》)

7. 肝火犯肺 把美桑（桑叶）15g，生石膏 20g，火麻仁 10g，杏仁 15g，门冬墨（麦冬）15g，枇杷叶 15g，连翘 15g，甘草 5g，每日 1 剂。(《中国侗族医药学基础概论》)

8. 上消 门辰挡（党参）15g，美门阳雀（黄芪）20g，知母 15g，门芹蛮（黄芩）15g，生石膏 30g，天花粉 20g，小黄草（石斛）15g，玉竹 15g，制黄精 15g，门冬墨（麦冬）15g。每日 1 剂，水煎服。(《中国侗族医药学基础概论》)

9. 中消 门地贤（生地黄）20g，门嫩（山药）30g，黄珠子（栀子）15g，生石膏 30g，知母 15g，门冬墨（麦冬）15g，黄连 10g，牛膝 15g，玄参 15g，大黄 10g(后下)，沙参 15g。每日 1 剂，水煎服。(《中国侗族医药学基础概论》)

【现代临床研究】

1. 小儿发热 外邪入侵所致小儿发热，若仅见高热、汗出、口渴三症者即用大剂量（150g 左右）；临床所收治 40 例患儿用生石膏效果显著；亦可用于小儿夏季热。

2. 流感、乙型脑炎、"非典"等瘟疫发热 对温热疫毒的治疗，清热解毒最为关键。以大剂量石膏创制清瘟败毒饮治疗热毒疫。此方用于治疗乙型脑炎、重症肝炎等传染病，效果颇著。20 世纪 50 年代，以清瘟败毒饮和白虎汤等为主方，重用石膏治疗"乙脑"，效果显著。"非典"时用此方效果明显。采用麻黄杏仁甘草石膏汤加味治疗流感，疗效较好。

3. 外感发热 外感病发热，以银翘散加石膏、知母和白虎汤重剂来清热、保津，临床有一定效果。有研究者用小柴胡汤加石膏治疗高热不退之热病甚效。

4. 静脉炎、阑尾脓肿 桐油石膏治疗静脉炎，用生桐油与石膏粉以 3 : 7 混拌，敷于病变部位。临床所选患者 52 例甚效。桐油石膏加微波理疗后治疗阑尾脓肿效果明显。

5. 褥疮 用云南白药、大黄、煅石膏共研细末，褥疮部位消毒后撒满该药，用纱布固定，每日换药至愈。临床所选 35 例，反馈较好。血竭加石膏、明矾亦可治疗压疮，起效快、效率高。

6. 衄性出血病、紫癜、白血病 《千金要方》用石膏治疗"伤寒鼻衄"，临床上以凉血消斑汤治疗过敏性紫癜、巨噬细胞生成障碍等，其中用水牛角、石膏、蒲公英、金银花、黄芩、栀子清热解毒，该方也对少数再障初期、血友病及个别慢性白血病（加青黛）有一定效果。石膏与治疗痤疮药物联合，倒膜治疗痤疮，疗效较好。

7. 银屑病 有报道称，石膏对血热型和血毒型的银屑病有治疗作用，血热型治疗时以清热凉血为宜，方选犀角地黄汤加减，血毒型宜清热解毒、凉血，方选清瘟败毒饮加味。

8. 心肺病及咳喘症 文献报道，肺心病患者急性发作常由感受外邪，若外感寒邪，内有痰热者常用小青龙汤加石膏治疗。石膏用于肺热喘咳症，治邪热郁肺之肺气上逆。老年人肺炎，临床上以石膏配合羚羊角粉疗之甚效。

【化学成分】生石膏为含水硫酸钙（$CaSO_4 \cdot 2H_2O$），尚夹杂微量的 Fe^{2+} 及 Mg^{2+}。煅石膏为无水硫酸钙（$CaSO_4$）。

【药理作用】

1. 清热作用 用生石膏混悬液、煅石膏混悬液、蒸馏水、$CaSO_4 \cdot 2H_2O$ 混悬液、阿司匹林混悬液给致热大鼠连续灌胃 7 天，取大鼠下丘脑组织，测量下丘脑中 PGE_2 含量。结果表明生石膏组降温作用最明显，而且生石膏组 PGE_2 显著降低。表明生石膏清热的作用可能是依靠调 PGE_2 的含量来实现。复制致热模型，给大鼠背皮下注射干酵母混悬液，观察生石膏的清热作用，测定血清中的 Na^+、Ca^{2+} 含量，分析 Na^+/Ca^{2+} 的比值变化，结果发现致热大鼠的血清中 Na^+/Ca^{2+} 的比值发生明显降低的变化，表明石膏清热作用可能与体内的 Na^+/Ca^{2+} 的比值降低有关。从石膏的地质成因角度阐述石膏的药理作用及其作用机制，推断石膏由于其形成时期经过了强烈的蒸发作用，从而使其具有辛味和寒凉的药性，这些药性使石膏能够清热泻火。

2. 抗炎作用 通过体外培养 LPS 诱导的 RAW264.7 炎症细胞模型，CCK8 法检测石膏水煎液对其细胞活力的影响，选取最佳给药浓度后培养炎症细胞，检测细胞中 NO 生成量。用咪喹莫特乳膏治疗银屑病小鼠，用石膏水煎液灌胃 7 天后，检测各组小鼠中 TNF 的含量。LPS 诱导的小鼠全身炎症反应综合征模型，石膏水煎液灌胃后检测各组小鼠血清中 TNF-α、IL-6 促炎因子的含量，western blot 法检测 TLR4/phosphor-NF-KBp65 蛋白的表达量。结果显示石膏水煎液对 LPS 诱导的 RAW264.7 炎症细胞模型、银屑病小鼠模型以及 LPS 诱导的全身炎症反应综合征小鼠模型都有一定的抗炎作用，而且石膏抗炎的作用机制可能与部分通过抑制 TLR4/NF-kB 通路激活有关。研究者用石膏治疗热应激引起的下丘脑炎症小鼠模型。43℃ 高温应激后，测量小鼠体重、耳朵和直肠的温度，并且取下丘脑组织检测其 HSP70、NF-kB 和 IL-1β 的表达水平。结果显示石膏可以抑制体温的升高，抑制 IL-1β 的过度表达，推测石膏改善下丘脑炎症反应可能是通过降低 IL-1β 实现的。

3. 免疫作用 有研究认为石膏对机体有免疫作用源于石膏中的微量元素，微量元素可以增强机体杀菌的作用从而发生免疫。另，有学者认为机体中如 Fe、Cu、Zn 等微量元素在应激条件下，与白细胞激发的内源物（LGM）协同作用产生抗感染的免疫作用，因此石膏的免疫机制可能与其所含的微量元素有关。

4. 产乳作用 石膏有产乳的功效，但有关其产乳的文献很少，石膏产乳及其产乳机制至今尚不能明确。《神农本草经》中记载着石膏产乳功效，有学者认为其中记载的产乳是指产后的热病，但具体所指还有待研究。

5. 生肌敛疮 用生石膏、煅石膏与药赛霉安散对外伤大鼠模型进行给药，每日观察创口新生组织生长情况。结果发现煅石膏与赛霉安散对外伤创口的恢复较快，说明煅石膏的生肌敛疮功效较生石膏强。

6. 消炎消肿作用 用煅石膏对急性软组织损伤的大鼠模型进行治疗，在给药后测定大鼠血清中的 IL-1、IL-6、PGE_2 的含量变化。结果表明煅石膏可以显著减少急性软组织损伤大鼠模型血清中的 IL-1 的含量，并且抑制 IL-6 的升高和早期 PGE_2 的表达的作用明显，说明煅石膏具有很好的消炎作用，并且可以说明煅石膏消炎的机制可能是通过抑制 IL-1、IL-6 等炎性因子的生成和抑制 PGE_2 的表达有关。有研究者用煅石膏和生石膏与阳性药双氯酚酸治疗急性软组织损伤的大鼠，检测各组大鼠损伤组织中 AQP1/AQP3 比值的变化。结果表明煅石膏组 AQP1/AQP3 的表达与对照组相比明显增加。说明煅石膏消肿作用较生石膏组好，且煅石膏消肿的作用机制可能是通过调节急性软组织损伤中 AQP1/AQP3 的表达来发挥消肿的作用。

7. 止血作用 煅石膏止血作用机制尚不明确，煅石膏止血作用可能与其中 Ca^{2+} 有关。Ca^{2+} 是凝血因子Ⅳ，会参与凝血过程的多个关键环节，而且可以调节血小板，对生成不溶性纤维蛋白有促进作用，最后会形成血凝块从而防止出血。石膏、煅石膏均含有 Ca^{2+}，然而生石膏没有止血作用，因此煅石膏止血作用机制还有待进一步研究。

8. 其他作用 石膏还具有软坚散结的作用，可以治疗主要因热而产生的凝结，如淋巴结肿大。研究人员认为石膏的抗病毒作用可能与石膏中 S 的同位素有关，S 的同位素具有抗病毒作用，在体内存在 ATP 的情况下，酶和 APG 的作用产生硫同位素的分馏，这增加了 S 同位素的血液浓度，因此石膏可以充当抗病毒剂。口服石膏可以增加血清中 Ca^{2+} 的浓度，抑制神经应激的能力；还可以降低骨骼肌的兴奋性，减轻肌肉痉挛，降低血管通透性。

【原矿物】长块状或不规则块状，大小不一。全体类白色，常有夹层，内藏有青灰色或灰黄色片状杂质。体重，质软，易纵向断裂；断面具纤维状纹理，并显绢丝样光泽。无气味，味淡。

产于湖南、湖北。藏于自然界中的石膏石矿石中。

【备注】凡阳虚寒证，脾胃虚弱及血虚、阴虚发热者慎用。

（姚采平　汪冶）

Siup 硝

硝石 Xiaoshi

【异名】芒硝、苦硝、焰硝、火硝、地霜、生硝、北帝玄珠、钾硝石、消石、芒硝、朴硝、皮硝、毛硝、土硝。

【来源】本品为硝酸盐类矿物硝石经加工精制而成的结晶体。

【采收加工】取含硝的土块，击碎后，置桶内，加水浸泡调匀，经多次滤过，取滤液澄清，置蒸发锅内加热蒸去水分，取出冷却，即析出硝石结晶。

【性味】苦、咸，温。

【功能与主治】攻坚破积，利尿泻下，解毒消肿。用于中暑伤冷，痧胀吐泻，心腹疼痛，黄疸，淋病，便秘，目赤，喉痹，疔毒，痈肿。

《中国侗族医药研究》：祛痱止痒。

【用法用量】内服：煎汤，1～3g，或入丸、散。外用：适量，研末点目、吹喉，或水化罨敷。

【附方】

痱子　苦参 50g，芒硝 30g，煎水洗患处，有止痒之功效。（《中国侗族医药研究》）

【现代临床研究】

1.治疗胆石症　以火硝为主药（每次以药汁冲服 5g），伍以祛瘀行气，除湿利胆，凉血解毒，行气散结之品治疗胆石症患者 116 例，治疗 3 个疗程（45d）后，治愈 68 例，好转 43 例，无效 5 例，均为横径在 1.0～1.5cm 左右的结石。治愈率为 58.6%，总有效率为 95.6%。有研究者用火硝、矾石各 1g，研为极细末以清利肝胆湿热或舒肝解郁汤剂冲服，治疗本病患者 128 例，治愈 64 例，有效 45 例，无效 19 例。总有效率为 85%。研究人员用火硝 50g，鸡内金 50g，元胡 30g 煎后兑入高粱酒 50g 服用，治疗 9 例胆囊结石患者，治愈 2 例，有效 5 例，无效 2 例；治疗 3 例肝胆管结石患者，治愈 2 例，有效 1 例；治疗 4 例胆肾同时结石，全部治愈。总病例治愈率 50%，总有效率 87.5%。

2.治疗泌尿系统结石　对 60 名患者在用排石冲剂治疗基础上加服炒黄的硝石 3g，每日 3 次，治疗泌尿系统结石，并与单服排石冲剂 50 例患者比较，结果治疗组痊愈 40 例，好转 17 例，无效 3 例，总有效率 95%；对照组痊愈 12 例，好转 25 例，无效 13 例，总有效率 74%（$P < 0.01$）。并研究认为该药排石的机制在于硝酸钾中所含硝酸根离子能与结石中的主要成分钙盐结合成易溶于水的硝酸钙，渐使结石变得疏松易碎，并减轻结石所在部位的粘连而易于排出。以火硝为主药组成三金硝石汤（硝石冲服，每次 1.5～4.0g）治疗本病患者 72 例，治愈 31 例，显效 19 例，好转 15 例，无效 7 例。总

有效率为90%。用火硝伍以利尿清热药组成排石汤配合推按运经仪治疗本病患者249例，经治疗，肾结石患者31例中，15例痊愈，11例有效，5例无效；输尿管结石患者176例中，123例痊愈，42例有效，11例无效；肾结石并输尿管结石患者42例中，20例痊愈，14例有效，8例无效，总有效率90.36%。研究认为硝石治疗结石的机理是火硝口服后，能影响K^+-Na^+交换与H^+-Na^+交换，使尿K^+与H^+交互升高，清除尿素，减轻尿路损伤，抑制结合基质形成，产生盐效应和利尿效应等。

3. 治疗瘀胆型肝炎　用硝石矾石散加自拟利胆消瘀汤治疗瘀胆型肝炎患者，急性21例，慢性9例，共30例。经治疗，治愈25例，显效2例，有效1例，无效2例，总有效率为92.9%。

4. 治疗冠心病心绞痛　采用敦煌遗方硝石雄黄散加冰片制成膏剂，贴敷患者至阳穴治疗冠心病心绞痛患者61例，并与对照组硝酸甘油贴剂30例比较，结果治疗组显效19例，有效31例，无效11例。总有效率82%；对照组显效7例，有效7例，无效16例。总有效率46.6%（$P < 0.01$）。临床试验硝石雄黄膏剂对胸痛、胸闷等症状疗效明显，可改善心电图改变，降低血胆固醇、甘油三酯和低密度脂蛋白，升高高密度脂蛋白（$P < 0.05$，$P < 0.01$）。

5. 治疗囊虫病　依古方火硝2份，制皂矾1份，研细粉制成硝石矾石片剂辅以槟榔承气汤口服治疗囊虫病患者共2750例，经治疗，皮下肌肉囊虫病1250例，治愈762例，总有效率为92.3%；脑囊虫病1500例，治愈649例，总有效率为90.7%。对血囊虫抗体转阴率为69.5%，对脑脊液囊虫抗体转阴率为55.1%。最佳疗程9周。研究认为治疗机理可能是硝石能杀灭囊虫头节，破坏囊壁胚膜和改善囊壁的渗透性。

6. 其他　硝石矾石散（硝石、矾石、大麦），并实践用之于临床，30年来用该方共治疗钩虫病患者20余例，皆效。

【化学成分】硝酸钾（KNO_3）。

【药理作用】对肝细胞的保护作用及提高血清Na^+-K^+-ATP酶活性　不同配伍硝石矾石散对于α-萘基异硫氰酸盐（ANIT）诱导的肝内胆汁采用ANIT诱导制备肝内胆汁淤积大鼠模型70只，随机分为模型组、西药组及中药1～4组，除模型组20只外，其余每组各10只，并选未造模大鼠10只作为正常对照组。各组均日一次灌胃给药，模型组和正常对照组按6mL/kg予以0.9%氯化钠注射液，西药组按每日0.1g/kg给予思美泰，中药1～4组按2mL/d分别给予火硝加白矾，芒硝加白矾，火硝加绿矾，芒硝加绿矾为主要配伍的硝石矾石散灌胃。给药时间从造模当天开始，48h后处死模型组10只大鼠，留取血清备用。用药7天后处死全部动物。全自动生化分析仪检测各组大鼠肝功能指标（TBIL、DBIL、TBA、ALT、AST、ALP），酶联免疫试剂盒测定Na^+-K^+-ATP酶活性，聚合酶链式反应测定大鼠阴离子交换蛋白2（AE2，Anion Exchanger2）mRNA的表达，光镜下观察肝组织病理学改变，透射电镜观察肝细胞超微结构。淤积型大鼠的疗效。结果表明，①肝内胆汁淤积时，SD大鼠血清总胆红素（TBIL）、直接胆红素（DBIL）、谷丙转氨酶（ALT）、碱性磷酸酶（ALP）和总胆汁酸（TBA）水平均显著升高（$P < 0.01$）。与造模后48h相比，实验完成时模型组血清TBIL、DBIL、TBA水平均有明显下降（$P < 0.01$）。实验完成时，与模型组相比，西药组和中药1～4组大鼠血清TBIL、DBIL、TBA水平显著降低（$P < 0.01$），中药1组（火硝、白矾组）大鼠血清TBIL、DBIL、TBA水平与西药组相比未见明显差异（$P > 0.05$），与中药2组（火硝、绿矾组）、中药3组（芒硝、白矾组）、中药4组（芒硝、绿矾组）相比差异有统计学意义（$P < 0.05$）。与正常对照组相比，西药组、中药1～4组ALT活性无明显差异（$P > 0.05$），与模型组比较，各治疗组均有显著差异（$P < 0.01$）。与模型组比较，西药组及中药2～4组ALP活性无显著差异（$P > 0.05$），中药1组ALP活性与模型组相比有显著差异（$P < 0.01$）。各组血清中谷草转氨酶（AST）活性无明显差异（$P > 0.05$）。②与模型组比较，西药组和中药治疗1～4组Na^+-K^+-ATP酶活性显著升高（$P < 0.01$），中药1组与西药组相比无明显差异

（$P > 0.05$），中药 1 组与中药 2 ～ 4 组相比差异有统计学意义（$P < 0.05$）。③肝内胆汁淤积时，模型组 AE2mRNA 的表达显著降低（$P < 0.01$），西药组和中药 1 ～ 4 组均可增加其表达，与模型组相比有极显著差异（$P < 0.01$），中药 1 组与西药组及中药 2 ～ 4 组相比差异有统计学意义（$P < 0.05$），但各治疗组 AE2mRNA 的表达量仍明显低于正常组（$P < 0.01$）。④光镜下可见模型组肝小叶结构不完整、轮廓不清、有散在的点状坏死；胆管上皮细胞肿胀、坏死、管腔宽大；汇管区有大量炎症细胞浸润。西药组肝小叶结构比较完整，仅个别肝细胞呈空泡样变性。与中药 2 ～ 4 组相比，中药 1 组（火硝白矾组）肝小叶结构更加完整，小叶间胆管大致正常，汇管区仅有少量炎症细胞浸润，肝细胞变性、坏死程度较轻。⑤电镜下可见模型组细胞质内线粒体肿胀，部分线粒体嵴断裂，呈空泡样变；滑面内质网变化不明显，糖原较多，高尔基体肥大；细胞核边聚，且核较大，核内异染色质增多；肝血窦处可见库普弗细胞，呈不规则形，胞质内有大量的溶酶体和线粒体；肝细胞内部分细胞器溶解；毛细胆管有不同程度的扩张，且毛细胆管内微绒毛减少，胆管周围的致密带或外质层增宽。西药组细胞质溶解，细胞核固缩，线粒体收缩，滑面内质网扩张，粗面内质网增多。中药 1 ～ 4 组中，中药 1 组（火硝白矾组）肝细胞结构最接近正常，细胞器较丰富，有大量的糖原颗粒。

研究不同药物组成的硝石矾石散对小鼠免疫性肝损伤的影响。采用卡介苗（BCG）和脂多糖（LPS）诱导小鼠免疫性肝损伤模型动物分为正常组、模型组、芒硝白矾组、芒硝绿矾组、火硝白矾组、火硝绿矾组和联苯双酯组。观察各组药物对模型动物血清谷丙转氨酶（ALT）、谷草转氨酶（AST）及肝脏病理学改变的影响。结果表明与模型组相比火硝白矾组小鼠 ALT、AST 明显降低（$P < 0.05$）肝脏病理损伤减轻。这说明火硝白矾组对免疫性肝损伤模型有很好的保护作用。

【原矿物】硝酸盐类矿物硝石经加工精制而成的结晶体。

本品呈六棱长柱状或板柱状。长 2 ～ 6cm，直径 0.2 ～ 0.8cm。白色或近无色或灰白色结晶。半透明至透明，玻璃光泽。硬度近于指甲。质脆，易折断，断面平滑或参差不齐。气无，味较咸、凉，具刺舌感。

产于新疆。藏于硝酸盐类矿物硝石矿中。

【备注】胃虚无实热者及孕妇禁用，不宜与硫黄同用。

（姚采平　汪治）

Weenc 刕

明矾 Mingfan

【异名】白矾、钾矾、钾铝矾、钾明矾、石涅、矾石、羽涅、羽泽、涅石、理石、白君、雪矾、云母矾、生矾。

【来源】本品为硫酸盐类矿物明矾石经加工提炼而成的结晶。

【采收加工】全年均可采挖，除去杂质，将明矾石破碎、经焙烧、脱水、风化、蒸汽浸取、沉降、结晶、粉碎，制得硫酸铝钾成品。

【性味】酸、涩，寒。

《中国侗族医药研究》：酸、涩、寒，有毒。

【功能与主治】外用解毒杀虫，燥湿止痒；内服止血止泻，祛除风痰。外治用于湿疹，疥癣，脱肛，聍耳流脓；内服用于久泻不止，便血，崩漏，癫发狂。

《中国侗族医药研究》：脚气肿痛，头上软疖，耳出脓血，火眼。

【用法用量】内服：煎汤，用量 0.6 ～ 1.5g。外用适量，研末敷或化水洗患处。

【附方】疮疡 五倍子、苦参各 30g，明矾 20g，煎水外洗患处，每日 3 次。(《中国侗族医药研究》)

【现代临床研究】

1. 治疗消化道出血 以明矾为主制成"胃血安"冲剂，每日 3.6g（含明矾 0.6g）。每 4h 服 1 次，首次倍量。好转后改为每日 4 次，直至大便潜血转阴时停用。治疗 60 例，临床治愈 56 例，显效 3 例，有效 1 例。另据报道，治疗胃出血，用 6% 明矾液，每服 20mL，30min 服用 1 次，或由胃管注入每次 500mL，至胃管抽出液清亮为止；治疗直肠及结肠出血，用 300 ～ 500mL 药液保留灌肠；治疗出血性膀胱炎、前列腺术后出血，用 100mL 药液经尿管注入，夹闭尿管 30min 后放出，反复进行，至尿液清亮为止。治疗 50 例，显效 47 例，一般可立即止血。另有报道，用自制石矾液（石榴皮、白矾）口服治疗急性上消化道出血 42 例，有效 37 例，总有效率 88%，明显优于去甲肾上腺素生理盐水溶液。

2. 治疗慢性溃疡性结肠炎、直肠炎 明矾、苍术、苦参、槐花各 15g，大黄 10g。每剂水煎 250mL。溃疡性直肠炎每次 50 ～ 80mL。保留灌肠，膝胸卧位，用注入器经肛门注入；乙状结肠及高位结肠病变，每次 100 ～ 125mL，用导尿管置入直肠内 5 ～ 30cm（深度依病变受累范围而定）注入药液。多数病例灌肠前嘱其排空大便即可，少数高位结肠病变者可在灌肠前洗肠，注药后臀部抬高，俯卧半小时。早晚各 1 次，7 ～ 10 日为 1 疗程。少数 1 个疗程即可收效，多数需重复 2 ～ 3 个疗程，疗程间隔 3 天。治疗 359 例，疗效显著 201 例，良好 98 例，尚可 49 例，无效 11 例，优良率为 83.3%。

3. 治疗口腔溃疡 文献报道方法：取一小块一头略尖的明矾，将其在患处稍加用力来回摩擦（摩擦时有较明显的疼痛），5 ～ 10 秒钟，局部由于药物作用出现使溃疡的边缘形成较为明显的分界线。此时即可停止摩擦，每日早晚各一次。一般情况下，患者只用药一天即可，重者可用药两天。最好将其溃疡处一圈呈微白色的边缘摩擦掉，这是最理想的，且容易获得根治。

4. 治疗子宫颈炎 文献报道对 216 例不同程度宫颈糜烂患者进行中药治疗，中药组成为白矾、雄黄、杏仁、乳香、没药、冰片。结果，216 例中 210 例痊愈，治愈率 97.6%。该方法简单、易行、疗效好，易于在基层医院推行使用。

5. 治疗带状疱疹 文献观察分析雄冰明矾膏治疗带状疱疹的临床疗效。采用雄冰明矾膏外涂法治疗 29 例带状疱疹患者，同时采用常规治疗法治疗 29 例带状疱疹患者，观察两组疗效。中药治疗组：雄黄 10g，明矾 10g，琥珀 5g，冰片 3g，四味药共研细粉，凉开水调糊浆，用新羊毛刷蘸之擦于患处，随干随擦，3 ～ 5 天，疱疹即干，疼痛消失。常规治疗组：口服西药阿昔洛韦，每次 200g，（4 ～ 5）次 / 日，疗程 5 ～ 7 天，并用维生素 B_1 注射液 100mg，1 次 / 日肌内注射，维生素 B_{12} 注射液 0.5mg，1 次 / 日肌内注射，疗程 7 ～ 14 天，另配合理疗及局部治疗如疱疹未破用含硫黄的炉甘石洗剂，已破用 3% 硼酸液湿覆。结果中药外涂组疗效明显优于常规治疗组（$P < 0.01$）。这说明雄冰明矾膏治疗带状疱疹疗效显著。

6. 治疗腰椎骨质增生 据报道，采用白矾外敷液外敷方法治疗腰椎骨质增生患者 60 例，显效 45 例（75%），有效 14 例（23%），无效 1 例（2%），总有效率 98%；并与对照组外用骨友灵 30 例，显效 2 例（6.6%），有效 17 例（56.7%），无效 11 例（36.7%），总有效率 63.3%。结果表明，经统计学处理，两组疗效差异有显著性（$P < 0.01$）。

【化学成分】碱性硫酸铝钾［$KAl(SO_4)_2 \cdot 12H_2O$］。

【药理作用】

1. 抗菌作用　实验研究表明，明矾有广谱的抗菌作用，如用琼脂平板法和试管稀释法试验发现 0.5g/mL 的白矾液对铜绿假单胞菌有明显抑制作用。另有研究表明，明矾对厌氧菌及兼性厌氧菌（如产黑色素类杆菌、变异链球菌、产气夹膜杆菌等）抑制作用极为明显（平板法）。并对破伤风梭菌、淋病双球菌亦有明显的抑制作用。对表皮癣菌、毛霉菌及白色念珠菌等真菌高度敏感。此外，明矾对金黄色葡菌球菌、变形杆菌、大肠埃希菌、炭疽杆菌、痢疾沙门菌、伤寒沙门菌、副伤寒沙门菌、百日咳杆菌、肺炎球菌、白喉杆菌、布鲁氏菌、溶血性链球菌、脑膜炎球菌等均有明显的抑制作用。

2. 抗癌作用　据报道对以明矾为主，配伍五倍子等中药组方提取有效成分为 FA867，将 FA867 在人体直肠癌的组织周围注射，15 ～ 30 日后手术切除肿块，病理切片发现，本药可促使纤维结缔组织大量增生，并分割包围癌组织，使其周围组织纤维化，血管壁增厚，内膜增生，血栓形成，并可产生明显的无菌性炎症，有大量的中性粒细胞、单核细胞、吞噬细胞及淋巴细胞聚集、癌组织呈灶状、片状坏死，从而达到抑制癌细胞的生长和转移作用。

3. 止血作用　据报道，将明矾制剂直接施用于出血点有止血作用，可用于治疗上消化道出血，泌尿系统手术出血及鼻衄等。研究发现本药物对微血管的渗血有明显的止血效果，但对小动脉及活动性出血效果不佳。其机制与明显促进小血管收缩及缩短凝血时间有关。

【原矿物】硫酸盐类矿物明矾石经加工提炼而成的结晶。

本品呈不规则的块状或粒状。无色或淡黄白色，透明或半透明。表面略平滑或凹凸不平，具细密纵棱，有玻璃样光泽。质硬而脆。气微，味酸、微甘而极涩。

产于湖北。藏于明矾石中。

（姚采平　汪冶）

Xiongc fuangc 雄黄

雄黄 Xionghuang

【异名】石黄、黄金石、鸡冠石。

【来源】本品为硫化物类矿物雄黄族雄黄。

【采收加工】雄黄在矿中质软如泥，见空气即变坚硬，一般用竹刀剔取其熟透部分，除去杂质泥土。

【性味】辛，温。有毒。

《中国侗族医药研究》：辛、苦，温。有毒。

【功能与主治】解毒杀虫，燥湿祛痰，截疟。用于痈肿疔疮，蛇虫咬伤，虫积腹痛，惊痫，疟疾。

《中国侗族医药研究》：用于翻花疮，甲剪风，杀蚊虱，小儿夜啼不止，腹痛（胀下截）。

【用法用量】内服：0.05 ～ 0.10g，入丸散用。外用适量，熏涂患处。

【附方】

1. 羔羊痧　蝉蜕 10g，雄黄、白矾各 0.5g，合姜汁浸开水，冷后服。（《中国侗族医药研究》）

2. 腹痛（胀下截）　雄黄 1g，硫黄 1.5g，黄栀子 10g，水煎服。（《中国侗族医药研究》）

3. 杀蚊虱　木鳖 60g，川芎、雄黄各 30g 研末，炼蜜为丸（每粒重 10g），用时燃烧药丸熏之。（《中国侗族医药研究》）

4. 翻花疮　陈茶叶 30g，雄黄 10g，九里光 20g，煎汁，外洗患处。（《中国侗族医药研究》）

5. 甲剪风　雄黄 6g，鲜白菜 10g，捣烂，以鲫鱼痰涎调敷患处，并于患处灸一壮。（《中国侗族医

药研究》）

6. 哑风　青蒿、蜘蛛香、皂角、枯矾各15g，狗肉香、雄黄各9g，藤杜仲6g，麝香0.3g。研末瓶装备用。每次0.2～0.3g，吹入鼻中取嚏，另取3g开水送服。（《中国侗族医药研究》）

【现代临床研究】

1. 治疗白血病　采用雄黄治疗急性早幼粒细胞性白血病（acute promyelocytic leukemia，APL）患者9例，将雄黄研粉制成胶囊，每粒1g，口服6g/d，其中7例完全缓解，其余2例继续服用4月后，达到部分缓解。采用瑞尔康（其中As_4S_4占93%，As_4S_4为雄黄主要成分）治疗APL患者30例，完全缓解率高达93.3%。某医学院内科血液组I将雄黄粉装入胶囊治疗慢性粒细胞性白血病（chronic myeloid leukemia，CML），发现其有见效快，缓解率高，不良反应少等优点。采用纯化雄黄（含$As_4S_4$84%$As_2S_2$10%）治疗80天内其中6例完全缓解，口服治疗CML7例。

2. 治疗肝癌　采用消瘤止痛外敷散（由青黛、雄黄、明矾等组成）治疗中晚期肝癌患者40例，癌痛缓解率74%，有良好的镇痛作用，同时抑制癌瘤细胞的生长，疗效显著。有研究者采用三氧化二砷注射液静脉滴注治疗中晚期原发性肝癌患者15例，有效率20%。

3. 治疗消化系肿瘤　使用抑癌散（由白术、半夏、木香、雄黄等组成）治疗晚期胃癌，发现该方可改善胃癌诸症状，对晚期胃癌疗效较好，镇痛效果也较显著。采用开噎散（由麝香、雄黄、沉香等组成）治疗上消化道癌性梗阻患者52例，疗效较好，且无明显毒副反应。使用抗癌通道丸（由硼砂、丁香、人参、三七、雄黄等组成）治疗晚期食道癌食道梗阻患者42例，有效率达61.9%。

4. 治疗肺癌　使用抗癌膏（由西洋参、黄芪、水蛭、雄黄等组成）穴位贴敷治结合中药内服治疗肺癌患者64例，总有效率78.1%，临床疗效显著。采用三氧化二砷雾化剂吸入结合化疗治疗肺癌，可提高肺癌治疗有效率。

5. 治疗胰腺癌　文献报道研究人员利用三氧化二砷静脉滴注治疗晚期胰腺癌患者52例，均取得了较好的疗效，其中42例患者效果显著，总有效率高达80.8%，临床结果显示该品对晚期胰腺癌有很好的抑制作用。

6. 治疗癣　采用神奇脚气膏（含芒硝、白矾、雄黄等）治疗足癣，疗效确切。使用轻冰雄苦汤（含硼砂、苦参、雄黄等）熏洗治疗头皮白癣患者12例，均获愈。利用复方硫黄软膏（含硫黄、雄黄等）治疗奶癣患者312例，疗效显著。使用归雄膏（由当归、川芎、雄黄等组成）治疗体癣患者11例，均一次性治愈。

7. 治疗带状疱疹　采用单味雄黄外敷治疗带状疱疹患者50例，起效快，疗效显著。使用雄黄、蜈蚣、明矾治疗带状疱疹均取得满意的效果。

8. 治疗疥疮　采用含雄黄的中药汤剂配合含雄黄的软膏外敷治疗疥疮患者40例，疗效确切，总治愈率97.5%。采用雄黄除疥汤（由雄黄、贯众、苍术、干姜、白鲜皮等组成）内服加外洗治疗疥疮患者53例，治愈率100%。使用疥康灵（主要由雄黄、明矾、乳香等组成）治疗疥疮患者256例，总治愈率98.8%。采用疥灵散外洗治疗疥疮患者125例，治愈114例，治愈率91%。

9. 治疗湿疹　采用枯椒散（含枯矾、花椒、青黛、雄黄等）治疗急性湿疹，45例患者有效率达100%，痊愈95%。利用青黛氧化锌（青黛、枯矾、氧化锌，冰片、雄黄组成）治疗慢性湿疹47例、急性湿疹9例，痊愈47例，治愈率84%。

10. 治疗神经性皮炎　采用巴豆、雄黄（二者比例10:1）外用治疗神经性皮炎患者8例，治愈，随访2例，均未见复发。采用含雄黄的复方轻红膏治疗局限性神经性皮炎患者118例，痊愈91例，总有效率98.3%。

11. 治疗哮喘　使用小二回春丹（含雄黄的中成药）治疗小二支气管哮喘效果显著。采用新医散

（由人工牛黄、冰片、硼砂、雄黄等组成）治疗小儿哮喘，服用 3 天即愈。

12. 治疗鼻科疾病 采用硫雄丹（硫黄、雄黄、樟丹等组成）治疗鼻前庭炎患者 45 例，治愈 41 例，有效 4 例。采用中西医结合法治疗鼻窦炎，中药方剂由苍术、桔梗、贯众、雄黄、滑石等组成，治愈率 90.4%，疗效明显优于单纯的西医治疗法。

13. 治疗咽喉疾病 采用吹喉散（由雄黄、冰片、硼砂等组成）治疗急性咽炎患者 45 例，痊愈 25 例，总有效率 91.1%。采用咽速康（含雄黄、牛黄、珍珠等）气雾剂治疗慢性咽喉炎患者 100 例，治愈率 68.0%，总有效率 97.0%。采用中西医综合法治疗白喉喉阻塞患者 116 例，中药为解白散（由巴豆、雄黄、桔梗等组成），有效 100 例，有效率 86%。

14. 治疗口腔溃疡 采用吹喉散（由牛黄、青黛、冰片、雄黄等组成）治疗口腔溃疡患者 106 例，均治愈，见效快，未发现不良反应。采用牛黄生肌散（牛黄、冰片、青黛、雄黄等组成）治疗口腔溃疡，疗效较好。使用雄黄散（由五倍子、雄黄、冰片组成）治疗口腔溃疡患者 68 例，2 个疗程内均痊愈。采用含雄黄的散剂治疗复发性阿弗他溃疡患者 60 例，痊愈 53 例，有效 5 例，总有效率 96.7%。

15. 治疗牙髓病 采用六味牙髓散（细辛、雄黄、乳香、胡椒、蒲黄炭、冰片）治疗牙髓病患者 210 例，痊愈 73.5%。采用喉痛解毒丸（主要成分为蟾酥、雄黄、牛黄等）失活牙髓患者 116 例，失活优良 97 例。

【化学成分】二硫化二砷（As_2S_2）。

【药理作用】

1. 抗肿瘤作用 据文献报道，应用雄黄作用于 NB4 细胞，使 PML 融合蛋白降解，快速调变 PML-RARα 融合蛋白的亚细胞定位。将 As_2S_2 处理 NB4 细胞，发现细胞内 Caspase-3 酶活性增加，突变型 P53 蛋白表达下降。Caspase 的活化级联形式是砷剂诱导凋亡的重要通路。研究雄黄作用于 K562 细胞后，Bax 蛋白表达量增加，其凋亡机制可能与 Bax 上调有关。经雄黄作用后的耐药 K562ADM 细胞，细胞摄取 DNR 的量增加，从而增加了 DNR 的细胞毒性作用，并且使 Bcl-2 和 P-gP 显著下调。另外，As_2S_2 能增加 K562 及 K562ADM 细胞膜 HSP70 蛋白表达，且与时间及浓度成正相关，从而影响细胞凋亡。用雄黄作用 HL-60/ADR 细胞，发现雄黄可抑制 HL-60/ADR 细胞生长，逆转其耐药性，促进细胞凋亡，且与剂量呈依赖性，其机理可能与 P-gP 表达下降有关。研究发现，雄黄对 NB4 细胞有不完全的分化诱导作用。表现为部分细胞出现核凹陷、核浆比例减少，酷似中、晚幼粒细胞，但细胞不向末端分化。

2. 抑制肿瘤细胞核酸的合成、抑制血管内皮细胞的生长及直接杀瘤作用 用青黄散治疗白血病时发现青黄散对 L615、S180 细胞的 DNA 和 RNA 合成有不同程度的抑制作用，且药物与细胞作用存在量效关系。研究相同剂量的四种不同尺寸（100～500nm）的雄黄对脐血管内皮细胞（ECV-304）有诱导细胞凋亡的作用。从荷瘤种鼠腹水抽取 S180 肿瘤细胞，使用不同粒径不同剂量的雄黄混悬液进行体外培养研究，发现雄黄对 S180 肿瘤细胞具有毒杀作用。

3. 增加细胞膜 HSP70 蛋白表达 将雄黄和安宫牛黄散分别灌胃于 SD 大鼠试验中，发现用药后 8h 大鼠脑组织内的 HSP70 蛋白表达显著高于正常对照组，并能抑制外伤性脑水肿模型大鼠血清中炎性细胞因子 TNF-α 的释放。

4. 抗菌、抗病毒作用 文献表明，雄黄具有广泛的抗菌谱，如对金黄色葡萄球菌、链球菌、白色链珠菌、痢疾杆菌、结核杆菌等有较强的抗菌作用。研究发现雄黄对金黄色葡萄球菌有非常明显的抑制作用。同时进行了雄黄对白细胞及网状内皮系统的吞噬功能影响的研究，表明雄黄能增强内皮系统（RES）的吞噬能力，且不影响白细胞总数及分类，提高机体非特异性免疫功能。另外，雄黄及含雄黄复方药治疗带状疱疹等病毒性皮肤感染与其具有解疫毒、燥湿祛风等作用有关。

5. 毒副作用 雄黄是一种含砷的化合物，在以往的研究中，关于砷及其化合物的作用和危害已有了一定的认识。国内早已出现了有关其毒性的文献报道。砷是一种细胞原浆毒，进入机体后作用于酶系统，可抑制含巯基酶的活性，阻止细胞的氧化和呼吸，严重干扰细胞代谢、染色体结构、核分裂等。受影响的重要酶系统有丙酮酸氧化酶、丙酮酸脱氢酶、磷酸酯酶、细胞色素氧化酶、脱氧核糖核酸聚合酶、白介素 1β 转化酶（ICE）等。砷可致中枢神经系统缺氧和功能紊乱，引起恶心、呕吐、腹胀、腹泻；砷对肾脏也有损害作用，用雄黄给小鼠灌胃 5 周，发现低剂量组对肾脏损害不明显，而高剂量组对肾脏损害较为严重，肾小球充血较明显，细胞数增多，肾小囊腔明显狭窄，囊壁增厚，并有少量新月体形成。另外，砷可引发贫血及砷角化病等，长期大量使用雄黄可致基因突变、致癌、致畸。

【原矿物】硫化物类矿物雄黄族雄黄。

通常为致密粒状或土状块体。呈橘红色，条痕呈浅橘红色。硬度 1.5 ～ 2.0，密度 3.5 ～ 3.6g/cm^3。性脆，熔点低。用炭火加热，会冒出有大蒜臭味的三氧化二砷白烟。置于阳光下曝晒，会变为黄色的雌黄（As_2S_3）和砷华。雄黄不溶于水，可溶于硝酸，溶液呈黄色。雄黄主要产于低温热液矿床中。

产于湖南、贵州。藏于硫化物类矿物雄黄族雄黄矿物中。

（姚采平 汪冶）

Zhongh rux sic 钟乳石

钟乳石 Zhongrushi

【异名】石钟乳、虚中、钟乳、公乳、留公乳、芦石、夏石、黄石砂。

【来源】本品为碳酸盐类矿物方解石族方解石。

【采收加工】全年可采收，洗净，砸成小块，干燥。

【性味】甘，温。

【功能与主治】温肺，助阳，平喘，制酸，通乳。用于寒痰喘咳，阳虚冷喘，腰膝冷痛，胃痛泛酸，乳汁不通。

【用法用量】内服：水煎，3 ～ 9g，先煎。

【现代临床研究】

1. 治疗各型哮喘 用钟乳石配成方剂治哮喘，疗效良好。用钟乳石制香乳黄散治阳虚哮喘，疗效良好。

2. 治疗消化系统溃疡 钟乳石散治胃十二指肠溃疡，疗效满意。用钟乳石黄芪汤治消化道溃疡，疗效满意。用钟乳石方治胃溃疡，总有效率为 96.9%。

3. 治疗生殖系统疾病 临床以钟乳石配伍花蕊石，治长期崩漏获良效。临床用含钟乳石的"妇灵丹""加味子宫丸"处方治疗宫颈糜烂，效果良好。用钟乳石制滋阴兴阳汤治阳痿，总效率为 95.35%。

4. 治疗多种皮肤病 用钟乳石制成生肌散治褥疮，效果良好。用钟乳石制溃疡粉治臁疮患者疗效甚好。某医院儿科护理组用钟乳散治新生儿红臀，效果佳。

5. 治疗肿瘤 凋瘤方剂主含钟乳石，经多年临床观察证明其对人体各种肿瘤均有疗效。

6. 通畅经络 用含钟乳石的驱风定痛丹治风湿性关节炎和运动损伤，总效率达 90.1%。

【化学成分】碳酸钙、微量元素、稀土元素。

【药理作用】

抗肿瘤作用 据报道，凋瘤方剂主要含有钟乳石，为其中主药，其余组成成分为金粟兰、莪术。采用凋瘤方剂治疗荷瘤小鼠，研究了它的抑瘤率及对骨髓白细胞、免疫器官的影响，结果表明，凋瘤方剂对 S180 瘤细胞有减缓瘤体增长的效用，抑瘤率达 54.20%，对骨髓血象无任何毒副作用；此外凋瘤方剂组小鼠的胸腺重量与正常对照组比较无显著性差异，而脾脏重量则重于正常对照组（$P < 0.05$），提示该方剂对免疫器官无功能上的影响。这说明钟乳石具有一定的抗肿瘤作用。

【原矿物】 本品为钟乳状集合体，略呈圆锥形或圆柱形。表面白色、灰白色或棕黄色，粗糙，凹凸不平。体重，质硬，断面较平整，白色至浅灰白色，对光观察具闪星状的亮光，近中心常有一圆孔，圆孔周围有多数浅橙黄色同心环层。

产于湖南、贵州、广西。藏于溶洞中。

（姚采平　汪冶）

第二十章 其他类

Meix yebc 美彦

五倍子 Wubeizi

【异名】肚倍、角倍。

【来源】本品为漆树科植物盐肤木 *Rhus chinensis* Mill.、青麸杨 *Rhus potaninii* Maxim. 或红麸杨 *Rhus punjabensis* Stew. var. *sinica*（Diels）Rehd. et Wils. 叶上的虫瘿，主要由五倍子蚜 *Melaphis chinensis*（Bell）Baker 寄生而形成。

【采收加工】秋季采摘，置沸水中略煮或蒸至表面呈灰色，杀死蚜虫，取出，干燥。按外形不同，分为"肚倍"和"角倍"。

【性味】酸、涩，寒。

《中国侗族医药研究》：酸，平。

【功能与主治】敛肺降火，涩肠止泻，敛汗，止血，收湿敛疮。用于肺虚久咳，肺热痰嗽，久痢久泻，自汗盗汗，消渴，便血痔血，痈肿疮毒，皮肤湿烂。

《中国侗族医药研究》：用于热泻，月家转痢，阳物生疮，杨梅疮，上界野鸡，小儿脱肛，下界野鸡，痔核。

【用法用量】内容：煎汤，3～6g。外用适量。

【附方】

1. 清热、敛肺、止血 五倍子 6g，鸡冠花 10g。煎汁，兑酒服。（《中国侗族医药研究》）

2. 健脾、涩肠、解毒 五倍子 6g，糯米适量。煎水，去饭喝汤。可用于治疗热泻（《中国侗族医药研究》）

3. 清热解毒、收敛消肿 十大功劳 50g，九里光、大青木、野菊花各 30g，五倍子 20g，黄柏 10g。煎水坐浴或熏浴，每日 2 次。（《中国侗族医药研究》）

4. 收敛消肿 五倍子适量，焙干研末，米酒泡后，隔日外敷患处，同时用棉花蘸药塞入肛门，次日取出。（《中国侗族医药研究》）

5. 阳物生疮，解热毒、敛溃疮 五倍子适量，研末，香油调敷患处。（《中国侗族医药研究》）

6. 疮疡 五倍子、苦参各 30g，明矾 20g。煎水外洗患处，每日 3 次。（《中国侗族医药研究》）

7. 月家转痢 鳅鳝菜 10g，五倍子 6g，蒸鸭蛋食。（《中国侗族医药研究》）

【现代临床研究】

1. 出血证 采用复方五倍子口服液治疗扁桃体术后出血患者 28 例，用扁桃体止血钳夹持大小适合的蘸有复方五倍子口服液的棉球压在出血扁桃体窝的创面上，等 2～3min 取出，若仍有出血，再次压迫直到止血，其有效率可达 100%。用五倍子注射液治疗食管静脉曲张破裂出血患者 34 例，均为重度静脉曲张，呈蛇行状有蓝色或红色征，结果止血率达 82%。用五倍子配明矾、诃子煎煮液，治疗下消化道出血患者 49 例，表面喷撒加黏膜下注射，总有效率为 98.1%。用五倍子液喷洒治疗急性上消化道出血患者 64 例，用五倍子 100g，加水煎成 100% 原液，喷于出血处，结果 1 次止血率为 100%。

2. 肛裂、脱肛 用五倍子加荆芥、苦参、白矾，水煎后熏洗治疗痔疮肛裂患者 15 例，每日 1 剂，每日洗 3 次，结果治愈率 80%，好转率 20%。用复方五倍子散（五倍子、煅龙骨、煅牡蛎等）治疗小儿脱肛患者 78 例，先擦净肛门，再将五倍子散撒在脱出的黏膜上，每日 2 次，结果痊愈 81%，好转 14%，无效 5%。用五倍子加减治疗嵌顿痔，显效（3 天肿胀消退，炎症基本控制疼痛明显减轻）率 75%，好转（3 天后肿胀减轻，痔体不宜手托复位）率 25%，总有效率 100%。

3. 皮肤病 用复方五倍子（黄柏、地榆、枯矾、五倍子）液治疗糜烂性渗出性皮肤病患者 53 例，用药液局部湿敷，结果全部治愈。采用五倍子散外用治疗蜂窝组织炎患者 156 例，结果痊愈率 50%，显效率 37%，有效率 9%，无效率 4%，总有效率 96%。

4. 盗汗 用五倍子加朱砂治疗遗尿 11 例、盗汗 1 例、遗尿合并盗汗 3 例，研粉调匀外治，1～2 天换药 1 次，治愈率 88.7%，好转率 0.13%。

5. 蛋白尿 用五倍子加味治疗急、慢性肾炎或肾病综合征等所致顽固性蛋白尿患者 98 例，服药最多 30 剂，最少 10 剂。结果基本治愈（停药后观察 6 个月未见复发）74 例，好转（用药期间症状、体征消失，但停药后轻度复发）21 例，无效（服药 3 个疗程，效果不显著）3 例。

6. 肿瘤科 用五倍子注射液治疗早期宫颈癌 24 例，根据瘤体的大小注射 1～3mL，2 次/周，4 周为 1 个疗程。结果完全缓解（瘤体完全消失，超过 1 个月）10 例（占 42%），部分缓解（肿瘤直径小于 50% 以上，时间不少于 4 周）8 例（占 33%），好转（肿块缩小不足 50% 或增大未超过 25%）4 例（占 17%），病变进展（1 个或多个病变增大 25% 以上或出现新病变）2 例（占 8%），总有效率为 92%。

【化学成分】2- 羟基 -6- 十五烷基苯甲酸、白果酚、棕榈酸 -1,3- 二甘油酯、β- 谷甾醇、正二十五烷、3- 甲氧基 -4- 羟基 - 苯甲酸、棕榈酸、月桂酸、肉豆蔻酸、鞣质、五倍子酸。

【药理作用】

1. 抗氧化作用 五倍子中含有 70% 鞣质成分，是一类含有多个羟基的多酚类化合物，五倍子鞣质具有多种生物活性和药理作用。鞣质可以清除自由基、调节抗氧化物酶活性；同时，鞣质可以经络合反应产生自由基的金属离子，抑制脂质过氧化物生成，因而具有抗氧化作用。

2. 抗菌作用 五倍子鞣质具有能凝固微生物的蛋白质，对细菌、真菌、酵母菌等多种病原体有明显的抑制作用，且具有抗耐药菌作用。同时指出，五倍子鞣质可提高 γ- 射线损伤小鼠 30d 存活率，延长平均存活时间，具有辐射防护效应。

3. 抗肿瘤作用 五倍子酸（Gallicacid，GA）又称没食子酸或棓酸，占 2%～4%，是五倍子的主要有效成分。研究认为，GA 能使 SMMC-7721 细胞皱缩、变圆变小、细胞核固缩，促进肝癌细胞 SMMC-7721 凋亡。有研究者发现，GA 能上调人纤维肉瘤 HT1080 细胞 Bax 蛋白、下调 Bcl-2 蛋白表达，而抑制细胞增殖，促进细胞凋亡。GA 抑制肿瘤的机制与其能产生活性氧（ROS）、诱导肿瘤细胞凋亡、抑制血管细胞间黏附分子 -1（VCAM-1）和细胞间黏附分子 -1 表达、抑制金属蛋白酶（MMPs）表达有关。而且证明，GA 诱导细胞的凋亡敏感性不随耐药性的增加而改变，可用于有较强耐药性的肿瘤的治疗。此外，GA 能降低 MMP-2/9 和 mRNA 表达水平，以及细胞外基质降解而抑制肿瘤细胞侵袭和迁移。此外，GA 抗肿瘤的机制与对肿瘤细胞选择性的毒性作用及诱导肿瘤凋亡、抑制其生长、增加 ROS 产生、抑制肿瘤部位血管生成等作用相关。

4. 防辐射作用 五倍子酸能选择性抑制肿瘤细胞，而对正常细胞无杀伤作用，这一特点决定了其作为辐射防护剂研究的可能性。口服 GA 可以抑制 γ- 射线诱导的小鼠的微核突变、染色体断裂和大鼠淋巴细胞的 DNA 链断裂。研究没食子提取物（TgE）对 γ- 射线诱导小鼠辐射损伤的防护作用。结果表明，TgE 能提高受 γ- 射线照射小鼠脾脏和胸腺指数、有助于改善照射后小鼠血清中 SOD 水平下降和 MDA 表达增高。此外，TgE 还有助于降低辐照引起小鼠骨髓红细胞微核形成率，提示 TgE 通过抗氧化作用而对辐射损伤小鼠起防护作用。

5. 其他作用 GA 有保护心血管的作用，其机制与提高抗氧化物酶活性和改善心肌缺血及再灌注损伤相关。研究发现，GA 能保护心脏并可以用于高血压、心肌梗死和血管钙化的治疗。此外，GA 除有以上药理作用外，还可以作为治疗人类免疫缺陷病毒（HIV）的药物，应用于艾滋病的临床治疗，并且 GA 还能抑制神经性退行性变性引起的大脑氧化损伤、延缓老年痴呆发生。

【原植物】盐肤木 *Rhus chinensis* Mill.

落叶小乔木或灌木，高 2 ～ 10m；小枝棕褐色，被锈色柔毛，具圆形小皮孔。奇数羽状复叶有小叶（2 ～）3 ～ 6 对，纸质，边缘具粗钝锯齿，背面密被灰褐色毛，叶轴具宽的叶状翅，小叶自下而上逐渐增大，叶轴和叶柄密被锈色柔毛；小叶多形，卵形或椭圆状卵形或长圆形，长 6 ～ 12cm，宽 3 ～ 7cm，先端急尖，基部圆形，顶生小叶基部楔形，边缘具粗锯齿或圆齿，叶面暗绿色，叶背粉绿色，被白粉。圆锥花序宽大，多分枝，雄花序长 30 ～ 40cm，雌花序较短，密被锈色柔毛；雄花：花萼外面被微柔毛，裂片长卵形，长约 1mm，边缘具细睫毛；花瓣倒卵状长圆形，长约 2mm，开花时外卷；雄蕊伸出，花丝线形，长约 2mm，无毛，花药卵形，长约 0.7mm；雌花：花萼裂片较短，长约 0.6mm，外面被微柔毛，边缘具细睫毛；花瓣椭圆状卵形，长约 1.6mm，子房卵形，长约 1mm，密被白色微柔毛，花柱 3，柱头头状。核果球形，略压扁，径 4 ～ 5mm，被具节柔毛和腺毛，成熟时红色，果核径 3 ～ 4mm。花期 7 ～ 9 月，果期 10 ～ 11 月。

【原动物】五倍子蚜虫［*Melaphis chinensis*（Bell）Baker］。

五倍子蚜虫为一种小型昆虫，分有翅孤雌胎生蚜虫和无翅孤雌胎生蚜虫两种。前者头、胸、腹的构造比后者明显，头部有单眼 3 个，中胸大，分成 3 叶，两个侧叶内肌肉发达，后胸背板和腹板都小，翅 2 对，膜质透明，前翅大，后翅小，后翅前缘上有小钩和前翅后缘折叠部分联结。无翅孤雌胎生蚜虫，头、胸、腹的构造不是很明显，身体柔软，没有翅，腹部膨大，头部有发达的喙。体壁上有能分泌蜡质的腺体。

产于湖南、贵州、湖北。生于向阳山坡、沟谷、溪边的疏林或灌丛中的五倍子树上。

（姚采平　汪冶）

药物侗文索引

A

Aens geiv aiv 哽给盖 ················· 717

Aens lemc leengh 哽叻昵 ·············· 718

Aens louv 哽萎 ····················· 720

Aiv dinl mant 介丁蛮 ··············· 36

Anl 谙 ··························· 37

B

Bac goc lieenc 八各莲 ·············· 38

Bac goc naemx 八各嫩 ·············· 40

Baenl yanc 笨然 ··················· 42

Bagc jenc 贝近 ···················· 363

Bagc nugs pap 榜奴帕 ·············· 43

Bagx soc yoc 白锁药 ················ 45

Bal bigx 罢比 ···················· 721

Bal miix 罢米 ···················· 722

Baol duc 报独 ···················· 725

Baol guic 报奎 ···················· 723

Baol liees 报咧 ··················· 724

Bav baenl sangp 把来尚 ············· 469

Bav baenl 把笨 ··················· 343

Bav dongl naenl 巴冬仑 ············· 345

Bav jac juis 巴茄居 ················ 451

Bav janl liees 把讲劣 ··············· 304

Bav jas 巴觉 ····················· 46

Bav maenc dinl max dangl bagx

巴门登马荡白 ··············· 471

Bav sup geel kuenp 巴素借困 ········· 48

Bav xeec mux 把邪母 ··············· 472

Bax 罢 ·························· 726

Biaeml gaos nyuds 并高各 ··········· 474

Biaenl liees dac 病烈打 ············· 49

Bic aox yaeml aiv 枇咬应盖 ·········· 726

Bouc 播 ························· 728

Bov liongc 波龙 ·················· 477

Buc dongl 布冬 ··················· 50

Buil los senp 比罗寸 ··············· 51

Buil sap mogc 比啥猛 ·············· 306

D

Dah kuenp mant 达坑蛮 ············· 478

Dangc laol medc 糖闹每 ············· 729

Dangh guih 当归 ·················· 52

Demh aems 登挨 ·················· 55

Demh aiv yaenl 登介应 ············· 56

Demh bens kgaos 登奔高 ············ 480

Demh daoc siis 登桃岁 ············· 364

Demh nyox senc 登虐辰 ············· 365

Demh ongv 登瓮 ·················· 367

Demh sui samL bav 登随三罢 ········ 57

Demh suic 登隋 ··················· 481

Dih eex not 堆给挪 ················ 59

Dimv suic beev 定隋币 ············· 62

Dimv suic das 定随嗒 ·············· 62

Dimv suic nuil 定隋类 ·············· 64

Dimv suic 定随 ·················· 61

Doh sebt 多则 ················· 369

Dongc sinc bav siik 铜辰把系 ······· 483

Dongc sinc lav 铜钱哪 ············ 485

Dongl sinc dinl max 铜辰迪马 ········ 487

Duil bagx 蒂榜 ··············· 371

E

Eenv xenc donc 嗯信团 ············ 488

F

Feuc siul jenc 胡罪岑 ············ 374

G

Gabs 挂 ···················· 730

Gaos laol 高劳 ················· 65

Geiv aiv 盖给 ················· 730

Geiv bax jais 给霸界 ············· 731

Geiv lieit kuap 给擂挂 ············ 733

Guangl sedl kuedp 晃正棍 ·········· 375

Gueel meix 国美 ················ 378

Gueel nyanl bads 国盼白 ·········· 264

Guox sangp yeec 果上叶 ··········· 492

H

Hoip 会 ··················· 757

I

Il jinv nugs mant 一尽怒蛮 ········· 494

Il mangv wap 一漫花 ············· 496

J

Jac jenc 夹近 ················· 498

Jal meeuc sedl 架麦涩 ············ 454

Jaol biins jenc 教炳近 ············· 67

Jaol bogl padt yak mags 教播盘亚麻 ···· 265

Jaol bogl paodt bienl 教播盘宾 ······· 68

Jaol bongh kgal 教兵架 ··········· 380

Jaol dangc 教糖 ··············· 502

Jaol dangl bogl padt 教荡播盼 ······· 268

Jaol dangl jenc 教荡岑 ··········· 505

Jaol dangl niv 教荡丽 ············· 69

Jaol demh gangc 教东杠 ··········· 70

Jaol demh xeens 教登鲜 ··········· 499

Jaol enl mas 教应骂 ············· 382

Jaol jenc liees 教进列 ············ 490

Jaol jingv guac 教应挂 ··········· 506

Jaol jus liongc kuc 教九龙官 ········ 269

Jaol lags naeml 教朗农 ··········· 508

Jaol maenc jenc 教焖近 ··········· 271

Jaol menc jenc 教门近 ············· 71

Jaol naol 教闹 ················· 74

Jaol nungc bagx 教浓罢 ··········· 510

Jaol saov nyox 教少虐 ············· 75

Jaol send mas 教任麻 ············ 512

Jaol siik lemh 教瑞林 ············ 514

Jaol suic lanc yangc 教蜥南哽 ······· 272

Jaol sul dangl 教素荡 ············· 76

Jaol sup bav yaop ngox 教素巴号俄给 ··· 77

Jaol sup kuedp 教素昆 ············ 79

Jaol sup 教素 ················· 275

Jaol xuc jenl 教蓄惊 ············· 276

Jaol yais nyaoh enl 教月辽嗯 ······· 516

Jaol yak bav 叫亚把 ·············· 82

Jedl senc 救成 ················ 385

Jeml jods kap 金却卡 ············ 518

Jeml naenl kuic fuah 金嫩葵花 ······ 519

Jic fah jenc 菊花近 ············· 455

Jil yat bagx 煮牙八 ············· 521

Jul xap 朱砂 ················· 758

Jus liongc banc 九龙盘 ············ 84

Jus senc bic 九辰比 ············· 85

Jus 鹜 ··················· 522

K

Kaok bial bav daml yais 靠坝把答夜········ 524

Kaok bial 靠坝 ············ 523

Kaok did 靠堆 ············ 525

Kaok dinl max 靠登马 ············ 86

Kaok dinl nganh 靠蹬雁 ············ 526

Kaok doge 靠朵 ············ 527

Kaok kgaiv nanx nueml 靠介朗浓 ············ 87

Kaok mac nguap 靠麻侉 ············ 529

Kaok mac senc 靠麻辰 ············ 346

Kaok maemx 靠懵 ············ 89

Kaok munh 靠扪 ············ 90

Kaok naeml 靠弄 ············ 530

Kaok nungx aiv seit 靠浓盖隋 ············ 91

Kaok sangp ids 靠尚唉 ············ 532

Kaok sedl inv 靠寸嗯 ············ 533

Kap not liix 卡罗丽 ············ 533

Kapc mas qic 客妈七 ············ 92

Kebp bens menl 扣崩闷 ············ 457

Kebp naemx 扣嫩 ············ 93

Kiut jenc 格近 ············ 95

Kiut jenc 构岑 ············ 96

Kiut naeml 宽嫩 ············ 97

Kiut naemx 格嫩 ············ 99

Kuaik 快 ············ 387

L

Labx mant 蜡门 ············ 733

Lac dinl guas 腊丁挂 ············ 712

Lacdinlguasyak 腊丁挂亚 ············ 713

Lagx ludt yak 腊茹亚 ············ 100

Lagx ngoc seit 腊俄虽 ············ 351

Lagx siis 朗西 ············ 389

Lagx yaop 朗枒 ············ 309

Lamc bav siik yanc 兰巴细然 ············ 535

Lanx ngoc 腊莪 ············ 393

Liuc huangc 硫黄 ············ 761

M

Mac senc 麻成 ············ 537

Maemx luih jenc 猛吕岑 ············ 101

Maenc aox mant 门高蛮 ············ 102

Maenc bagx 门巴 ············ 104

Maenc giv nguap mant 门给刮蛮 ············ 105

Maenc liagc yeec 门亮野 ············ 106

Maenc suic 门隋 ············ 108

Magx mant 蛮瞒 ············ 763

Mal aenl 骂哽 ············ 538

Mal babl 骂播 ············ 540

Mal bagx liangp 骂巴亮 ············ 541

Mal bav baenl siik 骂巴笨丽 ············ 543

Mal bav beens 骂巴变 ············ 544

Mal beec caip wul bial 骂百菜悟坝 ········ 109

Mal begx kgags 骂比康 ············ 545

Mal biaenl max 骂病马 ············ 547

Mal biuenl jov 骂兵坐 ············ 549

Mal bongc xeep 骂硼泻 ············ 551

Mal bongh kgal 骂乒架 ············ 550

Mal buil guh 骂菩姑 ············ 552

Mal dabl nguap 骂大化 ············ 554

Mal dac senc 骂达辰 ············ 555

Mal dangl gueel 骂荡括 ············ 556

Mal debl senc 骂歹辰 ············ 558

Mal demh ous uns 骂登偶温 ············113

Mal demh ous 骂登殴 ············111

Mal demh semt 骂登辰 ············ 559

Mal demh xeens 骂登鲜 ············ 563

Mal dinl al 骂的鸦 ············ 566

Mal dinl max 骂的马 ············114

Mal diuc haoc 骂丢好 ············115

Mal dongc sinc bav laox 骂洞辰把老 ······ 567

Mal dongc sine 骂洞辰 ············ 569

Mal dongh hanp caip 骂冬宽菜 ········ 570

Mal duv pant 骂杜盼 ············ 572

Mal eex sene 骂给辰 ············ 574

Mal guaov doc 骂告夺 ············118

Mal guaov gueex 骂告胭 ············ 120

Mal huic xangh 骂茴香 ············ 397

Mal inv 骂应 ············ 574

Mal jagl bav dongc 骂架把同 ············ 576

Mal jil 马继 ············ 122

Mal kap gov 骂卡胳 ············ 577

Mal kap gueec 骂卡国 ············ 402

Mal kap max semt uns 骂卡马辰温 ········ 578

Mal kap max semt 骂卡马辰 ············ 126

Mal kap menx 骂卡猛 ············ 579

Mal kap nguk 骂嘎库 ············ 581

Mal kgoux lail 骂够赖 ············ 584

Mal kouk houp 骂可偶 ············ 129

Mal lait 骂来 ············ 584

Mal langx 骂聂 ············ 586

Mal liongc 骂龙 ············ 588

Mal mac keip 骂麻退 ············ 590

Mal naov yak 骂闹哑 ············ 591

Mal ngaemc yeex 骂恩野 ············ 592

Mal nganh gueec jil 骂安咯饥 ············ 593

Mal nganh jenc 骂庵近 ············ 130

Mal ngeenx liuih 骂淹力 ············ 595

Mal nugs mant naemx 骂奴蛮冷 ········ 131

Mal nyenl 骂吝 ············ 596

Mal nyibs 骂聂 ············ 132

Mal piap nanh 骂叭安 ············ 598

Mal sanc xih 骂散希 ············ 599

Mal saop lees 骂少灵 ············ 599

Mal saov naos 骂少劳 ············ 601

Mal saov nyox niv 骂少虐内 ············ 601

Mal sax bah bav laox 骂耍巴把老 ········ 602

Mal sax bav niv 骂耍把丽 ············ 604

Mal sedp bav lax 骂寸巴老 ············ 605

Mal semp beengc 骂寸旁 ············ 606

Mal suic 骂隋 ············ 607

Mal xedp suic 骂辛隋 ············ 609

Mal yangc yw 骂杨游 ············ 610

Meeux biaemL 谬乒 ············ 734

Meix aos nugs bags 美袄怒巴 ············ 458

Meix aos 美袄 ············ 314

Meix bac goc 美八各 ············ 403

Meix bangs 美庞 ············ 133

Meix bav bens 美巴笨 ············ 459

Meix biags 美岜 ············ 134

Meix bic bac 美枇杷 ············ 353

Meix bic mant 美比蛮 ············ 318

Meix bic wangc bav laox 美比王巴老 ······ 136

Meix demh saoh 美登超 ············ 350

Meix demh xeec 美登屑 ············611

Meix deus aiv 美莞介 ············ 614

Meix donc suic 美董蜥 ············ 617

Meix dongl zeex 美冬者 ············ 137

Meix duil baengl 美蒂榜 ············ 406

Meix emh baengh 美瓮苯 ············ 618

Meix fuc yongc 美芙蓉 ············ 460

Meix gaos jugx yak 美高九亚 ············ 141

Meix gul 美固 ············ 312

Meix hol haip 美贺旱 ············ 410

Meix jaol dongl 美叫冬 ············ 412

Meix jubs naemx 美球冷 ············ 321

Meix kouk houp jaengl 美喀讴翚 ············ 280

Meix labx nix 美朗利 ············ 354

Meix labx 美蜡 …………………………… 413
Meix ladx niv 美蜡利 …………………………… 281
Meix lagx ludt 美蜡鲁 …………………………… 416
Meix lagx miegs 美腊免 …………………………… 322
Meix lagx sangl 美蜡仗 …………………………… 419
Meix liangc liuux 美样柳 …………………………… 323
Meix liemc xuh 美林休 …………………………… 142
Meix liuuc liic 美榴藜 …………………………… 143
Meix luh jigs 美芦已 …………………………… 144
Meix nyox aemc 美虐哽 …………………………… 146
Meix oul doc 美奥夺 …………………………… 283
Meix pagt demh yak ous 美盼登哑呕 …… 420
Meix pagt not 美盼挪 …………………………… 286
Meix pagt 美盼 …………………………… 324
Meix qeenc nyeenc sas 美千年啥 ………… 288
Meix sabt enl 美茶恩 …………………………… 326
Meix sal haic 美榨垣 …………………………… 423
Meix sangp denv 美尚吨 …………………………… 427
Meix sangp naemp 美尚农 …………………………… 151
Meix sax loc il 美杀罗一 …………………………… 289
Meix siik wangp 美岁放 …………………………… 153
Meix siik wangp 美岁放 …………………………… 291
Meix siul bial jenc 美绣岜近 …………………………… 154
Meix songc begs 美怂百 …………………………… 355
Meix songc sangp lac fuc lienc 美从尚腊茯苓 …………………………… 714
Meix sonp ponc 美算盘 …………………………… 156
Meix sunl bav 美钻巴 …………………………… 158
Meix sunl bav 美钻把 …………………………… 157
Meix sunl demh yak 美钻登哑 …………………………… 425
Meix wangc bagx 美黄吧 …………………………… 331
Meix xap haic 美下孩 …………………………… 159
Meix xeec liuh 美夕榴 …………………………… 428
Meix yaemx 美引 …………………………… 333
Meix yangc muic 美杨梅 …………………………… 335
Meix yaop sanc 美尧禅 …………………………… 338
Meix yaop sane 美尧禅 …………………………… 162
Meix yebc 美彦 …………………………… 777
Meix yil lanc 美玉兰 …………………………… 462
Meix zaol goc 美皂阁 …………………………… 293
Miac munh 孖焖 …………………………… 620
Miingc 螟 …………………………… 736
Miungc 猕 …………………………… 738
Mix nugs naeml 没奴嫩 …………………………… 430

N

Naemx bov nguk 嫩播库 …………………………… 740
Naenl dongl bav 仑冬巴 …………………………… 622
Naos dangl nugs ebl 闹荡奴吾 …………………………… 623
Naos soup 闹秀 …………………………… 163
Naos sup 闹素 …………………………… 624
Naos yak 闹亚 …………………………… 357
Neit 乃 …………………………… 626
Ngeit yak 雷哑 …………………………… 627
Ngoc guadl jenc 娥怪近 …………………………… 164
Ngoh 诺 …………………………… 743
Nguedc 稳 …………………………… 744
Nuge jebl jingl 奴机金 …………………………… 361
Nugs bail mangv 奴拜慢 …………………………… 628
Nugs bav bial yak 奴把拜亚 …………………………… 631
Nugs cuix fenx 奴水粉 …………………………… 165
Nugs jaenv aiv yak 奴尽介亚 …………………………… 464
Nugs jeml nyaenc 奴金银 …………………………… 465
Nugs laemp yav 奴仑亚 …………………………… 632
Nugs mant bail jangl 奴蛮败酱 …………………………… 634
Nugs miinc yeec 奴民野 …………………………… 166
Nugs nyanl nyanl yak 奴蔓蔓亚 …………………………… 467
Nugs padt bens 奴盼奔 …………………………… 167
Nugs qemk gaos yuil zans 奴灰高意山 …… 635

Nugs wangsweep 奴王或 ············ 636

Nugs zix jenh 奴紫金 ············ 340

Nuic jogcinp 雷角应 ············ 746

Nyanc 敛 ············ 639

Nyangt baos donc 娘宝团 ············ 640

Nyangt biedc suic 娘甓隋 ············ 641

Nyangt biiv doll aox 娘闭多老 ············ 295

Nyangt dal meenx 娘大扪 ············ 168

Nyangt dongc reec 娘东惹 ············ 171

Nyangt ganh sibt 娘竿锡 ············ 642

Nyangt gonh genh 娘观音 ············ 644

Nyangt gugx 娘满 ············ 645

Nyangt kap not 娘卡挪 ············ 647

Nyangt kebp naemx 娘更冷 ············ 648

Nyangt liins bagx 娘柠北 ············ 650

Nyangt liuuc naemx 娘柳冷 ············ 172

Nyangt mac suic 娘麻隋 ············ 652

Nyangt mac yoc 娘麻药 ············ 173

Nyangt mant 娘蛮 ············ 655

Nyangt meeuc 娘矛 ············ 176

Nyangt menl xoac 娘闷乔 ············ 657

Nyangt mudx jenc 娘满近 ············ 659

Nyangt mudx niv 娘满类 ············ 660

Nyangt naemx padt 娘嫩帕 ············ 178

Nyangt penc padt 娘盆盼 ············ 662

Nyangt piudt 娘囚 ············ 663

Nyangt qink laol 娘欠劳 ············ 666

Nyangt sanh sedp nunh 娘三寸乱 ······ 668

Nyangt sanp begs 娘善百 ············ 670

Nyangt senp bal 娘顺坝 ············ 672

Nyangt siip bial 娘岁帕 ············ 179

Nyangt yac sangp 娘鸭尚 ············ 181

Nyangt yeenl suit 娘印虽 ············ 674

Nyil jeengx padt 里尽盼 ············ 675

Nyil jeengx yak 里尽亚 ············ 676

Nyingv 吝 ············ 182

Nyuil duil baengl 牛蒂棒 ············ 431

O

Ongv kuaot 翁括 ············ 184

Ongv kuaot 翁括 ············ 433

Ongv muic gaos 翁门告 ············ 678

Oux jiuc jenc 藕臼近 ············ 185

Oux xul dal 偶秀大 ············ 436

P

Padt nganh 盼鹤 ············ 747

Piudt bangh 求邦 ············ 679

Piudt doux 邦团 ············ 439

Q

Qink laol 檎闹 ············ 747

S

Sac jas 杀觉 ············ 187

Saeml not 甚络 ············ 680

Samp begs sangp laox 三百尚老 ············ 190

Samp begs sangp niv 三百尚里 ············ 192

Samp jamgs biiul 三将标 ············ 194

Samp muic qemp 散梅尽 ············ 197

Sang jaol dangl bogl padt 尚教荡播盘 ······ 198

Sangl laol mens 尚闹蛮 ············ 681

Sangl miinc jenc 伞民芹 ············ 199

Sangp beix sedp 尚婢顺 ············ 297

Sangp duil yuk kgaox 尚蒂亚稿 ············ 441

Sangp juc saengc 尚九牛 ············ 201

Sangp lagx sangl 尚郎丈 ············ 442

Sangp maenc yak 尚扪亚 ············ 204

Sangp meix kguemc 尚美哽 ············ 206

Sangp nugs yangc suis 尚怒阳虽 ············ 207

Sangp nyangt jal 尚娘架 ············ 209

Sangp seit taemc 尚岁滕 ············ 682

Sangp sunl kgaos 尚专高 …………… 212

Sangp wadc 尚吻 ……………………… 684

Sank xuip lemc 伞虚伦 ……………… 687

Sanv maenc naemx 占门冷 ………… 688

Saop 绍 ………………………………… 213

Saov nyox siik bav 照虐四把 ……… 213

Saov nyox wul xingc 照虐务行 …… 215

Sedp bav il jagc nugs 寸巴一贾奴 … 217

Senp mieengc 圣蓂 ………………… 220

Sic gaoh 石膏 ……………………… 765

Siik bav ngueex done 岁把额团 …… 690

Siik bav ngueex wul dees 岁把额悟得 …… 221

Siip 岁 ……………………………… 444

Sinl mant 罪蛮 ……………………… 222

Sinl yanc 罪然 ……………………… 445

Sinp cenc tac 顺层塔 ……………… 692

Siup 硝 ……………………………… 768

Snagp tux send mac 尚土升麻 …… 694

Sonk bial 蒜岜 ……………………… 224

Sonk dogc 蒜躲 …………………… 225

Sugs dui lbaengl dih 奴豆棒堆 …… 695

Sui laol 随尕 ……………………… 749

Suic lol jigx 隋咯季 ……………… 752

Suic maenc 隋焖 …………………… 227

Suic sup 隋素 ……………………… 753

Suic wangc houp 隋王侯 ………… 755

Sumx yak 省亚 …………………… 698

Sunl bagx 专帕 …………………… 228

Sunl demh sent 政登顺 ………… 229

Sunl gaems 钻更 ………………… 230

T

Taip zix senh 太子参 …………… 232

Tianh mac 天麻 ………………… 234

Tux sanh qic 土三七 …………………… 699

U

unl aems 政摁 ………………………… 237

W

Wangc lieenc naemx 王连嫩 ……… 700

Weeh nyinc sup 弯宁素 …………… 240

Weeh nyinc sup 弯宁素 …………… 701

Weenc 刎 …………………………… 770

Weenh nyinc sangl 弯年刺 ……… 299

Wul sup dees yak bav niv 务素得亚把类 … 242

X

Xingp bial 迅坝 …………………… 244

Xingp jenl 信近 …………………… 245

Xingp jox bial 迅九坝 …………… 247

Xingp jox 信觉 …………………… 245

Xingp mant jenc 信蛮近 ………… 252

Xingp mant 信蛮 ………………… 249

Xiongc fuangc 雄黄 ……………… 772

Xoh kuedp 削昆 ………………… 254

Xongk 送 ………………………… 255

Xul munh 秀满 …………………… 447

Y

Yaemt sup 仁素 ………………… 702

Yaemt yit 仁野 ………………… 705

Yangc luux naemx 梁柳冷 ……… 708

Yax guail yal 雅怪亚 …………… 259

Yeel hanc suh 夜寒苏 ………… 260

Yil zuc 玉竹 …………………… 262

Ynagc uic naenx 杨梅冷 ……… 300

Z

Zaol goc naemx 皂阁冷 ……… 710

Zhongh rux sic 钟乳石 ……… 775

药物侗文汉字注音索引

A

谙 ···································· 37

B

八各莲 ······························ 38

八各嫩 ······························ 40

巴冬仑 ····························· 345

巴觉 ······························· 46

巴门登马荡白 ······················ 471

巴茄居 ····························· 451

巴素借困 ··························· 48

把笨 ······························· 343

把讲劣 ····························· 304

把来尚 ····························· 469

把邪母 ····························· 472

罢 ································· 726

罢比 ······························· 721

罢米 ······························· 722

白锁药 ····························· 45

邦团 ······························· 439

榜奴帕 ····························· 43

报独 ······························· 725

报奎 ······························· 723

报咧 ······························· 724

贝近 ······························· 363

笨然 ······························· 42

比罗寸 ····························· 51

比啥猛 ····························· 306

并高奓 ····························· 474

病烈打 ····························· 49

波龙 ······························· 477

播 ································· 728

布冬 ······························· 50

C

寸巴一贾奴 ························· 217

D

达坑蛮 ····························· 478

当归 ······························· 52

登挨 ······························· 55

登奔高 ····························· 480

登介应 ····························· 56

登虐辰 ····························· 365

登隋 ······························· 481

登随三罢 ··························· 57

登桃岁 ····························· 364

登瓮 ······························· 367

蒂榜 ······························· 371

定隋币 ····························· 62

定隋类 ····························· 64

定随 ······························· 61

定随嗒 ····························· 62

堆给挪 ····························· 59

多则 ······························· 369

E

娥怪近·····················164

G

盖给·····················730
高劳·····················65
格近·····················95
格嫩·····················99
给霸界·····················731
给擂挂·····················733
哽给盖·····················717
哽叻昵·····················718
哽萎·····················720
构岑·····················96
挂·····················730
国美·····················378
国盼白·····················264
果上叶·····················492

H

胡罪岑·····················374
晃正棍·····················375
会·····················757

J

夹近·····················498
架麦涩·····················454
叫亚把·····················82
教炳近·····················67
教播盘宾·····················68
教播盘亚麻·····················265
教荡播盼·····················268
教荡岑·····················505
教荡丽·····················69
教登鲜·····················499
教东杠·····················70
教进列·····················490

教九龙官·····················269
教朗农·····················508
教门近·····················71
教焖近·····················271
教闹·····················74
教浓罢·····················510
教乓架·····················380
教任麻·····················512
教瑞林·····················514
教少虐·····················75
教素·····················275
教素巴号俄给·····················77
教素荡·····················76
教素昆·····················79
教糖·····················502
教蛳南哽·····················272
教蓄惊·····················276
教应挂·····················506
教应骂·····················382
教月辽嗯·····················516
介丁蛮·····················36
金嫩葵花·····················519
金却卡·····················518
九辰比·····················85
九龙盘·····················84
救成·····················385
鹭·····················522
菊花近·····················455

K

卡罗丽·····················533
靠坝·····················523
靠坝把答夜·····················524
靠寸嗯·····················533
靠登马·····················86

靠蹬雁······526

靠堆······525

靠朵······527

靠介朗浓······87

靠麻辰······346

靠麻侉······529

靠扪······90

靠懵······89

靠浓盖隋······91

靠弄······530

靠尚唉······532

客妈七······92

扣崩闷······457

扣嫩······93

快······387

宽嫩······97

L

腊丁挂······712

腊丁挂亚······713

腊俄虽······351

腊莪······393

腊茹亚······100

蜡门······733

兰巴细然······535

朗西······389

朗枰······309

雷角应······746

雷哑······627

里尽盼······675

里尽亚······676

敛······639

梁柳冷······708

吝······182

硫黄······761

仑冬巴······622

M

麻成······537

马继······122

骂安咯饥······593

骂庵近······130

骂巴笨丽······543

骂巴变······544

骂巴亮······541

骂叭安······598

骂百菜悟坝······109

骂比康······545

骂兵坐······549

骂病马······547

骂播······540

骂寸巴老······605

骂寸旁······606

骂达辰······555

骂大化······554

骂歹辰······558

骂荡括······556

骂的马······114

骂的鸦······566

骂登辰······559

骂登殴······111

骂登偶温······113

骂登鲜······563

骂丢好······115

骂冬宽菜······570

骂洞辰······569

骂洞辰把老······567

骂杜盼······572

骂恩野······592

骂嘎库······581

骂告夺·······118
骂告腘·······120
骂给辰·······574
骂哽·······538
骂够赖·······584
骂茴香·······397
骂架把同·······576
骂卡胳·······577
骂卡国·······402
骂卡马辰·······126
骂卡马辰温·······578
骂卡猛·······579
骂可偶·······129
骂来·······584
骂吝·······596
骂龙·······588
骂麻退·······590
骂闹哑·······591
骂聂·······132
骂聂·······586
骂奴蛮冷·······131
骂乓架·······550
骂硼泻·······551
骂菩姑·······552
骂散希·······599
骂少劳·······601
骂少灵·······599
骂少虐内·······601
骂耍巴把老·······602
骂耍把丽·······604
骂隋·······607
骂辛隋·······609
骂淹力·······595
骂杨游·······610

骂应·······574
蛮瞒·······763
没奴嫩·······430
美袄·······314
美袄怒巴·······458
美奥夺·······283
美八各·······403
美巴笨·······459
美芭·······134
美比蛮·······318
美比王巴老·······136
美茶恩·······326
美从尚腊茯苓·······714
美登超·······350
美登屑·······611
美蒂榜·······406
美冬者·······137
美董蜥·······617
美菟介·······614
美芙蓉·······460
美高九亚·······141
美固·······312
美贺旱·······410
美黄吧·······331
美叫冬·······412
美喀讴璧·······280
美腊兔·······322
美蜡·······413
美蜡利·······281
美蜡鲁·······416
美蜡仗·······419
美朗利·······354
美林休·······142
美榴藜·······143

美芦己 …………………………… 144
美虐哽 …………………………… 146
美盼 ……………………………… 324
美盼登哑呕 ……………………… 420
美盼挪 …………………………… 286
美庞 ……………………………… 133
美枇杷 …………………………… 353
美千年唅 ………………………… 288
美球冷 …………………………… 321
美杀罗一 ………………………… 289
美尚吨 …………………………… 427
美尚农 …………………………… 151
美丛百 …………………………… 355
美算盘 …………………………… 156
美岁放 …………………………… 153
美岁放 …………………………… 291
美瓮苯 …………………………… 618
美夕榴 …………………………… 428
美下孩 …………………………… 159
美绣岜近 ………………………… 154
美彦 ……………………………… 777
美杨梅 …………………………… 335
美样柳 …………………………… 323
美尧禅 …………………………… 162
美尧禅 …………………………… 338
美引 ……………………………… 333
美玉兰 …………………………… 462
美皂阁 …………………………… 293
美榨垣 …………………………… 423
美钻巴 …………………………… 158
美钻把 …………………………… 157
美钻登哑 ………………………… 425
门巴 ……………………………… 104
门高蛮 …………………………… 102
门给刮蛮 ………………………… 105

门亮野 …………………………… 106
门隋 ……………………………… 108
猛吕岑 …………………………… 101
猕 ………………………………… 738
螟 ………………………………… 736
谬乒 ……………………………… 734

N

乃 ………………………………… 626
闹荡奴吾 ………………………… 623
闹素 ……………………………… 624
闹秀 ……………………………… 163
闹亚 ……………………………… 357
嫩播库 …………………………… 740
嗯信团 …………………………… 488
娘宝团 …………………………… 640
娘闭多老 ………………………… 295
娘鳖隋 …………………………… 641
娘大扪 …………………………… 168
娘东惹 …………………………… 171
娘竿锡 …………………………… 642
娘更冷 …………………………… 648
娘观音 …………………………… 644
娘卡挪 …………………………… 647
娘柳冷 …………………………… 172
娘麻隋 …………………………… 652
娘麻药 …………………………… 173
娘蛮 ……………………………… 655
娘满 ……………………………… 645
娘满近 …………………………… 659
娘满类 …………………………… 660
娘矛 ……………………………… 176
娘闷乔 …………………………… 657
娘嫩帕 …………………………… 178
娘柠北 …………………………… 650
娘盆盼 …………………………… 662

娘欠劳·································· 666
娘囚···································· 663
娘三寸乱····························· 668
娘善百······························· 670
娘顺坝······························· 672
娘岁帕······························· 179
娘鸭尚······························· 181
娘印虽······························· 674
牛蒂棒······························· 431
奴把拜亚···························· 631
奴拜慢······························· 628
奴豆棒堆···························· 695
奴灰高意山························· 635
奴机金······························· 361
奴金银······························· 465
奴尽介亚···························· 464
奴仑亚······························· 632
奴蛮败酱···························· 634
奴蔓蔓亚···························· 467
奴民野······························· 166
奴盼奔······························· 167
奴水粉······························· 165
奴王或······························· 636
奴紫金······························· 340
诺······································ 743

O

偶秀大······························· 436
藕臼近······························· 185

P

盼鹤······························· 747
枇咬应盖···························· 726

Q

檎闹······························· 747
求邦······························· 679

R

仁素······························· 702
仁野······························· 705

S

三百尚老···························· 190
三百尚里···························· 192
三将标······························· 194
伞民芹······························· 199
伞虚伦······························· 687
散梅尽······························· 197
杀觉······························· 187
尚婢顺······························· 297
尚蒂亚稿···························· 441
尚教荡播盘························· 198
尚九牛······························· 201
尚郎丈······························· 442
尚美哽······························· 206
尚扪亚······························· 204
尚闹蛮······························· 681
尚娘架······························· 209
尚怒阳虽···························· 207
尚岁滕······························· 682
尚土升麻···························· 694
尚吻······························· 684
尚专高······························· 212
绍······································ 213
甚络······························· 680
省亚······························· 698
圣蓂······························· 220
石膏······························· 765
顺层塔······························· 692
送······································ 255
蒜邑······························· 224
蒜躲······························· 225

隋咯季	752	信觉	245
隋焖	227	信蛮	249
隋素	753	信蛮近	252
隋王侯	755	雄黄	772
随尕	749	秀满	447
岁	444	削昆	254
岁把额团	690	迅坝	244
岁把额悟得	221	迅九坝	247

T

太子参	232	**Y**	
糖闹每	729	雅怪亚	259
天麻	234	杨梅冷	300
铜辰把系	483	夜寒苏	260
铜辰迪马	487	一尽怒蛮	494
铜钱哪	485	一漫花	496
土三七	699	玉竹	262

W

		Z	
弯年刺	299	皂阁冷	710
弯宁素	240	占门冷	688
弯宁素	701	照虐四把	213
王连嫩	700	照虐务行	215
刎	770	政登顺	229
稳	744	政摁	237
翁括	184	钟乳石	775
翁括	433	朱砂	758
翁门告	678	煮牙八	521
务素得亚把类	242	专帕	228

X

		孖焖	620
硝	768	钻更	230
信近	245	罪蛮	222
		罪然	445

植物、动物来源拉丁名索引

A

Acalypha australis L. 铁苋菜 ······ 551

Acanthopanax gracilistylus W. W. Smith

　　细柱五加 ······ 306

Acanthopanax trifoliatus（L.）Merr. 白簕 ··· 229

Achyranthes bidentata Blume 牛膝 ······· 122

Achyranthes longifolia（Makino）Makino

　　柳叶牛膝 ······ 120

Aconitum carmichaelii Debx. 乌头 ······ 175

Acorus calamus L. 菖蒲 ······ 247

Acorus tatarinowii Schott 石菖蒲 ······ 249

Actinidia chinensis Planch. 中华猕猴桃 ··· 413

Actinidia eriantha Benth. 毛花猕猴桃 ······· 51

Adenophora hunanensis Nannf. 杏叶沙参 ··· 214

Adiantum capillus-veneris L. 铁线蕨 ······· 531

Adina rubella Hance 细叶水团花 ······ 303

Agastache rugosa（Fisch. et Mey.）O. Ktze.

　　藿香 ······ 624

Agkistrodon acutus（Guenther）五步蛇 ··· 756

Agrimonia pilosa Ledeb. 龙牙草 ······ 573

Ajuga decumbens Thunb. 筋骨草 ······ 574

Akebia trifoliata koidz.Var.（Diels）Rebd.

　　白木通 ······ 265

Alangium chinense（Lour.）Harms

　　八角枫 ······ 161

Aletris spicata（Thunb.）Franch. 肺筋草 ··· 660

Aleuritopteris argentea（Gmél.）Fée

　　银粉背蕨 ······ 526

Alpinia chinensis（Retz.）Rosc. 华山姜 ······ 245

Althaea rosea（Linn.）Cavan. 蜀葵 ······ 634

Ampelopsis japonica（Thunb.）Makino

　　白蔹 ······ 105

Anaphalis margaritacea（L.）Benth. et Hook. f.

　　珠光香青 ······ 522

Anas domestica L. 鸭 ······ 747

Anemone hupehensis Lem. 打破碗花花 ······ 167

Anemone vitifolia Buch.–Ham. 野棉花 ······ 201

Angelica sinensis（Oliv.）Diels. 当归 ········· 55

Angiopteris fokiensis Hieron. 福建观音座莲 ··· 87

Apios fortunei Maxim. 土圞儿 ······ 107

Aralia chinensis L. 楤木 ······ 141

Arctium lappa L. 牛蒡 ······ 403

Ardisia crenata Sims 朱砂根 ······ 683

Ardisia crispa（Thunb.）A. DC. 百两金 ······ 243

Ardisia japonica（Thunberg）Blume 紫金牛 281

Arisaema decipiens Schott 奇异南星 ······ 64

Arisaema erubescens Schott 天南星 ······ 61

Arisaema heterophyllum Bl. 异叶天南星 ······ 63

Arisaema sinii Krause 瑶山南星 ······ 62

Aristolochia debilis Sieb. et Zucc. 马兜铃 ······ 77

Artemisia annua L. 黄花蒿 ······ 705

Artemisia capillaris Thunb. 茵陈蒿 ········· 707

Asarum wulingense C. F. Liang 五岭细辛 … 471

Asparagus cochinchinensis（Lour.）Merr.

　天冬 ……………………………………… 192

Asparagus filicinus D. Don 羊齿天门冬……… 50

Aspidistra elatior Blume 蜘蛛抱蛋 ……… 165

Aspidistra lurida Ker–Gawl. 九龙盘 ………… 85

Asplenium prolongatum Hook. 长叶铁角蕨 599

Azolla imbricata（Roxb.）Nakai 满江红 … 628

B

Bauhinia championi（Benth.）Benth.

　龙须藤 …………………………………… 297

Begonia pedatifida l é vl. 掌裂叶秋海棠 …… 41

Begonia wilsonii Gagnep. 一点血 ………… 675

Belamcanda chinensis（L.）Dc. 射干 ……… 140

Berberis julianae Schneid. 豪猪刺 ………… 198

Bergenia purpurascens（Hook. f. et Thoms.）

　Engl. 岩白菜 ………………………… 111

Blatta orrentalis Linnaeus 东方蜚蠊 ……… 730

Bletilla striata（Thunb.）Reichb. F. 白及 … 190

Boehmeria nivea（L.）Gaudich. 苎麻 …… 38

Bostaurus domesticus Gmelin 黄牛 ……… 726

Botrychium ternatum（Thunb.）Sw. 阴地蕨 529

Broussonetia papyrifera（Linnaeus）L'

　Heritier ex Ventenat 构 …………… 308

Bubalus bubalis L. 水牛 ………………… 724

Bulbophyllum odoratissimum Lindl.

　密花石豆兰 …………………………… 622

Buxus sinica（Rehd. et Wils.）Cheng 黄杨… 289

C

Caesalpinia decapetala（Roth）Alston

　云实 …………………………………… 425

Callicarpa macrophylla Vahl 大叶紫珠…… 164

Callus gallus domesticus Brisson 原鸡 …… 731

Campanumoea javanica Bl. 金钱豹 ……… 75

Campsis grandiflora（Thunb.）K.Schum.

　凌霄 …………………………………… 458

Canis familiaris L. 狗 …………………… 733

Cannabis sativa L. 大麻 ………………… 388

Capra hircus L. 山羊 …………………… 725

Capsella bursa-pastoris（L.）Medic. 荠…… 586

Caragana sinica（Buc'hoz）Rehd.

　锦鸡儿 ………………………………… 208

Cardiocrinum giganteum（Wall.）Makino

　大百合 ………………………………… 99

Carpesium cernuum L. 烟管头草 ………… 518

Cassia mimosoides L. 含羞草决明………… 711

Cassia tora L. 决明……………………… 371

Celastrus hypoleucus（Oliv.）Warb. ex Loes.

　粉背南蛇藤 …………………………… 274

Celosia cristata L. 鸡冠花 ……………… 465

Centella asiatica（L.）Urb 积雪草………… 569

Centipeda minima（L.）A. Br. et Aschers.

　鹅不食草 ……………………………… 595

Cephalotaxus fortunei Hooker 三尖杉 …… 422

Cercis chinensis Bunge 紫荆 …………… 342

Chaenomeles speciosa（Sweet）Nakai

　贴梗海棠 ……………………………… 380

Chenopodium ambrosioides L. 土荆芥 …… 611

Chimonanthus praecox（L.）Link 蜡梅…… 255

Chloranthus henryi Hemsl. 宽叶金粟兰 … 691

Chloranthus serratus（Thunb.）Roem. et

　Schult. 及己 ………………………… 222

Chrysanthemum indicum L. 野菊 ………… 456

Cibotium barometz（L.）J. Sm. 金毛狗脊 … 91

Cimicifuga acerina（Sieb.et Zucc.）Tanaka

　金龟草 ………………………………… 98

Cipangopaludina Chinansis（Gray）

　中国圆田螺 …………………………… 720

Cirsium japonicum Fisch. ex DC. 蓟 ········· 603

Cirsium setosum（Willd.）MB. 刺儿菜 ······ 605

Clematis chinensis Osbeck 威灵仙········ 82

Clerodendrum bungei Steud. 臭牡丹 ······· 134

Clerodendrum cyrtophyllum Turcz. 大青 ······ 49

Cocculus orbiculatus（L.）DC. 木防己 ········· 79

Coix lacryma-jobi L.var.ma-yuen（Roman.）

　　Stapf 薏苡 ················ 438

Columba livia domestica Gmelin 原鸽 ······ 728

Coriaria nepalensis Wall. 马桑 ············· 351

Crataegus cuneata Sieb. et Zucc. 野山楂 ··· 365

Cremastra appendiculata（D. Don）Makino

　　杜鹃兰 ················ 226

Crinum asiaticum var. sinicum（Roxb. ex Herb.）

　　Baker 文殊兰 ··············· 589

Cryptotympana pustulata Fabr. 黑蚱 ······ 720

Cucubalus baccifer L. 狗筋蔓 ············· 131

Cunninghamia lanceolata（Lamb.）Hook.

　　杉树 ················ 326

Curculigo orchioides Gaertn. 仙茅 ········· 177

Curcuma longa L. 姜黄 ············· 252

Cuscuta chinensis Lam. 菟丝子 ············· 384

Cyclea racemosa Oliv. 轮环藤 ·········· 69

Cynanchum atratum Bge. 白薇 ············· 194

Cynanchum auriculatum Royle ex Wight

　　牛皮消 ················ 272

Cynanchum paniculatum（Bge.）Kitag.

　　徐长卿 ················ 470

Cynanchum stauntonii（Decne.）Schltr. ex

　　Levl. 柳叶白前··············· 173

Cyperus rotundus L. 莎草 ············· 95

Cyprinus carpio L. 鲤鱼 ············· 723

Cyrtomium fortunei J. Sm. 贯众 ············· 88

D

Datura stramonium L. 曼陀罗 ············· 453

Daucus carota L. 野胡萝卜 ············· 364

Dendrobium denneanum Kerr 迭鞘石斛 ··· 657

Dendropanax dentiger（Harms）Merr

　　树参 ················ 162

Dichondra micrantha Urban 马蹄金 ········ 488

Dichroa febrifuga Lour. 常山 ············· 207

Dicliptera chinensis（L.）Juss. 狗肝菜 ······ 555

Dicranopteris pedata（Houttuyn）Nakaike

　　芒萁 ················ 220

*Diels*Hemsleya amabilis ·············· 227

Dioscorea bulbifera L. 黄独 ············· 106

Dioscorea cirrhosa Lour. 薯莨 ············· 75

Dioscorea opposita Thunb. 薯蓣 ············· 206

Dioscorea panthaica Prain et Burkill

　　黄山药 ················ 103

Dipsacus asper Wall. ex Henry 川续断 ······ 118

Disporopsi spernyi（Hua）Diels

　　深裂竹根七 ················ 37

Disporum cantoniense（Lour.）Merr.

　　万寿竹 ················ 43

Drosera peltata Smith var.multisepala Y.Z.

　　Ruan 茅膏菜 ················ 596

Drynaria fortunei（Kunze）J.Sm. 槲蕨 ······ 245

Duchesnea indica（Andr.）Focke 蛇莓 ······ 482

Dysosma versipellis（Hance）*M. Cheng ex Ying*

　　八角莲 ················ *40*

Dysosma majoensis（Gagnepain）*M. Hiroe*

　　贵州八角莲 ················ *40*

E

Elaeagnus pungens Thunb. 胡颓子 ········· 366

Emilia sonchifolia（L.）DC. 一点红 ········· 677

Eomecon chionantha Hance 血水草 ········· 179

Epimedium brevicornu Maxim. 淫羊藿 …… 476

Eriobotrya japonica（Thunb.）Lindl.

　　枇杷 …………………………………… 354

Eriocaulon buergerianum Koern. 谷精草 … 662

Eucommia ulmoides Oliver 杜仲 ………… 330

Euodia rutaecarpa（Juss.）Benth. 吴茱萸 … 392

Euonymus alatus（Thunb.）Sieb. 卫矛 …… 293

Euonymus japonicus Thunb. 冬青卫矛 …… 154

Eupatorium japonicum Thunb. 白头婆 …… 536

Eupatorium lindleyanum DC. 林泽兰 ……… 695

Euphorbia chrysocoma Levl. et Van.

　　水黄花 ………………………………… 131

Euphorbia humifusa Willd 地锦 ………… 602

Euphorbia milii Ch. Des Moulins 铁海棠 … 300

Euscaphis japonica （Thunb.）Dipp.

　　野鸦椿 ………………………………… 411

F

Fagopyrum dibotrys（D. Don）Hara

　　金荞麦 ………………………………… 186

Felisdomestica Brisson 猫 ……………… 735

Ficus carica L. 无花果 ………………… 431

Ficus microcarpa L. f 榕树 …………… 143

Ficus pumila L. 薜荔 …………………… 382

Ficus tikoua Bur. 地果 ………………… 502

Firmiana platanifolia（L.f.）Marsigli 梧桐 …… 86

Foeniculum vulgare Mill. 茴香 ………… 401

Fragaria nilgerrensis Schlecht. ex Gay

　　黄毛草莓 ……………………………… 639

G

Galium aparine var. tenerum（Gren.et Godr.）

　　Reichb. 猪殃殃 ………………………… 598

Gallus gallus domesticus（Brisson）家鸡 … 728

Gardenia jasminoides Ellis 栀子 ……… 397

Gastrodia elata Bl. 天麻 ……………… 237

Gaultheria leucocarpa var. yunnanensis（Franchet）

　　T. Z. Hsu & R. C. Fang 滇白珠 ……… 613

Gentiana rhodantha Franch. 红花龙胆 …… 478

Gentiana scabra Bunge 龙胆草科植物龙胆 … 83

Geranium wifordii Maxim. 老鹳草 ……… 486

Gerbera Piloselloides（L.）Cass.

　　毛大丁草 ……………………………… 578

Geum aleppicum Jacq. 路边青 ………… 678

Ginkgo biloba L. 银杏 ………………… 373

Girardinia diversifolia（Link）Friis

　　大蝎子草 ……………………………… 698

Glechoma longituba（Nakai）Kupr.

　　活血丹 ………………………………… 570

Gleditsia sinensis Lam. 皂荚 ………… 294

Glochidion puberum（L.）Hutch. 算盘子 … 157

Gnaphalium affine D. Don 鼠曲草 ……… 575

Gonostegia hirta（Bl.）Miq. 糯米团 …… 584

Gryllotalpa africana Palisot et Beaurois

　　蝼蛄 …………………………………… 739

Gynura japonica （Thunb.Lour）Juel.

　　菊三七 ………………………………… 601

H

Habenaria dentata（Sw.）Schltr

　　鹅毛玉凤花 …………………………… 181

Haloragis micranthus（Thunb.）R.Br.

　　小二仙草 ……………………………… 669

Hedera nepalensis var. sinensis（Tobl.）

　　Rehd. 常春藤 ………………………… 507

Hedychium coronarium Koen. 姜花 …… 261

Hedyotis chrysotricha（Palib.）Merr.

　　金毛耳草 ……………………………… 675

Hedyotis diffusa Willd. 白花蛇舌草 …… 655

Helwingia japonica（Thunb.）Dietr.

　　青荚叶 ………………………………… 346

Hemsleya sphaerocarpa Kuang et A. M. Lu
蛇莲 ……………………………… 108

Hibiscus mutabilis L. 木芙蓉 …………… 462

Hibiscus syriacus L. 木槿 ……………… 459

Hirudo nipponica（Whitman）日本水蛭 … 737

Hosta ventricosa（Salisb.）Stearn 紫萼 …… 636

Houttuynia cordata Thunb. 蕺菜 ………… 686

Humulus scandens（Lour.） Merr. 葎草 … 550

Huperzia serrata（Thunb. ex Murray）Trev.
蛇足石杉 ……………………… 694

Hydrocotyle sibthorpioides Lam. 天胡荽 … 484

Hylodesmum podocarpum subsp. oxyphyllum
（Candolle）H. Ohashi & R. R. Mill
尖叶长柄山蚂蝗 ……………… 680

Hylotelephium erythrostictum（Miq.）H.
Ohba 八宝 ……………………… 559

Hypericum ascyron L. 黄海棠 ………… 658

Hypericum patulum Thunb. ex Murray
金丝梅 ……………………… 681

Hypericum sampsonii Hance 元宝草 ……… 641

Hypericum japonicum Thunb. ex Murray
地耳草 ……………………… 648

I

Illicium verum Hook. f. 八角茴香 ………… 406

Imperata cylindrica Beauv.var.major（Nees）
C.E.Hubb. 白茅 ……………… 211

Inula cappa（Buch.-Ham.）DC. 羊耳菊 … 591

Iris japonica Thunb. 蝴蝶花 ………… 133

Iris tectorum Maxim. 鸢尾 ………… 102

J

Juncus effusus L. 灯心草 ……………… 690

K

Kalimeris indica（L.）Sch.-Bip. 马兰 …… 588

Kochia scoparia（ L. ）Schrad. 地肤 ……… 378

Kyllinga brevifolia Rottb. 短叶水蜈蚣 …… 649

L

Leonurus japonicus Houtt. 益母草 ………… 607

Lepidogrammitis drymoglossoides（Baker）}
Ching 抱石莲 ……………… 530

Lespedeza cuneata（Dum.-Cours.）G. Don
截叶铁扫帚 ……………… 492

Ligularia hodgsonii Hook. 鹿蹄橐吾 ……… 114

Ligusticum Chuanxiong Hort. 川芎 ……… 125

Ligustrum lucidum Ait. 女贞 ………… 416

Ligustrum quihoui Carr. 小叶女贞 ……… 282

Ligustrum sinense Lour. 小蜡 ………… 355

Lilium brownii F. E. Brown ex Miellez
野百合 ……………………… 96

Lindera aggregata（Sims）Kos-term.
乌药 ……………………… 153

Lindera glauca（Sieb. et Zucc.）Bl.
山胡椒 ……………………… 375

Liquidambar formosana Hance 枫香树 …… 311

Liriodendron chinense（Hemsl.）Sarg.
鹅掌楸 ……………………… 323

Liriope platyphylla Wang et Tang
阔叶土麦冬 …………………… 130

Litsea cubeba（Lour.）Pers. 山鸡椒 …… 420

Litsea pungens Hemsl. 木姜子 ………… 443

Lobelia chinensis Lour. 半边莲 ………… 497

Lonicera japonica Thunb. 忍冬 ………… 466

Lophatherum gracile Brongn. 淡竹叶 …… 345

Loropetalum chinense（R. Br.）Oliver
檵木 ……………………… 362

*Ludwigiaprostrata*Roxb. 丁香蓼 ………… 552

Lycopodiastrum casuarinoides（Spring）
Holub ex Dixit 藤石松 ………… 517

Lycopodium japonicum Thunb. ex Murray

石松 ·· 674

Lycoris radiata（L' Her.）Herb. 石蒜 ······ 225

Lygodium japonicum（Thunb.）Sw.

　海金沙 ······································ 513

Lysimachia christinae Hance 过路黄 ········ 479

Lysimachia paridiformis var. stenophylla Franch.

　狭叶落地梅 ································· 688

M

Macleaya cordata（Willd.）R. Br. 博落回 ··· 682

Maclura tricuspidata Carriere 柘 ··········· 212

Magnolia denudata Desr 玉兰 ············· 463

Mahonia bealei（Fort.）Carr.

　阔叶十大功劳 ······························· 136

Malva verticillata L. 冬葵 ················· 572

［*Melaphis chinensis*（Bell）Baker］

　五倍子蚜虫 ································· 779

Melastoma dodecandrum Lour. 地稔 ········ 565

Melia toosendan Sieb.et Zucc. 川楝 ········ 450

Mentha haplocalyx Briq. 薄荷 ············· 626

Mentha spicata L. 留兰香 ················· 489

Millettia dielsiana Harms 香花崖豆藤 ······ 276

Mirabilis jalapa L. 紫茉莉 ················· 165

Miscanthus sinensis Anderss. 芒 ··········· 213

Misgurnus anguillicaudatus Cantor 泥鳅 ··· 745

Monopterus albus（Zuiew）黄鳝 ··········· 744

Morus alba L. 桑 ·························· 317

Musa basjoo Sieb. et Zucc. 芭蕉 ··········· 135

Myosoton aquaticum Moench 鹅肠菜 ········ 605

Myrica rubra (Lour.)S.et Zucc. 杨梅 ········ 338

N

Naja naja L. 眼镜蛇 ····················· 752

Nephrolepis auriculata（L.）Trimen 肾蕨 ··· 532

O

Oenanthe javanica（Bl.）DC. 水芹 ········· 539

Ophioglossum reticulatum L. 心叶瓶尔小草 618

Ophiopogon japonicus（Linn. f.）Ker-Gawl.

　麦冬 ······································ 170

Opuntia stricta var. dillenii（Ker-Gawl.）

　Benson 仙人掌 ····························· 538

Osbeckia opipara C. Y. Wu et C. Chen.

　朝天罐 ···································· 57

Osmanthus fragrans（Thunb.）Lour.eiro

　木犀 ······································ 460

Osmunda japonica Thunb. 紫萁 ··········· 89

Oxalis corniculata L. 酢浆草 ············· 563

Oxya chinensis Thunb. 中华稻蝗 ··········· 726

P

Paederia foetida L. 鸡屎藤 ················ 505

Paeonia lactiflora Pall. 芍药 ·············· 46

Parabarium huaitingii Chun & Tsiang

　毛杜仲藤 ··································· 271

Paris polyphylla Smith var. *yunnanensis*（Franch.）

　Hand.-Mazz. 或七叶一枝花 *Paris polyphylla*

　Smith var. *chinensis*（Franch.）Hara

　华重楼（变种）····························· 219

Patrinia scabiosaefolia Fish. ex Trev.

　败酱 ······································ 635

Penthorum chinense Pursh 扯根菜 ·········· 710

Perilla frutescens（L.）Britt. 紫苏 ·········· 361

Periploca forrestii Schltr. 黑龙骨 ·········· 510

Peristrophe japonica（Thunb.）Bremek.

　九头狮子草 ································· 542

Persicaria hydropiper（L.）Spach 水蓼 ······ 541

Peucedanum praeruptorum Dunn

　白花前胡 ··································· 180

Phellodendron amurense Rupr. 黄檗 ········ 333

Phellodendron chinense Schneid. 黄皮树 ··· 320

Pholidota chinensis Lindl. 石仙桃 ·········· 494

Phragmites communis Trin. 芦苇 ·········· 145

Phymatopteris hastata（Thunb.）Pic. Serm.

　　金鸡脚假瘤蕨 ·········· 527

Phytolacca acinosa Roxh 商陆 ·········· 112

Phytolacca americana L. 垂序商陆 ·········· 114

Pimpinella diversifolia DC. 异叶茴芹 ······ 600

Pinellia ternata（Thunb.）Breit. 半夏·········· 197

Pinus massoniana Lamb. 马尾松 ·········· 357

Piper puberulum (Benth.) Maxim. 毛蒟 ······ 506

Pittosporum glabratum Lindl. 光叶海桐 ··· 352

Plantago asiatica L. 车前 ·········· 583

Platycarya strobilacea Sieb. et Zucc.

　　化香树 ·········· 290

Platycladus orientalis（L.）Franco 侧柏 ··· 288

Platycodon grandifloras（Jacq.）A.DC. 桔梗··· 44

Pleione yunnanensis Rolfe 云南独蒜兰 ·········· 97

Polistes mandarinus Saussure 大黄蜂 ······ 749

Polygala japonica Houtt. 瓜子金 ·········· 521

Polygonatum odoratum（Mill.）Druce

　　玉竹 ·········· 263

Polygonatum cyrtonema Hua 多花黄精·········· 254

Polygonum aviculare L. 萹蓄 ·········· 543

Polygonum capitatum Buch.–Ham. ex D. Don

　　Prodr 头花蓼 ·········· 632

Polygonum cuspidatum Sieb. et Zucc. 虎杖 258

Polygonum cynanchoides Hemsl. 毛血藤 ······ 69

Polygonum multiflorus Thunb. 何首乌 ·········· 73

Polygonum perfoliatum L. 杠板归 ·········· 610

Polygonum runcinatum var. sinense Hemsl.

　　赤胫散 ·········· 260

Portulaca oleracea L. 马齿苋 ·········· 548

Potentilla chinensis Ser. 委陵菜·········· 646

Potentilla discolor Bge. 翻白草 ·········· 651

Potentilla freyniana Bornm. 三叶委陵菜 ······ 59

Potentilla kleiniana Wight et Arn.

　　蛇含委陵菜 ·········· 608

Prospirobolus joannsi（Brolemann）

　　约安巨马陆 ·········· 746

Prunella vulgaris L. 夏枯草 ·········· 668

Prunus davidiana（Carri è re）Franch.

　　山桃 ·········· 410

Prunus persica（L.）Batsch 桃 ·········· 432

Prunus salicina Lindl. 李 ·········· 442

Pseudostellaria heterophylla（Miq.）Pax

　　孩儿参 ·········· 234

Pteridium aquilinum var. latiusculum（Desv.）

　　Underw. ex Heller 蕨 ·········· 523

Pteris cretica L.var. nervosa（Thunberg）

　　Ching & S. H. Wu 凤尾蕨（变种）·········· 533

Pteris semipinnata L. Sp. 半边旗 ·········· 525

Pteris vittata L. 蜈蚣凤尾蕨 ·········· 92

Pueraria lobata（Willd.）Ohwi 野葛 ·········· 183

Punica granatum L. 石榴 ·········· 430

Pyracantha fortuneana（Maxim.）Li 火棘··· 426

Pyrola calliantha H. Andr. 鹿蹄草·········· 547

Pyrrosia lingua（Thunb.）Farwell 石韦 ··· 349

Pyrrosia sheareri（Baker）Ching

　　庐山石韦 ·········· 524

R

Ranunculus japonicus Thunb. 毛茛 ·········· 567

Reineckea carnea（Andre.）Kunth 吉祥草··· 645

Rhamnus crenata Sieb. et Zucc. 长叶冻绿··· 144

Rhus chinensis Mill. 盐肤木 ·········· 779

Ricinus communis L. 蓖麻 ·········· 387

Rohdea japonica（Thunb.）Roth 万年青 ··· 241

Rohdea japonica（Thunb.）Roth 万年青 ··· 702

Rorippa indica（L.）Hiern 蔊菜 ·········· 593

Rosa chinensis Jacq. 月季 ·········· 468

Rosa laevigata Michx. 金樱子 …………… 185

Rosa laevigata Michx. 金樱子 …………… 435

Rosa multiflora Thunb. 野蔷薇 …………… 298

Rosa roxburghii Tratt. 缫丝花 …………… 369

Rosa sertata Rolfa 钝叶蔷薇 …………… 230

Rostellularia procumbens（L.）Ness

　爵床 ………………………………… 535

Rubia cordifolia L. 茜草 ………………… 516

Rubus corchorifolius L.f. 山莓 ………… 56

Rumex acetosa L. 酸模 ………………… 579

Rumex obtusifolius L. 钝叶酸模………… 128

S

Sagina japonica（Sw.）Ohwi 漆姑草 ……… 544

Salix babylonica L. 垂柳……………… 324

Salvia cavaleriei Lévl. 贵州鼠尾草 ……… 663

Sambucus chinensis Lindl. 接骨草………… 598

Sanguisorba officinalis L. 地榆 …………… 101

Sarcandra glabra（Thunb.）Nakai

　草珊瑚 …………………………… 473

Sargentodoxa cuneata（Oliv.）Rehd. et

　Wils. 大血藤 …………………… 267

Saururus chinensis（Lour.）Baill. 三白草 … 672

Saxifraga stolonifera Meerb. 虎耳草 ……… 580

Schisandra propinqua subsp. sinensis

　（Oliver）R. M. K. Saunders 铁箍散 …… 70

Schisandra sphenanthera Rehd.et Wils.

　华中五味子 ………………………… 199

Schisandra sphenanthera Rehd.et Wils.

　华中五味子 ………………………… 269

Schizocapsa plantaginea Hance 裂果薯……… 93

Scutellaria barbata D.Don 半枝莲 ………… 631

Sedum aizoon L. 费菜 …………………… 700

Sedum emarginatum Migo 凹叶景天 ……… 556

Selaginella tamariscina（Beauv.）Spring

　卷柏 ………………………………… 621

Semiaquilegia adoxoides（DC.）Makino

　天葵 ………………………………… 60

Semiliquidambar cathayensis Chang

　半枫荷 ……………………………… 340

Senecio scandens Buch.-Ham. 千里光 …… 639

Serissa japonica（Thunb.）Thunb. Nov. Gen.

　六月雪 ……………………………… 616

Siegesbeckia orientalis L. 豨莶 ………… 577

Smilax china L. 菝葜 …………………… 240

Smilax glabra Roxb. 光叶菝葜 …………… 231

Solanum lyratum Thunberg 白英 ………… 512

Solanum nigrum L. 龙葵…………………… 499

Solanum surattense Burm. F. 牛茄子……… 158

Solanum torvum Swartz 水茄 ……………… 159

Solidago decurrens Lour. 一枝黄花 ……… 495

Sophora flavescens Alt. 苦参 …………… 150

Spiraea japonica L. f. var. fortunei（Planch.）

　Rehd. 光叶绣线菊（粉花绣线菊光叶

　变种）……………………………… 52

Spiranthes sinensis（Pers.）Ames 绶草 …… 642

Spirodela polyrrhiza（L.）Schleid. 紫萍…… 627

Stephania cephalantha Hayata 金线吊乌龟 … 68

Sus scrofa chirodontus Heude 家猪 ……… 743

T

Talinum paniculatum（Jacq.）Gaertn.

　土人参 ……………………………… 216

Taraxacum mongolicum Hand.-Mazz.

　蒲公英 ……………………………… 554

Taxillus chinensis（DC.）Danser 桑寄生 … 481

Thalictrum ramosum Boivin 多枝唐松草 … 700

Tinospora sagittata（Oliv.）Gagnep. 青牛胆 203

Toddalia asiatica（L.）Lam. 飞龙掌血 …… 223

Toona sinensis（A. Juss.）Roem. 香椿 …… 335

Torricelia angulate Oliv. Var. intermedia（Harms）
　Hu 齿裂鞘柄木 ·············· 321
Trachelospermum jasminoides（Lindl.）Lem.
　络石 ··········· 280
Trachycarpus fortunei（Hook. f.）H. Wendl.
　棕榈 ··········· 444
Triadica sebifera（Linnaeus）Small 乌桕 ··· 313
Trimeresurus stejnegeri Schmclt 竹叶青 ··· 754
Tupistra ensifolia Wang et Tang 开口箭 ······ 171
Typha angustifolia L. 水烛香蒲 ··········· 455

U

Uncaria rhynchophylla（Miq.）Miq. ex Havil.
　钩藤 ··········· 285
Urena lobata L. 地桃花 ·········· 697

V

Valeriana jatamansi Jones 蜘蛛香 ········· 67
Verbena officinalis L. 马鞭草 ··········· 666
Veronicastrum axillare（Sieb. et Zucc.）
　Yamazaki 爬岩红 ··········· 643

Viola diffusa Ging. 七星莲 ············· 558
Viola yedoensis Makino. 紫花地丁 ·········· 591
Viscum articulatum Burm. F. 扁枝槲寄生 ··· 619
Vitex negundo var. cannabifolia（Sieb.et Zucc.）
　Hand.–Mazz. 牡荆 ··········· 428

W

Wikstroemia indica（L.）C. A. Mey. 了哥王 ··· 48

X

Xanthium sibiricum Patr. 苍耳 ············· 441

Z

Zanthoxylum bungeanum Maxim. 花椒 ······ 447
Zanthoxylum dissitum Hemsl. 蚬壳花椒 ··· 167
Zanthoxylum planispinum Siebold et Zucc.
　竹叶花椒 ··········· 156
Zaocys dhumnades（Cantor）乌梢蛇 ······ 753
Ziziphus jujuba Mill. var. *spinosa*（Bunge）
　Hu ex H. F. Chou 酸枣 ··········· 418

中药名索引

A

凹叶景天 ·································· 555

B

八角枫 ·································· 159
八角茴香 ······························ 403
八角莲 ·································· 38
芭蕉 ·································· 134
菝葜 ·································· 237
白果 ·································· 371
白花蛇舌草 ···························· 652
白及 ·································· 187
白簕 ·································· 228
白敛 ·································· 104
白茅根 ································ 209
白木通 ································ 264
白前 ·································· 172
白升麻 ································ 634
白头婆 ································ 535
白薇 ·································· 192
白英 ·································· 510
百两金 ································ 242
柏木 ·································· 286
半边莲 ································ 496
半边旗 ································ 524
半枫荷 ································ 338
半夏 ·································· 194

半枝莲 ································ 628
薄荷 ·································· 624
抱石莲 ································ 529
蓖麻子 ································ 385
薜荔 ·································· 380
萹蓄 ·································· 543
扁枝槲寄生 ···························· 618
博落回 ································ 681

C

草决明 ································ 369
草珊瑚 ································ 472
蝉蜕 ·································· 718
菖蒲 ·································· 245
常春藤 ································ 506
常山 ·································· 206
朝天罐 ································ 56
车前 ·································· 581
扯根菜 ································ 708
赤胫散 ································ 259
赤芝 ·································· 713
臭牡丹 ································ 133
川楝 ·································· 447
川芎 ·································· 122
穿破石 ································ 212
垂序商陆 ······························ 113
刺梨 ·································· 367

楤木 ……………………… 141

D

打破碗花花 ……………… 166
大百合 …………………… 99
大过路黄 ………………… 680
大蓟 ……………………… 602
大麻 ……………………… 387
大青木 …………………… 48
大血藤 …………………… 265
大叶紫珠 ………………… 163
淡竹叶 …………………… 343
当归 ……………………… 52
地耳草 …………………… 647
地肤子 …………………… 375
地锦 ……………………… 601
地苏 ……………………… 563
地枇杷 …………………… 499
地桃花 …………………… 695
地榆 ……………………… 100
灯心草 …………………… 688
滇白珠 …………………… 611
钓鱼杆 …………………… 642
冬葵 ……………………… 570
冬青卫矛 ………………… 153
独蒜兰 …………………… 96
杜鹃兰 …………………… 225
杜仲 ……………………… 326
钝叶蔷薇 ………………… 229

E

鹅掌楸 …………………… 322

F

翻白草 …………………… 650
飞来鹤 …………………… 271
飞龙掌血 ………………… 222

粉条儿菜 ………………… 659
枫香 ……………………… 309
蜂房 ……………………… 747
蜂蜡 ……………………… 733
蜂蜜 ……………………… 729
凤尾蕨 …………………… 533
茯苓 ……………………… 714
福建观音座莲 …………… 86

G

杠板归 …………………… 609
鸽子肉 …………………… 728
葛根 ……………………… 182
钩藤 ……………………… 283
狗肝菜 …………………… 554
狗筋蔓 …………………… 130
构树 ……………………… 306
谷精草 …………………… 660
骨碎补 …………………… 244
瓜子金 …………………… 519
贯众 ……………………… 87
光叶绣线菊 ……………… 51
鬼箭羽 …………………… 291
过路黄 …………………… 478

H

海蚌含珠 ………………… 550
海金沙 …………………… 512
含羞草决明 ……………… 710
豪猪刺 …………………… 197
何首乌 …………………… 71
黑骨藤 …………………… 508
红浮飘 …………………… 626
红旱莲 …………………… 657
红禾麻 …………………… 698
红花龙胆 ………………… 477

红凉伞 ……………………………… 682
蝴蝶花 ……………………………… 132
虎耳草 ……………………………… 579
虎杖 ………………………………… 255
花椒 ………………………………… 445
花木香 ……………………………… 289
黄柏 ………………………………… 318
黄柏 ………………………………… 331
黄草 ………………………………… 655
黄狗肾 ……………………………… 733
黄瓜香 ……………………………… 556
黄精 ………………………………… 252
黄毛草莓 …………………………… 639
黄牛角 ……………………………… 725
黄山药 ……………………………… 102
黄鳝 ………………………………… 743
黄土 ………………………………… 763
黄杨 ………………………………… 288
黄药子 ……………………………… 105
茴香 ………………………………… 397
活血丹 ……………………………… 569
火棘 ………………………………… 425
藿香 ………………………………… 623

J

鸡蛋 ………………………………… 730
鸡蛋壳 ……………………………… 717
鸡冠花 ……………………………… 464
鸡内金 ……………………………… 726
鸡屎藤 ……………………………… 502
积雪草 ……………………………… 567
及己 ………………………………… 221
吉祥草 ……………………………… 644
戢菜 ………………………………… 684
荠菜 ………………………………… 584

鲫鱼 ………………………………… 721
檵木 ………………………………… 361
剑叶开口箭 ………………………… 171
箭杆风 ……………………………… 245
姜花 ………………………………… 260
姜黄 ………………………………… 249
金果榄 ……………………………… 201
金鸡脚 ……………………………… 526
金毛耳草 …………………………… 674
金毛狗 ……………………………… 90
金钱豹 ……………………………… 75
金荞麦 ……………………………… 185
金粟兰 ……………………………… 690
金线吊乌龟 ………………………… 67
金樱根 ……………………………… 184
金樱子 ……………………………… 433
筋骨草 ……………………………… 574
锦鸡儿 ……………………………… 207
景天 ………………………………… 558
九龙盘 ……………………………… 84
九龙藤 ……………………………… 295
九头狮子草 ………………………… 541
桔梗 ………………………………… 43
卷柏 ………………………………… 620
蕨 …………………………………… 522
爵床 ………………………………… 533

K

苦参 ………………………………… 146
苦金盆 ……………………………… 108
阔叶土麦冬 ………………………… 129

L

蓝布正 ……………………………… 678
老鹳草 ……………………………… 485
了哥王 ……………………………… 46

李子 …… 441
鲤鱼 …… 722
裂果薯 …… 92
凌霄花 …… 457
留兰香 …… 488
硫黄 …… 761
柳叶牛膝 …… 118
六月雪 …… 614
龙胆 …… 82
龙葵 …… 498
蝼蛄 …… 738
芦根 …… 144
庐山石韦 …… 523
陆英 …… 596
鹿蹄橐吾 …… 114
鹿衔草 …… 545
络石藤 …… 276
葎草 …… 549

M

马鞭草 …… 663
马齿苋 …… 547
马陆 …… 746
马桑 …… 350
马蹄金 …… 487
麦冬 …… 168
满江红 …… 627
曼陀罗 …… 451
芒 …… 213
芒萁 …… 220
猫骨 …… 734
毛大丁草 …… 577
毛冬瓜根 …… 50
毛茛 …… 566
毛血藤 …… 68

茅膏菜 …… 595
明矾 …… 770
牡荆 …… 427
木防己 …… 77
木芙蓉 …… 460
木瓜 …… 378
木姜子 …… 442
木槿 …… 458
木犀 …… 459

N

南鹤虱 …… 363
南蛇藤 …… 272
南五味子根 …… 198
南五味子茎 …… 268
泥鳅 …… 744
泥鳅串 …… 586
牛蒡子 …… 402
牛繁缕 …… 605
牛茄子 …… 157
牛虱子 …… 439
牛膝 …… 120
糯米团 …… 584
女贞子 …… 413

P

爬岩香 …… 505
枇杷 …… 353
蒲公英 …… 552
蒲黄 …… 454

Q

七叶一枝花 …… 217
奇异南星 …… 64
蕲蛇 …… 755
千里光 …… 636
前胡 …… 179

茜草	514	深裂竹根七	36
青蒿	702	肾蕨	532
青木香	76	十大功劳	136
秋海棠	675	十姐妹	297
曲莲	227	石菖蒲	247

R

忍冬	465	石豆兰	622
榕树	142	石膏	765

S

		石胡荽	593
		石灰	757
三尖杉	420	石榴	428
三七草	601	石松	672
三叶委陵菜	57	石蒜	224
桑	314	石韦	346
桑寄生	480	石仙桃	492
桑螵蛸	731	绥草	641
骚羊牯	599	蜀葵	632
山胡椒	374	鼠麴草	574
山鸡椒	419	薯莨	74
山蚂蝗	679	树参	162
山莓	55	双肾草	181
山萩	521	水冬瓜	321
山桃	406	水黄花	131
山羊角	724	水黄连	700
山药	204	水蓼	540
山楂	364	水牛角	723
山枝茶	351	水硼砂	551
杉树	324	水茄	158
商陆	111	水芹	538
芍药	45	水蜈蚣	648
茗叶细辛	471	水杨梅	300
蛇含委陵菜	607	水蛭	736
蛇莓	481	松	355
蛇足石杉	692	酸模	578
射干	137	酸枣	416

算盘子 ················· 156

T

太子参 ················· 232
塘边藕 ················· 670
桃 ··················· 431
藤杜仲 ················· 269
藤石松 ················· 516
天胡荽 ················· 483
天葵 ·················· 59
天麻 ·················· 234
天门冬 ················· 190
天南星 ················· 61
田螺壳 ················· 720
铁箍散 ················· 70
铁筷子 ················· 254
铁线蕨 ················· 530
头花蓼 ················· 631
土白头翁 ··············· 199
土大黄 ················· 126
土茯苓 ················· 230
土荆芥 ················· 610
土圞儿 ················· 106
土人参 ················· 215
土升麻 ················· 694
菟丝子 ················· 382

W

万年刺 ················· 299
万年青 ················· 240
万年青 ················· 701
万寿竹 ················· 42
威灵仙 ················· 79
委陵菜 ················· 645
文殊兰 ················· 588
乌桕 ·················· 312

乌梢蛇 ················· 752
乌头 ·················· 173
乌药 ·················· 151
无花果 ················· 430
吴茱萸 ················· 389
梧桐 ·················· 85
蜈蚣草 ················· 91
五倍子 ················· 777
五加皮 ················· 304

X

溪姑草 ················· 544
豨莶 ·················· 576
夏枯草 ················· 666
仙鹤草 ················· 572
仙茅 ·················· 176
仙人架桥 ··············· 599
仙人掌 ················· 537
香椿 ·················· 333
香附 ·················· 93
香花崖豆藤 ············· 275
硝石 ·················· 768
小二仙草 ··············· 668
小蓟 ·················· 604
小蜡树 ················· 354
小青藤香 ··············· 69
小升麻 ················· 97
小叶女贞 ··············· 281
杏叶沙参 ··············· 213
雄黄 ·················· 772
徐长卿 ················· 469
续断 ·················· 115
血盆草 ················· 662
血水草 ················· 178
鸭血 ·················· 747

Y

烟管头草 …………………………… 518

岩白菜 …………………………… 109

眼镜蛇 …………………………… 749

砚壳花椒 …………………………… 167

羊齿天门冬 …………………………… 49

羊耳菊 …………………………… 591

羊奶子 …………………………… 365

杨柳 …………………………… 323

杨梅 …………………………… 335

养心草 …………………………… 699

瑶山南星 …………………………… 62

野百合 …………………………… 95

野菊 …………………………… 455

野鸦椿 …………………………… 410

野油菜 …………………………… 592

叶上果 …………………………… 345

夜关门 …………………………… 490

一点红 …………………………… 676

一支箭 …………………………… 617

一枝黄花 …………………………… 494

异叶天南星 …………………………… 62

益母草 …………………………… 606

薏苡仁 …………………………… 436

阴地蕨 …………………………… 527

茵陈蒿 …………………………… 705

银粉背蕨 …………………………… 525

淫羊藿 …………………………… 474

玉兰 …………………………… 462

玉竹 …………………………… 262

鸢尾 …………………………… 101

元宝草 …………………………… 640

月季 …………………………… 467

云实 …………………………… 423

Z

皂刺 …………………………… 293

蚱蜢 …………………………… 726

蟑螂 …………………………… 730

长叶冻绿 …………………………… 143

掌裂叶秋海棠 …………………………… 40

栀子 …………………………… 393

蜘蛛抱蛋 …………………………… 164

蜘蛛香 …………………………… 65

中华猕猴桃 …………………………… 412

钟乳石 …………………………… 775

朱砂 …………………………… 758

猪胆汁 …………………………… 740

猪殃殃 …………………………… 598

竹叶椒 …………………………… 154

竹叶青 …………………………… 753

苎麻 …………………………… 37

追风伞 …………………………… 687

紫萼 …………………………… 635

紫花地丁 …………………………… 590

紫金牛 …………………………… 280

紫荆 …………………………… 340

紫茉莉 …………………………… 165

紫萁 …………………………… 89

紫苏 …………………………… 357

紫芝 …………………………… 712

棕榈 …………………………… 444

酢浆草 …………………………… 559

参考文献

微信扫描二维码

查看参考文献